针灸临床诊疗规范

◎ 主 编　杜元灏

◎ 参加编写人员（排名不分先后）

王利然　古　啸　叶旸真　白　杨　刘　新

杨子宇　杨田雨　李之湄　李泓涛　李泽鑫

邸嘉玮　沈潇婕　张　曼　张婷婷　陆　惟

陈林玲　陈　璐　杜欣悦　武家竹　欧阳昉

赵娜娜　查庆平　秋　添　姜　涛　钟　伟

秦懿囡　徐天宇　徐美君　殷秀梅　曹江鹏

韩佳炜　舒心怡　谢　玥　樊军利　魏晨曦

江苏凤凰科学技术出版社 · 南京

图书在版编目（CIP）数据

针灸临床诊疗规范 / 杜元灏主编. —南京：江苏
凤凰科学技术出版社，2024.4
ISBN 978 - 7 - 5713 - 2645 - 6

Ⅰ. ①针… Ⅱ. ①杜… Ⅲ. ①针灸疗法—规范 Ⅳ.
①R245 - 65

中国版本图书馆 CIP 数据核字（2021）第 271231 号

针灸临床诊疗规范

主　　编	杜元灏	
责任编辑	庞啸虎	
责任校对	仲　敏	
责任监制	方　晨	

出 版 发 行	江苏凤凰科学技术出版社	
出版社地址	南京市湖南路 1 号 A 楼，邮编：210009	
出版社网址	http://www.pspress.cn	
照　　排	南京紫藤制版印务中心	
印　　刷	江苏凤凰数码印务有限公司	

开　　本	889 mm×1 194 mm　1/16	
印　　张	59	
插　　页	4	
版　　次	2024 年 4 月第 1 版	
印　　次	2024 年 4 月第 1 次印刷	

标 准 书 号	ISBN　978 - 7 - 5713 - 2645 - 6	
定　　价	300.00 元（精）	

图书如有印装质量问题，可随时向我社印务部调换。

前　言

　　针灸医学源远流长,是自然疗法的重要组成部分,以其疗效肯定、无毒副作用而深受人们欢迎。随着针灸学的国际化发展,针灸学理论和临床治疗已经有了深刻的变化,业已形成经典针灸学和现代针灸学不断融合的新局面,认真总结针灸临床的诊疗特点与技术规范是普及推广针灸学的重要任务。

　　本书的特色是首次按照针灸学的临床诊疗特点,将疾病划分为两大类,即阳病和阴病,按照三大部分进行论述。上篇躯体体表类病症(阳病),中篇体腔内脏器与组织类病症(阴病)和下篇颅内(脑及神类)与整体性病症(阴病)。上篇总体分为躯体病、体表病两大类。躯体病按照人体部位分为头面部、颈肩部、躯干部、肢体部病症;体表病分为皮肤与附属器病症及血管与淋巴管病、浅表器官及其组织病症。中篇为体腔内脏器与组织病症,包括呼吸系统、循环系统、消化系统、泌尿生殖系统病症。下篇为颅内(脑及神类)与整体性病症,包括脑病、神类病症(精神与行为障碍)与常见的整体性病症(物理与化学因素所致病症、内分泌与营养代谢障碍、疟疾与发热以及血压异常)。

　　在编写体例上也做了创新性工作,如每种病症均按照概述、临床诊断、治疗原则及选穴处方、疗效评估方法、针灸疗效分析及预后几个部分进行论述。临床诊断部分吸收了最新的知识要点,并将重要的公认标准也附于后。在治疗原则及选穴处方部分,体现了与时俱进,大量吸收了现代研究成果,成为本书最大的亮点:即将治疗内容首次分为经典针灸学和现代针灸学两个部分,尤其是现代针灸学治疗部分是对近年来以神经解剖和生理学等为基础的针灸选穴及治疗方法进行的总结和提炼,是对经典针灸学的发展和补充。如在躯体病治疗中,体现神经支配、肌筋膜激痛点等新思路;在内脏系统的疾病治疗中,化繁就简,对每一个内脏的不同病症的针灸治疗进行总体论述,如消化系统按照胃部、肠部、胆囊病症等进行现代针灸治疗学的治疗大规律总结,突显出针灸治疗针对一个脏器的共性选穴特点,同时也吸收现代针灸实验研究中选穴规律的一些研究成果,用于指导选穴。在疗效评估方法部分,精选公认的疗效评定标准,有助于读者在今后的临床研究中参考应用。在针灸疗效分析部分,主要对目前本病治疗的现状进行总结,并以较高质量的临床证据作为支撑;另外,也对影响针灸疗效的因素进行分析,并概要总结了针灸该病的可能机制;目的在于使针灸医师了解目前针灸疗效现状,科学掌握影响针灸疗效的因素,以及针灸治疗潜在的可能机制,使针灸医师能正确地把握针灸治病的适宜阶段、类型和分期等,预估针灸疗效,并有利于临床科学选用针灸疗法和充分发挥针灸自身的治病特点。只有科学分析这些因素和掌握这些知识,才能提高疗效,清楚认识到针灸治疗的特点,从而在临床上扬长避短,充分彰显针灸的优势和疗效。

本书在编写的过程中,参考了大量文献,可以说是众多针灸同道集体智慧的结晶,由于篇幅所限,主要列出了参考书目,期刊上发表的文献未列出。在此,编写组对本书引用文献的作者和期刊表示感谢。本书引用的大量国内外文献,其编写时间跨度大、编写人员众多,且疾病特点也各不相同,故体例、格式千差万别,为尊重原文,本书除对一些错别字进行修改外,余未做大的改动,请读者在阅读时注意鉴别。要写好针灸临床诊疗规范确实不是一件容易的事情,既要体现针灸疗法的自身特点又要具有可重复性的临床疗效,并且在理论上能够科学地阐释,尽管编写组在这方面做了大量工作,但由于时间仓促和水平所限,不足之处在所难免,诚恳地希望各位读者提出宝贵意见,以便在今后的修订中不断提高。

杜元灏

目　录

上篇　躯体体表类病症(阳病)

中篇　体腔内脏器与组织病症（阴病）

下篇　颅内（脑及神类）与整体性病症（阴病）

上篇　躯体体表类病症(阳病)

鉴于针灸治疗是以刺激躯体体表为特点的外治法,因此,针灸治疗时就必然存在能直接触及病位和不能直接触及病位的两种显著特征。直接能触及病位的组织、器官或其周围组织,以局部针刺可直接治疗疾病为其固有特点;而针刺不能直接触及的组织、器官病变,针灸就无法进行直接局部刺激,必须以一定的通路来反射性调节治疗。因此,在治疗思路和规律上二者具有截然不同的特点。所以,本书将根据针灸外治法的特点,将疾病宏观上分为躯体体表类病症(阳病)和体腔、颅内病症(阴病)两大类,以充分体现针灸治疗思路和选穴基本规律。从本质上讲,颅内的脑(包括椎管内的脊髓)病都是中枢神经系统疾病,而精神和行为障碍(神类病症),尽管世界卫生组织在疾病分类上进行了单列,但实质上也是属于脑病(更多属于脑功能障碍或失调)的范畴。还有一类整体性病症,如高血压、内分泌与营养代谢障碍类等,情况比较特殊,原则上也可归入体腔、颅内病症(阴病)范畴。但是,由于脑病、神类病和整体性疾病又同体腔内脏系统疾病明显不同,因为内脏系统都有自主神经的节段性支配规律,脑病与整体性疾病(绝大多数)却很难用神经节段性选穴来指导选穴和治疗,当然也不排除有少数整体性疾病可采用有限的神经节段性干预方法来治疗,如内分泌疾病中的甲状腺功能亢进或低下及糖尿病,也可选用相应的自主神经节段性支配的体表区域刺激点来治疗。因此,本书在将疾病分为两大类的基础上,又根据具体的特点,将所有疾病按照躯体体表类病症(阳病)、体腔内脏器与组织病症(阴病)和颅内(脑及神类)与整体性病症(阴病)进行分类论述,以体现针灸刺激体表在治疗三大类疾病的选穴上具有各自的普适性宏观规律。需要指出的是,某些体腔、颅内病症(阴病)也可出现躯体体表症状,但以体内病为本,体表表现为标,在治疗时应对病位与症状有所侧重,可以按照在治疗体内病为主的同时,兼顾体表躯体病辅助治疗的综合治疗思路来处理。

所谓躯体体表类病症(阳病)就是指病位在躯体表面的病症,可以应用针灸方法直接触及病变部位及周围来治疗,主要包括躯体病—头面部、躯体病—颈肩部、躯体病—躯干部、躯体病—肢体部和体表病—皮肤与附属器病症及血管与淋巴管病、体表病—浅表器官及其组织病症。

第一章　躯体病—头面部

头面部躯体病病症主要指颈以上面部和头颅的组织病变,这里不包括头面部的五官器官病变,主要包括头部痛症(原发性头痛、枕神经痛)、面部痛症(眶上神经痛、三叉神经痛、非典型性面痛、颞下颌关节功能紊乱综合征)、面神经病变(周围性面瘫、面肌痉挛)。

第一节　头部痛症

头部疼痛的情况非常复杂,本节主要论述临床常见的几种头部疼痛病变。头痛是最常见的临床症状或疾病,有资料显示,一生中未有过头痛的人数不超过总人群的 2%,头痛的全球患病率达 47%,终身患病率为 66%。西医学认为,引起头痛的病因众多,大致可分为原发性和继发性两大类。前者不能归因于某一确切病因,也可称为特发性头痛,又称为功能性头痛,常见者如偏头痛、紧张型头痛和丛集性头痛等,占头痛患者的 90% 以上;后者是由其他疾病所引起,如颅内病变(脑血管疾病、颅内感染、颅脑外伤或肿瘤等)、全身性疾病(发热、内环境紊乱、高血压病等),以及滥用精神活性药物等所致的头痛,约占头痛患者的 10%,又称为症状性头痛。

头痛的种类多,发病机制也非常复杂,但概括而言主要是由于颅内、外痛敏结构内的痛觉感受器受到刺激,经痛觉传导通路到达大脑皮质而引起。头面部的疼痛敏感组织发生病变或受到刺激时可引起各种头痛,敏感组织分布于头皮、面部、口腔及咽喉等,主要是头部的肌肉或血管,含有丰富的神经纤维,对疼痛刺激较为敏感,因此,头痛是最常见的疼痛性症状。而颅骨、脑组织本身由于缺乏疼痛敏感纤维,一般不引起头痛。头痛的发生机制概括起来包括:① 血管病变。血管被牵拉、挤压;各种因素所致的血管扩张;血管炎症;各种因素导致的颅内小血管收缩、痉挛等。② 脑膜受刺激。如炎症、出血直接刺激脑膜;脑水肿、颅内高压等牵拉脑膜。③ 肌肉异常收缩。如精神因素、炎症、外伤等导致头面部、肩胛部肌肉异常收缩引起的紧张型头痛。④ 神经病变。含有痛觉纤维的脑神经、颈神经受刺激、牵拉、压迫等。⑤ 血中致痛物质的异常变化。⑥ 其他因素。大脑皮质功能减弱、痛阈降低,如自主神经功能紊乱、癔症、抑郁症等;中枢神经系统的异常放电,如癫痫发作可致头痛。以往对头痛的分类与诊断非常混乱,直到 1988 年国际头痛协会将其分为 13 类 133 种,从而使头痛的诊断、治疗等开始规范化。2004 年 1 月国际头痛协会发布了《国际头痛疾病分类(第 2 版)》(ICHD - Ⅱ),将头痛分为三大类;2005 年 5 月又发布了《国际头痛疾病分类(第 2 版)》第 1 次修订本(ICHD - Ⅱ R1);2010 年再次进行了修订,并于 2013 年 6 月发布了《国际头痛疾病分类(第 3 版)》(ICHD - Ⅲ)(β 版),2018 年 7 月发布了 ICHD - Ⅲ 正式版。最新版将头痛分为三部分 14 类。第 1 部分原发性头痛,包括偏头痛、紧张型头痛、三叉神经自主神经性头痛;其他原发性头痛。第 2 部分继发性头痛,包括缘于头颈部创伤的头痛;缘于头颈部血管性疾病的头痛;缘于颅内非血管性疾病的头痛;缘于某种物质或物质戒断性的头痛;缘于感染的头痛;缘于内环境紊乱的头痛;缘于头颅、颈部、眼、耳、鼻、鼻窦、牙、口腔,或其他面部或颈部构造疾病的头痛或面痛;缘于精神障碍的头痛。第 3 部分痛性脑神经病变和其他面痛及其他类型头痛。

在临床诊断时,应重点询问头痛的起病方式、发作频率与时间、持续时间,头痛的部位、性质、疼痛程度及伴随症状;注意询问头痛的诱发因素、前驱症状、头痛加重和减轻的因素;还要全面了解患者的睡眠与职业状况、既往病史和伴随疾病、外伤史、服药史和家族史等一般情况对头痛发病的影响。西医诊断应首先分清原发性头痛与继发性头痛,原发性多为良性病程,继发性则为器质性病变所致,任何原发性头痛的诊断必须建立在排除继发性头痛的基础之上。全面详尽的体格检查,尤其是神经系统和头颅、五官的检查,有助于发现头痛的病变所在。神经影像学或脑脊液检查等辅助检查,能为颅内器质性病变提供客观依据。

中医学认为,本类病症的病因分外感、内伤两个方面。"伤于风者,上先受之",故外感头痛主要是风邪所致,每多兼寒、夹湿、兼热,上犯清窍,经络阻遏,而致头痛。内伤头痛可因情志、饮食、体虚久病等所致。情志不遂,肝失疏泄,肝阳妄动,上扰清窍;肾阴不足,脑海空虚,清窍失养;禀赋不足,久病体虚,气血不足,脑失所养;恣食肥甘,脾失健运,痰湿内生,阻滞脑络;外伤跌仆,气血瘀滞,脑络被阻等,均可导致内伤头痛。头为"诸阳之会""清阳之府",手、足三阳经和足厥阴肝经均上头面,督脉直接与脑府相联系,因此,各种外感及内伤因素导致头部经络功能失常、气血失调、脉络不通或脑窍失养等,均可导致头痛。本节主要介绍3种常见的原发性头痛,其他头痛可参照本节进行针灸治疗。

一、原发性头痛

据国内文献报道,我国原发性头痛的年患病率为23.8%,其中偏头痛为9.3%,紧张型头痛为10.8%,慢性头痛为1.0%。女性患病率为36.8%,男性患病率为20.5%,40～49岁为患病高峰,其中紧张型头痛、偏头痛、慢性头痛均在低收入人群中多见。

（一）偏头痛

【概述】

偏头痛是一种反复发作的慢性神经血管性疾患,常局限于额部、颞部和枕部,疼痛开始时为剧烈的搏动性疼痛,后转为持续性或间断性发作,但以早晨多发,症状持续几小时至几天。

流行病学调查显示,偏头痛1年患病率为9.3%,男性为5.9%,女性为12.8%,女性患病风险是男性的2.25倍,40～49岁患病率最高,城市人群患病风险是农村人群的1.38倍。2012年世界卫生组织将偏头痛定为第7位致残的疾患。病因尚不明确,发病可能与遗传、饮食、内分泌以及精神因素等有一定关系,约60%的患者有家族史(有资料显示为50%～80%),其患病风险是一般人群的3～6倍。发病机制亦不十分清楚,既往认为可能与颅内外血管的异常收缩、舒张有关。但新近影像学研究发现,偏头痛发作时并非一定有血管扩张,因此,学者们认为,脑膜和(或)颅外动脉扩张只是本病发作中的附带现象,并非该病发生的必要条件,也不必然导致偏头痛,故对血管扩张学说提出质疑。目前多认为,偏头痛患者由于多个易感基因之间、易感基因与环境因素之间复杂的相互作用而导致中枢神经系统兴奋/抑制平衡功能失调,三叉神经血管通路被反复激活并进而敏化,导致了头痛发作及其他伴随症状。近年来认为,在偏头痛发作中,内源性无菌性脑膜炎症过程是维持硬脑膜血管周围传入神经伤害性感受器活化和敏化的关键机制。皮质扩散性抑制很可能是先兆症状的发生机制,并激活三叉神经伤害性感受,继而触发头痛。女性多发,尤其是青春期多发病,月经前易发作,妊娠期或绝经后发作减少或停止。据统计,约60%孕龄女性患者在妊娠期发作停止,分娩后可复发,提示内分泌和代谢因素也可能参与本病的发病。另外,环境因素也参与本病的发病;教育程度低、高工作负荷人群高发。

ICHD-Ⅲ对偏头痛的分类为六大类,包括无先兆偏头痛、有先兆偏头痛、慢性偏头痛、偏头痛并发症、很可能的偏头痛及可能与偏头痛相关的周期综合征。本节主要介绍临床常见的前3个分类。无先兆偏头痛是最常见的偏头痛类型,约占偏头痛的80%,又称为普通型偏头痛、单纯偏侧头痛;常开始于儿童期,女多于男,约70%的患者有家族史,除了没有先兆以外,头痛发作和有先兆偏头痛相似,但发作较频繁,持续时间4~72 h,典型头痛表现为单侧、搏动性、中重度头痛,日常体力活动可加重,伴呕吐和(或)畏光、畏声;少数(<10%)的女性偏头痛发作多与月经周期有密切关系,最易导致频繁使用止痛药物,从而造成用药物过量头痛。有先兆偏头痛,比率较小,约占偏头痛的10%;以青春期多发,25~29岁患病率最高,10岁以下最低(42.6/10万),60岁以上发作减少。男女之比为1:4,发作次数以1个月2~3次居多,约30.6%的患者有家族史,遗传因素常来自母亲。慢性偏头痛是偏头痛的常见并发症,大多源自无先兆偏头痛,但只有2%~3%的普通型偏头痛患者会发展为慢性偏头痛。

本病属于中医学"头痛""头风"范畴。中医理论认为与恼怒、紧张、风火痰浊有关。情志不遂,肝失疏泄,郁而化火;或恼怒急躁,肝阳上亢,风火循肝胆经脉上冲头部;或体内素有痰湿,随肝阳上冲而循经走窜,留滞于头部少阳经脉,使经络痹阻不通,故暴痛骤起。

【临床诊断】

多起病于儿童和青春期,中青年期达发病高峰,女性多见,多有遗传背景。头痛常局限于一侧额部、颞部和枕部,开始常呈剧烈的搏动性疼痛,后转为持续性钝痛,中或重度头痛常持续4~72 h。临床主要分为无先兆和有先兆偏头痛、慢性偏头痛等。

1. 无先兆偏头痛 临床表现为反复发作的一侧额颞部疼痛,呈搏动性,也有少数呈双侧;常伴有恶心、呕吐、畏声、畏光、出汗、全身不适、头皮触痛等症状。头痛性质与有先兆偏头痛相似,但多无明确的先兆,持续时间较有先兆偏头痛更长,可以持续数天,疼痛程度较有先兆偏头痛轻。诱因包括强烈的情绪刺激,进食某些食物如乳酪、巧克力,饮酒,女性患者常与月经周期有明显的关系,以及应用血管活性药物等。症状持续72 h以上不缓解的重度头痛,称为偏头痛持续状态。

2. 有先兆偏头痛 多有家族史,发作前数小时至数日可有倦怠、注意力不集中和打哈欠等前驱症状;在头痛发作前或发生时,常以可逆的局灶性神经系统症状为先兆,表现为视觉、感觉、言语和运动的缺损或刺激症状,最常见为视觉先兆,如视物模糊、暗点、闪光、亮点亮线或视物变形;其次为感觉先兆,如面-手区域分布的感觉障碍。言语和运动先兆少见。先兆症状一般在5~20 min逐渐形成,持续10~20 min,不超过60 min。在头痛即将出现之前发展到高峰,消失后随即出现搏动性疼痛(多为一侧,也可为双侧或交替性)。头痛部位可以是眶上、眶后或额颞部,偶尔出现在顶部或枕部;性质多为钝痛,可有搏动感,程度逐渐增强,达到高峰后持续数小时或1~2天。头痛时常伴有面色苍白、恶心、畏光、出汗,重者伴呕吐。每周或数月发作1次,偶有1日发作数次者,间歇期多无症状。

3. 慢性偏头痛 多为无先兆偏头痛发展而来,头痛性质与偏头痛类似,每月发作超过15天,持续3个月或3个月以上,并排除药物过量引起的头痛。

附　诊断标准[国际头痛协会制定的《国际头痛疾病分类(第3版)》,2018]

1. 无先兆偏头痛　A.符合B~D标准的头痛至少发作5次。B.头痛发作持续4~27 h(未治疗或治疗效果不佳)。C.至少符合下列4项中的2项:① 单侧;② 搏动性;③ 中重度头痛;④ 日常体力活动加重头痛或因头痛而避免日常活动(如行走或上楼梯)。D.发作过程中,至少符合下列2项中的1项:① 恶心和(或)呕吐;② 畏光和畏声。E.不能用ICHD-Ⅲ中的其他诊断更好地解释。

2. 有先兆偏头痛　A.至少有2次发作符合B和C。B.至少有一个可完全恢复的先兆症状:① 视觉;② 感觉;③ 言语和(或)语言;④ 运动;⑤ 脑干;⑥ 视网膜。C.至少符合下列6项中的3项:① 至少有一个先兆持续超过5 min;② 2个或更多的症状连续发生;③ 每个独立先兆症状持续5~60 min;④ 至少有一个先兆是单侧的;⑤ 至少有一个先兆是阳性的;⑥ 与先兆伴发或在先兆出现60 min内出现头痛。D.不能用ICDH-Ⅲ中的其他诊断更好地解释。

3. 慢性偏头痛　A.符合B和C的头痛(偏头痛样头痛或紧张型样头痛)每月发作至少15天,至少持续3个月。B.符合无先兆偏头痛诊断B~D标准和(或)有先兆偏头痛B标准和C标准的头痛至少发生5次。C.头痛符合以下任何1项,且每月发作大于8天,持续时间大于3个月:① 无先兆偏头痛的C和D;② 有先兆偏头痛的B和C;③ 患者所认为的偏头痛发作可通过服用曲坦类或麦角类药物缓解。D.不能用ICHD-Ⅲ中的其他诊断更好地解释。

附　偏头痛简易筛查问卷(ID-Migraine)

① 近3个月内是否有1天因头痛导致社会、职业、学习或日常活动受影响? ② 头痛时有恶心或胃部不适吗? ③ 头痛时怕光吗? ID-Migraine中有≥2个肯定回答者为阳性,问卷的诊断预期值为93%,诊断的敏感性为81%、特异性为75%。

【治疗原则及选穴处方】

经典针灸学以急则治标,缓解疼痛症状,通络止痛为基本原则。本节首先介绍针灸治疗头痛的总体辨经选穴方法,随后介绍偏头痛的具体选穴。

1. 辨经分治的通治法(适用于所有类型的头痛)　经典针灸学按照辨经通治总原则对头痛部位进行辨经选穴。由于头痛类型复杂,故从传统经络学说对头痛进行辨经分型和治疗具有化繁就简、简便易行的特点。头为诸阳之会,手足三阳经皆循头面,厥阴经上会于巅顶,因此,头痛选穴可根据疼痛的不同部位,辨别病在何经,循经选穴。临床常按头痛部位分为4种类型(全头痛则可结合这4种类型选穴):① 太阳头痛(后枕痛)。疼痛部位以后枕部足太阳经支配区为主,下连于项。② 阳明头痛(前额痛)。疼痛部位以前额、眉棱、鼻根部足阳明经支配区为主。③ 少阳头痛(侧头痛)。疼痛部位以侧头部足少阳经支配区为主。④ 厥阴头痛(巅顶痛)。疼痛部位以巅顶部足厥阴经支配区为主,或连于目系。分别选相应经穴。

(1) 根据"腧穴所在,主治所在"规律从局部选穴　如巅顶部痛(厥阴头痛)选百会、通天、正营、阿是穴等;前额部痛(阳明头痛)选印堂、上星、头维、阳白、阿是穴等;后枕部痛(太阳头痛)选后顶、天柱、风府、阿是穴等;侧头部痛(少阳头痛)选率谷、曲鬓、悬颅、阿是穴等。

(2) 根据"经脉所过,主治所及"规律从远端选穴　足阳明经"循发际,至额颅";手阳明之筋"上左角,络头"。因此,额部为足阳明经脉所过及手阳明经筋所结聚之处,且手、足阳明经气在鼻部相接,故前额部头痛属阳明经病变,除在局部取穴外,应循经在远端选取内庭、合谷等。足少阳经"上抵头角,下耳后……其支者,从耳后入耳中,出走耳前,至目锐眦后";手少阳经"从耳后入耳中,出走耳前,过客主人,前交颊,至目锐眦"。故侧头部痛属少阳经病变,除在局部取穴外,应循经在远端选取外关、丘墟、足临泣等。足太阳经"从巅入络脑,还出别下项";手太阳经"结于耳后完骨"。因此,后头部为足太阳经脉所过及手太阳经筋所结之处,且手、足太阳经气在目内眦相交接。故后头部疼痛当属太阳经病变,除在局部取穴外,还应循经在远端选取后溪、昆仑、束骨等。足厥阴经"与督脉会于巅",巅顶痛当属厥阴经病变,除在局部取穴外,还应循经在远端选取太冲、行间等。

(3)可在辨经基础上,根据症状加穴 如头痛有明显的外感症状,可选大椎、耳尖、太阳等,恶心加内关;热证可加点刺出血,大椎可拔罐,寒证明显大椎加灸法。

● **推荐处方1**

辨经通治法:适用于所有头痛。

1. 太阳头痛(后枕痛)

局部——天柱、后顶、风池(疏调头项部气血,通络止痛)

远端——后溪、申脉(通调太阳经经气)

2. 少阳头痛(侧头痛)

局部——太阳、率谷、悬颅(疏调侧头部气血,通络止痛)

远端——外关、侠溪(通调少阳经经气)

3. 阳明头痛(前额痛)

局部——上星、印堂、阳白(疏调前额部气血,通络止痛)

远端——合谷、内庭(通调阳明经经气)

4. 厥阴头痛(巅顶痛)

局部——百会、前顶、通天(疏调巅顶部气血,通络止痛)

远端——内关、太冲(通调厥阴经经气)

5. 全头痛

局部——印堂、太阳、百会、头维、天柱、风池(疏调头部气血,通络止痛)

远端——合谷、外关、内庭、足临泣(通调阳明、少阳经经气)

操作:疼痛发作时可先取远端穴位,强刺激。余穴常规操作。

2. 偏头痛的选穴 偏头痛总体上属于少阳头痛范畴,即以疏调少阳,通络止痛为基本原则。在选穴上根据经脉循行特点,手足少阳经穴分布于侧头部,因此以少阳经穴为主,配合辨证选穴。具体选穴原则如下:

(1)局部选穴 在侧头部选穴,疏调少阳经气,通络止痛,可选足少阳经瞳子髎、上关、颔厌、悬颅、悬厘、曲鬓、率谷、天冲、浮白、头窍阴、完骨、本神、阳白、头临泣、目窗、正营、承灵、脑空、风池等;手少阳经翳风、瘈脉、颅息、角孙、耳门、耳和髎、丝竹空等。另外,可选局部阿是穴、太阳、头维、百会等。

(2)循经选穴 远端循经可选足少阳经足临泣、足窍阴、侠溪、丘墟、悬钟、阳陵泉;手少阳经关冲、液门、中渚、阳池、外关、支沟。另外,根据肝胆相表里理论可选肝经之太冲、行间等。

(3)辨证选穴 肝阳上亢选风池、肝俞、三阴交等;痰浊上扰选中脘、丰隆、手三里、阴陵泉;瘀阻脑络选膈俞、阿是穴、血海、内关、合谷等;气血亏虚选气海、膈俞、脾俞、足三里;肝肾阴虚选肝俞、肾俞、太溪、三阴交、照海。

● **推荐处方 2(偏头痛)**

治法:清泻肝胆,通络止痛。

主穴:局部——风池、率谷(清泻肝胆,疏导少阳)

百会(疏调头部气血)

太阳(清利头面、止痛)

远端——太冲(平肝熄风,疏通肝经)

配穴:肝阳上亢加肝俞、行间、中渚;痰浊上扰加中脘、丰隆、阴陵泉;瘀阻脑络加膈俞、阿是穴、血海、内关;气血亏虚加气海、膈俞、脾俞、足三里;肝肾阴虚加肝俞、肾俞、太溪、三阴交。

操作:发作时先选远端穴,强刺激;余穴常规操作。

● **推荐处方 3(偏头痛)**

治法:平肝熄风,调和气血。

主穴:局部——风池(平肝熄风)

远端——中渚(疏导少阳经气)

整体调节——足三里(调和气血)

操作:发作时先选远端穴,强刺激;余穴常规操作。

● **推荐处方 4(偏头痛)**

治法:疏泄肝胆,通经止痛。

主穴:局部——率谷、悬颅、头维、风池(疏导头部气血)

远端——太冲、足临泣(清泻肝胆)

外关(疏导少阳经气)

操作:发作时先选远端穴,强刺激;余穴常规操作。

【疗效评估方法】

1. 视觉模拟量表(VAS) 用于疼痛的评估,在临床上使用较为广泛。通常是在一张白纸上画一条长 10 cm 的粗直线,左端写着"无痛"(0),右端写着"剧痛"(10)字样。被测者在直线上相应部位做标记,测量"无痛"端至标记点之间的距离即为疼痛强度评分。目前常用一种改进的 VAS 尺,正面有从 0~10(或 100)可移动的标尺,背面有 0~10(或 100)的数字,当被测者移动标尺确定自己疼痛强度位置时,检查者立即在尺的背面看到 VAS 的具体字数。此方法简单易行,相对比较客观,而且敏感。使用注意事项:① 使用前需要对患者做详细的解释工作,让患者理解该方法的概念以及此法测痛与真正疼痛的关系,然后让患者在直线上标出自己疼痛强度的相应位置;② 如果患者移动 VAS 尺,医师能够立即在尺的背面看到具体数字,可以精确到毫米;③ 不宜用于老年人,因为老年人准确标定坐标位置的能力不足。医师根据患者标出的位置为其评出分数。临床评定以"0～2"分为"优","3～5"分为"良","6～8"分为"可",＞"8"分为"差";也可对治疗前后分数的变化进行统计学处理,判断疗效;或以 VAS 评分降低 75％以上为优;降低 50％～75％为良;降低 25％～50％(以下)为中;降低 25％以下为差。

2. 数字评价量表(NRS)　是用 0～10 这 11 个数字表示疼痛程度,0 表示无痛,10 表示剧痛。被测者根据个人疼痛感受选择一个数字表示疼痛程度。

3. 语言评价量表(VRS)　是患者用口述语言文字描绘对疼痛程度进行评分。本方法将疼痛用"无痛""轻度痛""中度痛""重度痛"和"剧痛"等词汇来表达。该评分法有 4 级、5 级、12 级和 15 级评分等。其中以 4 级和 5 级评分较简便而实用。4 级评分法为:0＝无头痛;1＝轻度头痛,可以正常活动;2＝中度头痛,打扰但未阻止正常活动,不需卧床休息;3＝重度头痛,停止正常活动并需卧床休息。5 级评分法在 4 级基础上加 4＝剧痛,不能忍受。根据治疗前后的分数变化判定疗效。

4. 简明 McGill(麦吉尔)疼痛问卷(SF-MPQ)　是 Melzack 于 1985 年提出的内容简洁、敏感可靠、费时少的一种评价工具,是目前国际公认的用于描述、测定疼痛的量表(表 1-1)。它简化了原来复杂的评价程序,并加上 VAS 内容,更加贴近临床应用,适用于检查时间有限,需要得到较多信息的情况。总表由三部分组成,包括疼痛分级指数评分(pain rating index,PRI)、VAS 和现有疼痛强度评分(present pain intensity,PPI)。PRI 由 15 个代表词组成,11 个为感觉类,4 个为情感类,每个代表词都让患者进行疼痛强度等级的排序:0＝无;1＝轻度;2＝中度;3＝重度,分值为 45 分。VAS 分值为 10 分;PPI 分值为 5 分;总值等于三项之和,为 60 分。

表 1-1　简明 McGill 疼痛问卷(SF-MPQ)

1. 疼痛分级指数评分(PRI)

A 感觉项	无	轻度	中度	重度	A 感觉项	无	轻度	中度	重度
跳痛	0	1	2	3	反射痛	0	1	2	3
刺痛	0	1	2	3	锐痛	0	1	2	3
夹痛	0	1	2	3	咬痛	0	1	2	3
烧灼痛	0	1	2	3	创伤痛	0	1	2	3
剧烈痛	0	1	2	3	触痛	0	1	2	3
割裂痛	0	1	2	3	感觉项总分＝				
B 情感项	无	轻度	中度	重度	B 情感项	无	轻度	中度	重度
不适感	0	1	2	3	恐惧感	0	1	2	3
折磨感	0	1	2	3	疲劳	0	1	2	3

情感项总分＝

2. 视觉模拟量表(VAS)

0—1—2—3—4—5—6—7—8—9—10　　VAS 评分＝

3. 现有疼痛强度(present pain intensity,PPI)评分

□0＝无痛　　□1＝轻度不适　　□2＝不适　　□3＝难受　　□4＝可怕的痛　　□5＝极为痛苦

总分＝S(感觉项总分)＋A(情感项总分)＋VAS＋PPI

5. 头痛指数计算法　即在一段时间内(一般以 2 周为一个观察周期)将每天的头痛严重程度和发作持续时间的分值相加。用 5 分法判定疼痛程度(0 分＝无疼痛;1 分＝轻度疼痛;2 分＝中度疼痛;3 分＝严重疼痛;4 分＝极度疼痛)。疼痛持续时间以小时为单位,1 h 计 1 分,2 h 计 2 分,依次类推。也有将 4 周作为一个观察周期,以头痛发作总天数×平均头痛程度×头痛持续时间(h/天)÷28 天作为头痛指数。

6. 国内头痛计分法　对头痛发作次数、疼痛程度、持续时间及伴随症状进行评分。

(1) 头痛发作次数　以月计算,每月发作 5 次及以上为 6 分,3～4 次为 4 分,2 次及以下为 2 分。

(2) 头痛发作程度　发作时须卧床为 6 分,发作时影响工作为 4 分,发作时不影响工作为 2 分。

(3) 头痛持续时间　持续 2 天以上为 6 分,持续 12～48 h 为 4 分,小于 12 h 为 2 分。

(4) 伴随症状　伴有恶心、呕吐、畏光、畏声等 3 项或以上为 3 分,2 项为 2 分,1 项为 1 分。评价时间点为治疗前和治疗结束后 2 周。

严重头痛:积分在 17 分或以上;中度头痛:积分在 12 分以上;轻度头痛:积分在 7 分或以上。疗效评定:起点分不能低于 7 分,疗程不能短于 1 个月。

疗效判定标准:① 临床治愈。疗程结束无发作性偏头痛症状,停止治疗 1 个月不发病。② 显效。治疗后积分减少 50％以上。③ 有效。治疗后积分减少 21％～50％。④ 无效。治疗后积分减少 20％以下。

7. 偏头痛残疾评估量表(MIDAS)　评分的计算为 5 个问题的总和,即在过去 3 个月内由于头痛而导致病休、工作/学习效率下降一半以上、放弃家务劳动、家务劳动效率减少一半以上及放弃家庭/社会活动的天数总和。主要项目:① 最近 3 个月内有多少天因为头痛不能上班和上学;② 最近 3 个月内有多少天因为头痛使上班和上学的能力减少一半甚至更多(不包括①中已经计算的天数);③ 最近 3 个月内有多少天因为头痛不能做家务;④ 最近 3 个月内有多少天因为头痛使做家务的能力减少一半甚至更多(不包括③中已经计算的天数);⑤ 最近 3 个月内有多少天因为头痛而停止家庭、社会和休闲活动。

评分范围为 0～27 分,将失能分为 4 级。Ⅰ:0～5,几乎无失能;Ⅱ:6～10,轻度失能;Ⅲ:11～20,中度失能;Ⅳ:21＋,重度失能。

疗效评定标准:① 显效。经治疗后变化减轻达 2 个级别。② 有效。经治疗后变化减轻达 1 个级别。③ 无效。经治疗后级别无变化或级别有进展。

8. 中华医学会疼痛学分会(头面痛学组)发布的《中国偏头痛诊断治疗指南》中列出常用的偏头痛评估工具　用以评估疼痛的严重程度及对日常生活的影响。主要包括:视觉模拟量表评分法(VAS)、数字评分法(NRS)、偏头痛残疾评估量表(MIDAS)、头痛影响测评量表(HIT)、头痛影响测评量表- 6(HIT - 6)(表 1 - 2),可供参考。HIT 特点是基于 internet 的问卷,可方便获取,是以动态问卷形式,针对不同的回答给出不同的问题,直至获得评分;对多数头痛患者,通常 5 个问题便可给出评分。将所有答案的相应得分累加,总分越高说明头痛对患者的生活影响程度越大,总分范围为36～78分。

9. 痛觉定量分析测定　知觉和痛觉定量分析仪是利用不断增加的电流刺激对患者的知觉和痛觉进行测定,经过公式换算以患者的疼痛度来表示疼痛程度的一种专用仪器。并且对患者治疗前后的连续测定,可定量地反映患者的基础痛阈和疼痛度的变化,客观地反映治疗效果。

表 1 - 2　头痛影响测评量表 - 6(HIT - 6)

该问卷用于表达您头痛对您生活的负面影响
1. 当您头痛时,剧烈疼痛发生的频率?(从不　很少　有时　经常　总是)
2. 头痛是否常造成您的日常活动能力受限,诸如家务劳动、工作、上学或社会活动能力?(从不　很少　有时　经常　总是)
3. 当您头痛时,是否常希望能躺下休息?(从不　很少　有时　经常　总是)
4. 在过去 4 周中,您是否常因头痛感到疲劳,在工作或日常活动中力不从心?(从不　很少　有时　经常　总是)
5. 在过去 4 周中,您是否常因头痛感到厌烦和不安?(从不　很少　有时　经常　总是)
6. 在过去 4 周中,您是否常因头痛而无法专注于工作或日常活动?(从不　很少　有时　经常　总是)

积分:从不—6分、很少—8分、有时—10分、经常—11分、总是—13分。

10. 疼痛的心理学评估　慢性疼痛常会伴有心理障碍,包括焦虑和抑郁。

(1)焦虑　常用焦虑自评量表(SAS)为 William W.K.Zung 于 1971 年编制,含有 20 个项目、4 级评分。其中有 15 项是正向评分题:① 焦虑;② 害怕;④ 惊恐;④ 发疯感;⑥ 手足颤动;⑦ 躯体疼痛;⑧ 乏力;⑩ 心悸;⑪ 头晕;⑫ 晕厥感;⑭ 手足刺痛;⑮ 胃痛、消化不良;⑯ 尿频;⑱ 面部潮红;⑳ 噩梦。5 项是反向评分题:⑤ 不幸预感;⑨ 静坐不能;⑬ 呼吸困难;⑰ 多汗;⑲ 睡眠障碍。

SAS采用 4 级评分,按最近 1 周项目所列症状出现的频度以 1～4 分评分。1 分(反向问题为 4 分)——表示没有或很少时间;2 分(反向问题为 3 分)——表示少部分时间;3 分(反向问题为 2 分)——表示相当多时间;4 分(反向问题为 1 分)——表示绝大部分或全部时间。20 条项目得分总和作为总粗分。正常上限为总粗分 40 分;也可将总粗分乘以 1.25 转化为标准分(取整数部分)。

(2)抑郁　常用抑郁自评量表(self-rating depression scale,SDS)为 William W.K.Zung 于 1965 年编制,含有 20 个项目。有 10 项为正向评分题:① 忧郁;③ 易哭;④ 睡眠障碍;⑦ 体重减轻;⑧ 便秘;⑨ 心悸;⑩ 易倦;⑬ 不安;⑮ 易激惹;⑲ 无价值感。10 项是反向评分题:② 晨重晚轻;⑤ 食欲减退;⑥ 性兴趣减退;⑪ 思考困难;⑫ 能力减退;⑭ 绝望;⑯ 决断困难;⑰ 无用感;⑱ 生活空虚感;⑳ 兴趣丧失。

SDS采用 4 级评分,按最近 1 周内症状出现的频度以 1～4 分评分。反向问题积分评定同焦虑方法。正常上限为总粗分 41 分。

11. 头痛日记　要求受试者记录每次头痛发作的详细情况,如头痛发作开始时间和结束时间、头痛的天数、影响生活或学习的头痛发生天数、有无伴随症状及发生天数、头痛程度的评价(头痛强度分级和评分)、服用药物情况、头痛诱发因素等。

【针灸疗效分析】

1. 针灸疗效现状　针灸治疗本病的疗效,主要以治疗前后疼痛评分值、每月中度/重度头痛天数为主要结局指标,以偏头痛残疾评估量表(MIDAS)、简式生活质量评分 - 36(SF - 36)、BDI - Ⅱ、医院焦虑与抑郁量表(HADS)、头痛日记等为次要结局指标。也有以疼痛评分、偏头痛残疾评估量表(MIDAS)值转化成总体疗效(显效、有效、无效)为主要结局指标,国内多以总体疗效,而国外主要以各种积分变化为主要结局指标。目前证据表明,针灸治疗偏头痛,可明显降低头痛的疼痛积分值、发作次数、严重程度、持续时间等。从文献报道的总体疗效看,针灸治疗偏头痛的总有效率在80%～

95%,显效率在 40.9%～50%,临床控制率为 21%～46%。

2.影响针灸疗效的因素　① 主要取决于头痛的原因和类型:头痛的原因和类型非常复杂,总体而言功能性头痛的针灸疗效优于症状性头痛,偏头痛次之,丛集性头痛较差。肌肉异常收缩所致的头痛针灸疗效最好(如紧张型头痛);血管、神经因素引起的头痛(如偏头痛)针灸疗效次之,血中致痛物质所致的头痛再次之,因脑膜感染性或占位性病变所致的头痛疗效最差。② 治疗时机:偏头痛的发作常有前期症状,在头痛发作前数天,患者可有情绪不稳、困倦、浮肿、不能耐受强光和声的刺激等预告性症状,此时开始进行针灸治疗,则能较好地预防偏头痛的发生及减轻偏头痛发作的程度。③ 病情:对于新病不久、病情较轻(轻中度)或发病原因较单纯的偏头痛,针灸治疗效果较好;患病时间较长、病情较重(重度),头部血管、肌肉、机体内分泌、代谢障碍受累严重,则针灸疗效不及前者。④ 心理疏导:精神因素常诱发或加重偏头痛,偏头痛也常引起焦虑、抑郁,如此形成恶性循环,因此,配合心理疏导也有重要意义。

3.针灸治疗潜在的可能机制　偏头痛的确切发病机制目前并不十分清楚,认为与遗传、内分泌因素、生化因素、神经血管功能、心理因素,以及对某些食物过敏等诸多因素有关。针灸治疗的机制可能有:① 调节神经血管功能。针刺可通过三叉神经脑血管系统协调神经血管功能,改善循环与代谢;针刺还可调节多种神经递质,如5-羟色胺(5-HT)、P物质、降钙素相关基因肽等,血浆中5-HT增加导致脑血管收缩,而后又逐渐耗竭导致脑血管的扩张。据有关报道,大约有87%的患者在发作时血浆5-HT下降达40%,针刺可调节5-HT的释放、代谢等过程;降钙素相关基因肽可引起血管扩张,针刺可减少其释放,从而达到缓解偏头痛的目的。② 调节内分泌。有研究认为,偏头痛发作与雌激素、黄体酮及催乳素等水平偏高有关,针灸可调节下丘脑-垂体-性腺轴的功能,调节有关激素的分泌异常,有利于偏头痛的恢复。③ 止痛作用。偏头痛发作时脑脊液中内源性脑啡肽减少,针刺可促进机体释放内源性脑啡肽,发挥镇痛作用;另外可通过闸门控制学说镇痛,通过弥漫性伤害抑制性控制理论来"以痛制痛"。

【预后】

头痛的预后与致病因素和类型密切相关,一般而言,功能性头痛大部分预后良好,通过对患者的调适和治疗,可控制临床症状,部分头痛可获得治愈。对于症状性头痛要治疗原发病,头痛时间长,进行性加重,不能缓解,应排除颅内占位性疾病,早诊断,早治疗。由于偏头痛的发病机制尚未完全揭示清楚,故西医学目前认为,偏头痛是不可治愈的疾病,但可通过适当的医疗、护理等缓解其症状,减少偏头痛的发作频率及缩短头痛的持续时间。大量的临床证据显示,针灸治疗偏头痛有较好的疗效,大部分患者预后良好。然而,目前对本病的预后要做出准确的判断和预估还有很多困难,但对发病与月经有关的女性而言,有一定的规律,一般青春期发病率高,在月经初期患病,当怀孕后发作会减少甚至停止,但分娩后又重新发作,在绝经期偏头痛加重。

偏头痛发作的诱因包括饮食原因[红酒、咖啡、巧克力、坚果、某些食品添加剂(如亚硝酸盐、甜味剂及色素)等]、药物因素(5-HT释放剂、血管扩张剂、抗高血压药、口服避孕药等)、物理原因(闪光刺激、气味、气候变化)、精神原因(紧张、疲劳、焦虑、抑郁)、生理原因(饥饿、月经来潮),以及不规律的睡眠或睡眠不足、缺乏运动等生活方式。因此,避免上述诱发因素对本病的预防具有重要的意义。

目前,非药物治疗包括针灸、推拿、生物反馈结合肌肉松弛训练、心理治疗(认知行为治疗)、高压氧疗法等。西医治疗本病分为预防性用药和治疗性用药。发作期用非特异性镇痛药,如布洛芬、阿司匹林等;特异性镇痛药曲普坦类药物可防止中枢敏化,如舒马普坦、利扎曲普等;麦角生物碱类药物,如双氢麦角胺等。预防性用药,如戊丙酸盐、阿米替林、氟桂利嗪等。

(二)紧张型头痛

【概述】

紧张型头痛又称紧张性头痛或肌收缩性头痛、心因性肌源性头痛、应激性或压力性头痛等,是原发性头痛中最常见的一种慢性头痛,患病率高于偏头痛。近年流行病学调查结果显示,本病的全球患病率为38%,终身患病率46%,占头痛患者的70%~80%;男性与女性的患病率之比约4:5,发病年龄高峰在25~30岁,患病年龄高峰在30~39岁,以后随年龄增长而稍有减少。患病率随教育程度升高而增高,约半数患者发作时会影响日常活动。本病的病因与发病机制尚不完全明确。既往认为,疼痛时由于头颈部肌肉不自主收缩和头皮动脉收缩导致缺血所引起,但许多研究进行肌电图检测并不支持肌肉收缩机制的假说。目前多认为,紧张型头痛的发病涉及外周与中枢和环境中的多种因素,不同亚型的紧张型头痛所涉及的因素也不同。

近年来越来越多的证据显示,肌筋膜激痛点(或称触发点)在紧张型头痛发病机制中具有重要作用,被广泛重视。压迫或牵引肌肉组织中的某些部位时,会诱发该部位和远隔部位的疼痛(牵涉痛,或称为引传痛),即为激痛点。牵涉痛的机制可能是由于头颈部的感觉传入信号都汇聚在三叉神经颈复合体(TCC)同一个二级神经元区域内。源自触发点的疼痛刺激信号传递至TCC,可能导致此二级神经元的中枢性敏化,进而导致其上级神经元(丘脑、躯体感觉皮质等)敏化,投射至皮质产生疼痛感觉。但是,目前多数学者认为,激痛点及周围神经系统在发作性紧张型头痛,尤其是偶发性紧张型头痛的发病机制中占有主导地位。研究显示,在发作性紧张型头痛(尤其是偶发性)患者中,中枢神经系统对痛觉的处理过程可能是正常的。然而,慢性紧张型头痛则是中枢神经系统起着主导的作用。TCC二级神经元和(或)其上级神经元的中枢性敏化,以及脊髓水平以上的痛觉调制系统对TCC抑制功能的障碍,共同导致了慢性紧张型头痛的发病。痛觉调制系统对TCC抑制功能的障碍,会导致整个躯体痛阈的降低,从而使伤害性感受器不断传入信号,继而导致TCC二级神经元及其上级神经元的敏化。

另外,一系列的研究发现,遗传因素也在本病的发病中有一定意义。2007年的一项研究发现,在男性和女性患者中,遗传因素可发挥的作用分别为48%和44%。有学者发现,在频发性、慢性紧张型头痛中,尤其是后者,遗传因素可能起一定作用,而在偶发性紧张型头痛中环境因素则起主要作用。有研究显示,单卵双生子比同性别二卵双生子更易同时发病,女性中更易同时发生偶发性、频发性和慢性紧张型头痛,而男性中更易同时发生频发性紧张型头痛。过去曾认为精神因素与本病发病有关,但目前研究发现二者的因果关系并不明确。精神因素可能在本病患者(尤其是偶发性紧张型头痛)中并不具有重要意义,而在慢性或频发性紧张型头痛患者中,精神因素可能导致恶性循环,但可能并非始发因素。即这类患者易于伴发抑郁、焦虑等精神障碍,进而会促进本病的发作,但这些精神障碍更可能是继发性疾患。

目前，国际头痛协会制定的 ICHD-Ⅲ，根据发作频率和是否有颅周压痛将本病分为四大类：① 偶发性紧张型头痛（包括伴颅周压痛和不伴颅周压痛）；② 频发性紧张型头痛（包括伴颅周压痛和不伴颅周压痛）；③ 慢性紧张型头痛（包括伴颅周压痛和不伴颅周压痛）；④ 很可能的紧张型头痛（包括很可能的偶发性、频发性、慢性紧张型头痛）。

中医理论认为，眼过度疲劳以及头颈部姿势不正确等，均可导致头颈部经络气血运行不畅，日久则气血瘀阻，经络不通，不通则痛。工作紧张、精神压力、情志失调，可导致肝的疏泄功能失常，情志抑郁不舒；肝木克脾，脾失运化，气血生化不足，心失所养，从而出现失眠、疲乏无力、颈背部筋肉紧张等症状。

【临床诊断】

多见于中青年女性。通常为双侧性，常为两颞部、额部、枕部，也可累及整个头顶部及全头部，出现束带样、紧箍感、压迫痛及持续性钝痛，还可有胀痛、酸痛、麻木感，患者常有疼痛围绕头颈部的感觉；可一阵阵加重，但无持续搏动感，无恶心、呕吐，不会同时伴有畏光和畏声，日常体力活动并不加重，应激、精神紧张、眼过度疲劳及姿势不正确常加重病情。疼痛多为轻至中度，多不影响日常活动。起病多为渐进性，多持续数天，也可持续数周、数月，甚至数年。临床常分为发作性和慢性两大类。

1. 发作性紧张型头痛　包括偶发性和频发性，偶发性指符合紧张型头痛特征的至少 10 次发作，平均每月发作时间＜1 天，每年发作时间＜12 天；频发性指符合紧张型头痛特征的至少 10 次发作，平均每月发作时间 1～14 天，持续至少 3 个月，每年发作时间≥12 天而＜180 天。

2. 慢性紧张型头痛　每月平均发作时间≥15 天，持续超过 3 个月，每年发作时间≥180 天。

附　诊断标准［国际头痛协会制定的《国际头痛疾病分类（第 3 版）》，2018］

Ⅰ. 偶发性紧张型头痛　（描述）头痛发作不频繁，持续数分钟到数天。A. 符合（描述）紧张型头痛诊断标准。B. 手法触诊不加重颅周压痛。

Ⅱ. 频发性紧张型头痛　A. 平均每月发作 1～14 天，超过 3 个月（每年≥12 天且＜180 天），至少发作 10 次以上，并符合诊断标准 B～D。B. 头痛持续 30 min～7 天。C. 头痛至少符合下列 4 项中的 2 项：① 双侧头痛；② 性质为压迫性或紧箍样（非搏动性）；③ 轻或中度头痛；④ 日常活动如走路或爬楼梯不加重头痛。D. 符合下列全部 2 项：① 无恶心或呕吐；② 畏光、畏声中不超过 1 项。E. 不能用 ICHD-Ⅲ 中的其他诊断更好地解释。

Ⅲ. 慢性紧张型头痛　A. 头痛平均每月发作时间≥15 天，持续超过 3 个月（每年≥180 天），并符合诊断标准 B～D。B. 头痛持续数小时至数天或持续性。C. 头痛至少符合下列 4 项中的 2 项：① 双侧头痛；② 性质为压迫性或紧箍样（非搏动性）；③ 轻或中度头痛；④ 日常活动如走路或爬楼梯不加重头痛。D. 符合下列全部 2 项：① 畏光、畏声和轻度恶心 3 项中最多只有 1 项；② 既无中、重度恶心，也无呕吐。E. 不能用 ICHD-Ⅲ 中的其他诊断更好地解释。

【治疗原则及选穴处方】

经典针灸学以调神疏肝，通络止痛为基本治疗原则。在选穴上可根据肝主疏泄，调情志，主筋；心主神，脑为元神之府；脾主肌肉等理论进行选穴，同时结合局部选穴、辨证选穴。具体选穴原则如下：

1. 局部选穴　在头部选择阿是穴或经穴。紧张型头痛多位于枕部、顶部和颈部或弥散于全头，可有疼痛部位肌肉触痛或压痛点，颈肩背部肌肉常有僵硬感，因此，可选头顶部百会、四神聪；枕部天柱、风池、玉枕、强间、脑户;颈部选颈夹脊、哑门、风府、大杼等;肩背部可选肩井、天宗、秉风等。如果出现弥漫性全头痛可选印堂、太阳、率谷、风池、百会、风府。

2. 循经选穴 头顶痛属厥阴头痛,选内关、太冲;枕部痛属太阳头痛,选后溪、昆仑。

3. 选取调神疏肝穴位 可选督脉人中、百会、神庭、风府;心经神门、灵道,心包经内关、大陵等;肝经太冲或背俞穴肝俞。

4. 辨证选穴 肝郁气滞选膻中、期门、太冲、合谷;肝阳上亢选太阳、风池、支沟、外关、太冲、行间、侠溪等;心脾两虚选心俞、脾俞、内关、神门、足三里、三阴交等;肝肾阴虚选肝俞、肾俞、太溪、三阴交、曲泉、照海、悬钟等。

● **推荐处方 1**

治法:调神疏肝,通络止痛。

主穴:局部——印堂、百会(调神导气)

　　　　　　　风池(活血通络)

　　　远端——足三里、太冲(健脾疏肝)

　　　　　　　神门(镇静安神)

操作:风池用泻法,使局部产生较强的酸胀感。余穴常规操作。

● **推荐处方 2**

治法:疏肝健脾,通络止痛。

主穴:局部——百会、太阳、头维(疏调头部气血)

　　　　　　　天柱、风池(疏调枕部气血)

　　　临近——颈夹脊(活血舒筋)

　　　远端——神门(镇静安神)

　　　　　　　太冲、三阴交(健脾疏肝)

配穴:肩背部肌肉僵硬感加肩井、天宗、秉风。

操作:肩背部、颈部肌肉僵硬时,可于局部刺络拔罐;余穴常规操作。

【疗效评估方法】

1. 视觉模拟量表(VAS) 参照偏头痛中有关内容。

2. 广泛性焦虑障碍量表(GAD-7) 根据过去两周的状况,选择符合自己情况的选项(表 1-3)。评分规则:每个条目 0~3 分,总分是将 7 个条目的分值相加,总分值范围 0~21 分。

0~7 分:没有 GAD;5~9 分:轻度 GAD;10~14 分:中度 GAD;15~21 分:重度 GAD。

表 1-3 广泛性焦虑障碍量表

	完全不会	好几天	超过一周	几乎每天
1. 感觉紧张、焦虑或急切	0	1	2	3
2. 不能够停止或控制担忧	0	1	2	3
3. 对各种各样的事担忧过多	0	1	2	3

	完全不会	好几天	超过一周	几乎每天
4. 很难放松下来	0	1	2	3
5. 由于不安而无法静坐	0	1	2	3
6. 变得容易烦恼或急躁	0	1	2	3
7. 感到似乎将有可怕的事情发生而害怕	0	1	2	3

3. 简式生活质量评分(SF-36)　本表是在 1988 年 Stewartse 研制的医疗研究量表(MOSSF)的基础上,由美国波士顿健康研究所研制发展而来,从生理功能、心理功能等多方面评估人的整体健康状况,详细内容参照有关资料。

【针灸疗效分析】

1. 针灸疗效现状　目前临床上多采用疼痛视觉模拟量表(VAS)评分、头痛症状综合量表评分、头痛程度分级表等作为主要结局指标,头痛日记、简式生活质量评分-36(SF-36)及焦虑障碍量表等作为次要结局指标。也有以疼痛积分转换成总体疗效(临床治愈、显效、有效、无效)为主要结局指标。目前证据表明:针灸治疗紧张型头痛疗效良好,可明显降低头痛的疼痛积分值、发作次数、严重程度、持续时间等。从总体疗效看,文献报道显示的针灸治疗紧张型头痛的总有效率在 90.00%～95.71%,显效率在 26.66%～52.94%,临床治愈率为 30.00%～44.12%。总体研究显示,临床上采用单纯针刺治疗紧张型偏头痛,可起到有效的治疗作用,是功能性头痛中效果最好的一种。

2. 影响针灸疗效的因素　① 不同的类型:在发作性尤其是偶发性紧张型头痛中研究发现,中枢神经系统对痛觉处理过程是正常的。因此,本型以外周机制为主,针灸疗效最好,具有很强的特异性;而在频发性紧张型头痛的发病机制中,中枢神经系统可能也具有重要作用;紧张型头痛发作越频繁,表明中枢性敏化程度越重,持续性中枢性敏化可能在慢性紧张型头痛的发病机制中占有重要地位。因此,相对而言,针灸治疗频发性和慢性紧张型头痛疗效不及偶发性效果好,难度会更大,治疗持续时间可能会更长,而频发性又优于慢性紧张型头痛。② 选穴:激痛点的形成对于紧张型头痛发生非常重要,这可能是由于紧张型头痛对激痛点的活化具有特殊反应,而在该位置精确的针刺是必不可少的,但偏头痛是一个更为中枢性的现象,故对更为整体性的针刺能产生反应。因此,前者要重视局部选穴,尤其是激痛点;后者要重视整体性调节选穴,可配合局部选穴。③ 配合心理疏导:精神因素以及本病继发的精神障碍是紧张型头痛发作和加重的重要因素,可形成恶性循环。紧张型头痛的触发可由应激引起,单纯心理应激即可通过边缘系统引发肌肉紧张,从而促进头痛的发作。因此,改善生活环境、提高心理素质、积极的心理疏导,使患者保持良好的心态对于提高针灸疗效有十分重要的意义。

3. 针灸治疗潜在的可能机制　① 使激痛点灭活:激痛点是紧张型头痛的重要发生机制之一,肌筋膜激痛点的形成,可能是由于过度体力活动、精神应激或关节功能障碍导致肌纤维和肌腱轻度损伤,继而导致代谢产物堆积或一些运动单位的过度活动,引起外周伤害性感受器兴奋,肌肉神经结合处(运动终板)临近区域的肌肉组织富含伤害性感受器,该处功能障碍可能导致激痛点的产生;另外,5-羟色胺、组胺、缓激肽、钾离子等物质刺激骨骼肌伤害性感受器可能在激痛点形成中发挥作用;肌肉组织中的传入神经释放 P 物质、降钙素相关基因肽等多种神经肽也可能具有重要意义。通过在激痛点上进行滞针法、电针法可使激痛点灭活,从而达到治疗目的。② 改善局部循环:针灸可舒张血管,增加局部血流量,改善微循环,促进局部炎性促成或刺激因子的代谢。③ 止痛作用:针灸可改善微循环,促进局部致痛性物质和堆积代谢产物的消散;可促进机体内源性镇痛物质的释放,可减弱或拮抗局部痛觉感觉纤维的信号传导,提高痛阈,起到镇痛效果。④ 中枢调节:单纯心理应激即可通过边缘系统引发肌肉紧张,从而引起头痛;同时由于中枢敏化在慢性紧张型头痛中具有重要作用,针刺可协调中枢神经系统的兴奋和抑制过程,并调节自主神经功能,从而打破精神-肌紧张的恶性循环,并减弱或消除中枢敏化。

【预后】

紧张型头痛一般比偏头痛、丛集性头痛的预后好。原因在于本病的外周机制在发病中占据重要地位,而偏头痛更主要是中枢机制。偏头痛与紧张型头痛是两种不同的疾病,而并非同一疾病谱的两个部分,但偏头痛可能会加重和触发紧张型头痛。本病可能的触发因素包括精神压力或体力过劳、不规则或不适宜饮食、过量咖啡因摄入或咖啡因戒断、脱水、睡眠障碍、锻炼过少或不适宜、心理行为问题以及月经周期等。因此,尽量避免这些触发因素对预后有重要意义。由于紧张型头痛易于伴发抑郁、焦虑障碍,其中广泛性焦虑和恶劣心境最为常见,尤其是慢性紧张型头痛更易伴发精神障碍,识别出这些伴发疾病,将有助于治疗和改善患者的生活质量。因此,一旦确诊,需及时向患者及家人说明情况,并告知本病的性质,争取患者的配合。在治疗的同时,解除患者思想顾虑,保持积极、乐观的心态,养成规律的日常生活习惯,注意加强体育锻炼,提高身体素质及心理承受能力,通过心理调适和针灸治疗,可打破焦虑-头痛之恶性循环,完全可以达到临床治愈的目标。

有研究显示,多种疗法并用,1 年内可使发作性紧张型头痛患者发作频率减少 50%,强度减少 75%,工作缺勤率减少 33%;慢性紧张型头痛患者分别减少 32%、30% 和 40%。因此,大部分患者经过治疗可获得良好效果。大量的临床证据显示,针灸治疗本病效果良好。预后不佳的影响因素包括合并偏头痛、未婚、睡眠障碍和固定不良的生活方式。预后好的影响因素有高龄和非慢性紧张型头痛。

目前,西医治疗主张首先采用非药物疗法,如针灸、肌电图生物反馈联合松弛训练、认知行为治疗、控制疼痛训练等心理疗法,手法捏脊、结缔组织手法、经皮神经电刺激联合电刺激神经递质调制等物理疗法。急性发作时可用镇痛剂,如布洛芬、阿司匹林、对乙酰氨基酚等。预防性用药主要为三环类抗抑郁药阿米替林等、5-羟色胺和去甲肾上腺素再摄取抑制剂米氮平、文拉法辛缓释剂等;也可尝试用肌肉松弛剂替扎尼定等。

(三)丛集性头痛

【概述】

丛集性头痛是三叉神经自主神经性头痛中常见的一种,所谓三叉神经自主神经性头痛是指一组三叉神经分布区的伴有自主神经症状的具有神经痛性质的发作性头痛疾患。但本病是原发性头痛中临床较为少见的一种,过去曾在一段很长的时间内被认为只是偏头痛的一种变异型,后来人们逐渐认识到本病的发病机制与偏头痛并不相同。直到 1988 年 2 月,国际头痛协会制定的《国际头痛疾病分类》(ICHD-Ⅰ)中,才将其作为独立的疾病实体从偏头痛中分离出来,在 ICHD-Ⅲ 中被列入"三叉神经自主神经性头痛"内。据有关资料显示,国外的患病率为 0.033%～0.4%;1986 年中国流行病学调查结果显示,在我国,本病的患病率极低,为 0.0048%,男女患病率之比为 6.2∶1。但近年的多项研究显示,男女患病率之比为(2.5～3.5)∶1,发病年龄多在 20～40 岁,高峰在 25～30 岁。国内外的流行病学调查均显示,20～50 岁中男女患病率之比高,而 50 岁以后这种比例则明显下降,这提示内分泌因素、月经周期可能对女性患者具有保护作用。3%～20%的患者有家族史,提示本病亦具有一定的遗传因素。由于在发作期间患者头痛呈一次接一次的成串发作,称丛集期或丛集发作期,故名丛集性头痛,约 80%患者每次发作都在同一侧,少数可不固定于同一侧,平均发病年龄较偏头痛晚。

本病的确切病因和发病机制尚不明确。最初提出的神经血管源性假说,认为本病是偏头痛的一种亚型,系海绵窦内的血管舒缩功能障碍或血管壁的神经源性炎症激活了三叉神经眼支的痛觉通路。直到 20 世纪 90 年代,人们才认识到丛集性头痛患者海绵窦内的颈内动脉扩张及血流改变并非本病的特异性病理生理现象,而是继发于疼痛刺激,并非是导致本病发生疼痛的原因。近年的 SPECT/MRI 研究,也未观察到海绵窦内有炎症改变。另外,本病出现的疼痛发作呈生物钟性特点、男性易发以及发作时激越与攻击性可能增强的特点,用外周神经血管源性机制也难以解释。由于本病发作常存在昼夜节律和同侧颜面部的自主神经症状,推测可能与日周期节律控制中心和自主神经活动中枢——下丘脑的神经功能紊乱有关。基于头痛发作的生物钟现象,使人们开始重视中枢机制的研究,尤其是控制生物钟的下丘脑。下丘脑主要维持体内稳态,如自主神经系统调节、生物节律控制、情绪反应、各种欲望的调节,以及激素合成和体温调节等。下丘脑与皮质-边缘通路有联系,后者正是涉及痛觉的情绪反应和认知的结构。下丘脑还与内源性痛觉调制系统有联系,下丘脑的视前内侧核、室旁核和弓状核等核团对痛觉或痛觉所致的自主神经反应可能有抑制作用。近年来通过 PET、fMRI 等影像学研究发现,下丘脑在丛集性头痛发作中确实具有关键作用,但偏头痛并未见到下丘脑的改变,因此认为本病与偏头痛的发病机制不同。目前认为,本病可能是下丘脑神经功能障碍而启动了丛集性头痛的发作,但什么触发了下丘脑的启动作用仍不清楚。

本病属中医学的"头风"范畴。由于本病发生极速,属于中医学的风病特征,与肝胆密切相关,发病部位涉及少阳、阳明、太阳经。由于发作常伴有流泪、流涕,属于脾固摄津液失常而呈湿浊的表现,故本病的中医病机可概括为肝阳暴亢化风,并湿浊为患,上犯目系、眼眶、额及颞部经络而发病。

【临床诊断】

某段时期内突然频繁出现短暂发作性、极剧烈的难以忍受的单侧头痛,一般头痛程度要重于偏头痛和紧张型头痛。此段时期多为 2～12 周。发作时,5～10 min 达疼痛高峰,多持续 15～180 min(平均约 45 min)。症状可突然停止,也可缓慢缓解。频率多为隔天 1 次至每天 8 次。疼痛部位多为固定位于一侧三叉神经第 1 支的分布区,即一侧眼球深部、眼眶及眶周、额部和颞部,有时可放射至鼻、颊、上颌骨、上腭、牙龈和牙齿,少数可放射至耳、枕部和颈部,甚至整个半侧头部。疼痛剧烈难忍,为持续性钻痛、撕裂牵拉痛、绞痛、烧灼痛、尖锐刺痛、爆炸样剧痛,一般无搏动性。缓解期时症状完全消失,一般有数月甚至数年的间歇期。

发作常具有周期性,分为年周期节律和日周期节律,后者多见,头痛常固定在每天的某些时刻发作,多在夜间,尤其是入睡后 1～2 h;部分患者还表现出年节律,于每年的某些特定季节发作,常在每年的春季和(或)秋季。绝大多数患者头痛发作是会伴有自主神经症状(仅约 3%的患者没有或只有轻微的自主神经症状),表现为副交感神经兴奋如头痛侧出现流泪、结膜充血,鼻塞、鼻溢,头面部变红或苍白、流汗,以及交感神经抑制如瞳孔缩小、上睑下垂,头面部水肿(眼睑、眶周、颞部、牙龈、上颚等)。还可出现头面部皮肤痛觉过敏或异常性疼痛(疼痛部位多见);亦可伴有全身性症状,如眩晕、心动过缓、共济失调、晕厥、血压升高、胃酸过多等。绝大多数患者发作时还有情绪与行为反应,如不安、坐卧不宁、激越、攻击性增强、捶头、砸物、头撞墙等。发作前多无先兆,约 50% 的患者可有畏光、恶心或畏声,约 30% 患者有嗅觉恐惧症或呕吐。

临床常分为发作性和慢性两类:① 发作性丛集性头痛。占 85%~90%,至少两次丛集期持续 7 天~1 年,两次丛集期之间无痛的间歇期≥1 个月。② 慢性丛集性头痛。占 10%~15%,病程(丛集期)超过 1 年,无缓解期或期间的缓解期<1 个月。

附 诊断标准[国际头痛协会制定的《国际头痛疾病分类(第 3 版)》,2018]

Ⅰ. 丛集性头痛:A. 符合 B~D 发作 5 次以上。B. 发生于单侧眼眶、眶上和(或)颞部的重度或极重度的疼痛,若不治疗则疼痛持续 15~180 min[a]。C. 头痛发作时至少符合下列 2 项中的 1 项:① 至少伴随以下症状或体征(和头痛同侧)中的 1 项:a. 结膜充血和(或)流泪;b. 鼻塞和(或)流涕;c. 眼睑水肿;d. 前额和面部出汗;e. 瞳孔缩小和(或)上睑下垂。② 烦躁不安或躁动。D. 发作频率 1 次/隔日~8 次/日[b]。E. 不能用 ICHD-Ⅲ 中的其他诊断更好地解释。

a:丛集性头痛的发作病程中,部分(不到一半)的头痛发作程度较轻和(或)持续时间更短或更长。
b:丛集性头痛的发作病程中,部分(不到一半)的头痛发作不频繁。

Ⅱ. 发作性丛集性头痛:A. 发作符合 Ⅰ 丛集性头痛诊断标准,且在一段时间内(丛集期)发作。B. 至少 2 个丛集期持续 7 天~1 年(未治疗),且头痛缓解期≥3 个月。

丛集性头痛通常持续 2 周~3 个月。

Ⅲ. 慢性丛集性头痛:A. 发作符合丛集性头痛诊断标准和下面的标准 B。B. 至少 1 年内无缓解期或缓解期小于 3 个月。

慢性丛集性头痛可以是始发的(以前称为原发性丛集性头痛),或从发作性丛集性头痛演变而来(以前所说的继发性慢性丛集性头痛)。某些患者从慢性丛集性头痛转换为发作性丛集性头痛。

【治疗原则及选穴处方】

经典针灸学以疏风化湿,通络止痛为基本治疗原则。在选穴上可根据肝开窍于目(由于本病以眼眶周围、眶上、眼球后疼痛为主)脾固摄津液并可化湿浊(通常发作时伴有流泪、流涕)等中医理论,选取局部与远端穴位。

1. 局部选穴 在眼眶部选太阳、球后、鱼腰、攒竹、印堂、承泣等;在颞部选颞髎、四白等;在鼻部选迎香等。

2. 循经选穴 肝经系目系,可选太冲、行间;"足太阳有通项入于脑者,正属目本,名曰目系",可选昆仑等;手少阴系目系,可选神门、大陵、间使、曲泽;足阳明经别和足少阳经别也联系于目系,可选足三里、内庭、光明、侠溪、足临泣等。

3. 辨证选穴 由于本病发作时有流泪、流涕等症状,可属于脾虚不能固摄津液或湿浊过盛之证,可选阴陵泉、公孙或足三里,健脾固摄津液或化湿浊。

● **推荐处方 1**

治法:疏风化湿,通络止痛。

主穴:局部——头维、阳白、太阳、丝竹空、承泣(疏调局部经络、气血)

　　　临近——风池(祛风通络)

　　　远端——合谷、丰隆、太冲(祛风化湿、通络止痛)

配穴:溢鼻加迎香。

操作:本病发作时疼痛剧烈难以有效止痛,因此,针灸治疗均在缓解间歇期进行。局部穴位常规针刺。远端穴可行较强刺激。

● **推荐处方 2**

治法:疏调目系,疏风除湿。

主穴:局部——球后、瞳子髎、四白、承泣、太阳(疏调局部经络、气血)

　　　临近——风池(祛风通络)

　　　远端——大陵、光明、内庭、昆仑(疏调目系气血)

操作:同推荐处方1。

【疗效评估方法】

1. 视觉模拟量表(VAS)　参考偏头痛、紧张性头痛相关内容。

2. 疼痛灾难化量表(PCS)　疼痛灾难化有3个因素:反复思虑、夸大和无助。疼痛灾难化的认知可以参与到疼痛的产生和维持过程中,从而产生或加强和维持疼痛感受。

以下是PCS13种与疼痛有关的感受和情绪的描述。试着回忆某次剧痛时你的情绪体验,并对你选出的条目分别按0~4不同程度打分(表1-4)。

表1-4　疼痛灾难化量表

	从来没有	偶尔	适度的	很多时候	总是如此
1. 我总是为疼痛会不会停止而忧心忡忡	0	1	2	3	4
2. 我感觉自己撑不下去了	0	1	2	3	4
3. 我感觉太难熬了,心想永远都不会好转了	0	1	2	3	4
4. 我感到它比我更强大,这太可怕了	0	1	2	3	4
5. 我想自己再也受不了这种痛苦了	0	1	2	3	4
6. 我害怕疼痛会变本加厉	0	1	2	3	4
7. 我不停地回想另一些痛苦的经历	0	1	2	3	4
8. 我焦虑地等待疼痛消失	0	1	2	3	4
9. 我无法从疼痛上分散注意力	0	1	2	3	4
10. 我忍不住地想:这可真是疼啊!	0	1	2	3	4
11. 我忍不住地想:让疼痛赶快彻底消失吧!	0	1	2	3	4
12. 我没有任何办法减轻痛楚	0	1	2	3	4

续 表

	从来没有	偶尔	适度的	很多时候	总是如此
13. 我怀疑这下自己要出大问题了	0	1	2	3	4
A:0~38分——你没有特别受到疼痛的困扰。					
B:38~52分——那你恐怕真的会将疼痛灾难化					

【针灸疗效分析】

1. 针灸疗效现状　　目前临床上应用针灸治疗本病的文献相对较少,文献中多以头痛程度[采用视觉模拟评分法(VAS)评估或疼痛数字评分(NRS)]、头痛次数、丛集期持续时间和发作频率作为主要结局指标,以辅助镇痛药的剂量、治疗有效率作为次要结局指标。从目前的临床研究状况看,针灸治疗本病的报道远不及前两种原发性头痛的文献多。因此,需要更多高质量的RCT(随机对照试验)来证实针灸的治疗效果。临床报道显示可减轻疼痛,减少发作频率及持续时间。一项RCT显示,针药联合治疗丛集性头痛总有效率为84.4%~93.8%。

2. 影响针灸疗效的因素　　① 一般情况:主要取决于疼痛发作的类型,发作性疗效优于慢性丛集性头痛;② 治疗时机:由于本病的发作呈钟点样节律,应在头痛发作前进行针刺治疗,可能会提高疗效。

3. 针灸治疗潜在的可能机制　　① 中枢机制:针刺可能通过神经调节机制对下丘脑的功能发挥一定的调节作用,在一定程度上减轻或抑制下丘脑的启动作用;② 调节自主神经:本病发作时伴有自主神经症状及情绪反应,针刺星状神经节、蝶腭神经节可对自主神经发挥调节作用,减轻自主神经症状;③ 镇痛作用:针刺可通过闸门控制学说、弥漫性伤害抑制性控制理论发挥镇痛作用,另外,针刺可对相关的致痛因子发挥一定的调节作用,促进镇痛物质的释放等。

【预后】

丛集性头痛与偏头痛一样,目前认为是不可治愈性疾病,但大多数患者通过治疗预后较好。少数患者对各种治疗疗效欠佳时,可考虑用糖皮质激素和麻醉剂行头痛侧的枕神经封闭。若仍无效,可考虑枕神经刺激术,如枕神经刺激术治疗1年无效者,可考虑深部脑刺激术刺激下丘脑后下部,若所有尝试治疗无效,可谨慎考虑三叉神经毁损术等外科手术治疗。

本病明确的触发因素为饮酒,其他可能因素有强烈气味(各种溶剂气味、油漆味、烟草味、香水味等)、快速眼动睡眠、硝酸甘油、组胺、抑郁、应激、创伤等,但这些因素只在发作期中起到触发加重的作用,而在缓解期则完全不起作用。因此,应积极预防上述诱发因素。西医治疗急性期头痛发作以吸氧疗法为首选,约70%患者有效。缓解期预防应用维拉帕米、锂盐及糖皮质激素、麦角生物碱类等。

二、枕神经痛

【概述】

枕神经痛是枕大、枕小及耳大神经分布区疼痛的总称。枕大神经是由第2颈神经后支的内侧支构成,枕小神经和耳大神经均由第2、第3颈神经前支构成,为颈丛皮支的分支,其中耳大神经是颈丛皮支中最大的分支。枕神经痛是继三叉神经痛之后最常见的头部神经痛,据国外资料报道,发病率为3.2/10万人。国内有学者对165例门诊枕神经痛患者的统计分析,发现男女比例0.6∶1,发病高峰年龄在40～70岁,职业以体力劳动和文职人员居多,冬春为发病高峰期。

由于枕大神经走行途径较长,分布范围广,故易受颈部多种因素的影响,局部理化环境的任何改变均会影响和刺激枕大神经,产生一系列临床症状。因此,临床上往往以枕大神经痛为主和多见,可同时累及枕小神经和耳大神经,但亦可出现单个枕神经痛,偶见颈皮神经或锁骨上神经受损亦可引起枕神经痛。

不明原因的枕神经痛少见,从病因上可分为原发性和继发性两种。前者是指细菌病毒感染或中毒等引起的枕神经炎;后者临床多见,为其他疾病造成枕神经的继发性损伤(刺激、卡压或牵拉等),常为上段颈椎病变及颈枕部软组织损伤,如寰枕畸形、寰枢关节病变导致骨筋膜裂孔处卡压,椎管内病变,骨关节炎,颈椎2～3外伤,以及颈脊柱结核与颈髓肿瘤及空洞或转移性肿瘤,枕部、颅后凹肿块等。这些病理改变将影响枕神经的特殊通道结构,刺激枕神经产生临床症状。另外,也常继发于上呼吸道感染、慢性扁桃体炎,或全身性疾病,如感染、风湿病、糖尿病、尿毒症等。枕下三角区所处位置较深,范围很小,在椎枕肌群紧张、痉挛及劳损等情况下,特别是在上述感染和全身性疾病时免疫力降低,可导致该区域局部微环境理化性质的改变,如出现无菌性炎症、水肿,区域内张力增高,刺激和压迫相应部位的血管神经,加重头下斜肌、头半棘肌痉挛,压迫神经导致恶性循环。当组织受到的机械性压迫或化学性刺激达到一定程度时,致使组织损伤产生组胺、缓激肽等,刺激痛觉感受器,并由传入神经传入中枢引起疼痛。此时患者血液中的儿茶酚胺浓度可升高,进一步导致骨骼肌和血管痉挛。受凉、潮湿、劳累、上呼吸道感染,或坐卧时头颈部姿势不良刺激或压迫枕神经常为诱发因素。

本病属中医学的"太阳头痛""后头痛"范畴,与足太阳、督脉关系密切,由外感、内伤等因素导致枕部足太阳经气血阻滞不通所致。外感风寒,寒邪阻滞经络,寒性收引,筋脉拘急而痛;枕部外伤,瘀血阻络,或肝郁气滞,血行不畅,瘀血阻滞经脉而痛;或素体虚弱,久病或劳累过度伤及气血,气血不足,筋脉失养而痛。

【临床诊断】

1. 多数患者病前有受凉、感冒史或颈枕部劳损、姿势不良。疼痛多为一侧,两侧少见,位于枕部和后颈部(枕神经分布区)皮肤表面,疼痛程度轻重不等,多为中等程度疼痛,少数患者疼痛剧烈,并可向头顶(枕大神经)、乳突部(枕小神经)或外耳部(耳大神经)放射。疼痛分为发作性和持续性两类,每次发作持续时间从数分钟到数小时不等,性质以持续性钝痛多见,但也可出现尖锐的锥样刺痛或电击样窜痛、刀割样剧痛等,并伴阵发性加剧,也可呈间歇性发作;沿神经走行的上颈部偶有触痛。部分患者可出现局部皮肤极为敏感,触及毛发即可诱发疼痛。

2. 除以上疼痛特征外,受累神经支配区域亦可有感觉减退或迟钝;受累的神经及同侧第2、3颈椎横突可有压痛及放射痛;患者头颈部活动如低头并转向病侧,咳嗽、打喷嚏时疼痛加剧或诱发疼痛发作;枕神经阻滞后疼痛消失。

3. 检查时,枕外隆凸下常有压痛,枕大和枕小神经通路也可有压痛,枕神经分布区可有感觉过敏或轻度感觉缺失,其他神经体征少见。X线摄片、CT、MRI等影像学检查有助于确定颈枕区病变。

4. 枕神经痛必须注意与源于寰枢椎关节或上椎突关节,或从颈肌或肌附着点的扳机点所致的枕部牵涉痛相鉴别。

附 诊断标准[国际头痛协会制定的《国际头痛疾病分类(第3版)》,2018]

枕神经痛的诊断须符合以下:A. 单侧或双侧枕大、枕小和(或)第三枕神经分布区疼痛,符合B～D标准。B. 疼痛至少有以下3种特征中的2种:① 疼痛为阵发性,发作持续数秒至数分钟;② 疼痛强度剧烈;③ 疼痛性质为尖锐的刺痛。C. 疼痛与下列两种情况有关:① 触及头皮和(或)毛发时,可诱发明显的感觉异常和(或)疼痛;② 下列任何一项或两项:a. 受累神经支压痛,b. 扳机点在枕大神经出现处或颈2分布处。D. 受累神经的局部麻醉阻滞可暂时缓解疼痛。E.《国际头痛疾病分类(第3版)》中无其他更合理的解释。

【治疗原则及选穴处方】

经典针灸学以疏通经络,活血止痛为基本治疗原则。在选穴上可以参照后头痛,主要以局部穴位为主,可配合远端选穴。具体选穴原则如下:

1. 根据"腧穴所在,主治所在"规律在局部选穴 枕部归属足太阳经和督脉所主,因此可局部选取膀胱经的络却、玉枕、天柱、督脉的后顶、强间、脑户、风府、哑门,另外也可选用足少阳经的风池、浮白、完骨等,也可局部选阿是穴。

2. 根据"经脉所过,主治所及"规律从远端选穴 如远取足太阳经昆仑,由于后溪穴通督脉,因此,可远取后溪穴。跗阳通阳跷脉,阳跷脉与足少阳经合于风池,因此,可选用跗阳。

3. 根据病位辨经选穴 疼痛起源于枕部并向头顶放射者,为足太阳、足厥阴经证;向乳突部放射者,为足太阳、足少阳经证;向外耳部放射者,为足太阳、手足少阳经证;可分别选取这些经脉的局部与远端穴位。

4. 根据症状选穴 由于本病常由外感风寒或风热引发,可兼见风寒、风热之症状,可选风门、大椎、合谷、少商、耳尖等疏风散寒或清热。

● 推荐处方1

治法:疏通经气,调和络脉。

主穴:局部——天柱、玉枕(疏通枕部足太阳经气)

　　　远端——后溪(疏调督脉经气)

　　　　　　跗阳(疏调阳跷脉经气)

配穴:疼痛向头顶放射加百会;疼痛向眼眶放射加太阳、丝竹空;疼痛向耳前放射加下关、上关;疼痛向耳后放射加翳风;疼痛向颈部放射加大椎等。

操作:疼痛发作时,先刺远端穴位,强刺激。天柱直刺0.5～0.8寸,采用提插手法,使枕部有明显的酸胀感;玉枕向上平刺,采用捻转手法使针感向头顶部放散,然后出针,再向下平刺,采用捻转手法使针感向枕部、项部放射。余穴常规操作。

● 推荐处方2

治法:疏调经络,活血止痛。

主穴:局部——阿是穴、风池、玉枕、天柱(疏调局部气血)

　　　　　　颈夹脊(颈2、颈3)(活血通络)

　　　远端——后溪、昆仑(疏调太阳经气)

配穴:同推荐处方1。

操作:疼痛发作时,先刺远端穴位,强刺激。颈夹脊向脊柱方向斜刺,行滞针法。余穴常规操作。

【疗效评估方法】

1. 视觉模拟量表(VAS)　参见偏头痛。

2. 美国巴罗神经研究所疼痛强度量表(BNIPIS)　评分细则如下(表1-5)。

表1-5　巴罗神经研究所疼痛强度量表

得分	疼痛描述
Ⅰ	患者无痛苦,不需要药物治疗
Ⅱ	患者偶尔会感到轻微的疼痛,但不需要药物治疗
Ⅲ	患者经历中度疼痛,但通过药物治疗已得到充分控制
Ⅳ	患者经历中度疼痛,但药物治疗不能充分控制疼痛
Ⅴ	患者经历了严重的疼痛,药物并不能缓解疼痛

注:在针灸疗效评价中,可将其中的"药物"换为"针灸"来运用该评分。结果评定方法现有文献大多采用比较治疗前后的BNI评级变化:Ⅰ级认为治愈;Ⅱ级、Ⅲ级认为治疗有效;Ⅳ级、Ⅴ级视为无效。有效包括治愈及缓解;将治愈一年后再现认定为复发。还有的文献结果评定时,按照赋分值进行比较。将Ⅰ级赋0分,Ⅱ级赋1分,Ⅲ级赋2分,Ⅳ级赋3分,Ⅴ级赋4分,进行统计学比较。

3. 6点行为评分法(BRS-6)　由Budzynski等提出,将疼痛分为6级,治疗前后分别评价1次(表1-6)。

表1-6　6点行为评分法

6点行为评分法分级	判定标准	分值
Ⅰ	无疼痛	0分
Ⅱ	有疼痛但常被忽视	1分
Ⅲ	有疼痛,无法忽视,不干扰正常生活	2分
Ⅳ	有疼痛,无法忽视,干扰注意力	3分
Ⅴ	有疼痛,无法忽视,所有日常活动都受影响,但能完成基本生理需求,如进食和排便等	4分
Ⅵ	存在剧烈疼痛无法忽视,所有日常活动均受影响,需休息和卧床休息	5分

4. 语言评价量表(VRS)　12级疼痛评分标准。

1级:无痛;2级:轻微的疼痛;3级:刚刚注意到的疼痛;4级:很弱的疼痛;5级:较弱的疼痛;6级:轻度疼痛;7级:中度疼痛;8级:不适的疼痛;9级:很强的疼痛;10级:剧烈疼痛;11级:很强烈的疼痛;12级:极剧烈的疼痛。其中无痛评定0分,以后每级增加1分。

治愈:治疗后VRS疼痛评分为0分或VRS疼痛评分减少≥5分;显效:治疗后疼痛明显减轻,VRS疼痛评分减少3~5分;有效:治疗后VRS疼痛评分减少1~2分;无效:治疗后VRS疼痛评分无变化。

【针灸疗效分析】

1. 针灸疗效现状　针灸治疗本病以疼痛评分值为主要结局指标,也有以疼痛发作频次、持续时间等为主要结局指标者,还有以评分转化成总体疗效为结局指标者。目前的临床证据显示,针灸治疗枕神经痛能减少疼痛积分、发作频率、持续时间及疼痛强度等,从总体疗效看,针灸治疗本病的总有效率在71.0%～97.1%,临床治愈率为23.8%～60%。总之,目前较高临床证据表明,针刺治疗枕神经痛有效。

2. 影响针灸疗效的因素　① 病因:枕神经痛的病因较多,一般而言,针灸治疗枕神经痛功能性疗效优于器质性,原发性优于继发性。如果枕神经痛由寒冷或颈部姿势不正而引起者,针灸疗效最好;继发性枕神经痛常由于上呼吸道感染、扁桃体炎、外伤、颈椎病、颈椎结核、骨关节炎、寰枕畸形、脊髓肿瘤等疾病所引起,因此在继发性枕神经痛中,根据原因不同疗效也各异。如针灸对上呼吸道感染、外伤、颈椎病所引起的枕神经痛有较好疗效,而对颈椎结核、骨关节病、寰枕畸形、脊髓肿瘤等所致的枕神经痛疗效差。② 年龄与病程:一般而言,枕神经痛年轻患者的针灸疗效优于老年患者,这与年轻患者病因单纯有关;另外,病程越短,针灸疗效越好。

3. 针灸治疗潜在的可能机制　针灸治疗枕神经痛主要是通过改善局部血液循环,松弛局部的肌肉肌腱紧张状态,解除枕神经的压迫或刺激,促进枕神经炎症的改善与水肿的消退,从而缓解枕神经痛。另外,针刺促进机体释放内源性镇痛物质,提高机体痛阈等可发挥止痛效果。

【预后】

大多数枕神经痛患者预后良好,但对于长期不能缓解者,应排除高位颈椎的恶性病变。本病有一定的自限性,但可复发,治愈后要注意坐卧时正确的头颈部姿势、局部保暖,避免使用高而硬的枕头,选择松软舒适的枕头,帽子不宜过紧,尽可能减少局部刺激。减少枕神经痛的诱发因素,如防止受凉、受潮和疲劳、上呼吸道感染等对预防本病的复发至关重要。仅极少数严重的枕神经痛需要手术治疗,但手术成功率并不高。对于针灸治疗效果不佳者,或疼痛严重者,可用卡马西平或苯妥英钠,或1%～2%奴佛卡因加维生素 B_{12} 进行封闭缓解症状。

枕神经痛的保守治疗包括针灸治疗,局部理疗如红外线治疗、超短波治疗、药物热敷等。因颈部轻度外伤或增生性颈椎病引起者可加颈椎牵引治疗。西医治疗可口服非甾体消炎药、抗癫痫药、肌肉松弛药、GABA 受体激动剂、部分钙拮抗剂、维生素等。另外,小针刀可分离松解压迫神经的纤维束带及周围组织,可解除神经卡压,改善局部微循环。

三、头部痛症的现代针灸学治疗原则与选穴处方

头部痛症情况非常复杂,本节主要讨论原发性头痛和枕神经痛。现代针灸学治疗原发性头痛的基本原则是缓解疼痛、减轻并发症状、减少或预防复发;疼痛急性发作期以缓解疼痛为重点,缓解期重在整体性调节神经、血管功能,改善循环与代谢,减轻或预防复发。头痛患者多伴有焦虑或抑郁,应进行情绪调节。近年来研究发现,头痛与肌筋膜激痛点密切相关,尤其是在紧张型头痛的发病机制中具有重要作用,因此,也应重视激痛点的灭活性治疗。它们在选穴上既有共同的方法,也有各自的特点。枕神经痛的治疗相对于原发性头痛要简单,主要以解除卡压、改善局部循环、止痛为治疗原则,感染因素所致者应调节免疫以抗炎。原发性头痛与枕神经痛治疗差异较大,分述如下。

（一）原发性头痛

1. 共同的选穴方法

（1）异位远端刺激点　这是依据弥漫性伤害抑制性控制理论的一种急性止痛的选穴方法。该理论认为，来自身体其他部位的伤害性刺激可以减轻痛源部位的疼痛感，这依赖于脊髓和脊髓上机制中（中枢性）疼痛调节系统的一部分。伤害性刺激能明显抑制脊髓及三叉神经尾侧核会聚神经元对 C 类纤维传入的反应，甚至可以完全阻断 C 类纤维的传入活动，停止刺激后还有明显的后效应。目前认为，针刺镇痛的机制之一就是"以痛制痛"，针刺造成的损伤性刺激，可以充分兴奋细纤维 A 类 δ 及 C 类纤维（传入伤害性刺激），激活中枢镇痛系统的痛负反馈调制机制，通过弥漫性伤害抑制性控制理论引起全身广泛性强而持久的镇痛作用。该理论认为，作用于（痛源以外的）身体任何一个部位的伤害性刺激，都可抑制脊髓及三叉神经尾侧核会聚神经元的伤害性反应，从而可在身体的任何其他区域（痛源）观察到镇痛效果。因此，在针刺镇痛时，理论上可在疼痛部位以外的任何部位选穴，当然，在这种情况下应选择疼痛部位的异位远端更为适宜，临床上针刺治疗头痛时多选择肢体远端穴进行强刺激，可起到镇痛效果。肢体远端穴位可左病选右，右病选左等。用电针时，强刺激参数是：大波宽（0.5～1 ms）、高强度（>4 mA）、低频率（<10 Hz）→主要刺激 C 纤维。

（2）局部刺激点　这是依据闸门控制学说止痛的另一种选穴方法。闸门学说是用以解释伤害性刺激与疼痛之间复杂关系的学说。此学说认为，伤害性刺激的信息首先传达至传递细胞，此传递细胞可被粗大、带髓鞘、正常时只传导非伤害性感觉的纤维（Aα、Aβ 和 Aγ）所激动，但必须达到一定的强度。该传递细胞也可以被微细的传导伤害刺激的纤维（Aδ 和 c）所激动，即微细纤维激动时信息更易于进入传递细胞。简言之，粗纤维不易将信息传入传递细胞，即刺激粗纤维时可产生"关闸作用"，而刺激细纤维时易于传入传递细胞，称"开闸"作用。因此，按照闸门控制学说，在治疗头痛时也可选择病变局部或临近刺激点或局部压痛点，或者头部三叉神经、枕神经支配区的任意刺激点，但此时局部刺激点的刺激参数很重要，要以各种方法及刺激参数来兴奋粗纤维，以抑制细纤维的伤害性感受的传入，产生镇痛效果。当针刺引起的粗纤维兴奋传入非伤害性刺激，与头痛部位的伤害性刺激通过 C 纤维传入在脊髓颈 2 后角中汇集时，通过脊髓闸门机制抑制伤害性信息的传入，而引起弱而短暂的镇痛效应。如日常生活中于受伤或其邻近部位加压、按摩和震动（刺激粗纤维）可以缓解疼痛，与闸门学说理论相符。在头痛时选择疼痛部位的支配感觉神经进行按压或针刺对于止痛也是有效的，一般用弱刺激→兴奋粗纤维→产生本区域的镇痛效果，用电针时弱刺激的适宜参数是：小波宽（0.1～0.2 ms）、低强度（1～2 mA）、高频率（50～100 Hz）→刺激粗纤维。手针时不宜做大幅度捻转提插，而施以轻柔手法，或弹针柄法。

（3）三叉神经与枕神经刺激点　由于后枕部及冠状缝之间区域是由枕大、枕小和耳大神经支配，其余头部区域感觉则由三叉神经和混入面神经、舌咽神经及迷走神经的躯体感觉传入纤维共同支配，它们的低级中枢分别是高位颈髓后角和三叉神经脊束核尾侧亚核。因此，头部感觉神经刺激点总体上分为两组，即三叉神经组和枕神经组。① 三叉神经刺激点：主要为眶上神经、滑车上神经刺激点。眶上神经刺激点定位：眼前视，在患侧眶上缘内 1/3 处或在眉中间可触及眶上切迹，或用手指或圆珠笔尖诱发出疼痛扳机点作为刺激点。滑车上神经刺激点定位：鼻背根部与眉弓部交汇点。② 枕神经刺激点:主要为枕大神经和枕小神经刺激点。枕大神经刺激点定位:乳突与寰枢关节连线或第2颈椎棘突与乳突后缘连线中点向上1 cm,在此点可能触及枕动脉。枕小神经刺激点定位:在枕大神经刺激点外侧1 cm为枕小神经刺激点。

三叉神经与枕神经(尤其是枕大神经)在颈1～3的脊髓灰质内存在着被称为"三叉-颈神经核"结构,在此三叉神经和颈神经有一会聚,三叉神经脊束核是最长的神经核,颅侧端达脑桥中下部,与三叉神经脑桥核相续,尾侧端在第1、第2颈髓节段与后角相续,来自头面部的痛温觉纤维至于此核,此核的Ⅱ级神经元发出的纤维交叉到对侧,最终终于大脑皮质感觉中枢。三叉神经脊束核从上到下分为颅侧亚核、极间亚核和尾侧亚核,尾侧亚核在细胞构筑上相当于脊髓后角的Ⅰ～Ⅳ层,二者的第2层胶状质相同,与痛觉冲动的传递和调制有密切关系。因此,三叉神经脊束核既接受来自颈1、颈2、颈3的传入纤维,同时也接受三叉神经纤维。另外,三叉神经眼支与高位颈神经也存在很大程度的会聚,这就是高位颈节病变引起的头痛为什么常主要聚集在额颞部和眶部的原因。而丛集性头痛常表现的疼痛部位也在于此。因此,对于三叉神经支配区的头痛,选用枕大、枕小神经刺激点还可阻滞三叉神经血管系统的痛觉冲动传入,治疗各种头痛;对于枕神经区的头痛,选用三叉神经的眶上神经也同样阻滞枕神经的痛觉上传而止痛。

(4) 星状神经节刺激点 星状神经节是颈部交感神经节之一。由颈下神经节与第1胸交感神经节融合而构成,有时也包括有第2胸神经节和颈中神经节,神经节大小为(1.2～2.5) cm×(0.3～1.0) cm×0.5 cm。节前神经纤维起源于上胸段(胸1～5或6节段)脊髓的灰质侧柱的中间外侧核(交感神经元的胞体),节后神经纤维在皮肤的分布区域是颈3～胸12节段,而以颈6～胸5节段分布最多。星状神经节位于第1肋骨颈突起和第7颈椎横突根部前方,发出的灰交通连于颈3至颈8(或胸1)脊神经,含至臂丛神经的传出与传入交感神经纤维,随颈神经分支分布于头颈面、胸和上肢的血管、汗腺、竖毛肌、骨、关节等,星状神经节的颈下神经节分支包括至颈6～8的灰交通支、椎动脉、锁骨下动脉、胸1神经节和颈下心神经。现代研究发现,星状神经节阻滞的作用涉及自主神经系统、内分泌系统和免疫系统,对上述系统的功能有调节作用,有助于维持机体内环境的稳定,使许多自主神经失调性疾病得到纠正。目前认为,星状神经节阻滞的作用主要有中枢和周围两方面作用,即通过调理下丘脑的维护内环境稳定功能而使机体的自主神经功能、内分泌和免疫功能保持正常;周围作用是由于阻滞部位的节前和节后纤维的功能受到抑制,分布区域内的交感神经纤维支配的心血管运动、腺体分泌、平滑肌紧张、痛觉传导也受到抑制,这被用于治疗头颈部、上肢和胸部的许多疾病。针刺星状神经节可发挥双向调节作用,通用于头痛的治疗。如丛集性头痛常出现交感神经系统兴奋症状,选择此神经节可调节颈交感神经的功能状态。刺激点定位:① 在食管旁和胸锁乳突肌前缘胸锁关节上方约两横指处;② 胸锁乳突肌后缘与颈外静脉交叉处,或环状软骨平面(相当于第6颈椎横突水平)下1～2 cm。

(5) 迷走神经刺激点 迷走神经是人体副交感神经系统的重要组成部分,对于协调交感神经活动,稳定自主神经系统具有重要意义。1987年,Amelio发现迷走神经投射区存在大量的γ-氨基丁酸(GABA),而GABA是哺乳动物中枢神经系统中重要的抑制性神经传递物质,约30%的中枢神经突触部位以GABA为递质。GABA可以降低神经元活性,防止神经细胞过度兴奋,能结合抗焦虑的中枢受体并使之激活,在与其他一些物质的协同作用下,减少焦虑相关的信息抵达脑的情感中枢,从而达到抗焦虑,改善睡眠,甚至通过调节中枢神经系统达到降血压的效果。近年来,刺激迷走神经方法被国际上广泛应用,包括头痛的治疗。头痛应用迷走神经刺激的机制主要包括:① 抑制交感神经过度亢奋,协调自主神经系统功能,改善神经、血管功能状态;② 通过刺激迷走神经感觉传入来阻滞头部三叉神经感觉信息(头部痛觉)的传入,发挥止痛效应;③ 通过刺激大脑皮质的情绪调控神经元以调节情绪,改善焦虑、抑郁和睡眠障碍,有助于头痛的恢复;④ 通过迷走神经-胆碱能途径,发挥整体性抗炎效应。近年来研究发现,偏头痛发作中内源性无菌性脑膜炎症过程被认为是维持硬脑膜血管周围传入神经伤害性感受器活化和敏化的感觉机制。

最近在 *JAMA* 上报道,美国食品药品监督管理局(FDA)批准了一种非侵入性迷走神经刺激器(GammaCore),这是第一种被认为有助于预防成人丛集性头痛的设备。其最初于 2017 年被批准用于治疗发作性丛集性头痛引起的急性疼痛,随后也被批准用于成人偏头痛的急性治疗。患者可以将此手持设备置于颈部迷走神经上方,进行轻微的电刺激。作为预防丛集性头痛使用时,每天使用 2 次,每次 2~3 min,第 1 次治疗应在醒后 1 h 内进行,第 2 次治疗应在醒后 7~10 h 进行。这提示我们,可以选择颈部迷走神经或耳部迷走神经分支来进行刺激以治疗头痛。迷走神经刺激点定位:① 乳突前缘和外耳道口下方;② 颈部胸锁乳突肌前缘,中 1/3 与下 1/3 交界处,颈总动脉搏动处外侧;③ 耳甲腔内(为迷走神经感觉分支)。需要指出的是,由于迷走神经分左右两支,右迷走神经纤维主要分布于窦房结,而左迷走神经主要分布于房室结和房室束。此外,迷走神经还可能支配心房肌,其作用就是减慢心率,延缓传导。因此,一般对于房颤、心动过速(窦性),以刺激右侧迷走神经为佳,但用于治疗其他疾病时,通常以选择左侧迷走神经为宜,以免出现心脏骤停,或影响窦房结的功能。

(6)激痛点　近年肌筋膜激痛点活化在头痛发生中的重要性逐渐被人们所重视,尤其是偶发性紧张型头痛,被认为激痛点活化在发病机制中占有主导地位。所谓肌筋膜激痛点的临床定义是指骨骼肌内的过度应激点,伴随着紧绷带内可触摸的过度敏感结节的出现,当受到压迫时会引起疼痛,并引发特征性引传痛、引传压痛、运动功能障碍和自主神经现象。病原学定义为骨骼肌内一群电活性点,每个点都与一个收缩结和一个功能障碍的运动终板相关。激痛点引起的引传痛,感觉上在远处,通常远离其根源,引传痛模式与激痛点之间的联系是可复现的。激痛点引传痛的分布很少与外周神经或皮区节段的分布相重叠,这是判定激痛点的最重要特征。激痛点内活性点产生的峰电位,至少可以沿紧绷带传播 2.6 cm 以上。

1)偏头痛激痛点　重点部位为颈部、咀嚼肌,其次为颞部、枕部、侧头部。近年来大量证据表明,肌筋膜激痛点在偏头痛中扮演着重要角色。偏头痛患者,特别是无先兆偏头痛患者,在颈部和咀嚼肌(颅骨周边)内存在局部压痛,并伴有可复现其头痛的引传性症状,与无偏头痛对照组相比,患者即使在头痛未发作时颅骨周边肌肉内的压痛部位也更加敏感,而且压痛越明显头痛就越严重,肌肉压痛随头痛发作强度的增加而加剧。无先兆偏头痛患者颅骨周边肌肉内压痛部位的很多特点与肌筋膜激痛点相同。不同颅骨周边肌肉内激痛点的引传痛叠加能产生典型的单侧或双侧偏头痛疼痛模式。研究证实,活化激痛点比潜伏激痛点更敏感。目前,大多数学者都认为,无先兆偏头痛含有肌源性或肌筋膜性伤害感受的成分,但对疼痛是否主要源于肌肉,以及肌筋膜激痛点是否被中枢神经机制所活化,尚存争议。在国际头痛协会关于疼痛、脑神经痛和面部疼痛的分类中,也非常重视肌筋膜激痛点,对每一类病症与肌筋膜激痛点疼痛有关系的可能性进行了标注,认为偏头痛与肌筋膜激痛点性疼痛的可能性高度相关。因此,可选颈部肌肉、咀嚼肌上的压痛点、激痛点。另外,也可寻找头痛的起始部位或扩散部位,如颞部、枕部、侧头部的有关穴位,或在这些部位寻找压痛点或激痛点。

2) 紧张型头痛激痛点　重点部位为颞肌、枕下肌、胸锁乳突肌、上斜方肌,其次为咬肌、翼状肌、夹肌,以及额部、颞部的骨膜。在颅骨周边肌肉进行触诊时表现出压痛和引传痛,而且激痛点与紧张型头痛一个相似的特征就是紧绷肌带,紧绷肌带使肌肉感觉紧张,但观察不到肌电图活动,而在激痛点处却能观察到肌电图活动;肌筋膜激痛点活动因心理压力而显著增加,因情绪松弛而降低,这与紧张型头痛特征相一致。因此,学者们认为,及早确认和治疗肌筋膜激痛点可以减少头痛发展成慢性的可能性。由于肌筋膜激痛点在紧张型头痛的发病中具有重要意义,因此,在针灸治疗选穴中,首先用手法触诊(辅以触诊压力计更好)可判断是否伴有颅骨膜压痛点和激痛点,用食指和中指两个手指行紧压小范围旋转的动作;在额部、颞部、咬肌、翼状肌、胸锁乳突肌、夹肌、斜方肌等触诊,寻找压痛点和激痛点。当出现牵涉痛(引传痛)时即为激痛点,没有牵涉痛者为压痛点。国外有学者认为,常见紧张型头痛的疼痛模式实际上是颞肌激痛点、枕下肌激痛点、胸锁乳突肌激痛点和上斜方肌激痛点引传痛模式的叠加。另外,国外有学者认为,头痛的一种罕见但有说服力的原因可能是被激活的颞肌激痛点,尽管这些通常更多的是继发于颈部姿势的肌肉激痛点。颞部激痛点也可牵涉到颞下颌区域疼痛,甚至涉及牙齿。针刺颞部激痛点非常重要,可以快速起效缓解疼痛,应重视颞部激痛点的选择。

3) 丛集性头痛的激痛点　重点部位在胸锁乳突肌、颞肌和有关颈肌。国外学者认为,丛集性头痛和慢性阵发性偏头痛有几个共同特点,包括部位、性质、强度、单侧性、伴随自主神经现象、间发性、发作时间(从数分钟到数小时)等。相关研究一直把精力集中在自主神经功能障碍、颅动脉及血液流动、生物化学和神经递质病变、神经内分泌学、睡眠和中枢神经性机制方面,而从未对颅骨周边肌肉压痛或肌筋膜激痛点进行系统性研究。间歇性发作和发作持续时间短的特征说明,这两种头痛与肌筋膜激痛点有关的可能性较低。但国外学者的经验是肌筋膜痛可能出现在慢性丛集性头痛中(反复性发作持续1年以上,间断不超过14天),而且如果未发现和控制,会使治疗过程复杂化。该作者报道了1例38年病史的左侧丛集性头痛患者,检查时在左侧胸锁乳突肌内有活化的肌筋膜激痛点,向左侧枕下、上颌骨和前额传导疼痛;左侧枕下肌和上斜方肌内有压痛,但无激痛点。针对激痛点和压痛点进行治疗,6周内患者头痛发作的频率和强度明显降低,转化成偶发性丛集性头痛,继续用预防性药物治疗,疗效很好。因此,对于慢性丛集性头痛可考虑检查是否在胸锁乳突肌、颞肌及相关颈部肌肉存在激痛点。

2. 不同的特征性选穴方法

(1) 偏头痛　① 颞浅动脉旁痛点:临床上对于颞侧偏头痛很常见,常在颞浅动脉旁出现明显的痛点,可选该刺激点。定位:耳前颞浅动脉搏动最明显处旁开2～5 mm处。② 根据头痛原因和诱发因素选择刺激点:近年来有研究认为,一些传统穴位在治疗偏头痛中具有一定的特点。如有研究认为,针刺可以调节免疫应答,合谷和曲池是普遍使用的穴位,常给予电刺激,所以由过敏或食物或饮料过敏诱发的偏头痛,可以选用合谷、曲池配合;如果存在与激素有关,特别是月经前的头痛,三阴交是有用的。③ 根据症状选穴:在偏头痛中加内关可能被认为有助于减少常见的恶心,并且浅刺眼周围的穴位(睛明、攒竹、承泣、四白和太阳)可能有助于缓解视觉症状;如果患者在治疗时有头痛,针刺远端的合谷或太冲偶尔会有快速的效果(其实再次证实了以痛制痛机制)。作为标准,这些穴位的其中一个穴加上风池是有用的。因此,现代研究认为,合谷或太冲与风池配合可用于偏头痛的急性止痛。④ 复发性偏头痛出现的额部头痛选穴:现代研究已发现,皱眉肌卡压神经与复发性偏头痛有关。因此,可选皱眉肌刺激点。定位:眉部中点处。

(2) 紧张型头痛　① 常与压力有关,压力的原因通常是家庭或工作生活所固有的,并且不能被消除。现代研究认为,传统穴位百会或四神聪,在实践中看起来似乎在减少压力的不良反应上有惊人的效果,有助于紧张型头痛的治疗。② 按头痛的起始部位或扩散部位选穴:国外学者认为,对于紧张型头痛,如果起源于或扩散至枕部的头痛,建议使用风池,而其他常见的头痛起源或扩散部位,如太阳穴部位,应选太阳穴。另外,需指出的是与偏头痛和丛集性头痛比较,紧张型头痛常与激痛点更加密切,常需选用激痛点,这也是其选穴的特点之一。③ 骨膜刺激点:由于紧张型头痛范围常围绕头部如头箍而广泛,并常伴有肌筋膜激痛点,因此,可沿颅骨周围一圈选择数个骨膜刺激点。也可选激痛点发生的部位骨膜刺激点,如枕骨、颞骨、额骨。

(3) 丛集性头痛　① 蝶腭神经节:蝶腭神经节是最大的副交感神经节,与上颌神经之间有纤维连接,位于翼腭窝内,靠近腭大孔,翼腭窝为一高 2 mm、宽 1 mm 大的三角形或心形的红灰色凹陷。蝶腭神经节支配泪腺、副鼻窦、鼻腔黏膜和咽部的腺体,以及硬腭部分的黏膜腺体,与前方的鼻腭神经相互交联。由于丛集性头痛常出现流泪和溢鼻等副交感神经症状,与蝶腭神经节密切相关,因此,在缓解期可选该神经节针刺。② 球后穴:由于丛集性头痛常出现眼眶疼和流泪,故可在局部选刺激点如球后。③ 眶上神经与枕大神经刺激点:在此之所以再次强调这两个神经刺激点,原因在于丛集性头痛发作后的症状与三叉神经血管系统密切相关。因此,选三叉神经眼支的终末支眶上神经以干预三叉神经血管系统的异常冲动,这与偏头痛出现眶神经卡压选该神经的意义不同。由于丛集性头痛集中在眼眶部,一般认为与三叉神经脊髓束及三叉神经核传入三叉神经血管系统的冲动有关,而三叉神经的眼神经与枕大神经在高位颈髓(颈 2)中联系最为密切。因此,除选择眶上神经外,可选枕大神经刺激点。

● 推荐处方 1(偏头痛)

主穴:局部——三叉神经分布区刺激点或痛点、压痛点(刺激粗纤维以抑制细纤维的痛感受传入,闸门学说止痛)

临近——颈肌、咀嚼肌激痛点(灭活激痛点,消除致痛源,解除肌肉紧绷,改善血液循环)

星状神经节刺激点(协调自主神经系统活动,稳定内环境)

迷走神经刺激点(协调自主神经系统活动,并通过胆碱能途径发挥整体性抗炎;稳定情绪,缓解压力;阻滞三叉神经痛觉上传)

远端——异位刺激点(如合谷、太冲)(异位刺激细纤维,激活弥漫性伤害抑制性控制机制,以痛制痛)

配穴:皱眉肌卡压神经时,皱眉肌刺激点(缓解卡压,改善循环和神经功能,止额痛);恶心、呕吐加内关(中枢性止呕镇吐);由过敏诱发的头痛,可加曲池(与合谷配合,抗过敏);与激素有关,特别是月经前的头痛加三阴交(调节激素水平);有精神紧张、压力因素加百会或四神聪(减轻压力和精神紧张）；有视觉症状加睛明、攒竹、承泣、四白和太阳（改善眼部及视觉通路与大脑视觉皮质的循环）。

操作：疼痛发作时，先刺远端刺激点，选病变对侧为宜，强刺激，以激活细纤维；手针应用较强的捻转提插刺激；可用电针，大波宽（0.5~1 ms）、高强度（>4 mA）、低频率（<10 Hz），主要刺激 C 纤维。局部刺激点选患侧，以轻刺激为宜，禁止做大幅度捻转提插，或用弹针柄法；电针用小波宽（0.1~0.2 ms）、低强度（1~2 mA），高频率（50~100 Hz），刺激粗纤维。也可根据现代研究结论，神经肽的释放有特定的频率依赖性：低频（2 次/s）刺激可引起中枢内啡肽和脑啡肽释放，起到镇痛作用；高频（100 次/s）刺激可引起中枢强啡肽、CCK-8 等释放。目前的做法是：使用低频和高频刺激在特定的时间段（3 s）交替出现形成"疏密波"，则能使低频刺激引起的效应（脑啡肽的释放）的残留部分与高频刺激引起的效应（强啡肽的释放）叠加形成协同作用，经验证，可使吗啡镇痛用量减少 53%。这种电针方式以远端和异位穴位为宜。激痛点、皱眉肌卡压用滞针法抽提 3~5 次。激痛点可带电针，用（100 Hz）刺激 20~30 min。星状神经节针刺，患者仰卧，枕下垫薄枕，稍屈颈收下颌，使颈前肌放松。左手食指或中指指尖紧贴胸锁关节上缘，沿气管侧壁轻轻下抠，将胸锁乳突肌及其深面的颈总动脉鞘拉向外侧。指尖下压，可触到第 7 颈椎横突，手指固定不动，右手持针，沿左手食指或中指指甲垂直进针，2~3 cm 可触及骨质，即为第 7 横突前外侧处，为该神经节所在处，行较大幅度的捻转手法 1 min 即可。迷走神经刺激时，患者取仰卧位，头转向健侧。确定乳突前缘和外耳道下方作为进针点，常规消毒皮肤后，用 3.5 cm 毫针，与皮肤垂直刺入，进针约 1.5 cm，可触及茎突。稍退针后沿着茎突后缘继续进针，共进针深度为 3~3.5 cm，针尖基本抵达颈静脉孔下方，轻提插找到异感为度。颈部刺激点，于进针点沿颈总动脉外侧垂直刺入约 2 cm。

● **推荐处方 2（偏头痛）**

主穴：局部——眶上神经、滑车上神经刺激点（反射性调节三叉神经功能与代谢）

临近——枕大神经刺激点（阻滞三叉神经痛觉上传，止痛）

迷走神经刺激点（协调自主神经系统活动，并通过胆碱能途径发挥整体性抗炎；稳定情绪，缓解压力；阻滞三叉神经痛觉上传）

星状神经节刺激点（协调自主神经系统活动，稳定内环境）

配穴：颞部痛为主，加颞浅动脉旁刺激点（闸门学说，刺激粗纤维，阻滞痛觉上传）。

操作：枕大神经刺激点，针垂直刺入切迹，针尖触及骨质之前可有异感，如果先碰到骨质无异感，针的方向应轻轻做扇形移动，寻找异常感觉或诱发出疼痛扳机点。由于眶上孔变异较大，故仅有 20% 左右的操作可以刺进眶上孔；大多数操作只要找到异常感，即证实刺中眶上神经即可，如无异感可以沿眶上缘向眶内进针 0.5~1 cm。滑车上神经刺激点，于刺激点进针深度为 1~1.5 cm，当针前行进入软组织时可能引出异常感。

● **推荐处方 3（紧张型头痛）**

主穴：局部——疼痛区域刺激点（刺激局部粗纤维以抑制细纤维的痛感受传入，闸门学说止痛）

头骨骨膜刺激点（改善局部循环，反射性调节自主神经系统活动，止痛）

临近——颞肌、枕下肌、胸锁乳突肌、上斜方肌激痛点或头部、额部、颅骨膜压痛点及激痛点（灭活激痛点，消除致痛源，解除局部肌肉紧绷，改善血液循环，止痛）

迷走神经（减轻压力和精神紧张；稳定内环境；阻滞三叉神经痛觉上传）

远端——肢体刺激点(如合谷、太冲)(异位刺激细纤维,激活弥漫性伤害抑制性调控机制,
以痛制痛)

操作:激痛点用滞针法,可带电针(100 Hz)。骨膜刺激点用雀啄法3~5次。其余远端穴强刺激,
局部穴弱刺激,可带电针,参照偏头痛电针的刺激点参数,激活粗纤维。

● **推荐处方 4(紧张型头痛)**

主穴:临近——颞肌、枕下肌、咬肌、翼状肌、上斜方肌(肩井周围)、胸锁乳突肌、夹肌压痛点及激
痛点(灭活激痛点,消除致痛源,解除局部肌肉紧绷,改善血液循环,止痛)

操作:用滞针法,可带电针,操作推荐处方3。激痛点用电针(100 Hz)刺激20~30 min。

● **推荐处方 5(紧张型头痛)**

主穴:局部——头部、额部颅骨膜压痛点及激痛点(灭活激痛点,消除致痛源,解除局部肌肉紧绷,
改善血液循环,止痛)

临近——星状神经节刺激点(协调自主神经系统功能,稳定内环境)

颞肌、胸锁乳突肌、上斜方肌激痛点(灭活激痛点,消除致痛源)

耳迷走神经刺激点(调节皮质与情绪有关的神经元功能,稳定情绪,减轻压力)

操作:激痛点均用滞针法雀啄3~5次;或用电针法(100 Hz)刺激激痛点20~30 min。

● **推荐处方 6(丛集性头痛—发作时)**

主穴:临近——枕大神经刺激点(抑制三叉神经血管的异常冲动,阻滞痛觉上传)

耳迷走神经刺激点(抑制三叉神经血管的异常冲动,阻滞痛觉上传)

远端——肢体远端刺激点(如合谷、太冲)(异位刺激细纤维,激活弥漫性伤害抑制性控制机
制,以痛制痛)

操作:疼痛发作时,先刺远端穴位,选病变对侧为宜,强刺激,以激活细纤维;手针应用较强的捻转提插
刺激。

● **推荐处方 7(丛集性头痛—间歇期或慢性)**

主穴:局部——球后(调节眼眶部三叉神经活动)

临近——星状神经节(调节颈交感神经,干预自主神经功能,稳定内环境与代谢)

枕大神经刺激点或颈2横突下刺激点(通过高位颈神经调节,干预三叉神经血管
系统的冲动传入,缓解丛集性头痛的症状)

蝶腭神经节(干预副交感神经活动,并缓解发作时的自主神经症状)

眶上神经(抑制三叉神经血管系统的异常冲动)

耳迷走神经刺激点(协调自主神经系统活动)

胸锁乳突肌、颞肌压痛点或激痛点(灭活激痛点,消除致痛源,解除肌肉紧绷,改善
血液循环)

操作:常规操作。

注:本方主要针对慢性丛集性头痛或缓解期。国外有学者指出,临床上丛集性头痛已被证明难以
治疗,虽然有极少的成功报告,但Hardebo等(1989)发现,针刺后丛集性头痛患者脑脊髓液中的甲硫
脑啡肽增加,但对预防头痛没有什么价值。这个问题可能是由于针刺治疗往往是针对看起来非常严

重的偏头痛样头痛,而丛集性头痛实际上被归类为三叉自主神经性头痛之一(Benoliel,2012),所以,可能显示出与面部神经痛的情况相似,用针刺治疗可能会取得更大的成功,值得进一步研究。

(二)枕神经痛

在选穴上主要依据枕神经的解剖,在枕神经的分布和出口处选择刺激点,另外,可选三叉神经有关刺激点。

1. 枕大神经刺激点　枕大神经走行较长,沿途穿过斜方肌、头下斜肌、头夹肌及头最长肌等多块肌肉,走行沿途可行经某一肌肉的腱性交叉纤维,当颈部异常负荷,或头部位置的不良习惯、过多的颈部运动,以及某些内源性相关因素的变化,如年龄、颈部肌肉力量和耐力、职业因素等,可以导致腱性交叉纤维变形,对枕大神经卡压。如当头下斜肌痉挛时,从其下穿出返折的枕大神经直接受卡压,导致同侧的枕大神经痛,通常在出口处有压痛。定位:枕大神经在枕外隆凸的外侧 2.5 cm 处,沿着枕动脉的内侧上行,于上项线附近出现于皮下,支配枕部至颅顶部皮肤的感知。因此,在枕外隆凸中点外侧 2.5 cm 的上项线上,如能触及枕动脉时则在其内侧选穴;或在枕外隆凸与乳突尖的连线的中、外 1/3 交界处,或在斜方肌的起始部,距正中线 2.5 cm 处(均相当于风池穴)。

2. 枕小神经刺激点　枕小神经在枕后结节外侧约 5 cm 处上行,即由胸锁乳突肌后缘穿出至皮下,继而上行分布于枕外侧、乳头及耳壳后侧面的上部皮肤,位于枕大神经与耳大神经之间,支配上述区域皮肤的感知。因此,出口处或压痛点常位于胸锁乳突肌后上缘、斜方肌附着部和乳突上方。定位:枕大神经刺激点外侧 2.5 cm 处的上项线(即枕外隆凸中点外侧 5.0 cm 的上项线上);或乳突后方的胸锁乳突肌附着点后缘处(相当于翳明穴)。

3. 耳大神经激痛点　耳大神经绕过胸锁乳突肌后缘,向上前方斜跨胸锁乳突肌表面,向下颌角方向走行,然后穿过颈深筋膜,沿颈外静脉后侧并与其平行上升,分成耳前、耳垂、耳后三个终支,分布于腮腺、嚼肌下部、耳垂、耳郭后和乳突部的皮肤。耳大神经被损伤后,这些部位的皮肤即有麻木感,常以耳垂、耳垂下方区域和下颌角处皮肤感觉异常最严重。耳大神经出肌点大约在胸锁乳突肌后缘的中点,在下颌角水平分支,出肌点与分支点的距离(6.37±0.73) cm;耳大神经出肌点到锁骨中点距离(7.67±1.00) cm,耳大神经与前方颈外静脉在同一层面,大多数两者几乎平行,两者距离(1.02±0.61) cm。定位:在胸锁乳突肌的后缘中点,即距颈外静脉横越胸锁乳突肌后缘的交点以上 1～2 cm 处。

4. 相关肌肉压痛点及激痛点　枕大神经痛常在头下斜肌上有激痛点。枕小神经常在胸锁乳突肌或斜方肌上能找到激痛点。耳大神经可在胸锁乳突肌上寻找到激痛点。也可选头下斜肌上、斜方肌及胸锁乳突肌上的压痛点。

5. 颈 2～3 神经根或皮肤刺激点　由于枕神经是颈 1～3 脊神经的感觉神经分支,枕大神经为颈 2 颈神经的后支,枕下神经为颈 1 颈神经的后支。枕小和耳大神经均为颈 2～3 的前支(颈丛),枕小神经为颈 2 颈神经前支,耳大神经为颈 2～3 颈神经的前支。因此,可选择刺颈 2～3 神经根或皮肤区域。因颈 1 神经根在第一颈椎体上,因此,刺激有难度也有一定危险,故常选颈 2～3 神经根刺激点。定位在颈 1～2、颈 2～3 椎间孔。皮肤刺激点区在后头枕部区域,如头窍阴布有枕大神经和枕小神经会合支,因此可选用。另外,受累的神经及同侧第 2、3 颈椎横突也可有压痛及放射痛,局部可选压痛点。耳大神经痛可向耳前后放散,因此,可在该部选择刺激点,如上关、下关、完骨、翳风等。

6. 眶上神经刺激点 可根据三叉神经高位颈髓复合体结构,尤其是三叉神经眼支和枕大神经的密切联系,选择眶上神经刺激点、三叉神经刺激点,三叉神经兴奋可阻滞枕神经痛觉的上传,发挥止痛效应。定位参见三叉神经痛。

7. 肢体远端刺激点 依据弥漫性伤害抑制性控制机制,以痛制痛。可在肢体端任选刺激点,如合谷、昆仑、太冲等。

8. 迷走神经刺激点及放血疗法刺激点 由于枕神经痛常可继发于感冒,因此,可进行抗炎选穴治疗,迷走神经可通过胆碱能途径发挥整体性抗炎效应。现代研究显示,在耳尖、指尖、上背部(大椎等)放血具有一定的调节免疫、抗炎、调节体温作用。

临床可按照神经解剖学以及病因不同,采用不同的治疗方案。

● **推荐处方 1(颈椎原因引起的枕神经痛)**

主穴:局部——颈 2～3 神经根刺激点或压痛点(改善局部软组织的循环和功能状态,减轻神经根刺激症状,调节枕神经功能与代谢活动,止痛)

　　　远端——肢体刺激点(如合谷、昆仑)(异节段刺激细纤维,通过弥漫性伤害抑制性控制机制,以痛制痛)

操作:颈部斜向椎间孔,刺激神经根,出现放电感,退至局部软组织,用滞针法抽提 3～5 次,以松解局部卡压;之后两侧分别接电针,电针用小波宽(0.1～0.2 ms)、低强度(1～2 mA),高频率(50～100 Hz),刺激粗纤维,以闸门学说机制止痛。疼痛发作时,先刺远端穴位,手针应用较强的捻转提插刺激;可用电针,大波宽(0.5～1 ms)、高强度(>4 mA)、低频率(<10 Hz),主要刺激 C 纤维。

注:颈椎引起的枕神经痛主要是寰枢关节病变导致骨筋膜裂孔处卡压所致,主要引起枕大神经痛。颈 2、3 的病变,如骨关节炎、增生、肥大、骨筋膜裂孔受卡压等可引起枕大、枕小和耳大神经痛(通过影像学进行诊断)。

● **推荐处方 2(周围肌肉引起的枕神经痛)**

1. 枕大神经痛

主穴:局部——头下斜肌激痛点、枕大神经刺激点(缓解肌肉痉挛和神经卡压,改善循环)

　　　远端——合谷或外关(刺激细纤维,以痛制痛)

2. 枕小神经痛

主穴:局部——胸锁乳突肌或斜方肌激痛点、枕小神经刺激点(缓解肌肉痉挛和神经卡压,改善循环)

　　　远端——合谷或外关(刺激细纤维,以痛制痛)

3. 耳大神经痛

主穴:局部——耳大神经刺激点、胸锁乳突肌激痛点、下关(缓解肌肉痉挛和神经卡压,改善循环)

　　　远端——合谷或外关(刺激细纤维,以痛制痛)

操作:局部穴用滞针法抽提 3～5 次,以松解局部卡压;之后两侧分别接电针,参数同推荐处方 1。疼痛发作时,先刺远端穴位,刺激方法同推荐处方 1。

● 推荐处方 3（感染引起的枕神经炎）

主穴：局部——枕大神经、枕小神经、耳大神经刺激点（刺激神经调节其功能代谢，消除炎症）

　　　　　　颈 2～3 神经根刺激点（调节枕神经功能与代谢）

　　　　临近——耳迷走神经刺激点、大椎或耳尖放血（整体调节免疫机制以消除炎症）

　　　　远端——曲池、合谷或外关（弥漫性伤害抑制性调控机制，以痛制痛）

操作：先刺远端穴，强刺激。局部穴以轻刺激为宜，禁止做大幅度捻转提插，或用弹针柄法；随后电针，参数用兴奋粗纤维的方法。大椎、风门可刺络拔罐。

第二节　面部痛症

面部指前额发际下，两耳根前与下颌下缘之间的区域，包括额部、眶部、鼻部、口唇部、颏部、颧部、颊部、腮腺咬肌部，口腔科规定的面颌部上下界范围为前发际以下舌骨水平以上的部分。面部也是疼痛门诊常见的疼痛部位，据有关资料显示，面痛的发生率为(4～13)/10 万人。面部的解剖结构密集，神经血管分布丰富，疼痛的发病形式、传导方式也非常复杂。因此，在诊断时应详细询问病史，仔细检查疼痛的部位、性质、持续时间和诱发原因。面部疼痛又与眼科、耳鼻喉科、口腔科、神经外科、神经内科有密切关系，因此，对面部疼痛的认识应具有广泛的解剖学、生理学及病理学知识，才能进行正确的鉴别与诊断。临床上引起面痛的原因和疾病非常复杂，但一般而言，由于面部的感觉由三叉神经所支配，因此，面痛常与三叉神经主干及其各级分支和末梢神经密切相关。本节主要讨论临床常见的眶上神经痛、三叉神经痛、非典型面痛、颞下颌关节功能紊乱综合征。

一、眶上神经痛

【概述】

眶上神经痛，是以眶上缘疼痛为主要症状的病症，眶上神经为三叉神经第 1 支眼神经中的较粗大分支额神经的终末支，额神经位于上睑提肌的上方，分 2～3 支，其中眶上神经较大，伴眶上动脉由眶上切迹或眶上孔离开眼眶，常在眶内分成内外支，又彼此吻合，分布于额顶部、上睑及结膜皮肤。本病实质上是三叉神经末梢分支的病变，但由于本神经分布表浅（额肌较薄），疼痛重点在眶上缘，且疼痛性质与典型的三叉神经主干痛有所不同，因此，单列进行讨论。发病率尚无流行病学调查结果。

目前西医对其疼痛发生的原因尚不清楚，但根据其分布表浅，容易受风寒刺激，疼痛常于感冒后发生，推测可能与病毒感染有关，一般认为可能与非特异性炎症、神经调节失常及病毒感染有关。另外，副鼻窦与眶上神经的通道相邻，故鼻旁窦的炎症，特别是额窦的炎症最易累及眶上神经，应注意鉴别。近年来，对于眶上神经痛的诊断，神经超声也成为一种重要的工具。

中医学称本病为"眉棱骨痛"。中医学认为，本病系外邪侵袭眼部筋脉，或血气痹阻而致。风寒之邪袭犯眉棱骨部筋脉，寒性收引，凝滞筋脉，血气痹阻，不通则痛；风热邪毒浸淫眼部筋脉，气血不畅，而致眉棱骨痛；或因外伤致气滞血瘀而发疼痛。按经络辨证，上眼睑为目上冈，归足太阳经筋所主；足阳明经至额；因此，本病主要归属足太阳、足阳明经病症。

【临床诊断】

一般起病较急，一侧单发，双侧同发较少，可阵发性发作，也可持续疼痛；患者表现为眼眉骨痛，可伴有前额、眼球胀痛及眶内、两颞疼痛;病情可时轻时重,严重者可伴眩晕、恶心、呕吐等症状。检查眶上切迹有明显压痛,局部无红肿。应排除青光眼、鼻窦炎、虹膜睫状体炎、眼外伤、屈光不正、眼眶肿瘤及颅内占位病变等。

附 2004年国际头痛协会头痛分类小组委员会制定的《头痛障碍的国际分类》(第2版)中眶上神经痛的诊断标准

① 眶上切迹区和眶上神经支配区前额内侧的阵发性或持续性疼痛;② 眶上切迹神经压痛;③ 通过眶上神经局部麻醉阻滞或消融可消除疼痛。

【治疗原则及选穴处方】

经典针灸学以祛风散寒,通络止痛为基本治疗原则。选穴主要以足太阳、足阳明经局部经穴及压痛点为主,并可循经远端配穴。

1. 根据"腧穴所主,主治所在"规律在局部选穴 在眉棱骨和额部选穴,如阳白、攒竹、印堂、鱼腰、头维等;还可在局部选太阳、丝竹空、瞳子髎疏导局部经气。

2. 根据"经脉所过,主治所及"规律远端选穴 足太阳膀胱经,起于目内眦,上行额部,交会于头顶,足太阳经筋为目上冈,可选取太阳经的至阴、通谷、束骨、京骨、金门、申脉、昆仑等。足阳明经支脉至额部,可选内庭、陷谷、冲阳、解溪、足三里等。手太阳小肠经,有一个分支从颊部别出,走入眼眶下,而至鼻部,再至眼内角与足太阳经相接,因此,可选手太阳经前谷、后溪、腕骨、阳谷、养老等。手少阳三焦经止于目外角,可选中渚、外关等,亦可根据"面口合谷收"选合谷。

3. 辨证选穴 风寒证选风池、风府、风门、肺俞、列缺等;风热证选风池、曲池、尺泽、少商、商阳、关冲、大椎、委中、耳尖等;气血瘀滞加阿是穴、膻中、期门、内关、三阴交、太冲。

● **推荐处方1**

治法:祛风通络,活血止痛。

主穴:局部——印堂、鱼腰(疏调局部气血)

  远端——合谷(祛风通络,活血止痛)

配穴:风寒证加风池、列缺;风热证加风池、曲池、关冲;气血瘀滞加内关、三阴交、太冲。

操作:用毫针横刺印堂、痛侧鱼腰,直刺对侧合谷,留针30 min,每隔10 min刺激1次。

● **推荐处方2**

治法:疏调经络,活血止痛。

主穴:局部——阿是穴、攒竹、鱼腰、阳白(疏通经络)

  远端——中渚(疏调三焦经气,通络止痛)

    昆仑(疏导上眼睑部气血)

操作:阿是穴行多向透刺。攒竹、阳白均向鱼腰透刺。中渚针尖斜向上刺,行强刺激捻转泻法1~3 min。当疼痛发作或较强烈时,先刺中渚、昆仑。

【疗效评估方法】

1. 视觉模拟量表(VAS) 参见头痛。

2. 数字评价量表（NRS）　参见头痛。

3. 整体疗效评估　① 痊愈：患者无眼眶痛、头痛及其他眼部不适，眉棱骨部无压痛；② 好转：眼眶有时疼痛，但不需服止痛药，可正常工作，眉棱骨部有压痛；③ 无效：头痛及眼眶痛均无好转，眉棱骨部压痛明显。

【针灸疗效分析】

1. 针灸疗效现状　针灸治疗本病的疗效主要以疼痛评分值为主要结局指标。从目前针灸临床报道看，针刺有较好的疗效，可明显缓解疼痛，总有效率在 70%～92.3%。

2. 影响针灸疗效的因素　① 病因：原发性眶上神经痛的病因尚不十分明确，往往认为与非特异性炎症、神经调节失常及病毒感染有关。由风寒等所引起的眶上神经功能失调、非特异性炎症者，针灸疗效最好；由病毒感染、外伤引起者疗效较差。② 病程：病程越长针灸疗效将越差，病程在 1 年以内者疗效较好。

3. 针灸治疗潜在的可能机制　① 止痛作用：针刺可激活人体脑内啡肽系统等，增加脑啡肽的代谢，使脑内吗啡样物质释放加快，从而发挥镇痛作用。针刺可以激活体内固有的镇痛机制，限制痛觉信号上传，减弱或拮抗痛觉的传入，提高痛阈，起到镇痛作用。② 促进循环：眶上切迹部位相当于攒竹穴处，该穴周围具有丰富的神经血管，针刺可刺激周围神经末梢，调整神经功能，改善眼周局部血液供应，促进受损神经修复。针刺可通过中枢调节血管的舒缩功能，使血管平滑肌松弛，小动脉扩张，缓解血管痉挛，改善眼部微循环。改善循环有助于神经炎症的吸收，局部致痛物质、代谢性产物的输散。

【预后】

眶上神经痛远比典型的三叉神经痛预后好，由于是三叉神经的第 1 支眼神经中额支的主要终末支，病变部位比较局限，常独立称为眶上神经痛，故针灸对本病疗效好。眶上神经分布部位表浅，容易受寒冷刺激而诱发，在治疗期间或治愈后，日常应避免头面部受寒冷刺激，寒冷环境工作者应注意保暖，预防复发。

由于该病病因目前尚不明确，因此西医缺乏针对性的治疗措施，常采用的治疗方法包括药物治疗法、神经阻滞疗法、经皮高频脉冲疗法等。有研究表明，对于药物及神经阻滞疗法均无效的难治性眶上神经痛，经皮高频脉冲疗法可能是一种安全有效的选择。

二、三叉神经痛与非典型面痛

【概述】

1. 三叉神经痛　是面部疼痛常见的疾病，是一种在三叉神经分布区出现的反复发作的面部阵发性剧痛，也是神经性疼痛疾患中最常见的一种。据有关资料显示，国外统计每百万人口中有 11.82 人发病，国内有人调查其发病率为 0.01%。发病年龄以中年及老年为主，年轻人和儿童较少出现；70%～80% 病例发生在 40 岁以上，高峰年龄在 48～59 岁，女性多于男性。疼痛大多位于单侧，以右侧（60%）多见。根据三叉神经的分布情况，临床可将三叉神经痛分为眼支（第 1 支）痛、上颌支（第 2 支）痛和下颌支（第 3 支）痛，疼痛以单侧第 2、第 3 支分布区最常见，5% 以下为双侧痛。眼支起病者极少见，以第 2、第 3 支同时发病者多见。

根据 2016 年国际疼痛研究协会(IASP)发布的 TN 新分类,TN 可以分为 3 个诊断类别:① 典型性。由血管压迫引起三叉神经根形态学的改变。② 继发性。由可识别的潜在神经系统疾病继发引起。③ 特发性。即使在 MRI 或其他检查后病因仍不明确。

临床上一般根据病因常将本病分为原发性和继发性两类,原发性病因尚未完全明确,目前有中枢观点、周围观点及神经免疫假说等。周围病因观点包括:神经变性学说和微血管压迫学说。周围学说主要认为病变位于半月神经节到脑桥间的部分,是由于多种原因引起的压迫所致。中枢病因观点包括:癫痫学说和闸门控制学说。中枢学说主要认为,三叉神经痛为一种感觉样癫痫发作,异常放电部位可能为三叉神经脊束核或脑干。但无论何种病因引起的阵发性疼痛,其主要发病机制都是相同的,即三叉神经节、受损的三叉神经根,以及脑干内的三叉神经核过度兴奋或者异常放电。现已证实,脱髓鞘的神经纤维会自发激活并放电,使正常放电的神经元过度放电,不放电的神经元异常放电。总之,较多学者认为,各种原因引起三叉神经局部脱髓鞘产生异位冲动,相邻轴索纤维伪突触形成或产生短路,轻微痛觉刺激通过短路传入中枢,中枢传出冲动亦通过短路传入,如此叠加造成三叉神经痛发作。

继发性三叉神经痛,又称症状性三叉神经痛,多有明确的病因或疾病,包括牙齿疾病、鼻窦炎、鼻部或口腔骨折或肿瘤、眼部炎症、多发性硬化、颅底或桥小脑角肿瘤、转移瘤、脑膜炎、脑干梗死等侵犯三叉神经的感觉根或髓内感觉核而引起疼痛。虽然目前这样分类,其实随着原发性三叉神经痛的病因不断明确,如 Jannetta(1981 年)就认为,最常见的原因是血管(多为小脑上动脉)盘绕三叉神经尚无髓鞘的神经根起始部,显微血管减压术可终止三叉神经痛复发,这一方法已在世界范围内广泛应用,取得良好效果。少数病例可见静脉压迫三叉神经根,由此可见,我们所讨论的原发性三叉神经痛其实很可能就是症状性三叉神经痛的一种。

2. 非典型性面痛　又称非典型面部神经痛,是疼痛综合征的一种异类组,它无法像三叉神经痛那样将疼痛分类,因此,一般是指不明原因的与脑神经疼痛特点不符合的持续性面部疼痛,大部分患者为女性。临床上部分头痛患者常伴有非典型面痛,使之难以与紧张性头痛区分。精神紧张是非典型面痛的诱发或加重因素。一些患者会出现抑郁和睡眠障碍;部分非典型面痛患者会有曾经的面部外伤、感染或头部肿瘤病史,但大部分患者并无确切的病因。因此,本病病因目前尚不清楚,迄今没有任何实验室及影像学检查能够提供本病存在异常的证据。有学者认为它是一种功能性疾病,而也有观点认为是血管因素及三叉神经末梢支受损造成的;也有学者认为,本病可能与感染、血管运动神经功能障碍及心理因素等有关。

三叉神经痛与非典型面痛均属于中医学的"面痛""面颊痛""面风痛"等范畴。中医学认为,本病系外邪侵袭面部筋脉,或血气痹阻而致。风寒之邪袭于阳明筋脉,寒性收引,凝滞筋脉,血气痹阻,发为面痛;风热邪毒浸淫面部筋脉,气血不畅,而致面痛;血气痹阻,久病入络,或因外伤,情志不调,致气滞血瘀而发面痛。总之,面部主要归手、足三阳经所主,各种内外因素使面部经脉气血阻滞,不通则痛,导致本病。

【临床诊断】

1. 原发性三叉神经痛　本病常局限于三叉神经第 2 或第 3 支分布区,发作时表现为以面颊、上下颌及舌部明显的剧烈电击样、针刺样、刀割样或撕裂样疼痛,持续数秒到 2 min,突发突止。间歇期可完全正常,患者口角、上下唇、鼻翼外侧、颊部或舌侧缘部常为敏感区,轻触可诱发成为扳机点或触发点。严重者可出现因疼痛口角牵向患侧等反射性抽搐即痛性痉挛。病程迁延,周期性发作,随患病时间延长,发作频繁,持续时间延长,间歇期缩短,很难自愈。

神经系统检查无明显阳性体征,患者因疼痛而惧怕洗脸、刷牙、进食等,面部口腔卫生差,多伴有情绪低落、面色憔悴。原发性三叉神经痛根据其发作部位、疼痛性质、面部扳机点及神经系统无阳性体征等特点不难确诊。必要时应由病史、体检和特殊检查排除其他引起面部疼痛的原因。

2. 继发性三叉神经痛　本病是三叉神经根或神经节受压所致,疼痛性质与原发性三叉神经痛难于区别,但由明显的结构性损害引起。主要有:① 疼痛性质如上述三叉神经痛的特点,但在发作间歇期可能有持续性钝痛,在相应的三叉神经分支支配区内有感觉障碍;② 特殊检查或颅后窝探查发现有引起疼痛的病损。

附　2016 年国际疼痛研究协会(IASP)发布的 TN 新诊断分级

诊断需具备:① 口面部疼痛分布于三叉神经面部或口腔内;② 疼痛呈阵发性(典型的特征包括简短、突然、刺痛、电击、剧烈的疼痛);③ 疼痛持续数秒到 2 min;④ 疼痛由典型动作引起。

对于三叉神经痛的诊断多依据临床表现和既往病史,注意与其他类似表现疾病相鉴别:如以进食冷热食物诱发加剧,需排除牙髓炎等牙科疾病;单侧面部持续性中、重度疼痛的患者,应注意观察有无疱疹,排除急性带状疱疹所致面部疼痛;对于在咀嚼或打哈欠时出现双侧颞下颌区或耳前区疼痛,颞下颌关节局部压痛明显,伴有张口困难的患者,应考虑有无颞下颌关节紊乱等疾病;如电击样或牵拉样疼痛局限于枕后、耳后的患者,应考虑有无枕神经痛或偏头痛可能。

3. 非典型性面痛　本病常为单侧面部出现持续性的钝痛、酸痛或抽痛(而非三叉神经痛那样的典型电击样疼痛),但疼痛程度差异较大。患者感觉疼痛在三叉神经分布区,但疼痛感有明显的这些神经分支的分布区重叠,甚至疼痛范围超出三叉神经分布区域,常累及颈部皮肤。没有诱发区域和扳机点。头部 X 线检查并无异常。

本病需与以下疾病引起的面痛相鉴别。源自脑部、颧骨、下颌、颅下窝、咽后部的肿瘤,牙齿、鼻窦疾患和感染均可引起面痛,可通过颅部 MRI 及牙齿 X 线等进行鉴别诊断。颞动脉炎、颞颌关节炎也可出现面痛,可进行血常规、红细胞沉降率、抗核抗体检测来鉴别。将少量局麻药注入颞下颌关节腔内,可以判断颞下颌关节是否为面痛的来源。如果患者感觉枕部或颈部有明显的疼痛,还必须做颈椎 MRI。

非典型性面痛的诊断是一种排除性诊断,要仔细检查,排除可能引起面痛的各种感染、炎症以及占位性等病因,包括免疫血管性疾病(表 1-7)。

表 1-7　三叉神经痛与非典型性面痛的比较

	三叉神经痛	非典型性面痛
疼痛模式	突发或间断	持续
疼痛性质	电击样或放射样痛	钝痛、抽痛、酸痛
无痛间期	常有	很少
疼痛分布区	三叉神经某分支	重叠了三叉神经分支的分界,或超出

续　表

	三叉神经痛	非典型性面痛
扳机点	有	无
潜在的心理疾病	很少	常见

【治疗原则及选穴处方】

经典针灸学以通络止痛为基本治疗原则。本病初起多为实证,针宜用泻法或可配合点刺出血。久病耗伤气血者,针宜"静以久留"以扶正祛邪。在选穴上可局部与远端配合,结合经脉循行特点及不同病因选用穴位。具体选穴原则如下:

1. 根据"腧穴所在,主治所在"的规律从局部选穴　面部常用四白、颧髎、攒竹、颊车、上关、下关、阳白、夹承浆等。局部选穴应注意疼痛所在的分支,就在该支的分布范围内选穴。如第 1 支常选阳白、四白、攒竹;第 2 支常选颧髎、上关、迎香;第 3 支常选夹承浆、下关、颊车等。

2. 根据"经脉所过,主治所及"的规律从远端选穴　如选取手阳明大肠经合谷、三间、曲池;足阳明胃经解溪、内庭;手太阳小肠经后溪、腕骨;足太阳膀胱经昆仑;手少阳三焦经外关、支沟;足少阳胆经丘墟、足临泣。

3. 根据病因选穴　除选用上述腧穴外,还可辨证选穴。病程较久,气血亏虚者可选足三里、关元等,以扶正祛邪;气滞血瘀者加太冲、内关;风寒或风热者加风池等。由于非典型面痛患者精神紧张常为诱发或加重因素,部分患者会出现抑郁和失眠,因此,可选百会、印堂、神门安神止痛。

● 推荐处方 1（三叉神经痛）

治法:疏通经络、祛风止痛。

主穴:局部——四白、下关、地仓、攒竹（疏通面部经络气血,活血通络止痛）

　　　远端——合谷、太冲（活血熄风止痛）

　　　　　　　内庭（清泻阳明,疏导阳明经气）

配穴:眼支痛加丝竹空、阳白;上颌支痛加颧髎、迎香;下颌支痛加夹承浆、颊车、翳风。风寒证加列缺;风热证加曲池、外关;气血瘀滞证加内关、三阴交。

操作:针刺时宜先取远端穴。面部诸穴均宜深刺、透刺,但刺激强度不宜大,应柔和、适中;风寒证,并加灸法;气血瘀滞者,可刺络拔罐出血。适用于轻、中度的三叉神经痛。

● 推荐处方 2（三叉神经痛）

治法:疏通经络,导气止痛。

主穴:局部——下关（疏导面部经络气血）

配穴:第 1 支痛加患侧鱼腰;第 2 支痛加患侧四白;第 3 支痛加患侧夹承浆。

操作:下关针尖以 85°角向下、向后朝对侧乳突方向深刺 2～2.5 寸,当有触电感传至下颌或舌根时,提插 20～50 次,立即出针。鱼腰针以 30°角向内下方刺入,有触电感传至前额时,提插 20～50 次,出针。四白针以 45°角斜向后上方刺入,有触电感传至上唇时,提插 20～50 次,出针。夹承浆针以 30°角斜向前下方刺入,有触电感传至下唇时,提插 20～50 次,出针。本方适用于重度的三叉神经痛。

● **推荐处方 3（三叉神经痛）**

治法：活血化瘀，通经止痛。

主穴：局部——太阳、攒竹（疏通眼部经络气血）

颧髎（疏通颧部经络气血）

地仓、颊车（疏通口额部经络气血）

操作：先取太阳透地仓、攒竹，行捻转泻法 1 min 后，用三棱针点刺太阳、颧髎、颊车，拔罐，每穴出血量 5 ml。本方适用于中重度的三叉神经痛。

● **推荐处方 4（非典型面痛）**

治法：疏导气血，通络止痛。

主穴：局部——太阳、阳白（疏导额部经络气血）

颧髎、下关、颊车（疏导面颊部经络，活血通络）

印堂、百会（安神止痛）

临近——风池、翳风（疏风通络，活血止痛）

远端——神门（安神止痛）

合谷（活血疏风止痛）

操作：常规操作。

【疗效评估方法】

1. 巴罗神经研究所疼痛强度量表（BNIPIS）　参照枕神经痛内容。

2. 视觉模拟量表、语言评价量表、数字评价量表、简明 McGill 疼痛问卷、疼痛心理学评估方法　均参照偏头痛内容。广泛性焦虑障碍量表、患者健康问卷-9 等参照紧张型头痛内容。

3. 疼痛发作次数、持续时间　可让患者记录每天、每周、每月的发作次数、每次的发作持续时间。

4. 总体疗效评价方法　依据 Wall 等所著《疼痛学》中的方法：① 痊愈。疼痛完全消失，不需要服用镇痛药物，1 个月随访无复发。② 显效。疼痛及相关症状显著缓解，偶尔复发，需服用药物。③ 有效。疼痛较治疗前部分缓解，仍需定期服用药物。④ 无效。疼痛症状无明显改善。

【针灸疗效分析】

1. 针灸疗效现状　目前针灸治疗本病以疼痛评分值，也有以疼痛发作频次、持续时间等为主要结局指标，患者生活满意度等为次要结局指标。临床证据显示，针灸治疗三叉神经痛能减少疼痛积分，减少发作频率、持续时间及疼痛强度，缓解患者焦虑抑郁状态等。从总体疗效看，针灸治疗本病的总有效率在 88.9%～96.5%，显效率在 42.9%～51.7%，临床控制率约为 30%。尽管一项系统评价的再评价结果显示，针刺治疗三叉神经痛疗效优于西药，但本病治疗难度较大，远比针灸治疗面瘫的效果要差。针刺治疗非典型面痛有较好疗效，但临床研究报道较少。

2. 影响针灸疗效的因素　① 病性：三叉神经痛根据其是否由器质性病变所引起分为原发性和继发性两类，针刺对原发性三叉神经痛的疗效要优于继发性。意大利的 Costaintini 通过对 104 例患者的针灸治疗观察，发现针刺对原发性、继发性三叉神经痛患者都有效，对原发性三叉神经痛的疗效受先前接受过的疗法和病程长短的影响。首选针刺的患者有最好的疗效,而先前接受过其他疗法或手术治疗的患者,针灸的疗效就差。② 病位:原发性三叉神经痛的病位可分为中枢部和周围部,俄罗斯Grechko通过对 82 例患者的研究,发现针刺只对外周性原因引起的患者有效。③ 病程与病情严重程度:如果三叉神经痛发病只有数月而不超过 1 年,针灸的效果较好,如果病程超过 1 年,疗效相对不甚理想。轻中度效果相对较好,重度则效果较差。非典型面痛若伴有严重的抑郁、焦虑,疗效会差些,必要时应配合应用抗抑郁药。

3. 针灸治疗潜在的可能机制　① 止痛作用:针灸可通过促进人体释放内源性镇痛物质,提高痛阈,以及促进局部循环有利于致痛的代谢产物的输散,产生一定的镇痛作用。② 抑制神经兴奋性:面部是神经、血管分布比较丰富的部位,疼痛的发生形式和传导方式也非常复杂。针刺可通过神经反射对三叉神经的异常放电产生抑制作用,从而减轻疼痛程度及频率等。③ 促进循环:针刺可通过神经-血管反射,舒张血管,改善循环,为受损的三叉神经提供营养,改善其代谢,有利于受损的三叉神经修复。④ 缓解精神紧张:针刺可通过中枢机制调节情绪,缓解紧张,有利于非典型面痛的恢复。

【预后】

三叉神经痛表现为阵发性反复发作,可有几周、几月,甚至几年的自发缓解,缓解期间疼痛可完全消失,然而自愈可能性较小,很少有患者症状持续消失,但随年龄增长其发作缓解期有逐渐缩短趋势。临床报道显示,针灸治疗有一定疗效。三叉神经痛本身并不致命,但可因频繁发作而使患者丧失劳动能力,甚至因怕发作而不参加各项活动。大部分患者因怕痛而变得无欲,但自杀和吗啡成瘾罕见。非典型面痛的疼痛会一直持续,但疼痛程度差异较大,疼痛特点为酸痛或抽动,不像三叉神经呈电击样疼痛那样严重,相对而言多为轻中度痛,预后较好。

西医对于继发性三叉神经痛强调针对病因治疗。原发性三叉神经痛目前还缺乏绝对有效的治疗方法,治疗原则以止痛为目的,常以药物治疗为主(卡马西平、苯妥英钠、加巴喷丁、普瑞巴林,以及巴氯芬、阿米替丁、氯硝西泮等,适用于初患、年迈或合并有严重的内脏疾病,不宜手术及不能耐受手术者),药物治疗无效或有明显副作用者可行神经阻滞疗法、半月神经节射频热凝法。当上述方法无效时,可考虑手术治疗,对于血管压迫所致三叉神经痛效果较好。目前常用的手术有微血管减压术、颅外三叉神经周围支切断术、颅内三叉神经周围支切断术、三叉神经感觉根部分切断术和三叉神经脊髓束切断术。但手术治疗可产生许多并发症,药物治疗也有副作用和较高的复发率。非典型面痛西医目前主要应用抗抑郁药、仪器治疗(如口腔矫正器)和局部物理疗法,但不主张应用阿片类药物和苯二氮䓬类药物。

三、颞下颌关节紊乱病

【概述】

颞下颌关节紊乱病,又称为颞下颌关节功能紊乱综合征,1983 年国际上将此类疾病确认为颞下颌关节紊乱病(TMD),是易发生于颞下颌关节区的一种疾病,以开口和咀嚼时颞下颌关节疼痛、弹响、张口受限为主要表现。

本病多发生在 20~40 岁的青壮年,女性多见,发病率在 20%~50%。美国国家牙科与颅面研究所认为,下颌关节紊乱是一个影响重大的公共卫生问题,占人口的 5%~12%,是第二常见导致疼痛和残疾的肌肉骨骼疾病(慢性腰痛之后)。国外一项研究,报告了在3~6岁儿童中很少见TMD相关症状,而有5%~9%的10~15岁的儿童表现出更严重的TMD相关症状。另有一项国外研究发现,4.2%的12~19岁青少年报告有TMD疼痛。一项关于儿童乳牙列的研究,报告了34%的患者有TMD的体征和(或)症状。一项流行病学研究显示,4 724例5至17岁的儿童患者中有25%有TMD症状;2.7%乳牙列、10.1%晚期混合牙列和16.6%永久性牙列患者张闭口时出现弹响声。发病女性多于男性,在16~19岁的青少年中,32.5%的女孩因TMD疼痛导致学校缺勤和使用镇痛药,而在男孩中只占9.7%。

目前认为,颞下颌关节紊乱病是由精神因素、社会心理因素、外伤、微小创伤、拾因素、免疫等多因素导致的颞下颌关节及咀嚼肌群出现功能、结构与器质性改变的一组疾病总称。近年来,国内外学者提出TMD双轴诊断的分类,即从躯体轴和心理轴两个方面对TMD患者进行诊断。躯体轴分为咀嚼肌紊乱疾病、结构紊乱疾病、炎性疾病和骨关节病;心理轴主要对患者疼痛及精神心理进行评价。

咀嚼肌紊乱疾病包括肌筋膜疼痛、肌炎、肌痉挛、不能分类的局部肌痛以及肌纤维变性挛缩等,以肌筋膜疼痛为多见。肌筋膜疼痛又称肌筋膜疼痛功能紊乱综合征,是指原发性咀嚼肌疼痛,以面部肌筋膜扳机点疼痛为主要特征,并有肌肉压痛、下颌关节运动受限等症状。结构紊乱病又称关节内紊乱,主要是指颞下颌关节盘移位。关节盘移位是关节盘与关节窝、关节结节,以及髁突的相对位置发生改变,并影响下颌运动功能。关节盘移位包括前移位、前内移位、前外移位、外侧移位、内侧移位以及后移位。结构紊乱疾病还包括关节盘附着松弛或撕脱,关节囊松弛,以及颞下颌关节半脱位等。炎性疾病是指颞下颌关节滑膜以及关节囊出现炎症反应,主要包括急、慢性滑膜炎,关节囊炎,通常伴有颞下颌关节盘移位、骨关节病以及关节炎等,也可单独出现滑膜炎。关节囊炎与滑膜炎常同时出现,症状相似。骨关节病是指颞下颌关节组织发生磨损与变质并在关节表面形成新骨的非炎症性病变。有原发性骨关节病和继发性骨关节病两种类型。总之,本病一般以长期的颞下颌关节劳损引起关节韧带及关节囊松弛,甚至造成局部纤维组织增生、粘连多见;也可以是结构紊乱或器质性改变,造成关节功能明显障碍;病期一般较长,经常反复发作,严重者可伴耳鸣、头晕、头痛等症。

本病属中医学"颌痛""颊痛""颌骼"等范畴。中医学认为,风寒外袭面颊,寒主收引,致局部经筋拘急;面颊外伤、张口过度,致颞颌关节受损;先天不足、肾气不充、牙关发育不良等因素均可使牙关不利,弹响而酸痛。

【临床诊断】

1. 症状 ① 颞下颌关节区咀嚼肌痛,开口痛和咀嚼痛。常为慢性疼痛过程,一般无自发痛,夜间痛和剧烈痛,严重骨关节病急性滑膜炎除外。② 开口度异常,开口受限;开口困难,有时为开口过大,半脱位。③ 张闭口时出现弹响和杂音。TMD患者可以有以上1个或数个症状,有时可伴有头痛、耳症、眼症,以及关节区不适、沉重感、疲劳感、怕冷等感觉异常。

2. 体征 ① 关节区压痛。② 咀嚼肌区压痛或压诊敏感。③ 下颌运动异常,包括开口度过小,但一般无牙关紧闭。开口过程困难。开口度过大,半脱位,以及开口型偏斜、歪曲等。④ 可闻弹响声、破碎音或摩擦音。TMD患者可有以上1个或数个体征,有时伴有关节区轻度水肿、下颌颤抖、夜间磨牙以及紧咬牙等。

【治疗原则及选穴处方】

经典针灸学一般以舒调经筋,通利关节为基本治疗原则。以局部穴位为主,配合循经选穴。具体选穴原则如下:

1. 局部选穴 根据"以痛为腧"的选穴原则,取局部阿是穴,以及下关、听宫等穴位,以疏通局部气血,疏通经筋。选择阿是穴非常重要,可在患部按压寻找敏感点,或根据患者张口或咬合时疼痛或功能受限时寻找阿是穴。

2. 循经选穴 根据经脉经筋循行特点,颞颌关节部主要归属手太阳、足少阳经、手足阳明经所主,因此,远端可选合谷、曲池、后溪、足三里、阳陵泉等。

● **推荐处方**

治法:舒筋活络,活血止痛。

主穴:局部——阿是穴(活血止痛)

下关、颊车、听宫(疏通局部经络气血)

远端——合谷(祛风活血通络)

配穴:寒湿痹阻加风池、外关;肝肾不足加肝俞、肾俞;头晕加风池、百会;耳鸣加耳门、翳风。

操作:诸穴均常规针刺。面部穴位得气后行泻法,使针感向颊及颞颌关节部放射;寒湿痹阻者加灸。阿是穴、颊车可带电针,疏密波,刺激10~20 min。

【疗效评估方法】

1. 颞下颌关节功能障碍指数评分表 见表1-8、表1-9、表1-10。

表1-8 颞下颌关节功能障碍指数评分表

项目	记分方法	分值范围
下颌运动分(MM)	阳性项目数	0~16
关节杂音分(JN)	阳性项目数	0~4
关节压诊分(JP)	压痛点数	0~6

注:TMD功能障碍指数(DI)=(MM+JN+JP)/26。

表1-9 下颌运动检查表

阳性(1分)	阴性(0分)	检查项目(正常值 mm)	阳性(1分)	阴性(0分)	检查项目(正常值 mm)
____	____	最大开口度(40~60 mm)	____	____	右侧方运动疼痛
____	____	被动开口度(42~62 mm)	____	____	右侧向运动受限(≥7 mm)
____	____	张口疼痛	____	____	左侧向运动疼痛
____	____	张闭口嵌顿	____	____	左侧向运动受限(≥7 mm)
____	____	张闭口S形偏斜(≤2 mm)	____	____	下颌脱位
____	____	大张口侧向偏斜(≤2 mm)	____	____	下颌闭锁,髁突可活动(左或右)
____	____	下颌前伸疼痛	____	____	下颌强直
____	____	下颌前伸受限(≥7 mm)			

表1－10　下颌关节杂音及压痛检查表

检查项目	阳性(1分)	阴性(0分)	检查项目	阳性(1分)	阴性(0分)
往返弹响	_____	_____	摩擦音	_____	_____
开口弹响	_____	_____	撞击音	_____	_____
侧方运动弹响	_____	_____	关节外侧压痛	_____	_____
闭口弹响	_____	_____	关节后方压痛	_____	_____
捻发音	_____	_____	关节上方压痛	_____	_____

注:关节杂音7项中每侧最多选2项。

2. Helkimo临床检查功能障碍指数(DI)

(1) 下颌运动　① 最大开口度:≥40 mm(0分),30～39 mm(1分),<30 mm(5分);② 最大前伸运动:≥7 mm(0分),4～6 mm(1分),0～3 mm(5分);③ 侧方运动:≥7 mm(0分),4～6 mm(1分),0～3 mm(5分)。以上各项累计总分作为下颌运动分值,总分0计0分,总分1～4分计1分,总分5～20分计5分。

(2) 关节功能障碍　无杂音及无开闭口偏斜计0分,单侧或双侧关节杂音和(或)开闭口偏斜>2 mm计1分,关节绞锁和(或)脱位5分。

(3) 下颌运动疼痛　无疼痛计0分,1个方向运动疼痛计1分,≥2个方向运动疼痛计5分。

(4) 咀嚼肌触压痛　无触压痛计0分,1～3处触压痛计1分,4处或4处以上触压痛计5分。

(5) 关节触压痛　无压痛计0分,侧方触压痛计1分,后方经外耳道触压痛计5分。以上5项分相加,0分为DI 0级,1～4分为DI Ⅰ级,5～9分为DI Ⅱ级,10～25分为DI Ⅲ级。分数越高表明功能障碍越严重。

3. 下颌功能障碍问卷(MFIQ)　MFIQ有17项评定内容,包括功能容量和给食:① 功能容量。社会活动、说话、咬了一大口、咀嚼硬食、咀嚼软食、工作或日常活动、喝水、大笑、咀嚼抗咀嚼食品、打呵欠、接吻。② 给食。硬饼干、肉、生胡萝卜、法式棍子面包、花生或杏仁、苹果。每项分值为0～4分,按照患者能够完成的难易程度评分,没有困难为0分,严重困难为4分。根据表内功能损害等级计算公式,计算出最后分值,0～1分为轻度障碍、2～3分为中度障碍、4～5分为重度障碍。

4. 疼痛评分　视觉模拟量表(VAS)、McGill疼痛量表,参见偏头痛。

【针灸疗效分析】

1. 针灸疗效现状　针灸治疗本病的疗效,主要以治疗前后颞下颌关节功能障碍指数评分、Helkimo临床功能障碍指数评分、下颌功能障碍问卷评分、疼痛评分(McGill疼痛量表、VAS、多维疼痛评分量表MPI等)和最大开口度等为结局指标。目前临床证据表明,针灸治疗颞下颌关节紊乱病,可以减轻疼痛、扩大张口度和改善颞下颌关节功能。从总体疗效上看,针灸治疗本病的总有效率为83.3%～96.9%,治愈率为33.3%～78.8%。

2. 影响针灸疗效的因素　① 病性与病程:针刺对本病的疼痛和运动障碍均有疗效,相对而言,针灸对于功能紊乱性的疗效优于颞颌关节器质性破坏。国外学者也认为,针灸治疗本病以早期更有效,对于那些没有显著的关节损害,而是以精神生理性或神经肌肉性功能紊乱为主的患者疗效显著。相对而言,针灸对于关节周围肌群功能紊乱的疗效优于关节本身的内紊乱。对于有关节脱位者,应手法复位,再进行针灸治疗。有人认为,病程在 2 周以内者疗效较快,病程较长者疗效相对较慢,提示本病应及早治疗,以提高针灸临床疗效。② 辅助疗法和患者配合:针灸治疗的同时可配合用 TDP 照射、短波辐射、红外线照射等辅助疗法,可以较好地改善局部血液循环、缓解肌肉痉挛,提高针灸临床疗效。在针灸治疗中,选远端合谷穴在行针的同时,令患者做张口与咬合运动多次,关节疼痛和张口障碍常能立即改善,可提高针灸的即时疗效。慢性、顽固性的患者,针灸疗效持续数小时后可又恢复原状,要坚持治疗,经过一段时间的巩固可获良效。

3. 针灸治疗潜在的可能机制 ① 调节肌肉运动:针刺使咀嚼肌、翼内肌、翼外肌有节奏地收缩、舒张,消除翼外肌功能亢进,解除翼外肌痉挛,修复关节盘后区的损伤,使下颌关节也能有节律地上下活动。尤其是电针使肌肉产生节律性的收缩跳动,促使神经恢复传导功能,调节周围神经肌肉的张力,缓解肌肉痉挛,有效地调节肌肉和刺激运动神经。② 促进循环和抗炎:针灸可使血管扩张,血液循环增强,改善局部组织和颞颌关节的营养及代谢,使局部代谢产物和炎性代谢物及时消失和吸收,有利于局部损伤组织的修复。另外,艾灸、TDP 照射可增强细胞的吞噬功能和体液免疫力,能引起主动充血,改善局部血液循环,促进炎症消解,艾灸有较好的抗炎作用。③ 止痛作用:针刺治疗可引起中枢内源性阿片肽的释放,使患者痛阈提高,从而产生镇痛,缓解颞颌关节肌肉痉挛的效果。针刺、艾灸或TDP 照射对局部感觉神经系统能降低兴奋性,起到解痉镇痛作用,从而调节肌肉功能紊乱,使关节功能能得以恢复。

【预后】

本病预后一般较好,在功能期有自愈的可能性。针灸治疗本病疗效比较理想,尤其以急性期效果最佳。若韧带松弛而发生关节半脱位时,应适当限制下颌关节的过度运动;全脱位者应首先复位,否则针灸难以奏效。治疗时应注意精神因素,避免各种刺激,形成良好的咀嚼习惯,戒除单侧咀嚼;注意饮食,不吃干硬的食物,避免下颌关节的进一步损伤;可自我按摩,增强颞颌关节抵御外邪的能力。先天性颞颌关节发育不良者,应避免下颌关节的过度活动。指导患者进行功能训练,如张口受限时,进行张口练习;可辅以局部理疗或热敷。颞颌关节器质性破坏者经保守治疗无效,可进行手术治疗。

四、面部痛症的现代针灸学治疗原则与选穴处方

面部感觉由三叉神经所支配,面痛都直接或间接地牵涉三叉神经,因此,这是面痛选穴共同的解剖学基础。但是,本节所介绍的面痛包括神经病理性痛(三叉神经及眶上神经痛)、颌面关节痛和心因性及肌筋膜痛(非典型面痛),在疼痛性质、部位、临床症状与体征以及发病机制上又有不同。因此,在治疗原则、选穴方法上既有共同点又有各自特征。

三叉神经痛以抑制亢奋性功能活动、止痛为治疗原则,眶上神经痛以改善局部循环及神经功能活动和细胞代谢,解除局部肌肉紧张所引起的卡压、止痛为主。非典型面痛以调节情绪及协调自主神经功能、止痛为主。颞下颌关节功能紊乱以解除颞颌关节周围肌群痉挛、协调肌肉运动,调整关节功能为主,结合改善关节局部血液循环,灭活肌筋膜激痛点、消除致痛源、减轻疼痛;另外,精神心理因素对治疗本病也有一定意义,因此,也应重视患者的心理调适。

（一）共同的选穴方法

尽管这些刺激点是该类疾病共同可选的部位，但具体应用时也有主次之分，意义之不同，因为同一个刺激点所涉及的神经有多重功能和作用效应。

1. 三叉神经及其分支刺激点　　主要根据三叉神经在面部出颅的部位选穴：① 眼支的分支眶上神经从眶上孔出颅，可选该部位（相当于攒竹穴）。眶上神经刺激点定位：眶上切迹处，在眼眶上缘中、内 1/3 交界处或离面部正中线 2.5～3 cm 处。在眶上切迹处直接用手触压可有明显的压痛，相当于传统穴攒竹部位。但眶上孔的个体差异较大，仅有 21% 为单骨孔，有的人有 2～3 个骨孔或切迹，且从皮肤表面不易触到骨孔，此时应力求找到压痛点作为针刺部位。② 上颌支的分支从眶下孔分出，可选该部位（相当于四白穴）；下颌支的分支颏神经从颏孔分出，可选该部位（相当于夹承浆）。③ 选择这些局部穴，应以"闸门控制学说"为依据，采用按压或轻刺激兴奋粗纤维以止痛。

2. 星状神经节刺激点　　① 面部的血管均由颈交感神经所支配，选星状神经节可调节面部血管功能，改善循环，从而调节三叉神经、眶上神经、颞下颌关节及周围肌肉群的营养代谢状况，改善其功能活动；② 整体调节自主神经功能，协调下丘脑功能，调节免疫、抗炎，起到稳定内环境、调节细胞代谢的作用；③ 非典型面痛与其自主神经支配区域的病变密切相关，Wolff 曾提出因上颌动脉的改变而引起继发的肌肉持续性痉挛，代谢障碍等也构成了非典型面痛的原因，口腔、牙齿、眼、耳、鼻、喉等病变也可称为本病的刺激源。疼痛可由颈交感神经传导，通过交感神经节也可向面神经、迷走神经、舌咽神经传递疼痛；因此，非典型面痛选择星状神经节刺激点更具有针对性。星状神经节定位参见偏头痛。

3. 耳迷走神经刺激点（区）　　① 迷走神经通过调节大脑皮质的情绪调控相关的神经元活动，可改善情绪，抗抑郁、抗焦虑，尤其是非典型面痛与精神压力密切相关，而颞下颌关节功能紊乱也与精神因素密切相关。因此，刺激迷走神经有利于疾病的康复。② 由于三叉神经躯体初级传入和舌咽、迷走脑神经内脏初级传入终末在三叉神经脊束间质核内有明显的重叠分布，因此，内脏传入和面目部躯体传入信息在三叉神经脊束间质核神经元的汇聚具有形态学依据。当刺激耳部迷走神经、舌咽感觉支时，其信息上传可阻滞面部三叉神经的痛觉传入，起到了镇痛作用。③ 迷走神经通过胆碱能途径发挥抗炎作用。④ 迷走神经刺激也有助于抑制交感神经活动亢进，起到协调自主神经系统功能，发挥整体的稳定内环境、调节代谢作用。耳迷走神经刺激点（区）定位，参见偏头痛。

4. 颈 1～3 感觉神经区刺激点　　由于三叉神经传入纤维与高位颈神经（颈 1～3）传入纤维在高位颈髓背角Ⅱ层存在重叠分布，故被称为三叉神经颈髓复合体，这是二者发生"投射-会聚"的基础。在后头枕部选择刺激点，以兴奋感觉神经，其传入信息可阻滞面部三叉神经的痛觉上传，起到止痛作用。此区的传统穴位，有风池、天柱、完骨、颈夹脊、后顶、强间、玉枕、风府、哑门等。另外，耳郭外周区域-耳轮与耳舟也由颈 1～3 脊神经支配，可选耳部刺激点。

5. 肢体远端刺激点　　依据弥漫性伤害抑制性控制机制，在肢体远端任意选穴，如上肢的合谷、外关，下肢的太冲、三阴交等，以痛制痛。

（二）不同的特征性选穴方法

1. 眶上神经痛　　① 枕大神经刺激点：由于枕大神经为颈 2 神经后支，与三叉神经眼支在高位颈髓联系最为密切,因此,刺激枕大神经可阻滞眶上神经痛觉的传入。枕大神经刺激点定位:在斜方肌的起始部,距正中线2.5 cm处,相当于风池穴或附近。② 皱眉肌刺激点:皱眉肌是一块小、窄、金字塔形的人体肌肉,位于眉毛中间末端,额肌、眼轮匝肌之下,作用为拉下并靠拢眉毛,在额头处产生垂直的皱纹。当皱眉肌痉挛或紧绷时,可造成眶上神经卡压,可选刺激点,缓解卡压以止痛。定位:眉毛中点处。

2. 三叉神经痛　① 扳机点:三叉神经痛常在口角、上下唇、鼻翼外侧、颊部或舌侧缘部出现扳机点,尤其是颧部(颧髎附近)、迎香附近,可选这些扳机点,行刺络放血法,以灭活扳机点。② 胸锁乳突肌、咬肌激痛点:虽然阵发性脑神经痛很可能与激痛点肌筋膜痛无关,但当肌肉因阵发性神经痛而反复僵直时会引起源于肌筋膜激痛点的"新型疼痛"。有学者发现,在用大剂量卡马西平治疗三叉神经痛两周后,疼痛缓解但未完全控制。患者陈述下颌尖左侧新出现持续性深部酸痛,检查发现左胸锁乳突肌内有活化激痛点,经激痛点封闭结合肌肉牵拉后,该疼痛症状即刻缓解,未再复发。继续用卡马西平即可控制神经痛。提示胸锁乳突肌激痛点是有意义的,启示我们在针刺治疗本病时可检测选用该激痛点。临床上有时也发现三叉神经痛尤其是下颌支常在咬肌上有压痛或激痛点,可选此处进行针刺。胸锁乳突肌、咬肌激痛点定位参见偏头痛。

3. 颞下颌关节紊乱病　现代针灸学强调一旦发现患者可能患有颞下颌关节功能障碍、激痛点肌筋膜痛或二者的组合,就应通过一系列检查方法进一步查清颞下颌关节疾病的性质和严重程度。关节囊压痛:由于源于颞下颌关节本身的疼痛几乎总是伴随着关节囊或关节盘后组织发炎,因此,最简单的测试就是通过触诊以确定关节是否存在急性发炎引起的压痛。一种方法是在耳屏稍前方触诊外极(口开合时,此处可感觉到关节的运动),以检查关节囊是否发炎。触诊外极时,同时用两手食指指尖从两侧耳屏前方压迫关节,如果力量较大,可能会引起不适,但只是在关节囊发炎时才会引起疼痛。同时触诊两侧有助于患者进行两侧的比较。另一种方法是将手指放在两侧外耳道内,触诊关节后上部,以检查关节盘后组织是否发炎。触诊关节盘后组织时,小指放在耳内,在关节上方轻轻下压,正常的关节会感到不适,但无明显痛感。当颞下颌关节无真正炎症时,患者主诉关节周边持续疼痛,此时触诊引发的压痛会轻于关节急性发炎。在排除急性炎症之后,应通过其他检查方法确定是否存在颞下颌关节内紊乱症和严重程度,如关节杂音、下颌活动度检查等。

一般以局部选穴为基本原则,如:① 咀嚼肌及胸锁乳突肌激痛点。很多情况下颞下颌关节症状与咀嚼肌群的失调和痉挛(紧张)有关,而不是关节本身的内紊乱。深层咬肌内活化激痛点引起的疼痛与风湿病引起的颞下颌关节疼痛相似,如果疼痛确实是由激痛点传导而来,最常见的致病激痛点可能位于咬肌或翼外肌内,咬肌浅层的激痛点比深层激痛点对下颌张开的限制更严重。咬肌、翼肌或胸锁乳突肌内激痛点常向颞下颌关节传导疼痛,并伴随继发性的引传性表皮和深组织过度敏感,因此,这些肌肉上的激痛点常作为治疗首选穴。咬肌、胸锁乳突肌激痛点定位参见偏头痛翼外肌激痛点定位。② 颞颌关节囊或骨膜。可在颞下颌关节囊壁上选刺激点,也可选择关节局部的骨膜刺激点。

4. 非典型面痛　① 由于本病出现的面痛部位广泛,因此,可在面部三叉神经分布区任意选择数个刺激点;② 蝶腭神经节刺激点:由于非典型面痛常伴有自主神经症状,如流泪、鼻塞、面部潮红、结膜充血、出汗、温度改变,因此,蝶腭神经节刺激点也常选用,以调节支配眼部泪液分泌与鼻黏膜血供的副交感神经功能,缓解症状。需要指出的是,由于非典型面痛与自主神经密切相关,因此,星状神经节也为必选刺激点。本病常伴抑郁、焦虑、睡眠障碍,迷走神经刺激点也非常重要。蝶腭神经节定位参照鼻炎内容。

● **推荐处方 1(眶上神经痛)**

主穴:局部——眶上神经(眶上切迹)(闸门学说,刺激粗纤维止痛,调节其功能状态)

　　　临近——枕大神经刺激点(阻滞额部痛觉传入,止痛)

　　　远端——合谷或太冲(弥漫性伤害抑制性控制机制,以痛制痛)

操作:疼痛时先刺远端穴位,强刺激。眶上神经部位斜刺,轻刺激,或应用刺激粗纤维的电针参数进行刺激。

● **推荐处方 2(眶上神经痛)**

主穴:局部——皱眉肌刺激点(减轻痉挛或紧绷状态,缓解神经卡压)

　　　临近——星状神经节刺激点(改善自主神经功能,调节神经的血供与代谢)

操作:眶上神经刺激方法同推荐处方 1;星状神经节刺激不留针。

● **推荐处方 3(三叉神经痛—轻中度)**

主穴:局部——眶上神经刺激点(眶上孔)、眶下神经刺激点(眶下孔)、颏神经刺激点(相当于夹承
　　　　　　　浆)(闸门学说,刺激粗纤维以阻滞细纤维的疼痛信号传入)

　　　远端——肢体远端任选(如合谷、太冲等)(弥漫性伤害抑制性控制理论,刺激异位细纤维,
　　　　　　　以痛制痛)

操作:局部采用按压或轻刺激兴奋粗纤维,或用刺激粗纤维的电针刺激参数。远端强刺激会用刺激细纤维的电针刺激参数。

● **推荐处方 4(三叉神经痛—轻中度)**

主穴:局部——扳机点(口角、上下唇、鼻翼外侧、颊部或舌侧缘部,颞部的颧髎附近、迎香附近)
　　　　　　　(通过刺血法调节其功能和代谢,使扳机点灭活)

　　　　　　　咬肌激痛点(通过滞针法使激痛点灭活)

　　　临近——胸锁乳突肌内激痛点(通过滞针法使激痛点灭活)

操作:采用扳机点刺血法,激痛点采用滞针法。

● **推荐处方 5(三叉神经痛—重度)**

主穴:临近——颈 2～3 感觉神经区刺激点或枕大神经刺激点(刺激高位颈节感觉神经,阻滞三叉
　　　　　　　神经感觉纤维向三叉神经脊束核的传递,止痛)

　　　　　　　胸锁乳突肌内激痛点(通过滞针法使激痛点灭活)

　　　　　　　星状神经节、迷走神经刺激点(调节自主神经系统,改善三叉神经的代谢与功能活
　　　　　　　动,抗炎、稳定内环境)

　　　远端——肢体远端任选(如合谷、太冲等)(弥漫性伤害抑制性控制理论,刺激异位细纤维,
　　　　　　　以痛制痛)

操作:常规针刺,颈部刺激点可用电针(2 Hz)。

● **推荐处方 6(颞下颌关节功能紊乱)**

主穴:局部——咬肌、翼肌激痛点(缓解肌肉痉挛或紧张、使激痛点灭活)

颞下颌关节囊壁刺激点、关节骨膜刺激点(改善局部循环、代谢,调节关节肌肉运动)

临近——胸锁乳突肌激痛点(缓解肌肉痉挛或紧张、使激痛点灭活)

星状神经节刺激点(改善关节和周围肌群的营养代谢)

耳迷走神经刺激点(稳定情绪,减轻精神压力)

操作:激痛点用滞针法,关节囊刺激点可用电针(2 Hz)。骨膜用斜刺法直达骨膜,本法是对关节区的骨膜进行快速(2~5 s)"雀啄"(针不应刺入关节内部,以防引起感染性关节炎)。星状神经节用快针法,不留针。

● **推荐处方 7(非典型面痛)**

主穴:局部——面部三叉神经分布区刺激点(闸门学说,兴奋粗纤维抑制细纤维痛觉上传,止痛;改善局部循环与代谢)

蝶腭神经节刺激点(调节副交感神经功能,改善自主神经症状)

临近——星状神经节刺激点(协调自主神经功能,调节面部血循环,稳定内环境)

迷走神经刺激点(稳定情绪、减轻精神紧张;阻滞面部痛觉上传而止痛)

操作:面部穴可带电针,刺激点用刺激粗纤维参数。蝶腭神经节刺激以鼻部出现异感为佳。

第三节　面神经病症

面神经为第 7 对脑神经,大部分是运动纤维,小部分为副交感及感觉纤维。神经出脑桥后,与听神经在内耳道一起行走,出内耳道后进入面神经管,再由茎乳孔出颅,然后在二腹肌后腹与外耳道软骨之间向前越过茎突、面后静脉和颈外静脉进入腮腺峡部,自出茎乳孔至腮腺间距离约为 2 cm。进入腮腺后先分上、下主干,再分出 5 个分支,即颞支、颧支、颊支(又分为上、下颊支)、下颌缘支和颈支。具体:① 颞支。支配额肌和眼轮匝肌。② 颧支。3~4 支,支配眼轮匝肌及颧肌。③ 颊支。3~4 支,支配颊肌,口轮匝肌及其他口周围肌。④ 下颌缘支。分布于下唇诸肌。⑤ 颈支。支配颈阔肌。临床上常见的面神经病变包括周围性面瘫和面肌痉挛。

一、周围性面瘫

【概述】

面神经是以运动神经为主的混合神经,主要支配面部表情肌和传导舌前 2/3 的味觉及支配舌下腺、下颌下腺和泪腺的分泌。面神经核位于脑桥,分为上下两部分,上部分受双侧大脑皮质运动区的支配,并发出运动纤维支配同侧颜面上半部的肌肉(包括额肌和上半部眼轮匝肌的运动),核的下半部分仅受对侧大脑皮质的支配,并发出运动纤维支配同侧颜面下半部的肌肉(同侧睑裂以下的表情肌运动)。因此,病损位于面神经核以上至大脑皮质中枢之间,就会导致仅出现对侧下组表情肌的瘫痪,称为中枢性或核上性面瘫(或面神经麻痹)。面神经核及以下部位的损害则会导致同侧的上下组表情肌的瘫痪,称为周围性(或外周性)面瘫或周围性面神经麻痹。

在 150 年以前,英国神经科医师 Charles Bell 首先报道了一种周围性面瘫,被称为贝尔面瘫或麻痹。Bell 所述的面瘫是临床最常见的一种特发性周围性面神经麻痹,是由面神经管段急性非化脓性炎症所致的周围性面神经麻痹。从临床看,实质上周围性面神经麻痹的范围并不局限于贝尔(Bell)面瘫,如外伤引起的周围性面瘫;疱疹病毒引起的周围性面瘫(亨特综合征);桥脑部位的占位性病变或脑血管病引起面神经核或以下纤维的损伤也会出现周围性面瘫;近年来在临床上也可见到面部注射生物制剂导致面神经管外的某个神经分支受到刺激或损伤而出现的某块表情肌瘫痪;因此,周围性面瘫的概念比贝尔面瘫的概念要广泛得多。本节以讨论特发性面神经麻痹为主。

本病在任何年龄均可发病,多见于 20～40 岁,男性多于女性。美国耳鼻喉科学会头颈外科基金会在贝尔麻痹指南中指出,其在不同人群中的发病率为(11.5～53.3)/10 万。加拿大耳鼻喉科学会制定的指南中提出,其发病率为(20～30)/10 万人。

关于本病的确切病因并不十分清楚,长期以来认为本病与嗜神经病毒感染有关。受凉或上呼吸道感染后发病,可能是茎乳孔内的面神经急性病毒感染和水肿所致神经受压或局部血液循环障碍而产生面神经麻痹。多数人认为,本病亦属一种自身免疫反应,部分患者可由带状疱疹病毒引起膝状神经节炎。总之,本病是一种非化脓性面神经炎。一般认为是有两种可能,即面神经本身或其外周病变所致。面神经本身因素为感受风寒引起局部营养神经的血管发生痉挛,或病毒感染均可导致神经缺血、水肿;外周因素则有因茎乳孔内骨膜炎致使面神经受压或血循环障碍,导致面神经麻痹。面神经麻痹的早期病理变化主要是面神经水肿、脱髓鞘;晚期可有轴突变性、萎缩等,以茎乳孔和面神经管内的部分尤为显著。关于面神经炎病变的分期目前没有统一的划分,但根据临床表现和损伤神经恢复的一般情况,可将发病后 1 周或 2 周称为急性期(或早期),2 周～6 个月称为恢复期(中期),半年以上称为后遗症期(晚期)。

本病属中医学的"口眼歪斜""卒口僻"等范畴。中医学认为,劳作过度,机体正气不足,脉络空虚,卫外不固,风寒或风热乘虚入面部经络,致气血痹阻,经筋功能失调,筋肉失于约束,出现口眼歪斜。《灵枢·经筋》有"足阳明之筋……其病……卒口僻,急者目不合,热则筋纵,目不开,颊筋有寒则急,引颊移口,有热则筋弛纵,缓不胜收,故僻"及"足之阳明,手之太阳,筋急则口目为僻",足太阳之筋为"目上冈",足阳明经筋为"目下冈"等记载。从经筋的特定分布和临床实际情况,本病主要归属足太阳、足阳明、手阳明经筋病。周围性面瘫包括眼部肌肉(上组表情肌)症状和面口颊部(下组表情肌)症状,眼睑不能闭合为足太阳和足阳明经筋功能失调所致;口颊部主要为手太阳和手、足阳明经筋所主,口歪主要由上述 3 条经筋功能失调所致。

【临床诊断】

1. 症状　起病突然,急性单侧面神经麻痹或瘫痪,可于 48～72 h 达到高峰,且病因不明。患侧表情肌瘫痪,额纹消失,不能皱额蹙眉,眼裂变大,眼睑不能闭合或闭合不全,流泪。患侧鼻唇沟变浅或平坦、口角低并向健侧牵引。部分患者在起病前几日可有同侧耳后、耳内、乳突区或面部的轻度疼痛或不适感;部分患者可出现持续的耳后、乳突区较剧烈的疼痛(常表明病情较重)。

2. 体格检查　可见患侧闭眼时眼球向外上方转动,露出白色巩膜,称为贝尔征;口角下垂,示齿时口角歪向健侧;食物残渣易滞留患侧齿龈。

3. 损害部位　分为:① 茎乳孔附近病变,出现典型的周围性面瘫体征,伴耳后疼痛;② 茎乳突孔以上影响鼓索支时,则有舌前 2/3 味觉障碍;③ 损害在镫骨神经处,可有舌前 2/3 味觉障碍及听觉过敏;④ 损害在膝状神经节,除有舌前 2/3 味觉障碍及听觉过敏,外耳道与耳郭部的感觉障碍或外耳道、鼓膜出现疱疹,可伴有乳突部的疼痛,称为 Hunt 综合征;⑤ 损害在膝状神经节以上,可有泪液、唾液减少。

4. 辅助检查　一般在病后 1～2 周进行肌电图的面神经传导速度测定,对于鉴别面神经是暂时性传导障碍,还是永久性失神经支配有帮助,有助于判断疾病严重程度。考虑颅内病变时予以影像学检查。检测面神经兴奋阈值(一般在病后 7 天内)和复合肌肉动作电位(在病后 3 周内)对于判断疾病严重程度和预后有重要参考意义。

附　周围性面瘫后遗症及并发症

周围性面神经麻痹患者约有 1/3 为部分麻痹即不完全性面瘫,2/3 为完全性瘫痪,后者中约有 16% 的患者不能完全恢复,如恢复不完全常可留有后遗症或并发症,主要表现为瘫痪肌挛缩、面肌痉挛或联带运动。瘫痪肌挛缩表现为病侧鼻唇沟加深、口角反牵向患侧、眼裂缩小。但让患者做主动运动如漏齿时,即可发现挛缩侧的面肌并不收缩,而健侧面肌收缩正常,病侧眼裂更小。联带征是指患者瞬目时即发生病侧上唇轻微颤动;露齿时病侧眼睛不自主闭合;试图闭目时病侧额肌收缩;进食咀嚼时,病侧流泪伴颞部皮肤潮红、局部发热及汗液分泌等表现。这些现象可能是由于病损后再生的神经纤维长入临近其他神经纤维通路,而支配原来属于其他神经纤维的效应器所致。

【治疗原则及选穴处方】

经典针灸学以祛风通络,疏调经筋为基本治疗原则。后期出现机体正气明显虚弱者,应佐以扶正祛邪。主要以手阳明大肠经、足阳明胃经穴为主,可进行局部、临近和远端穴位配合。具体选穴原则如下:

1. 遵循《内经》"在筋守筋"原则,按"腧穴所在,主治所在"规律从局部选穴　面部主要为手足阳明、手足少阳经脉循行之处,其经筋亦分布于面,故局部选穴也多选相应经穴或阳明、少阳经筋排刺。根据面肌瘫痪的不同表现可选用地仓、颊车、迎香、口禾髎、水沟、承浆、阳白、攒竹等。近部取风池、翳风疏散风邪,由于翳风穴处为面神经的出颅部位,因此,也常选用。另外,由于足三阳经筋结于頔部,颧髎也是局部常选用的穴位。

2. 根据"经脉所过,主治所及"的规律从远端选穴　如手阳明大肠经支脉"贯颊……左之右,右之左,上挟鼻孔",故选合谷善治面口诸疾。足厥阴肝经"上出额""其支者,从目系下颊里,环唇内",选太冲可治头面疾病。另外,根据足太阳经筋为目上冈,足阳明经筋为目下冈的经筋理论,可远取足太阳经昆仑、足阳明经内庭等。

3. 根据面瘫"阴缓则阳急、阳缓则阴急"的病机特点选穴　面部的腧穴可健、患侧同用,且面部的督脉、任脉穴亦不可少,如神庭、水沟、承浆等,以此调节阴阳平衡。

4. 其他 在早期使用阳白、四白、颧髎、下关等穴刺血敷姜,既有益于面肌瘫痪的恢复,又可预防倒错及面肌痉挛的发生。刺血敷姜法为在上述腧穴中选1~2个,以三棱针点刺出血,随即将捣烂的鲜姜敷之于上,15 min后去掉姜泥。治疗面瘫,初期宜浅刺,中晚期宜深刺。透穴法经常使用,如地仓透颊车、地仓透颧髎、目窗透头临泣等,但不宜在初期使用,以中晚期使用为宜。另外,嘱患者自我按摩头、面、耳后部位亦是一种有效的辅助治疗方法。病久,燥热伤阴者,配太溪、三阴交以滋阴润燥。

● **推荐处方 1**

治法:祛风通络,疏调经筋。

主穴:局部——阳白、鱼腰、四白(疏调眼部经筋)

　　　　　　颧髎、颊车、地仓(疏调面颊部经筋)

　　　临近——风池、翳风(祛风通络活血)

　　　远端——合谷(健侧或双侧)(祛风通络)

辅穴:局部——太阳、攒竹(加强疏通眼部经络)

　　　　　　下关(加强疏通面颊部经络)

　　　远端——昆仑(疏调足太阳经筋)

配穴:风寒证加风池;风热证加曲池;恢复期加足三里;人中沟歪斜加水沟;鼻唇沟浅加迎香。

操作:面部腧穴采用平刺、斜刺或透刺法,主穴要求持续施术捻转1 min。常用的透刺为阳白透鱼腰、颊车透地仓、太阳透下关或颧髎、下关透颊车等。阳白穴可采用"四透法",即分别透向睛明、丝竹空、上星和头维方向。本处方适用于各期周围性面瘫。

在急性期,发病1周内针刺面部的刺激量不宜过强,2周内不宜用电针,以免加重面神经的刺激,肢体远端的腧穴行泻法且手法宜重。当2周后进入恢复期,面部针刺量可强些,电针、闪罐和刺络放血有增加效果的作用。面部穴位可施行灸法、热敷法。

● **推荐处方 2**

治法:散风活血,疏解经筋。

主穴:局部——阳白、太阳(疏调眼部经筋,活血通络)

　　　　　　颧髎、地仓、颊车(疏调面颊口部经筋)

　　　　　　地仓→颊车排刺(疏调足阳明经筋)

操作:阳白采用"四透法",地仓到颊车连线上可每隔0.5寸平刺或斜刺一针。针刺时每穴按要求持续操作1 min,留针30 min后于太阳、颧髎、颊车刺络拔罐出血3~5 ml。本方适用于病久伴有面肌萎缩者,恢复后期也可采用。

【疗效评估方法】

1. 改良Portmann评分标准 比较患者两侧面部6种运动,即皱眉、闭眼、动鼻翼、微笑、鼓腮、吹口哨。记录患侧减弱程度,每项满分3分,分别为运动正常(即两侧运动基本相同)3分、运动减弱2分、运动明显减弱(活动差)1分、运动消失(完全不能活动)0分。另外,第7项为评估安静状态的面部情况(安静时印象),正常(两侧对称)2分,轻度不对称(异常)1分,明显不对称0分。满分共计20分。痊愈:20分;显效:17~19分;好转:14~16分;无效:≤13分(表1-11)。

表1-11　痊愈面瘫评分与预后评判标准

评分方法	预后好			预后差
	痊愈	显效	好转	无效
Portmann 评分	20	17~19	14~16	≤13
(HB级别)	1	2	2	≥3
(患者自评)	非常满意	非常满意-满意	一般	不满意

2. House-Brackmann 面神经恢复评价标准　这是目前比较流行的疗效评定标准(表1-12)。

表1-12　House-Brackmann 面神经恢复评价标准

评级	恢复程度	患侧面部情况描述
Ⅰ级	正常	所有区域面肌功能正常
Ⅱ级	轻度功能障碍	大体:闭眼时有轻度减弱,可有轻度联动 安静:正常对称张力好 运动:前额:中到好;眼:轻轻用力可完全闭合;口:轻度不对称
Ⅲ级	中度功能障碍	大体:两侧面部明显不对称但不丑陋,没有严重的联动、挛缩或伴面痉挛 安静:正常对称张力好 运动:前额:轻到中;眼:用力可完全闭合;口:用最大力也觉减弱
Ⅳ级	中重度功能障碍	大体:两侧明显不对称,丑陋,减弱 安静:正常对称张力好 运动:前额:无;眼:不完全闭合;口:用最大力也觉不对称
Ⅴ级	重度功能障碍	大体:只有轻度可觉察运动 安静:不对称 运动:前额:无;眼:不完全闭合;口:仅存轻度运动
Ⅵ级	全瘫	无运动

3. 面神经功能指数(FNFI)　可作为评价面瘫治疗疗效的标准。FNFI测定方法:首先患者取正中牙合位,唇部静态,分别度量两侧外眦至同侧口角距离,D1为非受累侧,d1为受累侧。然后嘱患者尽可能大笑,测出D2和d2,测得的数据代入公式:FNFI=$[(d1-d2)/(D1-D2)]\times100\%$。求得为面神经功能指数。

注:面神经功能指数在20世纪80年代已被认为是面神经恢复等级的评判标准。它快速简单,临床上容易实行。

4. 面神经麻痹程度分级评分表　具体内容见表1-13。

(1) 评定原则　正常(10分):指没有任何障碍。消失(0分):患侧面肌肌力,指主要横纹肌肌力为徒手肌力的0级(一般选颧肌,检查者嘱患者努力闭患眼,检查者用右手拇指放在患者眼外眦下方的颧弓上,感觉肌肉收缩的程度,无肌肉收缩的感觉为0级);不能抬额,额纹完全消失;患侧皱眉不能;闭眼患侧漏白5 mm左右;撸鼻时患侧不能动;鼻唇沟完全消失;示齿口角偏向健侧达8~

10 mm;吹口哨、鼓腮时患侧漏气,上下唇间距离大于 5 mm;降下唇在静止时超过双唇间水平线 3 mm 以上。

（2）比健侧弱(7.5 分、5.0 分、2.5 分)　分别介于正常与消失的 1/3、1/2、2/3。如颧肌肌力,健侧的 1/3 为可感到肌肉收缩,但不能抗阻力;健侧的 1/2 为可感到肌肉明显收缩,能抵抗中等阻力;健侧的 2/3 为肌肉收缩有力,可抗较大阻力,但比健侧弱。具体内容见表 1-13。

（3）分级标准　患侧功能状况分为 6 级:Ⅰ级为正常(100 分),Ⅱ级为轻度功能障碍(75 分以上,未满 100 分),Ⅲ级为中度功能障碍(75～50 分),Ⅳ级为较严重功能障碍(50 分以下～25 分),Ⅴ级为严重功能障碍(25 分以下,未到 0 分),Ⅵ级为完全麻痹(0 分)。

（4）疗效评价标准　痊愈:周围性面神经麻痹分级评分为 100 分。显效:周围性面神经麻痹分级评分为 75 分及以上,100 分以下。好转:周围性面神经麻痹分级评分为 50 分以上,75 分以下。无效:周围性面神经麻痹分级评分为 50 分及以下。

表 1-13　面神经麻痹程度分级评分表

项目	正常	比健侧弱			消失	项目	正常	比健侧弱			消失
	10.0	7.5	5.0	2.5	0		10.0	7.5	5.0	2.5	0
蹙额						鼻唇沟					
皱眉						鼓腮					
闭眼						露齿					
耸鼻						吹口哨					
患侧颧肌肌力						下唇低垂					

注:总分=各项得分总和。

5. 面部残疾指数(FDI)量表　由匹兹堡大学医学中心制定的面部残疾指数量表(FDI),可用于评价患者的面部残疾状况及生存生活质量,该量表由躯体功能(FDIP)和社会生活功能(FDIS)两部分构成,对患者的症状、体征及心理状态进行综合评价。具体内容见表 1-14。

表 1-14　面部残疾指数(FDI)量表

躯体功能(FDIP)[总分=(5 题累计得分-5)×5]

　　1. 您在吃东西的时候,嘴里含着食物,将食物固定于一侧颊内的困难程度。① 通常情况下:没有困难=5 分;稍有困难=4 分;有些困难=3 分;非常困难=2 分。② 通常不吃东西是因为:健康原因=1 分;其他原因=0 分

　　2. 您用杯子喝饮料的困难程度。① 通常情况下:没有困难=5 分;稍有困难=4 分;有些困难=3 分;非常困难=2 分。② 通常不喝饮料是因为:健康原因=1 分;其他原因=0 分

　　3. 您在特殊发音时的困难程度。① 通常情况下:没有困难=5 分;稍有困难=4 分;有些困难=3 分;非常困难=2 分。② 通常不进行特殊发音是因为:健康原因=1 分;其他原因=0 分

　　4. 您有一侧眼睛流泪过多或发干的问题及其程度。① 通常情况下:没有困难=5 分;稍有困难=4 分;有些困难=3 分;非常困难=2 分。② 通常不流泪是因为:健康原因=1 分;其他原因=0 分

　　5. 您刷牙或漱口的困难程度。① 通常情况下:没有困难=5 分;稍有困难=4 分;有些困难=3 分;非常困难=2 分。② 通常不刷牙漱口是因为:健康原因=1 分;其他原因=0 分

社会生活功能(FDIS)[总分=(5 题累计得分-5)×4]

6.您感到不平静的时间长短:所有时间＝6分;大部分时间＝5分;相当部分时间＝4分;有时＝3分;少许时间＝2分;没有＝1分

7.将您自己与周围人隔绝的时间长短:所有时间＝6分;大部分时间＝5分;相当部分时间＝4分;有时＝3分;少许时间＝2分;没有＝1分

8.您对周围人发脾气的时间:所有时间＝6分;大部分时间＝5分;相当部分时间＝4分;有时＝3分;少许时间＝2分;没有＝1分

9.早晨和夜间睡眠中多次醒来的频繁程度:每晚＝6分;大多数晚上＝5分;相当多晚上＝4分;有些晚上＝3分;少数晚上＝2分;没有＝1分

10.您因面部功能问题而放弃外出吃饭、逛商店、参加家庭或社会活动的次数:每次＝6分;大多数＝5分;相当多次数＝4分;有些＝3分;少许＝2分;没有＝1分

6. Sunnybrook量表　又称多伦多法,是由 Ross 等学者于 1996 年提出的一种新型面神经功能综合性评分法,将面部表情病损不同部位从静态、动态、联带运动分别评分,总分＝动态分－静态分－联带运动分。总分 100 分,分值越高表示面神经功能越好。具体内容见表 1－15、表 1－16。

表 1－15　Sunnybrook(多伦多)面神经评定系统(静态时)

静态时与健侧比较(每项评分只能选择一种)	
眼(睑裂):正常＝0分;缩窄＝1分;增宽＝1分;做过眼睑整形手术＝1分	颊(鼻唇沟):正常＝0分;消失＝2分;不明显＝1分;过于明显＝1分
嘴:正常＝0分;口角下垂＝1分;口角上提＝1分	
静态分＝总分×5	

表 1－16　Sunnybrook(多伦多)面神经评定系统(动态时)

标准表情	与健侧相比随意运动的对称性					联动分级			
	无运动(完全不对称)	轻度运动	有运动,但有错乱的表情	运动接近对称	运动完全对称	没有联动	轻度联动	明显联动但无毁容	严重的毁容性联动
抬额头	1	2	3	4	5	0	1	2	3
轻轻闭眼	1	2	3	4	5	0	1	2	3
张嘴微笑	1	2	3	4	5	0	1	2	3
耸鼻	1	2	3	4	5	0	1	2	3
唇吸吮	1	2	3	4	5	0	1	2	3
随意运动分＝总分×4						联动分＝总分			

7.周围性面神经麻痹的临床评估及疗效判定标准　内容包括面神经功能评分标准、面神经功能分级标准、疗效评定标准(表 1－17、表 1－18、表 1－19)。

(1)面神经功能评分标准　面神经静态观评分与并发症评分的分值越低,表示面神经功能越好;面神经动态观评分表中的分值越高,表示面神经功能越好。面神经功能评分总分＝面神经动态观评分－面神经静态观评分－并发症评分。面神经功能评分满分为 50 分。

(2)面神经功能分级标准　Ⅰ级:面神经功能正常,面神经功能评分在 47～50 分;Ⅱ级:轻度/轻症面瘫,面神经功能评分在 35～46 分;Ⅲ级:中度/中症面瘫,面神经功能评分在 25～34 分;Ⅳ级:中

重度/中重症面瘫,面神经功能评分在 15～24 分;Ⅴ级:重度/重症面瘫,面神经功能评分在 14 分以下。

（3）疗效评定标准　痊愈:经治疗后,面神经功能评分为 47～50 分;显效:经治疗后,面神经功能评分提高 15 分以上;有效:经治疗后,面神经功能评分提高 10 分以上;无效:经治疗后,面神经功能评分提高不足 5 分。

表 1-17　面神经功能评分系统—静态观评分表（静态观下与健侧比较）

1. 额纹:□正常＝0分;□变浅、变短＝1分;□完全消失＝2分	2. 眼眉:□正常＝0分;□眉梢下垂＝2分;□整体下垂＝3分
3. 眼睑:□正常＝0分;□上眼睑下垂＝2分;□下眼睑外翻＝3分	4. 鼻孔:□正常＝0分;□变形＝1分;□鼻翼塌陷＝3分
5. 鼻唇沟:□正常＝0分;□变浅、变短＝1分;□消失＝2分	6. 人中沟:□正常＝0分;□人中沟歪向健侧＝2分
7. 口型:□正常＝0分;□口型歪向健侧＝1分;□患侧口角下垂＝3分	8. 颏唇沟:□正常＝0分;□变浅＝1分;□消失＝3分

注:静态观评分＝各部位评分之和。面神经静态观评分眼睑和口型部位可选 2 个级别,其他各部位只可以选择 1 个级别。

表 1-18　面神经功能评分系统—并发症评分表

联带运动 □闭患侧眼时患侧口角联带＝2分 □示齿时患侧眼不自主闭合＝3分 □闭患侧眼时患侧额肌不自收缩＝4分	面肌痉挛 □患侧鼻唇沟过深或过长＝2分 □口角反歪向患侧＝3分 □患侧眼裂变小＝4分
面肌抽搐 □仅眼轮匝肌抽搐＝2分 □面部表情肌抽搐＝3分 □面部表情肌及颈皮阔肌抽搐＝4分	鳄鱼泪征 □进食浓厚味食物时流泪＝2分 □进食清淡味食物时流泪＝3分

注:并发症评分＝各并发症评分之和。无并发症评分为 0 分;并发症评分除面肌抽搐外,其他各项可选 1～3 个级别。

表 1-19　面神经功能评分系统—动态观评分表（动态观下与健侧比较）

状态	4分	6分	7分	8分	10分
抬额	额纹及眉均无运动	额纹无运动,仅眼眉可见轻微运动	额纹可见很轻微的运动	额纹明显运动,但深度长度幅度均小于健侧	额纹运动正常,其深度长度幅度均与健侧相同
闭眼	不能够完全闭合,眼裂＞睁目时的1/2	不能完全闭合,眼裂≤睁目时的1/2	不能完全闭合,眼裂≤睁目时的1/3	可以闭合,但睫毛征阳性,且不能在闭患侧眼的同时睁开健侧眼	可以完全闭合,且睫毛征阴性,并可以在闭患侧眼的同时睁开健侧眼
鼓腮	鼓双侧腮时,患腮不能鼓起并口角漏气	鼓双侧腮时,患腮不能鼓起,但无口角漏气	鼓双侧腮时,患腮不能鼓起,但力度幅度很小	可独立鼓起患侧腮,但力度幅度均较健侧稍小	可独立鼓起患侧腮,并力度幅度均与健侧相等
扇鼻	鼻翼鼻孔均无运动	鼻翼无运动,仅见鼻孔形状轻微变化	鼻翼仅有很轻微的运动	鼻翼有明显运动,但力度幅度均较健侧小	鼻翼有明显运动,且力度幅度均与健侧相等

续　表

状态	4分	6分	7分	8分	10分
动嘴	患侧口角无运动,示齿时患侧上下齿无外露。张口口型呈30°斜卵圆形。努嘴时人中沟下部歪至健侧翼部	患侧口角无运动。示齿时患侧上下齿仅外露1颗。张口口型呈20°斜卵圆形。努嘴时人中沟下部歪至健侧鼻孔部	患侧口角有轻微运动,但力度幅度较小。示齿患侧上下齿可外露2颗。张口口型呈10°斜卵圆形。努嘴时人中沟稍歪斜,且健患侧上下唇不对称	患侧口角有运动,但幅度稍小。示齿健患侧上下齿外露数基本对称。但张口口型呈小于10°斜卵圆形。努嘴人中沟尚正,但努嘴时健患侧上下唇不对称。抿嘴时健患侧颏唇沟不对称	患侧口角运动幅度力度正常。示齿时健患侧上下齿外露数目程度均对称。张口时口型呈正卵圆形。努嘴人中沟无歪斜,努嘴时健患侧上下完全对称。抿嘴时健患侧颏唇沟完全对称

注:动态观评分＝各部位状态评分之和。动态观评分满分为50分;面神经动态观评分每状态项只可选1个级别,不同的状态项可选不同的级别。

【针灸疗效分析】

1. 针灸疗效现状　针灸治疗周围性面瘫的临床报道非常多,总体上显示针灸是有效的。2008年发表的一项系统评价,由于纳入的6篇文献存在较大的异质性,采用描述性分析,结论为针灸疗法很可能是治疗周围性面神经麻痹有效的方案。2005年国内发表的一项Meta分析结果显示,有限证据支持中药穴位贴敷法有效。国内一项较高质量的多中心RCT显示,针灸与常规西药(维生素B_1、维生素B_{12}＋泼尼松＋地巴唑)相比,在改善面瘫症状和治疗急性周围性面神经麻痹方面有疗效优势,针灸组在某些方面优于药物组,但与基础药物＋针灸组相比无显著性差异。

目前,一般认为针灸对促进周围性面瘫的恢复有一定作用,但存在争议的焦点在于急性期是否针灸介入以及是否可用电针,针灸的疗效在于缩短疗程还是真正提高疗效和减少或减轻后遗症。西医《神经病学》教材认为,恢复期可进行针刺或电针治疗,甚至明确提出针灸宜在发病一周后进行。

国内一项RCT观察了贝尔面瘫急性期针刺治疗介入的疗效,急性期即发病10天内治疗组给予单纯电针,对照组给予激素、抗病毒及营养神经药物,10天后两组采用相同的电针治疗。对急性期病情的发展、开始恢复时间、疗效及疗程进行对照观察。结果显示,治疗组对于急性期病情发展的控制优于对照组($P<0.05$),对完全性面瘫的疗效及达到痊愈所需时间亦均优于对照组($P<0.01$、$P<0.05$),两组在开始恢复时间和并发症发生率方面差异无显著性意义。结论为面瘫急性期应用电针是安全、有效的,甚至优于激素治疗。有人通过动物实验研究,认为在正确选择刺激参数的前提下,急性期电针治疗本病是可行的。然而,另一项RCT却显示,急性期(7天内)单纯西药治疗的疗效优于针刺联合西药,认为急性期即时局部针刺治疗不利于面神经炎及早恢复。一项临床研究,比较观察了急性期介入针刺和单纯西药(泼尼松、维生素B和维生素C)治疗而不用针刺的疗效,两组10天后均采用相同的毫针治疗方案,治疗2个月、4个月并随访,结果显示,两组的临床治愈率、治愈时间、病情发展情况无显著差异。但早期介入针刺的患者,可缩短Ⅴ～Ⅵ级面瘫的治愈时间,并且针刺在耳后疼痛、流泪症状消除方面有优势;提示早期介入可能在治愈率上没有影响,但针刺可明显缩短重度面瘫的治愈时间;似乎也说明急性期单用针刺可以替代激素疗法。因此,针灸治疗周围性面瘫的许多问题还值得进一步研究。

2. 影响针灸疗效的因素　患者痊愈的条件是面神经功能恢复。总体看来,针灸治疗本病在 2 周到 1 个月疗效最显著,1 个月以上疗效较慢。影响针灸疗效的因素包括:① 病性。导致周围性面瘫的因素直接关系着面神经的损伤性质,如果面瘫由感受风寒,单纯的血管痉挛所致,疗效好;如果由细菌、病毒所致(如疱疹病毒所致的 Hunt 面瘫)或外伤所致等疗效相对于前者较差。总之,单纯性非感染性的面神经炎痊愈时间最短,感染因素所致者病程稍长,尤其是 Hunt 面瘫病程最长,疗效也较差。另外,青壮年、儿童较老年人恢复快些。② 病位。周围性面瘫面神经损害的平面不同,治疗的效果也不同。茎乳突孔或以下部位受损者(单纯性面神经炎)疗效最佳;面神经管内(茎乳突孔内、面神经管中鼓索和镫骨肌神经之间以及镫骨肌神经分支以上)受损者,Bell 面瘫疗效次之;膝状神经节处受损及岩浅大神经受累(Hunt 面瘫)者疗效较差。即面神经损伤平面越低,疗效越好,反之则越差。③ 病情的严重程度。如果面神经仅仅是水肿状态,疗效好;如果面神经出现变性,疗效差。约 15% 以上的面瘫患者面神经常发生神经变性,这就是为什么他们的病情非常重,恢复也和大多数面瘫患者不同的原因。在临床上判断病情的严重程度,可用 House-Brackmann 面神经恢复评价标准进行评分,Ⅰ～Ⅲ级表明面神经损伤较轻,Ⅳ～Ⅵ则表明病情较重。如果损伤限于髓鞘,轴索结构正常,出现暂时性神经传导阻滞,为面神经功能失用而出现面瘫,病因祛除后,神经功能可在短期内完全恢复,一般 2 周左右,功能完全恢复。如果部分轴索断裂或断离,神经远端在损伤 48～72 h 出现顺向变性(这也是为什么面瘫患者常在 48～72 h 症状最严重的原因),轴索与髓鞘崩解,神经远端亦发生不同程度退行性变;损伤后 3 周,轴索可沿中空的鞘膜管由近及远再生,直至运动终板,神经功能可在 2 个月左右部分或完全恢复;恢复程度取决于面神经纤维损伤的多少和程度。另外,乳突部有疼痛的面神经麻痹提示病情较严重,虽然面神经属于运动神经,其损伤程度应该与感觉神经无直接关系,但是临床观察的结果却发现,感觉神经与面神经损伤有某种相关性,这可能是面神经水肿等较重而波及了感觉神经。④ 病程。病程短的较病程长的治愈率可能要高。有研究认为,周围性面瘫发病 1～7 日接受针灸疗效要比病程在 8～90 日接受针灸治疗的疗效可能要好。另外,首次发病要比再次发病疗效好。⑤ 患者的配合。恢复期可嘱患者对镜子用手按摩瘫痪肌肉,每日数次,每次 5～10 min;当面神经功能开始恢复后,患者可练习瘫痪的各单个面肌的随意运动。应保护暴露的角膜及预防结膜炎,可采用戴眼罩、滴眼药水、涂眼药膏等方法。

3. 针灸治疗潜在的可能机制　① 解除血管痉挛:促进血液循环,改善面神经的水肿等炎性病变。实验研究表明,针刺可使面部的红外热像图发生变化;激光多普勒血流仪测定表明,针刺可使面部的血流量增加。这些有助于面神经的水肿吸收,增加营养代谢,促进其损伤修复和功能康复。② 神经调节:通过神经刺激反射性引起面神经功能活动,有助于功能低下的面神经功能恢复。包括刺激三叉神经引起面部感觉的恢复,直接刺激面神经和三叉神经兴奋反射性引起面神经的兴奋等。③ 调节免疫:针灸对人体免疫功能和自身修复功能的提高也有助于本病的恢复。④ 促进面神经的再生:有研究发现,针刺对于面瘫动物的面神经再生有一定的促进作用。

【预后】

本病有一定自愈倾向,大部分患者预后良好。影响预后的因素主要取决于病情的严重程度,以及治疗是否及时和得当。

1. 本病预后良好者，通常于起病1～2周开始恢复，大约80％的患者在几周及1～2个月基本恢复正常，但6个月以上无恢复迹象者，预后将较差，大多会遗留后遗症。部分可遗有面肌痉挛或面肌抽搐，表现为病侧鼻唇沟的加深，口角被拉向病侧，眼裂变小，易将健侧误为病侧；病侧面肌不自主抽动，紧张时症状更明显，严重时可影响正常工作，这就是所谓的"倒错现象"。少数病侧还可出现"鳄泪征"即进食时病侧眼流泪，可能为面神经修复过程中神经纤维再生时，误入邻近功能不同的神经鞘通路中所致。

2. 面部感受风寒而发病者，预后好。发病时伴有乳突疼痛，或有糖尿病、高血压、动脉硬化、心绞痛或以往有心肌梗死病史者，老年患者等均预后较差。

3. 根据镫骨肌反射的有无，不仅可以鉴别面神经病变部位在镫骨肌支分出处的位置，还可估计预后。镫骨肌反射（SR）测试采用DZ－73型声阻抗测听仪。测试0.5 kHz、1.2 kHz时健侧与患侧的SR，以患侧SR存在与否作为判断预后的标准。镫骨肌收缩是涉及到感觉器官、感觉和运动神经、神经肌肉接头处和肌纤维一系列复杂生理活动的结果。面神经麻痹恢复过程中，镫骨肌反射的出现，较面肌运动的恢复为早。国外学者Rosen报道，面瘫发病4天，SR仍存在者，预后良好，满意恢复率达92％；起病后4天内SR消失者的恢复率仅为73％。以SR再现为面瘫恢复第1征兆者占84％。有人指出，SR出现者对面瘫完全恢复预后准确率达100％，而SR消失对面瘫预后评估没有意义。另有报道，若镫骨肌反射在面瘫后始终不消失，则预后良好；若镫骨肌反射已消失，在发病后2周内又重新出现，则可能在12周内面瘫完全恢复；在发病后4周内镫骨肌反射出现，则可能于24周内恢复；到4周镫骨肌反射仍不出现，则面肌功能恢复极不满意。

4. 目前，判断面瘫预后优劣的较好方法还有肌电图与电兴奋性测验。肌电图检查及面神经传导功能测定，对判断面神经受损的程度及其可能恢复的程度有相当价值。根据随意活动时瘫痪肌的电位不同，可以在示波器上显示有无反应或反应强弱的变化。当出现电位变化时，即表示神经的功能尚存在；反之表示神经变性。一般发病后2周肌电图检测对于判断本病的预后具有重要的意义。病后肌电图多表现为单相波或无动作电位，多相波减少；当出现正锐波和纤颤波时，预后差，且大部分患者临床症状较重；当肌电图无动作电位，且无正锐波和纤颤波者，预后好。如在恢复过程中出现多相波，以及再生电位，预后好。一般在病后7天内可检测面神经各支神经阈值，用患测减去健侧相对应的各支神经兴奋阈，算出阈差。正常情况下双侧面神经兴奋阈值差异不大于2 mA，如兴奋阈值在正常范围，或健侧与患侧之间的差值在3～5 mA，提示患侧面神经未严重受损，预后良好；兴奋阈值差≥10 mA，预后差；兴奋阈值差在5～10 mA，其预后介于两者之间。复合肌肉动作电位（CAMP）波幅测定，如果发病3周内患侧波幅下降为健侧的30％以上，可能在2个月内恢复；下降为健侧的10％～30％，可能在2～8个月恢复；下降为健侧的10％以下，恢复较差，需要6个月～1年。

5. 眨眼反射可简单地判断预后，刺激眶上神经，测量两侧眼轮匝肌闭目反射的潜伏期，有一定的早期评估作用，潜伏期短，预后好。

6. 面瘫合并症状（味觉减退、听觉过敏、泪液减少及眩晕）的多少与预后有一定关系，合并上述表现<2个者，预后良者明显较高；多于2个者，预后差者明显增高。总之，仅有面瘫的面神经鼓索以下受损者，部位最低，预后最好；合并泪液减少，或耳部疱疹或眩晕的岩浅大神经及以上受损者，部位最高，预后最差。面瘫合并上述表现2个以内者，面神经损害范围小，预后良；2个及以上者，损害范围

大,预后差。

7. 面瘫侧睑裂大小与预后有一定关系。睑裂<6 mm 者,预后良者较高;睑裂>6 mm 者,预后差者明显增高。面神经出茎乳孔后的分支支配眼轮匝肌的运动,损害后表现眼睑闭合不全。研究表明,面瘫侧睑裂大小为面神经损害程度的重要表现,与预后相关程度最大。睑裂越大,眼轮匝肌瘫痪越重,面神经损害越重,预后越差。

目前,西医治疗强调以促进局部炎症、水肿及早消退为要,尽可能地恢复面神经功能。急性期给予糖皮质激素(如静脉注射地塞米松、口服泼尼松),疱疹病毒感染者加用阿昔洛韦;可给予维生素 B_1、维生素 B_{12}。茎乳孔附近给予热敷,或红外线照射或短波透热疗法。必要时可进行面神经减压术。对于长期不愈者可考虑行面-舌下神经、面-副神经吻合术,但疗效不肯定。

二、面肌痉挛

【概述】

面肌痉挛,又称面肌抽搐,是以一侧面部表情肌间断性不自主阵挛性抽动或无痛性强直为特点,无神经系统其他阳性体征的周围神经病。流行病学调查显示,该病的平均患病率为 11/10 万人,女:男患病比约 2:1,多数患者年龄在 40~79 岁。Nilsen 等 2004 年在挪威 Oslo 进行的另一项研究显示,发病率为每 10 万人中有 9.8 人。

本病病因目前并不十分清楚。多数学者认为,发病与面神经通路受到机械性刺激或压迫有关,少部分可见于面神经麻痹恢复不全而出现后遗症的患者。面肌痉挛可分为原发性和继发性两类,目前认为,引起原发性面肌痉挛最常见的原因是一种血管的异常扩张压迫面神经根,从而导致局部发生脱髓鞘。这种原因的产生存在以下 2 种假说:① 神经起源假说又称外周假说,认为髓鞘是一种天然抗感受器传导的抑制剂,由于局部神经受压导致脱髓鞘,从而使相邻神经元之间存在触觉冲动传递过度或异常放电而导致面肌痉挛;② 核起源假说又称中枢假说,认为半面肌痉挛是由于周围神经损伤引起的刺激反应导致面神经运动核过度兴奋所致。近年来国内外报道发现,大多数面肌痉挛有错行血管压迫面神经根,主要涉及小脑下前动脉、小脑下后动脉、小脑上动脉及静脉血管,因此,对于原发性面肌痉挛的病因治疗西医多主张采用微血管减压术,而且确实证明了行显微外科手术减压后可获得治愈,这也提示本病与三叉神经痛有类似发病基础。引起继发性面肌痉挛原因很多,如小脑桥角瘤-听神经瘤、脑膜瘤、蛛网膜囊肿、动静脉畸形-瘘管、静脉及动脉血管瘤、外伤所致脑干损伤、感染、颅后窝结构异常、贝尔麻痹症,以及脑干梗死、多发性硬化等。对于继发性面肌痉挛的治疗主要针对其原发病因。发病机制推测为面神经异位兴奋或伪突触传导所致。

中医称本病为“面风”,属于面部筋脉出现筋急的病变。认为是由于素体阴亏或体弱气虚引起阴虚、血少、筋脉失养生风,导致虚风内动;或外邪阻滞经脉,或邪郁化热、壅遏经脉,可使气血运行不畅,筋脉拘急而抽搐。总之,各种原因致面部经筋功能失调,产生不自主抽动为本病的基本病机。

【临床诊断】

1. 一般情况 多中年后起病,女性多见,一侧多见,双侧患病者约占 0.7%。病程发展十分缓慢,发病开始多为一侧眼轮匝肌间歇性、阵发性、快速不规律的肌肉抽搐,以下眼睑部抽动显著,后逐渐缓慢扩散至一侧面部其他面肌,当半侧面部痉挛时则以口角肌肉抽搐最为显著,严重时可累及同侧颈阔肌,当眼轮匝肌抽动严重时可致使睁眼困难。随着病情的发展,肌肉抽搐的程度增加,频率加快。间歇期或睡眠中面肌痉挛消失。疲劳、紧张、情绪波动、注意力集中、自主运动时抽搐加剧。晚期少数患者可伴患侧面肌轻度无力、萎缩。

2. 神经系统检查　无其他阳性体征。

3. 肌电图及磁共振断层血管造影（MRTA）检测　肌电图可见肌纤维震颤及肌束震颤波,刺激面神经后患侧面肌可出现 10～65 Hz 同步阵发性急促动作电位,阵挛抽动者可见 100～300 Hz 的动作电位。行 MRI 即可诊断。鉴别诊断需依靠头颅 MRI 以明确其他疾病的可能。MRTA 检测可显示面神经明显受压。

【治疗原则及选穴处方】

经典针灸学以活血熄风,疏通经筋为基本治疗原则。以局部穴位为主,配合循经、辨证选穴。

1. 局部选穴　眼部选阳白、太阳、攒竹、丝竹空、瞳子髎等;面颊部选下关、颧髎等;口颊部选颊车、地仓等。

2. 临近选穴　可选风池、翳风。

3. 远端选穴　根据"经脉所过,主治所及"规律,手阳明大肠经布于面部,可选合谷;足阳明胃经布于面部,可选内庭。另外,根据肝主筋理论,可选太冲。筋会阳陵泉,可选该穴。

4. 辨证选穴　阴虚风动选肾俞、太溪、三阴交;血虚风动选脾俞、肝俞、足三里、血海、膈俞、三阴交;瘀阻络脉选阿是穴、内关、血海等。

● **推荐处方 1**

治法:活血熄风,通经舒筋。

主穴:局部——太阳(疏通眼部经络,活血熄风)

　　　　　　地仓(疏通口部经络,活血熄风)

　　　　　　下关、颧髎(疏通面颊部经络,活血熄风)

　　　临近——风池、翳风(熄风通络)

操作:先取太阳透地仓,捻转泻法 1 min,遂后于太阳、下关、颧髎三穴刺络拔罐,每罐出血量1～3 ml。

● **推荐处方 2**

治法:疏调经筋。

主穴:局部——颧髎(疏调足三阳经筋)

　　　　　　攒竹(疏调足太阳经筋)

　　　　　　瞳子髎(疏调足少阳经筋)

配穴:阴虚风动加风池、太溪、三阴交;血虚风动加足三里、血海、三阴交;瘀阻络脉加阿是穴、内关、太冲。

操作:常规操作。

● **推荐处方 3**

治法:养血活血,熄风止痉。

主穴:局部——阿是穴(疏调局部气血,活血熄风)

远端——合谷(健侧)(熄风止痉)

足三里(健脾胃养血)

阳陵泉(疏调经筋)

背部——膀胱经心俞至肾俞(调理脏腑,活血养血)

配穴:眼部肌痉挛加鱼腰、四白,面部痉挛加迎香、夹承浆。

操作:先刺合谷、足三里、阳陵泉,得气后留针 20 min。然后用滚刺筒在背部膀胱经上从心俞到肾俞进行循经滚刺,以皮肤潮红为度。最后用滚刺筒在患侧面部行滚刺,以皮肤潮红为度。

【疗效评估方法】

1. Cohen 面肌痉挛分级   将面肌痉挛分为 4 级。

0 级:无痉挛;1 级:外部刺激引起瞬目增多或面肌颤动;2 级:眼睑、面肌自发轻微痉挛,无功能障碍;3 级:痉挛明显,轻度功能障碍;4 级:严重痉挛及功能障碍(无法开车、阅读等)。

2. 面肌痉挛分级及总体疗效评估   本分级标准仅适用于成年人面神经分布区肌张力障碍,全身肌张力升高或皮质下动脉硬化脑病、锥体外系疾病伴随的面部肌肉僵硬,药物中毒等不适用。即除 Meige 氏综合征、口颜面紧张综合征及某些药物引起面部表情肌的张力改变外,各种类型的面肌痉挛均适宜。

1 级:局限于眼睑,可间歇停止,静止时不影响眼部形态;2 级:眼肌与同侧面肌痉挛联动,可间歇停止,间歇时不影响眼面形态;3 级:眼肌与同侧面肌痉挛联动,致眼肌强直痉挛而睑裂变小,同侧面肌强直痉挛而使口角偏向患侧,使面部形象发生改变;4 级:3 级伴颈部肌肉痉挛抽搐,或双侧面部肌肉痉挛频繁发作,致睑裂、口裂均变小,且不可逆,睁眼,喝水、进食、语言交流发生障碍。

总体疗效评估:① 显效。治疗后症状缓解,眼睑或面部不再抽动,或 1、2 级经过治疗维持疗效至少 3 个月以上。② 有效。治疗后症状缓解,抽动次数减少,或 3 级患者面部强直抽搐得到缓解,形态不引起面容的改变。③ 无效。各种治疗对各级患者均不能阻止发作,症状体征无改变。

【针灸疗效分析】

1. 针灸疗效现状   针灸治疗面肌痉挛能减少发作频率、持续时间及痉挛程度,同时可以缓解患者焦虑抑郁状态等,针灸治疗本病以面肌痉挛分级为主要结局指标。从总体疗效看,针灸治疗本病的总有效率为 80.80%~93.3%。

2. 影响针灸疗效的因素   面肌痉挛与面神经麻痹同属于面神经的功能障碍,只是其障碍的性质相反,前者为面神经兴奋性增高,神经放电频繁,后者为神经功能麻痹,神经放电减弱。从临床上看,针灸治疗面神经麻痹的疗效远好于面肌痉挛,这同脑病所致的肢体痉挛性瘫痪和弛缓性瘫痪的针灸疗效具有相同的结果,提示针刺提高神经-肌肉兴奋性的作用要优于抑制性作用,这可能与针刺刺激的兴奋性相对优势有关。影响针灸治疗面肌痉挛疗效的因素包括:① 病程。针灸对于早期面肌痉挛有显著疗效,但对于病程较久者,疗效较差。初发病 3 个月内即行针刺治疗,疗效快而好。② 病情。

面肌痉挛范围较小,如单纯的眼睑部痉挛,或以眼部肌肉痉挛为主者针灸疗效较好。德国学者 Sold-Darseff 和 Nepp 应用针刺治疗无器质性单纯性眼睑部痉挛,取得了较好的疗效。面肌抽搐范围较广,症状严重者,针灸疗效较差。③ 刺灸法。关于针刺治疗面肌痉挛的电针对照研究尚缺乏报道,因此,对于是否应用电针及刺激参数对其疗效的影响目前尚无肯定结论,各家的观点也不一致。有些人不主张面部用电针。对于面部穴位有人主张应轻刺激,远端穴位应强刺激;但也有在面部刺络拔罐等强刺激,获得了良好疗效。有研究证实,100 Hz 的电刺激可产生抑制运动神经元的强啡肽,有报道已成功地运用该刺激参数治疗脊髓损伤引起的下肢肌肉痉挛,但对于面肌痉挛的效果尚无报道。根据神经生理学的观点,当神经兴奋性异常增高时,继续给予强刺激可能对其兴奋性产生抑制作用,即当神经兴奋到极度时可转为疲劳性抑制状态。由此看来,对面部进行强刺激和 100 Hz 的电刺激也并非一定有害,关键是用强刺激和电刺激时要根据患者的具体耐受情况,给予足够量的刺激,足以引起抑制面神经的兴奋性,这样才会得到良好的效果,否则可能导致促进其更加兴奋的不良后果,这个刺激参数是我们需要研究的问题。笔者临床观察发现,不用电针时针刺很难取得疗效,因此主张应用电针。

3. 针灸治疗潜在的可能机制　本病的发病机制并不完全清楚,但基本的病理变化为面神经异位兴奋或伪突触传导所致,因此,针灸治疗的环节或机制为抑制面神经的异位兴奋性,达到减轻面肌痉挛的目的。尤其是电针持续强刺激,可能对其兴奋性产生抑制作用,即当神经兴奋到极度时可转为疲劳性抑制状态;针刺可刺激自主神经(如星状神经节节后交感神经纤维)对面神经的循环和代谢发挥调节作用。另外,针刺促进循环,改善局部的炎性压迫可能也是机制之一。

【预后】

面肌痉挛为一种缓慢进展的疾病,一般没有自愈倾向,大部分患者经过治疗预后良好。局限于眼轮匝肌的局限性痉挛经过治疗可治愈,但大部分面肌痉挛迁延难愈,少数甚至使面部挛缩变形而毁容,严重影响生活和工作。近年来国外报道,在颅后窝探查发现大部分患者面神经进入脑干处被微血管襻压迫,行减压术可获治愈提示与三叉神经神经痛有类似的发病基础。少数患者由脑桥小脑角肿瘤或椎动脉瘤引起,预后较差。

目前面肌痉挛西医常采用药物治疗、注射肉毒杆菌毒素和手术干预。药物包括抗惊厥药物,如卡马西平(有 2/3 患者有效)、氯硝安定和其他药物如巴氯芬、氟哌啶醇等,但长期服用药物副作用明显;也可于面神经干及分支行酒精(乙醇)、山莨菪碱(654 - 2)、维生素 B_{12} 及地西泮局部注射。注射肉毒杆菌毒素是目前临床上面肌痉挛治疗的首选方法,可治疗和改善 75% ～ 100% 的面肌痉挛患者症状,同时还有助于缓解患者抑郁症等非运动症状,但复发率高、需要反复注射;而少部分对肉毒杆菌毒素注射无效的患者可采用微血管减压术,或面神经切断术,但手术存在术后感染等风险。

三、面神经病症的现代针灸学治疗原则与选穴处方

周围性面瘫和面肌痉挛均是面神经功能障碍所出现的症状相反的病症;前者为面神经的炎性等损伤而表现出的运动功能障碍,后者则为面神经的兴奋性增高。现代针灸学的治疗原则为调节面神经功能,在选穴上均以面神经及其所主的面肌为主要刺激点。但也有各自不同的治疗原则与选穴特点。

周围性面瘫的现代针灸学治疗原则是改善局部血液循环、减轻面神经水肿、缓解神经受压,促进神经功能恢复。由于特发性面神经麻痹的病变部位在面神经管内,故各种原因引起的面神经水肿,导

致进一步的面神经管内的神经卡压症状是本病急性期的病理学关键环节。面神经纤维缺血性损伤后72 h即可发生轴索变性,因此,在临床上患者的面瘫症状以发病后72 h左右表现最为明显也最重。特发性面神经麻痹的急性期治疗"时间窗"即本病发生后72 h内是治疗的最佳和最重要时机,是决定面神经损伤程度和后期恢复程度的关键时期。因此,急性期改善面神经管内的循环和减轻水肿是治疗的重点。

目前,西医治疗采用泼尼松以减轻水肿,理论上是可行的;但实质上面神经管内的水肿形成的卡压使得血管也同样受压,如果循环障碍存在时药物在局部就难以达到有效的血药浓度,因此,抗水肿、抗炎作用大大被削弱,这是目前周围性面瘫治疗的难点。最新的观点多趋向于认为是病毒感染导致局部神经的自身免疫反应及营养血管痉挛引起的神经缺血、水肿,因此,推荐急性期应用阿昔洛韦抗病毒治疗,但同样存在是否局部能达到有效的血药浓度问题。西医采用的面神经管减压术,理论上是可行的,但临床效果并不满意,这可能与再创伤和循环不良密切相关,在目前西医教科书中也并不推荐。目前,中西医都没有解决好时间窗内的治疗问题。

针灸是否能在急性期解决水肿和卡压问题决定了其是否能成为有效的治疗方法,目前尚没有证据说明针灸是有意义的治疗方法,也不了解何种针灸方法能达到如此效果。值得注意的是面神经管内的面神经血液供应为颈内动脉和椎动脉系统,传统上在面局部选择刺激穴位,实质上直接刺激的是由颈外动脉系统支配的面部表情肌的血管循环系统(因为面神经管茎乳孔以外的面神经的血液循环由颈外动脉系统供给),并非直接会刺激到面神经管内的循环系统。因此,目前西医认为,针灸等理疗方法的重点是恢复期(康复阶段)改善和保持表情肌的循环代谢和肌容量(防止肌肉萎缩),为面神经的恢复创造条件。基于目前的认识,一般认为,针灸疗法在恢复期(病后7天)具有积极意义,但部分学者也认为,针灸在急性期应用疗效优于恢复期才应用(缺乏明确的证据)。针灸在恢复期的作用是否对面神经的新生数量、进程有积极影响也缺乏科学依据。因此,就目前而言,针灸治疗以恢复期为多用。

面肌痉挛现代针灸治疗学的治疗原则为抑制面神经的过度兴奋性;主要以刺激颅外的面神经干及分支,直接抑制面神经活动或促使其面神经过度兴奋而疲劳,以及通过三叉神经刺激、交感神经系统来反射性调节面神经功能活动,交感神经系统可能通过影响面神经的代谢、稳定内环境而间接发挥作用。在选穴上由于都涉及到面神经、表情肌的问题,因此,有相同解剖学的基础,但两者刺激方式及治疗原则上也有一定的各自特点。选穴方法基本一致。

1. 依据面部表情肌局部选穴　表情肌分为颅顶肌、眼周围肌和口周围肌,总体上可分为上、下两组表情肌。上组表情肌包括:① 颅顶肌。在颜面有额肌一对,收缩时引起扬眉,并使前额皮肤横起皱纹。② 眼周围肌。眼轮匝肌,呈环状,分布于上下眼睑的皮下,功能为收缩时闭合眼睑。另外,眼部除眼轮匝肌外,还有皱眉肌等。下组表情肌包括:① 口周围肌。环状的口轮匝肌、辐射状的口开大肌。前者环绕口裂,位于上下唇的皮下,收缩时使两唇闭合。口开大肌位于口唇的上方、两侧及下方,收缩时拉口唇及口角向上、向下及向外(示齿运动)。另外,在口角两侧、面颊的深部有一对颊肌,紧贴口腔侧壁的黏膜,作用为使唇、颊紧贴牙齿,食物不至于在龈颊部滞留,并帮助咀嚼和吸吮。② 小表情肌。由于人类语言的关系,口周围的肌肉得到高度分化,除口轮匝肌外,还有从各方面呈辐射状排列的小表情肌,如上唇方肌(提上口唇)、下唇方肌(降下口唇)、颧肌(牵引口角向上)、笑肌(牵引口角向两侧)

等。根据以上述面部表情肌进行局部选穴:

(1)上组表情肌刺激点　可选额肌、眼轮匝肌肌腹上的多个刺激点,眼轮匝肌上可环行选数个刺激点。另外,可参照经典针灸学的相关穴位,如分布于额肌上的阳白、头维、头临泣、攒竹;眼轮匝肌上的鱼腰、丝竹空、瞳子髎、承泣。

(2)下组表情肌刺激点　可选口轮匝肌刺激点,沿病变侧的口轮匝肌半圆形选择多个刺激点;也可参照传统穴位,如地仓、水沟旁、承浆旁。上唇提肌刺激点相当于巨髎;颊肌刺激点相当于颧髎。

另外,有部分患者出现颈部颈阔肌运动障碍,可选择相应刺激点。

2. 依据面神经选穴　面神经主干自茎乳孔外出,穿过腮腺,于腮腺被膜下形成腮腺丛,出腮腺后分为5大支。即:① 额支。支配眼轮匝肌和额肌。② 颧支。支配颧肌和眼轮匝肌。③ 颊支。支配颊肌、口轮匝肌和口开大肌。④ 下颌缘支。支配下唇诸肌。⑤ 颈支。支配颈阔肌。

(1)选择面神经干刺激点　由于面神经干从茎乳孔处出面神经管(出颅)而分布于面部,因此,乳突后下方的面神经出颅处(翳风穴)最为重要。部位在乳突前缘和外耳孔后缘之间;或乳突尖前方0.5 cm处,或下颌角与乳突连线的中点,相当于传统穴翳风。

(2)选择面神经分支刺激点　耳前面神经点,由于面神经多在浅处横过下颌颈时分支,可在此处刺激面神经,位置在下颌骨髁状突下方约1 cm处(即下颌颈);或耳屏前缘向目外眦及口角各引一条线,由两线构成角的等分线上距离耳侧1～2 cm处,深度0.5～1.5 cm(O'Brien法);或在颧弓中央下方,刺入1～1.5 cm;或耳垂前1 cm左右(面神经颊支)。

3. 星状神经节刺激点　定位参见偏头痛。星状神经节的节后神经纤维广泛支配头面部血管,包括颈内、外动脉和椎动脉,具有广泛的调节自主神经系统、内分泌与免疫系统功能的作用,有助于内环境的稳定。面瘫选用刺激该神经节,目的在于改善面神经的血液循环,整体性调节免疫,有助于水肿消除。理论上可用于面瘫急性期的神经水肿的治疗;恢复期可改善面肌的血液循环,有助于保持肌容量。面肌痉挛也可选用,目的在于调节自主神经系统,通过改善面神经的血液供应,间接性干预面神经的代谢和活动;但也有学者认为,本方法仅暂时缓解本病的不适感,而对面肌痉挛无效。

4. 迷走神经刺激点　定位参见偏头痛。理论上面瘫急性期选用迷走神经刺激点,意义在于发挥整体性抗炎缓解面神经水肿。胆碱能抗炎通路是近些年来发现的,以传出性迷走神经为基础的抑制炎症反应的神经免疫通路。直接刺激迷走神经可以激活此通路,使传出性迷走神经冲动增加,释放乙酰胆碱,进而抑制巨噬细胞等免疫细胞释放炎症相关因子,最终达到控制炎症的目的。迷走神经耳支是迷走神经在体表的唯一分支,主要分布在耳郭的耳甲区(耳甲艇和耳甲腔),与孤束核、迷走神经背核、迷走神经之间有密切联系。耳迷走神经投射到孤束核、迷走神经背核及疑核等神经中枢,是耳-迷走神经反射弧的重要组成部分。耳甲区迷走神经末梢与孤束核、迷走神经背核有直接投射关系。针刺耳甲区能激活孤束核和迷走神经背核神经元放电。而胆碱能抗炎通路的初级传入中枢是孤束核,并且通过迷走神经背核发出迷走神经传出冲动。刺激颈部迷走神经干可直接强烈地兴奋迷走神经。

面肌痉挛选用迷走神经刺激点的意义在于:① 抑制交感神经活动亢进,协调自主神经系统功能,稳定内环境,调节面神经的代谢,进而可能影响其代谢和活动;② 面肌痉挛患者常伴有情绪及睡眠问题,迷走神经可调节皮质中与情绪有关的神经元活动,起到改善情绪和睡眠作用。

5. 眶上神经及眶下神经刺激点　面瘫患者常有面部的不适感,尤其是眼部溢泪,结膜充血,刺激眶上神经、眶下神经可改善眼部的不适感。面肌痉挛早期常表现为眼轮匝肌的痉挛,会引起眼周围疲劳感和异常感觉,这种不适感反过来刺激眼睑和眼轮匝肌而形成恶性循环,因此,针刺眶上、眶下神经并非根治痉挛,但能改善眼部的不适感症状,从而对早期或较轻的病例可收到暂时缓解痉挛的作用。眶上神经为眼神经的分支,由眶上切迹或孔穿出至皮下,分布于上眼睑和额部皮肤。眶下神经为上颌神经分支,经眶下孔分布于下眼睑等皮肤。由于眼轮匝肌痉挛常出现眼睑的不适感,因此,可选眶上、眶下神经刺激点。定位分别在眶上切迹(相当于攒竹穴部位)和眶下孔(相当于四白穴)。

6. 传统穴位合谷和风池 经典针灸学中远端选穴最常用的就是合谷穴。形态学研究表明,合谷穴和口面部的联系有解剖学基础,合谷穴的初级传入纤维主要止于颈髓5~8节段,来自口面部初级传入纤维主要止于同侧三叉神经脊束核,尚有少量分支直接投射至同侧的孤束核和网状结构;而电针口面部的传入信息主要抵达同侧的三叉神经脊束核和孤束核和网状结构,也可影响到颈髓背角等结构的神经元。因此,合谷穴和口面部均与孤束核有着直接和间接的纤维联系,这可能是合谷穴和口面部联系的形态学基础。针刺合谷可反射性引起面部的血液循环变化;有研究还发现,针刺合谷穴能引起中央前回(运动皮质)信号增强,可能对面肌运动功能有一定调节作用。据研究报道,针刺风池可改善椎动脉血液循环,有助于改善面神经血液供应。

- **推荐处方 1(面瘫急性期)**

主穴:局部——面神经干刺激点(翳风)(改善茎乳孔部面神经及局部循环,减轻水肿)

颈部——星状神经节刺激点(调节自主神经,改善面神经血液循环,调节免疫抗炎)

迷走神经刺激点(通过胆碱能途径抗炎)

风池(调节椎动脉血液循环,促进面神经血供)

耳部——迷走神经刺激点(通过胆碱能途径抗炎)

远端——合谷(反射性改善面部血液循环,兴奋皮质运动区)

操作:针刺面神经干刺激点,针尖向茎乳孔内刺入,局部可进行艾灸,或点刺放血。余穴常规操作。

- **推荐处方 2(面瘫恢复期)**

主穴:局部——面神经干、面神经分支刺激点(刺激面神经,改善其代谢)

上组表情肌刺激点(额肌、眼轮匝肌)(刺激肌肉,促进运动,保持肌容量)

下组表情肌刺激点(口轮匝肌)、颊肌(颧髎)、上唇提肌(巨髎)

颈部——颈阔肌刺激点(刺激肌肉运动,保持肌容量)

操作:常规操作。面部刺激点可用电针,并结合闪罐,灸法。面部刺激点可带电针(2 Hz),刺激20~30 min。

- **推荐处方 3(面肌痉挛—眼轮匝肌痉挛)**

主穴:局部——眼轮匝肌、面神经颞支、颧支刺激点(调节面神经活动,抑制肌肉痉挛)

眶上、眶下神经刺激点(改善眼部不适感)

耳部——迷走神经(改善情绪和睡眠)

远端——合谷(通过中枢机制调节面神经功能)

操作:在病侧眼轮匝肌上于上、下、左、右选4个点,左右两点直刺,上下两点可直刺或平刺、斜刺,注意操作时用押手将眼球向远离针刺点方向轻推,勿伤眼球。合谷强刺激。

● **推荐处方 4(面肌痉挛—眼轮、口轮匝肌痉挛)**

主穴:局部——面神经干刺激点(调节面神经功能与代谢)

眼轮匝肌、口轮匝肌刺激点(刺激肌肉运动,使肌肉产生疲劳,反射性抑制面神经运动神经元活动)

颈部——星状神经节、迷走神经刺激点(协调自主神经功能,调节面神经代谢)

远端——合谷(通过中枢机制调节面神经功能与活动)

操作:面神经干刺激,患者取仰卧位头转向健侧,在乳突前缘和外耳孔后缘之间,针尖向内向上推进约 2 cm,针尖即抵达茎乳孔下方,此时患者有内耳疼痛感觉,轻提插 1～3 次,以出现放射感为佳。或位置在患侧耳垂前耳轮切迹与耳垂根连线之中点,或乳突尖前缘下 0.5 cm 处,其下为面神经点最近处,约在下颌支后缘后约 0.5 cm,要求刺中面神经干,当刺中时,患者有强烈的触电感。面神经干刺激点、眼轮匝肌与口轮匝肌刺激点,带电针以 20～100 Hz 交替,使肌肉产生明显的抽动感;或以高频为佳(有研究认为,100 Hz 的经皮电刺激可产生抑制运动神经元的强啡肽)。

第二章 躯体病—颈肩部

颈是头和躯干相连接的部分,是人体的重要部位。颈部的上界为下颌骨下缘、下颌支后缘、乳突和枕外隆突的连线,下界即胸骨上缘、锁骨、肩峰和第 7 颈椎棘突间的连线。该局部以斜方肌前缘为界,分为前方的固有颈部和后方的项部;固有颈部以胸锁乳突肌为界,区分为颈前区、颈外侧区及胸锁乳突肌区。颈前区亦称颈前三角,被二腹肌及肩胛舌骨肌分为颏下三角、下颌下三角、颈动脉三角、肌三角。颈外侧区亦称颈后三角,该三角被肩胛舌骨肌分为枕三角和锁骨上三角。颈部的正后方有颈椎,两侧有大血管和神经,在解剖学上颈肌包括浅肌群(胸锁乳突肌、颈阔肌)、舌骨上下肌群以及深肌群(前、中、后斜角肌)。但是,起于颈椎或通过后颈部(项)及两侧的肌肉却很多,如肩胛提肌、菱形肌、头夹肌、颈夹肌、头半棘肌、斜方肌等,另外还有项韧带、后纵韧带及肌筋膜等。因此,临床上颈部软组织病变尤其是颈痛,实际上是以颈项部位的疼痛而言,并非限定于解剖学上所特定的颈肌损伤。颈痛是临床上常见的病症,据有关资料显示,因颈部疼痛而来就诊者,占疼痛门诊病种分类的第 2 位,且近年来仍有继续增多的趋势。

颈痛是各种原因引起的颈部痛症总称,是颈椎及相关软组织、神经、血管等病变的常见症状之一。本章将主要介绍临床上常见的颈部病症,包括慢性颈痛(颈椎退行性疾病包括颈椎病、颈椎间盘突出症、颈肌筋膜炎)、急性颈痛(急性颈软组织损伤、挥鞭综合征)、斜颈。在临床上,慢性颈痛和肩痛经常会同时出现,颈部问题可向下放射到手臂上,肩带部肌肉的疼痛也会影响颈部肌肉,从而降低了活动度,因此,颈、肩常相互影响,但常有侧重点的不同。

肩关节为上肢最大的关节,运动幅度大,为人体运动最灵活的关节,由肱骨头与肩胛骨的关节盂构成,是典型的球窝关节。关节盂小而浅,但其周缘有软骨构成的关节盂缘附着(盂唇),从而加深了关节窝。肱骨头比关节窝大,后者仅能容纳肱骨头的 1/3～1/4。关节囊薄而松弛,上方附着于关节盂的周缘,下方附着于肱骨的解剖颈。在关节囊内有肱二头肌长头腱通过;关节囊的上壁、前壁和后壁都有肌腱、韧带(三条韧带:喙肩韧带、喙肱韧带、盂肱韧带)加强其稳固性,三角肌包裹在肩峰的三面,唯有囊下部无韧带和肌加强,最为薄弱,故肩关节脱位时,肱骨头常从下部脱出,脱向前下方。肩袖是包绕在肱骨头周围的一组肌腱复合体,肱骨头的前方为肩胛下肌腱,上方为冈上肌腱,后方为冈下肌腱和小圆肌腱,这些肌腱的运动导致肩关节旋内、旋外和上举活动。同时,该类肌腱将肱骨头稳定于肩胛盂上,对维持肩关节的稳定和肩关节活动起着极其重要的作用。肩关节的解剖学特点,以及长期超负荷的活动,都使其极容易遭受各种损伤,尤其是慢性劳损,导致各种肩关节病症,而且常常累及上肢。据统计,在疼痛门诊就诊的患者中,因肩、上肢痛而来就诊者,为腰、下肢痛患者的 60%～70%,占第三位。本章主要讨论临床上常见的粘连性肩关节囊炎。

第一节 慢性颈痛与斜颈

慢性颈痛是各种慢性颈部病症所引起的疼痛,以慢性起病、病程较长,反复发作为特点。引起慢性颈痛的原因多为颈部长期处于不正确姿势、过度或超范围的活动,导致颈椎及相关软组织慢性劳损,以及神经卡压或颈椎的退行性变等引起,也有部分患者因颈部急性挫伤或牵拉伤后治疗不当而遗留慢性颈痛。斜颈则因病因不同可分为多种类型,本节主要介绍肌性斜颈和痉挛性斜颈。

一、慢性颈痛

(一)颈椎退行性疾病

【概述】

颈椎退行性变是指颈椎结构的衰变及功能的衰退。年龄增长以及与之相关的使用过度、修复能力降低是引起颈椎退变的主要原因。颈椎退变本身不是疾病,有时甚至是机体对于环境的适应性改变;颈椎退变不可避免,是每个人都会经历的生命过程,然而某些情况下会成为颈椎病等退行性疾病的发病基础,是造成颈脊髓、神经根等重要结构损害的主要原因。正确认识颈椎退变、减缓退变进程以及避免其发展为疾病是十分重要的。颈椎常见的退行性变包括椎体骨赘形成、关节突关节、钩椎关节以及韧带结构的退变,常见的疾病包括颈椎病、颈椎间盘突出症和颈椎后纵韧带钙化症等。

1. **颈椎病**　颈椎病泛指颈段脊柱病变后所表现的临床症状和体征。目前国际上较一致的观点是指颈椎间盘退行性变及其继发性椎间关节退行性变所致临近的脊髓、神经、血管刺激、压迫或损害而表现的相应症状和体征。本病多发于中年以后,常见于40～60岁,男性多于女性,但近年来由于电脑、手机等的广泛使用,颈椎病发病有年轻化的趋势。本病常有颈椎长期劳损病史,多见于长期伏案工作者;发病缓慢,呈波浪式发展。据有关资料报道,50岁以上,特别是60岁以后老年人颈椎病发病率随年龄增长而下降,而年轻人和成年人(50岁之前)颈椎病的发病率随年龄增长而增加。有学者对某家医院2014～2016年的颈椎病住院患者的流行病学现状分析发现,50岁以下患者中女性患者所占比例明显高于男性,随着年龄的增长,男性患者所占比例呈现上升趋势。据统计,颈椎病患者中,干部、技术员、财会人员所占比例分别为78.83%、74.21%和58.70%;生活习惯中,工作紧张、长期伏案者占59.75%,喜高中枕者占80.03%。

颈椎病的病因总体上可分为颈椎间盘退行性变、损伤及颈椎先天性椎管狭窄。颈椎间盘退行性变是颈椎病发生和发展中最基本的原因。由于人类脊柱中,颈椎体积最小,强度最差,活动度大,活动频率高,单位面积承重大;因此,随着年龄的增长,椎间盘易于出现退变,而使椎间隙狭窄,关节囊、韧带松弛,脊柱活动时稳定性下降,进而引起椎体、关节突关节、钩锥关节(增生)、前后纵韧带、黄韧带及项韧带(钙化)等变性,于是形成颈段脊柱不稳定的恶性循环,最后发生脊髓、神经、血管受到刺激或压迫的种种临床表现。急性损伤可使原已退变的颈椎和椎间盘损害加重而诱发颈椎病;慢性损伤对已退变的颈椎加速其退变过程,而提前出现症状;总之,在已退变的基础上,各种急、慢性损伤的累积效应,诱发和加速了颈椎间盘髓核脱水、纤维环膨出、破裂,间隙变窄,韧带损伤、松弛,造成椎体更加不稳、骨膜受到牵拉和挤压,产生局部微血管破裂与出血、血肿;随着血肿的机化及钙盐的沉着,最后形成骨赘。当突出的椎间盘与增生的骨赘刺激或压迫临近的脊神经根、椎动脉或脊髓、交感神经等时,使其产生损伤、无菌性炎症、修复后反应等,就出现了颈椎病的临床症状;但暴力伤致颈椎骨折、脱位所并发的脊髓或神经根损害则不属于颈椎病范畴。颈椎先天性椎管狭窄是指胚胎或发育过程中椎弓根过短,使椎管矢状径小于正常(14～16 mm)。在此基础上,即使退行性变较轻也可出现压迫症状而发病。最新观点认为,颈椎病的发生是退变或损伤导致颈脊椎动静力学平衡失调,出现异位压迫或化学刺激或免疫反应而引起。

中医学称本病为"颈痹",因长期低头工作,年老正虚,经气不利等所致,以项部经常疼痛麻木,连及头、肩、上肢,并可伴有眩晕等为主要表现的肢体痹病类疾病。中医学理论认为,本病发生的内因为筋骨失养及督脉空虚,外因与感受外邪、动作失度、长期劳损等有关。内、外因素使颈项部经络气血运行不畅,出现颈部疼痛、僵硬、酸胀;瘀滞日久成结,当阻遏颈部血脉时,气血不能上奉,清窍失养,遂出现头痛、眩晕;当瘀结阻滞颈项部有关经络时,则出现肢体疼痛、麻木等症。本病主要与督脉密切相关,可涉及足太阳、手太阳及手阳明经。

由于颈椎病临床表现多样化,故其分类方法也不尽相同。从本病的定义看,是脊髓、神经、血管受到刺激或压迫而表现出的一系列症状、体征,因此,将其分为4种基本分型,即神经根型、脊髓型、交感神经型和椎动脉型。但也有将其分为5型,即上述4型外加混合型,也有分为7型,即在5型上加颈型和食管型,尤其是颈型颈椎病目前存在一定争议。

(1)颈型颈椎病　又称为韧带关节囊性颈椎病,在临床上最为常见,是由于椎间盘退行性改变,引起颈椎局部或放射性头、颈、肩部疼痛。在颈椎退变的早期,髓核与纤维环脱水、变性,继发引起椎体的松动与不稳,从而导致椎体局部的内外平衡失调及颈肌防御性痉挛,直接刺激分布于后纵韧带及两侧根袖处的颈椎神经末梢而出现颈部症状。

(2)神经根型颈椎病　本型临床较多见,占颈椎病的50%～60%。主要为颈椎间盘向后外侧突出或钩椎关节或关节突关节增生、肥大,刺激或压迫神经根所致,尤以颈4～5、颈5～6、颈6～7最多见。

(3)椎动脉型颈椎病　本型在临床上也多见,病因包括颈椎横突孔增生狭窄、上关节突明显增生肥大可直接刺激或压迫椎动脉;颈椎退变后稳定性降低,当颈部活动时椎间关节产生过度移动而牵拉椎动脉;上述因素均可导致椎动脉痉挛、狭窄或扭曲。另外,椎动脉周围的颈交感神经受到刺激,反射性地引起椎动脉痉挛;当患者原有动脉硬化等血管疾病时则更易发生本病。本病尤以颈4～5、颈5～6病变多见。

(4)脊髓型颈椎病　本型相对较少见,占4型颈椎病的10%～15%。主要是中央后突之髓核、椎体后缘骨赘、增生肥厚的黄韧带及钙化的后纵韧带等原因刺激或压迫脊髓所致;或支配脊髓的血管受压,造成脊髓缺血;部分病例也可能由于椎体不稳刺激局部交感神经,反射性引起脊髓血管痉挛,使脊髓供血不足所致。由于下颈段椎管相对较小(脊髓颈膨大处),且活动度大,骨退行性变发生较早、较重,因此脊髓受压也易发生在下颈段。本型发生多数有颈椎管先天性狭窄的基础。

(5)交感型颈椎病　本型临床亦较少见,发病机制尚不清楚。一般认为是颈椎体退变直接压迫或刺激,或者间接反射性刺激到颈椎旁的交感神经而导致本病。由于颈脊神经没有白交通支,但灰交通支与颈交感神经及第1、2胸交感神经节的白交通支相连,因此,颈椎退行性变的刺激通过脊髓反射或脑-脊髓反射可发生一系列的交感神经症状。

(6)食管型颈椎病　本型更为少见,虽然椎体前缘骨质增生较常见,但由于椎体前有疏松结缔组织间隙,椎体与食管有一段距离,因此,一般不会出现食管受刺激或压迫的症状。若椎体前方有较大而尖锐的骨赘增生,骨刺过长穿越椎前间隙,即可压迫或刺激食管或引起食管炎症,或刺激食管神经引起食管痉挛而产生吞咽不适,导致本病。

(7) 混合型颈椎病　是指临床上出现两型或两型以上颈椎病的症状和体征,也有称为复合型者,最常见神经根型合并其他型,或椎动脉型合并交感型。在这类患者中,实质上仍以某型为主,而伴有其他类型的部分表现,因此,有学者认为命名时以"某型伴某型"较"复合型"更明确。

2. 颈椎间盘突出症　颈椎间盘突出症是在颈椎间盘退变的基础上,因轻微外力或无明确诱因导致的椎间盘突出而致脊髓和神经根受压的一组病症,多发于 40～50 岁,突出部位以颈 5～6、颈 4～5 最多见。当颈椎间盘发生退变后,后侧纤维环部分损伤或断裂,在轻微外力下使颈椎过伸或过屈运动,前者使近侧椎骨向后移位,后者致近侧椎骨向前移位,使椎间盘纤维环突然承受较大牵张力,导致其完全断裂,髓核组织从纤维环破裂处经后纵韧带突入椎管,压迫脊髓和神经根而产生相应的症状和体征。

【临床诊断】

1. 颈椎病

(1) 颈型　① 症状:青壮年为多,常表现为颈部持续性疼痛或隐痛、酸胀及沉重不适感,可阵发性加剧,有时向枕部及肩背部放射。由于颈肌僵直使颈部活动受限。多因睡眠时头颈部姿势不当、受寒或颈部突然扭转等原因而急性发作。② 体征:颈部肌肉紧张、僵硬感,活动受限。患侧椎棘间、椎旁或胸锁乳突肌、斜方肌等有压痛。但神经系统检查无感觉障碍,肌力和腱反射也正常。牵引头颈时疼痛症状减轻。③ 影像学检查:X 线片示颈椎生理弯曲变直,有轻中度颈椎退行性变征象。④ 应与颈肌筋膜炎、项韧带炎、枕神经痛等相鉴别。

(2) 神经根型　① 症状:开始多为颈肩痛,短期内加重,并向上肢放射。放射痛范围根据受压的神经根不同而表现在相应皮节。皮肤可有麻木、过敏等感觉异常。同时可有上肢肌力下降,手指动作不灵活。当头部(仰头)或上肢姿势不当、咳嗽,或突然牵撞患肢即可发生剧烈的闪电样锐痛。常因劳累、寒冷、睡眠不佳而诱发。临床上疼痛轻重情况也不一,重者尤其是急性损伤诱发或急性发作者常有典型的刀割样、闪电样锐痛,而慢性病例则多呈现钝痛。② 体征:患侧颈部肌痉挛,头喜偏向患侧,且肩部上耸。病程长者可见肌萎缩。在横突、斜方肌、肱二头肌长、短头腱,肩袖及三角肌等处有压痛。上肢腱反射可减弱或消失。上肢牵拉试验阳性:术者一手扶患者患侧颈部,一手握患腕,向相反方向牵拉,此时臂丛神经被牵张,刺激已受压之神经根而出现放射痛。压头试验阳性:患者端坐,头后仰并偏向患侧,术者用手掌在其头顶施压,此时出现颈痛并向患手反射。③ 影像学检查:X 线示颈椎生理前凸消失、椎间隙变窄、椎体前后缘骨质增生,钩椎关节、关节突关节增生明显,椎间孔变小。CT 或 MRI 可见椎间盘突出、椎管及神经根管狭窄及脊神经受压情况。具体临床表现见表 2-1。④ 应与臂丛神经痛、胸廓出口综合征、颈椎结核、肿瘤及神经根炎等相鉴别。

表 2-1　神经根受累的症状和体征

神经根	椎间盘	症状	肌力及反射变化
颈 3	颈 2～3	颈背部皮肤麻木感,耳郭部及乳突疼痛,枕大神经有压痛	临床不能发现,除非做肌电图
颈 4	颈 3～4	颈背部麻木感,疼痛沿着提肩胛肌放射,有时可放射至前胸	无发现,除非做肌电图

续 表

神经根	椎间盘	症状	肌力及反射变化
颈5	颈4~5	疼痛沿颈侧方放射至肩部,三角肌上部麻木(腋神经分布区),有时上臂外侧及前臂桡侧亦有,但手部无影响,上肢及肩伸无力,特别在90°以上时,三角肌萎缩	无反射变化
颈6	颈5~6	疼痛放射至上臂及前臂的外侧,常到大拇指及食指。拇指尖或手背第1背侧骨间肌处麻木感	肱二头肌无力,肱二头肌反射减弱
颈7	颈6~7	疼痛放射至前臂中段、中指,但食指、无名指亦常有疼痛,肩胛骨内缘及胸大肌有压痛	肱三头肌无力,肱三头肌反射减弱,伸腕及伸指肌力有减退
颈8	颈7~胸1	疼痛放射至前臂内侧、小拇指及无名指中段,有麻木感,但很少在腕关节以上	肱三头肌及手小肌肉无力,无反射改变

(3) 椎动脉型 ① 症状:以眩晕为主要症状(可伴有恶心、呕吐),表现为旋转性、浮动性或摇晃性眩晕,头部活动时可诱发或加重。可有枕、顶枕部头痛,亦可放射到颞部,多为发作性胀痛(是椎基底动脉供血不足而侧支循环血管代偿性扩张所致),常伴有自主神经功能紊乱症状。可出现突发性弱视或失明、复视等视觉障碍,但短期内自行恢复(为大脑后动脉及脑干内3、4、6脑神经核缺血所致);严重时可出现猝倒,多在头部突然旋转或屈伸时发生,倒地后再站起即可继续正常活动(是椎动脉受到刺激后突然痉挛引起);亦可有不同程度的运动及感觉障碍以及精神症状。常为突发性,并有反复发作倾向,在复发中其临床症状可完全不同。② 体征:可有椎动脉压痛,位于乳突尖和枢椎棘突连线中、外1/3交界处的下方及胸锁乳突肌后缘的后方。③ 引颈试验阳性:又称椎间孔分离试验,术者双手托住患者双下颏及枕部,然后渐用力向上做颈部牵引,患者症状减轻。④ 旋颈试验阳性:又称椎动脉扭曲试验,患者头略后仰,并嘱其自主左右旋颈,若出现头晕、眼花等脑供血不足为阳性,亦可做前屈旋颈试验,但在诊断明确且为重症患者时勿做此试验,以免发生猝倒。神经检查可正常。⑤ 影像学检查:X线平片可见钩椎关节增生、小关节增生并向前突入椎间孔内,横突间距变小。椎动脉造影时,可见椎动脉迂曲、变细或梗阻,72%~85%的患者存在椎动脉弯曲、扭转等表现。脑血管超声检查可见椎基底动脉血流量减少。CT或MRI检查可显示左右横突孔大小不对称,一侧相对狭窄。⑥ 应与梅尼埃病、脑外伤后遗症等相鉴别。

(4) 脊髓型 ① 症状:病程一般较长,呈缓慢进行性过程,根据脊髓受累及的部位和程度不同,临床症状也较为复杂。一般早期由于压迫物多来自脊髓前方,故临床上以侧束、锥体束损害表现突出,此时颈痛不明显,而以四肢乏力,行走、持物不稳为最先出现的症状。随着病情加重发生明显的自下而上的上运动神经元性瘫痪,因此,症状多从下肢开始,逐渐发展到上肢,表现为早期下肢发紧、麻木酸胀、行走不稳、跛行、步态笨拙、如履沙滩、逐渐出现上肢麻木、无力,束胸感、束腰感等。严重者可出现二便失禁或尿潴留、肢体瘫痪等。根据受累的锥体束不同,可分为中央型(上肢型)、周围型(下肢型)及前中央血管型(四肢型)。部分患者压迫物也可来自侧方(关节突增生)或后方(黄韧带肥厚),而出现不同类型的脊髓损害。② 体征:可因脊髓受压的部位和程度不同而相应出现腱反射异常、生理反射减弱、病理反射阳性等不同体征。如上下肢肌肉紧张;肱二头肌、三头肌腱反射亢进(上颈段病变)或减弱(下颈段病变);膝、跟腱反射亢进,腹壁反射、提睾反射减弱或消失;霍夫曼征、巴宾斯基征等反射阳性,髌、踝阵挛阳性;屈颈、伸颈试验阳性;并可出现相应脊髓节段以下的感觉障碍。③ 影像学检查:X线片示椎间隙狭窄,椎体后缘增生,椎管狭窄。较严重并突入椎管。CT、MRI检查示椎管矢状径缩小(多在14~12 mm以下),椎体后缘增生物或椎间盘膨出压迫脊髓。④ 应与肌萎缩侧索硬化症、脊髓空洞症、多发性神经炎等相鉴别。

(5)交感型 ① 症状:以交感神经症状为主要表现,可伴有颈肩部深在性弥散的钝痛。自主神经兴奋症状如头痛、偏头痛,头晕特别在转头时加重,有时伴有恶心、呕吐;视物模糊、视力下降、瞳孔扩大或缩小,眼后部胀痛;心跳加速、心律不齐,心前区痛(颈性心绞痛)和血压升高;头颈及上肢出汗异常,以及耳鸣、听力下降、发音障碍、失眠等。交感神经抑制症状可见头晕、眼花、流泪、鼻塞、心动过缓、血压下降、胃肠胀气、易疲劳等。由于交感神经功能障碍,可出现手部的自主神经营养不良,如手肿胀、皮肤菲薄、皮温降低等。② 体征:低头或仰头试验可诱发或加重症状。颈肩部肌肉、肌腱可出现广泛的压痛、肌紧张。③ 影像学检查:X线片、CT、MRI可见颈椎退行性变。热图像检查可见患区皮温明显降低。

(6)食管型 ① 症状:咽部及胸骨后异样感或刺痛,轻者吞咽硬食有困难,重者吞咽软食和流质也有困难;② 体征:头部后仰时吞咽困难更为明显;③ 食管钡餐检查:可见食管受压部位变窄。

附 《颈椎病诊治指南》(2016版)(世界脊柱学会会长 Tomas Kung 编著)提出的临床诊断

1. 颈型 具有典型的落枕史及上述颈项部症状体征;影像学检查可正常或仅有生理曲度改变或轻度椎间隙狭窄,少有骨赘形成。

2. 神经根型 具有根性分布的症状(麻木、疼痛)和体征;椎间孔挤压试验或(和)臂丛牵拉试验阳性;影像学所见与临床表现基本相符;排除颈椎外病变(胸廓出口综合征、网球肘、腕管综合征、肘管综合征、肩周炎、肱二头肌长头腱鞘炎等)所致的疼痛。

3. 脊髓型 出现颈脊髓损害的临床表现;影像学显示颈椎退行性改变、颈椎管狭窄,并证实存在与临床表现相符合的颈脊髓压迫;除外进行性肌萎缩性脊髓侧索硬化症、脊髓肿瘤、脊髓损伤、继发性粘连性蛛网膜炎、多发性末梢神经炎等。

4. 交感型 诊断较难,目前尚缺乏客观的诊断指标。出现交感神经功能紊乱的临床表现、影像学显示颈椎节段性不稳定。对部分症状不典型的患者,如果行星状神经节封闭或颈椎高位硬膜外封闭后,症状有所减轻,则有助于诊断。

5. 椎动脉型 曾有猝倒发作、并伴有颈源性眩晕;旋颈试验阳性;影像学显示节段性不稳定或钩椎关节增生;除外其他原因导致的眩晕;颈部运动试验阳性。

2. 颈椎间盘突出症 患者既往已有颈项疼痛病史,或无症状,当轻微外力作用下或无明确诱因而出现颈肩痛或上肢痛,或肢体出现不同程度的感觉、运动障碍。依据其突出程度及部位不同而出现相应的颈髓或颈神经根症状,临床以压迫神经根者多见,压迫脊髓或兼有神经根者少见。主要表现:① 压迫神经根的表现为颈项痛或颈肩痛,或上肢放射痛,疼痛较重,可向神经根分布范围放射,病程较久者多以麻木感为主。压迫严重时,可出现突然短期内不能抬举上肢,或手部无力感。检查时颈部处于强迫体位,或颈部僵硬,活动受限,类似"落枕",颈2~胸1神经支配区可有相应部位的感觉障碍,病变肢体肌力下降,腱反射减弱或消失,霍夫曼征阴性或阳性。② 压迫脊髓时,可出现四种不同程度的感觉、运动障碍或括约肌功能障碍,也可出现截瘫、四肢瘫等。③ MRI检查:是本病的重要诊断依据,可显示出椎间盘突出的形态,神经根或脊髓受压情况,以及变性、水肿、萎缩等病理形态。

【治疗原则及选穴处方】

经典针灸学以活血通经,舒筋活络、缓解症状为基本原则。

1. 局部选穴　根据《内经》中"在筋守筋,在骨守骨"的局部治疗原则,颈椎病属于筋病和骨病。因此,不管何种类型的颈椎病均在颈椎局部选取穴位,如颈夹脊、大椎、天柱、阿是穴等。

2. 辨经选穴　① 督脉证:颈肩、上肢疼痛麻木,下腰部软弱无力,下肢沉重感,逐渐发展成下肢无力,活动不灵,步履艰难(为脊髓型颈椎病的表现),可选督脉颈、背、腰部穴大椎、身柱、脊中、腰阳关等;② 足太阳经证:颈项、后枕部疼痛,项部僵紧不舒(颈型颈椎病),可选天柱、大杼、委中、昆仑等;③ 手太阳经证:局部压痛明显,颈部不舒,疼痛放射至前臂的尺侧(神经根型颈椎病),可选后溪、阳谷、小海等;④ 手阳明经证:颈、肩、臂和上臂的外侧和前臂的桡侧的放射性疼痛,可选合谷、曲池、臂臑、肩髃等。

由于督脉行于项之中线贯脊,而手太阳小肠经之后溪通督脉,手阳明大肠经"上出于柱骨之会上",不管何种颈椎病均可选用后溪和合谷作为循经远取穴位。

3. 对症选穴　颈椎病属骨病,根据骨会大杼而选用大杼穴。眩晕选风池、百会;恶心选内关;手指麻木选相应井穴;大便失禁选大肠俞、次髎;小便失禁选中极、曲骨、膀胱俞。

● **推荐处方 1**

治法:活血通经。

主穴:局部——颈夹脊、天柱(疏调颈部气血,通经止痛)

　　　临近——风池、肩井(祛风散寒,活血通络)

　　　远端——后溪、合谷、外关(疏通督脉及手三阳经气血)

配穴:眩晕加百会,恶心加内关。

操作:对于椎动脉型,风池穴应持续行针 1～3 min。余穴常规操作。

● **推荐处方 2**

治法:祛风散寒,舒筋活络。

主穴:局部——颈夹脊、大椎、天柱(疏调颈部气血,祛风散寒,舒筋活络)

　　　远端——后溪(疏通手太阳经及督脉气血)

配穴:肩背痛加肩井、天宗;上肢及手指麻木甚者加曲池、外关、合谷;头晕、头痛加百会、风池、太阳;恶心、呕吐加天突、内关。

操作:诸穴常规操作。

● **推荐处方 3**

治法:舒筋活络,理气止痛。

主穴:局部——阿是穴、颈夹脊(疏通气血,止痛)

　　　　　　风府、天柱(祛风散寒,通调经气)

　　　　　　大椎(通阳活血)

　　　临近——风池、大杼(祛风散寒,通调气血)

　　　　　　肩井、天髎、天宗(通络活血,祛风散寒)

　　　远端——落枕(通经舒筋活络)

配穴：督脉、足太阳经分布区疼痛加陶道、督俞、昆仑；手阳明经分布区疼痛麻木加曲池、手三里；手太阳经分布区疼痛麻木加肩中俞、肩外俞、小海；手少阳经分布区疼痛麻木加天井、支沟、悬钟、丘墟；上肢麻木加肩髃、曲池；头晕加百会；心前区痛加内关、心俞、膻中。

操作：阿是穴、颈夹脊、肩井、天髎、天宗可行刺络拔罐或灸法。余穴常规操作。

【疗效评估方法】

根据不同类型的颈椎病应用相应的疗效评估方法。

1. 视觉模拟量表　对于颈椎病出现的疼痛可用该方法进行治疗前后的疼痛强度评定，参见头痛内容。

2. 颈部关节活动度测量表　以面向前、眼平视、下颌内收为中立位，测量在各种运动类型下的颈关节活动度（表2-2），进行治疗前后的评定。

表 2-2　颈部关系活动度测量表

运动类型	活动度		参考值
	左侧	右侧	
前屈			4°～35°
后屈			35°～45°
侧屈			45°
旋转			60°～80°

3. 颈部疼痛调查问卷（NPQ）　内容见附录。

4. 颈部残疾指数评分量表　参见有关资料。

5. 改良JOA评分法（mJOA）　是将神经功能评估方法用于手术治疗脊髓型颈椎病的疗效评价，目前对于涉及神经功能的颈椎病均可采用本评价标准。采用JOA评分标准，分别观察治疗当时、1个月和最后1次治疗三时段的JOA评分，并计算恢复率。恢复率＝（术后JOA分－术前JOA分）/（17－术前JOA分）×100%。具体内容见表2-3。

表 2-3　改良JOA评分法

项目	功能状态与评分（分）
上肢功能	① 不能写字（0分）；② 字迹不能识别（1分）；③ 只能写大写字母（2分）；④ 笔迹变形（3分）；⑤ 正常（4分）
下肢功能	① 不能行走（0分）；② 平地行走需手杖或支撑物（1分）；③ 上下楼梯时需要手杖或支撑物（2分）；④ 无手杖或支撑物可以行走，但笨拙（3分）；⑤ 正常（4分）
感觉	① 明显感觉缺失（0分）；② 轻度感觉缺失（1分）；③ 正常（2分）（上肢、下肢、躯干各2分，共6分）
膀胱功能	① 完全尿潴留（0分）；② 严重排尿困难，费力、淋漓（1分）；③ 轻度障碍，尿频、尿踌躇（2分）；④ 正常（3分）

6. 颈椎病脊髓功能40分评分法　本标准由国内学者殷华符等制定，为国内临床广泛采用（表2-4）。Ⅰ级肢体残疾：0～10分，完全不能实现日常生活活动。Ⅱ级肢体残疾：11～20分，基本不能实现日常生活活动。Ⅲ级肢体残疾：21～30分，部分实现日常生活活动。Ⅳ级肢体残疾：31～40分，基本实现

日常生活活动。治疗前后分别评分,以计算出改善率,即(改善分/损失分)×100%(改善分=术后评分-术前评分,损失分=40分-术前评分)。

表 2-4　颈椎病脊髓功能 40 分评分法

项目	功能及评分
上肢功能(左、右分别评定,每侧8分,共16分)	① 无使用功能(0分);② 勉强握餐具进餐,不能系扣、写字(2分);③ 能持勺进餐,勉强系扣,写字扭曲(4分);④ 能持筷进餐,能系扣但不灵活(6分);⑤ 正常(8分)
下肢功能(左、右不分,共12分)	① 不能端坐、站立(0分);② 能端坐但不能站立(2分);③ 能站立但不能行走(4分);④ 扶双拐或需人费力搀扶勉强行走(6分);⑤ 扶单拐或扶梯上下楼(8分);⑥ 能独立行走,跛行步态(10分);⑦ 基本正常(12分)
括约肌功能(共6分)	尿潴留或大小便失禁(0分);大小便困难或其他障碍(3分);基本正常(6分)
束带感觉(躯干,共2分)	有束带感(0分);基本正常(2分)

【针灸疗效分析】

1. 针灸疗效现状　针灸治疗本类病以颈部疼痛的调查问卷(NPQ)、颈部残疾指数(NDI)和疼痛强度的视觉模拟量表(VAS)、生命质量评估的简表(SF-36)、Nurick 评分、Odom 评分和 Oswery 残疾指数评分为结局指标。其中主要结局指标包括 NPQ、VAS、NDI,次要结局指标包括 SF-36、镇痛剂用量等。

临床报道以针灸治疗颈椎病最多,其他两种疾病报道较少。临床证据显示,针灸疗法是颈椎病等颈椎退行性疾病保守治疗中有优势的一种方法,对缓解颈部疼痛、改善神经根刺激或卡压引起的肩背、肢体疼痛、麻木症状,以及椎动脉刺激或卡压引起的眩晕、头痛等均有很好的疗效,大多数患者接受针灸治疗后可缓解和改善相关症状和体征,并可减少镇痛剂的使用量。针灸和其他保守疗法一样,通常只能缓解症状,不可能改变颈椎已经存在的器质性变化。针灸治疗神经根型和椎动脉型颈椎病报道较多,交感型与脊髓型颈椎病报道较少。

国外很少有单纯针对颈椎病的针刺研究报道,一般多以慢性颈痛来描述,但这必然包括多种慢性颈痛,当然颈椎病也是主要的病种之一。一篇 *Cochrane* 综述,检验了 10 项针刺治疗慢性颈痛的试验,结论为颈痛患者包括那些疼痛放射到手臂的患者,有证据显示针刺后短期疼痛缓解;有中等强度的证据表明针刺比假针刺更有效。

在 Vickers 等对高质量研究的分析中(2012),针刺治疗 3118 例颈痛患者的唯一大规模高质量研究显示,针刺治疗与常规治疗相比有高度显著的效应量,为 0.68(0.63,0.74)。Caon RM 等采用随机对照研究结果表明,针刺治疗 12 周后,慢性颈痛患者病情明显好转,疼痛平均减轻 40%,止痛药少用54%,每天的疼痛时间减少 68%,活动受限减少了 32%。英国的 David 等通过研究也证实了针刺和理疗都是有效治疗慢性颈痛的方法。但在一份有关针刺治疗颈痛的 14 项随机对照试验的系统综述和 Meta 分析中,Fu 等报道,针刺被证明在短期内有显著的有效性,但是没有足够的证据对针刺的长期效果做出结论。

德国健康保险对针刺治疗慢性颈痛的调查涉及 14 161 名患者,报告认为:"在慢性颈痛患者中,针刺加常规医疗的治疗方法与单纯的常规医疗比较,与颈痛和功能障碍改善密切相关。"Willich 等对该试验的经济学评价发现,增值的成本效益比为每个质量调整寿命年增加了 12 469 欧元。他们得出结论："根据国际成本效益阈值，针刺是慢性颈痛患者的一种具有成本效益的治疗策略。总之中等强度证据表明，针刺是治疗慢性颈痛的一种有效治疗方法。"

2. 影响针灸疗效的因素　①病变的类型：颈椎病的类型较多，病变的类型直接关系着针灸的疗效。一般而言，颈型颈椎病是最轻的一型，为韧带关节囊性颈椎病，在临床上最为常见，是颈椎退变的早期，症状较轻、较局限，针灸对本型的疗效最好，疗程短，可达到临床治愈。神经根型和椎动脉型针灸疗效也较优越，而交感型、脊髓型疗效较差。尤其是脊髓型，由于脊髓直接刺激或受压，比神经根型、椎动脉型要复杂，针灸改善神经根水肿和椎动脉的功能状态要比改善脊髓本病的受压水肿容易。针灸疗效排序为颈型＞神经根型＞椎动脉型＞交感型、脊髓型。②病变的性质和程度：除颈型颈椎病外，其他各种类型的颈椎病即使是同一类型也存在病变程度的差异，而病变程度直接关系着针灸的疗效。一般而言，神经根、椎动脉、交感神经、脊髓受到刺激的针灸疗效要优于其明显受压的疗效。总体而言，单一椎间盘病变或骨赘对脊髓及神经根、交感神经、椎动脉的损害会比多个椎间盘或骨赘病变为轻，因此，单一椎间盘或骨赘病变的针灸疗效要优于病变范围多发者。针灸只适宜于轻度脊髓型颈椎病。相对而言，椎间盘等软组织引起的颈椎病针灸疗效要优于骨源性。骨源性颈椎病主要是增生的骨赘刺激和压迫脊髓、脊神经、交感神经和椎动脉所致，此时椎管矢状径的大小直接关系疾病的发生和发展，对针灸疗效也有决定性影响。中央型的骨赘位于椎体后方中央，压迫脊髓前方及其血管，引起以运动障碍为主的一系列症状，此型颈椎病针灸难以取得疗效，因为针刺无法直接刺激病变部位。侧后型（周围型）骨赘偏向一侧，刺激压迫脊髓的边缘和脊神经根，引起同侧神经根及脊髓症状，针刺对神经根症状可发挥较好的治疗作用。钩椎关节骨质增生，分别或同时刺激椎动脉、脊神经根，引起椎动脉型颈椎病、神经根型颈椎病，针刺对其有一定的疗效，但早期及时治疗预后多较满意；如病程较长，根管处已形成蛛网膜下腔粘连时，则易因症状迁延而预后欠满意。对于食管压迫型颈椎病，针灸很难取得疗效。脊髓长期受压而致的脊髓变性，针灸也难以取效。当然，有时颈椎病的临床表现和压迫程度并不成比例，这可能与个体差异及自我代偿能力有关。颈椎有骨质增生性变化不一定引起临床症状，偶遇轻微外伤后，往往立即出现脊髓和神经损害的临床表现。这是因为脊髓组织较为耐受慢性磨损和慢性外压，但不能耐受即使是轻微的急性损伤，故针灸疗效以神经组织损害的不同程度而定，损伤程度轻针灸疗效好。不论是先天性或后天性的椎管狭窄，其狭窄程度轻则针灸疗效较好。颈椎间盘突出症，针灸也适用于症状较轻的情况，如果出现明显而严重的脊髓压迫症状，宜配合其他疗法（如手术等）综合治疗；因此，针灸仅对本病的轻度患者为宜，单纯性颈椎髓核突出所致者，经过治疗预后大多良好；髓核脱出已形成粘连者则易残留症状。③病程：颈椎病要及早治疗，病程越短，疗效越好。病程较长而缓慢，虽症状较轻，针刺疗效并不一定优良；病程较短，病情可能虽表现较重，针灸治疗后恢复往往较快，而且疗效良好。这可能与病程长，局部的病理损伤已经固定，很难再减轻或恢复有关。④患者的配合：治疗期间要限制患者头颈的不正确活动，对颈椎失稳者要制动。治愈以后应避免过度摇摆头颈部，纠正工作中的不良体位，避免头颈部长时间前屈或转向一侧，以头、颈、胸保持生理曲线为好。这些都关系着针灸的近期疗效和远期疗效。

需要指出的是，颈椎退行性病变，尤其是骨刺已形成、椎间盘已突出、韧带已钙化者，针灸也只能改善症状，而不可能改变颈椎及椎间盘、韧带出现的器质性变化。因此，治疗前后颈椎不会有 X 线或 CT 影像学的改变。但这也同时提醒我们，颈椎病的临床症状显然是局部软组织炎症水肿或骨赘压迫脊神经或椎动脉等而引起,颈椎本身的病变只是为该病的发生提供了异常的局部环境和条件,使其容易在日常的活动中受到损伤。这正是我们有时在临床上看到颈椎本身的退行性变化严重程度和临床症状表现有时并不完全一致的原因。

3. 针灸治疗潜在的可能机制 ①止痛:针灸通过缓解肌肉紧张和痉挛,而起到止痛作用,有利于颈椎活动。另外,针刺还可通过促进人体内源性镇痛物质的释放,减弱或拮抗感觉神经的痛觉传入而提高痛阈等起到止痛作用。②促进局部微循环:神经根型颈椎病在神经根受到刺激或压迫后,其周围的无菌性炎症必然导致有渗出物填充在椎间孔及其周围的软组织中,使其组织间压力增高,针灸可通过刺激局部的微循环,促进局部的新陈代谢和炎性产物的吸收,从而达到"引流减压"效果,可消除或缓解神经根管中各种压迫和限制神经根活动的因素,达到松解神经根和软组织粘连,缓解症状的效果。③改善椎动脉供血:大量的试验研究表明,针刺颈项部的风池等穴可舒张椎动脉,增加椎动脉的血供,从而缓解眩晕等症状。④协调椎间盘周围的肌肉和韧带:最新研究认为,颈椎的退变或损伤是不可逆的病理因素,而其继发的病理改变,引起动静力学平衡失调,才是关键的发病机制。因为颈脊柱的主要功能是承受头颅重量和维持头颅平衡,并为适应听、嗅、视觉的刺激反应而有较大敏锐活动性。这些功能的实现是通过颈椎体及其各联结结构复杂而严密的组织活动调节来完成,即"活动"是其功能实现的关键,若失去"活动",则其"动"的力学平衡失调,其静力学和稳定性不能随时调节,脊柱的刚度和强度异常,内源性和外源性稳定受到破坏,则颈椎的压缩、牵拉、扭转、剪切等载荷出现改变,从而导致异位压迫或化学刺激引起颈椎病。颈椎病发生后,病变局部的肌肉、韧带、肌腱等处于失衡的生物力学状态,针灸通过局部刺激,可对其进行协调,减轻其痉挛状态,从而可缓解局部的肌肉、肌腱和韧带的紧张状态,达到缓解疼痛,减轻椎间盘、神经及血管压力的目的,有利于局部血液循环和组织损伤的修复。⑤神经调节:针刺可直接刺激神经,引起神经冲动的传导,这对于受刺激和压迫的神经根具有反射性促进神经细胞代谢和自我修复作用。国外学者 Peng AT 等研究表明,电针治疗慢性颈肩痛可获得 64.9% 显著长期改善,并认为其作用原理是电针阻滞了外周交感神经,引起局部微循环增加而促进了组织康复和疼痛缓解。

【预后】

总体而言,颈椎病的治疗原则首先应考虑保守治疗,一般大多数患者症状可得以缓解和改善,在保守疗法中,针灸是有优势的一种疗法。在临床上颈椎病以颈型、神经根型和椎动脉型多见,大多数患者经过非手术治疗可使症状改善或消失,但常可反复发作。多数颈椎病患者一般有从急性发作到缓解、再发作、再缓解的规律。大部分颈椎病患者预后良好。颈型颈椎病并非由颈椎骨质增生引起,而是因为颈椎生理弧度改变及颈部软组织劳损所致,因此,预后好。神经根型颈椎病预后不一,其中根痛型预后良好,萎缩型较差,麻木型介于两者之间;单纯性颈椎髓核突出所致者,预后大多良好,治愈后少有复发;髓核脱出已形成粘连者则易残留症状;钩椎关节增生引起者,早期及时治疗预后多较满意;如病程较长,根管处已形成蛛网膜下腔粘连时,则易因症状迁延而预后欠满意;骨质广泛增生患者,不仅治疗较复杂,且预后较差。

椎动脉型颈椎病预后大多良好,尤以因椎节不稳所致者,症状严重经手术治疗的病例预后亦多满意。椎动脉型颈椎病多发于中年以后,对脑力的影响较严重,对体力无明显影响,有患者因椎基底动脉系统供血不足形成偏瘫等,但较少见。脊髓型颈椎病对患者的体力损害较为严重,如不积极治疗,多致终身残疾,但对脑力的影响小。一般而言,本型主要采用手术治疗。椎间盘突出或脱出所致者预后较佳;椎管矢状径明显狭小伴有较大骨刺或后纵韧带钙化者,预后较差;病程超过1年且病情严重者,尤其是脊髓已有变性者,预后最差;高龄者,特别是全身伴有严重疾患或主要脏器(心、肝、肾等)功能不佳者,预后亦差。

另外,也有人应用肌电图检查对神经根病损进行预后判定,在神经根型颈椎病急性期,常可观察到插入电活动延长,肌松弛时出现束颤电位、纤颤电位和正锐波等异常自发电位,肌收缩时运动单位电位数量减少,波幅降低。病程较长者可见运动单位电位相位增多,时限延长,波幅增高。这符合临床的发病机制,因为在神经根型颈椎病中,病理改变主要是各种因素造成神经根的受激压,随着病情的进展,根袖处出现炎症反应,逐渐纤维化,甚至产生瓦勒变性,因而肌肉出现失神经电位。恢复期病损神经的修复过程出现大的再生电位,表示肌肉已重新获得神经支配,预后良好。在临床颈椎病的诊断中,往往认为影像学的检查方法最为准确。但仅有X线改变而无临床症状者不能诊断为颈椎病,某些病例有典型的临床表现,却无明显的影像学改变,这是因为软组织的病理改变并非都显影,在电生理检查中则常常有阳性发现。因此,综合电生理检查对神经根型颈椎病有更高的敏感性,能帮助早期诊断受损的节段、部位、范围及其严重程度和判断预后。

颈椎间盘突出症出现神经根压迫症状,一般适当休息、通过保守治疗,必要时加用非甾体抗炎药、脱水剂、神经营养药或颈椎牵引等,大部分预后良好;少数保守治疗无效,疼痛加重,甚至出现肌肉萎缩者应及时进行手术治疗。后纵韧带钙化症若症状仅为轻度的肢体疼痛或麻木,不影响工作和生活的,可采用保守治疗,必要时休息、口服消炎止痛药,预后良好。如脊髓压迫症状严重,则需手术治疗。

另外,患者自身应加强颈肩部肌肉的锻炼,避免高枕睡眠的不良习惯。枕头高以8～15 cm为宜,或按(肩宽－头宽)/2计算,颈椎枕亦可起预防或治疗作用。注意颈肩部保暖,避免头颈负重物等。

（二）颈肌筋膜炎

【概述】

肌筋膜炎最初被认为系肌肉纤维组织炎性改变,身体中富有白色纤维的组织,如筋膜、腱鞘、肌膜、韧带、肌腱、骨膜和皮下组织易患本病,并将其称为白色纤维慢性炎症。因其常见于肌肉和筋膜组织,故又名肌筋膜纤维织炎、肌筋膜炎、肌肉风湿病、肌纤维炎、纤维组织炎、纤维肌炎、肌筋膜疼痛综合征等;为了与关节风湿病区别,又称为非关节性风湿病,因此,本病的名称非常繁多和混乱。目前,比较公认的病名为肌筋膜炎。

肌筋膜炎的病因较多,但确切原因尚未完全明确。目前认为可能与损伤、过劳、潮湿、受凉、脊柱疾患,偶然精神创伤或体内感染灶有关;呼吸道感染如流感亦可诱发本病或使症状加重,甚至有人认为可能与遗传有关。依据发病原因可分为原发性和继发性,前者无明确原因或不伴有其他疾病存在,可能与风、寒、湿或不明的体内感染灶有关;后者多继发于明确的损伤、骨骼病(尤其是脊柱病中的颈椎病)及致痛性炎症(感染、风湿病、病灶性毒素或免疫性疾患等)。发生机制也并不十分清楚,一般认为是纤维组织的一种非特异性炎症变化。

损伤为本病的重要原因,包括两种情况,如运动或劳动时受伤,使颈部肌肉、筋膜组织或骨与关节发生急性损伤,未能及时适当治疗,肌肉筋膜组织逐渐纤维化及瘢痕收缩,可在软组织中形成过敏病灶,引起本病。另一种则是在重复劳动中反复的微小损伤,成为慢性积累损伤,形成慢性炎症,甚至粘连;颈部静力学位置性畸形亦可使颈部软组织等劳损,成为内源性损伤;这些慢性损伤可形成小病灶,在筋膜或肌肉组织中构成纤维结节扳机点(激痛点),产生广泛性反射痛(或引传痛)。潮湿与寒冷是本病的重要诱因。患者在发病前常有暴露在寒冷和潮湿空气中的病史,故冬季或初春发病者较多。如夜间睡于潮湿、寒冷的地面,翌晨极可能发生颈背腰部疼痛;在风口睡眠,可造成颈部循环改变,诱发本病。因此,本病的一个显著特征就是患者对天气变化的敏感度较高。另外,与风湿也密切相关。

感染因素认识并不一致,有人认为,患者体内可能有感染灶,从而有细菌毒素经血液进入组织中,对纤维组织有特殊亲和力,但未得到公认。大多数人认为,某些感染因素,如流行性感冒、麻疹等在其急性期或以后长时间内可产生严重的非关节性风湿,扳机点(或激痛点)即在此病毒感染过程中形成,成为疼痛的根源。其后虽然疼痛消失,但在某些患者中扳机点(非活化)继续存在,虽患者自身不觉,但医师触诊时即可发现。这种潜在性的扳机点可为其他因素如寒冷、受潮等因素所激发或诱发,成为以后产生慢性纤维组织(或肌筋膜)炎的基础。精神因素在患者中占较高比例,疼痛使患者精神紧张,而后者又促使肌肉张力增加,甚至痉挛,产生反射性深部疼痛过敏,于是便形成疼痛→痉挛→疼痛加重的恶性循环。由于慢性长期的精神紧张,少数患者可出现焦虑状态,对疼痛反应多较敏感而强烈。另外,本病与痛风、风湿病有密切关系。

本病属中医学"痹证"范畴。久卧湿地,贪凉或劳累后复感寒邪,风寒湿邪侵入机体,寒凝血滞,使肌筋气血运行不畅,经络痹阻不通;或劳作过度,筋脉受损,气血阻滞脉络;或素体虚弱,气血不足,筋脉失荣,上述原因均可导致本病发生。

【临床诊断】

1. **症状** 发病多缓慢,病程较长,可持续数周或数月。也有因受凉或头颈长期处于不协调或强迫姿势后而急性发病者。自觉颈后部僵硬感、紧束感或有重物压迫之沉重感,致使颈部活动不灵活。当静止不活动时如早晨起床后,这种僵硬、沉重症状加重。经颈部活动后症状逐渐减轻,并自觉轻松。但疲劳或过度活动后症状反而恶化。同时伴有深在持续性酸、胀痛或钝痛。患者自己能指出感觉最僵硬及疼痛的具体部位。不适感及症状只局限于颈后部,严重者可伴有头痛或牵涉一侧肩、背部。但无神经血管症状。

2. **体征** 颈部肌肉僵硬及压痛的多发部位在枕骨下方,胸锁乳突肌、斜方肌相交的凹陷处(相当于天柱穴),尤以斜方肌棘突附着点为多见,其次为斜角肌或胸锁乳突肌处,一般以长期慢性弥散性疼痛为主,偶尔有轻微的肌肉痉挛征;检查时在局部可触及皮下深部有硬结,并伴有明显压痛或反射痛(引传痛),此硬结常形成扳机点(激痛点)。病情严重可有轻度肌肉萎缩,晚期可因胸锁乳突肌的纤维化导致斜颈。

3. **理化检查** X线检查无明显异常;实验室查抗"O"或血沉正常或稍高。

4. **其他** 由于上述颈部有关肌肉的深部为枕大神经,故此神经受累后可伴有后头及枕部疼痛,但应鉴别。

【治疗原则及选穴处方】

经典针灸学以疏通经筋,活血止痛为基本原则。根据《内经》"在筋守筋"原则,以局部阿是穴及经穴为主,如选择颈部、肩背部的阿是穴,手太阳、手少阳、手阳明经的背部腧穴。另外,局部夹脊穴、足太阳膀胱经穴、督脉穴也是常选用的穴位。

1. 局部选穴 以局部阿是穴及经穴为主,如选择颈部的风池、完骨;颈部夹脊穴,颈部督脉的大椎、哑门、陶道;膀胱经的天柱、大杼、风门等。

2. 远端选穴 可选手太阳的后溪(通督脉);头项寻列缺;手阳明的合谷等。

● 推荐处方1

治法:祛风散寒,舒筋活络。

主穴:局部——阿是穴、夹脊穴(疏通局部气血)

临近——风池、肩井、大椎、天宗、肩外俞(祛风散寒,舒筋活络)

远端——列缺(通络止痛)

操作:局部阿是穴每次取2～3穴,针刺结束后,留针2～3根,取5号火罐拔于留针部位,留罐10 min;或可用灸法。夹脊穴选择临近患区的夹脊穴为宜。列缺强捻转刺激。余穴常规操作。

● 推荐处方2

治法:祛风散寒,舒筋活络。

主穴:局部——阿是穴(疏通局部气血)

配穴:肩井、天宗、巨骨、曲垣、肩外俞、夹脊穴。

操作:操作同推荐处方1。

【疗效评估方法】

1. 视觉模拟量表(VAS)、数字评价量表(NRS)等疼痛评价方法 参见偏头痛内容。

2. 疼痛心理评估方法 参见偏头痛内容。

3. 总体疗效评估法 ① 痊愈:颈部疼痛及沉重感、紧束感消失,活动自如,恢复正常工作,患处检查时肌痉挛及条索状物明显减轻或消除,6个月内无复发;② 好转:颈部疼痛及沉重感、紧束感,明显减轻,不影响日常生活和工作,遇劳累或受凉后仍有不适;③ 无效:症状无改善。

【针灸疗效分析】

1. 针灸疗效现状 临床证据显示,针灸治疗颈肌筋膜炎可明显缓解症状、改善颈部活动范围和功能。2010年发表的一项RCT中,试验组(针刺)治疗颈肌筋膜疼痛与对照组(安慰针刺)相比,在主要结局指标SF-36评分上有显著差异。在次要结局指标颈部活动范围(ROM)和运动相关疼痛及简式McGill疼痛问卷(SF-MPQ)评分上无显著差异,但两组在治疗前后自身比较均有差异。

2. 影响针灸疗效的因素 ① 病程:病程短者,针灸可取得良好效果,一般治疗3～5次可见明显效果;病程长,尤其是肌肉、筋膜已形成晚期的挛缩和变性,针灸疗效较差。因此,要早治疗,预防筋膜发生粘连。② 病因:本病的病因较多,其确切的原因尚不清楚,一般认为与损伤、寒冷和潮湿、感染、精神紧张以及与痛风、风湿病有关。一般而言,由寒冷、潮湿和精神紧张所致者,针灸疗效最好;由损伤所致者,针灸也可取得良好疗效;由感染、痛风、风湿病所致的继发性筋膜炎,尤其是坏死性筋膜炎,针灸疗效较差,需结合原发病的治疗,在原发病治疗基础上加针刺效果较好。

3. 针灸治疗潜在的可能机制　西医学认为,本病发生与损伤、寒冷潮湿、感染、精神长期处于紧张状态等因素有关。因此,针灸治疗本病的主要环节和机制包括:① 促进循环。急性损伤与慢性损伤时,肌筋膜长期反复受到牵拉,或受到暴力外伤,积累性损伤,可发生肌纤维撕裂,小血管破裂出血,组织液渗出而引起肌张力增高,局部肿胀,压迫周围组织,使末梢神经甚至神经干受卡压产生疼痛,久之渗出物积聚形成粘连,局部血液循环、组织营养代谢受阻而变成慢性疼痛,迁延不愈。寒冷和潮湿是肌筋膜炎发病的主要原因之一,在寒冷的环境下,可致颈部血液循环发生改变,血管收缩、缺血,从而造成局部纤维组织炎症。因此,局部缺血是本病的主要原因,针灸可舒张局部血管,增加循环血量,改善局部代谢,有助于炎症的吸收,同时促进了局部代谢产物堆积的消散,可消除水肿对神经末梢的卡压症状。研究发现,针灸及拔罐可使人体局部皮温和脉搏波幅均增高,提示可改善局部及同侧肢体血液循环功能。② 神经调节。潮湿环境可使皮肤的代谢功能发生改变,特别是排汗功能降低,导致颈部肌肉、筋膜等组织的血液流速减慢,引起微血管充血、瘀血、渗出、变形,最终形成筋膜纤维织炎。针灸可通过神经调节机制,调节自主神经功能,协调人体的排汗,促进局部的新陈代谢。③ 调节精神状态。精神长期处于紧张状态,以一种姿势过久的工作可使肌肉张力增加,甚至痉挛,产生反射性深部疼痛过敏,经过疼痛-痉挛-疼痛的过程,使疼痛加重,形成恶性循环,焦虑症患者对疼痛的反应敏感而强烈。针灸可协调人体的中枢神经系统功能,调节精神状态,从而有效地减轻痛觉反应过敏。另外,针刺可通过调节神经-肌肉反射,解除肌肉痉挛,打破疼痛→痉挛→疼痛的恶性循环。④ 促进局部组织修复。火针是将炽热的针体迅速刺入病变组织,可使针体周围微小范围内的病变组织被灼至炭化,可使病变组织破坏,激发自身对坏死组织及周围炎症的吸收作用,促进组织的修复,使粘连的组织得以疏通、松解,局部血液循环得到改善。灸法在艾燃烧过程中辐射出的近红外线,可直接渗透到人体的较深部位,增加细胞的吞噬功能,有利于组织的修复。⑤ 止痛作用。针灸可以促进局部血液循环,促进致痛因素消失;针刺可促进人体释放内源性镇痛物质,提高痛阈,还可通过闸门控制学说、弥漫性伤害抑制性控制机制等起到止痛的作用。

【预后】

本病经过针灸治疗可明显改善或控制症状,大多数患者预后良好,尤其是早期治疗见效更显著。患者应加强项背部功能锻炼,积极参加体育活动,如做体操、打太极拳等,增强项背部的肌力和身体素质,患者活动越早效果越好,能促进更快恢复。本病多发生于潮湿寒冷环境下的野外工作者;慢性劳损为另一个重要的发病因素,见于颈部长期超负荷劳动的人群。其他如病毒感染、风湿病的肌肉变态反应及精神因素等都是诱发该病的因素。因此,应避免过度疲劳,适当劳逸结合,注意局部保暖,防止受凉、感冒。对于少数患者急性疼痛剧烈时,可建议短期休息。

西医多主张首先进行物理治疗,可用非甾体抗炎药对症治疗,缓解疼痛和肌肉紧张;用组胺扩张周围血管,改善循环;用氯乙烷局部喷射,或在反射痛及扳机点上行封闭,打破疼痛痉挛弧。对于非手术治疗无效者,可先切除已触知的结节,如仍不能完全解除痛苦,可行受累肌肉松解术。对于深筋膜部的纤维性变,表面出现裂隙,下方的脂肪组织因张力较大而由此裂隙处疝出,如疝颈较细或粘连严重,或疝出的脂肪较多,经非手术治疗无效,且末梢神经卡压症状明显者,可行脂肪疝摘除术。

二、斜颈

【概述】

斜颈由于病因不同可分为肌性斜颈、骨性斜颈、眼源性斜颈、反射性斜颈、炎性斜颈、痉挛性斜颈、麻痹性斜颈等。本节主要讨论肌性斜颈和痉挛性斜颈。

肌性斜颈多自幼发病,发病率为 0.3%～2.0%。近年来,先天性肌性斜颈的发病率正在上升,据报道,健康新生儿中的发病率高达 16%。常在出生后 10～14 天发现脖子上出现包块,2～3 个月逐渐增大,以后逐渐缩小,6 个月后消失,少数患儿持续到 1 周岁。虽然肿块消失,但由于肿块肌肉的纤维性变,使胸锁乳突肌挛缩,斜颈继续存在或更明显。目前认为,本病由难产损伤肌肉或胚胎期在宫内位置不良造成,一侧胸锁乳突肌在难产分娩时受损,肌肉变性成为纤维索不能随颈的发育而伸长。痉挛性斜颈(肌张力障碍)是指头和颈部肌肉的一种异常姿势,常伴有头部震颤、徐动或痉挛性不自主运动,致使头部和颈部呈多种倾斜姿势,受累肌肉明显肥厚。本病可伴有其他形式的运动障碍性疾病,如变形性肌张力障碍、慢性舞蹈病和震颤麻痹等。这种异常运动,在患者处于公众场合或紧张繁忙时加重。约有 75% 的患者有与颈肌痉挛发作相关的特定疼痛,如头痛、颈痛;约 1/3 的患者有颊部、眼睑、手臂或躯干痉挛,约 25% 的患者有站立性或运动性手震颤。发病机制尚不清楚,但有大量的证据表明,纹状体功能障碍是本病的病因,另外遗传和前庭功能异常也与本病有关。患病率为 4.9[95% 置信区间(CI)3.6～6.9]/10 万人,多见于 30～50 岁,也可发生于儿童或老年人,男女比例为 1:2。

肌性斜颈属中医学的"筋伤""痹证"或"痿证"等范畴,系由小儿颈部经筋受损,气血逆乱,瘀血停滞,筋脉失养所致。痉挛性斜颈属"风证""痉证"范畴,中医学认为,本病因受风寒湿邪侵袭,壅阻经脉,气血运行不畅,颈部阴血亏少,筋肉失于濡养,或因患者素体阴虚阳亢,风气内动所致。

【临床诊断】

1. 先天性肌性斜颈

(1) 出生后一侧胸锁乳突肌肌部出现血肿,质硬、椭圆形或圆形、位置固定。肿块表面不红,温度正常,无压痛。数周后纤维成条索状包块,逐步挛缩,形成斜颈。头偏向患侧,下颌面部转向健侧;被动将头转向健侧时,胸锁乳突肌挛缩更明显。

(2) 随着年龄增长,颜面呈发育性不对称,患侧面部短小(如病侧颜面短而扁,健侧长而圆,双眼、双耳不在同一平面,严重者导致颈椎侧凸畸形)。

(3) 根据畸形表现容易确诊,即病侧胸锁乳突肌呈条索状挛缩,头面部偏斜即可明确诊断。宜拍颈椎 X 片,排除骨性畸形。

2. 痉挛性斜颈

(1) 多见于中、青年。发病起始轻微,缓慢发展,逐渐加重至不能控制。早期表现为周期性头向一侧转动或前倾、后仰,后期头常固定于某一异常姿势。

(2) 颈部肌肉不能控制的异常活动,双侧颈部深浅肌肉都可以累及,但以一侧为重。影响最为明显的肌肉依次为胸锁乳突肌、斜方肌和头夹肌等,受累肌肉的强制性收缩使头部不断转向某一方向。头部向一侧转动者为对侧胸锁乳突肌的收缩;头向后过伸则为双侧颈夹肌及斜方肌同时收缩。

（3）Hassler 等将痉挛性斜颈的头部异常姿势分为 4 型，即转向一侧的单纯水平型斜颈；环绕前后轴的旋转型斜颈；接近水平轴的伸展型斜颈，最后导致颈后倾；接近水平轴的屈向型斜颈，最后导致非对称性的颈前倾。前 2 型最常见。

（4）痉挛动作可因情绪波动、疲劳或感觉刺激而加重。睡眠时症状完全消失，受累肌肉肥厚，发作频繁时肌肉疼痛。

附 中华医学会神经病学分会帕金森病及运动障碍学组——肌张力障碍诊断与治疗指南

痉挛性斜颈属于局灶性肌张力障碍。肌张力障碍的临床诊断要点：① 肌张力障碍时不自主运动的速度可快可慢，可以不规则或有节律，但在收缩的顶峰状态有短时持续，呈现为一种奇异动作或特殊姿势；② 不自主动作易累及头部肌肉（如眼轮匝肌、口轮匝肌、胸锁乳突肌、头颈夹肌等）、躯干肌、肢体的旋前肌、指腕屈肌、指伸肌和趾屈肌等；③ 发作间歇时间不定，但异常运动的方向及模式几乎不变，受累的肌群较为恒定，肌力不受影响；④ 不自主动作在随意运动时加重，在休息睡眠时减轻或消失，可呈现进行性加重，晚期症状持续，受累肌群广泛，可呈固定扭曲痉挛畸形；⑤ 病程早期可因某种感觉刺激而使症状意外改善被称为"感觉诡计"（sensory tricks）；⑥ 症状常因精神紧张、生气、疲劳而加重。

【治疗原则及选穴处方】

经典针灸学治疗肌性斜颈以舒筋活络为基本治疗原则，而痉挛性斜颈以熄风止痉为基本治疗原则。在选穴上，肌性斜颈以局部穴位为主，痉挛性斜颈以整体调节为主，以熄风和舒筋穴位为主。具体选穴原则如下：

1. 肌性斜颈 在选穴上根据《内经》"在筋守筋"原则，选取局部阿是穴、扶突、缺盆等穴，可循经远端配合选手阳明大肠经的合谷等。

2. 痉挛性斜颈 在选穴上，根据"肝主筋""诸风掉眩皆属于肝"等中医理论，选取肝经太冲、背俞穴肝俞，胆经之风池等；阳明多血多气，可选手阳明之合谷，足阳明之足三里、内庭等；另外，根据筋会阳陵泉可选该穴，筋缩为治疗经筋病的效穴。也可根据脑为元神之府，选督脉之人中、百会进行调神通络。根据辨证属肝风内动者，可选肝俞、外关、太溪等熄风止痉；肝肾不足者，可选肝俞、肾俞、太溪、足三里、关元、悬钟等补益肝肾。

● **推荐处方 1（肌性斜颈）**

治法：温经祛风，疏调经筋。

主穴：局部——阿是穴（疏调局部气血，温经舒筋）

配穴：风池、扶突、天容、大杼。

操作：阿是穴首先用艾条温和灸法，沿患侧胸锁乳突肌和斜方肌走行方向，距皮肤 2～3 cm，往返熏灸，以局部有温热感和舒适感为度，施灸时间 15～20 min。其后在风池、扶突、天容、大杼上行雀啄灸，每穴 3～5 min，至皮肤出现红晕为度。最后在局部阿是穴行《内经》中的"合谷刺法"，不留针，可用指针法。

● **推荐处方 2（痉挛性斜颈）**

治法：熄风止痉，通络舒筋。

主穴:局部——扶突(疏调颈部气血)

　　　远端——中渚(疏调三焦,行气活血)

　　　　　　三间、列缺、内庭(疏调阳明、太阴经气)

　　　　　　太冲(熄风止痉)

操作:中渚、列缺、内庭、太冲四穴均向上斜刺,三间向手心方向透刺,同时灸患侧。

● **推荐处方3**

治法:熄风止痉,通络舒筋。

主穴:局部——扶突(疏调颈部气血)

　　　临近——印堂、百会、风池(调神通络)

　　　远端——合谷、太冲(熄风止痉)

配穴:肝风内动加肝俞、外关、太溪;肝肾不足加肝俞、肾俞、太溪、足三里。

操作:常规操作。

【疗效评估方法】

1. 肌性斜颈

(1) 整体疗效评估　　按3级评价。① 痊愈:斜颈纠正,颈部肿块消失,挛缩的软组织充分松解,面部两侧对称,颈部活动度功能正常。患儿头部向患侧旋转幅度与向健侧旋转幅度无明显差异,两侧胸锁乳突肌直径无明显差异(两侧均有斜颈者以正常人的生理角度作衡量标准)。② 好转:斜颈有不同程度纠正,其症状、体征明显缓解,但与痊愈标准稍有差别。③ 无效:治疗10次以上,症状、体征改善不明显。

(2) 美国物理治疗协会儿科分会指南　　当患儿达到下列情况,可停止物理治疗:① 主动运动时两侧对称;② 运动发育与年龄相适应;③ 没有明显的头部倾斜(head tile,HT)。

头部倾斜(head tile,HT)判定方法:每个婴儿在仰卧位习惯性侧屈的量被记录为HT。测量时将婴儿置于仰卧状态,并在中线处提供视觉刺激,无需额外用力将头部置于中线位置,用相机在正上方拍摄记录。在打印的照片上画了两条线,一条穿过婴儿的眼睛,另一条穿过肩峰突起的上部(肩膀外侧三分之一的顶部)。将这些线延长到相交处,并使用量角器测量这两条线之间的锐角,锐角表示婴儿从中线自发横向倾斜的角度。或者采用人体1.0软件,采用摄影法对头部倾斜进行评估,在婴儿的仰卧位拍摄其习惯性的头部位置。两线之间的夹角,连接眼睛瞳孔和连接肩峰,由软件自动测量。

2. 痉挛性斜颈

(1) 整体疗效评估　　按4级评价。① 痊愈:症状、体征完全消失,颈部功能活动正常;颈部正位X线片示椎体序列正常,无侧凸,颈部侧位X线片示椎体生理曲度正常,随访半年未复发。② 显效:症状、体征显著减轻,颈部功能活动正常;颈部正位X线片示椎体序列正常,无侧凸,颈部侧位X线片示椎体生理曲度正常,随访3个月未复发。③ 有效:症状、体征稍减轻;颈部X线片示较治疗前稍改善。④ 无效:症状、体征及颈部X线片均较治疗前无改善。

(2) 崔氏评分量表(Tsui量表)　　A. 头歪斜的程度(0~9分):① 扭转。0分=无,1分<15°,2分=15°~30°,3分>30°。② 倾斜。0分=无,1分<15°,2分=15°~30°,3分>30°。③ 屈曲。

0 分=无,1 分=轻度,2 分=中度,3 分=重度。A=3 者之和。B. 头歪斜的时间(0~2 分):1 分=间歇,2 分=持续。C. 肩的抬举(0~3 分):1 分=轻度间歇,2 分=轻度持续或重度间歇,3 分=重度持续。D. 头震颤或抽搐(0~4 分):① 程度。1 分=轻度,2 分=重度。② 时间。1 分=偶尔,2 分=连续。

总分=A×B+C+D,最大得分为 25 分,治疗后评分下降 0%~10%为无效;下降 11%~50%为部分缓解;下降 51%~80%为明显缓解;下降 81%~100%为完全缓解。

(3) 西多伦多痉挛性斜颈评分量表(TWSTRS) TWSTRS 量表具有较好的信效度,是目前痉挛性斜颈最常用的评分量表。

各个分量表及整个量表被广泛应用于 ST 患者的病情及疗效评估。该量表主要由斜颈严重程度评分(0~35 分)、致残疾程度评分(0~30 分)及疼痛评分(0~20 分)3 部分组成,总分 85 分,得分越高表示受试者疾病程度越严重。

斜颈严重程度评分包括:① 最大偏移(旋转、侧屈、颈前屈/颈后仰、侧向偏移、矢状移位);② 持续时间因素;③ "感觉诡计"的影响;④ 肩的抬举或向前移动;⑤ 运动范围(不借助"感觉诡计");⑥ 患者能够不借助"感觉诡计"保持头不偏离中线 10°的时间(≤60 s)。

残疾程度评分内容包括对工作或家务、日常生活、驾驶、阅读、看电视及户外活动的影响。疼痛评分包括疼痛程度、疼痛持续时间及疼痛对功能的影响。具体内容参见有关资料。

【针灸疗效分析】

1. 针灸疗效现状 目前,对小于 1 岁的先天性斜颈(CMT)患儿多采用非手术疗法(如局部热敷、按摩、手法矫治、矫形帽外固定等),美国物理治疗协会儿科分会制定的物理治疗先天性斜颈的指南推荐对 CMT 进行物理治疗,首选干预包括:婴儿颈部被动运动、颈部和躯干的主动运动、对称运动的发展、环境适应性、对父母护理的教育。观察指标多选用肌肉功能量表、头部倾斜和颈部侧屈和旋转的运动范围等。

一项 RCT 研究显示,针灸治疗小儿先天性斜颈总有效率为 88.37%,治愈率为 74.42%,能缓解肿块厚度和胸锁乳突肌挛缩长度。研究结果表明,针灸能有效治疗先天性斜颈。

目前,针灸治疗痉挛性斜颈多以临床有效率、表面肌电检测(如患侧胸锁乳突肌、颈伸肌的功率频率值和平均肌电值)、西多伦多痉挛性斜颈评分量表(TWSTRS 量表)、Tsui 评分量表的评分作为结局指标,针刺治疗本病的临床证据较少。有研究显示,针灸治疗痉挛性斜颈的总有效率为 90%,显效率为 35.0%。

2. 影响针灸疗效的因素 ① 病程:肌性斜颈病程越短,针灸疗效越好。先天性斜颈患儿应在出生后数月内即进行针灸治疗,如针灸治疗开始较晚,胸锁乳突肌已经纤维化,则针灸疗效差,通常在 6 个月以内是针灸和其他保守治疗的最佳时机。如果超过 1 岁,或者经过 3~6 个月针灸治疗不见效果者,针灸将难以取得疗效,应该手术治疗。尤其是在晚期,前中斜角肌甚至颈动脉鞘亦发生挛缩时,已发生颈椎骨性畸形,针灸则难以取效,即使手术,畸形矫正亦不满意,因此,要抓住时机早治疗。② 疾病类型:肌性斜颈可根据肌肉及纤维组织所呈比例,分为 3 种病理类型。肌肉型以肌肉组织为主,仅含少量纤维变性的肌肉组织或纤维组织。混合型含肌组织和纤维组织。纤维型以纤维组织为主,含少量的肌肉或变性的肌肉组织。此分型对临床疗效的判定有一定指导意义。一般情况下,针灸治疗肌肉型疗效较好,纤维型疗效较差。③ 年龄:一般而言,痉挛性斜颈年轻发病且病情较轻者,针灸疗效要优于发病年龄较大的患者。④ 病情:痉挛性斜颈的针灸疗效与病情轻重密切相关。颈肌痉挛发作症状较轻,涉及其他相关部位发生的痉挛部位少、症状轻、无明显其他并发疾病者,针灸疗效较好;如果痉挛发作严重,涉及部位多,伴有其他形式的运动障碍性疾病,如变形性肌张力障碍、慢性舞蹈病和震颤麻痹等,即神经性及特发性者较难治疗,针灸疗效差。总之,针灸治疗肌性斜颈疗效要优于痉挛性斜颈。⑤ 训练、推拿、理疗等方法的配合:最初可积极配合物理治疗,能明显地提高针灸疗效,如对肌性斜颈每天被动牵拉缩短的肌肉和按摩肌腹、热敷;对痉挛性斜颈在发作时对同侧下颌施加可感觉到的轻度压力(感觉的生物反馈技术),有时能暂时缓解痉挛。肌性斜颈在治疗时因患儿年龄不同而异,1～3 个月,应以针灸和转头训练、按摩为主,训练对早期患儿非常有效,将患儿放置在向门或可引起其发生兴趣的位置,以便患儿的头部时常偏向健侧,颏部转向患侧,这样可使患侧的胸锁乳突肌时常被拉长。按摩,将患儿颈部向健侧偏向,并将颏部转向患侧肩部,使胸锁乳突肌被拉直,然后按摩肌肉肿块,每日 3 次,每次 10 min,经过 2～3 个月的治疗,多数患儿头部的活动范围可恢复正常。4～6 个月者,患侧胸锁乳突肌和周围的组织多已发生纤维性变,胸锁乳突肌缩短,此时的治疗除采取针灸、转头和按摩外,还应该采取比较有力的被动牵引矫正方法。固定患儿身体和肩部,另一人将患儿颈部向健侧偏向,然后将下颏转向患侧,并逐渐将其抬高,同时把头偏向健侧,使健侧耳垂接近肩部,每日至少3～4 次,每次 10 min,坚持 6 个月到 1 年。患儿睡眠时应取仰卧位,下颏向患侧,枕部向健侧,并用棉垫和洁净的小沙袋固定头部于上述位置。针灸、牵伸挛缩的胸锁乳突肌半年左右,常可使畸形矫正而不需要手术。同时要进行胸锁乳突肌按摩、热敷。6 个月以后胸锁乳突肌多已纤维化,针灸、牵引效果不佳,因此,经针灸、被动牵引 6 个月以上无效,患儿已 1 岁以上,常需手术治疗。

3. 针灸治疗潜在的可能机制　① 促进循环:针灸可舒张局部的血管,增加血液循环,有利于局部肿块的早日消散,防止肌纤维挛缩,促进损伤肌肉的修复。② 松弛肌肉:针灸可通过神经-肌肉反射,使痉挛的胸锁乳突肌松弛,有利于循环和肿块的消散。③ 对中枢神经功能和脑神经的调节:痉挛性斜颈是由中枢神经系统异常冲动导致颈部肌群不自主痉挛,前庭系统是颈部肌肉的主要脉冲区,头部位置的空间感知取决于前庭系统和颈部的本体传入,而本体的传入是由颈部肌肉和肌腱的肌梭传入来完成,前庭和颈部本体信号处于不对称状态,使患者有一种异常的颈部空间感。副神经的长期刺激或受压,双侧副神经的活动失衡,也是重要的原因。大量研究证实,针刺可对中枢神经系统的异常冲动产生抑制作用,对中枢神经系统和脑神经功能起到协调作用,从而达到减轻和缓解痉挛的目的。

【预后】

先天性肌性斜颈,患儿出生后 7～14 天,可发现一侧胸锁乳突肌的中段或下 1/3 部出现一质硬的椭圆形肿块,可逐渐长大。2 个月后肿块开始缩小,半年后完全消失,胸锁乳突肌变成无弹性的纤维带。因此,出生后早期发现者非手术治疗(针灸结合推拿等)即可,治疗越早效果越好,一般预后好。如经过 3～6 个月保守治疗不见效果,到 1 岁以上就应采取手术松解治疗。应特别注意的是,如果患儿不但头颈歪斜,而且头也睡偏,面部开始出现相应畸形时,就应果断采取手术,即使患儿不足 1 岁,也应手术矫正。

痉挛性斜颈病情多变,有轻度或偶尔发作至难以治疗等不同程度。病程通常进展缓慢,多数患者从出现症状到症状严重时间长达 5～6 年,部分患者在 1～5 年后呈停滞状态,10％～20％患者发病后5 年内症状可有中等程度的自行改善,通常为年轻发病且病情较轻者。1/3 的患者有其他部位张力障碍的表现,如眼睑、面部、颌或手不自主运动(如痉挛),在睡眠状态时可消失。如发病与外界应激密切相关,预后最好。本病可持续终身,可导致限制性运动障碍及姿势畸形。保守治疗半年以上无效时,可采取对支配颈部受累肌群的神经进行显微血管减压的方法治疗。

三、慢性颈痛与斜颈的现代针灸学治疗原则与选穴处方

（一）慢性颈痛

慢性颈痛情况也很复杂,本节主要讨论颈椎病和颈肌筋膜炎。颈椎病、颈椎间盘突出症的治疗以镇痛、消除炎症、水肿,减轻粘连、解除局部软组织痉挛,缓解脊髓、神经根、血管等刺激和压迫症状为基本原则;主要按照解剖学和病变颈椎及其累及的脊髓、神经、血管与软组织等出现的症状、体征,并依据不同的颈椎病类型来具体选穴。颈肌肌筋膜炎主要以灭活激痛点、消除致痛源,改善局部循环、消除炎症,止痛为基本原则。

1. 颈椎病、颈椎间盘突出症

（1）病变颈椎节段局部选择刺激点　对于颈椎病而言,在病变颈椎节段局部选择刺激点是最重要的选穴方法,主要包括神经根、关节突、椎旁软组织(压痛点)。一般颈 2～4 神经根刺激主要用于颈部病痛;颈 2 神经根刺激用于治疗颈源性头痛;颈 4～7 神经根刺激多用于治疗颈椎病、颈部根性神经痛、颈椎关节病、肩臂综合征及肩周炎。局部选择刺激点包括:① 椎间孔刺激点。首次摸清胸锁乳突肌位置,于胸锁乳突肌后缘画一线。通常以颈椎横突位置来反映颈脊神经的体表标志。用手指按压可触摸到横突,同时患者可有酸胀感。定位:颈 2 横突位于胸锁乳突肌后缘,乳突下 1 cm、后 1 cm 处,相当于下颌角水平。颈 3 横突:颈 2 横突与颈 4 横突在胸锁乳突肌后缘连线中点处,相当于舌骨水平或颈 2 横突下方 2 cm 处。颈 4 横突位于胸锁乳突肌后缘与颈外静脉相交点上 1 cm 左右处,相当甲状软骨上缘。颈 5 横突:颈 4 横突与颈 6 横突在胸锁乳突肌后缘连线中点。颈 6 横突为颈椎中最为明显、最易扪及的横突,紧靠锁骨上方,相当环状软骨水平。针斜刺进入椎间孔,主要用于刺激点脊神经根。② 颈椎椎旁刺激点。确定病变节段,取其相应的颈椎棘突旁开 3 cm(即距离正中线旁开 3 cm),用于刺激颈神经根。③ 颈椎关节突(关节囊)刺激点。棘突关节刺激点在棘突间痛点处及棘突周围;颈椎横突关节刺激点,距乳突下端沿线 1.5～2.0 cm 处骨突起,相当于第 2 横突,以下每隔 1.0～1.5 cm 处所摸到的骨突起,为相应的颈 3～5 横突,沿颈椎棘突外 2～3 cm 即为刺激点。④ 颈椎旁软组织刺激点。即病变节段处的软组织,通常可有疼痛和压痛。上段颈椎(颈 1～2)椎旁软组织刺激点,在乳突与下颌角连线中点,可用指端触到一骨性突起,轻压痛,此即寰椎侧块,中间有椎动脉穿过,转入颅内。具体位置约在乳突下、前方各 1 cm 处。中下颈段椎旁(颈 3～7)软组织刺激点:X 线片示颈椎椎间狭窄明显处,颈椎假性滑脱或“折曲”处,椎间孔狭窄节段;或患者主诉疼痛及压痛区;或头向左右旋转时颈部之牵拉或疼痛部位。

（2）臂丛神经刺激点　有 4 种定位:① 为前、中斜角肌肌间沟(锁骨下动脉搏动处)与环状软骨水平(相当于颈 6 水平)向后画一水平线的相交点;② 锁骨下动脉搏动处外侧,相当于锁骨中点上方 1～1.5 cm 处;③ 先在腋窝触摸到腋动脉搏动,再沿动脉走向向上摸到胸大肌下缘,动脉搏动消失处,略

向下取腋动脉搏动最高点外侧;④ 首先确定在锁骨的外侧肩峰腹侧骨突 A,在锁骨内侧端颈静脉切迹中点 B,二者之间做一连线,取其中点 C,在 C 点下方紧贴锁骨为刺激点。

(3) 上肢神经分支刺激点　可根据刺激或受压的神经根在上肢的循行来选刺激点。

神经根型颈椎病,病变在颈 7～胸 1 椎间隙损害颈 8 神经根,疼痛放射至前臂的尺侧和 4～5 指,可选尺神经刺激点。部位:① 肱部尺神经刺激点。上臂肱二头肌内侧沟中点可触及肱动脉搏动,在搏动点内侧。② 肘部尺神经刺激点。在肱骨内上髁与尺骨鹰嘴之间的尺神经沟内,用手指触压,可诱发出异感处。③ 腕部尺神经刺激点。由尺骨茎突引一与尺骨长轴垂直的横线横过腕部,嘱患者屈腕握拳,可显示在此线上的尺侧屈腕肌肌腱。在其桡侧可触及尺动脉搏动。在尺侧屈腕肌肌腱和尺动脉之间。尺神经分布区的经典腧穴有少泽、前谷、后溪、腕骨、养老、阳谷、小海(为尺神经本干处)。

颈 4～5 椎间隙病变损害颈 5 神经根,表现为颈、肩、臂和上臂的外侧和前臂的桡侧的放射性疼痛;颈 5～6 椎间隙病变损害颈 6 神经根的表现为疼痛沿患肢桡侧放射至拇指;可选桡神经刺激点。部位:① 上臂部桡神经刺激点。于肱骨外上髁上方 10 cm 处(相当于桡神经绕过肱骨部分)。② 肘部桡神经刺激点。在肱骨内、外髁做一连线,横过肘窝,该线与肱二头肌腱外缘交点处。③ 腕部桡神经刺激点。桡神经在腕部分支多且细,临床常于腕部桡侧做环形皮下刺激即可。由于腕背桡凹(鼻咽窝)处是大多数桡神经经过之处,故此处可作为刺激点。沿桡神经分布的经典穴位有少商、鱼际、太渊、经渠、列缺、孔最、尺泽,以及臂臑(桡神经本干)、手五里、肘髎、曲池、手三里、偏历、阳溪、合谷、二间等。

颈 6～7 椎间隙病变损害颈 7 神经根,疼痛扩散至食指和中指,可选正中神经刺激点。部位:① 肘部正中神经刺激点。于肱骨内、外髁之间做一连线,在该线上肱二头肌腱内侧缘与内上髁之间中点。或确定平肱骨内、外髁两点之间处,术者左手食指触及肱动脉搏动处,在其稍内侧为刺激点。② 腕部正中神经刺激点。在桡骨茎突水平横过腕关节做一横线嘱患者握拳、屈腕,可在横线上清楚显示桡侧屈腕肌腱和掌长肌腱,于横线与该二肌腱之间交点处。正中神经分布区的经典穴位有内关、间使、大陵、中冲、劳宫等。

对于脊髓型颈椎病出现下肢功能障碍者,可选坐骨神经刺激点(环跳)、腓总神经刺激点(阳陵泉)等,具体定位参见坐骨神经痛内容。

(4) 有关肌肉的激痛点与压痛点　颈椎病除了常有相应椎旁横突或棘突部位的压痛点外,与颈椎活动相关的肌肉也常因劳损而出现痉挛及压痛、疼痛,并激活激痛点,形成恶性循环。如神经根型颈椎病常在横突、斜方肌,肱二头肌长、短头腱,肩袖及三角肌等处有压痛;颈型颈椎病出现颈部肌肉紧张、僵硬感,患侧椎棘间、椎旁或胸锁乳突肌、斜方肌等有压痛,可选僵硬与痉挛的肌肉或其上的压痛点进行针刺。临床发现,经典穴位肩井几乎总是恒定存在压痛,并且总是值得应用的,风池和天柱通常也有压痛,而在斜方肌中的魄户正处于肩胛骨的内侧,也常有压痛。事实上,White 等(2000)发现,与手针或远端电刺激相比,至少在短期内,后颈部肌肉的针具电刺激会产生疼痛缓解、睡眠质量和身体活动改善的最佳结果。

近年来,肌筋膜激痛点与颈椎病的关系日益受到人们的重视。*Medical Acupuncture* 一书中也指出,无论什么原因,检查原发和继发性的激痛点是明智的。实际上尽管对于患者来说触摸到激痛点相当不舒服,但激痛点针刺通常是一种有效的治疗颈痛的方法。国外学者认为,在决定疗效方面,针具的数量似乎并不重要,但前提是至少应使用两个有意义的激痛点。斜方肌、多裂肌、肩胛提肌、颈夹肌、冈下肌是颈痛最常见的激痛点发生部位:① 斜方肌激痛点(3个)。大致位于上斜方肌最前缘中部;或肩峰与第5颈椎棘突连线中点;或第12胸椎棘突与肩胛骨内上角连线上1/3处。② 颈多裂肌激痛点。病变节段的棘突和下一个节段的横突之间的中点。③ 肩胛提肌激痛点(2个)。肩胛骨内上角与第4颈椎横突连线中点处(斜方肌深部);或肩胛骨内上角内侧缘肩胛提肌附着处。④ 颈夹肌激痛点(2个)。第4颈椎棘突旁开2 cm;或第7颈椎棘突旁开2 cm。⑤ 冈下肌激痛点(3个)。肩胛冈内1/4外侧点直下1 cm;或肩胛冈中点直下1 cm;或第1激痛点下1 cm稍外侧。

(5)椎动脉刺激点　椎动脉型颈椎病可在椎动脉处有压痛。定位:乳突尖和枢椎棘突连线中、外1/3交界处的下方及胸锁乳突肌后缘的后方。

(6)星状神经节　为第6、第7颈部交感神经节构成,并与第1胸神经节融合而成,有时也包括有第2胸神经节和颈中神经节。该神经节位于椎动脉三角内,其内侧界为颈长肌外侧缘,外侧为前斜角肌内侧缘,下界为锁骨动脉第1段,后壁就是颈7横突,星状神经节就在颈7及第1肋骨颈部附近,椎动脉的后内侧。定位:除按照头痛内容中的定位外,也可在胸锁关节上(胸骨和锁骨的结合点)上方2.5 cm,正中旁开1.5 cm处选刺激点,由此进针到颈6横突下方约1.3 cm尾侧即是颈7横突处,为星状神经节的位置。由于交感型颈椎病常是颈7～胸1椎体前下缘骨赘影响星状神经节,故可选该神经节。星状神经节的节后纤维分布于椎动脉,故也用于治疗椎动脉型颈椎病。

(7)骨膜刺激点　可选相关椎体的骨膜刺激点。有国外学者发现,对于激痛点弱反应的病例中,采用颈部关节柱上的骨膜敲击可以提供足够的刺激以获得更积极的效果。提示可进行颈椎关节柱上(位于上下两个小关节之间)、横突上的骨膜刺激。

(8)脊髓型颈椎病　可出现下肢感觉和运动障碍,并可伴二便障碍;交感型颈椎病出现众多自主神经功能紊乱症状,均可参照有关章节选刺激点。

2.颈肌肌筋膜炎　现代针灸学以改善局部循环,缓解肌肉紧张,灭活激痛点,消除炎症,止痛为原则。主要根据解剖学和诱因来选择刺激点。

(1)局部压痛点和激痛点　根据累及部位寻找局部结节和压痛点。在枕肌(枕骨下方)、胸锁乳突肌与斜方肌相交的凹陷处(相当于天柱穴),尤以斜方肌棘突附着点的压痛点为多见,其次为斜角肌或胸锁乳突肌处。斜方肌、多裂肌、肩胛提肌、颈夹肌、冈下肌是颈部肌筋膜痛最常见的激痛点发生部位,胸锁乳突肌激痛点主要引起颈前部痛。激痛点定位见颈椎病内容。

(2)迷走神经刺激点　通过胆碱能途径发挥整体性抗炎;本病与精神因素有关,因此,迷走神经刺激可稳定情绪,减轻精神压力。

(3)异位任选刺激点　根据弥漫性伤害抑制性控制机制,在疼痛发作时在痛区以外的任意部位选穴,当疼痛发作较明显时,以选取肢体远端刺激点重刺激为宜,如可选经典穴位合谷、落枕穴、外关等。这种选穴主要针对颈部疼痛发作或较剧烈者。Irnich等(2002)报道,在治疗运动相关性颈痛和改善颈部活动范围方面,使用远端的传统的针刺穴位比局部的激痛点治疗更有效,但试验在非常短暂的结果期可能不允许在局部激痛点上发生短暂的针刺后疼痛,因此,*Medical Acupuncture*的作者依然建议为了获得长期的益处应使用激痛点。该书作者也建议应用一些远端的穴位(如合谷、后溪、外关、阳陵泉、昆仑、太冲),特别是具有颈神经根的手臂穴位(如合谷)。因此,局部激痛点和远端穴位配合治疗颈痛是必要的。

● **推荐处方 1**（颈型颈椎病）

　主穴：局部——病变颈椎节段局部刺激点（棘突间、横突间、椎旁软组织）或胸锁乳突肌、斜方肌压痛点或激痛点（松解局部软组织，减轻刺激或卡压，改善循环；刺激粗纤维抑制细纤维传入，以闸门调控机制止痛）

　　　　远端——对侧上肢远端合谷或外关（刺激异位细纤维，以痛制痛）

　操作：局部穴用滞针法向上抽提 3～5 次后留针，可带电针，用前述的刺激粗纤维参数。局部可行闪罐、刺络拔罐。

● **推荐处方 2**（神经根型颈椎病）

　主穴：局部——病变颈椎节段局部刺激点（横突、棘突间、椎旁软组织、关节突及骨膜）（改善局部循环、缓解肌肉痉挛、减轻神经根刺激或水肿）

　　　　　　　斜方肌、多裂肌、肩胛提肌、颈夹肌、冈下肌压痛点或激痛点（松解肌肉痉挛、灭活激痛点）

　　　　　　　椎旁或椎间孔神经根刺激点（调节神经代谢，改善功能）

　　　　远端——根据神经根症状，分别在桡神经、尺神经、正中神经刺激点（刺激上肢神经、调节其功能与代谢活动）

　　　　　　　对侧肢体远端穴合谷、外关（刺激异位细纤维，以痛制痛）

　操作：远端对侧肢体的穴位先刺，强刺激。患肢上的神经区选穴，刺激不宜太强，可有向远端的神经放射，但在 1 次治疗内不宜多次重复，随后可带电针，用前述的刺激粗纤维参数。骨膜刺激点散刺，用雀啄法 3～5 下。

　关于神经根刺激法：① 颈椎椎间孔神经根刺激法。患者取坐位或仰卧位（肩下可酌垫薄枕），头转向健侧。用左手固定好皮肤，右手持针，在颈部侧面与皮肤垂直进针，直至触及横突后结节，即最接近皮肤的骨性标记。一般进针 2～3 cm。此时患者多有酸胀感觉，稍将针退出 2～3 mm，再沿颈椎后结节向前呈 15°～30°角缓慢进针 5 mm，如接近或刺中神经根时可出现异感。颈 2 横突位置较深（3～4 cm），遇肥胖患者进针可能更深，但均以手感刺中横突后结节为准。② 椎旁神经根刺激法。分颈后入路法和颈侧入路法。颈后入路法：取俯卧位，胸下垫一薄枕，颈部前屈，垂直刺入皮肤，然后取稍斜向中线方向进针，直至触及骨样物，即为颈椎椎板后侧，此时在针体上记录至距皮肤 1 cm 处的深度。将针退至皮下，改针尖稍向外进针，沿第 1 次触及椎板外缘，继续缓慢进针，直至标记物触及皮肤，有异样感即可。颈侧入路法：仰卧位，头转向健侧，肩下垫一薄枕以突出颈椎；先确定颈 3～7 之横突，遇肥胖或不易触及横突患者时，可在乳突和颈 6 横突之间画一线，在此线后 0.5 cm 再画一条平行直线，由于颈横突不易触及，常位于第 2 条线的乳突尖下方 1.5 cm 左右，故以每个横突依此向尾侧移动约 1.5 cm 即为各椎旁阻滞进针点，画好标记，遇身材高大或颈部过长患者相邻横突间距可相应增大。先摸清针刺部位横突后用左手固定皮肤，右手持针垂直刺入皮肤后取稍斜向尾侧进针，一般进针 2.5～3 cm 即可触及横突后结节或引出异感。

　关于椎旁软组织刺激法：① 上颈段椎旁颈 1～2 软组织刺激法。患者取俯卧或坐姿头低位（额头垫一软枕），首先在胸锁乳突肌后缘下 1.5 cm 处确定颈 2 横突，用约 5 cm 长毫针缓慢垂直刺入皮下触及寰椎侧块后，固定针尖不要离开骨面，观察患者反应片刻，无不适再将针向寰椎侧块后背面 45°角刺入,刺入深度不超过 1 cm。同法将针刺入找到颈 2 横突,做颈 2 后浅面的深层肌肉刺激;最后再在枕下凹陷区两侧做筋膜及浅层肌肉刺激。② 中下颈段椎旁(颈 3～7)软组织刺激法。先刺入棘间韧带和棘突上,然后缓慢将针斜向两侧肌层,直至椎板。由浅层到深层,由上段至下段进行针刺;最后做颈筋膜层刺激。

关于颈椎关节突、关节囊刺激法:患者取坐位,头前屈位。① 颈椎棘突关节刺激法:用细毫针,在棘突间痛点处垂直进针 1～3 cm,然后可在棘突周围进行刺激;② 颈椎横突关节刺激法:沿颈椎棘突外 2～3 cm 垂直进针,3～5 cm 可达椎骨表面,再向头侧推进 1～2 cm,即可达横突关节部位,进行刺激。

关于颈椎横突刺激法:① 第 2～5 颈椎横突刺激法。用细毫针经皮触及横突时,针尖向内下方,避免误刺过深至椎间孔,因横突沟有相应的颈神经及其伴行血管穿出,并直通椎间孔,此横突沟中还有椎动脉贯穿向头侧。必要时针尖向内对准横突沟或再向内进 1～2 mm,可触及神经根及其临近组织。② 第 6 颈椎横突刺激法。患者取仰卧位,头转向健侧。于刺激点用细针进皮后,即可触及该横突。若将针尖稍拔出,针尖略刺向前下方,可出现上肢放射感并传至拇指及食指,证实为第 6 颈神经分布区。若需刺激颈关节突关节时,只需将针拔出回至原颈 6 横突尖,呈 45°角经横突后进针 3～4 cm,可行关节突关节刺激,患者感肩背酸胀感。

● **推荐处方 3(神经根型颈椎病及颈椎间盘突出症)**

主穴:局部——病变颈椎节段局部刺激点(横突、棘突间、椎旁软组织、关节突及骨膜)

斜方肌压痛点或激痛点(改善局部循环、缓解肌肉痉挛、减轻神经根刺激或水肿)

临近——臂丛神经刺激点(反射性刺激上肢神经、调节其功能活动)

操作:局部选穴操作同推荐处方 2,臂丛神经刺激点以提插轻手法使向肩背及上肢末端放射一次,即刻出针,不留针。

● **推荐处方 4(椎动脉型颈椎病)**

主穴:局部——病变颈椎节段局部刺激点(横突、棘突间、椎旁软组织、关节突及骨膜)(改善局部循环、缓解肌肉痉挛、减轻椎动脉刺激或压迫)

椎动脉压痛点(改善椎动脉压迫或刺激症状,改善循环)

临近——星状神经节刺激点(改善椎动脉供血)

操作:同推荐处方 2。

● **推荐处方 5(脊髓型颈椎病)**

主穴:局部——病变颈椎节段局部刺激点(横突、棘突间、椎旁软组织、关节突及骨膜)(改善脊髓局部循环,缓解刺激或压迫)

椎间孔、椎旁神经根刺激点(刺激神经,调节其功能与代谢)

远端——上肢臂丛神经及分支刺激点;下肢选坐骨神经刺激点(反射性刺激上下肢神经,调节其功能活动)

配穴:胸束带感选胸椎旁刺激点,腰束带感选腰椎旁刺激点;大便障碍选迷走神经刺激点、腰骶段刺激点;小便障碍选骶后孔刺激点。

操作:同推荐处方 2。

● **推荐处方 6(交感型颈椎病)**

主穴:局部——病变椎体节段局部刺激点(横突、棘突间、椎旁软组织、关节突及骨膜)(缓解交感神经刺激,解除颈部肌肉紧张)

临近——星状神经节(直接调节交感神经功能)

迷走神经刺激点(协调自主神经活动)

配穴:头痛、头晕加三叉神经分布区刺激点。恶心、呕吐加内关;视物模糊、视力下降加球后、睫状神经节刺激点;耳鸣、听力下降加耳部刺激点。

操作:同推荐处方2。

● **推荐处方 7(颈肌肌筋膜炎)**

主穴:局部——痛点、压痛点、阳性结节(改善局部循环,缓解肌肉紧张,疏散结节)

斜方肌、多裂肌、肩胛提肌、颈夹肌、冈下肌激痛点(灭活激痛点,消除致痛源,止痛)

临近——耳迷走神经刺激点(通过胆碱能途径抗炎,缓解压力)

远端——肢体刺激点(合谷或落枕穴)(弥漫性伤害抑制性调控机制,以痛制痛)

操作:局部穴用滞针法,上提3~5次,可刺络放血拔罐,神灯照射,可加电针,远端刺激点用强烈捻转手法。

(二) 斜颈

根据斜颈的不同类型采用不同的治疗原则和方法。肌性斜颈以缓解胸锁乳突肌的挛缩为主;痉挛性斜颈则以中枢调节为主,局部治疗为辅,治疗上尚无针对性的方法。

1. 局部刺激点 患侧胸锁乳突肌和斜方肌腱上各选一个最明显的压痛点,或沿肌腹选数个刺激点。

2. 星状神经节刺激点 改善脑循环、脑代谢,主要用于痉挛性斜颈。

3. 副神经刺激点 研究显示,长期的副神经刺激或受压,双侧副神经的活动失衡,也是痉挛性斜颈的重要原因之一。刺激点定位:自乳突尖与下颌角连线的中点,经胸锁乳突肌后缘上、中1/3交点,至斜方肌前缘中、下1/3交点连线为刺激点。

4. 头面部三叉神经分布区刺激点及蝶腭神经节刺激点 三叉神经分布区任选几个刺激点,因三叉神经半月神经节节后神经纤维和蝶腭神经节节后神经纤维均以网状形式骑跨在脑血管上,故可改善脑循环、脑代谢,用于痉挛性斜颈的治疗。

● **推荐处方 1(肌性斜颈)**

主穴:局部——胸锁乳突肌、斜方肌压痛点或肌腹刺激点(松解肌肉,改善循环)

操作:在压痛点或肌腹上选择数个刺激点,行滞针法,并进行闪罐、拔罐。

● **推荐处方 2(痉挛性斜颈)**

主穴:局部——胸锁乳突肌、斜方肌刺激点(松解肌肉,改善循环)

副神经刺激点(调节副神经功能)

临近——星状神经节、头面部三叉神经分布区、蝶腭神经节(改善脑循环、脑代谢)

操作:常规操作。副神经刺激点,进针 1~1.5 cm,采用提插法。

第二节　急性颈痛

急性颈痛是各种原因引起的颈部软组织急性损伤,多有外力作用,如颈部急性挫伤、牵拉伤等,多表现为疼痛剧烈,被动体位,颈项僵直,运动受限,如不及时治疗或因治疗不当,可遗留慢性颈痛。临床常见的急性颈痛包括急性颈部软组织损伤(如落枕)、挥鞭综合征等。

一、急性颈部软组织损伤(落枕)

【概述】

急性颈部软组织损伤的常见原因为在无准备状态下自主运动时,颈部肌肉强烈收缩导致颈肌纤维部分撕裂;或睡眠时姿势不正确,使颈部部分肌肉处于过度紧张状态而发生损伤,也就是俗称的"落枕"。本病具有自限性,轻者 4~5 日自愈,但少数重症患者可延至数周不愈。好发于青壮年,冬春两季多发。颈椎关节具有结构较平坦、关节囊松弛、滑动性较大、稳定性差的特点,睡眠时枕头高低不适或睡眠姿势不良,颈椎 3~7 悬空,头颈部未能被支托,在肌肉完全放松的情况下,因颈部长时间的屈曲或过度拉伸而致肌肉受损,如同时又感受风寒之侵袭,则更易诱发。尤其是已有颈椎椎间盘退变、椎体不稳的基础,在睡眠姿势不适或颈部活动突然超出正常范围时更易导致,因此,部分学者将颈型颈椎病急性发作时也称作"落枕"。

本病系中医学的"颈部伤筋"范畴。中医学理论认为,睡眠姿势不正,或枕头高低不适,或因负重颈部过度扭转,使颈部筋络受损;或风寒侵袭颈背部,寒性收引,使筋络拘急,可导致本病。本病病位在颈项部经筋,与督脉、手足太阳及手足少阳经密切相关;颈部筋脉失和,气血运行不畅是本病总病机。

【临床诊断】

1. 症状　本病常发生于睡眠后,或无准备情况下颈部突然自主性运动后发生颈项强痛,活动受限。大多数患者表现为单侧颈部疼痛或颈肩活动受限,头向患侧倾斜,不能自由旋转后顾,如向后看时,须整个躯干向后转动。可表现为肌肉痉挛性疼痛,重者有撕裂样疼痛,可模糊地放射至一侧头部、背部或肩部。

2. 体征　检查可见颈项部肌肉痉挛压痛,触及条索状硬结,胸锁乳突肌、斜方肌、大小菱形肌及肩胛提肌等部位亦常有压痛,局部组织轻度肿胀。

3. 本病应与神经根型颈椎病相鉴别　后者有明显的神经根症状和体征,必要时做颈项 CT 或 MRI 以排除神经根型颈椎病。本病与颈型颈椎病的鉴别主要是前者以单侧颈项疼痛更为剧烈,头向患侧倾斜为特点,而颈型颈椎病多在颈椎后纵韧带和两侧根袖处的颈椎末梢神经部位出现颈部症状,可向枕部及肩背部放射,在影像学上一定会有生理曲度变直、轻中度的颈椎退变征象,本病则可以没有这些变化。

【治疗原则及选穴处方】

经典针灸学以祛风散寒、舒筋活血,通络止痛为基本治疗原则。以局部阿是穴和远端取穴相结合。另外,根据临床症状可将本病分为督脉、足太阳经证,表现为颈背部强痛,低头时加重,项背部压痛明显;手足少阳经证,为颈肩部强痛,头歪向患侧,向健侧转动时加重,颈肩部压痛明显。具体选穴原则如下:

1. 按照《内经》"在筋守筋"原则从局部选穴　如选局部阿是穴、经穴。局部选取经穴,督脉"上入络脑,还出别下项""并于脊里,上至风府,入属于脑",督之络"挟脊上项,散头上",故可选大椎疏通头项部位的经气以治疗落枕。膀胱经"从巅入络脑,还出别下项,循肩髆内",经别"从膂上出于项",选天柱、大杼穴可疏通经气,也常在局部或临近选择风池、肩井等经穴。

2. 根据"经脉所过,主治所及"规律循经从远端选穴　小肠经"从缺盆循颈,上颊",经筋"上绕肩胛,循颈出走太阳之前,结于耳后完骨",可选后溪、支正、肩外俞穴从远端疏导颈项部的经气。胆经"下耳后,循颈,行手少阳之前,至肩上",故选悬钟穴从远端疏导项背部的经气。另外,尽管落枕穴为经外奇穴,但其与手阳经关系密切,是远端选穴治疗落枕的特效穴。

● 推荐处方1

治法:调气活血,舒筋通络。

主穴:局部——阿是穴、肩井(疏通局部气血,舒筋活络)

　　　远端——落枕穴、后溪、悬钟(疏通手太阳、足少阳经脉,调气活血,通经止痛)

配穴:风寒证加风池、合谷、大椎;瘀滞证加内关;肩痛者,加肩髃、外关;背痛加天宗。

操作:毫针泻法。先刺远端穴落枕、后溪、悬钟,持续捻转,嘱患者慢慢活动颈项,一般疼痛可立即缓解。再针局部的腧穴、阿是穴;风寒证加灸法,瘀滞证可加拔罐。

● 推荐处方2

治法:舒筋活血,通络止痛。

主穴:局部——天柱、阿是穴(疏通局部气血,舒筋活络)

　　　远端——外劳宫(导气止痛)

配穴:督脉、足太阳经证加后溪、昆仑;手足少阳经证加肩井、外关。

操作:① 毫针刺。先刺远端穴外劳宫,持续捻转行针,同时嘱患者慢慢活动颈项,一般疼痛即可缓解。再针局部腧穴。② 结合灸法及刺络拔罐法。若有感受风寒史,颈部穴位可加艾灸;若由颈项部过度扭转所致可点刺出血,加拔罐。或患侧项背部,行闪罐法,应顺着肌肉走行进行拔罐。

【疗效评估方法】

1. 视觉模拟量表、颈部关节活动度测量表、颈部痛调查问卷及颈部残疾指数评分　参照颈椎病。

2. 总体疗效判定　分3级。① 治愈:颈项部疼痛、酸胀消失,压痛点消失,颈部功能活动恢复正常;② 好转:颈项部疼痛减轻,颈部活动改善;③ 未愈:症状无改善。

【针灸疗效分析】

1. 针灸疗效现状　大量临床证据显示,针灸治疗本病疗效好,常立即取效,大多数患者可一次治愈,可作为治疗本病的首选方法,针后可配合推拿和热敷。但总体上仍缺乏高质量的临床证据。

2. 影响针灸疗效的因素 ① 病因:如果落枕是由单纯的风寒所致,颈项部肌肉的损伤较轻,由此导致的肌肉反射性挛缩比较轻,针灸治疗的效果就比较好。如果由睡眠的姿势所致,如枕头过高,颈项部肌肉长时间地处于不正确的牵拉状态,肌肉的损伤相对于风寒所致的要重些,肌肉的反射性挛缩较重,针灸治疗的时间要稍长些。患者有颈椎病的基础,尤其是颈型颈椎病,属韧带关节囊型颈椎病,由于椎间盘退行性改变,椎体的松动与不稳而引起颈椎局部的内外平衡失调及颈肌防御性痉挛,急性发作时也被称为"落枕"。这种落枕针灸治疗的疗程相对要长,针刺也只是暂时消除疼痛的症状而已,常常会反复发作。② 病情的严重程度:如果落枕时颈项部肌肉僵硬严重,即肌肉挛缩较重,有明显的条索或块状,并有向肩背臂部的放射性痛,表明病情较严重,针灸疗效需要稍长的时间。③ 刺灸法:针刺的操作手法是关系到疗效的非常重要的环节,总体而言,本因素对所有治疗的疾病都会影响疗效,但对本病而言意义更加重要,故有必要单列出来以提醒医师。有经验的针灸医师在治疗本病时,首先远端选穴,采用强烈的泻法使患者把注意力集中到针刺部位,而把其对颈项部痛的注意移开,即中医的"移神止痛"法,这样患者颈项部有意识地侧向病侧的姿势会马上改变,同时嘱患者正常活动颈项,可使痉挛的肌肉立即松解。然后再选局部的穴位进行针刺治疗,操作的手法要适当重,使局部产生较强的酸麻感,并可配合刺络拔罐等,这样效果就会很好;否则,疗效会差。

3. 针灸治疗潜在的可能机制 ① 止痛作用:针灸可通过促进人体分泌内源性镇痛物质,或对疼痛部位的痛觉传入进行减弱或拮抗,提高人体痛阈等达到止痛目的。② 松弛肌肉痉挛:针灸可通过神经-肌肉反射性调节,使颈项局部长时间地处于不正确的牵拉或风寒所致的肌肉痉挛得到缓解,这也是改善落枕症状及活动功能的最主要机制之一,同时也是止痛的重要原因。肌肉痉挛后对局部的血管形成压力,对微循环产生不良影响,微循环的不良又加重局部肌肉的损伤和水肿,因此,松弛肌肉也可解除局部血管的受压,改善微循环状态。③ 改善微循环:针灸可调节微血管的功能,促进局部的血液循环,增加血流量。一方面有利于输送局部堆积的代谢产物和致痛物质;另一方面可促进受损肌肉水肿的消散和吸收,提供营养,促进代谢和肌肉的修复。

【预后】

落枕的预后良好,轻者不经治疗,4～5天可自愈,重者可延至数周不愈;如果频繁发作,尤其是中老年人反复出现落枕时,应考虑颈椎病。如果单纯由感受风寒、睡眠姿势不正引起的落枕,一般治疗1次,2～3天可痊愈。如果以颈椎病为基础病,针刺也可起到良好的治疗作用,但治疗的疗程较长,常需要1～3周才能消除症状,易反复发作。如果局部筋结明显,肌肉僵硬严重,治疗时间也会延长。睡眠时应注意枕头的高低要适度,避免风寒。

二、挥鞭(鞭击)综合征

【概述】

挥鞭综合征或鞭击综合征是指在车祸和其他事故中,颈椎受到来自后方或侧向的冲击力,所产生的突然加速和减速运动作用于颈部,因头颅的惯性作用,使头颈部过伸或过屈,这种能量转化可导致颈部的骨及各种软组织的损伤,类似挥鞭动作所造成的颈髓及颈椎与周围软组织损伤所引起的一系列症状及体征。挥鞭样损伤最初于1928年首先由Crowe氏提出,专指机动车追尾撞车使乘员颈部软组织承受过度应力而造成的损伤,目前临床上将其他方式使颈椎产生类似动作所造成损伤也归于此类。

有学者对挥鞭样损伤的临床表现和影像学进行了研究,认为挥鞭样损伤临床常见以下症状和体征:① 颈痛为挥鞭样损伤最为常见的临床症状。典型的颈痛表现为颈后区的钝痛,颈部活动可使疼痛程度进一步加剧。② 20%～35%的挥鞭样损伤患者在伤后第1个月有肩胛间区或腰背部疼痛。③ 上肢放射痛及感觉、运动功能障碍,尤其上肢放射痛或麻木症状也较为常见。④ 约18%的挥鞭样损伤患者有吞咽困难症状,咽后血肿、食管出血及咽部水肿为主要原因。⑤ 头痛在挥鞭样损伤中是仅次于颈痛的最常见症状,有时甚至是最为明显的症状。其典型表现为枕部或枕下疼痛,并可向前放射至颞部、眼眶及头顶部。⑥ 认知及心理异常,挥鞭样损伤后的脑部症状包括神经质和神经过敏。⑦ 头晕症状在文献中常有报告,其发生时常伴有听力或前庭损害症状。⑧ 间歇性视力障碍并非少见,伴有颈交感干损伤时可发生Horner综合征。⑨ 挥鞭样损伤患者可发生第Ⅵ、Ⅹ、Ⅺ、Ⅻ对脑神经损伤。⑩ 自主神经系统损害常见症状包括头痛、耳鸣、耳聋及头晕或眩晕等。另外,颞下颌关节功能障碍,典型症状为颞下颌关节区的持续性疼痛,寒冷及用力均可使疼痛加剧。疼痛可向额颞部放射并引起头痛。其他症状还有斜颈、前胸痛等,均比较少见。

本病属于中医学"急性伤筋"等范畴。中医学认为是由外伤损伤筋脉,导致经脉气血瘀阻不通,而出现诸症。

【临床诊断】

1. 有明确外伤史,常见于车祸。

2. 伤后立即或几小时内出现神经系统定位症状,四肢呈上运动神经元或上肢呈下运动神经元、下肢呈上运动神经元麻痹,有时双侧肢体瘫痪不对称;可有感觉平面,有神经根刺激症状,早期尿潴留,晚期尿失禁。上述三大症状以瘫痪及神经根刺激症状最为突出。感觉及大小便障碍可有可无。少数患者可有瞳孔异常或霍纳征。

3. 腰椎穿刺,动力学试验正常,脑脊液中个别患者白细胞及蛋白量轻度升高。

4. 颈椎X线片及CT检查,无脱位及骨折。

附 魁北克工作组制定的标准(*Spine*,1995)

见表2-5。

表2-5 挥鞭样损伤的临床分级

分级	临床表现
0	无颈部不适及无异常体征
Ⅰ	颈部疼痛、僵硬或仅有压痛,无异常体征
Ⅱ	颈部症状及肌肉骨骼体征[1]
Ⅲ	颈部症状及神经学体征[2]
Ⅳ	颈部症状及骨折或脱位

注:1指活动范围减小和局部压痛;2指深反射减弱或消失、运动和感觉损害。

【治疗原则及选穴处方】

经典针灸学以舒筋活络,活血化瘀为基本治疗原则。后期可补益气血,濡养经筋。在选穴上主要以颈部、头部和上肢选穴为主。具体选穴原则如下:

1. 根据"腧穴所在,主治所在"规律在颈部局部选穴 如颈夹脊、阿是穴及督脉大椎,足太阳经天柱等。

2. 根据临床所出现的具体症状和体征选穴 如头痛选百会、印堂、太阳、阳白、风池、玉枕;上肢疼痛或麻木选极泉、曲池、外关、合谷;眩晕选风池、内关、足三里;失眠选四神聪、印堂、神门;肩胛区疼痛者可选秉风、天宗等;吞咽困难选上廉泉;下肢感觉、运动障碍者选环跳、委中、阳陵泉。

● 推荐处方1

治法:舒筋通络,活血通经。

主穴:局部——阿是穴、颈夹脊、风池、天柱、大椎(疏调局部经络气血,活血通经)

配穴:头痛加百会、太阳、玉枕;眩晕加百会、内关、足三里;肩背部痛加肩井、天宗、秉风;上肢疼痛或麻木加颈臂、极泉、曲池、外关、合谷;下肢感觉、运动障碍者选环跳、委中、阳陵泉、足三里、悬钟、三阴交、太冲;尿潴留或尿失禁加秩边、中极、三阴交;气滞血瘀加膈俞、内关、太冲;气血不足加肝俞、脾俞、足三里、气海、三阴交。

操作:颈夹脊向脊柱方向斜刺,余穴常规操作。

● 推荐处方2

治法:活血化瘀,疏通经络。

主穴:局部——风池、天柱、肩井、肩中俞、臑俞、肩髃、翳风、扶突(疏调局部气血,通络化瘀)

   远端——曲池、合谷、三阴交(疏通经络)

     足三里、血海(整体治疗,益气活血)

     膈俞、气海(活血化瘀)

配穴:参照推荐处方1。

操作:常规操作,并用温针灸或14 Hz低频电针刺激15 min。

【疗效评估方法】

1. 颈部残疾指数(NDI)评分 较常用于挥鞭综合征造成的颈部疼痛。参见颈椎病。

2. 日本骨科学会(JOA)颈椎病疗效评定标准 参见颈椎病。

3. 康复综合评价 分治疗前(T0)、治疗后(T1)、治疗后1个月(T2)。主要有:① 颈椎 ROM(关节活动度)评分。测定颈部屈伸和旋转的 ROM。接近正常为2分,正常的2/3～1/3为1分,正常的1/3以下为0分。② 疼痛评分与治疗前(T0)比较。颈痛消失为3分,明显改善为2分,缓解为1分,无改善为0分。③ 自觉症状评分与治疗前(T0)的症状比较。完全恢复为3分,明显改善为2分,有改善为1分,无变化为0分,加重为-1分。

4. 颈部疼痛问卷(NPQ) 参见颈椎病。

5. 简明麦吉尔疼痛(MC Gill)评分(SF-MPQ 量表) 参见偏头痛。

【针灸疗效分析】

1. 针灸疗效现状　目前临床上多采用视觉模拟评分法(VAS)、颈部残疾指数评分(NDI)、颈部疼痛问卷(NPQ)为主要结局指标,以日常生活活动能力评定(ADL)、麦吉尔疼痛(MC Gill)评分为次要结局指标。

国外一项随机对照临床实验,采用电针治疗鞭击综合征,对照组予以安慰电针。以视觉模拟评分法(VAS)、颈部残疾指数(NDI)、生活质量简表(SF-36)为主要结局指标,日常生活活动受限程度量表(ADL)、麦吉尔疼痛问卷(MC Gill)为次要结局指标,分别于治疗后 3 个月、6 个月评价。结果表明,与模拟电针相比,真电针在减轻疼痛强度和改善日常活动方面(ADL)有显著的效果($P<0.05$),但在颈痛残疾指数或 SF-36 评估的健康相关生活质量、情感相关评分方面并未见显著效果($P>0.05$)。结论为电针能显著降低挥鞭综合征患者的疼痛强度,改善患者日常生活活动能力,但在改善生活质量及降低残疾方面与安慰电针组无明显差异。

2. 影响针灸疗效的因素　① 挥鞭伤的伤情:影响针灸的主要因素为损伤程度,损伤程度轻仅有颈局部的软组织损伤而以颈痛为主要症状者,针灸疗效最好;如果出现上肢疼痛麻木等神经损伤或刺激症状,针灸也有很好疗效;如果出现严重的颈髓损伤,表现为四肢呈上运动神经元或上肢呈下运动神经元、下肢呈上运动神经元麻痹,有时双侧肢体瘫痪不对称;可有感觉平面,有神经根刺激症状,早期尿潴留,晚期尿失禁,针刺有一定的疗效,但疗效远远不及前两种情况。国外学者(《国外医学·中医中药分册》,1999)通过对 102 例患者的疗效观察,表明有软组织损伤的颈椎扭伤型或有上肢神经症状的神经根型针灸疗效较好;而有自主神经症状的吉兰-巴雷综合征或既有神经根症状又有自主神经症状的混合型,以及颈髓型的患者,针灸有效率较低。② 年龄:一般而言,年轻患者的针灸疗效要优于老年患者,这主要与老年人有颈椎退变有关,因对抗冲击的力量减弱,更易发生挥鞭伤,而且损伤较重。③ 患者的配合:以往损伤早期多使用软颈围来制动,以防进一步损伤。然而,近来研究表明:休息和制动反而有害,不利于损伤愈合。Rosenfel 对主动治疗与规范治疗、早期治疗与延迟治疗进行了随机对比研究。规范治疗包括向患者介绍损伤机制、锻炼方法、颈围和颈部制动两周。研究显示,在主动治疗组,其疼痛明显少于规范治疗组;另外,在损伤早期(96 h 内)进行主动治疗的患者,与规范治疗组相比,疼痛发生率明显降低,颈椎屈曲度明显增加。只要伤后 96 h 内情况允许,即可锻炼。而规范治疗组则在两周后开始。两年的随访表明,早期治疗除可获得短期疗效外,还可获得长期疗效。这表明其慢性颈痛可能是由于过度的休息和颈部制动所造成的局部肌肉萎缩和血流减少所致。对软组织伤后持续性肌痛的研究表明,活动时正常肌肉内血流增加,而疼痛患者,由于肌肉收缩而使得血流减少。因此,提倡患者要尽早进行颈部的活动和锻炼,这对于提高针灸疗效有重要意义。

3. 针灸治疗潜在的可能机制　① 止痛作用:针灸可通过促进人体内源性镇痛物质,提高痛阈等环节达到止痛的目的;② 减缓肌肉痉挛:在撞击后椎旁肌收缩,而胸锁乳突肌却被拉长,由此收缩易造成肌肉损伤,颈部疼痛的主要原因是颈部肌肉损伤的痉挛,针灸可通过神经-肌肉反射,减缓肌肉痉挛;③ 促进循环:针灸通过神经-血管的反射性调节,舒张局部血管,增加循环血量,为损伤软组织提供营养,促进代谢,同时,有利于局部致痛代谢产物的消散。

【预后】

由于本病症状多样，影响因素多，故治疗需要多学科结合，才能获得最佳的治疗效果。治疗以减轻疼痛和增强肌力为主，应鼓励患者尽早锻炼，必要时放弃颈围。心理治疗、体育活动和作业疗法也具有一定的疗效。有相当部分挥鞭样损伤没有经过任何治疗，在 6 个月内也能痊愈。所有治疗方法的选择均应根据不同患者的症状和体征而定。目前对于预后的影响因素意见还不统一，对颈部挥鞭样损伤的延迟性功能损害的康复治疗有不同的观点，可以采用运动治疗为主，也有用休息、制动、物理治疗等。患者常有头颈痛和活动受限等一些难以解释的症状。另一常见症状是精神异常，特别是一些慢性疼痛和致残的患者。慢性病变和疗效不佳与精神压力密切相关，因此，也应做好患者的心理治疗。

三、急性颈痛的现代针灸学治疗原则与选穴处方

1. **落枕** 以解除局部肌肉痉挛或肌紧张，缓解疼痛、改善循环为基本原则。在选穴上主要以局部涉及的肌肉为主，寻找压痛点，结合远端选穴。

（1）**局部压痛点** 一般落枕最多发生于颈椎 2～3，因为该段为椎体间有椎间盘组织结构的开始节段，其上方是属于颅椎关节组合结构，其下方直接联结与之结构相同的颈椎群体。因此，颈椎 2～3 就成为两者之间的过渡地带，为首先具有椎间盘结构的活动关节。因此，通常在颈椎 2～3 部位有明显的压痛点。另外，胸锁乳突肌、斜方肌及大小菱形肌及肩胛提肌常有压痛点。因此，可选颈 2～3 椎旁软组织刺激点，横突、棘突间或关节突刺激点，或颈椎关节柱骨膜刺激点及颈部肌肉压痛点。

（2）**肢体远端刺激点** 按照弥漫性损伤抑制性控制理论，在疼痛部位的远离区域可任意选择刺激点，进行强烈的刺激以兴奋 C 类纤维，达到"以痛制痛"的目的。一般在肢体远端选穴为佳，如可选上肢落枕穴、合谷等，下肢阳陵泉、太冲等。

2. **挥鞭综合征** 现代针灸学在治疗挥鞭综合征时，以止痛、改善损伤神经相关的功能为基本原则。① 颈痛：参照落枕内容；② 上肢运动、感觉障碍：选臂丛神经刺激点，上肢相关的神经，如尺神经、桡神经、正中神经刺激点；③ 排尿排便障碍：参照尿潴留、尿失禁、便秘等内容；④ 头痛：参照枕神经痛内容；⑤ 颞下颌关节功能障碍：参见颞下颌功能紊乱病内容；⑥ 吞咽困难：参照真性球麻痹内容。

● **推荐处方 1（落枕）**

主穴：远端——上肢远端任选一个刺激点，如落枕穴、合谷、外关、腰痛点等（依据弥漫性损伤抑制性控制理论，以痛制痛）

操作：持续捻转行针，以刺激细纤维，同时嘱患者慢慢活动颈项，一般疼痛即可缓解。

注：本方可用于轻型落枕及急性发作之时。

● **推荐处方 2（落枕）**

主穴：局部——颈 2～3 椎体旁软组织、横突、棘突间或关节突刺激点、压痛点（改善局部软组织循环，缓解痉挛）

胸锁乳突肌、斜方肌、大小菱形肌及肩胛提肌压痛点（缓解肌肉痉挛）

远端——上肢远端任选一穴（如落枕穴）（以痛制痛）

操作:落枕操作同推荐处方1,可先刺。肌肉压痛点用滞针法。局部肌肉刺激点、压痛点可放血、拔罐。

● **推荐处方3**(挥鞭综合征)

主穴:局部——颈部压痛点(改善局部软组织循环,缓解痉挛)

　　　　　　　胸锁乳突肌压痛点(缓解肌肉痉挛)

　　　　　　　臂丛神经刺激点(调节上肢神经功能和代谢)

配穴:根据具体症状选择有关刺激点(参考本书有关内容)。

第三节　粘连性肩关节囊炎与肩手综合征

一、粘连性肩关节囊炎

【概述】

粘连性肩关节囊炎过去称为肩周炎或冻结肩,由于该定义不确切,且与病理变化有差距,故目前以粘连性肩关节囊炎命名较为准确。本病是多种原因致肩盂肱关节囊炎性粘连、僵硬,以肩关节周围疼痛,活动受限,影像学显示关节腔变狭窄和轻度骨质疏松为其临床特点。

国外研究资料显示,本病好发于40～70岁的中老年人,患病率为2％～5％,女性较男性多见,左右肩关节无明显差异;5年内对侧肩患病率为10％,肩胛疾病的年发病率估计为7％,1年期患病率为50％,终身患病率为10％。实际上,肩痛患者中本病并非常见,肩袖损伤的比例肯定更高。已有研究发现,50岁以上老年人中肩袖损伤的比例高达23％。由于风寒是本病的重要诱因,故中医学称为"漏肩风";多发于50岁左右的成人,故俗称"五十肩"。

本病病因可分为肩部原因和肩外因素两方面,肩部原因以随着年龄增长而出现软组织退行性变,对各种外力的承受能力减弱为基本因素,以长期过度活动、姿势不良等所产生的慢性致伤力为主要的激发因素;另外,上肢外伤后肩部固定过久,肩周组织继发萎缩、粘连,可使发病率上升5～10倍,肩部急性挫伤、牵拉伤后因治疗不当等均可导致本病。肩外因素包括颈椎病,心、肺、胆道疾病等发生的肩部牵涉痛,因原发病长期不愈使肩部的牵涉痛导致局部肌肉持续性痉挛、缺血而形成炎性病灶,转变成真正的粘连性肩关节囊炎;糖尿病(尤其是胰岛素依赖性)、反射性交感神经营养不良、结缔组织病、基质金属蛋白酶减少等均与本病有密切关系。病理上可见成纤维细胞和成肌细胞增生,Ⅰ型和Ⅲ型胶原增多使关节囊慢性纤维化而增厚;再加上滑膜充血、水肿,最终导致关节囊腔粘连、狭窄。喙肱韧带呈束带状增厚挛缩是外旋受限的主要原因。电镜下可见肩袖间隙处关节囊大量成纤维细胞增生,胶原纤维增粗、排列紊乱、扭曲。

本病早期的病理表现为肩肱关节腔内的纤维素样渗出,晚期出现关节腔粘连,容量缩小;因患肩局部常畏寒怕冷,尤其后期常出现肩关节的粘连,肩部呈现固结状,活动明显受限,早期疼痛可向颈部和上臂放散,或呈弥散性疼痛,静止痛为其特征,表现为日轻夜重,晚间常可痛醒,晨起肩关节稍活动后疼痛可减轻。由于疼痛,肩关节活动明显受限。局部按压出现广泛性压痛。后期病变组织产生粘连,功能障碍加重,而疼痛程度减轻。因此,本病早期以疼痛为主,后期以功能障碍为主。

本病中医学称"漏肩风",认为是体虚、劳损、风寒侵袭肩部,使经气不利所致。肩部感受风寒,阻痹气血,或劳作过度、外伤,损及筋脉,气滞血瘀;或年老气血不足,筋骨失养,皆可使肩部脉络气血不利,不通则痛。肩部主要归手三阳所主,内外因素导致肩部经络阻滞不通或失养,是本病的主要病机。

【临床诊断】

1. 肩周痛以肩袖间隙区、肱二头肌长头腱(因关节囊内有该肌腱通过)压痛为主。

2. 肩各方向主动、被动活动均不同程度受限,以外旋、外展和内旋、后伸最重,内旋、内收时影响最小,如欲增大活动范围,则有剧烈锐痛发生。严重时患肢不能梳头、洗面和扣腰带。夜间因翻身移动肩部而痛醒。患者初期尚能指出疼痛点,后期范围扩大,感觉疼痛来于肱骨。

3. X线片可见肩关节结构正常,可有不同程度骨质疏松;肩关节腔造影容量<10 ml,多数<5 ml(正常容量 15~18 ml);MRI 见关节囊增厚。当厚度>4 mm 对诊断本病的特异性达 95%。

4. 本病需与肩袖损伤、肩峰撞击综合征、肩关节不稳、颈椎病、肩胛神经卡压综合征等相鉴别。另外,部分安装永久性起搏器的患者可能出现肩周痛。尤其应注意排除胸腔内炎症、肿瘤(尤其是肺尖部)引起的肩痛。

【治疗原则及选穴处方】

经典针灸学以祛风散寒,疏通经络,活血止痛为基本治疗原则。选穴上主要以局部配合远端穴位,以手太阳、手阳明、手少阳经穴为主。具体选穴原则如下:

1. 局部选穴　肩髃是局部重点选穴,如肩前部痛为主选肩前,肩后部疼痛为主选肩髎、臑俞、肩贞等,亦可选局部的压痛点即阿是穴。

2. 辨经远端选穴　肩部疼痛可按手三阳经进行辨经。手阳明经"上肩,出髃骨之前廉",络脉"其别者,上循臂,乘肩髃",经别"别于肩髃",经筋"上臑,结于肩髃;其支者,绕肩胛,挟脊;其直者,从肩髃上颈""手阳明之筋,其病……肩不举",因此,肩部尤其以肩前部痛或压痛为主,可选手阳明经曲池、合谷等。手少阳经"循臑外上肩",经筋"上绕臑外廉,上肩走颈",故肩外侧痛或压痛为主者,可选手少阳经穴外关、中渚等。手太阳经"上循臑外后廉,出肩解,绕肩胛,交肩上",其病"肩似拔";络脉"其别者,上走肘,络肩髃",经别"别于肩解",经筋"其支者,后走腋后廉,上绕肩胛",故肩后部疼痛或压痛为主者可选后溪等。

另外,足太阳经筋"其支者,从腋后外廉,结于肩髃""足太阳之筋,其病……肩不举",膀胱经与小肠经为手足同名经,经气相通,故可选膀胱经穴承山进行透刺条口。足少阳"循颈行手少阳之前,至肩上",同时,阳陵泉又为"筋之会",故可选阳陵泉。胃经与大肠经为手足同名经,经气相通,故可取胃经腧穴条口调理阳明经经气以治肩部疼痛。

3. 根据病因选穴　本病属"痹证"范畴,风盛者多伤于筋,肩痛可牵涉项背手指;寒盛者多伤于骨,肩痛较剧,深按乃得,得热则舒;湿盛者多伤于肉,肩痛固定不移,局部肿胀拒按。根据所属证型不同选取相应的腧穴,如风盛选风池、外关、列缺;寒盛选肩髎、臑俞温针灸或隔姜灸;湿盛选阴陵泉、足三里;气血虚弱可选足三里、膈俞。

● 推荐处方1

治法:疏通经络,通痹止痛。

主穴:局部——肩髃、肩前、肩贞(疏调局部经络,活血通络)

　　　远端——阳陵泉(舒筋通络,移神止痛)

配穴:手太阳经证加后溪;手阳明经证加合谷;手少阳经证加中渚;颈椎病所引起的肩痛加颈椎夹脊穴、曲池等;椎动脉型颈椎病引起的眩晕加风池、天柱。

操作:先刺远端的阳陵泉穴,用1.5～2寸毫针刺入条口,徐徐进针,行较长时间的捻转泻法,在行针得气时鼓励患者运动肩关节,动作由慢到快,用力不宜过猛,以防引起剧痛。肩部穴位行提插泻法,使肩部产生较强的酸胀感,也可行点刺拔罐或艾灸法。肩部穴位也可应用电针、灸法。

● **推荐处方 2**

治法:通经除痹。

主穴:远端——条口、承山(上病下取,移神止痛)

　　　局部——肩髃、肩髎(疏调局部经络,活血通络)

操作:从条口向承山透刺2～4寸,行捻转泻法1～3 min,行针时鼓励患者运动肩关节。肩部穴位可行针刺泻法,针感要强烈,或进行刺络拔罐。肩部穴位也可应用电针、灸法。

● **推荐处方 3**

治法:疏通手阳明、太阳经脉,通经止痛。

主穴:分3组。

第1组:肩髃、肩内陵、肩外陵、曲池(疏通手阳明经,通经止痛)

第2组:肩贞、臑俞、天宗、秉风、曲垣、肩外俞、肩中俞(七穴称"七星台",疏通手太阳经,活血止痛)

第3组:阿是穴(疼痛最明显处)(活血通络,止痛)

操作:肩髃直刺,令麻电感到达肘部,曲池直刺,令麻电感达手指。阿是穴点刺3～5点,用大号火罐拔罐,出血5～10 ml。肩部穴位也可应用电针、灸法。

【疗效评估方法】

1. 美国 Michael Reese 医疗中心制定的标准　本标准主要针对肩部疼痛进行评分:① 无疼痛 75 分;② 偶有轻微疼痛,不影响活动 60～74 分;③ 轻度疼痛,一般活动不受影响,较剧烈活动可加重疼痛 45～59 分;④ 中度疼痛,尚能忍耐,但常需服镇痛药,活动受限 30～44 分;⑤ 剧烈疼痛,活动明显受限,甚至功能受限 0～29 分。

2. 行为疼痛测定法(6 点行为评分法,BRS-6)　目前临床多用于测定头痛及其他疼痛,也用于对疼痛患者的对比研究。用该方法可根据日常行为对肩关节疼痛程度进行评分,疼痛分为 6 级,具体内容参见枕神经痛。

3. 百分五级评分法　本方法较常用,主要为疼痛、关节活动范围和日常生活活动能力三方面的综合评定。

(1) 疼痛　① 无痛 30 分;② 活动时疼痛但程度较轻 20 分;③ 不动时疼痛较轻,活动时加重,但可忍受,偶有夜间痛 10 分;④ 疼痛难忍,夜间尤重,影响睡眠,须服止痛药 0 分。

(2) 关节活动范围　前屈上举(满分为 15 分):① 前屈上举≥150° 15 分;② 120°≤前屈上举<150° 12 分;③ 90°≤前屈上举<120° 9 分;④ 60°≤前屈上举<90° 6 分;⑤ 30°≤前屈上举<60° 3 分;⑥ 前屈上举<30° 0 分。外旋(满分为 9 分):① 外旋>40° 9 分;② 30°≤外旋<40° 6 分;③ 20°≤外旋<30° 3 分;④ 外旋<20° 0 分。内旋(手背后伸)(满分为 6 分):① 手可触及胸 12 6 分;② 手

可触及腰 5 以上,胸 12 以下 4 分;③ 手可触及尾骶部 2 分;④ 手不能触及尾骶部 0 分。

(3) 日常生活活动能力(分 8 项,每一项满分 5 分)　评定项目包括:穿脱套头衣,穿脱开口衣,翻衣服领,刷牙,梳头,用手触对侧腋窝,系裤带,便后使用卫生纸等 8 项。评分标准:① 完成容易 5 分;② 勉强完成 3 分;③ 不能完成 0 分。

评分等级:① Ⅰ级 100 分;② Ⅱ级≥80 分,<100 分;③ Ⅲ级≥60 分,<80 分;④ Ⅳ级≥40 分,<60 分;⑤ Ⅴ级<40 分。

4. Constant-Murley 肩关节功能评分　满分 100 分。

(1) 疼痛(最高分 15 分)　① 无疼痛 15 分;② 轻度痛 10 分;③ 中度痛 5 分;④ 严重痛 0 分。

(2) 日常生活活动能力(最高分 20 分)　① 日常生活活动的水平:全日工作 4 分;正常的娱乐和体育活动 4 分;不影响睡眠 2 分。② 手的位置:上抬到腰部 2 分;上抬到剑突 4 分;上抬到颈部 6 分;上抬到头顶部 8 分;举过头顶部 10 分。

(3) 关节活动度　① 包括前屈、后伸、外展、内收活动(每种活动最高分 10 分,4 项最高 40 分):前屈 0°~30° 0 分;31°~60° 2 分;61°~90° 4 分;91°~120° 6 分;121°~150° 8 分;151°~180° 10 分。外展 0°~30° 0 分;31°~60° 2 分;61°~90° 4 分;91°~120° 6 分;121°~150° 8 分;151°~180° 10 分。② 外旋(最高分 10 分):手放在头后肘部保持向前 2 分;手放在头后肘部保持向后 2 分;手放在头顶肘部保持向前 2 分;手放在头顶肘部保持向后 2 分;手放在头顶再充分向上伸直上肢 2 分。③ 内旋(最高分 10 分):手背可达大腿外侧 0 分;手背可达臀部 2 分;手背可达腰骶部 4 分;手背可达腰部(腰 3 水平)6 分;手背可达胸 12 椎体水平 8 分;手背可达肩胛下角水平(胸 7 水平)10 分。

(4) 肌力　MMT:0 级 0 分;Ⅰ级 5 分;Ⅱ级 10 分;Ⅲ级 15 分;Ⅳ级 20 分;Ⅴ级 25 分。

5. 肩部活动功能评分分级法　本标准为国内杨树萱所提出,主要针对肩部活动功能进行评定。共测 4 项指标,即内旋、外旋、摸背、摸耳。首先将 4 项指标测定结果按下表中所拟标准换算,每项满分为 90 分,再将评分相加成总分,然后按表中所拟标准评定功能等级(表 2-6、表 2-7)。

表 2-6　肩关节功能评分标准

分数	0	10	20	30	40	50	60	70	80	90
内、外旋	0	10	20	30	40	50	60	70	80	90
反手摸背(cm)	57	52	47	42	37	32	27	22	17	12
反手摸耳	左头外	左耳	左耳之上	头顶左	头顶中	头顶右	右耳之上	右耳尖	右耳中部	右耳下部

注:内旋和外旋每度 1 分;反手摸背组距间数值每厘米为 2 分,<12 cm 者评 90 分;>57 cm 或不能触及背中线者评 0 分;右手摸耳时,表中左为右,右为左。

表 2-7　肩关节功能等级

功能等级	4 项指标总分	肩功能情况
0	0~60	极度受限
1	61~120	严重受限
2	121~180	显著减退
3	181~240	中度减退
4	241~300	轻度减退
5	301~360	正常范围

6. 肩关节疼痛与功能障碍指数(SPADI)

(1) 疼痛亚量表 请描述您过去一周内如下情况时的疼痛程度。请在表2-8中选出代表疼痛程度的数字,0分为完全无痛,10分为非常疼痛,难以忍受。

表2-8 肩关节疼痛与功能障碍指数(疼痛亚量表)

疼痛最严重时	0	1	2	3	4	5	6	7	8	9	10
患侧卧位时	0	1	2	3	4	5	6	7	8	9	10
从高处够物时	0	1	2	3	4	5	6	7	8	9	10
触摸颈后部时	0	1	2	3	4	5	6	7	8	9	10
牵拉患侧时	0	1	2	3	4	5	6	7	8	9	10

疼痛指数得分:_____×50/100=_____%(注:如患者未能回答全部问题,则分子亦对应递减,如少答1题,则按40计算)。

(2) 功能障碍亚量表 请描述您过去一周内完成如下活动的困难程度。请根据实际情况进行选择,0分为没有任何困难,10分为非常困难,需要帮助。具体内容见表2-9。

表2-9 肩关节疼痛与功能障碍指数(功能障碍亚量表)

自己洗头	0	1	2	3	4	5	6	7	8	9	10
清洗背部	0	1	2	3	4	5	6	7	8	9	10
穿套头衫	0	1	2	3	4	5	6	7	8	9	10
扣好前面有纽扣的衬衫	0	1	2	3	4	5	6	7	8	9	10
穿短裤	0	1	2	3	4	5	6	7	8	9	10
将物体放到高处	0	1	2	3	4	5	6	7	8	9	10
提起4.5 kg重物	0	1	2	3	4	5	6	7	8	9	10
从裤子后袋中取物	0	1	2	3	4	5	6	7	8	9	10

功能障碍指数得分:_____×80/100=_____%(注:如患者未能回答全部问题,则分子亦对应递减,如少答1题,则按70计算)。

SPADI总计得分:_____×130/100=_____%(注:如患者未能回答全部问题,则分子亦对应递减,如少答1题,则按120计算)。结果判断:0～20%:表示轻度功能障碍;20%～40%:表示中度功能障碍;40%～60%:表示重度功能障碍;60%～80%:表示极重度功能障碍;80%～100%:表示完全功能障碍或应详细检查受试对象有无夸大症状。

【针灸疗效分析】

1. 针灸疗效现状 针灸疗效的评估,主要以肩关节疼痛评分、功能改善情况以及生活质量、健康调查等为结局指标。其中以近期肩关节疼痛评分及最终功能改善情况为主要结局指标,其余皆为次要结局指标。本病是针灸疗法最有效的病种之一,在各种非手术疗法中,针灸是首选的方法之一。大量高质量临床证据显示,针灸具有近期止痛和改善肩关节功能效果。据Green S等2005年完成的针灸治疗肩周炎系统评价,纳入9项RCT/CCT,病程在3周以上的成人患者。结论为2项试验meta分析显示,针刺对肩周炎有短期治疗优势。针刺对照假针安慰剂在第4周CMS评分WMD=17.3,95%

CI（7.79～26.81），但是在 4 个月后其 WMD＝3.53,95％CI(0.74～6.32)。研究者认为,针灸治疗肩周炎有明确的近期止痛和功能改善效果。一项来自德国 Molsberger A F 等的随机对照试验显示,针刺治疗后、随访时在肩关节活动时疼痛改善情况都优于假针刺。Itoh K 等的随机对照试验显示,针刺在 VAS 和 CMS 评分上优于假针刺。

2. 影响针灸疗效的因素　① 病程:本病病程直接关系到针灸的疗效,病程越短疗效越好。肩关节的活动受限发生在疼痛症状明显后的 3～4 周,早期的肩关节功能活动限制因素主要是疼痛、肌肉痉挛等,因此,针灸在此时介入可获得卓越的疗效。肩周炎常被分为 3 期,即早期(即疼痛期)、冻结期及恢复期。疼痛期是本病的早期,主要表现为软组织的无菌性炎症,以疼痛为主;初始疼痛症状往往较轻,且呈阵发性,常因天气变化或劳累而引发,此时是针灸治疗的最佳时机,针灸疗效卓越。伴随时间的推移,逐渐发展为持续性疼痛,尤其是在肩关节内旋、后伸、上举、外展等运动时更为明显,甚至剧痛难忍。此时,患者往往会采用限制上肢运动的方法来缓解疼痛。除了肩关节运动时疼痛症状加重外,在休息时疼痛症状也会加重,尤其是夜间睡眠时,严重者可夜不能寐,不能向患侧压肩侧卧,有时甚至还会感到任何姿势都不能舒适地搁置患肩。失眠又可进一步产生抑郁和烦躁从而加重病情。肩周炎的疼痛部位一般局限于三角肌及邻近区域,但一旦疼痛诱发了肌肉痉挛,疼痛范围可较为广泛,有时还可沿上臂后侧放射至肘部。此外,患者还可因为邻近的肌肉过多代偿而造成上背部和颈部等邻近部位的疼痛。疼痛的性质一般是不明确的,但也有部分患者可对疼痛十分敏感。此时仍然是针灸治疗的好时机,针灸具有良好效果,但比早期阵发性疼痛的治疗需要更长的时间。病程中后期,肩周组织广泛粘连、挛缩,肩关节功能活动明显障碍,甚至关节僵硬强直,称为"粘连性肩周炎"或"冻结肩"。冻结期的早期可出现关节的部分粘连,肩关节活动范围受限,此时针灸也有较好疗效,但疗效不及早期,需要更长的治疗时间。当本病进入冻结肩的后期时,将出现关节广泛的粘连和肌肉萎缩,以功能障碍为主,而疼痛减轻,肩关节呈不同程度僵直,手臂上举、外旋、后伸等动作均受限制,呈现典型的"扛肩"现象,此时针灸也有较好的疗效,但由于粘连严重,要在麻醉条件下采用被动外力强行拉开肩关节粘连的组织,非针灸独立治疗所能。晚期的病理变化,除肩肱关节囊的严重收缩外,关节囊还有纤维化、增厚,关节周围的其他软组织也受到波及,呈现普遍的胶原纤维退行性变,受累的组织呈进行性纤维化。有的部分血管分布增加,软组织失去弹性,短缩与硬化,软组织变脆易在肱骨外展时造成撕裂。最后关节囊和周围的肌腱、韧带均发生粘连,关节腔内滑膜增厚,滑膜与关节软骨粘连,关节容量明显减少;尤其是因长时间缺乏运动,肌肉萎缩严重,并有骨质疏松,这样的患者治疗方法将更局限,针灸虽能缓解症状,但疗效较差。② 病性:单纯性肩周炎的针灸疗效要优于患者有高血压、糖尿病、中风、颈椎病肩部放射痛等合并症者;局部无红肿者的针灸疗效要优于局部明显红肿者。广义的肩周炎包括肩峰下滑囊炎、冈上肌腱炎、肩袖病变、肱二头肌长头肌腱炎及其腱鞘炎、喙突或喙肱韧带炎、冻结肩、肩锁关节炎、肩峰下撞击综合征等多种疾病,它们在疗效和预后上具有较大差异。一般而言,单纯的肌腱炎针灸疗效要好于单一的小关节炎;单一小关节炎针灸疗效要好于大关节炎、滑囊炎;韧带炎的针灸疗效较差。针灸疗效可排列为冈上肌腱炎＞肱二头肌长头肌腱炎及其腱鞘炎＞肩锁关节炎＞肩峰下滑囊炎＞冻结肩、肩袖病变、肩峰下撞击综合征＞喙突或喙肱韧带炎。明显由风寒湿所致者,针灸疗效最好;由肌肉劳损所致者针灸疗效也很好;有严重的组织退行性变化,尤其是骨质增生或韧带钙化者,针灸疗效要差于前两者。③ 年龄:肩周炎患者的年龄影响针灸的疗效,年龄小者疗效较好,这主要与患者的自我康复能力和配合运动锻炼的能力有关。④ 刺灸法:肩周炎的治疗主要在局部选穴,应该采用多种刺灸法相结合以提高疗效。局部穴位要给予较强的刺激,如肩髃应深刺,用提插法使局部产生强烈的针感,甚至向上肢放射。肩背部的肩井、天宗、秉风等穴位针刺时应向单方向捻转使肌纤维缠绕针体,然后做雀啄法使局部有较强的针感,并可结合刺络拔罐法、灸法等。另外,在选远端穴位针刺行针时要鼓励患者配合运动肩关节,这样可提高针刺的疗效。肩部穴位应用电针也可提高疗效。⑤ 患者的配合:肩周炎针灸的治疗效果与患者配合进行功能锻炼密切相关。在治疗过程中医师应根据患者的具体情况,制订科学的肩关节运动方法。功能锻炼可改善局部血运和营养,促进无菌性炎症的吸收,恢复关节活动度,增加肌力,使运动协调。功能锻炼分主动运动和被动运动,主动运动和被动运动常常是互补的。对于肩关节粘连较严重的患者,医师可在开始时帮助患者做被动运动,逐渐以主动运动为主,要使患者了解其意义,掌握正确的锻炼方法,进行上肢"爬墙活动""弯腰划圈""抱头扩胸""体后拉手"等肩和上肢的主动功能锻炼。针刺的目的在于止痛后可促进上肢和肩关节的主动运动,形成良性循环。因此,主动的肩关节功能锻炼是针灸治疗方法取效的关键环节之一,直接影响针灸的疗效。⑥ 其他疗法的配合:在急性期配合超短波治疗,慢性期与各种热疗配合可提高针灸的疗效。总的原则为急性期采用无热量,慢性期采用微热量方法配合。

3. 针灸治疗潜在的可能机制 ① 止痛作用:止痛是针灸治疗早期肩周炎的主要作用。肩周炎的早期主要表现为肩关节周围肌肉、肌腱、韧带、滑囊,以及关节囊等软组织的慢性无菌性炎症,出现疼痛和肌肉痉挛。早期的病变部位在纤维性关节囊、肌腱和韧带,病理为关节囊的收缩变小,关节腔内可见滑膜充血,绒毛肥厚增殖充填关节间隙及肩盂下峰壁间隙,使关节腔狭窄,容量减少,肱二头肌长头腱关节腔内段表面为血管翳所覆盖。患病的肩关节则发现有关节囊的收缩与关节囊下部皱襞的闭锁,其他的软组织则显示正常。针灸通过局部刺激可减弱或拮抗痛觉感受器(感觉末梢神经)对痛觉的传导,提高痛阈,达到止痛的目的。针刺还可通过刺激人体内源性镇痛物质的释放起到镇痛作用。疼痛与运动障碍往往是互为因果的恶性循环,疼痛使患者畏惧活动,加速组织的粘连,结果活动范围越来越小;运动减少,局部代谢产物堆积而不能及时运走,又成为致痛因子。因此,患者每次针灸治疗后要抓住疼痛缓解的几个小时,充分地活动肩关节。② 促进循环:本病出现关节囊的局部无菌性炎症是其基本病理变化之一,针刺通过调节微血管的功能状态,促进肩关节局部的微循环及营养代谢,促进充血的消散,从而有利于炎症水肿吸收和局部堆积的代谢产物的输送,缓解肌肉的痉挛,松解粘连,改善功能。

【预后】

一般认为,本病有自限性,在 12~24 个月可自愈,但仍有 60% 患者不能恢复到正常功能水平。国外学者 Weber 等观察结果认为,患者常在 30 个月之内自发性痊愈,但仍有约 10% 患者病症会长期存在。不过,这种自然恢复的时间不能预计,一般要经过数月至 2 年左右的自然转归时间。因此,即使本病有自我缓慢恢复的可能,也仍然应采取积极主动的治疗措施,因此,早期诊断、及时治疗是决定本病预后好坏的关键。通过恰当的治疗,大部分患者能在数月内得以康复,少数患者病期虽达 1~2 年,但最终也能恢复正常。

早期给予针灸、适度的推拿按摩可改善症状。西医采用局部注射醋酸泼尼松或得宝松,也可明显缓解疼痛;对于疼痛持续、夜间难以入睡,可短期服用非甾体抗炎药,并加以适量的口服肌松弛剂。对于严重关节挛缩及关节活动功能障碍,或症状持续且重,经各种治疗6个月以上无明显改善者,可以考虑外科手术治疗,在麻醉下采用手法或关节镜松解粘连,再注入糖皮质激素或透明质酸钠,并进行针灸治疗,可取得满意效果。

肩关节的主动活动对良好的预后非常重要,从整个病理变化过程看,早期和晚期肩关节病理变化存在着显著的差异。早期的病变在关节囊,晚期则可波及关节囊以外的软组织,两期病理变化之间还存在着复杂的中间变化。尤其是伴随着疼痛和肩关节活动障碍,在晚期会出现三角肌等肩部肌肉不同程度的萎缩现象,特别是肩外侧三角肌萎缩不仅可以使患侧肩部失去原有的丰满外观,出现肩峰突起现象,而且还可由此加重肩关节运动障碍的程度,进一步产生臂上举不便,后伸困难等症状。因此,无论病程长短,症状轻重,均应每日进行主动活动,活动范围和量以不引起剧痛为度。平素应坚持关节功能锻炼,肩部应注意保暖。

本病的诱因多种多样,但众多的诱因却共同地造成了肩关节囊的非特异炎性变化。因此,在治疗和预防过程中应根据其诱发因素加以区别对待。对于肩外因素所致者,除局部治疗外,还应对原发病进行积极治疗。

二、肩手综合征

【概述】

肩手综合征由 Morehead 和 Keen 于 1864 年首先报告。通常发病与上肢创伤有关,但也有上肢并无创伤史者,这些患者可伴有心脏病、类风湿性关节炎或脑损伤、精神性疾患等。因此,肩手综合征是指上肢创伤后或在原发病基础上,患侧上肢突然出现的肿胀、疼痛并伴有肩部疼痛,活动受限的一种综合征。肩手综合征又称反射性交感神经性营养不良(RSD)或复杂区域疼痛综合征(CRPS)Ⅰ型,可能为一种突然的机械性原因引起原发性水肿或创伤后继发水肿,而肌肉泵的作用减弱,不能消除水肿,水肿、疼痛、关节活动受限及交感神经系统的相互作用,形成恶性循环。临床常见原因有腕关节屈曲阻碍静脉回流,手关节的过度牵拉引发炎症的反应,输液时液体渗漏到手背组织内等。

据国外文献报道,CRPS 的发病率为每年(5~26.2)/100 000,更常见于女性,女性与男性之比为2:1 至 4:1。骨折是最常见的诱发因素,占 CRPS 病例的 44%,上肢更容易受到影响,不偏向于左侧或右侧。本病最常见于中风患者,是中风偏瘫后继发的合并症之一,据估计在中风患者中发生率为12.5%~24.0%,个别报道可高达 70%,并与性别、年龄、病因无关。目前,本病病因并不十分清楚,一般认为是由病变部位刺激经脊髓,通过反射途径,使交感神经功能受损,导致血管舒缩机制改变引起,于是出现疼痛、营养不良及功能障碍。另外,也有人提出,本病是在一些疾病状态下引起肢体血液循环改变,致使手和肩的组织产生水肿而发病,如脑血管病后运动受限,患肢静脉瘀血。

本病属中医学"痹证"范畴。中医学认为,本病由局部多静少动,经脉不畅,气血壅滞不能濡养肌肉而致;或气虚血瘀痰凝,脉络痹阻,而致肩部和上肢气血运行不畅,不通则痛;血运不畅,血不行则为水,导致手肿而痛。

【临床诊断】

1. 在上肢外伤或某些原发病(如心脏病、类风湿性关节炎或脑损伤、精神性疾患等)基础上,患侧上肢突然出现的肿胀、疼痛并伴有肩部疼痛，活动受限。

2. 患侧肩手肿痛，皮肤潮红，皮温上升，以手部肿胀疼痛最为显著，甚至痛觉过敏，指屈曲受限。

3. 患肢可有创伤史，但大多数患者并无上肢创伤史；局部无感染的证据，也无周围血管病的证据。

4. 没有其他诊断可以更好地解释症状和体征。

5. 临床上常分为3期。第1期：典型表现为手背突发弥漫性水肿、触痛，手掌血管有舒缩现象，伴肩、手疼痛，运动时尤剧。早期的手部X线征象显示患手散在点状骨质疏松。第2期：水肿与局部触痛减轻，手痛仍持续，但程度有所减轻。第3期：手的肿胀、触痛与疼痛均减退，但由于手指变僵直，掌面纤维化屈曲挛缩，手的运动明显受限，可类似于Dupuytren挛缩，该期X线显示广泛骨质疏松。

附　布达佩斯共识CRPS的诊断标准

肩手综合征属于复杂区域疼痛综合征（CRPS）Ⅰ型，又称反射性交感神经营养不良，可参考CRPS诊断标准。

1. 持续疼痛，与任何触发事件不相称。

2. 患者必须报告有以下4类中3类的各至少一种症状。① 感觉：报告有痛觉过敏和（或）异常性疼痛；② 血管舒缩：报告有温度不对称和（或）肤色变化和（或）肤色不对称；③ 出汗/水肿：报告有水肿和（或）出汗变化和（或）出汗不对称；④ 运动/营养：报告有活动度缩小和（或）运动功能障碍（无力，震颤，肌张力障碍）和（或）营养变化（头发，指甲，皮肤）。

3. 对于CRPS的临床诊断，患者接受医师评估时必须有4类中2类或更多类中的各至少一种症状。① 感觉：有证据显示，痛觉过敏（对刺痛）和（或）异常性疼痛［对轻触和（或）温度觉和（或）深部躯体压力和（或）关节运动］；② 血管舒缩：有证据显示，温度不对称（＞1℃）和（或）肤色变化和（或）肤色不对称；③ 出汗/水肿：有证据显示，水肿和（或）出汗变化和（或）出汗不对称；④ 运动/营养：有证据显示，活动度缩小和（或）运动功能障碍（无力，震颤，肌张力障碍）和（或）营养变化（头发，指甲，皮肤）。

4. 没有其他诊断可以更好地解释症状和体征。

【治疗原则及选穴处方】

经典针灸学以活血通络为基本治疗原则。选穴以肩、上肢穴位为主，由于本病常继发于脑血管病，因此，可配合治疗中风、心脏病的穴位，具体选穴原则如下：

1. 选肩、上肢穴位　肩部选肩髃、肩髎、天宗、肩井等；上肢可选臂臑、曲池、合谷、外关、八邪、十宣、十二井等。另外，可选颈臂疏通上肢经络。

2. 选择治疗中风穴位　取水沟、内关、三阴交、百会、极泉、尺泽、风池、完骨、天柱等。

3. 选择治疗心脏病穴位　如内关、大陵、间使、心俞、膈俞。

● 推荐处方1

治法：疏通经络，活血止痛。

主穴：肩部——肩髃、肩髎、天宗（疏调肩部气血，活血止痛）

　　　　上肢——臂臑、曲池、手三里、外关、会宗、阳池（疏通经络）

操作：常规操作。

● **推荐处方 2**（中风后肩手综合征）

治法：醒脑调神，疏通经络。

主穴：头部——百会透曲鬓、水沟、内关（醒脑调神）

上肢——肩髃、肩前、肩贞、后溪透合谷（疏调肩部、手部气血，活血通络）

下肢——足三里、阳陵泉（疏通经络）

太溪（补益肝肾）

操作：水沟用雀啄法，肩髃、肩前、肩贞、后溪透合谷，采用温针灸，每穴 3 壮，以患者能耐受为度，余穴常规操作。

● **推荐处方 3**

治法：通关利节，活血消肿。

主穴：肩部——肩髃、肩贞、肩前（通利肩关节，疏调气血）

上肢——曲池、曲泽、尺泽（通利肘关节，疏调气血）

阳池、大陵、合谷（通利腕关节，疏调气血）

十宣（活血消肿）

配穴：瘀阻经络加内关、膈俞、丰隆；气虚血瘀加气海、膈俞、足三里。

操作：十宣穴用三棱针点刺出恶血。肩前、肩贞，曲池、合谷带电针，余穴常规操作。

【疗效评估方法】

1. 肩手综合征评估量表（SHSS）　本量表即可作为肩手综合征诊断依据：症状评分≥8 分；也可按治疗前后分值变化进行疗效评估（表 2 - 10）。

表 2 - 10　肩手综合征评估量表

项目		评分					
		0 分	1 分	2 分	3 分	4 分	5 分
1. 感觉：疼痛、痛觉过敏		无	轻微	中度	明显	严重	自发性
2. 自主神经：远端水肿		无	轻微	明显	严重	—	—
3. 运动：出现疼痛的被动运动范围	（1）肩部外展	>120°	120°～90°	90°～45°	<45°	—	—
	（2）肩部外旋	>30°	30°～20°	20°～10°	<10°	—	—

2. 手部水肿测量法　把水灌满 2 L 量筒，手泡进去至水面没及腕横纹处，排掉水的体积即为手的体积，健手和患手的体积差即为患手肿胀值。

3. 视觉模拟量表（VSA）　对疼痛症状进行评估，参见头痛。

4. Cooney 腕关节评分量表　包括疼痛、功能状况、活动度、握力等 5 项手腕部综合评分（表 2 - 11）。

每项对应相应分值，总分为每项相应分值相加。疗效评价：优：评分 90～100 分，疼痛基本消失，手腕部无明显肿胀或肿胀消失，关节功能恢复至日常活动，皮肤色泽恢复正常；良：评分 80～89 分，疼痛缓解至可能耐受程度，手腕部肿胀减轻，手腕部功能改善。可：评分 65～79 分，疼痛缓解至可耐受程度，手腕部肿胀减轻，手腕部功能仍受限。差：评分 65 分以下，较治疗前无明显改善。

表 2－11 Cooney 腕关节评分

1. 疼痛(25分)		2. 功能(25分)	
无痛＝25	轻度或偶尔疼痛＝20	恢复正常工作＝25	可做有限工作＝20
中度疼痛但可耐受＝15	剧烈疼痛不可耐受＝0	可活动但不能工作＝15	因疼痛不能活动＝0
3. 屈曲/伸展活动度(25分)		4. 握力(与健侧对比)(25分)	
高于120°＝25　91°～119°＝15　61°～90°＝10		100%＝25　75%～99%＝15　　50%～74%＝10	
31°～60°＝5　低于30°＝0		25%～49%＝5　0～24%＝0	
5. 活动范围(正常的百分数)(25分)		旋转(附加,填写角度)	
100%＝25　75%～99%＝20　50%～74%＝10		旋前	
25%～49%＝5　0～24%＝0		旋后	
优:90～100分,良:80～89分,可:65～79分,差:65分以下。			

5. 上肢 Fugl-Meyer 运动功能量表(FMA)　主要针对患者患侧上肢和手功能,内容包括:上肢反射活动、屈肌协同运动、伸肌协同运动、伴有协同运动的活动、分离运动等共33项,总分为66分,得分越高,表示患者上肢功能恢复较好。量表内容见附录。

6. 参照肩周炎疗效评估方法　主要为疼痛、关节活动范围和日常生活活动能力三方面的综合评定,采用百分五级评定法。参见肩周炎。

【针灸疗效分析】

1. 针灸疗效现状　目前已发表的文献多选用视觉模拟评分法(VAS)、Fugl－Meyer 评分(FMA)、Cooney 腕关节评分、Carrol 上肢功能评分、日常生活能力评定(ADL),手部肿胀程度等作为主要结局指标,以及将积分转化为治愈率、有效率作为结局指标。但总体上仍缺乏高质量证据。

一项随机对照临床试验中,试验者采用针刺联合康复疗法(以 OT 疗法为主)治疗中风后肩手关节综合征,对照组予以单纯康复治疗,每日 1 次,7 天为 1 个疗程,共治疗 4 个疗程。采用改良的 Fugl-Meyer 评定法评定上肢综合运动功能、五点口述分级评分法评估疼痛程度、PCV－Ⅰ型微循环分析仪检测患侧无名指甲襞微循环,还评估了临床有效率。结果显示,针刺联合康复疗法及单纯康复疗法均可明显改善中风后肩手综合征的上肢运动功能、疼痛及甲襞微循环、血液流态、管周状态及总积分,均 $P<0.05$,且针刺联合康复疗法的效果更佳($P<0.05$),临床总有效率(治疗组 93.3% VS 对照组 63.3%)也明显高于对照组。

2. 影响针灸疗效的因素　① 病程:从本病的发展过程而言分为 3 个阶段。第 1 阶段为发病 3 个月以内,患者在上肢受伤或疾病之后,肩发生烧灼性不适感,继之手和手指出现肿胀、疼痛。有时,仅有手的症状而肩并无改变。上肢多呈下垂位,随病情发展肩运动范围逐渐减小、屈指受限疼痛、手及手指被动运动疼痛。此期是针灸治疗的最佳时期,针灸治疗越早,疗效越好。第 2 阶段持续时间为 3～6 个月。肩关节无痛性固定,手和手指肿胀减轻,指痛加剧,手指运动进一步受限。手和手指皮肤变光滑,显示神经营养不良。掌筋膜可挛缩增厚,很像 Dupuytren's 挛缩。本病的特点是沿神经分布和损伤区域的剧烈压痛。患者手肿胀、感觉障碍、上肢烧灼感、僵硬、出汗、寒凉或发热。针灸治疗也有较好疗效,但疗效不及第 1 阶段。第 3 阶段为病程 1 年以上。患者上肢功能丧失,肩、手强硬畸形,皮肤萎缩变薄,肩、手无疼痛。手畸形的出现取决于手内肌、手屈伸肌的改变。针灸的疗效较差。

② 病性：单纯肩手综合征针灸疗效较好，如果并发心脏病、类风湿性关节炎或脑损伤、中风、精神性疾患等，针灸可取得一定的疗效，但疗效不如前者。③ 肢体功能锻炼：有人通过研究表明，治疗期间配合上肢的被动活动和主动活动能明显提高疗效。患侧上肢被动活动时，应用轻柔的不引起疼痛的被动关节活动，特别应注意前臂旋后和适当腕背曲，以促进静脉回流，保持正常的关节活动度。自主活动时，采用 Bobath 握手，在无疼痛范围内做辅助主动活动。这对于提高和巩固针灸疗效具有重要意义。

3. 针灸治疗潜在的可能机制　本病病因尚不清楚，西医学认为，各种原因使自主神经系统障碍，导致血管舒缩机制改变引起。另有人提出，一些疾病状态引起肢体血液循环改变，致使手和肩的组织产生水肿而发病。针灸治疗本病的环节和机制包括：① 神经调节。针灸具有调节自主神经功能的作用，可通过神经-血管反射，调节血管的舒缩运动功能，促进肢体的血液循环，消除局部的肿胀。② 止痛作用。针刺可直接刺激神经末梢和特殊感受器，减弱或拮抗痛觉的传入，提高痛阈，以消除局部的疼痛；可通过促进血液循环，促进局部堆积的致痛物质的消散；针灸还可促进机体释放内源性镇痛物质，达到止痛目的。止痛效应可使患者扩大关节活动度，从而可改善水肿、疼痛及关节活动，预防肢体肌肉的挛缩和关节的粘连。③ 协调肌肉运动。针刺可通过神经-肌肉的反射调节作用，协调肢体肌肉的运动平衡，松弛痉挛的肌肉，打破肢体肌肉痉挛→疼痛→痉挛的恶性循环，有利于肢体运动功能的恢复。

【预后】

由于病因不同，其临床症状也各不相同，故轻重差异很大。一般临床表现包括肩和手两部分，病程分 3 个阶段，第 1 阶段、第 2 阶段，针灸可取得良好疗效。一般通过早期治疗，可以预防挛缩的发生，大部分患者预后较好。第 3 阶段时预后差，因此，本病早期治疗和预防非常重要。

在治疗上包括控制病程进展，积极进行功能锻炼，避免和减少畸形发生。摆放合理的肢体位置，或使用手指动力性夹板有助于防止发生畸形和恢复手指、手的肌力。针灸在疾病早期不仅可减轻疼痛，而且可控制病情发展，改善疾病预后。对情绪不稳、精神抑郁的患者，要引导身心健康。要为患者设计有利于减轻水肿，改善关节活动范围的主、被动活动，患者可在帮助下或自己利用健手辅助患手做患侧上肢的牵拉运动，亦可做被动或主动腕关节的屈曲和背伸活动。注意不要在患侧静脉输液和防止手部损伤，不要过度牵拉或搀扶患肢，配合按摩患肢等均对预后有积极作用。

三、粘连性肩关节囊炎与肩手综合征的现代针灸学治疗原则与选穴处方

粘连性肩关节囊炎与肩手综合征均可表现为肩部的疼痛与功能障碍，但发病机制却完全不同，前者是一种退行性病变，而后者可能是自主神经功能障碍导致的反射性交感神经性营养不良，情况比前者更为复杂，并涉及到上肢尤其是手部的肿胀疼痛，甚至肌肉萎缩。现代针灸治疗以缓解、止痛、减轻炎症与粘连、改善和恢复功能为治疗原则。

粘连性肩关节囊炎治疗分期较清晰，急性期消炎止痛，慢性期松解粘连、改善功能。早期（疼痛期）治疗主要是以解除疼痛，预防关节功能障碍为目的。冻结期治疗以解除粘连，扩大肩关节运动范围，恢复正常关节活动功能为目的，在这一阶段，除了被动运动之外，主动运动是整个治疗过程中极为

重要的一环。恢复期则以继续加强功能锻炼为原则,以达到全面康复和预防复发的目的。肩手综合征重在以调节交感神经功能,减轻水肿为基本原则。在选穴上既有共同的规律,如肩关节局部刺激点、臂丛神经刺激点等,但也有各自不同的选穴方法。

1. 共同的选穴方法　① 肩关节局部刺激点:粘连性肩关节囊炎,以肩袖间隙区、肱二头肌长头腱(因关节囊内有该肌腱通过)的压痛为常见特点;肩手综合征发生关节粘连时也可在这些部位出现疼痛和压痛;也可用肩周围的传统穴位,如肩髃、肩髎、肩贞等。肱二头肌长头肌腱起于肩胛骨盂上结节,在肱骨结节间沟与横韧带形成的骨纤维管道中通过,经肱骨结节间沟后进入肩关节,其压痛点在肩前部(结节间沟部)。刺激局部压痛点可改善循环促进炎症吸收,并可协调肌肉运动,止痛。② 臂丛神经刺激点:可刺激臂丛神经,改善肩部及上肢的功能。③ 下肢刺激点:临时缓解疼痛可选下肢远端(异位节段)的刺激点,如传统穴条口、承山,依据弥漫性伤害抑制性调控机制,以痛制痛。

2. 不同的特征性选穴

(1)粘连性肩关节囊炎　治疗以局部为主,重点改善局部循环,促进炎症吸收,缓解粘连,这是与肩手综合征最主要的不同点。有学者认为,诊断冻结肩的两个常用标准实际上是肩胛下肌活化激痛点的两个主要临床效应,也就是说冻结肩与肩胛下肌活化激痛点的主要症状相同,即肩部疼痛和活动受限。文献和临床经验都证明,激痛点是造成冻结肩的一个主要因素,Lewit 提出,冻结肩从一开始就伴随着肩胛下肌的疼痛性痉挛和激痛点。有学者指出,本病肩关节疼痛更加局限,但仍然可能与肌肉累及相关。肩部疼痛可能也与冈上肌的激痛点相关,或与三角肌的前部和后部的激痛点都相关,但是如果针刺这些几乎没有反应时,则应该沿着手臂进一步向下寻找激痛点,即在肘前窝上的肱二头肌中(Baldry,2001)。主要激痛点:① 肩胛下肌激痛点。肩胛骨外侧缘中点处,肩关节外展 90°取穴。② 冈上肌激痛点(3 个)。第 1 激痛点在肩胛冈内缘冈上肌起点与肩峰连线内 1/3;第 2 激痛点在肩胛冈内缘冈上肌起点与肩峰连线外 1/3;第 3 激痛点在肩峰直下,冈上肌与肱骨大结节附着处。③ 三角肌激痛点(4 个)。前部激痛点为锁骨外 1/3 与肱骨三角肌粗隆连线中点;后部激痛点在肩胛冈外 1/3 与三角肌粗隆连线中点;三角肌中部 2 个激痛点分别在肩峰直下,将中部三角肌三等分,位于上 1/3、上 2/3 处。④ 肱二头肌激痛点(2 个)。肱二头肌短头激痛点在肘横纹内侧端与腋横纹头连线中点;肱二头肌长头激痛点在肘横纹外侧端与肩峰连线上平短头激痛点。⑤ 肱骨、肩胛骨骨膜刺激点。可改善局部循环,止痛。

(2)肩手综合征　以调节颈交感神经功能为重点,可结合局部选穴。由于颈交感干神经节发出的节后神经纤维,经灰交通支连于 8 对颈神经,并随颈神经分布到头面和上肢的血管等,尤其是颈 4～7 神经根抵达肩上肢,因此,刺激颈交感神经具有重要意义。主要刺激点:① 星状神经节刺激点。由颈下交感神经节与胸 1 交感神经节合并形成的神经节,其发出的灰交通支连接第 7、8 颈神经和胸 1 神经。定位在第 7 横突前外侧,即环状软骨水平(第 6 横突)下一个横突。星状神经节刺激具有整体性调节自主神经功能,改善上肢循环和营养,稳定内环境,调节免疫抗炎等多种效应,为本病的首选刺激点。② 颈 4～7 神经根刺激点。刺激颈部神经根既具有调节上肢神经功能和代谢的作用,也具有反射性调节交感神经功能的作用,改善肩部和上肢神经、肌肉的营养和代谢。颈 4 神经根刺激点:定位为颈 4 横突上,横突位于胸锁乳突肌后缘与颈外静脉相交点上 1 cm 左右处,相当于甲状软骨上缘。颈 5 神经根刺激点:颈 5 横突上,横突位于颈 4 横突与颈 6 横突在胸锁乳突肌后缘连线的中点处。颈 6 神经根刺激点：颈 6 横突上，为颈椎中最为明显、最易扪及的横突，紧靠锁骨上方，相当于环状软骨水平。③ 局部刺激点。由于肩手综合征常有手部肿胀疼痛，故可在手局部选择刺激点，改善循环。④ 迷走神经刺激点。可协调自主神经系统功能，改善代谢；也可通过胆碱能途径发挥抗炎、减轻水肿的功效，起到止痛作用。

- **推荐处方 1（粘连性肩关节囊炎）**

主穴：局部——肩袖间隙区、肱二头肌长头腱压痛点（止痛、改善循环，缓解肌肉痉挛及组织粘连）

颈部——臂丛神经刺激点（调节上肢神经功能、改善肩部肌肉紧张，缓解疼痛）

远端——下肢任选一穴，如条口、承山、足三里等（以痛制痛）

操作：局部压痛点可用滞针法，留针，尤其是肩袖部位，可沿关节囊刺数针，并用电针，刺激粗纤维参数。远端穴采用强刺激手法，兴奋细纤维。臂丛神经刺激以肩部出现放射感为佳。

- **推荐处方 2（粘连性肩关节囊炎）**

主穴：局部——肩胛下肌激痛点、冈上肌激痛点、三角肌激痛点（灭活激痛点，缓解疼痛和肌肉痉挛与组织粘连，改善循环，促进炎症吸收和组织修复）

肩胛骨、肱骨骨膜刺激点（改善循环，减轻炎症，止痛）

远端——肱二头肌激痛点（激痛点灭活，缓解肌肉紧张，止痛）

操作：激痛点用滞针法。骨膜刺激用雀啄法。

- **推荐处方 3（肩手综合征）**

主穴：局部——肩部压痛点（缓解疼痛，改善循环）

颈部——臂丛神经刺激点（缓解疼痛，改善循环，反射性调节自主神经功能）

星状神经节刺激点（调节自主神经功能，改善循环，减轻炎症，改善上肢营养，稳定内环境）

或颈 4～6 颈神经根刺激（反射性调节颈交感神经功能，改善循环与营养，调节上肢肌肉的功能，止痛）

配穴：迷走神经刺激点（协调自主神经活动，改善营养和代谢，抗炎减轻水肿）

上肢——手部刺激点（改善手部循环，减轻水肿，缓解疼痛）

操作：臂丛神经刺激点以向上肢放射感为佳。颈神经根刺激一般先进针 2～3 cm，患者多有酸胀感，将针退出 2～3 mm，再沿椎体后结节向前呈 15°～30°角缓缓进针 5 mm，如接近或刺中神经根会出现明显异感，为刺激成功，缓缓点刺数次，留针 10～20 min。手部刺激点，如指尖可点刺放血。

第三章　躯体病—躯干部

第一节　体表胸胁痛与纤维肌痛综合征

一、体表胸胁痛

【概述】

胸指颈以下腹以上人体前面部分；胁指侧胸部，为腋以下至第12肋骨部的总称。胁痛是中医学病症名称，是以一侧或两侧胁肋部疼痛为主要表现的病症，也是临床上常见的一种自觉症状，常由肋骨软骨炎或肋间神经痛导致。

从胁痛的类型上可分为体表性胁痛和内脏性胁痛两大类，体表性胁痛部位表浅，定位明确，多为肋间神经、肌肉、软骨等病变所引起；肋间神经痛表现为自发的、灼烧样、放电样、触痛样等；骨、软组织的疼痛常呈刀割样、针刺样等。内脏病引起的胁痛常是其一种反应形式，其胁痛的特点是部位较深，定位较为模糊，常由肝炎、胆囊炎、胆石症等引起；疼痛性质为钝痛或绞榨性痛，这与体表胁痛完全不同。

西医学的肋间神经痛、带状疱疹后遗神经痛、肋软骨炎、运动急性胸肋痛均属于体表胁痛范畴。肋间神经痛是指肋间神经支配区的疼痛综合征，是体表胁痛最常见的疾病，是神经痛的一种类型；疼痛位于一个或几个肋间，呈持续性刺痛、灼痛，可随呼吸、打喷嚏、咳嗽等动作加剧。检查可发现患者肋间皮肤感觉过敏和肋骨缘压痛。原发性肋间神经痛很少见，其发病原因不明。临床多见的是继发性，多由临近组织病变，如胸腔疾病胸膜炎、肺炎、主动脉瘤、带状疱疹、肋骨外伤后骨膜炎或继发骨痂形成、胸髓肿瘤或炎症等所致。带状疱疹引起的肋间神经痛可在相应肋间见疱疹，疼痛出现于疱疹前，疱疹消失后疼痛可持续一段时间。肋软骨炎分为感染性和非特异性两种。感染性肋软骨炎主要表现为局部皮肤红肿热痛，以胸痛为主，原发性感染较为少见，一般经血运途径而感染，其致病菌常为结核杆菌、伤寒杆菌或副伤寒杆菌，胸部外科手术后感染引起的软骨炎较为多见，其致病菌主要为化脓性细菌和真菌。非特异性肋软骨炎是一种非化脓性肋软骨肿大，多病因不明，一般认为与劳损、慢性损伤、病毒感染、局部营养不良、胸肋关节内韧带损伤和局部炎症有关，女性略多，多位于第2～4肋软骨，单侧较多。本节主要讨论非特异性肋软骨炎。运动急性胸肋痛，又称运动岔气、呼吸肌痉挛，是运动中常见的一种身体反应。原因为大运动量活动前准备不足，人体突然从安静状态进入紧张状态时，无法满足肌肉运动所需的氧气和营养物质；另外，在运动时呼吸频率过快、深度不够，致使呼吸肌连续过急收缩；天气寒冷或者大量出汗使体内氯化钠含量过低等，也易引发岔气。由于该病多发于胸胁部，故又称胸胁屏伤或胸胁内伤。本节主要介绍肋间神经痛。

体表胁痛是外感、内伤或外伤等因素，导致胁肋部经络气血阻滞不通所引起的病症。由于胁肋部归属肝经、胆经所主，因此，各种内外因素使足厥阴、少阳经功能失调，经络气血不通是体表胁痛发生的基本病机。运动急性胸肋痛，由于用力过度或不当，使气聚结于胸肋内，不得消散，气滞而痛。

【临床诊断】

1. 肋间神经痛　疼痛沿一个或几个肋间呈持续性刺痛、灼痛,咳嗽、打喷嚏或深吸气时疼痛加重,常有束带感,单侧单支多见,上段的肋间神经痛可向同侧肩背部放散。查体可发现相应肋间皮肤区感觉过敏和肋骨缘压痛或感觉减退。带状疱疹性肋间神经痛,在相应肋间可见疱疹,疼痛出现于疱疹前,疱疹消失后一般可持续一段时间而消失。

2. 带状疱疹后遗神经痛　带状疱疹痊愈后,在原皮疹区皮下出现长期的剧烈疼痛,性质多样,可为烧灼痛、针刺样、刀割样或钝痛;同时感觉异常或痛觉异常,如触摸、冷或热刺激可引起疼痛;患者常出现心态不稳定、寝食不安、烦躁等。

3. 非特异性肋软骨炎　初期感到胸痛,数日后受累肋软骨部位出现轻度呈梭形肿大隆起,表面光滑,皮肤正常,呈钝痛或锐痛;发生部位多在胸骨旁第2～4肋软骨,以第2肋软骨最常见,偶可发生于肋弓。局部压痛明显,疼痛剧烈时可向后背肩胛部或侧肩、上臂、腋窝处放射,深呼吸、咳嗽、上肢活动或转身时疼痛加剧。本病多侵犯单根肋骨,偶见多根或左右两侧肋骨同时受累。由于病灶在乳房内上方,故同侧的乳房也有牵涉性疼痛,女性患者常误以为乳房疼痛而就诊。病程长短不一,可有数月至数年不等,时轻时重,反复发作,常可在数月内自愈,但个别可持续数年。患者可伴有低热。

4. 运动急性胸肋痛　运动中胸肋部突然产生疼痛,闷胀作痛,痛无定处,疼痛面积较大,尤其是在呼吸、咳嗽以及转侧活动时,因牵制胸肋部而痛或窜痛,并有呼吸急促,烦闷不安,胸背部牵引作痛,不敢变换体位,多发生于右下肋部。一般外无红肿、压痛等客观体征。

中医学认为,肝位于胁部,其经脉布于两胁,胆附于肝,其脉亦循于胁,故本证主要责于肝胆经脉病症。情志抑郁,或暴怒伤肝,肝失条达,疏泄不利,气阻络痹,而致胁痛;气郁日久,血流不畅,或外伤使瘀血停积,胁络痹阻,而致胁痛;外湿内侵,或饮食所伤,脾失健运,痰湿中阻,气郁化热,肝胆失其疏泄条达,导致胁痛;久病或劳欲过度,精血亏损,肝脉失养,亦导致胁痛。总之,内外因素引起的肝胆经脉痹阻不通,或络脉失养均可导致胁痛。

【治疗原则及选穴处方】

经典针灸学以疏通经络,活血止痛为基本治疗原则。在选穴上可根据胁肋部归属肝、胆经,并在局部选取阿是穴。具体选穴原则如下:

1. 局部选穴　在疼痛区域选择阿是穴;在局部选择肝胆经穴,如期门、日月、章门等。

2. 循经选穴　肝经布于胁肋,因此可选肝经的太冲、行间,胆经的阳陵泉、丘墟、侠溪、足临泣等;另外根据同气相求的理论,可选手少阳经的支沟、外关等。

3. 辨证选穴　肝气郁结选期门、膻中、肝俞、太冲、内关等;瘀血停着选局部阿是穴、内关、合谷、血海、膈俞等;肝阴不足选肝俞、三阴交、太溪等;肝胆湿热选中极、阴陵泉、行间、侠溪等。

● 推荐处方1

治法:疏泄少阳,通络止痛。

主穴:局部——日月(疏泄少阳,通络活血)

　　　临近——肝俞、胆俞(疏调肝胆经气)

　　　远端——丰隆、阳陵泉(化痰通络)

配穴：肝气郁结加膻中、太冲、内关；瘀血停着选局部阿是穴、内关、血海；肝阴不足加肝俞、三阴交、太溪；肝胆湿热加阴陵泉、行间、侠溪。

操作：日月沿肋间平刺，行捻转泻法。余穴常规操作。

● **推荐处方 2**

治法：疏调少阳，通经止痛。

主穴：局部——期门、日月（疏调气血，通经止痛）

　　　远端——太冲、外丘、支沟（疏调少阳、厥阴经气）

配穴：参照推荐处方1。

操作：期门、日月沿肋间平刺，行捻转泻法。余穴常规操作。

● **推荐处方 3**

治法：活血化瘀，通络止痛。

主穴：局部——阿是穴（活血化瘀）

　　　远端——支沟、足临泣（疏导少阳，通络止痛）

配穴：参照推荐处方1。

操作：阿是穴在肋间隙选择，根据疼痛范围决定选择多少，用三棱针点刺，加拔火罐。余穴常规操作。

【疗效评估方法】

1. VAS 及 NRS 量表评分　参见头痛。

2. 巴罗神经研究所病痛强度量表　参见枕神经痛。

【针灸疗效分析】

1. 针灸疗效现状　对于体表性胸肋痛类的治疗效果，临床上多采用 VAS 量表、功能障碍指数问卷表、疼痛数字分级法等进行评估。针灸对于该病的疗效不能一概而论，要从具体病因思考。临床报道较多的为带状疱疹后遗肋间神经痛，总有效率为 90%～97.3%。相对而言，针对原发性肋间神经痛、肋软骨炎报道较少，而岔气常可一次治愈，但尚缺乏高质量的临床证据。

2. 影响针灸疗效的因素　① 病因：原发性针灸疗效优于继发性，尤其是肋间神经受寒冷刺激而出现的神经刺激症状，针灸疗效最好。继发性肋间神经痛由炎症所致者，尤其是无菌性炎症所引起者，针灸有较好疗效；由带状疱疹引起的后遗肋间神经痛，疗效远不及急性期。由结构畸形、胸髓肿瘤或肋骨肿瘤所致者，非针灸所能治疗，应首先治疗原发病。岔气针灸治疗效果优越，一般经 1 次治疗即愈。带状疱疹后遗神经痛往往病情缠绵，需要长时间的治疗。针灸治疗肋软骨炎也有较好的疗效。② 病程和年龄：尽可能在发病后立即进行治疗，早期应用针灸治疗效果较好；年轻患者针灸疗效优于老年患者。③ 刺激量：同节段针刺镇痛的机制为粗纤维的传入在脊髓水平对痛敏神经元起抑制作用，而针刺远端镇痛效应则需脊髓上中枢的参与，故局部取穴仅需较弱的针刺手法就可取得较明显的镇痛效应，远距离取穴则需较强的针刺手法才有效。治疗肋间神经痛时，远端穴位需要有较强的刺激量，才能达到镇痛效果。

3. 针灸治疗潜在的可能机制

（1）镇痛作用　① 中枢神经的作用：针刺信号由脊髓腹外侧索向上传导至延髓，激活内侧网状结构,再经脊髓背外侧索下行,引起脊髓较细传入纤维末梢的去极化而发生突触前抑制,部分地阻断细纤维的痛觉传入冲动。针刺还可抑制中脑网状结构痛敏神经的活动,脑干网状结构内侧部的巨细胞核以及中缝核群,在接受针刺信号以后可以发出冲动,下行抑制脊髓背角中传递痛觉信号的神经活动,上行抑制丘脑束旁核痛敏细胞的放电。即针刺的信号通过脊髓入脑,经过复杂的整合过程,可以兴奋机体内在的镇痛系统,一方面上行抑制束旁核,一方面下行抑制背角,从而发挥镇痛效应。② 外周神经的作用:针刺可直接刺激传导痛觉的神经,一方面可以使这类神经中痛觉纤维的传导发生阻滞;另一方面又可使脊髓背角细胞对伤害刺激的反应受到抑制,起到止痛作用。③ 神经-体液调节:针刺可增加脑内 5-羟色胺、内啡肽等神经递质的含量,降低外周血液中致痛物质如钾离子、组胺、缓激肽的浓度,即针刺可通过神经-体液调节机制起到镇痛作用。

(2)消除局部炎症　针灸可以扩张局部毛细血管、改善血液循环及代谢状况,消除局部炎性变化,促进受损神经末梢和皮肤感受器功能修复。

【预后】

原发性肋间神经痛较少,多为感染、外伤、寒冷、骨膜炎、肿瘤等明显的继发性因素所致。若为继发性者,应积极治疗原发病,尤其是肿瘤所致者。本病临床表现除局部疼痛外,多无全身症状。一般经过治疗可控制或减轻症状,而因带状疱疹遗留的肋间神经痛十分常见,也较顽固。在疼痛发作期,患者应适当卧床休息。对于肋间神经痛的治疗,西医多采用针对病因治疗和对症治疗措施,针对病因如切除肿瘤、抗感染治疗等。带状疱疹所致肋间神经痛选用阿昔洛韦或 α-干扰素。对症治疗,如应用止痛剂、镇静剂、血管扩张剂、封闭等。射频消融术也是近年来发现的用于治疗肋间神经痛的一种微创手术,具有一定疗效,同时也存在感染、出血、气胸等副作用。因此,对肋间神经痛的治疗我们要从病因着手,寻找其治疗突破点。岔气针灸疗效最好,一般一次治愈,预后好。肋软骨炎,针灸也能明显改善症状。

二、纤维肌痛综合征

【概述】

纤维肌痛综合征主要表现为肌肉骨骼系统多处疼痛和发僵,常伴有疲乏无力、睡眠障碍、情感异常和认知功能障碍等多种其他症状,并在特殊部位有压痛点的慢性疼痛性非关节性风湿病,可继发于外伤、各种风湿病,如骨性关节炎、类风湿关节炎及各种非风湿病(如甲状腺功能低下、恶性肿瘤)等。这一类纤维肌痛综合征被称为继发性纤维肌痛综合征,如不伴有其他疾患,则称为原发性纤维肌痛综合征。原发性纤维肌痛综合征,肌肉僵硬和疼痛的发作,多为渐进性和弥漫性,具有酸痛的性质,其诊断是通过识别弥漫性纤维肌痛的典型特征与非风湿病症状(如失眠、焦虑、疲乏、肠道过敏症状等),排除其他全身性疾病、心理性肌肉疼痛与痉挛。

本病的患病率约为 2%,其中女性为 3.4%,男性为 0.5%,患病率与年龄存在线性增加的关系,在 70～79 岁达到患病高峰,患者的平均年龄为 49 岁,其中 90% 为女性。过重的体力劳动、精神紧张、睡眠不足、外伤、潮湿、寒冷等均能引起本病或使其加重。全身性疾病(通常为风湿痛)偶尔也能诱发本病。病毒或其他全身感染(如莱姆病)也能诱发易感者发病。近年来,本病的发病率有增高的趋势,英国一项调查资料表明,在因病不能工作的人群中,10.9% 是由风湿疾患所致,其中纤维肌痛综合征约占 50%。一项在加拿大地区进行的研究中指出,本病多发于 40 岁及以上和具有某些慢性病风险因素(肥胖、缺乏锻炼、吸烟)的女性人群中。国外研究指出,纤维肌痛可发生在世界各地的所有人群中,一般来说,在大多数研究中,符合诊断标准的人群患病率在 2%～6.4%,确诊患者的年龄大多为 50～60 岁,男女比例从 8:1 到 30:1 不等。

美国风湿病学会指出,原发性纤维肌痛综合征是最常见的风湿病之一,仅次于 RA 和 OA,占第 3 位。Yunus 等在 1 年内共诊治 285 例有骨骼肌肉系统疾病的患者,20% 为原发性纤维肌痛综合征。西医学对本病的发病机制并不十分清楚,目前认为与睡眠障碍、神经内分泌变化、免疫紊乱、一些体内正常存在的氨基酸浓度改变及心理因素有关。有研究证明,纤维肌痛综合征患者肌肉疼痛来源于神经末梢,即疼痛感受器。机械性牵拉、挤压、P 物质、缓激肽、钾离子等化学刺激及缺血性肌肉收缩都会刺激神经末梢,引起肌肉疼痛。约 1/3 患者的血清中胰岛素、胰岛素生长因子-1 以及与生长激素有关的氨基酸浓度均降低,而且脑脊液中这些因子浓度的变化与患者的疼痛有关。另外,本病还可继发于骨性关节炎、椎间盘突出症等疾病,这些疾病引起的外周伤害性疼痛,如反复刺激脊索第 2 背角神经元,能导致中枢敏化作用,最终出现本病典型的慢性疼痛。

本病归属中医学的"痹证"范畴。中医学认为,禀赋素虚,气血不足,营卫不和,或者肝郁脾虚,以致风寒湿热之邪乘虚内侵而致病。痹证初犯人体,多留于肌表,阻于经络,气血运行不畅,不通则痛,故见全身多处肌肉触压痛、僵硬等症。素体虚弱,脏腑亏虚,正气不足,阴阳失调是本病的主要内因,其中又以肝脾肾亏虚为主。肝肾亏虚,脾失健运,气血生化乏源,气血不足则营卫失调,腠理不固,卫外不密,风湿寒三邪乘虚而入,发为痹病。痹病为络脉之病,既可是久病入络,也可是新病入络。

【临床诊断】

1990 年美国风湿病学会的纤维肌痛综合征诊断标准:

1. 一般情况　持续 3 个月以上的全身性疼痛,包括身体的左右侧,腰的上下部及中轴(颈椎或前胸或胸椎或下背部)均疼痛。

2. 压痛点　以拇指按压,压力为 4 kg,18 个压痛点中至少有 11 个疼痛。18 个(9 对)压痛点如下:① 枕部(双侧枕骨下肌肉附着处);② 下颈部(双侧颈 5～7 横突间隙前侧);③ 斜方肌部(双侧斜方肌上缘中点);④ 冈上肌部(双肩胛冈内缘冈上肌起点);⑤ 第 2 肋骨部(双侧第 2 肋骨与肋软骨连接部上面);⑥ 肱骨外上髁部(双侧肱骨外上髁下缘 2 cm 处);⑦ 臀部(双侧臀外上象限,臀肌前皱襞处);⑧ 大转子部(双侧大转子突起的后缘);⑨ 膝部(双侧膝关节间隙上方内侧脂肪垫处)。同时满足上述 2 个条件者可诊断为本病。

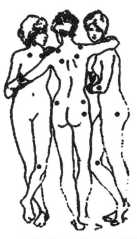

1990 年纤维肌痛综合征分类标准中压痛点的部位(图载自陈灏珠《内科学》,人民卫生出版社,2018:866)

注:本诊断标准的敏感性为 88.4%,特异性为 81.1%。

附　2016 年美国风湿病学会(ACR)纤维肌痛综合征分类诊断标准

1. 弥漫疼痛指数(WPI)≥7 且症状严重程度量表(SSS)评分≥5 或 WPI 为 4～6,SSS 评分≥9。

2. 必须存在周身弥漫性疼痛,定义为 5 个区域中(表 3-1)至少有 4 个出现疼痛。下颌、胸部和腹部疼痛不包括在周身弥漫性疼痛定义中。

3. 症状一般至少存在 3 个月。

4. 纤维肌痛综合征的诊断并不影响其他疾病的诊断,不排除其他临床重要疾病的存在。

表 3-1　WPI 疼痛区域划分

左侧上肢(区域1)	右侧上肢(区域2)	轴向区域(区域5)
左颌 左肩 左上臂 左下臂	右颌 右肩 右上臂 右下臂	颈部 上背部 下背部 胸部 腹部
左侧下肢(区域3)	右侧下肢(区域4)	
左髋(臀部、转子) 左大腿 左小腿	右髋(臀部、转子) 右大腿 右小腿	

症状严重程度量表(SSS)评分:① 疲劳、睡醒后萎靡不振、认知障碍(上述 3 种症状均须使用以下评分,表示一周内的严重程度:无=0 分;轻微、间断=1 分;中等、经常存在=2 分;重度、持续、影响生活=3 分);② 头痛、下腹部疼痛或绞痛、抑郁(在过去 6 个月内按照被上述症状困扰次数评分:无=0分;有=1 分)。

SSS 总分=疲劳、睡醒后萎靡不振、认知障碍的积分(0~9 分)+头痛、下腹部疼痛或绞痛、抑郁的积分(0~3 分),即是上述 6 个症状的积分总和(最终分数在 0~12 分)。

纤维肌痛严重程度(FS)量表即是 WPI 和 SSS 的总和[FS 量表也称为多症状性窘迫(PSD)量表]。

附　肌筋膜痛综合征

亦称局限性纤维炎,也有固定压痛点,易与纤维肌痛综合征相混淆。但两者在诊断、治疗和预后上都有不同之处(表 3-2)。

表 3-2　纤维肌痛综合征与肌筋膜痛综合征的比较

	纤维肌痛综合征	肌筋膜痛综合征
性别	女性多见	无性别差别
疼痛分布	全身	局部
僵硬感	全身	局部
疲乏	常见	不常见
压痛	区域广泛	局部
醒后困乏感	有	有时继发于疼痛
治疗	多种治疗	肌筋膜治疗
预后	易复发	可治愈

【治疗原则及选穴处方】

经典针灸学以调神疏肝,通络止痛为基本治疗原则。在治疗上要重视局部治疗与整体调节的综合应用。在选穴上既要重视局部压痛点(阿是穴)和经穴,也要根据具体的情况进行整体调节性选穴,尤其是根据中医学脑为元神之府,肝主疏泄、主筋、调情志等理论,注意调神疏肝穴位的选用。具体选穴原则如下：

1. 根据"腧穴所在,主治所在"规律,选择局部阿是穴　阿是穴是病邪壅滞经络的主要反应点,属于局部取穴,在本病的治疗中起一定的作用。重在发挥调理局部气血,祛邪外出而止痛的治标作用。

2. 循经选穴　根据本病出现的疼痛部位可循经选穴,如膀胱经受累可选委中、承山;胆经受累取环跳、阳陵泉等;胃经受累可选足三里、内庭等。

3. 辨证选穴　本病五脏六腑的功能失调因不同的个体侧重点也不同,因此,以针刺背俞穴调理脏腑整体功能为基础,根据不同的证型选取不同的穴位,如肝郁脾虚型在选脾俞、肝俞基础上,加阴陵泉、三阴交、足三里、太冲,舒肝解郁,理气健脾;气血亏虚型选脾俞、胃俞、膈俞、气海、足三里、合谷,健脾益胃,生化气血;气滞血瘀型选膈俞、膻中、委中、血海、合谷、三阴交,行气活血;寒湿阻络型选腰阳关、大椎、曲池、外关、关元、丰隆、阴陵泉,温阳散寒,化湿止痛。

4. 病因选穴　本病主要以湿寒为主,在临床上风寒湿三气在痹证发病中轻重各不相同,其风气盛者为行痹,寒气盛者为痛痹,湿气盛者为着痹;而本病痛有定处,与行痹之游走性疼痛相悖,因此,风邪在本病的发病中并不占主要地位。寒湿是引起本痹病的主要外部因素,因此,可选择散寒利湿的穴位,如大椎、腰阳关、三阴交、阴陵泉、中极、丰隆等。另外,精神心理因素在本病的发病和治疗中具有重要的意义,在治疗中不论属于何种证型,均应选用一些调神疏肝、镇静安神的穴位,如人中、印堂、百会、风府、四神聪、心俞、神门、肝俞、太冲等。

● **推荐处方 1**

治法:调神通络,疏通督脉、足太阳膀胱经,调理脏腑气血。

主穴:背部——魄户、神堂、魂门、意舍、志室(调神通络)

配穴:背部脊柱旁开0.15寸、1~1.5寸、3寸线上。

操作:在上述穴位针刺得气后,施以平补平泻手法,留针30 min,留针期间,每隔10 min行针1次。针后选中号玻璃火罐分别在脊柱旁开(0.15寸、1~1.5寸、3寸)上,从大椎到长强,施以缓慢柔和的走罐,以皮肤潮红,患者能耐受,感觉舒适为度。

● **推荐处方 2**

治法:疏通经络,调理气血,活血止痛。

主穴:局部——触发点(局部压痛点阿是穴)(疏通局部经络,调理局部气血)

配穴:气血亏虚加脾俞、胃俞、足三里、解溪、曲池、合谷;心肾不交加关元、肾俞、太溪、心俞、神门;气滞血瘀加膈俞、委中、血海、合谷、三阴交;风寒阻络加曲池、外关、风门、腰阳关、关元;肝郁脾虚加阴陵泉、三阴交、脾俞、足三里、太冲。

操作:阿是穴可用围针刺法,针尖向中心点斜刺;或用刺络拔罐法或用电针。余穴常规操作。

● **推荐处方 3**

治法:调神疏肝,通络止痛。

主穴:局部——阿是穴(疏通局部经络,调理局部气血)

　　　头部——人中、风府、百会(调理脑神)

　　　背部——肝俞(疏肝理气)

肢体——太冲(疏肝理气)

内关、合谷、三阴交(活血通络)

配穴:气血亏虚加脾俞、胃俞、膈俞、气海、足三里;心肾不交加心俞、肾俞、太溪、神门;气滞血瘀加膻中、膈俞、血海、合谷、三阴交;风寒阻络加风池、风门、大椎、腰阳关;肝郁脾虚加阴陵泉、脾俞、足三里、行间。

【疗效评估方法】

1. 视觉模拟量表(VAS)、简明 McGill 疼痛问卷、疼痛的心理学评估等　参见偏头痛。

2. 修订版纤维肌痛影响问卷(FIQR)　此问卷表可用于评估纤维肌痛患者当前状态、疾病的发展情况及疾病的预后情况。问卷表分为三部分:"生活状态""总体评价"和"症状表现"。FIQR 是在1991 年编制的 FIQ 问卷表基础上进行调整、完善得来,其主要更新在于计分方式,变为三部分得分转化后相加,总分为 100 分,总分计算方式为:第 1 部分总分/3+第 2 部分总分+第 3 部分总分/2,分数越高,症状越严重,评价效果与原版一致。

第 1 部分:请根据过去一周的真实情况,评价您在进行以下活动时的难易程度,并选择对应的分值(0、1、2、3、4、5、6、7、8、9、10),0 为不困难,10 为非常困难。

① 梳头发;② 步行 20 min;③ 做饭;④ 打扫房间;⑤ 提重物;⑥ 上楼梯;⑦ 换床单;⑧ 坐45 min;⑨ 购物。分数总计:_____分。

第 2 部分:请根据过去一周的真实情况,评价您的身体状况,并选择对应的分值(0、1、2、3、4、5、6、7、8、9、10),0 为从来没有,10 为总是。

① 这周的目标被病症所阻碍;② 被病症完全压垮。分数总计:_____分。

第 3 部分:请根据过去一周的真实情况,评价以下 10 个基本症状,并选择对应的分值(0、1、2、3、4、5、6、7、8、9、10),0 为表现最好,10 为表现最糟。

① 疼痛程度;② 精力程度;③ 身体僵硬程度;④ 睡眠质量;⑤ 抑郁状态;⑥ 记忆力;⑦ 焦虑状态;⑧ 情绪敏感状态;⑨ 身体平衡状态;⑩ 对冷、热、光、噪音敏感程度。分数总计:_____分。

3. 压痛点个数　压痛点的选择参照美国风湿病学会 1990 年修订的诊断分类标准,按压患者体表时压力保持在 4.0 ± 0.4 kg/cm^2,所有疼痛点数总和为压痛点计数。

部位:① 枕骨下肌附着点;② 颈 5~7 横突间隙前侧;③ 斜方肌上缘中点;④ 肩胛冈内缘冈上肌起点;⑤ 第 2 肋骨与肋软骨连接部上面;⑥ 肱骨外上髁下缘 2 cm 处;⑦ 臀部外上象限,臀肌前折叠处;⑧ 股骨大转子凸起的后缘;⑨ 膝关节间隙上方内侧脂肪垫处。

分别于治疗前、后分左、右侧进行压痛点检查和计数。

4. SF-MPQ 量表　见挥鞭(鞭击)综合征。

5. 阿森斯失眠量表(AIS)　纤维肌痛综合征严重影响患者的睡眠质量,从而导致精神欠佳、疲乏、记忆力减退、焦虑等不适,故失眠也是纤维肌痛综合征的常见临床症状。该量表属于自我评价睡眠障碍的心理测试评估表,共包括 8 项,前 3 项通过评定患者白天的精神状态来评定睡眠的影响;后 5 项通过对入睡时间、睡眠是否中断、睡眠时间来评定睡眠质量。每项包括 4 个等级(并相应赋分 0、1、2、3分),各项评分累计超过 6 分为失眠。

评估项目包括：① 白天状态（如注意力、记忆力等）（0 分＝足够；1 分＝轻度影响；2 分＝中度影响；3 分＝严重影响）；② 白天情绪（0 分＝正常；1 分＝轻度低落；2 分＝中度低落；3 分＝严重低落）；③ 白天嗜睡（0 分＝无；1 分＝轻度嗜睡；2 分＝中度嗜睡；3 分＝严重嗜睡）；④ 入睡时间（关灯后到睡着的时间）（0 分＝正常；1 分＝轻度延迟；2 分＝中度延迟；3 分＝延迟严重或没有睡觉）；⑤ 夜间苏醒（0 分＝无；1 分＝轻度影响；2 分＝中度影响；3 分＝严重影响或没有睡觉）；⑥ 比期望的时间早醒（0 分＝无；1 分＝轻度提早；2 分＝中度提早；3 分＝严重提早或没有睡觉）；⑦ 总睡眠时间（0 分＝足够；1 分＝轻度不足；2 分＝中度不足；3 分＝严重不足或没有睡觉）；⑧ 总睡眠质量（无论睡多长）（0 分＝满意；1 分＝轻度不满；2 分＝中度不满；3 分＝严重不满或没有睡觉）。最后，计算治疗前、后总分比较疗效。

【针灸疗效分析】

1. 针灸疗效现状　目前，国外通常应用数字评价量表或视觉模拟量表、手压压痛点、McGill 疼痛问卷调查、FMS 疼痛量表（pain scale for FMS）、痛觉强度测量仪测定疼痛阈值，以及纤维肌痛影响问卷调查（FIQ）作为主要结局指标。以焦虑、抑郁、失眠、疲劳及生活质量以及止痛药、抗抑郁药用药量等为次要结局指标。目前的临床证据显示，针灸治疗本病有一定疗效，可明显减轻疼痛症状。

据一些 RCT 显示，总有效率在 86.7%～90%，但总体上仍缺乏高质量的临床证据。

2. 影响针灸疗效的因素　① 局部与整体治疗的结合：有研究表明，单纯使用阿是穴进行治疗无法收到良好的治疗效果，而针刺触发点与传统配穴结合，在近期和远期疗效上明显优于单纯针刺局部触发点，显示了中医理论指导临床的意义。因此，在治疗本病时，局部触发点选择是必须的，但阿是穴的应用必须是在调理脏腑整体功能、辨证分型、辨经论治的基础上配合使用，不能舍弃中医针灸的基础理论的整体指导。② 患者的配合训练：在美国疼痛学会（APS）的主持下，对现有治疗方法进行了评价，认为在非药物治疗方面，心血管适应训练、肌电图生物反馈训练、认知行为治疗和患者教育有一定疗效。心血管适应训练（有氧锻炼）可改善 FMS 患者的症状、功能及体力，增强自信。训练项目包括步行、水上运动及肌肉强化训练等。锻炼应循序渐进，不应突然增大运动量，过度的锻炼相反可使疼痛和疲劳加重，进而使患者的依从性差。锻炼的目标是至少每周训练 3 次，每次 30 min。同时应避免夜间锻炼，以免引起失眠。多项目联合锻炼最为有效，患者进行适量的锻炼对提高针灸疗效具有重要意义。③ 心理治疗和健康教育：随机临床试验发现，对 FMS 患者进行合适的教育可大大改善疼痛、睡眠和疲乏症状，增强自信心，提高生活质量。在国外，对患者的教育日益受到临床医师的重视。首先，应使患者认识到源于自身、家庭及社会的各种压力和苦恼，成为应激刺激，对慢性疼痛和疲劳所起的不良作用，让患者减少这些业已存在的应激因素。其次，要向患者介绍本病的病因和发病机制、治疗计划和预后，消除疑虑和错误观点，减轻患者对预后的担心。最后，帮助患者获得控制疼痛和疲劳的自信心，强调他们在治疗过程中所发挥的主观能动性。研究发现，FMS 患者对控制疼痛的自信心往往较低，因而导致疼痛阈值的低下及疼痛忍受力的下降。对患者的教育应有心理科医师共同参与，这对提高针灸疗效将起到非常重要的作用。

3. 针灸治疗潜在的可能机制　FMS 的病因尚不清楚，一般认为是生物、生理及心理因素综合作用的结果，可能与中枢"敏化"、睡眠障碍、神经递质分泌异常及免疫紊乱等有关。针灸治疗的环节和机理包括：① 止痛作用。全身广泛疼痛是所有纤维肌痛综合征患者具有的症状，因此止痛作用是针灸最主要的机制之一。原发性 FMS 出现的肌肉骨骼疼痛可能与患者的神经递质和神经内分泌功能异常以及疼痛的中枢"敏化"作用有关，即中枢神经系统对外周伤害性刺激形成的信号产生放大作用，患者对疼痛刺激的阈值下降，正常感觉信号放大，临床上表现为痛觉过敏，甚至近乎持续性的疼痛。继发性 FMS 常可继发于其他疾病，如骨性关节炎、炎性关节炎、椎间盘突出症或脊柱狭窄症等，这些疾病引起的外周伤害性疼痛如反复刺激脊索第 2 背角神经元，能导致中枢敏化作用，最终出现 FMS 的典型慢性疼痛。因此，消除其他部位的疼痛对控制 FMS 患者的中枢敏化性疼痛也很重要。针灸止痛的作用包括促进人体释放内源性镇痛物质，如类啡肽等；还可通过针刺干预或拮抗痛觉的传入，对中枢痛觉感受敏化进行调节，提高痛阈；针灸对继发性 FMS 的相关疾病的治疗作用对于调节中枢敏化，提高痛阈也具有重要意义。② 改善睡眠。研究发现，本病患者睡眠障碍者高达 60%～90%，表现为睡眠易醒、多梦、晨起精神不振、疲乏、有全身疼痛和晨僵感。夜间脑电图记录发现有 α 波介入到Ⅳ期 δ 睡眠波中。用铃声干扰志愿者非快动眼睡眠亦可诱导出上述脑电图图形及临床症状。其他影响睡眠的因素如精神紧张、环境噪音均可加重纤维肌痛综合征症状。因此，推测这种Ⅳ期睡眠异常在纤维肌痛综合征的发病中起重要作用。大量研究表明，针灸可通过调节自主神经和大脑皮质相关中枢，起到改善睡眠的作用，这是针灸治疗本病的环节之一。③ 调节神经递质分泌。据报道，血中 5-HT 和 P 物质等神经递质在本病的发病中起重要作用。5-HT 的前体是色氨酸，食物蛋白中的色氨酸在肠道被吸收后，大部分与血浆蛋白结合，小部分呈游离状态。游离的色氨酸可被载体携带通过血-脑屏障进入脑组织。研究发现，纤维肌痛综合征患者血浆中游离色氨酸及其转运率降低。降低的程度与肌肉骨骼疼痛呈相关性，即血浆浓度及转运比率越低，疼痛越明显。患者血小板膜上的高亲合力的 5-HT 受体活性降低。纤维肌痛综合征患者脑组织中 5-HT 比正常人明显减少；而 5-HT 可调节非快动眼睡眠，降低对疼痛的敏感性，改善抑郁状态。20%～40% 的 FMS 患者有明显的精神性疾病，尤其是抑郁症。因此，抗抑郁治疗是目前西药治疗本病患者的最有效药物。大量的研究表明，针灸可升高 5-HT 的浓度，具有抗抑郁作用。另一种与本病有关的神经递质是 P 物质。Little John 发现，物理或化学刺激可诱导纤维肌痛综合征患者产生明显的皮肤充血反应，这种过度反应可能与存在着持续的末梢伤害刺激有关。由于这些刺激，皮肤多型伤害感受器反射性地从神经末梢释放病理量的 P 物质，后者又可引起局部血管扩张，血管通透性增强及一种神经源性炎症。神经末梢释放 P 物质后，背根神经节的初级感觉神经元将合成更多的 P 物质，以便维持一个恒定水平。合成的 P 物质同时向末梢和中枢双向传递，因此，中枢神经系统的 P 物质含量增高。由于它的缓慢但持久而强烈的兴奋作用，中枢神经系统必会受到一定影响。此外还发现在正常或高水平的 5-HT 存在下，P 物质对感觉神经冲动的发放有阻抗作用。缺乏 5-HT，它将失去这种控制作用，导致痛觉过敏。研究发现，针灸对于 P 物质有良性调节作用，因此，针灸升高 5-HT 浓度，降低 P 物质浓度可能是治疗本病的机理之一。④ 调节免疫。据报道，在纤维肌痛综合征患者的真皮-表皮交界处有免疫反应物沉积，用电子显微镜观察发现，其肌肉毛细血管内皮细胞肿胀，提示有急性血管损伤；组织缺氧及通透性增强。患者常出现的原因不明的体重增长，手弥漫性肿胀及夜尿增多可能与通透性增强有关。此外，白介素 2 水平升高。接受 IL-2 治疗的肿瘤患者会出现纤维肌痛综合征样症状，包括广泛的疼痛、睡眠障碍、晨僵及出现压痛点等。此外还发现，α 干扰素可引起疲乏。上述现象提示免疫调节紊乱。体内细胞因子水平异常可能与纤维肌痛综合征的发生有关。针灸对免疫功能的良性调节作用已被大量的研究所证实,因此,这可能也是针灸治疗本病的环节之一。

【预后】

由于纤维肌痛综合征病因不明,因此,尚无成熟的治疗方法,主要目标是减轻症状。目前的治疗主要是改善睡眠状态,降低痛觉感受器的敏感性,改善肌肉血流等。纤维肌痛综合征并不会造成残疾,更不会危及生命,经过积极治疗后多数患者有较好的预后。治疗上首先要消除患者的精神压力,以解除焦虑和抑郁。有精神或情绪创伤诱因的应予以排解。患者应努力改善睡眠,以积极的态度配合治疗;平时应注意保暖,避免寒冷与潮湿。对患者进行适当的教育,鼓励患者多行有氧锻炼,必要时配合合适的药物进行治疗。本病的疼痛主要来自中枢神经系统的敏化作用,治疗上应强调包括风湿科、神经精神科、理疗体疗科、医学心理科及疼痛科等的多学科协作。有严重精神性疾病、阿片类药依赖、经多方面积极治疗无效及病程长的患者预后较差。

尚无任何药物治疗方法针对性地得到美国食品与药品管理局(FDA)批准用于治疗 FMS。当前证据提示,小剂量三环类抗抑郁药、心血管运动锻炼、认知行为治疗和患者教育有效。许多 FMS 中常用的其他治疗方法如触发点注射尚未得到充分评估。他们提供的指南中疗效证据级别分为 3 级:强证据,荟萃分析的结果阳性或 1 项以上随机对照临床试验(RCT)的结果一致为阳性;中证据,1 项随机对照临床试验的结果阳性或多项 RCT 的结果主要为阳性或多项非 RCT 研究的结果一致为阳性;弱证据,描述性研究和病例研究的结果阳性,RCT 结果不一致,或同时两者都具备。非药物疗法中中等强度证据表明,耐力训练、针灸、催眠疗法、生物反馈、按摩和热水浴有效。因此,针灸治疗本病值得进一步研究。目前西医的治疗主要致力于改善睡眠状态、减低痛觉感觉器的敏感性、改善肌肉血流及代谢、抗抑郁等。

三、体表胸胁痛与纤维肌痛综合征的现代针灸学治疗原则与选穴处方

体表胸胁痛与纤维肌痛综合征均可出现肋部痛(后者主要在第 2 肋骨部),但情况完全不同,并且本节所介绍的几种体表胁痛也有很大差异,如肋间神经痛属于神经病理性痛,肋软骨炎属于感染、局部营养不良、外伤、受惊(精神因素)及劳累等因素引起的肋骨炎性病理性变化,运动急性胸胁痛则由运动引起的呼吸肌痉挛所致,因此,将分述如下。

(一)体表胸胁痛

1. 肋间神经痛和带状疱疹后遗神经痛　这两种病实质上都是肋间神经受到刺激的症状。治疗原则为调节神经代谢和活动、止痛,选穴上是相同的。

(1)疼痛局部刺激点　疼痛常沿一个或几个肋间呈持续性刺痛、灼痛。以疼痛的肋间为刺激点。

(2)肋间神经刺激点　① 肋角处肋间神经刺激点:骶棘肌外侧缘与肋骨下缘相交处;② 腋后线和腋前线处肋间神经刺激点:即肋骨下缘与前述两条线的交接处。自第 9 肋起,肋间神经不再位于肋沟内,而位于下一肋骨上缘内侧。因此,在做第 9、第 10 肋间神经刺激时,应在下一肋骨上缘垂直进针,至其深层。

(3)椎旁神经根刺激点　选相应病变神经根。

（4）选择病变节段临近神经根或临近区域刺激点　有学者认为，对于局限性急性疼痛，考虑到痛源部位对刺激的敏感性，最好选择痛源附近的刺激点。根据疼痛生理学研究，在疼痛区域附近有范围较大的抑制性感受野，这些临近的抑制区刺激点是针刺治疗疼痛的最佳选穴。因此，在肋间神经痛急性发作时，不选择疼痛局部和相应节段的刺激点也是一种较好的止痛选择。

2. 肋软骨炎　① 局部结节及痛点：本病好发于一侧的第 2～4 肋骨骨部，疼痛部位局限于胸骨旁，局部肋软骨呈梭形肿胀，压痛明显。② 肋间神经刺激点：选择相应的肋间神经进行刺激。③ 迷走神经刺激点：由于部分肋软骨炎患者可有低热，或急性期有病毒感染者，故迷走神经刺激可通过胆碱能途径发挥抗炎作用。④ 肋间肌激痛点：常在胸骨旁肋间内肌的胸部端点处，常与局部痛点接近或重合；此时的激痛点主要是肋软骨炎的继发性疼痛，因此，主要针对继发性疼痛症状治疗，并非针对肋软骨炎的治疗。

3. 运动急性胸肋痛　① 肢体远端刺激点：由于本病常痛无定处，疼痛面积较大，被动体位，是呼吸肌痉挛所致。因此，发作时主要采用远端刺激点，通过弥漫性伤害抑制性调控机制发挥以痛制痛。② 膈肌激痛点：中心激痛点不可触及，只能摸到附着激痛点，定位于膈，在胸廓下缘稍内侧；按压时可向肋骨缘处传导。当膈肌内生有激痛点时，患者在从事需要快速深呼吸的运动时很容易引起肋廓下缘前外侧的深部疼痛，经常被称为"胁部剧痛"，最剧烈的疼痛可能发生在完全呼气的末期，因为此时膈肌纤维会受到牵拉。因此，很多经验丰富、训练有素的跑步运动员在开始跑步的最初四、五步内能建立起一种运动-呼吸耦合，避免岔气的出现，二者的比例关系通常为每两步对应一个呼吸周期；毫无经验的跑步者则不会表现出这种耦合和趋势，因此，可出现岔气。③ 膈神经刺激点：在胸锁乳突肌锁骨头的外侧缘，距锁骨 2.5～3 cm 处。另外，由于膈神经起源于第 3～5 颈椎节段，因此，可选择相应节段的椎间孔或椎旁神经根刺激点。④ 肋间肌激痛点：通常位于肋间隙反常狭窄的肋间肌部位上，常定位于肌肉前外侧或后外侧，较少出现在前后端；但胸骨旁肋间内肌常出现在肌肉的胸部端点处，如上述的肋软骨炎常出现此处激痛点。引传痛常局限在激痛点附近，严重时可沿着肋间隙向前（而不是向后）朝向远离脊柱的方向传导，而且激痛点位置越靠后，向前传导疼痛的趋势越强。严重的激痛点会向其上、下方向的肋间隙传导疼痛。肋间肌激痛点的存在也是易于诱发本病的因素之一。⑤ 肋间神经或相应神经根刺激点：参见肋间神经痛内容。

4. 关于选择激痛点　近年来临床研究显示，许多胸肋部疼痛并没有明确的疾病类诊断，进一步检查时发现存在相关的肌筋膜激痛点，当灭活这些激痛点后胸肋痛也获得了痊愈。或即使在有明确诊断的疾病中，也会发现存在有继发性的激痛点。因此，在胸肋痛的诊疗中，当排除引起胸肋痛的相关疾病之后，就应高度重视激痛点的检测和治疗。引起胸侧（胸肋）疼痛的激痛点常包括前锯肌、肋间肌、背阔肌、膈肌激痛点。引起前胸痛的激痛点包括胸大肌、胸小肌、斜角肌、胸锁乳突肌（胸骨部）、胸骨肌、肋间肌、颈髂肋肌、锁骨下肌、腹外斜肌和膈肌激痛点。除上面已经介绍的激痛点外，在此对其他常见的激痛点定位分述如下：① 前锯肌激痛点。腋前线平胸骨第 5 肋下缘。② 背阔肌激痛点。肩胛下角向前外侧旁开 2 横指。③ 胸大肌激痛点（4 个）。锁骨部激痛点在锁骨中点与肱骨大结节嵴连线三等分，分别在上 1/3 处及下 1/3 处；胸骨部激痛点在锁骨部中点下缘与胸骨部交界处；胸肋部激痛点在胸骨柄下缘水平线与肩锁关节下垂线交点。④ 胸小肌激痛点（2 个）。上部激痛点在胸大肌锁骨部深层，大致位于乳头与锁骨中点连线的上 1/3 处（朝喙突方向平刺）；下部激痛点在第 4 肋与锁骨内 1/3 下垂线的交点处（针刺时，与肋骨平行）。⑤ 斜角肌激痛点（4 个）。前斜角肌第 1 激痛点，45°位置取第 3 颈椎横突前结节与锁骨中点连线上 1/3 处;前斜角肌第 2 激痛点在上述连线上的下 1/3 处;中斜角肌激痛点在第 7 颈椎横突后结节表面处;后斜角肌激痛点在中斜角肌后方第 7 颈椎横突后结节平与第 2 肋骨之间,平第 1 肋骨处。⑥ 胸锁乳突肌(胸骨部 4 个激痛点)。第 1 激痛点在胸锁乳突肌胸骨部上 1/3 处;第 2 激痛点在胸锁乳突肌胸骨部中点处;第 3 激痛点在胸锁乳突肌胸骨部下 1/3 处;第 4 激痛点在胸锁乳突肌胸骨部连接处与第 3 激痛点连线中点。⑦ 胸骨肌激痛点。可能出现在任何部位,上至胸骨柄,下至剑突,任意一侧或双侧,包括两侧肌肉横越胸骨正中线的融合处;常见位置在胸骨上 2/3 处,胸骨中间高度正中线稍左侧最可能发现中心激痛点。⑧ 锁骨下肌激痛点。锁骨内侧 1/3 下,胸骨柄旁开 1~2 cm。⑨ 腹外斜肌激痛点。第 1 激痛点在乳头之下与第 7 肋相交稍靠内侧肋间隙处;第 2 激痛点在第 12 肋游离缘下端;第 3 激痛点在髂前上棘前缘 1~2 cm 处;第 4 激痛点在髂前下棘上缘 1~2 cm 处。因此,在体表胸胁痛的诊疗中可以参考运用这些激痛点。

● **推荐处方 1(肋间神经痛、带状疱疹后遗神经痛)**

主穴:局部——病变局部压痛点或疼痛点(改善循环,刺激粗纤维,闸门学说止痛)

临近——相应神经节段的椎旁神经根刺激点、肋间神经刺激点

操作:根据局部病痛情况选数个刺激点,采用沿肋间隙平刺法,可带电针,采用刺激粗纤维的参数。可于局部刺络拔罐,尤其是带状疱疹后遗神经痛,以刺络拔罐法为主。肋间神经刺激法分两种:肋角处肋间神经刺激点,采用健侧卧位或卧位,屈颈弓背以增大后肋间隙,利于操作。垂直进针至肋骨外侧面,然后使针尖滑至肋骨下缘,再稍进针 0.2~0.3 cm,有阻力消失感时,针尖即进入肋间内外肌之间,捻转刺激有异感即可。腋后线和腋前线处肋间神经刺激点,体位同前,进针时针体与肋骨平行,触及肋骨下缘骨面后针尖稍下滑,继续进针 0.2~0.3 cm,有阻力消失感时,针尖即进入肋间内外肌之间;捻转有异感即可。

● **推荐处方 2(肋间神经痛、带状疱疹后遗神经痛—严重痛或痛急性发作时)**

主穴:临近——病变神经的上、下肋间刺激点(抑制痛区信息上传)

远端——在胸背部病变神经的上、下选神经根刺激点(抑制痛区信息上传)

肢体末端刺激点(合谷、太冲等)(弥漫性伤害抑制性控制机制,以痛制痛)

操作:肢体远端持续强刺激。

● **推荐处方 3(肋软骨炎)**

主穴:局部——压痛或肿胀的结节刺激点或胸部肋间肌激痛点(改善循环,促进炎症吸收,灭活激痛点,止痛)

相应肋间神经刺激点(反射性调节神经功能与代谢,止痛)

配穴:迷走神经刺激点(通过胆碱能途径发挥抗炎作用)。

操作:局部刺激点以压痛点为中心,毫针采用围刺法,并结合刺络拔罐、电针。

● **推荐处方 4(运动急性胸胁痛)**

主穴:远端——上下肢远端任意刺激点(如合谷、阳陵泉、支沟)(弥漫性伤害抑制性控制机制,以痛制痛)

颈 3～5 神经根刺激点或膈神经刺激点(抑制呼吸肌、膈肌痉挛)

胸椎旁神经根刺激点或肋间神经刺激点(调节神经功能,缓解肋间肌痉挛,止痛)

局部——肋间肌、膈肌刺激点(灭活激痛点,消除诱发因素)

操作:先刺健侧下肢刺激点,采用较强的刺激手法,同时嘱患者慢慢活动直至恢复正常体位;再针刺支沟穴。膈神经刺激点,先嘱患者抬头,使胸锁乳突肌显露清楚,在胸锁乳突肌锁骨头的外侧缘,距锁骨 2.5～3 cm 处为进针点,于此点外侧后面可触及前斜角肌。针刺时术者用左手拇指、食指捏起胸锁乳突肌,右手持穿刺针经皮沿胸锁乳突肌和前斜角肌的肌间沟平行、缓慢进针,在胸锁乳突肌下面向后内方向刺深度 2.5～3 cm,出现刺破浅筋膜的感觉,同时可有阻力消失,寻找到异常感即可。神经根刺激参照颈椎病内容。

(二)纤维肌痛综合征

纤维肌痛综合征发病机制并不清楚,目前西医多将其归入风湿类病症,尚无特异性治疗方法。综合治疗是主要方法,包括运动及减轻精神压力和对症止痛。现代针灸学治疗方法也以对症治疗缓解疼痛为主,结合调节精神压力。新近研究认为,纤维肌痛综合征可能是一种全身性疼痛敏感度上调,肌肉的伤害感受器输入也会对纤维肌痛的发病机制和严重程度有一定影响。有学者提出了"血清素缺乏假说",该假说涉及可测量的伤害感受失调,包括下丘脑-垂体轴、垂体-肾上腺轴和 P 物质对血清素等的调节。因此,纤维肌痛综合征的治疗并不是一个简单的躯体体表疼痛问题。根据现代研究,提出选穴方法如下:

1. 肢体末端刺激点 依据弥漫性伤害抑制性调控机制,选择这些感觉神经分布密度高的区域刺激点,可以痛制痛。

2. 迷走神经刺激点 可兴奋脑区控制情感的神经元,起到稳定情绪,减轻压力,缓解心情的作用。另外,也具有协同自主神经系统功能,整体性改善细胞的代谢。

3. 星状神经节刺激点 调节自主神经系统功能,对下丘脑垂体轴发挥整体性调节,稳定内环境。

4. 肾上腺刺激点 支配肾上腺的交感神经纤维起源于胸 10～腰 1、腰 2,可调节肾上腺分泌,反射性调节垂体-肾上腺轴功能。

5. 局部压痛点或激痛点 纤维肌痛综合征压痛点较多,部分患者会合并激痛点,可在有关肌肉上酌选激痛点、压痛点。

● **推荐处方**

主穴:局部——压痛点、激痛点(缓解疼痛症状)

耳部——迷走神经刺激点(缓解压力、稳定情绪)

星状神经节刺激点(调节自主神经活动,协调下丘脑-垂体轴活动,稳定内环境)

背部——胸 10～腰 1、腰 2 节段椎旁刺激点(调节肾上腺分泌,反射性调节垂体-肾上腺轴功能)

远端——肢体末端刺激点(合谷、太冲)(依据弥漫性伤害抑制性控制机制,以痛制痛)

操作:肢体远端穴持续强刺激。局部压痛点或激痛点可用滞针法,或带电针(100 Hz)。

第二节　慢性腰痛

腰是指肋缘以下、臀沟以上的区域,是胸和髋之间的身体背侧的一部分,是疼痛门诊最常见的疼痛部位,临床上将持续 12 周以上的腰痛称为慢性腰痛。腰痛实质上是一个症状,可由多种原因引起,涉及病种较多。由于腰痛常可引起腿痛,或互为因果,或同时并存,也常合称为腰腿痛;而腰属于身体的背侧下部,因此,国外文献中也常称下背痛或背痛、背腰痛。据早前的文献报告,70%～85%的人在生命中的某个时候有下背痛。下背痛的年度患病率在 15%～45%,平均患病率为 30%。在美国,背腰痛是 45 岁以下人群活动受限的最常见原因,是寻求治疗的第二大常见原因,是住院治疗的第五大原因,以及手术治疗的第三大原因。Praemer 等使用 1988 年全国健康访谈调查(1985～1988)来估计美国慢性或永久性损伤的发生率,背部和脊柱损伤是最常报告的肌肉骨骼损伤亚类(51.7%)。1988年,背部和脊柱损伤导致超过 1.85 亿天的限制性活动,其中包括 8300 万天被限制在床上。女性比男性更常见,大约 56%的限制性活动日发生在女性中。因此,积极防治慢性腰痛具有重要意义。

腰痛的病因非常复杂,但创伤、炎症、肿瘤和先天疾患是四大基本病因。腰段脊柱的载荷主要由体重、肌肉活动和外加的载荷所产生,几乎所有的身体活动都会增加腰段脊柱的载荷。脊柱腰段呈生理性前凸,而骶段则呈后凸,因此,当直立活动时,各种负荷应力均集中在腰骶段,故该处极易发生急慢性损伤和退行性变化。脊柱依靠椎间盘、关节突关节、前后纵韧带、黄韧带、棘上、棘间韧带、横突间韧带等将各脊椎连接而成,骶棘肌、腰背肌和腹肌等协调增强其稳定性,以上任何一种结构的病损,均可使脊柱的稳定及平衡受到破坏而产生症状。腰椎间盘承受的载荷远大于其上面的体重,且在不同姿势下腰椎间盘受力不同,前屈位活动或负重是导致腰段脊柱退变或损伤的不良姿势,因此,相关职业劳动者(车辆驾驶员、铸造工、搬运工等)易于发生腰痛。腰椎管狭窄或小关节退变、增生使神经根管及椎间孔狭窄,可刺激或压迫马尾神经、腰神经根而出现相应症状和体征。劳损与脊柱的生物力学密切相关,腰部肌肉及其附着点的筋膜、韧带及骨膜的慢性劳损皆因腰部在活动时其位置较低,所承受应力较大所致。当辅助脊柱骨性结构稳定的软组织损伤时,会使脊柱失稳,长时间会发生代偿性肥大增生退变,腰部肌肉组织长期呈紧张状态,使小血管受压供氧不足,代谢产物堆积,刺激局部形成损伤性炎症,部分患者会出现非特异性腰背痛。腰痛可分为脊柱源性腰痛、神经源性腰痛、牵涉性腰痛、精神和环境因素引起的腰痛以及特发性腰痛。也有将腰痛分为特异性的脊柱病变导致的腰痛、神经根性腰痛和非特异性腰痛。

本节主要介绍慢性腰痛常见的疾病,包括腰椎退行性病变(腰椎间盘突出症、腰椎管狭窄症及腰椎滑脱症)、腰部慢性软组织损伤(腰肌劳损、棘上与棘间韧带损伤及腰背肌筋膜炎)、先天畸形性腰痛(第 3 腰椎横突综合征、隐性脊柱裂),以及强直性脊柱炎,并简要介绍慢性非特异性腰背痛、精神性腰背痛、牵涉性腰痛及腰部手术后痛、尾骨痛。

一、腰椎退行性病变

腰椎退行性病变是指腰椎发生自然老化、退化的生理病理过程。腰椎作为人体躯干活动的枢纽,身体的所有活动都无一例外地增加着腰椎的负担,因此,随着年龄的增长,过度的活动和超负荷的承载,加快了腰椎出现老化。腰椎退行性变可涉及椎间盘的髓核与纤维环、软骨终板,椎体及其小关节,相关韧带的退行性病变,以及骨增生、椎管狭窄等。一般绝大多数腰椎退行性病变在没有引起临床症状时,不作为病变诊断。而当退行性变严重时,常可引起腰腿痛甚至神经损害,甚至影响工作能力和生活质量,因此,应尽早诊断和治疗。腰椎退行性病变常见的临床表现为腰痛、下肢疼痛麻木,间歇性跛行,甚至出现大小便失禁、性功能障碍等。

【概述】

1. 腰椎间盘突出症　腰椎间盘突出症是腰腿痛中最常见的原因之一,是因腰椎间盘变性、纤维环破裂、髓核突出刺激或压迫神经根、马尾神经所表现的一种综合征。本病常见于 20～50 岁的患者,男女比例(4～6)∶1,20 岁以内占 6％,老年发病率低;以腰 4～5、腰 5～骶 1 间隙发病率最高,占腰椎间盘突出症的 90％～96％,一般多个腰椎间盘同时发病者较少,占 5％～22％。腰椎间盘突出症患者多有弯腰劳动或长期坐位工作史,亦可有不同程度的腰部外伤史,而首次发病常是在半弯腰持重或突然作扭腰动作的过程中。也有部分患者可能并无明显的外伤史,多因椎间盘先有退行性变,然后再加上轻微的动作导致纤维环破裂而发生本病。

椎间盘的退行性改变是本病的内因和基本因素,由于椎间盘自身没有血液循环,故修复能力较弱。退行性改变是一种规律性变化,一般认为以 20 岁为发育高峰,以后就开始发生退行性改变。随着年龄的增长,纤维环和髓核含水量逐渐减少,髓核张力下降,弹性减小,椎间盘变薄;30～40 岁时椎间盘蛋白多糖减少,髓核趋向胶原化,失去其弹力及膨胀功能。但新近 MRI 证实,15 岁青少年已可发生椎间盘退行性变。椎间盘退行性改变常以髓核进展最快,软骨板也随年龄增长变薄和不完整,并产生软骨囊样变性及软骨细胞坏死,纤维环附着点亦松弛,加之腰椎间盘纤维环后外侧较为薄弱,而纵贯椎骨内椎体后方的后纵韧带到第 1 腰椎平面以下逐渐变窄,至第 5 腰椎和第 1 骶椎间的宽度只有原来的一半,因而造成自然结构的弱点,该部位的纤维环变化就更加明显,出现向心性小裂隙。外因则有损伤、劳损及受寒冷等,积累伤力是椎间盘变性的主要原因,也是椎间盘突出的诱因。腰椎是人体负重、活动的枢纽,呈生理前凸、椎间盘后薄前厚,弯腰时髓核向后方移动而产生反抗性弹力,其弹力的大小与负重压力的大小成正比,如果负重压力过大,纤维环退变及本身已有缺陷,髓核就有可能冲破纤维环固定而脱出、突出或分离。积累劳损时,髓核长时期不能得到正常充盈,影响纤维环的营养供应,致使纤维环损伤而不易修复,久之使退变的椎间盘薄弱点出现小裂隙。此裂隙多出现在纤维环后部,可涉及纤维环的不同深度,也可出现在软骨板,变成髓核突出的通道。在受外力时,腰椎间盘要受到来自不同方位的应力,最易发生萎缩、弹性减弱等退行性改变。积累伤力中反复弯腰、扭转动作最易引起椎间盘的损伤。另外,有不少患者并无外伤及劳损史,仅有受寒史,寒冷可导致腰椎部的血管和肌肉痉挛,一方面影响血供和营养,另一方面也导致椎间盘的压力增大。妊娠期骨盆、下腰部组织充血明显,各种结构相对松弛,而腰部又承受较平时更大的重力,这也增加了椎间盘损害的机会。据有关研究显示,小于 20 岁的青少年患者中约 32％有阳性家族史,有色人种发病率较低,这提示本病有一定的遗传因素。腰骶部先天发育异常也会增加椎间盘突出的风险。

本病属中医学的"腰痛"或"腰腿痛"的范畴。中医学认为,外伤或劳损可致瘀血阻滞筋脉,出现不通则痛;或寒湿、湿热之邪侵犯腰部经络,导致经脉不通;肝肾亏虚,肾主骨,筋骨失养,遂致本病。根据经络学说,足太阳经夹脊抵于腰中,督脉贯脊循行于腰部,足少阴经"贯脊属肾",又有腰为肾之府之称,故腰痛多与足太阳经、督脉和足少阴经脉、经筋病变有关。

2.腰椎管狭窄症　腰椎管狭窄症是指腰椎的管腔,包括主椎管(中央椎管)、侧椎管(神经根管)因某些原因发生骨性或纤维性结构异常,导致一个节段或多个节段的一处或多处管腔变窄,卡压了马尾神经或神经根而产生的临床症候群,是导致腰腿痛的常见病因之一。在一项以美国社区为基础的样本中,先天性腰椎管狭窄的患病率分别为4.71%(中度狭窄)和2.62%(重度狭窄),所有类型的腰椎管狭窄的患病率为23.6%(中度狭窄)和8.4%(重度狭窄),在60~69岁年龄组中,随着年龄的增长分别增加到47.2%(中度狭窄)和19.4%(重度狭窄)。在日本的一项研究中,症状性腰椎管狭窄的患病率总体为9.3%,男性为10.1%,女性为8.9%。流行率随年龄增长而有所不同,随着年龄的增长,女性患病率更高,男性的患病率无明显差异。总之,本病好发于50岁以上的中老年人,男性明显多于女性。西医学认为,本病由人体老化,或长期慢性劳损,腰椎及所属韧带、关节囊发生退变、增生、肥厚,椎间盘变性或突出,以及椎体移位,导致椎管神经管道狭窄,神经受压而引发腰腿痛等一系列症状。

本病属中医学"腰腿痛""痹证"的范畴。中医学认为,其病因与先天肾气不足和肾气衰退,以及劳役伤肾有关。此外,反复遭受外伤、慢性劳损和受风寒湿之邪侵袭等也是重要的发病原因。肾虚不固,肝肾亏损,筋萎髓枯,筋骨松弛易动,加之长期劳损,伤及筋骨,瘀血停滞,经脉不通;气血不足,血虚不荣,经络失养,则麻痹疼痛,久行而跛;卫外羸弱,营卫失和,六淫由表侵入经络,阻抑经气等均可导致本病。

3.腰椎滑脱症　腰椎滑脱症指相邻两椎体发生向前或向后相对位移,是脊柱滑脱症中最常见的一型。根据发生原因可分为椎弓发育不良性、椎弓峡部裂性、退行性、创伤性、病理性和医源性滑脱,以椎弓峡部裂性和退行性多见。先天性椎弓崩裂滑脱发病年龄在4岁以后,以12~16岁发病率最高。退行性腰椎滑脱发病率则随年龄增长而增加,一般在40岁以后发病,男女比例为1:(5~6),黑人女性的发病率是白人女性的3倍;Bassewits认为女性发病高于男性,是由于女性腰椎退变后韧带更加松弛,而黑人女性高于白人女性是因为前者的腰骶角较大;发病部位以腰4~5最多见,约占95%,其次为腰3~4,腰5~骶1,腰背痛因腰椎不稳、腰椎前凸增加和腰椎间盘退变、膨出刺激窦椎神经而致。退行性脊椎滑脱系由于长期的椎间盘、关节突关节,以及周围韧带的退变、松弛而导致的椎间关节出现的不稳定,表现为上位脊椎向前、向后或向侧方发生滑移。在诸多因素中,关节突关节在退行性骨关节炎出现后,关节囊、韧带松弛,导致脊椎间关节对抗水平剪力的能力明显下降,是退行性脊椎滑脱的主要病理基础。

本病属中医学"腰腿痛""痹证"的范畴。中医学认为,本病与先天发育不良、外伤或慢性劳损等因素有关,这些因素可使腰部气血阻滞、经筋功能失调,束骨功能减弱,骨出槽而发本病。

【临床诊断】

1.腰椎间盘突出症

(1)症状　①腰痛:绝大多数患者最先出现腰痛(发生率约为91%,是纤维环外层及后纵韧带受到突出髓核刺激,经窦椎神经纤维而产生的下腰部感应痛,有时可影响到臀部)。可表现为腰痛,腿痛,或腰腿痛并存,或交替出现等多种动态变化形式。②坐骨神经痛:多为逐渐发生,典型的坐骨神经痛是从下腰部向臀、大腿后外侧、小腿外侧至足跟部或足背部的放射痛（因绝大多数患者椎间盘突出发生在腰 4～5、腰 5～骶 1 间隙，故坐骨神经痛发生率高达 97％左右）。约 60％的患者在打喷嚏或咳嗽时由于腹压增加而使疼痛加剧。患者为了减轻疼痛，松弛坐骨神经，行走时取前倾位，卧床时取弯腰侧卧屈髋屈膝位。早期为痛觉过敏，病情较重者可出现感觉迟钝或麻木。当高位腰椎间盘突出（腰2～3、腰 3～4）时压迫相应的上腰段神经（如股神经，但发病率不足 5％），出现大腿前内侧或腹股沟区疼痛。③ 马尾综合征：中央型的腰椎间盘突出可压迫马尾神经，出现二便障碍，鞍区感觉异常。

（2）体征

1）腰椎侧凸　是一种为减轻疼痛的姿势性代偿畸形，具有辅助诊断价值。当髓核突出在神经根的肩部（外侧），上身向健侧弯曲，当突出在神经根腋部（内侧），上身向患侧弯曲，可松弛受压的神经根而缓解疼痛。

2）腰部活动受限　几乎所有患者都有不同程度的腰部活动受限，以前屈受限最为明显，因此位可进一步促使髓核向后移位，并增加对受压神经根的牵张。

3）压痛与骶棘肌痉挛　大多数（89％）患者在病变间隙的棘突间有压痛，按压其旁侧 1 cm 处有沿坐骨神经的放射痛。约 1/3 患者有腰部骶棘肌痉挛，使腰部固定于强迫体位。

4）直腿抬高试验及加强试验等　患者仰卧，伸膝，被动抬高患肢，60°以内即可出现坐骨神经痛者，称为直腿抬高试验阳性（其阳性率约为 90％）。直腿抬高试验阳性时，缓慢降低患肢高度，待疼痛消失，再被动背屈患肢踝关节以牵拉坐骨神经，如又出现反射痛称为加强试验阳性。股神经牵拉试验阳性，提示腰 2～4 神经张力增加。

5）神经系统表现　① 感觉异常：约 80％患者出现感觉异常。腰 5 神经根受累，小腿前外侧、足背部痛，触觉减退。骶 1 神经根受压时，外踝附近及足外侧痛，触觉减退。皮肤感觉在初期为感觉过敏，以后为迟钝或消失。改变区域与受累神经根相关。② 肌力下降：70％～75％的患者可出现肌力下降。腰 5 神经根受累时，踝及趾背伸力下降。骶 1 神经根受压时，足跖屈肌力减弱。股神经受累时，股四头肌肌力减弱。病程较长者，可出现肌肉萎缩，尤其是足背肌萎缩。③ 反射异常：约 71％患者出现反射异常，受累神经不同有相应的反射异常。踝反射减弱或消失提示骶 1 神经根受累；腰 3～4 神经根受压时，膝反射迟钝或消失。骶 3～5 马尾神经受压，则有肛门括约肌张力下降及肛门反射减弱或消失。

（3）特殊检查　① X 线平片：单纯 X 线平片不能直接反映是否存在椎间盘突出，表现可以完全正常，但许多患者可有一些阳性发现。如腰椎生理曲度消失，腰椎侧弯；部分患者可见某一或更多节段腰椎间隙前窄后宽；大多数患者伴有脊柱退行性改变。同时可除外局部结核、肿瘤等导致腰骶神经痛的骨病。② CT：可见椎间盘髓核向后、侧方突出，压迫硬膜囊或神经根。同时可显示是否有椎管或侧隐窝狭窄等情况。③ MRI：可清晰显示椎间盘髓核突出及压迫硬膜囊或神经根等情况。同时，可鉴别有无马尾肿瘤、椎管狭窄等其他疾病。④ 肌电图检查：若患者存在脊神经根损害时，肌电图检查可协助神经受损节段的定位诊断和鉴别诊断。

注：无论何种影像学检查，均必须结合病史、症状和体征方能作出最后诊断，如果仅有影像学表现而无临床表现，不应诊断为本病。

附　不同部位单侧腰椎间盘突出症的临床表现

① 腰 3～4 椎间盘突出：腰神经根受压，腰背、骶髂部、髋、大腿前外侧、小腿前侧痛，小腿前内侧麻木，伸膝无力；② 腰 4～5 椎间盘突出：腰神经根受压，腰背、骶髂部、髋部、大腿、小腿的后外侧疼痛，小腿外侧或足背踇趾麻木，偶可足下垂，踇趾背伸无力；③ 腰 5～骶 1 椎间盘突出：骶神经根受压，腰背、骶髂部、髋部、大腿和小腿后外侧痛，小腿后外侧及外侧三足趾的足背麻木，偶有足跖屈及屈趾无力。

附　腰椎间盘突出症的临床分型

本病临床分型方法较多，各有其依据及侧重，根据其突出程度及影像学特征，结合治疗方法常分为：① 膨出型。纤维环有部分破裂，但表层完整，此时髓核因压力向椎管内局限性隆起，但表面光滑（本型保守治疗大多可缓解或治愈）。② 突出型。纤维环完全破裂，髓核突向椎管，但后纵韧带仍然完整（此型常需手术）。③ 脱出型。髓核穿破后纵韧带，形同菜花状，但其根部仍然在椎间隙内（需要手术）。④ 游离型。大块髓核组织穿破纤维环和后纵韧带，完全突入椎管，与原间盘脱离（需手术）。⑤ Schmorl结节及经骨突出型。前者指髓核经上下软骨板的发育性或后天性裂隙突入椎体松质骨内；后者是髓核沿椎体软骨终板和椎体之间的血管通道向前纵韧带方向突出，形成椎体前缘的游离骨块。这两型临床上仅出现腰痛，无神经根症状，无需手术治疗。

2. 腰椎管狭窄症

(1) 症状　多发生于中老年及从事重体力劳动者，有慢性腰痛史多年，部分患者有外伤史，随后出现一侧或两侧下肢痛，每因站立或行走后疼痛加重，有时伴有感觉异常。患者活动行走后除有疼痛麻木症状外，亦可因步行距离增加而感小腿乏力，可因休息、下蹲而缓解，再度行走后又反复出现，即神经源性间歇性跛行。少数患者行走时出现肌肉痉挛性疼痛，多为小腿前外侧肌肉，不因体位姿势改变而缓解，称为缺血性跛行，与下肢血氧、张力降低有关。依据腰椎管狭窄的部位可分为 3 型：中央型腰椎管狭窄可出现腰骶部痛、双下肢疼痛、麻木、会阴麻胀感，排尿困难。神经根管狭窄（腰 1～3）可出现大腿前内侧和小腿前内侧疼痛或麻木。侧隐窝狭窄会出现小腿、足背、足底疼痛，亦可感下肢麻木。

(2) 体征　往往表现为症状重、体征轻。通常腰椎无侧弯，但前凸减小，腰椎前屈正常、背伸受限。腰痛在前屈时减轻，腰椎后伸时可感觉腰骶部痛加重，或下肢痛并麻木，可出现神经根受压体征，即腰过伸试验阳性；严重时引起马尾神经压迫症，导致括约肌功能障碍，引起尿频或排尿困难。下肢肌肉或臀肌可萎缩，一般无感觉障碍。亦可有腰 5 或骶 1 神经分布区痛觉减退，踇背伸力正常或减弱，跟腱反射减弱或不能引出，直腿抬高试验阴性。

(3) 影像学检查　X 线片示腰椎退行性改变，如骨赘形成，椎间隙狭窄，腰椎生理前凸减小或反常。腰椎 CT 轴状位片示腰椎间盘膨出，关节突关节增生、关节突内聚，椎管矢状径<10 mm，侧隐窝前后径<3 mm。腰椎 MRI T1 像可示多个椎间盘突出，T2 像示多个椎间盘信号减低，硬膜囊呈蜂腰状狭窄。椎管造影可示部分梗阻，或呈蜂腰状多节段狭窄，但不能显示侧隐窝狭窄。

3. 腰椎滑脱症

(1) 先天性椎弓崩裂滑脱　① 症状：起始症状较轻，以后可出现持续腰痛或合并下肢痛。卧床休息疼痛缓解，活动加重。下肢痛可放射至小腿及足背或足外侧。腰椎滑脱严重者可出现双侧下肢和大小便功能障碍症状。② 体征:检查时腰椎前凸增加,棘突间可有台阶感。腰椎前屈受限,直腿抬高时腘窝处有紧张感,若有神经根受压时,直腿抬高试验阳性。趾背伸力减弱,跟腱反射减弱或消失。③ 影像学检查:可见椎弓崩裂征象。X线腰椎45°斜位摄片示上关节突轮廓似"狗耳",横突似"狗头",椎弓根似"狗眼",下关节突似"狗前肢",关节突间部或称峡部似"狗颈部"。椎弓峡部崩裂时"狗颈部"可见裂隙。

(2) 退行性腰椎滑脱　① 症状:腰背痛,当腰椎滑脱神经根嵌压时可出现下肢坐骨神经痛。可出现类似于椎管狭窄症症状,即间歇性跛行。② 体征:查体时在滑脱节段的棘突和(或)棘突旁可触及压痛点,腰椎棘突往往无明显的台阶状感,但可有腰椎侧凸或后凸畸形,腰椎前屈运动正常,后伸受限。如神经根受累可出现相应症状,如腰5神经根受累表现为小腿外侧或足背内侧痛觉减退,趾背伸力弱;腰4神经根受累时膝上前内侧感觉减退,膝反射减弱;骶1神经根受累时,足外侧感觉减退,跟腱反射减弱或消失。③ 影像学检查:X线正位片可以观察腰椎有无侧凸和脊柱两侧的退变情况;侧位片即可发现脊椎滑脱,退行性脊椎滑脱一般不超过Ⅱ度,且以腰4脊椎滑脱最为常见。CT、MRI主要观察椎管水平、矢状断面上的变化,包括椎管狭窄、神经根通道狭窄的程度、硬膜囊受压的情况、椎间盘退变的程度,以及黄韧带、关节突增生、肥厚的变化等。

附　Meyerding腰椎滑脱分度

将下位椎体上缘分为4等份,并根据滑脱的程度不同分为以下四度。Ⅰ度:椎体向前滑动不超过椎体中部矢状径1/4者;Ⅱ度:超过1/4,但不超过2/4者;Ⅲ度:超过2/4,但不超过3/4者;Ⅳ度:超过椎体矢状径3/4者。

【治疗原则及选穴处方】

经典针灸学以疏调经筋、活血化瘀、通经止痛为基本治疗原则。以腰痛局部夹脊穴、阿是穴及经穴为主,可循经远端配穴,主要以督脉、足太阳、足少阳经穴为主。具体选穴原则如下:

1. 根据《内经》中"在筋守筋,在骨守骨"原则和"腧穴所在,主治所在"规律从局部取穴　如局部选阿是穴、腰夹脊。另外,可选腰部膀胱经的肾俞、大肠俞、志室、次髎等;督脉的腰阳关、命门等。

2. 根据"经脉所过,主治所及"规律从远端选穴　如膀胱经"挟脊抵腰中……其支者,从腰中下挟脊,贯臀入腘中",因此,委中可治疗急、慢性腰痛,正如《四总穴歌》所言:"腰背委中求。"腰痛连及下肢者可选环跳、秩边、承山、昆仑、阳陵泉等穴。督脉"挟脊抵腰中,入循膂络肾",故可选水沟、风府治疗腰痛。肾经络脉"外贯腰脊",腰为肾之府,故腰痛属于肾虚可选太溪、照海等穴以滋补肾精。

● **推荐处方1(腰椎间盘突出症及腰椎滑脱症)**

治法:疏通督脉,通经止痛。

主穴:局部——夹脊穴(疏通局部气血,舒筋通络止痛)

　　　　　　脊中、腰俞、肾俞(疏通局部督脉、太阳经络)

　　　临近——环跳(疏通少阳经络)

　　　远端——阳陵泉、委中(疏通少阳、太阳经络)

操作:局部夹脊穴可行毫针刺法,也可用梅花针叩刺以潮红为度,也可拔罐。余穴常规操作。

● **推荐处方 2**(腰椎间盘突出症及腰椎滑脱症)

治法:活血通经。

主穴:局部——阿是穴、大肠俞(活血通经)

　　　远端——委中(疏通足太阳经脉)

配穴:寒湿腰痛加腰阳关;瘀血腰痛加膈俞;肾虚腰痛加肾俞、命门。

操作:阿是穴根据痛点部位直刺 0.5~1 寸,大肠俞直刺 1.5 寸,委中直刺 1 寸,均行提插泻法,或阿是穴、大肠俞刺络拔罐,委中行泻法。寒湿证加艾灸;瘀血证加刺络拔罐;肾阳虚加灸法。局部穴位可针刺治疗后加电针。

● **推荐处方 3**(腰椎间盘突出症及腰椎滑脱症)

治法:舒筋活络。

主穴:局部——肾俞、白环俞(疏调局部经筋)

　　　临近—环跳、承扶、殷门(疏调足少阳、太阳经络)

　　　远端——委中、阳陵泉(通经止痛)

配穴:腰夹脊、阿是穴、上髎、次髎、秩边、承山、悬钟、昆仑、足临泣。

操作:每次选 3~5 个穴位,强刺激,使针感(麻电感)向远端放射。

● **推荐处方 4**(腰椎管狭窄症)

治法:疏通经络,活血化瘀。

主穴:局部——肾俞、腰阳关(温经散寒)

　　　临近——次髎、环跳(通络化瘀)

　　　远端——委中、承山、绝骨(疏通经络,活血化瘀)

操作:常规操作,如疼痛沿膀胱经传导者刺承山,沿胆经传导者刺绝骨,由上向下将针依次刺入,环跳穴针刺时有触电感并向下肢放射更佳,但不要反复捣刺,留针期间将针尖稍向上提起。选肾俞、腰阳关可用灸法。

● **推荐处方 5**(腰椎管狭窄症)

治法:补肾通督,舒筋活血。

主穴:局部——夹脊穴(病变部位相应)(补肾通督)

配穴:① 秩边、居髎、殷门、委中、昆仑(通经活血);② 次髎、环跳、阳陵泉、丰隆、承山(通经活血)。

操作:夹脊穴针尖向脊柱方向针刺 1~1.5 寸,行较强刺激的捻转平补平泻法或补法。两组配穴交替应用。余穴常规操作。

【疗效评估方法】

1. 日本骨科协会制定的 JOA 下腰痛评价法　分主观症状、体征和 ADL 受限及膀胱功能四部分(表 3 - 3)。

表 3-3　JOA 下腰痛评价表

1. 主观症状	评分标准及分值
LBP(3分)	① 无(3分);② 偶有轻痛(2分);③ 频发静止痛或偶发严重疼痛(1分);④ 频发或持续性严重疼痛(0分)
腿痛后麻(3分)	① 无(3分);② 偶有轻度腿痛(2分);③ 频发轻度腿痛或偶有重度腿痛(1分);④ 频发或持续重度腿痛(0分)
步行能力(3分)	① 正常(3分);② 能步行500 m以上,可有痛、麻、肌弱(2分);③ 步行<500 m,有痛、麻、肌弱(1分);④ 步行<100 m,有痛、麻、肌弱(0分)
2. 体征	
直腿抬高(包括腘绳肌紧张)(2分)	① 正常(2分);② 30°~70°(1分);③ <30°(0分)
感觉障碍(2分)	① 无(2分);② 轻度(1分);③ 明显(0分)
运动障碍(MMT)(2分)	① 正常(5级)(2分);② 2~4级(1分);③ 0~1级(0分)
3. ADL受限(14分)	① 卧位转身;② 站立;③ 洗、漱;④ 身体前倾站立;⑤ 坐1 h;⑥ 举物;⑦ 持物(每项均按重=0分,轻=1分,无=2分进行赋分)
4. 膀胱功能(-6分)	正常(0分);轻度失控;(-3分);严重失控(-6分)

评分分级:满分为29分。① 优:25~29分;② 良:16~24分;③ 中:10~15分;④ 差:<10分。

2. 改良 Macnab 疗效评定标准　① 优:疼痛消失,无运动功能受限,恢复正常工作和活动;② 良:偶有疼痛,能做轻工作;③ 可:有些改善,仍有疼痛,不能工作;④ 差:有神经受压表现,需进一步手术治疗。

3. 腰椎间盘突出症评价表(LDP score)　为改良的 JOA 评分法。本标准根据我国腰椎间盘突出症患者特点,参考日本整形外科学会"腰椎疾患治疗成绩评分表(JOA)"而制定(表 3-4)。

表 3-4　腰椎间盘突出症评价表(LDP score)

	项目	标准及评分方法
主观症状	腰痛	无痛(4分);偶有轻度(3分);常有轻度(2分);频发轻度或偶有重度(1分);频发或持续剧烈发作(0分)
	臀及下肢痛和(或)麻木	同"腰痛"积分项
	步行能力	正常(4分);疼痛、麻木和(或)肌无力发生,>1000 m(3分);500~1000 m(2分);100~500 m(1分);<100 m(0分)
体征	压痛或(和)按压时放射痛	无(3分);椎旁轻压痛,无放射痛(2分);椎旁明显压痛,伴轻度放射痛(1分);重度压痛,伴放射痛(0分)
	直腿抬高试验(含腘绳肌紧张)	正常(3分);61°~80°(2分);30°~60°(1分);<30°(0分)
	感觉障碍	正常(3分);有轻微障碍(2分);感觉未完全丧失(1分);局部感觉完全丧失(0分)
	肌力	5级(3分);4级(2分);2~3级(1分);0~1级(0分)
	膝或跟腱反射	正常(3分);轻度减弱(2分);明显减弱(1分);消失(0分)

项目		标准及评分方法
日常生活活动	睡觉翻身	容易(3分);稍有不灵活(2分);较艰难(1分);非常艰难(0分)
	站起	积分同"睡觉翻身"项
	弯腰	患者取并腿直立位脊柱尽量前屈,手指触及踝部或以下(3分);触及小腿1/2部以下(2分);触及髌骨下缘(1分);不能弯腰,或仅能触及大腿下段或髌骨(0分)
	长时间(1 h)坐位	容易(3分);有疼痛(2分);不到半小时(1分);非常困难(0分)
	行走	同"睡觉翻身"项
	提物或举物	容易(3分);稍有不灵活(2分);比较困难(1分);非常困难(0分)

本标准判定疗效,完全正常积分为45分,并按如下公式计算改善率:改善率＝[(治疗后评分－治疗前评分)/(正常评分－治疗前评分)]×100％。① 痊愈:改善率达85％～100％;② 显效:改善率达60％～84％;③ 有效:改善率达25％～59％;④ 无效:症状和体征改善不明显,改善率＜25％。

4. 腰椎功能障碍问卷(Roland Morris)(RMDQ)　详见表3-5。

表3-5　腰椎功能障碍问卷(Roland Morris)

序号	现阶段存在的问题	是	否	序号	现阶段存在的问题	是	否
1	由于腰腿痛,大部分时间都待在家里			2	为减轻腰腿痛,要经常变换体位		
3	由于腰腿痛,比平时走得慢			4	由于腰痛,不能做平常能做的家务		
5	由于腰痛,上楼时常用扶手			6	由于腰痛,更多时候躺下休息		
7	由于腰痛,从椅子上起来时必须用扶手			8	由于腰痛,常请求他人帮助自己做事		
9	由于腰痛,穿衣比平时慢			10	由于腰痛,只能短时间站立		
11	由于腰痛,不能弯腰或跪着			12	由于腰痛,坐起来有困难		
13	腰背部全天都在痛			14	由于腰痛,在床上翻身有困难		
15	由于腰痛,胃口不是很好			16	穿袜子有困难		
17	由于腰痛,只能短距离走路			18	腰痛影响睡眠		
19	由于腰痛,需要他人帮助穿衣裤			20	由于腰痛,一天大部分时间是坐着		
21	由于腰痛,不能干重活			22	由于腰痛,比平时更易急躁和发脾气		
23	由于腰痛,上楼梯比平时更慢			24	由于腰痛,整日需卧床休息		
总分							

注:每一问回答"是"得1分,回答"否"得0分;总分越高,表明功能障碍越明显。

5. Oswestry功能障碍指数(Oswestry disability index,ODI)　是研究人员和残疾评估人员用来测量患者长久性功能障碍非常重要的工具,该测试被认为是评估腰背功能结果工具的"黄金标准"(详见附录)。Oswestry功能障碍指数问卷表(ODI)由10个问题组成,包括疼痛的强度、生活自理、提物、步行、坐位、站立、干扰睡眠、性生活、社会生活、旅游等10个方面的情况,每个问题6个选项,每个问题的最高得分为5分,选择第一个选项得分为0分,依次选择最后一个选项得分为5分,假如有10个问题都做了问答,记分方法是:实际得分/50(最高可能得分)×100％,假如有一个问题没有回答,则记分方法是:实际得分/45(最高可能得分)×100％,分数越高表明功能障碍越严重。

6. 间歇性跛行的测定　医师在患者就诊时先用软尺测量患者步距(患者两足跟之间距离),让患者自然行走,测量 3 次求平均值。

嘱患者将计步器以正确方式放置于腰间,以正常步态行走,当出现疼痛时记录出现疼痛的时间及计步器上显示数值。如超过 10 min 未出现症状,则以 10 min 为限。步行距＝步距×步数。

7. 视觉模拟量表(VAS)　参见头痛。

【针灸疗效分析】

1. 针灸疗效现状　目前针灸治疗腰椎退行性病变大多选用视觉模拟评分(VAS)、腰椎日本骨科协会(JOA)评分、Oswestry 功能障碍指数评分(ODI)、临床有效率等作为主要结局指标;以改善生活质量、镇痛药消耗量等为次要结局指标。针灸治疗腰椎间盘突出症的临床报道较多,结果表明,针灸具有较好的止痛效果,是非手术疗法中重要的方法。临床证据显示,针灸可改善腰痛及神经根症状,提高患者的生活能力和质量。

针灸治疗腰椎管狭窄症的临床报道显示,总有效率为 80%～98%,可明显改善腰椎管狭窄的临床症状。总体而言,针灸治疗腰椎退行性病变仍然缺乏高质量的临床证据。有关针灸治疗腰椎滑脱症的报道较少。

2. 影响针灸疗效的因素

(1) 腰椎间盘突出症　① 病程和分期:一般而言,近期发病的针灸疗效要优于反复发作及病程缠绵者。多次长期的发病,将导致神经周围软组织的粘连,甚至神经根的严重损害,针灸的疗效将受到极大的限制。为保证针灸取得良好疗效,选择适应证就显得更为重要。因此,针灸治疗要选择保守治疗的适应证,即年轻、初次发作或病程较短者,休息后症状可自行缓解者,尤其是 X 线检查无椎管狭窄者。根据髓核的病理阶段临床常分为 3 期。突出前期是髓核因退变或损伤可变成碎块状物或瘢痕样的结缔组织,变形的纤维环可因反复的损伤而变薄变软或产生裂隙。此期患者有腰痛或腰部不适,针灸疗效最好,可有效缓解腰痛,促进局部循环。突出期是当椎间盘压力增高时,髓核从纤维环薄弱处或裂隙处突出。突出物压迫或刺激神经根而产生放射性下肢痛,当压迫马尾神经时可出现大小便障碍,针灸也有较好的疗效。突出晚期是腰椎间盘突出后病程较长时,椎间盘本身和临近结缔组织发生一系列继发性病理改变,如椎间盘突出物钙化、椎间隙变窄、椎体边缘骨质增生、神经根损害变性、继发性黄韧带肥厚、关节突间关节增生、继发性椎管狭窄等,针灸疗效较差。② 分型:目前椎间盘突出症的分型不尽统一。国际腰椎研究会(ISSLS)和美国矫形外科学会(AAOS)将腰椎间盘突出症分为退变型、膨出型、突出型(后纵韧带下)、脱出型(后纵韧带后)及游离型。退变实质上是椎间盘突出症的早期改变或基本病理变化,可能会出现在各型中。目前,一般按病理分为 4 型。膨出型:为生理退变,其纤维环松弛尚完整、髓核皱缩,表现为纤维环均匀超出椎体终板边缘。一般无临床症状,有时可因椎间隙狭窄、椎节不稳、关节突继发性改变,出现反复腰痛,很少出现根性症状,针灸疗效最好。如同时合并发育性椎管狭窄,则表现为椎管狭窄症,应行椎管减压,针灸疗效较差。突出型:为髓核突入纤维环内但纤维环外层完整,表现为椎间盘局限性向椎管内突出,可无症状,部分患者出现典型神经根性症状、体征。此型通过针灸治疗也可获得良好疗效,但由于破裂的纤维环愈合能力较差,复发率较高。脱出型:为纤维环、后纵韧带完全破裂,髓核突入椎管内,多有明显症状和体征,脱出多难自愈,针灸和保守治疗效果相对较差,大多需要微创介入或手术治疗。游离型:为突出髓核与相应椎间盘不连接,可游离到椎管内病变的上或下节段、椎间孔等,其临床表现为持续性神经根症状或椎管狭窄症状,少数可出现马尾神经综合征,此型针灸和其他保守疗法效果差,常需手术治疗。因此,从分型与针灸疗效关系看,针灸疗效由优到差为退变型>膨出型>突出型>脱出型>游离型。另外,根据髓核的病理变化可分为3型。隆起型为突出物多呈半球状隆起,表面光滑,针灸疗效好。破裂型为突出物不规则,呈碎片状或菜花样,常与周围组织粘连,针灸也有一定疗效。游离型针灸疗效差。根据髓核突出的方向和部位分为5型:前方突出、后方突出、侧方突出、四周突出、椎体内突出,以后方突出多见。后方突出又分为旁侧型和中央型。总体而言,后方突出的针灸疗效优于前方突出,侧方突出的针灸疗效优于中央型突出,椎体内突出疗效优于四周突出和锥体外突出。另外,根据突出物的不同水平层面分为单节段与多节段突出,针灸对单节段突出患者比多节段突出患者腰椎功能改善明显。膨出型患者比突出型和膨出加突出型患者腰椎功能改善明显。可见腰椎间盘突出症患者椎间盘突出的程度和节段与治疗后的功能恢复程度密切相关。③ 临床表现:当患者仅有腰痛时,说明突向椎管内的髓核或纤维环的裂片尚未压及神经根,只有后纵韧带被刺激而产生腰痛;当突破后纵韧带而压及神经根时,却只有腿痛。一般而言,局部腰痛的针灸疗效要优于腿痛或腰痛合并腿痛。一切因素对神经根压迫的程度可分为痛、麻、木3种情况。当神经处于兴奋状态时,其所支配区非常敏感,每当牵拉坐骨神经(直腿抬高)和脊髓压增高时(咳嗽、加大腹压),都能加重腿痛。木是神经有破坏性的表现,处于完全无痛状态;麻是介于痛与木之间的状态。所以没有单纯的麻,多数为又麻又痛。针灸对痛的疗效优于麻,麻优于木。④ 其他疗法的配合:牵引是本病治疗常用的方法,可解除肌肉痉挛,使紧张的肌肉舒张、放松,减轻了椎间盘的压力,椎间隙加大后中间形成负压,可起到类似吸吮作用,牵引同时配合手法,以促使脱出的髓核不同程度地回纳。另外,牵引状态下,神经根与椎间盘的位置发生改变,调整了神经根管的容积,神经根卡压得以缓解;松动上下关节突,使神经根管内容和小关节的粘连获得松解,改善局部循环,有利于神经根恢复正常状态。椎间盘突出的患者,常处于保护性体位,腰椎向一侧侧弯,使骨盆倾斜,单独牵引短缩的下肢,有助于矫正骨盆倾斜,使脊柱恢复正常的生理状态,既可加速患者痊愈,又可预防患者复发。因此,针灸治疗的同时配合牵引、推拿,可为椎间盘的复位,扩大椎间孔,减轻神经根的压迫提供良好的条件;佩戴腰带可起到制动作用,为局部软组织的修复起到保护作用。治疗期间患者应睡硬板床,康复阶段正确进行适度的腰肌锻炼;注意腰部不要受寒,腰部用力要注意平衡等,这些对于提高和保持针灸疗效都具有重要意义。

(2)腰椎管狭窄症　① 病变程度:本病多有较长时间的腰痛,逐渐发展到骶尾部、臀部及下肢痛,但疼痛的程度不及椎间盘突出症剧烈。初期表现为腰部胀痛、酸痛及行走后明显的疲乏感,在行走、站立或劳累时可加重,而休息时特别是在前倾坐位或蹲位时可明显减轻或消失,患者骑自行车时亦可无任何症状,此时患者的病变程度较轻,针灸可取得很好的疗效。当病程发展到一定阶段时,可出现典型的间歇性跛行,即在短距离行走时可出现腰部、下肢的疼痛、麻木、无力或抽筋等症状,当下蹲片刻后症状明显减轻,继续行走则症状又出现,此时病变程度有加重,针刺可取得较好效果。当病变继续发展时,受累神经支配区(如马鞍区)出现感觉减退或消失,肌力减弱,反射(如膝反射、踝反射、肛门反射等)减弱或消失,此时病变程度较重,针刺可获得一定效果,但疗效远不及前者。② 病因:目前使用最广的分类方法即病因学分类方法,包括先天性或发育性狭窄及获得性椎管狭窄,多数学者认为,导致本病的原因以退变及损伤等继发因素为主。针灸治疗获得性椎管狭窄疗效要优于先天性椎管狭窄,即针灸治疗纤维性结构异常的疗效优于骨性结构异常。针灸对软组织损伤与炎症所致者疗效显著,对因异常结构所致的腰椎骨关节病与腰椎间盘突出症等所致的腰椎管狭窄疗效则较差。

(3)腰椎滑脱症 ① 病变的类型:相对而言,退行性腰椎滑脱症较先天性椎弓崩裂缓慢和轻,因此,针灸治疗前者优于后者。② 病情程度:不论何种类型如果滑脱为Ⅰ度以内,可无明显症状,也可出现轻微的腰痛症状,此时针灸疗效为优;大部分Ⅱ度以下者,症状较轻,针灸有一定疗效;但若出现Ⅱ度以上滑脱,有明显严重的神经根症状,针刺可作为辅助治疗方法之一,应采用手术腰椎管减压术、腰椎滑脱复位,必要时行内固定和植骨融合术等。③ 患者的配合:治疗期间要限制腰部过伸活动,经常佩戴腰围以起到制动作用,防止进一步滑脱。

3. 针灸治疗潜在的可能机制

(1)腰椎间盘突出症 最主要的两大症状为腰痛和腿痛。现代研究认为,腰椎间盘突出症受累的神经根由于突出的椎间盘的机械性压迫、牵拉,致使神经根充血、水肿、缺血,引起毛细血管通透性增加,血浆外渗,导致神经根内纤维组织增生,与周围组织粘连,神经根受挤压后血供受到不同程度改变,导致神经鞘膜水肿。椎间盘纤维环的病变、创伤炎症反应对椎间盘边缘产生机械性或化学性刺激,以及突出的椎间盘对脊根神经节的压迫,对脊神经后根牵拉刺激,可产生腰腿痛。而腰神经本身又无神经外膜及束膜,对化学物质屏蔽功能缺乏,耐缺血能力差,因此易发生炎症和水肿。各种非手术疗法治疗的关键环节就是尽快消除其炎症和水肿。针灸治疗的关键环节和机制有:① 镇痛作用:放射性神经根性疼痛是本病最主要的症状。其产生有2个因素:一是椎间盘破裂产生化学物质使神经根发炎或敏感;二是加压于神经根,其中可能有缺血因素。因此,治疗过程中镇痛是最主要的机制之一。针灸可通过刺激反射性促进人体内源性镇痛物质的释放,缓解疼痛;针灸也可通过局部刺激感觉神经末梢,减轻或拮抗痛刺激信号的传入,提高人体痛阈而起到止痛或缓解疼痛的效果。另外,针灸也可通过促进局部循环对致痛的化学物质进行清除,促进其代谢和分解。② 改善局部循环:椎间盘受到寒冷刺激后使腰背部肌肉痉挛和小血管收缩,局部血液循环减少,进而影响椎间盘的营养供应。同时,肌肉的紧张、痉挛导致椎间盘的内压升高,特别对于已变性的椎间盘,更可造成进一步的损害,致使髓核突出。椎间盘突出后,神经根受到刺激或压迫,其周围的无菌性炎症必然导致有大量的渗出物填充在椎间孔及其周围的软组织中,使其组织间压力增高。针灸可通过刺激局部的微循环,调节微血管的舒缩功能,增加循环血量和营养,降低毛细血管的通透性,促进局部的新陈代谢和炎性产物的吸收,从而达到"引流减压"效果,减轻椎间盘的机械性牵拉,消除或缓解神经根管中各种压迫和限制神经根活动的因素,起到松解神经根和软组织粘连,缓解症状的效果。③ 协调椎间盘周围的肌肉和韧带:针灸通过局部刺激,可对病变局部的肌肉、韧带、肌腱等失衡的生物力学状态进行协调,减轻其痉挛状态,从而缓解局部肌肉、肌腱和韧带的紧张状态,达到缓解疼痛,减轻椎间盘、神经及血管的压力,促进循环和损伤修复的目的。④ 神经调节:椎间盘突出后,病变的神经根将受到刺激或压迫,将使其功能严重障碍,神经细胞代谢异常。针刺可直接刺激神经,引起神经冲动的传导,这对于受刺激和压迫的神经根具有反射性促进神经细胞代谢和自我修复作用。

(2)腰椎管狭窄症 ① 改善局部循环:间歇性跛行是本病的主要症状之一,其发生的原因是椎管或神经根管狭窄,步行时神经根充血加重了狭窄,或阻断了神经根血液供应,而引起腰腿痛、无力症状。因此,针灸改善循环是其治疗机制之一。针灸可改善腰椎管内外各组织的血液循环,加快腰椎管内外组织的血液运行,改善微循环,解除微静脉和毛细血管的淤滞,加快对神经根等组织的营养供给。循环的改善,加强了组织的代谢,加速代谢产物的排除,也有利于去除痛源,促进局部炎症的消散,从而能缓解神经组织所受的机械性压迫。② 对神经根等组织的良性刺激:针灸可兴奋神经细胞,增强代谢,加快代谢产物的排出,从而改善神经根和马尾神经等的缺血状态,促进其修复和功能的恢复。③ 止痛作用:针灸可促进内源性镇痛物质的释放,提高痛阈,起到止痛的作用。

（3）腰椎滑脱症　针灸治疗主要在于促进局部血液循环,缓解肌肉痉挛,协调局部的肌张力和软组织的平衡状态,起到整复腰椎滑脱的作用。针灸的止痛作用也利于局部肌肉痉挛的缓解和循环的恢复。

【预后】

1.腰椎间盘突出症　本病应首先考虑保守疗法,其目的是使腰椎间盘突出部分和受刺激的神经根的炎性水肿加速消退,从而减轻或缓解对神经根的刺激和压迫。大多数患者可以经非手术治疗而缓解或治愈,预后较好。一般认为,经过保守治疗 6～8 周仍无缓解者,应考虑其他方法。有时椎间盘突出的形态学和临床症状并不一致,在人群中经 CT 检查无症状的椎间盘突出高达 30%,有症状者大约有 2%,需要手术者占有症状者中的 10%～20%。因此,判断预后应重视患者的症状表现和神经体征,不可完全依靠影像学检查结果。目前认为,适合手术的患者,发病 2 个月以内手术疗效明显优于晚期手术者。一般而言,腰椎间盘突出伴有侧隐窝狭窄或椎管狭窄的患者保守治疗预后不佳。因此,椎管狭窄程度及突出物大小,对预后有直接影响,腰椎间盘突出症并发马尾神经综合征,预后较差。腰椎间盘突出症重在预防。有人对本病预后采用肌电图进行判断,发现肌电图异常阳性率达 87.8%,表现为插入电位延长;肌松弛时出现纤颤电位、正锐波和束颤电位;肌收缩时运动单位电位时限延长,多相波百分比增多,干扰波减少。插入电位延长,肌松弛时异常自发电位频繁出现和用力收缩时干扰波减少常表示神经受损处于急性阶段。异常自发电位减少,出现相位增多、时限延长、波幅增高的运动单位电位则表明病损神经进入修复的再生过程,肌肉逐渐获得神经的重新支配,预后良好。F 波是运动纤维的逆向冲动直接引起脊髓节段前角运动细胞的回返放电,可评价神经根的传导功能。研究也发现,腓神经和胫神经的 FWCV 减慢在患侧表现出非常高的阳性率,一些肌电图正常、病程较短和病变较轻的患者也常有减慢或远近端比值改变或 F 波出现时间较离散。临床病情严重患者可观察到 F 波的出现率减低和 FWCV 明显减慢,甚至 F 波消失。部分患者在健侧也出现 F 波异常,这与椎间盘突出导致神经根的拉压和充血水肿或局部的炎症反应波及临近的神经根有关。因此,综合电生理检查能对神经根病损早期作出定位诊断,可帮助推断腰椎间盘突出的节段,以及了解功能障碍的范围、阶段、程度和预后。

注意平时的站姿、坐姿、劳动的姿势,以及睡姿的合理性,纠正不良姿势和习惯,加强锻炼,尤其加强腰背肌的功能锻炼,因为适当的锻炼能改善肌肉血液循环,增加肌肉的反应性和强度,松解软组织的粘连,纠正脊柱内在平衡与外在平衡的失调,从而起到良好的治疗效果及预防作用。

2.腰椎管狭窄症　本病大部分经过保守治疗可减轻或控制症状,少部分患者需要手术治疗。以往认为,腰椎管狭窄症是一种进行性加重的疾病,提倡手术治疗。但最近一项研究提出了相反意见。在原先被要求手术治疗的 32 例患者中,由于种种原因未施行手术,仅作观察,平均随访 4 年后发现,

47％的患者症状有改善,38％的患者病情无变化,只有16％的患者症状加重。这就是说,此病不是一种致命疾病,也很少引起神经进行性损害。这个观点为保守治疗提供了依据。一般认为,只有当持续性或间歇性疼痛经保守治疗半年无效,有进行性下肢神经功能损害或有较重的马尾神经综合征者,才考虑手术。在治疗的同时,鼓励患者做背伸运动。合理的功能锻炼,可增强腰椎周围肌肉的弹性、紧张力、柔韧性和灵活性,以增强腰椎的稳定性。针灸及其他非手术保守治疗适于轻、中度症状的患者。国外学者 Tom 等对 100 例患者分别应用手术治疗和保守治疗行对比研究,并随访 10 年,认为若症状轻微,小于 3 个月时,保守治疗有 50％的患者疗效满意。Bodack 等认为,体疗适合于轻、中度腰椎管狭窄的患者,包括肢体舒展及力量增强练习,身心调整练习,姿势及肢体力学知识的培训。其首要目的是恢复腰段脊柱前凸和增加腰椎的屈曲活动度,从而减轻症状和恢复功能。

3. 腰椎滑脱症 一般预后较好,如Ⅱ度以下腰椎滑脱,行正确保守治疗可有效缓解疼痛,延缓疾病进展,患者预后较好,但存在症状复发的可能性。Ⅱ度腰痛严重或Ⅲ度者,严重影响生活质量的,可选择手术治疗,即通过手术,减压、复位、内固定、融合,可使患者的生活质量获得明显的改善,疼痛症状基本消除,患者预后较好。退行性脊椎滑脱临床症状出现缓慢,渐进性加重,因此治疗方法的选择应依据症状的轻重、脊椎滑脱的程度、滑脱节段是否稳定,以及这些因素的变化发展速度而定。通常应首先选择药物、理疗、功能锻炼等非手术疗法,效果不佳时方需要外科手术的介入。由于退行性脊椎滑脱主要表现为不同程度的椎管狭窄,因此减压术是公认的必要措施,减压的方法和范围可因椎管狭窄的部位、程度,以及手术医师的习惯而定。目前,在退行性脊椎滑脱的治疗中争论的焦点在于是否在实施减压的同时进行融合,以及融合的范围、方法。

二、腰部慢性软组织损伤

腰部慢性软组织损伤是疼痛门诊常见的病症,主要包括肌肉、肌腱、韧带、筋膜和骨膜的慢性损伤,常见的病症有慢性腰肌劳损、腰部韧带损伤(棘上韧带、棘间韧带损伤)、腰背肌筋膜炎等。引起腰部软组织慢性劳损的病因包括:① 长期、反复、持续地重复同一姿势,工作、学习和职业动作,超越了人体腰部的代偿能力,造成腰部软组织损伤并得不到及时修复;② 操作中技术不熟练、注意力不集中、姿势不正确,使腰部产生异常应力;③ 腰部生理结构或姿态性异常,应力分布不均匀;④ 急性损伤后未得到正确的康复而转为慢性损伤;⑤ 由于环境温度变化,在寒冷潮湿或受风情况下,腰部未保暖,引起局部血管痉挛,循环供给下降,局部代谢产物堆积;⑥ 某些全身疾病造成腰局部组织病理性紧张、痉挛。

【概述】

1. 腰肌劳损 腰肌劳损实质上为腰部肌及其附着点筋膜甚或骨膜的慢性损伤性炎症,为腰痛的常见原因。躯干在负重活动时,位置越低所承受的重量越大,故腰部受力最大也最集中,因此,腰部是人体重量负荷最大的部位。由于解剖学特点及生物力学的特殊性,容易受到外力作用及自然环境的影响,而致腰肌经常受到不同程度的损伤。躯干的稳定性主要在于脊柱,当脊柱结构失稳时,起辅助稳定作用的腰背肌将超负荷工作,以求躯干稳定。长期如此,肌肉即产生代偿性肥大、增生。此外,长时间的强迫体位(弯腰、弓背)负重工作,使腰肌持续处于高张力紧张状态,久之则引起腰肌及其附着点处的过度牵拉应力损伤,即使小血管受压、血氧供给不足、代谢产物堆积,刺激局部而出现充血、渗出增加等损伤性炎性水肿反应,导致原发性腰肌劳损。由于病程一般较长,故常称慢性腰肌劳损。如一组肌肉发生这种慢性劳损,必将使对应肌产生适应的变化,以补偿原发部位病变后的功能障碍,称为对应补偿调节。如原发病变部位的肌肉经对应补偿调节仍不能维持正常功能,则可使上、下或对侧肌进行再补偿,称为系列补偿调节。因此,在临床上可表现为一个部位的腰痛,随着时间的推移而出现向上、下或对侧发展的情况。部分患者可因腰部急性外伤后,腰肌受损的组织尚未完全恢复或残留后遗症,或腰椎的先天畸形,如脊柱隐裂、腰椎骶化、骶椎腰化,使局部组织对正常活动和负荷承受力下降,亦可形成慢性劳损,出现恶性循环。另外,气温过低或湿度过大,受潮着凉以及女性更年期内分泌紊乱,身体虚弱等都可成为本病的重要诱因。搬运工、体育工作者、伏案工作者及家庭妇女等常为好发人群。

中医学称本病为"腰痛",属于"痹证"范畴。中医学认为,闪挫跌仆,损伤经脉,气滞血瘀;或久坐久立,或劳作过度,损伤筋骨,气血瘀滞,筋脉失养;感受寒湿,或湿热内蕴,使腰部经脉阻滞,气血不通;或年老体虚,肝肾不足,筋骨失养等而导致腰痛。中医也常将腰痛分为寒湿型、湿热型、肾虚型和瘀血型,本病常见寒湿型和瘀血型。

2. 棘上、棘间韧带损伤 棘上韧带是从枕骨隆突到第5腰椎棘突,附着在棘突表面的韧带。颈段的棘上韧带宽而厚称为项韧带,胸段变得纤细,腰段又较为增宽,故中胸段棘上韧带损伤多见。棘间韧带是连接两个棘突之间的腱性组织,由三层纤维组成,其纤维之间交叉排列,易产生磨损。这两种韧带的功能是防止脊柱过度前屈,因此,往往同时发生损伤。由于腰5~骶1处无棘上韧带,且处于活动腰椎和固定的骶椎之间,受力最大,因此,此处棘间韧带损伤机会最大,成为韧带损伤性下腰疼的常见原因。本病发生的原因主要有长期弯腰工作者不注意定时改变姿势;或脊柱因伤病不稳定,使棘上、棘间韧带经常处于紧张状态,可产生小的撕裂、出血、渗出,若伴有退行性变基础,则更易损伤。当这种损伤性炎症刺激分布到韧带的腰神经后支的分支时即可发生腰痛。病程长者,韧带可因退变、坏死而钙化。严重者棘上韧带与棘突连接部可因退变、破裂而从棘突上滑脱。另外,因暴力所致棘上、棘间韧带破裂,在伤后固定不良,而形成较多瘢痕,也是慢性腰痛的常见原因。

本病属中医学"筋伤""腰痛"范畴,认为腰部感受外邪、慢性劳损,使经筋气血阻滞不通,腰部经筋失养或瘀血阻滞均可导致本病。

3. 腰背肌筋膜炎 最初人们认为本病是肌肉纤维组织炎性改变,但实质上身体富有白色纤维的组织,如筋膜、腱鞘、肌膜、韧带、肌腱、骨膜和皮下组织易患本病,并称其为白色纤维慢性炎症。因其常见于肌肉及筋膜组织,故又称为肌筋膜纤维织炎、肌筋膜炎肌肉风湿病、肌纤维炎、纤维肌炎、肌筋膜疼痛综合征等,为了与关节风湿病相区别,又称为非关节性风湿病,目前比较一致的观点则称为肌筋膜炎。腰背肌筋膜炎是指因寒冷、潮湿、慢性劳损等因素而使腰背部肌筋膜等组织发生水肿、渗出及纤维性变而出现的腰背痛为主要表现的疾病。常发于寒冷、潮湿地区的野外工作者或腰背部长期负荷劳动的人群。男性和女性发病率相当,但中年、久坐不动的女性似乎是风险最高的人群。

本病病因较多,其确切原因尚未完全了解,但临床观察发现,本病与微小外伤、过劳、潮湿、天气变冷、偶然的精神创伤或体内感染病灶有关。呼吸道感染亦可诱发本病或使症状加重;有人认为可能与遗传因素有关。损伤被认为是本病的重要原因之一,如运动或劳动时受伤,使肌肉、筋膜组织或骨与关节损伤,待组织逐渐纤维化及瘢痕收缩,可在软组织中形成过敏病灶,引起本病;或某些重复劳动的反复微小损伤,静力学位置性畸形使软组织损伤(内源性损伤),常在肌膜或肌肉组织中形成纤维结节扳机点,产生广泛性反射痛。患者在发病前常有暴露在寒湿、潮湿空气中的病史,这些环境下可造成局部循环改变,诱发本病。因此,冬季和初春发病者较多,患者对天气变化敏感度较高,这一点颇似风湿病的特征。本病患者中精神紧张者占较高比例,疼痛使患者精神紧张,或者又促使肌肉张力增加,甚至痉挛,产生反射性深部疼痛过敏,经过疼痛-紧张-疼痛,使疼痛加重,形成恶性循环;此类患者常对疼痛反应较敏感而强烈。此外,痛风、风湿病患者也常见本病;有人也认为与病毒感染因素有关,在病毒感染病程中可形成扳机点,感染消除后,这种隐性扳机点却依然存在,可为寒冷、潮湿等因素所激发或诱发,成为以后产生慢性纤维织炎的基础。本病的好发部位为腰背部、骶髂部、髂嵴部以及颈项部。依据发病原因,可分为原发性和继发性两类,前者无明确原因或不伴有其他疾病,可能与受风、寒、湿和病灶局部感染、慢性劳损有关;后者多继发于明确的损伤、感染性疾病、风湿病、骨骼病或慢性感染等。

本病属中医学"腰痛"或"痹证"范畴。中医学认为,感受寒冷外邪,寒凝经络,气血阻滞不通,不通则痛;外伤、劳作过度,使经筋受损,瘀血凝滞,气血痹阻不通,均可导致本病。

【临床诊断】

1. 腰肌劳损　① 无明显诱因的慢性疼痛为主要症状。腰痛(多在腰段骶棘肌中外侧缘)为酸胀痛、隐痛,呈间歇性,如病情严重则变为持续性,休息后可缓解;但卧床过久、久坐、久站时,又感不适,稍事活动后又可减轻;而当活动过久后,疼痛再次加剧。② 在腰背部有固定压痛点,该点位置常在肌肉起、止点附近或神经肌肉结合点。在压痛点进行叩击,疼痛反可减轻,这是与深部骨骼疾患的区别之一。③ 有单侧或双侧骶棘肌痉挛征,肌肉收缩显得隆起,由于患侧腰肌收缩,骨盆可以倾斜,腰部显得僵硬,起卧床比较费力。④ 可有脊柱后凸、侧凸或长期坐位、弯腰工作史。

2. 棘上、棘间韧带损伤　① 多无明确的外伤史。② 腰痛长期不愈,以弯腰时最为明显,但在过伸时因挤压病变的棘间韧带,也可引起疼痛;部分患者可出现疼痛向骶部、臀部放射。③ 检查时在损伤韧带处棘突或棘间有压痛,但无红肿;有时可扪及棘上韧带在棘突上滑动;棘间韧带损伤可通过 B 超或 MRI 确诊。

3. 腰背肌筋膜炎　① 腰部疼痛(有时包括臀部),尤以两侧腰肌及髂嵴上方更为明显;一般病程较长,常因天气变化、感受寒冷、潮湿以及劳累而诱发或加重,可伴皮肤麻木感。疼痛以弥散性钝痛、酸痛多见,开始时腰部可表现为轻微的酸胀不适、无力感、时重时轻;之后疼痛逐渐加重,并出现肌肉乏力,轻度肌肉萎缩,脊柱活动轻微受限;少数严重者可出现难以忍受的疼痛,常因剧烈运动或寒冷而诱发。② 疼痛可因不活动、坐位时间长而诱发或加剧,但在活动后一般可减轻,因此,通常表现为在晨起时最严重,日间减轻,傍晚复重。③ 患者常有姿势不正确的表现,疼痛具有引发区和反射区,压痛点明显而较局限,有时可触到肌筋膜内有结节状物或有条索感,重压有酸胀感,并可在该点周围或距离稍远区域引起一系列反应(反射区),如疼痛、压痛及肌紧张等。扳机点(激痛点)常固定在骶棘肌外缘、髂嵴上 2 寸及骶髂关节部。腰方区在第 1、2、3 腰椎横突或 12 肋止点处也常形成引发区。疼痛可局限于腰部,但多放射至下腹前部,有时可起源于腰及臀部,但反射至下肢后侧。背伸抗阻试验阳性,表明有腰背肌筋膜炎存在。Ober 试验阳性,表明阔筋膜和髂胫束有挛缩。0.5%普鲁卡因做疼痛引发点封闭时,疼痛可消失或缓解。

附　背伸抗阻试验

患者俯卧,腹部触床,头和腿做过伸动作向上抬起,检查者的手分别按于患者肩胛和大腿背侧,并稍用力加压,如腰背部出现疼痛者为阳性,常见于腰背肌拉伤或劳损时伤处疼痛。

【治疗原则及选穴处方】

经典针灸学以舒筋通络,活血化瘀为基本治疗原则。根据《内经》中"在筋守筋""菀陈则除之"的法则,主要以局部选穴为主,可配合循经选穴。具体选穴原则如下:

1. 根据"腧穴所在,主治所在"规律可选择局部的阿是穴　腰肌劳损、棘上与棘间韧带损伤、腰背肌筋膜炎患者均可在腰部找到阿是穴,局部肌肉触之有僵硬感,或有结节,痛处固定不移,因此,选择局部阿是穴是非常重要的选穴原则。亦可选局部的经穴,如足太阳经肾俞、三焦俞等。

2. 根据"经脉所过,主治所及"原则选穴　腰部主要归属足太阳经、督脉所主,腰肌劳损主要归属足太阳经、足少阴经病症,棘上、棘间韧带损伤归属督脉病症,腰背部肌筋膜炎与足太阳、足少阳经有关,因此,可远端选取足太阳经委中、昆仑以及督脉、足少阳相应穴;筋会阳陵泉,可远端选阳陵泉。

3. 其他　根据腰背委中求,后溪通督脉,可远端选取委中、后溪。

● 推荐处方 1(棘上、棘间韧带损伤)

治法:舒筋通络。

主穴:局部——阿是穴(疏调局部气血,舒筋通络)

　　　远端——后溪(疏通督脉经气)

操作:局部阿是穴用合谷刺法,一针多向透刺;可用梅花针叩刺,可用灸法,可用电针。

● 推荐处方 2(腰肌劳损)

治法:温通经络,活血化瘀。

主穴:局部——阿是穴、肾俞、腰阳关、命门(温阳通脉,活血化瘀)

　　　远端——委中、昆仑(疏调膀胱经经气,通络止痛)

操作:局部阿是穴用合谷刺法,贯穿肌腹,一针多向透刺;可刺络拔罐;可用艾炷直接灸法,每穴灸3~5壮。

● 推荐处方 3(腰肌劳损)

治法:活血通经。

主穴:局部——阿是穴、肾俞、三焦俞、腰眼、大肠俞(疏调局部气血,舒筋通络)

　　　远端——委中(疏通足太阳经络)

配穴:寒湿腰痛加腰阳关、次髎、三阴交;瘀血腰痛加膈俞、血海、次髎;肾虚腰痛加命门、志室、太溪。

操作:局部阿是穴可采用合谷刺法,贯穿肌腹,一针多向透刺,可刺络拔罐,火针,可用梅花针叩刺,可用灸法,可用电针。

● **推荐处方 4(腰背肌筋膜炎)**

治法:温经通络,活血舒筋。

主穴:局部——阿是穴、背腰部足太阳膀胱经、夹脊穴(温经通络,活血舒筋)

　　　　远端——委中、阳陵泉(疏通膀胱经气,疏通经筋)

操作:取背腰部足太阳膀胱经,夹脊穴以及阿是穴,嘱患者俯卧,充分暴露背腰部,常规消毒后,自上而下涂一层液体石蜡油,根据患者体型选择大小适中,罐口光滑的玻璃火罐,用闪火法拔于背部(注意罐内负压不宜过大,否则火罐移动困难),将火罐沿双侧膀胱经走行,自上而下,再自下而上来回推动,至皮肤出现潮红或红紫为度,然后将火罐在阿是穴处重点做旋转走罐,最后停罐于阿是穴,5 min后取下。注意走罐时罐口始终与皮肤平行接触,用力要均匀适中,速度要缓慢。走罐后在阿是穴处施回旋温和灸,距离以患者有温热感而无灼痛为度,每次灸 15 min,走罐配合艾灸隔日 1 次。

【疗效评估方法】

1. 参照腰椎退行性病变引起的腰痛方法　如视觉模拟量表(VAS)、日本骨科协会 JOA 下腰痛评分、Oswestry 功能障碍指数等进行疗效评价。

2. 整体疗效评估　分为治愈、好转、未愈 3 个等级。① 治愈:腰痛症状消失,腰部活动自如;② 好转:腰痛减轻,腰部活动功能基本恢复;③ 未愈:症状未改善。

【针灸疗效分析】

1. 针灸疗效现状　针灸治疗腰肌劳损报道最多,腰背肌筋膜炎也较多,棘上、棘间韧带损伤相对较少。临床证据显示,针灸可明显缓解疼痛、改善腰部活动功能,提高生活质量。

据报道,针灸治疗慢性腰肌劳损的总有效率可达 97.9%。但总体而言,仍缺乏高质量的临床证据。

2. 影响针灸疗效的因素

(1) 腰肌劳损　① 病程:本病早期主要表现为局部组织充血、水肿、渗出等无菌性炎性反应;后期出现局部增生、纤维性变、瘢痕粘连等组织变性。早期针灸治疗有很好的疗效,可达到临床治愈。后期针灸能很好地缓解症状,但疗效远不及早期的显著,常容易反复发作。② 病因:如果腰肌劳损是单纯的腰肌慢性损伤,针灸治疗效果较好。如腰肌劳损患者存在腰椎的先天畸形,如脊柱隐裂、腰椎骶化、骶椎腰化,使局部组织对正常活动和负荷承受力下降,形成慢性劳损,针灸有一定的疗效,但疗效远不及单纯的腰肌劳损效果好。③ 刺灸法:针灸治疗本病要针灸、拔罐、电针等综合应用,刺灸法得当可提高针灸的疗效。如在治疗时要选准压痛点(阿是穴),针刺时应直达肌肉或筋膜在骨骼的附着处(压痛区),此时出现强烈的针感或痛觉过敏,证明部位准确,可做温针灸,或带电针,注意电针不要横过脊髓,电针以疏密波型交替刺激为好。或者针刺局部阿是穴后,向一个方向持续旋转 360°,使肌纤维缠绕针身,做雀啄手法,使局部有强烈的酸胀感。针灸治疗后,可在腰肌进行拔罐、闪罐或走罐,或进行刺络拔罐,或进行皮肤针叩刺等,这些综合的针灸疗法能提高针灸疗效。

(2) 棘上韧带、棘间韧带损伤　① 韧带损伤的程度和病程:韧带损伤轻、病程短针灸疗效好;损伤重、病程长,局部形成粘连等则针灸疗效差。② 患者的配合:韧带损伤修复时间较长,在治疗期间,患者要采取制动方法,佩戴腰围,减少弯腰动作。

(3)腰背肌筋膜炎 ① 病程:病程短者,针灸可取得良好效果,一般治疗 3~5 次可见明显效果;病程长,尤其是肌肉、筋膜已形成晚期的挛缩和变性者,针灸疗效较差。② 病因:本病的病因较多,其确切的原因尚不清楚,一般认为与损伤、寒冷和潮湿、感染、精神紧张及与痛风、风湿症有关。由寒冷、潮湿和精神紧张所致者,针灸疗效最好;由损伤所致者,针灸也可取得良好疗效;由感染、痛风、风湿病所致的继发性筋膜炎,尤其是坏死性筋膜炎,针灸疗效较差。③ 选穴和刺灸法:腰背肌筋膜炎患者常有激痛点存在,因此,选准激痛点对针灸疗效非常重要,可采用滞针法或电针,使激痛点灭活。

3. 针灸治疗潜在的可能机制

(1)腰肌劳损和棘上、棘间韧带损伤 ① 促进循环:针灸可通过舒张局部血管,改善血供,促进局部的血液循环,有利于无菌性炎症的吸收和消散,使局部堆积的乳酸等代谢产物及时清除,改善劳损肌肉及韧带等软组织的营养和代谢,有利于损伤肌肉、韧带的修复;② 缓解痉挛:针刺可通过神经-肌肉反射,缓解腰肌的痉挛,协调肌肉的张力,这对于缓解局部疼痛,减轻或解除由于肌肉痉挛而血管受压的状态,改善局部血供都具有重要意义;③ 止痛作用:针灸可通过促进内源性镇痛物质的释放,减弱或拮抗感觉神经末梢对痛觉的传入,提高痛阈,促进局部致痛物质的清除,解除肌肉痉挛等环节而起到止痛作用。

(2)腰背肌筋膜炎 本病发生与损伤、寒冷潮湿、感染、精神长期处于紧张状态等因素有关。针灸治疗本病的主要环节和机制包括:① 促进循环。急性损伤与慢性损伤时,肌筋膜长期反复受到牵拉,或受到暴力外伤,积累性损伤,可发生肌纤维撕裂,小血管破裂出血,组织液渗出而引起肌张力增高,局部肿胀,压迫周围组织,使末梢神经或神经干受卡压产生疼痛,久之渗出物积聚形成粘连,局部血液循环、组织营养代谢受阻而变成慢性疼痛,迁延不愈。寒冷和潮湿是腰背部肌筋膜炎发病的主要原因之一,在寒冷的环境下,可使腰背部血液循环发生改变,血管收缩、缺血,从而造成局部纤维组织炎症。因此,局部缺血是本病的主要原因,针灸可舒张局部血管,增加循环血量,改善局部代谢,有助于炎症的吸收,同时促进了局部代谢产物堆积的消散,可消除水肿对神经末梢的卡压症状。研究发现,针灸及拔罐可使人体局部皮温和脉搏波幅均增高,提示可改善局部及同侧肢体血液循环功能。② 神经调节。潮湿环境可使皮肤的代谢功能发生改变,特别是排汗功能降低,导致腰背部肌肉、筋膜等组织的血液流速减慢,引起微血管充血、瘀血、渗出、变形,最终形成筋膜纤维织炎。针灸可通过神经调节机制,调节自主神经功能,协调人体的排汗,促进局部的新陈代谢。③ 调节精神状态。精神长期处于紧张状态,或一种姿势过久的工作可使肌肉张力增加,甚至痉挛,产生反射性深部疼痛过敏,经过疼痛→痉挛→疼痛的过程,使疼痛加重,形成恶性循环。焦虑症的患者对疼痛的反应敏感而强烈。针灸可协调人体的中枢神经系统功能,调节精神状态,从而有效地减轻痛觉反应过敏。另外,针刺可通过调节神经-肌肉反射,解除肌肉痉挛,打破疼痛→痉挛→疼痛的恶性循环。④ 灭活激痛点。腰背肌筋膜炎存在的激痛点是导致疼痛的重要痛源,尤其是隐性激痛点,在诱发因素作用下可激活,成为引发疼痛的重要痛源,因此,针灸激痛点可消除局部终板电位的异常,使其灭活,达到消除痛源的目的。⑤ 促进局部组织修复。火针迅速刺入病变组织,可使针体周围微小范围内的病变组织被灼至炭化,使病变组织破坏,激发自身对坏死组织及周围炎症的吸收作用,促进组织的修复,使粘连的组织得以疏通、松解,局部血液循环得到改善。灸法在艾燃烧过程中辐射出的近红外线,可直接渗透到人体的较深部位,增加细胞的吞噬功能,有利于组织的修复。⑥ 止痛作用。针灸可以促进局部血液循环,促使致痛因素消失,同时促进人体释放内源性镇痛物质,提高痛阈等起到止痛的作用。

【预后】

腰肌劳损经治疗一般症状可明显缓解,绝大部分患者预后良好;但本病缠绵,目前没有特效的治愈方法,根治比较困难,且易于发作。消除病因、预防为主是治疗腰肌劳损和防止复发的基本原则。患者应注意劳动中的体位和姿势,劳动强度大者要注意作业环境,避免出汗后着凉或感受潮湿。慢性劳损尤其是体质瘦弱,肌肉不发达者,应通过体疗增强腰部骶棘肌、腰大肌的肌张力;或戴护腰以保护腰部。当疼痛明显影响工作和休息时,西医主张用非甾体抗炎药、局部外用肌松弛剂以及口服地西泮等镇静剂。

绝大部分棘上、棘间韧带损伤患者经非手术治疗可治愈,但因脊柱未行固定,受伤的韧带无法制动,故不易短期内治愈,因此,治疗同时用腰围进行制动,可缩短疗程。出现症状后应尽可能避免弯腰动作,以增加修复条件。必要时局部注射糖皮质激素可明显缓解症状。对于病程长、非手术治疗无效者,可考虑行筋膜条带修补术,但疗效尚不肯定。

腰背肌筋膜炎经过治疗可明显改善或控制症状,大多数患者预后良好,尤其是早期治疗见效更显著。患者应加强腰背部功能锻炼,积极参加体育活动,如做体操、打太极拳等,增强腰背部的肌力和身体素质。锻炼时避免过度疲劳,适当劳逸结合,注意局部保暖,防止受凉、感冒。对于深筋膜部的纤维性变,表面出现裂隙,下方的脂肪组织因张力较大而由此裂隙处疝出,如疝颈较细或粘连严重,或疝出的脂肪较多,经保守治疗无效,且末梢神经卡压症状明显者,可行脂肪疝摘除术。

三、先天畸形性腰背痛

脊柱先天畸形可引起腰背痛,畸形虽然是先天性的,但出现症状却在成年以后,而且也不是所有畸形都会出现症状。其中的缘由就是后天获得性因素如劳累、外伤、着凉等常成为发病的诱因。这种畸形多发生在腰4、5和骶1,原因在于此处正是脊柱负重大、活动多,而且是由活动性转变为固定性脊柱,从生理前突的腰椎转变为后突骶椎的过渡部位。因此,此处最易受损伤,对先天畸形者无疑更易造成损伤,引起或加重腰背痛甚至出现腰腿痛。脊柱畸形种类很多,但临床上最易出现畸形性腰部痛的常见类型包括第3腰椎横突综合征及隐性脊柱裂。

【概述】

1. 第3腰椎横突综合征　又称第3腰椎横突滑囊炎或第3腰椎横突周围炎等,是由于第3腰椎横突过长和(或)肥大,其周围软组织受损,引起腰腿痛等一系列症状与体征。第3腰椎横突是腰肌和腰方肌的起点,并有腹横肌、背阔肌的深部筋膜附着其上。第3腰椎为5个腰椎的活动中心,其活动度较大,腰腹部肌肉收缩时,此处受力最大,易使肌肉附着处发生撕裂性损伤。本病多见于从事体力劳动的青壮年,尤以男性多见。目前认为,第3腰椎横突的急性损伤或慢性劳损使局部组织发生出血、充血、肿胀、渗出、水肿等炎性反应,而引起横突周围瘢痕粘连,筋膜增厚,肌腱挛缩,以及骨膜、纤维组织、纤维软骨增生等病理改变,个别还可见到组织内神经纤维变性、钙盐沉着或骨化现象。因此,不论是急性外伤造成局部的撕裂、出血、渗出,还是轻微损伤、慢性劳损,导致局部的粘连、瘢痕,最终引起腰神经后外侧支及血管束被束缚、卡压,都会出现一系列症状;常受累的神经有臀上皮神经、股外侧皮神经(神经干恰好从其前方通过)、闭孔神经等。本病属于中医学"腰痛""腰腿痛"等范畴,中医学认为,外伤、慢性劳损等导致筋脉受损,气滞血瘀;或受风寒邪气,阻滞筋脉,不通则痛;或肝肾不足,筋骨失养,筋脉受损而致本病。

2. 脊柱隐性裂　本畸形临床极为常见,占健康人群的 5%～15%,其中尤以骶 1、2 和腰 5 部位多发。发生的原因主要是由于胚胎期成软骨中心或成骨中心发育障碍,致使双侧椎弓在后部不能融合而形成宽窄不一的裂隙。单纯的隐性脊柱裂有 80% 以上病例并无任何临床症状。由于相邻脊柱骨之间均有坚强的韧带相连,如椎板之间有黄韧带,棘突之间有棘间韧带,棘突之上有棘上韧带,周围又有大小长短不等的腰背肌附着。如有脊柱裂存在或游离棘突,上述各种韧带及周围肌肉就有一部分缺乏附着点或附着不牢固,其张力及耐力均较正常为弱,再因腰骶部活动多,负重大,因此,造成慢性劳损的机会大为增加。这些患者等到成年以后,负重及运动量都不断增大,有关韧带、肌肉不能做适当配合,故原先隐蔽的症状就会出现,这就是为什么在成年时才会出现症状的真正原因,但一般经过适当休息或减轻体力劳动后,症状会大为减轻。伴有浮棘(游离棘突)者,因腰骶部后结构发育不良,易出现腰肌劳损等慢性腰痛症状,当压迫局部时,可引发局限性痛感或向下肢放射的神经放射症状,尤以腰椎过度前屈或后伸时最为突出。杵臼椎型隐性脊柱裂患者,常过早地出现腰痛,特别是腰部后伸位时,因上一椎体之粗大棘突尖部插入裂隙深部,刺激该处硬脊膜而出现疼痛,严重者可向下肢放射。本病归属中医学"腰痛""痹证"范畴,中医学认为,先天禀赋不足,出现骨畸形,在外伤、慢性劳损等因素作用下,导致筋脉受损,气滞血瘀而发本病。

【临床诊断】

1. 第 3 腰椎横突综合征　① 患者有腰部扭伤史或慢性劳损史。腰部及同侧腰肌疼痛、肌紧张或痉挛,疼痛可局限于腰部,有时也可放射到腹部、背部、髋部、臀部及下肢,有时可向大腿后侧乃至腘窝处扩散,但不过膝。疼痛多为酸、胀、困痛,其他则为隐痛、坠胀刺痛。② 骶脊肌外缘腰 3 横突尖端处(有的可在腰 2 或腰 4 横突尖端处)有明显固定的局限性压痛,压迫该处可引起同侧下肢反射痛,但反射痛的范围多不过膝。有肌紧张和肌痉挛。有时在痛点上触到可移动硬结,如蚕豆大小。急性发作者,腰部因疼痛不能伸直或转动;慢性患者在第 3 腰椎横突尖端可触及滑囊样改变;病程长者可出现肌肉萎缩,继发对侧肌紧张,导致对侧腰 3 横突受累、牵拉而发生损伤。来自腰 2～3 的闭孔神经受刺激可使内收肌紧张;股外侧皮神经受损可出现大腿外侧及膝部的疼痛和麻木感。③ X 线检查可见一侧或双侧第 3 腰椎横突过长,或左右横突不对称,或向后倾斜,或有末端骨密度增高表现。对于少数难以确诊的患者,可在第 3 腰椎横突尖部诊断性注射 2% 利多卡因,若疼痛立即消失即可确诊。④ 本病需要与腰椎间盘突出症、急性腰扭伤、梨状肌综合征等相鉴别。

2. 脊柱隐性裂　主要以腰骶部出现慢性轻微的疼痛为表现,严重时硬脊膜外各种组织可刺激、压迫、牵张马尾神经根,或与其粘连,出现腰痛并向下肢放射;伴有神经症状者,其患部皮肤常有多毛或色素沉着等现象,皮下可有脂肪瘤或大量纤维脂肪组织。尤其是长期遗尿或发生明显尿失禁者,应多考虑为隐性脊柱裂所引起。脊椎 X 线平片,摄腰骶椎前后位和侧位像,显示椎弓根增宽,椎板缺损,棘突缺如,有时呈现多处脊柱裂,或同时合并椎体畸形,脊柱侧弯等。CT 与 MRI 扫描,特别是 MRI 对脊柱裂合并脊髓栓系的诊断更为明确。多能显示脊髓末端位置下移,达到腰骶交界或骶管内,局部存在粘连等征象。

【治疗原则及选穴处方】

经典针灸学以舒筋通络,活血止痛为基本治疗原则。根据《内经》"在骨守骨,在筋守筋"原则,主要在局部选穴;根据经络循行归属足太阳、督脉、足少阳经而循经选穴。具体选穴原则如下:

1. 根据"腧穴所在,主治所在"规律在局部选取腰骶部阿是穴 并可选腰 2、3、4、5 夹脊穴。

2. 根据"经脉所过,主治所及"规律循经选穴 腰 3 横突综合征属于足太阳、足少阳经病症,可选足太阳经秩边、殷门、承扶、委中,足少阳经环跳、风市、中渎、膝阳关。本病疼痛一般不超过膝部,因此主要选择膝以上的足太阳、少阳穴位。脊柱隐性裂属于督脉病症,可选督脉的腰阳关、命门等。

3. 其他 根据骨会大杼,筋会阳陵泉,可选此二穴。

● **推荐处方 1**

治法:舒筋通络,活血止痛。

主穴:局部——阿是穴、肾俞(舒筋活络,活血止痛)

　　　远端——委中(调理膀胱经气血,通络止痛)

操作:腰部阿是穴用 28 号 1.5~2 寸毫针以 45°角进针后,深刺至第 3 腰椎横突,行"输刺""短刺"。在其上、下各选阿是穴,行"傍针刺"。肾俞向脊柱方向斜刺 1.5 寸,行平补平泻法。委中直刺,行泻法。

● **推荐处方 2**

治法:舒筋活血,通经止痛。

主穴:局部——阿是穴、腰夹脊(舒筋活血,止痛)

配穴:风寒阻络加腰阳关;疼痛向臀部、大腿外侧、后侧扩散者加环跳、殷门、委中、风市、膝阳关;遗尿加阴陵泉、次髎。

操作:阿是穴操作同推荐处方 1。余穴常规操作。

【疗效评估方法】

参照腰椎退形性病变中有关腰痛的评价方法,视觉模拟量表,JOA 下腰痛评价法等。

【针灸疗效分析】

1. 针灸疗效现状 针灸治疗腰 3 横突综合征临床报道较多。临床证据表明,针灸可减轻腰痛症状、改善功能,提高生活质量。

据报道,针灸治疗腰 3 横突综合征的临床治愈率为 66.7%~72.4%,总有效率在 90% 以上。但总体上,这些疾病的针灸疗效仍缺乏高质量的临床证据。

2. 影响针灸疗效的因素 ① 病程:病程短、急性发作或急性腰损伤所致者,其局部病理变化以充血、水肿等急性无菌性炎症为主要表现,针灸治疗可迅速缓解症状,疗效快而好。病程长、慢性损伤所致者,一般病情缠绵,局部可出现一定程度的粘连,针灸可获得较好疗效,但疗效不及急性短病程者。② 病性:本类病有轻重之别,一般而言,当仅有腰部酸痛无力,休息可缓解,劳累或感受风寒加重者,病变较轻,针灸疗效最好;当腰痛持续并向臀、大腿后、外侧放射,说明腰神经后支受到刺激或轻度卡压,病变程度相对较重,但针灸仍可获得很好疗效,只是治疗时间要比前者长些;如果局部病理变化到一定阶段,神经血管束被卡压到不可逆的程度,针灸和各种非手术疗法将难以奏效。③ 患者的配合:急性期患者应卧床休息,限制腰部过度活动,急性期过后,应加强腰背肌的锻炼,注意腰背勿受寒等,这对于提高针灸疗效具有重要意义。

3. 针灸治疗潜在的可能机制　本类疾病均为腰椎结构异常,导致局部软组织在诱发因素作用下而引起的损伤。无论是急性外伤所造成的局部撕裂、出血、渗出,还是轻微损伤及慢性劳损所导致的粘连与瘢痕,其结果最终导致腰神经后外侧支及血管束被束缚、卡压是其基本的病理机制。另外,过长的横突尖端长期刺激腰大肌筋膜,引起横突周围的纤维织炎。针灸治疗的环节和机制如下:① 止痛作用:腰痛、臀部疼痛及一侧下肢痛是本类病变的主要临床表现。针灸可通过促进人体分泌内源性镇痛物质,减弱或拮抗痛觉的传入,以及提高痛阈,促进局部堆积的致痛物质的排泄等而达到止痛的目的。② 促进微循环:局部出现的无菌性炎症所引发的效应是本病的主要环节,针灸可反射性引起局部微血管的舒张,促进局部的微循环,增加循环血量,从而有利于局部炎症的吸收和消散,清除代谢产物的堆积,提高局部的代谢和营养,达到修复局部组织的目的。炎症的减轻或消除可使局部的刺激症状和脊神经后支刺激、压迫得到缓解,从而消除或减轻腰痛、臀部痛或大腿根部或下肢放射性或痉挛性疼痛。③ 协调脊柱肌肉张力:生理状态下,在两侧横突所附着的肌肉与筋膜相互拮抗及协同作用下,人体的重心得以维护相对的稳定。若一侧腰背筋膜和肌肉紧张收缩,其同侧或对侧均可在肌肉牵拉的作用力与反作用力下遭受损伤。腰 3 横突综合征患者因第 3 腰椎横突过长,弯度较大,活动广泛,尤其易于损伤。在急性发作期,横突两侧的肌肉出现痉挛,或两侧的肌力失去平衡,此时通过针灸治疗,可有效解除肌肉痉挛,协调横突两侧的肌力,从而可有效缓解腰部疼痛。

【预后】

本类患者出现腰痛或腰腿痛症状,绝大多数经非手术治疗可缓解疼痛、改善症状。仅有少数患者症状严重、病程较久,影响生活和工作,经过各种非手术方法治疗并无好转迹象,可考虑手术治疗。平时,患者应注意腰部活动的协调,劳逸结合,避免腰部过度劳累,并应加强腰部肌肉的功能锻炼,注意腰部保暖,避免感受寒湿等外邪。但需指出,先天畸形性腰背痛,并非后天可逆性病理性改变,各种保守治疗仅仅是治标,而无法治本。因此,治疗的目的仅为缓解症状、改善功能,对其疗效不应过于乐观,由于病因未除,往往因各种诱因而可使症状再现。

四、强直性脊柱炎

【概述】

强直性脊柱炎是一种慢性进行性疾病,主要侵犯骶髂关节、脊柱骨突、脊柱旁软组织及外周关节,以中轴脊柱受累为主并可伴发关节外表现,严重者可发生脊柱畸形和关节强直。本病多发于青壮年,男性占 90%,女性发病较缓慢及病情较轻。流行病学研究显示,发病年龄通常在 10～40 岁,20～30 岁为高峰,16 岁以前发病者称为幼年型,45～50 岁以后发病者称晚年型,临床表现常不典型;50 岁以后较少发病。本病患病率依种族的不同而有差异,我国患病率在 0.25%～0.5%,患者的 HLA－B27

阳性率约为90%,而在亚洲健康人群中HLA-B27阳性率为5%~10%。25%左右的患者有明显家族性聚集患病现象。

本病发病机制至今未完全明了,目前认为,发病与遗传、感染、环境及免疫等多个因素有关。研究显示,遗传因素在发病中起80%~90%的作用,家系分析研究提示,HLA-B27阳性的AS患者一级亲属中,HLA-B27阳性者占31.3%,患病风险高出正常家庭的10.8倍。强直性脊柱炎的群体发病率与患者群中HLA-B27的阳性率有关,不同地区和种族的患者HLA-B27的阳性率也存在差异。本病30%左右的患者可在病程中出现眼部症状,如葡萄膜炎、结膜炎;2%~10%的患者有心血管系统表现,可出现胸闷、心悸等症状;10%~35%的患者可出现肾脏受累;30%~50%的患者可累及髋关节等外周关节。

本病属中医学的"腰痛""痹证"等范畴。中医学认为,本病与机体肾虚督空、感受风寒湿邪等六淫邪气有关。肾主骨生髓,先天禀赋不足,肝肾亏损,肾气不足,导致骨、髓无以温煦和濡养;肾虚督空,卫气不固,易感外邪,寒邪留滞足太阳膀胱经脉、督脉,致经脉痹阻,气血运行不畅,而致本病,故多属寒证、虚实夹杂、本虚标实之证。

【临床诊断】

1. 早期患者　感到下腰部及骶髂关节部不适、疼痛或发僵,腰部僵硬不能久坐,骶髂关节处有深压痛;晨起时脊柱僵硬,起床活动后可略有缓解;患者为了缓解疼痛,常弯腰屈胸。也可表现为臀部、腹股沟酸痛或不适,症状可向下肢放射。病变逐渐向上发展,累及胸椎及肋椎关节时,胸部扩张活动受限,导致肺活量减少,并可有束带状胸痛。病变累及颈椎时,颈部活动受限。少数患者以颈胸痛首发(症状在静止、休息时加重,活动后缓解)。半数患者以下肢大关节,如髋、膝、踝关节为首发部位,常为非对称性,反复发作与缓解。

2. 晚期患者　脊柱僵硬可导致躯干和髋关节屈曲,最终出现驼背畸形,严重者可强直于90°屈曲位,不能平视,视野仅限于足下。患者呈胸椎后凸,骨性强直而头部前伸畸形。由于颈、腰部不能旋转,侧视时必须转动全身。若髋关节受累则呈摇摆步态。个别患者症状始自颈椎,逐渐向下波及胸椎和腰椎,称Bechterew病,易于累及神经根而发生上肢瘫痪、呼吸困难。

3. 理化检查　类风湿因子试验阴性,HLA-B27多为阳性。急性发作时白细胞增多,血沉加快,部分患者继发贫血。X线检测早期可见骶髂关节骨质疏松,关节边缘呈虫蚀状改变,间隙不规则增宽,软骨下骨有硬化致密改变;之后关节面逐渐趋于模糊,间隙逐渐变窄,直至双侧骶髂关节完全融合。椎间小关节出现类似变化,形成广泛而严重的骨性化骨桥表现,称为"竹节样脊柱"。病变晚期累及髋关节呈骨性强直。

附　1984年修订的强直性脊柱炎纽约标准

① 下腰背痛的病程至少持续3个月,疼痛随活动而改善,但休息不减轻;② 腰椎在前后和侧屈方向活动受限;③ 胸廓扩展范围小于同年龄和性别的正常值;④ 双侧骶髂关节炎Ⅱ~Ⅳ级,或单侧骶髂关节炎Ⅲ~Ⅳ级。如果患者具备④并分别附加①~③条中的任何一条可确诊为强直性脊柱炎。

骶髂关节炎X线分级:Ⅰ级为正常;Ⅱ级为轻度异常,可见局限性侵蚀、硬化,但关节间隙正常;Ⅲ级为明显异常,有侵蚀、硬化、关节间隙增宽或狭窄、部分强直等1项(或以上)改变;Ⅳ级为严重异常,即完全性关节强直。

【治疗原则及选穴处方】

经典针灸学以温经散寒、扶正补虚为基本治疗原则。选穴上主要以足太阳膀胱经、督脉穴为主。另外,根据中医理论"肾主骨生髓""肝主筋""筋会阳陵泉"等,选取有关穴位。具体选穴原则如下:

1. 局部选穴　强直性脊柱炎的腰背痛等表现主要归属足太阳膀胱经和督脉病变。根据《内经》"在骨守骨,在筋守筋"原则,以及"腧穴所在,主治所在"规律,在病变局部选穴,主要在督脉上选取,如从大椎到腰阳关。在膀胱经背腰部选择有关穴位。另外,骶髂关节炎也是本病最常见的症状,因此可在局部选择阿是穴、腰奇、腰俞、中膂俞、白环俞、秩边等。夹脊穴旁纳督脉和足太阳经之经气,是治疗本病常选的穴位,一般选择胸、腰部夹脊穴。

2. 整体调节选穴　由于膀胱经上有五脏六腑俞穴,为脏腑经气输注于背部的腧穴,且肝主藏血、主筋;肾主骨,选择膀胱经的上述穴位也具有调节五脏六腑,尤其是肝肾、筋骨的功能,故在足太阳膀胱经上选择相关的穴位。另外,阳陵泉为筋会,可选阳陵泉穴治疗本病。足三里有补益气血,扶正祛邪作用,可选该穴进行整体调节。

● **推荐处方 1**

治法:温督壮阳,祛邪扶正。

主穴:局部——督脉大椎至腰俞(温督壮阳,祛邪扶正)

操作:采用铺灸法。敷料丁麝粉(丁香 25%,麝香 50%,肉桂 25%)1～1.8 g,去皮大蒜捣烂成泥 500 g,陈艾绒 200 g。暑夏农历三伏天,以天气晴朗,气温高,白天为佳。让患者俯卧床上裸露背部,在督脉所取穴处常规消毒,涂上蒜汁,在脊柱正中线撒上丁麝粉,并在脊柱自大椎穴至腰俞穴处铺 2 寸宽 5 分厚的蒜泥一条,然后在蒜泥上铺成如乌梢蛇脊背的长蛇形艾炷一条。点燃头、身、尾,让其自然烧灼,燃尽后再继续铺艾炷施灸,一般灸 2～3 壮为宜,灸毕移去蒜泥,用湿热毛巾轻轻揩干。灸后可起水疱,至第 3 天用消毒针引流水疱,涂上甲紫,直至结痂脱落止。

● **推荐处方 2**

治法:温经通络,散寒祛湿。

主穴:局部——夹脊穴(温经通络)

配穴:加环跳、承扶、秩边、阳陵泉、阴陵泉。

操作:先针刺,取患者双侧第 10 胸椎以上华佗夹脊穴,左右交叉选穴,盘龙刺法(华佗夹脊穴的一种刺法,沿脊柱取华佗夹脊穴从上向下左右交叉取穴),如取第 1 胸椎左侧夹脊,后取第 2 胸椎右侧夹脊,左右交替,因其状如龙盘于柱故得名盘龙刺法,刺左不刺右,刺右不刺左,行捻转补法,隔日换针对侧。配穴常规操作。再于所有针尾部放 1 寸艾炷点燃,隔日 1 次,每次留针 30 min。

● **推荐处方 3**

治法:通督益阳,补肾壮骨。

主穴:局部——大椎透悬枢(通督益阳)

远端——肾俞、三阴交、足三里(补肾壮骨)

操作:用不锈耐酸钢丝特制的巨大针具(巨针),规格:长度 150～500 mm,直径 0.4～1.6 mm。巨针用高压消毒,针刺部位和医师的手常规消毒,以右手拇指、食指、中指夹持针身下端,露出针尖 1.0～

1.5 cm,左手拇指、食指、中指夹持针身中段,对照大椎穴,将针呈 15°左右快速刺入皮肤后,右手持针,于皮下沿着督脉循行的方向自上而下分段进针,直至悬枢穴并以左手食指、中指和无名指循按引导针尖所刺方向,以辅助进针。肾俞、三阴交和足三里穴分别双取,均按常规消毒,将针垂直刺入各腧穴中,其深度分别为 3.0~5.0 cm。各穴均待得气后留针 20 min;期间行针 2 次,均施捻转、提插、刮柄等补法。

● **推荐处方 4**

治法:温经散寒,扶正补虚。

主穴:局部——大杼、风门、肺俞、督俞(温经散寒)

　　　　膈俞(活血通络)

　　　　肝俞、脾俞、三焦俞、肾俞、气海俞、关元俞(扶正补虚)

　　　　大肠俞、八髎穴、委中、昆仑(疏通经络)

配穴:大椎、风池、阿是穴。

操作:用 2 寸毫针垂直刺入上述穴位 0.8~1.5 寸,提插得气后向穴位四周施行提插雀啄手法,并加以艾条温和灸。

【疗效评估方法】

1. 视觉模拟量表(VAS)及疼痛程度数字评价量表(NRS)　对脊柱疼进行评价,参见头痛。

2. 巴斯强直性脊柱炎总体评分法(BAS-G)　如下:

(1) 过去的一个星期您感觉怎么样?

0	1	2	3	4	5	6	7	8	9	10
非常好		好			一般				差	非常差

(2) 过去的六个月您感觉怎么样?

0	1	2	3	4	5	6	7	8	9	10
非常好		好			一般				差	非常差

3. 脊柱僵硬评估　对患者过去 1 周的情况进行评估。

(1) 您起床时的僵硬程度:

0	1	2	3	4	5	6	7	8	9	10
无										极为严重

(2) 从起床开始算,您的关节僵硬时间:

0	2.5	5	7.5	10
无	0.5 h	1 h	1.5 h	2 h 以上

注:(1)、(2)两项平均分数为总得分。

附　晨僵分级标准

0 级:无晨僵;1 级:晨僵时间在 1 h 以内;Ⅱ级:晨僵时间在 1~2 h;Ⅲ级:晨僵时间大于 2 h。

4. 脊柱活动度评估　包括枕墙距、指地距、胸廓扩张度、改良 schober 试验、腰椎侧弯的评估。

① 枕墙距:患者背靠墙直立,收颏,眼平视,测量枕骨结节与墙面的距离(cm),正常时该距离为 0 cm;

② 指地距:患者双腿直立,向前弯腰至脊柱最大前屈度,测量中指尖到地面的距离,正常值为 0 cm;

③ 胸廓扩张度:测量第 4 前肋间隙水平深吸气末与深呼气末的胸围差,<2.5 cm 为异常;④ 改良 Schober 试验:患者直立,在双髂后上棘连线的中点上方垂直 10 cm 和下方垂直 5 cm 处做标记,嘱患者在双膝直立状态下最大程度前屈弯腰,测量两个标记之间的距离(cm),若这一距离增加量短于 4 cm 为阳性;⑤ 腰椎侧弯:患者直立,充分侧屈脊柱,测量直立位与充分侧屈后中指尖垂直于地面下降的距离;⑥ Bath 强直性脊柱炎计量指数(BASMI):本标准主要对强直性脊柱炎患者的运动功能进行计量性评定,总分 0～10 分。具体内容见表 3-6。

表 3-6　**Bath 强直性脊柱炎计量指数,BASMI(新版评分表)**

	名称	0	1	2	3	4	5	6	7	8	9	10
1	耳屏至墙距离	<10	10～12	13～15	16～18	19～21	22～24	25～27	28～30	31～33	34～36	≥37
2	腰椎屈曲	>7.0	6.4～7.0	5.7～6.3	5.0～5.6	4.3～4.9	3.6～4.2	2.9～3.5	2.2～2.8	1.5～2.1	0.8～1.4	≤0.7
3	颈椎旋转	≥120	110～119	100～109	90～99	80～89	70～79	60～69	50～59	40～49	30～39	<30
4	腰椎侧屈	>85.0	76.6～85.0	68.1～76.5	59.6～68.0	51.1～59.5	42.6～51.0	34.1～42.5	25.6～34.0	17.1～25.5	8.6～17.0	≤8.5
5	踝间距	>20.0	18.0～20.0	15.9～17.9	13.8～15.8	11.7～13.7	9.6～11.6	7.5～9.5	5.4～7.4	3.3～5.3	1.2～3.2	<1.2

注:以上 5 项得分均值即为 BASMI 值。

5. Bath 强直性脊柱炎功能性指数(BASFI 量表)　共包括 10 个问题(表 3-7)。

评定方法:前 8 个特殊问题评定患者功能性活动,后 2 个问题是估价患者处理日常生活的能力。每一个问题采用水平 10 cm 目测类比评分(VAS),VAS 没有区别标记,仅在其端点和终点标有 2 个指导词"容易""不能"以表明严重程度的方向。10 个问题评分的均值作为 BASFI 分(0～10)。

表 3-7　**Bath 强直性脊柱炎功能性指数量表**

请根据您在近 1 周的情况,在表示下列活动能力的每一条横线上标出反映您能力水平的位置。

注意:辅助物为一系列帮助您完成活动和运动的装置。

1. 无帮助或借助辅助物(如穿袜器)穿上您的袜子或裤子	容易_____不能
2. 在无辅助物的条件下可向前弯腰拾起地面上的钢笔	容易_____不能
3. 无帮助或借助辅助物(如上肢辅助用具)可够及较高橱柜的搁板	容易_____不能
4. 不用手或其他帮助可以从无扶手椅上站起	容易_____不能
5. 无帮助下从仰卧位起床	容易_____不能
6. 无支持下站立 10 min 且无不适	容易_____不能
7. 不用手杖或助行器一步一个台阶登 12～15 级台阶	容易_____不能
8. 不转动身体侧视肩部	容易_____不能
9. 完成机体需要的活动(如运动疗法的练习,园艺或运动等)	容易_____不能
10. 在家中或工作场所可全日活动	容易_____不能

6. Bath 强直性脊柱炎疾病活动性指数（BASDAI）　主要适用于强直性脊柱炎的活动性评定（表 3-8）。

评定方法：以水平 10 cm 目测类比评分（VAS）进行评分，每一症状权重一致，指数总分为 0～50 分，应通过总分除以所选项目数转化为 0～10 分的最终 BASDAI 分。具体内容见表 3-8。

表 3-8　Bath 强直性脊柱炎疾病活动性指数（BASDAI）

请根据过去 1 周情况，用标记法回答下面每一个问题（0 代表完全没有，10 代表非常严重）	
1. 您所经历的疲劳、劳累的整体水平处于	0 1 2 3 4 5 6 7 8 9 10
2. 您因强直性脊柱炎所致颈、腰或髋部疼痛的整体水平处于	0 1 2 3 4 5 6 7 8 9 10
3. 除颈、腰、髋之外，其他关节疼痛/肿胀的整体水平处于	0 1 2 3 4 5 6 7 8 9 10
4. 触、压产生疼痛不适的总体水平处于	0 1 2 3 4 5 6 7 8 9 10
5. 晨僵程度和晨僵持续时间水平处于	
（1）清晨醒来晨僵的整体水平处于	0 1 2 3 4 5 6 7 8 9 10
（2）从起床开始算晨僵持续的时间	0　　2.5　　5　　　7.5　　10
	无　0.5 h　1 h　1.5 h 2 h 以上

7. 整体疗效评估　国家中医药管理局制定的中医病证诊断疗效标准：① 临床治愈。症状全部消失，功能活动基本恢复正常。② 显效。主要症状基本消除，功能基本恢复，能基本胜任原工作，但劳累后仍有不适、隐痛。③ 有效。主要症状有所减轻，活动功能有所改善，劳动和工作能力有所恢复。④ 无效。所有主要症状、体征均没有改善。

【针灸疗效分析】

1. 针灸疗效现状　针灸治疗本病以治疗前后症状量化评分为主要结局指标，以关节活动度、胸廓扩张度、枕墙距、指地距、Schober 试验及全血 C 反应蛋白（CRP）、红细胞沉降率（ESR）水平的变化等为次要结局指标。目前的临床证据表明，针灸治疗强直性脊柱炎疗效显著，可明显减轻患者的疼痛症状，改善症状量化评分，改善关节活动度、胸廓扩张度、枕墙距、指地距、Schober 试验、炎症指标等，提高生活质量，总有效率在 75%～95%。

有两项 RCT 显示了针刺、艾灸结合，尤其是长蛇灸的优越性。一项 RCT 观察了针刺法配合隔姜灸治疗强直性脊柱炎（AS）的临床疗效，并与药物进行了对照。表明针刺配合隔姜灸治疗 AS 疗效确切。另一项 RCT 观察了长蛇灸干预 AS 的疗效及作用机制，对照组给予柳氮磺胺吡啶配合非甾体抗炎药治疗。结论为长蛇灸优于单纯西药，能有效改善临床症状，调节 Th17/Treg/Th1 免疫失衡，可能通过调节 AS 免疫紊乱及紊乱所致的炎性应答而发挥双向良性调节作用。

2. 影响针灸疗效的因素　① 病程：强直性脊柱炎的早期症状是骶髂关节部、腰背部、髋关节或四肢大关节疼痛，同时伴有腰背部僵硬，这种僵硬以晨起最明显，经活动后可减轻，这就是所谓的晨僵症状。但是在临床中多数以腰骶和髋部疼痛为首发症状，也有首先发生膝关节疼痛，或者首先发生踝关节或足跟疼痛，或首发腿痛和坐骨神经痛者。早期针灸治疗可缓解症状，延缓进程，是针灸治疗的最佳时机。强直性脊柱炎早期症状如果不能进行有效治疗，尽快控制病情，将丧失最佳治疗时机，不可避免关节畸形致残。进入脊柱症状期，患者脊柱关节韧带骨化形成骨桥，通过针灸治疗只能达到缓解疼痛症状的目的。因此,强直性脊柱炎的早期诊断与治疗对疾病的恢复起着决定性作用。② 刺灸法:本病是病情较为严重的顽疾沉疴,因此,根据《内经》"病有沉浮,刺有深浅,各致其理,无过其道"原则,针灸治疗本病要强调大剂量。先天禀赋不足,肾气亏乏是导致本病的首要因素,而督脉总督一身之阳,肾中之阳又可鼓舞一身之阳气,所以阳气不足,督脉空虚也是发病的一个重要因素。在脊柱上"铺灸",能直接作用于督脉及膀胱经穴。灸法艾炷要大,火气要足,并应借助暑夏之伏天(阳中之阳)炎热之气候,温通督脉及膀胱经诸俞穴,能起强壮真元,祛邪扶正作用,从而鼓动气血流畅。大蒜具有解毒散寒作用,麝香具有开窍通络透骨作用。两药通过温热作用直接作用于督脉并逐渐吸收,故疗效较普通温灸为佳。目前,根据临床研究结果发现,在督脉上、膀胱经上进行大剂量的铺灸法是最为有效的刺灸法。治疗中,要针灸并用,才可提高疗效。③ 患者的配合:强直性脊柱炎的发病与自身免疫力有着密切的关系。急性发展期患者,如能进行科学的自我调理,就会起到防止关节畸形的作用,这就需要患者对自身的调理有一个正常的认识。在治疗强直性脊柱炎过程中,为了避免骨关节强直,必须每日进行轻微关节功能锻炼,避免关节畸形,造成终身残疾。强直性脊柱炎的病因多,病程长,病情复杂多变,缓解和发作交替,疗程长达数年甚至数十年,因此,要鼓励患者持之以恒,坚持长期的治疗和功能锻炼。这对于提高和巩固针灸疗效具有十分重要的意义。

3. 针灸治疗潜在的可能机制　① 促进循环:针灸并施疗法可以改善病变关节周围的血液循环,促进血管的舒张,增加循环血量,有利于促进局部炎症的吸收,达到缓解疼痛、增强关节活动、避免关节骨化和骨质疏松等目的;② 免疫调节作用:针灸可调节强直性脊柱炎患者血清中免疫球蛋白,并使网状内皮系统功能活动增强,使机体内各种特异性免疫抗体均有所增加,促进局部损伤组织的修复,还可以通过调节系统紊乱发挥作用;③ 止痛作用:针灸可通过改善微循环,促进止痛物质的排泄,促进机体分泌内源性镇痛物质,提高患者的痛阈等环节,起到止痛作用。

【预后】

本病尚无根治方法。患者如能及时诊断、合理治疗,一般可达到控制症状,改善预后的目的。本病在治疗上应该以非药物、药物和手术等综合治疗,通过治疗可以缓解疼痛、发僵,控制或减轻炎症,注意保持良好的姿势,防止脊柱或关节变形,必要时应矫正畸形关节,以达到改善和提高患者生活质量的目的。医师要对患者进行疾病知识的教育和社会心理治疗;鼓励患者不间断地进行体育锻炼,维持脊柱关节的最佳位置,增强椎旁肌肉和增加肺活量;患者睡硬板床,多取仰卧位,避免促进屈曲畸形的体位。枕头应低,一旦出现上胸或颈椎受累,应立即停用枕头。髋关节受累出现的关节间隙狭窄,僵直和畸形,是本病致残的主要原因,必要时可进行手术治疗。

本病在临床上表现的轻重程度差异较大,部分患者病情反复持续进展,有些患者长期处于相对静止状态,可正常工作和生活。一般而言,轻型患者的存活期与一般人无差别,然而骨折、心血管系统受累、肾脏淀粉样变等严重的并发症会使部分患者生存期缩短。发病年龄小,髋关节和脊柱受累较早,HLA‐B27 阳性、ESR 和 CRP 持续增高、反复发作虹膜睫状体炎和继发性淀粉样变性,吸烟、诊断延迟,治疗不及时和不合理,不坚持长期功能锻炼者预后较差。

西医主张早期疼痛时可给予非甾体抗炎药、慢作用抗风湿药(柳氮磺吡啶、氨甲蝶呤、雷公藤总苷)及糖皮质激素等;严重驼背影响生活者可行腰椎截骨矫形,髋关节强直者可行髋关节置换术。

附　慢性非特异性腰背痛、精神性腰背痛、牵涉性腰痛及腰部手术后痛

【概述】

腰痛情况非常复杂,本节将对一些特殊类型的腰痛进行介绍,包括慢性非特异性腰背痛、精神性腰背痛、牵涉性腰痛及腰部手术后痛。

1. 慢性非特异性腰背痛　是指病程至少持续12周,病因不明的除脊柱特异性疾病及神经根性疼痛以外原因所引起的肋缘以下、臀横纹(水平臀肌折纹)以上及两侧腋中线之间区域内的疼痛与不适,伴或不伴大腿牵涉痛。根据病程划分,慢性指病程至少持续12周,对于复发性腰背痛则要求本次发作时间至少已持续12周。目前尚无可靠的证据证实非特异性腰背痛的发病率,通常认为其患病率为23%,有11%～12%的患者则由于疼痛而导致运动功能障碍。我国尚缺乏大规模的流调数据,但据多个地区的流调数据显示,体力劳动和伏案工作者系高危人群。慢性非特异性腰背痛无特异性病理改变,其病因主要可分为机械性因素、化学性因素及社会学心理因素等,都可能导致腰背痛的发生。疼痛-肌紧张-局部血循环障碍恶性循环是其重要的病理机制。

2. 精神性腰背痛　是ICD-10中明确提出的一种腰背痛,为一种不能用生理过程或躯体障碍合理解释的、持续而严重的疼痛。发病高峰30～50岁,女性多见。可归属于慢性非特异性腰背痛范畴,但本类腰背痛又有其特征,即完全与精神因素有关,患者常诉说腰痛很严重,但检查时,患者不能明确指出疼痛的部位,局部也无固定而明确的压痛点,疼痛部位比较弥散,这一点与慢性非特异性腰痛又有一定的区别。

3. 牵涉性腰痛　是指腹膜,尤其是盆腔脏器疾病时,刺激传递到脊神经后根或脊髓丘脑束及相应的一、二级神经元,使同一节段的神经元兴奋,在相应的腰部皮肤支配区出现的感觉异常(感觉过敏或痛觉)。盆腔疾病常引起腰骶痛,其疼痛部位较模糊,少有神经损害的客观体征,肾结石也常引起腰部的牵涉痛。

4. 腰部手术后痛　是指因各种原因施行腰椎手术后,其原发疾患已除,但患者仍主诉有经常性腰痛或并腿痛的痛症。其发生的原因非常复杂,就局部解剖学而言,手术使脊椎椎骨以及周围的肌肉、韧带失去正常弹性,脊柱正常力学关系发生改变,是造成腰痛的原因之一。另外,手术创伤使局部软组织粘连、瘢痕形成,压迫了附近的神经根、干或引起末梢神经卡压征。有时患者的手术切口瘢痕中,发现有非常敏感的触痛点。

【临床诊断】

1. 非特异性慢性腰背痛　临床表现多样,以腰背部、腰骶部疼痛为主要表现。多数患者可同时存在腰部无力、僵硬感、活动受限或协调性下降,严重者甚至可出现睡眠障碍。疼痛症状多于卧床休息后减轻或消失,而于弯腰、久坐、久站后加重,予以热敷、按摩等保守治疗后疼痛症状也多可暂时缓解。体检时常可发现疼痛部位存在肌张力增高或明显局限性压痛点(或扳机点),扳机点的数量与疼痛程度和睡眠质量密切相关。

诊断时首先要明确疼痛是骨骼肌源性的,除外脊柱部位特异性病变、非脊柱部位特异性病变和神经根痛。

2. 精神性腰背痛　患者有明确的精神因素诱因,自述腰背痛且严重,但检查时不能发现疼痛部位

有相应的器质性变化,疼痛部位较模糊,没有固定明确的压痛点;病程常迁延并持续6个月以上,性质为钝痛、胀痛、酸痛或锐痛,并伴有焦虑、抑郁和失眠,社会功能明显受损。各种理化检查没有引起腰痛的阳性结果。

3. 牵涉性腰痛　腰部或腰骶部疼痛,但部位较模糊,局部可伴有肌肉痉挛,但常无固定而明确的压痛点,少有神经损害的客观体征。腹腔检查可发现明确的腹膜或脏器病变,或肾结石等基础病变。

4. 腰部手术后痛　有明确的腰部手术病史,腰部疼痛发生在手术之后,腰部疼痛部位明确而固定,有时伴有瘢痕痛,局部压痛明显,可伴有下肢疼痛。

【治疗原则及选穴处方】

经典针灸学以疏通经络,理气活血止痛为基本原则。精神性腰背痛则以调神止痛为主,牵涉性腰背痛以调理下焦脏腑气血为主,腰部手术后痛重在活血化瘀止痛。

根据《内经》中"在筋守筋""菀陈则除之"的法则,主要以局部选穴为主,可配合循经选穴。具体选穴原则如下:

(1) 根据"腧穴所在,主治所在"规律可选择局部的阿是穴,亦可选局部的经穴,如足太阳经肾俞、三焦俞、大肠俞等。

(2) 根据"经脉所过,主治所及"原则,腰部主要归属足太阳经、督脉所主,因此,可远端选取足太阳经委中、昆仑以及督脉、足少阳相应穴;筋会阳陵泉,可远端选阳陵泉。

(3) 根据腰背委中求,后溪通督脉,可远端选取委中、后溪。

(4) 精神性腰背痛可选调神穴位,如神门、百会、印堂等。

(5) 牵涉性腰痛可选下腹部的关元、曲骨、子宫、归来,腰部的膀胱俞等。

(6) 手术后腰痛可选活血化瘀穴位如内关、血海、膈俞等。

● 推荐处方

主穴:局部——阿是穴、肾俞、大肠俞

　　　远端——委中、手背腰痛点或后溪

配穴:精神性腰背痛加神门、百会;牵涉性腰痛加关元、曲骨、子宫、归来、膀胱俞;手术后腰背痛加血海、膈俞、内关。

操作:腰痛较剧烈或急性发作时,先刺远端穴位,持续强刺激以调神止痛。阿是穴可拔罐、刺络放血,用灸法,或电针。

【预后】

上述几种腰痛与患者的精神因素密切相关,因此,针灸治疗要医患双方树立信心,治疗要有耐心,坚持长时间的综合治疗。包括针灸、心理疗法、行为疗法;必要时配合抗抑郁、抗焦虑药物;对于牵涉性腰痛,针灸也只能缓解局部肌肉紧张,暂时缓解疼痛症状,必须以治疗原发病为基础。患者要坚持躯体、肢体的肌肉功能锻炼,防止废用性肌肉萎缩。按摩、物理疗法、针灸、经皮电刺激等各种保守方法,可改善局部血液循环、新陈代谢和营养状况,促进局部软组织的修复,可改善缓解疼痛症状、改善功能,大部分患者预后良好。

附　尾骨痛

【概述】

尾骨痛是一种症状,泛指表现为尾部疼痛性疾病的统称。多由于身体坠落时臀部直接受伤,或分娩等原因,使尾骨骨折、脱位和韧带损伤或外伤性纤维织炎刺激或压迫尾神经丛而引起尾骨痛。无外伤史的慢性尾骨痛,多系因长期紧张坐位工作,或习惯性不良坐姿造成。本症多发于女性,因为女性的骨盆具有解剖特殊性,骶骨后凸,使尾骨容易受到外伤(力)有关。

【临床诊断】

尾骨尖部持续性钝痛、隐痛或灼性痛,有时向臀部及腰骶部扩散。当快速坐下、起立、走路或大便时,疼痛可加重。患者常因持续不断的疼痛,而影响日常生活。检查局部有压痛,尾骨、肛门区皮肤痛觉过敏或轻度减退。肛门指诊时,有时尾骨能触到有摇动感,并可诱发剧烈的疼痛。X线检查可判断尾骨有无损伤及损伤程度。

【治疗原则及选穴处方】

经典针灸学以活血通络、止痛为治疗原则。选穴以局部阿是穴为主,配合足太阳经远端选穴如承山、昆仑等。

主穴:局部——尾骨部阿是穴、长强

　　　　远端——承山、昆仑

操作:局部穴位针尖向尾骨尖方向斜刺或平刺。可带电针,疏密波,以弱刺激 20～30 min。远端穴强刺激。

【预后】

绝大部分患者经过保守治疗可治愈。急性损伤初期,应嘱患者休息并积极对症处理,以防继发尾骨痛。平日的保健和保持良好的生活习惯也是预防和治疗该症的有力措施。应保持大便通畅,久坐姿势工作者应坐软座位。疼痛发作期间治疗的同时可采用热坐浴。必要时可口服止痛剂或行局部阻滞术。

五、慢性腰痛的现代针灸学治疗原则与选穴处方

慢性腰痛情况非常复杂,病因各异。总体上,现代针灸学治疗慢性腰痛以协调腰部软组织的张力,改善局部循环、加速局部炎性水肿消除、缓解神经根刺激压迫、止痛为基本治疗原则。强调选择合适的适应证,如年轻、初次发作或病程较短者;休息后可自行缓解者。急性期应制动,睡硬板床 2～3周,椎间盘突出症、腰椎滑脱症 3 周后应带腰围逐渐下床,3 个月内不做弯腰持物动作。一般正规保守治疗 6～8 周无症状减轻和缓解应考虑其他方法。在选择穴位上,强调精确的腰椎、椎间盘、椎管和神经根、韧带、软组织等定位。治疗方法分述如下:

(一)腰椎退行性病变

1. 腰椎间盘突出症　①局部压痛点:常在病变腰椎间隙的棘突间及棘突上或椎旁横突间可有压痛点,但以叩痛为主;其旁侧 1 cm 处压之常有沿坐骨神经的放射痛,约 1/3 患者可出现腰部骶棘肌痉挛。因此,可以选择病变椎间盘的腰部压痛点;可选病变椎间盘及上下部位刺激点。② 脊神经根刺激点:根据具体情况可选腰1~5脊神经根刺激点。针刺可采用椎间孔或椎旁刺激法。椎间孔刺激点定位:于患侧棘突(腰1~2、腰2~3、腰3~4、腰4~5)间隙距正中线2.5~4.5 cm(上腰椎为2.5~3 cm,下腰椎为3~4.5 cm)。腰椎旁刺激点定位:患侧棘突尖旁开1.5~2 cm。③ 坐骨神经刺激点:适用于伴有坐骨神经痛;由于坐骨神经由腰4及骶1~3脊神经前支构成,腰4~5和腰5~骶1两个椎间盘是承受压力最大,也是弯腰时活动最多的部位,最易发生突出;因此,坐骨神经最易受累。④ 腓神经刺激点:适用于小腿外侧麻木疼痛。⑤ 股神经刺激点:沿腹股沟韧带中点下方1~2 cm,或股动脉搏动明显处,在其外侧2 cm;由于股神经由腰2~4前支组成,故可受累,表现为股前、小腿内侧面疼痛或有关肌肉运动障碍。⑥ 闭孔神经刺激点:耻骨结节外下方1.5~2 cm处;或耻骨联合外缘旁开2.5 cm处。由于闭孔神经由腰2~4前支组成,也可能受累及,表现为大腿内侧面的疼痛及有关肌肉的功能障碍。⑦ 骶5和尾神经刺激点:骶角下缘。因中央型的腰椎间盘突出症可压迫马尾神经。⑧ 腰椎旁肌刺激点:在病变椎间盘相应的棘突间中央部进针,沿棘突骨面直刺入根部,由内向外做扇形刺激;也可将针斜刺至上或下一椎体平面处;或从横突间向椎管方向斜刺,并用滞针法减轻椎管内的压力。⑨ 腰椎骨膜刺激点,选择病变椎间盘上下腰椎骨膜。

2. 腰椎管狭窄症　① 腰骶压痛点。② 腰神经根刺激点:以腰4~5最多见,其次为腰3~4、腰5~骶1,可选相应的脊神经根刺激点。出现神经根症状选择相应通路上的刺激点。③ 尾神经刺激点:骶角下缘,累及马尾神经者选用。④ 椎管部软组织刺激点:椎管是一骨纤维性管道,其前壁由椎体后面、椎间盘后缘和后纵韧带构成,后壁为椎弓板、黄韧带和关节突关节,两侧壁为椎弓根和椎间孔;因此可选构成椎管的软组织,如后壁的黄韧带和侧壁之上的软组织为刺激点,用滞针法减轻椎管内的压力。

3. 腰椎滑脱症　① 滑脱腰椎(通常为第5腰椎)的棘突和(或)棘突旁可及压痛点,可作为针刺刺激点;② 腰椎关节突刺激点:在滑脱腰椎的上下两个棘突间下1/3旁开0.5~1.0 cm处;③ 骶5尾神经刺激点:在骶角下缘。出现神经根症状选择相应通路上的刺激点。

● **推荐处方1(腰椎间盘突出症)**

主穴:局部——相应腰椎棘突下、棘突旁压痛点(改善循环,缓解肌肉痉挛,改善水肿)

　　　　　病变椎间盘上下腰椎骨膜刺激点(改善局部循环,止痛)

　　　　　相应脊神经根刺激点(改善神经功能与代谢,缓解压迫、水肿)

　　　　　病变腰椎旁肌或软组织刺激点(减轻椎管内压力,缓解水肿)

　　　下肢——坐骨神经、腓神经刺激点(改善神经功能与代谢,止痛)

配穴:出现闭孔神经、股神经痛或尾神经刺激症状,可选闭孔神经、股神经、骶5和尾神经刺激点(改善神经功能与代谢)。

操作:局部压痛点、腰椎旁肌刺激点均用滞针法。骨膜采用雀啄法散刺。骶5尾神经刺激点,骶角下缘垂直向中间刺入,先进入尾骨刺激尾神经;再将针尖向头侧、稍中线处进针共3 cm左右,深达骶骨角外前侧刺激骶5神经;当刺激到神经时会出现异感。腰椎间孔神经根刺激点,先垂直进入刺向横突,进针3~4 cm,针尖触及横突,然后退针少许,做25°角向上(到上一个椎间孔)或向下(到下一个)并向内侧倾斜约20°角,沿着横突的上缘或下缘进针1~1.5 cm,即达到椎间孔附近,此时如果针尖触及神经根,患者可出现同侧臀部或向下肢放射样异感,治疗本病时以向臀部放射为佳,针刺中可微调针尖使感觉向臀部放射,没有必要出现下肢放射。腰椎旁神经根刺激点,先垂直刺入直到触及同侧椎板外侧部位,一旦触及椎板,退针至皮下,且将针稍向外斜,或将针平行向外移动 0.5 cm,重新刺透横突韧带,进入椎间孔外侧的椎旁间隙,针尖沿椎板外缘进针超过椎板,进针深度为 1~1.5 cm,出现向臀部或下肢放射异感为度,也以向臀部放射为佳。压痛点、椎管旁软组织带电针(2 Hz)。

● **推荐处方 2(腰椎椎管狭窄症)**

主穴:局部——腰骶压痛点(改善循环,止痛)

    腰神经根刺激点、骶 5 尾神经刺激点(改善神经功能与代谢)

    椎管部软组织刺激点(减轻椎管内压力,改善循环)

操作:同推荐处方 1。

● **推荐处方 3(腰椎滑脱症)**

主穴:局部——滑脱腰椎(通常为第 5 腰椎)的棘突或(和)棘突旁压痛点(改善循环,止痛,促进关节复位)

    腰椎关节突刺激点(促进关节复位)

    骶 5 尾神经刺激点(改善神经功能与代谢)

操作:关节突刺激点,垂直刺入皮肤,直至接触到关节突关节囊。其余刺激点操作同推荐处方 1。

(二)腰部慢性软组织损伤

以镇痛、改善局部循环,缓解局部软组织痉挛,消除炎症水肿、促进局部堆积的代谢产物的消散,促进损伤软组织的修复为基本原则。急性期应注意休息,急性期过后,应做些轻柔活动,尤其是韧带损伤,要避免做弯腰动作,这对于其修复非常必要。强调消除病因,如改善工作、生活环境,采取保暖、防潮等措施,加强腰背肌的锻炼,避免劳损等,应防治结合。针刺以精准的损伤组织部位为选穴依据,因此,精确寻找压痛点及激痛点为基本选穴原则。另外,软组织损伤的腰痛选穴也各有自身的一些特点。

1. 腰肌劳损 ① 局部压痛点:多位于棘突两旁骶棘肌部位、髂嵴后部或骶骨后面腰背肌止点或附着点筋膜附近;或神经肌肉结合点,尤以腰段骶棘肌中外侧缘多见,可见单侧或双侧骶棘肌痉挛。② 压痛点部位或相应肌肉联系的骨膜刺激点:可选骶骨、髂嵴后面、相应横突部位的骨膜刺激点。③ 选择相关肌肉的肌腹刺激点或激痛点。④ 腰椎关节突关节刺激点:在腰椎的上下两个棘突间下 1/3 旁开 0.5~1.0 cm 处。⑤ 腰椎旁肌刺激点:棘突间中央部,沿棘突骨面直刺入根部,进行根部椎旁肌刺激,并可做由内向外的扇形刺激。

2. 棘上、棘间韧带损伤 ① 选择压痛点:棘上、棘间韧带损伤,在损伤之棘突间隙正中线上有局限性明显压痛,后者则为深在性压痛,压痛点均局限;② 选择损伤韧带的上下棘突间隙,或椎体棘突侧面刺激点;③ 选择棘突骨膜刺激点。

3. 腰背肌筋膜炎

(1)局部压痛点或结节 本病可在疼痛部位找到明显的压痛点或结节。腰背肌筋膜炎压痛以腰肌及髂嵴上方最常见。

(2)选择激痛点 腰背肌筋膜炎常在骶棘肌、髂嵴及骶髂关节附近有明确而固定的激痛点。自上而下,激痛点多集中于:① 骶棘肌外缘与第 12 肋交接处,背阔肌与骶棘肌边缘相交的平面,即髂嵴上 6～7 mm 处,而另一个点恰在髂嵴及骶棘肌外缘相交处;② 臀部激痛点多位于髂嵴及其下 5 mm,在骶髂关节处的深肌膜部亦可发现激痛点。

● 推荐处方 1（腰肌劳损）

主穴:局部——腰部压痛点、骶棘肌刺激点(改善循环,缓解腰肌痉挛,止痛)

骶骨、髂嵴后面、相应横突部位的骨膜刺激点(改善循环,止痛)

相关肌肉的肌腹刺激点或激痛点(缓解肌肉痉挛,改善循环)

腰椎关节突刺激点(改善局部循环)

腰椎旁肌刺激点(缓解肌肉痉挛,止痛)

操作:压痛点、激痛点均用滞针法,可加拔罐放血,电刺激(2 Hz)。腰椎旁肌从棘突间中央部刺入,沿棘突骨面直刺入根部,进行根部椎旁肌刺激,并可做由内向外的扇形刺激。其他刺激点常规操作。

● 推荐处方 2（棘上、棘间韧带损伤）

主穴:局部——棘突间隙正中线压痛点(改善循环,止痛,促进韧带修复)

损伤韧带上下椎体棘突间刺激点、侧面刺激点(改善循环,促进韧带修复)

棘突骨膜刺激点(改善局部循环,止痛)

操作:椎体棘突侧面刺激点,分别在损伤韧带的棘突侧面向棘突下斜刺;上下椎体棘突之间刺激点可接电针(2 Hz)。其余刺激点常规操作。

● 推荐处方 3（腰背肌筋膜炎）

主穴:局部——压痛点或结节(改善循环,促进局部堆积代谢产物消散、止痛)

骶棘肌、臀部激痛点(灭活激痛点,消除致痛源、止痛)

操作:均用滞针法,可拔罐放血;可接电针(2 Hz)。

（三）先天畸形性腰背痛（第 3 腰椎横突综合征、脊柱隐性裂）

1. 第 3 腰椎横突综合征　① 局部压痛点和骨膜刺激点:位于第 3 腰椎横突尖端,腰大肌或骶棘肌外缘处有明显而固定的压痛点;可在横突骨膜选择刺激点。② 腰 2、4 横突刺激点:刺向腰 3 横突。③ 腰1～3 脊神经根刺激点:因在腰 3 横突前面有腰 2 神经前支、股外侧皮神经通过,后面有腰 1～3 神经后支穿过下降至髂嵴、臀中肌,支配大腿后面的皮肤,故可出现此处的疼痛;也可出现闭孔神经刺激症状。

2. 脊柱隐性裂　① 腰骶部压痛点;② 骶 5 尾神经刺激点,在骶角下缘。

● 推荐处方 4（腰 3 横突综合征）

主穴:局部——第 3 腰椎横突尖端压痛点和骨膜刺激点(改善循环,止痛)

腰 2、4 横突刺激点(改善循环,减轻炎症)

腰 1～3 脊神经根刺激点(调节神经功能和代谢)

操作:局部压痛点,自骶棘肌外侧缘刺向第 3 腰椎横突,在横突尖的上下及尖端行散刺。骨膜刺激点可在第 3 横突上或尖部骨膜行雀啄法。腰 2、4 横突刺激点,斜向刺入第 3 横突方向,行扇形散刺,分别刺激腰方肌、横突间肌、横突棘肌、骶棘肌、多裂肌及韧带,并带电针刺激(2 Hz)。

● **推荐处方 5（隐性脊柱裂）**

主穴：局部——腰骶部压痛点（改善循环，止痛）

骶 5 尾神经刺激点（改善神经功能，促进代谢）

操作：骶 5 尾神经刺激点，骶角下缘垂直向中间刺入，先进入尾骨刺激尾神经；再将针尖向头侧、稍中线处进针共 3 cm 左右，深达骶骨角外前侧刺激骶 5 神经；当刺激到神经时会出现异感。

（四）强直性脊柱炎

强直性脊柱炎与上述的腰痛不同，是一种脊柱慢性进行性炎症，以骶髂关节和脊柱附着点炎症为主要病变的疾病，是一种与自身免疫密切相关的结缔组织病变。西医治疗原则为缓解疼痛、改善功能、预防畸形。现代针灸学的治疗原则为改善局部循环、整体性免疫调节与抗炎、止痛，缓解症状。选穴方法如下：

1. 椎体关节突或局部刺激点　在椎体的上下两个棘突间下 1/3 旁开 0.5～1.0 cm 处；或沿椎体两侧横突间选刺激点，刺入椎间小关节部位，改善局部循环，止痛。

2. 骶髂关节刺激点　骶骨骨嵴中线与髂后上棘连线的交叉点。

3. 迷走神经刺激点　通过胆碱能途径调节免疫抗炎。

4. 星状神经节刺激点　整体性调节免疫，稳定内环境。

● **推荐处方（强直性脊柱炎）**

主穴：局部——椎体局部刺激点或关节突刺激点（改善局部循环，止痛）

骶髂关节刺激点（改善局部循环，止痛）

耳部——迷走神经刺激点（通过胆碱能途径调节免疫抗炎）

颈部——星状神经节刺激点（整体性调节免疫，稳定内环境）

操作：椎体局部刺激点沿椎体两侧，针尖斜行刺入椎间小关节部位，并可带电针（2 Hz）；也可沿脊柱进行灸法。骶髂关节刺激点自髂后上棘内侧骶中线处刺入皮肤，以 45°角对准关节后中部缓慢进针至骶髂关节后方，提插刺激 3～5 下，留针。

（五）非特异性慢性腰背痛

非特异性慢性腰背痛是除脊柱因素、神经因素以外的腰背痛，因此，主要以腰部软组织的非特异性原因引起的疼痛症状，病因多不明确，因此，可以在排除以上有明确诊断的腰痛基础上给予诊断。

1. 非特异性慢性腰痛　慢性腰痛尤其是非特异性慢性腰痛，多能找到激痛点，多与腰方肌、臀中肌、多裂肌、髂腰肌区域有关，而胸最长肌、腹直肌、胸髂肋肌、腰髂肋肌也会牵涉到这一区域的疼痛。因此，在治疗慢性腰痛时应重视激痛点的探查和应用。尤其在临床上当排除了其他有明确原因和诊断的慢性腰痛诊断之后，更应考虑寻找激痛点，并灵活运用。

（1）腰方肌激痛点　① 外侧浅表激痛点：头侧定位点在髂肋纤维最外侧靠近第 12 肋骨起始部位；尾侧定位点在最外侧髂肋纤维与髂腰纤维在髂骨相结处。② 内侧深部激痛点：头侧定位在第 3 腰椎横突处髂腰纤维附着点；尾侧定位为最内侧髂腰纤维与第 4 腰椎横突连接中点处。

（2）臀中肌激痛点　所有的 3 个常见的激痛点均位于臀小肌的头端。部位：① 第 1 激痛点。髂后上棘外侧 2 cm，臀中肌后束附着髂骨处。将髂后上棘与髂前上棘沿髂骨画一圆形弧线，大致位于内

1/4 与外 3/4 交界处。② 第 2 激痛点。髂骨最高点直下 1～2 cm。将髂后上棘与髂前上棘沿髂骨画一圆形弧线，大致位于中点处。③ 第 3 激痛点。臀大肌中束与髂骨附着处。将髂后上棘与髂前上棘沿髂骨画一圆形弧线，大致位于外 1/4 与内 3/4 交界处。

（3）多裂肌激痛点　多裂肌属于深椎旁肌，脊柱微屈时如果有 1～3 个节的脊椎区域变得平坦或轻微凹陷，该处很可能是激痛点所在。定位：取上一椎体棘突与下一椎体横突连线中点。

（4）髂腰肌激痛点　集中在股三角外侧壁的腰肌肌肉肌腱连接处和髂肌的肌肉纤维。部位：① 上侧激痛点位置。位于脐旁 2～3 cm 处，腰大肌与耻骨连接上 1/4 处，按压时可引起腰椎压痛。② 下侧激痛点位置。腰大肌与股骨小转子连接处。体表位置：股骨大转子与耻骨联合中外 1/3 处。③ 中位激痛点。髂前上棘上内侧 1～2 cm 处，髂肌最上外侧方。

（5）胸最长肌激痛点　第 12 胸椎棘突与第 1 腰椎棘突中间旁开 1 cm，第 12 肋内下方处。

（6）胸髂肋肌下部激痛点　第 11 胸椎水平线与肩胛骨下角下垂线相交处。

（7）腰髂肋肌激痛点　髂棘最高点直上与肋骨相交处。

（8）腹直肌激痛点　耻骨联合上缘旁开 1～2 cm（腹直肌肌腹），常引起两侧髂骨连髂腰部的疼痛，容易被忽视。

2. 非特异性慢性背痛　多能在相关肌肉上，如斜角肌、背阔肌、菱形肌、上后锯肌、冈下肌、斜方肌及前锯肌等找到激痛点。

（1）斜角肌激痛点　斜角肌按照生有激痛点的频率排序如下，前斜角肌、中斜角肌、后斜角肌和小斜角肌。部位：① 前斜角肌激痛点。在胸锁乳突肌锁骨部后缘后。② 中斜角肌激痛点。在含有臂丛神经纤维束的沟后侧，与之平行，位于上斜方肌游离缘前方，可朝向肌肉指状突附着的脊椎横突后结节部触及到。③ 后斜角肌激痛点。较难触及，必须在肩胛提肌从上斜方肌前游离缘附近行出处将肩胛提肌推向一侧才能触及到。④ 小斜角肌激痛点。活动只有在其他斜角肌激痛点去活化后才能发现。

（2）背阔肌激痛点　位于腋后褶的弧顶部下方约 2.5 cm 处，需要患者仰卧上臂枕在头下，且旋外外展约 90°。

（3）菱形肌激痛点　由于其被上斜方肌的覆盖而很难触及，故除了最下部尾端的纤维外，大菱形肌的其他所有纤维必须透过斜方肌才能触及，而小菱形肌的卫星激痛点可以依靠上斜方肌的激痛点来担当。

（4）上后锯肌激痛点　需要将肩胛骨外展并向外拉，透过斜方肌和菱形肌触及，向下朝下层肋骨触诊时，可以通过深部的剧烈压痛来识别。

（5）冈下肌激痛点　最常见的激痛点位于肩胛冈最内侧 1/4 和相邻 1/4 交界处的尾侧，其次常见的位于肩胛冈中点的尾侧，有可能远及肩胛骨外缘。

（6）斜方肌激痛点　共有 7 个。部位：① 上束纤维有 2 个激痛点。其中一个可从下方的冈上肌和肺尖上捏起上斜方肌游离缘的整块肌肉后触及，另外一个激痛点可在上一个激痛点下方较深的纤维内触及。② 中下束纤维有 5 个激痛点。下斜方肌中心激痛点位于肌肉外缘靠近纤维与肩胛骨内缘相交的地方，下斜方肌外侧的附着激痛点位于肌肉在肩胛冈三角肌粗隆上的附着肌肉肌腱联合处，其余 3 个较少见，在此不加赘述。

（7）前锯肌激痛点　通常生于皮下，位于第 5 或第 6 肋上方的腋中线上大致与乳头等高处。

● **推荐处方 1**（非特异性慢性腰痛）

主穴：局部——腰骶区压痛点（改善局部循环，协调肌肉运动，缓解肌肉痉挛，止痛）

腰方肌激痛点（灭活激痛点，消除致痛源）

临近——臀中肌、多裂肌、髂腰肌等激痛点（灭活激痛点，消除致痛源）

操作：用滞针法，可加拔罐，点刺放血，可带电针（2 Hz）。

● **推荐处方 2**（非特异性慢性背痛）

主穴：局部——背部压痛点（改善局部循环，协调肌肉运动，缓解肌肉痉挛，止痛）

临近——斜角肌、背阔肌、菱形肌、上后锯肌、冈下肌、斜方肌及前锯肌激痛点（灭活激痛点，消除致痛源）

操作：用滞针法，可加拔罐，点刺放血，可带电针（2 Hz）。

3. 精神性腰背痛、牵涉性腰痛及腰部手术后痛

（1）精神性腰背痛　情况特殊，是一种排除性诊断，即排除其他明确原因和诊断后，患者有浓厚的精神色彩，疼痛泛化，找不到固定明显的压痛点，因此，现代针灸学在治疗上以调节情志和中枢性止痛为基本原则。部位：① 肢体远端任意刺激点。基于弥漫性伤害抑制性控制理论，以痛制痛，可选传统穴位如合谷、手背腰痛点、太冲等。② 迷走神经刺激点。可调节与情绪密切相关的脑区神经元活动，稳定情绪，缓解压力和精神紧张。③ 暗示性选择针感强的刺激点及患者所述的腰痛部位刺激点。如选择颈部的臂丛神经刺激点，下肢腓总神经刺激点，针刺必须出现向肢体的放电感，主要起到暗示作用。

（2）牵涉性腰痛　是指腹膜，尤其是盆腔脏器疾病时，刺激传递到同一节段的神经元，在相应的腰部皮肤支配区出现的感觉异常（感觉过敏或痛觉）。特点是疼痛部位较模糊，如盆腔疾病常引起腰骶的牵涉性痛，少有神经损害的客观体征。肾结石也常引起腰部的牵涉痛（参见泌尿系结石内容）。因此，在治疗上以原发病为基础，进行止痛治疗。部位：① 骶部骶 2～4 刺激点。由于盆腔脏器主要接受盆腔内脏神经支配（副交感神经节前纤维起源于骶 2、骶 3 和骶 4 神经根），故选骶 2～4 刺激点以调节盆腔脏器功能，改善循环。可选传统穴位，如次髎、中髎、下髎。② 骶 2～3 皮节区（下肢）刺激点。如承山、昆仑，可阻滞牵涉痛感觉上传而止痛。

（3）腰部手术后痛　部位明确而较局限，以改善局部软组织循环，减轻粘连、止痛为基本原则，以局部治疗为主。部位：① 局部刺激点。可在手术后的部位沿伤口周围选择数个刺激点，促进局部循环，止痛。② 相应的神经根刺激点。从椎旁或椎间孔进行相应节段的神经根刺激，调节神经功能和代谢，缓解疼痛。③ 远端选择刺激点。当疼痛较重时，可选肢体远端刺激点，基于弥漫性伤害抑制性控制理论，以痛制痛。

● **推荐处方 1**（精神性腰背痛）

主穴：局部——患者所述的腰痛部位（暗示作用）

耳部——迷走神经刺激点（通过中枢整合，调节情绪，缓解精神紧张）

远端——肢体刺激点（如合谷、太冲等）（弥漫性伤害抑制性控制理论，以痛制痛）

臂丛神经、腓总神经刺激点（暗示作用）

操作：肢体远端选穴强刺激。臂丛神经、腓神经以上下肢出现放电异感为度。

● **推荐处方 2（牵涉性腰痛）**

主穴：局部——骶部骶 2～4 刺激点（调节盆腔内脏功能，改善循环）

远端——骶 2～3 皮节区（下肢）刺激点（如承山、昆仑）（阻滞牵涉痛觉上传而止痛）

操作：常规操作。骶部可带电针（2 Hz），20～30 min。

● **推荐处方 3（腰手术后痛）**

主穴：局部——手术切口局部刺激点（改善局部循环，缓解疼痛）

椎旁或椎间孔腰神经根刺激点（调节神经功能与代谢，缓解疼痛）

远端——肢体刺激点（弥漫性伤害抑制性控制理论，以痛制痛）

操作：疼痛较重或发作时，肢体远端刺激点持续强刺激。手术切口周围选择数个刺激点进行围刺，可带电针（2 Hz）。

4. 尾骨痛　尾骨痛是各种原因导致的尾部软组织损伤或尾神经受到压迫或刺激而出现的疼痛症状。现代针灸学的治疗原则为改善局部循环，促进软组织修复，减轻尾神经压迫或刺激，止痛。部位：① 局部压痛点或刺激点。如尾骨尖端、尾骨部压痛点或传统穴位长强。② 骶 5 和尾神经刺激点。骶角下缘，针垂直向中间刺入。③ 骶骨两旁软组织刺激点。骶骨角距中线 1.5～2 cm 尾骨两旁。④ 骶骨上的脂肪垫激痛点。肛提肌、尾骨肌、臀大肌激痛点均可引起尾骨痛，但尾骨局部没有压痛。脂肪垫激痛点可在骶骨上摸到结节，并有压痛和引传痛。臀大肌激痛点在坐骨结节上 1～2 cm 处。尾骨肌激痛点在坐骨棘与骶骨边缘之间。肛提肌激痛点在肛尾体附近。⑤ 骶 2～3 皮节区（下肢）刺激点。如承山、昆仑。

● **推荐处方（尾骨痛）**

主穴：局部——尾骨尖端、骶尾部压痛点或尾骨旁软组织刺激点、长强（改善局部循环，止痛）

骶 5 和尾神经刺激点（调节神经功能与代谢，止痛）

骶骨上脂肪垫激痛点、肛提肌、尾骨肌、臀大肌激痛点（灭活激痛点，止痛）

远端——骶 2～3 皮节区刺激点（承山、昆仑）（阻滞尾部痛觉传入，止痛）

操作：局部穴位针尖向尾骨尖方向斜刺或平刺。可带电针，疏密波，以弱刺激 20～30 min。骶 5 和尾神经刺激，首先确定骶角下缘，针垂直向中间刺入，当进针抵达尾骨时，再将针向头侧、稍中线处进针，深达骶骨角外前侧。远端穴强刺激。

第三节　急性腰痛与脊髓损伤

一、急性腰痛

【概述】

急性腰痛是指急性发作的病程在 6 周以内的腰痛，多伴有机械性外力损伤如搬提重物或腰部用力不协调，或超出腰正常运动的范围，常见的急性腰痛包括急性腰扭伤、急性非特异性腰背痛和骶髂关节扭伤。

急性腰扭伤俗称"闪腰"，为腰部的肌肉、韧带、筋膜、关节囊等软组织在活动时因用力不当、姿势不正或突然扭转伸腰,而导致的撕裂、损伤(少量出血、水肿和渗出)以及保护性腰背肌痉挛,可伴椎间小关节的错位及其关节囊嵌顿致使腰部疼痛并活动受限。多见于体力劳动者及平素缺少体力锻炼者,青壮年男性较多,多发生在腰骶部或骶髂部。若治疗不当或拖延治疗,易造成慢性腰痛。其发病率占腰腿痛病例的 12% 以上。在运动员和体力劳动者中发生率高达 37.41%。90% 的急性腰扭伤发生在腰骶部和骶髂关节。急性腰扭伤属"下腰痛"范畴,下腰痛(low back pain,LBP)是全球最常见的健康问题之一,据世界卫生组织(WHO)统计,80%～85% 的人一生中会患有 LBP。LBP 的再发生率较高,1 年再发生率为 50%,2 年再发生率为 60%,5 年再发生率高达 70%。

急性非特异性腰背痛是指病程小于 6 周,病因不明的除脊柱特异性疾病及神经根性疼痛以外原因所引起的肋缘以下、臀横纹(水平臀肌折纹)以上及两侧腋中线之间区域内的疼痛与不适,伴或不伴大腿牵涉痛。亚急性腰背痛的病程在 6～12 周。非特异性急性腰背痛通常具有自限性(6 周内约有 90% 的患者会出现好转),但 2%～7% 的患者会发展为慢性腰背痛。非特异性腰背痛虽无特异性病理改变,但病因较多、机制复杂,主要包括机械性因素、化学性因素及社会心理学因素等。

骶髂关节扭伤是指因急性扭伤或长时间在不良体位下劳动而引起的骶髂关节损伤,严重者可产生半脱位。骶髂关节是髂骨和骶骨的耳状关节面组成的微动关节,骶骨耳状关节面随骨盆的前倾、后仰,沿髂骨的关节面的横轴做一定幅度的旋转活动,可将躯干重力经过骶髂传至两侧下肢,对调整脊柱的重心稳定有一定作用。骶髂关节面上覆有关节软骨,两侧参差不齐的关节面相互交错,借以稳定关节。骶髂关节的前后侧有长短不等的韧带保护,在髂骨粗隆与骶骨粗隆之间有骶骨间韧带加强,因而,骶髂关节只有少量有限的活动,超过生理功能外的扭转活动,则可引起关节扭伤和半脱位。当人体直立时,重力中线经骶髂关节前方对其产生一定扭力;当前屈弯腰时,脊柱前倾,骨盆腘绳肌牵拉固定或后旋,易造成骶髂关节扭伤或劳损。此外,妊娠期可因黄体酮的分泌使韧带松弛及体重增长,致使骨盆向前下方倾斜,引起损伤。

本类病属中医学"腰部伤筋""闪腰"范畴。中医学认为:"腰者,一身之要,仰俯转侧无不由之。"剧烈运动或负重持重时姿势不当,或不慎跌仆、牵拉和过度扭转等原因,引起腰部的筋肉络脉受损,气血瘀滞,经气受阻,经络不通,筋脉拘挛,不通则痛,而成本病。

【临床诊断】

1. 急性腰扭伤 腰部发生扭伤后,立即出现持续性剧痛难忍,呈撕裂痛、刀割样痛、锐痛,丝毫不敢活动,咳嗽、打喷嚏疼痛骤然增重;疼痛范围主要在腰背部,可也向臀、腿和(或)腹股沟放射。患者处于避免剧痛的特殊体位,惧怕改变其体位,轻微活动使疼痛加剧,表情非常痛苦,需用上肢协助活动,腰部活动明显受限。检查可见损伤部位的肌肉等软组织有明显压痛,出现肌肉痉挛或僵硬即肌紧张,局部也可肿胀、瘀斑。根据腰部受损软组织的部位及压痛点不同分为急性腰肌扭伤、急性韧带扭伤和急性关节扭伤等。

(1) 急性腰肌扭伤 腰部撕裂感,剧烈疼痛,腰僵直,疼痛拒按,甚则强迫体位或不能坐立、行走,咳嗽或打喷嚏加重。常在腰 3、腰 4 横突、腰骶关节、髂后上棘等处存在明显压痛点。X 线无明显异常。棘突旁或肌肉压痛表明筋膜损伤。

(2) 急性韧带扭伤 常有负重前屈或扭转的外伤史,屈伸和旋转脊柱时腰痛加重。腰肌紧张,棘突或棘间压痛;屈膝屈髋试验阳性。

(3)急性关节扭伤 外伤后腰部剧痛,强迫体位。腰肌僵板,无神经根刺激症状,棘突两侧深在压痛。椎间关节损伤,重复向扭伤方向活动时可使疼痛加重;腰骶关节扭伤,局部显著的深部叩击痛,腰骶关节试验阳性。X线示后关节排列方向不对称,有腰椎后突和侧弯,椎间隙左右宽窄不一。

2. 急性非特异性腰背痛

(1)症状 临床表现多样,发病较急,病因多不明,可伴有机械性外力损害,如搬提重物、扭转腰部等诱因;疼痛程度虽较剧烈,但部位较为宽泛,可伴局限性或弥漫性压痛;腰椎活动多可引发腰背痛,伴或不伴有下肢放射性疼痛;多数患者有腰部僵硬感、活动受限或协调能力下降。

(2)体格检查 包括姿势、步态、腰背部压痛、腰及下肢的关节活动度、下肢的肌力感觉与反射、直腿抬高试验等骨科常规检查。诊断时首先要明确疼痛是骨骼肌源性的,除外脊柱部位特异性病变、非脊柱部位特异性病变和神经根痛引起的腰背痛,方可作出诊断。

3. 骶髂关节扭伤

(1)症状 大多见于剧烈体育活动、外伤或久坐后,少数患者可无明显外伤史。急性发作期,在下腰部关节一侧可出现疼痛,大多较为严重,放射至臀部或腹股沟区;但一般不会放射到坐骨神经的小腿分布区。患者常取侧卧位或俯卧位,翻身时疼痛加剧。拒绝站立,或是下肢取屈曲姿势。步行时,患侧常呈臀沟下垂状跛行步态。

(2)体格检查及影像学检查 骶髂关节处可有局限性压痛,直腿抬高患侧受限,并有骶部疼痛。骨盆分离试验、"4"字Patrick试验、对抗性髋外展试验及俯卧提腿(Yeomen)试验等均为阳性,其他凡可促使髂骨旋转的活动均可引起患肢疼痛,但无神经根性放射痛。X线检查早期常无特异性改变,但后期可出现骶髂关节炎症。

附 中华医学会编写的《临床诊疗指南骨科分册》中急性腰扭伤诊断标准

① 有明显急性腰扭伤史;② 常见于青壮年体力劳动者,下腰段为好发部位;③ 腰骶部有明显疼痛点和肌痉挛,伴脊柱侧弯以减轻疼痛,咳嗽、小便时加重;④ 查体有明显的局限性压痛点,肌痉挛、僵硬,脊柱侧弯畸形,活动受限;⑤ X线平片检查常无明显阳性发现。

【治疗原则及选穴处方】

经典针灸学以缓急止痛,舒筋活血为基本治疗原则。根据疼痛部位经脉循行进行局部、远端配合选穴,在局部选用阿是穴,远端可根据阳陵泉为筋会、肝主筋等理论选穴。选穴的基本原则如下:

1. 局部选穴 根据"在筋治筋"原则在病变局部选穴,如阿是穴,足太阳经肾俞、大肠俞,督脉的腰阳关等,疏调局部气血以活血止痛。

2. 辨经远端选穴 腰部乃足太阳膀胱经及督脉所过之处,故根据疼痛部位所属经脉取太阳经的攒竹、天柱、委中、承山,督脉的人中、龈交等穴疏调膀胱经和督脉气血。另外,可经验选穴,如养老、手三里、手背腰痛点等,针刺时配合缓慢运动腰部,以疏调经气,移神止痛。可根据筋会阳陵泉选该穴,疏调经筋。

3. 耳穴 选腰椎、骶椎、敏感点、肾、皮质下、神门等。取患侧耳穴,一般先选敏感点,强刺激,留针20 min,每隔5 min行针1次,留针期间嘱患者活动腰部。

● **推荐处方 1**

治法：通经活络，活血止痛。

主穴：局部——肾俞、腰阳关、阿是穴（活血止痛，疏调局部气血）

　　　远端——委中（通调膀胱经气）

操作：可先取委中，行提插泻法，同时嘱患者缓慢活动腰部。在腰骶部寻找阿是穴，用三棱针，点刺出血，并拔火罐；委中亦可点刺出血。

● **推荐处方 2**

治法：疏调太阳，移神止痛。

主穴：远端——养老或后溪（调太阳经气，移神止痛）

操作：养老用毫针向上斜刺，捻转进针 0.5 寸，后溪直刺 0.5 寸，行较强的捻转泻法 1～3 min，行针期间嘱患者缓慢活动腰部。

● **推荐处方 3**

治法：疏导气血，通经止痛。

主穴：局部——肾俞、腰阳关、大肠俞（疏通局部气血，活血止痛）

　　　远端——手背腰痛穴（移神止痛）

配穴：扭伤后疼痛较剧加水沟；委中部络脉瘀胀者加委中。

操作：对扭伤不能转侧者，先选手背腰痛穴，进针后施以中强刺激，并留针 30 min，每隔 5 min 行针 1 次。留针期间，嘱患者起身走动并缓慢活动腰部。扭伤后疼痛较重者可刺水沟，予以强刺激。肾俞、大肠俞进针 1.5 寸，腰阳关自脊椎间进针，令局部产生强烈胀感，注意勿刺及脊髓。委中络脉瘀胀者，可用三棱针点刺放血，每日 1 次。

● **推荐处方 4**

治法：通调气机，通络止痛。

主穴：远端——内关、外关（通调气机，移神止痛）

操作：患者取坐位或伸卧位，掌心向上，双手半握拳状。取双侧内关穴与外关穴，由内关向外关进针至针尖微出外关为度。左右各一针，行提插捻转手法，强刺激使针感往胸胁部传导，当患者腰痛减轻时，嘱其逐步活动腰部并做起蹲动作，留针 20～30 min，每 5～10 min 行针 1 次。

【疗效评估方法】

1. 疼痛程度评估方法

(1) 视觉模拟量表(VAS)评分　参见偏头痛。

(2) 现时疼痛强度(PPI)评级　PPI 分为 6 个等级，分别为：无痛、轻痛、难受、困难、可怕、极痛。

2. 腰椎活动度评估

(1) 腰椎活动度(ROM)　以中华人民共和国国家标准《事故伤害损失工作日标准》(GB/T 15499—1995)中规定的腰部各向活动度为标准。即前屈 90°，后伸 30°，左右方向侧屈各 30°，左右方向旋转各 30°，活动度总计 240°。用量角器测量患者腰部向 6 个方向活动的最大度数，得到其总和为实际活动度数。

(2) 腰椎活动度(MMS)评分　采用改良的 Schober 法(MMS)。患者直立,于两髂后上棘连线的中点及正上方 15 cm 处做标记,嘱患者在双膝直立的情况下尽量弯腰,记录两标记点之间距离的变化。MMS 数值越高,腰椎活动功能越好。

(3) 腰椎功能障碍问卷(RMDQ)　参见慢性腰痛内容。

3. 魁北克腰痛残障量表(QBPDS)　此调查表是调查腰痛对受试者日常生活的影响。在进行如下日常活动时的困难程度,每项活动的评定分数标准都有 5 分(0~5),即无困难 0 分,基本无困难 1分,有些困难 2 分,很困难 3 分,相当困难 4 分,无法完成 5 分。在现今腰痛引起活动障碍相符合的选项下打√。

量表共包括以下 20 项问题(每一个问题均在下面的 6 个答案中选一个):① 起床;② 整晚的安睡;③ 床上翻身;④ 乘车;⑤ 站立 20~30 min;⑥ 坐椅几个小时;⑦ 爬一层楼梯;⑧ 行走三四百米;⑨ 行走几千米;⑩ 触及高点的物品;⑪ 扔球;⑫ 跑 100 m;⑬ 从冰箱中取出食物;⑭ 整理床铺;⑮ 穿袜子;⑯ 弯腰清洁浴盆;⑰ 搬动椅子;⑱ 关开较重的门;⑲ 搬动两袋杂物(20 kg);⑳ 举起及搬动重箱。选择答案为:① 无困难;② 基本无困难;③ 有些困难;④ 很困难;⑤ 相当困难;⑥ 无法完成。

4. 国家中医药管理局颁布的《中医病证诊断疗效标准》中的疗效评估标准　分 3 级。① 治愈:腰部疼痛消失,脊柱活动正常;② 好转:腰部疼痛减轻,脊柱活动基本正常,但不能做过度腰部活动;③ 未愈:症状无改善。

【针灸疗效分析】

1. 针灸疗效现状　针灸治疗本病以临床疗效、视觉模拟量尺(VAS)评分、现时疼痛强度(PPI)评级、腰椎活动度(ROM)评分、腰椎活动度(MMS)评分、腰椎功能障碍问卷(RMDQ)评分、魁北克腰痛残障量表(QBPDS)评分等为结局指标。总体上看,针灸治疗急性腰扭伤报道最多,效果也最好。据目前最好的证据显示,针灸治疗急性腰扭伤的有效率在 90.0%~96.2%,针灸治疗急性腰痛可快速降低疼痛积分,改善腰椎活动度和消除腰功能障碍等。总体而言,针灸治疗急性腰扭伤报道较多,骶髂关节扭伤和急性非特异性腰背痛报道较少,但均缺乏高质量的临床证据。

2. 影响针灸疗效的因素　① 扭伤的程度:急性腰扭伤如果只是部分软组织损伤,针灸疗效好;如果出现韧带完全撕脱或骨折,应由骨科进行石膏固定。② 刺灸法:因急性腰扭伤后脉络受损,气血不畅,局部取穴难达调气行血之目的,且因伤处疼痛,肌肉痉挛,再刺激局部,往往增加患者的痛苦。故本病针灸治疗应先远端选穴,边运针边嘱患者缓慢活动腰部,以通调经脉,行气止痛,又可转移注意力,而达到移神止痛的目的。③ 治疗时机:一般情况下,24 h 之内就诊者疗效较好,而在 48 h 之后就诊者,其瞬时疗效则不如 24 h 之内者,往往需要持续治疗。其原因可能是早期人体痛阈处于敏感期,针刺可进一步增强由损伤刺激激发的内源性阿片肽能系统的作用,从而起到良好的止痛作用;远端选穴运动疗法和局部刺络放血配合治疗,既可缓解局部肌肉的痉挛,又可促进局部炎性物质及代谢产物的消散吸收,因此可取得较好的治疗效果。后期随着炎性物质及代谢产物不断聚集,则会影响疗效。因此,急性腰扭伤患者针灸治疗应该及时进行。

3. 针灸治疗潜在的可能机制　① 中枢镇痛:针刺可激活脊髓上位中枢,发放下行冲动,中枢神经的各级水平,包括脊髓、大脑皮质、丘脑、尾状核和脑干网状结构等发生某种整合作用,使痛觉冲动受到抑制,从而产生疼痛的持续缓解。② 体液镇痛:针刺可使血液中促肾上腺皮质激素和糖皮质激素增加,这两种激素都具有抗痛的功能,并且可使脑内镇痛物质代谢发生改变,内啡肽释放增加,消耗相对减少,从而使内啡肽含量增加,疼痛减轻。③ 解痉作用:腰部急性扭伤引起的疼痛性痉挛,主要是由于肌肉痉挛所致。当针刺时,针感即通过脊髓闸门的作用解除或降低疼痛部位的痉挛,从而缓解躯体的疼痛。④ 改善局部微循环:针刺有利于炎症引起的致痛物质及代谢产物的消除,并可以加强交感神经的调节作用,使血管舒缩运动增强,从而改善局部微循环。放血疗法通过排出瘀血,减轻瘀滞,加强局部血液循环。

【预后】

急性腰扭伤一般经过及时治疗,大部分可获得痊愈,预后良好。针灸治疗急性腰扭伤有较好疗效,一般治疗后可立即见效。但必须排除骨折、脱位、韧带断裂、椎间盘突出、脊髓损伤或肿瘤等情况。急性腰扭伤一般 24 h 后,可配合推拿、药物熏洗等疗法。如果急性腰扭伤未得到及时有效的治疗,未彻底治愈,可转变成慢性腰痛,因此,应积极治疗。加强腰部的养护和锻炼,搬运重物时宜采取正确的姿势,不宜用力过猛。临床报道,治疗本病也可应用复位手法、指针疗法和热敷熏蒸等方法配合治疗,都能获得良好疗效。治疗期间,患者应睡硬板床,疼痛减轻后,可适当活动,锻炼腰背肌,以促进血液循环,加速炎症物质的吸收,促进康复。

要重视心理因素在非特异性急性腰背痛功能障碍发展中的重要作用,在腰背痛未缓解时对患者进行心理因素的评估。急性非特异性腰背痛的治疗目标是缓解疼痛,改善活动度,改善功能,预防复发,避免向慢性转归。一般包括:① 充分告知患者疾病情况并予以安抚,提供足够信息,使患者意识到急性非特异性腰背痛不是严重疾病,并有望快速康复;② 如需要,最大程度地控制相关症状;③ 建议患者尽可能保持活动状态,尽早恢复正常生活和工作。急性期不强调卧床休息,研究显示,与维持正常活动患者相比,卧床休息不仅对患者没有益处,还可能产生不良影响。因此,建议患者保持活动状态,可减少其功能障碍、疼痛,以及缩短恢复正常工作的时间。不推荐特异性运动疗法,如伸展运动、屈曲运动等用于非特异性急性腰背痛的治疗。西医建议用非甾体抗炎药,如不能缓解可用肌松弛剂。采用认知行为疗法,患者在急性期的个人感受和应答疼痛方式会影响疼痛发展及预后,心理因素会促进急性腰背痛向慢性发展,因此,开展认知行为治疗非常有必要。

骶髂关节扭伤者针灸同时可由点及面对骶髂关节局部及周边肌肉、韧带进行手法按摩。在操作过程中患者感到舒服的同时,亦可有骶髂关节复位感。

二、脊髓损伤

【概述】

脊髓损伤是脊柱骨折的严重并发症,由于椎体的移位或碎骨片突入于椎管内,使脊髓或马尾神经产生不同程度的损伤,导致神经损伤平面以下的感觉和运动功能部分或全部障碍,并伴有膀胱、直肠功能障碍,使患者丧失部分或全部工作能力、生活能力和生活自理能力。胸腰段使下肢的感觉与运动产生障碍,称为截瘫;而颈段脊髓损伤后,双上肢也有神经功能障碍,为四肢瘫。

据统计,目前全球范围内脊髓损伤的发病率为 10.4/100 万~83/100 万,而且呈逐年上升趋势,每年大约有 50 万新增患者,除肢体感觉、运动功能出现障碍外,约 80% 患者伴有肠道功能障碍症状,77%~81% 脊髓损伤患者发生疼痛,其中 20%~33% 患者疼痛严重,影响患者的生存质量及有效的康复训练,中枢性疼痛可发生于脊髓损伤至少 4 周以后的任何时期。

从病理上分,脊髓的损伤包括脊髓震荡、不完全性和完全性脊髓损伤。脊髓震荡是指脊髓受到强烈震荡后发生超限抑制,脊髓功能处于生理停滞状态,脊髓神经细胞结构正常,无形态学改变。不完全性脊髓损伤病理上表现为伤后 3 h 灰质内出血较少,白质无改变;伤后 6~10 h 出血灶扩大,神经组织水肿,24~48 h 以后逐渐消退。不完全性脊髓损伤程度有轻重差别,轻者仅有中心小坏死灶,保留大部分神经纤维;重者脊髓中心可出现坏死软化灶,并由胶质或瘢痕代替,只保留小部分神经纤维。完全性脊髓损伤,伤后 3 h 脊髓灰质内多灶性出血,白质尚正常;6 h 灰质内出血增多,白质水肿;12 h 后白质内出现出血灶,神经轴索开始退变,灰质内神经细胞退变坏死,白质中神经轴索开始退变;24 h 灰质中心出现坏死,白质中多处轴索退变;48 h 灰质中心软化,白质退变。总之,完全性脊髓损伤,脊髓内的病变呈进行性加重,从中心出血至全脊髓出血水肿,从中心坏死到大范围脊髓坏死,可长达 2~3 cm。晚期脊髓为胶质组织代替,也可为脊髓完全断裂。

中医学按症状表现,把脊髓损伤归属为"痿证""癃闭"范畴。中医学认为,本病主要损伤肾经、督脉、带脉,伤必致瘀,经脉瘀阻,气血运行不畅,筋骨失于濡养,则肢体瘫痪不仁。气血不畅,则膀胱气化无权,小便或癃闭或为小便自溢。

【临床诊断】

1. 脊髓震荡　损伤平面以下感觉、运动及反射完全消失或大部分消失。一般经过数小时至数天,感觉和运动开始恢复,不留任何神经系统后遗症。本型是暂时性和可逆性脊髓或马尾神经生理功能丧失,可见于只有单纯性压缩性骨折,甚至影像学检查阴性的患者。脊髓并没有机械性压迫,也没有解剖上的损害。患者可有反射亢进但没有肌肉痉挛。

2. 不完全性脊髓损伤　损伤平面以下保留某些感觉和运动功能,为不完全性脊髓损伤,包括以下四种类型:

(1) 前脊髓综合征　颈脊髓前方受压严重,有时可引起脊髓前中央动脉闭塞,出现四肢瘫痪,下肢瘫痪重于上肢瘫痪,但下肢和会阴部仍保持位置觉和深感觉,有时甚至还保留有浅感觉。此型损伤的预后为不完全性损伤中最差者。

(2) 后脊髓综合征　脊髓受损平面以下运动功能和痛温觉、触觉存在,但深感觉全部或部分消失。

(3) 脊髓中央管周围综合征　多数发生于颈椎过伸性损伤。颈椎管因颈椎过伸而发生急剧性容积减小,脊髓受黄韧带皱褶、椎间盘或骨刺的前后挤压,使脊髓中央管周围的传导束受到损伤,表现为损伤平面以下的四肢瘫,上肢重于下肢,没有感觉分离。

(4) 脊髓半切综合征　又名 Brown-Sequard 综合征。损伤平面以下同侧肢体的运动及深感觉消失,对侧肢体痛觉和温觉消失。

3. 完全性脊髓损伤　脊髓实质完全性横贯性损害,损伤平面以下的最低位骶段感觉、运动功能完全丧失,包括肛门周围的感觉和肛门括约肌的收缩运动丧失,称为脊髓休克期。2～4周后逐渐演变成痉挛性瘫痪,表现为肌张力增高,腱反射亢进,并出现病理性锥体束征。胸段脊髓损伤表现为截瘫,颈段脊髓损伤则表现为四肢瘫。上颈椎损伤的四肢瘫均为痉挛性瘫痪,下颈椎损伤的四肢瘫由于脊髓颈膨大部位和神经根的毁损,上肢表现为弛缓性瘫痪,下肢仍为痉挛性瘫痪。

4. 脊髓圆锥损伤　正常人脊髓终止于第1腰椎体的下缘,因此,第12胸椎和第1腰椎骨折可发生脊髓圆锥损伤,表现为会阴部(鞍区)皮肤感觉缺失,括约肌功能丧失致大小便不能控制和性功能障碍,双下肢的感觉和运动仍保持正常。

5. 马尾神经损伤　马尾神经起自第2腰椎的骶脊髓,一般终止于第1骶椎下缘。马尾神经损伤很少为完全性的。表现为损伤平面以下弛缓性瘫痪,有感觉及运动功能及性功能障碍及括约肌功能丧失,肌张力降低,腱反射消失,没有病理性锥体束征。

X线平片和CT检查为脊髓损伤最常规的影像学检查手段,可发现损伤部位的脊柱骨折或脱位。椎间盘和韧带结构的损伤,X线平片和CT检查可能不能发现明显异常,称之为无放射线检查异常的脊髓损伤(spinal cord injury without radiographic abnormality,SCIWORA),多见于颈椎外伤。MRI检查可能观察到脊髓损害变化。MRI不仅可了解脊髓受压程度,还可观察脊髓信号强度、脊髓信号改变的范围和脊髓萎缩情况等。

【治疗原则及选穴处方】
....

经典针灸学以疏通督脉,通利二便为基本治疗原则。可根据"肾主骨生髓""督脉总督一身之阳"的理论,以及损伤部位的具体情况进行选穴。选穴的基本原则如下:

1. 局部选穴　可在脊柱部位选夹脊穴或阿是穴。

2. 辨经选穴　根据损伤部位循行所过,选取相应经脉的穴位,因脊髓损伤与督脉和膀胱经密切相关,故首选督脉、膀胱经相关穴位。

3. 根据具体症状选穴　上肢瘫选曲池、手三里;下肢瘫选环跳、委中等。小便失司选用次髎、秩边、水道、中极等穴;大便失司选用长强、天枢、归来等穴。

● **推荐处方**

治法:疏通督脉,调和气血。

主穴:局部——督脉穴、阿是穴(疏调局部气血)

　　　远端——环跳、阳陵泉、悬钟(疏通少阳经)

　　　　　　足三里(疏调阳明经)

　　　　　　委中(疏调太阳经)

　　　　　　三阴交(疏调足太阴经)

配穴:经脉瘀阻加合谷、太冲、膈俞;肝肾亏虚加肝俞、肾俞、关元;上肢瘫痪加肩髃、曲池、手三里、合谷、外关;下肢瘫痪加秩边、风市、丰隆、太冲;大便失禁加长强、大肠俞;小便失禁加中极、关元、肾俞、膀胱俞;小便不通加气海、关元、阴陵泉。

操作:督脉穴用2寸毫针,向上斜刺1.5寸左右,如进针有阻力突然消失的感觉或出现触电样感向二阴及下肢放射,当终止进针,以免造成脊髓的新损伤,夹脊穴可刺向椎间孔,使针感向脊柱两侧或相应肢体放射,或相应部位的体腔出现紧束感;关元、中极在排小便后针刺,使针感向外生殖器放射,若尿潴留则应注意针刺深度。其他穴位常规操作。

【疗效评估方法】

目前针灸治疗本病以肢体运动、感觉功能、独立行走能力等为主要结局指标,以膀胱功能评分及疼痛评分为次要结局指标。临床上对脊髓损伤(spinal cord injury,SCI)病情评估的方法包括脊髓损伤的严重度分级(ASIA 分级)评估、ASIA 运动功能评分、ASIA 感觉功能评分、脊髓损伤 1 年后的独立行走能力评估、膀胱功能评估、McGill 疼痛问卷评估等。

1. 脊髓损伤的严重度分级　脊髓损伤的严重度分级可作为本病的自然转归和治疗前后对照的观察指标。据脊髓损伤的临床表现进行分级,目前较常用的是美国脊髓损伤学会 ASIA 分级(表 3-9)。

表 3-9　美国脊髓损伤学会 ASIA 分级

级别	损伤程度	功　能
A	完全损伤	损伤平面以下无任何感觉、运动功能保留
B	不完全损伤	损伤平面以下,包括腰骶段感觉存在,但无运动功能
C	不完全损伤	损伤平面以下有运动功能,一半以上关键肌肉肌力小于 3 级
D	不完全损伤	损伤平面以下有运动功能,一半以上关键肌肉肌力大于或等于 3 级
E	正常	感觉和运动功能正常

2. ASIA 运动功能评分　采用 ASIA 运动评分(MS)评估,主要对肱二头肌、股四头肌、胫前肌、腓肠肌等进行测定,左侧、右侧各 50 分,得分高则运动功能强。具体内容见表 3-10。

表 3-10　脊髓损伤 ASIA 感觉指数评定法

得分	得分	右侧评分	运动平面及代表性肌肉	左侧评分	得分	得分
		5	1. 颈 5 肱二头肌	5		
		5	2. 颈 6 桡侧伸腕肌	5		
		5	3. 颈 7 三头肌	5		
		5	4. 颈 8 食指固有伸肌	5		
		5	5. 胸 1 小指外展肌	5		
		5	6. 腰 2 髂腰肌	5		
		5	7. 腰 3 股四头肌	5		
		5	8. 腰 4 胫前肌	5		
		5	9. 腰 5 踇长伸肌	5		
		5	10. 骶 1 腓肠肌	5		
		50		50		

总分:　　　分

3. ASIA 感觉功能评分 采用 ASIA 感觉指数评分(SIS)评定,对人体两侧触觉、痛觉进行评估,共 224 分,得分高则感觉功能良好。具体内容见表 3-11。

表 3-11 脊髓损伤 ASIA 感觉指数评定法

右侧 感觉(针刺) 2 1 0	右侧 轻触觉 2 1 0	感觉平面及关键点	左侧 感觉(针刺) 2 1 0	左侧 轻触觉 2 1 0
		颈 2 枕骨粗隆		
		颈 3 锁骨上窝		
		颈 4 肩锁关节顶部		
		颈 5 肘窝前外侧(桡侧)		
		颈 6 拇指		
		颈 7 中指		
		颈 8 小指		
		胸 1 肘窝前内侧(尺侧)		
		胸 2 腋窝顶部		
		胸 3 第 3 肋间隙		
		胸 4 第 4 肋间隙		
		胸 5 第 5 肋间隙		
		胸 6 剑突		
		胸 7 第 7 肋间隙		
		胸 8 第 8 肋间隙		
		胸 9 第 9 肋间隙		
		胸 10 脐		
		胸 11 第 11 肋间隙		
		胸 12 腹股沟韧带中点		
		腰 1 胸 12～腰 2 距离的一半		
		腰 2 股前面中点		
		腰 3 股骨内髁		
		腰 4 内踝		
		腰 5 足背第 3 跖趾关节		
		骶 1 外踝		
		骶 2 腘窝中点		
		骶 3 坐骨结节		
		骶 4～5 肛周区		

评分标准:2 分感觉正常,1 分感觉异常(减退或过敏),0 分感觉消失。

4. 脊髓损伤 1 年后的独立行走能力 通过室内活动能力项目(SCIM 项目,表 3-12)对脊髓独立性进行评估分析。根据 SCIM 室内活动能力分值判断受试者能否独立在室内行走。SCIM 项目范围广,有效可靠。在脊髓损伤研究中,1 年的随访测量通常被认为是评估长期结果的代表性指标。对于没有进行 1 年随访测量的患者,采用 6 个月的随访测量,与之前验证一致。

表 3-12 脊髓独立性测量项目-室内活动能力(SCIM 项目)

得分	项目	得分	项目
0	总需要帮助	5	使用支撑架或两根拐杖行走(交互行走)
1	需要电动轮椅或帮助操作手动轮椅	6	拄 1 根拐杖走路
2	在手动轮椅上独立运动	7	只需要腿部矫形器
3	走路时需要监督(带或不带设备)	8	无助行器行走
4	使用行走架或支撑架行走(摆动)	—	—

注:0~3 分,不能行走或依靠辅助行走;4~8 分,能够独立行走。

5. 膀胱功能评估 于治疗前后检测尿流动力学、排尿日记,尿流动力学包括初尿意时膀胱容量、最大膀胱测压容量和残余尿量等指标;排尿日记包括单次尿量、排尿次数和最大排尿量,计算其平均值。

6. 疼痛评估简明 McGill 疼痛问卷 参照偏头痛内容。

7. 肠道功能测定 常用的肠道功能测定方法:① 结肠通过时间测定。使患者空腹服用含有硫酸钡胶剂的胶囊(每个胶剂直径 1 mm,长 6 mm,重 6.75 mg,20 个胶剂/胶囊),连续 3 天每日定时吞服胶囊,第 4~7 天同一时间拍摄腹部平片。计算节段结肠和全结肠通过时间。② 直肠肛门测压。通过一系列测压系统和软件分析得到肛管直肠压力图形,测量指标主要为:最大肛管静息压、最大肛管收缩压和收缩时间、直肠压、直肠容量感觉阈值、直肠括约肌反射、直肠顺应性和排便时直肠-括约肌协调性。

【针灸疗效分析】

1. 针灸疗效现状 针灸治疗本病以肢体运动、感觉功能、独立行走能力等为主要结局指标,以膀胱功能评分及疼痛评分为次要结局指标。临床上对脊髓损伤病情评估的方法包括脊髓损伤的严重度分级(ASIA 分级)评估、ASIA 运动功能评分、ASIA 感觉功能评分、脊髓损伤 1 年后的独立行走能力评估、膀胱功能评估、McGill 疼痛问卷评估、临床疗效评定等。脊髓损伤是一种高致残率的中枢神经系统疾病,临床证据显示,针灸疗法对于脊髓损伤造成的一系列并发症、后遗症有较好的疗效。在脊髓损伤后神经源性膀胱、神经痛、肠道功能紊乱、肌肉痉挛以及整体康复方面有其独特优势。针灸治疗具有促进膀胱排空、减少膀胱残尿量、增强无力性膀胱的逼尿肌收缩而改善排尿功能、抑制膀胱逼尿肌的亢进反射而改善膀胱贮尿功能、降低膀胱压和逼尿肌压等作用,从而有效促进 SCI 后神经功能的恢复,改善患者的生存质量,有利于其重新回归家庭与社会。从总体疗效看,针灸治疗本病的总有效率在 94.1%~100%。

2. 影响针灸疗效的因素 ① 病情:不同程度的脊髓损伤会对疗效有影响,病情较轻为不完全性脊髓损伤者,针灸疗效好,恢复较快,后遗症较少;完全性脊髓损伤截瘫患者,针灸治疗可缓解症状,疗程长,疗效较差,可恢复其部分功能,往往留有严重后遗症。坚持治疗并结合功能锻炼,可延缓其肌肉萎缩,起到巩固疗效的作用。② 刺灸法:本病无论内外因所诱发多属虚证,针刺手法宜轻,多用补法,慎用泻法。电针治疗本病刺激量要适度,在患者耐受的同时,宜选择低频小幅度刺激,以免耗伤患者正气。③ 患者的机体状态:素体强壮,有较强毅力和恢复欲望,在针灸治疗同时并能坚持功能锻炼者,疗效较好;反之,素体虚弱,缺乏毅力和信心者,往往不能坚持治疗,且功能锻炼积极性较差,疗效较差。④ 治疗时机:针刺能明显减轻和延缓早期病理损害,减少不可逆性变化的发生,促进受损脊髓神经的修复。故针灸治疗介入时间越早越有利于病情恢复,显效较快,并能减少并发症,减轻后遗症;病程较长,介入治疗时机较晚者,往往不能速效,且疗程也要延长。

3. 针灸治疗潜在的可能机制　脊髓损伤是外科常见的严重疾患,脊髓损伤后血管和神经生化机制是脊髓继发性损伤的两大机制,两者同时存在且相互影响,最终造成脊髓的微循环紊乱,以及脊髓神经组织的液化坏死。根据以上发生机制,临床治疗本病多采用电针治疗,其环节和机制可概括为:① 神经细胞保护作用。研究表明,急性脊髓损伤早期采用电针治疗,可通过下调半胱氨酸、天冬氨酸蛋白酶表达,对脊髓损伤早期的细胞凋亡抑制、神经细胞保护起到重要作用。② 促进受损神经组织再生。电针能够在脊髓内产生较强的电场,通过产生拮抗内生性损伤电流而阻止 Ca^{2+} 离子内流,稳定膜结构,增加线粒体酶活性,阻断脊髓继发性病变,保护脊髓神经轴突的退变,从而促进神经轴突再生。也有研究表明,电针可能通过促进受损伤脊髓组织细胞的代谢过程,引起细胞膜的腺苷酸环化酶活性升高,使 ATP 生成 cAMP 增加,在增强细胞代谢的同时,启动神经营养因子和细胞生长因子等蛋白质的合成和分泌过程,从而促进脊髓内移植的神经干细胞存活和分化,以及促进受损伤神经元的存活及其轴突再生,重建神经通路,恢复脊髓功能。③ 改善脊髓微循环。通过电针刺激督脉或夹脊穴,可调节脊髓自主神经,改善局部组织血液循环和营养代谢状况,促进脑脊液的流动,减轻脊髓损伤部位粘连水肿和血肿的压迫,刺激病灶上下的脊髓节段通过掩盖效应,中枢干扰效应镇痛,及释放脑啡肽,减少疤痕起到镇痛的作用。针刺还有利于缓解局部压迫症状与受损组织水肿,减少继发性脊髓损伤,改善受损部位微循环及组织新陈代谢,修复损伤神经通路,恢复神经功能。④ 调节膀胱功能。脊髓损伤后常常伴有小便功能异常,从尿动力学分类,病因为逼尿肌无反射,尿道外括约肌痉挛,逼尿肌反射性亢进,或并发内外括约肌协同失调痉挛等。在保留导尿排空膀胱的前提下,针灸可有效地改善膀胱逼尿肌功能,缓解尿道外括约肌痉挛,使内外括约肌功能协同,从而逐步达到自主排尿。⑤ 分子水平调控。脊髓损伤可涉及多种细胞内外信号分子的异常改变,阻碍神经纤维的修复和再生。针刺治疗 SCI 是一个复杂的网络调控过程。针刺通过作用于信号分子或信号通路,对 SCI 的多个病理环节进行干预,对细胞功能代谢进行调节。针刺可通过调节相关转导通路中信号元件的表达而有效治疗 SCI,通过促进 BDNF 表达来保护存活的神经元,减少脊髓的继发性损伤,从而有利于 SCI 再生修复和功能恢复,改善脊髓损伤后的运动功能。

【预后】

脊髓损伤平面与功能、预后密切相关,一般情况下,损伤平面越高其功能恢复就越差,其生活依赖性也越高。脊髓受损后,一旦生命体征稳定就可以开始恢复期的针灸和康复治疗,如患者无自理能力时,则护理要保证每 2 h 为患者翻身 1 次,并做好全身的清洁工作,大小便及会阴护理,注意避免局部潮湿,避免泌尿感染,并防止压疮。加强全身关节的被动和主动运动,进行相应的康复训练,并鼓励患者建立信心，积极进行主动康复运动。

三、急性腰痛与脊髓损伤的现代针灸学治疗原则与选穴处方

（一）急性腰痛

以缓解疼痛、改善肌肉或关节的活动度与功能、预防向慢性转归为基本治疗原则。选穴方法如下：

1. 共同的选穴方法　腰骶部刚发生扭伤时或非特异性腰痛急性发作时，均以选择远端异位刺激点为基本选穴原则，依据弥漫性伤害抑制性调控机制，可选择上肢刺激点（如合谷、手背腰痛点等），行持续强刺激，以达到以痛制痛。疼痛缓解后，均可选择局部痛点、压痛点或激痛点进行治疗，但部位各有特点。

2. 急性腰扭伤　根据不同类型选择刺激点。

（1）急性腰肌扭伤（包括筋膜）　在相应的腰椎（腰 3、腰 4 最为常见）棘突旁的骶棘肌、腰椎横突或髂嵴后部或髂后上棘常有明显的压痛点，可作为刺激点。

（2）急性韧带扭伤　① 选相应腰椎棘突或棘突间的压痛点作为刺激点；② 选择病变局部的腰椎棘突骨膜刺激点。

（3）急性关节扭伤　① 腰肌、棘突两侧深在的压痛点，腰骶关节部位压痛点。② 腰椎关节突刺激点：在棘突下 0.5 cm 旁开 0.5～1.0 cm 处。常选腰 4～5 棘突两侧关节突为刺激点，分别向髂嵴、骶棘肌附着部、髂腰韧带附着部，以及中线方向的棘突根部及椎旁肌透刺。③ 腰骶关节上骨膜刺激点。

3. 急性非特异性腰背痛　① 腰背部刺激点或压痛点：可在腰背部选择刺激点；② 耳部迷走神经刺激点：稳定情绪，缓解压力及精神紧张。

4. 骶髂关节扭伤　① 骶髂关节部压痛点：应寻找压痛最明显处，一般位于骶髂后韧带及骶棘肌附着点处；② 骶髂关节刺激点：骶骨骨嵴中线与髂后上棘连线的交叉点；③ 臀部及腹股沟刺激点：一般疼痛可放射至这些部位。

● **推荐处方 1（急性腰扭伤—腰肌扭伤）**

主穴：局部——腰 3、腰 4 棘突旁的骶棘肌压痛点、横突或髂后上棘压痛点（缓解肌肉痉挛，止痛，改善局部循环）

　　　远端——手刺激点（手背腰痛点或合谷）（弥漫性伤害抑制性调控机制，以痛制痛）

操作：急性发生时先刺手部刺激点，行持续强刺激以兴奋细纤维，以痛制痛；行针同时鼓励患者缓慢恢复正常体位，轻轻活动腰部。后刺局部压痛点，行散刺法。24 h 后，可在局部穴行滞针法，或加拔火罐，点刺放血。

● **推荐处方 2（急性腰扭伤—腰韧带扭伤）**

主穴：局部——相应腰椎棘突或棘突间压痛点（止痛，改善局部循环，促进韧带修复）

　　　　　　腰椎棘突骨膜刺激点（改善局部循环，促进韧带修复）

　　　远端——手刺激点（手背腰痛点或合谷）（弥漫性伤害抑制性调控机制，以痛制痛）

操作：先刺手部刺激点，操作同推荐处方 1。骨膜刺激点用雀啄法散刺 3～5 下。局部刺激点 24 h 后可行滞针法，放血拔罐。

● **推荐处方 3（急性腰扭伤—关节扭伤）**

主穴：局部——腰骶关节部压痛点、腰肌及棘突两侧深在压痛点（止痛，改善局部循环，协调关节
部肌肉运动）

腰椎关节突刺激点（改善循环，促进关节修复，止痛）

腰骶关节骨膜刺激点（改善循环，止痛）

远端——手部刺激点（手腰痛点或合谷）（弥漫性伤害抑制性调控机制，以痛制痛）

操作：先刺手部刺激点，操作同推荐处方 1。关节突刺激点垂直刺入，直至接触关节突关节囊，应
在急性腰扭伤后 24 h 使用，确定第 4、5 棘突两侧关节突，针尖触及腰 4～5 关节突，再将针尖跨越前下
方，直刺向髂嵴部、骶棘肌附着部、髂腰韧带附着部；然后退针少许，将针尖向中线方向的棘突根部及
椎旁肌刺激；最后针尖改为刺入横突间。局部刺激点 24 h 后可行滞针法，放血拔罐。

● **推荐处方 4（急性非特异性腰背痛）**

主穴：局部——腰背区选择刺激点或压痛点（止痛，改善局部循环，协调腰肌运动）

远端——耳迷走神经刺激点（调节情绪，镇静，缓解疼痛）

手部刺激点（手腰痛点或合谷）（弥漫性伤害抑制性调控机制，以痛制痛）

操作：先刺远端穴。局部穴可点刺放血、拔罐。

● **推荐处方 5（骶髂关节扭伤）**

主穴：局部——骶髂关节部压痛点（改善局部循环，止痛）

骶髂关节刺激点（改善关节血液循环，促进修复）

临近——臀部及腹股沟刺激点（止痛）

远端——手刺激点（手腰痛点或合谷）（弥漫性伤害抑制性调控机制，以痛制痛）

操作：骶髂关节刺激点自髂后上棘内侧骶中线处刺入皮肤，以 45°角对准关节后中部缓慢进针至
骶髂关节后方，提插刺激 3～5 下，留针。24 h 后骶髂关节部可行滞针法，放血、拔罐。

（二）脊髓损伤

现代针灸学治疗脊髓损伤，主要在于精确地确定脊髓损伤节段和相关的症状，进行神经根、神经
干刺激，反射性调节脊髓、脊神经的代谢和功能活动，促进修复和功能恢复。

1. 根据损伤平面　在受损椎体平面及上下两侧各选刺激点，并进行同侧电针治疗，促进局部循
环，改善脊神经根代谢与修复。在恢复期，可选相应的脊神经根刺激点，于横突间进针，斜向刺入椎间
孔内。

2. 选择上下肢相关的神经　上肢选臂丛神经刺激点、腋神经刺激点、桡神经刺激点、正中神经刺
激点，定位参见颈椎病；下肢选坐骨神经刺激点、胫神经刺激点、腓总神经刺激点，具体定位参见坐骨
神经痛内容。二便障碍选择腰骶段刺激点。胃肠功能障碍选胸腰段刺激点。

● **推荐处方 1**

主穴：局部——损伤脊柱上、下 1～2 个棘突旁（促进局部血液循环与修复）

脊神经根刺激点（椎间孔内）（促进神经根代谢和功能恢复）

远端——臂丛神经、坐骨神经、腓神经刺激点（调节神经代谢和功能活动，反射性促进脊髓
修复和功能恢复）

操作:局部穴接直流脉冲电针仪,频率为 2～10 Hz,刺激强度以损伤平面以上感觉到电刺激为度,不宜过强。

● **推荐处方 2**

主穴:局部——在损伤平面上、下棘突间刺激点(促进局部血液循环与修复)

　　　　　脊神经根刺激点(椎间孔内)(促进神经根代谢和功能恢复,反射性促进脊髓修复和功能恢复)

操作:沿棘突方向将针刺入达硬膜外,接直流脉冲电针仪,频率为 1～5 Hz,刺激强度以损伤平面以上感觉到电刺激为度,不宜过强。

第四章 躯体病—肢体部

第一节 肢体部软组织慢性损伤

肢体部运动范围大、频次高,因此,常常会导致各种软组织慢性损伤,尤其关节附近的肌肉、肌腱、腱鞘、滑囊,肌腱末端是肌肉附着于骨骼的起止点,最易造成损伤。本节主要讨论临床常见的肢体部软组织慢性损伤性病变。

一、腱鞘炎

【概述】

腱鞘炎是指腱鞘因机械性摩擦而引起的慢性无菌性炎症,可发生于上下肢,好发于手及腕部。狭窄性腱鞘炎以桡骨茎突部最多,其次为弹响指、弹响拇。手指常发生屈肌腱鞘炎,称为"弹响指"或"扳机指";发生于拇指的拇长屈肌腱鞘炎又称"弹响拇";发生于腕部为拇长展肌和拇短伸肌腱鞘炎,又称为桡骨茎突狭窄性腱鞘炎。在临床上常见桡骨茎突狭窄性腱鞘炎和指屈肌狭窄性腱鞘炎。桡骨茎突狭窄性腱鞘炎是桡骨茎突处,拇长伸肌腱和拇短伸肌腱的鞘管部位发生疼痛、肿胀,是由拇长伸肌腱和拇短伸肌腱与桡骨茎突反复摩擦所致,尤以伸拇指及尺伸及偏腕关节时疼痛加剧为主要症状的疾病。指屈肌腱狭窄性腱鞘炎是由于指屈肌腱在纤维鞘管起始部位反复摩擦造成,患者群多为家庭妇女、纺纱工、木工及抄写员等,因手指的长期、快速活动和用力所致。指鞘韧带的直接损伤也可引起本病。此外,产后、病后虚弱无力、风湿或类风湿性疾病、先天性肌腱异常也易导致本病。本病女性多于男性,好发于中老年,拇指、中指、无名指发病率高,婴幼儿患病多为先天因素。从病理上看,狭窄性腱鞘炎并非单纯性腱鞘的慢性损伤性炎症,而是肌腱和腱鞘均有水肿、增生、粘连和变性。腱鞘的水肿和增生使"骨-纤维隧道"狭窄,压迫已水肿的肌腱。环状韧带区腱鞘腔特别狭窄坚韧,故使水肿的肌腱被压成葫芦状,阻碍肌腱的滑动,当用力伸屈手指时,葫芦状膨大部在环状韧带处强行挤过,产生弹拨动作和响声,且伴疼痛。

本病属中医学的"伤筋""筋瘤""筋结"等。中医学认为,由于外伤、机械性刺激、慢性劳损等原因,致使局部经脉气滞血瘀,损伤经筋,凝滞筋脉而发筋结,导致本病。

【临床诊断】

1. 指屈肌腱狭窄性腱鞘炎 ① 多见于妇女或手工劳动者,好发于拇指、中指及无名指。② 患指屈伸不灵活,伴有酸痛,以晨起为重,活动或热敷后症状减轻。③ 晚期患指屈伸障碍加重,有时有"弹响"或一时的"卡住"现象。严重时患指不能屈伸。④ 掌指关节掌侧压痛,可触及米粒大小的皮下硬结,压住此结节,再嘱患者手指屈伸时有明显疼痛,触及硬结来回移动并有弹响。⑤ 严重者患指屈曲后不能自行伸直,需健手帮助伸直。婴幼儿拇长屈肌腱鞘炎临床表现为拇指末节呈半屈曲状,有时用力搬动拇指末节伸直,可触及弹响。部分患儿有吮指习惯,检查时可触及掌指关节掌侧有质地较硬的结节,无明显压痛。主动屈曲或被动伸直指间关节时,此处有弹响。

2. 桡骨茎突狭窄性腱鞘炎 ① 起病缓慢,发病初期腕部酸痛,逐渐加重。② 桡骨茎突处疼痛,可向手及前臂放射。拇指无力,伸拇受限。③ 桡骨茎突处肿胀,明显压痛,有时可触及皮下硬结。④ 桡骨茎突腱鞘炎试验阳性,即患手拇指屈于掌心握拳,然后将腕关节被动地向尺偏,桡骨茎突部产生疼痛加剧(产生疼痛/产生疼痛加剧的现象)。⑤ Finkelstein 试验(尺偏试验)阳性,检查者握住患侧拇指于中立位,然后迅速尺偏腕关节,桡骨茎突部出现剧烈疼痛为试验阳性。⑥ Eichhoff 试验(握拇尺偏试验)阳性,患侧拇指内收屈曲,其他四指头、握拇指于掌心,此时将腕关节向尺侧偏倾,桡骨茎突部疼痛并且疼痛加重者为阳性。⑦ Brunelli 试验(桡偏外展试验)阳性,腕关节向桡侧倾斜,然后拇指尽力外展,桡骨茎突部沿肌腱出现疼痛即是该病特异特征。

附　临床分级

见表 4-1。

表 4-1　Quinnell Ⅱ 临床分级

分级	临床表现
Ⅰ	手指屈伸正常,无疼痛
Ⅱ	手指屈伸正常,偶有疼痛
Ⅲ	手指屈伸活动不利,有顿挫感
Ⅳ	间歇性交锁,主动用力屈伸可予克服
Ⅴ	交锁固定,常于屈伸位,只有被动屈伸方可克服

【治疗原则及选穴处方】

经典针灸学以舒筋通络,活血止痛为基本治疗原则。主要根据《内经》"在筋守筋"原则选取局部穴位和循经选穴。具体选穴原则如下:

1. 局部选穴　以局部疼痛部位的阿是穴、经穴为主。

2. 辨经选穴　按照受累肌腱部位进行循经选穴,如指屈肌腱受累,主要归属手厥阴心包经,常可选手厥阴心包经劳宫、大陵、内关等;如拇伸肌腱受累,可归属手少阳三焦经,可选本经外关、支沟等;当拇展肌腱受累时,主要归属手阳明大肠经和手太阴肺经,可选大肠经偏历、温溜、手三里及肺经孔最等。

● **推荐处方 1(指屈肌腱狭窄性腱鞘炎)**

治法:舒筋通络,活血散结。

主穴:局部——阿是穴(舒筋通络,活血散结)

　　　临近——合谷、内关、外关(疏调气血)

操作:在掌指关节掌侧面寻找压痛点或触及皮下硬结,用毫针行围刺法,泻法,接通电针。余穴常规操作。

● **推荐处方 2(桡骨茎突狭窄性腱鞘炎)**

治法:舒筋通络,活血散结。

主穴:局部——阿是穴(舒筋通络,疏调局部气血,散结)

　　　临近——阳溪、列缺、合谷(疏调气血)

操作:阿是穴以压痛点为中心,向四周透刺 2~4 针。余穴常规操作。

【疗效评估方法】

1. 视觉模拟量表(VAS)　评价治疗前后的疼痛症状,参照头痛。

2. Cooney 腕关节评分法　参见肩手综合征内容。

3. Quick-DASH 上肢功能障碍评分　共包括 11 个问题。

请根据上周内您的活动情况,在以下项目相应等级(1~5)的数字上选择(相应依次赋予相同的分数),请您务必回答以下每个问题。如果在上周您没有机会从事某项活动,请您设想一下哪个项目与您的上肢功能状况最相符合,并在相应等级上打勾。请您注意:不管您是用哪只手完成的下列活动,也不管您是如何完成的,只要求您根据相应的能力回答问题。

11 个问题内容包括:① 打开一个紧的或新的罐子;② 做繁重的家务活(如刷墙、擦地板);③ 提购物袋或公文包;④ 洗后背;⑤ 用刀子切食物;⑥ 需要手、手臂或肩膀使用些力量才能完成的休闲活动(例如:打高尔夫球、使用锤子做活、打网球等);⑦ 在过去的一个星期内,您的手、手臂或肩部对您在与家人、朋友、邻居和组群的正常社交活动中产生了何种程度的影响? ⑧ 在过去的一个星期中,您的手,手臂或肩部问题是否限制了您的工作或日常活动? ⑨ 手臂、肩部或手疼痛;⑩ 手臂、肩部或手的刺痛感(针刺样);⑪ 在过去的一个星期中,由于您手臂,肩部或手疼痛给您带来了何种程度的睡眠困难?

注:①~⑥ 备选答案均为:毫无困难;有点困难;中度困难;非常困难;无法完成。⑦ 备选答案为:一点儿也不;轻度;中度;重度;极度。⑧ 备选答案为:毫不受限;轻度受限;中度受限;非常受限;不能完成。⑨、⑩ 备选答案为:无;轻度;中度;重度;极度。⑪ 备选答案为:毫无困难;有点困难;中度困难;非常困难;太困难了以至于无法入睡。

【针灸疗效分析】

1. 针灸疗效现状　针灸治疗本病的疗效主要以视觉模拟量表及上肢功能障碍评分为主要疗效指标。目前证据显示,针灸治疗腱鞘炎有良好疗效。如国外学者于 2014 年发表的一项 RCT 显示,试验组(针灸)治疗桡骨茎突狭窄性腱鞘炎,与对照组(局部注射甲基强的松龙)相比,试验证明,两组患者疼痛和功能在短期的改善,虽然糖皮质激素注射的成功率稍高,但针灸可以作为治疗桡骨茎突狭窄性腱鞘炎的替代选择。

2. 影响针灸疗效的因素　① 病程:本病以早期针灸治疗疗效最佳,如早期出现手指活动不利和酸痛、晨起为重时,此时采用针灸治疗效果好。如病变到后期,腱鞘纤维性变明显,致腱鞘严重狭窄,患指屈伸障碍加重,有时有"弹响"或一时的"卡住"现象,严重时患指不能屈伸,局部皮下硬结明显,针灸有一定效果,但远不及早期。② 病因:腱鞘炎因单纯的劳损所致者针灸疗效好。狭窄性腱鞘炎是引起妊娠期手和腕部疼痛的另一原因,可迁延到产后或在产后发生。该病是由于拇短伸肌和拇短展肌肌腱在通过腕部近桡骨茎突的第 1 手背间隙时被压迫或发炎引起,推测体液潴留是引起该狭窄性腱鞘炎的诱因。狭窄性腱鞘炎还常常出现于产后,轻微的症状可在妊娠后半期出现而在产后突然加重,照顾婴儿常使症状持续存在,患者的病情恶化,通常产后的症状持续到停止哺乳为止。这种情况是在妊娠时神经内分泌变化所致的体液潴留,具有自限性,针灸治疗效果非常好。因风湿或类风湿引起者疗效不及前者。由感染引起的腱鞘炎,发病的部位会变得极度疼痛,几乎无法伸缩,并且伴有全身不适,针灸效果较差,应以抗生素控制炎症为主。

3. 针灸治疗潜在的可能机制　① 止痛作用:针灸可通过促进人体释放内源性镇痛物质,拮抗或减弱痛觉感受器的痛觉传导,提高痛阈等达到止痛效果。② 促进循环:针灸可通过刺激局部,舒张血管,增加循环血量,有利于腱鞘炎无菌性炎症的吸收;同时促进局部堆积的代谢产物的消散,为局部提供血氧,促进局部组织的新陈代谢,有利于局部损伤组织的恢复。

【预后】

大多数腱鞘炎初期经过治疗,预后良好,但对于狭窄性腱鞘炎经非手术治疗效果不佳,频繁复发或发生闭锁的患者,应考虑手术治疗,以松解过度狭窄的腱鞘。无论保守治疗还是手术治疗,本病均可复发。避免过度的手工劳动,注意患部休息与活动相结合,可预防和减少本病的复发。

二、腱鞘囊肿与腘窝囊肿

【概述】

1. 腱鞘囊肿　腱鞘囊肿是指关节附近的腱鞘内滑液增多后发生囊性疝出而形成的囊肿,常在手腕或足背部缓慢发生一圆形包块,压之有囊性感。本病通常在 20～40 岁多见,也可能出现在儿童和老年人。《牛津骨科学》指出,手腕部腱鞘囊肿的年发病率男性和女性分别是 20/10 万和 43/10 万。据国外学者研究,以往 250 多年的文献中有近 2/3 是关于手部腱鞘囊肿的记载,按照起源部位可分为起源于舟月骨间韧带背侧的背腕侧腱鞘囊肿、起源于桡腕关节或舟月关节的掌腕侧腱鞘囊肿、起源于屈肌腱鞘的屈肌腱鞘囊肿、起源于远端指间关节的指背侧腱鞘囊肿、起源于邻近关节骨骼的骨内腱鞘囊肿以及起源于邻近关节神经的神经内腱鞘囊肿;其中背腕侧腱鞘囊肿占所有囊肿的 60%～70%,掌腕侧腱鞘囊肿占报告囊肿的 18%～20%。关于本病发生的机制目前尚无统一认识,最初被认为是由突出的滑膜疝引起,但由于缺乏细胞组成的滑膜内层,使得该理论不太可能合理。直到最近才有另一种理论被广泛接受,认为是由于黏液样变性,而出现腱鞘囊肿。因此,结缔组织黏液退行性变可能是发病的重要原因。

本病属中医学的"筋疣""筋瘤""筋结"等。中医学认为,本病由外伤、机械性刺激、慢性劳损等原因,导致腕背及腕掌面的桡侧、掌指关节的掌侧面、足背动脉附近的局部经脉气滞血瘀,壅阻于皮肤、经络、筋骨之间,损伤经筋,凝滞筋脉而发瘀结。

2. 腘窝囊肿　腘窝囊肿是发生在腘窝部位的囊性肿物,是临床常见的结节性肿物。临床可见圆形隆起,边缘光滑,触之有饱胀、滑动感,其囊液质黏如胶状,随着局部包块的增大,可影响人们的日常活动,给工作、生活带来不便。发病与膝关节内压力升高致使关节囊在薄弱的地方突出形成关节疝有关,表现为膝关节后方肿块直径 4～10 cm,呈圆形或椭圆形,腘窝囊肿可与关节相通,有时伴有关节退行性改变,损伤、积液,股四头肌萎缩,压迫神经可引起疼痛。腘窝囊肿多逐渐发生,也有突然出现者,但一般生长较慢,好发于中青年,男性多于女性,也称 Baker 囊肿、膝关节后疝、腘窝滑囊炎、腓肠肌半膜肌滑囊炎等。囊肿通关节腔者称滑膜炎,不通者称滑囊炎,两者在临床上不易区别,统称腘窝囊肿。国外一项研究显示,在 1760 例膝关节 MRI 扫描中,238 例发现腘窝囊肿,其中包括 85 名女性和 153 名男性患者,年龄从 10 岁到 81 岁不等。另一项研究中,通过 MRI 对 1001 名患者进行膝关节检查,其中 46 名(29 名男性和 17 名女性)患有腘窝囊肿,其中 1 例为双侧囊肿,共 47 个囊肿,患病率为 4.7%。

西医学认为,本病与营养不良造成胶样变性有关。

本病可归属于中医学"聚筋""筋瘤"等范畴。中医学认为,本病是由于劳损或外伤筋脉,局部气血凝聚,阻滞经络,气血运行不畅,日久湿聚成痰,成瘀成结而致。

【临床诊断】

1. 腱鞘囊肿

① 有外伤史或慢性疲劳史。② 可发生于任何年龄,以青、中年多见,女性多于男性。③ 好发于腕背及腕掌面的桡侧,掌指关节的掌侧面,足背动脉附近等处。④ 主要症状为局部肿块,缓慢发生或偶然发生,局部酸胀不适,握物或按压时可有痛感。⑤ 查体可见肿块小至米粒,大至乒乓球(1~2 cm),半球形,光滑,柔软,质轻,与皮肤无粘连,可移动,但附着于深处的组织活动性较小,有囊性感。肿块的大小会有波动,并且当囊肿较大时可能会出现不适,特别是在手腕背屈负荷时,患者难以描述,在休息时发生疼痛不适,这种不适可能继发于骨间后神经的局部刺激。⑥ 必要时可行囊肿穿刺,穿刺处有典型腱鞘囊肿液便可确诊;超声检查可以显示囊肿的类型;MRI可以帮助发现腕部隐匿性腱鞘囊肿,以及确定不常见部位腱鞘囊肿的部位和长度;X线检查有助于排除其他导致手腕部疼痛的原因;CT对于骨内腱鞘囊肿的诊断及识别与周围关节的联系是有效的。

2. 腘窝囊肿 ① 腘窝部非炎性、无痛性囊性肿物,走路及膝关节屈伸活动不受影响。肿物在伸直膝关节时明显,屈膝时隐没。它是与关节相通的囊肿,可在被压缩后再现或增大。穿刺抽出淡黄色黏液,若排除其他致膝关节积液的疾患时考虑此病。② X线检查骨关节正常。B型超声检查可显示肿物大小及内容。膝关节造影可显示膝关节滑膜憩室并排除半月板损伤。

附 囊肿分型与分级标准

应用高频超声诊断腘窝囊肿的准确率为97.9%,特异性为100%。根据声像图表现可分3型:① 单纯囊肿型(Ⅰ型):囊肿与关节腔不通;② 分叶囊肿型(Ⅱ型):囊肿基底部与关节腔相通;③ 囊液混浊型(Ⅲ型):囊肿壁毛糙增厚,内见密集点状回声,呈悬浮状,可漂动。分级方法见表4-2。

表4-2 Rauschning and Lindgren 腘窝囊肿分级方法

分级	症状及体征
0	无肿胀和疼痛,无活动受限
1	轻度肿胀和(或)在剧烈活动后在腘窝处有紧张感,轻度活动受限
2	正常活动后肿胀和疼痛,活动受限小于20°
3	休息时也可出现肿胀和疼痛,活动受限大于20°

【治疗原则及选穴处方】

经典针灸学以行气活血,祛瘀散结为基本治疗原则。遵照《内经》中"祛瘀陈莝"及"菀陈则除之"的法则进行治疗。以局部选穴为主,即在囊肿体上选取阿是穴。若伴手指部受累,可按酸痛部随经选取相应腧穴,如外关、阳池、合谷等;发于足背者,选解溪、商丘等。如果膝关节受累或合并膝关节疾病,可局部配内、外膝眼,阳陵泉,血海,梁丘,鹤顶等穴。

● **推荐处方 1**(腱鞘囊肿)

治法:行气活血,祛瘀散结。

主穴:局部——阿是穴(疏通局部气血,祛瘀散结)

配穴:发于腕背加外关、阳池;发于足背加解溪、商丘。

操作:先固定囊肿,常规消毒,然后用粗针或三棱针自囊肿顶部刺入,并向四周深刺,务使囊壁刺破,迅速用力挤压,可有囊液自针孔挤出。加压包扎 3～5 天。囊肿较大者,可用注射器抽吸囊液,复针刺数孔,如法加压包扎。如囊肿再起,1 周后再行针刺。亦可结合艾灸法。或用火针点刺局部,视肿物大小,每次点刺 2～3 针,每周 1 次。对于病情轻者可采用毫针围刺法。可在针刺治疗后加电针。

● **推荐处方 2**(腘窝囊肿)

治法:活血散结。

主穴:局部——阿是穴(囊肿局部)(活血散结)

配穴:兼有膝关节疾病,可视情况加内膝眼、外膝眼、阳陵泉、血海、鹤顶。

操作:① 火针法:患者取卧位,暴露患处,常规消毒。术者以左手拇指、食指挤住囊肿,将内物推至一边,避开血管及肌腱,使囊肿突起,右手持三棱火针在酒精灯上烧红,对准囊肿中心迅速刺入深部,速进速出,刺 2～3 针。起针后,以双手挤压囊肿,挤出囊内浓稠胶冻状物体,再持直径为 0.75 mm 的细火针,在囊肿周围刺数针,挤至囊液全部流尽,使囊肿消失。用酒精棉球擦净创口,然后用消毒干纱布覆盖施术部位,加压包扎。2 日内不要沾水,避免剧烈运动,最好卧床休息。每周治疗 1 次。一般 2～3 次即愈。② 毫针围刺结合电针、闪罐法:常规消毒后,选 30 号毫针在肿块四周对称地向中央斜刺 4 针到囊肿内,接通电针仪,采用疏密波,强度以患者能耐受为度,通电 30 min。另用 28 号粗针从肿块中点直破囊壁,摇大针孔出针,用闪火法拔上大小适中的火罐,10 min 左右取罐。配穴常规刺法,每日 1 次,10 次为 1 个疗程。

【疗效评估方法】

1. 腱鞘囊肿

(1) 整体疗效评估方法　分 3 级。① 治愈:体征消失,功能正常;② 好转:症状缓解,体征消失,短期内无再复发;③ 未愈:症状或体征无改善,或反见加剧。

(2) 按照复发率评估疗效。

2. 腘窝囊肿

(1) 整体疗效评估方法　分 3 级。① 治愈:腘窝囊肿消失未复发,关节功能正常,无并发症;② 好转:腘窝囊肿消失,但有疼痛或功能受限,需继续恢复;③ 未愈:腘窝囊肿仍然存在,或有严重并发症和短期内复发者。

(2) 膝关节 Lysholm 评分　满分为 100 分,其中 90 分以上为优,80～89 分为良,60～79 分为可,60 分以下为差。具体内容见表 4-3。

表 4 - 3　膝关节 Lysholm 评分

项目	程度（评分）
跛行(5 分)	□无(5)　　□轻度或周期性(3)　　□严重且持续存在(0)
支撑物(5 分)	□不需要(5)　　□拐杖或拐棍(2)　　□不能负重(0)
绞锁(15 分)	□无绞锁或别卡感(15)　　□有别卡感但没有绞锁(10)　　□偶有绞锁(6)　　□经常绞锁(2) □在检查时出现绞锁(0)
不稳定性(25 分)	□从不打软腿(25)　　□少见,仅在运动或重体力活动时有(20)　　□经常在重体力活动时出现或不能参与(15)　　□偶尔在日常生活中出现(10)　　□经常在日常生活中出现(5)　　□每一步都出现(0)
疼痛(25 分)	□无(25)　　□不经常或重体力活动时轻微(20)　　□在重体力活动时明显(15)　　□在行走超过 2 km 或之后明显(10)　　□在行走不到 2 km 或之后明显(5)　　□持续(0)
肿胀(10 分)	□无(10)　　□重体力活动时有(6)　　□一般体力活动时有(2)　　□持续(0)
爬楼梯(10 分)	□没有问题(10)　　□有轻微困难(6)　　□一次只能上一个台阶(2)　　□不能爬楼梯(0)
下蹲(5 分)	□没有问题(5)　　□轻度受限(4)　　□不能超过 90°(2)　　□不能下蹲(0)

（3）视觉模拟量表　对疼痛症状可用该方法评价疗效。具体内容参见头痛。

【针灸疗效分析】

1. 针灸疗效现状　临床证据显示针灸治疗腱鞘囊肿、腘窝囊肿疗效优越。相对而言,前者的临床报道较多,临床治愈率达 96.7%。国内 2014 年发表的一项 RCT 中,采用针刺的 3 种方法（双向扬刺、普通扬刺、火针）治疗腱鞘囊肿,这 3 种方法对腱鞘囊肿均有效果,但双向扬刺效果最优,其治愈率为 96.7%,普通扬刺为 66.7%、火针为 60.0%。

针灸治疗腘窝囊肿常以视觉模拟评分（VAS）、膝关节 Lysholm 功能评分、临床治愈率为结局指标。据临床报道,痊愈率为 35.7%～61.8%,但仍缺乏高质量的临床证据。

2. 影响针灸疗效的因素　① 病程和病情:本病常发生于关节、肌腱附近,囊肿多附着于关节囊上或腱鞘内,或与关节腔、腱鞘相沟通。在病程上有初期与后期之分。本病为局部发展缓慢的小肿块,呈圆形或椭圆形,高出皮面。病之初期,质软,触诊有轻度波动感,肿块柔软可推动,时大时小,局部可有疼痛或胀感,此时针灸疗效好。若病程日久纤维化后,则可变为较小而硬,患肢可有不同程度的活动功能障碍或自觉无力感,针灸也有一定疗效,但需较长时间,而且针灸疗效不及初期。若较大的筋疣用针刺治疗后无效,或日久成硬结严重者,可考虑手术切除。② 刺灸法:本病的治疗刺法非常重要,直接关系着针灸疗效。治疗主要是用三棱针或火针直接针刺囊肿,务使囊壁被刺破,将囊液挤出,并加压包扎数日,这是取得针刺良好疗效的关键。若不刺破囊壁,放出囊液,针刺疗效较差。对于较轻的腱鞘囊肿也可用毫针围刺法,用 1 寸长的毫针,于囊底四周向囊肿中心刺入,刺入深度以不超过下层囊膜为准。进针后,连续施以进退捻捣数次,直至出现酸麻胀等针感后出针,出针时摇大针孔,并用手挤压囊肿,使囊液流出。每次于囊肿周围共刺 3～4 针。针刺后囊肿逐渐变软缩小,一般在针治第 2 次即明显缩小。再次施针时即在缩小囊肿之边缘刺入。灸法和电针的应用可提供针刺疗效,主要是在施行完针刺治疗后,加艾灸和电针,可促进局部血液循环,促进局部组织的修复。尤其是腘窝囊肿,一般囊肿较大,部位相对较深,穿刺时囊液黏稠、囊液流出较少,达不到去除瘀滞的目的。在治疗中要力求放出囊液,可采用火针、粗毫针、三棱针等在囊肿部位施术,并加火罐,尽量排出足量的囊液。另外,应用电针也非常必要,电针对促进囊肿局部的损伤修复具有重要意义。局部加用脉冲直流电,作用持久,消炎镇痛的效果更强。③ 疾病的分型:腘窝囊肿在临床上分为 3 型,针灸治疗Ⅰ型腘窝囊肿效果最佳;Ⅱ型腘窝囊肿因与关节腔相通,针灸治疗也可获得较好疗效,但疗效不如Ⅰ型;Ⅲ型腘窝囊肿因囊液黏稠,分隔较多,囊内有出血或感染,相对病情较重,故针灸治疗效果不如Ⅰ型、Ⅱ型,疗效相对较差。

3. 针灸治疗潜在的可能机制　① 去除囊液:针刺拔罐可使囊肿内的黏液放出,减轻或消除腱鞘内部的压力与腘窝囊肿的囊内压,有助于囊肿的消散,促进局部受损软组织的修复;② 促进循环:针刺可改善局部的微循环,增加血流量,提供营养,有助于局部损伤的修复和囊肿内黏液的吸收和消散。另外,火针、电针还可能抑制囊壁上皮细胞分泌液体,从而使囊腔闭合。

【预后】

腱鞘囊肿预后良好,一般经过 1～3 次治疗,大多在 1～2 周内可治愈。但本病复发率较高。平素患者应注意劳逸结合,避免反复长期进行某一动作,减少腱鞘受损的机会,局部注意保暖,避免寒湿的侵袭。腘窝囊肿并无严重后果,经过治疗可达治愈,预后良好。西医对腘窝囊肿,目前治疗的主要手段是保守治疗和手术。保守疗法以抽吸囊液和注射药物促囊腔硬化为主。采取局部注射无水酒精的方法治疗,具有一定疗效,但由于Ⅱ型腘窝囊肿与关节腔相通,可能会造成注射部位肌腱坏死断裂,疗效较差,应慎用本法治疗。手术切除囊肿疗效尚可,但由于该病发于身体的受力部位,有些囊肿因发生部位与周围解剖关系复杂,手术过程中有时会伤及周围血管、神经,对囊肿周围组织创伤太大,囊肿往往难以完整剥离,术后容易复发,疗效尚不满意。

三、肱骨外上髁炎及肱骨内上髁炎与尺骨鹰嘴炎

【概述】

肱骨外上髁炎又称"网球肘",是指肱骨外上髁处附着的前臂伸肌群,特别是桡侧伸腕肌起点反复牵拉而产生的慢性损伤性炎症。一般起病缓慢,常反复发作,无明显外伤史,多见于从事旋转前臂和屈伸肘关节的劳动者,如木工、钳工、水电工、矿工及网球运动员等,主要与长期旋转前臂、屈伸肘关节及肘部受震荡等因素有关。近年来,肱骨内上髁炎也逐渐出现,是肱骨内上髁处附着的前臂腕屈肌腱的慢性损伤性肌筋膜炎,又称高尔夫球肘;尺骨鹰嘴炎是尺骨鹰嘴处附着肌腱的慢性劳损,又称矿工肘或学生肘。根据压痛点较易区别。本节将一并介绍。

据报道,一般人群中肱骨外上髁炎的患病率在成人中为 1%～3%,男性和女性受到的影响相同。《牛津骨科学》中则指出,女性发病率为 10%,男性发病率为 19%,肱骨外上髁炎多发生在 50 岁左右,发病高峰期在 45～54 岁,那些手动作密集的职业或使用振动工具的人可能会增加风险。网球运动员作为一个群体患病的风险更大,Maylack 回顾了有关网球运动员受伤的流行病学数据,并报告称 50% 的竞技网球运动员至少会受到一侧肱骨外上髁炎的影响。

中医学称本病为"肘劳"或"伤筋",病因主要为慢性劳损,前臂在反复地做拧、拉、旋转等动作时,可使肘部的筋脉慢性损伤,迁延日久,气血阻滞,脉络不通,不通则痛。肘外部主要归手三阳经所主,故手三阳经筋受损是本病的主要病机。

【临床诊断】

1. 肱骨外上髁炎(网球肘)　多起病缓慢,肘关节外上方疼痛,向前臂和上臂放射,持物无力,抗阻力伸腕时疼痛加剧,局部皮肤无红肿及炎症,肘关节活动范围正常。在肱骨外上髁远侧约 1 cm 处(约桡侧腕短伸肌起始处)压痛,也可出现握力减弱,旋后及伸腕动作受限。"板凳试验"(患者手掌向下提起板凳)及"水杯试验"(患者拿起盛满水的杯子)可引出肱骨外上髁的疼痛。前臂伸肌腱牵拉试验(Mills 试验)阳性(屈肘,握拳,屈腕,然后前臂主动旋前同时伸肘,引起肘外侧疼痛)。X 线片通常正常,有时(20%的患者)可见钙化阴影、肱骨外上髁粗糙、骨膜反应等。超声可探测到桡侧腕短伸肌肌腱内的异常;MRI 结果符合桡侧腕短伸肌的退变,还可探测到外侧韧带复合体的微小撕裂以及肘关节后外侧不稳定;红外线热相图是诊断单侧或双侧网球肘的高度敏感的检查手段,其特异性为 94%～100%。

2. 肱骨内上髁炎(高尔夫球肘)　肘关节外下方肱骨内上髁处疼痛、压痛明显。

3. 尺骨鹰嘴炎(学生肘或矿工肘)　肘外侧尺骨鹰嘴处疼痛、压痛明显,如果出现积液则为尺骨鹰嘴突滑囊炎。

【治疗原则及选穴处方】

经典针灸学以舒筋通络,止痛为基本治疗原则。主要以局部选穴为主,可配合循经远端配穴。

1. 根据"腧穴所在,主治所在"规律,以局部取穴为主　如局部压痛点(阿是穴)、曲池、肘髎、手三里等。

2. 根据"经脉所过,主治所及"规律从远端选穴　若肘关节外上方(肱骨外上髁周围)有明显的压痛点,属手阳明经筋病(网球肘),大肠经"循臂上廉,入肘外廉,上臑外前廉",筋经"上循臂,上结于肘外",因此,对于本病,可选大肠经腧穴治疗,如曲池、肘髎、手三里等。若肘关节内下方(肱骨内上髁周围)有明显的压痛点,属手太阳经筋病(高尔夫球肘),除选局部阿是穴或少海外,可选后溪、养老等;若肘关节外部(尺骨鹰嘴处)有明显的压痛点,为手少阳经筋病(学生肘或矿工肘),除选局部阿是穴或天井外,可选阳池、外关。

● **推荐处方**

治法:舒筋通络。

主穴:局部——阿是穴(疏散局部气血,舒筋通络止痛)

配穴:手阳明经筋证加曲池、肘髎、手三里、合谷;手太阳经筋证加阳谷、小海;手少阳经筋证加外关、天井。

操作:毫针泻法。在局部压痛点采用多向透刺,或做多针齐刺,得气后留针,局部可加温和灸或加低频电针。网球肘局部疼痛明显者,可用隔姜灸。压痛点也可用围刺法,以加强其舒筋通络的作用。对于局部肿胀疼痛明显者,可在压痛点处刺络拔罐。施灸也多在压痛点上灸之。

【疗效评估方法】

1. 视觉模拟量表法　对疼痛进行评估。具体方法是在纸上画一条 100 mm 长的横线,横线的一端标记为 0,即"没有疼痛",另一端标记为"100",即"剧烈的疼痛",中间部分等分,从 0 到 100 递进表示疼痛的不同程度。患者根据疼痛的自我感觉,在横线上标示具体位置。0 表示没有疼痛;30 以下表示患者能忍耐的轻微疼痛;40~60 表示患者疼痛严重,但不影响睡眠,尚能忍受;70~100 表示疼痛剧烈难以忍受,影响睡眠。

2. Mayo 肘关节功能评分标准(MEPS)　通过治疗前后的积分判定疗效(表 4 - 4)。

表 4 - 4　Mayo 肘关节功能评分标准(MEPS)

功能评价内容	得分
疼痛(45 分)	□无疼痛(45)　□轻度疼痛:偶尔疼痛(30)　□中度疼痛:偶尔疼痛,需服用止痛药,活动受限(15)　□重度疼痛:丧失活动能力(0)
运动功能(20 分)	□运动弧在 100°以上(20)　□运动弧在 50°~100°(15)　□运动弧在 50°以下(5)
稳定性(10 分)	□稳定:没有明显的内外翻不稳(10)　□中度不稳:内外翻不稳<10°(5)　□重度不稳:内外翻不稳>10°(0)
日常活动(25 分)	□自己能梳头(5)　□自己能吃饭(5)　□自己能清洁会阴(5)　□自己能穿衣(5)　□自己能穿鞋(5)
最高得分 100 分	优=90 分以上,良=75~89 分,中=60~74 分,差=小于 60 分

注:日常活动为多选项,每一项能完成计 5 分,不能完成计 0 分。

【针灸疗效分析】

1. 针灸疗效现状　针灸治疗本病的疗效以疼痛强度的 100 mm 视觉模拟量表(VAS)、Mayo 肘关节功能评分标准为主要结局指标。目前的临床证据显示,针灸治疗网球肘疗效好,是保守疗法中有优势的一种方法。关于针灸治疗本病的疗效,国外已有一些严格对照与双盲法研究的结果支持。Binder AI 等对各种保守疗法治疗本病的疗效进行了评价,发现 10%的患者在出院时仍有疼痛症状,26%有复发,40%患者有长期的轻微不适。超声波治疗有 53%的有效率,虽不如糖皮质激素有效(89%),但少有复发。针刺被认为是替代糖皮质激素的极好疗法。Brattgerg G(*Pain*,1983)也报道了针刺有很好的作用。Fink M 等在一项双盲并设安慰、对照组研究中也表明,在针刺治疗网球肘时,真正穴位上的针刺效果优于非特异性针刺。从临床报道看,针灸治疗本病的总有效率在 90%以上。

2. 影响针灸疗效的因素　① 病程和病情:病程短,局部的炎性后遗病理变化(粘连)越轻,针灸疗效越好。如果早期局部仅有疼痛而无明显肿胀,针灸疗效最好;如果局部有明显肿胀,伴有炎症反应,针灸也有很好疗效;如果到了后期局部有硬结粘连,针灸也可取得疗效,但需较长的治疗时间;如果长期不愈,且疼痛严重,针灸疗效较差,亦可考虑手术治疗。② 刺灸法:本病的治疗要在病变局部综合运用刺灸法,如局部围刺、灸法、电针和穴位注射等的结合运用,可提高针灸疗效。在局部压痛点针刺时,针刺应抵达肌腱止点及腱膜下间隙,电针的阳极应接此点,可很好地促进局部炎症的吸收。围刺时,在痛点 2 cm 范围内四周斜刺,针尖要向痛点方向并抵达痛点。部分患者比较敏感,针刺后可有局部疼痛短时间内加重的反应,可隔日 1 次,不必每日 1 次针刺治疗,或针刺和艾灸交替进行。③ 患者的配合:在急性期针灸治疗的同时,患者肘腕关节制动 1~2 周是必须的,这样给局部肌腱、筋膜提供一个休息的静态恢复时机,有利于炎症的吸收,对提高针灸疗效有重要意义。要禁止患者在针灸治疗后稍有恢复,就做大量的有关伸肌总腱性运动,否则必然导致复发和加重。急性损伤者,24 h 内禁止热敷,可采用冷敷法,减轻炎性渗出,其后可配合局部热敷法,促进血液循环和炎症的吸收。

3. 针灸治疗潜在的可能机制 肱骨外上髁附有桡侧腕长、短伸肌,指总伸肌,小指固有伸肌和尺侧腕伸肌,这些肌肉的主动和被动牵拉,都将在伸肌总腱附着处产生应力,若超出此适应能力,则损伤伸肌总腱,而致损伤性肌腱炎及筋膜炎,使附近的细小血管、神经卡压,而产生肘部外髁部至前臂的放射性疼痛,这就是本病发生的机制。因此,针灸治疗本病的环节和机制可概括为:① 止痛作用。针灸可通过局部刺激减弱或拮抗痛觉感受器的痛觉传导,促进人体分泌内源性镇痛物质,促进局部致痛性化学物质的转运和代谢等,起到镇痛的作用。② 促进局部循环。病变局部通过针灸的刺激,可调节微血管的舒缩功能,促进局部血液循环,利于局部肌腱炎、筋膜炎的炎症吸收和致痛性化学物质的输送代谢,促进其康复,从而又可缓解血管和神经的卡压,形成良性循环。③ 解痉作用。本病发生后,受炎性产物的刺激,相应的肌肉出现痉挛状态,肌肉的痉挛又对伸肌总腱附着处产生应力,既可产生疼痛,又不利肌腱和筋膜的修复。针灸可通过神经-肌肉的调节机制,松弛骨骼肌的痉挛,产生良性效应。

【预后】

本病预后良好,早期局部制动休息,部分患者可自行缓解。一般经过针灸治疗可获得痊愈。极少数患者症状严重,保守治疗无效者可采用手术治疗。日常生活和工作中要尽量减少或避免肘、腕部过长时间的活动,需要长时间活动时,要定时休息。一般以活动 1 h 休息 1 次,每次休息 10 min 为好,为肌肉、肌腱提供休息和松弛时间,休息时可在肘部轻轻按摩,促进肌肉松弛,改善循环。

四、足跟痛

【概述】

足跟痛即跟痛症,是指跟骨下面、后面的疼痛性症状,主要包括跖筋膜炎、跖骨融合、跟下脂肪垫不全、跟管综合征及跟部滑囊炎等众多疾病。因此,跟痛症不是单独一个疾病,它是指各种足跟疾病所引起的一种症状,由跟骨本身及其周围软组织疾患所产生。西医学认为,跟痛症的病因很多,但目前多认为跟骨内高压和跟骨内静脉瘀滞是引起足跟痛的主要原因,因为跟骨主要由海绵样松质骨构成,髓腔内静脉窦很大,且跟骨位于身体最低处,长期站立负重,使跟骨内静脉回流障碍,瘀血或充血,从而产生跟骨疼痛症状。多发生于中年以后,以 50~60 岁者居多,男性略多于女性。据美国学者报道,每年有 200 多万人患有足跟疼痛,足底筋膜炎是最常见的原因,在一般人群中终身患病率为 10%。足跟痛可影响所有年龄段的成人,无论其生活方式是以运动为主,还是以静坐为主。肥胖人群,或整天站立的人群,或踝部弹性不足的人群,更易发病。

本病属中医学"足跟痹"范畴。中医学认为,足跟位于人体底部,依赖气血的周流不息而不断得到温煦与濡养,如劳累过度,外伤、劳损,导致筋骨气血失和;或外感风寒湿邪,足跟部气血循行不畅,气血阻滞,不通则痛;或肝肾亏虚,无以充骨生髓,筋脉失养,导致本病。

【临床诊断】

1. 跖筋膜炎(跖腱膜炎) ① 症状:中老年多发,起病缓慢。足跟下针刺样疼痛,向前放射,清晨不敢下地行走,活动片刻有所缓解,但走路多疼痛又加重。② 体征:扁平足多见,跟骨前内侧区有深在的明显压痛点。如有骨刺,可触及硬性肿物且有压痛。

2. 跟下脂肪垫不全(功能缺损)　① 症状:跟骨脂肪垫功能缺损后,经常感到脚下硌伤而疼痛,疼痛范围较广,急性跟骨下脂肪垫撞击破损时,突然足跟下失去压缩感;② 体征:触诊有跟骨下空虚感,压痛范围较广。

3. 跟管综合征　① 症状:夜间和站立时疼痛明显。跖神经损伤时,从踝至足跖和大趾疼痛;胫神经跟内侧支受损,足跟和足跖内侧痛。② 体征:足跟内侧区压痛,叩击受损神经远端,其支配区皮肤感觉异常(称 Tinel sign)。

4. 跟腱滑囊炎　① 症状:一侧跟腱抵止点疼痛较多见,行走、站立和剧烈活动后疼痛加剧;② 体征:跟腱附着处压痛,可触及肿物或有摩擦感。

5. 足底筋膜炎

(1)症状　① 足跟内侧痛最显而易见的特征是在一段时间不活动之后的最初几步出现,而且长时间的负重之后也会加重症状;② 足跟痛由近期负重活动的增加而诱发。

(1)体征　① 触诊足底筋膜近端附着点或相关激惹试验重现足跟痛;② Windlass 试验阳性;③ 跗管综合征测试阴性,其他周围神经卡压测试阴性;④ 腰骨盆区域牵涉痛或放射痛测试阴性。

附　依据足跟痛的疼痛位置进行诊断机械性损伤类疾病

① 足底筋膜炎:足跟内侧搏动性疼痛,触诊跟骨内侧粗隆和足底筋膜常会引起尖锐刺痛感。② 跟骨骨刺:影像学检查可明确诊断。③ 跟骨应力性骨折:最常发生在距下关节,肿胀或瘀斑,骨折部位有压痛,起初是活动痛,后逐渐转化为休息痛。④ 神经卡压(足底内侧或外侧神经、小趾外展神经):烧灼感、刺痛,或趾麻木感、活动或创伤后疼痛加重。⑤ 神经瘤:可伴有烧灼感或刺痛感,可触及疼痛的肿块。⑥ 跟垫痛:足跟深部瘀伤痛或压痛。⑦ 跟腱附着点病变:疼痛,偶有剧痛,可随受损部位的活动或压力增加而加重;跟腱压痛,偶可触及肌腱的增厚与突出,背屈时疼痛加重。⑧ Haglund 畸形(跟骨后上突增生):跟骨后上部疼痛,结合影像学检查。⑨ 跟骨后滑囊炎:跟腱周围疼痛、红斑和肿胀,触诊疼痛。⑩ 跟骨骨突炎:见于青少年,疼痛可随生长发育或日常活动量的增加而加重,疼痛部位在跟腱附着点下方,被动背屈和跟骨内侧受压时疼痛明显。⑪ 胫后肌腱病:为舟骨和内侧楔骨的压痛。⑫ 趾长屈肌腱病:内踝后压痛,疼痛斜穿脚底至外侧趾远端趾骨基部。⑬ 踇长屈肌腱病:内踝后及大脚趾足底压痛。⑭ 跗管综合征:内踝和足跟烧灼痛、刺痛和麻木,久站或活动时疼痛加重,严重时出现肌肉萎缩。⑮ 腓骨肌腱病:表现为外侧跟骨沿第5跖骨基底部压痛。⑯ 跗骨窦综合征:跟骨外侧和踝关节疼痛,并伴有脚踝关节不稳;运动或在不平坦的地面上行走时明显。

【治疗原则及选穴处方】

经典针灸学以化瘀通络,舒筋活血为基本治疗原则。遵照《内经》"在骨守骨,在筋守筋"原则,以局部选穴为主,也可根据肾主骨理论选肾经穴位。具体选穴原则如下:

1. 根据"腧穴所在,主治所在"局部选取穴位　如根据压痛点选择局部阿是穴,在足跟部选取太溪、昆仑、仆参、大钟、照海、水泉等穴位。

2. 根据"经脉所过,主治所及"原则,循经选穴　如足跟部归属足太阳、足少阴经所主,可选膀胱经承山、跗阳,足少阴经然谷等。跟管综合征时,跖神经损伤可见从踝至足跖和大踇趾疼痛,主要归属肾经和脾经,可选照海、水泉、公孙、隐白;胫神经跟内侧支受损,足跟和足跖内侧痛,可选照海、水泉、然谷、太白。

3. 根据病因选穴　如肝肾亏虚者可选肝俞、肾俞,补益肝肾,强筋壮骨。

● **推荐处方**

治法：通络行瘀，活血舒筋。

主穴：局部——阿是穴、太溪、昆仑、水泉（疏通局部经络，通络行瘀）

临近——然谷（疏通经络）

远端——承山（疏通经络）

配穴：实证加委中；虚证加肾俞、足三里。

操作：局部阿是穴可行点刺出血或用灸法或用电针。余穴常规操作。

【疗效评估方法】

1. 美国足踝外科协会的踝-后足评分系统（AOFAS-AH）　对疼痛、自主活动及支撑情况、最大步行距离、地面步行、步态、活动性、稳定性和足部对线等进行治疗前后评估（表 4-5）。

表 4-5　踝-后足评分系统（AOFAS-AH）

踝-后足评分系统	评分
疼痛（40 分）	□无（40）　□轻度，偶尔（30）　□中度，常见（20）　□严重，持续（0）
功能和自主活动、支撑情况（10 分）	□不受限，不须支撑（10）　□日常活动不受限，娱乐活动受限，需挂手杖（7）　□日常和娱乐活动受限，需挂手杖（4）　□日常和娱乐活动严重受限，需扶车、拄拐、轮椅、支架（0）
最大步行距离（街区数）（5 分）	□>6 个（5）　□4～6 个（4）　□1～3 个（2）　□<1 个（0）
地面步行（5 分）	□任何地面无困难（5）　□走不平地面、楼梯、斜坡、爬梯时有困难（3）　□走不平地面、楼梯、斜坡、爬梯时很困难（0）
反常步态（8 分）	□无、轻微（8）　□明显（4）　□显著（0）
前后活动（屈曲加伸展）（8 分）	□正常或轻度受限（>30°）（8）　□中度受限（15°～29°）（4）　□重度受限（<15°）（0）
后足活动（内翻加外翻）（6 分）	□正常或轻度受限（75%～100%正常）（6）　□中度受限（25%～74%正常）（3）　□重度受限（<25%）（0）
踝-后足稳定性（前后，内翻-外翻）（8 分）	□稳定（8）　□明显的不稳定（0）
足部对线（10 分）	□优：跖行足，踝-后足排列正常（10）　□良：跖行足，踝-后足明显排列成角，无症状（5）　□差：非跖行足，严重排列紊乱，有症状（0）

优：90～100 分；良：75～89 分；可：50～74 分；差：50 分以下

2. 视觉模拟量表（VAS）　评估一段时间不活动后最初几步步行时的疼痛。

3. 足部姿势指数 FPI　共有 6 个项目。距骨头高度、外踝上下缘曲度、后侧跟骨位置、距舟关节附近凸出程度、内纵足弓高度、前足掌在横切面位置>每项 5 分，0～5 分为正中足，6～9 分为内旋足，10～12 分为严重内旋足，-1～-4 分为外旋足，-5～-12 分为严重外旋足。

4. 踝关节功能量表（FAAM）　是一个评价患有足踝常见疾病患者功能受限的工具，为患者自评量表，由日常量表和运动量表两部分组成（表 4-6）。日常生活量表包括 21 个问题，运动量表包括 8 个问题。每个问题包括 6 个选项，对应分值 4～0 分。因足或足踝部以外的部位导致活动受限，则勾选"不清楚"项，该项不计入得分系统。请用最接近过去一周的情况来回答每一个问题。

表 4-6　踝关节功能量表(FAAM)

1.日常生活能力

项目	无困难	有点困难	中等困难	非常困难	无法完成	不清楚	项目	无困难	有点困难	中等困难	非常困难	无法完成	不清楚
站立							在平坦地面上行走						
赤足在平坦地面上行走							步行上山						
步行下山							上楼						
下楼							在不平地面行走						
上下路肩							下蹲						
踮脚							行走启动						
步行 5 min 内							步行 10 min						
步行 15 min 以上							家务						
日常活动							自理生活						
轻微-中等强度的工作(站立、行走)							高强度工作(推/拉、攀爬等)						
娱乐活动													

2. 有关运动

项目	无困难	有点困难	中等困难	非常困难	无法完成	不清楚	项目	无困难	有点困难	中等困难	非常困难	无法完成	不清楚
跑							跳						
蹬							疾跑疾停						
转弯/侧向移动							低强度运动						
完成强度一般的活动							完成所有愿意参加的活动						

3. 踝关节功能总体感觉　□正常　□接近正常　□异常　□严重异常

注:最终得分=各项得分总和;或实际得分÷最大可能得分×100%;也可按日常生活表和运动量表分别统计总分数,进行比较。也有按照 0~100 分让患者对各项问题进行回答,如在你日常生活活动和运动相关活动中,你如何评价你目前的功能水平? 0 分是你不能进行任何日常活动和执行运动相关的活动,100 分是你患足或足踝部疾病之前的正常功能水平。

5. 踝关节评分(Kofoed 标准)

(1) 疼痛(满分为 50 分,为基本分)　① 无痛 50 分;② 行走开始时疼痛 40 分;③ 行走时疼痛 35 分;④ 偶尔负重性疼痛 35 分;⑤ 每次负重时都有疼痛 15 分;⑥ 检查时疼痛或自发疼痛 0 分。

(2) 功能(满分为 30 分,为加分)　① 足趾行走 3 分;② 足跟行走 3 分;③ 正常节律上下楼梯 6 分;④ 单腿站立 6 分;⑤ 无辅助性行走 6 分;⑥ 不用骨科足支具 6 分。

(3) 活动度(满分为 20 分,为加分)　① 伸:>10° 5 分、5°~9° 3 分、<50° 1 分;② 屈:>30° 5 分、15°~29° 3 分、<15° 1 分;③ 旋后:>30° 3 分、15°~29° 2 分、<15° 1 分;④ 旋前:>20° 3 分、10°~19° 2 分、<10° 1 分;⑤ 负重时:外翻<5° 2 分、5°~10° 1 分、>10° 0 分;⑥ 负重时:内翻<3° 2 分、4°~7° 1 分、>7° 0 分。

结果评价:85~100 分为优;75~85 分为良;70~74 分为及格;低于 70 分为差。

6. 国家中医药管理局颁布的《中医病证诊断疗效标准》 分4级。① 治愈:治疗后足跟痛消失,行走自如,局部压痛消失;② 显效:治疗后足跟痛不明显,行走自如,过度劳累后稍有不适感,局部压痛基本消失;③ 好转:治疗后足跟痛有所缓解,行走略有疼痛,过度劳累则疼痛加重,局部有轻微压痛;④ 无效:治疗后足跟痛未缓解,行走疼痛,足跟压痛仍然存在。

【针灸疗效分析】

1. 针灸疗效现状 针灸治疗本病以足部疼痛程度、临床疗效为主要结局指标。临床上常用的评估方法有国际公认的描述与测量疼痛的简化 McGill 量表、视觉模拟量表(VAS)、美国足踝外科协会的踝-后足评分系统(AOFAS - AH)、踝关节功能量表(FAAM)、足部姿势指数 FPI 等。

据临床证据显示,电针结合火针烙刺治疗足跟痛的总有效率达 91.30%,明显优于口服布洛芬缓释胶囊的疗效;针刺结合拮抗运动的总有效率达 100%,痊愈率 61.1%,但总体上尚缺乏高质量的临床证据。

2. 影响针灸疗效的因素 ① 病因:足跟痛病因比较复杂,常见的原因包括外伤、长期负荷过重或韧带松弛、骨质增生、跖筋膜炎、跗骨融合、跟下脂肪垫不全、跟管综合征及跟部滑囊炎等。外伤所致者,在走路时足跟踩着硬物或足跟部着地过猛等都可导致足跟部的组织损伤,引起疼痛。长期负荷过重,使跟骨的受力点发生变化,在新的受力点发生损伤和产生无菌性炎症时出现疼痛。当跟骨骨刺形成时,反复挤压和刺激可造成局部炎症反应,诱发足跟痛。因此,影响针灸疗效的因素主要是病因。跖筋膜炎主要表现为早晨起床后脚跟一着地,就感到针刺样疼痛,有的人在步行一段时间后,症状可自行缓解,但继续活动后症状加重。一般而言,外伤、长期负荷过重或韧带松弛、骨质增生、跖筋膜炎、跟部滑囊炎针灸疗效较好。局部封闭对跟下脂肪垫不全、足跟骨骨内压的增高及跗骨融合患者不起作用,针灸同样也难以取得良好疗效。这类足跟痛主要通过应用各种足跟垫分散足跟压力,增强足跟的支撑来缓解疼痛症状。② 年龄:一般而言,年轻患者多以滑囊炎、筋膜炎、跟管综合征较多,针灸治疗多能起效;老年人的足跟痛较为复杂,除了骨刺等原因外,还有老年人本身的足底脂肪垫萎缩,其缓冲震荡、防止摩擦的作用减弱,使局部更容易受到损伤而出现疼痛,针灸治疗多难以获得较好疗效。

3. 针灸治疗潜在的可能机制 足跟痛的发生中,主要是局部软组织的无菌性炎症,针灸治疗本病主要是通过止痛和促进局部微循环起作用。① 止痛作用:针刺可促进人体分泌内源性镇痛物质,通过拮抗和减弱痛觉感受器传入痛感,促进局部堆积的致痛性物质的输送等环节发挥止痛作用。② 改善微循环:足跟骨刺引起的足跟痛,骨刺大小并不一定与症状成正比,骨刺大者疼痛程度不一定很严重,而骨刺小者疼痛程度也可能很严重。也就是说,骨刺不是导致疼痛的直接原因,只是隆起的骨刺更容易使局部组织受到摩擦、劳损,产生无菌性炎症,足跟疼痛的程度与局部炎症反应的轻重有关,而与骨刺大小无直接关系。足底跖腱膜是起自跟骨结节,向前成扇形分布,止于跖骨头及近节趾骨基底的腱性组织,有维持正常足弓、缓冲震荡、加强弹跳力的作用。长时间的行走、过度的负重,都会引起跖腱膜的劳损,导致局部无菌性炎症,出现足底跖腱膜炎而有疼痛症状,其部位常常集中于跟骨结节跖腱膜起点处。跟管综合征是跖神经受压出现的无菌性炎症。跟腱滑囊炎以及劳损性跟骨痛等均为无菌性炎症。治疗此类足跟痛,针灸的作用主要为扩张局部血管,改善病灶的血供,提供营养,有利于足跟部软组织损伤的修复,促进水肿的吸收,而不是对骨刺的影响。

【预后】

　　足跟痛在中老年人群中发生率很高,仅次于腰腿痛。虽然患足跟痛一般不会产生什么严重后果,但是由于病变部位使人行动不便,会给患者的生活带来很大的影响。本病一般病程长,可产生跟骨骨刺,使症状加重。跟骨骨刺的部位为跖筋膜附着处,并有微小的滑囊。跖筋膜的劳损性病变或滑囊炎,可引起局部充血、肿胀和疼痛,也是本病产生的主要病因。患者平素宜穿软底鞋和平跟鞋,减轻足部负重,加用海绵跟垫,可减少局部压迫。在足跟部应用厚的软垫保护,也可以应用中空的跟痛垫来空置骨刺部位,以减轻局部摩擦、损伤。经常做脚底蹬踏动作,增强跖腱膜的张力,加强其抗劳损的能力,减轻局部炎症。温水泡脚,有条件时辅以理疗,可以减轻局部炎症,缓解疼痛。当有持续性疼痛,而且较严重时,可口服一些非甾体类抗炎镇痛药物治疗。如果疼痛剧烈,严重影响行走时,局部封闭治疗是疗效最快的治疗方法。贴橡皮膏可减轻足底筋膜张力和骨膜牵拉性疼痛。目前国际上最流行的矫正鞋垫,可以缓解跖腱膜的张力,减轻劳损,减轻局部炎症,而使疼痛缓解。保守治疗无效时,可能需要行跟骨手术。使用激光和超激光技术进行局部照射,可以缓解疼痛。中老年人应注意补钙,防止骨质疏松;防止过度负重及用力,包括控制体重,避免重体力活动。

五、肢体部软组织慢性损伤的现代针灸学治疗原则与选穴处方

　　肢体部软组织慢性损伤多发生在腱鞘、滑囊、肌腱末端及韧带,以局部肿胀、疼痛为主要临床表现,以慢性损伤使局部形成无菌性炎症、粘连为基本发病机制。因此,现代针灸学的治疗原则为改善局部循环,减轻炎症水肿与粘连,止痛,恢复肢体正常运动功能。选穴上以局部选择刺激点为主,方法分述如下:

　　(一)腱鞘炎、腱鞘囊肿与腘窝囊肿

　　在治疗上与经典针灸学区别不多,主要以病变的腱鞘和囊肿部位为重点,但现代针灸学强调对受累的肌腱需要更加准确的判断和对刺激点的更精细准确化,按照受累肌腱寻找痛点、压痛点或刺激点。

　　1.腱鞘炎　理论上四肢肌腱凡经过"骨-纤维隧道"处,均可发生腱鞘炎,但以手指部腱鞘多发。临床以桡骨茎突狭窄性腱鞘炎和屈指肌腱狭窄性腱鞘炎为主。选穴上主要以局部刺激点为基础。

　　(1)桡骨茎突狭窄性腱鞘炎　① 桡骨茎突压痛点:桡骨茎突处疼痛,可向手及前臂放射,当手指伸展时疼痛、活动受限,是以拇长展肌腱受累为主,相当于列缺穴处。当拇短伸肌腱受累时也常在局部出现压痛,相当于合谷、阳池附近。② 腱鞘刺激点:在第1掌骨基底部与桡骨茎突连线的中点处,相当于阳溪穴,斜刺向上30°进入腱鞘。③ 骨膜刺激点:可选桡骨茎突或附近的桡骨骨膜刺激点。

　　(2)屈指肌腱狭窄性腱鞘炎　① 掌指关节局部压痛点:掌指关节处的纤维鞘管较厚且硬,此处也是指屈肌屈曲时力量向远方传达的支点,这一解剖学特点构成了在该局部发病的内在条件,以拇指最多见,其次为中指、食指,小指最少见。当手指屈曲时疼痛、活动受限,甚至出现"弹响"或一时的"卡住"现象,系指屈肌腱受累。当拇指屈曲时疼痛,以拇屈肌腱受累为主,也会在局部形成痛点和压痛点,相对于鱼际、太渊附近。其余四指指屈肌腱受累时,常在相应的掌指关节的掌面部位出现压痛或

硬结状反应点。因此,可选择局部、临近的压痛点。②腱鞘刺激点:在相应掌指关节掌面近侧中点,沿腱鞘纵轴方向刺入。③骨膜刺激点:可选相应的掌骨、指骨骨膜刺激点。

2.腱鞘囊肿与腘窝囊肿　治疗以排出内容物,促进局部循环和组织修复,并加压使囊腔粘连而消失为重点。针刺治疗上与经典针灸学没有区别。针刺的选穴均以囊肿为治疗部位,用粗毫针或火针刺破囊壁,施加挤压,放出胶冻状黏液,外加压包扎即可。因此,不再赘述。

● **推荐处方1(腱鞘炎—桡骨茎突狭窄性腱鞘炎)**

主穴:局部——桡骨茎突压痛点(改善局部循环,止痛)

桡鞘刺激点(松解腱鞘内粘连,改善循环,减轻炎症)

骨膜刺激点(改善循环,止痛)

配穴:拇长展肌腱受累加阳溪;拇短伸肌腱受累加合谷、阳池。

操作:腱鞘刺激点针体与腕平面成30°夹角,斜刺向近侧,直达骨膜,稍退针使针尖在腱鞘内做扇形散刺。骨膜刺激点以针尖抵达骨膜上用雀啄法散刺。

● **推荐处方2(腱鞘炎—屈肌狭窄性腱鞘炎)**

主穴:局部——掌指关节压痛点(改善局部循环,止痛)

腱鞘刺激点(松解腱鞘内粘连,改善循环,减轻炎症)

骨膜刺激点(改善循环,止痛)

配穴:拇屈肌腱受累加鱼际、太渊。

操作:腱鞘刺激点沿掌指关节近侧,沿腱鞘纵轴方向将针体刺入腱鞘内,行提插捻转。骨膜刺激点以针尖抵达骨膜上用雀啄法散刺。

(二)肱骨外上髁炎、肱骨内上髁炎与尺骨鹰嘴炎

这三种病均属于肘关节部位的病症,以疼痛、上肢运动受限为临床表现。现代针灸治疗上均以改善局部循环,减轻局部炎症为基本原则。选穴均遵循局部压痛点、相关激痛点和骨膜刺激点的基本思路,但在压痛点、激痛点、骨膜刺激点的位置上却有不同。

网球肘的治疗,现代针灸学强调精准的分型和治疗。如国外学者从保守疗法角度将本病分为四种类型:① 肌腱骨膜型。指手和手指伸肌在外上髁的韧带附着部分撕裂造成疼痛性瘢痕;与这些肌肉的附着激痛点有关,以局部曲安西龙注射并使上肢肌肉完全修养一周。② 肌肉型。与桡侧腕伸肌内的中心激痛点有关,治疗需向肌腹内压痛点精确注射0.5%的普鲁卡因溶液。③ 肌腱型。为桡骨头处"肌腱体"(很可能是伸肌总腱)内的损伤,对此部位的手术探测和组织切除可发现桡侧腕短伸肌起点处的细微破裂伴顿挫性再生;治疗方法是按摩4~8次,可能与桡侧腕短伸肌内的附着激痛点有关。④ 髁上型。是指沿髁上嵴的桡侧腕长伸肌起点处出现一个压痛点,与桡侧腕长伸肌的附着激痛点有关,也可通过深层按摩缓解。选穴方法如下:

1.肱骨外上髁炎

(1)局部压痛点　在肘关节外上方伸肌总腱附着处的肱骨外上髁向前远端1 cm处,以及环状韧带及肱桡关节间隙处,局部可触及条索状及硬核状物,压痛明显。

(2)激痛点　研究发现,外上髁疼痛时常在肘关节周围肌肉生成激痛点,其生成的顺序大致为:旋后肌、肱桡肌、桡侧腕长伸肌、指伸肌、肱三头肌、肘肌以及二头肌和肱肌。认识到肌筋膜激痛点的因

素则有助于对本病病因做出解释。临床观察到,大部分成年人第三指伸肌外侧都生有一个激痛点,这个事实可能与此病有关。目前,人们公认网球肘症状是肌肉肌腱单元受到重复性微创伤而引起的发炎性和退行性组织损伤,这种描述与中心激痛点紧绷带长期紧张引起的附着激痛点起止点病相符。因此,如果外上髁出现网球肘的疼痛和压痛症状,除旋后肌作为中心激痛点外,肱三头肌内侧头外缘下部(第二激痛点)、手指长伸肌、桡侧腕长伸肌和腕短伸肌及肱桡肌内常生有激痛点,所有这些激痛点消除后,肘肌内的激痛点还可能引起外上髁在叩诊时的疼痛和压痛。作为与旋后肌同属一个功能单元的肌肉,肱肌、肱二头肌(远端 1/3 内的激痛点)和(有时)掌长肌也可能一同受累,但不会向外上髁传导疼痛。需要注意的是冈上肌激痛点除引起肩部疼痛外,有时也有强烈的疼痛会聚集在外上髁部,应鉴别诊断。

激痛点定位:① 旋后肌激痛点。肱骨外上髁直下 2 cm,紧贴桡骨。该部位是网球肘的中心激痛点,轻敲外上髁引发的剧烈压痛来自于中心激痛点紧绷带引起的起止点病。拇指蹼区受到挤压也可能引起压痛的传导,当外上髁压痛和拇指根部疼痛同时出现能强烈地说明旋后肌内生有活化的激痛点。② 肱桡肌激痛点。肘横纹正中直下 2 cm 处。③ 桡侧腕长伸肌激痛点。肘横纹外侧 1~2 cm 处。④ 中指伸肌激痛点。前臂正中线上,肘关节直下 2 cm 处。⑤ 肱三头肌激痛点(内侧头外缘下部)。肱骨外上髁上 2~3 cm 处。⑥ 桡侧腕短伸肌激痛点。肱骨外上髁与桡骨茎突连线上 1/3 处。⑦ 肘肌激痛点。在外上髁与鹰嘴连线中点下 2 cm 处。肘肌是三头肌在外上髁和鹰嘴之间的延伸,向上附着于外上髁、向下附着于鹰嘴侧面和尺骨背面。

(3)骨膜刺激点 选择肱骨外上髁或肱骨或桡骨近外上髁附近的骨膜刺激点。

2.肱骨内上髁炎

(1)局部压痛点 肘关节内下方即肱骨内上髁尖部下内侧有明显压痛,有时可触及变硬的肌腱及黄豆大小之痛性硬结。

(2)激痛点 ① 肱三头肌第 5 激痛点:位于内上髁稍上方的内侧头纤维中部的内缘深处,可向内上髁传导疼痛和压痛;② 胸大肌激痛点:胸大肌胸骨部中间部位,该激痛点可引起内髁部的疼痛。

(3)骨膜刺激点 选外上髁或肱骨或尺骨的骨膜刺激点。

3.尺骨鹰嘴滑囊炎

(1)局部压痛点或滑囊刺激点 肘关节外部即尺骨鹰嘴与肱三头肌止点的交界处,触及痛点或滑囊。

(2)激痛点 ① 肱三头肌第四激痛点:位于内侧头远端深处的三头共同附着区、鹰嘴稍上方;② 上后锯肌激痛点:在肩胛冈与肩胛内侧缘交点处向内 2~3 cm、向上约 2 cm 处。

(3)骨膜刺激点 选尺骨鹰嘴或尺骨骨膜刺激点。

● **推荐处方 1(肱骨外上髁炎)**

主穴:局部——压痛点(改善局部循环,止痛)

外上髁或肱骨或桡骨的骨膜刺激点(改善局部循环,止痛)

上肢——旋后肌、肱桡肌、桡侧腕长伸肌、肱三头肌及中指伸肌激痛点(灭活激痛点,消除致痛源,缓解肌肉紧张)

配穴:加肘肌激痛点,灭活激痛点,消除致痛源。

操作:激痛点用滞针法。骨膜刺激点常规操作。

● **推荐处方 2（肱骨内上髁炎）**

主穴：局部——压痛点（改善局部循环，止痛）

　　　　　　肱骨内上髁、肱骨或尺骨骨膜刺激点（改善局部循环，止痛）

　　　上肢——肱三头肌激痛点（灭活刺激点，消除致痛源，缓解肌肉紧张）

配穴：加胸大肌激痛点，灭活激痛点。

操作：同推荐处方 1。

● **推荐处方 3（尺骨鹰嘴滑囊炎）**

主穴：局部——压痛点或滑囊刺激点（改善局部循环，止痛，或放出积液，减轻炎症）

　　　　　　尺骨鹰嘴或尺骨骨膜刺激点（改善局部循环，止痛）

　　　上肢——肱三头肌、上锯肌激痛点（灭活刺激点，消除致痛源，缓解肌肉紧张）

操作：对于滑囊炎明显者，用粗针或火针沿刺激点由滑囊后下方斜行刺入，并在囊内以不同方向刺破滑囊壁，放出积液。

（三）足跟痛

引起足跟痛的原因非常复杂，现代针灸穴治疗原则为缓解疼痛，改善局部循环。选穴方法如下：

1. 局部刺激点　① 跟腱刺激点：在跟腱两侧选刺激点；② 跟骨刺激点：在跟骨周围或压痛点选择刺激点，或选跟骨骨膜刺激点；③ 外踝刺激点：在趾长伸肌腱与外踝基底部之间；④ 内踝刺激点：在胫距关节线前下方，胫骨前肌腱内缘与内踝基底部之间向后外稍下方；⑤ 胫神经刺激点：相当于承山穴、三阴交穴。

2. 激痛点　引起足跟痛的有比目鱼肌、跖方肌、姆外展肌、胫后肌激痛点。① 比目鱼肌激痛点：该肌第 1 激痛点引起的引传痛和压痛主要在足后部、足底表面以及跟腱远端，许多跑步者有这种足跟痛的主诉。定位：在腓肠肌肌腹远端 2～3 cm（与跟腱相接处稍内侧），中线偏内侧。② 跖方肌激痛点：可引起足底后跟表面的引传痛和压痛，位于足底部跟骨前缘中点前方 2 cm 处。③ 姆外展肌激痛点：姆外展肌形成的激痛点可向足后跟中线并至足底和足背中间的引传痛和压痛。姆外展肌和小趾外展肌的近端均附着于跟骨节后，前者远端附着于第 1 足趾近节趾骨内侧面或足底面。激痛点定位在跟骨结节与第一足趾内侧面连线上，跟骨内前侧缘交界处为第 1 激痛点，以及距离该激痛点远端 2 cm、4 cm 为第 2、3 激痛点。有研究发现，姆外展肌肌筋膜的激痛点是导致儿童足跟痛的根源。因此，可用于儿童足跟痛的治疗。④ 胫后肌激痛点：位于胫骨的附着延续到腿的远端 1/3 处或更远处，胫后肌腱和趾长屈肌的交叉处。主要引起足跟上方跟腱的引传痛。⑤ 腓肠神经刺激点：患肢外踝后缘的外踝旁沟确定跟腱前外缘为刺激点。

● **推荐处方**

主穴：局部——跟腱、跟骨及骨膜刺激点、外踝刺激点、内踝刺激点（改善循环、止痛）

　　　下肢——比目鱼肌、跖方肌、姆外展肌、胫后肌激痛点（灭活刺激点，消除致痛源，缓解肌肉紧张）

　　　　　　胫神经刺激点（承山、三阴交）、腓肠神经刺激点（刺激胫神经、腓肠神经，改善足跟部运动和感觉功能）

操作：骨膜用雀啄法，散刺。激痛点用滞针法。局部可带电针（2～10 Hz），每次 20～30 min，刺激强度不可过强。腓肠神经刺激点，针垂直皮肤进针，在未触及骨质之前出现异感即可。

第二节　肢体部神经病变

一、周围神经卡压综合征

周围神经在其行径中,因解剖学特点,需经过一些骨-纤维隧道,跨越或穿过肌膜、筋膜,局部空间有一定限制。当这些隧道、腱膜、筋膜因各种原因产生狭窄或组织增生、增厚、粘连等均致神经被挤压,长期如此便可产生神经传导功能障碍,严重者可致神经永久性损害,这种现象被称为神经卡压综合征。根据神经卡压部位及组成纤维成分的不同,其功能障碍表现各异,如髂前上棘的股外侧皮神经卡压综合征,仅表现为感觉障碍;前臂旋后肌卡压综合征为运动障碍;腕管综合征、跗管综合征可同时有感觉、运动障碍。本节主要介绍临床常见的几种神经卡压综合征。

（一）腕管综合征

【概述】

腕管综合征(CTS)是临床上最常见的正中神经损害,是正中神经在腕管内被卡压的一组症状和体征。腕管是由 8 块腕骨与横在其上方腕横韧带共同构成的骨性纤维性隧道,正中神经与 9 条肌腱通过腕管。任何原因所导致急性或慢性腕管内压力增高均会使正中神经受到挤压而发生功能障碍,出现桡侧 3 指的感觉障碍及麻木、疼痛和鱼际肌瘫痪等,表现为腕管综合征。

美国明尼苏达州罗彻斯特市一项人口普查中发现,CTS 发病率为 105/10 万人,女性的总体患病率高于男性(男女比例为 1.0∶1.4)。尤其多见于中年女性,以右侧多见,男性患者常有职业病史,双腕发病率可高达 30%以上,其中绝经期女性占双腕发病者的 90%。疼痛麻木感通常于夜间、清晨或劳动后加剧,甩手活动后减轻是 CTS 的特点,具有鉴别诊断价值。患者疼痛可向肘部和肩部扩展,临床易误诊为颈椎病。检查可见患者感觉障碍出现最早,拇指、中指和食指掌面,无名指桡侧半及食指、中指末节背面感觉减退或消失。Tinel 征(＋),Phalen 征(＋)。重症或病久患者可出现拇短展肌萎缩和无力。常见病因如骨折或非骨折性腕部损伤,各种原因导致的腕管内容物体积增大,如继发于妊娠、风湿性类关节炎结缔组织增厚、肢端肥大症、黏液性水肿、多发性骨髓瘤等多种内科疾病引起水肿和静脉瘀滞等;手部过劳或某些特定职业有关的手部反复创伤者,如长期使用鼠标,则又被称为"鼠标手"。

本病属于中医学"筋痹"范畴。中医学认为,本病系感受风寒或因劳损外伤损伤血络,瘀血内停,脉络受阻,气血运行不畅所致,久之气血汇聚,出现手部酸痛麻木,甚至肌肉萎缩、运动障碍。

【临床诊断】

1. 一般情况　单侧或双侧上肢腕以下麻木,疼痛者,有或无痛觉减退,有手工操作史,腕部加压试验阳性,并排除多发性神经炎、颈椎病及其他疾病。

2. 肌电图诊断标准　① 正中神经感觉传导速度(SNCV)减慢,即拇指至腕部 SNCV＜44 m/s,可为 1 指减慢或 2 指均减慢;② 腕部正中神经至大鱼际中段的复合肌肉动作电位(CMAP)潜伏期＞4 m/s或消失;③ 单独存在则提示为轻度,①②并存为中度或中度以上。

注:神经传导和肌电图可用于非典型症状患者的诊断。神经传导和肌电图也可以用来量化和分

层疾病的严重程度以及估计预后。神经传导检查对腕管综合征的敏感度为49%～84%,特异性至少为95%。肌电图常与神经传导检查相结合,以区分原发性肌肉障碍与神经功能障碍引起的肌肉无力。根据病史和体格检查,对于腕管综合征发生率较高的患者,一般无需进行神经传导和肌电图检查。

【治疗原则及选穴处方】

经典针灸学以通经活络,止痛为基本治疗原则。主要以病痛局部取穴为主,结合循经选穴。一般手掌上肢前臂内侧局部选内关、大陵、太渊、鱼际、神门、劳宫;外侧局部选阳池、阳溪、阳谷、外关、合谷、手三里、八邪等。

● 推荐处方

治法:通经活络,止痛。

主穴:局部——大陵、阳溪、阳池、神门(通调局部气血)

临近——内关、外关(疏通经络)

鱼际、合谷(活血通络)

操作:内关直刺提插法,以触电感向手指放射为度;大陵刺入后可向不同方向提插刺激。余穴常规操作。

本病治疗时要以大陵、内关为主穴,通过针刺内关穴可刺激正中神经;大陵穴是最容易接近腕管内的刺激部位。

【疗效评估方法】

1. 波士顿腕管综合征评分量表(BCTQ) BCTQ不仅对腕管综合征症状的严重性进行评估,而且对腕管综合征患者治疗后的功能状态也能进行评估,BCTQ问卷包括两部分,症状严重程度部分和功能状态部分。

症状严重程度部分共11个问题,每题1分(最轻微)到5分(最严重),最后得分取其平均值;功能状态部分共有8个关于日常生活功能的项目,依照困难程度1～5分(无困难到无法完成活动),最后得分取平均值。

BCTQ共11个问题。

指出在过去2周里,每天24 h内与你相关的症状:① 晚上你的手或腕疼痛程度如何?(1分:不疼痛;2分:轻度疼痛;3分:中度疼痛;4分:严重疼痛;5分:非常疼痛)② 在过去的2周里,手或腕疼痛经常把你弄醒吗?(1分:从没有过;2分:曾经有过;3分:有过2、3次;4分:有过4、5次;5分:有5次以上)③ 白天你的手或腕出现的疼痛程度如何?(1分:白天从来没有过疼痛;2分:白天有轻微疼痛;3分:白天有中度疼痛;4分:白天有严重疼痛;5分:白天有非常严重的疼痛)④ 白天你的手或腕出现疼痛的次数如何?(1分:从没有过;2分:每天1、2次;3分:每天3、4次;4分:每天5次以上;5分:持续性)⑤ 白天每次疼痛发作的平均时间是多少?(1分:白天从来不痛;2分:10 min以内;3分:10～60 min;4分:大于60 min;5分:疼痛持续一整天)⑥ 你的手感到麻木程度如何?(1分:没有;2分:轻度麻木;3分:中度麻木;4分:严重麻木;5分:非常严重的麻木)⑦ 你的手、腕感到无力吗?无力的程

度如何?(1分:不感到无力;2分:轻度无力;3分:中度无力;4分:严重无力;5分:非常严重的无力)
⑧ 你的手上有刺痛样的感觉吗?刺痛的感觉程度如何?(1分:不感到刺痛;2分:轻度刺痛;3分:中度刺痛;4分:严重刺痛;5分:非常严重的刺痛)⑨ 晚上麻木或刺痛的程度如何?(1分:没有出现麻木或刺痛;2分:轻度;3分:中度;4分:严重;5分:非常严重)⑩ 在过去的2周里,手或腕麻木或刺痛经常把你弄醒吗?弄醒的次数是多少?(1分:从没有过;2分:曾经有过;3分:有过2、3次;4分:有过4、5次;5分:有5次以上)⑪ 你握拳和使用小物件(如钥匙或铅笔)有困难吗?困难的程度如何?(1分:没有困难;2分:轻度困难;3分:中度困难;4分:严重困难;5分:有非常严重的困难)

2. 电生理检测法 记录治疗前后电生理检测结果,包括末端运动潜伏期(DML)、神经传导速度(NCV)、末端感觉潜伏期(DSL)、复合肌肉动作电位(CMAP)变化对疗效进行评估。

【针灸疗效分析】

1. 针灸疗效现状 目前针灸治疗该病以波士顿腕管综合征评分量表为主要结局指标,也有以神经电生理检查结果为主要结局指标,如末端运动潜伏期(DML)、神经传导速度(NCV)、末端感觉潜伏期(DSL)、复合肌肉动作电位(CMAP)。临床证据显示,针灸对腕管综合征的治疗有效性是肯定的,针灸和西药相比很可能等效。总体上针灸治疗该病的总有效率为86.67%～95.8%。

最近,麻省理工学院的研究人员对针灸治疗腕管综合征进行了深入研究,将80例受试者分为3组,分别接受3种不同的治疗,在受影响的手上进行电针;在受影响的手另一侧的脚踝进行电针;以及在受影响的手的附近进行假电针治疗并注射镇静剂。受试者在疗程(总16个疗程)开始的8周前以及疗程结束的8周后,均通过问卷调查和磁共振扫描。结果发现,3组受试者的疼痛感和麻木感均有改善,但患者之间的生理状况出现了显著差异。接受手部或足踝部针灸治疗的患者,其腕关节的神经脉冲得到了改善,但只有接受手部针灸治疗的患者才会再次经历大脑重新映射,这也有利于本病症状的长期改善,而接受假电针的患者没有得到生理改善。作者认为,真正的针灸治疗可以通过重新布置初级体感皮质来改善患者的症状,此外,还调节了手腕周围神经的局部血流量。

2. 影响针灸疗效的因素 ① 病情严重程度:如果仅是正中神经主干病损,疗效好;如神经损害已累及神经末梢及自主神经,发生血管运动和营养障碍者则疗程较长,疗效较差。肌电图检查结果与正中神经损伤程度成明显正相关,正中神经顺向性感觉神经传导速度下降说明病情较轻,疗效好;神经正中神经传导速度及神经末端复合肌肉动作电位潜伏期消失则说明神经受损严重,针灸治疗效果可能较差。② 病程和患者配合:病程短的较病程长的治愈率高,首次发病要比再次发病疗效好。患手活动特别是剧烈运动可使腕管内压力增高,加重正中神经卡压症状,故治疗期间应嘱患者对患肢局部制动,有利于促进和巩固针灸疗效。

3. 针灸治疗潜在的可能机制 ① 镇痛作用:针刺可通过对中枢痛觉调制系统的调制和整合作用,重新布置初级体感皮质,提高机体对疼痛的耐受力,降低对疼痛的敏感性;同时针灸还可调节中枢及外周痛觉相关递质的释放,通过神经-体液途径抑制疼痛信号的传导。② 改善局部血液循环:针灸可以扩张血管,改善机体微循环和新陈代谢状况,加强病变局部营养供应,放松韧带,促进受损肌腱、滑膜和神经的修复。

【预后】

大部分患者通过治疗均能取得良好的效果,预后较好。肌电图检查及正中神经传导功能测定对判断正中神经受损的程度及其可能恢复的程度有重要价值。正中神经传导速度消失,神经末端复合肌肉动作电位潜伏期延长,说明正中神经损失严重,预后较差。正中神经传导速度减慢,末端 CMAP 潜伏期正常,说明神经损伤较轻,通常预后较好。

目前西医对该病采取手腕夹板固定和口服糖皮质激素被认为是一线治疗,局部注射糖皮质激素用于难治性症状,而非甾体类消炎药、利尿剂和吡哆醇(维生素 B_6)已被证明不比安慰剂更有效。大多数保守疗法能在短期内缓解症状,但几乎没有证据支持长期疗效。中度至重度患者应考虑手术治疗,如开放腕管松解术、内窥镜腕管松解术、神经外膜切开术、腱鞘切除术等,但手术存在一定风险及感染可能。2016 年,美国矫形外科医师学会(AAOS)发布了更新的临床实践指南表明,非手术治疗有益,但手术治疗在 6 个月和 12 个月时比夹板、非甾体抗炎药治疗或单次糖皮质激素注射疗效更好。对于腕管综合征的治疗选择很多,因此,临床上要根据患者不同临床表现及电生理检查依据为患者选择一种合适的治疗方案。麻省理工学院的研究已证实,针灸是一种有效的非手术治疗手段。

(二)跖管综合征

【概述】

跖管综合征又称踝管综合征(TTS),是指胫后神经其分支经过跖管时受压而引起的一系列症候群,多为中老年女性,左右足发生侧别之间差异不大,尚不能确定踝管综合征的职业相关性,但足踝部使用频率较高的职业,如长期慢跑者多见。最常见的病因可分为占位性病变、足部畸形和创伤性病变。临床表现多为足底、足趾持续性麻木,刺痛,灼热感,感觉障碍和疼痛,直立、行走时加重,夜间痛作为一种特殊的临床症状也很常见,疼痛发生率为 43%。踝关节外翻时其感觉障碍加重,疼痛有时放射至小腿内侧。

本病属中医学"痹证"范畴。中医学认为,病机主要为跌仆闪挫、经筋受损,或寒湿外袭、流注经筋,导致脚踝部经脉不通、气血不畅,发为本病。

【临床诊断】

1. 临床症状　主要表现为自内踝至足底区、跟骨区的放射性疼痛;麻木、刺痛感、烧灼感是最主要的感觉异常。长时间行走或站立加重,休息或抬高下肢常会减轻症状。夜间痛也很常见。

2. 查体　感觉的改变主要分布于胫神经及其分支的支配区。足背部末节背侧不受影响。足跖面两点辨别觉的消失是感觉丧失的征象,症状进展会出现针刺样感觉迟钝。此外,在一些慢性病例中,通常会有内在肌挛缩,甚至出现爪形趾畸形。局部肿胀提示占位性病变。Tinel's 征是最主要、最可靠的诊断标准。肌电图学是目前诊断跖管综合征最为可靠的客观指标,通常最先出现异常的神经是足底外侧神经,但假阳性率及假阴性率也常存在,使其并不能确诊和除外跖管综合征。电生理学研究通常用于识别运动和感觉延迟。在感觉神经中,我们可以发现传导缓慢或缺失,在运动神经中,运动诱发电位潜伏期延长,幅度减小。

其他试验包括:① Valliex 征。久站或行走引起足踝部明显疼痛,并向足底放射为 Valliex 征(十),常见于跖管某些肿物。② 三倍压力试验。最大限度跖屈内翻,并于胫神经走形区施加压力,在

30 s 内可诱发跗管综合征的症状。文献报道其敏感性为 85.9%,特异性为 100%。③ 背伸外翻试验。在鉴别 TTS 和跖筋膜炎中没有特异性。为了试着达到跗管综合征诊断的客观一致性,发明背伸外翻实验。敏感性可达到 97%,特异性可达到 100%。④ 驱血带试验。以通过阻滞静脉回流达到诱发跗管综合征的症状为目的,尤其适用于由于静脉瘀血所致的 TTS。但是其准确性尚无临床统计。

【治疗原则及选穴处方】

经典针灸学一般以疏通经络、活血止痛为治疗原则。主要以局部穴位为主,选取踝部腧穴解溪、昆仑、申脉、照海、丘墟,以疏通经络,调和气血。

● 推荐处方

治法:通经活络,消肿止痛。

主穴:局部——解溪、昆仑(疏通经络气血)

申脉、照海、丘墟(疏通经络气血)

操作:腧穴按常规操作;可配合踝部的活动;陈旧性损伤可在针刺的基础上加灸。

【疗效评估方法】

1. Pfeiffer 提出的疼痛疗效评定标准　分 4 级。① 优:疼痛消失,功能不受限,无需服用止痛药;② 良:满意,患足有轻度疼痛,需服用止痛药,功能不受限;③ 可:满意,患足残留大部分疼痛,需服用止痛药;④ 差:术后无改善或症状加重。

2. Takura's 评分量表　具体内容见表 4-7。

表 4-7　Takura's 评分量表

症状	消失	偶尔	存在
自发痛或运动痛	2	1	0
烧灼痛	2	1	0
Tinel 征	2	1	0
感觉障碍	2	1	0
肌肉萎缩或无力	2	1	0

注:跗管综合征严重程度的评价指标,正常足部评分为 10 分。优,10 分;良,8~9 分;可,6~7 分;差,<5 分。

【针灸疗效分析】

1. 针灸疗效现状　针灸对该病的治疗以跗管综合征严重程度和疼痛分级为主要结局指标。目前证据显示,针灸治疗本病可显著缓解症状。据一项 RCT 显示,电针总有效率达 96.4%,优于理疗,但总体上报道较少,缺乏高质量的临床证据。

2. 影响针灸疗效的因素　① 年龄与病因:针灸对年轻、病史较短、无扭伤史、胫神经压迫轻者疗效较好,对于足部畸形引起的跗管综合征,静脉曲张、先天性异常肌肉者针灸疗效差。如果神经刺激为无菌性炎症所致针灸疗效好,管壁狭窄性因素所致者疗效较差。② 胫神经损伤程度:临床表现肌力弱,肌肉明显萎缩,肌电图检查和胫后神经传递速度测试时间延长,均说明神经损伤程度严重,针灸疗效较差。肌力无明显减弱,无肌肉萎缩,肌电图检查和神经传导速度测试时间正常或轻度延长,说明神经损害轻,针灸疗效较好。因此,要及时治疗。

3. 针灸治疗潜在的可能机制 跗管为内踝后下方与距骨、跟骨和分裂韧带所构成的一个缺乏弹性的骨性纤维管,由后上向下走行,并形成一个约 90°的弯曲,管内由前向后排列着胫后肌腱、屈趾长肌腱、胫后神经、胫后动、静脉和屈拇长肌腱。胫后神经在通过时,受炎症的刺激和狭窄管壁的压迫引起一系列症状。针刺治疗本病的环节和机制可概括为:针刺可降低局部的炎性渗出,减轻局部的充血、水肿,促进患处的血液循环,加速患处炎性渗出物的吸收,以相对扩大跗管管腔,使神经受压状态得以缓解。分裂韧带放松、拉长,以增加弹性,解除对胫后神经的压迫,达到治疗目的。

【预后】

跗管综合征临床表现为肌力弱、肌肉明显萎缩者说明神经损伤严重,恢复的可能性极小;神经受压程度严重,且时间较久,神经损害严重预后不好;肌电图检查和胫后神经传递速度测试时间延长则预后不好。有研究表明,跗管综合征 Tinel 征阳性的患者预后较好。

目前西医对于该病的治疗主要分为手术和非手术两种途径,除急性跗管综合征可行手术外,其余均应先行采用非手术保守治疗;保守治疗 3 个月疗效不显,或占位性病变引起的跗管综合征、反复发作的跗管综合征的患者,均应采取手术方法治疗。相对而言局部占位性病变压迫胫神经产生的跗管综合征的手术疗效佳,而对于曲张静脉、先天性异常肌肉或无明确压迫因素引起的疗效欠佳。对早期或症状轻的患者应嘱其休息、穿宽松鞋袜、纠正足的不良姿势等,症状可减轻或消失。对于腱鞘炎及胫后神经水肿等引起的跗管综合征,局部注射糖皮质激素药物是最有效的非手术治疗方法,能减轻腱鞘炎和神经的水肿和粘连,使症状明显缓解;对足部畸形引起的跗管综合征,可使用支具;对关节炎性疾病,如类风湿关节炎或强直性脊柱炎引起的跗管综合征,可应用非甾体类消炎镇痛药物缓解症状。但长期应用药物及手术存在相应副作用。肥胖患者应减肥。

(三)臀上皮神经卡压综合征

【概述】

臀上皮神经卡压综合征又称臀上皮神经炎,是指臀上皮神经在其走行的各固定点受牵拉和卡压而引起的一系列症状,临床上以患侧臀部刺痛,腰酸痛,撕扯样痛,并有大腿后部牵拉样疼痛,但多不过膝,弯腰坐起活动受限为主要临床表现。腰背部骶棘肌处脂肪球通过腰背筋膜疝出,使脂肪受到嵌顿、发生变性,并压迫穿过该处的臀上皮神经而引起相应的腰腿疼痛等症状。从解剖学看,臀上皮神经本身损伤不可能发生,只有在腰部急性扭伤时,神经被其穿出筋膜处的卵圆形孔隙周围的脂肪疝出卡压引起水肿、渗出、炎性疼痛,即临床称为骶髂筋膜脂肪疝。其发生率在腰腿痛病例中比例不高,多数发生在中年以上肥胖女性。

本病属中医学"筋痹"或"筋出槽"范畴。中医学认为,本病系机体感受外邪,或劳作过度,损伤腰臀部筋肉,导致气滞血瘀,经脉痹阻不通,不通则痛;如果病程日久,久病入络,瘀血阻滞络脉,导致气血不足,不能濡养筋肉,而出现疼痛、麻木,甚至肌肉萎缩。

【诊断标准】

1. 病史 有腰臀部闪挫扭伤史或慢性劳损史。

2. **发病人群** 多发生于中年以上人群。

3. **疼痛特点** 一侧腰臀部刺痛或酸痛,急性扭伤疼痛较剧,可有下肢牵扯样痛,但多不过膝,弯腰明显受限,在髂嵴最高点内侧 2～3 cm 处(即臀部外上象中点)压痛明显,局部可触到条索样硬结。

【治疗原则及选穴处方】

经典针灸学以通经活络,散瘀止痛为基本治疗原则。选穴主要以膀胱经为主,局部取穴常选用局部阿是穴、胞肓、秩边、环跳、会阳等;当疼痛放射至大腿部时,可选承扶、殷门、委中等。

● **推荐处方**

治法:通经活络,散瘀止痛。

主穴:局部——阿是穴(疏通局部经络,活血散结)

胞肓、秩边(活血通络)

临近——殷门、委中(疏通太阳经气)

操作:用毫针进行不同方向的提插泻法,然后接电针仪,疏密波,每次 20～30 min;或在局部刺络拔罐,或用灸法。余穴常规操作。

【疗效评估方法】

1. **视觉模拟量表** 评估疼痛症状,参见头痛。

2. **参照国家中医药管理局颁布的《中医病证诊断疗效标准》中关于"腰痛"的临床疗效标准** 分 4 级。① 治愈:腰臀部疼痛、压痛自觉症状消失,腰部活动功能良好,下肢肌力、腱反射等恢复正常,患者恢复正常工作;② 显效:腰臀部疼痛、压痛明显减轻,腰部活动功能明显改善,患者基本可以正常工作;③ 有效:腰部不适症状部分消失,腰部活动轻度受限,劳累或弯腰时腰臀部仍时有牵拉痛,患者可担任较轻工作;④ 无效:腰臀部不适症状无改善或出现加重趋势,患者不能胜任工作。

【针灸疗效分析】

1. **针灸疗效现状** 针灸对于该病的治疗以患者症状缓解程度为主要结局指标。部分临床观察显示,总有效率约为 90% 以上。总体上缺乏高质量的临床证据。

2. **影响针灸疗效的因素** ① 病情:损伤早期,病理变化为可逆性,针刺效果较好。若日久导致神经轴突和髓鞘的变性反应,神经束呈梭状增粗,出现神经痛症状,股肌萎缩,下肢肌萎缩,病变发展到不可逆性,针灸疗效较差。此时必须采用外科手段,即软组织松解术才能彻底消除病源而治愈。② 年龄:椎间盘的退行性改变、结构承载能力的衰退导致的异常应力,会随着年龄的增长而加重,导致病情加重,影响针灸疗效。因此,年轻患者针灸疗效优于老年患者。③ 操作:应对病变部位、粘连及卡压部位进行较强的刺激,才能达到减轻粘连,恢复局部软组织的生物力学,加速血液循环,消除软组织水肿及炎症反应,阻断疼痛对神经的不良刺激,消除或减轻疼痛的目的。因此,针刺刺激量必须足够才能提高疗效。

3. **针灸治疗潜在的可能机制** ① 止痛作用:针灸可通过刺激减弱或拮抗痛觉感受器的信号传导过程,促进机体释放内源性镇痛物质,提高痛阈等达到止痛效果;② 缓解肌痉挛:针刺可以缓解腰臀部肌肉痉挛,改善臀上部血液循环,使充血、水肿、粘连症状迅速改善,条索状结节消散和吸收,从而改善臀上皮神经受压状态,缓解疼痛,促进其损伤的修复和功能恢复。

【预后】

临床上大部分患者经过自身调适和治疗,可获得良好疗效,预后较好。治疗期间,嘱患者卧床休息,避免受凉、劳累及再度扭伤腰部。急性患者若症状较重或慢性患者病程在半年以上,经 3 个月保守治疗无效者,采用臀上皮神经松解术。若发现臀上皮神经受到包膜完整的组织包块(如脂肪瘤、脂肪疝)与神经无粘连的光滑的纤维束等压迫,或神经在腰背筋膜孔、骨纤维管处受卡压等以刺激为主的压迫性病变者,选择神经松解术;其他病例,即神经受到破坏性损害,如神经瘤、转移癌的侵蚀破坏,注射药物引起的神经变性坏死或神经已被占位性病变包埋难以分离出来等,神经已失去正常弹性与光泽,变硬、变细,估计已发生不可逆的病理性变化,应行神经切断术。

(四)梨状肌综合征

【概述】

梨状肌综合征(PMS)由梨状肌及其周围组织的解剖变异、外伤、劳损、感染、增生等因素导致梨状肌充血、水肿、肥大、痉挛、变性(梨状孔狭窄),从而刺激、压迫其间的坐骨神经及其营养血管而引起的臀、腿疼痛等一系列症状,是坐骨神经在臀部受到卡压的一种综合征,在下肢神经慢性损伤中最为多见。梨状肌是髋关节外旋肌中最上一个,坐骨神经约 85% 经梨状肌下缘出骨盆,向下行于上孖肌、闭孔内肌、下孖肌、股方肌和臀大肌之间,然后移行于大腿后方支配大腿后侧及膝以下的运动和感觉。梨状肌综合征发病在逐年增高,该病占腰臀腿软组织损伤的 15%~25%,多见于青壮年,男性多于女性。

本病的发病原因多由臀髋部扭伤、梨状肌突然猛烈收缩,使髋关节剧烈外旋;或髋关节强烈内收、内旋,牵拉梨状肌使其受损,引起出血、炎症、痉挛、肥厚、粘连、瘢痕形成等,挤压坐骨神经干和血管;或注射药物使梨状肌变性、纤维挛缩,或髋臼后上部骨折移位、骨痂过大均可使坐骨神经在梨状肌处受压;或感受风寒使梨状肌痉挛而压迫坐骨神经干或血管;此外,少数患者因坐骨神经出骨盆时行径变异,穿行于梨状肌内,当髋外旋时肌肉强力收缩可使坐骨神经受到过大压力,长此以往产生坐骨神经慢性损伤。或女性附件、盆腔发炎,或骶髂关节病变,影响到梨状肌,在盆腔侵犯坐骨神经干等均可导致本病而产生一系列症状。

梨状肌综合征是依靠病史、临床表现和查体来明确诊断的,臀部受到外伤,例如摔落,是在临床常被报道的。所以,梨状肌综合征目前诊断只有临床症状,尚没有金标准。

本病属于中医学"痹证""腿痛""下肢痹证"等范畴。中医学认为,外伤、慢性劳损等导致筋脉受损,气滞血瘀;或受风寒邪气,阻滞筋脉,不通则痛;肝肾不足,筋骨失养,筋脉受损而致本病。

【临床诊断】

1. 临床症状 大多数患者有过度旋转、外展大腿的病史,有些患者有夜间受凉病史。疼痛多发生于一侧臀腿部,经大腿后方向小腿和足部放射,呈"刀割样"或"烧灼样"性质,大、小便或大声咳嗽等引起腹内压增高时可使疼痛加剧。疼痛较剧烈,行走困难。偶有会阴部不适,小腿外侧麻木。有时两膝跪卧,夜不能眠。略跛行,呈保护性身体半屈体位。

2. 查体 ① 腰部一般无压痛点,患侧臀肌可有轻度萎缩,小腿以下皮肤感觉异常。梨状肌部位可触及条索状肌束(纤维瘢痕)或块状物(骨痂)或痉挛的肌肉,局部肌紧张者深压痛明显,并可出现放射痛。被动屈髋、内收、内旋疼痛加重,"4"字试验时予以外力拮抗可加重或诱发坐骨神经痛。直腿抬高(Lasègue征)60°以内可致疼痛加重,超过60°疼痛反而减轻,此与梨状肌的先拉紧后松弛有关。臀部压痛处Tinel征可呈阳性。② X线检查:多无异常表现,有髋臼骨折病史者X线片上可显示移位的骨块或骨痂。③ 组织液压测定:坐骨神经出口周围压力测试高于健侧的50%以上即有诊断意义。④ 辅助检查:肌电图、神经传导速度测试。

3. 其他 应注意除外根性坐骨神经痛、腰扭伤、骶髂关节病变等。

注:有学者从最新的研究中发现,本病的诊断多从MRI和内窥镜中证实。

【治疗原则及选穴处方】

经典针灸学以通经活络,舒筋止痛为基本治疗原则。按照《内经》"在筋守筋"原则在局部选取阿是穴或经穴为主,结合经络循行在足太阳、足少阳经选穴。具体选穴原则如下:

1. 局部选穴 可在臀部疼痛部位选阿是穴,并可选秩边、白环俞、会阳、环跳等。

2. 循经选穴 本病主要涉及到足太阳、足少阳经,可循经选取足太阳经承扶、殷门、委中、承筋、承山、昆仑;选取足少阳经阳陵泉、光明、悬钟、丘墟、足临泣等。

● **推荐处方1**

治法:舒筋活络。

主穴:局部——环跳、秩边、承扶(通络止痛)

　　　临近——殷门(通络活血)

　　　远端——委中、阳陵泉、承山、悬钟、昆仑(舒筋通经)

操作:环跳、秩边直刺2寸,以针感向下肢放射为度。余穴常规针刺。

● **推荐处方2**

治法:疏通经络,舒筋活血。

主穴:局部——阿是穴、秩边(通络活血)

　　　远端——委中、阳陵泉、悬钟、丘墟、昆仑(舒筋通经)

配穴:气滞血瘀加膈俞、肝俞;风寒湿阻加风池、白环俞;湿热蕴蒸加大椎、次髎;肝肾亏虚加肝俞、肾俞。

操作:在臀部(梨状肌上)寻找最明显的压痛点作为阿是穴,针刺泻法或加拔罐、灸法。余穴常规操作。

【疗效评估方法】

1. 视觉模拟量表(VAS) 对疼痛症状进行评估,参照头痛。

2. Oswestry功能障碍指数问卷表(ODI) 参照慢性腰痛(腰椎退形性病变)。

【针灸疗效分析】

1. 针灸疗效现状 针灸治疗本病国内多采用整体症状的疗效评估,临床证据显示,针灸治疗本病有较好疗效,可有效缓解疼痛症状。如国内一项 RCT,观察了试验组(三刺法,穴取环跳、阳陵泉、申脉、环跳、阳陵泉,采用浅、中、深三层刺法)与常规针刺对照组治疗梨状肌综合征的疗效,结果显示,试验组针刺方法在临床疗效上显著优于对照组(试验组治愈率为 87.8％,对照组治愈率为 63.4％)。另一项 RCT 发现,试验组(针刺抑制Ⅱ型手法)治疗梨状肌综合征,与对照组(常规针刺)相比,VAS 评分有显著差异;即时止痛效果表明,试验组显效率为 75％,对照组为 52.5％;试验组有效率为 92.5％,对照组为 82.5％。一项病例观察研究了针灸治疗 30 例阿拉伯人的梨状肌综合征,其中痊愈 22 例(73.3％),显效 3 例 (10.0％),好转 4 例 (13.4％),无效 1 例 (3.3％),疗效满意。

2. 影响针灸疗效的因素　① 病性:梨状肌综合征的发生因素复杂,由其他器质性病变所致者,针灸疗效差;由梨状肌本身所致者,针灸疗效好。其他器质性病变常见于盆腔炎、附件炎症、盆腔内肿瘤、骶骨肿瘤或结核、腰 5～骶 1 椎间盘突出症等,这些疾病均可刺激或压迫骶神经而出现梨状肌综合征的表现。在这些器质性病变中,针灸对肿瘤及结核疗效最差,或者说不是针灸的适宜病症;盆腔炎、附件炎症、腰 5～骶 1 椎间盘突出症,可在治疗梨状肌综合征时,根据情况进行配穴治疗原发病,也能取得一定疗效,但疗效不及梨状肌本身病变。② 病因:在梨状肌综合征由梨状肌本身所引起者中,常可见的病因有外伤、劳损、潮湿和炎症等。外感潮湿寒冷,使梨状肌痉挛而压迫坐骨神经干和血管所致者,病情最轻,针灸疗效最好,一般 1 次可治愈;急性外伤所致者,针灸疗效也很好,一般针刺后症状可立即减轻,1～3 次可治愈。慢性劳损一般病程较长,指触梨状肌肌束变硬、坚韧、弹性减低,针灸可取得较好疗效,但需要较长时间的治疗。炎症所致者,针灸疗效相对前几种类型效果较差,但也可取得一定疗效。③ 病变程度:本病的病变程度直接影响针灸疗效,各种因素引起梨状肌的变化包括痉挛、肥厚、粘连、挛缩、肌腱紧张。病变如果以痉挛为主,针灸疗效最好;如出现肥厚、粘连,针灸要取得疗效需一定的时间,疗效次之;如出现肌肉挛缩、肌腱紧张,尤其是形成条索状瘢痕组织时,针灸疗效较差,同时需要较长时间的治疗。

3. 针灸治疗潜在的可能机制　对梨状肌综合征的发病机制的认识并不统一,但大多数学者认为,坐骨神经与梨状肌解剖关系的变异是本病的内在因素,但只有在梨状肌或坐骨神经已有病理改变的基础上才能发病。变异的梨状肌和坐骨神经容易受到外伤、劳损、潮湿和炎症等刺激而致痛,并引起梨状肌痉挛、肥厚、粘连、挛缩、肌腱紧张而挤压梨状肌内血管和坐骨神经的营养血管,引起局部微循环的障碍,出现一系列的症候群。针灸治疗的机制可概括为:① 解痉止痛。由于各种刺激导致梨状肌痉挛是本病的关键环节,针灸对于梨状肌的痉挛可起到良好的解痉作用,其机制可能是针刺可通过调节躯体运动神经末梢释放相关的递质,到达神经-肌肉接头处,达到松弛肌肉的目的。梨状肌痉挛的解除,可缓解由其压迫所出现的症候群。另外,针刺可减弱或拮抗痛觉感觉器的痛觉传导,促进人体内源性镇痛物质的释放,达到止痛效应。② 促进循环。梨状肌痉挛等挤压其内血管和坐骨神经的营养血管,引起局部微循环的障碍也是本病的另一个关键环节。针灸通过调节自主神经系统,舒张微血管,增加局部的血液循环量,改善微循环,缓解梨状肌和坐骨神经的缺血状态,促进其代谢,提供足够的营养,有利于肌肉神经损伤的修复。同时,对局部堆积的代谢产物、炎性渗出和致痛物质的输送和消除产生积极作用。

【预后】

早期梨状肌综合征经过正确的保守治疗,大部分患者可获得缓解、痊愈,一般预后良好。对于那些经反复非手术治疗3个月无效,影响患者工作和生活者;器质性病变所致,病因不能解除,已形成较重的瘢痕粘连或有骨痂压迫、神经行径变异,则可考虑手术治疗。手术治疗效果与病程长短关系很大,因此,要适时手术,不能错失时机。急性期患者卧床休息是必要的,可减轻梨状肌的牵拉刺激。

附　坐骨神经痛

【概述】

坐骨神经痛是指多种病因所致的沿坐骨神经通路的病损,腰、臀、大腿后侧、小腿后外侧及足外侧以疼痛为主要症状的综合征,为常见的周围神经疾病。本病多见于青壮年,男性较多。临床分为原发性和继发性两类。原发性坐骨神经痛(坐骨神经炎)的发病多以受寒、感冒、潮湿为诱因,在牙、鼻旁窦、扁桃体感染之后侵犯周围神经外膜,致坐骨神经出现间质性神经炎,常伴有肌炎或纤维织炎,也可见坐骨神经的直接损伤,临床少见。继发性坐骨神经痛为神经通路的邻近组织病变产生机械性压迫或粘连所引起,如腰椎间盘突出症、脊椎肿瘤以及椎间关节、骶髂关节、骨盆的病变和腰骶软组织劳损等。按其受损部位,又可分为根性坐骨神经痛和干性坐骨神经痛2种,临床上以根性坐骨神经痛多见。原发性坐骨神经痛,起病呈急性或亚急性发作,沿坐骨神经通路上有放射痛和明显的压痛点,起病数日后最剧烈,经数周或数月后渐渐缓解,常因感受寒湿而诱发。继发性坐骨神经痛,有原发病可查,咳嗽、打喷嚏、排便可使疼痛加重。腰椎旁有压痛及叩击痛,腰部活动障碍,活动时下肢有放射痛。

本病属中医学"腰腿痛""痹证"等范畴。中医学认为,腰部闪挫、劳损、外伤等原因,可损伤筋脉,导致气血瘀滞,不通则痛。人久居湿地,或涉水冒雨、汗出当风、衣着单薄等,风寒湿邪入侵,痹阻腰腿部;或湿热邪气浸淫,或湿浊郁久化热,或机体内蕴湿热,流注膀胱经者,均可导致腰腿痛。本病以腰或臀、大腿后侧、小腿后外侧及足外侧以放射性、电击样、烧灼样疼痛为主症,主要属足太阳、足少阳经脉和经筋病症。

【临床诊断】

1. 临床表现　青壮年多见,单侧居多。疼痛主要沿坐骨神经径路,由腰部、臀部向股后、小腿后外侧和足外侧放射。疼痛常为持续性钝痛,阵发性加剧,也可为电击、刀割或烧灼样疼痛,行走和牵拉坐骨神经时疼痛明显。根性痛在咳嗽、打喷嚏、用力时加剧。为减轻活动时所诱发的疼痛或疼痛加剧,患者将患肢微屈并卧向健侧,仰卧起立时先患侧膝关节弯曲,坐下时健侧臀部先着力,直立时脊柱向患侧侧凸等。

2. 查体　① 直腿抬高试验(Lasegue征)阳性。患者仰卧,下肢伸直,检查者将患肢抬高,如在70°范围内患者疼痛即为阳性,系腘旁肌反射性痉挛所致。② 患侧小腿外侧和足背可出现感觉障碍。③ 踝反射减弱或消失。④ 腰4、腰5棘突旁、骶髂旁、腓肠肌处等(坐骨切迹、臀中点、腘窝点、腓点、踝点)有压痛点。⑤ 腰椎摄片常见腰4~5椎间隙狭窄。⑥ 肌电图及神经传导速度测定对判断坐骨神经损害部位、程度及预后有意义。B超检查可发现盆腔相关疾病。CT、MRI、椎管造影有助于脊柱、椎管内疾病的诊断。根性与干性坐骨神经痛鉴别要点见表4-8。

表4-8　根性、干性坐骨神经痛的鉴别

	根性坐骨神经痛	干性坐骨神经痛
病变部位	椎管内脊神经根处	椎管外沿坐骨神经走行部
常见疾患	腰椎间盘突出、腰椎管狭窄、脊柱炎、脊柱裂（结核）等	骶髂关节炎、髋关节炎、臀部损伤、盆腔炎及肿物、梨状肌综合征等
疼痛部位	自腰向一侧臀部、大腿后侧、小腿外侧直至足背外侧放射	腰痛不明显、臀部以下沿坐骨神经走行疼痛
压痛点	腰骶部、脊柱部有固定而明显的压痛、叩痛	坐骨孔上缘、坐骨结节与大转子之间、腘窝中央、腓骨小头下、外踝等有压痛
感觉障碍	小腿外侧足背感觉减退	小腿外侧足背感觉减退
腱反射	膝腱跟腱反射减退或消失	跟腱反射减退或消失
腹压增加	疼痛加重	无影响
肌肉	无萎缩	无力甚至轻度萎缩

【治疗原则及选穴处方】

经典针灸学以疏通经络，舒筋止痛为基本治疗原则。急性发作疼痛剧烈者，应以治标止痛为主；缓解期应尽快明确病变性质，分清是原发性还是继发性。如属后者应积极查找原发病灶，及时治疗原发病以治本。选穴上主要根据经络辨证，太阳经证为腰或臀、下肢沿足太阳经呈放射性疼痛；少阳经证为臀、下肢沿足少阳经呈放射性疼痛；太阳、少阳两经合并证为腰或臀、下肢后侧沿足太阳经呈放射性疼痛，小腿外侧、踝部沿足少阳胆经呈放射性疼痛（此型为临床常见的症型）。总之，以足太阳膀胱经和足少阳胆经穴为主。具体选穴原则如下：

1. 根据"腧穴所在，主治所在"原则，在病变局部选择穴位　如腰部疾患所致坐骨神经痛，可在腰部选择压痛点、相应节段的夹脊穴。

2. 根据"经脉所过，主治所及"规律，在经络循行线上选择有关穴位　如属足太阳膀胱经病者，选秩边、委中、承山、昆仑等；如属足少阳经病者选环跳、风市、阳陵泉、足临泣等。另外，也可根据经络中同名经"同气相求"学说，选择手太阳经后溪，手少阳经外关等。

● **推荐处方1**

治法：通经止痛。

主穴：腰部——大肠俞、腰夹脊（疏通腰部经络气血）

　　　下肢——环跳、委中（疏通足太阳经气血）

　　　　　　阳陵泉、悬钟、丘墟（疏通足少阳经气血）

操作：诸穴均用捻转提插的泻法，以沿腰腿部足太阳、足少阳经向下放射感为度，不宜多次重复。

● **推荐处方2**

治法：通经活络，散风止痛。

主穴：腰骶部——肾俞、气海俞（疏通腰部气血）

　　　　　　腰夹脊3~5、次髎（疏通腰骶部气血）

　　　臀部——环跳、秩边（疏通足少阳、太阳经气血）

配穴：太阳经证配殷门、委中、承山；少阳经证配阳陵泉、阳交、绝骨。按疼痛放射部位，选取上述处方中的4~6穴，病始起数日，经气阻滞疼痛剧烈者，可选取上肢同名经穴后溪、腕骨、液门、中渚等。

操作：臀部秩边、环跳穴深刺进针后，用提插法使针感向下肢传导，但不宜多次重复，以免损伤神经。腰夹脊穴向脊柱方向斜刺，以抵达椎间孔为佳。

【疗效评估方法】

1. 改良罗兰功能问卷（Roland）评分　由 Roland 与 Morris 于 1983 年创立，用以评价腰痛所致坐骨神经痛的细微功能受损，包括 23 个问题，涉及腰腿痛在许多方面所造成的影响，诸如做家务、上下楼梯、站立、行走、翻身、穿衣、穿袜、食欲、睡眠、脾气、向他人倾诉病情等（表 4-9）。

表 4-9　改良罗兰功能问卷（Roland）评分

下面的表格包含了一些患有腰痛或者坐骨神经痛的患者描述自己的话语。如果以下描述和您目前的情况一致，请选择"是"，如果不一致，请选择"否"。是=1 分，否=0 分

项目	是	否	项目	是	否
1. 因为腰痛或者腿痛，我大部分时间待在家			2. 我频繁地变换体位，以缓解腰部和腿部疼痛		
3. 因为腰痛或者腿痛，我走路比平时慢得多			4. 因为腰部问题，我不再做任何平时做的家务工作了		
5. 因为腰部问题，在上楼时我需要依靠扶手			6. 因为腰部问题，我需要抓扶某个东西才能从安乐椅上站起来		
7. 因为腰痛或者腿痛，我穿衣服比平时慢多了			8. 因为腰痛或者腿痛，我只能站一会		
9. 因为腰部问题，我尽量不弯腰和下蹲			10. 因为腰痛或者腿痛，我在床上翻身很困难		
11. 我的腰部或腿几乎总是疼痛			12. 因为腰痛或者腿痛，我的胃口不是很好		
13. 因为腰痛或者腿痛，我在穿短袜或长筒袜时感觉困难			14. 因为腰痛或者腿痛，我只能行走很短的距离		
15. 因为腰部问题，我的睡眠不如以往好了			16. 因为腰部问题，我避免干沉重的家务活		
17. 因为腰部问题，我的脾气变得易怒、暴躁			18. 因为腰部问题，我上楼比平时慢多了		
19. 因为腰痛或者腿痛，我大部分时间卧床			20. 因为腰部问题，我的性生活减少了		
21. 我不停地搓揉身体疼痛和不适的地方			22. 因为腰部问题，家里的日常家务我做得少了		
23. 我时常向别人表达我对自己健康状况进展情况的关注					

2. 坐骨神经痛疗效评分表采用记分法　根据积分分为 4 级。① 无效：积分增加少于 4 分者；② 有效：积分增加在 5~8 分者；③ 显效：积分增加在 9~12 分者；④ 痊愈：治疗后积分增加至 12 分以上者。具体内容见表 4-10。

表 4-10　坐骨神经痛疗效评分表

项目	程度与评分（分）
一、症状与主诉	
A 腰臀部的疼痛与不适	□没有(3)　□时有(2)　□常有或时有严重(1)　□常很严重(0)
B 下肢疼痛与麻木	□没有(3)　□时有(2)　□常有或时有严重(1)　□常很严重(0)
二、工作和生活能力	□正常(3)　□不能持续(2)　□轻度障碍(1)　□不能完成(0)
三、脚的功能	□正常(0)　□仅有无力、不适而无功能障碍(-1)□有功能障碍(-2)
四、体征 Alasegue 征（直腿抬高试验）	□阴性(3)　□患者上抬腿高于 90° 而引起腿部疼痛(2) □患肢抬不到 70° 而引起疼痛(1)

3. 视觉模拟量表及神经传导速度测定　英国的 Lee JK 提出评价针刺治疗坐骨神经痛的腰痛应用视觉模拟量表(VAS)评分法,同时测定神经传导速度。

4. 腰椎 JOA 评分　参照腰椎间盘突出症。

【针灸疗效分析】

1. 针灸疗效现状　目前临床上多采用视觉模拟评分法(VAS)、改良罗兰功能问卷评分(Roland)、腰椎 JOA 评分作为主要结局指标,以简式 McMill 疼痛量表、Likert 总体恢复自我评价量表为次要结局指标。

临床报道显示,针灸总有效率在 90% 以上,针灸可明显减轻患者疼痛程度,改善腰椎功能。但总体上缺乏高质量的临床证据。

2. 影响针灸疗效的因素　① 病因:一般而言,坐骨神经痛分为原发性和继发性两类。原发性坐骨神经痛多与寒冷、潮湿有关,针灸疗法的疗效好。继发性坐骨神经痛多由腰椎间盘突出症、腰椎疾病、骶髂关节炎、盆腔疾病、椎管内肿瘤、椎管狭窄等引起,最常见病因是椎间盘突出症。相对而言,针灸的疗效继发性没有原发性好。在继发性坐骨神经痛中,腰椎间盘突出症所致者针灸疗效应与病变轻重密切相关。明显的椎管狭窄所致者针灸疗效较差,椎管内肿瘤非针灸所适宜。② 病程:一般而言,年龄较大、病程较长、多次反复发作、经 CT 检查证实有明显椎管狭窄的患者,或经过 3~5 次针灸治疗无效者,针灸疗效较差。另外,不管何种类型的坐骨神经痛,一般以麻木为主要症状的患者比以疼痛为主的难治。③ 刺灸法:针刺治疗本病临床要求有明确的针感,如针刺环跳、委中、阳陵泉 3 穴,应有触电感及酸胀向整个下肢传导,并至足趾为佳,如果只是局部酸胀,则疗效较差。局部没有酸麻胀等得气感,而向小腹或外阴部放射,则无疗效,应重新调整针刺方向。另外,在疼痛急性发作时,针刺应持续多次。因为一般针刺效应可维持 2~3 h,有些可维持 5~6 h,待针刺效应消失后,疼痛又可复发,故应多次针刺,以维持针刺效应。

3. 针灸治疗潜在的可能机制　① 止痛作用:针刺可促进人体释放内源性镇痛物质,提高人体痛阈,以及促进局部致痛物质的消散等环节起到止痛作用。② 解痉作用:针刺通过神经-肌肉反射,对相关肌肉的痉挛状态给予缓解或解除,从而可能使突出物还纳或偏离神经根,骶棘肌痉挛得以松解。③ 促进循环:针刺可促进血管循环,有利于神经根水肿和周围炎症的吸收;促进局部代谢产物的排除,为局部提供营养等。促进局部血液循环和炎症消退,为突出物自动还纳提供有利条件。④ 刺激神经:目前针刺治疗坐骨神经痛均采用神经干刺激疗法,针刺可使神经元兴奋,促进神经元的新陈代谢,有利于坐骨神经水肿状态的改善。

【预后】

坐骨神经痛原则上均先采用保守治疗,但若保守治疗失败或是患者有严重的神经缺失症状时,则须接受手术治疗。引起坐骨神经痛的各种疾病,虽然治疗方法不外乎保守疗法或手术治疗,但是每个人保守治疗的方式、时间及预后也不一样,而且手术适应证也不尽相同,手术的方式及预后更是完全不一样。因此,对于坐骨神经痛必须先确定引起该症状的特定疾病,然后再根据具体情况进行治疗。坐骨神经痛在病初的 5~10 天疼痛最剧,6~8 周后减轻并逐渐恢复正常,因此,急性发作期间(5~10天)要卧床休息,尽量减少患肢活动,以减轻病变组织的张力及反应性水肿,利于症状缓解。在治愈后,要注意保护腰部,尽量避免腰部尤其是下肢受凉及扭伤。如需腰部负重或剧烈活动,工作前先进行一些预防活动,使腰部有些准备,应避免久卧湿地及防治各种感染。但不论原发性或继发性,如进行 3 个疗程针灸治疗,仍无显著疗效,应改换其他疗法。经多种方法治疗仍有剧痛者,可选用骶管硬膜外、椎管脊神经、臀部坐骨神经干等部位进行神经阻滞术,能及时较好地缓解疼痛。

（五）股外侧皮神经卡压综合征

【概述】

股外侧皮神经卡压综合征是指股外侧皮神经在走行过程中因致病因素的卡压而引起的神经功能障碍,是股外侧皮神经炎的一种类型。股外侧皮神经炎分为两种类型,一种类型是在其走行过程中,受到某些化学因素的影响而产生的一系列症状,称之为原发性股外侧皮神经炎;如果是股神经受到附近肿块、异物、血肿的压迫、纤维组织粘连的影响,产生一系列相应的症状,则称之为股外侧皮神经卡压综合征,因此,本节将与股外侧皮神经炎一并论述。

股外侧皮神经自腰大肌外缘走出后,在髂肌表面,肌筋膜之下走向外下方,在髂前上棘内侧越过旋髂深动、静脉,于腹股沟韧带外端附着点下后方通过,进入大腿,穿过缝匠肌和阔筋膜,布于大腿外侧面皮肤,其下端可达膝关节附近,有时,神经穿过腹股沟韧带外端附着点两部分纤维之间的狭窄裂隙中向下进入股外侧部。该神经在髂前上棘下穿过腹股沟韧带时,几乎由水平位骤然转变成垂直位下降,穿过缝匠肌处时可有变异,走行于该肌的上面,浅层或深层,大约在髂前上棘下 10 cm 处,分成前、后两支,前支分布于股前外侧皮肤,向下达膝部;后支分布于臀外侧面和股上 2/3 外侧皮肤,股外侧皮神经在骨盆内行程长,出骨盆入股部形成角度,入肌途径有变异,因此,多种因素可导致神经卡压综合征。

股外侧皮神经炎又称感觉异常性股痛,是临床最常见的皮神经炎,由于股外侧皮神经损伤所致。股外侧皮神经是纯感觉神经,发自腰丛,由腰 2、腰 3 神经根前支组成,通过腹股沟韧带下方,在离髂前上棘以下 5～10 cm 处穿出大腿的阔筋膜,分布于股外侧前皮肤。股外侧皮神经受损,主要见于姿势不当的久站、局部受压、腰椎病、腹膜后肿瘤、腹部肿瘤、妊娠子宫压迫等,其他病因包括肥胖、外伤、酒精及药物中毒、糖尿病、动脉硬化。本病呈慢性或亚急性发病,反复发作,男性多于女性,约 3∶1,有家族倾向。

本病属中医学“痹证”范畴,也称“皮痹”或“着痹”。中医学认为,正气内虚,风寒湿邪乘虚入侵足少阳与足阳明两经之间皮部,致股外侧皮肤蚁走样刺痛,或因外伤,造成气滞血瘀。经脉痹阻不通而见肌肤麻木不仁,不通则痛。

【临床诊断】

1. 临床症状　多以单侧大腿前外侧下 2/3 区感觉异常,如蚁走感、烧灼感、麻木或针刺感等,或有局部感觉过敏、感觉缺失,行走和站立时加剧。

2. 查体　可有大腿外侧感觉过敏、减退、消失,无肌萎缩和肌无力,部分患者腹股沟外侧、髂前上棘内侧可有压痛,或 Tinei 征（＋）。

3. 其他　本病的诊断主要依据患者临床表现及体格检查。临床上注意与股神经病变相鉴别。股神经病变可以同时累积感觉支和运动支,相应支配区肌无力和肌萎缩,肌电图可示股四头肌神经源性损害、股神经传导速度减慢及波幅降低等,而股外侧皮神经为纯感觉神经,不会出现肌无力和肌萎缩等运动症状。

【治疗原则及选穴处方】

经典针灸学以祛风除湿,通经活络为基本治疗原则。在选穴上可根据该病的发病部位为足阳明胃经与足少阳胆经所过,及脾主肌肉四肢等理论进行选择,以局部选穴为主。具体选穴原则如下:

1. 局部选穴 根据"腧穴所在,主治所在"规律,可选用局部阿是穴以活血通络。

2. 辨经选穴 腹股沟部、大腿前面、小腿外侧是足阳明胃经所生病,可选髀关、伏兔、梁丘等穴;大腿及膝部外侧是足少阳胆经所生病,可选风市、中渎等穴疏通经络,调和气血;脾主肌肉,可选阴陵泉、三阴交等穴活血养血,祛湿通络。

3. 辨证选穴 风盛者选血海、风市以活血祛风;湿盛者选阴陵泉祛湿通络;血瘀者选血海及血郄委中,活血祛瘀;气血亏虚者加足三里、三阴交,以补益气血。

● 推荐处方 1

治法:疏经通络,行气活血。

主穴:局部——阿是穴、风市、伏兔、血海(疏通局部经络)

　　　临近——阳陵泉(疏调少阳经气)

配穴:风湿痹阻加阴陵泉;血瘀加委中;气血亏虚加足三里、三阴交。

操作:局部阿是穴采用围刺法,或用隔姜灸,加拔火罐。余穴常规操作。

● 推荐处方 2

治法:活血通络。

主穴:局部——髀关、伏兔、风市、中渎(疏调局部气血)

　　　临近——腰夹脊 2、3,足三里(活血通络)

配穴:风湿胜者加血海、阴陵泉、丰隆、太冲;血瘀加委中、血海;气血亏虚加三阴交、气海俞。

操作:诸穴常规操作。

● 推荐处方 3

治法:通经活血。

主穴:风市、髀关(疏通局部气血)

操作:用芒针沿股外侧皮神经走向,与皮肤呈 15°角平刺,以上 2 穴,进针深度约 4.5 寸,平补平泻法捻转行针 2～3 min,然后连接电针仪,选用频率为 30 Hz 的连续波,通电 20 min,每日 1 次。

● 推荐处方 4

治法:活血化瘀,疏经通络。

主穴:局部——阿是穴(疏通局部经络)

操作:在大腿足少阳胆经与足阳明经循行区的感觉异常部位用梅花针均匀叩刺,以中、强度刺激为宜,至局部潮红或微出血为度,或再加拔火罐,隔日 1 次。

【疗效评估方法】

1. 视觉模拟量表(VAS)及数字评价量表(NRS)等疼痛评价方法　参见头痛。

2. 整体疗效评估法　分 4 级。① 治愈:临床症状完全消失,患处皮肤感觉恢复正常;② 显效:临床症状基本消失或明显减轻,但久行、受寒或劳累后有轻度感觉异常;③ 有效:临床症状和体征有所好转;④ 无效:临床症状无改变。

【针灸疗效分析】

1. 针灸疗效现状　针灸治疗本病以治疗前后疼痛评分值和患者临床症状的改善程度为主要结局指标。目前,针灸对于该病的治疗已被纳入Ⅰ级针灸病谱。方法包括毫针围刺、梅花针叩刺、火针点刺、温针灸等。文献研究表明,目前针灸治疗股外侧皮神经炎的最优方案,即以细火针烧红后迅速点刺股外侧皮神经支配部位皮肤感觉异常区域,速进疾出,刺入 6~10 mm,每针间隔 1~2 cm,重复操作,多点密集成片散刺。每 5 天治疗 1 次。临床证据显示,针灸治疗该病有较好疗效,依据目前临床数据总体有效率为 93.5%~98.3%。

2. 影响针灸疗效的因素　① 病因:针灸治疗由外伤及压迫引起的股外侧皮神经炎可取得较好的疗效;对于糖尿病引起的周围神经病变早期有一定疗效,应积极治疗原发病。腹部肿瘤引起者,针灸疗效差,应及早明确诊断,去除病因,以免贻误病情。② 刺法:本病治疗以局部选穴为主,局部刺法要进行围刺、透刺,并结合刺络拔罐和灸法,可提高针灸疗效。

3. 针灸治疗潜在的可能机制　本病多由无菌性炎症、神经受压或外伤等,引起神经末梢代谢障碍,血供受限而发病,因此针灸治疗的环节和机制包括:① 刺激神经。局部针刺可直接刺激皮神经,通过对感觉神经适当强度的刺激可增强周围纤维组织细胞活性,有助于皮神经功能修复,促进皮肤感觉功能恢复正常。② 改善循环。针灸可改善病灶部位的血液循环,改善局部组织的营养代谢,消除炎性产物,促进感觉功能恢复。③ 松弛肌肉。针刺可解除肌痉挛,使受挤压的神经松解,并改善循环,促进软组织炎性水肿消退,减轻周围组织对神经根压迫,提高神经兴奋性。④ 止痛。针刺通过对周围和中枢神经系统刺激,激活体内的痛觉调制系统,在中枢神经的不同水平抑制伤害性刺激的感受和传递,起到镇痛效果。

【预后】

股外侧皮神经卡压综合征的表现主要是在股神经相应分布的区域,即大腿前面和外侧面皮肤疼痛、麻木,有时症状很像坐骨神经痛,部分患者在上述区域有皮肤感觉过敏的现象。症状较轻者仅在活动时感到轻度疼痛;如果症状比较严重,可因疼痛影响弯腰、行走等活动。疼痛常在活动后加重,休息后或者屈髋位置时症状减轻。病程往往在不知不觉中渐进发展,一般没有全身症状。本病病程长短不一,一般症状自限,几周后消失,亦可复发,有的持续 2~4 年,但一般预后良好。对于本病的治疗,要明确病因、明确部位,立足于针对病因即有明显的致病因素者,应积极治疗原发病,需要解除压迫,解除肿块、异物、血肿,以及组织纤维粘连症状。但是,症状较重、病程较长、病情顽固者,一般疗效较差。对于症状严重,保守治疗无效且长期不能缓解者,可予以手术治疗。西医对于该病治疗首选病因治疗,如治疗糖尿病、动脉硬化、中毒等。疼痛严重者可服用止痛剂、镇静剂或抗癫痫药如卡马西平等,也有应用普鲁卡因封闭治疗。保守治疗无效者可考虑行阔筋膜或腹股沟韧带切开术松解神经压迫;或行股外侧皮神经切断术,有止痛作用,但因有麻木的后遗症,临床很少用。另外,在腹股沟韧带外侧部将神经向内移动的手术或神经松解术,既能消除疼痛,还能保留正常的皮肤感觉,常被采用。

二、多发性神经病

【概述】

多发性神经病过去称末梢神经炎、末梢神经病、周围神经炎,是由多种原因损害了诸多周围神经末梢,从而引起四肢远端(尤其是下肢)对称性的或非对称性的感觉、运动及自主神经功能障碍的一种疾病。多发性神经病的病理改变主要为周围神经轴索变性、节段性脱髓鞘及神经元变性等。因为周围神经对多种毒性、炎症性、遗传性、感染性以及类感染性因素敏感,这些因素都可损害周围神经,从而导致多发性神经病的临床表现。本病的病因很多,大致包括感染、中毒、代谢及内分泌障碍、营养障碍、化学因素(药物、化学品、重金属)、过敏及变态反应、遗传、结缔组织疾病等。

本病属中医学"痿证"范畴。中医学认为,人体正气不足,感受湿热毒邪;病后余热,灼伤津液;脾胃虚弱,气血生化不足;脾失健运,痰湿内生,阻滞经络;久病体虚,肝肾亏虚,精血不足可使经络受阻,经气不畅,筋脉失于气血的濡养,导致肢体筋脉弛缓不收或肌肉萎缩而成本病。

【临床诊断】

1. 临床表现　本病按病程可分为急性、亚急性、慢性、复发性。临床表现主要包括:① 感觉障碍。受累肢体远端感觉异常,如针刺、蚁走、烧灼感、触痛等。与此同时或稍后出现肢体远端对称性深浅感觉减退或缺失,呈或长或短的手套-袜套样分布。② 运动障碍。肢体远端对称性无力,轻重不等,可为轻瘫以至全瘫。肌张力低下,四肢腱反射减弱或消失,通常为疾病早期表现。上肢肌肉萎缩,以骨间肌、蚓状肌、鱼际肌明显,下肢以胫前肌、腓骨肌明显。可出现垂腕与垂足。后期可出现肌肉萎缩、肢体挛缩及畸形。③ 自主神经障碍。肢体末端皮肤对称性菲薄、光亮或脱屑、变冷、苍白或青紫、汗多或无汗、指(趾)甲粗糙、松脆,甚至溃烂。④ 上述症状通常同时出现,呈四肢远端对称性分布,由远端向近端扩展。不同病因的多发性神经病除有上述共性外尚各有差异。可单独选择性产生一种或两种障碍。以对称性的选择性感觉障碍时称为多发性感觉神经病;以对称性的选择性运动障碍时称为多发性运动神经病;两者合并者称运动感觉性多发性神经病。

2. 病因诊断　多发性神经病的病因诊断有一定难度。应参考病程(急性、慢性或复发性)、病损累及的性质(运动和感觉、自主神经的单一或合并损害)、病损累及的范围(四肢远端、近端及全身)、神经病理(轴索、髓鞘,还是间质)、其他实验室检查(免疫组化、生化等),有无毒物接触,以及全身营养、代谢状况来判断多发性神经病的病因。

3. 实验室检查　除个别患者存在脑脊液蛋白含量轻度增高外,一般均正常。肌电图(EMG)可见神经源性改变,神经-肌肉单位(NMU)减少,可见多相的电位;神经传导速度检查(NCV)可有不同程度的传导阻滞。脱髓鞘性病变的电诊断特点包括:神经传导速度减慢;诱发复合动作电位离散;传导阻滞(与远端神经刺激相比,近端神经刺激的肌肉复合动作电位振幅减小);远端潜伏期显著延长。相比之下,轴索性神经病变的特征为诱发复合动作电位振幅减小以及神经传导速度相对保持正常。神经活检可以为本病提供准确证据,镜下可以观察到周围神经不同程度的髓鞘脱失或轴突变性,但是临床中因其会损伤神经,故极少检查此项。

4.诊断 多发性神经病的临床诊断可根据肢体远端手套-袜套样分布的对称性感觉障碍,末端明显的迟缓性瘫痪,自主神经障碍,同时可以依靠肌电图、神经传导速度及神经组织活检的改变等来协助诊断。神经传导速度测定可有助于早期诊断亚临床病例,而纯感觉或纯运动性轴突变性多发性神经病提示神经元病。

【治疗原则及选穴处方】

经典针灸学以化瘀通络,濡养经筋为基本治疗原则。选穴主要以手足、肢体局部和夹脊穴为主,结合辨证选穴。具体选穴原则如下:

1.局部选穴 足部常选太冲、八风、解溪、丘墟、照海、太溪、井穴、阿是穴等;手部选合谷、八邪、阳池、大陵、中渚、后溪、井穴、十宣、阿是穴;下肢常选足三里、三阴交、阳陵泉、悬钟等;上肢选极泉、尺泽、曲池、合谷、外关等。

2.选择夹脊穴 上肢疾患选颈夹脊,下肢疾患选腰夹脊。

3.辨证选穴 寒湿侵袭选风池、风府、合谷、阴陵泉、丰隆等;湿热浸淫选大椎、阴陵泉、曲池、内庭、行间;气血亏虚选气海、脾俞、膈俞、足三里、三阴交;瘀血凝滞选阿是穴、膈俞、内关、血海、三阴交等。

● **推荐处方1**

治法:化瘀通络。

主穴:颈部——颈夹脊(疏通经络)

　　　　上肢——曲池、合谷(活血通络)

　　　　　　　十宣、阿是穴(活血化瘀)

配穴:寒湿侵袭加风池、阴陵泉;湿热浸淫加大椎、阴陵泉;气血亏虚加气海、膈俞、足三里;瘀血凝滞加内关、血海。上肢肌肉萎缩加手阳明经排刺。

操作:十宣用三棱针或毫针点刺出血。阿是穴在上肢末端感觉呈手套样麻木的区域,用梅花针叩刺,潮红为度。肌肉瘫痪或萎缩在曲池、合谷加用电针,增强刺激。余穴常规操作。本方适用于上肢、手指麻木症状为主者。

● **推荐处方2**

治法:疏通经络,濡养经筋。

主穴:腰部——夹脊穴(疏通经络)

　　　　下肢——足三里、阳陵泉、三阴交(濡养经筋)

　　　　　　　解溪、太冲、阿是穴(疏通局部气血)

配穴:足部感觉麻木甚者加足部井穴、八风;下肢肌肉萎缩加足阳明经排刺。

操作:肌肉瘫痪在阳陵泉、太冲加用电针,增强刺激。阿是穴在下肢末端感觉呈袜套样麻木的区域,用梅花针叩刺,潮红为度。余穴常规操作。

【疗效评估方法】

1.自觉症状分级量化标准 观察记录所有病例治疗前后上下肢的自觉症状,包括肢体疼痛、肢体麻木、畏寒肢冷、肢体乏力,分为无、轻、中、重四级,分别记为 0、1、2、3 分,见表 4-11。观察治疗前后及治疗后各组间的积分改善情况。

表 4-11　自觉症状分级量化标准

症状	0分	1分(轻)	2分(中)	3分(重)
肢体疼痛	无	隐隐作痛,偶发不影响活动及工作	间断出现,时轻时重	持续疼痛,难以忍受
肢体麻木	无	麻木轻微或偶尔出现	间断出现,时轻时重	持续麻木,难以忍受
畏寒肢冷	无	手足有时怕冷	经常四肢怕冷,比一般人明显,夜晚出现	全身明显怕冷,着衣被较常人差一季节
肢体乏力	无	轻微,活动后出现,休息可恢复	乏力明显,活动轻微受限	痿软无力,活动明显受限

2. 感觉功能检查和评定　参照感觉障碍评定积分表(改进 Fugl-meyer 及 Lindmark 评价法),见表 4-12,对患者感觉功能进行检查和评定。注意事项包括以下 4 个方面:① 检查之前将程序和要求向患者讲清楚,以取得配合;② 为了避免暗示,患者需闭目接受检查;③ 以患者自觉症状较严重肢体的检测结果作为观察的指标;④ 检查时间适当,不要过长,避免患者疲劳而出现错误结果。

表 4-12　感觉障碍评定积分表

感觉	检测部位	检测方法	积分评定
痛觉	前臂、手掌小腿、足背	用针轻刺或用针的尖钝端交替刺激患者的皮肤,让患者据感觉回答痛或不痛、尖或钝	2分:麻木,无感觉; 1分:感觉过敏或感觉减退,回答不完全正确 0分:感觉正常,回答完全正确
温度觉	手、足	患者手足分别感受冷水、温水及热水	2分:无法辨别或感觉完全错误 1分:感觉过敏或感觉减退,回答不完全正确 0分:感觉正常,回答完全正确
轻触觉	前臂、手掌小腿、足背	用棉棒轻触患者皮肤,让患者回答有无及被触次数	2分:麻木,无感觉 1分:感觉过敏或感觉减退,回答不完全正确 0分:感觉正常,回答完全正确
本体觉(位置和运动觉)	肘、腕、任选两手指关节;膝、踝、任选两足趾关节	将被检查肢体的各个关节向不同方向被动活动,让患者回答被检查的关节名称及运动方向	2分:无感觉或感觉完全错误 1分:感觉减退,回答不完全正确 0分:感觉正常,回答完全正确

注:最高积分 36 分(一侧肢体)。其中浅感觉(痛、温、触觉)最高积分 20 分,本体觉(位置觉和运动觉)最高积分 16 分。皮质觉未予选用。

3.《中药新药临床研究指导原则》制定的疗效评估标准　分 3 级。① 显效:自觉症状或感觉功能积分情况显著改善,积分减少≥70%;神经传导速度(MCV 或 SCV)增加≥5 m/s 或完全恢复正常。② 有效:自觉症状或感觉功能检查有所好转,积分减少≥30%;神经传导速度增加≥3 m/s。③ 无效:自觉症状、感觉功能检查无变化,积分减少<30%,神经传导速度增加<3 m/s 或无变化。

计算公式采用尼莫地平法:减分率=[(治疗前积分-治疗后积分)÷治疗前积分]×100%。

【针灸疗效分析】

1. 针灸疗效现状　针灸治疗本病的疗效,主要以治疗前后自觉症状分级量化标准、感觉障碍评定积分表(改进 Fugl-meyer 及 Lindmark 评价法)、神经传导速度测定以及肌电图为主要观察指标。临床证据以针灸治疗糖尿病性多发性神经病多见。从几篇高质量的 RCT 来看,针灸治疗糖尿病性多发性神经病可明显改善患者的四肢远端感觉、运动障碍,还能显著提高受损神经的传导速度、改善血生化和血流变指标。从总体疗效来看,针灸治疗糖尿病性多发性神经病的总有效率在 83.9%~87.5%,显效率在 30.0%~37.5%。

2. 影响针灸疗效的因素 ① 病因:导致末梢神经炎的病因十分复杂,总体上可分为代谢和营养性、传染病和肉芽肿性、血管炎性、肿瘤性和副蛋白血症性、药物诱发和中毒性、遗传性和嵌压性神经病。总体而言,代谢和营养性、药物诱发和嵌压性神经病针灸疗效较好,其余类型针灸疗效较差。对于由神经根压迫所致的末梢神经炎,针刺治疗的效果与压迫的原因相关。当压迫的原因主要是神经根局部或周围软组织炎性肿胀时,针刺效果最好,多能消除炎症,解除压迫而缓解肢体末梢的麻木、疼痛等症状。但如果神经根受压系其他器质性原因如肿瘤压迫,则仅靠针刺疗法往往难以奏效,应尽早手术解除压迫。糖尿病多发性神经病与年龄和病程有关,可表现为感觉性、运动性、自主性和混合性,以混合性多见,但感觉障碍较运动障碍重。一般在控制血糖情况下,针灸效果良好。药物引起者,应立即停止药物,针灸可迅速促进其恢复。本病可由 B 族维生素过度缺乏而诱发,在给予 B 族维生素情况下针灸疗效优越。一般而言,感觉障碍针灸疗效优于运动障碍。② 神经损伤的范围和程度:本病的主要病理过程是轴突变性和节段性髓鞘脱失,因此疗效产生的基础是轴突变性恢复程度,轴突与末梢端连接后才能恢复功能。因此,神经损伤的范围程度直接关系到针灸疗效,总体而言,无明显神经结构受损者针灸疗效优于神经结构受损者,受损范围小、程度轻针灸疗效优于范围大、程度重者。感觉障碍初期以刺激症状为明显,常有烧灼感、疼痛、感觉异常或感觉过敏,此时是神经损伤的最初表现,主要为髓鞘水肿,是针灸治疗的最好时间;当进一步发展时可有痛觉、温度觉、触觉、音叉震颤觉及关节位置觉减退,呈手套-袜状分布,表明神经已有结构损伤,针灸疗效不及前者,通常需要数月至 1 年才能恢复;如果出现明显的感觉缺失,说明神经变性严重,针灸疗效相对较差。运动障碍初期为肌无力,神经损伤较轻,此时针灸疗效最好;进一步发展会出现不同程度的瘫痪,针灸疗效不及前者;如果出现肌肉萎缩,针灸疗效将更差。总之,仅有肢端疼痛麻木而无感觉缺失或运动障碍,针灸疗效最好,恢复一般从近端开始。

3. 针灸治疗潜在的可能机制 ① 改善末梢血液循环:针灸能舒张血管,改善末梢血液循环,加速代谢废物的排出,增强末梢神经的营养、代谢,从而缓解末梢神经异常症状;② 神经修复和再生:针刺可反射性刺激神经功能,引起神经细胞的兴奋,发放冲动,从而激发功能处于低下状态的神经细胞,有利于刺激神经细胞的潜能,改善代谢,促进神经修复。大量的研究也表明,针灸具有促进外周神经再生的作用。电针可通过促进外周神经的轴浆流恢复、施万细胞增生、神经纤维的生长,改善髓鞘的排列及神经纤维组织的超微结构,以及促进失神经支配的肌肉萎缩的恢复等众多途径发挥受损神经的重生和修复作用。针灸可使节段性髓鞘脱失恢复,使原先裸露的轴突恢复功能。研究还提示,不同频率电针治疗效果不同,以 5 Hz 电针效果最佳,早期治疗效果明显。

【预后】

本病预后与致病原因、病程长短密切相关,早期经适当治疗后神经功能多可恢复,大多预后良好。

如早期的中毒、B族维生素缺乏、感染所致周围神经损伤,去除病因后神经功能可部分或全部恢复,恶性肿瘤相关疾病或病程较长的自身免疫性、遗传、代谢疾病则可出现不可逆的神经功能缺失。如药物引起者,如果症状较轻时立即停药则可以痊愈,否则恢复较慢甚至可留下后遗症。如以感觉障碍为主,手指与足趾感觉异常和麻木,立即停药可在几天和几周内恢复;如继续用药,则会震动觉进一步减退,肢体远端无力,感觉障碍加重,此时停药症状恢复较慢,可能需要几个月,个别需要1年以上,但大多数可以恢复。营养代谢障碍所致者,应寻找营养障碍原因并予以相应处理;由糖尿病引起者应同时治疗糖尿病。但本病的部分病例病程可迁延或遗留不同程度的功能障碍,甚至肢体挛缩畸形。在急性期应注意休息,出现肢体瘫痪,卧床期间应经常翻身,防止压疮,并注意肢体末端的防寒保暖。治疗期间,应加强主动及被动的肢体功能锻炼,以助其早日康复。

三、吉兰-巴雷综合征

【概述】

吉兰-巴雷综合征(GBS)是一种自身免疫介导的周围神经病,是以周围神经节段性脱髓鞘、血管周围淋巴细胞及巨噬细胞炎性浸润和不同程度的轴索变性为病理特点的自身免性疫病,主要损害多数脊神经根和周围神经,也常累及脑神经。临床特点为急性起病,症状多在2周左右达到高峰。年发病率为$(0.6\sim2.4)/10$万人,男性多于女性。欧美发病高峰年龄在$16\sim25$岁和$45\sim60$岁,我国尚缺乏系统流行病学研究,以目前本病住院患者年龄资料分析显示,以儿童和青壮年发病居多。

本病病因及发病机制目前尚未完全阐明,但患者病前多有非特异性感染史或疫苗接种史,约2/3以上的患者在发病前4周有呼吸道或胃肠道感染症状,我国空肠弯曲菌感染是GBS最常见的发病前驱因素。以腹泻为前驱症状的GBS患者Cj(革兰阴性微需氧弯曲菌)感染率高达85%,常引起急性运动轴索性神经病。此外,本病还可能与巨细胞病毒、水痘-带状疱疹病毒、肺炎支原体、乙型肝炎病毒等感染相关。目前认为分子模拟学说是GBS发病最主要机制之一。该学说认为,病原体某些组分与周围神经某些成分的结构相同,机体免疫系统发生识别错误,自身免疫性细胞和自身抗体对正常的周围神经组分进行免疫攻击,致周围神经脱髓鞘。临床可分为急性炎性脱髓鞘性多发神经根神经病(AIDP)、急性运动轴索性神经病(AMAN)、急性运动感觉轴索性神经病(AMSAN)、Miller-Fisher综合征(MFS)、急性泛自主神经病(APN)和急性感觉神经病(ASN)等亚型,AIDP是最常见的GBS类型。

本病属中医学"痿证"等范畴。中医学认为,感受湿热毒邪,或病后余热燔灼而伤津耗气,皆使肺热叶焦,不能输布津液以润五脏,遂致筋脉失养,痿弱不用;久处湿地或冒雨露,浸淫经脉,郁遏生热,久则气血运行不畅,筋脉肌肉不得濡养而弛纵不收;若饮食不节,损伤脾胃,内生湿热,阻碍气血运化,筋脉肌肉失养,亦致生痿病。如阳明湿热灼肺,会使痿病加重;素体脾胃虚弱,或久病中气受损,气血津液生化不足,或肝肾不足,筋骨失养,关节不利,发为痿证;久病气血虚损,血运无力,以致血行淤阻;或因跌仆打击,损伤脉络,血瘀脉络不通,筋肉肌肤失于濡养发为痿病。

【临床诊断】

主要根据患者临床症状病前1~4周的感染史或疫苗接种史,急性或亚急性起病,四肢对称性的弛缓性瘫痪,同时伴有感觉异常和手套-袜套样感觉异常、脑神经受累症状、腰穿脑脊液细胞-蛋白分离现象、肌电图早期 F 波或 H 波反射延迟、NCV 减慢、远端潜伏期延长等进行诊断。诊断标准国际上广泛采用 1990 年修订的 Asbury 诊断标准。

1. AIDP　是 GBS 中最常见的类型,也称为经典型 GBS,主要病变为多发神经根和周围神经节段性脱髓鞘。

诊断标准:① 常有前驱感染史,呈急性起病,进行性加重,多在 2 周左右达高峰;② 对称性肢体和延髓支配肌肉、面部肌肉无力,重症者可有呼吸肌无力,四肢腱反射下降或消失;③ 可伴轻度感觉异常和自主神经功能障碍;④ 脑脊液出现蛋白细胞分离现象;⑤ 电生理检查提示,远端运动神经传导潜伏期延长、传导速度减慢、F 波异常、传导阻滞、异常波形离散等;⑥ 病程有自限性。

2. AMAN　以广泛的运动脑神经纤维和脊神经前根及运动纤维轴索病变为主。

参考 AIDP 诊断标准,突出特点是神经电生理检查提示近乎纯运动神经受累,并以运动神经轴索损害明显。

3. AMSAN　以广泛神经根和周围神经的运动与感觉纤维的轴索变性为主。

参考 AIDP 诊断标准,突出特点是神经电生理检查提示感觉和运动神经轴索损害明显。

4. MFS　与经典 GBS 不同,以眼肌麻痹、共济失调和腱反射消失为主要临床特点。

诊断标准:① 急性起病,病情在数周内或数天内达到高峰;② 临床上以眼外肌瘫痪、共济失调和腱反射下降为主要症状,肢体肌力正常或轻度减退;③ 脑脊液出现蛋白细胞分离;④ 病程呈自限性。

5. 急性泛自主神经病　诊断标准:① 急性发病,快速进展,多在 2 周左右达到高峰;② 广泛的交感神经功能障碍,不伴或伴有轻微肢体无力和感觉异常;③ 可出现脑脊液蛋白细胞分离现象;④ 病程呈自限性;⑤ 排除其他病因。

6. ASN　少见,以感觉神经受累为主。

诊断标准:① 急性发病,快速进展,多在 2 周左右达到高峰;② 对称性肢体感觉异常;③ 可出现脑脊液蛋白细胞分离现象;④ 神经电生理提示感觉神经损害;⑤ 病程呈自限性;⑥ 排除其他病因。

【治疗原则及选穴处方】

经典针灸学以祛邪通络,濡养筋脉为基本治疗原则。在取穴上主要以手足阳明经穴和夹脊穴为主,结合辨证选穴。具体选穴原则如下:

1. 选择阳明经和督脉穴　根据《内经》“治痿独取阳明”理论,选取足阳明胃经上的髀关、伏兔、犊鼻、足三里、上巨虚、下巨虚、解溪等穴为常用之穴。可在下肢的足阳明胃经上行排刺之法,即在该经上每隔 1 寸针刺 1 针。此外,华佗夹脊穴也是治疗本病不可少的选穴。

2. 辨证选穴　肺热津伤选肺俞、尺泽、太渊、下巨虚、曲池;湿热浸淫选合谷、曲池、阴陵泉、三阴交、水道等;脾胃虚弱选脾俞、胃俞、足三里、气海,三阴交;肝肾亏虚选肝俞、肾俞、关元、太溪、三阴交等。瘀阻脉络选血海、三阴交、内关、膈俞、委中等。

● 推荐处方

治法:疏通经络,濡养筋脉。

主穴:背部——夹脊穴(通调脏腑气血,濡润筋脉)

　　　　上肢——曲池、合谷、内关（疏通经络）

　　　　下肢——血海、足三里、阳陵泉、三阴交（疏通经络）

　　配穴：肺热伤津加尺泽、肺俞、二间；湿热袭络加阴陵泉、大椎、内庭；脾胃虚弱加太白、中脘、关元；肝肾亏虚加太溪、肾俞、肝俞。

　　操作：诸穴常规操作。

【疗效评估方法】

　　1. 采用1978年Hughes改良版残疾分级　通过比较患者治疗前后的残疾分级变化情况评价疗效（表4-13）。

表4-13　Hughes改良版残疾分级

分级	临床表现
0	健康
1	神经病的次要症状或体征（无力、麻木、疼痛）但能从事体力劳动
2	不用拐杖的支撑能行走但不能从事体力劳动
3	在拐杖、器械、帮助的情况下能行走
4	卧床或需要轮椅
5	需要辅助呼吸
6	死亡

　　2. 四肢肌力用0～5级评定法　比较患者治疗前后肌力变化情况。0级：完全瘫痪；1级：有肌肉收缩而无肢体运动；2级：肢体能水平运动，但不能抬起；3级：能克服地心引力做主动运动；4级：能抵抗阻力运动；5级：正常肌力。

　　3. 日常生活活动能力评定（ADL）　参见慢性腰痛。

　　包括进食、洗澡、修饰、穿衣、大便、小便、上厕所、床椅转移、行走、上下楼梯等10项内容，共计100分。60分以上者生活基本自理，60～40分者生活需要帮助，40～20分者生活需要很大帮助，20分以下者生活完全需要帮助。比较患者治疗前后ADL评分变化情况。

【针灸疗效分析】

　　1. 针灸疗效现状　目前针灸治疗GBS的疗效以患者肌力分级、生活质量评分、残疾程度等为主要结局指标，免疫学实验室检查等为次要结局指标。从总体疗效来看，针灸对于GBS的治疗疗效较好。据临床报道，针灸的总有效率为91.67%～94.59%，治愈率为38.9%～43.24%，但仍缺乏高质量的临床证据。

　　2. 影响针灸疗效的因素　① 病情：本病因个体差异及感染史不同，其临床表现有轻重之分。轻症患者仅表现为下肢无力，针灸治疗效好，起效快，后遗症少；重症表现为四肢瘫痪，包括躯体瘫痪、球麻痹、面肌以至眼外肌麻痹，严重者甚至呼吸肌麻痹。针灸疗效后者不及前者，起效慢，疗程长，少数患者可留有不同程度的后遗症。如属复发型或慢性型，其临床症状重，在病情稳定后，往往四肢肌肉萎缩明显，针灸治疗可有一定作用，但疗程长，恢复慢。② 治疗时机：本病多急性或亚急性发病，发病急骤。急性期多首选西医治疗,针灸治疗往往在病后2~4周的恢复期,或者已迟延至数月肢体功能仍不能恢复时,方才介入,此时已延误最佳治疗时机,影响针灸疗效。针灸治疗应在急性期及时介入治疗,对于有生命危险的患者,一旦生命体征平稳,也应尽早实施针灸治疗,防止肌肉萎缩。③ 体质及营养状况:本病属于一种自身免疫性疾病,与患者的体质及营养状况密切相关,其患病前的体质强弱和患病后的营养给予可影响针灸疗效。平素体质强壮,且患病后不影响饮食摄入,营养充足者,针灸起效快,疗效好;反之,针灸起效慢,疗效差。④ 功能康复:本病为自限性疾病,多在起病4周左右症状及体征停止进展,大多数病例经过数月以后可有相当大的改善;但如果不及时予以针灸及康复治疗,多易残留运动障碍等后遗症。恢复期针灸治疗同时并能坚持功能锻炼,可提高针灸疗效,有效控制肌肉萎缩,恢复肌力;反之,如不能坚持治疗,且功能锻炼积极性较差者,针灸疗效较差,易留有后遗症。

3. 针灸治疗潜在的可能机制 ① 神经修复作用:针灸可以改善脊神经和瘫痪肢体的血液循环及神经肌肉的营养状况,促进受损神经的修复;② 双重免疫调控作用:针刺具有免疫抑制与免疫保护的双重生物调控作用,其既可通过选择性抑制特异性免疫球蛋白含量,有效降低体内病理性自身抗体的产生,同时又可适度维持机体非特异性免疫球蛋白水平,以增强机体免疫力,发挥机体正常的免疫保护功能,有利于本病的恢复。

【预后】

吉兰-巴雷综合征病情一般在2周左右达到高峰,继而持续数天至数周后开始恢复,少数患者在恢复过程中病情出现波动。多数患者神经功能在数周至数月内基本恢复,少部分患者遗留持久的神经功能障碍。GBS病死率约为3%,主要死于呼吸衰竭、感染、低血压、严重心律失常等并发症。

GBS的现代医学治疗多在一般治疗基础上采用免疫球蛋白注射(IVIg)和血浆置换(PE),均为一线治疗措施,IVIg在发病后2周内应用效果最佳,PE在发病7天内应用效果最佳,但两种联用并不增加疗效。目前国内外指南均不推荐糖皮质激素治疗,但对于无条件进行IVIg和PE的患者可试用甲泼尼龙或地塞米松静脉滴注。同时配合B族维生素营养神经治疗。因疾病发展呈自限性,病情一般在2周左右达高峰,而后逐渐好转,多数在2个月至1年内可以恢复。因免疫制剂及糖皮质激素等在疾病恢复期非必要且副作用明显,因此该病恢复期的针灸治疗为主要干预手段,病情稳定后,建议尽早进行针刺等康复治疗,以防失用性肌萎缩和关节挛缩,对患者恢复有重要意义。

四、肢体部神经病变的现代针灸学治疗原则与选穴处方

(一)神经卡压综合征

神经卡压综合征以不同神经的卡压表现出不同的临床症状和体征,但它们的发生机制都是神经经过部位的组织结构导致的神经卡压所致。因此,现代针灸学治疗原则为缓解卡压,减轻水肿、粘连,改善神经功能。在治疗上强调正确判断保守治疗的适应证,主要在本病早期。治疗时可配合制动,如腕关节中立位制动等。对于早期经保守治疗3个月不见效,病因不能解除,应进行手术治疗。在选穴上均以局部病位及相关神经刺激点为主要方法,分述如下:

1. 腕管综合征 ① 正中神经刺激点:可选传统穴位如内关、大陵等,直接刺激受卡压的正中神经,改善其功能和代谢。② 腕管刺激点:在腕关节内侧面,为腕横韧带覆盖,有4个刺激点。具体:第1个刺激点为桡侧腕屈肌尺侧缘与远侧腕横纹的相交处(相当于大陵穴附近);第2个刺激点为第1个

刺激点远侧约 2.5 cm 处;第 3 个刺激点为指浅屈肌腱尺缘与远侧腕横纹的交点;第 4 个刺激点为在第 3 个刺激点远侧 2.5 cm 处。针刺刺激可改善腕管部的血液循环,减压、减轻炎症。③ 臂丛神经刺激点:即颈臂穴,通过刺激臂丛神经达到刺激正中神经,调节其功能活动与代谢。

2. 跖管综合征 ① 跖管局部刺激点:跖管由内踝后下方和跟骨内侧面之间的深筋膜增厚形成屈肌支持带,位于内踝与跟骨之间。因此,可选内踝与跟骨结节连线的中点,以及该点上下 1~2 cm 处 3 个刺激点,以改善跖管的血液循环,调节局部肌肉、筋膜的张力,减轻神经卡压和水肿。② 胫神经刺激点:胫神经自坐骨神经分出后垂直下行,在腘窝中线下行至腘肌下缘,进入比目鱼肌的深面,成为胫后神经,胫后神经在踝的平面穿过伞状韧带内的纤维骨管,在出口处分为内侧与外侧足底神经。本病是指神经在这个纤维骨管内受压迫所致。刺激点 1:内踝后缘;刺激点 2:内踝尖上 8~9 cm,胫骨内侧缘后际;刺激点 3:腘窝皱褶上方,股二头肌内缘于半腱肌外缘上部之三角形的顶角处;或腘横纹中点(相当于委中穴);刺激点 4:腓肠肌两肌腹与肌腱交角处(相当于承山穴)。

3. 臀上皮神经卡压综合征 ① 臀上皮神经刺激点或局部压痛点或扳机点:多位于髂嵴中点直下 2~3 横指处;也可在臀上部寻找明显的压痛点、扳机点,通常在髂嵴中点直下 3~4 cm 处的皮下可触及一滚动高起的条索状物,触压时患者感觉痛、麻、胀难忍,臀上部、臀上皮神经分布区触痛明显;或由骶棘肌外侧缘与髂嵴交角处为一点,于臀中部距后正中线第 3 骶椎棘突外开 13 cm 为一点,两点的连线及其延长线至腹股沟外,为臀上皮神经终末支的投影。② 腰 1~3 脊神经刺激点:臀上皮神经主要源自腰 1~3 脊神经的皮支。解剖学研究显示,臀上皮神经来自腰 1~3 后外侧束,各神经参加组成臀上皮神经的出现率分别为腰 1、腰 2 两侧均为 100%,腰 3 左侧为 83%,右侧为 73%,腰 4 左侧为 13%,右侧为 10%。组成臀上皮神经的各腰神经后外侧在横突附近骶棘肌内、骶棘肌表面或突出筋膜后彼此吻合,合成臀上皮神经后,在臀部吻合更为广泛。偶尔还可与股外侧皮神经或髂腹下神经吻合。腰 1 后外侧支全部在髂嵴以上穿出深筋膜,腰 2 后外侧支从髂嵴上方穿出者占 7%~8%,沿髂嵴边缘穿出者占 97.2%。腰 3 全部从髂嵴边缘穿出,沿腰 1 后外侧支穿出者占 7%~8%,沿髂腰肌边缘穿出者占 92.2%,腰 3 全部从髂嵴边缘穿出,由腰 1 后外侧支穿出者作垂线,此线与髂嵴的交点距髂嵴外侧最突出点为 113.6 mm,相当于髂嵴外侧最突出点至背正中线同距离的 0.59 mm,腰 2~3 后外侧支穿出点依次稍偏外侧两者只差几毫米。了解这些解剖学知识对于治疗选择刺激点非常重要。如在治疗上选择刺激点以腰 1~2 脊神经为重点。针刺可采用椎间孔或椎旁刺激法。椎间孔刺激点定位:于患侧棘突(腰 1~2、腰 2~3、腰 3~腰 4)间隙距正中线 2.5~4.5 cm 处(上腰椎为 2.5~3 cm,下腰椎为 3~4.5 cm)。腰椎旁刺激点定位:患侧棘突尖旁开 1.5~2 cm 处。

4. 梨状肌综合征 梨状肌起于第 2、第 3、第 4 骶椎前面,分布于小骨盆的内面,经坐骨大孔入臀部,止于股骨大转子后面。髂内动脉在此分为臀上动脉和臀下动脉,分别经梨状肌上、下孔穿出至臀部,分支营养臀肌和髋关节。此肌因急、慢性损伤,或加上解剖变异,致易发生损伤性炎性改变,刺激或压迫神经,而产生腰腿痛。梨状肌的神经支配源自骶 1~2 节段的骶神经。根据以上解剖学特点进行选穴:① 梨状肌局部刺激点。尾骨尖至髂后上棘连线中点至大转子尖端的垂直线,即为梨状肌下缘的体表投影,在该线的内、中 1/3 处为梨状肌刺激点,可以该点为中心,沿梨状肌走行选择多个刺激点;或自髂后上棘与尾骨间做一连线,在此连线上,于髂后上棘下 2 cm 处取一点,自此点与股骨大转子的连线,即为梨状肌投影区;于髂后上棘和股骨大粗隆定点做一连线,向下 2~3 cm 处做一平行线为梨状肌走行,在其上寻找最明显的压痛点。松解肌肉,缓解痉挛。② 骶 1~2 骶神经前支刺激点。第

1、2 骶后孔中，即上髎、次髎穴。调节支配梨状肌的神经以调节其感觉和紧张状态，止痛解痉。③ 梨状肌激痛点。第 1 激痛点位于梨状肌体表投影外 1/3 与内 2/3 交界处，与局部刺激点位置相同（但应具备激痛点特性不同）；梨状肌第 2 激痛点位于梨状肌与骶骨外缘相交处。④ 坐骨神经刺激点。梨状肌最常导致坐骨神经卡压。刺激点定位：于髂后上棘和股骨大粗隆连线中点，做一向下 90° 的垂直线，在此连线中点下方 5 cm 处（相当于环跳穴）；或在髂后上棘与尾骨尖做连线，该连线上 1/3 处与股骨大粗隆相连，在此线中点下方 1 cm 处。

5. 坐骨神经痛 ① 坐骨神经刺激点：相对于环跳穴位置；② 胫神经刺激点（膝部）：腘窝皱褶，在其上方，股二头肌内缘于半腱肌外缘上部之三角形的顶角处（相当于委中穴）；③ 腓总神经刺激点：腓骨小头在体表最突出之下方一横指，及腓骨小头与腓骨颈之间。

6. 股外侧皮神经卡压综合征 股外侧皮神经系纯感觉神经，发自腰丛，由腰 2、腰 3 神经根前支组成，自腰大肌外缘伸出后，于髂前上棘下穿过腹股沟韧带时，几乎由水平位骤然转变成垂直位下降，穿过缝匠肌处时可有变异，走行于该肌的上面、浅层或深层，大约在髂前上棘下 10 cm 处，分成前、后两支，前支分布于股前外侧皮肤，向下达膝部；后支分布于臀外侧面和股上 2/3 外侧皮肤，股外侧皮神经在骨盆内行程长，出骨盆入股部形成角度，入肌途径有变异，因此，多种因素可导致神经卡压症状。根据以上解剖学选穴如下：① 股外侧皮神经干刺激点。于髂前上棘内下方 2 cm 处；或髂前上棘下 10 cm 处。② 股外侧皮神经分布区皮肤刺激点。以感觉异常区域为刺激点，可在大腿外侧、前外侧选择数个刺激点，如传统穴位髀关、伏兔、梁丘等。③ 腰 2～3 神经根刺激点。分为椎间孔刺激点和椎体旁刺激点，参见臀上皮神经卡压综合征内容。④ 缝匠肌激痛点。由于缝匠肌近端附着于髂前上棘，从外向内斜向横跨大腿前方形成股鞘覆盖于股动、静脉和股外侧皮神经之上，因此，缝匠肌上部的激痛点可能会导致股外侧皮神经压迫症状。第 1 激痛点（上激痛点）：位于肌肉上 1/4 与下 3/4 交界处（腹股沟之下）。⑤ 局部相关肌肉刺激点。研究显示，在肌腔隙处髂肌痉挛可造成神经卡压，此处神经与髂腰肌两者同时穿过。消除胸腰交界处、臀部或尾骨处的髂腰肌痉挛可减轻股外侧皮神经炎患者的症状。可选胸腰交界处、臀部或尾骨部的髂腰肌刺激点。

● **推荐处方 1（腕管综合征）**

主穴：局部——正中神经刺激点（如大陵、内关）（改善神经的功能和代谢）

　　　　腕管刺激点（改善腕管部的血液循环，减压、减轻炎症）

　　颈部——臂丛神经刺激点（即颈臂穴）（刺激臂丛神经，调节上肢神经功能与代谢）

操作：腕管刺激点针尖由浅入深，并向远端以 60° 角刺入，刺入腕管肌腱鞘时有坚韧感，或穿过腕横韧带时有落空感时再退出少许，采用滞针法，并可带电针（2 Hz）；正中神经刺激点亦可带电针。

● **推荐处方 2（跗管综合征）**

主穴：局部——跗管局部刺激点（改善跗管的血液循环，减轻神经卡压和水肿）

　　下肢——胫神经刺激点（改善胫神经功能和代谢）

操作：跗管刺激点直刺 2～3 cm，行滞针法，可带电针（2 Hz）。

● **推荐处方 3（臀上皮神经卡压综合征）**

主穴：局部——臀上皮神经刺激点（改善神经功能和代谢）

　　　　局部压痛点或扳机点（缓解局部卡压，改善局部循环）

腰部——腰 1~3 脊神经根刺激点(改善神经功能和代谢)

操作:局部穴位行滞针法,可带电针(2 Hz)。臀上皮神经刺激点,垂直刺入皮肤,缓慢进针的同时注意胀感出现,有时可深至髂骨翼板。臀上皮神经终末支刺激点,针尖朝上逐渐向髂嵴下缘斜刺,由浅入深,由皮下向筋膜下肌肉浅层做扇形刺激。腰椎间孔神经根刺激点,先垂直进入刺向横突,进针 3~4 cm 针尖触及横突,然后退针少许,做 25°角向上(到上一个椎间孔)或向下(到下一个)并向内侧倾斜约成 20°角,沿着横突的上缘或下缘进针 1~1.5 cm,即达到椎间孔附近,此时如果针尖触及神经根,患者可出现同侧臀部或向下肢放射样异感,治疗本病时以向臀部放射为佳,针刺中可微调针尖使感觉向臀部放射,没有必要出现下肢放射。腰椎旁神经根刺激点,先垂直刺入直到触及同侧椎板外侧部位,一旦触及椎板,退针至皮下,且将针稍向外斜,或将针平行向外移动 0.5 cm,重新刺透横突韧带,进入椎间孔外侧的椎旁间隙,针尖沿椎板外缘进针超过椎板,进针深度为 1~1.5 cm,出现向臀部或下肢放射异感为度,也以向臀部反射为佳。

● **推荐处方 4(梨状肌综合征)**

主穴:局部——梨状肌局部刺激点(松解肌肉,缓解痉挛)

骶部——骶 1~2 骶神经前支刺激点(上髎、次髎)(刺激支配梨状肌的神经以调节其感觉和紧张状态,止痛解痉)

臀部——坐骨神经刺激点(环跳穴)(调节坐骨神经功能与代谢,止痛)

操作:梨状肌局部刺激点行滞针法,并可用电针(2 Hz)。上髎、次髎深入骶后孔内通过前壁,以出现放射感为佳。

● **推荐处方 5(坐骨神经痛)**

主穴:局部——坐骨神经刺激点(环跳穴)(调节坐骨神经功能与代谢,止痛)

下肢——胫神经、腓神经刺激点(调节神经功能与代谢,止痛)

配穴:由梨状肌卡压所致者,参照其内容。根性坐骨神经痛加腰 4~5 椎旁神经根刺激点、椎旁软组织刺激点(缓解神经卡压、刺激,改善局部循环和神经代谢与功能恢复)。

操作:神经刺激点均以向下肢放射感为度。并可用电针(2 Hz)。

● **推荐处方 6(股外侧皮神经卡压综合征)**

主穴:局部——股外侧皮神经干刺激点(调节神经功能与代谢)

股外侧皮神经分布区皮肤刺激点(髀关、伏兔、梁丘等)(刺激局部皮神经,改善功能与代谢)

配穴:腰 2~3 神经根刺激点;缝匠肌激痛点;胸腰交界处、臀部或尾骨部的髂腰肌刺激点。

操作:股外侧皮神经刺激点,垂直刺入,缓慢边进针边注意患者反应,一般刺入 2~3 cm 时,针尖达筋膜下时可诱发异感,刺激 3~5 下即可;如未诱发出异感时,应在该位置,将针退至皮下,再进行扇形针刺,以寻找异感为度。局部皮肤刺激点,平刺或斜刺,浅刺皮下即可。

(二)多发性神经病与吉兰-巴雷综合征

这两种疾病都属于脊神经的炎性病变,均可导致感觉、运动障碍。多发性神经病主要病位在末梢神经或神经干,而吉兰-巴雷综合征病情较重,与机体免疫功能紊乱有关,病变位置主要在脊神经根,在急性期应以内科治疗为主,针灸主要用于恢复期。在临床表现上均可出现四肢远端(尤其是下肢)对称性的感觉、运动障碍。它们在发病机制上不同,现代针灸治疗原则均为改善神经功能,促进营养神经的血液循环,改善神经的代谢和促进功能恢复,但吉兰-巴雷综合征也应调节免疫功能。在选穴方法也有一些共同点。

1. 共同的选穴方法　主要在上下肢选择神经刺激点和选择整体性抗炎刺激点。

(1) 上肢神经刺激点　① 臂丛神经刺激点:选颈臂穴调节上肢神经的功能。② 桡神经刺激点:肱骨外上髁上方10 cm处,相当于桡神经绕过肱骨部分;或在肱骨内、外上髁做一连线,横过肘窝,该线与肱二头肌腱外缘交点;或腕背桡侧凹陷处。③ 尺神经刺激点:上臂肱二头肌内侧沟中点可触及肱动脉搏动,在搏动点内侧位刺激点;或肱内上髁与尺骨鹰嘴之间的尺神经沟内,用手指触压,可诱发此处异感。④ 正中神经刺激点:肱骨内、外上髁之间做一连线,在该线上肱二头肌肌腱内侧缘与内上髁之间中点;或平肱骨内、外髁两点之间处,于肱动脉搏动处稍内侧;或桡骨茎突水平横过腕关节做一横线,桡侧屈腕肌腱和掌长肌腱之间的交点(相对于大陵穴)。

(2) 下肢神经刺激点　坐骨神经、胫神经、腓神经刺激点参见坐骨神经痛内容。

(3) 在四肢末端皮肤选择刺激点　针对呈手套-袜套样感觉障碍,可在这些感觉障碍的皮肤区选穴刺激点,改善躯体感觉功能。

(4) 迷走神经刺激点　通过胆碱能途径发挥整体性抗炎作用。

2. 不同的特征性选穴　吉兰-巴雷综合征有其选穴特点。部位:① 脊神经根刺激点。由于其病位主要在脊神经根,因此,可在椎间孔或椎体旁进行上肢(颈5～胸1)、下肢(胸12～腰5)脊神经根刺激;定位参考臀上皮神经部分的腰神经根刺激内容。② 星状神经节刺激点。主要可整体性调节免疫,稳定内环境。

● **推荐处方1(多发性神经病)**

主穴:上肢——臂丛神经刺激点(颈臂穴)、桡神经、尺神经及正中神经刺激点(刺激神经,改善功能及代谢)

上肢皮肤刺激点(手套样感觉障碍区)(改善皮肤感觉)

下肢——坐骨神经刺激点(环跳)、胫神经刺激点(委中)、腓神经刺激点(阳陵泉)

(刺激神经,改善功能及代谢)

下肢皮肤刺激点(袜套样感觉障碍区)(改善皮肤感觉)

配穴:加迷走神经刺激点,通过胆碱能途径发挥整体性抗炎作用。

操作:刺激神经干时以出现放电感为宜。皮肤刺激点平刺、斜刺于皮下即可。

● **推荐处方2(吉兰-巴雷综合征)**

主穴:背部——脊神经根刺激点(颈5～胸1,胸12～腰5)(刺激神经根,改善其功能与代谢,改善局部循环)

颈部——迷走神经刺激点(通过胆碱能途径发挥整体性抗炎作用)

星状神经节刺激点(整体性调节免疫,稳定内环境)

耳部——迷走神经刺激点(整体性抗炎)

上肢——臂丛神经刺激点(颈臂穴)(刺激神经,改善功能及代谢)

上肢皮肤刺激点(手套样感觉障碍区)(改善皮肤感觉)

下肢——坐骨神经刺激点(环跳)、胫神经刺激点(委中)、腓神经刺激点(阳陵泉)(刺激神经,改善功能及代谢)

下肢皮肤刺激点(袜套样感觉障碍区)(改善皮肤感觉)

操作:刺激神经根、干时以出现放电感为宜。皮肤刺激点平刺、斜刺于皮下即可。

第三节　肢体部关节炎

一、类风湿性关节炎

【概述】

类风湿性关节炎是一种以关节滑膜炎为特征的不明原因的慢性全身性自身免疫性疾病,免疫反应多发生于关节滑膜,为最常见的结缔组织疾病。常见关节腔滑膜炎症、渗液、细胞增殖、肉芽肿形成,软骨及骨组织破坏,最后关节强直及功能障碍。多侵犯小关节,如手、足及腕关节等,常为对称性,呈慢性经过,可有暂时性缓解,由于多系统损害,血清中可查到自身抗体,故认为本病是自身性疾病。

类风湿性关节炎(RA)是最常见的炎性关节炎,全世界的终身患病率高达1%。本病可发生于任何年龄,80%发病于35～50岁,女性患者2～3倍于男性。另有资料显示,世界上患病率为0.5%～1%,其全球发病率比较稳定,与地域和种族关系不大。我国RA的患病率为0.32%～0.36%。年龄较大的患者性别差异较小,尽管如此,但年龄较大,家族病史和女性性别与类风湿性关节炎风险增加有关。

本病病因不明,目前认为与发病有关的因素包括感染、免疫功能紊乱及遗传等。寒冷潮湿的环境、疲劳、营养不良、创伤、精神因素等,常为本病的诱发因素,但多数患者发病前常无明显诱因可查。类风湿性关节炎的诊断主要依靠临床表现、自身抗体及X线改变。典型的病例按1987年《美国风湿病学学会分类标准》诊断并不困难,但以单关节炎为首发症状的某些不典型、早期类风湿性关节炎,常被误诊或漏诊。对这些患者,除了血、尿常规、血沉、C反应蛋白、类风湿因子等检查外,还可做磁共振(MRI),以求早期诊断。对可疑类风湿性关节炎患者要定期复查、密切随访。

本病中医学称"尪痹",认为人体正气不足,风寒湿热等侵入机体,邪客于关节,或痰瘀互结,阻滞经络,气血痹阻,不通则痛;或病变日久,肝肾不足,气血亏虚,筋骨失养,均可导致本病发生。

【临床诊断】

类风湿性关节炎的临床诊断主要基于慢性关节炎的症状和体征、实验室及影像学检查。目前的诊断普遍采用1987年美国风湿病学会(ACR)修订的分类标准(表4-14),符合7项条目中至少4项可诊断为类风湿性关节炎,其敏感性为94%,特异性为89%,但对于早期、不典型及非活动期类风湿性关节炎易漏诊。2010年ACR和欧洲抗风湿病联盟(EULAR)联合提出了新的分类标准和评分系统(表4-15),该标准包括关节受累情况、血清学指标、滑膜炎持续时间和急性时相反应物 4 部分,总得分 6 分以上可确诊。另外,根据本病 X 线表现对其进展情况进行分期(表 4 - 16)。

表 4 - 14　ACR 1987 年修订的 RA 分类标准

晨僵	关节或周围晨僵持续至少 1 h
≥3 个关节区的关节炎	医师观察到下列 14 个关节区域(两侧的近端指间关节、掌指关节、腕、肘、膝、踝及跖趾关节)中至少 3 个有软组织肿胀或积液(不是单纯骨隆起)
手关节炎	腕、掌指或近端指间关节区中,至少有 1 个关节区肿胀
对称性关节炎	左、右两侧关节同时受累(双侧近端指间关节、掌指关节及跖趾关节受累时,不一定绝对对称)
类风湿结节	医师观察到在骨突部位、伸肌表面或关节周围有皮下结节
血清 RF 阳性	任何检测方法证明血清中 RF 含量升高(所用方法在健康人群中阳性率<5%)
影像学改变	在手和腕的后前位像上有典型的 RA 影像学改变;必须包括骨质侵蚀或受累关节及其临近部位有明确的骨质脱钙

注:以上 7 项中满足 4 项或者 4 项以上并除外其他关节炎者可诊断为 RA(要求第 1~4 项病程至少持续 6 周)。

表 4 - 15　ACR/EULAR 2010 年的 RA 分类标准

项目	评分
1. 关节受累情况(0~5 分)	① 中大关节:(1 个)0 分;(2~10 个)1 分。② 小关节:(1~3 个)2 分;(4~10 个)3 分。③ 至少一个为小关节:(>10)5 分
2. 血清学指标(0~3 分)	① RF 和抗 CCP 抗体均阴性:0 分;② RF 和抗 CCP 抗体低滴度阳性:2 分;③ RF 和抗 CCP 抗体高滴度阳性(正常上限 3 倍):3 分
3. 滑膜炎持续时间(0~1 分)	① <6 周:0 分;② ≥6 周:1 分
4. 急性时相反应物(0~1 分)	CRP 和 ESR 均正常:0 分;CRP 或 ESR 异常:1 分

注:受累关节指关节肿胀疼痛。小关节包括掌指关节、近端指间关节、第 2~5 跖指关节、腕关节,不包括第 1 腕掌关节、第 1 跖趾关节和远端指间关节;大关节指肩、肘、髋、膝和踝关节。

表 4 - 16　类风湿关节炎 X 线进展的分期

分期	X 线表现
Ⅰ 期(早期)	1*. X 线检查无破坏性改变;2. 可见骨质疏松
Ⅱ 期(中期)	1*. 骨质疏松,可有轻度的软骨破坏,有或没有轻度的软骨下骨质破坏;2*. 可见关节活动受限,但无关节畸形;3. 邻近肌肉萎缩;4. 有关节外软组织病损,如结节和腱鞘炎
Ⅲ 期(严重期)	1*. 骨质疏松加上软骨或骨质破坏;2*. 关节畸形,如半脱位,尺侧偏斜,无纤维性或骨性强直;3. 广泛的肌萎缩;4. 有关节外软组织病损,如结节或腱鞘炎
Ⅳ 期(末期)	1*. 纤维性或骨性强直;2. Ⅲ 期标准内各条

注:标准前冠有 * 号者为病期分类的必备条件。

【治疗原则及选穴处方】

经典针灸学以通痹止痛为基本治疗原则。根据《内经》“在筋守筋,在骨守骨”原则,以关节局部阿是穴、经穴为主,配合整体性调节穴位。具体选穴原则如下:

1. 根据“腧穴所在,主治所在”规律,在关节局部选取阿是穴或经穴　如腕关节受累时,局部疼痛肿胀主要表现在手腕背侧,可选取局部的压痛点、阳池、阳溪、阳谷;如疼痛在掌侧时,可选局部压痛点及神门、大陵、太渊;也可配合外关、合谷等加强疏通经络作用。掌指关节疼痛主要选择局部阿是穴及后溪、前谷、液门、中渚、二间、三间、八邪等;手指关节疼痛主要选择局部阿是穴及四缝等。

2. 根据病因选穴　如风寒为主要诱因可选风池、大椎、腰阳关等,用灸法。肝肾阴虚选肝俞、肾俞、太溪、三阴交等。痰瘀互结选丰隆、中脘、足三里、膈俞、血海等。热邪较重者选大椎、曲池、委中等点刺出血。也可不论何种证型,配合灸肾俞、命门、膏肓俞、腰阳关、足三里等扶助正气。

● **推荐处方1**

治法:通痹止痛。

主穴:根据疼痛部位选穴。

　　　指关节——四缝、大骨空、小骨空、中魁(通络止痛)

　　　掌指关节——八邪、合谷、三间、后溪、中渚

　　　腕关节——阳池、阳溪、大陵、合谷、外关

　　　肘关节——曲池、曲泽、少海、尺泽、手三里、小海

　　　肩关节——肩髃、肩髎、肩内陵、臂臑、巨骨

　　　趾关节——气端、独阴

　　　跖趾关节——八风、太冲、陷谷、足临泣、涌泉

　　　踝关节——太溪、昆仑、丘墟、解溪、商丘、申脉、照海、然谷

　　　膝关节——膝眼、足三里、阴陵泉、阳陵泉、鹤顶、血海、梁丘、阴谷、曲泉

　　　髋关节——环跳、居髎、风市、环上

配穴:寒湿留滞加大椎、气海、关元、神阙;湿热内蕴加大椎、曲池、身柱;痰瘀交阻加膈俞、血海、丰隆、阴陵泉。

操作:常规操作。寒湿者可加灸法,湿热内蕴和痰瘀交阻者可加点刺出血。关节局部穴位可用电针。

● **推荐处方2**

治法:温经散寒,祛风通络。

主穴:局部——病变关节局部阿是穴(温经散寒,活血止痛)

配穴:风寒加外关、风门;痰瘀加丰隆;正虚加足三里、三阴交。

操作:风寒者针后用灸法,热证明显者用刺络拔罐,关节局部穴位可用电针。

【疗效评估方法】

1. 美国风湿病学会(ACR)制定的疗效标准(1994年)　分病情改善指标和临床缓解指标。

(1)病情改善指标　① 压痛关节数;② 肿胀关节数;③ 患者对疼痛的评价;④ 患者对疾病活动性的综合评价;⑤ 医师对疾病活动性的综合评价;⑥ 患者对体力功能的评价;⑦ 急性时相反应指标包括血沉、C反应蛋白;⑧ 放射学或其他显像方法。如第①、②和第③~⑦项中有3项改善20%以上,称病情有所改善。

(2) 临床缓解指标　①晨僵时间不超过 15 min;② 无疲乏感;③ 无关节压痛;④ 无关节痛,关节活动时无痛;⑤ 关节或腱鞘无软组织肿胀;⑥ 血沉低于 30 mm/h(女性)或 20 mm/h(男性)。具有以上至少 5 项,持续至少 2 个月并且无活动性血管炎、心包炎、胸膜炎、肌炎和(或)近期无体重减轻或发热者,称临床缓解。

2. 对疼痛和功能进行评分

(1) 疼痛的评定标准

1) Ritchie 关节指数　通过对指定关节(双侧手近端指间关节、腕关节、肘关节、肩关节、膝关节等28 个关节或更多关节)进行压诊,视其产生的反应对每一个关节进行评分。具体内容:无触痛:0 分;有触痛 1 分;有触痛且触之患者有躲避 2 分;有触痛且触之患者有躲避并回缩 3 分。将各关节评分合计即为 Ritchie 关节指数。

2) Fuchs28 个关节定量关节指数　双侧手近端指间关节(10 个)、双侧掌指关节(10 个)、腕关节(2 个)、肘关节(2 个)、肩关节(2 个)、膝关节(2 个)。具体内容:① 肿胀。正常 0 分;轻微 1 分;关节区域内有肿胀 2 分;超出正常范围的肿胀 3 分。② 压痛。无压痛 0 分;轻微压痛 1 分;按压时肢体有退缩现象 2 分;按压时肢体有躲闪现象 3 分;患者拒绝按压 4 分。③ 活动受限分。活动正常 0 分;活动受限达 25%1 分;活动受限达 50%2 分;活动受限达 75%3 分;关节强直 4 分。

(2) 功能障碍及其严重程度的评定　见表 4-17。

表 4-17　类风湿性关节炎功能指数

Ⅰ级	日常活动不受任何限制,能完成日常一般活动(生活自理*、职业活动**、业余活动***)
Ⅱ级	能完成一般生活自理活动和职业活动,但业余活动受限制
Ⅲ级	能完成一般生活自理活动和职业活动,但职业活动和业余活动受限制
Ⅳ级	一般生活自理活动、职业活动和业余活动均受限制

*一般生活自理项目包括穿衣、进食、洗澡、梳妆、修饰和入厕等。

**职业活动包括工作、学习、家务活动。

***业余活动包括娱乐(消遣性)和(或)闲暇活动;职业活动和业余活动与患者的愿望、年龄、性别有一定关系。

3. 美国健康评估问卷(HAQ)　即斯坦福健康评估问卷,在 1978 年由斯坦福大学的医学博士Fries 等制作而成,主要用来评估类风湿性关节炎患者的功能状态,但对轻型患者不太适用。HAQ 问卷主要包括 4 方面的内容,即残疾(20 个问题,其中含 8 个方面的日常活动)、不舒服(4 个问题)、药物副作用和费用,其中最常用的是残疾问卷。每个问题得分 0~3 分,得分越高,功能或情绪越差。具体内容如下:

在回答下列问题时请注意:您是否真的做过这些事并不重要,关键是您是否能够做到下面这些项目,请选择一个能反映过去 2 周您日常生活能力的答案。

请对此次访视前 2 周情况评价,以下为其中残疾问卷的 8 类共 20 个问题。

(1) 穿衣和修饰　① 能自己穿衣吗?包括系鞋带和扣扣子。② 能自己梳头吗?

(2) 站立　① 能从无扶手直椅中直接站起来吗?② 能上床、起床吗?

(3) 进食　① 能拿筷子吗?② 能将装满水的水杯送到嘴边吗?③ 能开启未启封的易拉罐吗?

(4) 行走　① 能出门在平路上行走吗?② 能上 5 个台阶吗?

（5）洗漱　①能洗澡并擦干身体吗？②能洗盆浴吗？③能自己上厕所吗？

（6）伸手取物　①能触到头顶上5斤重的物品并把它拿下来吗？②能弯腰从地上拾起衣物吗？

（7）抓握　①能用钥匙开门吗？②能打开已开启的罐头吗？③能关水龙头吗？

（8）活动　①能出门到商店购物吗？②能上下公交车或出租车吗？③能做家务吗？如吸尘、收拾房间、洗菜。

每个问题均设下面4个答案，无困难（0分）、稍有困难（1分）、很困难（2分）、无法完成（3分），供患者选择，最后计算总积分。

4. 2010年ACR/EULAR关于类风湿性关节炎的缓解标准　ACR/EULAR关于类风湿性关节炎缓解的新标准包括以下两种中的一种。

（1）Boolean定义　任何时间点，患者需满足下列要求。①疼痛关节数≤1；②肿胀关节数≤1；③C反应蛋白（CRP）≤1mg/dl；④患者总体评估≤1（0～10标尺）（患者总体健康评估或患者基于10 cm视觉模拟量表对疾病活动度进行评价）。

（2）指数定义　患者SDAI指数≤3.3。简化的疾病活动指数（SDAI）＝TJC（28个关节中的疼痛关节数）＋SJC（28个关节中的肿胀关节数）＋PGA（患者的总体评价0～10）＋MDGA（医师的总体评价0～10）＋CRP（mg/dl）。

28个关节包括：颞颌、胸锁、肩锁、肩、肘、腕、掌指（1～5）、近端指间（1～5）、远端指间（2～5）、髋、膝、踝、距跟、跗骨、跖趾（1～5）、近端趾间（1～5）。

【针灸疗效分析】

1. 针灸疗效现状　目前，针灸治疗本病的疗效评价有疾病活动度综合分数［TJC、SJC、VAS、PGA、MDGA、HAQ、ESR或CRP、生命质量评估的简表（SF-36）］、关节活动度（ROM）、实验室检查［白介素6（IL-6）、类风湿因子（RF）］、手握力（病变在手部时）、晨僵时间、影像学Sharp评分。有较多文献主要结局指标仅选取疾病活动度综合分数中的VAS、HAQ，次要结局指标有SF-36、ROM等。临床证据显示，针灸可有效缓解症状，缓解症状的总有效率在90%左右。

如国外一项关于针刺治疗手部类风湿性关节炎的双盲随机对照试验显示，试验组（针刺）自我报告的疼痛和压力测量；手握力和手臂力量；健康状况显著改善；生活质量量表在7/8调查领域得到显著改善；肿胀关节的数量（$Z=-2.862$，$P=0.004$）和压痛关节显著减少。对照组（安慰针刺）除了自我报告的疼痛改善外，其余无明显变化。

2. 影响针灸疗效的因素　①治疗时机：在目前类风湿性关节炎不能被根治的情况下，防止关节破坏，保护关节功能，最大限度地提高患者的生活质量，是治疗的基本目标。因此，治疗时机非常重要。患病第1年采用保守治疗，约75%的患者有改善，仅有10%的患者尽管全力治疗最终仍造成残疾。因此，早期针灸介入疗效较好。在急性发作期，应以药物治疗为主，针灸介入治疗的最佳时机应该在急性期过后，即疾病的缓解期，关节遗留慢性疼痛。此时，西医的应用难以长期维持，其毒副作用难以避免，针灸可发挥独特的治疗作用，取得较好的止痛效果。②病情：病变初期骨关节尚未变形，针灸疗效较好；当中后期关节强直、肌肉挛缩时，针灸也可取得一定的康复效果；当关节骨质破坏严重，严重畸形，针灸疗效较差。反复发作次数越多，针灸疗效越差，预后较差。因为，每经过1次发作后病变关节会有1次严重的损伤，变得更为僵硬而不灵活，最终使关节固定在异常位置，形成畸形。据国外统计,在发病的几年内劳动力完全丧失者约占 10%。③ 大小关节:临床发现,针灸对大关节炎比小关节炎易于取效。这可能与小关节局部软组织分布较少,血液循环相对较差,针刺也很难直接刺入关节内相关组织有关。大关节局部经穴分布较多,小关节局部穴位较少也难以施行手法,不能获得强烈针感,而且针刺疼痛较强烈等。④ 刺灸法:有人(《临床针灸反射学》,2004)指出,有 2 种特殊的针法常有助于提高疗效。一是传统的"短刺法",即"置针骨所,上下摩骨",把粗针刺入大关节腔内或在骨组织表面,反复来回提插数分钟,针刺局部或关节腔内经常能有温热舒适感产生。它适用于治疗关节局部发生的骨质破坏和骨质增生。二是神经干(点)针刺法,它适用于全身疼痛剧烈,尤其是长期依赖激素的患者,疼痛控制后即停止。当患者接近痊愈时,要坚持治疗,最好以局部压痛点基本消失才停止治疗,这样可使疗效比较稳定。关节局部应用电针、刺络拔罐、灸法、皮肤针叩刺等都可提高针灸疗效。治疗本病常不能拘泥于疗程,应一直坚持治疗至症状全部消失为止,当患者多次治疗后出现全身疲惫、精神不振或疗效稳定时可适当休息几天,再继续治疗。另外,有人发现,配合每日或隔日灸肾俞,对于整体上调节免疫功能与抗炎消肿,预防或减轻多处关节炎的发生有积极作用。⑤ 患者的配合:本病的治疗是一个长期的过程,需要患者的良好配合,充分发挥患者的主观能动性,加强主动锻炼配合治疗,对提高针灸疗效有重要意义。关节疼痛、害怕残疾等常给类风湿性关节炎患者带来精神压力,他们渴望治疗,却又担心药物不良反应或对药物实际作用效果信心不足,这又加重了患者的心理负担。抑郁是患者中最常见的精神症状,严重的抑郁不利于疾病的治疗。在积极合理治疗的同时,还应进行心理治疗。急性期关节肿胀发热,剧烈疼痛和伴有全身症状者应卧床休息,并注意休息时的体位,至症状基本消失为止。待病情改善 2 周后应逐渐增加活动,以免过久的卧床导致关节废用,甚至促使关节强直。夹板固定关节可减轻局部炎症,也可减轻症状。急性炎症被控制之前,为防止挛缩进行被动性锻炼要小心,避免发生剧烈疼痛。当炎症消退时,为使肌群康复应进行主动锻炼,保持关节正常活动范围,但不能使之疲劳。在病情允许的情况下,进行被动和主动的关节活动度训练,防止肌萎缩。缓解期患者,在不感到疲劳的前提下,应多进行运动锻炼,恢复体力,保存关节的活动功能,加强肌肉的力量和耐力。已形成的屈曲挛缩需要加强锻炼、连续性夹板固定或矫形外科措施。合适的矫形鞋或运动鞋通常是很有用的,可被调整以适合个人的需要;放在疼痛趾关节下面的跖骨板可减轻负重引起的疼痛。这些都对提高针灸疗效具有重要意义。配合推拿对于已经发生关节强直者可提高针灸效果。

3. 针灸治疗潜在的可能机制　类风湿发生的病理机制十分复杂,针灸治疗的目的就是缓解症状,延缓其骨破坏的进程。目前本病治疗的目的包括控制关节及其他组织的炎症,缓解症状;保持关节功能和防止畸形;修复受损关节以减轻疼痛和恢复功能。针灸治疗的环节和机制包括:① 止痛作用。针灸可有效缓解类风湿性关节炎出现的疼痛症状,其机制可能包括针灸促进人体分泌内源性镇痛物质,促进关节局部致痛物质的清除,拮抗或减弱痛觉感受的传入等途径达到止痛治标的目的。② 增加局部血液循环。针灸可直接刺激关节局部的自主神经-血管反射,增加局部血液循环量,促进代谢和增加营养物质,有利于局部炎症的消散,促进局部堆积代谢产物的排除和局部组织的修复。③ 肌肉松弛。针灸可起到关节局部的消炎、去肿和镇痛作用,同时对关节局部肌肉的炎性刺激所致的挛缩具有缓解作用。在炎症控制后,针灸能够减轻或预防肌肉的屈曲挛缩和成功地使肌力恢复,减轻关节的症状,对于保持和增进关节功能具有重要意义。④ 调节免疫。免疫功能紊乱表现在关节上被认为是本病的发病机制之一,大量的实验研究表明,针灸对机体免疫有一定的良性调节作用。因此,针灸可以从整体上调节免疫功能紊乱,对本病发挥实质性治疗作用。但针灸这种效应的有效峰值对本病的发病是否有足够的、实质性的干预效应,值得进一步研究。

【预后】

本病至今尚无特效疗法,当前国内外应用的各种药物,均不能完全控制关节破坏,而只能缓解疼痛、减轻或延缓炎症的发展。治疗仍停留在对炎症及后遗症的治疗,采取综合疗法,多数患者均能得到一定的治疗效果。早期即予积极正确的综合性治疗,可使80%以上的类风湿性关节炎患者病情得到缓解,只有10%~20%患者因治疗不及时或病情本身很严重而致残疾。本病不直接引起死亡,但严重晚期病例可死于继发感染。类风湿性关节炎患者经过积极正规的保守治疗,病情仍不能控制,为防止关节的破坏,纠正畸形,改善生活质量,可考虑手术治疗。但手术并不能根治类风湿性关节炎,故术后仍需内科药物等保守治疗。

大多数类风湿性关节炎患者病程迁延,开始2~3年的致残率较高,如不及早合理治疗,3年内关节破坏率达70%。目前尚无准确预测预后的指标,通常认为:① 男性较女性预后为好。瑞典的一项研究表明,即便在类风湿性关节炎(RA)早期就进行治疗,女性也比男性病情严重,缓解率低。② 发病年龄大者较发病年龄小者预后好。研究表明,30岁以下发病者预后较差。③ 起病急者优于起病缓者。发病呈急骤者的病程进展较短促,常常在一次发作后可数月甚至数年暂无症状,也有静止若干时间后再反复发作者,但急剧的发病可得到及时的对症治疗,易引起患者的重视,因此,预后较好。发作呈隐袭者的病程进展缓慢渐进,全程可达数年之久,其间交替的缓解和复发是其特征,这种类型不易被患者所发现和重视,常不能及时得到治疗,当确诊时关节的损害已经较重,预后较差。本病有10%~20%的患者每次发作后的缓解是完全性的,容易引起患者的思想松懈,缓解期也是治疗的重要环节,尤其是中医介入的好时机。④ 累及关节少预后较好。起病时关节受累数多或有跖趾关节受累,或病程中累及关节数大于20个,预后差;仅累及少数关节而全身症状轻微者,或累及关节不属对称分布者,往往病程短暂,预后较好。⑤ 有严重周身症状和关节外表现者预后差。有发热、贫血、乏力和关节外表现(类风湿结节、巩膜炎、间质性肺病、心包疾病、系统性血管炎等内脏损伤),预后不良。⑥ 对激素治疗反应不佳,预后差。短期激素治疗症状难以控制或激素维持剂量不能减至10 mg/日以下者预后差。⑦ 与预后不良有关的一些表现:持续高滴度类风湿因子阳性、持续血沉增快、C反应蛋白增高、血中嗜酸性粒细胞增多、增高均提示预后差;典型的病变如对称性多关节炎,伴有皮下结节和类风湿因子的高滴度,预后差;病情持续活动1年以上而不缓解者预后差。另外,患者也应注意休息和营养,对高度活动伴剧痛的严重病例,需短期完全卧床休息。必须坚持关节所能承受的最大限度的运动和锻炼。鱼油或植物油能通过减少前列腺素的产生而促进症状的改善。值得注意的是,尽管本病被认为是关节疾病,但它也是一种能够涉及多器官系统的全身性疾病。

二、骨关节病

【概述】

骨关节病(OA)是一种常见的慢性关节疾病,主要病变特点为关节软骨的退行性变化和继发性骨质增生。好发部位为负荷较重、活动多的关节,如膝关节、髋关节、脊柱(颈椎、腰椎)关节及手指、踝关节。本病的名称比较混乱,如骨关节炎、骨性关节炎、退行性关节炎、退行性骨关节病、增生性关节炎、老年性关节炎及肥大性关节炎等。

本病好发于中老年人群,发病率高,65岁以上的人群50%以上为OA患者。75岁以上的人群则达80%,致残率高达53%。我国膝关节症状性OA的患病率为8.1%;女性高于男性;呈现明显的地域差异,即西南地区(13.7%)和西北地区(10.8%)最高,华北地区(5.4%)和东部沿海地区(5.5%)相对较低,从区域特征来看,农村地区膝关节症状性OA患病率高于城市地区,在城市人口中,手部关节OA的患病率为3%(男性)和5.8%(女性)。西医学认为,本病主要与年龄增长、内分泌紊乱有关,也可由外伤、姿势不正造成,遗传因素对本病也有一定影响。骨性关节炎主要病理改变为软骨退行性变化和消失,以及关节边缘韧带附着处和软骨下骨质反应性增生形成骨赘,并由此引起关节疼痛、僵直畸形和功能障碍。

中医学将本病称为"骨痹",认为肾为先天之本而主骨,骨的病变归属于肾,年老体衰,素体虚弱,肝肾亏虚,气血凝滞复感风寒湿热之邪而经络气血阻滞,迁延日久,邪实正虚日益加重而形成骨痹。

【临床诊断】

1. 临床表现

(1) 关节疼痛及压痛　关节疼痛及压痛是OA最为常见的临床表现,发生率为36.8%~60.7%;疼痛在各个关节均可出现,其中以髋、膝及指间关节最为常见。初期为轻度或中度间断性隐痛,休息后好转,活动后加重;疼痛常与天气变化有关,寒冷、潮湿环境均可加重疼痛。OA晚期可以出现持续性疼痛或夜间痛。关节局部可有压痛,在伴有关节肿胀时尤其明显。

(2) 关节活动受限　常见于髋、膝关节。晨起时关节僵硬及感觉发紧,俗称晨僵,活动后可缓解。关节僵硬持续时间一般较短,常为几分钟至十几分钟,极少超过30 min。患者在疾病中期可出现关节绞锁,晚期关节活动受限加重,最终导致残疾。

(3) 关节畸形　关节肿大以指间关节OA最为常见且明显,可出现Heberden结节和Bouchard结节。膝关节因骨赘形成或滑膜炎症积液也可以造成关节肿大。

(4) 骨摩擦音(感)　常见于膝关节OA。由于关节软骨破坏,关节面不平整,活动时可以出现骨摩擦音(感)。

(5) 肌肉萎缩　常见于膝关节OA。关节疼痛和活动能力下降可以导致受累关节周围肌肉萎缩,关节无力。

2. 影像学检查

(1) X线检查　为OA明确临床诊断的"金标准",是首选的影像学检查。在X线片上OA的三大典型表现为:受累关节非对称性关节间隙变窄,软骨下骨硬化和(或)囊性变,关节边缘骨赘形成。部分患者可有不同程度的关节肿胀,关节内可见游离体,甚至关节变形。

(2) MRI　表现为受累关节的软骨厚度变薄、缺损,骨髓水肿、半月板损伤及变性、关节积液及腘窝囊肿。MRI对于临床诊断早期OA有一定价值,目前多用于OA的鉴别诊断或临床研究。

(3) CT　常表现为受累关节间隙狭窄、软骨下骨硬化、囊性变和骨赘增生等,多用于OA的鉴别诊断。

3. 实验室检查　骨关节炎患者血常规、蛋白电泳、免疫复合物及血清补体等指标一般在正常范围内。若患者同时有滑膜炎症,可出现C反应蛋白(CRP)和红细胞沉降率(ESR)轻度增高。继发性OA

患者可出现与原发病相关的实验室检查异常。

4. 髋、膝关节及指间关节骨关节炎的诊断标准　见表4-18、表4-19、表4-20。

表4-18　髋关节骨关节炎的诊断标准

序号	症状、实验室或X线检查结果
1	近1个月内反复的髋关节疼痛
2	红细胞沉降率≤20 mm/h
3	X线片示骨赘形成,髋臼边缘增生
4	X线片示髋关节间隙变窄

注:满足诊断标准1+2+3+4条,或1+3+4条,可诊断髋关节骨关节炎。

表4-19　膝关节骨关节炎的诊断标准

序号	症状或体征
1	近1个月内反复的膝关节疼痛
2	X线片(站立位或负重位)示关节间隙变窄、软骨下骨硬化和(或)囊性变、关节边缘骨赘形成
3	年龄≥50岁
4	晨僵时间≤30 min
5	活动时有骨摩擦音(感)

注:满足诊断标准1+(2、3、4、5条中的任意2条)可诊断膝关节骨关节炎。

表4-20　指间关节骨关节炎的诊断标准

序号	症状或体征
1	指间关节疼痛、发酸、发僵
2	10个指间关节中有骨性膨大的关节≥2个
3	远端指间关节性膨大≥2个
4	掌指关节肿胀<3个
5	10个指间关节中有畸形的关节≥1个

注:满足诊断标准1+(2、3、4、5条中的任意3条)可诊断指间关节骨关节炎;10个指间关节为双侧食指、中指远端及近端指间关节、双侧第一腕掌关节。

附　临床分级

各类分级方法对于患者的临床治疗并无明确的指导意义,大部分被用于临床研究。

1. 根据X线改变的Kellgren & Lawrence分级　见表4-21。

表4-21　Kellgren & Lawrence分级

分级	描述
0级	无改变(正常)
Ⅰ级	轻微骨赘
Ⅱ级	明显骨赘,但未累及关节间隙
Ⅲ级	关节间隙中度狭窄
Ⅳ级	关节间隙明显变窄,软骨下骨硬化

2. 根据关节镜下关节软骨损伤的 Outbridge 分级　见表 4－22。

表 4－22　关节软骨损伤的 Outbridge 分级

分级	描述
0 级	正常
S 级	软骨软化
Ⅰ级	软骨变软、肿胀
Ⅱ级	直径＜1.3 cm 的破碎和裂开
Ⅲ级	直径＞1.3 cm 的破碎和裂开
Ⅳ级	软骨下骨裸露

【治疗原则及选穴处方】

经典针灸学以舒筋活络,通经止痛为基本治疗原则。针灸治疗的基本目的是缓解疼痛、改善功能、延缓疾病的进程及保护关节功能。根据《内经》"在骨守骨,在筋守筋"原则,以局部选穴为主,配合循经选穴。具体选穴原则如下:

1. 根据"腧穴所在,主治所在"规律在局部选穴　如脊柱骨关节病局部选取相应夹脊穴、阿是穴;髋关节骨关节病局部选阿是穴、环跳等;膝关节骨关节病局部选取鹤顶、犊鼻、内膝眼等。膝关节内下方疼痛最常见,这可能与神经分布密集和某些神经肽有关,因此,内膝眼、阴陵泉常为局部主要选取的穴位。在治疗本病时寻找相应的反应点非常重要,膝关节范围较大,局部的肿痛反应可表现在膝部四周,如可在髌骨上方左右两侧,也可在内外侧副韧带附近,或膝后腘窝处。一般而言,膝关节常有 2 个最重要的能反映其内部变化的部位,即内、外膝眼,是最常出现肿胀的地方,故内、外膝眼是局部选穴必不可少的。

2. 根据"经脉所过,主治所及"规律循经选穴　脊柱骨关节病主要可表现为腰部疼痛,也可出现下肢的麻痛,因此,从督脉、膀胱经、胆经选穴,如水沟、环跳、殷门、阳陵泉、委中、昆仑等。髋关节骨关节病以股骨头部位疼痛为主,可放射到股内侧和膝关节内侧,因此,从脾经、肝经选穴,如阴廉、足五里、箕门、阴包、膝关、阴陵泉。膝关节骨性关节病以膝关节局部症状为主,常选胃经、脾经、胆经穴,如足三里、梁丘、阳陵泉、膝阳关、血海等。

● 推荐处方 1(脊柱关节病)

治法:舒筋活络。

主穴:局部——相应夹脊穴(疏通局部气血,舒筋通络止痛)

　　　远端——水沟、殷门、委中(疏通督脉、膀胱经气血)

操作:局部夹脊穴应用泻法,或用梅花针叩刺,潮红为度,或用艾灸法,艾灸 2～3 壮,或拔罐。余穴常规操作。

● 推荐处方 2(膝关节骨关节病)

治法:舒筋活络。

主穴:局部——鹤顶、犊鼻、外膝眼(疏调局部气血,舒筋活络)

　　　临近——血海、梁丘、阳陵泉、阴陵泉、足三里(疏调经筋,通经活血)

操作:膝眼从外向内膝眼(犊鼻)透刺。局部穴位可用梅花针叩刺,使潮红或微出血,可拔罐,可用灸法。膝关节局部穴位可用电针。余穴常规操作。

●**推荐处方3**(髋关节骨关节炎)

治法:舒筋活络。

主穴:局部——阿是穴、环跳、阴廉(疏调局部气血,舒筋活络)

远端——箕门、阴包、血海、膝关、阴陵泉(疏通经络,活血止痛)

操作:局部阿是穴可用电针,或拔罐。余穴常规操作。

【疗效评估方法】

1. 感觉功能评估法　一般采用视觉模拟量表(VAS),参见头痛。

2. 运动功能评估法　① 15 m 步行时间测定:适用于髋、膝、踝关节 OA 患者,能够综合评估疼痛及炎症对关节功能及步行能力的影响;② 握力测定:对手指和腕关节 OA 患者可以利用握力计来评定其运动功能,还可以测定手和前臂肌肉力量,以及腕和手指关节疼痛的程度。

3. 西安大略省和麦克马斯特大学关节炎指数评分表(WOMAC)　用 24 个参数来评价患有髋和膝骨性关节炎的患者,也可用来监控疾病的进展和确定抗风湿药物的疗效。WOMAC 评分表包括疼痛、关节僵硬、进行日常活动的困难程度三个方面共 24 项,每项分 5 个等级(无、轻度、中度、严重和极度)分别给予赋分(0、1、2、3、4 分)。

(1) 疼痛　① 在平坦路面行走;② 上下楼梯;③ 晚上在床上休息时;④ 坐着或者躺着;⑤ 挺直身体站立。

(2) 关节僵硬　① 您的关节僵硬在早晨醒来时有多严重? ② 您的关节僵硬在早晨醒来之后的时间内坐、卧或者休息之后有多严重。

(3) 进行日常活动的困难程度　包括上楼梯、下楼梯、由坐着站起来、站着、向地面弯腰、在平坦地面上行走、进出轿车或上下公交车、出门购物、穿上您的短袜或长裤、从床上起来、脱掉您的短袜或长裤、躺在床上、进出浴缸、坐着的时候、在卫生间蹲下或起来时、做繁重的家务活、做轻松的家务活。

注:所有项目也可使用范围从 0 到 10 的视觉模拟量表(VAS),总指数积分用 24 个组成项目的积分总数来表示,WOMAC 指数越高表示 OA 越严重,根据总积分,按下列标准评估 OA 的轻重程度:轻度<80 分,中度 80～120 分,重度>120 分。

4. 膝关节评分标准　KOOS、Lysholm 评分标准。

(1) KOOS 评分　是一种以患者自我评估管理为主要方式的膝关节损伤及骨关节病治疗效果评估问卷,这种患者自我评估的方式能减少评估中的观察者误差。该评分系统适用于膝关节损伤后短期及长期治疗效果的评估。

说明:这个调查会询问一些关于您的膝盖的问题。这些信息将会帮助我们了解您对膝盖的感觉以及您进行日常活动的能力。在回答每个问题时,请在合适的方框内打勾,每题只能选一个答案。如果您不是很确定怎样回答一个问题,请尽量选择一个您认为最好的答案。

(2) Lysholm 膝关节评分表

1) 跛行(5分) ① 无(5);② 轻微或偶尔(3);③ 持续严重(0)。

2) 负重(5分) ① 无(5);② 需用手杖或拐杖(2);③ 不能负重(0)。

3) 绞锁(15分) ① 无(15);② 有卡的感觉但无绞锁(10);③ 有绞索:偶尔(6)、经常(2)、检查中关节发生绞索(0)。

4) 关节不稳(25分) ① 从不打软(25);② 体育运动或其他剧烈活动中罕有不稳(20);③ 在体育运动或其他剧烈活动中时有不稳(或不能参加)(15);④ 日常生活活动中偶有发生(10);⑤ 日常生活活动中经常发生(5);⑥ 每步均不稳(0)。

5) 疼痛(25分) ① 无(25);② 剧烈活动中有时轻微疼痛(20);③ 剧烈活动中显著疼痛(15);④ 走2 km后或以上显著疼痛(10);⑤ 走2 km以内或后显著疼痛(5);⑥ 持续疼痛(0)。

6) 肿胀(10分) 无(10);剧烈活动发生(6);日常活动发生(2);持续(0)。

7) 爬楼梯(10分) 没问题(10);稍有问题(6);一次一级台阶(2);不能(0)。

8) 下蹲(5分) 没问题(5);稍有影响(4);不能超过90°(2);不能(0)。

5. 以临床症状和体征作为观察指标,按指标改善百分率判断疗效 膝关节骨关节炎可参照本标准。

膝关节静息痛:0=无痛;1=轻度痛;2=中度痛;3=重度痛。膝关节活动痛:0=无痛;1=走平路痛;2=上下楼痛;3=因痛不能活动。肿胀:0=正常;1=稍肿,膝眼清楚;2=肿胀明显,膝眼不清楚;3=膝眼不清楚,浮髌试验阳性。晨僵:0=无;1=短于10 min;2=10~20 min;3=20~30 min。

指标改善百分率=(治疗前-治疗后)/治疗前×100%

根据上述4项指标的均值进行评价:① 显效:>75%。② 有效:50%~75%。③ 好转:30%~50%。④ 无效:<30%。总有效率=(有效例数+显效例数)/总例数×100%。

6. 日常生活活动能力评估 采用Barthel指数评定患者日常生活活动情况,参见有关资料。

【针灸疗效分析】

1. 针灸疗效现状 目前针灸治疗本病的疗效评估方法有西安大略省和麦克马斯特大学关节炎指数评分表(WOMAC)、疼痛强度的100 mm视觉模拟量表(VAS)、生命质量评估的简表(SF-36)、汉化版日本膝骨关节炎功能评估量表(JKOM)、KOOS及Lysholm膝关节评分标准等。其中主要结局指标包括WOMAC、VAS,次要结局指标包括SF-36、KOOS。大量的临床证据显示,针灸可明显改善症状及WOMAC指数等,可提高生活质量。

据一些RCT研究显示,针灸治疗膝骨性关节炎的总有效率为86.7%~98.8%。如国外一项RCT显示,针刺结合依托考昔治疗膝关节骨关节炎,与对照组(安慰针刺结合依托考昔)相比,在主要结局指标WOMAC指数上有明显改善。美国的Berman等在一项随机对照研究中,对73例膝关节骨关节病老年患者疼痛缓解与功能恢复情况进行观察。发现在针刺加西医标准化治疗的第4、第8周时,该组与只接受标准治疗的对照组相比明显有效,患者自我评分的WOMAC骨关节炎指数和Lequesne指数都有明显改善,从而认为针刺是治疗本病一种安全有效的辅助疗法。同时研究组在另一项回顾性研究中认为,膝关节骨关节病患者的精神社会变量,如年龄、受教育程度、焦虑、疲劳等并不对针刺效应产生影响。

2. **影响针灸疗效的因素** 针灸治疗骨性关节炎,并不能使增生的骨质消除,其作用主要是止痛,改善症状,恢复功能,延缓病情的发展。但针灸无法修复严重破坏了的关节软骨面及清除晚期出现的关节畸形。影响针灸疗效的因素包括:① 病程。针灸治疗的目的在于缓解症状,改善关节功能,避免或减少畸形,减少病情进展的风险性及有利于受损关节的修复。本病的整个过程不仅影响关节软骨,还涉及整个关节,包括软骨下骨、韧带、关节、滑膜及关节周围肌肉,最终导致关节疼痛和功能丧失。不同的病变阶段,关节会有损伤轻重之别,病变早期表现主要可见退行性改变,关节出现疼痛、肿胀、关节内渗液等,此时,针灸疗效较好,可缓解症状。中期可出现关节的形态变化,如膝关节退变性膝内翻或膝外翻,此时,针灸可在一定程度上缓解症状,但疗效远不及早期。晚期全关节间隙消失,伴屈曲畸形,关节内出现游离体等,针灸很难再取得满意疗效。总之对增生不严重、无关节内游离体及关节畸形的早期患者来说,针灸是一种行之有效的方法。针灸治疗应着眼于早诊断、早治疗及长疗程。即应在患者出现症状,而关节软骨尚未发生明显病变,关节间隙尚未变窄及骨赘尚未达到显而易见的程度,即开始预防和综合性治疗。② 患者的配合。当骨关节炎急性发作时,患者应充分休息,对病患关节制动或尽量减少关节负重,当关节炎基本消除后,应进行肌肉锻炼,增加肌力及其稳定性。这些都对提高针灸的近期疗效和远期疗效具有重要意义。

3. **针灸治疗潜在的可能机制** 骨关节病的发生机制复杂,但总的来说是合成代谢与分解代谢失调性活动性动力病,是全身性易感因素与局部机械性因素相互作用的结果。本病目前无法根治,治疗上主要针对关节退行性改变所引起的继发效应。关节退行性改变的情况在 X 线上的表现与疼痛并不一致,个体差异较大,这更加说明了退行性改变的继发效应是其临床症状和体征的主要问题。针灸治疗本病的环节和机制包括:① 改善微循环。针灸可促进关节局部的微循环,使局部血液循环增加,促进关节囊及滑膜炎症的吸收、消散,松解关节粘连,改善骨内微循环,降低骨内压,提高氧分压,加快关节软骨的新陈代谢。骨性关节炎常伴有滑膜炎症,可使关节内压力升高,阻碍滑膜静脉的血液循环,造成氧分压下降。后者可使滑膜内层细胞所产生的酸性磷酸酶及颗粒酶增加引起软骨退变加重。骨关节病常在关节中出现积液,针灸可促进局部的循环和代谢,促进关节积液的吸收和消除,从而使滑液分泌正常,软骨的代谢废物易于排出,软骨得到充分的营养,延缓软骨的退变。② 止痛作用。疼痛是骨关节病最常见的症状,针灸可通过促进人体分泌镇痛性物质,以及对痛觉传入环节的拮抗提高痛阈,从而达到止痛的目的。同时,针刺促进关节局部微循环,消除局部的致痛性代谢产物的堆积也是镇痛的机制。③ 缓解痉挛。骨性关节炎的继发效应可使关节局部的肌肉发生反射性痉挛,这种痉挛又使骨关节内压增高,影响微循环,增加了关节积液的形成,如此形成恶性循环。针灸可通过神经-肌肉的调节,缓解关节周围的反射性肌痉挛,改善局部血供和营养。④ 清除自由基。氧自由基是极强的致软骨破坏的物质。关节内细胞产生的活性氧族和参与的氧化性损伤,可致透明质酸解聚及蛋白聚糖和Ⅱ型胶原降解。针灸可能具有清除关节内部组织中过多的氧自由基,提高抗氧自由基系统的功能,使自由基代谢恢复正常,有效地阻止自由基对软骨细胞及基质的损害。另外,针灸还可能促进关节软骨创伤部位周围软骨细胞增生,并改善创伤状态下的成骨功能,促进软骨的修复。

【预后】

骨关节病发病缓慢,以关节软骨退行性改变为主,大多经过积极治疗可改善关节功能,极少数形成功能障碍。骨关节病的治疗,早期用针灸和物理治疗就可以控制病情,到了中期则需要用关节镜微创手术治疗,而到了关节变形、挛缩,甚至失去功能时,治疗难度就加大,甚至需要进行人工关节置换手术。骨关节病急性发作时,最重要的是使受累关节充分休息。关节承受压力或过度活动,往往容易加重关节软骨磨损。适当限制患病关节活动,不但疼痛减轻,且防止加重关节病变,但不宜卧床休息。一旦关节炎症状消除,应尽快恢复受累关节锻炼。长时间制动可以加重骨钙丢失,肌肉萎缩,促使骨质增生加重。平时要适当活动锻炼,但不宜过度劳累。骨关节病与肥胖、脱钙、维生素 A 和维生素 D 缺乏有关,饮食起居上要注意适当增加户外活动、锻炼、尽量避免长期卧床休息。摄入高钙食物,以保证骨质代谢的正常需要。老年人的摄取量较一般年轻人增加 50% 左右,即每日钙不少于 1200 mg,故宜多食牛奶、蛋类、豆制品、蔬菜和水果,必要时补充钙剂。超体重者宜控制饮食,增加活动,减轻体重,以利于减轻关节负重。要增加多种维生素摄入。

三、痛风性关节炎

【概述】

痛风是体内嘌呤代谢紊乱引起的疾病。尿酸生成增加和(或)尿酸排泄障碍,导致高尿酸血症。血液及体液中尿酸浓度过高时,尿酸钠就会在组织中沉积,引起急性炎症性痛风性关节炎、痛风石与慢性沙砾性痛风性关节炎、尿酸性肾病、尿石症。原发性痛风病因未明者占绝大多数,但常伴有肥胖、血脂质异常、2 型糖尿病、动脉硬化症、冠心病等代谢综合征,极少数为遗传性酶及代谢缺陷。继发性痛风多由于肾脏病、血液病和应用影响肾脏排泄尿酸的药物所致。本节主要讨论由痛风引起的关节炎。

本病见于世界各地,由于受地域、民族、饮食习惯的影响,痛风患病率差异较大,并随年龄增长及血清尿酸浓度升高和持续时间而增加。据估计,我国痛风的患病率为 1%～3%。临床多见于 40 岁以上男性,女性多在更年期后发病,近年发病有年轻化趋势。常有家族遗传史。20 世纪 80 年代,欧美国家成年人痛风患病率为 2%～18%。目前中国高尿酸血症(HUA)呈现高流行、年轻化、男性高于女性、沿海高于内地的趋势。1998 年上海 HUA 患病率为 10.1%;2003 年南京 HUA 患病率为 13.3%;2004 年广州 HUA 患病率高达 21.8%;2009 年山东 HUA 患病率为 16.7%,比同地区 2004 年明显增加,而且随着年龄增长而增高;2010 年江苏农村 HUA 患病率达 12.2%。同期黑龙江、内蒙古 HUA 患病率达 13.7%,且男性高达 21%。2006 年宁波男、女性 HUA 患病年龄分别为(43.6±12.9)岁和(55.7±12.4)岁,比 1998 年的上海调查结果中男、女性患病年龄分别提前 15 岁和 10 岁。

痛风属中医学"痹证""历节"等范畴,尤其与中医的"热痹"相似。中医学认为,本病系由湿浊瘀阻、留滞关节经络,气血不畅,不通则痛所致。但从病因上来说,又不同于一般的痹证,痛风主要因机体内在的功能失调,湿热痰癖之邪由内而生。另外,肥甘饮酒、风寒湿邪、疲劳紧张等诱因可导致本病的发作和加重。

【临床诊断】

1. 多以单个趾指关节,卒然红肿疼痛,逐渐痛剧如虎咬,昼轻夜甚,反复发作。可伴发热,头痛等症。多见于中老年男子,可有痛风家族史。常因劳累,暴饮暴食,吃高嘌呤食物,饮酒及外感风寒等诱发。初起可单关节发病,以第 1 跖趾关节为多见。继则足踝、足跟、手指和其他小关节,出现红肿热痛,甚则关节腔可渗液。反复发作后,可伴有关节周围及耳郭、耳轮及趾、指骨间出现"块瘰"(痛风石)。

2. 血尿酸、尿液尿酸增高。发作期白细胞计数可增高。

3. 必要时做肾 B 超、尿常规、肾功能等检查,以了解痛风后肾病变情况。X 线检查可示软骨缘临近关节的骨质有不整齐的穿凿样圆形缺损。

附 2015 年 ACR/EULAR 痛风分类标准

具体内容见表 4 - 23。

表 4 - 23 ACR/EULAR 痛风分类标准

	类别	评分
第一步:适用标准(符合准入标准方可应用本标准)	存在至少一个外周关节或滑囊肿胀、疼痛或压痛	
第二布:确定标准(金标准,直接确诊,不必进入分类诊断)	偏振光显微镜检证实在(曾)有症状关节或滑囊或痛风石中存在尿酸钠结晶	
第三步:分类标准(符合准入标准但不符合确定标准时)	≥8 分即可诊断为痛风	
临床表现		
受累的有症状关节、滑囊分布	累及踝关节或足中段(非第一跖趾关节)单或寡关节炎	1
	累及第一跖趾关节的单或寡关节炎	2
发作时关节症状特点:① 受累关节皮肤发红(主诉或查体);② 受累关节触痛或压痛;③ 活动障碍	符合 1 个特点	1
	符合 2 个特点	2
	符合 3 个特点	3
发作时间特点(符合以下 3 条中的 2 条,无论是否进行抗感染治疗):① 疼痛达峰<24 h;② 症状缓解≤14 天;③ 2 次发作期间疼痛完全缓解	有 1 次典型发作	1
	反复典型发作	2
有痛风石临床证据:皮下灰白色结节,表面皮肤薄,血供丰富,皮肤破溃后可向外排出粉笔屑样尿酸盐结晶;典型部位:关节、耳郭、鹰嘴滑囊、手指、肌腱(如跟腱)		4
实验室检查		
血尿酸水平(尿酸氧化酶法):应在距离发作 4 周后,还未行降尿酸治疗的情况下进行检测,有条件者可重复检测;取检测的最高值进行评分	<4 mg/dl(<240 μmol/L)	−4
	6~<8 mg/dl(360~<480 μmol/L)	2
	8~<10 mg/dl(480~<600 μmol/L)	3
	≥10 mg/dl(≥600 μmol/L)	4
对发作关节或者滑囊的滑液进行分析(应由受过培训者进行评估)	未做	0
	尿酸盐阴性	−2
影像学特征		
存在(曾经)有症状关节滑囊尿酸盐沉积的影像学表现:关节超声有"双轨征";双能 CT 有尿酸盐沉积(任一方式)		4
存在痛风关节损害的影像学证据:X 线显示手和(或)足至少 1 处骨侵蚀		4

附　美国风湿病学会（ACR）关于急性痛风性关节炎诊断标准（1977）

1. 关节液中有特异性尿酸盐结晶，或第 2 条。

2. 用化学方法或偏振光显微镜证实痛风石中含尿酸盐结晶，或第 3 条。

3. 具备以下 12 项（临床、实验室、X 线表现）中 6 项：① 急性关节炎发作＞1 次；② 炎症反应在 1 天内达高峰；③ 单关节炎发作；④ 可见关节发红；⑤ 第 1 跖趾关节疼痛或肿胀；⑥ 单侧第 1 跖趾关节受累；⑦ 单侧跗骨关节受累；⑧ 可疑痛风石；⑨ 高尿酸血症；⑩ 不对称关节内肿胀（X 线证实）；⑪ 无骨侵蚀的骨皮质下囊肿（X 线证实）；⑫ 关节炎发作时关节液微生物培养阴性。

【治疗原则及选穴处方】

经典针灸学以通络止痛，清热消肿为基本治疗原则。同时患者饮食上应避免高蛋白、高嘌呤的摄入，应禁用或少用从肾脏排泄尿酸的药物。主要应用局部五输穴和阿是穴，五输穴分布在四肢肘膝以下，与痛风病变部位吻合。

● 推荐处方

治法：通络止痛，清热消肿。

主穴：选局部经穴、阿是穴。

　　　腕部——阿是穴、阳池、外关、阳溪、腕骨（通络止痛）

　　　手指——阿是穴、八邪、合谷、后溪、中渚（消肿止痛）

　　　踝部——阿是穴、申脉、照海、昆仑、仆参、丘墟（通络止痛）

　　　足趾——阿是穴、行间、八风、大都、太白（消肿止痛）

配穴：湿热蕴结加阴陵泉、内庭；瘀热阻滞加内关、血海；痰浊阻滞加丰隆、足三里；肝肾阴虚加太溪、三阴交。

操作：阿是穴选择病变部位瘀肿疼痛处，如肿胀的囊部、关节局部高度肿胀、充盈、青紫、怒张的络脉上，用三棱针点刺出血，一般出血 5 ml。余穴常规操作。

【疗效评估方法】

1. 整体疗效评估　参照中华人民共和国中医药行业标准《中医病证诊断疗效标准》，分 3 级。① 治愈：症状消失，实验室检查正常；② 好转：关节肿胀消减，疼痛缓解，实验室检查有改善；③ 未愈：症状及实验室检查无变化。

2. Maryland 足部评分标准

（1）疼痛　无：包括运动时 45 分；轻微：日常活动或工作能力无改变 40 分；轻度：日常活动或工作能力略改变 35 分；中度：日常活动明显受限 30 分；严重：轻微日常活动中出现，如洗澡、简单家务劳动，需要经常服用强止痛药 10 分；残疾：不能工作或购物 5 分。

（2）功能　a. 行走距离：不受限 10 分；轻微受限 8 分；中度受限，1～3 个街区，合 1000～1500 m 5 分；严重受限，1 个街区，约合 500 m 2 分；只能在室内活动 0 分。b. 稳定性：正常 4 分；感到无力-并非支撑不住 3 分；偶尔支撑不住 2 分；经常支撑不住 1 分；需要用矫形支具 0 分。c. 助行工具：不需要 4 分；手杖 3 分；腋杖 1 分；轮椅 0 分。d. 跛行：无 4 分；轻微 3 分；中度 2 分；严重 1 分；不能行走 0 分。

e. 穿鞋:任何样式 10 分;略微改变鞋的样式 9 分;平底系带鞋 7 分;矫形鞋 5 分;加垫鞋 2 分;无法穿鞋 0 分。f. 上楼梯:正常 4 分;借助栏杆扶手 3 分;借助任何其他工具和方法 2 分;不能上台阶 0 分。g. 对地面的要求:在任何地形上都能行走 4 分;在石头地、山地上有困难 2 分;在平地上行走有困难 0 分。h. 外观:正常 10 分;轻度畸形 8 分;中度 6 分;严重 0 分;多发性畸形 0 分。i. 活动度(踝关节、距下关节、中跗关节、跖趾关节)与健侧对比:正常 5 分;轻度受限 4 分;明显受限 2 分;关节僵硬 0 分。

3. 对疼痛程度采用数字评价量表(NRS)或视觉模拟量表(VAS) 参见头痛。

附 数字评价量表分级法

见表 4-24。

表 4-24 数字分级法

疼痛等级	评分		临床表现
无痛	0		无痛
轻度疼痛(不影响睡眠)	1～3 分	安静平卧、不痛,翻身、咳嗽、深呼吸时疼痛	1 分:安静平卧不痛,翻身咳嗽时疼痛 2 分:咳嗽疼痛,深呼吸不痛 3 分:安静平卧不痛,咳嗽深呼吸疼痛
中度疼痛(入眠浅)	4～6 分	安静平卧时有疼痛,影响睡眠	4 分:安静平卧时有间歇疼痛 5 分:安静平卧时有持续疼痛 6 分:安静平卧时有较重疼痛
重度疼痛(睡眠严重受扰)	7～10 分	翻转不安,无法入睡,全身大汗,无法忍受	7 分:疼痛较重,翻转不安,无法入眠 8 分:持续疼痛难忍,全身大汗 9 分:剧烈疼痛无法忍受 10 分:最疼痛,生不如死

【针灸疗效分析】

1. 针灸疗效现状 目前针灸治疗本病以临床疗效、疼痛程度、尿酸水平为结局指标,据目前质量较好的临床证据显示,针灸治疗本病的治愈率为 46.7%～66.7%,好转率为 43.4%～53.3%,无效率为 0%～10%。总体看,针灸治疗本病以治愈和好转为主要结果。

2. 影响针灸疗效的因素 ① 病因:痛风分为原发性和继发性两类。原发性痛风者有不到 1% 为酶缺陷所致,而大多病因不明,继发性者可由肾脏病、血液病及药物等多种原因引起。不论原发性或继发性,除由于药物引起者可停药外,大多缺乏病因治疗,因此不能根治。针刺对于原发性和继发性痛风症状都有较好的改善,相对而言,原发性的针灸疗效要优于继发性,但针灸亦不能根治。② 病情:高尿酸血症是导致痛风发作的根本原因,高尿酸血症的结果导致痛风性关节炎、痛风石及痛风性肾病。针灸对痛风性关节炎急性期有很好的止痛效果,但对于有关节破坏、肾损害者疗效差。针刺治疗痛风急性期效果显著,但间歇期及慢性期效果则不明显。③ 刺法:本病的治疗首选在病灶局部刺络出血,而且需出血量足够。研究发现,刺络出血量的大小与血尿酸的排泄速度有密切关系,因此刺血量不应少于 5 ml。否则,针灸疗效将受到影响。

3. 针灸治疗潜在的可能机制 ① 止痛作用:针刺治疗痛风的主要环节在于止痛作用,在局部采用针刺,尤其是应用刺血法可使局部堆积的尿酸排泄和消散,驱除致痛物质而起到止痛作用;另外针刺促进人体释放内源性镇痛物质,局部刺激提高痛阈,以及针刺改善微循环促进血尿酸的消散和排泄也是止痛的环节之一。② 调节血尿酸的代谢:针刺具有抑制血尿酸的生成、促进尿酸排泄的作用。研究表明,针刺有助于血尿酸的溶解,从肾脏排出,加速局部症状的改善。

【预后】

目前痛风尚无根治办法,且本病容易复发,现行治疗的目的是及时控制痛风关节炎急性发作并降低血尿酸水平,以预防尿酸盐沉积、关节破坏及肾脏损害。痛风是一种终身性疾病,无肾功能损害及关节畸形者,经有效的治疗可维持正常的生活和工作。急性关节炎的发作可引起较大的痛苦,有关节畸形则生活质量受到一定影响。肾功能损害者预后差。本病与过度劳累、过食高蛋白、高嘌呤饮食有关,多饮酒和局部损伤常为诱因,因此,患者必须注意诱发因素的预防,及时治疗。此外应禁用或少用从肾脏排泄尿酸的药物。

四、肢体部关节炎的现代针灸学治疗原则与选穴处方

类风湿性关节炎、骨性关节炎和痛风性关节炎是临床常见的非感染性关节炎性病症,它们的发病机制完全不同,但均以关节疼痛为主要症状。类风湿性关节炎系慢性全身性自身免疫性疾病的关节表现,多发生于关节滑膜,为最常见的结缔组织疾病;本病目前被认为是不能被根治的疾病,西医学以抗炎、抗风湿为基本治疗原则;防止关节破坏,保护关节功能,最大限度地提高患者的生活质量是目前本病治疗的目标;因此,现代针灸学治疗原则是减轻关节疼痛症状、促进循环、保护关节功能、调节免疫功能、提高患者的生活质量。骨性关节炎则是一种关节的退行性病变,主要病变特点为关节软骨的退行性变化和继发性骨质增生,由此而引起的关节局部软组织炎性变化;西医的治疗原则是缓解或解除症状,延缓关节退变,最大限度地保持和恢复患者的日常生活;现代针灸学的治疗原则为改善局部循环、缓解症状,提高患者生活质量。痛风性关节炎则是嘌呤代谢紊乱引起的血尿酸增加所致的关节炎;西医治疗上以镇痛抗炎、降低血尿酸为基本治疗方法;现代针灸学的治疗原则是缓解疼痛,促进尿酸排泄。上述关节炎在选穴上以局部病变关节刺激点为共同基本的方法,也有各自不同的特点。

1. 共同的选穴方法

(1) 在关节局部选择刺激点　① 选择病变关节局部的痛点、压痛点或肿胀部位,以刺激局部的血液循环,促进关节囊、滑膜炎症以及积液吸收,缓解炎症,减轻炎性刺激所致的疼痛症状。但在具体部位上也有各自特点,将在后述。② 选择骨膜刺激点:这是近年来国外学者 Mann(2000)提出的一种治疗关节炎的方法,治疗内在的关节痛,如由骨性关节炎或炎症性或反应性关节炎(如果不是非常急性的)引起的关节痛。本法是对关节区的骨膜进行快速(2~5 s)"雀啄"(针不应刺入关节内部,以防引起感染性关节炎)。骨膜针刺往往会令患者产生一种位于深部的相当不舒服的疼痛感,但疗效很好。对于这种针刺方法是如何起效的目前尚不清楚,但可能依赖于脊髓的中枢效应。研究认为,任何关节的病变都可以采用这种治疗方法,这种方法针刺直达骨膜,不要触及任何重要结构。但研究中也指出,这种针刺不必一定要在病变关节局部骨膜上,也可以在病变关节的附近或远端选择骨膜刺激点。如通过针刺内侧髁下的胫骨平坦区域来治疗膝关节问题。用于治疗踇趾关节炎的另一个常用部位就是第1跖骨;可以在背伸肌腱和旁侧、内侧的血管神经之间的区域进行骨膜针刺。③ 胸10~腰2节段刺激点:可调节肾上腺分泌肾上腺素,起到抗炎缓解症状作用。

(2) 选择异位肢体末端刺激点　在缓解疼痛上可选合谷、外关、太冲等穴,以强刺激,通过弥漫性伤害抑制性控制机制实现以痛制痛,主要用于疼痛急性发作,如痛风性关节炎。选择刺激点应按照异位原则,如左病选右,上病选下,反之亦然。

（3）整体性调节　① 迷走神经刺激点:可通过胆碱能途径发挥抗炎作用;② 星状神经节刺激点:整体性调节免疫功能与代谢,抗炎止痛,稳定内环境。

2. 不同的选穴方法　针对以上三种不同的关节炎,尽管局部选穴是共同特点,但部位上有明显的不同。类风湿性关节炎主要侵犯手小关节(中、大关节较少),如指间关节、掌指关节;而痛风主要表现在跖趾关节、趾间关节;骨性关节炎则最常见下肢的膝关节、髋关节及骶髂关节等大关节。

（1）类风湿性关节炎　多以手小关节局部刺激点为主。① 掌指关节刺激点:在手掌的掌骨头与近节指骨底之间,可围绕关节选数个刺激点,包括背面和掌面;② 指间关节刺激点:以手指背侧为主,在患指指间关节或掌指关节近端正中;③ 指根神经刺激点:于掌指关节远端1 cm处的指背外侧。

（2）骨性关节炎　① 膝关节刺激点:分为膝前刺激点、膝后刺激点。膝前刺激点可选交叉韧带(髌韧带正中)、半月板(内、外膝眼)、髌上滑囊(髌骨上)、脂肪垫(髌韧带两侧)、内外关节间隙(膝眼)等。膝后刺激点多取在构成腘窝的诸肌与其肌腱的移行处或止点,如股二头肌止点即腓骨头,半膜肌止点即胫骨内侧髁下缘,腓肠肌内外侧头止点即股骨内、外上髁。② 髋关节刺激点:股骨大转子前方或大转子后方、转子间嵴处。③ 骶髂关节刺激点:骶骨骨嵴中线与髂后上棘连线的交叉点。④ 由于骨性关节炎常引起下肢缓解位以及腰和肢体的缓解疼痛性动作姿势,因此,可造成腰肌和有关的肌肉紧张性和劳损,可选相关肌肉刺激点,如可选大腿伸肌股四头肌刺激点,腰部肌肉刺激点。股四头肌髌上刺激点:股四头肌的胫骨粗隆止点处或股四头肌的肌腹压痛点或肌腹上任选数个刺激点。

（3）痛风性关节炎　① 跖趾关节刺激点:患侧跖趾关节的跖骨与趾骨的间隙;② 趾间关节刺激点:远近节趾骨间隙(即趾间隙);③ 踝部腓浅神经刺激点:外踝上方10 cm左右,趾长伸肌外侧缘与腓骨长肌之间的间隙,以治疗足背区及足趾相邻侧面疼痛,可用于治疗痛风性足部小关节的疼痛;④ 胸6～12节段刺激点:反射性调节肾的血液循环和功能活动,促进尿酸排泄。

● **推荐处方 1**(类风湿性关节炎)

主穴:局部——关节痛点或压痛点或肿胀处(改善局部循环,促进炎症吸收,止痛)

掌指关节、指间关节及骨膜刺激点(改善局部循环,促进炎症吸收,止痛)

指根神经刺激点(调节神经的功能与代谢,改善手指的感觉和功能)

颈部——星状神经节刺激点(整体性调节免疫,稳定内环境)

迷走神经刺激点(通过胆碱能途径发挥抗炎作用)

耳部——迷走神经刺激点(通过胆碱能途径发挥抗炎作用)

背部——胸10～腰2节段刺激点(促进肾上腺素分泌,抗炎)

配穴:如果出现大中关节累及,可参照骨性关节炎内容进行选穴。

操作:掌指关节、指间关节一般针刺部位以手指背侧为主,在患指指间关节或掌指关节近端刺入皮肤,进入关节。也可沿着病变关节进行围刺。骨膜刺激点以毫针直刺骨膜上,用"雀啄"法刺激。指根神经刺激点,患者取坐位、手平伸,掌心朝下,手指略分开。手持针与手背成45°角进针,刺入0.3 cm深后捻转刺激背侧神经,再将针抵住指骨根部侧面,滑至掌侧根部,以刺激掌侧神经。局部刺激点可带电针,以兴奋粗纤维的刺激参数为宜,但强度不可过大。

● **推荐处方2（骨性关节炎）**

主穴：局部——关节局部痛点、压痛点和骨膜（促进局部循环，止痛）

髋关节、膝关节、骶髂关节刺激点（改善局部循环，促进炎症吸收）

颈部——星状神经节、迷走神经节（整体调节自主神经活动，稳定内环境、抗炎）

背部——胸10～腰2节段刺激点（促进肾上腺素分泌，抗炎）

配穴：加腰肌、股四头肌刺激点，缓解腰骶肌肉和下肢伸肌紧张，改善循环。

操作：髋关节刺激点，先取仰卧位，自股骨大转子前方，沿股骨颈方向，以45°角徐徐进针，针贴近骨面，待针尖接近关节外缘处，将针尖略微翘起，与关节囊面平行刺入1.5 cm左右，不进入关节腔，在关节周围软组织及肌肉组织做扇形散刺，然后将针退出。再取俯卧位，在大转子后方、转子间嵴处进针，沿股骨颈方向插入后关节囊层，做髋关节周围软组织及肌肉组织刺激。膝关节膝前刺激法，患者取仰卧屈膝，膝下垫枕使关节屈曲（髌尖针刺时取膝关节伸直位）；进针点根据病变情况选取，如交叉韧带（髌韧带正中）、半月板（内、外膝眼）、髌上滑囊（髌骨上）、脂肪垫（髌韧带两侧）、内外关节间隙（膝眼）等；经进针点快速进针，向肌腱、韧带的起止点方向，以及病变的滑囊、脂肪垫，膝关节周围软组织、肌肉组织进行散刺。膝关节膝后刺激法：取俯卧位，膝前垫枕，根据压痛部位，或在构成腘窝的诸肌与其肌腱的移行处或止点，如股二头肌止点即腓骨头，半膜肌止点即胫骨内侧髁下缘，腓肠肌内外侧头止点即股骨内、外上髁，经进针点快速进针达病变处，向肌腱、韧带的起止点方向，或病变的滑囊、脂肪垫，关节周围软组织进行散刺。骶髂关节刺激点操作参考骶髂关节扭伤内容。

● **推荐处方3（痛风性关节炎）**

主穴：局部——关节局部痛点和骨膜刺激点（促进局部循环，止痛）

跖趾关节、趾间关节刺激点（促进局部循环，止痛）

踝部腓浅神经刺激点（调节神经功能，改善代谢，止痛）

背部——胸10～腰2节段刺激点（肾上腺刺激点，促进肾上腺素分泌，抗炎）

胸6～12节段刺激点（调节肾代谢，促进尿酸排泄）

远端——异位远端刺激点（如合谷、病变脚趾的对侧脚部刺激点）（弥漫性伤害抑制性控制机制，以痛制痛）

操作：疼痛急性发作时，先刺远端穴，持续强刺激。痛风发病部位，可进行点刺放血，促进其排泄。踝部腓浅神经刺激点，先嘱患者足背屈以显示趾长伸肌外侧缘，再嘱其足趾跖屈外翻，确定腓骨长肌，外踝上方10 cm左右，在此两肌间隙为针刺点，垂直皮肤刺入，继续进针1～3 cm，诱发出足背部异感即停针，如找不出异感，可在此处行扇形刺激。跖趾关节刺激点，患侧跖趾关节的跖骨与趾骨的间隙：① 经足底针刺途径，患者取仰卧位，针从刺激点自足底侧进针，垂直刺至关节内或退针至跖趾关节周围留针；② 经足背针刺途径，在足背侧定出患侧跖骨与趾骨的间隙，针自趾长伸肌内侧或外侧进针，然后将针偏向关节腔刺入。趾间关节刺激点，远近节趾骨间隙（即趾间隙）：① 趾底针刺途径，患者平卧，双下肢伸直，左手捏住患趾远端，让其背伸，定出远近节趾骨间隙（即趾间隙）后，从足底针自间隙中点进针，穿过趾底皮肤及软组织，再将针刺入趾间关节内；② 趾背针刺途径，从足背自皮肤垂直进针，进入关节腔，然后再针刺入趾间关节内。

第四节　踝关节扭伤与腓肠肌痉挛

一、踝关节扭伤

【概述】

踝关节扭伤是指在不平的路面走、跑、跳等运动情况下,使踝关节部位软组织(主要为韧带)受到强大的张力所致的急性损伤。在人体诸关节的扭伤中,踝关节扭伤的发病率较高,踝部骨与骨之间有韧带相连,其中最重要的有内、外侧韧带和前后韧带。踝关节是人体承受负荷最大的关节,在受到极度跖屈、背伸及内外翻应力和旋转应力的作用下容易造成损伤。由于解剖学上的特点,患部外侧韧带损伤最常见。

踝关节外侧韧带复合体扭伤是踝关节扭伤最常见的类型,事实上超过 3/4 的急性踝关节扭伤是外侧踝关节扭伤,其中 73% 是距腓前韧带受伤;其余约 25% 的急性踝关节扭伤为内侧(三角韧带)或高位踝关节/联合损伤(胫腓前下韧带或胫腓后下韧带损伤)。本病女性的患病率高于男性。踝关节扭伤常见于运动员、空降兵、运动爱好者等群体,国外流行病学研究指出,在所有的运动受伤中,踝关节扭伤约占 30%。约 50% 的踝关节扭伤是发生在运动过程中。每年平均每 1000 人就有 2.13 人患本病,青少年、年轻人发病率最高,15～19 岁的人群中,每年平均每 1000 人就有 7.2 人患本病。陈旧性踝关节扭伤史是踝扭伤发生的最高危因素。急性踝关节外侧扭伤后的高再损伤率与慢性踝关节不稳定的发展密切相关。与没有急性踝关节扭伤病史的人相比,有急性踝关节扭伤病史的人再次发生踝关节扭伤的风险约为 3.5 倍。高达 70% 的急性踝关节扭伤患者可能会出现身体残障,其中可能包括慢性踝关节不稳定。

本病属中医学"伤筋"范畴。中医学认为,扭伤致踝关节部筋肉损伤,导致气滞血瘀,经络气血闭阻不通,筋脉挛急而发病,出现局部肿胀、疼痛、活动受限等临床表现。

【临床诊断】

1. 外伤史　多数急性损伤病例有明确外伤史。

2. 症状　外侧韧带损伤时外踝关节肿胀、疼痛。内侧韧带损伤时出现内踝下区疼痛、肿胀,内踝后方也可以有肿胀和瘀血。下胫腓韧带损伤可表现为踝关节前方肿胀。

3. 体征　外侧韧带损伤时,外踝部皮下片状瘀斑、压痛;关节活动受限;合并撕脱骨折或关节脱位时,踝部不能跖屈与内翻,足被动内翻使疼痛加重。内侧韧带损伤时,出现内踝下区皮下瘀血、压痛,足被动外翻时疼痛加重。

4. 影像学检查　内翻应力下摄踝部正位 X 线片,测量距骨倾斜角(胫骨下关节面和距骨顶平行线之间的夹角),可显示此角。如大于健侧 1 倍,示腓距前韧带断裂;大于 2～3 倍,示腓距前韧带和腓跟韧带断裂;大于 5 倍,示外踝韧带完全断裂,并显示有无撕脱性骨折。

【治疗原则及选穴处方】

经典针灸学以舒筋缓急,活血止痛为基本治疗原则。因踝关节为全身负重关节,并以屈伸运动为主,故除针灸治疗外,还应配合绷带固定,以避免或减轻对患处的不良刺激。这样不仅可较快恢复其

负重功能的稳定性,亦可恢复其运动功能的协调性。以局部穴位为主,适当配合远端穴位,具体选穴原则如下:

1. 局部选穴　在踝关节局部选取解溪、昆仑、申脉、照海、丘墟、阿是穴等。根据扭伤部位,如内踝扭伤则选用足少阴等经穴位,外踝扭伤则以选用足太阳等经穴位进行治疗。

2. 远端选穴　根据踝部扭伤的部位,选取上肢对应的同名经穴位,如内侧肿痛则多选用手少阴经的神门、灵道等穴,外侧肿痛则多选用手太阳经的前谷、后溪、腕骨、阳谷等穴。根据全息理论选针刺第2掌骨桡侧敏感点,配合活动患肢。

3. 耳穴　选踝点、神门等穴。针刺或王不留行压籽,边刺激边活动患肢,促其局部气血宣散,消肿止痛。

● **推荐处方 1**

治法:通经活络,消肿止痛。

主穴:局部——解溪(疏调足部阳明经气血)

昆仑、申脉(疏调足部太阳经气血)

照海(疏调足部少阴经气血)

丘墟(疏调足部少阳经气血)

操作:常规操作。

● **推荐处方 2**

治法:舒筋活络,消肿止痛。

主穴:远端——第2掌骨桡侧足穴(调气活血,移神止痛)

操作:医者与患者对坐,用一手托着患者伤踝同侧手。患者手如握鸡蛋状,肌肉放松,虎口朝上,食指尖与拇指尖稍分开。医者用另一手拇指尖或拿一支火柴棒在患者第2掌骨基底部桡侧缘前面凹陷处按压,寻找敏感的穴点(即足穴),用捻转法强刺激,使之产生较强的胀、重、酸、麻感。受伤24~48 h后的患者,在留针期间,适当地活动伤肢。先是缓慢地屈伸踝关节,随着疼痛减轻,逐渐采用缓慢的半蹲起到深蹲起活动,继而缓慢地行走,可反复进行。从伤后第3天起,采用针刺疗法后用热水袋或热毛巾敷伤部。

● **推荐处方 3**

治法:疏调经气,活血化瘀。

主穴:局部——阿是穴、申脉、照海(疏调局部气血)

远端——后溪(下病上取,调神止痛)

操作:患者取坐位或卧位,取申脉、照海,得气后以提插平补平泻。阿是穴用提插法,根据损伤部位面积大小,在阿是穴的上、下、左、右各浅刺1针。以上各穴留针15~20 min。出针后,取后溪穴进针,然后快速提插捻转数次,同时以另一手拇指点按申脉,嘱患者主动活动踝关节数次后即可出针。

● **推荐处方 4**

治法:疏调气血,通经止痛。

主穴:局部——阿是穴、昆仑、申脉(疏调局部气血)

远端——足三里、绝骨(通经止痛)

操作:穴位直刺得气后(出现酸、麻、胀感觉)留针 15 min。针刺后患足使用胶布条 8 字绷带于外翻位固定制动。

【疗效评估方法】

1. 视觉模拟量表(VAS)　评估疼痛症状,参见头痛。

2. 美国足踝外科协会后足量表(AOFAS)　参见足跟痛。

3. 行走、跑步活动踝关节疼痛分级　分为 5 个级别。

(1) 行走　0 级:正常行走活动时损伤过的踝关节无疼痛;1 级:正常行走活动时损伤过的踝关节自感有轻度疼痛,但不影响行走;2 级:快步行走时感损伤过的踝关节疼痛,行走能力受限;3 级:长距离散步行走(超过 500 m)感损伤过的踝关节疼痛;4 级:因踝关节疼痛而没有信心行走,或散步不超过 200 m 即感疼痛不适而拒绝行走。

(2) 跑步　0 级:能随意跑步而无疼痛;1 级:随意跑步时偶感疼痛,但基本不影响跑步;2 级:跑步能力中度受限,慢跑不超过 500 m 即感疼痛不适需要停止跑步;3 级:跑步能力受限,不能进行快速短距离跑步;4 级:不能进行跑步运动。

4. 踝关节扭伤症状积分法　通过积分进行总体临床疗效评估(表 4 - 25)。

表 4 - 25　踝关节扭伤症状积分表

观察指标	无(0 分)	轻度(1 分)	中度(2 分)	重度(3 分)
疼痛	无	轻度疼痛,不影响工作	中度疼痛,勉强行走	疼痛强烈,行走困难
瘀斑	无	瘀斑淡紫色,面积小于 2 cm×2 cm	瘀斑紫色,面积大于 2 cm×2 cm	瘀斑深紫色,面积大于 4 cm×4 cm
肿胀	无	皮纹存在	皮纹减少	皮纹消失
功能障碍	无	在活动时微痛	大幅度活动时疼痛明显,但尚能忍受	活动时疼痛难忍

临床疗效:① 临床痊愈。患部疼痛、肿胀、瘀血消失,运动行走自如,总评分为 0 分或较治疗前下降 8 分以上者。② 显效。患部疼痛、肿胀减轻或消失,运动仍有轻微疼痛感,总评分较治疗前下降 6~7 分者。③ 有效。踝关节肿痛减轻,活动有所改善,有轻微压痛,总评分较治疗前下降 3~5 分者。④ 无效。治疗前后症状和体征无明显改善,总评分不变或仅下降 1~2 分者。

5. 足/踝部关节量表评分(FAOS)　有 42 道问卷题目,分为 5 项分量表:疼痛 9 道、症状 7 道、日常生活 17 道、运动 5 道、设计足/踝部的生活质量 4 道,每道题目都有无、轻微、适中、严重、极其严重 5 个选项,分别对应分值 0 分、1 分、2 分、3 分、4 分。

(1) 疼痛　① 经常感到足/踝部疼痛;② 以足/踝部为支点旋转;③ 完全绷直足/踝部;④ 完全弯曲足/踝部;⑤ 在平地行走;⑥上楼梯、下楼梯;⑦ 晚上睡觉时;⑧ 坐起或躺下;⑨ 笔直站立。

(2) 症状　① 足/踝部是否出汗;② 足/踝部活动时是否有摩擦感,听到弹响、爆裂声或是其他声音;③ 活动足/踝部是否感到僵硬;④ 能否完全绷直足/踝部;⑤ 能否完全弯曲足/踝部;⑥早晨醒来足/踝部僵硬程度;⑦ 平日在坐、躺、休息后足/踝部僵硬程度。

(3) 日常活动　包括下楼梯、上楼梯、坐立起身、站立、弯腰拾物、在平地行走、上车/下车、购物、穿袜子、从床上起身、脱袜子、躺下、沐浴/出浴、坐立、进/出卫生间、较重的家务劳动、较轻的家务劳动。

(4) 运动　① 跑步;② 蹲坐;③ 跳跃;④ 以受伤的足/踝部为支点扭转;⑤ 跪地。

(5) 生活质量　① 多久在意一下自己的足踝部问题;② 是否改变自己的生活习惯来避免一些可能加重足/踝部疼痛的活动;③ 是否对自己的足/踝部康复失去信心;④ 总体来说,你的足/踝部活动有多困难。

【针灸疗效分析】

1. 针灸疗效现状　针灸治疗本病以症状(足踝部疼痛、肿胀)及踝关节肌力、平衡功能、稳定性、活动度、功能障碍等为观察指标。目前,临床上常用的评估方法包括疼痛分级、观察指标计分、足踝部关节量表评分、临床疗效评定等。临床证据显示,针灸治疗踝关节扭伤能缓解足踝部疼痛、肿胀,改善踝关节活动度及功能障碍等。从总体疗效看,针灸治疗本病的总有效率在84.0%～94.8%。

2. 影响针灸疗效的因素　① 损伤程度和类型:若韧带部分撕裂,损伤程度较轻则针灸疗效较好;如果韧带完全撕脱或出现踝尖部撕脱骨折,应由骨科进行石膏固定4～6周,此时非针灸所能治疗。当石膏拆除后,针灸可促进软组织损伤的修复,结合训练活动,效果更好。相对而言,针灸对急性踝关节扭伤针刺治疗时间短、次数少、疗效好;对陈旧性踝关节扭伤疗效不及前者,同时针灸治疗时间需延长,治疗时配以痛点刺络放血,以宣散局部瘀血,活血止痛。如果陈旧性韧带断裂或再发踝关节脱位,导致踝部韧带松弛,关节不稳定,反复引起踝关节扭伤,严重影响行走功能者,针灸疗效差,可考虑用腓骨短肌腱韧带重建术。② 刺灸法:针刺治疗本病,无论远端取穴还是局部选穴,要求在患者耐受情况下,针刺刺激强度要大,同时配合运动疗法,加速局部气血的宣散,促进瘀血的吸收。但治疗后应固定患肢,适当限制扭伤局部的运动。③ 治疗时机:应在扭伤24 h内进行针刺治疗最好,24 h后局部气血瘀滞,则瞬时疗效较差,需延长治疗时间才可获得较好疗效。

3. 针灸治疗潜在的可能机制　① 局部治疗作用:针刺远端与局部穴位相结合,同时配合运动疗法,既可使局部痛阈提高,又可调节局部肌肉的收缩和舒张功能,使肌肉间不协调的力学平衡关系得到改善或恢复,组织间压力得到改善,促进损伤组织周围的血液循环。② 整体治疗作用:针刺可调动中枢和体液镇痛机制,可使脑内镇痛物质代谢发生改变,内啡肽释放增加,消耗相对减少,从而使内啡肽含量增加,提高痛阈;针刺还可使痛觉冲动受到抑制,又可使血液中促肾上腺皮质激素和糖皮质激素增加,从而增加抗痛的功能,使疼痛减轻。

【预后】

针灸治疗踝关节扭伤效果良好,急性受伤后应避免加重损伤的动作,但可适度运动。扭伤后立即冷敷,24 h内继续予以冷敷止血;24 h后予以热敷;48 h后继续予以热敷,以助消散。病程较长者要注意局部护理,注意保暖,运动要适度,避免再度扭伤。过去认为,用支架或石膏固定有助于加快踝扭伤的愈合,但事实证明并非如此,目前一致认为,在踝部受伤后,如果保持脚踝一定的活动范围也是有益的。现建议运动员立即开始柔和地练习动作。一个常见的练习是用脚趾在空中写字母表。有几种方法可有助于治疗脚踝扭伤后的疼痛、肿胀和瘀伤(虽然它们并不能加速康复),包括:① 冰块;② 紧紧包裹脚踝给予压迫;③ 保持脚踝抬高(例如躺下时将其支撑在枕头上);④ 非处方止痛药,如布洛芬,都能减轻脚踝扭伤的不适症状。最后,康复训练是康复过程的重要组成部分。在良好的物理治疗方案下,踝关节强度、活动范围和位置感都能更快地恢复。然而,2017 年 *JAMA* 的一篇文献报道,加拿大一项大型随机对照试验表明,与基本的自我管理相比,急性踝关节扭伤后的单纯物理治疗并不会加快功能恢复。因此,今后还需进一步研究。

二、腓肠肌痉挛

【概述】

腓肠肌痉挛是小腿腓肠肌突然发生的痛性痉挛,甚至活动受限的一种症状,俗称小腿抽筋。发生原因包括缺钙、过度疲劳、过量运动及受寒冷刺激等;缺钙使腓肠肌兴奋性增高,剧烈运动使其收缩与放松难以协调,过量运动使代谢产物堆积,肌肉局部循环不好,寒冷刺激等均可导致腓肠肌痉挛。

中医学称本病为"小腿转筋""足腓挛痛""转筋""脚挛急"等,归属"痹证"范畴,认为寒邪侵袭,寒性收引,经筋挛急,或远行劳累,或吐泻后津液损耗,不能濡润筋脉,经筋失养,筋肉失调,筋脉挛急;或年老气血津亏,肝血不足,筋脉失养而挛急,均可导致本病。

【临床诊断】

1. 小腿部肌肉突发性疼痛性不自主地强烈收缩,仅累及腓肠肌,肌肉明显隆起,触之较硬且不能放松,伸展及按摩患部可缓解。

2. 每次发作轻者数秒,重者数分钟乃至 3 h 左右,日发数次至数十次,多单侧性,但左右同时或交替发生,可数年至数十年反复发作,无后遗症。

3. 间歇期无不适,多在夜间睡眠时发作,尤其多发于寒冷刺激后。

4. 发作期间无神经肌肉系统的任何阳性体征,实验室检查一般无阳性发现,部分患者可出现血钙降低。仅在发作时肌电图表现为自发性收缩,开放时肌肉出现高频动作电位,可达 200~300 Hz,明显高于正常收缩电位。

【治疗原则及选穴处方】

经典针灸学以舒筋活络,止痛为基本治疗原则,可兼祛风散寒、补益肝肾、理气活血等。急性发作时以远端选穴为主,间歇期治疗以局部选穴为主,配合远端选穴。具体选穴原则如下:

1. 根据《内经》"在筋守筋"原则选取局部穴位,如承山、阿是穴等。

2. 本病主要归属足太阳经,因此,可循经选取昆仑、合阳、束骨;手太阳与足太阳为同名经,根据"同气相求"理论,可选手太阳经后溪。

3. 根据"筋会阳陵泉",可选足少阳经阳陵泉。另外,根据患者具体情况辨证选穴,如风寒阻络选合谷、风池、申脉、昆仑;津液亏损选太溪、水泉、三阴交、足三里;气滞血瘀选膈俞、内关、委中、太冲;肝肾不足选太溪、三阴交、关元、肾俞、肝俞等。

● 推荐处方

治法:舒筋活血,通络止痛。

主穴:局部——承山、承筋、阿是穴(舒筋活血,祛风散寒)

　　　临近——阳陵泉(疏调经筋)

　　　远端——后溪、内庭(疏调经筋)

配穴:风寒阻络加风池、合谷、外关、申脉;津液亏损加太溪、三阴交、足三里;气滞血瘀加内关、委中、太冲;肝肾不足加太溪、三阴交、关元、肝俞。

操作:当腓肠肌痉挛之时,先刺后溪,缓解后再刺其余穴。承山穴用泻法,或拔罐法或灸法。阿是穴在腓肠肌的肌腹进行排刺,或用灸法,或行闪罐法、推罐法。余穴常规操作。

【疗效评估方法】

1. 症状总体疗效评估 分4级。① 治愈:临床症状完全消失;② 显效:临床症状明显改善;③ 好转:临床症状有所减轻,但劳累或受寒后复发或加重;④ 无效:临床症状没有明显改善。

2. 痉挛持续时间、强度及发作次数等 记录每次痉挛持续时间、强度以及每日或每周发生痉挛的次数,进行治疗前后比较。

3. 症状、体征评分法 对症状及间歇期诱发试验进行评分。

(1)症状评分 无痉挛发作为0分,每周发作1次以上为1分,每周发作2次以上为2分,每周发作3次以上为3分,每周发作4次及以上为4分。

(2)体征评分 间歇期诱发试验 $t>60\ s$ 仍未引出者为0分,间歇期诱发试验 $45\ s<t\leqslant60\ s$ 引出者为1分,间歇期诱发试验 $30\ s<t\leqslant45\ s$ 引出者为2分,间歇期诱发试验 $15\ s<t\leqslant30\ s$ 引出者为3分,间歇期诱发试验 $t\leqslant15\ s$ 引出者为4分。

【针灸疗效分析】

1. 针灸疗效现状 目前临床上多采用临床有效率、腓肠肌痉挛症状及体征评分等为结局指标。临床证据显示,针灸对本病有较好疗效。据报道,针灸可改善腓肠肌痉挛评分,缓解疼痛,总有效率在86%~98%,治愈率在10%~84%,治愈率差异较大,但总体上仍缺乏高质量的临床证据。

2. 影响针灸疗效的因素 ① 病因:最新研究发现,老年性脊柱骨质增生、退变压迫神经血管和粥样动脉硬化闭塞,尤其是患有冠心病、高血压、糖尿病等的老年患者经彩超股动脉等检查,证实多伴有下肢动脉硬化闭塞,造成下肢特别是腓肠肌缺血,血液循环不良,导致肌肉兴奋阈值下降,易产生痉挛,尤其在夜间睡觉时大脑皮质处于相对抑制状态,稍有刺激如寒冷、受压等均可诱发。因此,单纯性腓肠肌痉挛针灸可获得良效,如运动用力不协调、寒冷刺激等所致者。如果是其他疾病所伴随的症状,则应治疗原发病,针灸可缓解症状,但疗效不及单纯性腓肠肌痉挛。② 配合其他疗法:推拿和热敷等可提高针灸疗效。以外力牵拉痉挛的肌肉,但力量要柔和,不宜突然用力或用力过猛。如小腿腓肠肌痉挛,可伸直膝关节,同时用力勾脚尖。如果脚底或脚趾痉挛,可用力向上扳脚趾,以缓解肌肉痉挛。或应用旋转法,起身而坐,伸直抽筋的腿,用手握住前脚掌,向外侧旋转踝关节,只要动作连贯有力,通常能立即止住剧痛。或应用扳脚法,取坐姿,一手用力压迫痉挛的腿肚肌肉,或伸直下肢,一手抓住足趾向身体方向扳脚,使足部背曲,再上下活动一下脚,一般疼痛能立即得到缓解。可对委中、承山进行穴位按摩;如果是足底痉挛,则可对涌泉、内庭进行穴位按摩。可用热毛巾、热水袋敷于腿肚处,热敷法能有效促进肌肉的血液循环,起到缓解痉挛作用。

3. 针灸治疗潜在的可能机制 西医学认为,本病是因局部肌细胞内乳酸堆积,肌细胞膜的通透性增加,细胞外钠离子内流增加,从而产生一连串反复发生的动作电位,致前后各次肌肉兴奋时间产生重叠而导致腓肠肌痉挛的发生。如机体内缺钙,可导致肌细胞膜上的钠通道处于不能充分关闭而造成持续性的钠离子内流,致使肌细胞处于持续除极或反复发生动作电位而引起腓肠肌痉挛。寒冷刺激可使局部肌细胞对钠离子通透性增加而诱发本病。因此,针灸治疗的环节及机制包括:① 松弛肌肉:针刺可通过神经-肌肉反射,减弱或拮抗躯体运动神经末梢释放的神经递质(乙酰胆碱),从而影响细胞膜的通透性,抑制钠离子内流,抑制动作电位的异常频发,起到松弛肌肉的作用。另外,针灸可对腓肠肌的紧张度进行协调。② 改善循环:针灸可促进腓肠肌内血管的舒张,增加血流量,清除局部堆积的代谢产物(如乳酸等),为肌肉提供血氧及营养,促进新陈代谢。③ 止痛作用:针灸对本病的止痛作用是解除肌肉痉挛,促进堆积乳酸的排泄,改善微循环。针刺促进内源性镇痛物质的释放和拮抗痛觉神经上传也是急性止痛的机制之一。

【预后】

一般而言,腓肠肌痉挛诱发因素包括寒冷刺激、大量排汗、肌肉收缩失调、身体过于疲劳等。冬天运动或游泳时,如果没做热身运动,肌肉遇到冷刺激即会强直性收缩,发生痉挛。在大量运动或劳动中(尤其是在夏天),由于大量排汗,体内氯化钠含量过低,容易引起肌肉痉挛(抽筋);或疲劳过度,局部肌肉易于痉挛,疼痛难忍,肌肉坚硬成块,而且一时不易缓解。在强烈运动中,由于肌肉过于紧张,连续收缩过快,放松时间太短,造成肌肉收缩失调,引起肌肉痉挛。为预防本病发生,应避免寒冷刺激,注意保暖;运动前注意做热身运动,使肌肉充分活动开;剧烈运动时注意中间适当休息,注意补充营养和电解质,避免过度疲劳;在游泳前应搓揉小腿数遍,这样可预防腓肠肌痉挛的发生。现代研究发现,服用维生素 E 对预防夜间小腿痉挛效果很好。发作期间,每日可配合服用维生素 E 至少300 mg(每次服 100 mg),具有保护肌肉和改善末梢血管血流的作用。平素应加强体育锻炼,提高对外界环境的适应能力,提高肌肉的弹性。老年人频发本病一方面病因为缺钙,但实际上也是老年人的一种衰老表现。腓肠肌弹性伸缩练习和夜晚夹板,通常能有效去除疼痛,应鼓励应用。

三、踝关节扭伤与腓肠肌痉挛的现代针灸学治疗原则与选穴处方

(一)踝关节扭伤

踝关节扭伤的治疗应视严重程度及 48 h 内急性处理与后期的治疗问题。急性损伤后应立即进行局部冷敷,以减少局部出血和肿胀;48 h 后进行局部理疗。因踝关节为全身负重关节,并以屈伸运动为主,故除针灸治疗外,必要时还应配合绷带固定,以避免或减轻对患处的不良刺激。这样不仅可较快恢复其负重功能的稳定性,亦可恢复其运动功能的协调性。对病情较轻的踝关节扭伤,则可直接进行针灸治疗。现代针灸学的治疗原则是缓解疼痛,改善局部循环,促进韧带修复。选穴方法如下:

1. 异位远端刺激点　根据弥漫性伤害抑制性调控机制,可选异位的刺激点,达到以痛制痛的目的,可在异位远端选刺激点,如左病选右,下病选上,可选传统穴位,如合谷、曲池、阳陵泉、太冲、昆仑等。

2. 局部选择刺激点　① 外踝刺激点:在趾长伸肌腱与外踝基底部之间。② 内踝刺激点:胫距关节线前下方,胫骨前肌腱内缘与内踝基底部之间向后外稍下方。③ 踝部骨膜刺激点:可选内外踝尖、距骨面骨膜。④ 踝内侧三角韧带压痛点:内踝下端 0.5 cm 处。⑤ 踝外侧韧带压痛点:外踝前方,前

下方距骨处为距腓前韧带;向后跟骨外缘中部为跟腓韧带;外踝后方水平方向向后,直达距骨后突外侧,为跟腓韧带韧带后束。

3.胫神经与腓神经刺激点　定位参见坐骨神经痛内容。

(二)腓肠肌痉挛

现代针灸学在治疗上首先应明确发生腓肠肌痉挛的病因,如有缺钙者应首先给予钙剂进行补钙;维生素 E 也常对部分患者夜间小腿痉挛有改善。器质性原因者应转外科治疗。针灸治疗以促进腓肠肌的血液循环,调节支配腓肠肌的胫神经功能、缓解痉挛为基本原则。

腓肠肌为小腿后侧群浅组肌肉。有内、外二头,内侧头起自股骨内侧髁上的三角形隆起,外侧头起自股骨外侧髁的近侧端,在二头的深面各有一滑膜囊。腓肠肌的二肌腹增大,在腘窝下角彼此邻近,所成夹角多为 25°～30°,此肌下行与比目鱼肌移行为跟腱,止于跟骨结节。腓肠肌的动脉发自腘动脉,静脉与动脉伴行,注入腘静脉或小隐静脉。腓肠肌由骶 1 和骶 2 脊髓节段发出的胫神经纤维支配,包括内、外侧胫神经。腓肠肌在行走及站立时能提足跟向上,直立时,腓肠肌和比目鱼肌都参予强固膝关节,并调节小腿和足的位置。运动中最容易发生痉挛的肌肉是小腿腓肠肌(小腿后侧)、足底的踇屈肌和趾屈肌。因此,当发生腓肠肌痉挛时,无论主动还是外部辅助来被动伸展痉挛的肌肉是最佳治疗的重要部分,故应首先将脚大踇趾向上搬伸,一般可使痉挛立即缓解,缓解后进行针灸治疗。

(1)踇长、短伸肌刺激点　踇长伸肌刺激点为踇趾远节趾骨骨底背面;短伸肌刺激点为踇趾近节趾骨底。当腓肠肌痉挛发作时,术者手握患者患侧大踇趾,用力快速被动向上搬伸踇长、短伸肌,或者让患者用力背伸足大踇趾,以拉伸腓肠肌,可迅速缓解痉挛。

(2)腓肠肌激痛点　现代研究显示,夜间小腿痉挛的大部分临床特征与它们相关的肌筋膜激痛点相符,激痛点的局部抽搐反应可能与小腿痉挛有密切关系。部位:① 第 1 激痛点在腓肠肌外侧头,腓肠肌肌腹上 1/3 处;② 第 2 激痛点在腓肠肌内侧头,肌腹中点处。

(3)腓肠肌肌腹刺激点及踇屈肌和趾屈肌刺激点　有学者认为,肌肉神经连接处或肌膜肌纤维的兴奋性增高是引起小腿痉挛的主要原因;也有人认为,腿部肌肉泵在夜间是"睡着的",这导致腓肠肌静脉瘀滞和循环不充分,强调了缺血在发病中的重要意义。因此,在腓肠肌的两个肌腹上任选几个刺激点,具有调节肌纤维兴奋性和促进循环,改善供血的作用;也可选用传统穴位,如承山、承筋、飞扬。由于长时间足跖屈可导致腓肠肌激痛点的激活和持续存在,因此可选踇屈肌和趾屈肌局部刺激点。

(4)胫神经、腓总神经刺激点　参见坐骨神经痛内容。胫神经刺激主要在于直接调节支配腓肠肌的神经功能,腓神经主要在于促进拮抗肌(胫前肌)运动,以抑制胫神经支配的腓肠肌过度兴奋与运动活跃。

(5)骶 1～2 刺激点　支配腓肠肌的胫神经源自骶 1～2 脊神经,研究显示,中枢神经系统控制,至少源自脊髓水平,在小腿夜间痉挛中扮演着重要角色。因此,在此选择刺激点可调节胫神经的功能活动与代谢。骶 1 刺激点在双侧髂后上棘做一连线,在连线上 1.5 cm 与正中线旁开 1.5～2 cm 相交处,为骶 1 骶骨后孔,相当于上髎穴;骶 2 为其下 1～2 cm,第 2 骶骨后孔中,相当于次髎穴。

(6)对侧腓肠肌与同侧拮抗肌刺激点　研究发现,当小腿肌肉痉挛发作时,肌肉电活动的位置从一处跳跃到另一处。相应的对侧肌肉的自主收缩可增加痉挛的疼痛,并且大量的肌电图活动被记录下来。因此,腓肠肌发生痉挛时可针刺对侧腓肠肌以缓解病侧痉挛。研究还发现,小腿肌肉诱发的痉挛会产生非常活跃的电运动,但是对抗肌(胫前肌)无电运动,用各种治疗手段恢复后,这两组肌肉的反应恢复正常,拮抗肌的反射性抑制需要外部机械性辅助或刺激来克服这种抑制,因此,同侧对抗肌(胫前肌)的自主收缩能缓解这种痉挛。胫前肌刺激点:胫骨外侧髁到胫骨干、足部内侧楔骨内侧面及第 1 跖骨底之间的任何刺激点。可选传统穴位,如足三里、条口、上巨虚、下巨虚、解溪等。

● **推荐处方 1**(踝关节扭伤 48 h 内)

主穴:肢体远端刺激点——合谷、阳陵泉、三阴交、悬钟(弥漫性伤害抑制性调控机制,以痛制痛)

局部——外踝刺激点、内踝刺激点(改善局部循环,缓解疼痛,减轻肿胀)

操作:远端穴持续性强刺激,以兴奋细纤维;边行针边鼓励患者自行轻轻活动踝关节,不可强行剧烈活动;局部穴轻刺激。局部配合冷敷。

● **推荐处方 2**(踝关节扭伤 48 h 后)

主穴:局部——踝外侧韧带压痛点或踝内侧三角韧带压痛点(促进韧带血液循环和修复)

踝部骨膜刺激点(促进局部循环,修复韧带,止痛)

下肢——胫神经刺激点(承山、三阴交)、腓神经刺激点(阳陵泉)(协调下肢踝关节运动,止痛)

操作:踝外侧韧带压痛点,自外踝前方皮肤进针,刺向前下方距骨处,轻刺 3～5 次,为刺激距腓前韧带;然后向后跟骨外缘中部进针,为刺激跟腓韧带。从外踝后方水平方向向后,直达距骨后突外侧,为刺激跟腓韧带韧带后束。胫神经、腓神经刺激点以放射感到达踝关节为佳。骨膜刺激点用雀啄法。

● **推荐处方 3**(腓肠肌痉挛—发作时)

主穴:临近——姆长、短伸肌刺激点(缓解痉挛)

胫前肌刺激点(拮抗腓肠肌痉挛)

远端——对侧腓肠肌刺激点(缓解痉挛)

操作:术者手握患者大姆趾,用力快速被动向上搬伸姆长、短伸肌,或者让患者用力背伸足大姆趾,以拉伸腓肠肌,可迅速缓解痉挛。余穴常规操作。

● **推荐处方 4**(腓肠肌痉挛—间歇期)

主穴:局部——腓肠肌肌腹刺激点(承山等)、姆屈肌和趾屈肌刺激点(促进血液循环,调节肌肉运动,改善神经肌肉代谢活动)

腓肠肌激痛点(灭活激痛点,消除致病源)

胫神经刺激点(直接调节胫神经功能与代谢,抑制腓肠肌痉挛)

腓总神经刺激点(调节拮抗肌活动,抑制腓肠肌和胫神经的过度活跃)

远端——骶 1～2 刺激点(通过刺激骶神经以改善胫神经的功能与代谢)

操作:刺激胫神经时,可抬腿后,于刺激点进行快针,提插法使针感向下肢放射,不留针。腓肠肌肌腹可排刺 2～3 针,可给予轻度电刺激(2 Hz)20～30 min。

第五章　体表病—皮肤与附属器病症及血管与淋巴管病

第一节　皮肤与附属器病症

一、瘙痒性皮肤病

（一）瘙痒症

【概述】

皮肤瘙痒症在皮肤科临床常见,许多皮肤病都伴有不同程度发热、皮肤瘙痒症状,本节所论述的瘙痒症,主要是指仅有皮肤瘙痒而无原发性皮肤损害的皮肤病。瘙痒症常见的病因非常复杂,有皮肤干燥、神经精神因素(如各种神经功能障碍或器质性病变以及情绪紧张、焦虑、恐惧、激动、忧虑)、系统性疾病(如尿毒症、阻塞性肝胆疾病、甲状腺功能亢进或减退、糖尿病、干燥综合征、皮肌炎、淋巴瘤、白血病以及其他恶性肿瘤等)、妊娠、药物,或食物、环境、气候、生活习惯等。瘙痒症多数具有病程长、病情顽固、反复发作、瘙痒无度、不易治愈的特点,严重者可影响工作和生活质量,给患者带来极大的痛苦。根据瘙痒症状的部位,瘙痒症可分为全身性瘙痒症和局限性瘙痒症。某些原发皮肤病或局部病变可以引起局限性瘙痒症,好发于外阴、肛周、小腿、头皮等部位。此外,特殊类型的瘙痒症还包括老年性瘙痒症、冬季瘙痒症、夏季瘙痒症、妊娠性瘙痒症等。

流行病学显示,本病女性多于男性,亚洲人多于白种人,秋冬季节发病更为多见。其发病率随年龄增长而逐渐升高,国外研究显示,65岁门诊患者的发病率为12%,85岁以上的患者发病率为20%。

本病属中医学的"风瘙痒""痒风""阴痒"等范畴。中医学认为,禀赋不耐,血热内蕴,外邪侵袭,则易血热生风致痒;素体湿盛,郁遏酿热,湿热蕴结;或过食辛辣、油腻、酒类,损伤脾胃,湿热内生;忧思郁怒,肝郁化火,蕴生湿热;或老年体弱,肝肾阴虚,精血不足;或久病体虚,气血亏虚,生风化燥,内不得疏泄,外不得透达,郁于皮肤腠理而致本病。

【临床诊断】

1. 皮肤瘙痒剧烈,常呈阵发性,以夜间为著。

2. 由于经常搔抓,患处皮肤常伴爪痕、血痂及色素沉着等继发性损害。

3. 根据发生部位可分为全身性瘙痒症和局限性瘙痒症。前者见于因皮肤干燥引起的老年性皮肤瘙痒症,与季节关系明显的季节性瘙痒症;后者见于肛门瘙痒症、外阴瘙痒症等。

4. 长期或顽固性瘙痒症患者,应做进一步全身检查,注意肿瘤、糖尿病等。

【治疗原则及选穴处方】

经典针灸学以祛风止痒治标,清热利湿,养血清肝润燥治本为基本治疗原则。临证应审证求因,尽可能去除一切可疑致病因素。可根据肝藏血,肺主皮毛;肺与大肠相表里;脾主运化水湿等理论选用穴位。基本选穴原则如下:

1. 局部选穴　针对局部性瘙痒选局部穴,如阴痒选会阴、曲骨,肛门瘙痒选长强等。

2. 循经选穴　根据瘙痒部位进行辨经,在相应的经脉上选穴。如阴痒,依据肝经循经股阴,入毛中,环阴器,肝主疏泄,常选曲泉、蠡沟、行间治疗疏泄失常而致的阴痒。

3. 辨证选穴　如根据脾主运化水湿,选阴陵泉、三阴交治疗湿热内结;肝藏血、心主血脉、脾主运化生血等理论,对于血虚证可选肝俞、心俞、脾俞、血海、膈俞等;对于心火亢盛者,根据心经属心络小肠,选少府、曲泽;对于风热血热之证,可选风池、大椎、血海、曲池、合谷等。

4. 耳穴　选肺、神门、交感、肾上腺、痒点对应部位耳穴。

● **推荐处方 1(全身性瘙痒)**

治法:清热化湿,养血润燥,疏风止痒。

主穴:上肢——曲池(清热化湿)

下肢——风市(疏风止痒)

血海(活血祛风止痒)

背部——膈俞(活血养血,润燥止痒)

配穴:风热血热加风池、大椎、合谷、少商;湿热内蕴加阴陵泉、中极、水分、内庭;血虚肝旺加足三里、三阴交、肝俞、太冲、风池;脾虚卫弱加脾俞、肺俞;肝肾不足加肝俞、肾俞、太溪;气血两燔加大椎、外关、合谷。

操作:膈俞虚证用补法,实证用泻法,其余穴位常规操作。

● **推荐处方 2(全身性瘙痒)**

治法:养血祛风,止痒。

主穴:头部——风池(祛风止痒)

背部——膈俞、脾俞(健脾生血)

风门(祛风止痒)

下肢——血海、风市(活血祛风)

三阴交(滋补肝肾)

上肢——曲池(清血热,祛风止痒)

配穴:头晕加风池;血虚经少加足三里、归来。

操作:膈俞、脾俞向脊柱方向斜刺 1.5 寸,行捻转补法 1～3 min,使局部产生较强的针感。余穴常规操作。

● **推荐处方 3(局限性瘙痒—阴痒)**

治法:疏通下焦,祛风止痒。

主穴:局部——会阴、阴廉(疏通阴部经络气血)

临近——中极、阴交(通阴部之络)

膀胱俞(利湿化浊)

远端——曲泉(疏调肝经以通阴部之气血)

少府(清心安神除烦)

照海、然谷(调理肾经)

配穴:湿热下注加阴陵泉、行间、水道、次髎;肝肾阴虚加三阴交、太溪;精神神经性瘙痒加神门、百会、风府。

操作:阴交直刺1寸,会阴直刺0.5寸,均行捻转泻法1~3 min。余穴常规操作。

注:本方为治疗阴痒而设。临证可见外阴瘙痒难忍,常发生在阴蒂及小阴唇区,严重者大阴唇、整个阴道口、会阴部、肛门及肛门后部,甚至大腿内侧均可瘙痒,常为阵发性发作,也可为持续性的,一般夜间加剧。无原因的外阴瘙痒一般仅发生在生育年龄或绝经后妇女,多波及整个外阴部,但也可能仅局限于某部或单侧外阴,虽然瘙痒十分严重,甚至难以忍受,但局部皮肤和黏膜外观正常,或仅有因搔抓过度而出现的抓痕。

● **推荐处方 4(局限性瘙痒—头皮痒)**

治法:通络活血,祛风止痒。

主穴:局部——百会、头维、风池(通络活血止痒)

　　　远端——曲池、合谷(清血热,祛风止痒)

操作:常规操作。

【疗效评估方法】

1. 整体症状评估法　分3级。① 痊愈:瘙痒完全解除;② 显效:瘙痒明显减轻,虽有微痒但不影响工作及睡眠;③ 无效:瘙痒程度基本同前。

2. 根据国外改良的瘙痒评分标准　从瘙痒的程度、发作部位及频率对瘙痒进行评估(表5-1)。

(1) 皮肤瘙痒总评分　级别总分为瘙痒程度、部位和频率3项相加所得。评分分数从0~10分,<3分为轻度瘙痒,4~6分为中度瘙痒,7~10分为重度瘙痒,其中10分为最严重的瘙痒。

表 5-1　瘙痒评分标准

分值	瘙痒程度	瘙痒部位	瘙痒频率
0分	无瘙痒	无	没有瘙痒
1分	轻度瘙痒,不需要搔抓	在身体1或2个部位	有时候感到瘙痒,持续时间<30 min
2分	瘙痒,需要搔抓	3个或者更多部位小于表面积50%	经常感到瘙痒,持续时间>30 min,<2 h
3分	瘙痒经常搔抓后仍无法去除,皮肤可见少量抓痕	大于体表面积50%或累及全身	持续感到瘙痒,持续时间>2 h
4分	严重瘙痒并伴随因严重搔抓而出现皮肤破损		

(2) 疗效评定标准　参考《中药新药临床研究指导原则》,以瘙痒积分计算出疗效率,分4级判定。计算公式(尼莫地平法)=[(治疗前积分-治疗后积分)/治疗前积分]×100%。痊愈:瘙痒积分较治疗前减少≥95%;显效:瘙痒积分较治疗前减少≥70%,且<95%;有效:瘙痒症状好转,瘙痒积分较治疗前减少≥30%,且<70%;无效:瘙痒症状无明显变化或加重,或未达到有效标准者。

【针灸疗效分析】

1. 针灸疗效现状　针刺治疗瘙痒症的疗效主要以治疗前后瘙痒积分值,以及瘙痒积分值转化成的总体疗效(痊愈、显效、好转、无效)为主要结局指标。针灸具有疗效迅速、操作简便、副作用小、复发率低等优点,相对于西药的治疗更具优势。由于近些年老年性瘙痒症和糖尿病瘙痒症的高发,使得针灸治疗该特殊类型的瘙痒症以及局部瘙痒症(外阴瘙痒症和肛门瘙痒症)的相关研究报道增多。相关研究的临床结果显示,针灸治疗特殊类型瘙痒症如老年性瘙痒症和糖尿病瘙痒症,以及局部的阴部瘙痒症和肛门瘙痒症等均有显著的临床疗效。目前证据显示,针灸治疗瘙痒症可明显降低瘙痒积分,对于瘙痒的程度、面积、频率均有改善作用。从总体疗效看,针灸的总有效率在91%～96%;临床治愈率在75%～84%。

关于针刺治疗瘙痒症的证据国外学者提供了一些研究结果,初步证实了针灸确有一定的疗效。Belgrade等对25例健康自愿者采用随机单盲法分为针刺组、假针刺组及空白对照组,采用组胺致痒,对皮肤潮红情况进行观察,结果表明,针刺组痒感持续的时间明显比另2组短,最大潮红面积也小于另2组。但针刺对皮内注射组胺致痒发生的时间或最大痒强度几乎没有影响。研究提示,针刺可有效地抑制组胺致痒,并有穴位特异性,痒点邻近穴位效果好,非穴位效果差。Lundeberg等也曾选择10例自愿者进行了类似的研究,结果发现,按神经节段支配在节段内选穴针刺或电针治疗(2 Hz和80 Hz)可显著减轻痒感,而超节段针刺则没有显著效果。但总体上缺乏高质量的临床证据。

2. 影响针灸疗效的因素 ① 病因:皮肤瘙痒实质上是一种症状,由多种因素所引起,因此,针灸疗效与病因密切相关。一般而言,针灸对功能性的瘙痒症要比器质性疾病所致的瘙痒症疗效好。针灸的止痒效果较好,但由于引起瘙痒的病因比较复杂,因此在治疗上要消除引起瘙痒的局部或全身性因素,如滴虫、霉菌感染或糖尿病等,这些致病因素不消除,针灸只能起到缓解瘙痒的治标作用。对于精神神经因素引起的瘙痒针灸的疗效较好。如临床上有不明原因外阴瘙痒,部分患者外阴瘙痒十分严重,但找不到明显的全身或局部原因,有人认为可能与精神或心理方面因素有关,针灸往往能取得很好的疗效。特殊感染,如霉菌性阴道炎和滴虫性阴道炎是引起外阴瘙痒最常见的原因。虱子、疥疮也可导致发痒。蛲虫病引起的幼女肛门周围及外阴瘙痒一般仅在夜间发作;慢性外阴营养不良,以奇痒为主要症状,伴有外阴皮肤发白。这些因素所致的阴痒,针灸只起到缓解瘙痒的作用,配合药物治疗是必要的。药物过敏或化学刺激、肥皂、避孕套等因直接刺激或过敏而引起接触性皮炎,出现瘙痒症状,以及不注意外阴局部清洁,皮脂、汗液、月经、阴道内分泌物,甚至尿、粪浸渍,长期刺激外阴可引起瘙痒;经期或平时穿着不透气的化学纤维内裤均可因湿热郁积而诱发瘙痒,在患者注意消除相关因素后应用针灸治疗可获得很好的疗效。② 年龄:人体进入更年期以后,皮肤逐渐出现衰老的现象,具体表现为表皮质层减少,真皮的弹力纤维缩短,胶原物质浓缩,皮下脂肪变薄,皮脂腺和汗腺分泌减少,皮肤变得松弛、干涩、弹性降低,并易出现瘙痒现象,称为老年性瘙痒症。针灸治疗需要较长时间。一般而言,年轻人针灸疗效要优于老年人。因为,年轻人皮肤的代谢比较旺盛,对针灸敏感。③ 治疗时机:一般而言,瘙痒往往在夜间加重,入睡前脱衣时尤甚,精神创伤和紧张可降低痒阈。因此,瘙痒症最好在下午或睡前治疗,或在睡前补加一次治疗,或可在安全部位留针过夜。有些处于更年期的人,每到冬天气候变冷皮肤便出现瘙痒,而到第2年春暖的时候症状逐渐消失,这种病称为冬痒病,也是皮肤瘙痒病的类型。针对这种有明显发病规律的瘙痒,在冬天来临前1个月提前治疗,可提高针灸疗效。④ 发生部位:瘙痒的部位不固定,可全身泛发,也可局部,通常小腿为好发部位。瘙痒程度因人而异,瘙痒性质多种多样,呈阵发性。一般而言,躯体的瘙痒症比阴部、肛门的瘙痒症针灸疗效好,躯体部局部发生的瘙痒要比泛发性疗效好。

3. 针灸治疗潜在的可能机制　瘙痒是一种使患者本能地想通过搔抓达到缓解的感觉,为皮肤病最常见的主觉症状。瘙痒是皮肤表面和皮肤黏膜引起的感觉。痒觉和痛觉同样可感知活体面临的危险,承担着生物防御的作用。痛觉是活体各部位感知来自外界的侵袭或内部环境的异常,用于引起逃避反射或防御行动的感觉;痒觉是可感知皮肤表面的寄生虫或刺激物而采用(手或爪)挠动作等用于去除入侵物、刺激物的感觉,两个感觉概念是不同的。由阈下刺激引起的单纯痛觉没有感觉。瘙痒作为引起(手或爪)挠动作的感觉很容易被理解,但它的发生、传导与制约机制却不十分明了。痒觉和痛觉有很多共同的性质,但也有明显的不同点。对痒觉的理解上,应把它和痛觉的不同点加以区别,其中特别有意义的是对于阿片不同的反应性。即以吗啡为代表的阿片类在显示了对疼痛强力的抑制作用的同时,也增加了瘙痒的概率。因此,痒和痛有不同的发生机制。

目前认为,痒的感受如同其他感觉一样点状分布于皮肤,没有特殊感受器。这些小点在真皮乳头中受互相联结或重叠的神经纤维所支配。痒感因人而异,各部位亦不同,肛门生殖器部位、外耳道、眼周围、鼻孔最易感痒,在这些易感痒的部位皮肤有病或受到刺激时产生激肽,通过蛋白酶的活动引起瘙痒。痒点感受刺激后经表皮下无髓鞘慢传导 C 类神经纤维、表皮下神经丛、脊神经感觉神经、前外侧脊髓丘脑束、丘脑到皮质中央后回感觉区,产生痒感。搔抓可以减轻痒感可能是由于打乱了神经冲动传入脊髓的节律,并减少局部激肽;冷或热的减痒作用可能是影响脊髓或更高的中枢。精神状态也可影响痒觉的轻重,烦躁焦急时痒觉加剧。

从以上痒感产生的机制看针刺治疗瘙痒的关键环节可能包括以下几个方面:① 针灸通过局部的刺激减弱或拮抗了痒感的神经冲动传入脊髓的传递过程;② 针灸通过局部刺激减轻了局部激肽的产生,减弱或抑制了相关的蛋白酶活动,减轻痒感;③ 针灸可能还影响了脊髓及脑的高级感觉区,减弱或拮抗痒感的产生,这同镇静类药物安定精神可减轻痒感一样,针灸可通过调神安神作用以减轻痒感,这实质上是人体对痒感刺激阈值的提高;④ 针灸治疗瘙痒可能也与其改善某些原发病,刺激瘙痒局部的微循环,促进局部的代谢及有助于局部堆积的代谢产物运送等有关。

【预后】

皮肤瘙痒症的发病因素比较复杂,尚未完全了解,针灸在止痒方面有很好疗效,一般预后较好,经治疗 2～4 周即可痊愈。老年性皮肤瘙痒症治疗比较缓慢,常反复发作,表现为阵发性瘙痒,尤以夜间为重,难以忍受,强烈地搔抓,直至皮破流血有疼痛感觉时为止。由于剧烈搔抓,往往引起条状表皮剥脱和血痂,亦可有湿疹样变、苔藓样变及色素沉着等继发皮损。

对于瘙痒剧烈和持续者,要考虑有无其他全身性疾病,如糖尿病、血液病、慢性肝肾疾病、低蛋白血症、胃肠障碍、恶性肿瘤等。还应考虑是否为药物作用或慢性药物中毒,疲劳或某些食物也可引起瘙痒。局限于外阴和肛门周围的瘙痒可能是由于尿道狭窄、白带过多、痔疮、滴虫、蛲虫等,女阴和肛门瘙痒有时与精神因素有关,有的还可能是糖尿病的先征。患了更年期皮肤瘙痒症以后,首先要考虑去除可能的病因,避免诱发或加重瘙痒的一切因素。如洗澡不要太勤,水温不宜过高,慎用肥皂,禁忌搔抓。女性注意经期卫生,保持外阴清洁干燥,切忌搔抓。不要用热水洗烫,忌用肥皂。有感染时可用高锰酸钾溶液坐浴,但严禁局部擦洗。衣着特别是内裤要宽适透气。忌酒及辛辣或过敏食物。

（二）神经性皮炎

【概述】

神经性皮炎即慢性单纯性苔藓,是一种常见的以阵发性皮肤剧痒和皮肤苔藓样变为特征的慢性炎症性皮肤神经功能障碍性皮肤病。本病依据受累范围的大小可分为局限性和播散性两类,临床以局限性多见。局限性神经性皮炎,80%～90%发生于颈后部、颈侧面,其次为肘、膝关节伸侧、腰骶部、肛周等部位,多见于中青年;播散性神经性皮炎,皮损常广泛分布于四肢伸侧、眼睑周围等部位,皮损多对称分布,好发于成年人及老年人。本病的发病率为12%,且女性高于男性。

本病病因尚不清楚,一般认为与大脑皮质兴奋和抑制功能失调有关,也可能与精神因素、胃肠道功能障碍、内分泌失调、饮食、局部刺激等诸多因素有关。病程中形成的"瘙痒-搔抓-瘙痒"恶性循环可造成本病发展并导致皮肤苔藓样变。

本病相当于中医学的"摄领疮""牛皮癣""顽癣",好发在颈部两侧,病情缠绵顽固。中医学认为,情志内伤、风邪侵扰是本病发病的诱发因素,衣领等物长期刺激皮肤致生风化热;或情志不畅,气郁化火,气血凝滞肌肤;或病久不愈,血虚风燥,致皮肤失养。

【临床诊断】

1. 常先有局部瘙痒,经不断搔抓或摩擦后出现粟粒大小成簇的圆形或多角形扁平丘疹,呈皮色或淡褐色。皮损逐渐融合成苔藓样斑片,边界清楚。皮损周围可见散在的扁平丘疹。

2. 局限性的主要发生于项、肘膝、骶骨等处。播散性的可泛发于颈部、躯干、腹股沟、外阴、四肢等处。

3. 阵发性剧痒,晚间为著;病程慢性,易反复发作。

【治疗原则及选穴处方】

经典针灸学以祛风止痒治标,清肝泻火、清热利湿、养血润燥治本为基本治疗原则。临证应审证求因,剧痒难忍当先以止痒为主。应解除患者紧张情绪,避免搔抓等刺激。可根据肝藏血、调情志、主疏泄;肺主皮毛;肺与大肠相表里;脾主运化水湿等理论及脊神经节段性支配选用穴位。基本选穴原则如下:

1. 局部选穴　针对局限性神经性皮炎局部选穴是必须的,可选局部阿是穴或其他穴位。如颈项部选风府、风池、天柱;胸部选膻中、中府、屋翳;两胁部选章门、期门;肘内选曲泽、尺泽、曲池;腘窝部选委中、委阳;大腿内侧选箕门、阴包、血海等。

2. 辨证选穴　根据患者的证候特点进行配穴,如肝郁化火可选太冲、侠溪、肝俞;风湿蕴肤可选风池、阴陵泉、三阴交;血虚风燥可选膈俞、血海、足三里、三阴交。

3. 循经选穴　根据皮损的具体部位可循经远取,如颈项部可远取阳池、委中;胸部选曲泽、内关;腹部选足三里;腰骶部选委中;肘内部可选内关、劳宫;腘窝部选昆仑;大腿内侧选三阴交、太冲、太溪等。

4. 耳穴　常选用肺、肝、大肠、神门、相应病变部位等穴。

● **推荐处方 1(局限性神经性皮炎)**

治法:疏风止痒,活血润燥。

主穴:局部——阿是穴(散局部风热郁火,疏通局部气血)

　　　肢体——合谷、曲池(祛风止痒)

　　　　　　血海(养血活血,祛风止痒)

　　　背部——膈俞(活血养血,治风先治血)

配穴:血虚加足三里、三阴交;肝郁化火加肝俞、太冲;还可根据发病部位所在的经络在临近取1~3个腧穴,如发于后项部足太阳膀胱经者,可上加天柱,下加风门。

操作:阿是穴围刺,即在受累皮肤四周用6~8根毫针,针尖均指向皮疹集中的中心区横刺,皮损中心区也针刺1~3针;可接电针,低频,中强度刺激;可艾灸或隔姜灸;或用皮肤针先轻叩皮损周围,再重叩患处阿是穴以少量出血为度,同时可配合拔罐。血海、膈俞,实证用泻法,虚证用补法。其余腧穴常规操作。

● **推荐处方 2(局限性神经性皮炎)**

治法:祛风止痒,泻热活血。

主穴:局部——皮损局部阿是穴(散局部风热郁火,疏通局部气血)

　　　头部——风池(祛风止痒)

　　　背部——大椎(通阳泻热宣表)

　　　肢体——曲池(泻血热宣表)

　　　　　　足三里、血海(活血润燥)

配穴:夜间奇痒,影响睡眠加照海、神门、内关;血热挟湿,局部渗出糜烂加阴陵泉、三阴交;血虚风燥皮损增厚、干燥、痒甚者加三阴交、膈俞、脾俞、肾俞;大便不畅加支沟、丰隆、阳陵泉。

操作:皮损局部阿是穴操作同推荐处方1。

● **推荐处方 3(播散性神经性皮炎)**

治法:祛风止痒,活血润燥。

主穴:局部——患部阿是穴(散局部风热郁火,疏通局部气血)

　　　背部——胸3~12夹脊、腰部阿是穴(疏通经脉,调血和营)

　　　头部——风池(祛风止痒)

　　　肢体——曲池、血海、足三里(活血润燥)

配穴:参考推荐处方1。

操作:腰部阿是穴为在腰部寻找的压痛区、结节或条索状阳性反应物。阿是穴、夹脊穴用皮肤针叩刺,局部潮红为度。其余穴位常规操作。

【疗效评估方法】

1. 国家中医药管理局颁布的《中医病证诊断疗效标准》中的标准　分3级。① 治愈:皮损及症状全部消退,或残留色素沉着或色素消失;② 好转:皮损较前变薄、落屑减少,自觉瘙痒减轻或皮损消退30%以上;③ 未愈:皮损依然如故,或消退不足30%,自觉症状无明显改善。

2.皮损形态分级评分、患者瘙痒程度评分等综合评估　根据苔藓化程度、鳞屑情况、皮损面积,患者瘙痒程度进行综合积分。

(1)苔藓化程度、鳞屑情况、皮损面积　① 苔藓化:0 分为无苔藓化;1 分为轻度苔藓化;2 分为中度苔藓化;3 分为重度苔藓化。② 鳞屑:0 分为无;1 分为轻度鳞屑;2 分为中度鳞屑;3 分为重度鳞屑。③ 皮损面积减少程度:治疗前均按 3 分计,0 分为完全消退;1 分为减少 60%～99%;2 分为减少 20%～59%;3 分为减少<20%。

(2)患者瘙痒程度分级评分法　0 分为无瘙痒;1 分为瘙痒很轻,不引起烦恼;2 分为瘙痒令人烦恼,但不影响工作,可以忍受;3 分为影响工作学习或不能忍受。

各种指标的分值相加即为症状、体征总积分。疗效评价,根据治疗前后的皮损(鳞屑、苔藓化、面积)及症状(瘙痒)总积分计算疗效指数。疗效指数=(治疗前总积分－治疗后总积分)/治疗前总积分×100%。痊愈为皮损消退,症状消失,疗效指数>90%;显效为皮损明显消退,症状明显消失,疗效指数为 61%～90%;有效为皮损有所消退,症状有所消失,疗效指数为 20%～60%;无效为皮损消退不明显,症状未见减轻或反加重,疗效指数<20%。复发率:为痊愈后在原发部位或其他部位出现苔藓样变伴瘙痒者为复发。观察 1 个疗程后的痊愈率及痊愈患者 2 个月内的复发率。

3.根据自觉症状与皮损程度综合评分　根据疗效指数分 4 级。

(1)自觉症状按照皮肤瘙痒的程度记分　根据皮损处每日搔抓次数记分(0 次、1～5 次、6～10 次、11 次以上分别记 0 分、1 分、2 分、3 分)。

(2)皮损情况　按丘疹以及苔藓化严重程度记分(无皮损、散在丘疹、密集丘疹或丘疹融合、轻度苔藓化、严重苔藓化分别记 0 分、1 分、2 分、3 分)。

(3)病情积分为两项指标评分之和　疗效指数=(治疗前后积分差/治疗前积分)×100%。痊愈:疗效指数为 100%;显效:疗效指数>50%;好转:30%≤疗效指数≤50%;无效疗效指数<30%。

4.生活质量 SF-36 量表　评估神经性皮炎患者的生活质量,得分 0～100 分,得分越低则表明其对患者生活影响越大,生活质量越差。SF-36 量表参见紧张型头痛。

5.针刺治疗起效时间(t)和维持时间的测定(t)　以判断疗效。

【针灸疗效分析】

1.针灸疗效现状　目前证据显示,针灸治疗神经性皮炎疗效显著,可减少皮损、减轻瘙痒、降低复发率、加快治疗起效的时间和延长治疗发挥作用的时间等。从总体疗效看,针灸治疗神经性皮炎的总有效率为在 94%～100%,临床治愈率为 50%～80%。

2.影响针灸疗效的因素　① 病情:神经性皮炎多表现为剧烈瘙痒,局部皮肤肥厚、表面有少量的皮屑、皮沟加深而形成苔藓样病变。初次发病时,患部皮肤往往仅有瘙痒而无皮疹发生,或在神经性皮炎症状(如在颈部、面部皮肤肥厚增生,且边损很清楚)开始出现或是症状较轻的时候,此时是针灸治疗的最佳时机。本病分为局限性和播散性两类,一般而言局限性皮损针灸疗效优于播散性皮损。初发者比复发者好治。② 刺灸法:神经性皮炎大部分为局限性,针灸对于局部皮损的治疗是最为重要的,在刺法上要应用围刺接电针,或艾灸或隔姜灸;或用皮肤针叩刺患处,同时可配合拔罐。这些刺灸法的适当应用可明显提高疗效。尤其是灸法,有时可使皮损局部的异常潮红、瘙痒即刻减轻。③ 治疗时机:当本病初发,以局部小的皮损出现时,应及时应用针灸治疗,可取得较好疗效。另外,可根据瘙痒发作时间特点,在发作前1~2 h针灸,也可嘱患者自行灸。④ 患者的有关禁忌:目前许多研究结果表明,神经性皮炎可能是由于自主神经系统功能紊乱所引起。精神因素、刺激性食物、局部摩擦刺激、消化系统疾病和内分泌障碍均与其发生和发作加重有关。尤其是本病发生后,皮损的反复和加重与患者精神紧张、疲劳、失眠、搔抓和饮食密切相关,因此这些因素对针灸治疗的疗效有确切性影响。因此,针灸治疗期间,注意下列问题对提高针灸疗效具有十分重要的意义。解除精神紧张,生活规律、避免劳累,多参加户外活动,保持开朗乐观;饮食以清淡为主;多吃新鲜的水果、蔬菜;油炸、海鲜类、牛羊肉、甜食类、辛辣刺激类食物尽量少吃,不饮酒;避免受某些毛织品和化学物质的刺激;避免用搔抓、摩擦及开水烫洗等方法止痒;保持大便通畅,胃肠道功能失调者应予纠正;有传染性病灶时应及时处理。

3. 针灸治疗潜在的可能机制 神经性皮炎是一种较为常见、反复发作的慢性皮肤病,属于皮炎的一种。国外的很多权威学术刊物上并没有将其单列为一类疾病。因特别强调了精神因素对该疾病的影响,所以将其称为“神经性皮炎”。但至今本病的病因并不十分清楚,因此,目前各种治疗方法均以对症处理为主。神经性皮炎的药物治疗在所有的综合性治疗中应该是排在最末位的。由于神经性皮炎主要的病因被认为是神经性因素,所以药物在治疗过程中能起到的作用是很有限的。目前用于全身机体调节的神经性治疗药物很有限,外用的局部皮肤药,也都是根据皮损的轻重程度和医师的诊断进行个体化用药治疗的。从理论上讲,针灸治疗本病的关键环节应在于调节机体的自主神经功能,促进疾病的康复,这应该是针灸疗法的优势。但对于本病所出现的神经功能障碍性皮肤病,针灸的治疗效能能否达到充分的良性干预是我们应该探讨的问题。目前,大部分学者强调针灸治疗本病皮损局部的重要意义,针灸的作用主要在于:① 缓解痒感、促进患处皮损的修复,这种作用的机制可能在于针灸提高了躯体感觉神经的阈值,或者针灸刺激反射性抑制了痒感的中枢传入;或通过皮损局部的针灸刺激,促进局部血液循环和代谢,使皮损修复。现代研究表明,针刺能降低皮损组织的P物质从而减少瘙痒介质释放,截断瘙痒信号通路,进而起到改善神经性皮炎患者瘙痒症状的作用。瘙痒是神经性皮炎的主要临床特征之一,神经生理病理学研究表明,瘙痒的严重程度受中枢机制和外周机制的双重调控。关于瘙痒的中枢机制,存在几种假说,一种提出存在中枢抑制回路,还有提出强度理论学说,但都没有强有力的实验理论依据。瘙痒的外周发生机制发生是涉及组胺、炎症介质、神经源性瘙痒介质的三个作用通路,瘙痒的神经传导介质在瘙痒的发生中起着重要的作用,这些介质通过刺激C类神经纤维或通过皮肤感觉神经纤维上的受体结合而传导瘙痒,而神经性皮炎中瘙痒的发生机制,亦是参考以上三种瘙痒作用通路。而在这三条通路中,P物质在其中的两条通路中(组胺通路、神经源性瘙痒介质通路)都起着重要的神经传导介质的作用:P物质一是通过激活传导痒觉的无髓C纤维上NK1受体直接引起瘙痒;二是通过促进其他瘙痒介质,如组胺、白三烯、β-内啡肽、炎性细胞因子、IL-2、IL-4等的释放间接引起瘙痒。因此P物质在神经性皮炎研究中具有非常重要的理论价值和实际临床意义。实验表明,通过针刺百会、风池穴对神经性皮炎模型大鼠,降低其皮损组织中瘙痒介质P物质,可以有效地缓解神经性皮炎大鼠的瘙痒症状,推测其可能是治疗神经性皮炎的作用机制之一。② 缓解精神和情绪,精神心理因素与神经性皮炎的发生密切相关,因此心理因素的严重程度影响患者预后。针灸在发挥治疗局部皮损作用的同时也可以起到调节患者心理精神和情绪的作用。大脑和皮肤发育于同一胚层,即外胚层,在生命的整个过程中,精神与皮肤相互影响,神经系统通过心理-神经-免疫-内分泌机制影响皮肤状态。神经精神心理因素是神经性皮炎发病机制中的重要因素之一。

精神及心理因素引起的皮肤病即为典型的心身性皮肤病,神经性皮炎是最初被提出的心身性皮肤病。多数患者有焦虑、紧张、失眠等表现,其中神经焦虑状态是神经性皮炎患者发病的重要因素之一,是患者的重要情志障碍,不仅妨碍神经性皮炎的康复,而且增加病情的复杂性,焦虑状态时可以加速开启超敏反应,促进皮肤树突状细胞迁移至淋巴结,强化 T 细胞为主的细胞免疫。有人将 26 例神经性皮炎患者与 40 例自主神经功能紊乱患者进行脑电图对比,结果显示,神经性皮炎患者均有脑电图异常改变,神经功能紊乱使大脑皮质的抑制和兴奋功能失调,诱发神经内分泌失调,体内儿茶酚胺、乙酰胆碱和组胺等被释放,作用于皮肤而引起瘙痒,而大脑边缘系统及纹状体的参与可能与搔抓欲望密切相关,出现"搔抓→瘙痒→搔抓"的恶性循环,如果不控制机体条件反射性搔抓,久之,皮肤就会出现苔藓样化等临床表现。目前,在常规治疗的同时,使用心理护理治疗和心理药物干预治疗,不仅减轻"搔抓→瘙痒→搔抓"恶性循环,还可明显缩短病程,提高疗效。③ 火针的热效应:大量文献报道使用火针治疗神经性皮炎取得良好疗效,其主要是基于热效应能改善微循环的理论,热力通过皮肤神经的调节作用,促进皮损区微循环的理论;皮损微循环加快,有利于炎症和代谢物的吸收,抑制介质的合成和释放,增强免疫力,从而达到消炎、镇痛、止痒之功能,也避免使用激素类外用药的不良反应。

【预后】

由于本病发病机制并不清楚,因此,目前尚没有确切的治疗方法使本病彻底根治。因此,本病经过治疗后可临床痊愈或症状明显减轻,但愈后较易复发,时轻时重,病程顽固,往往数年不愈。本病的慢性和反复发作,患者需要长期坚持治疗,神经性皮炎患者大多为易患湿疹的体质,这类体质的人对此类疾病的易感性较一般人更强,所以,患者即使病情有明显的好转,也还是要遵从医师的安排进行巩固治疗。不能坚持治疗也是造成该病很难治愈的一个重要原因。另外,专家强调,不健康的生活行为和对待疾病的不当行为是神经性皮炎治愈的大敌。其中最典型的就是各种各样对皮肤的刺激,由于神经性皮炎随病程的加重,患者的瘙痒感会越发难以忍受,不少患者会采取用热水、开水烫,甚至有用稀硫酸腐蚀皮肤的做法。然而,这些做法都无疑会加重病情,因为对于皮肤病来说,越刺激越严重是一条普遍的规律和常识。经常搔抓或摩擦后,便出现粟粒至绿豆大小丘疹,历时稍久,因丘疹逐日增多,密集融合,形成皮纹加深和皮嵴隆起的典型苔藓样斑片。容易因抓破而感染,局部发生脓肿、毛囊炎,严重者甚至发生丹毒。工作紧张,睡眠不好,进食刺激性食物等均会使病情加重,患者要注意这些问题。

目前,西医治疗神经性皮炎多采用局部外用糖皮质激素软膏、溶液、涂膜剂,以及物理治疗等方法。而长期激素类药物使用不仅会产生药物依赖性和许多并发症,如消化性溃疡、血糖升高、骨质疏松等,而且容易引起局部皮肤萎缩、色素沉着、多毛、感染等副作用,且用药后病情反复并加重。但总体来看,针灸配合药物的治疗,大多数患者效果较好。尤其是新出现的皮损,一般针灸或外用药物 1~2 周就可以消退。

此外,剧烈的瘙痒不可避免地会诱发一系列精神症状。有资料显示,包括神经性皮炎在内的各种瘙痒症患者中,13%有焦虑症,32%有抑郁症,48.9%有强迫性精神障碍。人们已认识到精神压力、精神症状与皮肤损害之间不可分割的密切关系。精神心理因素可诱发神经性皮炎,而神经性皮炎又可进一步加重心理精神疾患。因此,对于神经性皮炎患者心理的干预不可忽视,让其建立健康的应对环境及疾病的思维、情绪及行为模式尤为重要。神经性皮炎患者在药物治疗的同时,配合心理治疗,不仅能提高神经性皮炎的痊愈率,同时可以降低痊愈后的复发率。由于心理治疗,患者对瘙痒症状的关注度降低,打破了瘙痒→烦躁→搔抓形成疾病与心理因素相互影响的恶性循环。重视患者心理,引导患者保持心理健康、心情愉快,去除不良嗜好,忌烟酒及辛辣刺激食物,避免穿化纤衣物等,均有助于疾病的痊愈。

二、荨麻疹与湿疹

（一）荨麻疹

【概述】

荨麻疹俗称"风疹块",是由于皮肤、黏膜小血管扩展及渗透性增加出现的一种局限性水肿反应,临床上表现为大小不等的风团伴瘙痒,约20％患者可伴有血管性水肿。其病因较为复杂,依据其来源不同通常分为内源性和外源性。外源性原因多为一过性如物理因素、食物、药物、植入物等,内源性原因多为持续性,如慢性隐匿性感染、劳累、维生素 D 缺乏或精神紧张、自身免疫反应或慢性疾病等。根据病程、病因等特征可分自发性荨麻疹(急性和慢性荨麻疹)、诱导性荨麻疹(物理性和非物理性)。

荨麻疹是一种常见疾病,人一生中某个时间段发病的概率为20％。慢性自发性荨麻疹和其他类型荨麻疹不仅造成患者生存质量降低,还会使患者学习和工作效率减低20％～30％,可归类于严重的过敏性疾病。

本病中医学称为"瘾疹",认为病位在肌肤腠理,多与风邪侵袭,或胃肠积热有关。腠理不固,风邪侵袭,遏于肌肤,营卫不和;或素有胃肠积热,复感风邪,均可使病邪内不得疏泄,外不得透达,郁于腠理而发为本病。因其发病特点为发无定处,时隐时现,退后不留痕迹,故称为瘾疹。

【临床诊断】

1. 急性荨麻疹

(1) 皮疹为大小不等的风团,色鲜红,也可为苍白色,孤立散在或融合成片,数小时内风团减轻,变为红斑而渐消失。但不断有新的风团出现。

(2) 病情严重者可有烦躁、心慌、恶心、呕吐等症状,甚至血压下降,发生过敏性休克;有的可因累及胃肠道黏膜而出现腹痛、恶心、呕吐、腹泻,有的甚似急腹症,有的因食管水肿有进食困难;累及喉头黏膜时,可出现喉头水肿、呼吸困难,甚至窒息。如有高热、寒战等全身中毒症状,应注意有无严重感染的可能。大约有90％的荨麻疹在2～3周后症状消失,不再复发。

2. 慢性荨麻疹　全身症状一般较轻,风团时多时少,反复发生,病程在6周以上。大多数患者不能找到病因,有约50％的患者在5年内病情减轻,约20％患者病程可达20年以上。

3. 特殊类型荨麻疹

(1) 皮肤划痕症　亦称人工性荨麻疹。用钝器划或用手搔抓皮肤后,沿着划痕发生条状隆起,并有瘙痒,不久消退。

(2) 寒冷性荨麻疹　较常见。可分为家族性(较罕见)和获得性两种。好发于面部、手背等暴露部位,在接触冷物、冷空气、冷风或冷食物后,发生红斑、风团,有轻到中度瘙痒。如户外游泳或冷水浴可全身泛发。多合并血管性水肿,遇热后风团很快消退。皮损泛发者可有面部潮红、头痛、寒战、心动过速、消化道症状,甚至呼吸困难、意识丧失等。寒冷性荨麻疹也可为某些疾病的症状之一,如传染性单核细胞增多症、冷球蛋白血症、阵发性冷性血红蛋白尿症(梅毒性)、冷纤维蛋白原血症、冷溶血症等。

(3) 胆碱能性荨麻疹　即小丘疹状荨麻疹。在热水浴、进食辛辣的食物、喝饮料、饮酒、情绪紧张、工作紧张、剧烈运动等刺激后数分钟发生风团。风团直径为 1～3 mm,周围有轻重不等的红晕。可于 20～60 min 消退,亦可长达 3 h。泛发者可伴有乙酰胆碱的全身反应,如头痛、脉缓、流涎、瞳孔缩小及痉挛性腹痛、呕吐、腹泻等。重者可致晕厥、低血压等过敏性休克症状。

(4) 日光性荨麻疹　较少见。皮肤经日光照射后发生红斑和风团,伴痒或痛,光激发试验能诱发皮损。风团除发生于暴露日光部位的皮肤外,也可发生于非暴露部位。严重时可发生弥漫性皮肤水肿,并可伴有全身反应,如畏寒、头痛、乏力、腹痛,甚至晕厥。有时透过玻璃的日光亦可诱发。

(5) 压迫性荨麻疹　身体受压部位如臀部、上肢、掌跖等处受一定压力后 4～8 h,局部发生肿胀性斑块,累及真皮及皮下组织,多数有痒感,或灼痛、刺痛等。一般持续 8～12 h 后可消退。

附　中华医学会皮肤性病学分会荨麻疹研究中心的指南中对荨麻疹的定义及分类诊断

结合病史和体检,将荨麻疹分为自发性和诱导性。前者根据病程是否>6周分为急性与慢性,后者根据发病是否与物理因素有关,分为物理性和非物理性荨麻疹,具体内容见表 5-2。可以有两种或两种以上类型荨麻疹在同一患者中存在,如慢性自发性荨麻疹合并人工荨麻疹。

表 5-2　荨麻疹的分类及定义

类型	定义
1. 自发性	
急性自发性荨麻疹	自发性风团和(或)血管性水肿发作≤6 周
慢性自发性荨麻疹	自发性风团和(或)血管性水肿发作>6 周
2. 诱导性	
(1) 物理性	
人工荨麻疹(皮肤划痕症)	机械性切力后 1～5 min 局部形成条状风团
冷接触性荨麻疹	遇到冷的物体(包括风、液体、空气等),在接触部位形成风团
延迟压力性荨麻疹	垂直受压后 30 min～24 h 局部形成红斑样深在性水肿,可持续数天
热接触性荨麻疹	皮肤局部受热后形成风团
日光性荨麻疹	暴露于紫外线或可见光后发生风团
振动性血管性水肿	皮肤被振动刺激后数分钟内出现局部红斑和水肿
胆碱能性荨麻疹	皮肤受产热刺激,如运动、摄入辛辣食物或情绪激动时发生直径 2.3 mm 的风团,周边有红晕
(2) 非物理性	
水源性荨麻疹	接触水后发生风团
接触性荨麻疹	皮肤接触一定物质后发生瘙痒、红斑或风团

【治疗原则及选穴处方】

经典针灸学以祛风止痒治标,散寒解表、清热利湿、调和营血治本为基本治疗原则。临证应审证求因,按"急则治其标,缓则治其本"的原则。若发病急骤、剧痒难忍当先以止痒为主。在选穴上可根据肺主皮毛、肺与大肠相表里,督脉主一身之阳,脾主运化水湿等理论进行选穴,最常应用的四个穴位

为曲池、血海、三阴交和足三里。选穴的基本原则如下:

1. 辨经选穴 风邪善犯阳经,可选大椎、风池、风门、足三里等穴;湿邪善犯脾经,可选脾俞、阴陵泉、足三里等穴;血燥生风,易伤肝经,可选肝俞、曲泉、三阴交等穴。

2. 按病因选穴 引起痒痛的原因是由于血热、血瘀、血燥等"血毒",导致皮肤表皮细胞分化失控,速度是正常皮肤的7倍,分化不全的皮肤功能出现障碍,血毒很容易渗出血管,显于肌肤,形成出血点,伴随痒痛。因此治疗中要注意清热、化湿、通便等排毒方法。胃肠积热往往是诱发本病的重要原因,故常选用天枢、中脘、曲池、足三里、内庭等穴通腑清热。中医认为,血虚风燥是原因之一,根据治风先治血,血行风自灭之法则,故常选血海、三阴交、曲池、膈俞等活血养血腧穴。若因饮食不节、虫积所致,则选天枢、大肠俞、中脘、曲池、合谷、足三里等穴通腑泄热;若因情志失畅,冲任不调则选太冲、肝俞、关元、三阴交、血海、膈俞穴以疏肝解郁,调理冲任。

3. 辨证选穴 风热犯表可选大椎、曲池、风门、血海、鱼际以疏风清热,调和营卫;若因风寒束表,可选列缺、风门、肺俞、曲池、血海以疏风散寒,调和营卫;若因血虚风燥则选足三里、三阴交、脾俞、气海、血海、膈俞、风门等穴以益气养血。

4. 局部选穴 皮疹以面部为主,选丝竹空、迎香、风池等穴;以腹部为主,选中脘、天枢等穴;以腰背为主,选肺俞、肾俞;以下肢为主,选伏兔、风市、足三里、委中等穴。

5. 耳穴 常选用肺、大肠、脾、皮质下等穴。

● **推荐处方1**

治法:疏风和营。

主穴:上肢——曲池、合谷(疏风解表,清泻阳明)

下肢——血海、委中(调血和营,疏风止痒)

背部——膈俞(活血调血)

配穴:风邪侵袭加外关、风池;肠胃积热加天枢、内庭;湿邪较重加阴陵泉、三阴交;血虚风燥加足三里、三阴交;呼吸困难加天突;恶心呕吐加内关。

操作:委中、内庭用泻法或点刺出血3~5 ml。血虚时委中用泻法,不用刺血法或用毫针点刺出血少量。虚证血海、膈俞用补法,实证用泻法。风寒束表或湿邪较重者可灸,血虚风燥者只针不灸。

● **推荐处方2**

治法:疏风清热,祛风止痒。

主穴:上肢——肩髃、曲池、阳溪、合谷(清泻阳明、疏风止痒)

鱼际(清泻肺热)

天井(清泻三焦)

背部——大椎、膈俞(清热透表,活血止痒)

配穴:风热加风门、肺俞、列缺;血热加曲泽、委中、绝骨;胃肠积热加曲池、足三里、上巨虚、内庭;痒甚加神门、内关。

操作:常规穴位操作。

【疗效评估方法】

1. 欧洲变应性反应与临床免疫学会推荐的疗效评估方法(2018)

(1) 荨麻疹活动评分(UAS)　见表5-3。

表5-3　7日荨麻疹活动度评分(UAS-7)

评分	风团	瘙痒
0	无	无
1	轻(<20个/24 h)	轻(有瘙痒,不明显)
2	中(20~50个/24 h)	中(明显瘙痒,但尚不影响日常生活和睡眠)
3	重(>50个/24 h或有大面积风团)	重(严重瘙痒,不能忍受,严重困扰日常生活或睡眠)

UAS-7主要对1周内每天发生的风团数目和瘙痒程度进行统计,有4个等级,分别记为0~3分。每日评分记风团和瘙痒总分,范围为0~6分,1周连续最高评分为42分;若周评分小于7分,提示疾病控制;若周评分大于28分,提示病情严重。

依据上述标准评估患者治疗前后的症状积分,然后计算症状积分下降指数(SSRI),SSRI=(治疗前症状积分-治疗后症状积分)/治疗前症状积分 ×100%。依据 SSRI 评估疗效。痊愈:100% ≥SSRI>90%;好转:90%≥SSRI>60%;显效:60%≥SSRI>20%;无效:20%≥SSRI>0%。计算两组患者的治疗总有效率=(痊愈+好转+有效)/总数。记录两组患者治疗前后症状积分变化。临床试验中多以临床疗效(痊愈、好转、无效)或将风团和瘙痒的评分相加为总积分作为观察的结局指标。

(2) 慢性荨麻疹患者生活质量评估问卷(CU-Q2ol)　慢性荨麻疹患者生活质量评估问卷(CU-Q2ol)包括3部分共18项内容,每项均设5个答案,选择其中一个作为回答。采用4级评分法,程度由轻到重分别对应0~4分,评分越高则代表荨麻疹患者的生活质量越差。

Ⅰ. 在过去的14天里受以下症状困扰的程度。

① 痒瘙;② 风团;③ 眼睛肿胀;④ 嘴唇肿胀。每一项均按照完全没有(0分)、有一点(1分)、中等(2分)、严重(3分)、非常严重(4分)5个等级选择答案。

Ⅱ. 请描述你在过去的14天内以下几方面日常生活受到荨麻疹影响的频率。

⑤ 工作;⑥ 运动;⑦ 睡眠;⑧ 闲暇;⑨ 社交;⑩ 饮食。

Ⅲ. 就下列问题我们想了解更多关于荨麻疹给您带来的困扰和问题(过去14天)。

⑪ 是否入睡困难;⑫ 是否会夜间醒来;⑬ 是否因晚上睡眠不佳而白天困乏;⑭ 是否注意力难以集中;⑮ 是否感觉紧张;⑯ 是否情绪低落;⑰ 是否需要限制饮食;⑱ 是否为身体出现荨麻疹的症状而感到困扰。

Ⅱ、Ⅲ中每一项均按照从不(0分)、很少(1分)、有时(2分)、经常(3分)、频繁(4分)5个等级选择答案。

(3) 荨麻疹控制程度试验(UCT)　说明:前提是自身患有荨麻疹疾病。下面的问题能够帮助我们了解您现阶段的健康情况。请您仔细阅读以下每一个问题并选出最符合你自身情况的选项,时间限制在过去的4周。请您在做出选择时不要思考太久,通过您所记忆的去做选择。每个问题仅能选择一个选项。

① 请描述在过去的 4 周中,荨麻疹给您带来身体不适症状［瘙痒、风团和(或)肿胀］的困扰程度:□非常严重;□严重;□一般;□有一点;□完全没有。

② 请描述在过去的 4 周中,您生活质量受荨麻疹影响的情况:□非常严重;□严重;□一般;□有一点;□完全没有。

③ 请描述在过去的 4 周中,什么样的治疗频率已不足以控制荨麻疹的症状:□非常频繁;□频繁;□偶尔;□很少;□完全没有。

④ 请描述在过去 4 周中,总体上荨麻疹的控制情况:□完全没有;□有一点;□一般;□很好;□非常好。

评分结果分析:每个 UCT 项目都有 5 个答案选项(得分 0～4)。得分低则表示荨麻疹活动度高、控制差。将 4 个项目的分数相加得出总分。可知 UCT 的得分情况为 0～16 分,其中 16 分表示完全控制疾病,而分值越小表明疾病的控制越差。

(4) 皮肤病生活质量指数(DLQI)　DLQI 分 10 个问题,涉及症状感受、日常活动、休闲娱乐、工作学习、人际关系、治疗 6 个方面。按 4 级评分法记分。0～3 分分别代表无、少些、严重、非常严重,满分 30 分,最少 0 分。得分越高,生活质量越差。记分结果分:0～1 分为对生活没有影响;2～5 分为轻度影响;6～10 分为中度影响;11～20 分为较大影响;21～30 分为极大影响。DLQI 评分表内容如下:

以下问题的目的是确定您的皮肤问题在多大程度上影响了您的生活。请只考虑最近一周的情况!

① 在过去的 1 周里,您的皮肤瘙痒,酸痛,痛或者刺痛的程度怎么样?

② 在过去的 1 周里,您因为皮肤问题产生尴尬或者太注意的程度怎么样?

以上两个问题选项为非常严重(3 分);严重(2 分);少些(1 分);无(0 分)。

③ 在过去的 1 周里,您在上街购物,打扫屋子或者花园的时候,皮肤问题对您的影响大吗?

④ 在过去的 1 周里,您的皮肤问题对您选择衣服方面的影响有多大?

⑤ 在过去的 1 周里,您的皮肤问题对您的社交造成的困难有多大?

⑥ 在过去的 1 周里,您的皮肤问题对您做运动造成的困难有多大?

以上 4 个问题选项为非常严重(3 分);严重(2 分);少些(1 分);无或无关(0 分)。

⑦ 在过去的 1 周里,您的皮肤有没有妨碍到您的工作或者学习? 首先选有或没有或无关。如果选有则选非常严重。如果选"没有",在过去的一周里,您的皮肤问题对您工作或者学习方面造成的困扰有多大?(则选严重、少些、无)。

⑧ 在过去的 1 周里,您的皮肤问题引起您同配偶或者同好友或者亲戚之间的问题有多大?

⑨ 在过去的 1 周里,您的皮肤问题引起的性方面的困难有多大?

⑩ 在过去的 1 周里,皮肤护理带给您的问题有多大? 譬如搞得屋子很乱或者是花费的时间特别多。

以上 3 个问题选非常严重(3 分);严重(2 分);少些(1 分);无或无关(0 分)。

2. 总体症状疗效评估法　分 4 级。① 治愈:疹块消退,瘙痒消失,急性者 1 周以上无发作,慢性者半年以上无反复。② 显效:疹块消退,瘙痒基本消失。急性者 1 周以上仍有少量疹块,有轻度瘙痒;慢性者发作次数减少,时间间隔延长,瘙痒明显减轻,半年后仍有小发作。③ 有效:慢性者经治疗,疹块减少,发作次数略有减少,间隔时间略长,瘙痒减轻。④ 无效:急性者 1 周内,慢性者 3 日内疹块与瘙痒无改善。

【针灸疗效分析】

1. 针灸疗效现状　针灸治疗本病以临床症状改善、风团大小数目的变化情况以及 7 日荨麻疹活动度评分(UAS7)的积分转化为总体疗效(痊愈、好转、显效、无效)为主要结局指标。目前证据表明,针灸治疗急性、慢性荨麻疹,可改善临床症状包括瘙痒感的减退,以及风团数目大小的改善。从总体疗效看,针灸治疗荨麻疹的总有效率在 80%～95%,显效率在 70%～80%,临床治愈率为 30%～70%。目前针灸治疗该病的方式方法较多,其中以针罐结合并用较多见,且疗效比较突出。

2. 影响针灸疗效的因素　① 病因:一般而言,当荨麻疹与神经系统关系密切或由过敏引起者针灸易于奏效,对于病因不明者比较难治。② 病程:病程短,急性荨麻疹,针灸疗效较好,由于 90%以上急性荨麻疹在 2～3 周后症状消失,因此,当针灸治疗 1 周左右没有明显效果时,针灸起效的可能性较小;病程长,慢性反复发作者,针灸疗效较差。偶发的荨麻疹针灸疗效要优于频发者。③ 病情:发病急、皮疹广,如果出现过敏性休克、喉头水肿及高热、寒战等全身中毒症状,非针灸所能独立治疗,应采取综合急救措施。对于感染因素引起者,应使用有效的抗生素控制感染,针灸只能起到辅助治疗作用。④ 针灸治疗的时机:慢性荨麻疹的风团可表现一定的发生规律,根据风团发生的时间决定治疗的时机可明显提高针灸疗效,如晨起风团较多,应在睡前针刺治疗,或者在常规针刺治疗的同时,在睡前追加针刺治疗一次;临睡时风团较多,应在晚饭后针刺治疗。当风团控制后,应该继续针刺治疗月余。

3. 针灸治疗潜在的可能机制　西医学治疗本病的基本原则为寻找病因,祛除病因,对病因不明者对症处理,主要应用抗组胺药以抗过敏,减轻血管扩张,降低血管通透性为基本治法,以外用药止痒。因此,针灸治疗本病的主要环节是:① 通过自主神经调节,收缩血管,降低血管的通透性;国外有学者(《针刺麻醉资料综述》,1973)用纸上电泳法测定毛细血管和静脉血管蛋白含量和各种蛋白的差值,观察了针刺在治疗各种疾病尤其是过敏性疾病时对毛细血管通透性的影响,发现针刺对其通透性确有明显的调整作用。当毛细血管通透性增高时针刺可使之降低,反之针刺可使之升高。② 通过躯体神经的感觉神经刺激,提高人体的感觉阈值,起到止痒作用。③ 调节机体免疫功能,使机体对致敏物质反应性降低,使免疫细胞不分泌或少分泌组胺、缓激肽、慢反应物质等。相关研究证实,急性荨麻疹与自身免疫应答异常有关,自身抗体可活化嗜碱性粒细胞并分泌组胺,从而促使变态反应发生。嗜碱性粒细胞活化时,其表面存在多种异常表达受体,通过调节并改变免疫细胞成熟,诱导相应细胞因子分泌,进而参与疾病发展。作为细胞膜上的模式识别受体,TLR4、TLR2 参与免疫应答调控。通过对病原相关分子模式进行识别并发生结合,能够有效激活核因子受体的信号传导途径,从而刺激抗微生物免疫反应发生,进而介导并调节特异性免疫。有研究发现,急性荨麻疹患者外周血单核细胞 TLR4、TLR2 表达明显高于健康人群。因而合理控制并调节 TLR4、TLR2 表达可能是针灸发挥治疗荨麻疹一种机制。

【预后】

荨麻疹一般分为自发性荨麻疹(急性和慢性荨麻疹)、诱导性荨麻疹(物理性和非物理性)。急性荨麻疹整个病程短于 6 周,短期发作后多数能治愈,并能找到病因,如感染、药物、食物、接触过敏等,大约有 90％的急性荨麻疹在 2～3 周后症状消失,不再复发。慢性荨麻疹病程超过 6 周,常难找到病因,常反复发作,缠绵难愈,约 50％的患者在 5 年内病情减轻,约 20％的患者病程可达 20 年以上。

本病一般发生及消退均迅速,消退后不留斑痕。因本病患者常有过敏史,应尽可能地找出发病诱因并去除之。如禁用或禁食某些对机体过敏的药物或食物,避免接触致敏物品,以及积极防治肠道寄生虫病等,对于预防和治疗本病有积极作用。本病具有自限性,治疗的目的是控制症状,提高患者的生活质量。

（二）湿疹

【概述】

湿疹是由多种内、外因素引起的真皮浅层及表皮炎症,临床上急性期皮损以丘疱疹为主,有渗出倾向,慢性期以苔藓样变为主,易反复发作。本病是皮肤科常见病,我国一般人群的患病率约为 7.5％,美国为 10.7％。

湿疹的病因目前尚不明确,机体内部因素包括免疫功能异常和系统性疾病以及遗传或获得性皮肤屏障功能障碍。外部因素如环境或食物中的过敏原、刺激源、微生物、环境温度或湿度变化、日晒等均可以引发和加重湿疹。社会心理因素如紧张焦虑也可诱发或加重本病。一般认为,本病主要是由各种内外因素相互作用引起的一种迟发型变态反应。患者可能存在遗传因素所决定的过敏体质。在临床上湿疹有五大症状特点,瘙痒性,即持续性瘙痒,依靠分散注意力也无法解决,安静时瘙痒会加剧,形成阵发性加剧、持续性瘙痒的状态;多形性即湿疹表现出多形态的皮疹,分原发疹与继发疹,原发疹中有丘疹、水疱等,继发疹中有糜烂、渗出等,患者通常同时发生原发疹与继发疹;迁延性为湿疹容易反复发作,从一部位迁延到另一部位,而且症状不易消除,如果在急性期治疗不当,会转为慢性湿疹,此时若处理不当,又会导致其急性发作;泛发性表现为湿疹可以发生于全身任一部位;渗出性即湿疹会有渗出液,当湿疹处于慢性期时,皮疹部位比较干燥,但在急性发作的过程中仍会有渗出液。根据病程分为急性期、亚急性期、慢性期。湿疹根据发病部位分为耳部湿疹、乳房湿疹、手部湿疹、小腿湿疹、女阴或阴囊湿疹、肛门湿疹、头部湿疹、面部湿疹、脐部湿疹、钱币状湿疹等。

本病属于中医学"湿疮"范畴,具有对称分布,反复发作,易演变成慢性等特点。男女老幼皆可发病,而以先天禀赋敏感者为多,无明显季节性。急性者多泛发全身,慢性者多固定于某些部位。根据皮损和形态不同,名称各异。如浸淫全身,滋水较多为"浸淫疮";以丘疹为主称"血风疮"或"粟疮";发于阴囊部为"肾囊风";发于脐部为"脐疮";发于肘、膝弯曲部称"四弯风";发于乳头称"乳头风"。中医学认为,本病是由禀赋不耐,风湿热邪客于肌肤,经络受阻所致。饮食不节(恣食五辛或发物),湿热内蕴,复感风邪,内外合邪,客于肌肤,经络受阻而发;湿热浸淫日久,迁延伤脾,脾虚失运,湿邪留恋,湿热之邪蕴于肌肤所致;湿疮多次反复发作,耗伤阴血,血虚生风化燥,肌肤失于濡养所致。《医宗金鉴·血风疮》曰:"此证由肝、脾二经湿热,外受风邪,袭于皮肤,郁于肺经,致遍身生疮。形如粟米,瘙痒无度,抓破时,津脂水浸淫成片,令人烦躁、口渴、瘙痒,日轻夜甚。"指出本病的发生与心、肺、肝、脾四经的病变有密切的关系。

【临床诊断】

根据皮损表现可以将湿疹分为急性、亚急性和慢性 3 种。

1. 急性湿疹　皮疹多形性为红斑基础上呈针头至粟粒大小的丘疹、丘疱疹或小水疱,搔抓后出现糜烂、渗出,皮疹常融合成片,病变中心较重,逐渐向周围蔓延,边界不清。当合并感染时可形成脓疱、脓液渗出或结脓痂,局部淋巴结可肿大。感染严重时多伴有发热等全身症状。瘙痒剧烈,搔抓、热水烫洗可加重皮损。

2. 亚急性湿疹　因急性湿疹炎症减轻或处理后时间较久发展而来。皮损以小丘疹、鳞屑和结痂为主,可有轻度浸润。自觉仍有剧烈瘙痒。

3. 慢性湿疹　可因急性、亚急性皮损反复发作迁延而成,亦可一开始即呈慢性炎症。表现为患部皮肤浸润、增厚,色素沉着,表面粗糙,覆以少许糠秕样鳞屑,个别有不同程度的苔藓样变。病情时轻时重,延续数月或更久。自觉亦有明显瘙痒,常呈阵发性。

湿疹可局限亦可泛发。局限性湿疹的上述临床表现只发生于特定部位,常由某些特殊条件引起。如手部湿疹、乳房湿疹、外阴湿疹、阴囊湿疹和肛门湿疹及小腿湿疹(又称为淤积性皮炎)、传染性湿疹样皮炎、裂纹性湿疹(又称干性湿疹)等。泛发性者可有全身多发性皮损,如钱币状湿疹。

临床上凡是具备了瘙痒、红斑、丘疹、丘疱疹、水疱、糜烂、渗液、脱屑、苔藓样变、肥厚、皲裂等特点,有渗出及融合倾向的皮疹,均可先拟诊为湿疹。随着病情的发展或者是对疾病认识的深入,有些"湿疹"可能最终会诊断为某一特定的皮炎。对于具备湿疹皮炎临床特点,又不能明确病因的患者(即ICD-10中诊断为非特异性皮炎),我国学者临床上仍习惯地诊断为"湿疹"。

【治疗原则及选穴处方】

经典针灸学以祛风止痒治标,清热利湿、养血润肤治本为基本治疗原则。应积极寻找可能的病因。治疗上可根据肺主皮毛;脾主运化水湿、生血;肝主疏泄、藏血;心主血脉、藏神;太阳主表,为一身之藩篱等理论选用穴位。选穴原则如下:

1. 循经选穴　根据湿疹发生的部位进行归经,选择相应经脉的穴位,如发生于肘内则选择手少阴心经的少府、少海,手厥阴心包经的内关、曲泽,手太阴肺经的尺泽、少商等;发生于腘窝部则选足太阳膀胱经的委中、委阳、昆仑、通谷等;阴部湿疹则根据肝经绕阴器选择肝经的太冲、蠡沟、曲泉等。

2. 辨证选穴　如脾虚湿蕴则取脾俞、阴陵泉、足三里等穴健脾运湿,取大都清热化湿,曲池既清肌肤之湿热,又能清血热,祛风止痒。如血虚风燥取脾经之血海,既可补血润燥,祛风止痒,又能清利湿热,三阴交能滋阴润燥,养血祛风,足三里能补虚,与三阴交相配,既能健脾化湿,又能补益气血,阳明为多气多血之经,取曲池既可泻血热而不伤正,又可清利肌肤之湿热,以祛风止痒。

3. 根据病因选穴　湿疹虽然发生部位各有不同,发病原因也有多种,但其基本的病因不外风、湿、热,且多以脏腑功能失调所生的内风、内湿、内热为主,而内因方面则多与脾、心、肝等脏腑功能失调有关。因此,在选穴原则上可根据病因进行选穴。如湿热为主可取足太阳、手阳明、足太阴经穴为主,"太阳主表,为一身之藩篱",委中为足太阳经穴,刺络放血可清利在表之风湿热邪,曲池为手阳明经之合穴,既能清利在肌肤之风湿热邪,搜风止痒,又能清利胃肠之湿热。阴陵泉乃脾经之要穴,能运脾化湿,除肌肤之湿热。湿疮发生在肌肤之上,因"肺主皮毛",故取肺俞以宣肺清热,透达肌肤。本病病因为风、湿、热三者,应辨三者孰轻孰重。若风重于湿,病发以上身为重,选穴应以手阳明大肠经、手少阳三焦经和足少阳胆经穴为主。若湿重于热,则病程日久,下半身为重,应以足太阴脾经、足阳明胃经和任脉穴为主。

4. 耳穴　急性湿疹选肺、神门、肾上腺、耳背静脉;慢性湿疹加肝、皮质下。

● **推荐处方1**

治法:清热化湿,健脾利湿,养血活血。

主穴:局部——阿是穴（疏散局部气血,祛风止痒）

　　　肢体——曲池、阴陵泉（清化湿热）

　　　　　　三阴交、足三里（健脾化湿,养血活血）

配穴:湿热浸淫加脾俞、水道、肺俞;脾虚湿蕴加太白、脾俞、胃俞;血虚风燥加膈俞、肝俞、血海;痒甚而失眠加风池、安眠、百会、四神聪。

操作:皮疹局部用梅花针叩刺,加拔火罐10～15 min。余穴常规操作。

● **推荐处方2**

治法:泻热化湿,祛风止痒。

主穴:上肢——曲池（清热泻火）

　　　背部——大椎（清泻热邪）

　　　下肢——风市（祛风止痒）

　　　　　　血海、委中（泻热和营）

　　　　　　足三里、丰隆（健脾化湿）

配穴:风湿热证加风池、风门、陶道、肺俞、阴陵泉;脾虚湿盛加脾俞、胃俞、中脘、水道、阴陵泉、三阴交、大都;血虚风燥加膈俞、三阴交、肝俞、脾俞。

操作:大椎点刺拔罐15～20 min;当热较重时委中点刺出血。

● **推荐处方3**

治法:活血祛风,通阳扶正。

主穴:局部——皮疹局部阿是穴（活血祛风）

　　　背部——脊柱两旁（通阳扶正）

配穴:痒甚失眠加风池、百会、四神聪。

操作:用皮肤针叩刺局部阿是穴和脊柱两旁,局部以微见血珠为度,脊柱两旁以潮红为度。配穴常规操作。

【疗效评估方法】

1. 国家中医药管理局颁布的《中医病证诊断疗效标准》中的标准　分3级。① 治愈:皮损消退;② 好转:皮损消退30%以上;③ 未愈:皮损消退不足30%。

2. EASI评分法　分临床表现及面积大小两个方面。

(1) 临床表现　分为4项:即红斑(erythema,E),硬肿(水肿)/丘疹[induration (edema)/papulation,I],表皮剥脱(excoriation,Ex),苔藓化(lichenification,L)。每一临床表现的严重度以0～3分计分,0=无,1=轻,2=中,3=重。各种症状分值之间可记半级分,即0.5分。

(2) 临床表现面积大小　评分：① 将全身分为 4 个部位，即头/颈(H)，上肢(UL)，躯干(T)，下肢(LL)。上肢包括腋外侧和手。躯干包括腋中部和腹股沟。下肢包括臀部和足部。② 皮损面积大小计算以患者手掌面积相当于 BSA 的 1% 估计，易于掌握。但在计分时需按照中国新九分法换算成所占该部位的比例计分。③ 皮损面积占各部位面积的比例分值为 0～6，即：0 为无皮疹，1 为 <10%，2 为 10%～19%，3 为 20%～49%，4 为 50%～69%，5 为 70%～89%，6 为 90%～100%。

8 岁以上的患者的 EASI 评分见表 5-4。

表 5-4　湿疹面积及严重程度指数对 8 岁以上患者评分表

部位	EASI 分值
头/颈	$(E+I+E_x+L) \times$ 面积 $\times 0.1$
上肢	$(E+I+E_x+L) \times$ 面积 $\times 0.2$
躯干	$(E+I+E_x+L) \times$ 面积 $\times 0.3$
下肢	$(E+I+E_x+L) \times$ 面积 $\times 0.4$

注：E 为红斑，I 为硬肿(水肿)或丘疹，EX 为表皮剥脱，L 为苔藓化。

0～7 岁患儿，则表中头/颈部为 $(E+I+Ex+L) \times$ 面积 $\times 0.2$，下肢为 $(E+I+Ex+L) \times$ 面积 $\times 0.3$，其他不变。各部位分值相加即为 EASI 皮损症状严重程度的总分。

【针灸疗效分析】

1. 针灸疗效现状　针灸治疗本病的疗效，主要以自觉症状(瘙痒)、体征(皮损面积、红斑、丘疹、浸润肥厚或苔藓样变等)、皮损瘙痒总评分、EASI 评分为主要指标；瘙痒介质(组胺、白三烯 B4)的血清水平检测、嗜酸性粒细胞计数及血清 IgE 定量、复发率等为次要结局指标。其中多以 EASI 评分计算的临床疗效指数转化为总体疗效(痊愈、显效、好转、无效)作为主要结局指标。目前证据显示，针灸治疗湿疹，对于各个发病阶段(急性期、亚急性期、慢性期)均有疗效，可以明显降低瘙痒评分、EASI 评分、相应的血清免疫指标等。从总体疗效看，针灸治疗湿疹的总有效率为 85%～93%，显效率为 15%～83%。

2. 影响针灸疗效的因素　① 病性：湿疹可分为急性、亚急性和慢性 3 种。一般而言，针灸的疗效为急性优于亚急性，亚急性优于慢性。急性湿疹发病快，渗出多而炎症轻，一般针刺 4～5 次即可获得疗效，快者 1 周后皮损渗出部结痂脱屑而愈，慢者一般经过治疗在 3～6 周可获痊愈，但容易复发。亚急性炎症减轻、渗出减少，糜烂面趋于干燥，针灸也可获得较好疗效，但不如急性湿疹的疗效快。慢性湿疹皮损炎症减轻，干燥，呈浸润增厚的斑片，皮损局限，瘙痒难忍，病情时轻时重，病程差异很大，可达数月至数十年。针灸治疗也可获得约 60% 的治愈率和 90% 以上的有效率，但需要较长时间的治疗。另外，总体上而言，局限性湿疹(如肢体、躯体局部湿疹)针灸疗效要优于全身泛发性湿疹(如钱币状湿疹)。② 病位：湿疹在全身任何部位均可发生，如发生在泌尿生殖器官的湿疹(乳房湿疹、阴囊湿疹、外阴湿疹)、肛门湿疹及耳部湿疹，这些特殊部位的湿疹针灸疗效较差，主要原因是这些部位针感差，不能用皮肤针和拔罐疗法进行有效的局部治疗，只能进行整体性治疗，制约了针灸疗效的及时发挥。比较而言，躯体肢体表面的湿疹易于施行局部的有效刺灸法，疗效优于上述部位的湿疹。③ 病因：湿疹的病因非常复杂，但总体上可分为外因和内因。外在因素有强烈的紫外线刺激、寒冷、炎热、搔抓、摩擦，以及日常生活用品，如香皂、洗涤剂、某些化妆品及人造纤维等，均可诱发湿疹。出汗过多也会对湿疹产生刺激，加重炎症症状。内在因素包括慢性消化系统疾病、胃肠道功能性障碍、精神紧张、失眠、过劳或情绪变化等精神改变，感染病灶、代谢障碍和内分泌功能失调等，均可产生或加重湿疹的病情。一般而言，病因明确者在切断病因情况下，针灸疗效较好；外因为主所致者针灸疗效好。单纯性湿疹或由内因为胃肠道功能性障碍，精神紧张、失眠、过劳或情绪变化等精神改变，内分泌功能失调所致者，针灸疗效要优于并发感染病灶、代谢障碍、慢性消化系统疾病等的湿疹。④ 患者宜忌：湿疹与其他皮肤一样同样受患者因素的影响。搔抓是加重病情影响疗效的重要因素，由痒而搔抓引起表皮搓破，加重炎症，而炎症又刺激神经，增强痒感，如此形成痒→搔抓→炎症→痒的恶性循环，因此要禁止搔抓。湿疹一年四季均可发生，与日晒、出汗、各种过敏原有关，注意戒除这些诱发和加重因素对提高针灸疗效有意义。另外，患者应禁食海鲜、牛羊肉等异体蛋白，控制辣椒、酒等"发物"的摄入，以避免引起过敏。

3. 针灸治疗潜在的可能机制　湿疹发生的确切机制并不十分清楚，但一般认为是皮肤对多种外界和内在因子的过敏性反应（迟发型超敏反应），过敏体质者并非在任何时候接触到变应原都会产生湿疹，而是在某一特定情况下（自身免疫稳定状态发生紊乱时）才引起湿疹，如紧张、创伤、预防注射、全身疾病以后诱发湿疹。根据湿疹的发生机制，针灸治疗本病的环节和机制可概括为以下几个方面：① 止痒作用。通过调节神经功能提高自身瘙痒阈值，机体机制如皮肤瘙痒症中所述。② 抗过敏作用。研究证实，针刺具有一定的抗组胺作用，从而减轻过敏反应所致皮损。③ 调节免疫作用。针灸对人体免疫功能具有调节作用，人体自身免疫稳定状态发生紊乱是湿疹发生的重要内因，针灸可通过调节紊乱的自身免疫状态而起到整体治疗作用。④ 促进汗液排泄。湿疹发生后由于皮肤的炎症，出现继发的汗腺口和导管受到影响，当温度升高或精神刺激使汗液分泌增加，加上大量导管阻塞，将引起汗液潴留，进而窜流于真皮组织，导致剧烈的瘙痒和持久的炎症。针灸可通过神经调节，扩张汗腺口和导管，促进汗液的排泄，减轻汗液潴留；同时针灸通过促进局部的微循环和代谢，使局部的代谢废物及时清运，利于局部炎症的吸收。⑤ 促进局部皮肤的修复。皮肤急性炎症期，角质层或表皮部分脱落，屏障被破坏，皮肤通透性大大增加，一些原来刺激性小或不易致敏的物质可透入皮肤，产生刺痛、烧灼感，或引起过敏。针灸通过局部刺激，改善微循环和代谢，从而有利于部分脱落的角质层或表皮的修复，尽快恢复皮肤的屏障作用。

【预后】

湿疹是一种有渗出倾向的炎症性皮肤病，伴有明显的瘙痒，且易复发，严重地影响患者的生活质量，其有较高的发病率和复发率。急性湿疹一般预后较好，慢性湿疹病情迁延难愈。西医一般采用口服或外用药物，有一定疗效，但是副作用明显。湿疹的发病与人的体质有关，但不具备传染性。湿疹可能初现于某部位，但由于治疗不及时，将有可能蔓延，形成泛发全身的皮肤病。因此，要及时治疗。目前治疗湿疹的方法较多，坚持治疗一般能减少复发，达到痊愈。针灸治疗湿疹有很好疗效。在治疗中要积极查找过敏原，有利于加强治疗的针对性和提高临床效果。湿疹一般会使患者皮肤变得更敏感，因此，出行时应穿纯棉制品，尽量避免穿颜色丰富的衣服，因为一些易褪色的染料，会对皮肤产生刺激。哺乳期的女性如果患了乳房湿疹，会给哺乳带来困难，因为婴儿的唾液含消化酶，会对病灶产生一定的刺激,不利其愈合,也不宜再为婴儿哺乳。此外,由于局部有炎症,如果将奶水挤出哺乳,也容易继发乳腺炎。避免过度清洗皮肤,湿疹患者洗澡时最好少用沐浴露或肥皂,水温不宜过高,注意单独洗头。阴部湿疹患者要注意局部卫生,穿着透气宽松纯棉内裤。患处忌用热水烫洗和肥皂清洗,尽量避免搔抓。此外,湿疹患者应该避免接触会引发和加重湿疹发作的食物和环境。

三、银屑病

【概述】

银屑病是一种遗传与环境共同作用诱发的免疫介导的慢性、复发性、炎症性、系统性疾病。典型的临床表现为鳞屑性红斑或斑块,局限或广泛分布。多数患者冬季复发或加重,夏季缓解。本病无传染性,但治疗困难,常罹患终身。银屑病的病因涉及遗传、免疫、环境等多种因素,通过以 T 淋巴细胞介导为主、多种免疫细胞共同参与的免疫反应引起角质形成细胞过度增殖或关节滑膜细胞与软骨细胞发生炎症。本病通常是逐渐发病,其典型经过是缓解和复发的慢性病程(或偶尔有急性加重),只是复发的频率和持续的时间不同。银屑病损害的诱发因素包括局部外伤(产生 Koebner 现象,即在损伤部位发生损害)、偶尔在刺激(Koebner 现象的变异)、严重晒伤、病毒血症、药物过敏反应、局部和全身用药(如氯喹抗疟治疗,锂制剂,β-阻滞剂,α-干扰素)和停用全身糖皮质激素,以及某些患者(特别是儿童)可在急性 A 组 β-溶血性链球菌上呼吸道感染后发生银屑病性发疹。

银屑病患病率在世界各地有显著差异。欧美患病率为 1‰~3‰;我国 1984 年报告,银屑病患病率为 0.123%,2008 年调查 6 个城市患病率为 0.47%。此病可发生于各年龄段,无性别差异,30% 的患者有家族史。银屑病患者除了出现皮肤损伤表现外,发生关节、眼部和全身性疾病的风险也升高。银屑病关节炎在银屑病患者中较常见,除皮损外出现的关节病变,后者与皮损可同时或先后出现。并且银屑病患者发生心血管疾病、代谢综合征、炎症性肠病、糖尿病、高脂血症、严重感染,以及自身免疫性疾病的风险更高。此外,银屑病患者的眼部疾病(如结膜炎、干燥症、睑缘炎等)的发生频次可能有所增加。

本病中医学称"白疕",是以皮肤上起红色斑片,上覆多层白色皮屑,抓去皮屑可见点状出血为特征的皮肤病。民间俗称的"牛皮癣"相当于西医的神经性皮炎,与银屑病不同。中医学认为,本病多因素体营血亏损,血热内蕴,化燥生风,肌肤失养所致。初因内有蕴热,外感风寒、风热,阻于肌肤,蕴结不散;或机体蕴热偏盛,或性情急躁,心火内生;或外邪入里化热,或恣食辛辣肥甘及荤腥发物,伤脾化热,蕴于肌肤,血热生风;或素体虚弱,气血不足,或病久伤营,生风化燥;或病久气血运行不畅,经脉阻滞,气血瘀结,肌肤失养等导致本病。

【临床诊断】

依据中国银屑病诊疗指南(2018 简版):西医诊断主要依据皮疹特点(包括皮疹形态、分布等)和病史(包括发病情况、演变及消长规律、伴随症状和治疗反应等),结合既往史和家族史,必要时可借助组织病理和影像学技术(如皮肤镜等)明确诊断。

1. 寻常型银屑病

(1) 点滴状银屑病 ① 起病急,皮疹为 0.3~0.5 cm 大小丘疹、斑丘疹,色泽潮红,覆以鳞屑,广泛分布;② 发疹前常有咽喉部链球菌感染病史;③ 白细胞计数及中性粒细胞比例升高,抗链球菌溶血素

O升高;④ 经适当治疗,皮疹在数周内消退,少数转为慢性病程。

（2）斑块状银屑病　最常见的类型,约占90%。① 皮疹基本特点为边界清楚的暗红色斑块或浸润性红斑,上附白色、银白色鳞屑;② 查体见"蜡滴现象""薄膜现象""点状出血现象"（Auspitz 征）和"束状发"等;③ 皮疹好发于头皮、背部和四肢伸侧;④ 伴或不伴瘙痒;⑤ 进行期可有"同形反应";⑥ 皮损反复发作,多数冬重夏轻。

（3）分期　① 进行期:旧皮损无消退,新皮损不断出现,皮损炎症明显,周围可有红晕,鳞屑较厚,有"同形反应";② 静止期:皮损稳定,无新发皮损,炎症较轻,鳞屑较多;③ 退行期:皮损缩小或变平,炎症基本消退,遗留色素减退或色素沉着斑。

（4）疾病严重度分类　① 轻度:皮损面积<3%体表面积（BSA）,甚少影响患者生活质量,基本无需治疗,皮肤病生活质量指数（DLQI）2～5 分;② 中度:皮损累及 3%～10% BSA,影响生活,患者期望治疗能改善生活质量,DLQI 6～10 分;③ 重度:皮损面积>10% BSA,极大地影响患者生活质量,DLQI>10 分。

2. 脓疱型银屑病

（1）局限性脓疱型银屑病　① 掌跖脓疱病:掌跖部位红斑基础上发生脓疱,伴或不伴其他部位银屑病皮损,病理示表皮内中性粒细胞聚集形成脓疱;② 连续性肢端皮炎:指（趾）末端发生的红斑、脓疱,常有外伤等诱因,可从 1 个指（趾）逐渐累及多个指（趾）甲脱落、萎缩,病理同掌跖脓疱病。

（2）泛发性脓疱型银屑病　① 迅速出现针尖至粟粒大小、淡黄色或黄白色浅在性无菌性小脓疱,密集分布;② 片状脓湖,全身分布,肿胀疼痛;③ 红皮病改变、关节和指（趾）甲损害;④ 寒战和高热（呈弛张热型）。

3. 红皮病型银屑病　① 一般有其他类型银屑病病史;② 疾病本身加重或由于用药不当或其他刺激诱发病情急剧加重,发生弥漫性红斑、肿胀和脱屑,皮损大于 90%BSA;③ 有时仍可见寻常型银屑病皮损;④ 可伴发热等全身症状和低蛋白血症。

4. 关节病型银屑病　① 一般有其他类型银屑病病史;② 指（趾）关节、四肢大关节或脊柱及骶髂关节肿痛,可有明显"晨僵"现象;③ X 线、核磁共振成像和 B 超等影像学检查示附着点炎,受累关节腔积液、滑膜增厚,严重者出现关节变形、关节腔狭窄或骨质破坏;④ C 反应蛋白升高,红细胞沉降率加快,类风湿因子常呈阴性,脊柱或骶髂关节受累者 HLA.B27 常呈阳性。

【治疗原则及选穴处方】

经典针灸学以祛风止痒为治标,养血润燥,活血化瘀,清热凉血治本为基本治疗原则。治疗中应注意寻找和去除可能使银屑病复发、加重的因素,根据分型、分期、皮损严重程度及部位,选择合适的治疗方法。选穴可根据肺主皮毛,肺与大肠相表里;督脉主一身之阳,阳明经多血多气等理论进行选穴。选穴原则如下:

1. 局部选穴　对于局限性皮损,可在局部选择阿是穴和经穴,以疏导局部经络,调和局部气血。

2. 辨证选穴　针对具体的辨证结果进行选穴配穴,如风热血燥多选风池、合谷、大椎、陶道、曲池、血海等清热凉血祛风。血虚风燥可选足三里、三阴交、血海、膈俞、太溪、风池、合谷等养血和血,祛风润燥。瘀滞肌肤可选合谷、太冲、三阴交、内关、血海、膈俞等行气活血化瘀。

● **推荐处方 1**

治法:清热凉血,活血润燥。

主穴:背部——大椎、肺俞(清热凉血)

　　　上肢——曲池、合谷(清营祛风)

　　　下肢——血海、三阴交(活血养血,滋阴润燥)

配穴:头面部加风池、迎香;下肢部加足三里、丰隆。

操作:大椎、肺俞点刺出血并拔火罐 15~20 min。余穴常规操作。

● **推荐处方 2**

治法:清热凉血,活血润燥。

主穴:局部——阿是穴(疏通局部经络,调和局部气血)

　　　背部——大椎(清热凉血)

　　　上肢——合谷、曲池(清热凉血,祛风止痒)

　　　下肢——血海、三阴交(活血养血,滋阴润燥)

配穴:肝经湿热加太冲、行间、侠溪;血虚风燥加足三里、膈俞、风池;皮损在颈部加列缺、委中;皮损在肘弯处加郄门、劳宫;皮损在腘窝者加殷门、昆仑;瘙痒难眠加神门、照海。

操作:阿是穴可用皮肤针轻轻叩刺,加拔火罐;或在皮损中心区刺入 1~3 针,在周围向皮损中心区沿皮围刺 3~10 针。大椎点刺出血并拔火罐 10~15 min,余穴常规操作。

● **推荐处方 3**

治法:活血化瘀,泻热润燥。

主穴:背部——大椎、陶道、肝俞、脾俞(清泻血热)

配穴:加胸 5~6 夹脊、腰 1~2 夹脊。

操作:主穴均用三棱针点刺出血,拔罐 10~15 min。夹脊穴向脊柱方向斜刺 1.5 寸,行捻转泻法。

【疗效评估方法】

1. PASI 评分法　PASI 评分标准:本标准将体表分成 4 个主要部分,即头(h)、上肢(u)、躯干(t)和下肢(l),分别占全身面积的 10%、20%、30% 和 40%,用 Ah、Au、At 和 Al 符号代表皮损波及程度,以数字表示:0=无波及;1<10%;2=10%~30%;3=30%~50%;4=50%~70%;5=70%~90%;6=90%~100%。银屑病皮损严重程度以三项临床表现,即红斑(E)、浸润(I)和鳞屑(D),从 0~4 记分表示:0 为无临床表现;1 为轻度;2 为中度;3 为重度;4 为最严重。另外,也有将皮损的积分按皮损面积<4 cm²=1 分;4~10 cm²=2 分;>10 cm²=3 分。比较治疗前后 PASI 总分评定疗效:① 痊愈。PASI 评分减少 95% 以上。② 显效。PASI 评分减少 60%~95%。③ 有效。PASI 评分减少 30%~50%。④ 无效。PASI 评分减少<30%。

PASI 评分是银屑病皮损程度评分 psoriasis area and severity index 的缩写。它是一套国际通行的评价银屑病皮损面积及严重程度的客观方法。该方法把人体分成头颈部、躯干、上肢和下肢四部分,首先分别计算各处的皮损面积分,再按皮损的类型和严重程度划分出鳞屑程度分(D)、浸润程度分(I)和红斑程度分(E),将每一个部位的 D、I、E 数值相加后乘上各自规定的系数,最后把全身四部分的

得分相加,就得出 PASI 总分。具体的计算方法是:

PASI 分数＝头部面积分×头部严重程度分(D、I、E 之和)×0.1 ＋ 上肢面积分×上肢严重程度分(D、I、E 之和)×0.2 ＋ 躯干面积分×躯干严重程度分(D、I、E 之和)×0.3 ＋ 下肢面积分×下肢严重程度分(D、I、E 之和)×0.4

PASI 评分是对银屑病病情轻重进行量化的一个指标,根据不同的严重程度其分值可由 0.0～72.0 不等。分数越高,说明病变范围越大,皮损程度越重;反之,则病变范围小,皮损程度轻。所以 PASI 评分的意义就在于用具体的数字反映银屑病的病情,并可作为判断治疗效果的科学根据。

2. 依据病情轻重进行积分　按照疗效指数分 4 级。

疗效观察指标:依病情轻重按 0～4 级对靶皮损、红斑、浸润程度、鳞屑、瘙痒分别进行评分。0 分:无;1 分:靶皮损直径 1～4 cm;色暗红;红斑略高出皮面,浸润肥厚不明显;表面有少许薄鳞屑;轻微瘙痒,每日搔抓≤3 次;2 分:靶皮损直径 4.1～8.0 cm;色微红;红斑高出皮面较明显,触之有中度浸润;表面有细薄鳞屑;中度瘙痒,每日搔抓 4～6 次;3 分:靶皮损直径 8.1～12.0 cm;色淡红;红斑明显高出皮面,呈肥厚状;表面有许多片状鳞屑;重度瘙痒,每日搔抓 7～10 次;4 分:靶皮损直径 12.1～16.0 cm;色鲜红;红斑高出皮面,重度肥厚或呈革化;表面有很厚的鳞屑;重度瘙痒,搔抓呈持续性。以靶皮损、红斑、浸润程度、鳞屑、瘙痒各积分作为临床观察指标。将靶皮损、红斑、浸润程度、鳞屑、瘙痒的各积分相加为临床症状和体征的总积分。

临床疗效根据症状和体征改善程度(疗效指数)分为基本痊愈、显效、进步、无效 4 级。以其临床疗效(痊愈、显效、进步、无效、总有效率)为观察指标。疗效指数＝(治疗前积分－治疗后积分)/治疗前积分×100%。基本痊愈:疗效指数≥90%;显效:疗效指数为 60%～89%;进步:疗效指数为 20%～59%;无效:疗效指数≤20%。

3. Rt 记分法　Rt＝诱导消退所需的强化治疗周数/治疗后患者消退维持的月数。此方法的简便性很有吸引力,它在比较疗效方面比在提供有意义的绝对疗效评价方面更有用。

4. BSA 评分法　计算通常采用九分法,以患者手掌面积相当于 BSA 的 1% 进行计算,头颈部占 9%,躯干占 36%,上肢占 18%,下肢占 36%,生殖器区占 1%。皮损面积＜3%BSA 为轻度,3%～10% 为中度,＞10% 为重度。

5. 银屑病整体评价法(PGA)　是临床试验中最常用的衡量银屑病严重程度的方法。

整体评价法(PGA)是一种完全不同的整体性评估银屑病严重程度的方法,而并非以个别症状和体征作为基础。其可分为患者 PGA 法和医师 PGA 法。PGA 评价银屑病严重程度的尺度从 0(最差)～10(非常好),可表示某一特定时间点时疾病的状态,也可动态提示疾病的变化情况。而动态 PGA 评估通常采用 7 点尺度法,从－3(变得很糟糕),0(没有改变)到＋3(好转很明显)。

6. 皮肤病生活质量指数(DLQI)　参照荨麻疹。

【针灸疗效分析】

1. 针灸疗效现状　目前针灸疗法治疗银屑病取得了一定的进展,通常以银屑病皮损面积严重指数(PASI)评分标准对靶损害皮损面积、肥厚程度、浸润、红斑及鳞屑情况进行评分,以治疗前后 PASI 评分值、积分值转化的临床疗效为主要结局指标;以皮肤病生活质量指数(DLQI),以及某些炎症因子作为次要结局观察指标。目前证据显示,针灸治疗银屑病,可以明显降低银屑病 PASI 积分值,改善临床症状和特征,包括皮损面积、红斑、脱屑、浸润、瘙痒情况,且不良反应少。从总体疗效看,针灸治疗银屑病的总有效率在 81.0%～94.0%,愈显率在 47.0%～76.0%。

2. 影响针灸疗效的因素　① 病性与分期、分型:银屑病在临床上分为 4 种类型,即寻常型、脓疱型、关节病型和红皮病型。一般而言,寻常型最多见,多急性发病,针灸疗效优于其他三型。寻常型分为 3 期,针灸的疗效为消退期＞进行期＞静止期。由精神因素引起者疗效最好。局限性针灸疗效优于泛发性;皮肤无破损只有丘疹、炎性红晕者比皮肤有破损者疗效好。一般小儿银屑病多由链球菌感染诱发,发病前常有急性扁桃体炎或上呼吸道感染,控制感染后皮损可望痊愈,而针刺对急性扁桃体炎和上呼吸道感染有很好作用,因此,治疗此类银屑病也可取得良好疗效。② 病程:尽管有研究认为,病程与疗效无关,但一般认为,病程短、急性发病,针灸疗效要优于慢性病程,慢性者可持续十余年或数十年,甚至终身迁延不愈。③ 患者的宜忌:据资料统计,受潮在银屑病的诱发因素中占首位,为32.9%,如有人长期睡在潮湿阴暗的地方而发病,有人洗澡或汗出后受风而发病。北方人比南方人患银屑病的多,与寒冷、日照时间短均有关系。所以银屑病患者要适当地多晒太阳,补充维生素 A 和维生素 D,可促进钙的吸收,有助于增强体质。暴露于日光有利于皮损改善,因此患者适当进行日晒可提高针灸疗效,但应避免皮肤晒伤,晒伤后会使皮损加剧。全国银屑病患者调查统计显示,饮食不节诱发本病占 7%(其中饮酒占 3.7%,食辛辣食物占 3.3%),不少患者常在大量饮酒及食辛辣食物后发病。西方银屑病发病率高,除了与其遗传因素有关外,高蛋白、高脂肪饮食这一原因也不能忽视。中医认为,此病与血热血燥有关,而烟酒、辛辣之品皆可伤阴耗血,加重其风热燥盛之象。所以对银屑病患者比较明确的要求就是戒烟酒,避免辛辣、刺激性及具有发性的食物类等,适当地补充营养,保证营养充足,合理安排饮食。其实各种皮肤病患者均应注意饮食问题,所谓发物一般是指摄食后能引起旧疾复发,新病加重的食物。中医将其归属为"忌口"的不宜食物之类,食用性温的羊肉、虾、黄牛肉等就会使热更甚,皮疹更红更痒更扩大。实验室研究证明,银屑病的皮疹中含有高于正常人 20 倍的花生四烯酸,这一化学物质经代谢后转变成白三烯,是皮疹中重要的致炎物质。红色肉类(如牛、羊、鹿肉)含有丰富的花生四烯酸,成为银屑病重要的食物来源。因此,银屑病患者应忌食红色肉类,以免致炎物质的产生原料增多,使银屑病的皮损加重。这些对于提高针灸疗效也具有重要意义。最近,有学者(《中国预防医学杂志》,2004)通过因子分析来观察影响银屑病复发各种因素的公因子。对 161 例初次复发的银屑病患者,调查了可能影响银屑病复发的 13 项因素,对 13 项影响因素进行了初始因子分析和方差最大旋转。结果 13 项影响因素间存在 7 个主要公因子,其中在第 1 公因子上载荷较大的有吸烟指数和饮酒;第 2 公因子上载荷较大的有高温、化学污染、粉尘和噪声;第 3 公因子上载荷较大的有环境潮湿;第 4 公因子上载荷较大的有初次复发年龄和慢性呼吸道炎症;第 5 公因子上载荷较大的有洗澡间隔天数;第 6 公因子上载荷较大的有家族患病史;第 7 公因子上载荷较大的有患者精神状况。研究结论表明,银屑病的复发主要与不良的生活嗜好、不良的工作和生活环境、机体的免疫功能下降、不良的卫生习惯、家族遗传史和精神状况具有较大关系。因此,患者治疗期间和平素注意这些影响因子的戒除,对于提高针灸疗效和减少复发具有重要意义。④ 刺灸法:中医认为,血热是银屑病发病的重要原因,因此,非刺络拔罐不足以清泻热毒。在治疗中,应注意局部和整体选穴的同时,适当应用三棱针点刺出血,或刺络拔罐法。⑤ 关于影响本病疗效的有关研究:有学者《中国麻风皮肤病杂志》,2005)探讨了导致重症顽固性银屑病疗效不佳的相关因素。采用回顾性前瞻研究方法,对 40 例重症顽固性银屑病患者初诊时填调查表,然后治疗并追踪随访 1 年,先将研究重点运用单因素非条件 logistic 回归分析方法进行研究,再将有意义的变量进行多因素非条件 logistic 回归分析。结果发现,40 例患者有 13 例疗效不佳,单因素非条件 logistic 回归分析显示,心理因素中的焦虑、恐惧、负性生活事件刺激;生物物理因素中的感染、劳累、外伤;治疗因素中的系统用过糖皮质激素与重症顽固性银屑病患者疗效不佳有关,而性别、年龄、病程、家族史与疗效无关。进一步将有意义的变量进行多因素非条件 logistic 回归分析发现,焦虑、劳累、负性生活事件刺激、患感染性疾病、系统用过糖皮质激素是导致顽固性银屑病患者疗效不佳的重要因素。有人(《岭南皮肤性病科杂志》,2006)观察阿维 A 联合窄谱中波紫外线(NB-uVB)照射治疗寻常型银屑病的临床疗效及影响因素。单独采用 NB-uVB 照射或联合口服阿维 A 治疗银屑病 70 例,并以银屑病面积和严重指数(PASI)评价疗效,分析性别、皮肤类型、临床亚型及分期对疗效的影响。结果窄谱中波紫外线照射治疗银屑病有效,联合口服阿维 A 后疗效可显著提高,缩短疗程。疗效相关因素分析表明,进行期优于静止期($P<0.05$),点滴型优于斑块型($P<0.05$),Ⅲ型皮肤优于Ⅳ型皮肤($P<0.05$),男性略优于女性($P>0.05$),其疗效可能与寻常型银屑病亚型、分期及患者皮肤类型有关。其作用机制可能是由于 UV 诱导皮肤中浸润细胞凋亡,与其他细胞相比,UV 照射后细胞更易于发生凋亡,并已证实接受 UVB 光疗的银屑病患者皮损浸润细胞数目的下降也是由于 T 细胞凋亡。这些研究结论对于今后观察影响针灸疗效的因素有一定的借鉴意义。

3. 针灸治疗潜在的可能机制　银屑病的发生机制并不十分清楚,目前一般认为,本病是在遗传相关基因缺陷基础上,加上一些环境因素如感染、外伤或精神神经因素而发病,可能与链球菌感染及精神创伤、免疫功能失调等密切相关。因此,针灸治疗本病的环节和机制也不十分清楚,可能与以下几个方面有关:① 止痒作用。针灸通过局部的刺激减弱或拮抗了痒感的神经冲动传入脊髓的传递过程;针灸通过局部刺激减轻了局部激肽的产生,减弱或抑制了相关的蛋白酶活动,减轻痒感。针灸可能还影响了脊髓及脑的高级感觉区,减弱或拮抗痒感的产生,这同镇静类药物安定精神可减轻痒感一样,针灸可通过调神安神作用以减轻痒感,这实质上是人体对痒感刺激阈值的提高。此外,有研究表明,针刺能降低皮损组织的 P 物质水平从而减少瘙痒介质释放,截断瘙痒信号通路,进而减轻患者的瘙痒症状。② 调节免疫功能。针灸调节免疫功能已被大量的实验所证实,用免疫抑制剂环孢菌素治疗银屑病有效提示其病因可能与免疫有关。有研究提示,本病患者淋巴细胞转化率、E-玫瑰花结形成率降低,血清 IgA 明显增高,IgG、IgM 可能下降。有报道显示,银屑病患者存在多种免疫异常,如细胞免疫功能降低,表现为对旧结核菌素(OT)二硝基氯苯(DNCB)皮试,对皮内注射链球菌核酸酶(SD-SK)等均减弱。体液免疫紊乱、血清 IgA/IgE 升高及 IgM 降低,血清中可能存在抗 IgG 抗体,在角层尚可见有抗角质层自身抗体;在鳞屑提取液或循环的淋巴细胞上也发现有抗 IgG 抗体。总之,银屑病的发生与免疫异常有一定的关系。甚至有专家认为,感染导致本病发病或加重主要与这些细菌产生的超抗原有关。因此,针灸从整体上调节免疫功能可能是减轻本病症状的机制之一。针刺有助于降低慢性皮肤疾病患者的血清 IgE 水平,更好地调节患者的免疫细胞功能,继而改善或者消除患者的临床症状。此外,无论内源性外源性刺激,皮肤中感觉神经末梢释放了 P 物质以及其他神经肽导致了局部炎性反应,从而患者的皮损表皮、真皮周围浸润大量的炎性因子,比如肿瘤坏死因子 TNF-α

等。针刺有助于改善慢性炎性反应导致的炎性因子升高现象。火针也能发挥治疗银屑病的临床作用，其机制可能是通过刺激皮肤及敏感部位会激活众多的感受器，通过感觉传导通路到达高级中枢，激发人体的神经免疫反应。而且火针还有别于普通针刺的刺激，主要在于它是人为地在病变部位或者经络循行部位造成创伤，发挥物理治疗作用，启动人体的自身修复能力。它能使创伤部位附近的血管扩张，血管壁的渗透性增强，加速病理产物的代谢，进而恢复皮损。③ 调理精神。本病发病和加重常与精神因素有关，近年来，皮肤科医师已经意识到，精神心理应激事件可引发银屑病和使银屑病病情加重。主要表现为精神紧张、心情不畅、情绪抑郁、丧偶或家庭不和、工作不顺利、经济困难等。总之，银屑病的发生或加剧与精神因素有关。主要通过神经肽等物质变化来表达，通过一系列的免疫变化来显示。经统计，精神因素诱发本病或成人发病者中所占比例尤为突出，约为 15.7%，而儿童仅占 4%。针灸有助于抑制中枢神经系统，起到镇静安神的作用，从而缓解病情。④ 调节血管的功能状态。银屑病组织病理学主要特征是角质形成细胞过度增生、炎症细胞浸润、新生血管形成银屑病皮损。皮损中真皮乳头层血管增生、扩张及血流增加是本病的重要基础。国外有学者研究发现，正常人皮肤的毛细血管襻具有动脉毛细血管襻的结构，而银屑病患者皮损中主要为静脉毛细血管襻，经过治疗静脉毛细血管襻又转化为动脉毛细血管襻。因此，通过针灸的局部刺激可能对局部毛细血管的功能起到良性调节作用，调节组织新陈代谢功能，促进皮损的修复，改善症状。⑤ 对细胞动力学的影响。银屑病基本病变为表皮生成加速，其表皮细胞的核分裂大大增加，生发皮细胞复制周期为 37.5 h，而正常表皮生发层细胞复制周期为 152 h。此外，正常表皮从基底层移行到皮肤表面的更换时间为 28 天，而本病患者表皮更换时间仅为 2~5 天，由于表皮更换时间大大缩短，所以不能完成正常的细胞成熟及角化，而形成角化不全。因此，针灸也可能通过局部刺激对局部细胞动力学进行良性调节。

【预后】

银屑病的严重程度不等，可从 1~2 块皮肤损害到广泛性皮损伴有致残的关节炎或皮肤剥脱。病因不清，但增厚的鳞屑可能是由于表皮细胞增殖的增加所致，这种皮损一般不会影响健康，但当发展成为银屑病性关节炎、红皮病性银屑病或脓疱性银屑病时则会影响健康。

本病治疗方法虽多，但一般只能暂时缓解，很难防止复发，部分患者常可持续十余年到数十年，甚至终身迁延不愈，很少有自发缓解。针灸治疗也只能缓解症状。预后取决于开始侵犯的广度和严重度，通常开始发病年龄越小，病情越严重。急性发作常可治愈，但持续缓解的少见。本病虽无根治办法，但大多数患者可以完全得到控制。对于一些皮损较局限的患者应首选最简单局部治疗方法。仅在严重皮肤或关节受累时才考虑全身性用药，因为全身使用糖皮质激素有不良反应。应注意避免物理性、化学性物质和药物的刺激，防止外伤和滥用药物。外用药物使用时，须从温和无刺激药物开始，浓度由低到高，避免长期大面积外用强效糖皮质激素。寻常型患者应勤洗澡，水温不宜太高，切忌搓擦、搔抓。

国内一项关于银屑病患者发病危险因素的 Meta 分析结果显示，家族史、居住潮湿、吸烟、常食鱼虾、饮酒、精神紧张、感染、外伤为银屑病发病的危险因素。此外，大样本临床流行病调查发现，吸烟的男性患者较不吸烟的男性患者病情更加严重。因此，生活规律，居住适宜，加强锻炼，增强体质，减少外感的机会，避免各种物理性、化学性物质和药物的刺激，饮食均衡清淡，忌食辛辣、腥发、油腻之品，避免不良生活习惯,戒烟、戒酒,保持平稳安定的情绪与积极乐观的心态,均可预防本病的发生或加重。

四、病毒性皮肤病

（一）扁平疣

【概述】

扁平疣是一种由人类乳头瘤病毒引起的常见皮肤病,多由 HPV - 3 型所致,是发生于皮肤浅表部位,尤其多发生于颜面或手背的米粒大小、扁平、稍高起皮面的小赘生物,以青春期前后女性为多发人群。主要侵犯青少年,皮损为米粒至黄豆大小的圆形或椭圆形的扁平隆起性丘疹,表面光滑,淡褐色或正常肤色,数目较多且密集。搔抓后皮损可沿抓痕分布呈条状或串珠状排列,称同形反应或 koebner 现象。一般无自觉症状,偶尔有轻度瘙痒。病程慢性,可突然自行消退,少数患者可复发。本病传染源为患者和病毒携带者,经直接或间接接触传播。外伤或皮肤破损是发生 HPV 感染的重要因素。

本病中医称"扁瘊",多因皮肤腠理不密,风热毒邪搏结于肌肤,或内有肝郁气血凝滞,或脾湿痰瘀阻于经络郁于肌肤所致。

【临床诊断】

1. 皮损特点　为针帽至绿豆大扁平丘疹,表面光滑,圆形或略带不规则形,质硬,正常肤色或浅褐色,数目较多,散在分布或沿抓痕排列成条状。

2. 好发部位　为面、手背及前臂等处。

3. 易患人群　青少年及儿童易患。

4. 病程　呈慢性,可持续数年不愈,但亦可不医自愈。

5. 特殊类型　如泛发性疣,除面和手背的皮疹类似扁平疣外,躯干及四肢可出现较多的类似寻常疣损害,原称疣状表皮结构发育不良。

6. 组织病理检查　见表皮棘层肥厚,乳头瘤样增生和角化过度,伴角化不全。棘层上部和颗粒层有空泡化细胞,核深染,嗜碱性。或检测组织中 HPV DNA 进一步确诊。

【治疗原则及选穴处方】

经典针灸学以疏风散热,活血散结为基本治疗原则。在选穴上可根据肺主皮毛、脾主运化水湿等理论进行选用。选穴的基本原则如下:

1. 局部选穴　在扁平疣的局部选取阿是穴或局部经穴,针刺疣体以通行气血、祛瘀除疣。

2. 辨证选穴　风热蕴结可选风池、大椎、曲池、合谷等;瘀热互结可选血海、膈俞、合谷、曲池、太冲、三阴交。另外,根据肺主皮毛理论可选肺俞等。

3. 耳穴　选肺、肾、脑(皮质下)、屏间(内分泌)、面、额等相应部位。

● **推荐处方 1**

治法:疏风清热,活血通络。

主穴:局部——疣体局部阿是穴(活血散结)

远端——合谷、曲池(疏风清热)

太冲、三阴交(行气活血)

配穴:风热蕴结加风池、尺泽、内庭;瘀热互结加内关、血海、二间;脾湿痰瘀加商丘、阴陵泉。

操作:疣体局部严格消毒后用短粗毫针平刺其基底部,并从中央直刺一针,留针 20 min,出针后挤出少量血液,每日 1 次。余穴常规操作。

● **推荐处方 2**

治法:活血软坚。

主穴:局部——母疣正中(活血软坚)

配穴:风池、曲池、合谷、鱼际、丘墟、血海。

操作:疣体局部刺法同推荐处方 1 或用火针,用火针烧刺疣根部四周,再在疣中心加 1 针,一般一周后原发母疣自行枯萎脱落,后起的疣群也逐渐消失。一般针刺 1 次即可治愈(面部禁用)。

【疗效评估方法】

1. 国家中医药管理局颁布的《中医病证诊断疗效标准》中的标准 分 4 级。① 痊愈:皮损消失,没有新发病灶出现;② 显效:皮损消失比例高于 60%,没有新发病灶出现;③ 有效:皮损消失比例在 30%～60%,出现少量新发病灶;④ 无效:皮损消失比例低于 30%。

2.《实用皮肤病性病治疗学》中的疗效评估方法 分 3 级。① 痊愈:皮肤损伤部位完全消失;② 显效:皮肤损伤部位消退面积在 75% 以上(包含 75%);③ 无效:皮肤损伤部位消退面积不足 75% 或出现加重等。

【针灸疗效分析】

1. 针灸疗效现状 针灸治疗扁平疣以痊愈率、皮损情况、疣体清除率,临床将其转化为(痊愈、显效、有效、无效)总体疗效作为主要结局指标,以复发率、不良反应和愈合质量作为次要结局指标。目前证据显示,针灸治疗扁平疣能有效清除皮损,减少复发,总有效率为 63.3%～96.9%。

2. 影响针灸疗效的因素 ① 病情:扁平疣较轻,分布局限,有明显的母疣者,针灸疗效较好;如果扁平疣面积大,散在性分布,针灸疗效不及前者。② 刺法:毫针治疗时,要注意针刺的角度和深度,外周刺者要刺达疣的基底部,破坏其血液供应,可提高针灸疗效;另外,火针操作时宜浅点刺,将针烧至通红,速入疾出,轻浅点刺,既达到祛除毒邪的目的,又可避免破坏周围正常组织,否则可能留下瘢痕。

3. 针灸治疗潜在的可能机制 ① 局部作用:本病组织病理为表皮角化过度,角质层出现空泡而疏松,颗粒层及棘层肥厚,表皮突轻度伸长。针刺治疗可破坏其增生肥厚及空泡化的角质细胞,切断其血液供给,使其枯萎、脱落。火针可直接破坏病变组织。② 免疫调节:针刺能激活人体的免疫系统,明显增加 $CD4^+$。研究表明,$CD4^+$ 亚群有提高免疫功能而发挥抗病毒的作用。火针或针刺可激发自身对坏死组织吸收,增强机体的细胞与体液免疫功能,促进代谢与细胞修复。

【预后】

扁平疣可自行消退,预后大多良好,本病临床多以外用药物和物理治疗为主,但不可过度应用伤害或刺激皮肤的外用药,以防留下永久瘢痕,如液氯可遗留色素沉着应慎重选择。虽然本病对健康不会造成损害,但它多发于人体的暴露部位,病程过长易留色素沉着,且好发于面部、手背、前臂等,青少年多见,有损容貌,因此,会造成患者的心理压力。预防扁平疣的感染,最重要的是避免使用公共的卫生用品,如毛巾、手帕等。如已患扁平疣,应避免搔抓以免扩大传染范围。

(二)寻常疣

【概述】

寻常疣是人体感染人类乳头状瘤病毒 HPV-1、HPV-2 或 HPV-4 等型而引起的皮肤赘生物,可发生在身体的任何部位,以手部为多,手外伤或水中长期浸泡是常见的诱因。好发于手、足、头皮,大如黄豆或豌豆,粗糙而坚硬,表面呈刺状。发生在甲周者称甲周疣;发生在甲床者称甲下疣;疣体细长突起伴顶端角化者称丝状疣,好发于颈、额和眼睑;疣体表面呈参差不齐的突起者称指状疣;发生在足部的寻常疣称跖疣。寻常疣可自然消退,约 65% 患者 1 年内自然消退,约 90% 患者 5 年内可以消退,少数患者可复发。本病传染源为患者和病毒携带者,经直接或间接接触传播。外伤或皮肤破损是发生 HPV 感染的重要因素。本病可发生于任何年龄,但婴幼儿较少见,而随着年龄增长发病率逐渐增高,到青壮年达高峰。人群普遍易感,以 16～30 岁为主,免疫功能低下及外伤者更加易患本病。

中医学称本病为"疣目",认为多由风邪搏于肌肤,腠理不密,气血失和,感受毒邪,致使气血凝滞,瘀聚而变生;或肝虚血燥,筋气不荣所致。

【临床诊断】

1. 皮损　为豌豆大呈圆形或多角形,表面粗糙高出皮面,触之硬固,呈灰黄、污黄或污褐色,最后呈乳头样增殖。

2. 易患人群　多见于青少年,好发于手指、手背、足缘等处。

3. 病程　为慢性,碰撞摩擦易出血,常有压痛。

4. 组织病理检查　表面明显角化和棘层肥厚表皮上部空泡,形成网状乳头瘤样增生。

【治疗原则及选穴处方】

经典针灸学以清热祛湿,化瘀散结,养血活血为基本治疗原则。在选穴上以局部阿是穴为主,可根据肝藏血,脾统血,肺主皮毛等理论选用曲池、血海等。

● **推荐处方**

治法:清热解毒,活血软坚。

主穴:局部——疣体或母疣体局部(活血软坚)

　　　远端——肺俞(清表泻热)

　　　　　　曲池、血海(清热活血)

配穴:风热血燥加风池、膈俞、三阴交、合谷;湿热血瘀加阴陵泉、丰隆、内关、合谷。

操作:疣体处常规消毒后,沿疣基底部平行进针,然后捻转针柄,使针从疣对侧基底部穿出,见针尖冒出为止。用同样方法再穿刺一针,使两针呈"十"字交叉状。约 5 min 捻转一次,每次快速捻转约 30 次,留针 30 min。余穴常规操作。

【疗效评估方法】

1. 总体疗效评估　分3级。① 治愈：皮损消退，无新出疣；② 好转：皮损较前变平，或消退30％以上或有个别新疣出现；③ 未愈：皮损无变化或消退不足30％。

2. 其他　以瘤体脱落数目、脱落率、脱落时间、复发率等作为疗效指标。

【针灸疗效分析】

1. 针灸疗效现状　针灸治疗以疣体数目为结局指标（疣体全部脱落为痊愈），以不良反应（如疼痛、水疱、血肿、色素沉着或减退、瘢痕、继发感染和甲毁坏等）、复发率为次要结局指标。目前证据显示，针灸治疗寻常疣能明显减少疣体数目，减少复发率及不良反应。针灸治疗寻常疣的总有效率为70％～96.7％，其中痊愈率为37.5％～89％。

2. 影响针灸疗效的因素　影响针灸疗效的因素主要为刺法。本病的治疗以局部针刺刺激疣体为主要方法，针刺时以损伤疣体基部的血管为主，使疣体缺血坏死直至脱离，否则，针灸难以取效。当疣体数目较多时，可选择部分病程较长、疣体较大的"母疣"治疗。母疣消退后，子疣有可能自行消退。

3. 针灸治疗潜在的可能机制　疣是人类乳头瘤病毒（HPV）感染所引起的皮肤疾病。人为HPV的唯一宿主，主要通过直接接触传染，外伤常为重要因素。疣的发生与机体免疫状态有重要关系，细胞免疫防御机制起主要作用。根据以上寻常疣的发生机制，针刺治疗本病的环节和机制可概括为：① 局部机制。针刺破坏了疣体基底部的血管，阻断疣体血液供应，使疣体逐渐干涸、萎缩、消退。② 整体机制。针刺可提高人体的免疫力，另外通过针刺，疣细胞坏死释放出的病毒性抗原，暴露于血液中的单核吞噬细胞系统，经吞噬、处理，进而激发机体的体液免疫和细胞免疫反应，有利于本病的恢复。《灵枢·经脉》云"虚则生疣"，针刺本身能提高机体的细胞及体液免疫功能，从根本上促进本病的痊愈。

【预后】

本病有自限性，可自行消退，但自愈时间不能预计，一般预后较好。本病对人体健康不会造成威胁，只是影响美观。针刺治疗可以缩短病程能使疣体干涸脱落，自然吸收消退，不留瘢痕，且痛苦小，治愈后不易复发。寻常疣应避免摩擦和撞击，以防出血。人类乳头瘤病毒（HPV）感染多为直接接触，病毒可通过皮肤上暴露的小擦伤或划痕处侵入，这种感染多发生于公共场所。自身传播是另一种传播方式。例如，有啃咬自己甲周皮肤习惯的人常患甲周疣。因此，养成良好个人卫生习惯对预防寻常疣的感染非常必要。

（三）带状疱疹

【概述】

带状疱疹俗称"缠腰龙""缠腰火丹"，多由水痘-带状疱疹病毒（VZV）引起，初次感染表现为水痘或急性感染，以后侵及周围神经、脊髓后根。此病毒首次感染常发生在儿童时期，临床表现为水痘或无症状呈隐性感染。病毒潜伏于脊髓后根节内，当身体疲劳、患其他感染性疾病如感冒，或长期使用激素、免疫抑制剂等，导致机体抵抗力降低时，病毒可使神经发生炎症，并侵至皮肤而发生节段性疱疹。临床以成簇疱疹沿身体一侧呈带状分布排列，且疼痛剧烈。

本病由潜伏在神经节中的VZV再激活所引起，表现为以脑神经或脊神经感觉神经支分布的单侧区域出现簇集性水疱，常伴显著的神经痛。春秋季多发，好发于成人。高龄人群、免疫缺陷者、母亲在妊娠期患过水痘的儿童以及生后一年患过水痘的儿童、女性是主要易感人群。北美和欧洲＞95％的年轻人呈血清 VZV 抗体阳性,因而有罹患带状疱疹的风险。以人口基数统计,带状疱疹的发病率为(3~5)/(千人/年),其中亚太地区为(3~10)/(千人/年),韩国为 10.4/(千人/年),日本为 10.9/(千人/年),我国大陆和台湾地区分别为(3.4~5.8)/(千人/年)和(4.89~5.67)/(千人/年)。

本病中医学称"蛇串疮",认为因肝脾内蕴湿热,兼感邪毒所致。情志内伤,肝经郁火,复感火热时毒,客于少阳、厥阴经络,熏灼肌肤、脉络而发为疱疹;饮食不节,损伤脾胃,致脾经湿热内蕴,复感火热时邪,客于阳明、太阴经络,浸淫肌肤、脉络发为疱疹。病久则皮损表面火热湿毒得以外泄,疱疹消退,但余邪滞留经络,久久不除,以致气虚血瘀,经络阻滞不通,多见于年老体弱者,相当于西医的带状疱疹后遗神经痛。

【临床诊断】

1. 症状　先有低热、全身不适、皮肤灼热、神经痛,以后该区皮肤出现发红、疱疹。好发于一侧胸背、腹部或面部,不超过中线。

2. 疱疹特点　皮肤疱疹呈集簇状,沿皮神经走向呈带状分布。疱疹透明,内容物澄清,疱壁紧张发亮,高出皮面。数日后水疱变浑、干燥、结痂。发病过程中伴有神经痛,常有局部淋巴结肿大。

3. 后遗症　疱疹结痂脱落后可留有暂时性淡红色斑或轻度色素沉着。有的患者疱疹发生继发感染、化脓。有少数患者疱疹愈后残留神经痛,短者半个月,长者达数月之久。

4. 组织病理学检查　疱底刮取物涂片有多核巨细胞和核内嗜酸性包涵体有助于诊断,进行 PCR 检测 VZV DNA 和病毒培养予以确诊。

【治疗原则及选穴处方】

经典针灸学以清热除湿、活血解毒、通络止痛为基本治疗原则。在选穴上以局部选穴为主,可根据具体证型进行配穴。选穴的基本原则如下:

1. 局部选穴　在疱疹局部选取阿是穴及相关的经穴。根据疱疹部位的不同选穴,如颜面部可选风池、太阳、攒竹、四白、下关、颊车;胸胁部可选膻中、期门等;腰腹部选中脘、大肠俞等。

2. 辨经选穴　疱疹皮损在腰以上者多循阳明经及三焦分布,可选大肠经合谷、曲池,三焦经的外关、支沟等;皮损在腰以下者多循肝、胆、胃经分布,可选胆经侠溪、阳陵泉,胃经足三里,肝经太冲、行间等;皮损在背部可选足太阳经昆仑、通谷、委中等。

3. 根据病因选穴　在治疗上可根据病因病机进行辨证选穴。如肝经郁热可选肝俞、太冲、行间、胆俞、侠溪、足临泣等;脾经湿热可选脾、胃经的经穴,如三阴交、阴陵泉、足三里、内庭、陷谷、冲阳等。亦可根据"肺主皮毛"及"诸痛痒疮,皆属于心"的理论取肺俞和心俞。心烦加神门,便秘加支沟。

● **推荐处方 1**

治法:清热泻火,通络止痛。

主穴:局部——阿是穴(引毒外出)

　　　远端——曲池、外关(清热泻火)

　　　　　　太冲、血海(清热凉血,解毒通络)

配穴:肝胆郁火加行间、侠溪;脾胃湿热加阴陵泉、内庭;头面部疱疹加合谷、风池;胁肋部加支沟、期门。

操作:阿是穴围刺或刺络拔罐。余穴常规操作。

● **推荐处方2**

治法:泄泻肝胆,泻火解毒。

主穴:局部——阿是穴(引火毒外出)

远端——太冲、行间、侠溪、阳陵泉(清泻肝胆,泻火解毒,通络止痛)

支沟(清泻少阳之热毒)

配穴:肝经郁热加大敦、足临泣;脾经湿蕴加血海、隐白、内庭;气滞血瘀加膻中、内关。根据皮疹部位不同加相应的穴位,颜面部加阳白、太阳、颧髎;胸胁部加期门、大包;腰腹部加章门、带脉。

操作:疱疹局部阿是穴用围针法,在疱疹带的头、尾各刺一针,两旁则根据疱疹带的大小选取1~3点,向疱疹带中央沿皮平刺。或用三棱针点刺疱疹及周围,拔火罐,令每罐出血3~5 ml。

● **推荐处方3**

治法:泻火解毒,活血通络。

主穴:局部——皮损局部阿是穴(活血通络,祛瘀泻毒)

操作:局部可先刺络拔罐,再用艾条灸或将药棉撕成薄薄的一块面积同疱疹大小,置于疱疹之上,覆盖疱疹,从一边点燃,称为敷棉灸,注意棉花片要足够薄,不要灼伤局部皮肤。

【疗效评估方法】

1. 国家中医药管理局颁布的《中医病证的诊断及疗效标准》中的标准 分3级。① 治愈:皮疹消退,临床体征消失,无疼痛后遗症;② 好转:皮疹消退约30%,疼痛明显减轻;③ 未愈:皮疹消退不足30%,仍有疼痛。

2. 视觉模拟量表(VSA)及 NRS 量表 对本病的疼痛症状进行评估,参照头痛。

3.《中药新药临床研究指导原则》症状疗效判定标准 带状疱疹症状体征量化计分表按症状、体征分11项进行积分,均按照按0~3分的4级评分法,分值越高,表明病情越严重。具体:① 局部痛。无;微痛;较痛,能忍受;痛,难忍受。② 局部痒。无;微痒;较明显,能忍受;痒甚,难忍受。③ 灼热感。无;微热感;烧灼感,能忍受;烧灼感,难忍受。④ 发热。无低热;≤38℃;中等发热≤39℃;高热>39℃。⑤ 局部淋巴结肿大。无;<0.5 cm;0.5~1 cm;>1 cm。⑥ 水疱数目。无水疱;1~10个;11~25个;>25个。⑦ 水疱簇数。无或痂脱落;1~2簇;3~4簇;≥5簇。⑧ 疱疹性状。痂脱落;结痂;水疱;脓疱或血疱。⑨ 溃疡。无;糜烂;浅溃疡;深溃疡。⑩ 丘疹。无;淡红;红,无水肿;鲜红,水肿。⑪ 皮损面积:靶皮损面积(cm²)为靶皮损的最大长度×最大宽度,治疗前入组时的靶皮损面积评分一律定为3分,根据恢复情况即治疗后总面积_____ cm²,再给予积分;皮损完全恢复计0分;面积缩小60%以上计1分;减少30%以上计2分;无减少或增加计3分。

疗效指数=(治疗前总积分-治疗后总积分)/治疗前总积×100%。痊愈:疗效指数≥95%;显效:70%≤疗效指数<95%;有效:30%≤疗效指数<70%;无效:疗效指数<30%。总有效率=痊愈率+显效率+有效率。

4. 其他 根据止疱时间、水疱全部结痂时间、结痂全部脱落时间、止痛时间及带状疱疹后遗神经痛发生率等进行疗效评定。

【针灸疗效分析】

1. 针灸疗效现状　针灸疗效的主要结局指标有止痛时间（疼痛明显减轻或消失的时间）、止疱（疹）时间（皮疹或水疱停止出现的时间）、结痂时间（皮疹或水疱开始干涸、结痂时间）、痊愈时间、VAS评分，临床将疼痛缓解情况与疱疹消退情况转化为临床疗效。次要结局指标有不良反应情况和后遗神经痛发生情况、汉密尔顿抑郁量表、匹兹堡睡眠质量指数量表（PSQI）进行睡眠效率评分、疼痛面积和生活质量评分等。目前证据显示，针灸治疗带状疱疹有较高的痊愈率且可以有效地缩短神经疼痛时间，缩短病程。其中刺络放血疗法作为针灸治疗带状疱疹的常用方法，结合拔罐使疗效更显著。据文献报道，针灸治疗带状疱疹的有效率为85%以上，痊愈率为60%～75%。

2. 影响针灸疗效的因素　① 病情和部位：皮损常发生于人身体的一侧，沿某一周围神经分布区排列，一般不超过中线。发病以胸段（肋间神经）最为多见，约占57%，其他为腰段、颈段及三叉神经分布区。一般而言，发生于躯干部的带状疱疹针灸疗效优于头面部，尤其是有一部分 Ramsay Hunt 综合征患者或因病程较长，或因病情较重，或因神经受损，或患糖尿病等因素，以致不能完全恢复，留下不同程度的后遗症，时间长，缠绵难愈，遗留面瘫，针灸疗效较差。② 年龄：机体的免疫力下降是造成或诱发带状疱疹病毒感染的主要因素，60 岁以上的老年带状疱疹患者中 50%～75%会发生带状疱疹后遗神经痛，老年人的免疫力低下，神经组织修复过程较慢，因此疼痛也较持久，有的可持续数月甚至数年，严重影响患者的生活质量。因此，一般而言，针灸治疗年轻者疗效优于年龄大者。③ 刺法：本病的治疗应首用刺络拔罐法，这已被针灸临床所证实。因此，刺法的合理选择对影响本病的针灸疗效具有重要意义。

3. 针灸治疗潜在的可能机制　水痘-带状疱疹病毒属 DNA 病毒，有亲神经和皮肤的特性。原发感染后大约 70%的患者在临床上表现为水痘，约 30%的患者为隐性感染。病毒进入皮肤的感觉神经末梢，沿神经纤维向中心移动，可长期潜伏于脊髓神经后根或脑神经节的神经元内（带病毒者）。一旦机体的抵抗力下降或细胞免疫功能减弱，病毒可被再次激活，使受侵犯的神经节发炎、肿胀、坏死，产生神经痛。同时病毒沿其周围神经转移到支配区域的皮肤发为群集性丘疹，水疱。因此，针灸治疗的环节和机制主要有：① 抑制炎症反应。针刺兴奋局部感受器，神经冲动沿传入神经纤维经脊神经背根进入中枢神经系统，经整合后的神经冲动通过交感神经节后纤维到达肾上腺髓质刺激组织释放儿茶酚胺，从而抑制血管的通透性，达到抑制炎症渗出的目的。另外，针刺能调节下丘脑-垂体-肾上腺皮质系统的功能而释放肾上腺皮质激素，抑制炎症灶的血管壁通透性、白细胞的游出和肉芽组织增生等炎症反应。② 促进炎症的吸收。针灸可以改善炎症局部微循环和淋巴循环，以减少血液和淋巴的瘀滞，循环的改善可促进炎性渗出物的吸收，减轻或消除炎性水肿。③ 止痛作用。现代神经解剖已证实，夹脊穴附近均有脊神经后支分布，其深层有交感神经干，交感神经椎旁节及其与脊神经相联系的灰、白交通支分布。针刺疱疹相应神经节段分布区域之夹脊穴，可刺激以上结构及其周围组织，可使神经中的痛觉纤维传导阻滞，同时针刺还能提高机体痛阈，增强机体对疼痛的耐受。针刺过程中，针刺信号可以到达许多脑区，激发多种中枢递质的释放，这些递质中的 5-羟色胺、吗啡类物质、乙酰胆碱等能够发挥镇痛作用。针刺刺激激活了机体自身的阿片系统，阿片样物质可能在中枢和外周均参与发挥镇痛效应。④ 免疫调节。针灸可提高机体的免疫力，增强人体抗御病邪和自我修复的能力，这对于本病的康复具有重要意义。由于免疫力低下，许多患者可能发生痛苦的后遗神经痛，因此，针灸提高机体免疫力，无疑对于促进疾病尽早康复和降低后遗神经痛的发生率具有重要意义。

【预后】

带状疱疹有自限性，该病一般在发病初期常伴有全身不适，发热，3～5 天后，在神经痛部位出现疱疹，一般经过 7～10 天即停止发作，3～6 周而愈。大部分患者预后良好，愈后一般不再复发，但部分患者尤其是老年患者机体抵抗力较差，可留下顽固的后遗神经痛，可持续数月甚至更长的时间。头面部的三叉神经受累时，以眼支最为常见，占三叉神经受累的半数以上，尤多见于老年患者，症状较严重，疼痛剧烈，可合并角、结膜炎，甚至可损害眼球各部分而引起全眼球炎，以致失明。上颌支被累及时，悬雍垂和扁桃体区可产生水疱；下颌支被累及时，舌前部、颊黏膜等处出现水疱。如累及膝状神经节（面神经的运动及感觉纤维通过该神经节）而产生外耳道疱疹、耳痛、面瘫、眩晕等（Ramsey-Hunt 综合征），一般会遗留后遗症。因此，一般而言，头面部带状疱疹预后要比躯体部差，后果严重。部分患者病毒感染可涉及前角运动神经元，引起肌无力或相应部位的皮肤发生麻痹，可持续数周至数月，大部分皆可恢复。治疗期间，患者要注意休息，恢复体力，避免局部感染，不宜食辛辣食品和鱼虾蟹等发物（即引起过敏的食品）。

五、黄褐斑

【概述】

黄褐斑是一种面部获得性色素增加性皮肤病，多发生于频繁暴露于紫外线下肤色较深的女性面部。皮损常对称分布于颜面颧部及颊部而呈蝴蝶状，亦可累及前额、鼻、口周或颏部，日晒后色素加深。遗传易感性、紫外线照射、性激素水平变化是黄褐斑三大重要发病因素。此外，认为还与内分泌失调、妊娠、氧自由基、精神因素及避孕药、化妆品等诸多因素相关。黄褐斑多见于育龄期女性，男女比例约为 1：9。据报告显示，黄褐斑的发病率在 1.5%～33.3%，因地区、种族不同有所差异。

临床按病因可分为特发型（无明显诱因）和继发型（因妊娠、绝经、口服避孕药及日光等原因所引起）。按皮损发生部位可分为 4 型：蝶形型皮损主要分布在两侧面颊部，呈蝶形对称分布；面上部型皮损主要分布在前额、颞部、鼻部和颊部；面下部型皮损主要分布颊下部和口周；泛发型皮损广泛分布在面部大部分区域。

中医学称本病为"黧黑斑"，认为多由内伤所致，病因病机多与肝、脾、肾功能失调有关，基本病机为气血不能上荣于面。七情失调，长期抑郁，气郁化热，熏蒸于面；或冲任失调，肝肾亏虚，水火不济，虚火上扰，肌肤失养；或慢性疾病，营卫失和，气滞血瘀，肌肤失养；或饮食不节，忧思伤脾，湿热内生，清不升，浊不降，浊气上犯，蕴结肌肤，均易生成黄褐斑。

【临床诊断】

1. 临床表现　好发于中青年女性，男性也可患病。皮损常对称分布于颜面颧部及颊部而呈蝴蝶形，亦可累及前额、鼻、口周或颏部。皮损为大小不一、边界清楚的黄褐色或褐色斑片，日晒后色素加深；常在春夏季加重，秋冬季减轻，无自觉症状。病程不定，可持续数月或数年。

2. 组织病理学检查　表皮基底层、棘层黑色素形成活跃，黑色素增加，但无黑色素细胞增殖；真皮上部可见游离黑色素颗粒，或被嗜黑色素细胞所吞噬，无炎症细胞浸润。

附 中国中西医结合学会皮肤性病专业委员会色素病学组诊断标准(2003)

① 面部淡褐色至深褐色、边界清楚的斑片,通常对称性分布,无炎症表现及鳞屑;② 无明显自觉症状;③ 女性多发,主要发生在青春期后;④ 病情可有季节性,常夏重冬轻;⑤ 排除其他疾病(如颧部黑青色痣、Riehl 黑变病及色素性光化性扁平苔藓等)引起的色素沉着。

【治疗原则及选穴处方】

经典针灸学以滋补肝肾、调和气血、活血化瘀及养血消斑为总的治疗原则。可根据肺主皮毛;肺与大肠相表里;肝主情志、藏血;脾主运化、生血;阳明经多血多气等理论选用相关穴位。选穴的基本原则如下:

1. 辨经选穴 面部主要由手足阳明经、督脉所主,因此,面颊部黄褐斑常选择大肠经曲池、合谷等穴;鼻部黄褐斑选督脉大椎等穴;鼻旁黄褐斑选大肠经迎香等穴。

2. 辨证选穴 黄褐斑多因肝郁或脾虚或肾亏,气血失和,不能上荣于颜面所致。中医治疗黄褐斑多从肝、脾、肾三脏及血瘀的方面进行辨证治疗,常选肝俞、肾俞、三阴交等调理三脏功能。尤其"疏肝理气"及"活血化瘀"是目前治疗黄褐斑的两个大法。故治疗本病时,在辨证的基础上,可加疏肝理气及活血化瘀之穴位,如内关、太冲、血海等。另外,根据督脉主一身之阳理论,黄褐斑为清不升,浊不降,浊气上犯,故可选督脉穴升清降浊。

3. 局部选穴 可在黄褐斑部位选局部阿是穴及经穴。

4. 可用耳穴 选内分泌、皮质下、肺、肝、肾、脾等。

● **推荐处方 1**

治法:补益肝肾,活血化瘀。

主穴:局部——皮损局部、迎香、太阳、颧髎(疏通面部经络,活血祛瘀)

　　　临近——风池(通调头面气血)

　　　远端——肝俞、肾俞(补益肝肾)

　　　　　　曲池、血海(健脾化浊,活血化瘀)

配穴:肝郁加内关、太冲;脾虚加足三里、气海;肾虚加三阴交、阴陵泉。

操作:按常规操作,局部皮损围刺。

● **推荐处方 2**

治法:通督化浊,活血祛瘀。

主穴:局部——皮损局部

　　　远端——大椎(通督脉,升阳化浊)

　　　　　　曲池、血海(健脾化浊,活血化瘀)

　　　　　　三阴交(滋补三阴)

配穴:心悸不安加冲门、内关;纳差加足三里;月经不调加中极、次髎;性欲减退加乳根、中极。

操作:按常规操作,局部皮损围刺。

【疗效评估方法】

1. 中国中西医结合学会皮肤性病专业委员会色素病学组制定的标准(2003)

(1) 基本治愈　① 肉眼视色素斑面积消退大于 90％,颜色基本消失;② 评分法计算,治疗后下降指数≥0.8;③ 色素沉着区域皮肤图像测量疗效评定单位 ID 值≥55。

(2) 显效　① 肉眼视色素斑面积消退大于 60％,颜色明显变淡;② 评分法计算,治疗后下降指数≥0.5;③ 色素沉着区域皮肤图像测量疗效评定单位 ID 值≥15。

(3) 好转　① 肉眼视色素斑面积消退大于 30％,颜色变淡;② 评分计算,治疗后下降指数≥0.3;③ 色素沿着区域皮肤图像测量疗效评定单位 ID 值≥5。

(4) 无效　① 肉眼视色素斑面积消退小于 30％,颜色变化不明显;② 评分计算,治疗后下降指数≤0;③ 色素沉着区域皮肤图像测量疗效评定单位 ID 值≥1。

疗效标准中目前无条件时以前 2 条为主,待有条件时加用第 3 条。色素沉着区域皮肤图像测量疗效评定单位 ID 值的计算方法:① 吸光度(OPT)计算。假定目标(皮肤)图像中某点灰度(颜色)为 A,入射光(特定光)标定为 B,该点的吸光度值为:OPT＝Ln(B/A)＝LnB－LnA,由于 B≥A,所以 OPT≥0。② 积分吸光度(OPTDM)计算。假定面积(AREA)为 M×N。面积吸光度为面积内各点吸光度的总和;平均吸光度(OPTDI)为积分吸光度内吸光度平均值,即:

$$OPTDI = \sum_{i=1}^{M} \sum_{j=1}^{X} OPT_{ij}$$
$$OPTDM = OPTDI / AREA$$

ID 值:代表皮肤图像测量疗效评定单位,根据黄褐斑患者皮损区域色素沉着治疗前后和治疗后的积分密度值的改变而计算出的相对值。

评分方法和标准:皮损面积评分 0 为无皮损;1 为皮损面积＜2 cm²;2 为皮损面积在 2～4 cm²;3 为皮损面积＞4 cm²。皮肤颜色评分 0 为正常肤色;1 为淡褐色;2 为褐色;3 为深褐色。总积分＝面积评分＋颜色评分。评分法下降指数计算方法:下降指数＝(治疗前总积分－治疗后总积分)/治疗前总积分。

2. 黄褐斑面积和严重指数(MASI)　按照黄褐斑的面积、颜色深度和颜色均匀性进行定量。

色素沉着面积评估:前额(F)30％、右面颊(MR)30％、左面颊(ML)30％、下颌(C)10％,4 个区域进行评估。依色素斑在这 4 个区域的比例,分别计分:1 分为＜10％,2 分为 10％～29％,3 分为 30％～49％,4 分为 50％～69％,5 分为 70％～89％,6 分为 90％～100％。颜色深度(D)和均匀性(H)评分:计为 0～4 分:0 为无,1 分为轻微,2 分为中度,3 分为明显,4 分为最大限度。MASI＝前额[0.3A(D+H)]＋右面颊[0.3A(D+H)]＋左面颊[0.3A(D+H)]＋下颌[0.1A(D+H)]。最大为 48分,最小为 0。

3. 中国中西医结合学会皮肤性病专业委员会的中国黄褐斑治疗专家共识(2015)标准

(1) 主观评价　医师整体评价(PGA):根据色斑治疗后残留情况,计为 0～6 分:0 分为完全清除(100％)或仅残留极少的色素沉着,1 分为色斑基本被清除(≥90％),2 分为色斑明显改善(75％～90％),3 分为中度改善(50％～74％),4 分为轻度改善(25％～49％),5 分为无改善(＜25％),6 分为较治疗前加重。

(2) 患者自我评价　通过问卷形式,调查患者对疗效的满意度,分为非常满意(改善≥75％)、满意(改善 49％～74％)、一般(改善 25％～50％)、不满意(改善≤25％),统计满意率。

(3) 客观评价 ① 扫描反射比分光光度仪检测:可在治疗前后不同时期,对色斑进行测定,确定 CIE−L＊a＊b＊值[L＊:皮肤的黑白亮度(黑素);a＊:皮肤的红绿平衡(血红蛋白);b＊:皮肤的黄蓝平衡(脂色素)]。② 皮肤测试仪等可定量测定治疗前后的皮肤黑色素和血红蛋白变化情况。③ VISIA 图像分析系统:采用标准、紫外、正交偏振等不同的光源把不同层次的皮肤状态给予量化。黄褐斑患者一般主要通过表面色斑、紫外线色斑、棕色色斑来判断色素的多少、分布范围、面积大小、色素深浅及毛细血管情况,治疗前后对比,可以评价色素及血管改善情况。④ 皮肤共聚焦显微镜和皮肤镜观察色素、血管和呈树枝状增殖的黑色素细胞数量及形态改变情况。

4. 黄褐斑严重程度量表 是一个 4 级评分系统。

将黄褐斑的严重程度评为:0 分为黄褐斑病变几乎没有,相当于周围的正常皮肤或仅有少量的残留色素沉着;1 分为温和,比周围正常皮肤稍暗;2 分为适中,比周围正常皮肤中度暗;3 分为严重,明显比周围皮肤黑暗。

5. MelasQoL 黄褐斑对患者有显著的情绪和心理影响,进而影响生活质量。因此,可用特制的生活质量量表进行评估。

最常用工具是 MelasQoL(表 5－5)。MelasQoL 是为黄褐斑患者的生活质量进行特定评估而开发的关于情绪的 10 个问题,包括社会关系和日常活动等程度为 1 到 7 的评估。

表 5－5 黄褐斑患者生活质量(MelasQoL)

按 Likert 评分 1(完全不受干扰)到 7(时刻受到干扰)的等级,受试者对此病的感觉进行评分:

1 您皮肤状况的外观
2 对您的皮肤状况感到挫败
3 对您的皮肤状况感到尴尬
4 对您的皮肤状况感到沮丧
5 皮肤状况对您与他人交往的影响(如与家人、朋友、亲密关系等)
6 您的皮肤状况影响您与别人交流的欲望
7 您的皮肤状况让您很难表达爱意
8 皮肤色素增加使您觉得对别人没有吸引力
9 皮肤色素增加使您觉得自己没有活力、效率
10 皮肤色素增加影响您的自由感

注:MelasQoL 评分从 10 分到 70 分,分数越高表明与黄褐斑相关的生活质量越差。

【针灸疗效分析】

1. 针灸疗效现状 目前研究多以黄褐斑面积和严重指数(MASI)、皮损面积和颜色评分为主要结局指标,相关化验指标(血清性激素水平、血流流变学指标)、生活质量评分等为次要结局指标。大量临床证据显示,针灸可使黄褐斑面积减少、色素沉着减轻、相关指标改善。临床报道的针灸治疗黄褐斑的总有效率在 86%～96%;显效率在 45%～83%。

2. 影响针灸疗效的因素 ① 年龄、性别:一般而言,针灸治疗效果男性优于女性,其原因尚不清楚,推测可能与男女患者全身状况、内分泌、皮肤类型等有关;且年龄也与疗效有关,年龄越小,效果越好,越能减少治疗次数,这是因为年轻皮肤新陈代谢更旺盛。但有人认为,年龄与疗效无绝对关系。另外,已婚、已孕女性的黄褐斑针灸治疗效果要优于未婚、未孕的女性,这可能与未婚、未孕者内分泌

失调情况严重有关。② 皮损部位:相关研究表明,额、颧部等突出部位皮损治疗效果好,而眼睑处皮损治疗效果相对较差,可能与眼睑部组织疏松、色素细胞散在分布有关。③ 病变的类型:黄褐斑的发生如果由妊娠和口服避孕药所致,在分娩后和停药后,色斑可部分缓慢消退,针灸可促进色斑的消退速度,针灸疗效较好。如果黄褐斑发生与机体下丘脑-垂体-卵巢轴失衡密切相关,针灸疗效较好,因针刺可较好地调节内分泌。如果黄褐斑为原发性,发生在非妊娠女性(未婚、未孕的正常女性)和肤色较深的男子,与内分泌也无直接关系,则针灸的作用较差。④ 针刺的时机:因为黄褐斑的发生可能和机体下丘脑-垂体-卵巢轴失衡有关,因此,针刺时选取卵泡期进行治疗效果可能更好,它能调节内分泌抑制 E2 分泌而起到治疗黄褐斑的作用。

3. 针灸治疗潜在的可能机制　① 调节色素代谢和内分泌:黄褐斑的病因尚不清楚,目前认为可能与妊娠、口服避孕药、内分泌、某些药物、化妆品、遗传、微量元素、肝脏疾病及紫外线等有关。不管病因多么复杂,目前认为,凡能抑制酪氨酸酶或黑色素合成过程中的任一步骤的方法均能使色素减退。针灸可能对于色素代谢过程发挥一定的调节作用。另外,本病的发生与内分泌障碍的关系有较多研究。认为黄褐斑的发生,首先在内分泌紊乱的基础上,在多种促发因素作用下形成。已证明(*Cell Res*,1996),雌激素可刺激黑色素细胞分泌黑色素颗粒,孕激素能促进黑色素体的转运和增加黑色素量。垂体和卵巢激素引起皮肤的色素增加可能是通过刺激表皮中黑色素细胞的黑色素生成,并且 E2 和 P 在黄褐斑的发病机制中起作用,而成年和绝经期的女性血中卵巢激素一般维持在较高的水平。研究发现,黄褐斑患者血清中 E2、E3 的水平明显高于正常对照组。有人通过对 48 例女性黄褐斑患者检测血清性激素水平,发现患者组 E2、FSH 和促黄体素水平均显著高于对照组,而雄激素水平显著低于对照组,妊娠及口服避孕药对 E2 的水平有明显影响,而睡眠、情绪不佳者使雄激素水平显著降低。结果提示,女性黄褐斑患者的发病与内分泌功能紊乱,下丘脑-垂体-卵巢轴失衡有显著关系,故认为,雌激素可增加黑色素细胞的黑色素量,同时使黑色素细胞体积增大,触突增宽,但黑色素细胞数目无显著增加。用 βE2 孵化 24 h 正常黑色素细胞即可产生剂量依赖性的酪氨酸酶活性增高,提示 E2 对正常黑色素细胞有直接生物学作用,睡眠、情绪不佳者其垂体功能受其影响,通过下丘脑-垂体-卵巢轴的作用,导致卵巢分泌雄激素减少。但也有人报道,未发现女性激素与黄褐斑之间有密切关系。临床发现,并非所有妊娠或口服避孕药的女性都伴发黄褐斑,且部分黄褐斑女性分娩后或停服避孕药黄褐斑可持续存在,未婚、未孕的正常女性和男性亦可发生黄褐斑,这些均提示尚有其他因素导致黄褐斑的发生。有研究发现,妊娠期间黄褐斑患者在分娩后即雌激素/孕激素水平恢复正常后并非所有患者皮损都消退,因妊娠或口服避孕药致黄褐斑色素加深者不到 50%,在激素水平恢复后也不减退,认为部分黄褐斑患者面部黑色素细胞可能对激素变化高度敏感,只要雌激素/孕激素水平出现微小的变化就可以对敏感的黑色素细胞发生作用。针灸通过局部的刺激,破坏色素细胞,促进色素的裂解,局部选穴刺激也可促进局部皮肤的血液循环和代谢,有助于色素的代谢与清除,这是针灸治疗本病的环节之一。另外,不少研究都肯定了针刺调节下丘脑-垂体-卵巢轴的作用。因此,针灸对内分泌的调节作用也是治疗黄褐斑的重要环节和机制。② 调节机体内氧化与抗氧化平衡以及改善患者的精神状态:现代研究认为,黄褐斑患者机体内氧化与抗氧化平衡系统遭到破坏,不能及时清除生理条件下产生的过氧化脂质(LOP)等氧化物,使 LOP 在体内堆积,启动酪氨酸系列氧化反应,从而使黑色素形成增多。研究显示,针刺可使黄褐斑患者的 LOP 下降,SOD 上升,改善患者氧化与抗氧化失衡,从而达到治疗黄褐斑的目的。试验研究发现，针灸可显著提高大鼠的 SOD 活性，降低 MDA（LOP 的终产物）的含量，从而提高其抗氧化能力。针刺治疗一个疗程以后，色斑明显变淡，同时患者睡眠质量及精神状态明显改善，认为针刺能调节内分泌，促进局部皮肤血液循环，加强表皮细胞的新陈代谢，提高 SOD 活性，清除体内堆积的过多的 OFR（氧自由基），降低血清 E3 水平，抑制黑色素细胞活性，从而消除斑点和色素沉着。针刺通过调节患者的氧化与抗氧化的平衡，减少黑色素的形成；促进局部皮肤血液循环，加强皮肤的新陈代谢；改善患者的精神状态，如焦虑、抑郁等负面情绪。

【预后】

本病对健康无影响，只是影响容颜。病因不明，可能与精神因素、遗传或内分泌等有关，抑郁、日晒、热刺激、化妆品等促发或加重皮损。注意避免各种诱发因素，不宜服用避孕药。黄褐斑也会导致严重的情绪和心理困扰，影响生活质量。因此要保持心情开朗，调整心态应对压力；要有足够的睡眠休息时间，饮食宜清淡而富有营养，勿食辛辣刺激及酒类物；夏日户外活动应戴帽或撑遮阳伞，减少日光的照射；要避免使用含铅等物质的化妆品及滥用外用药膏，尤其是含有激素类的外用药。黄褐斑主要发生在妊娠和口服避孕药的女性，也可为原发性的发生在非妊娠女性和肤色较深的男子。妊娠相关的色素沉着，在分娩后，色素可以部分缓慢消退；与使用雌激素相关的皮肤色素沉着，在停止使用后也可部分缓慢消退。有研究显示，对 200 例黄褐斑患者进行病例对照研究，并对相关危险因素进行多因素分析，结果显示，日光、情绪、睡眠不足、过敏史、妊娠、月经异常、放环避孕为黄褐斑的危险因素。因此，注意防晒、控制自己的情绪、心情舒畅、劳逸结合、调理内分泌、注意避孕方式，以及禁食刺激性食物的摄入至关重要。

六、皮肤附属器病

（一）痤疮

【概述】

痤疮是一种累及毛囊皮脂腺的慢性炎症性皮肤病，各年龄段人群均可患病，但以青少年发病率最高，好发于青春期青年男女的皮脂溢出部位，如颜面、胸背。本病发病率为 70%～87%，对青少年的心理和社交影响超过了哮喘和癫痫。痤疮尚未见导致严重后果，但常伴有显著生理及心理损害，如永久性瘢痕、自我形象差、抑郁及焦虑。

痤疮发病机制仍未完全阐明，目前认为，本病与遗传、雄激素诱导的皮脂大量分泌，毛囊皮脂腺导管异常角化、痤疮丙酸杆菌增殖、免疫炎症反应等因素都可能有关。部分患者的发病还受遗传、免疫、内分泌、情绪及饮食等因素影响。临床上可表现为粉刺、丘疹、脓疱、结节、囊肿及瘢痕等皮损。其中以寻常痤疮最为常见，皮损形态主要有炎症性皮损和非炎症性皮损，前者包括丘疹、疱疹、结节和囊肿，后者包括黑头粉刺（开放性粉刺）和白头粉刺（闭合性粉刺），炎症性皮损愈合后可有瘢痕形成。

中医学认为，本病因肺经风热，或湿热蕴结，或痰湿凝结，阻于颜面、胸背肌肤所致。一般认为，素体血热偏盛是本病发病的根本，饮食不节、外邪侵袭是致病的条件。

【临床诊断】

1. 一般情况　好发于青年男女。主要见于面、额部，其次是胸部、背及肩部等皮脂溢出部位。皮损初起为与毛囊一致的圆锥形丘疹称粉刺,分为开放性的黑头粉刺和闭合性的白头粉刺,同时伴有炎症损害如炎性丘疹、脓丘疹、脓疱、结节和囊肿等。一般无自觉症状,可有轻微痒、痛。病程慢性,时轻时重,多数至青春期渐缓解,少数患者至中年期方愈,可遗留色素沉着、瘢痕。

2. Pillsbury 分类法　临床上根据病情的严重程度,将痤疮分为痤疮Ⅰ~Ⅳ度。Ⅰ度(轻度):散发至多发的黑头粉刺,可伴散在分布的炎性丘疹。Ⅱ度(中等度):Ⅰ度+炎症性皮损数目增加,出现浅在性脓疱,但局限于颜面。Ⅲ度(重度):Ⅱ度+深在性脓疱,分布于颜面、颈部和胸背部。Ⅳ度(重度-集簇性):Ⅲ度+结节、囊肿,易形成瘢痕,发生于上半身。

3. 临床常见的特殊类型痤疮　如聚合性痤疮、爆发性痤疮、药物性痤疮、婴儿痤疮、月经前痤疮、职业性痤疮及化妆品痤疮等。

附　Pillsbury 国际改良痤疮分级法

Ⅰ级(轻度):主要皮损为黑头粉刺,散发或多发,炎性丘疹散发。总病灶数 10~30 个。Ⅱ级(较轻中度):主要皮损为粉刺,并有中等数量的丘疹和浅在性脓疱,总病灶数 31~50 个,局限在面部。Ⅲ级(较重中度):主要皮损为深在性炎症性丘疹和脓疱,总病灶数 50~100 个,结节<3 个,发生于颜面、颈部、胸背部。Ⅳ级(重度):主要皮损为深在性炎症性丘疹和脓疱,总病灶数>100 个,结节或囊肿>3个,容易形成瘢痕,发生于上半身。

附　美国《AAD 痤疮指南》(Guidelines of Care for Acne Vulgaris)临床诊断标准

1. 病史　为了确定适当的治疗,应先采集患者的病史。信息采集可能包括以下内容:a) 持续时间,包括进展到最大严重程度。b) 位置。c) 季节性变化。d) 压力加重。e) 针对女性:① 经前突然发作;② 月经史和妊娠状况;③ 雄激素依赖性毛发的增加;④ 头皮毛发稀疏;⑤ 口服避孕药对痤疮的影响;⑥ 激素试验;⑦ 化妆品和保湿剂:使用类型和频率。f) 当前治疗:局部和全身。① 痤疮;② 其他疾病。g) 过去的治疗:局部和全身,如:① 痤疮;② 其他疾病。h) 痤疮的家族史。i) 其他皮肤病,尤其是但不是仅限于:① 特应性,个性或家庭性(因为偶尔刺激引起的局部痤疮);② 化脓性汗腺炎。j) 药物过敏。k) 总体健康,特别是但不限于此:① 肝病;② 肾脏疾病;③ 内分泌。

2. 体检　对痤疮的临床诊断标准,应在回顾病史和体格检查后作出诊断。

3. 病变类型　a) 非炎症性:① 开放性粉刺;② 闭合性粉刺。b) 炎症:① 丘疹;② 脓疱;③ 结节和(或)囊肿。

4. 位置　a) 面部/颈部;b) 后背;c) 前胸;d) 肢体。

5. 分级　a) 轻度、中度、重度;b) 对于每种主要病变类型;c) 位置。

【治疗原则及选穴处方】

经典针灸学以清热化湿、凉血解毒、通腑排毒为基本治疗原则。饮食的影响较小,但若有可疑的食物,就应该通过禁食该食物数周,然后大量食用来判断是否会使痤疮加重。可根据肺主皮毛;肺与大肠相表里;督脉主一身之阳;脾主运化水湿等理论进行选用。选穴的基本原则如下:

1. 辨经选穴　颜面乃阳经之分野,故取阳明经的合谷、曲池疏风清热解表,可除肌肤之郁热。足太阳经、督脉行经背部,故取大椎、肺俞、委中可透达督脉、太阳经之郁热,肺经行经胸部,故取尺泽配肺俞,以宣泄肺经郁热。

2. 根据病因选穴　本病常因风热、湿热、痰湿而起,故取穴常取肺经、大肠经、膀胱经、脾经、胃经、督脉等经脉的腧穴以清热解表,祛风止痒或清利湿热,通腑泻热,或健脾利湿,化痰散结。另外,患者常伴便秘,应选择支沟、中脘、天枢、足三里等通便穴位。痤疮可能会随月经周期变化,也可能在妊娠时缓解或加重,因此,可适当配合调经穴位,如三阴交、血海、归来等。

3. 局部选穴　在痤疮发生的局部适当选择经穴及阿是穴,以直接疏通局部气血,通调玄府。

4. 耳穴　选肺、脾、大肠、内分泌、肾上腺、耳尖等。

● 推荐处方1

治法:清热化湿,凉血解毒,冲任不调者兼调理冲任。

主穴:局部——阳白、颧髎(疏导面部气血,通清毛窍)

　　　远端——曲池、内庭(清泻阳明,通腑化湿,排毒)

　　　　　　　大椎(宣泄热邪,凉血解毒)

配穴:肺经风热加少商、尺泽、风门;湿热蕴结加足三里、三阴交、阴陵泉;痰湿凝结加脾俞、丰隆、三阴交;冲任不调加血海、膈俞、三阴交。

操作:大椎微向上斜刺 0.5～1.0 寸,针用捻转泻法,局部酸胀感向颈项部扩散,或用三棱针点刺出血,加拔罐法;少商用三棱针点刺出血 3～5 滴。其余穴位常规操作。

● 推荐处方2

治法:清肺泻热,疏通阳明。

主穴:局部——阿是穴、颧髎、迎香(疏导气血,通清毛窍)

　　　远端——曲池、合谷、足三里(清泻阳明,通腑排毒)

　　　　　　　肺俞、大椎(清肺泻热,通阳宣表)

配穴:参考推荐处方1中。

操作:肺俞、大椎点刺出血,拔罐 5～10 min。其余腧穴常规操作。

● 推荐处方3

治法:泻血散热。

主穴:远端——大椎(宣泄热邪,凉血解毒)

　　　　　　　肺俞、膈俞(清肺泻热,凉血解毒)

　　　　　　　心俞、肝俞(泻血散热,凉血解毒)

操作:每个穴位均点刺出血,拔罐 5～10 min。辅穴两组交替使用。每周 2～3 次。

【疗效评估方法】

1. 皮损计数法　此类方法一般是将面部分为 5 区,即额、左颊、右颊、鼻及下颌。

分别记录每区各类皮损(开放及未开放的粉刺、丘疹、脓疱、结节)的数目。现应用较广泛的方法为:在分区记录各类皮损数目的同时,以积分形式对皮损的炎性程度进行整体评价,并于每 1～2 周观察 1 次疗效,至少观察 2 个月,并根据皮损数目减少的百分率评价疗效。最常用的标准为:皮损比原有皮损减少大于或等于 90％为痊愈,60％～89％为显效,20％～59％为好转,小于或等于 19％为无效。

2. 整体评价法　此类方法通常是根据观察者对患者的临床整体印象对痤疮进行粗略分级,不同的方法分级数不同,从 5 级至 11 级不等,具体分级标准也不同。

分级依据主要是皮损类型和皮损数量。皮损类型从轻到重为:粉刺(包括白头粉刺、黑头粉刺)、炎性丘疹、脓丘疹或脓疱、结节及囊肿;皮损数量则是越多越重。国内临床应用较多的为 5 级法:① 很轻。仅在仔细观察时发现少量散在分布粉刺或丘疹。② 轻度。粉刺及小丘疹(6～12 个)累及约 1/4 的面部皮肤,偶可见少量脓疱或较大突出的丘疹。③ 中度。小丘疹和大小粉刺累及约 1/2 的面部皮肤,可见少量脓疱或较大突出的丘疹,如果皮损普遍较大,使受累面积小 1/2,也可评为此级。④ 重度。丘疹和(或)大的开放性的粉刺累及约 3/4 的面部皮肤(若炎性皮损较大,受累面积可小于 3/4),可见大量脓疱。⑤ 极重度。皮损累及所有面部皮肤,常可见大而明显的脓疱,皮损炎性程度重,可出现聚合性痤疮。

也有国外学者将皮损部位分为 6 区,即经典的面部 5 区(额、左颊、右颊、鼻、下颌),再加上前胸及后背共 6 区,并根据各区面积及皮损好发率给各区评分,额、左颊、右颊各 2 分,鼻、下颌各 1 分,前胸及后背 3 分。同时,将皮损严重程度分为 4 级:0 级为无皮损;1 级为≥1 个粉刺;2 级为≥1 个丘疹;3 级为≥1 个脓疱;4 级为≥1 个结节或囊肿。将每区最严重的皮损类型的分值与分区评分相乘,再相加得一总分值。此总分值分级为:0 为无;1～18 为轻度;19～30 为中度;31～38 为重度;＞39 为极重度。

3. 照片记录法　此类方法分为两类,一类为照片记录计数法,另一类为标准照片比较分级法。

照片记录计数法是在不同观察时间点对患者皮损进行照片记录,再根据照片进行各类皮损计数的方法。标准照片比较分级法,即用标准照片进行痤疮分级,用患者照片与标准照片对比,给出粗略的分级。同时,为了记录类型较轻但分布较广泛的皮损,有人使用荧光照片法,利用开放性粉刺内痤疮丙酸杆菌产生的原卟啉可与荧光物质结合的特性,进行荧光照片记录,但目前应用较少。

4.《中药新药临床研究指导原则》中的标准　皮损评分标准。

粉刺、丘疹:1 分,稀疏可数;2 分,介于二者之间;3 分,密不可数。脓疱、结节、囊肿:2 分,1～3 个;4 分,4～6 个;6 分,6 个以上或融合成片。最大皮损大小:2 分,小于 0.5 cm×0.5 cm;4 分,介于二者之间;6 分,大于 1 cm×1 cm。累及部位:2 分,面颈背一个部位;4 分,累及两个部位;6 分,累及 3 个部位。皮损质地:1 分,柔软;2 分,介于两者之间;3 分,硬。颜色:2 分,暗红;3 分:鲜红。

【针灸疗效分析】

1. 针灸疗效现状　针灸治疗本病的疗效,主要以皮损评分法、照片记录法来评估,以皮损积分、皮损改善情况、综合临床疗效为主要结局指标,以复发率为次要结局指标。近年来针灸治疗的痤疮报道以火针多见,多以皮损局部和背腧穴火针、毫火针治疗为主。其他方法包括针刺、刺络拔罐、耳穴、穴位埋线等。目前证据显示,针灸对各证型痤疮及其不同的痤疮皮损均有疗效,能明显改善皮损,减少皮损面积。从总体疗效上看,针灸治疗痤疮的总有效率为 90%～98%,显效率为 69%～75%。

2. 影响针灸疗效的因素　① 病情:痤疮的皮损程度决定着针刺的疗效。轻度(Ⅰ度)痤疮主要表现为粉刺和散在的炎性皮疹,此时是针灸取得疗效的最佳时期,针灸可以治愈;中度(Ⅱ度)可出现潜在性脓疱,针灸也可起到较好的治疗作用。当出现深在性脓疱、结节、囊肿,伴瘢痕形成者(Ⅲ度、Ⅳ度),针灸只能起到辅助作用,疗效极为有限,应当以药物治疗为主。总之,针刺疗效与病情密切相关,针刺对粉刺、丘疹的疗效优于出现脓疱、结节、囊肿,疗效与分度类型密切相关。从总体上看,Ⅰ度、Ⅱ

度、Ⅲ度和Ⅳ度分型中,疗效呈现递减状态,也就是说,随着病情严重程度的增加,针灸治疗难度在加大。② 刺灸法:痤疮的发生特点是一个"郁"字,即体内郁热、体表玄府毛窍郁滞。因此,按照《内经》"去瘀陈莝""菀陈则除之"的原则,治疗本病非刺血拔罐的大泻法不可。在治疗中不管选用何种穴方,每次选择1~2个穴位,尤其是背部的大椎、肺俞等穴位要应用三棱针刺血后拔罐5~10 min,这对于针刺取效起关键性作用。③ 患者的机体状态:人体排泄毒素的三条通路为小便、大便和汗液。一般而言,痤疮患者多伴有便秘,肠道毒素清除不畅对皮肤不利,因此,伴有大便不畅的患者针刺容易奏效。因此在治疗中,调节胃肠功能,保持大便通畅对本病的疗效有重要意义。另外,痤疮的女性患者,可伴有月经不调,如月经前痤疮,由于针刺在调经方面的良好效果,因此,伴有月经不调的患者,针灸容易奏效。在治疗中调经对于提高疗效有重要意义。一般而言,当患者在体征上有明显的热象表现,针刺易于奏效;痤疮的轻重短期内有明显的变化,针刺易于奏效;如果患者没有明显的热象,痤疮的轻重比较平稳,病程较长,针刺取效将比较缓慢。④ 与年龄有关:有人通过观察认为,针灸治疗本病的疗效和年龄密切相关。随着年龄的增长,治疗效果亦随之提高。好转及无效者多发生在13~20岁的青春发育期患者,由于这个阶段雄性激素、皮脂腺分泌过于旺盛,往往刚有好转,短时间内又大面积复发,造成病情不易控制,因此复发率高。而20岁以上患者内分泌系统相对处于稳定期,故疗效较好。⑤ 治疗时机:对于月经前痤疮或伴有月经不调者,针灸的治疗时机也是影响疗效的因素,应该在月经来潮前1周开始治疗,能提高针灸的疗效。

3. 针灸治疗潜在的可能机制　痤疮是一种毛囊皮脂腺炎症性疾病,多因激素、角蛋白、皮脂和细菌的相互作用而引起,这些因素决定病程长短和严重程度。痤疮通常从青春期开始发病,此时雄激素增加使毛囊皮脂腺增大,活动性增强。炎性痤疮的损害包括丘疹、脓疱、结节、囊肿。非炎性损害包括开放性和闭合性的粉刺(黑头粉刺和白头粉刺)。首先,毛囊内的过度角化导致了毛囊皮脂腺滤泡分泌受阻,随后形成了粉刺,它由皮脂、角蛋白和微生物,特别是痤疮丙酸杆菌所组成。来自痤疮丙酸杆菌的脂肪酶分解皮脂中的甘油三酯形成游离脂肪酸(FFA),它刺激毛囊壁。皮脂分泌物的滞留和毛囊的扩张可导致囊肿形成。毛囊破溃和FFA的释放,细菌产物和角蛋白成分进入组织引起炎症反应,严重病例通常导致脓肿,愈后留有瘢痕。根据以上痤疮的发生机制,针刺治疗本病的环节和机制可概括为:① 局部治疗机制。通过针刺痤疮局部的穴位可以疏通汗孔,促进局部血液循环,促进皮脂腺的活动,使局部毛囊皮脂腺滤泡分泌物正常排泄。② 整体治疗机制。由于痤疮与内分泌的直接关系,通过针刺治疗可调节人体内分泌系统,协调雄激素的分泌,抑制毛囊皮脂腺的过度分泌。另外,针灸对人体免疫功能和自身修复功能的提高也有助于炎症的减轻和本病的恢复。③ 火针的机制。火针治疗后观察局部红外热象图,经治疗病变部位的温度明显提高。可使局部血色变红,血流速度加快,血流态势好转。火针疗法能提高慢性损伤软组织中锌、钙元素的含量,可激活多种酶的活性,提高局部新陈代谢,促进损伤的修复。火针后,除了局部血液供应增强外,还可促进白细胞的渗出和提高其吞噬功能,进而帮助炎症的消退,并使炎症局限化。通过火针的整体调节,对于周围的血管通透性、血运以及一些炎症细胞产生影响,从而起到消除或改善局部组织水肿、充血、渗出、粘连、钙化、挛缩、缺血等病理变化,加快循环,旺盛代谢,使受损组织修复。

【预后】
痤疮不影响健康,只是影响面容。痤疮通常会自愈,但自愈的时间不能预计,多数至青春期逐渐缓解和消除,少数可至中年期才痊愈。表浅性痤疮痊愈后一般不留瘢痕,而如果经常挤黑头粉刺或表浅性囊肿,以及搔抓有破损的损害均会使瘢痕出现的概率增高。

本病病程呈慢性,时轻时重,严重的深在性痤疮治疗不及时或不恰当,常可遗留继发性瘢痕疙瘩或永久性色素沉着而影响容貌的美观。在口周鼻旁危险三角区的痤疮如果挤压,可能会出现感染逆行颅内之患,因此,禁止用手挤捏。虽然女性化妆品很少会使痤疮加重,但最好还是慎用或避免使用含油脂及粉质过多的化妆品及糖皮质激素制剂;常用温水清洗患处,使用香肥皂,最好使用硫磺香皂;避免挤捏、搔抓等刺激;少吃刺激性食物,控制高脂和糖类饮食;治疗便秘,禁用溴、碘类药物。

痤疮一般冬重夏轻,这可能与日光有关。针灸对轻症寻常痤疮有较好疗效,对一些重症痤疮采用中西医结合的方法治疗可取得较好疗效。如聚合性痤疮、囊肿结节性痤疮等在针灸治疗的同时,配合西药,如抗生素、维甲酸类、抗雄性激素等药进行短期治疗。当症状好转后,停用西药继续用针灸调理,巩固疗效。这样可以减少长期服用抗生素、维甲酸类药带来的副作用。对痤疮和饮食、运动、性活动关系的误解是很常见的,要正确加以讨论,治疗根据损害的严重程度而决定。"改善痤疮预后的全球联盟"近期修改了痤疮的治疗指南,强调了局部应用类维生素 A 的重要性,提醒患者应避免过量使用口服抗生素。

(二)斑秃

【概述】

斑秃是一种局限性斑状脱发,脱发区皮肤光滑,无炎症、鳞屑和瘢痕,疾病严重时可以发展到头发和体毛的完全脱落,即全秃和普秃,且本病患者多伴有指(趾)甲受累。斑秃可发于任何年龄,但以青壮年多见。据一项在我国 6 省各选一个城市进行的社区人口斑秃流行病学调查结果显示,我国 6 城市斑秃患病率为 0.27%,男性患病率显著高于女性。

本病病因尚不完全清楚,目前认为可能与自身免疫、精神、遗传或内分泌功能失调等多因素有关。遗传易感性是其发病的一个重要因素,约 25% 的患者有家族史,此外,精神因素被认为是重要的诱发因素。其按病期可以分为进展期、静止期及恢复期。组织病理学检查,不同病期斑秃的组织病理学改变不同。进展期典型的表现为毛球部周围炎症细胞浸润,重时可呈"蜂拥状",浸润细胞以淋巴细胞为主,可伴有少量的嗜酸性粒细胞。细胞浸润的程度往往和病情的严重程度不成比例。如全秃和普秃的患者,若处于静止期(稳定期)和恢复期,其皮损常无明显的炎症浸润,而更多的边界处表现为毛囊微小变化。此外,还可以见到毛囊漏斗部扩张,生长期毛囊减少,休止期毛囊增多,残留的毛囊纤维束中可见淋巴细胞、黑色素颗粒。

新近研究发现,斑秃的发病可能是由助炎症细胞因子致病的免疫相关性疾病。毛囊周围可发现有淋巴细胞浸润,免疫系统参与斑秃的病理形成;但发根的循环代谢障碍是基本的环节。每根头发都扎根于一个毛囊中,毛囊是生长头发的基本单位,受损会影响头发的生长,一旦坏死是不可能再生的。所以,毛囊的变性、坏死是造成各种类型脱发的根本原因。由于人体遗传基因表达的差异性,造成人体头顶部的毛囊结构上存在缺陷,在受到后天各种脱发因素如内分泌失调、环境因素、精神压力等影响而会发生变性、坏死,因此,头顶是脱发最易发生的地方。在毛囊下部膨出的部分叫毛球,是头发的发端。毛球的最底部有一凹陷称为毛乳头,它是一团伸入毛球内的结缔组织,含有血管和神经。毛乳头与结缔组织鞘为头发的生长提供营养物质和氧气。因此,毛球内的血管和神经对毛发的生长具有重要的作用。

本病俗称"鬼剃头""鬼舔头",属中医学"油风病"范畴。中医学认为,由于过食辛辣炙煿、厚味,或情志抑郁化火,损耗阴血,血热生风,毛发失养;或跌仆损伤,瘀血阻络,毛窍失养;或久病气血两虚,肝肾不足,精不化血,血不养发,肌腠失润,毛根空虚而成斑秃。此病与肾、肝、脾及气血关系密切,其主要病机为肝肾不足,气血虚衰;正如《诸病源候论·毛发病诸候》所云:"若血盛则荣于须发,故须发美;若血气衰弱,经脉虚竭,不能荣润,故须发秃落。"

【临床诊断】

1. 症状与分期　青壮年多见,主要见于头皮,亦可见于眉毛、胡须等处。突然发生大小、数目不等的圆形或椭圆形斑状秃发。轻者仅一片或数片脱发区,严重者可进展为头发全部脱光,为全秃;头发和身体其他部位毛发全部脱落者为普秃。脱发处局部边界清楚,皮肤光滑,无炎症、无瘢痕。一般无自觉症状,慢性经过,有自愈倾向,亦有愈后复发者。10%～20%的患者可以出现指(趾)甲异常,如有规则的点蚀、条纹或脆性。按病期可分为3期:① 进展期。脱发区边缘头发松动,很易拔出(轻拉试验阳性),拔出头发,显微镜下可见毛干近端萎缩,呈上粗下细的惊叹号样。② 静止期。脱发区边缘头发不再松动,3～4个月后进入恢复期。③ 恢复期。有新毛发长出,最初出现细软色浅的绒毛,逐渐增粗,颜色变深,最后完全恢复正常。

2. 毛发牵拉试验　患者存在活跃性脱发时,轻轻牵拉受累区边缘的发干便可将它们轻松地拔出,即毛发牵拉试验为阳性。

3. 毛发镜检查　斑秃的特征是黑点征、断发、惊叹号样发、锥形发、黄点征和短毳毛。断发、黑点征、锥形发、惊叹号样发多发生在斑秃的急性进展期,与毛球部炎症细胞浸润相关,是疾病活动的表现,其中惊叹号样发最具有诊断特异性。黄点征和短毳毛敏感性较高,分别与病理上毛囊漏斗部扩张和毛囊微小化改变相对应。

附　日本皮肤病协会制定的斑秃临床分类

斑秃的临床分类取决于脱发斑的数目、面积和形态,分为:① 普通型。单发型,单个脱发斑;多发型,多个脱发斑。② 全秃型。毛发脱落波及整个头部。③ 泛发型。毛发脱落波及全身。④ 匍行性脱发。发际线带状脱毛。

【治疗原则及选穴处方】

经典针灸学以活血化瘀,滋补肝肾,养血生发为基本治疗原则。根据具体情况可配合清热、祛风、润燥等。在选穴上以局部穴位为主,配合远端取穴,整体治疗选穴。如选肾俞、肝俞等整体调节,也可根据督脉和膀胱经行头部选用督脉的百会、大椎,膀胱经的通天等。

● 推荐处方1

治法:补益肝肾,活血化瘀。

主穴:局部——阿是穴、百会、通天(疏导局部气血)

　　　　远端——大椎(调理督脉,活血清热)

　　　　　　　肝俞、肾俞(滋补肝肾,养血生发)

配穴:气血两虚加气海、血海、足三里;肝肾不足加命门、太溪、三阴交;血热生风加风池、曲池;瘀血阻络加膈俞、太冲。脱发区在前部加上星、合谷、内庭;在侧头部加率谷、外关、足临泣;在头顶加四神聪、太冲、中封;在后头加天柱、后溪、申脉。

操作:局部阿是穴可用梅花针在皮损区域进行叩刺,以潮红或微渗血珠为度;或用1寸毫针沿皮损进行围刺。大椎用毫针泻法,如果热重者可行点刺出血。

● **推荐处方2**

治法:活血化瘀,祛风生发。

主穴:局部——阿是穴、百会、头维、生发穴(疏导局部气血)

配穴:翳明、上星、太阳、风池、鱼腰透丝竹空。

操作:生发穴在风池与风府连线的中点取穴。阿是穴可在脱发区和沿头皮足太阳膀胱经循行部位用梅花针移动叩刺,以局部潮红或渗血珠为度。余穴常规操作。

【疗效评估方法】

1. 中国中西医结合学会皮肤性病分会制定的标准　分4级。① 痊愈:头发全部长出,其分布密度及色泽均正常,拉发试验阴性;② 显效:发新生70%,包括密度、粗细及色泽均接近正常;③ 有效:发新生30%以上,包括有毳毛及白发长出,且治疗后毛发停止脱落;④ 无效:治疗1个月以上,新发生长不足30%或继续脱落者。

说明:为准确判定疗效,有条件者可在固定脱发区治疗前后照相,在一定范围内,如1 cm^{2}内记载毛发生长数量及形态。

2. 整体疗效评估　分4级。① 痊愈:毛发停止脱落或明显减少,斑秃区域全部长出头发,毛发分布的密度、粗细、色泽与无病变区域相同,拔毛实验阴性;② 显效:毛发停止脱落或明显减少,斑秃区域长出头发达70%以上,其密度、粗细、色泽均接近无病变区域,皮脂分泌明显减少,拔毛实验阴性;③ 有效:毛发停止脱落或明显减少,斑秃区域长出头发达30%以上,包括毳毛及白发长出,拔毛实验阴性或阳性;④ 无效:斑秃区域长出头发低于30%,或边生长边脱落,拔毛实验阳性。总有效率=(临床痊愈+显效+有效)例数/总例数×100%。

3.《美国斑秃指南》(1992年)　S(比例)0:无脱毛;S1:脱毛面积小于整个头部的25%;S2:脱毛面积占整个头部的26%~50%;S3:脱毛面积占整个头部的51%~75%;S4:脱毛面积占整个头部的76%~99%;S5:整个头部毛发100%脱落;B0:头部以外没有脱毛;B1:头部以外有部分脱毛;B2:全身毛发全部脱落。S0~S2为轻型,S3~S5为重型。疗效评分:A0无新生毳毛生长,A1 1%~24%新生黑色毳毛面积,A2 25%~49%新生黑色毳毛面积,A3 50%~74%新生黑色毳毛面积,A4 75%~99%新生黑色毳毛面积,A5 100%黑色毳毛面积。A0~A2为无效,A3~A5为有效,A4~A5为治愈。有效率=有效患者的例数/总例数×100%,治愈率=治愈患者的例数/总例数×100%。临床疗效评估以治愈、有效、无效作为结局指标。

亦可参考美国斑秃评估指南中脱发严重程度评价办法,评估斑秃患者脱发面积及病情严重程度。将头皮分为左颞区、右颞区、顶区、枕区4个区域,分别占整个头皮面积的18%、18%、40%、24%。根据脱发面积对病情严重程度进行分级:轻度为脱发面积≤25%,中度脱发面积为26%~49%,严重脱发脱发面积为50％～99％,完全性脱发脱发面积为100％。临床疗效评估以脱发面积作为直接观察结局指标。

【针灸疗效分析】

1. 针灸疗效现状　针刺疗效多以临床整体疗效、皮损评分为主要结局指标,以生活质量评分、不良反应为次要结局指标。从目前临床报道看,针灸治疗斑秃的常用干预措施有梅花针、火针、毫针针刺,穴位注射、穴位埋线,其中梅花针针刺疗法最多。针灸治疗斑秃选穴常为阿是穴(脱发区)。目前证据显示,针刺治疗斑秃的总有效率在86.7％～98.3％,显效率在50％～88.3％,临床治愈率在16.7％～71.7％。

2. 影响针灸疗效的因素　① 病情:针灸对精神神经性脱发疗效好,对斑秃的疗效优于全秃和普秃,对严重的脱发和溢脂性脱发疗效较差。脱发可分为暂时性脱发和永久性脱发两种。暂时性脱发大多由于各种原因使毛囊血液供应减少,或者局部神经调节功能发生障碍,以致毛囊营养不良,但无毛囊结构破坏,所以经过针灸治疗新发还可再生,并恢复原状。永久性脱发是因各种病变造成毛囊结构破坏,导致新发不能再生,针灸疗效也就较差。在毛囊上部有一个皮脂腺的开口,皮脂腺分泌的油脂由毛孔排出,正常情况下滋润着头发,当皮脂分泌过旺,皮肤中有些成分如油酸、亚油酸、角鲨烯等过量时对毛囊有毒性作用,导致毛囊中毒、枯萎、脱落。因此,溢脂性脱发属于永久性脱发,针灸早期治疗可有一定疗效,但总体来说针灸的疗效较差。研究显示,针刺对于单发斑秃的疗效优于多发。且发病年龄小、病程长、合并特应性皮炎等是疗效不佳的因素,故发病年龄小、病程长、合并特应性皮炎等斑秃的针刺预后亦不佳。② 刺灸法:针灸本病以局部刺灸法为主,局部阿是穴和经穴用梅花针叩刺是必须选用的刺灸法,否则将影响针刺的疗效。一般而言,梅花针刺激的轻重可根据局部情况而定,如局部毛发脱落处皮肤光滑,应叩刺微出血为宜;如果局部有稀疏的嫩毛出现则应轻叩,局部潮红即可。有学者通过动物实验研究发现,梅花针轻叩(皮肤潮红或微微出血)可使处于生长期的毛囊明显增多、个体粗大,且可见明显毛干。而梅花针重叩(皮肤明显出血)的毛囊则多进入静止期,且周围炎症浸润明显。因此,认为轻叩梅花针可作为临床治疗斑秃的首选疗法。另外,在局部可加灸法,以增强促进发根血液循环的作用。也可配合鲜生姜擦拭。

3. 针灸治疗潜在的可能机制　① 促进毛囊血液循环:针灸治疗的环节和机制主要表现在调节毛球内的神经和血管功能,解除微血管痉挛,增加发根部的供血,改善皮损部位毛囊氧和营养物质的供应,进而促进毛发的生长和再生。② 抑制炎症及提高免疫:研究表明,火针能够抑制炎症细胞表达,提高机体免疫能力,使毛囊周围小血管数目增加,使毛囊细胞分裂活动增加,恢复毛囊功能,促进毛发再生。有研究发现,治疗前斑秃患者外周血 $CD4^+$ 水平及 $CD4^+/CD8^+$ 值高于治疗后,提示斑秃患者存在着细胞免疫异常,经过1个疗程治疗后,通过针刺调节机体 $CD4^+$、$CD8^+$ 水平,使得两者的水平趋于平衡,改善机体免疫功能。越来越多的证据肯定了该病与免疫的关系,认为本病是一种由细胞免疫介导的自身免疫性疾病。因而针刺对于斑秃患者外周血中 $CD4^+$、$CD8^+$ 水平及 $CD4^+/CD8^+$ 值的改善,可能通过调整自身免疫而起到治疗斑秃的作用。③ 调节内分泌,缓解应激状态及调节神经精神作用:针刺具有较好的调节 HPA 轴的作用,下丘脑室旁核分泌的促肾上腺皮质激素释放激素(CRH)是HPA 轴的最上游启动因子,也是介导应激反应的重要神经肽。大量研究显示,急性情绪应激可引起包括斑秃等大量皮肤疾病的发生,且这种反应可能是由在局部皮肤中来自背根神经节或免疫细胞CRH释放所致。CRH可通过激活特异性的CRH受体直接或通过激活肥大细胞促进炎症发生,从而导致毛囊受损。另外,除CRH外,促肾上腺皮质激素(ACTH)和α-促黑色素细胞刺激激素(α-MSH)在斑秃患者受损头皮的表皮、毛囊皮脂腺单位中的表达也显著增高。有分析认为,这可能是由于斑秃患者局部应激反应系统(HPA轴)中合成皮质酮(CORT)不足,从而引起CRH、ACTH、α-MSH代偿性表达增高,应激激素的共同作用,最终导致斑秃形成。针灸可调节斑秃患者局部HPA轴应激系统,可抑制HPA轴相关应激分子的内源性合成和释放,降低CRH、ACTH、CORT等对表皮及毛皮脂腺单位功能损伤,从而舒缓局部皮肤紧张,改善斑秃局部的应激状态;斑秃患者有很高的心理应激反应,存在HPA轴的失衡,且伴有焦虑、抑郁等不良情绪,经梅花针叩刺局部皮肤,可调节血浆CRH、ACTH、CORT水平,以阻抑亢进的HPA轴,从而调节HPA应激轴的平衡和改善斑秃患者的焦虑、抑郁状态。另外,针灸可能同时促进和增强黑色素细胞的形成,具有乌发作用。

【预后】

许多斑秃患者的毛发会自然生长,大约50%存在有限斑片状脱发的患者1年内恢复,但有不少患者会出现复发。也有部分斑秃可能会持续数年,并且部分患者不会出现毛发的再生,大约10%患者进展为全秃和普秃。有观察报告显示,成人脱毛面积小于25%,68%可以恢复,小于50%的患者32%可以恢复,脱毛面积大于50%,患者恢复率仅有8%。病情越轻愈后越佳,因此早期治疗至关重要。此外发病年龄小、病程长、合并特应性皮炎等是疗效不佳的因素。对于单发型和脱发斑数目少的、病程1年以内的患者,也可以随访观察,不予治疗。对于久治不愈的全秃型和泛发型患者,推荐佩戴假发,这也是合理的对策。斑秃患者经常在心理健康、自尊心方面受到明显损害,并且可能更容易患精神病合并症。有研究显示,佩戴假发可以改善斑秃形象对患者心理的负面影响。

人体正常的头皮面积约500 cm²,平均有9万~14万根发展成熟的头发及一些不可察觉的毛发(绒毛),平均80~300根头发/cm²。毛发的生命周期由3个时期组成:生长期、转换期及静止期。在任何时间里,大约90%的成熟毛发处于生长期,并且持续约1000天;转换期持续约3周;而大约10%处于静止期,通常持续约100天。这期间周期循环是一种动态平衡,即10根处于生长期的头发总是紧挨着1根处于静止期的头发。因此,每天掉大约100根头发是正常的,因为每天都有这个数量的头发进入静止期,但同时又有同等数量的头发正常地进入生长期。但是,如果有超过50%的毛发进入静止期时就会出现毛发逐渐变稀的现象。毛发的可见部分是无生命的,只是死细胞形成的长杆。

脱发通常分两大类即病理性脱发和生理性脱发,病理性脱发一般指斑秃、全秃、普秃和脂溢性脱发(即雄性激素原性脱发),生理性脱发属于正常的新陈代谢。斑秃是最轻的脱发类型,对健康不会产生影响。针灸治疗斑秃是一种简便、安全、有效的方法。一般初期小的斑秃,经过针灸治疗2~3周后可见有新的毛发长出。但对脱发区数目多,病情易反复的患者应进行多方面的检查,加强心理疗法和配合其他辅助治疗。治疗期间应注意精神调摄,保持心情舒畅,只要不是毛囊被破坏,头发的恢复是完全可能的。注意饮食调养,少食白糖、盐、肥肉及辛辣食物,戒酒。

七、皮肤与附属器病症的现代针灸学治疗原则与选穴处方

皮肤与附属器病症均在体表出现症状或体征,因此,局部选穴是它们共同的最基本的选穴方法。

然而，皮肤病虽然表现在体表，但也可能与神经、内分泌等多学科、多系统受累密切相关。在治疗上既要重视局部治疗，也要注意整体性考虑。

皮肤病症种类繁多，发病机制复杂，临床症状主要表现为瘙痒、疼痛、烧灼感、麻木感；体征上表现为原发性皮损，如斑疹、丘疹、斑块、风团、水疱、脓痂、结节、囊肿等；继发性皮损常见糜烂、溃疡、鳞屑、瘢痕、萎缩、痂、抓痕、苔藓样变等。由于皮肤病大部分有局部性表现部位，因此，局部选穴和以神经节段性支配是其基本的选穴规律。

现代针灸学治疗皮肤病的总体原则是改善局部循环、消除局部炎症和症状、改善皮肤代谢，以及整体性调节神经内分泌、免疫。在针灸治疗上既有一般的共同方法，但针对具体病症又有各自的特征性治疗原则和选穴方法。另外，即使相同的选穴，可能在不同的疾病治疗中发挥的作用和机制也有不同，以下分述。

（一）共同的选穴方法

1. 病灶局部刺激点　就是在病变表现的体表局部选择刺激点。在皮肤病灶局部选择刺激点有 4 种意义：① 刺激局部感觉神经可缓解局部症状。皮肤局部含有丰富的感觉神经，通过与中枢神经系统之间的联系，感受各种刺激，支配靶器官活动及完成各种神经反射。② 刺激局部血管改善局部血液循环，皮肤中含有丰富的血管，局部刺激可直接作用于皮肤的血管平滑肌，改善其舒缩功能，调节局部循环。同时，血管平滑肌接受来自交感神经节后纤维的支配，其中肾上腺素能神经纤维除支配血管、血管球外，也支配立毛肌、顶泌汗腺和小汗腺的肌上皮细胞；胆碱能神经纤维支配小汗腺的分泌细胞。因此，局部刺激也对交感神经系统具有反射性调节作用。③ 对局部汗腺、皮脂腺的分泌，毛囊的循环与代谢具有调节作用。④ 调节皮-脑轴功能，发挥整体性神经内分泌、免疫调节效应。

2. 相应的皮节区刺激点　皮肤的神经支配呈现比较清晰的节段性，但相邻节段间有重叠现象；另外，头面部位皮肤由三叉神经感觉纤维及高位颈节（颈 1～3）的脊神经皮支支配。头部（颜面及额部）皮肤在顶耳线（耳郭根部垂直上至颅顶）以前，皮肤感觉受三叉神经支配。人体枕部、项部、背部、臀上部至尾骨尖端诸部皮肤，由颈、胸、腰、骶、尾诸脊神经后支的皮支分布；颈部、胸部、腹部、上肢、下肢、臀部及会阴诸部皮肤，由颈、胸、腰、骶、尾诸神经前支的皮支分布各部位皮肤神经节段分布区。根据皮肤症状和病损部位可选相应节段的皮节区刺激点，如传统穴位夹脊穴等。具体：① 头颈部皮肤。由三叉神经及脊神经节颈 2～4 支配；三叉神经分布于前额及颜面，颈 1 无皮节分布，颈 2 支配枕部、耳郭后半、颏下区，颈 3 支配颈、项部，颈 4 支配颈、项下部。② 肩部与上肢部。颈5～胸2 支配肩部、上肢，颈 5 支配臂上部外侧（三角肌范围），颈 6～7 支配前臂、手桡侧（掌、背双面），颈 8、胸 1 支配前臂、手尺侧（掌、背双面），胸 2 支配臂内侧及腋窝（胸 3 亦有分布）。③ 躯干由胸 2～腰 2 根性分布，胸 2 胸段支配胸骨角平面皮肤，胸 4 胸段支配乳头平面皮肤，胸 6 胸段支配剑突平面皮肤，胸 7 平剑突，胸 10 胸段支配脐平面皮肤。腰 1 腹股沟区，腰 2 腰髂嵴上一窄带延至下肢。④ 下肢归腰 2～骶 2 支配，腰 2～3 支配大腿前、外、内侧，腰 4～5 支配小腿前侧、足背内侧，骶 1～2 支配足底、足外侧、大腿和小腿后侧。⑤ 会阴由骶 3～5 支配，骶 2 紧围肛门皮肤，骶 3～5 同心圆形依次分布。脊髓对皮肤的节段性支配，以躯干部最为典型，自背侧中线至腹侧中线较有规律地形成连续横行的环形带。了解皮肤的节段性支配，有助于在选择穴位时作为指导。

3. 相应的神经根、干刺激点　如头面部选三叉神经三个分支的刺激点；后头部选枕神经刺激点；颈部选颈 3～4 刺激点。另外，根据神经节段性支配规律，选择相应的椎旁、椎间孔神经根刺激点；也可选神经干刺激点，如上肢选臂丛神经、腋神经、尺神经、桡神经刺激点，下肢选坐骨神经、胫神经、腓神经刺激点等。定位参见三叉神经痛、颈椎病、坐骨神经痛等内容。

4. 迷走神经刺激点　通过胆碱能途径发挥整体性抗炎效应；通过中枢内控制情感反应的神经元反射性刺激，调节情绪；促进胃肠蠕动，排泄毒素，有助于皮肤病的改善。

5. 星状神经节刺激点　整体性调节自主神经系统功能，调节下丘脑垂体功能，发挥整体性调节神经内分泌及免疫效应，稳定内环境。

6. 面部、肢端刺激点　这些部位感觉神经分布丰富，刺激产生强烈的感觉传入，可整体性阻滞痒感觉的上传。疼痛严重者，可选肢体末端的刺激点强刺激，以痛制痛。

（二）不同的特征性选穴方法

1. 瘙痒性皮肤病　以止痒和调节皮肤神经功能为治疗原则。由于瘙痒与精神因素密切相关，因此，在治疗上调节情绪、缓解精神压力也非常重要。在选穴上，除局部以及神经节段选择刺激点外，应依据三叉神经-脑血管系统，选择面部刺激点如传统穴位印堂、百会、神庭等，以调节皮质血液循环，改善脑代谢、稳定情绪，缓解精神压力。神经性皮炎应配合整体性调节神经功能与代谢的刺激点，如星状神经节、迷走神经刺激点等，以抗炎、改善细胞代谢和稳态内环境；迷走神经还具有缓解精神压力、稳定情绪的作用。

2. 荨麻疹、湿疹与银屑病　现代医学对于荨麻疹的治疗强调阻断过敏原、抗过敏与脱敏。阻断过敏原应尽可能地找出发病诱因并将之除去；如慎防吸入花粉、动物皮屑、羽毛、灰尘、蓖麻粉，避免接触致敏物，禁用或禁食某些对机体过敏的药物或食物品等。进行根本的抗过敏治疗，通过脱敏，运动锻炼等增强体质。另外，湿疹与荨麻疹、银屑病都与免疫因素有关，前二者与超敏反应有关，银屑病则是免疫介导的慢性、炎症性皮肤病。因此，治疗应在基础选穴上加用肾上腺刺激点（胸 10～腰 2）、迷走神经和星状神经节刺激点。选择迷走神经对本病有非常重要的意义。Kevin Tracey（美国费恩斯坦医学研究所神经外科医师）认为，迷走神经是神经系统和免疫系统连接中的重要一环，并表示电刺激法可能是一种较好的自体免疫疾病疗法。有学者认为，机体在免疫应答过程中，免疫感受性信息可能经迷走神经传递到脑，影响脑的功能活动，并对免疫反应进行反馈调节。迷走旁节和结状神经节表达 IL-1Ⅰ 型受体，可能是迷走神经感受免疫信息的物质基础。因此，迷走神经、星状神经节刺激，可发挥抗过敏、抗炎、改善细胞代谢，稳定内环境作用。

3. 病毒性皮肤病　系病毒感染所致的皮肤、黏膜损伤性皮肤病。扁平疣、寻常疣病灶较局限并突出皮肤形成良性赘生物，因此，在治疗上以局部损毁赘生物，促进其脱落为主要方法，与经典针灸学治疗基本相同。带状疱疹则以抗病毒、止痛、促进局部炎症吸收、抗炎、防治并发症为治疗原则，在选穴上以局部病损为主，多采用局部围刺，点刺放血、拔罐为主，同时可选用相应的肋间神经刺激点、椎旁或椎间孔神经根刺激点；并选肾上腺刺激点（胸 10～腰 2）、迷走神经、星状神经节刺激点等以发挥整体性调节免疫、抗炎作用。在急性期有发热症状者，可选择耳尖、手指刺激点，点刺出血，以发挥整体性调节免疫作用，以及调节体温中枢以散热降温。

4. 黄褐斑 属于色素性皮肤病。西医以调节内分泌、色素代谢为基本原则。治疗时应尽可能去除一切可疑的致病因素,减少日晒,外用遮光剂。注意维生素 C、B 族维生素的摄入。当针灸治疗不满意时,可考虑外用脱色剂。现代针灸学以局部治疗为主,结合整体调节。现代医学认为,色素代谢障碍、表皮通透屏障功能受损、炎症反应以及局部血管数目增多、血流瘀积是本病的主要机制。依据本理论,选择色斑局部皮肤作为针灸刺激点,局部治疗作用为改善循环,调节色素代谢,整体作用为刺激皮脑轴,发挥中枢性调节作用。除局部选穴外,应选用上述的迷走神经、星状神经节刺激点以整体性调节神经、内分泌、细胞的代谢,抗炎、稳定内环境。

5. 痤疮 西医认为,本病的发生主要是各种原因导致的皮脂的大量分泌、毛囊皮脂腺导管角化、细菌繁殖所引起,病位在毛囊皮脂腺,治疗主要以去脂、溶解角质、杀菌、抗炎、调节激素水平为基本原则,同时提倡注意保持大便通畅。针灸治疗主要以改善局部循环来调节毛囊皮脂腺的代谢为主,反射性调节人体免疫、内分泌、抗炎为辅。以局部选穴为主,结合整体调节:① 病变局部刺激点。以痤疮局部的皮肤为主,根据实际情况选择数个刺激点。② 促进胃肠蠕动的刺激点。由于下肢的针灸刺激通过无髓传入纤维经脊髓上中枢的整合,反射性经由副交感迷走神经传出纤维发挥促进胃肠运动和分泌作用,因此,可选择异位节段的远端刺激点以促进胃肠蠕动,有利于改善代谢,促进毒素排泄,可选传统穴位,如足三里、上巨虚等。③ 耳尖、手指刺激点。放血以发挥整体性调节免疫、抗炎作用。④ 迷走神经刺激点。对本病治疗也具有重要意义,通过胆碱能途径发挥抗炎作用,另外,迷走神经也有促进胃肠蠕动的效应。

6. 斑秃 现代针灸治疗原则为促进局部毛囊的血液循环和代谢,减轻毛囊周围炎症,缓解精神紧张、焦虑和失眠,促进毛发新生。具体:① 斑秃局部刺激点。为重点选穴部位,可根据脱发的面积,在其区域内选择数个刺激点。② 星状神经节刺激点。调节毛囊部的血管功能,改善血液循环;调节内分泌免疫功能,整体性改善细胞代谢,稳定内环境。③ 迷走神经刺激点。稳定情绪、减轻精神压力。④ 三叉神经分布区刺激点。依据三叉神经-脑血管系统,选择头面部三叉神经分布区刺激点,可改善脑循环、脑代谢,缓解精神紧张、失眠等,有利于斑秃的恢复。

● **推荐处方 1(瘙痒症—局限性)**

主穴:局部——皮肤刺激点(痛觉刺激以阻滞痒感信息的上传)

　　　　　相应的神经节段刺激点(阻滞痒感信息的上传)

操作:常规操作。

● **推荐处方 2(瘙痒症—全身泛发性)**

主穴:面部——三叉神经区刺激点(如印堂、上星、四白)(阻滞痒感上传)

　　　耳部——迷走神经刺激点(稳定情绪,缓解瘙痒)

　　　肢体——远端刺激点(如合谷、太冲)(阻滞痒感上传)

操作:强刺激手法,可带电针(采用刺激细纤维的参数)。

● **推荐处方 3(神经性皮炎)**

主穴:局部——皮肤刺激点(改善局部循环和细胞代谢,痛觉刺激以阻滞痒感信息上传)

　　　颈部——星状神经节刺激点(整体性调节免疫、抗炎、稳定内环境)

  耳部——迷走神经刺激点（整体性调节免疫、抗炎以及稳定情绪）

  背部——相应的神经节段刺激点（调节神经功能和代谢活动）

操作：局部刺激点可在病灶处选择数个，或围刺，或针后点刺出血、拔罐；也可带电针（2 Hz）。

● **推荐处方 4**（湿疹、荨麻疹、银屑病）

主穴：局部——皮损及周围刺激点（改善循环，促进皮损修复，止痒，通过皮脑轴整体性调节免疫功能）

  耳部——迷走神经刺激点（通过胆碱能途径整体性抗炎，调节情绪，促进胃肠蠕动，排泄毒素）

  颈部——迷走神经、星状神经节刺激点（整体性调节神经免疫功能、改善细胞代谢、抗炎、稳定内环境、调节情绪）

  背部——皮损相应节段刺激点（调节神经功能、止痛止痒）

    肾上腺刺激点（胸10～腰2）（促进肾上腺素分泌，调节免疫、抗炎）

操作：局部可围刺、点刺放血。

● **推荐处方 5**（带状疱疹）

主穴：局部——病灶刺激点（改善循环，促进皮损修复，止痒、止痛，通过皮脑轴整体性调节免疫功能）

  胸背部——肋间神经或相应神经根刺激点（调节神经功能与代谢，改善神经刺激症状，止痛）

    肾上腺刺激点（胸10～腰2）（促进肾上腺素分泌，发挥整体性抗炎作用）

  颈部——迷走神经、星状神经节刺激点（整体性调节神经免疫功能、改善细胞代谢、抗炎、稳定内环境）

  耳部——迷走神经刺激点（抗炎、镇静、止痛）

  远端——肢体末端刺激点（如合谷、太冲）（弥漫性伤害抑制性调控机制，以痛制痛）

配穴：在急性期有发热症状者，可选择耳尖、手指刺激点，点刺出血（整体性调节免疫，以及调节体温中枢以散热降温）。

操作：局部皮损针刺及围刺，可用三棱针点刺数点放血，加拔火罐，增加出血量和局部刺激点。刺激效应：局部刺激点、肋间神经刺激点均可带电针（2 Hz）。带状疱疹疼痛较强，肢体末端刺激点（合谷、太冲），以痛制痛。

● **推荐处方 6**（黄褐斑）

主穴：局部——色斑部皮肤刺激点（改善局部循环代谢，破坏过量的微血管，调节黑色素代谢，调节皮脑轴，改善神经内分泌）

  临近——星状神经节、迷走神经刺激点（整体性改善循环，调节内分泌）

操作：局部色斑以浅刺皮肤，可点刺出血少量。

● **推荐处方 7**（痤疮）

主穴：局部——痤疮部皮肤刺激点（改善局部循环代谢，促进皮脂腺排泄、抗炎，调节皮脑轴以调节免疫）

  临近——星状神经节刺激点（改善循环，调节内分泌、免疫，抗炎）

    迷走神经（耳支和颈部刺激点）（调节免疫、抗炎）

  远端——耳尖、手指刺激点（放血以发挥整体性调节免疫、抗炎作用）

肢体刺激点（足三里）（促进胃肠蠕动、排泄毒素）

操作：局部痤疮以浅刺皮肤，可点刺出血少量，或用火针点刺。

● **推荐处方8**（斑秃）

主穴：局部——斑秃部位刺激点（改善毛囊血液循环和代谢、促进生发）

　　　　临近——星状神经节刺激点（调节内分泌、免疫，改善循环）

　　　　　　　迷走神经刺激点（调节免疫，稳定情绪）

　　　　　　　三叉神经刺激点（百会、印堂、神庭）（改善脑循环与代谢、缓解精神紧张、促进睡眠）

操作：斑秃局部采用毫针围刺法，以梅花针轻叩为佳，以潮红或轻微渗血为度，现代有研究认为，明显出血可使毛囊多进入静止期，且周围炎症浸润明显，因此，局部以轻微刺激为宜。局部可加温灸法。

● **推荐处方9**（扁平疣与寻常疣）

主穴：局部——病灶局部及周围刺激点（破坏疣体，促进萎缩、坏死、脱落；改善局部循环；通过皮脑轴，发挥整体性免疫调节，杀灭病毒）

操作：疣体局部严格消毒后用短粗毫针平刺其基底部，并从中央直刺一针，留针20 min，出针后挤出少量血液，每日1次。或疣体局部用细火针，用火针烧刺疣根部四周，再在疣中心加1针，一般一周后原发母疣自行枯萎脱落，后起的疣群也逐渐消失（面部操作慎用）。

第二节　周围血管与淋巴管病症

一、周围静脉病症

（一）下肢静脉曲张

【概述】

下肢静脉曲张系指下肢静脉血回流障碍所致的一种病症。多发于从事持久站立工作、体力活动强度高，或久坐少动的人。早期很少有症状，少数患者在多走路后产生下肢酸痛，后期可因静脉瘀血引起皮肤营养性变化，发生色素沉着、湿疹和顽固性溃疡（老烂腿）等并发症。下肢静脉曲张是外科常见病，据国外文献报道，在西方国家，静脉曲张的患病率男性为30%～50%，女性为50%。我国的流调结果显示，15岁以上人群中患病率为8.6%，45岁以上人群为16.4%。

静脉壁薄弱、静脉瓣膜缺陷及浅静脉内压升高，是引起浅静脉曲张的主要原因。静脉壁薄弱和静脉瓣膜缺陷，与遗传因素有关。长期站立、重体力劳动、妊娠、慢性咳嗽、习惯性便秘等后天性因素，使瓣膜承受过度的压力，逐渐松弛，不能紧密关闭。循环血量经常超负荷，亦可造成压力升高，静脉扩张，而形成相对性瓣膜关闭不全。当隐-股或隐-腘静脉连接处的瓣膜遭到破坏而关闭不全后，就可影响远侧和交通静脉的瓣膜。由于离心愈远的静脉承受的静脉压愈高，因此曲张静脉在小腿部远比大腿部明显。而且病情的远期进展比开始阶段迅速。此外，最近文献报道，本病与病变血管中某种特定的胶原酶及弹性蛋白的缺少有关。

中医学文献中记载的"筋瘤"类似本病，认为是由于久立劳作、持重努伤以致气滞血瘀、筋聚络阻，出现下肢青筋盘曲，暴露皮下如蚯蚓状，或筋脉聚结，累累似瘤状，瘤体坚而色紫的一种疾病。

【临床诊断】

1. 有长期站立和使腹压升高病史,或下肢静脉曲张的家族史。患者可自觉下肢沉重、酸胀、疼痛、疲劳等不适,平卧或抬高患侧肢体后可缓解。

2. 下肢浅静脉扩张或迂曲,站立时更为明显,颜色青紫或紫暗,迂曲静脉触之柔软或有硬结节,局部皮肤温度可升高或不升高;可伴下肢水肿,足靴区皮肤色素沉着或湿疹样皮炎,严重者可并发瘀血性溃疡、出血、血栓性浅静脉炎。

3. 深静脉通畅,可伴有大隐静脉瓣膜功能不全,可能有交通支静脉瓣膜功能不全。超声多普勒或静脉造影可显示大隐静脉迂曲扩张,瓣膜功能不全。

【治疗原则及选穴处方】

经典针灸学以活血化瘀,疏经通络为基本治疗原则。选穴以局部阿是穴和经穴为主。

● **推荐处方 1**

治法:活血化瘀,温经通络。

主穴:局部——静脉曲张部位阿是穴(疏通经脉,祛瘀生新)

　　　临近——血海(活血化瘀)

配穴:劳倦伤气加足三里、气海;寒湿凝筋加阴陵泉、阳陵泉、足三里;外伤瘀滞加足三里、太冲、三阴交。

操作:阿是穴在静脉曲张局部选取,用毫针刺,或用三棱针点刺,放出瘀血。血海常规操作。

● **推荐处方 2**

治法:通经活络,调和气血。

主穴:局部——阿是穴(活血通络)

　　　下肢——血海、足三里、阴陵泉(健脾化湿,疏通经络)

　　　　　　　承山(疏通太阳经络)

　　　　　　　三阴交、太冲(行气活血化瘀)

操作:先针刺留针 15 min,起针后以梅花针沿静脉曲张和结节肿块部位由下而上,由轻而重地做中等强度叩打 5 min,加灸法,每日 1 次。

【疗效评估方法】

1. 静脉临床表现严重程度评分量表(VCSS)　见表 5-6。

表 5-6　VCSS 评分量表

症状	0	1	2	3
是否疼痛	没有	偶尔有,无需止痛	中度疼痛,偶尔需要止痛药	重度疼痛,规律使用止痛药
浅静脉曲张	未见	较少,仅分散于主干静脉	较多,分布于大隐静脉,大腿,腓肠肌处	很多,大(小)隐静脉,腓肠肌,大腿遍布
下肢水肿	未见	踝部周围	午后可出现在踝部以上	在晨起即出现在踝部以上,活动后方减轻

症状	0	1	2	3
色素沉积	没有或呈斑点状	散在/局限性分布,陈旧斑点	弥漫在小腿下 1/3 的新鲜斑点	呈广泛分布,小腿上亦出现
静脉性炎症	没有	轻微炎症溃疡周围可见	中度炎症,出现在小腿下 1/3	重度炎症,小腿下 1/3 以上亦有出现,可伴静脉性湿疹
硬结	没有	呈点状分布,绕踝部环形,大小 5 cm 以内	出现于小腿下 1/3 的后侧或内侧	小腿下 1/3 以上亦有出现
溃疡数	没有	1	2	>2
溃疡持续时间	0	少于 3 个月	3 个月到 1 年	大于 1 年
溃疡直径	0	<2 cm	2~6 cm	>6 cm
加压疗法	不用	间断使用弹力袜	大部分时间使用弹力袜	需加用其他加压疗法

2. 静脉功能损害程度评分(VDS)量表　　见表 5 - 7。

表 5 - 7　VDS 量表

评分	功能损害程度
0	无症状
1	有症状,无功能损害,不需循环减压袜治疗
2	有症状,需要循环减压袜治疗下保持正常工作
3	有症状,循环减压袜治疗下不能保持正常工作

3. 慢性静脉功能不全生活质量调查表(CIVIQ)　共设 20 个问题,内容包括:① 踝部下肢有无疼痛;② 疼痛是否影响到工作、日常活动;③ 疼痛是否影响睡眠;④ 长时间站立是否受影响;⑤ 上楼梯是否受影响;⑥ 做蹲跪动作是否受影响;⑦ 散步是否受影响;⑧ 乘坐公共交通工具是否受影响;⑨ 做家务是否受影响;⑩ 参加聚会是否受影响;⑪ 做运动或重体力劳动是否受影响;⑫(患病后)是否易觉疲劳;⑬ 是否常感精神紧张;⑭ 是否自觉对他人是负担;⑮ 是否对显露肢体感到难堪;⑯ 是否常会有意识抬高下肢,避免站立过长时间;⑰ 是否较易被激怒;⑱ 是否自觉有生理缺陷;⑲ 是否感觉早晨难以起步;⑳ 是否不愿意外出。

每个问题分 5 级,分别给予 1~5 分。1 分代表极其严重,5 分代表程度最轻,几乎不影响,分值按严重程度递减。设定 100 分为理想的生活质量,≥80 分为生活质量满意。

4. 根据临床症状并结合 VCSS 评分　分 3 级。

(1) 显效　① 下肢迂曲或膨胀的浅静脉消失或大部分消失;② 彩超检查结果提示反流时间小于 0.5 s 或较治疗前减少 3 s 以上者;③ 伴下肢水肿者水肿消失,下肢静脉溃疡处于活动期者溃疡愈合;④ 足靴区色素沉着消失,皮肤色泽恢复正常;⑤ VCSS 疗效指数≥90%者。

(2) 有效　① 下肢静脉曲张部分消失;② 彩超检查静脉反流时间较前减少 1 s 以上者;③ 下肢水肿减轻,溃疡面积缩小 1/3 及以上者;④ 疗效指数为 30%~90%含 30%者。

(3) 无效　① 下肢浅静脉曲张情况为改变或复发者;② 彩超检查静脉反流时间无明显变化;③ 下肢水肿未改善或进一步发展,下肢溃疡未见好转;④ 疗效指数<30%者。

疗效指数计算公式采用尼莫地平评分法:疗效指数=(治疗前积分-治疗后积分)/治疗前积分×100%。

【针灸疗效分析】

1. 针灸疗效现状　针灸治疗本病以临床疗效、静脉疾病临床严重程度评分(RVCSS)、洪堡静脉曲张严重程度评分(HVVSS)为主要结局指标,以静脉功能不全生活质量调查表(CIVIQ)等为次要结局指标。临床证据显示,针灸可减轻症状严重程度、发作频率、不适感等。

一项RCT研究显示,刺络放血结合穿弹力袜治疗单纯性下肢静脉曲张,总有效率为100%。另外,火针疗效也很突出,可有效改善临床症状和有关的积分。但总体上报道较少,缺乏高质量的临床证据。

2. 影响针灸疗效的因素　① 病情:下肢深静脉瓣膜功能不全引起的下肢静脉曲张通常比单纯性静脉曲张症状重,因此针灸治疗单纯性静脉曲张疗效较好。② 年龄:随年龄增长,静脉壁和瓣膜张力下降,治疗起来比较困难。一般而言,年轻患者针灸疗效优于老年患者。③ 职业:站立时下肢静脉内的压力显著增大,加之经常采取直立体位,下肢肌肉收缩机会较少,影响静脉回流。长时间的站立及高强度体力活动为下肢静脉曲张发生的重要因素,也是影响针灸长期疗效的重要因素。④ 刺法:本病的治疗以局部治疗和应用火针加灸法为取效的关键,治疗后白天应用绷带将曲张的静脉部位短时间地缠裹,晚上睡眠时放松,抬高下肢,这对提高针灸疗效具有十分重要的意义。

3. 针灸治疗潜在的可能机制　针灸治疗本病主要是促进血管收缩,针刺局部可直接引起血管的收缩运动,促进静脉回流,利于恢复。另外,针刺能刺激穴位下神经的Ⅱ类、Ⅲ类纤维,激活脑内中枢胆碱能系统,兴奋大脑、下丘脑、中脑防御升压反射中枢和延髓心血管交感中枢,引起心功能改善和阻力与容量血管收缩,促进血液循环,利于本病的恢复。下肢静脉曲张与先天性静脉壁薄弱或瓣膜缺陷,下肢浅静脉及深静脉瓣膜功能不全有关,曲张静脉内血流缓慢,血液循环差,容易引起血栓形成,并伴有感染性静脉炎及曲张静脉周围炎,针刺通过促进血液循环也有利于预防血管内血栓的形成,改善预后。

【预后】

一般单纯的下肢静脉曲张症状不会很重,可以通过抬高下肢或穿弹力袜缓解,只要治疗及时,一般预后良好。平时应进行适当的体育锻炼,增加血管壁弹性。坐时双膝勿交叉过久,以免压迫、影响静脉回流。卧床时抬高患肢30°~40°,以利于静脉回流。保持大便通畅,防止便秘,避免长时间站立和过多的负重,肥胖者应有计划地减轻体重。避免用过紧的腰带、吊袜和紧身衣物。长期站立或妊娠期,应平躺抬高下肢,加强下肢运动;或自我按摩或行热水浸浴,注意劳逸结合。长途步行或长久站立工作者,应使用弹力袜。皮肤如已出现变薄、光亮、汗毛稀疏等,应注意保护,糖尿病患者尤应注意,以免破损后形成慢性溃疡,不易愈合。

(二)慢性下肢溃疡

【概述】

慢性下肢溃疡以下肢深、浅静脉及交通支血管的结构异常,静脉压力增高为小腿皮肤营养性改变和溃疡发生的病理基础,长期深静脉瓣膜功能不全或深静脉血栓形成后遗症造成的下肢深静脉血液回流不畅是溃疡形成的主要原因。长期站立、腹压过高和局部皮肤损伤是溃疡发生的诱发因素。

我国人群中下肢慢性溃疡的发病率为 0.5%～3.0%;国外数据报告,下肢静脉曲张、静脉性溃疡的发生率以及溃疡的复发率分别为 20.0%、0.5%～3.0% 和 67.0%,10 年以上病史的溃疡发生率为 10.0%。据称,美国目前大约有 250 万人患有下肢静脉性溃疡,且将花费 20 亿～40 亿美元用于治疗。

本病中医学称"臁疮",认为多由久站或过度负重,而致小腿筋脉横解,青筋显露,瘀停脉络,久而化热,或小腿皮肤破损染毒,湿热下注而成,疮口经久不愈。

【临床诊断】

1. 以小腿内臁(内侧)较为多见。

2. 局部初起常先痒后痛,色红,糜烂,迅速转为溃疡。溃疡大小不等,呈灰白或暗红色,表面或附有黄色脓苔,脓水秽臭难闻。病久溃疡边缘变厚高起,四周皮色黯黑,漫肿或伴有湿疹,收口后易反复发作。

3. 多见于下肢患有静脉曲张的患者。

【治疗原则及选穴处方】

经典针灸学初期以清热利湿,消肿止痛,后期以益气补血,温经散寒,祛腐生新为基本治疗原则。选穴上主要以局部选穴为主,可根据脾主肌肉、主运化水湿理论选取脾经、胃经腧穴。

● 推荐处方 1(初期)

治法:清热利湿,消肿止痛。

主穴:局部——阿是穴 3～5 个(清热利湿,消肿止痛)

临近——阴陵泉、足三里(利湿消肿,行气活血)

操作:在红肿处选阿是穴 3～5 个,用毫针围刺,深 1 寸左右,用泻法,并带电针,用疏密波,刺激 20～30 min。阴陵泉、足三里直刺 1.5 寸,用强刺激捻转泻法结合提插动作,使得气感较重。

● 推荐处方 2(后期)

治法:益气补血,温经散寒,祛腐生新。

主穴:局部——疮口阿是穴(益气补血,温经散寒,祛腐生新)

操作:在疮口处用灸法,每次灸 3～5 壮,或用艾条灸 30 min。

【疗效评估方法】

1. 整体疗效评估　① 治愈:溃疡愈合;② 好转:溃疡缩小;③ 未愈:溃疡创面未见缩小或有扩大。

2. 溃疡创面总体评价结合记录创面愈合时间,并采集创面即时图像进行分析　分 4 级。① 临床痊愈:创面上皮完全覆盖,瘢痕坚实,经 1 周观察创面未再发生溃烂;② 显效:创面缩小,≥75%,肉芽组织新鲜,症状缓解;③ 好转:创面缩小 25%～75%,肉芽组织较新鲜,症状改善;④ 无效:创面虽较前新鲜,但缩小不足 25%,肉芽生长很少。

创面愈合率:创面愈合率＝(原始创面面积－未愈合创面面积)/原始创面面积×100%,试验开始、结束各测 1 次。

【针灸疗效分析】

1. 针灸疗效现状　目前针灸治疗本病以临床症状、创面范围为结局指标。临床证据显示,针灸治疗本病的有效率在80%～96.7%。但临床报道较少,尚缺乏高质量的临床证据。

2. 影响针灸疗效的因素　① 病情:溃疡面小针灸疗效优于溃疡面大者;局部感染轻针灸疗效好。如果并发糖尿病,局部感染严重,病情复杂,针灸疗效较差。② 年龄:一般而言,年龄越大微循环和血液循环较差,溃疡面的愈合就越慢,针灸的疗效要差于年轻人。

3. 针灸治疗潜在的可能机制　① 针灸治疗本病的主要作用在于促进局部血液循环,改善局部组织的新陈代谢,促进溃疡面愈合;② 针灸整体上提高机体免疫功能以及人体自我修复能力,也有助于本病的恢复。

【预后】

针灸治疗慢性下肢溃疡有一定疗效,尤其对于久不收口者针灸有良好的促进疮口愈合作用,但疮口溃烂时应结合常规外科药物治疗。如果患者合并糖尿病预后较差,尤其是局部感染严重者,可能会并发毒血症。治疗期间应注意平卧时抬高下肢,利于静脉回流。疮口愈合后应注意用弹力护套保护,避免局部损伤及蚊虫叮咬,引起复发。

二、周围动脉病症

(一) 多发性大动脉炎

【概述】

多发性大动脉炎又称Takayasu病、无脉症,是主动脉及其重要分支的慢性、多发性、非特异性炎症,造成患病动脉的节段性管腔狭窄或闭塞。疾病早期或活动期,常有低热、乏力、肌肉或关节疼痛、病变血管疼痛及结节红斑等症状,伴有免疫检测指标异常。当病程进入稳定期,病变动脉形成狭窄或阻塞时,即出现特殊的临床表现,常分4种类型。

本病好发于亚洲、中东地区,据报道日本的发病率为40/10万人,而欧美的发病率为(4.7～8.0)/10万人。男女发病率之比为1:(8～9),发病年龄多为5～45岁,约90%患者在30岁以内发病;因此,以青年女性发病率较高。本病的确切病因未明,可能与自身免疫反应、雌激素水平过高及遗传因素有关。发病初期常出现血清中抗主动脉抗体和类风湿因子阳性,可能是感染(如链球菌、结核杆菌、立克次体等)激发了大动脉壁内的抗原,产生抗大动脉抗体,形成免疫复合物沉积于大动脉壁,并发生非特异性炎症。主要病理改变为动脉壁全层炎性反应,呈节段性分布。

本病属于中医学的"脉痹""血痹"等范畴,临床以人迎脉、寸口脉、气冲脉、趺阳脉减弱或触及不到多见,多发生于上肢。《黄帝内经》中有关"臂厥""骭厥"的论述有类似于本病的某些特点,如患肢每多见厥冷、乏力或微痛。中医学认为,本病主要与正气不足、邪气内侵有关,发病机制为营卫失和、血脉失畅、瘀阻不通。

【临床诊断】

1. 临床表现年轻病人尤其是女性,曾有低热、乏力、关节痛病史,出现下列临床表现之一即可临床诊断:① 一侧或双侧上肢无力,肱动脉和桡动脉搏动减弱或消失,上肢血压明显降低或不能测出,而下肢血压和动脉搏动正常；② 一侧或双侧颈动脉搏动减弱或消失，伴有一过性脑缺血症状，颈动脉部位闻及血管杂音；③ 股动脉及其远侧的动脉搏动减弱，上腹部闻及血管杂音；④ 持续性高血压，在上腹部或背部闻及血管杂音。

2. 辅助检查　① 在多发性大动脉炎的活动期，往往有红细胞计数减少，白细胞计数增高，血沉增速及多项免疫功能检测异常；② 超声多普勒，可以检查动脉狭窄的部位和程度，以及流量和流速；③ 动脉造影，能确定动脉病变的部位、范围、程度和类型，显示侧支建立情况；④ 动脉病变涉及相关脏器时，应做有关的特殊检查，如心电图及心脏超声检查、脑血流图或颅脑 CT、放射性核素肾图及肾素活性测定、眼底血管检查、放射性核素肺扫描等。

3. 临床分型　共分 4 型。

（1）头臂型　病变在主动脉弓，可累及一支或多支主动脉分支，主要临床表现为：① 脑部缺血。一过性黑蒙、头晕，严重者可出现失语、抽搐，甚至偏瘫。② 眼部缺血。视力模糊、偏盲。③ 基底动脉缺血。眩晕、耳鸣、吞咽困难、共济失调等。④ 上肢缺血。病肢无力、麻木，肱动脉、桡动脉搏动微弱，甚至不能扪及，出现无脉症。锁骨上下区及颈侧部可闻及粗糙的收缩期血管杂音。在锁骨下动脉闭塞而椎动脉通畅情况下，当上肢活动时，可因椎动脉血流逆向供应上肢而出现颅内"盗血综合征"。

（2）胸、腹主动脉型　病变在左锁骨下动脉远端的降主动脉及腹主动脉，呈长段或局限性狭窄或闭塞，以躯干上半身和下半身动脉血压分离为主要特点。上半身出现高血压，因而有头晕、头胀、头痛及心悸等症状；下半身因缺血而呈低血压，下肢发凉、无力、间歇性跛行。当肾动脉受累时，以持续性高血压为主要临床表现。

（3）混合型　兼有头臂型与胸腹主动脉型的动脉病变和相应的临床症状。

（4）肺动脉型　部分患者可同时累及单侧或双侧肺动脉，一般仅在体检时发现肺动脉区收缩期杂音，重者可有活动后气急，阵发性干咳及咯血。

【治疗原则及选穴处方】

经典针灸学以疏通经络，益气活血为基本治疗原则，根据肺主气朝百脉；心主血脉；阳明为多气多血之经等理论，在心经、肺经和足阳明经上循经选穴；亦可对症选穴。具体选穴原则如下：

1. 循经选穴　人迎脉及趺阳脉为足阳明胃经循行所过，"胃足阳明之脉，其支者，从大迎前下人迎，循喉咙，下循胫外廉，下足跗，别跗上"，故人迎脉、趺阳脉搏动减弱或消失，取胃经的人迎、解溪穴；股动脉处选气冲等。寸口脉为手太阴肺经所过，神门脉为手少阴心经所过。"肺手太阴之脉，循臂内上骨下廉，入寸口"，上肢寸口脉及神门脉搏动减弱或消失，取手太阴肺经太渊、手少阴心经神门和手厥阴心包经穴大陵等。也可用梅花针叩刺经脉，如属于臂厥者沿手三阴经在上肢的循行路线叩刺；属于骭厥者沿足阳明胃经、足少阳胆经、足太阴脾经在下肢的循行线叩刺。用中等刺激，每隔 0.5～1 寸叩刺。

2. 对症选穴　无脉症在治疗上，首先通脉活络，其次审因论治。上肢通脉活络以人迎、极泉、尺泽、太渊、神门等为主穴，下肢以气冲、委中、解溪、冲阳等为主穴。再随症配穴，兼喘咳少气加膻中、肺俞补益肺气；心悸气短加心俞、膻中养心益气；纳呆便溏，倦怠乏力者加阴陵泉、中脘、天枢健脾益胃；腰膝酸软加肾俞、气海、关元、太溪补肾益元。

● **推荐处方 1（臂厥）**

治法：养心益肺，通脉活络。

主穴：头颈部——人迎、风池（通调经脉气血）

上肢——尺泽、太渊（疏调肺经之气，疏通经脉）

内关、极泉、神门（调心气，疏通经脉）

配穴：气短喘息加天突；眩晕加百会、风池。

操作：常规操作，可加艾条灸或温针灸。

● **推荐处方 2（骭厥）**

治法：补气养血，疏通经脉。

主穴：腹部——气海、关元（补元气而促气血运行）

下肢——气冲、足三里、阴陵泉、解溪（调补脾胃，疏通经络）

配穴：眩晕加百会、太冲。

操作：常规操作，亦可加艾条灸或温针灸。

【疗效评估方法】

1. 临床症状及体征综合疗效　分4级。① 临床治愈：临床症状消失，动脉搏动有力，患侧与健侧肱动脉压基本相等，肢体血流动力学各项指标恢复正常；② 显效：临床症状和体征改善2/3以上，患侧肱动脉压、收缩期流速等肢体血流动力学指标有 2 项以上改善者；③ 有效：临床症状和体征改善1/3以上，肢体血流动力学指标有 1 项改善者；④ 无效：临床症状和体征无明显变化，肢体血流动力学指标均无明显改善。

2. 临床症状结合实验室指标　分4级。① 临床痊愈：活动期表现消失，缺血症状与体征明显改善或消失，ESR、CRP 等检查恢复正常；② 显效：活动期表现消失，缺血症状与体征部分消失，实验室检查恢复正常；③ 有效：活动期表现减轻，缺血症状和体征部分改善，实验室检查结果有好转；④ 无效：症状与体征无改善或病情进展。

【针灸疗效分析】

1. 针灸疗效现状　多发性大动脉炎分为头臂动脉型和腹主动脉型，针灸治疗主要针对头臂动脉型。目前针灸治疗本病，以症状、体征改善情况、血流动力学指标为主要结局指标，肢体温度变化、血管内径、血管壁厚度等为次要结局指标。临床证据显示，针灸可明显缓解症状，甚至治愈，总有效率为85.3%～95%，临床治愈率为 15%～23.5%，显效率为 51.6%～62.5%。

2. 影响针灸疗效的因素　① 类型：从临床上看，针灸治疗对于头臂动脉型疗效优于腹主动脉型，尤其是对头臂动脉型的无脉症疗效较好；② 病情：大动脉炎病情发展缓慢，在早期针灸治疗能取得较好的疗效，随着病情发展动脉壁结缔组织增生，血管内因血栓形成而闭塞，针灸疗效较差。

3. 针灸治疗潜在的可能机制　① 免疫调节：本病可能由于感染引起血管壁上的变态反应或自身免疫反应所致，在患者的血液中，α球蛋白、γ球蛋白和免疫球蛋白 c 增高，血中抗动脉抗体阳性，提示本病可能属于自身免疫性疾病范畴。针刺可通过调节机体免疫系统，达到治疗目的。② 促进循环：本病主要发生于主动脉的大、中分支,病变由动脉外膜开始,向内扩展,使动脉壁各层均有重度的以淋巴细胞及浆细胞为主的细胞浸润及结缔组织增生,伴有中层的弹力纤维断裂,并迟早引起血栓形成而闭塞。而在受累动脉远端造成缺血,针刺可舒张血管,改善血流量,对动脉侧支循环的建立起促进作用。

【预后】

多发性大动脉炎为慢性进行性血管病变,受累后的动脉由于侧支循环形成丰富,故大多数患者预后好,可参加轻工作。预后主要取决于高血压的程度、心功能状态及脑供血情况,急性发作期糖皮质激素联合免疫抑制剂积极治疗可改善预后。其并发症有脑出血、脑血栓、心力衰竭、肾衰竭、心肌梗死,主动脉瓣关闭不全、失明等。死亡原因主要为脑出血、肾衰竭。部分大动脉炎患者的病因为结核、梅毒或其他细菌感染,因此积极防治这些疾病和感染对预防大动脉炎非常重要。平时应当加强锻炼,增强身体的抵抗力,预防感冒。患者注意避免受寒受凉,如有高血压病,应积极治疗。头臂型的患者,应预防强光照射,起卧动作要缓慢,防止脑缺血。

(二)自主神经紊乱所致的动脉病症(雷诺综合征与红斑性肢痛症)

自主神经系统由交感和副交感神经两大系统组成,在大脑皮质及下丘脑的支配和调节下,交感与副交感功能相互协调、相互拮抗,共同调节正常生理功能,维持机体内环境的稳定。交感兴奋引起一种使器官处于行使或抵御所有进攻和应激状态的反应,也称强化作用,其特征为肾上腺素释放增加、心率加快、血压升高、经过骨骼肌和肺的循环血量增加、血糖升高、内脏循环血量减少、肠蠕动抑制、尿潴留、眼裂和瞳孔扩大;而副交感神经兴奋引起一种通过休息、放松来维持器官功能的反应,具体表现为心率减慢、每分钟血流量减少、血压下降、基础代谢率降低及肾上腺素释放减少、血管扩张、膀胱收缩、肠蠕动增加和瞳孔缩小等反应。

自主神经系统包括中枢和外周部分,前者包括大脑皮质的自主神经代表区及自主神经皮质下调节中枢(下丘脑、脑干和脊髓),其中脑、延髓和骶髓发出副交感神经节前纤维,胸、腰髓侧角发出交感神经节纤维。因此,中枢或周围神经病变时常常会伴有自主神经功能障碍的症状,而全身各系统的病变时也可能有自主神经功能障碍的表现。本节主要介绍常见的以自主神经功能障碍为突出表现的独立疾病和综合征,如雷诺综合征、红斑性肢痛症。

Ⅰ.雷诺综合征

雷诺综合征(Raynaud syndrome)属自主神经系统疾病,可分为原发性和继发性两种。原发性者即雷诺病(Raynaud disease,RD),又称肢端动脉痉挛病,是阵发性肢端小动脉痉挛而引起的局部缺血现象。

原发性人群患病率约为10%,多发生于20~30岁女性,女性患病率是男性的9倍(亦有文献认为是5倍),呈家族倾向,高冷地区及冬春季节更多见。目前认为,雷诺病是肢端小血管对寒冷和应激的过度反应,其病因及发病机制不清,可能与以下因素有关:① 交感神经功能紊乱,当受到寒冷等刺激时,指(趾)血管痉挛性或功能性闭塞引起肢端局部缺血,皮肤苍白;血管扩张时局部血液瘀滞引起皮肤发绀。② 血管敏感性因素,肢端动脉本身对寒冷的敏感性增加所致。③ 血管壁结构因素,血管壁组织结构改变可引起正常血管收缩或对血中肾上腺素出现异常反应。④ 遗传因素,某些患者家系中常有出现血管痉挛现象的成员。病理上早期或病情轻者,指(趾)动脉壁可无病理改变。随着病情进展到后期或病情严重者可发现小动脉内膜增生、肌层纤维化、血管壁增厚、管腔狭窄,少数患者管腔闭塞或血栓形成,并伴有局部组织营养障碍,如指(趾)端溃疡。随着血栓形成和机化,毛细血管迂曲、扭转,动脉痉挛性狭窄,静脉呈扩张充血状态。继发性又称雷诺现象(Raynaud phenomenon,RP),是继发于其他疾病的肢端动脉痉挛现象。临床上较常见和重要的是后者,约占本病的 2/3,而雷诺病则少见。雷诺现象常见于 30～40 岁人群,男性多发。

本病属中医学"手足厥冷"和"痹证"等范畴。中医学认为,由感受外来寒邪,寒邪客于四肢之末、凝滞气血,痹阻阳气;或肝郁气滞,条达失司,经脉受阻;或脾肾阳气亏虚,阳虚不能温煦肢体所致。

【临床诊断】

1. 雷诺病

(1)临床表现 ① 病因不明,多见于 20～30 岁青年女性,多于寒冷季节发病,起病隐匿,也可突发,每日发作 3 次以上,每次持续 1 min 至数小时,可自行缓解。寒冷、情绪变化可诱发,遇温暖环境、温水浴、揉擦或挥动患肢可缓解。症状和体征与血管痉挛发生频率、持续时间和严重程度相关。② 临床主要表现为间歇性肢端血管痉挛,伴有疼痛及感觉异常,典型临床发作可分为三期。缺血期(痉挛缺血期):当局部遇冷或情绪激动时,双侧手指或足趾、鼻尖、外耳对称性地从末端开始苍白、变凉、肢端皮温降低,同时皮肤出冷汗,系小动脉痉挛所致。常伴有蚁行感、麻木感或疼痛感,常持续数分钟到数小时。缺氧期(瘀血缺氧期):局部缺血期继续,仍有感觉障碍、皮温降低、毛细血管扩张瘀血、肢端青紫、边界清楚和疼痛等,持续数小时至数日后消退或转入充血期。充血期(扩张充血期):痉挛全部解除后,出现反应性血管扩张充血,动脉充血,皮肤温度上升,皮肤潮红,然后恢复正常。部分患者开始即出现青紫而无苍白或苍白后即转为潮红,也可由苍白或青紫之后即恢复正常。晚期指尖偶有溃疡或坏疽,肌肉可有轻度萎缩。③ 大多数患者仅累及手指,近 1/2 的患者可同时累及足趾,仅累及足趾者极少。有些患者可累及鼻尖、外耳、面颊、舌、口唇、胸部及乳头等。疾病早期仅 1～2 个手指受累,后期则多个手指受累,并累及足趾,每次发作不一定累及相同的手指或足趾。

(2)体格检查 除指(趾)发凉、手部多汗外,其余正常。桡动脉、尺动脉、足背动脉及胫后动脉搏动均存在。

(3)辅助检查

1)彩色多普勒超声 可发现寒冷刺激时手指的血流量减少。

2)激发试验 ① 冷水试验:令患者指(趾)浸入 4℃冷水中 1 min,75% 的患者可诱发颜色变化,若将全身暴露于寒冷环境,同时将手浸于 10～15℃ 水中,发作的阳性率更高;② 握拳试验:两手握拳 90 s 后松开手指,部分患者可出现发作时的颜色改变;③ 局部降温试验:在室温 20℃ 时测手指皮温后,将双手浸入 4℃冷水中 2 min,观察皮温恢复时间,超过 25 min 者为阳性。

3)指动脉造影 分别在冷刺激前后做指动脉造影,如发现血管痉挛,可动脉内注射盐酸妥拉唑啉后再次造影,了解血管痉挛缓解情况。造影可以显示动脉内膜增厚、管腔狭窄,偶见动脉闭塞。

(4)其他 血沉可作为常规选项,若增快则支持继发性雷诺现象。微循环检查、C-反应蛋白、免疫指标检测、神经传导速度及手部 X 线检查有助于鉴别诊断。

诊断要点:① 典型临床表现、发病年龄、性别、寒冷及情绪变化可诱发,双侧受累,以手指多见,边界分明的苍白、青紫及潮红等变化;② 病史 2 年以上;③ 无其他引起血管痉挛发作疾病的证据。

2. 雷诺现象

(1) 起病年龄主要为 30～40 岁,男性多发,临床表现与雷诺病类似,但程度较重,分布呈非对称性(单侧手指或脚趾)。

(2) 病因清楚,继发于其他疾病,常见于血栓闭塞性脉管炎、自身免疫性疾病(如硬皮病、皮肌炎、系统性红斑狼疮、类风湿性关节炎及结节性动脉炎等)、脊髓空洞症、前斜角肌综合征、腕管综合征及铅、砷中毒性周围神经炎患者,也可见于吸烟、手足外伤、长期劳损(如经常使用震动工具作业的工人)、长期接触某些化学品(如聚氯乙烯)以及应用某些药物(如 β 受体阻滞剂、麦角胺和化疗药物)的人群。

(3) 组织坏死常见,甲皱毛细血管扩张、管腔不规则血管襻增大。

附　2014 年国际专家共识(Maverakis 等 12 位专家)制定的诊断标准

诊断分以下 3 步进行:

1. 手指(脚趾)是否对寒冷刺激敏感。

2. 血管痉挛期间指(趾)端皮肤颜色是否有双相变化(苍白、紫绀)。

3. 若满足①～⑥中 3 项及以上即可诊断:① 症状可否由除寒冷刺激外的因素诱发,例如情绪;② 疾病发作是否累及双侧肢体,即使不同时或不对称;③ 疾病发作时皮肤颜色变化的界限是否清楚;④ 患者是否提供发作时强烈支持雷诺综合征诊断的影像资料;⑤ 指(趾)端以外的部位是否有时也可发作;⑥ 疾病发作期间指(趾)端皮肤颜色是否有三相变化(苍白、紫绀、潮红)。

【治疗原则及选穴处方】

经典针灸学以温经通阳、活血化瘀为基本治疗原则。应避免寒凉刺激。在选穴上主要循经选取穴位,可结合证型选穴。上肢常选肩井、极泉、肩髃、曲池、外关、合谷、阳池、中渚、内关、大陵等;下肢可选足三里、三阴交、委中、阳陵泉、太冲、丘墟、解溪、悬钟;可选气海、关元、膏肓等强壮穴位。

● **推荐处方 1**

治法:活血通络。

主穴:上肢——内关、曲泽、大陵(疏通心包经,活血通络)

　　　　　合谷、外关(疏通手阳明、少阳经)

　　　下肢——足三里、阳陵泉、太冲(疏通经络)

操作:内关向上斜刺 1 寸,行捻转泻法 1～3 min。曲泽直刺 1 寸,行提插泻法,使针感向上肢传导。余穴常规操作。

● **推荐处方 2**

治法:温通经脉。

主穴:上肢——合谷、外关、手三里(温通经络)

　　　下肢——三阴交、足三里(健脾益气,温通经络)

　　　腹部——关元(扶阳驱寒)

操作:穴位针刺得气后,再捏艾绒呈枣核大置于针柄上点燃,施以温针灸。燃尽换新炷 3～5 次,每次治疗约 30 min,每日 1 次。

● **推荐处方3**

治法：疏通经络，活血化瘀。

主穴：上肢——极泉、臂中、阳池、合谷

　　　下肢——委中、三阴交、太冲（理气通经、活血化瘀）

操作：极泉提插泻法，使触电感向上肢传导，不留针。余穴常规操作。

【疗效评估方法】

1. 中华人民共和国卫生部颁布的《中药新药临床研究指导原则》（2002年）中的疗效标准　分4级。① 临床痊愈：症状消失，对低温有良好的耐受性，甲皱微循环正常；② 显效：主要症状消失，对低温有良好的耐受性，甲皱微循环基本正常；③ 有效：主要症状减轻，手指耐低温能力有所提高，但遇冷后或情绪激动时，仍有皮色变化，甲皱微循环较前好转；④ 无效：治疗前后比较，各方面均无改善。

2. 血管痉挛发生的频率，持续时间和严重程度　通过记录每日、每周、每月血管痉挛发生的频率、每次持续的时间，以及发作的严重程度（通过视觉模拟量表进行积分）来评估疗效。

【针灸疗效分析】

1. 针灸疗效现状　临床证据显示，针灸可明显缓解症状。据一些RCT研究报道，针灸治疗本病的总有效率为90％左右。国外学者R.APPIAH等观察发现，针灸治疗后雷诺综合征发作频率明显降低，且效应可维持，无副作用，证实了针灸治疗此病不仅仅是安慰剂效应。他认为针灸治疗此病的机制一方面是降低了交感神经的活性，另一方面是释放P物质和CGRP，其后者是最有效的血管扩张剂之一。

2. 影响针灸疗效的因素　① 病情：原发性雷诺病早期，患者症状可自然改善，针刺治疗可缩短病程，长期持续的动脉痉挛可致动脉器质性狭窄而不可逆，针刺效果降低。继发性雷诺综合征患者应明确其原发病，积极治疗，方可取效。② 患者的配合：本病发病原因未完全明确，寒冷刺激，情绪激动或内分泌功能紊乱是主要的发病因素。因此，患者应避免各种诱因，这对于提高和巩固针刺疗效具有重要意义。

3. 针灸治疗潜在的可能机制　针灸治疗本病的主要机制是调节自主神经功能，针灸可调整自主神经功能，解除血管痉挛，针灸还具有促进侧支循环开放和建立的作用，从而改善局部血液循环，减轻症状。温针灸可发挥艾灸及穴位刺激的双重作用，并使热力通过针灸而内达腧穴。其作用机理是由燃艾时产生的物理因子和化学因子，作用于腧穴感受装置与外周神经传入途径，使刺激信号传入中枢，经过整合作用传出信号，调控机体神经-内分泌-免疫网络系统、循环系统，抑制交感神经、扩张血管等，从而调整机体的内环境，以起到治疗雷诺病的功效。另外，针灸可促进P物质、CGRP等物质的释放。

【预后】

本病预后相对良好，约15％患者自然改善；30％逐渐加重，长期持续动脉痉挛可致动脉器质性狭窄而不可逆，但严重程度达到需要截指或截趾者极少（小于1％）。少数病情较严重者可用缓解动脉痉挛的药物治疗。交感神经切除可用于对药物治疗无效的严重病例，但效果也是暂时的。大多数原发和继发性雷诺现象与雷诺病表现相似。平时患者应注意保暖,特别是手足不要受冻,吸烟者应戒烟。

Ⅱ. 红斑性肢痛症

【概述】

红斑性肢痛症是一种少见的、病因不明的阵发性血管扩张性疾病。其特征为肢端皮肤阵发性皮温升高、潮红、肿胀,并产生剧烈的烧灼样疼痛,以足趾、足底为著,环境温度升高可诱发或加剧,温度降低可使疼痛缓解。多见于青年,夏季发病,冬季缓解。通常分原发性、继发性及遗传性红斑性肢痛症。原发性可在任何年龄起病;继发性则多见于骨髓增生性疾病(如红细胞增多症、血小板增多症等)和自身性免疫性疾病,也可见于多发性硬化、脊髓疾病、糖尿病、AIDS 等疾病,此外感染、应用某些药物和蕈中毒也可引起该病;遗传性红斑性肢痛症是常染色体显性遗传性疾病,多有家族史,研究证明,钠离子通道亚单位的基因发生突变或者表达异常与本病有关。

红斑性肢痛症的病因及发病机制尚不清楚,目前认为,可能是由于微循环调节功能障碍,毛细血管前括约肌持续收缩、动静脉短路,局部血液灌注量增加,营养通路血管内灌注不足,引起局部组织缺血缺氧,最终出现患处组织高灌注和缺血并存的现象,引起皮肤红肿、温度升高和剧痛,组织代谢产物使血管扩张,灌注增加,进一步加重症状。

本病属中医学“血痹”“热痹”等范畴。中医学认为,寒湿之邪侵袭,郁久化热,或湿热之邪侵袭,流窜肌肤及关节,导致瘀血凝滞,使气血运行受阻,从而出现肢端皮肤发热、潮红、肿胀及疼痛等症。

【临床诊断】

1. 临床表现　① 青年多见,夏季发病,冬季缓解。表现为双侧肢端(尤以双足最为常见,少数患者仅见于单侧)对称性出现皮肤阵发性皮温升高,潮红、肿胀和剧烈疼痛。疼痛为阵发性烧灼痛,以夜间明显、次数多,可持续数分钟、数小时、数日。温热、活动、肢端下垂或长时间站立可引起或加剧疼痛发作。冷水浸足、休息或抬高患肢,疼痛可减轻或缓解。因此,患者喜欢温度较低的环境,不愿穿袜子或戴手套。病情进展缓慢。② 严重患者可因营养障碍而出现溃疡或坏疽。病变区可有感觉过敏,一般无其他感觉、运动障碍。③ 发作期体检可见患侧皮肤血管扩张,潮红,压之红色可暂时消失,温度升高,轻度肿胀和多汗,足背动脉与胫后动脉搏动略增强。反复发作者可见皮肤与指甲变厚。热水诱发性试验阳性(将两手或足浸入 32～36℃的水中,见红、肿、热、痛发作者)。

2. 诊断依据　① 成年期发病;② 出现肢端对称以足为主的阵发性红、肿、热、痛;③ 无局部感染及炎症;④ 受热、站立和运动后疼痛加剧,冷敷、抬高患肢和休息后疼痛减轻;⑤ 原发性及遗传性需排除可引起继发性红斑性肢痛症的原发病。

【治疗原则及选穴处方】

经典针灸学以清热活血,疏通经脉为基本治疗原则。急性发作期应卧床休息,抬高患肢。可根据病变部位循经选穴,选穴的基本原则如下:

1. 局部选穴　上肢出现红肿热痛选局部阿是穴、外关、合谷、间使、大陵、太渊;下肢出现红肿热痛选局部阿是穴、三阴交、昆仑、解溪、丘墟等。

2. 辨证选穴　可选清血热的穴位,如曲池、血海、委中、大椎、膈俞、十宣、井穴。

● **推荐处方 1**

治法：清热凉血，活血通络。

主穴：上肢——阿是穴（清热凉血）

外关（疏通少阳经脉）

间使、大陵（疏通厥阴经脉，活血通络）

合谷（疏通阳明经脉，活血通络）

下肢——阿是穴（清热凉血）

三阴交、解溪、商丘（疏通太阴、阳明经脉）

太溪、太冲、足临泣（疏通少阴、厥阴、少阳经脉）

操作：阿是穴在红斑处选择 2～3 点，用三棱针点刺，加拔火罐，出血 3～5 ml。余穴常规操作。

● **推荐处方 2**

治法：清热活血，疏通经脉。

主穴：局部——阿是穴（清热活血）

远端——夹脊穴（疏通经脉）

配穴：下肢病选腰 1～5 夹脊穴、三阴交、昆仑；四肢同病选胸、腰夹脊穴、三阴交、昆仑、曲池、外关；多处发病选颈 2～3、颈 7 及胸、腰夹脊穴、三阴交、昆仑、曲池、外关、风池。

操作：阿是穴操作同推荐处方 1。夹脊穴提插捻转泻法至产生较强酸、麻、胀感，使针感向上或向下传导。三阴交、昆仑针感向足底方向传导。外关、曲池针感向手掌方向传导。风池针感向头项部放射。

【疗效评估方法】

1. 视觉模拟量表法（VAS）　评定疼痛症状变化，参见偏头痛。

2. 整体症状评估法　分 3 级。① 治愈：治疗后肢体不再剧痛，遇热不再复发；② 好转：治疗后肢体疼痛发作次数减少或不发作，但遇热后又发作；③ 无效：肢体仍疼痛，阵发性发作，遇热后明显。

【针灸疗效分析】

1. 针灸疗效现状　目前针灸治疗本病的文献均为个案报道和病例系列观察，暂无较高质量的随机对照试验。从临床证据看，针灸治疗本病，以症状、体征（疼痛、肿胀、皮肤色泽）改善情况为主要结局指标，治愈所需治疗次数及可否恢复工作为次要结局指标。据多篇病例系列观察报道，针灸治疗本病的总有效率为 100%，临床治愈率为 71.4%～86.84%，显效率为 13.15%～28.6%。但总体上缺乏高质量临床证据。

2. 影响针灸疗效的因素　① 病情与病程：本病病程越短，病情越轻针灸疗效越好。初起病在表，病位轻浅，针刺治疗起效较快，较易根治。病久病位较深，针治起效较慢，病程长，根治难。② 病性：本病分为原发性和继发性，原发性属于血管功能性扩张症；继发性则由真性红细胞增多症、甲亢及其他免疫、内分泌疾病和中毒性疾病所致。一般而言，针灸治疗原发性的疗效优于继发性。③ 患者的机体状态和配合程度：老年人，尤其是伴有其他基础疾病的老年患者，体质较差，针刺治疗需要调节其整体状态,标本兼治,疗程较长。中青年往往发现及时,体质较强健,病情较轻,针灸治疗起效较快。其发病与感冒、经期密切相关,加强锻炼,预防感冒,注意经期保健,增强体质,既可阻断诱发本病之源,又可提高针灸疗效。患者在针灸治疗期间应避免热刺激,也可进行温热性脱敏疗法,将患肢浸入临界温度以下的水中,然后逐渐升高水温,直到出现轻度不适,每天重复这一过程,且逐渐提高水温,直到患肢适应在临界温度以上的水中仍不发作为止,这样可提高和巩固针灸疗效。

3. 针灸治疗潜在的可能机制 本病的病因和发病机制尚不清楚。目前认为与自主神经或血管舒缩神经中枢功能紊乱有关,故受累部位常呈对称性分布;也有人认为,由于两侧肢体的浅表和深部动脉的血流增加,使皮肤循环量增加,皮肤发红而温度升高。扩张的小血管压迫和刺激神经末梢,引起烧灼样疼痛;还有人认为,本病可能与某些原因使周围循环中 5-羟色胺和缓激肽的蓄积有关;或皮肤对温热过度敏感或细小血管对温热反应过度,而缺乏血管正常收缩的对抗机制有关。最终导致血管神经功能紊乱,引起毛细血管前动脉短路开放过多,使局部皮肤动脉血流增多,引起局部红肿热痛的症状表现。根据以上的发生机制,针刺治疗本病的环节和机制可概括为:① 调节血管舒缩运动。针刺对自主神经具有良性调整作用,可协调血管的舒缩运动,可改善局部微循环的障碍,调整肢体微循环的血流速度,消除局部炎症反应,使扩张的小血管恢复正常,皮温降低,从而减轻临床症状。② 镇痛作用。针刺可通过神经与体液机制,提高机体的痛阈和耐痛阈,而 5-羟色胺是实现针刺镇痛效应的重要环节,通过针刺可使脑内 5-羟色胺的含量增多,从而起到镇痛作用。另外,针刺促进人体释放内源性镇痛物质也发挥着镇痛作用。

【预后】

本病一般预后较好,均不致残或致命。其中原发性红斑肢痛症临床症状表现严重,痛苦较大,多在儿童期发病,治疗及时,一般不会引起严重后果,预后良好;继发性红斑性肢痛症预后多与原发病有关,应标本兼治,否则易反复,或迁延不愈;特发性红斑肢痛症临床症状较轻,属自限性疾病,多可自愈。另外,患病局部以保持凉爽干燥为宜,夜间睡眠时患部不宜覆盖,但平时避免暴露于温热的环境中,特别是干热。有条件的情况下,发作重者可搬到气候凉爽,达不到引起疼痛发作的临界温度以下的地方居住。但亦不宜用冰块或冰水局部降温的方法来缓解发作,以免损伤肢端血管和周围神经,否则反而使发作持续或加重。目前,西医治疗原发性红斑性肢痛,给予阿司匹林可迅速和持久缓解疼痛,避免血管扩张,亦有助于减少发作;使用血管收缩剂,如麻黄素、普萘洛尔、二甲麦角新碱,亦可解除疼痛,这些治疗方法均为对症处理。针灸可通过调节自主神经功能产生实质性治疗作用,而且对大多数轻度发作的患者可起到临床控制或治愈的效果。

三、血栓闭塞性脉管炎

【概述】

血栓闭塞性脉管炎是中小动脉和静脉的节段性闭塞性炎症病变,表现为受累血管的血栓形成和再通,常发生于四肢末梢,多发于下肢,以下肢趾端剧烈疼痛、坏疽和慢性溃疡为特征,偶亦有累及上肢者,是一种非动脉粥样硬化性炎性疾病。本病初期仅表现为肢端发冷、发麻、酸痛等。

本病好发于男性青壮年,绝大多数有吸烟史,患肢常伴有游走性血栓性浅静脉炎和雷诺综合征。

该病分布广泛,但主要好发于亚洲地区,以中东、东南亚、远东为主。最初认为,血栓闭塞性脉管炎几乎只发生在男性患者,因为女性的发病率小于 1%。在最新的研究中表明,女性患者的比例在(11～23)/10 万人,其原因在于女性吸烟比例的增加。

本病属中医学"痹证"范畴,后期脚趾产生坏疽、脱落,则属于"脱疽"病。发病初起多为寒湿凝聚脉络,气血郁结,闭塞不通,多为寒证实证,久延不愈,邪气既可化热,又可耗伤气血,故见热证、虚证。素体虚弱者,尤易发生虚证。

【临床诊断】

依据中国中西医结合学会周围血管疾病专业委员会制定的诊断标准:① 发病年龄在 20～40 岁,几乎全为男性,女性罕见。② 有较长时间的慢性动脉缺血的临床表现,如发凉、疼痛、麻木、皮肤颜色改变、间歇性跛行、动脉搏动减弱或消失等,后期出现静息痛。常累及下肢,上肢发病者少。③ 部分患者有游走性血栓性浅静脉炎的病史。④ 常累及肢体中小动脉,肢体动脉狭窄闭塞的位置多在腘动脉及其远端动脉。⑤ 几乎全部有吸烟史,或有受寒冻史。⑥ 排除肢体动脉硬化闭塞症、糖尿病性坏疽、大动脉炎、肢体动脉栓塞症、雷诺病、外伤性动脉闭塞症、变应性血管炎等其他疾病。⑦ 疾病活动期,血液中 IgG、IgA、IgM、抗动脉抗体、免疫复合物阳性率增高,T 细胞功能指标降低。⑧ 动脉造影:动脉造影可显示血管走行突然中断,或呈竹尖样变细,看不到虫蚀状缺损影。

【治疗原则及选穴处方】

经典针灸学以温经散寒、化瘀通络为基本治疗原则。根据心主血脉,阳明经为多气多血之经等理论取穴,以局部循经选穴为主。

● **推荐处方 1**

治法:温经散寒,活血通络。

主穴:下肢——足三里、阴陵泉(通调气血)

解溪、行间(宣通局部气血)

上肢——曲池、外关、合谷(通调气血)

中渚(宣通上肢经气)

操作:如肢冷甚者,可在足三里、曲池等穴用隔姜灸,每次 5～7 壮。余穴常规操作。

● **推荐处方 2**

治法:活血化瘀,行气通络。

主穴:下肢——委中(刺血以活血化瘀)

足部——昆仑、太溪、解溪、陷谷(疏通经络)

八风(疏导局部气血)

操作:委中在静脉上点刺出血,太溪与昆仑,解溪与陷谷,每次取一穴交替使用,行平补平泻法。如疼痛剧烈者,八风穴用提插捻转,反复行针,并久留针。如无化热趋势者,可加灸法。

● **推荐处方 3**

治法:清热解毒,活血和营。

主穴:下肢——血海、阴陵泉、三阴交(泻血中热毒)

　　　　足部——昆仑、照海、陷谷(以疏通经络,舒畅血行),

　　　　　　　　涌泉(清解热毒,壮水制阳)

配穴:趾痛甚加八风;发热加大椎、曲池。

操作:诸穴常规操作。

【疗效评估方法】

1. 中国中西医结合学会周围血管疾病专业委员会制定的疗效标准(1995 年)　分 4 级。① 临床治愈:平卧位时肢端皮肤正常或有时苍白或苍黄,冷感正常或偶有冷感,无疼痛症状或劳累后疼痛,无麻木感或偶有轻度麻木感,步行速度为 100～120 步/min,并能持续步行约 1500 m 以上无不适者;② 显效:临床症状明显改善,平卧位时肢端皮肤有时苍白或苍黄或持续性苍白或苍黄,偶有冷感或常有冷感,劳累后疼痛或静息痛,偶有轻度麻木感或常有轻度麻木感,步行速度同上,行走>500 m 出现局部不适;③ 进步:临床症状减轻,平卧位时肢端皮肤持续性苍白或苍黄或呈紫绀色,常有冷感或明显冷感,局部保温后有改善,静息痛或需服用镇痛剂,常有轻度麻木感或明显麻木,步行速度同上,能持续步行 300 m 左右者;④ 无效:治疗后患者症状及体征无进步或病情继续加重。

2. 症状积分法

(1) 肢体皮肤发凉　正常为 0 分,有时发凉为 1 分,持续性发凉或比正常人穿得多可缓解为 2 分,持续性冰凉或穿得比正常人多仍觉发凉为 3 分,穿得比正常人多仍觉冰凉为 4 分。

(2) 肢体酸胀　本症状可为酸或胀。正常为 0 分,较平素活动增大时,肢体酸或胀各为 1 分,有时酸或胀各为 2 分,持续性或酸或胀各为 3 分,酸、胀难忍各为 4 分(酸或胀须分别记分,如酸为 3 分,胀为 1 分)。

(3) 肢体麻木　正常为 0 分,较平时活动量增大时麻或木各 1 分,有时麻或木各 2 分,持续性麻为 3 分,持续性木为 3 分(麻或木须分别记分)。

(4) 间歇性跛行　行走≥1500 m 无不适症状为正常,记 0 分;行走≥1000 m 出现局部不适症状为 1 分;行走≥500 m 出现不适症状为 2 分;行走>100 m 出现不适症状为 3 分;行走≤100 m 出现不适症状为 4 分;活动即出现不适症状为 5 分。

(5) 静息痛　正常为 0 分,劳累后出现静息痛为 1 分,有时静息痛为 2 分,静息痛尚可忍受为 3 分,静息痛不能忍受或不能睡眠为 4 分。

(6) 烧灼感　正常为 0 分,有时烧灼感为 1 分,夜间或白天烧灼感为 2 分,持续性烧灼感为 3 分,持续性烧灼感不可忍受为 4 分。

(7) 肤温降低　正常为 0 分,有时凉为 1 分,持续性凉为 2 分,持续性冰凉为 3 分,冰冷不可忍受为 4 分。

(8) 肤色异常　正常为 0 分,有时苍白或苍黄为 1 分,持续性苍白或苍黄为 2 分,皮肤呈紫绀色为 3 分,紫黑或见紫褐斑为 4 分。以上均为平卧位观察。

(9) 溃疡　溃疡痊愈为 0 分,溃疡结痂未脱为 1 分,溃疡直径<1 cm 为 2 分,直径为 1～2 cm(不含 2)为 3 分,直径为 2～3 cm(不含 3)为 4 分。依此类推(非圆形创伤口,取其长、短径之和除以 2)。溃疡

深浅:溃疡在皮质为1分,在皮下及肌肉为2分,在肌肉深层为3分,在肌肉及肌腱骨间为4分。

注:A.各项中,凡双侧发病者需以分值乘以2,分值不同时需单独记分。B.分数值计算取小数点后两位为准。

疗效评定:以治疗后与治疗前的分数比值大小评定疗效,即治疗后记分之和与治疗前记分之和相比。临床痊愈:<0.3;显效:0.3~0.6(不含0.6);有效:0.6~0.9(不含0.9);无效:0.9~1(含1)。恶化:>1。

【针灸疗效分析】

1. 针灸疗效现状　针灸治疗本病以主观症状(麻木及凉、疼痛、间歇性跛行、肢体颜色)、踝肱指数,最大行走距离,血液流变学指标,免疫球蛋白及补体指标和微循环血流改变程度等为结局指标。临床证据显示,针灸治疗有一定疗效,尤其对早期治疗血栓闭塞性脉管炎能起到积极作用。

据报道,对于Ⅰ期患者,在常规治疗基础上配合针灸治疗,总有效率可达90%,针灸配合神经阻滞法可明显改善踝肱指数和最大行走距离,对于间歇性跛行、疼痛和麻木感的总有效率达到89.7%、100%及81.1%;艾灸治疗的总有效率达93.33%,止痛效果优于强痛定。

2. 影响针灸疗效的因素　① 病情:本病局部缺血期,引起缺血的原因功能性因素(痉挛)大于器质性(闭塞)者,针刺治疗能取得较好疗效。营养障碍期,动脉病变以器质性变化为主,针刺在此环节以作用于侧支循环的建立为主,治疗后能使皮温升高,但不能达到正常水平,针灸疗效不及前者。坏死期,动脉完全闭塞患肢发凉,针灸可以起到镇痛作用,此时已出现危险并发症,应及早予以外科治疗。② 患者的配合:血栓闭塞性脉管炎患者大多数有吸烟史,烟碱能使血管收缩,烟草浸出液可致实验动物的动脉发生炎性病变,因此,在治疗过程中患者戒烟有很重要的作用。患肢应进行锻炼,患者平卧,先抬高患肢45°以上,维持1~2 min,再在床边下垂2~3 min,然后放置水平位2 min,并做足位旋转、伸屈活动,反复做上述锻炼20 min,每天数次,以促使侧支循环更好地建立。

3. 针灸治疗潜在的可能机制　① 调节免疫:本病患者的血清中有抗核抗体存在,罹患动脉中发现免疫球蛋白(IgM,IgG,IgA)及C3复合物,因而免疫功能紊乱在本病的发病原因中的重要性已引起关注。针灸具有对免疫系统的调整作用,增强机体的免疫功能。② 改善循环:针刺可使血液流变学指标异常者,如全血黏度比、血浆黏度比、红细胞压积、胆固醇、三酸甘油酯和纤维蛋白原增高者明显下降;还能扩张微动静脉,减轻血细胞聚集;促进侧支循环建立,对缓解缺血性疼痛,改善患肢供血起一定作用。

【预后】

本病如能早期诊断,早期治疗,避免寒冷、潮湿刺激预后较好;不能坚持治疗、病程长、病情重者预后差。吸烟容易引起复发,应戒烟。患者应注意手、足部的保暖,尽量避免寒冷刺激,且避免居住环境过于潮湿。避免用冷水或温度过高的水洗脚。防止血管遇冷收缩导致肢体血运障碍引起疼痛;而水温过高会增加局部组织耗氧量而加重缺氧。穿宽松鞋袜,并常更换,足部应尽量避免受压和摩擦,防止损伤感染。患者要保持良好的精神和情绪。对已坏死的组织可进行手术切除,创面较大,表皮生长缓慢者,可行植皮术,对已坏死的足趾(手指),可进行手术切除。本病临床上可分为3期,第1期为局部缺血期,动脉仅受病变侵袭,引起缺血的原因是功能性因素大于器质性因素。第2期为营养障碍期,动脉已处于闭塞状态,肢体依靠侧支循环而保持存活,消除交感神经作用后仍能促使侧支进一步扩张,提供稍多的血量,这一时期以器质性变化为主。第 3 期为坏疽期,动脉完全闭塞,影响侧支所能发挥的一切代偿功能。目前西医治疗本病主要以血管扩张剂为主,缺乏有效的治疗方法,针灸对于第 1 期效果最好,第 2 期也能取得一定效果,从临床看针灸治疗第 1 期、第 2 期可作为一种主要的治疗方法,对主要症状和体征有明显的治疗作用。但本病病因不明,情况复杂,以针灸为主的综合治疗即有必要结合应用中西药治疗是符合临床实际情况的。因此本病的第 1、2 期归入针灸Ⅱ级病谱。第 3 期时针灸只能作为一种辅助治疗手段。

四、淋巴管炎性病症

（一）急性淋巴管炎(浅表性)

【概述】

急性淋巴管炎是致病菌从损伤破裂的皮肤或黏膜侵入,或从其他感染性病灶,如口咽炎症、足部真菌感染、各种皮肤及皮下化脓性感染等,经组织的淋巴间隙进入淋巴管内,引起淋巴管及其周围的急性炎症,称为急性淋巴管炎。主要由溶血性链球菌所致,其主要病理变化为淋巴管壁和周围组织充血、水肿、增厚,淋巴管腔内充满细菌、凝固的淋巴液及脱落的内皮细胞。本病多见于四肢,往往有一条或数条红色线向近心端延伸,沿行程有压痛,所属淋巴结可肿大、疼痛。严重者常伴有发热,头痛、全身不适、食欲不振及白细胞计数增多。根据流行病学调查,我国于 20 世纪 80 年代基本消除了由于丝虫病所带来的急性淋巴管炎,而国外欠发达地区还时有发生由丝虫病引起的急性淋巴管炎。

本节主要讨论浅表性淋巴管炎,中医学称为"红丝疔",认为多因手足皮肤损伤,感染邪热火毒,走注经络,呈红丝显露,迅速上攻手膊或小腿而引起的疾病。邪毒重者可内攻脏腑,发生"走黄"。

【临床诊断】

1. 红丝显露先从手、前臂或足、小腿部开始,可延伸至肘、腋或膝、股缝处,同时有淋巴结肿大,局部肿胀疼痛。病变深者,皮肤微红或不见红丝,但可触及条索状肿胀和压痛。

2. 一般有恶寒,发热,头痛,脉数等症状。

3. 四肢远端有化脓性病灶或创伤史。

4. 血白细胞计数及中性粒细胞增高。

【治疗原则及选穴处方】

经典针灸学以清热解毒、凉血活血为基本治疗原则。选穴主要以局部阿是穴为主,正如《外科正宗》云:"用针于红丝尽处挑断出血。"《外科准绳》也说:"凡疔疮必有红丝路,急用针于红丝所至之处出血。"可选督脉大椎、肺经少商、膀胱经委中进行刺血泻热毒,亦可根据红丝疔所布位置进行循经配穴。

● 推荐处方 1

治法:清热泻毒。

主穴:局部——阿是穴(清热泻毒)

操作:在红丝疔的尽头处选阿是穴,用三棱针挑刺出血,每日 2 次。为加强出血量可加拔罐。或用三棱针沿红丝疔分布线或起始点进行点刺出血。

● **推荐处方 2**

治法:清热解毒,凉血活血。

主穴:局部——阿是穴(清热泻毒)

背部——灵台、大椎(清热解毒)

配穴:加内关、合谷、内庭,凉血活血。

操作:先刺灵台、大椎,点刺出血;配穴用常规泻法;最后沿着红丝线两端各刺一针,针尖相对,再横刺。

【疗效评估方法】

国家中医药管理局颁布的《中医病证诊断疗效标准》中的"红丝疗"标准 分3级。① 治愈:红丝退净,全身症状消失;② 好转:红丝消退,全身症状消失,留有索条和压痛;③ 未愈:患肢红丝不消,甚至结块化脓,或合并"走黄"。

【针灸疗效分析】

1. 针灸疗效现状 针灸治疗本病的临床报道相对较少,但初步显示了针灸的良好疗效。治疗上以局部刺络放血为主要治疗方法。如有研究者针刺治疗18例急性淋巴管感染患者,针刺2次治愈者5例,3次者9例,4次者3例,5次者1例,治愈率为100%。

2. 影响针灸疗效的因素 ① 病性:红丝疗即西医的急性淋巴管炎,可分为浅表性淋巴管炎和深部淋巴管炎。浅表性淋巴管炎病位浅在,可表现为一条或多条红线,局部有压痛和硬结;深部淋巴管炎不出现红线,但患者出现肿胀和压痛。浅表性淋巴管炎针灸疗效要优于深部的淋巴管炎;全身症状轻或无全身症状者疗效优于全身症状严重者,这就是中医所说的病邪在经者疗效好。② 刺法:针灸治疗本病的局部沿红丝疗刺法,如对刺、横刺、点刺出血和挑刺法等,都是针灸治疗本病的重要方法,直接决定着疗效。《疮疡经验全书》对红丝疗的机制归纳为"毒灌经络",因此,"去菀陈莝",非刺络出血法而不能泻经络之毒灌。

3. 针灸治疗潜在的可能机制 急性淋巴管炎是一条或多条淋巴管发炎,常由溶血性链球菌感染引起。淋巴管是遍布全身的运送淋巴液从组织到淋巴结的管道。链球菌常从上臂和腿部的擦伤、伤口或感染(典型的如蜂窝织炎)处进入淋巴管。在受累的上肢或下肢皮下出现发红、不规则发热、触痛的线条,这些红线常径直从感染部位走向一组淋巴结,淋巴结可发生肿大和触痛。针灸治疗本病主要是通过局部的点刺出血,放出局部淋巴管腔内细菌、凝固的淋巴液和脱落的细胞,起到祛浊泻火解毒的作用,这是针灸治疗本病最主要和最直接的环节和机制。另外,针灸也可通过整体的免疫调节,对细菌感染起到一定的抑制作用。

【预后】

红丝疗预后较好,一般经10～14天即可痊愈,病情轻者,针灸可治愈,病情重者结合用抗生素能很快治愈。如急性淋巴管炎继续扩散到局部淋巴结,或化脓性病灶经淋巴管蔓延到所属区域的淋巴结,就可引起急性淋巴结炎。如上肢、乳腺、胸壁、背部和脐以上腹壁的感染引起腋部淋巴结炎;下肢、脐以下腹壁、会阴和臀部的感染,可以发生腹股沟部淋巴结炎;头、面、口腔、颈部和肩部感染,引起颌下及颈部的淋巴结炎。患者有全身不适、畏寒、发热、头痛、乏力和食欲不振等症状,宜静卧,并减少患部活动。忌挤脓,以免疗毒走散入血。少食辛辣及发物。

（二）急性网状淋巴管炎（丹毒）

【概述】

急性网状淋巴管炎由细菌感染而引起，又称丹毒，好发部位在面部及小腿。如果反复发作会导致下肢淋巴水肿，甚至发展为"象皮腿"。此类疾病是细菌从损伤的皮肤、黏膜或从疖、痈、脚癣等处入侵引起，预防的关键是注意皮肤清洁，防止皮肤损伤或及时处理皮肤伤口，治疗疖、痈、脚癣和其他皮肤病。儿童和老年人免疫力低下，易发丹毒。周围性血管疾病，下肢静脉瘀滞的患者感染风险增加。

据估计，在欧洲国家，每 10 000 名居民中有 19～24 人患有此病，最常见的感染部位是下肢，约占所有病例的 80%。本病易复发，复发率为 12%～29%。

本病中医学称"丹毒"，多先由皮肤、黏膜破损，外受火毒与血热搏结，蕴阻肌肤，不得外泄，致患部鲜红灼热，有如涂丹为特征的急性感染疾病。生于下肢者称"流火"；生于头面的称"抱头火丹"；新生儿多生于臀部，称"赤游丹"。

【临床诊断】

1. 丹毒好发于面部、小腿、足背等处，多为单侧性。

2. 起病急，前驱症状有高热、寒战。

3. 典型皮损为水肿性红斑，界限清楚，表面紧张发亮，迅速向四周扩大。

4. 可出现淋巴结肿大及不同程度全身症状，病情多在 4～5 天达高峰。消退后局部可留有轻度色素沉着及脱屑。

5. 实验室检查白细胞计数升高，以中性粒细胞为主，可出现核左移和中毒颗粒。

临床分型：① 水疱型、大疱型和脓疱型丹毒。丹毒在红斑基础上发生水疱、大疱或脓疱者。② 坏疽型丹毒。炎症深达皮下组织并引起皮肤坏疽者。③ 游走型丹毒。皮损一边消退，一边发展扩大，呈岛屿状蔓延者。④ 复发型丹毒。某处多次反复发作，可致皮肤淋巴管受阻，淋巴液回流不畅，致受累组织肥厚，日久形成象皮肿。

根据典型临床表现，结合全身中毒症状和实验室检查即可确诊。

【治疗原则及选穴处方】

经典针灸学以泻火解毒、凉血化瘀为基本治疗原则。选穴以皮损局部和相关经穴为主。发于头面部的丹毒，主要选手阳明经穴，如取手阳明经合谷、曲池等；风热毒蕴选风池、风门、委中、合谷、大椎；热毒扰心致烦可取心包经之络穴内关；湿热毒蕴选曲池、足三里、阴陵泉、内庭、委中。

● 推荐处方 1

治法：泻火解毒，凉血化瘀。

主穴：局部——阿是穴（泻火解毒）

　　　肢体——合谷、曲池（清泻阳明之热毒）

　　　　　　　委中（清泻血分郁热，凉血解毒）

　　　　　　　血海（活血化瘀）

配穴：风热上扰加大椎、风门；湿热蕴结加阴陵泉、内庭、丰隆；胎火蕴毒加中冲、大椎、水沟；胸闷心烦加膻中、内关;呕吐加内关、中脘。

操作:委中、阿是穴用三棱针,点刺出血,并可在刺络的基础上加拔火罐(面部禁用);余穴常规操作。

● **推荐处方2**

治法:疏风清热,凉血化瘀。

主穴:局部——阿是穴(泻火解毒)

　　　背部——风门(疏风解表)

　　　肢体——曲池、解溪(清泻阳明)

　　　　　　委中(泻火解毒)

操作:阿是穴局部常规消毒后,用三棱针于红斑中心点刺4～5点后拔罐,5～8 min后起罐,令其出血3～5 ml。根据红斑的大小可拔4～5罐不等。余穴常规操作。

【疗效评估方法】

目前针灸治疗本病以临床疗效为主要结局指标,以临床症状体征积分(体温、肿胀程度、肤色、肤温、自觉疼痛)、生活质量改善情况、实验室指标如炎症指标(白细胞计数、C反应蛋白、血沉)、凝血指标(D-二聚体、纤维蛋白原)、血清学指标(血清中NO、IL-1β、IL-6、TNF-α含量)等为次要结局指标。临床上常采用多种评估方法综合评估疗效。

1. 1994年国家中医药管理局发布的《中医病证诊断疗效标准》中的标准　分4级。① 痊愈:发热等全身症状与局部红肿热痛全部消退,皮损全部消失或留有暂时性色素改变,复查血常规白细胞及中性粒细胞正常;② 显效:体温已正常,局部症状即患肢红肿热痛逐渐好转,皮损消失80%以上,复查血常规白细胞及中性粒细胞正常;③ 有效:体温已正常,局部症状即患肢红肿热痛逐渐好转,皮损消失30%以上;④ 无效:临床症状、体征无改善,皮损未见改善或恶化者。

2. 症状、体征积分　将体温、肿胀程度、肤色、肤温、自觉疼痛分为4个等级进行评分,具体细则见表5-8。

表5-8　急性网状淋巴管炎临床症状、体征积分

	0分	1分	2分	3分
体温	<37℃	37～38℃	38～39℃	39～40℃
肿胀程度	无肿胀	局部稍肿胀	局部明显肿胀	下肢及足部均肿胀
肤色	正常	色素沉着	淡红	鲜红
肤温	创面皮肤温度正常	创面皮肤温度稍高	创面皮肤温热	创面皮肤灼热
自觉疼痛	无痛	轻度疼痛	中度疼痛	重度疼痛

3. 疼痛程度评估　采用视觉模拟量表(VAS),参照偏头痛。

4. 实验室指标　① 急性炎性指标:治疗前后血白细胞计数(WBC)、血沉(ESR)、C反应蛋白(CRP)等急性炎症指标的变化;② 凝血指标:D-二聚体、纤维蛋白原;③ 血清学指标:血清中一氧化氮(NO)、白介素1β(IL-1β)、白介素6(IL-6)、肿瘤坏死因子α(TNF-α)的含量。

5. 生活质量评估　采用简式生活质量评分-36(SF-36),参见紧张型头痛。

【针灸疗效分析】

1. 针灸疗效现状　针灸治疗本病以临床症状、体征(体温、患处肿痛程度、面积、皮色、皮纹)改善情况为主要结局指标,以实验室指标如炎症指标(白细胞计数、C反应蛋白)、凝血指标(D-二聚体、纤维蛋白原)等为次要结局指标。目前显示,针灸治疗急性网状淋巴管炎疗效显著,可减轻局部红肿热痛,促进炎症的消退、改善局部血液循环,调节内分泌及免疫功能。临床常采用三棱针、火针、梅花针刺络放血,或配合拔罐、联合抗菌药物等多种方法综合治疗,临床疗效确切。从总体疗效看,针灸治疗本病的总有效率在96.0%～100.0%。

2. 影响针灸疗效的因素　① 部位与病情:肢体部位丹毒的针灸疗效优于头面丹毒,这主要与头面部刺络拔罐难以实施有关。如果患者机体免疫力低下,如体弱抵抗力低下者、营养不良、丙种球蛋白缺陷,以及肾性水肿者,针灸治疗效果较差。② 年龄:老年人随着年龄的增长,血液循环功能下降,炎症渗出不容易吸收,治疗起效慢,长时间积聚,容易复发,因此,针灸治疗年轻患者的疗效优于老年患者。③ 刺法:本病为火毒热邪阻于皮肤所致,使用三棱针或拔罐放血时,须在整个病损部位多点施行,才能起到泻热祛毒的作用,因此,刺络拔罐是必须选用的针法,否则疗效较差。

3. 针灸治疗潜在的可能机制　① 针灸治疗本病主要是通过局部的点刺出血,放出局部淋巴管腔内的淋巴液和脱落细胞,达到清除毒素、解毒的目的。这是针灸治疗本病最主要和最直接的环节和机制。② 针灸也可通过整体的免疫调节,对细菌感染起到一定的抑制作用。针灸能使血中白细胞数和吞噬细胞能力明显提高,抑制炎症发展并促进炎性吸收。针灸能提高淋巴细胞的转化率,提高外周血T细胞及其亚群的百分率,增强细胞免疫功能。针灸还能促进局部血液循环和新陈代谢,加快周围皮损的修复。

【预后】

本病起病急,易复发,复发时症状往往较轻,但复发性丹毒可引起慢性淋巴水肿,下肢反复发作可导致象皮肿。针灸治疗丹毒有效,一般多应用于下肢丹毒。头面部丹毒病情一般较重,应采用中西医结合疗法配合针灸疗法,以防出现败血症或脓毒血症。治疗中被污染的针具、火罐、棉花应注意严格消毒,防止交叉感染。改正不良卫生习惯,保持皮肤的清洁完好无损。

五、周围血管与淋巴管病症的现代针灸学治疗原则与选穴处方

(一)周围静脉病症

下肢静脉曲张和慢性下肢溃疡均为临床常见的周围血管病症,在治疗上均以病变局部为刺激点。

原发性下肢静脉曲张属于下肢慢性静脉功能不全的一种类型。以隐静脉、浅静脉伸长、迂曲而呈曲张状态,多由持久站立、体力活动强度高、久坐所引发。现代针灸治疗以改善静脉循环,促进扩张静脉回缩,恢复正常状态为基本原则。慢性下肢溃疡以改善局部循环,促进疮面愈合为基本治疗原则。在选穴方法上基本相同。

1. 局部刺激点　在曲张的静脉上选择数个刺激点,或在溃疡局部、周围选择数个刺激点,并选相关的静脉(尤其是扩张的静脉)刺激点,以改善局部循环,促进溃疡愈合。

2. 隐静脉、股静脉、腘静脉刺激点　小隐静脉在足外侧起自足背静脉网、经外踝后方上升,沿小腿后面正中线至腘窝,穿过深筋膜注入腘静脉;刺激点为小腿后正中线上任意刺激点。大隐静脉于足内

侧起自足背静脉,经内踝前方,沿小腿和大腿内侧上行,经卵圆窝注入股静脉,刺激点在耻骨结节外下方3～4 cm处。股静脉刺激点:在腹股沟内股动脉搏动点后方及内侧。腘静脉刺激点:在腘窝腘动脉后方。

● **推荐处方1**(下肢静脉曲张)

主穴:局部——静脉刺激点(促进静脉收缩、回缩,恢复正常功能与状态)

远端——隐静脉、股静脉、腘静脉刺激点(促进静脉血液循环和回流)

操作:用毫针沿病变静脉斜刺。或用火针,将直径0.5 mm、长5 cm的钨锰合金火针的前中段烧红,对准病变静脉局部,速刺疾出,刺破曲张的静脉;对静脉曲张较重者,用止血带结扎曲张静脉的上部,用火针点刺放血后,松开止血带,勿需干棉球按压,使血自然流出,待血止后,用干棉球擦拭针孔。每周治疗2次,4次为1个疗程。嘱患者保持局部清洁,针后24 h内不要洗浴,避免针孔感染。

● **推荐处方2**(慢性下肢溃疡)

主穴:局部——病损局部、周围刺激点、病变静脉刺激点(改善循环,促进溃疡愈合)

操作:局部选3～5个刺激点,用毫针围刺,并带电针,用疏密波,刺激20～30 min。或用火针在静脉和溃疡面点刺。可在疮口处用灸法,通过温热刺激改善循环。

(二)周围动脉病症与血栓闭塞性脉管炎

周围动脉病症主要包括大动脉炎和自主神经功能紊乱所致的动脉病症,血栓闭塞性脉管炎则可涉及动脉和静脉。现代针灸学治疗上均以调节动脉功能、改善症状为基本原则,均可以选择病变动脉刺激点。

多发性大动脉炎与血栓闭塞性脉管炎都涉及自身免疫反应因素,因此,在选穴上除选择局部病变的血管外,可选迷走神经、星状神经节、肾上腺刺激点,以发挥整体性调节免疫和抗炎作用,并调节血管舒缩运动功能,改善循环。

1. 多发性大动脉炎 治疗主要以调节免疫、控制炎症、缓解症状、改善动脉功能,舒张血管,改善循环为原则。本病主要涉及头臂动脉和胸腹主动脉,头臂动脉型临床表现比较复杂,如可出现脑部缺血、眼部缺血、基底动脉缺血及上肢缺血等多种表现。

2. 血栓闭塞性脉管炎 主要发生于中小静脉,以下肢为主,治疗上以止痛、促进侧支循环,调节免疫、抗炎为基本原则。除上述选穴外,另选病灶局部刺激点、足背动脉和胫后动脉刺激点。足背动脉刺激点定位在踝关节前方,内外踝前方连线的中点,踇长伸肌腱的外侧;胫后动脉刺激点定位在腘肌下缘及小腿后面的中线上。

● **推荐处方1**(多发性大动脉炎—头臂动脉型)

主穴:局部——肱动脉、桡动脉刺激点(刺激动脉平滑肌舒缩运动;反射性刺激血管壁的交感神经感觉纤维,调整自主神经功能,改善血管运动功能)

临近——星状神经节(调节自主神经功能,改善血管运动,调节免疫、抗炎)

迷走神经刺激点(通过胆碱能途径发挥抗炎作用)

肾上腺刺激点(胸10～腰2)(整体性调节免疫抗炎)

远端——面部三叉神经区刺激点(改善脑循环、脑代谢,缓解缺血症状)

操作:动脉刺激点在动脉壁用毫针进行散刺,勿刺入动脉腔。

● **推荐处方 2(多发性大动脉炎—胸腹主动脉型)**

主穴:局部——股动脉刺激点(刺激动脉平滑肌舒缩运动;反射性刺激血管壁的交感神经感觉纤
维,调整自主神经功能,改善血管运动功能)

　　　远端——星状神经节刺激点(调节自主神经功能,改善血管运动,调节免疫、抗炎)

　　　　　　迷走神经刺激点(通过胆碱能途径发挥抗炎作用)

　　　　　　肾上腺刺激点(胸 10～腰 2)(整体性调节免疫抗炎)

操作:同推荐处方 1。

● **推荐处方 3(血栓闭塞性脉管炎)**

主穴:局部——病灶局部刺激点(改善局部循环,调节代谢、抗炎)

　　　临近——足背动脉、胫后动脉刺激点(刺激动脉平滑肌舒缩运动;反射性刺激血管壁的交感
神经感觉纤维,调整自主神经功能,改善血管运动功能)

　　　远端——星状神经节刺激点(调节自主神经功能,改善血管运动,调节免疫、抗炎)

　　　　　　迷走神经刺激点(通过胆碱能途径发挥抗炎作用)

　　　　　　肾上腺刺激点(胸 10～腰 2)(整体性调节免疫、抗炎)

操作:病灶局部用细毫针浅刺或围刺,刺激强度宜轻;也可点刺放血。

(三)自主神经功能紊乱所致的动脉病症(雷诺综合征与红斑性肢痛症)

雷诺综合征与红斑性肢痛症均为支配止痛动脉的交感神经功能紊乱所致,前者以小动脉痉挛为
主,多出现在上肢前臂、手部;而后者是阵发性血管扩张所致,主要是微循环调节功能障碍,以下肢、足
部为主。现代针灸学均以调节自主神经功能,改善血管舒缩功能为主要治疗原则。但不同的是,雷诺
综合征以抑制交感神经活动、扩张血管为主;而红斑性肢痛症则以促进血管收缩、镇痛为原则。

1. 共同的选穴方法　① 两种疾病均可选星状神经节刺激点,以调节交感神经活动,改善血管舒
缩运动;或选择腰节段(腰 1～3)刺激点,以调节支配下肢血管交感神经活动。② 选择上肢、下肢的动
脉刺激点,既可直接刺激血管平滑肌运动与代谢,也可反射性刺激交感神经感觉纤维,以调节自主神
经活动,如上肢的肱动脉、桡动脉、尺动脉刺激点,下肢的股动脉、足背动脉、胫后动脉刺激点等。

2. 不同的特征性选穴方法

(1)雷诺综合征　① 迷走神经刺激点:以加强对交感神经活动的抑制作用;② 臂丛神经刺激点:
可调节上肢神经的功能与代谢,改善上肢感觉症状(发凉、麻木)以及止痛,并反射性调节自主神经功
能活动,缓解苍白、紫绀、潮红等症状。

(2)红斑性肢痛症　① 局部刺激点:在发作时,可在红斑局部选择数个刺激点,点刺出血,缓解潮
红和疼痛症状;② 胫后神经、腓神经及腓肠神经刺激点:可调节下肢神经的功能与代谢,改善下肢症状
(潮红、温度升高)以及止痛,并反射性调节自主神经功能活动,缓解症状;③ 足背动脉、胫后动脉刺激
点:因本病发作时,这些动脉搏动异常增强,局部刺激动脉血管平滑肌,以直接抑制其异常舒缩运动。

● **推荐处方 1(雷诺综合征)**

主穴:局部——肱动脉、桡动脉、尺动脉刺激点(直接刺激血管平滑肌运动与代谢,并反射性刺激
交感神经感觉纤维,调节自主神经活动)

　　　颈部——星状神经节刺激点(抑制交感神经活动亢奋,舒张血管)

迷走神经刺激点（反射性抑制交感神经活动）

臂丛神经刺激点（调节上肢神经的功能与代谢,改善症状与止痛,并反射性调节自主神经功能活动）

操作:星状神经节以持续强刺激,以抑制其功能活动过度亢奋。臂丛神经刺激使放电感至手指为度。

● **推荐处方 2（红斑性肢痛症）**

主穴:局部——红斑局部刺激点（放血,改善血液瘀滞,缓解红斑和疼痛）

颈部——星状神经节刺激点（兴奋交感神经,促进血管收缩）

腰部——腰 1～3 节段刺激点（反射性调节支配下肢血管的交感神经活动）

下肢——股动脉、足背动脉、胫后动脉刺激点（直接刺激血管平滑肌,抑制其异常活动,并反射性刺激交感神经感觉纤维,调节自主神经活动）

胫后神经、腓神经及腓肠神经刺激点（调节下肢神经的功能与代谢,改善症状与止痛,并反射性调节自主神经功能活动）

操作:红斑局部点刺放血,以缓解局部红斑为度。星状神经节轻刺激,以兴奋其活动。

（四）浅表性急性淋巴管炎及丹毒

浅表性急性淋巴管炎和丹毒,均可见到明显而局限性的炎性病灶,均可出现局部压痛或疼痛,而且常兼有全身症状如发热等,丹毒可出现高热。尽管其发病机制和具体的表现各不相同,但在针灸治疗上却有大体一致的治疗原则和选穴方法,如均以改善局部循环、消除局部炎症为治疗原则。选穴方法上与传统针灸学基本相同。

1. 局部选择刺激点　在发生炎症的浅表淋巴管（红丝疗上）、丹毒皮损上选择数个刺激点。

2. 颈部、耳部迷走神经刺激点　通过胆碱能途径整体性抗炎。

3. 指尖、耳尖或耳后静脉刺激点　整体性调节免疫、抗炎,调节体温中枢。

● **推荐处方 1（浅表性淋巴管炎）**

主穴:局部——淋巴管刺激点（放出毒性淋巴液,促进循环,消除炎症）

耳部——迷走神经刺激点（通过胆碱能途径,整体性抗炎）

耳尖或耳后静脉刺激点（整体性调节免疫、抗炎,调节体温中枢）

上肢——指尖（整体性调节免疫、抗炎,调节体温中枢）

操作:用三棱针沿红丝疗分布线或起始点进行点刺,放出淋巴液,每日 2 次。为加强出液量可加拔罐。耳尖、手指、耳后静脉均点刺放血。

● **推荐处方 2（丹毒）**

主穴:局部——皮损局部刺激点（促进循环,消除炎症）

颈部——迷走神经刺激点（通过胆碱能途径,整体性抗炎）

耳部——迷走神经刺激点（通过胆碱能途径,整体性抗炎）

耳尖或耳后静脉刺激点（整体性调节免疫、抗炎,调节体温中枢）

上肢——指尖（整体性调节免疫、抗炎,调节体温中枢）

操作:用三棱针于红斑中心点刺 4～5 点后拔罐,5～8 min 后起罐,令其出血 3～5 ml。根据红斑的大小可拔 4～5 罐不等。可每日 2 次。耳尖、手指、耳后静脉均点刺放血。

第六章　体表病—浅表器官及其组织病症

第一节　眼部病症

一、眼睑病症

眼睑分为上、下两部分,上睑较下睑宽大,覆盖眼球前部,具有保护眼球的功能,因此,眼睑是保护眼球的重要屏障。眼轮匝肌和上睑提肌协调配合,使眼睑与眼球表面紧密贴合又开闭自如。眼睑反射性闭合动作,可使眼球避免强光刺激及异物的侵害。经常性的瞬目运动可及时去除眼球表面的尘埃或微生物,将泪液均匀地散布于角膜表面,形成泪膜,防止角膜干燥。眼睑病变种类繁多,可造成视功能损害和眼部畸形,严重时可导致视力丧失,本节主要讨论眼睑炎症、位置与功能异常。

(一)眼睑炎症(睑腺炎及睑板腺囊肿)

【概述】

眼睑位于体表,富含各种腺体,易受外伤、微生物和理化因素的侵袭,这些特点使得眼睑易于发生炎性疾病。由于眼睑皮肤菲薄,皮下组织疏松,因此,炎症时眼睑充血、水肿反应显著。

1.睑腺炎　是指化脓性细菌(大多为葡萄球菌特别是金黄色葡萄球菌)侵入眼睑腺体而引起的一种急性化脓性炎症。如果是睫毛毛囊或其附属的皮脂腺(Zeis腺)或变态汗腺(Moll腺)感染,称为外睑腺炎。如果是睑板腺感染,称为内睑腺炎。本病起病急,主要表现为胞睑微痒痛,近睑弦部皮肤微红肿,继之形成局限性硬结,并有压痛硬结与皮肤相连,重者3~5日后于睑弦近睫毛处出现黄白色脓头,形如麦粒,故通常被称为麦粒肿。本病中医学称之为"针眼"或"偷针眼",认为系素体虚弱,加之不良卫生习惯,在感受外邪或内邪上犯于目时发病。风为阳邪,热属火性,风热之邪直接客于胞睑,滞留局部脉络,气血不畅,变生疖肿;过食辛辣炙烤之物,脾胃积热,或心肝之火循经上炎,热毒结聚于胞睑,营卫失调,局部酿脓;余热未清,脾气虚弱,卫外不固,易感风热,或湿热滞于胞睑,使本病反复发作。

2.睑板腺囊肿　是睑板腺特发性无菌性慢性肉芽肿性炎症,通常称为霰粒肿。它由纤维结缔组织包裹,囊内含有睑板腺分泌物及包括巨细胞在内的慢性炎症细胞浸润。可能是由于慢性结膜炎或睑缘炎而致睑板腺出口阻塞,腺体的分泌物潴留在睑板内,对周围组织产生慢性刺激而引起。本病多见于青少年或中年人,可能与其睑板腺分泌功能旺盛有关。本病中医学称之为"胞生痰核",又名胞睑痰核、眼胞痰核、目疣、胞睑肿核等。中医学认为,恣食肥甘厚味,脾胃蕴结湿热,灼湿生痰,痰热相结,阻滞脉络,以致气血与痰热混结于睑内,隐隐起核,发为本病。总之,脾失健运,湿痰内聚,上阻胞睑脉络,痰湿、痰热与气血混结于睑内成本病。

【临床诊断】

1.睑腺炎

(1)外睑腺炎　① 患处有红、肿、热、痛等急性炎症表现;② 炎症主要在睫毛根部的睑缘处;③ 初发时眼睑红肿范围较弥散,剧烈疼痛,触诊时可发现明显疼痛的硬结,可伴有同侧耳前淋巴结肿大和明显压痛;④ 如病变靠近外眦部,可引起反应性球结膜水肿;⑤ 一般发生 2～3 日后局部皮肤出现黄色脓点,若向皮肤方向发展,局部皮肤出现脓点,硬结软化可自行溃破。随后炎症明显减轻、消退。

(2)内睑腺炎 ① 患处有红、肿、热、痛等急性炎症表现,有硬结、疼痛和压痛。② 常局限于睑板腺内,肿胀比较局限,受紧密的睑板组织限制,一般范围较小;常于睑结膜面有局部充血、肿胀,2～3 日后其中心形成黄色脓点,向结膜囊内破溃,少数患者可向皮肤破溃。③ 多自行破溃后炎症明显减轻,1～2 日逐渐消退,多数在 1 周左右痊愈。亦有部分患者不经穿刺排脓而自行吸收消退。

2. 睑板腺囊肿

(1)常见于上睑,单个发生,也可以上、下眼睑或双眼同时多个发生,部分患者反复发作。

(2)眼睑皮下圆形肿块,一般无疼痛。小的囊肿经仔细触摸才能发现,较大者可使皮肤隆起,但与皮肤无粘连。与肿块对应的眼结膜面局限性充血,呈紫红色或灰红色的病灶。

(3)一些患者开始时可有轻度炎症表现和触痛,但没有睑腺炎的急性炎症表现。

(4)小的囊肿可有自行吸收,但多数长期不变,或逐渐长大,质地变软。也可自行破溃,排出胶样内容物,在睑结膜面形成肉芽肿或在皮下形成暗紫红色的肉芽组织。

(5)睑板腺囊肿如有继发感染,则形成急性化脓性炎症,临床表现与内睑腺炎相同。

【治疗原则及选穴处方】

经典针灸学治疗睑腺炎以祛风清热、消肿散结,睑板腺囊肿以化痰散结为基本原则。本类病亦有反复发作,经久难消者,宜健脾扶正,兼清余毒,防其复发。在选穴上可根据胞睑属肉轮,内应脾胃,肝开窍于目和督脉主一身之表等理论,结合局部选穴和辨证选穴。具体选穴原则如下:

1. 根据"腧穴所在,主治所在"规律在局部选穴 在眼区局部可选取攒竹、太阳、鱼腰、承泣、瞳子髎、丝竹空等。

2. 根据病因及辨证选穴 睑腺炎以风热毒火为主要病因,因此,可选风池、少商、二间、曲池、少泽、天井、内庭、太冲、行间、大椎等疏风清热泻毒。睑板腺囊肿以痰凝瘀热成结为主要病因,故选丰隆、阴陵泉除湿化痰;血海、膈俞活血散结;曲池、合谷清热化痰。

3. 选择反应点 如在背部肩胛区选择小红色丘疹,或在肩胛区第 1～7 胸椎棘突两侧查找淡红色丘疹或敏感点,用三棱针点刺,挤出黏液或血水,反复挤 3～5 次;亦可挑断疹点处的皮下纤维组织。

4. 耳穴 取眼、肝、脾、耳尖,耳尖点刺出血。

● 推荐处方 1(睑腺炎)

治法:祛风清热,解毒散结。

主穴:局部——攒竹、太阳(疏导局部经气,清热活血散结)

　　　远端——二间、内庭、太冲(清热散结)

配穴:风热外袭加风池、合谷;热毒炽盛加大椎、曲池、行间;脾虚湿热加三阴交、阴陵泉。麦粒肿若在上眼睑内眦部加睛明;在外眦部加瞳子髎、丝竹空;在两眦之间加鱼腰;在下睑者加承泣、四白。

操作:攒竹最宜透鱼腰、丝竹空,或与太阳同施点刺出血法;二间、内庭用强刺激重泻手法,最好能点刺出血。

● **推荐处方 2(睑腺炎)**

治法:疏风清热,解毒散结。

主穴:局部——太阳(清热解毒、活血散结)

鱼腰(疏调眼部气血)

临近——风池(泻头面之风热)

配穴:脾胃蕴热加曲池、承泣、三阴交、四白;外感风热加攒竹、合谷、丝竹空、行间。

操作:毫针泻法,太阳点刺出血。

● **推荐处方 3(睑腺炎)**

治法:清热泻火。

主穴:远端——背部阿是穴(泻火解毒,活血化瘀)

操作:在患眼对侧背部肩胛骨内缘找到红色出血点3~5个,用三棱针挑刺,挤出血,或用三棱针点刺出血拔罐。

● **推荐处方 4(睑板腺囊肿)**

治法:化痰散结。

主穴:局部——阿是穴(活血散结)

远端——合谷、曲池(清热散结)

丰隆、阴陵泉(除湿化痰散结)

操作:在患眼囊肿上选2~3个阿是穴,用细毫针在囊肿周围进行斜刺。余穴常规操作。

【疗效评估方法】

1. 视觉模拟量表(VSA)或数字评价量表(NRS) 评定睑腺炎患者疼痛情况。参见偏头痛。

2. 整体疗效评估 分3级。① 治愈:红、肿、热、痛症状消失,结膜无水肿、充血,无压痛,恢复如常;② 好转:红、肿缩小,热、痛症状减轻,压痛减轻,仍有轻度不适;③ 无效:所有症状无减轻或加重,化脓,溃破或需切开排脓,甚至病情加重引发眼眶蜂窝织炎,出现发热、寒战、头痛等全身症状。

3.《中华人民共和国中医药行业标准》中医眼科病证诊断疗效标准 睑板腺囊肿疗效评定分3级。① 痊愈:痰核消散,创口愈合;② 好转:痰核缩小;③ 无效:痰核大小无改变。

【针灸疗效分析】

1. 针灸疗效现状 目前本病疗效评定以临床症状、视觉模拟量表评分(VAS)、肿块大小为结局指标,目前证据显示,针灸治疗本病的有效率在95.24%~98%。针灸治疗睑板腺囊肿临床报道较少。

临床以眼睑腺炎,尤其是外睑腺炎疗效最好,报道也最多,以耳尖放血或相关部位刺络放血为主要方法。

2. 影响针灸疗效的因素 ① 病程与轻重:睑腺炎发病时间长短与治疗效果有密切关系,以发病4日内针灸疗效最好,超过7日疗效稍差。病情较轻,患者体质好,感染症状轻,发病短者针刺效果较好。睑板腺囊肿小,无明显症状者针刺效果最好;囊肿大但病程短,无继发感染者,针灸也有很好疗效;如病程长、长期不消退,甚至合并感染者,应配合手术治疗。② 治疗时机:针刺对睑腺炎眼睑红、肿、热、结、痛以未成脓者效果颇佳,可使其消退,对已成脓者则应由眼科手术处理。抓住本病初期的最佳治疗时机进行治疗,可提高临床疗效。睑板腺囊肿也应在疾病初期及时给予针灸治疗,效果较好。③ 刺法:睑腺炎施以刺络放血法是治疗本病的关键之一,总有效率达90%以上,但刺络放血应当注意的是,此法适合于治疗睑腺炎早期红肿阶段的患者,如一旦化脓,再用此法则疗效不佳。放血出血量不可太少,否则也影响疗效。睑板腺囊肿应以在局部囊肿上进行针刺效果好,远端配穴仅为辅助。

3. 针灸治疗潜在的可能机制

(1)睑腺炎多由葡萄球菌等细菌感染睑腺而致。轻者患处出现红肿、疼痛和硬结;重者出现头疼、发热等全身反应。针刺治疗睑腺炎的关键环节可能包括:① 促进炎症的吸收:针刺可促进局部血液循环,以加快局部炎症的吸收和堆积的代谢产物的消散,消除水肿,促进局部损伤的修复。② 提高免疫:针灸可以调动机体本身的免疫机制,促进免疫细胞吞噬细菌的能力,从而加快睑腺炎的消失。针灸可提高机体的抗病能力,达到预防本病的目的。

(2)睑板腺囊肿主要由其分泌物聚集和巨细胞浸润形成的囊肿,针刺的作用在于刺破囊肿有助于聚集的分泌物排出,改善局部血液循环,促进其吸收和囊肿的消散。当局部继发感染时,针灸也有提高免疫、消除水肿、促进炎症消退的作用。

【预后】

睑腺炎一般预后良好,只是破溃或切开排脓后可能遗留皮肤瘢痕,影响仪容。本病的发生主要与局部或全身抵抗力下降有关,如经常用脏手或不干净的手帕擦眼或眼局部慢性炎症,其次与屈光不正、过度劳累、糖尿病等有关。所以,睑腺炎的预防,要注意眼部卫生,保持眼部清洁,不用脏手或脏物揉擦眼睛。注意休息,用眼时间不宜太长,增加睡眠,避免过度疲劳。积极治疗眼部慢性炎症。对反复发作的睑腺炎,应注意检查是否有屈光不正,若患有屈光不正应及时矫正。针灸治疗本病,对早期未化脓者疗效最好,可促其吸收,消肿,并有止痛作用。一旦出现脓头,千万不能自己用针挑或用手挤压,以免炎症扩散,引起眼眶蜂窝织炎、海绵窦栓塞或败血症等严重后果。待脓肿成熟后到医院进行排脓处理,很快就会痊愈。

需要注意的是睑腺炎患者若抵抗力低下或致病菌毒力强,则炎症反应剧烈,可在眼睑皮下组织迅速扩散,发展为眼眶蜂窝织炎,出现眼睑红肿;可波及同侧面部,眼睑不能睁开,触之坚硬,压痛明显;球结膜反应性水肿剧烈,可暴露于眼裂之外;多伴有发热、寒战、头痛等全身症状。如果处理不及时,有时会引起败血症或海绵窦血栓,形成十分危险的并发症而危及生命。

睑板腺囊肿一般预后也良好,小而无症状的睑板腺囊肿,有时可自行吸收,或通过局部热敷促进其吸收。大者西医主张热敷,或向囊内注射糖皮质激素促进其吸收。如果长期不消退,应进行手术切除。

(二)眼睑位置与功能障碍(上睑下垂及眼睑痉挛)

Ⅰ.上睑下垂

【概述】

上睑下垂是上睑提肌和Müller肌功能不全或者丧失,导致上睑部分或全部不能提起的状态。自然睁眼向前平视时,上睑遮盖角膜上缘 2 mm。上睑下垂时,上睑遮盖角膜上缘超过 2 mm,轻者并不能遮盖瞳孔,但影响外观。重者部分或全部遮盖瞳孔,影响视功能。

在流行病学调查方面,韩国 1991～2014 年的回顾性研究发现,包括从 1991 年到 2014 年在韩国一家三级转诊医院接受上睑下垂手术的 2328 例患者。根据上睑下垂的类型和临床特征,包括上睑提肌功能(LF)和上睑下垂程度对患者进行分类。2328 例患者中,1815 例(78%)有先天性上睑下垂,513 例(22%)有获得性上睑下垂。单纯性先天性上睑下垂是最常见的类型(73.7%),腱膜性上睑下垂是最常见的获得性类型。超过 3/4 的先天性上睑下垂患者中度(34.4%)至重度(41.3%)受累,其中大部分患者的左前叶肥厚(33.7%)至低左前叶肥厚(60.1%)。在获得性上睑下垂患者中,约 3/4 的患者为轻度(33.3%)至中度(41.0%)受累,其中 63.3% 的患者有良好的左前叶。最广泛使用的手术技术是额悬吊术(55.1%),其次是提上睑肌切除术(29.0%)和筋膜修复术(14.8%)。首次手术后 3 年,15.7% 的先天性上睑下垂患者和 10.4% 的获得性上睑下垂患者接受了再次手术。

本病可分为先天性和后天性。先天性主要由于动眼神经核或提上睑肌发育不良,为常染色体显性遗传。后天性主要由于动眼神经麻痹、提上睑肌损伤、交感神经疾病、重症肌无力及机械性开睑运动障碍,如上睑炎性肿胀或新生物等。

中医学称本病为"上胞下垂",认为因先天不足,或因风邪外袭,或因脾虚气弱,经筋病损所致。肤腠开疏,风邪客于胞睑,阻滞经络,气血不和而致上睑下垂;中气不足,筋肉失养,经筋弛缓,睑肌无力;先天禀赋不足,脾肾两虚,以致胞睑松弛。总之虚证是因气虚不能上提,血虚不能养筋;实证因风邪中络而致。

【临床诊断】

1. 先天性　常为双侧,但不一定对称,有时为单侧。可伴有眼球上转运动障碍。如瞳孔被遮盖,患者克服视力障碍,额肌紧缩,形成较深的横行皮肤皱纹,牵拉造成眉毛上抬或仰头视物。

2. 获得性　多有相关病史或伴有其他症状,如动眼神经麻痹伴有其他眼外肌麻痹;交感神经损害有 Horner 综合征;重症肌无力所致上睑下垂具有晨轻夜重的特点,注射新斯的明后明显减轻。

附　中医行业标准

① 上胞下垂,两眼自然睁开向前平视时,上胞遮盖黑睛上缘超过 2 mm,甚至遮盖瞳神,影响视觉,紧压眉弓部,上胞抬举困难;② 患者视物时,呈仰头,眉毛高耸,额部皱纹加深等特殊姿势;③ 单侧上胞下垂者,可伴有其他眼外肌麻痹,目偏视,视一为二,瞳神散大;④ 两侧上胞下垂,朝轻暮重,神疲乏力,劳累后加重。新斯的明试验阳性者,可能为重症肌无力。

【治疗原则及选穴处方】

经典针灸学以疏调经筋,健脾益气,祛风通络为基本治疗原则。临证应审证求因,尽可能去除一切可疑致病因素。在选穴上不论何种证型,皆以局部选穴为主,可配合辨证、循经选穴。

1. 局部选穴　主要选眼部的阳白、攒竹、丝竹空、鱼腰等。操作时先取阳白,沿皮下分别透刺攒竹、丝竹空、鱼腰,呈扇形刺法。反复捻转、提插,或加电针治疗。另外,在额部选择印堂、头维、上星等穴,可刺激额肌收缩以带动上睑提肌的运动。

2. 配合辨证选穴　如风邪袭络选风池、合谷、外关,先天不足选太溪、命门、脾俞、足三里等;脾气虚弱加三阴交、足三里、脾俞、百会。

3. 根据"眼睑为肉轮"属脾理论选穴　可选脾俞、胃俞、足三里、太白等健脾益气。足太阳为"目上冈",因此,可选昆仑、束骨、至阴。根据八会穴理论选筋会阳陵泉。

● **推荐处方 1**

治法:补肾健脾,养血荣筋。

主穴:局部——攒竹、丝竹空、阳白(疏调眼部经筋)

　　　远端——三阴交(健脾养血荣筋)

配穴:先天不足加太溪、命门、肾俞;脾虚气弱加足三里、脾俞、百会;风邪袭络加合谷、风池。

操作:攒竹、丝竹空、阳白既可相互透刺,又均可透刺鱼腰穴;风池穴应注意针刺方向、角度和深度;百会穴多用灸法。

● **推荐处方 2**

治法:疏调经筋。

主穴:局部——阳白、攒竹、鱼腰、丝竹空(疏调眼部经筋)

　　　临近——百会、风池(疏调头面气血,祛风活血通络)

　　　远端——昆仑(疏调目上冈经筋)

　　　　　　　阳陵泉(疏调经筋)

　　　　　　　太白(健脾荣筋)

配穴:脾虚气弱加足三里、脾俞、气海;先天不足加太溪、关元、肾俞;风邪袭络加合谷、外关、风门。

操作:先取阳白,沿皮下分别透刺攒竹、丝竹空、鱼腰,呈扇形刺法。反复捻转、提插,或加电针治疗。余穴常规操作。

【疗效评估方法】

1. 国家中医药管理局制定的《中医病证诊断疗效标准》中的评估方法　分4级。① 治愈:上胞下垂消除,双侧者向前平视睑缘遮盖黑睛不超过2 mm,单侧者与健眼眼睑位置基本对称;② 好转:上胞下垂程度改善;③ 未愈:上胞下垂无改善。

2. 重症肌无力临床绝对评分法

(1) 上睑无力计分　入院时评分:＿＿分、试验后评分:＿＿分、出院时评分:＿＿分。

患者平视正前方,观察上睑遮挡角膜的水平,以时钟位记录,左、右眼分别计分,共8分。记分标准按照11～1点、10～2点、9～3点、8～4点、7～5点,绝对记分分别依次为0、1、2、3、4分。

(2) 上睑疲劳试验　入院时评分:＿＿分、试验后评分:＿＿分、出院时评分:＿＿分。

嘱患者持续睁眼向上方注视,记录诱发出眼睑下垂的时间(s)。眼睑下垂:以上睑遮挡角膜9～3点为标准,左、右眼分别计分,共8分。记分标准(s)按照>60 s、31～60 s、16～30 s、6～15 s、≤5 s;绝对记分依次分别为0、1、2、3、4分。

(3) 眼球水平活动受限计分　入院时评分:＿＿分、试验后评分:＿＿分、出院时评分:＿＿分。

患者向左、右侧注视,记录外展、内收露白的毫米数相加,左、右眼分别计分,共8分。记分项目按照内收露白＋外展露白(mm)情况分:≤2,无复视;≤4,有复视;>4,≤8,有复视;>8,≤12,有复视; >12,有复视。绝对记分依次为0、1、2、3、4分。

(4)面肌无力的计分　共4分。入院时评分:____分、试验后评分:____分、出院时评分:____分。

记分标准:① 正常;② 闭目力稍差,埋睫征不全;③ 闭目力差,能勉强闭上眼裂,埋睫征消失; ④ 闭目不能,鼓腮漏气;⑤ 噘嘴不能,面具样面容。绝对记分依次为0、1、2、3、4分。

另外,还包括上肢疲劳、下肢疲劳、咀嚼与吞咽功能计分及呼吸肌功能的评分(略)。

3. 临床治愈标准　治疗后双侧者平视上睑缘遮盖角膜不超过3 mm,单侧者与健康眼位置基本对称或相差不超过2 mm。

【针灸疗效分析】

1. 针灸疗效现状　目前针灸治疗本病以临床睑裂变化情况、上睑缘遮盖角膜情况为结局指标。据目前证据显示,针灸治疗本病的痊愈率在30.8%～56.3%,有效率在84.6%～90.6%。

2. 影响针灸疗效的因素　① 病因:眼睑下垂的病因非常多,按病因和病变部位,可分为肌源性、神经源性和交感神经源性。肌源性主要有重症肌无力、眼肌型肌无力和肌萎缩性眼睑下垂。神经源性主要由动眼神经麻痹引起。交感神经源性是由于颈交感神经麻痹所致,也称假性上睑下垂。总体上还可分为先天性和后天性,一般而言,针灸治疗后天性眼睑下垂疗效优于先天性,对于先天性上睑下垂者几乎无效。相对而言,针刺治疗神经源性上睑下垂优于交感神经源性和肌源性,针灸治疗后天性动眼神经麻痹的眼睑下垂疗效较好,不完全性上睑下垂针灸疗效优于完全性上睑下垂。病因越单纯,治疗效果就越快越明显,治愈程度越高。② 选穴和刺法:眼睑下垂主要是各种原因所致的上睑提肌收缩无力,要重视局部选穴,采用以上带下的方法,即刺激额肌使其收缩带动上睑提肌的收缩。在刺激时最好的方法是从阳白穴向攒竹、鱼腰、丝竹空进行扇形透刺,并加电针,可取得较好的疗效。

3. 针灸治疗潜在的可能机制　① 兴奋神经:上睑下垂是由上睑提肌麻痹所致,该肌肉的活动由动眼神经所支配,针刺通过刺激可引起动眼神经兴奋,使神经-肌肉接头处释放神经递质,发挥肌肉的收缩功能。针刺的反复刺激可使功能低下的动眼神经功能活跃,发挥其支配上睑提肌的运动功能。② 促进循环:针刺可促进眼区的血液循环,从而促进上睑提肌和动眼神经的血氧供应,改善其细胞代谢,有利于其功能的恢复。

【预后】

眼睑下垂发生的原因非常复杂,总体而言,预后较好,不会出现严重的后果,只是影响患者视觉,给工作和生活带来不便。本病可分为先天性和后天性,先天性眼睑下垂,一般主张手术治疗,如选择上提睑肌缩短术或额肌悬吊术,效果满意,但若延误治疗时期,可致弱视。对后天性眼睑下垂,应积极查找致病原因,必要时考虑手术。伴有内脏病变或其他原因所致者,应同时针对病因治疗。

Ⅱ. 眼睑痉挛

【概述】

眼睑痉挛又称眼睑震颤,俗称眼皮跳,是指眼轮匝肌、上睑提肌在神经的支配下,进行收缩牵连表面皮肤随之而动的病症,是一种不随意的、不断重复的痉挛性收缩。眼睑主要由眼轮匝肌和上睑提肌构成,正常情况下,眼睑在面神经、动眼神经等协调下,完成眨眼、闭眼和开启眼裂功能,起到保护眼球、清洁和润滑结膜的作用。总体而言,当各种原因引起支配眼轮匝肌运动的面神经(颞支、颧支)、支配上睑提肌运动的动眼神经以及支配 Müller 肌运动的交感神经分支功能失调,兴奋性增高,均可引起眼睑痉挛。另外,当角膜受到刺激,冲动可沿三叉神经的眼支神经传至脑桥的三叉神经主核和脊束核,由此再发出纤维至两侧的面神经核,通过面神经引起眼轮匝肌收缩,两眼闭合,因此,当三叉神经眼支神经受到刺激时,也可反射性引起眼睑痉挛。

眼睑从外到内分为 5 层:① 皮肤层。是人体最薄弱的皮肤之一,易形成皱褶。② 皮下组织层。为疏松结缔组织和少量脂肪。肾病及局部炎症时容易形成水肿。③ 肌层。包括眼轮匝肌和上睑提肌。眼轮匝肌为横纹肌,肌纤维走行与眼裂平行呈环形,由面神经支配,司眼睑闭合。上睑提肌由动眼神经支配,提起上睑,开启眼裂。上睑提肌自眶尖视神经孔周围的总腱环,沿眶上壁至眼缘呈扇形分成前、中、后三部分,前部为薄宽的腱膜穿过眶隔,至于睑板前面,部分纤维穿过眼轮匝肌止于上睑皮肤下,形成重睑;中部为一层平滑肌纤维(Müller 肌,又称睑板肌),受交感神经支配,附着于睑板上缘(下睑 Müller 肌起于下直肌,附着于睑板下缘),当交感神经兴奋时起开大眼裂的作用;后部亦为一腱膜,止于穹隆部结膜。④ 睑板层。由致密结缔组织形成的半月状结构,内有睑板腺。⑤ 结膜层。紧贴睑板后面的透明黏膜,称为睑结膜。

眼睑痉挛在临床上十分常见,这种抽动往往是由于各种原因所致的局部支配眼部肌肉运动的神经纤维紧张性增高引起的。其产生的原因主要有两种:一种是生理性反应,如失眠或睡眠不足、眼睛过度疲劳、神经衰弱、烟酒过度、月经期等,也称特发性眼睑痉挛,无器质性病变,是神经功能失调的一种表现。另外,特发性重度痉挛一般多见于老年人,发病率约为 1.2%,病因不明,与长期精神紧张、压力过大有关,一般双眼受累,痉挛逐渐加重,持续时间逐渐延长,精神紧张可使痉挛加剧。另一种是病理性反应,如某些眼病(屈光不正、结膜炎、角膜炎、麦粒肿等)及面肌痉挛、外伤等引起,甚至与脑部病变有关。反射性痉挛也称 Fisher 征,是脑干皮质束损害的释放现象。眼睑痉挛时常伴有眉弓下降,称为 Charcot 眉征或 Charcot's 征。

眼睑痉挛以中年或老年女性多发,通常是一侧眼睑振跳。偶尔发生的眼皮跳,多半是休息不够或进食刺激性食物和某些药物所致。这种眼皮跳,不影响健康,经过休息后一般可消失。但眼睑跳动发生频繁或持续时间长、跳动幅度大,应及早就医。本病中医学称之为"胞轮振跳",认为多因气血不和,肝风内动,复感风寒侵袭、病邪入经络致眼睑不自主牵拽跳动所致。

【临床诊断】

眼睑痉挛有轻重之分,轻者自觉眼睑跳动,不易观察到;重者则不能自控地眨眼、眼睑颤搐、闭眼,可牵动口角乃至面颊部肌肉发生跳动,甚至伴有不能自控的颜面、头部和颈部运动,可伴有视力下降。在情绪紧张、疲劳、久视、睡眠不足等情况下加剧,入睡后眼睑痉挛消失。临床应分清是特发性(原发性)还是其他疾病或器质性病变引起的继发性眼睑痉挛。

【治疗原则及选穴处方】

经典针灸学以疏调经筋,熄风止痉为基本治疗原则。根据肝主筋;诸风掉眩皆属于肝;阳明为多血多气之经等理论,以眼区局部穴位为主,结合远端相关经脉选穴。具体选穴原则如下:

1. 局部选穴 在眼部可选攒竹、鱼腰、阳白、丝竹空、承泣、四白、太阳等,在临近可选风池、翳风等。

2. 辨证选穴　血虚生风选脾俞、肝俞、膈俞、血海、足三里、三阴交、合谷等;心脾两虚选心俞、脾俞、劳宫、足三里、太白、公孙等;肝风内动选风池、合谷、太冲、阳陵泉、太溪、三阴交等。另外,根据经筋理论,足太阳经筋为目上冈,足阳明经筋为目下冈,上睑痉挛选昆仑,下睑痉挛选足三里。

● **推荐处方 1**

治法:疏调经筋,活血熄风。

主穴:局部——四白、攒竹、丝竹空(疏调经筋,熄风止痉)

　　　远端——合谷(活血祛风)

　　　　　　太冲(平肝熄风止痉)

　　　　　　三阴交、足三里(养血熄风)

配穴:心脾两虚加心俞、脾俞;血虚生风加血海、肝俞;上胞振跳加睛明、鱼腰;下胞振跳加承泣。

操作:攒竹与丝竹空互相透刺,或分别向鱼腰方向透刺;四白刺入眶下孔中。余穴常规操作。

● **推荐处方 2**

治法:疏调经筋,补益心脾。

主穴:局部——鱼腰、承泣(疏调经筋)

　　　远端——合谷、太冲(活血平肝熄风)

　　　　　　神门、内关(宁心安神)

　　　　　　三阴交、脾俞(健脾养血)

配穴:上胞振跳加丝竹空、阳白、攒竹;下胞振跳加四白、翳风、下关;头胀耳鸣加百会、听会。

操作:诸穴常规操作。

【疗效评估方法】

1. Cohen 眼睑痉挛强度分级　分 0～4 级。0 级:无痉挛;Ⅰ级:外部刺激引起瞬目增多;Ⅱ级(轻度):眼睑或面肌自发轻微颤动,无功能障碍;Ⅲ级(中度):痉挛明显,有轻度功能障碍;Ⅳ级(重度):严重痉挛和功能障碍,影响阅读和驾驶。

疗效判定:可根据轻重程度依次赋予 0、1、2、3、4 分。① 完全缓解为评分降至 0 级;② 明显缓解为评分降低≥2 分;③ 部分缓解为评分≥1 分(小于 2 分);④ 无效为评分无变化。

2. Jankovic　眼睑痉挛评定量表　是目前国际通用的方法,由痉挛严重程度和频率两部分组成,各占 4 分,量表最高分 8 分,评分越高痉挛越严重。

(1) 痉挛强度　① 0 级:无痉挛,计 0 分;② Ⅰ级:受外部刺激后,眼睑不自主的瞬目次数明显增多,计 1 分;③ Ⅱ级(轻度):眼睑肌肉的轻微颤动,无功能障碍,计 2 分;④ Ⅲ级(中度):可见明显的眼睑肌肉痉挛,伴有轻度功能障碍,计 3 分;⑤ Ⅳ级(重度):除明显的眼睑肌肉痉挛外,常伴有严重的功能障碍,计 4 分。

(2) 频率　① 0 级:无痉挛,计 0 分;② Ⅰ级:眨眼的频率轻度增加,计 1 分;③ Ⅱ级:眨眼的时间不超过 1 s,计 2 分;④ Ⅲ级:眼睑痉挛持续超过 1 s,睁开超过 50％的醒来时间,计 3 分;⑤ Ⅳ级:持续的眼睑闭合时间超过 50%醒来时间,出现功能上"盲",计 4 分。

疗效评定:① 完全缓解。治疗后痉挛程度由Ⅲ~Ⅳ级降为 0 级。② 明显缓解。痉挛分级下降 2 级及 2 级以上。③ 部分缓解。痉挛分级下降 1 级。④ 无效。痉挛分级无降低。也可采用积分值评价治疗前后的变化。

3. 国家中医药管理局制定的《中医病证诊断疗效标准》中的评估方法 分 3 级。① 治愈:胞睑振跳消除;② 好转:胞睑振跳明显减轻;③ 未愈:胞睑振跳如故。

4. 眼睑痉挛发作次数、持续时间或缓解持续时间或复发率等 可按每天发作次数、持续时间或缓解持续时间以及治疗后复发率等来评定。

【针灸疗效分析】

1. 针灸疗效现状 目前临床研究以痉挛强度变化、痉挛缓解持续时间、总体疗效等为主要结局指标,以复发率和并发症等为次要结局指标。临床证据显示,针灸治疗能显著改善眼睑痉挛,减少复发,总有效率为 90%以上,但总体研究质量较低。

2. 影响针灸疗效的因素 ① 病因:眼睑痉挛有原发性和继发性之分,针灸治疗原发性眼睑痉挛疗效优于继发性。继发性包括眼病性,常由倒睫、结膜炎、虹睫炎、眼外伤引起;脑炎后(双侧)或偏瘫后(健侧)继发。对于继发性应对原发病积极治疗。② 病情:针灸对本病的初发、病程短、症状轻者疗效好。对病程迁延时间较长,而且痉挛严重者,疗效不及前者,伴有脑神经受损症状者及面肌痉挛,应进一步检查。③ 患者的自身因素:眼睑痉挛多与紧张、疲劳、情绪变化及睡眠质量有关。因此,患者在针灸治疗期间要保证充足睡眠,提高睡眠质量,注意休息,调节情绪,这对于提高和巩固针灸疗效有重要意义。

3. 针灸治疗潜在的可能机制 ① 调节神经功能:针刺对中枢和外周神经的功能具有协调性干预作用,眼睑痉挛是支配眼轮匝肌的面神经和支配眼球的三叉神经眼支神经受到刺激时产生的一种反应,是神经兴奋性增高所致,针刺可抑制其兴奋性。② 促进循环:针刺可改善眼区的微循环,从而对面神经和三叉神经眼支神经提供营养,促进其新陈代谢,有利于其紊乱的神经功能恢复。研究观察到针刺攒竹与鱼腰穴可以导致滑车上动脉血流速度的显著增加和大脑中动脉血流速度的减慢。由于滑车上动脉供应血液到眼睛,故其血流速度的增快可能也是针刺眼区穴位治疗眼病的机制之一。

【预后】

眼睑痉挛一般经过治疗和患者的调护,预后良好,但部分症状严重者,可发展为面肌痉挛。对于严重的痉挛,西医学采用注射肉毒素 A 及手术治疗方法。针灸治疗本病具有良好的效果。本病轻者多由过劳引起,原发性者一般经休息或治疗后可以消除,预后良好;若属继发性者则应积极治疗原发病。

二、角膜及结膜病症

(一)结膜炎

【概述】

结膜炎是由外界或内源性致病因素引起的一种结膜炎性病变。结膜炎的分类较复杂,如从发病的急缓上可分为急性(病程短于 3 周)和慢性(病程超过 3 周)2 种。急性结膜炎发病急骤,传染性强,以眼结膜急性充血,分泌物增多,涩痛刺痒,羞明怕光为特征,如急性卡他性结膜炎、流行性出血性结膜炎等;多见于春秋两季。慢性结膜炎多因急性结膜炎治疗不彻底,也可由风尘刺激、泪囊炎等引起。从病因上分,结膜炎可分为细菌性、衣原体性(沙眼、包涵体性结膜炎)、病毒性(急性出血性结膜炎、流行性角结膜炎)、免疫性(春季卡他性角结膜、泡性角结膜炎、过敏性结膜炎、特应性角结膜炎、巨乳头性结膜炎、自身免疫反应性结膜炎)、化学性(医用药品、酸碱或有毒气体)、物理性(如风沙、烟尘、紫外线等),以及全身状况相关的内因、临近组织炎症蔓延引起。

据 2016 年四川大学华西医院在健康管理中心体检的 78 696 人的统计分析,结果检出眼病患者17 689 人,患病率为 22.48%,女性患者较男性多。其中,慢性结膜炎居第 3 位,患病率为 2.13%。

急性细菌性结膜炎属于中医学的"暴风客热""暴发火眼"等范畴,流行性出血性结膜炎属于中医学"天行赤眼"等范畴,俗称"火眼""红眼病",均属于急性结膜炎。中医学认为,本病多因风热之邪,突从外袭,客于阳盛之体,内外合邪,风热相搏,上攻白睛;或外感疫疠之气,猝然上攻于目,均可致白睛暴发红肿,羞明流泪,沙涩难开。

慢性结膜炎无对应的中医学病名,可见于中医学的"赤丝虬脉""白涩症"等。中医学认为,本病多为暴风客热等外障眼病遗留而来。本节主要讨论急性细菌性结膜炎、流行性出血性结膜炎和慢性细菌性结膜炎,其他类型结膜炎可参照本节治疗。

【临床诊断】

1.急性细菌性结膜炎　① 炎症潜伏期一般 1～3 天;② 急性起病,症状重;③ 结膜明显充血;④ 结膜囊常有大量脓性和黏脓性分泌物;⑤ 重症患者结膜有假膜形成,或伴有全身症状,如发热、不适等;⑥ 耳前淋巴结肿大者比较少见。

2.流行性出血性结膜炎　① 多发于夏秋季,起病急,一般会在感染后数小时至 24 h 发病,双眼同时或先后起病;② 眼部出现畏光、流泪、眼红、异物感和眼痛等症状;③ 眼睑充血水肿,睑、球结膜重度充血,常伴有结膜下点状或片状出血;④ 睑结膜多有滤泡形成,可有假膜形成;⑤ 多数患者有耳前淋巴结或颌下淋巴结肿大、触痛;⑥ 中、重度患者可出现角膜上皮点状病变;⑦ 少数患者可有全身发热、乏力、咽痛及肌肉酸痛等症状;⑧ 个别患者可出现下肢轻瘫。

3.慢性细菌性结膜炎　① 有眼痒、干涩、异物感、眼睑沉重及视物易疲劳等症状;② 病程较长者结膜肥厚,有少量黏液性分泌物;③ 睑结膜慢性充血,乳头增生。

上述在临床诊断同时进行实验室检查,对溃疡组织染色进行病因学诊断,同时进行细菌、真菌、棘阿米巴培养,为选择合适的抗生素药物提供可靠依据。同时可以结合角膜共焦显微镜检查和免疫学检查。

【治疗原则及选穴处方】

经典针灸学以祛风清热,消肿止痛为急性结膜炎的基本治疗治则;慢性结膜炎多为急性结膜炎迁延失治而来,多以清热解毒为基本治疗原则。临床上应结合患者具体病情辨证施治。选穴上以头面眼局部选穴和辨证选穴相结合。根据手足三阳经与头面关系密切,及肝开窍于目等理论进行配穴。具体选穴原则如下:

1.局部选穴　如急性结膜炎不论何种类型,都属于急证、热证、实证。宜用三棱针刺血治疗。常选太阳、神庭、上星、攒竹、瞳子髎、头临泣等,太阳宜点刺出血。慢性结膜炎也应在局部选用太阳、攒竹、承泣等。另外,风池、上星、头维也是常用的近部穴位。

2. 辨证选穴　风热者选风池、头维、大椎、曲池、合谷、二间等;热毒盛者选太阳、大椎、少商、商阳、曲池、耳尖等点刺出血;肝火盛者选太冲、行间、侠溪、风池等。对于余邪未尽的慢性结膜炎,可在泻邪的同时,选太溪、三阴交、足三里等滋阴扶正穴位。

3. 耳穴　选耳穴眼、耳尖、肝、目1、目2,用三棱针点刺挤出血。或耳尖、耳背小静脉刺血。本法取效快,效果佳。

● **推荐处方1**

治法:疏风散热,泻火解毒。

主穴:局部——攒竹、瞳子髎、太阳(疏通局部气血,泻火解毒)

远端——合谷、太冲(疏风清热,泻火明目)

配穴:风热外袭,加风池、曲池;热毒炽盛,加大椎、侠溪、行间。

操作:刺攒竹穴时,针尖若朝下刺向睛明穴则不宜深刺,若向外刺可透丝竹空;其他腧穴常规刺法;均可点刺出血。每日1～2次。

● **推荐处方2**

治法:清泻风热,消肿定痛。

主穴:局部——睛明、太阳(泻热消肿)

临近——风池(疏风清热)

远端——合谷(调阳明经气以泻风热)

太冲(导肝胆之火下行)

配穴:风热者加少商、上星;肝胆火盛者加行间、侠溪。

操作:睛明浅刺,有酸胀感即可,小幅度捻转,不提插。余穴常规针刺法。

● **推荐处方3**

治法:泻热解毒,消肿止痛。

主穴:太阳、耳尖、耳背血管(泻热解毒)

耳穴——眼、肝(清肝泻火明目)

操作:先将耳穴部按揉充血,用26号毫针针刺耳尖,进针后捻转泻法1 min左右,出针后挤出1～2滴血,再取耳背明显血管以三棱针点刺出血。耳垂之眼区过敏点用26号毫针捻刺1 min左右,出针后挤出少许血;然后再用三棱针点刺太阳穴出血,拔罐3～5 min,同时针刺肝区过敏点,留针20～30 min,每日1次。

....

【疗效评估方法】

1. 参照国家中医药管理局制定的《中医病证诊断疗效标准》中的暴风客热、天行赤眼疗效标准

(1)暴风客热　① 治愈:白睛红肿消退,症状消失;② 好转:白睛红肿减退,症状减轻;③ 未愈:诸症不减,甚或发生变症。

(2) 天行赤眼　① 治愈:白睛红赤消退,症状消失,黑睛荧光素染色阴性;② 好转:白睛红赤减轻,症状好转,黑睛荧光染色减少;③ 未愈:症状未减,诸症同前。

2. 慢性结膜炎疗效标准

(1) 眼部症状评分标准　治疗前后对患者的眼部症状进行评分。① 眼痒:不存在眼痒症状,0分;有轻微眼痒或间断眼痒症状,1分;眼痒明显,但患者仍可以忍受,2分;有持续及明显眼痒症状,患者难以忍受3分。② 结膜充血:不存在充血症状,0分;存在轻度弥漫性的血管充血症状,1分;结膜弥漫性充血,近穹隆部明显,2分;呈现"甜菜"样红眼,或伴有结膜下出血现象,3分。分数越高症状越重。

(2) 整体疗效标准　① 临床痊愈:症状全部消失;② 显效:全部症状消失或主要症状消失,睑内乳头范围<1/2,70%≤症状分值比<89%;③ 有效:主要症状基本消失,睑内乳头范围>1/2,睑内红赤轻度,30% <症状分值比≤ 69%;④ 无效:各方面症状及体征无改善,甚至加重,症状分值比<30%。

【针灸疗效分析】

1. 针灸疗效现状　目前本病治疗以针灸为辅助,疗效评定以临床症状为结局指标,目前临床证据显示,针灸治疗本病的有效率在82.5%~95%。但研究报道总体上缺乏高质量证据。

2. 影响针灸疗效的因素　① 病因:结膜炎的病因非常复杂。一般可分为急性和慢性两大类。急性结膜炎多因细菌、病毒引起,发病较急,病程短,常称为"红眼病",如未能及时治疗,可引起严重的并发症。慢性结膜炎除了与急性结膜炎迁延失治有关外,还多与过敏和环境因素有关,如花草、花粉、灰尘、霉菌和动物等都是眼部过敏的常见原因。针灸治疗急性结膜炎的疗效要优于慢性,尤其是针刺在祛除各种致病因素的情况下可发挥较好的疗效。由肺炎双球菌、Kochweeks 杆菌引起的病情较重者,有时伴有全身症状,如体温升高,全身不适,淋巴结肿大,病程可持续 2~4 周,并易引起角膜病变,针刺疗效较差。② 治疗时机:急性结膜炎治疗及时恰当,1~2 周即可痊愈。若失于调治,病情迁延,少数患者可发生黑睛星翳,甚至黑睛边缘溃疡。本病发病 3~4 日病情达到高潮,10~14 日可痊愈。因此,针刺应在病后及时治疗,尤以病后 1~3 日针刺治疗效果较好。③ 年龄和病程:急性出血性结膜炎具有自限性。发病年龄愈小,症状愈轻,病程也较短,针灸疗效也较快。针刺治疗急性结膜炎,尤其单眼发病及病情轻、病程较短的患者疗效好,往往 2~3 次治疗可痊愈。

3. 针灸治疗潜在的可能机制　急性结膜炎时,致病微生物(常为细菌、病毒等)可直接侵袭结膜上皮细胞,病毒还可在细胞内繁殖,引起细胞破裂。细菌产生的毒素,炎性反应产生的炎性因子也可损害结膜上皮细胞,从而导致黏蛋白分泌的不足,影响泪膜的稳定性。结膜上皮为多层细胞,且穹隆结膜部位有结膜干细胞的存在,受损的结膜上皮细胞最终得以修复,泪膜恢复正常。致病微生物引起的急性炎性反应及炎性产物对结膜上皮细胞的损害导致泪膜异常,可能是急性结膜炎痊愈后患者出现干眼症的重要原因。针灸治疗本病的环节及机制包括:① 促进局部血液循环。针刺可通过神经-血管反射调节眼区的微血管舒缩运动,加快局部的血液循环,促进局部炎性代谢产物的消散,减轻炎症的渗出,同时也有助于加快药物吸收,达到改善局部炎症反应,减轻眼部症状,预防并发症的目的。眼区微循环的改善,还可为结膜干细胞的分化提供营养,促进了受损的结膜上皮细胞得以及时修复,使泪膜恢复正常。②调节免疫功能。针刺可提高机体的免疫功能,促进免疫细胞向病灶部位的集聚,发挥其吞噬功能,从而促进局部组织的修复。

【预后】

大部分急性结膜炎具有自愈倾向。急性细菌性结膜炎,发病突然,一般在3~4天达到高潮,以后逐渐减轻,1~2周可痊愈,预后良好。流行性出血性结膜炎潜伏期短,多于24 h发病,起病急,刺激症状重,但预后良好。慢性结膜炎可反复发作。

细菌性结膜炎的诱发因素包括眼局部因素和全身因素,局部因素最常见的为角膜外伤或剔除角膜异物,常由于消毒不严格或滴用污染的表面麻醉剂或者荧光素而发生感染。佩戴角膜镜和慢性泪囊炎也是重要危险因素。此外,干眼、眼局部长期使用激素等也是常见危险因素。全身性因素包括年老衰弱、维生素A缺乏、糖尿病、免疫缺陷等,这些因素可以降低机体免疫力,增加易感性。

预防措施对感染性结膜炎十分重要,尤其在流行期应该注意急性期患者的隔离,避免去公共场所。对于传染性很强的流行性出血性结膜炎和淋球菌性结膜炎应严格消毒患者使用过的器具及织品。应提倡讲究个人卫生和加强公共卫生管理。接触感染性结膜炎患者的医护人员更须注意手部消毒,使用一次性检查用品,并妥善销毁,严格避免医源性交叉感染的发生。忌食辛辣、热性刺激食物及海腥发物。闭眼休息,以减少眼球刺激。

(二)角结膜干燥症

【概述】

角结膜干燥症又称干眼、角结膜干燥综合征,是指任何原因引起的泪液质或量异常,或动力学异常导致的泪膜稳定性下降,并伴有眼部不适和(或)眼表组织损害为特征的多种疾病的总称,本身是许多眼部的共同症状,不是一个独立的病名,如慢性结膜炎、浅表点状角膜炎、干燥综合征等均可导致泪腺功能低下,分泌泪液不足,出现眼睛干涩的症状。2007年国际干眼病专题研究会强调了泪液渗透压升高和眼表炎症在干眼病中的作用及干眼对视觉功能的影响,调整了干眼的定义为泪液和眼表面的多因素疾病,能引起不适、视觉障碍和泪膜不稳定,可能损害眼表,伴有泪液渗透压升高和眼表炎症。

流行病学调查表明,30~40岁人群中超过20%的人患有干眼症,70岁以上人群中有50%的人患有干眼症,美国的流行病学调查显示,在中老年人群中,有14.6%即430万人患有干眼症。根据我国目前流行病学研究,干眼症在我国的发病率为21%~30%。基于女性健康研究(WHS)标准的干眼患病率为4.3%~24.0%,女性患病率高于男性。以干眼症状为基础,患病率范围为6.5%~39.2%,症状性干眼的患病率女性高于男性。基于干眼症状和体征的干眼患病率相对较低,为8.7%~30.1%,女性干眼患病率为男性的1.3~1.5倍。睑板腺功能障碍(MGD)是蒸发过强型干眼的主要原因,因而,在DEWSⅡ中干眼患病率部分也将MGD纳入其中,40岁以上人群MGD的患病率为38%~68%,且亚洲人的患病率高于高加索人。

干眼病因繁多。由泪腺、眼球表面(角膜、结膜和睑板腺)和眼睑,以及连接它们的感觉和运动神经构成的一个完整的功能单位,这一功能单位中任何因素发生改变,都可能引起干眼。这些因素包括各种眼表上皮病变、免疫性炎症、眼表或泪腺细胞凋亡、性激素水平降低以及外界环境的影响。因此,病理过程非常复杂。正因为此原因,对干眼的分类尚不完善和统一。2007年国际干眼病专题研究会将其分为泪液生成不足型和蒸发过强型两类,前者是由于泪腺疾病或功能不良导致的干眼,即为水液缺乏性干眼,根据发病原因又分为 Sjögren 综合征(SS)所致的干眼(SS‑ATD)及非 SS‑ATD。后者主要指睑板腺功能障碍(MGD)。

我国则将干眼分为 5 种类型:① 水液缺乏型干眼。水液性泪液生成不足和(或)质的异常而引起,如 SS 和许多全身性因素引起的干眼。② 蒸发过强型干眼。由于脂质层质或量的异常而引起,如睑板腺功能障碍、睑缘炎、眼睑缺损或异常引起蒸发增强等。③ 黏蛋白缺乏型干眼。为眼表上皮细胞受损而引起,如药物毒性、化学伤、热烧伤对眼表的损害及角膜缘功能障碍等。④ 泪液动力学异常型干眼。由泪液的动力学异常引起,如瞬目异常、泪液排出延缓、结膜松弛等。⑤ 混合型干眼。是临床上最常见的干眼类型,为以上两种或两种以上原因所引起的干眼。

本病中医学称之为"神水将枯""白涩症"等,认为是气郁化火,津液亏损,泪液减少以致目珠干燥失泽而致。本节主要讨论各种原因所致的泪腺分泌功能降低引起的结膜干燥症。

【临床诊断】

1. 症状　多种多样,最常见的有干涩感、异物感、烧灼感、畏光、视物模糊和视疲劳。部分患者很难确切形容其感觉,仅形容为"眼不适"。若合并其他全身性疾病,则具有相应疾病的症状,如口干、关节痛、皮肤病损等。

2. 体征　眼结膜血管扩张,球结膜增厚、皱褶而失去光泽,泪河变窄或中断,有时在下穹隆可见微黄色黏丝状分泌物。睑裂区角膜上皮不同程度点状脱落,角膜上皮缺损区荧光素着染。轻度干眼不影响或轻度影响视力,晚期可出现角膜缘上皮细胞功能障碍,角膜变薄、溃疡甚至穿孔,可形成角膜瘢痕,严重影响视力。临床应注意对引起干眼的原发病的诊断。

附　2013 年中华医学会眼科分会角膜病学组制定的标准

① 有干燥感、异物感、烧灼感、疲劳感、不适感、视力波动等主观症状之一和泪膜破裂时间(BUT)≤5 s 或 Schirmer Ⅰ试验(无表面麻醉)≤5 mm/5 min 可诊断为干眼;② 有以上主观感觉之一和 5 s ＜BUT≤10 s 或 5 mm/5 min＜Schirmer Ⅰ试验结果(无表面麻醉)≤10 mm/5 min 时,同时有角结膜荧光素染色阳性可诊断为干眼。

【治疗原则及选穴处方】

经典针灸学以疏通泪窍,滋阴清热为基本的治疗原则。在选穴上以眼区局部经穴为主,结合辨证配穴。具体选穴原则如下:

1. 局部选穴　在眼区可选球后、上明、睛明、攒竹、丝竹空、瞳子髎。在头面部可选风池、头维、上星、印堂、承泣、四白、颧髎、水沟等。尤其是水沟穴刺激较强烈,可达到及时泪流的目的,起到调神导气,疏通泪窍的作用。

2. 辨证选穴　眼干燥症从本质上看为阴津不足,根据阳明经多血多气的理论,可在手足阳明经选穴,如选择合谷,曲池,足三里等。肝开窍于目,泪为肝之液,肝肾同源,肾为水之下源,肺为水之上源,脾主运化输布津液,因此,可选太冲、肝俞、三阴交、肾俞、水泉、太溪、肺俞等。气阴两虚者加气海、关元、太溪、三阴交。

● **推荐处方 1**

治法:疏调眼部气血,滋阴清热。

主穴:局部——晴明、攒竹、丝竹空、瞳子髎、太阳(疏调眼部气血,通泪窍)

远端——合谷(疏调气血)

操作:眼区腧穴按眼区腧穴操作常规谨慎针刺,避免刺伤眼球和导致眼内出血,出针后要用干棉球按压 1～3 min。

● **推荐处方 2**

治法:通利目窍,滋阴润燥。

主穴:局部——晴明、承泣、丝竹空(疏通目窍)

临近——水沟、颧髎(调神导气,疏通目窍)

远端——养老、三阴交(滋阴润燥)

配穴:肺阴不足加肺俞、太溪、肾俞、鱼际;阴虚湿热加肝俞、太溪、阴陵泉、曲池、少冲;气阴两虚加气海、脾俞、关元、足三里、太溪。

操作:眼区腧穴按眼区腧穴操作常规谨慎针刺,避免刺伤眼球和导致眼内出血,出针后要用干棉球按压 1～3 min。水沟用雀啄泻法,针刺入穴位后单方向捻转,使肌纤维缠绕针身,然后上下提插行雀啄法,以眼球湿润或流泪为度。

【疗效评估方法】

1. 国家中医药管理局制定的《中医病证诊断疗效标准》中的评价方法　分 3 级。① 治愈:症状消失,Schirmer Ⅰ试验多次测定大于 10 mm/5 min。BUT 大于 10 s。② 好转:症状减轻,Schirmer Ⅰ试验多次测定泪液分泌量有所增加。BUT 延长。③ 未愈:症状、体征无好转,Schirmer Ⅰ试验测定泪液分泌未增加。BUT 无变化。

2. KCS 国际诊断标准中的诊断试验和干眼症的积分与分级　共 4 个标准(表 6-1)。

表 6-1　KCS 国际标准干眼症的诊断与积分分级

标准	诊断试验				
哥本哈根	① SIT(≤10 mm);② BUT(≤10s);③ rb(≥4)。至少 2 项阳性				
希腊及欧洲	① SIT(≤5 mm);② rb(≥4)。至少 1 项阳性				
加利福尼亚	① SIT(<9 mm);② rb(≥4)或荧光素染色(≥1)。必须 2 项均阳性				
日本	1. SIT(≤5 mm)或棉丝试验(≤10 mm)或 BUT(≤5 s);2. rb(≥3)或荧光素染色(≥1)。必须 2 项均阳性				
记分	rb(点)	BUT(s)	SIT(mm)	积分	等级
3	≥50.1	≤1	≤1	2.3～3	Ⅲ
2	11～50	2～5	2～5	1.3～2	Ⅱ
1	4～10	6～10	6～10	0.7～1	Ⅰ
0	≤3	≥11	≥11	0	0

【针灸疗效分析】

1. 针灸疗效现状　针灸治疗本病以临床症状、眼表分级评估、泪液分泌量为结局指标。其中眼表观察指标(包括 BUT、FL、SIT、视功能评分)、ODSI 评分、泪液镜分级为直接观察指标。以临床症状、BUT、SIT、视功能评分转化为总体疗效。目前证据表明,针灸治疗结膜干燥症能改善眼睛干涩、畏光、视物模糊等眼部不适感和视力下降等症状,从总体看,针灸治疗本病的总有效率在 73.1%～86.7%,显效率在 19.2%～66.7%。

一篇高质量 RCT(双盲)观察了针灸治疗干眼症的临床疗效,结果显示,针刺组的 OSDI 评分在治疗结束后的 6 个月,一直有下降,期间眼部干燥、瘙痒、红肿不适感均有减少。假针刺组眼部干燥感、划痕感有改善,但疗效持续到 1 个月,6 个月时已经无效。两组的其他 DED 症状(眼部灼伤感、刺痛、视力下降等)无明显改善。关于针灸的优越性,有临床研究结果显示,针刺和人工泪液均能改善干眼的症状和体征,在治疗刚结束时,两者的疗效无明显差异,但随着时间的推移,针刺的治疗作用有持续性,症状和体征分值在停止治疗 3 周时仍维持在治疗刚结束的水平状态,而人工泪液一旦不用,其治疗效果明显下降,疗效的差异是由于针灸可主动调节泪腺的功能,而不是人工眼泪的被动湿润治标不治本。研究表明,针刺治疗干眼症无论是即刻效应还是持续效应均优于人工泪液的治疗。

2. 影响针灸疗效的因素　① 病因:干眼症的病因复杂,如果是单纯的泪腺分泌功能低下,针灸疗效最好;如果由原发的角膜、角膜炎所致者,针灸也有一定疗效,但应积极治疗原发病;如果是干燥综合征所致者,针灸疗效较差。② 病程和年龄:病程越短,年龄越小针灸疗效越好,这主要与泪腺功能的损伤程度有关,病程短、年龄小者,泪腺功能易于恢复。③ 刺法:在治疗中,刺法对疗效的影响较大,在针刺操作中,对于眼区的穴位既要小心轻柔地施行手法,同时要达到针刺后患者有流泪出现,这样才能达到兴奋神经,刺激泪腺分泌的刺激量。

3. 针灸治疗潜在的可能机制　泪的分泌包括基础泪腺和反射泪腺,基础泪腺没有神经支配。反射泪腺包括眶部和睑部,眶部泪腺为主泪腺,睑部泪腺和基础泪腺中的浆液泪腺称为副泪腺,反射泪腺受神经支配,支配泪腺的感觉神经、副交感神经和交感神经三类神经纤维最后几乎全部合并于三叉神经眼支与上颌神经分支组成的泪腺神经,然后分布于泪腺与眼睑。因此,针刺治疗结膜干燥症的环节和机制可能为:① 刺激感觉神经。支配泪腺的感觉神经纤维,经泪腺神经、眼神经和半月神经节进入脑桥的三叉神经主感觉核,它与来自头面皮肤、黏膜与结膜的其他三叉神经感觉神经纤维都是泪反射的传入通路,当角膜、结膜、泪腺及头面部黏膜或三叉神经感觉支受到刺激时,均可引起反射泪的分泌。因此,针刺头面部穴位,可兴奋感觉神经,促进泪液分泌。这也提示针刺治疗本病头面部穴位具有重要的意义。② 刺激自主神经。支配泪腺的副交感神经纤维起源于脑桥的泪核,由此发出的神经纤维经过一定途径,从膝状神经节后至蝶腭神经节换元,部分纤维取道三叉神经的上颌支、颧神经及吻合支并入泪腺神经,支配泪腺。来自泪核的借道面神经的副交感神经纤维是泪反射的穿出通路和反射泪的主要分泌神经。针刺头面部腧穴可兴奋面神经,从而引起副交感神经的兴奋,使泪腺分泌泪液。支配泪腺的交感神经起自颈上神经节节后纤维,通过三条途径到达泪腺,一部分随副交感神经到达泪腺,部分直接随眼动脉、眼神经、泪腺神经到达泪腺,交感神经促进泪腺的分泌作用弱于副交感神经,针刺可同时引起眼区交感神经的兴奋,促进泪腺的分泌。③ 兴奋中枢。泪核受大脑皮质的控制,可能在额叶,基底神经节、丘脑和下丘脑也与泪腺分泌有关,针刺可能兴奋了大脑皮质,通过有关结构引起泪核的兴奋,促进反射性泪液分泌。④ 抗炎作用。疼痛强度或阈值的调节,可以减少炎症细胞因子,从而具有抗炎作用。

【预后】

单纯性的干眼症一般预后良好,适时补充泪液一般都可以缓解症状。随着社会的发展,电脑、空调使用的增多,空气污染的加重,干眼症的患病率和就诊率正在逐渐增加,各种原因引起的干眼症为眼科最常见的眼表症状之一。

目前,西医对干眼症的治疗方法为局部湿润眼球,缓解局部症状,常点用人工泪液,重症患者可考虑封闭泪小点,减少泪液排出等。但这些方法均不能改善患者自身泪液的质和量,因而不能从根本上治疗本病。针灸在改善泪液的分泌功能上有一定的积极作用,由于针刺治疗具有生物学效应,故刺激了泪液的主动性分泌,而人工泪液只是被动地湿润眼表。另外,要注意与干燥综合征的鉴别,如果患者眼干同时存在口干和其他外分泌腺的干燥,则可能存在干燥综合征,严重的干燥综合征可能并发肺纤维化,预后较差。平时应注意眼休息,特别是在计算机前长时间工作的人群。

(三)电光性眼炎

电焊、高原、雪地及水面反光造成的眼部紫外线损伤,称电光性眼炎或雪盲,又称紫外线眼炎,属辐射性眼损伤的一种,多见于未用防护设备的电焊、气焊工人,或使用紫外线灭菌等不当者。在高原雪山因大量紫外线经雪地反射到眼部而致伤,习惯上称为雪盲,具有与电光性眼炎同样的病理改变及症状。紫外线对组织有光化学作用,使蛋白质凝固变性,角膜上皮坏死脱落。临证以双眼沙涩灼热,怕光流泪,疼痛剧烈为主要特征。中波紫外线辐射与年龄相关性白内障的发生密切相关。

本病在电焊作业人员中比较常见,其罹患率可高达 95％以上;根据区域性流行病学调查,其主要的发病人群男性患者居多,占 80％以上,电焊操作者占 70.5％,女性患者主要是家用或医院用紫外线灯消毒照射时接受辐射引起。电光性眼炎有一定潜伏期,其潜伏期长短决定于吸收紫外线的总能量,主要因素包括照射强度的大小与照射时间的多少,且具有累积效应,一般在照射后 3～8 h 出现症状。

本病无对应的中医学病名,现代有人称为"光热眼"。中医学认为,光热眼的病因病机为强光突照双眼,犹如一种风火之气外袭犯目,水不胜火,风火卒然伤目所致。

【临床诊断】

1. 自觉症状 受紫外线照射后,经过一定的潜伏期(最短半小时,最长不超过 24 h),一般为照射后 3～12 h 发作而出现症状。轻者沙涩不适,畏光流泪,灼热瘙痒疼痛;重者眼内刺痛剧烈,有强烈的异物感、睑肿难睁或睑痉挛,热泪如汤,视物模糊,或有虹视,闪光幻觉。

2. 眼部检查 胞睑红肿或有小红斑,结膜混合充血,角膜上皮点状脱落,荧光素钠染色可见点状着色,部分患者可见瞳孔缩小。

【治疗原则及选穴处方】

经典针灸学一般以止痛为治标,祛风清热,退翳止痛为治本,后期可加养阴明目。选穴上以局部选穴和远端选穴相结合。

1. 局部选穴 可选眼区穴位,如攒竹、阳白、四白、太阳,近部可选风池等。

2.远端选穴　以多血多气之手阳明经穴为主,如合谷、曲池、商阳等,可选手太阴肺经之少商等。后期眼部伤阴出现干痒等症者,可配三阴交、太溪等。

3.耳穴　选耳尖、眼区、肝,点刺出血。

● **推荐处方**

治法:祛风泻热,消肿止痛。

主穴:局部——攒竹、阳白、四白、太阳(通络泻火)

　　　临近——耳尖、风池(祛风泻热)

　　　远端——合谷、少商(疏风清热,泻火止痛)

配穴:风火犯目加外关、大椎;风火伤津加三阴交、太溪。

操作:合谷垂直深刺,施以捻转提插强刺激,泻法。耳尖、少商、太阳均应用三棱针点刺出血。余穴常规操作。

【疗效评估方法】

1.视觉模拟量表　评价止痛效果,参见头痛。

2.整体疗效评估　分3级。① 治愈:症状完全消失,角膜上皮完全修复;② 好转:症状明显减轻,角膜上皮基本修复;③ 未愈:症状仍存在,角膜上皮未修复。

【针灸疗效分析】

1.针灸疗效现状　目前,本病治疗以针灸为辅助,疗效评定以临床症状为结局标准,据目前质量最好的临床证据显示,针灸治疗本病的痊愈率在87.5%以上。但临床报道较少,缺乏高质量的临床证据。

2.影响针灸疗效的因素　① 眼角膜的损伤程度:如果眼角膜的灼伤程度较轻,仅有沙涩不适,畏光流泪,灼热疼痛者,针刺1次可治愈;如果灼伤程度较重,出现眼内剧痛,睑肿难睁,热泪如汤,视物模糊,或有虹视,闪光幻觉等,则需针刺2~3次。② 刺法:本病在治疗时一定要在太阳、耳尖、少商等穴采用刺血法,合谷等穴应进行强刺激泻法,如果刺法得当,可即刻见效,疼痛可及时减轻。另外,治疗期间,为避免强光刺激,应戴有色眼镜,并可配合局部冷敷,有利于眼炎的恢复。

3.针灸治疗潜在的可能机制　电光性眼炎的损伤机制为大量紫外线被角膜吸收后,其上皮细胞水分子解离产生大量的自由基,自由基可攻击细胞使蛋白质凝固,导致细胞死亡和脱落。由于角膜神经丰富,上皮细胞脱落和大量炎症因子的刺激,患者出现剧烈眼痛、畏光、流泪、眼睑痉挛等刺激症状。针灸治疗的环节及机制可能为:① 止痛作用。针刺可促进人体内源性镇痛物质的释放,提高痛阈,从而起到减轻疼痛的作用。② 促进循环。针刺可通过神经-血管反射调节眼区的微循环,促进局部代谢产物的消散,减少炎症渗出;增加血氧供应量,促进细胞内线粒体的呼吸作用,加强氧的利用,改善组织营养,促进角膜上皮细胞代谢,刺激细胞再生,加速组织修复。③ 调节免疫。针刺可促进机体免疫系统的功能,使免疫细胞的吞噬能力增强,有利于局部坏死细胞的清除,促进机体自我修复能力。

【预后】

电光性眼炎主要靠自身组织的恢复,轻者一般24 h可减轻或痊愈,不留痕迹,视力一般不受影响。

大多经过 1～2 日症状消失,预后一般良好,但治疗不及时或不适当也会导致继发感染等不良后果。因此,及时治疗具有一定意义。疼痛剧烈者,可用 0.5％～1％地卡因滴眼 1～3 次,但不可多滴,只能作为急救的权宜措施,以免影响组织的修复。治疗期间应戴有色眼镜。电光性眼炎关键还在预防,电焊工人要遵守操作规程,戴防护眼罩,大多数患者能很快痊愈,一般不会造成永久性损害,但不能多次或长时间被紫外线致伤,以免引起慢性睑缘炎。

三、视力障碍性病症

（一）近视

【概述】

近视是眼在调节松弛状态下,平行光线经眼的屈光系统屈折后聚焦在视网膜之前而看不清远处目标的一种疾病。本病是眼的屈光系统发生异常的一种常见病,多见于青少年。本病多与遗传、环境两大因素有关。临床上可表现为视远模糊、视近清晰。

流行病学研究调查了中国学龄儿童的近视患病率,发现在中国北方城市,7 岁儿童近视的患病率为 12.5％,14 岁儿童的患病率则增至 80.1％。在北京等大城市,7 岁儿童近视的患病率约为 9.7％,12 岁儿童的近视患病率为 43.8％,18 岁青少年的近视患病率为 72.8％。中国南部城市如广州,5 岁儿童的近视患病率为 3.3％,15 岁则增至 73.1％。新加坡-中国联合研究的数据显示,与中国南方学龄期儿童相比,新加坡同年龄段的儿童近视现象更为普遍,7～9 岁儿童的近视率在新加坡为 36.7％,在厦门为 18.5％。欧洲、美国、澳大利亚,近视的发病率就相对较低。澳大利亚小学生近视患病率的横断面调查研究显示,在 12 岁和 17 岁的学龄东亚裔儿童中的近视患病率分别为 42.7％和 59.1％,而在近视发生的相关因素中,遗传、户外活动、用眼距离、社会经济发展水平等因素与近视发生有着密切关系。

本病中医学称之为"能近怯远",认为本病多与先天禀赋不足,后天发育不良,劳心伤神,不良用眼习惯有关。肝藏血,开窍于目,若肝肾亏虚,久视伤目;或心阳耗损,神光不得发越;或脾虚气弱,化源不足等,使心、肝、肾气血亏虚,加上用眼不当,使目络瘀阻,目失濡养,神光发越受阻,导致神光不足而发病。

【临床诊断】

1. 近视力正常,远视力低于 1.0,但能用凹透镜矫正。小于 -3D 为轻度近视,-3D～-6D 为中度近视,-6D 以上为高度近视。近视根据眼部是否发生病理变化可分为:

(1) 单纯性近视　远距视物模糊,近距视力好,近视初期常有远距视力波动,注视远处物体时眯眼。由于近视时不用或少用调节,所以集合功能相应减弱,易引起外隐斜或外斜视。近视度数一般在 -6D 以内,大部分患者的眼底无病理变化,用适当的镜片即可将视力矫正至正常。

(2) 病理性近视　此类近视患者近视度数通常超过 -6D,除远视力差以外,常伴有夜间视力差、飞蚊症、漂浮物、闪光感等症状,眼部组织还会发生一系列病理变化,出现黄斑出血、视网膜下新生血管、豹纹状眼底、近视弧形斑、漆裂纹、Fuchs 斑(色素沉着呈圆形黑色斑)和视网膜周边部格子样或囊性样病变;此外,在年龄较小时就可能出现玻璃体液化、混浊和玻璃体后脱离等。与正常人相比,发生视网膜脱落、撕裂、裂孔、黄斑出血和新生血管的危险性要大得多。常由于眼轴延长,眼球较为突出,眼球后极部扩张,形成后巩膜葡萄肿。

2. 青少年远视力在短期内下降,休息后视力又有提高,使用阿托品麻痹睫状肌后,检查近视度数消失或小于 0.5D,为假性近视。另外,根据屈光成分分类可分为屈光性近视与轴性近视,前者主要由于角膜或晶状体曲率过大,眼的屈光力超出正常范围,而眼轴长度在正常范围;后者眼轴长度超出正常范围,而角膜和晶状体曲率在正常范围。

3. 眼底检查,中度以上轴性近视,视乳头颞侧出现弧形斑,高度近视眼底易发生退行性变性、黄斑出血、萎缩斑等。

【治疗原则及选穴处方】

经典针灸学一般以补益肝肾,健脾强心,养血明目为基本治疗原则。本病虽以虚证为主,但变证纷杂,常虚中夹实,或以实证为主要矛盾,所以临证应审证求因,按"急则治其标,缓则治其本"的原则辨治。在选穴上以局部穴位为主,再根据肝经、心经与目系的联系,在该经选取穴位。另外,可根据肝开窍于目的理论,选用肝之背俞穴。然后再辨证或对症选穴。具体选穴原则如下:

1. 根据"腧穴所在,主治所在"规律在局部选穴　如治疗近视眼主要取眼区穴位,如睛明、承泣、四白、攒竹、太阳、瞳子髎及近部的目窗、曲差、上星等穴。

2. 根据"经脉所过,主治所及"规律,进行循经选穴　如手少阴心经"系目系",可选本经的神门、灵道、通里等,或选心包经之内关、劳宫、大陵等;足厥阴经"连目系",肝开窍于目,因此,可选肝经之太冲、行间及肝之背俞穴;另外,肝胆相表里,胆经之光明、风池也是最常选用的穴位。

3. 辨证配穴　心阳不足可配心俞、膈俞、内关、神门等温阳补心,安神明目;脾气虚弱配脾俞、胃俞、足三里、三阴交等健脾益气;肝肾亏虚配肝俞、肾俞、太溪滋补肝肾明目;肝血不足配肝俞、膈俞、太溪、三阴交。

4. 耳穴　眼、肝、目 1、目 2。

● **推荐处方 1**

治法:补益肝肾、健脾强心、养血明目。

主穴:局部——睛明、承泣、四白、太阳(疏调眼部气血)

　　　临近——风池(疏调气血,通络明目)

　　　远端——光明(疏调经络、养肝明目)

配穴:肝肾亏虚加肝俞、肾俞、太冲、太溪;脾虚气弱加脾俞、胃俞、足三里、三阴交;心阳不足加心俞、膈俞、内关、神门。

操作:睛明、承泣位于目眶内,针刺应注意选择质量好的细针,固定眼球,轻柔进针,不行提插捻转手法,出针时较长时间压迫针孔;风池穴注意把握针刺的方向、角度和深度,切忌向上深刺,以免刺入枕骨大孔;光明穴针尖朝上斜刺,使针感能向上传导。

● **推荐处方 2**

治法:通络活血。

主穴:局部——承泣、睛明(疏调眼络气血)

　　　临近——风池、翳明(通络活血,明目)

　　　远端——光明(疏通经络,明目)

配穴:肝肾不足加肝俞、肾俞;心脾两虚加心俞、脾俞、足三里。

操作:承泣、晴明用较轻的平补平泻手法;风池、光明、翳明用较强的平补平泻手法。眼区穴宜轻捻转进,退针时至皮下疾出之,随即予棉球按压 1 min。风池、翳明 2 穴针感需扩散至颞及前额或至眼区。配穴均用补法。

【疗效评估方法】

1. 治愈　远、近视力正常,近视屈光度消失。

2. 好转　远视力提高 2 排以上,近视屈光度降低 1D。

3. 未愈　远视力提高小于 2 排,屈光如故。

【针灸疗效分析】

1. 针灸疗效现状　目前证据显示,针灸在改善近视的视力和眼疲劳症状方面有一定疗效,尤其对青少年假性近视疗效更优。据报道,针灸的总有效率可达 87.9%。但总体上仍缺乏高质量的临床证据。

2. 影响针灸疗效的因素　① 近视程度:屈光度的不同标志着近视程度的不同、病理损害程度的轻重。视力与屈光度呈正相关,不同的屈光度往往标志着不同程度的损害。对不同程度的近视,针刺的疗效有差异,屈光不正程度越轻,视力损害越轻,疗效越好。针刺可以减小真、假近视患者的屈光度,但改善程度均未超过假性近视所造成的屈光不正,且不能纠正真性近视患者的屈光不正。近视可分为轴性近视、屈光性近视和假性近视,针灸治疗假性近视效果最好,对于其余两种可有一定效果。② 年龄:年龄越小,见效越快,疗效越好;反之则见效慢,疗效差。对此,青少年近视眼患者、患者家长、学校教师应予以足够重视,应以预防为主,尽早治疗。③ 病程:一般而言,病程愈短,疗效愈好,对于病程较长者,只要坚持治疗,亦能取得一定疗效。④ 其他因素:针刺时未戴过眼镜者见效快,效果好,因此,建议已戴眼镜矫正视力的患者在治疗期间最好不戴眼镜。父母亲有近视者,为遗传性,疗效较差。在治疗中应结合眼区穴位按摩、传统的视力练习法,可明显提高针灸疗效。

3. 针灸治疗潜在的可能机制　根据临床及文献报道,针灸治疗青少年近视疗效显著,总有效率在 80% 以上。不仅可以提高患者视功能,而且可以预防及治疗并发症,延缓近视的发展。针刺治疗近视的机制可能是:① 调节眼睫状肌和晶状体韧带。针刺有助于恢复眼睫状肌的调节功能,增加晶状体及玻璃体的弹性,突起的角膜渐较平伏,从而使眼轴相应变短,眼的屈光得以矫正,并促进眼中层葡萄膜的血液循环,改善眼球各种组织的营养,视力得以增强。② 提高中央视敏度。针刺眼周腧穴感受器能将针刺信号通过传入纤维弥散地投射到整个大脑皮质,提高视皮质的兴奋性,再通过脑干的下行系统对眼的屈光系统进行一系列的调节,使睫状肌痉挛得以缓解,晶状体、玻璃体、角膜得到适当调节,眼轴相应变短,提高物体在视网膜上成像的清晰度,从而使屈光不正得以改善。研究针刺对近视眼视觉诱发电位(P-VEP)的即时效应发现,针刺能够提高其 P-VEP 的波幅,对近视眼的视皮质有兴奋作用,提示针刺能提高近视眼之视皮质的兴奋性。Wong S 等也认为,针刺治疗屈光不正的机制主要是通过调节眼肌和晶状体韧带的张力实现的。许多患者针刺后有即时的视力提高,其机制除晶状体的聚焦改善外,可能与刺激作用于黄斑区,改善中央视敏度有关。③ 改善循环。针刺眼区穴位,可明显改善局部血液循环,促进眼肌和眼部组织的代谢,使视力疲劳得以消除。早在 20 世纪 50 年代,就有人以视网膜电流图 B 波为指标观察针刺对视网膜电流图的影响,发现针刺确实能提高视网膜的兴奋性,睛明和球后穴的影响作用较合谷为强,提示治疗视力障碍性疾病选取局部穴位的重要性。

【预后】

随着生活方式的改变,我国近视眼人数日益增加,并且青少年人群所占比率较大,目前近视的矫治须先经准确验光确定近视度数,应用合适的凹透镜使得光线发散,进入眼屈光系统后聚焦在视网膜上。矫正可以选用框架眼镜或角膜接触镜,也可以在医师指导下有条件地选择屈光手术,尚无其他更积极有效的方法。

近视眼的自然恢复率较低,一般而言,基础视力越差,或中度、高度近视,痊愈就越困难。虽然手术疗法已被部分患者接受,但有其适应证,且手术可能产生的并发症及眼组织的不可逆改变,使大部分患者有所顾虑;非手术疗法有戴镜、睫状肌麻痹剂、角膜矫正术等,但疗效均尚不肯定,且不能阻止近视的发展。由于近视问题十分复杂,至今机制不明,因此对于青年近视的预防应给予一定的重视。首先,饮食要均衡;其次要注意用眼卫生,如端正书写姿势、选择适当的照明光线、严格把握用眼时间等,养成良好的用眼习惯。在治疗和巩固的同时,应尽量避免形成近视的各种因素,如学习时坐姿不正,光线过明、过暗,长时间近距离读写,无节制使用电脑、看电视等,否则不仅影响近期疗效,也不利于良好视力的巩固。青少年应定期检查视力,应早发现、及时治疗;同时在随访中发现,治疗后注意用眼卫生且家长能坚持帮助治疗者,视力较稳定。

(二)视神经萎缩

【概述】

视神经萎缩是指视网膜神经节细胞轴索广泛损害,出现萎缩性变性,以视功能损害和视神经乳头苍白为主要特征,一般为发生于视网膜至外侧膝状体之间的神经节细胞轴突变性,是一种严重影响视力的慢性眼底病。临床分为原发性和继发性两大类,如视网膜、视神经的炎症、退变、缺血、外伤、遗传等因素,眶内或颅内占位性病变的压迫,其他原因所致视乳头水肿、青光眼等均可能引起视神经萎缩。

根据一项 2014 年来自加纳的回顾性调查显示,关于加纳北部瓦卫理公会盲人学校儿童失明和严重视力损害的主要原因,在 190 名受试者中,导致失明的主要原因是角膜瘢痕/球部炎($n=28,15\%$),而第二位就是视神经萎缩($n=23,12\%$),说明视神经萎缩所带来的失明影响是需要引起足够重视的。

本病属于中医学"青盲"范畴,多因先天禀赋不足、肝肾亏损、精血虚乏,目窍萎闭、神光不得发越于外;肝气郁滞,或目系受损,脉络瘀阻,精血不能上注于目,以致神光耗散,视力缓降。

【临床诊断】

1. 不同程度的视力下降,严重者甚至失明。

2. 有后天获得性色觉障碍,尤以红绿色觉异常多见。

3. 眼底改变。① 原发性视神经萎缩:筛板后的视神经、视交叉、视束以及外侧膝状体的视路损害,下行的萎缩过程。视盘色淡或苍白,边界清楚,视杯可见筛孔,视网膜血管一般正常。② 继发性视神经萎缩:视乳头色泽灰白、晦暗,边界模糊,生理凹陷消失;视网膜动脉变细,血管旁伴有白鞘,后极部视网膜可有硬性渗出或未吸收的出血。

4. 视野检查可有中心暗点、鼻侧缺损、颞侧岛状视野、向心性视野缩小或管状视野等。

5. 视觉电生理改变,如原发性视神经萎缩时视诱发电位(VEP)振幅降低,潜伏期延长。继发性视神经萎缩时,除 VEP 异常外,还可有视网膜电图(ERG)异常。

【治疗原则及选穴处方】

经典针灸学以补益肝肾,活血化瘀为基本治疗原则。认为本病早期多有气滞血瘀或气虚血瘀等证,晚期则以虚证为主。一般以补虚为重,但不同病期或先开导消瘀后补之,或攻补兼施,补虚兼化瘀通络。在选穴上以局部选穴为主,基本原则如下:

1. 根据"腧穴所在,主治所在"规律在局部选穴   不论何种证型,均应以经外奇穴球后为主穴,可直接疏通眼络,调理眼窍之气血,使经络通畅,从而使五脏六腑之精气上注于目。局部可选睛明、承泣、攒竹、太阳等穴。

2. 根据"经脉所过,主治所及"规律循经选穴   从经络角度认识,视神经包括在目系内,与目系相联系的经脉均是从其属络的脏腑发出,经由组织深处达到目系,故视神经与足厥阴肝经、手少阴及足三阳循行部位密切相关,可在相应经脉上选穴,如选太冲、光明、灵道、大陵、内庭、足三里、足临泣、昆仑等。

3. 辨证选穴   肝郁气滞加肝俞、太冲、期门。脾虚湿泛加足三里、商丘、脾俞。肝肾阴虚加肝俞、肾俞、悬钟、阳陵泉、三阴交。脾肾阳虚加脾俞、肾俞、关元、足三里、三阴交。气血两虚加脾俞、肾俞、合谷、足三里、肝俞、百会、气海。

4. 随症配穴   根据不同的症状选择不同穴位,如近视伴头痛在头顶为主选百会、四神聪、行间,侧头痛选太阳、率谷,前头痛用上星、头维、合谷,各种部位头痛均可选加阿是穴。又如青盲伴有痿证,上肢痿弱无力选加肩髃、曲池、合谷、阳溪,下肢痿弱无力加梁丘、足三里、解溪等。

● 推荐处方 1

治法:疏通眼络,调和气血。

主穴:局部——球后、睛明、承泣(疏调眼部气血)

　　　临近——风池(通络明目)

　　　远端——太冲、光明(疏肝理气,养肝明目)

配穴:肝气郁结加行间、侠溪;气血瘀滞加合谷、膈俞;肝肾亏虚加肝俞、肾俞、太溪。

操作:睛明、承泣均宜压入式进针微捻转,不提插按,可适当深刺,但应注意避免伤及眼球和血管;球后缓慢压入式刺入,深达 1.5 寸,局部有强烈的酸胀感,不提插,微捻转。风池穴应把握好进针的方向、角度和深度,最好能使针感向眼部传导。余穴常规针刺。

● 推荐处方 2

治法:疏通眼络,滋补肝肾。

主穴:局部——球后(疏调眼络,调和气血)

　　　临近——翳明(通络明目)

配穴:加三阴交、太溪,滋补肝肾。

操作:球后缓慢刺入,深达 1.5 寸,局部有强烈的酸胀感及眼球有突出感,不做大幅度提插。余穴常规操作。

【疗效评估方法】

1. 视力检测　① 好转:视力提高 2 排以上(含 2 排),视野中心暗点缩小或绝对暗点变为相对暗点;② 未愈:视力、视野无改善或退步。

2. 视力、视野评分以及证候评分　进行综合疗效评定。

(1) 视力评分　采用国际标准视力表。视力在一周内稳定,无光感至光感计 2 行,光感、手动、指数、0.02、0.04、0.06、0.08、0.1 间隔均计 1 行。治疗后视力提高 $\geqslant 3$ 行计 4 分,视力提高 2 行计 2 分,视力提高 $\leqslant 1$ 行计 0 分。

(2) 视野评分　采用 OCTOPUS101 视野统计(此标准由青盲协作组自行拟定):① 视力 > 0.1,能看清十字形固视点者采用 G2 程序测量 30°视野,并记录 MD 和 MS 值,计算缺损率 MD% = MD/(MS + MD)×100%,ΔMD% = MD 出院% - MD 入院%。如 ΔMD% > 10% 计 1 分,ΔMD% > 15% 计 2 分,ΔMD% > 30% 计 4 分。② 不能配合 G2 程序者采用 LVC 程序测量 30°视野。记录 MS 值,ΔMS% = (MS 出院 - MS 入院)/30 dB×100%。如 ΔMS% > 10% 计 1 分,ΔMS% > 15% 计 2 分。③ 视力过低无法进行视野检查者此项计 0 分。

(3) 证候评分标准　主要以下面三个症状作为疗效评价标准:① 视物模糊;② 暗影遮挡;③ 视疲劳。

根据症状消失、轻、中、重,分别计 3、2、1、0 分。证候得分=疗后积分-疗前积分。

(4) 疗效标准　通过上述三项总分相加判断。无效:总分 $\leqslant 1$ 分;有效:总分 2~4 分;显效:总分 $\geqslant 5$ 分。

【针灸疗效分析】

1. 针灸疗效现状　目前视神经萎缩的疗效评定以视力、临床症状、屈光度数为结局指标。目前临床证据显示,本病以针灸治疗为首选方法,有效率在 70%~81%,可明显提高患者视力和改善临床症状。

2. 影响针灸疗效的因素　① 病因:视神经萎缩病因复杂,病程长。根据病因、病变本质和视乳头的表现分为:原发和继发性 2 种病变。原发性者病变位于球后,向下行萎缩,多由于外伤,眶内肿瘤或炎症压迫,球后视神经炎,遗传性疾病,脊髓痨及烟酒、甲醇、铅中毒等引起。继发性者是由其他眼内疾病引起,多由视神经炎,视神经盘水肿,视网膜脉络膜病变,视网膜血管病变转变而来。一旦视神经萎缩,要使之痊愈几乎不可能,但是其残余的神经纤维恢复或维持其功能是完全可能的。针对不同的病因及时给予合理的治疗至关重要。一般而言,病因明确者在切断病因情况下,针灸疗效较好;如颅内肿瘤压迫的视神经萎缩,应尽早切除肿瘤;额部外伤引起的视神经损伤,若能发现视神经骨管骨折压迫视神经或视神经鞘膜有血肿压迫视神经,应立即行视神经管减压术;对青光眼眼压高造成的视神经损害应尽快降低眼压;药物中毒者,立即停用有关药物。尽早发现病因,针对不同的病因,针刺越及时介入,效果越好。尤其对血液循环障碍、青光眼引起的视神经萎缩,尽早治疗是取得疗效的关键。

② 严重程度:视神经的损伤程度是决定针灸疗效的最重要因素,视神经损伤程度轻,针灸疗效好;视神经损伤严重,有黑蒙、无光感症状,即基础视力太差,针灸疗效较差。尤其是肿瘤压迫性、外伤性视神经萎缩的基础视力对针灸疗效的影响较大。③ 刺法:本病的治疗刺法非常重要,对于球后穴的刺激一定要达到深度即深刺 1.5 寸,才可对视神经产生足够的刺激量,达到有效的治疗。否则将影响针刺疗效。④ 病程和调护:病程越短者,针刺治疗效果越好;视神经萎缩的病程长,治疗起效慢,患者易产生急躁或抑郁情绪,丧失治疗信心,甚至消极对待生活。正确的调护指导可以疏导患者的不良情绪,也是非常重要的。

3. 针灸治疗潜在的可能机制 视神经萎缩是视神经纤维发生退行性变性和传导功能障碍所引起。视神经相当于中枢神经白质的外向延伸,其血液供应与大脑血管属于同一来源,即来自颈内动脉。因此,视神经的某些病变与中枢神经系统病变之间关系密切,且相互影响。在不少的中枢神经系统病变中,视神经常首先受累,另外颅内压增高时,脑脊液压力增高,可影响视网膜静脉回流和轴浆运输障碍而产生视乳头水肿。软脑膜从外面将视神经加以直接包围,还向视神经基质内发出分支,将视神经纤维分成许多丛束,成为视神经的间隔组织,血管也随之进入视神经基质内,这些血管即构成视神经外周部分的营养血管网,并与由视网膜中央动脉及其分支所形成的视神经轴心血管系统发生吻合,当视神经发炎时,这些间隔膜组织就出现充血、肿胀及细胞浸润等病理现象。视神经纤维束的周围有丰富的毛细血管网,故视神经纤维在感染和毒性物质的作用下,易导致炎症的中毒,当视神经的营养血管发生循环障碍时,可引起缺血性视神经病变。因此,针刺治疗机制可能是:① 刺激视神经功能。针刺可直接刺激视神经,激发其神经传导功能,从而使部分处于功能低下的视神经的兴奋性得以改善和恢复,同时针刺可改善视神经的血液供应,促进神经细胞的新陈代谢,使患者部分视功能恢复。② 改善眼区血液循环。针刺可调整眼部自主神经功能,恢复血管舒缩功能,稳定或恢复眼区缺血时血管活性物质于正常水平,缓解血管痉挛,增加血流量,改善血流供应,增强组织代谢,改善视神经的缺氧状态以及视神经视网膜的血流灌注,从而使未发生严重病变的感光组织发生逆性改变,有利于视神经细胞功能的恢复,使视力提高,视野扩大。据研究报道,视神经萎缩患者普遍存在球结膜微循环障碍,表现为血流速度减慢,血细胞聚集,血流状态改变。从解剖学角度来看,球结膜微血管与眼底微血管及营养部分视神经的血管均来源于眼动脉,因而球结膜微循环的改变与眼底微循环及营养部分视神经的微血管循环的改变密切关联。针刺后视神经萎缩患者球结膜微循环血流加快、血细胞聚集减轻,表明针刺对眼底微循环也具有改善作用。另外针刺还具有抗氧化作用及抑制炎症等功能,从而保护视神经。③ 对中枢功能的调节。针刺对纹状旁区有即时影响,增强视觉中枢生物电活动,经过长期治疗,每次针刺作用的远期迭加而改善视神经传导功能,促进视神经再修复,起到提高视力和视功能的作用。

【预后】

西医对本病无有效的治疗方法,以治疗原发病为主,绝大多数脑垂体瘤压迫的视神经萎缩术后常可恢复一定的视力。视神经管骨折如能及时手术也可以收到较好的效果。针灸是目前治疗的首选方法,有一定疗效。但总体而言,本病预后较差。

部分病例经长时间的针刺治疗,可以恢复一定的视力,但苍白的视乳头不易改变。本病为多种眼病的结局,因此,积极治疗原发病至关重要。颅内占位性病变者,早期多表现为原发性视神经萎缩,经手术治疗颅内病变后,有时可以恢复到理想的视力。但在缺乏全身症状时极易误诊、漏诊,以致长期按视神经萎缩治疗,贻误治疗时机,最终造成眼睛失明。应强调对原因不明的单纯性视神经萎缩,要详细重复检查视野、视觉诱发电位,必要时复查 CT 或 MRI,并做内分泌学检查,以谨慎排除颅内肿瘤的可能性。视神经炎病理损害持续发展可引起视神经萎缩,积极防治视神经炎具有重要意义。本病病程较长,要对患者做好思想疏导,使患者树立信心,配合医师治疗。避免情绪紧张和情志抑郁,以免加重病情影响疗效。

四、泪溢症

【概述】

泪溢症是指泪液分泌量正常,但排泄管道不畅通或阻塞,则泪液溢于睑裂之外,常见于中老年人。临床主要特点为眼不红、不肿,经常流泪,寒风刺激下则更加明显。可单眼或双眼发病,40～60 岁年龄段多见,冬春季多见,其他季节少见。女性多于男性,具有在多风和寒冷季节加重的特点。新生儿溢泪症是小儿眼科常见病,足月儿发病率为 6.0%～12.5%。

中医学称本病为"冷泪症",认为多因肝虚泪窍约束无力,或风邪引起泪液频频外溢,但无热感、目无赤痛的眼病,又分"无时冷泪""迎风冷泪"。西医认为,泪溢是一种症状,在许多眼病中均可见到,最常见于鼻泪管不通、泪囊功能不全等。本节主要按中医的冷泪症论述。其他疾病出现的泪溢可参考本节治疗。

【临床诊断】

1. 泪液清稀,重者时时频流,轻者时作时止,入冬或遇风加剧。

2. 其泪窍无异常,按压睛明穴,无黏液溢出。

3. 冲洗泪道不畅或不通,但无黏液外溢。

【治疗原则及选穴处方】

经典针灸学以疏调泪窍,固摄止泪为基本治疗原则。冷泪多虚证,迎风冷泪与无时冷泪局部表现仅程度上的不同,病机方面前者多窍虚招邪,属轻症;无时冷泪者多脏腑自虚。治疗上迎风流泪宜养血祛风;无时冷泪宜补虚为主。泪窍已经完全阻塞者,应进行手术治疗。选穴上以局部选穴和辨证循经选穴相结合。

1. **局部选穴**　主要选睛明、球后、丝竹空、承泣等,近部可选风池、翳风、头维、印堂、神庭、阳白、四白、头临泣等。

2. **辨证选穴**　如肝肾亏损加肝俞、肾俞、太溪、光明、三阴交。因风邪外袭加合谷、风池、养老。气血不足加脾俞、胃俞、膈俞、肝俞、足三里、三阴交。

● **推荐处方 1**

治法:补益肝肾,固摄止泪。

主穴:局部——睛明、承泣(疏通局部经络气血,通泪窍)

　　　临近——风池(祛风通络,以通泪窍)

配穴：加肝俞、肾俞，补益肝肾。

操作：针刺睛明、承泣轻微捻转，勿提插，略有酸胀为度，留针 15 min。风池穴进针 1.2 寸，针尖朝向对侧眼眶，以针感向前额部放射为佳。肝俞、肾俞针后加温针，每次 3～5 壮。

● **推荐处方 2**

治法：疏风通络，固摄泪窍。

主穴：局部——睛明、球后、承泣（疏通络脉，固摄泪窍）

　　　临近——头临泣、风池（祛风摄泪）

　　　远端——腕骨（疏调太阳经气，疏调目窍气血）

配穴：肝肾亏损加肝俞、肾俞、太溪、三阴交；风邪外袭加合谷、风门、外关；气血两虚加气海、脾俞、膈俞、肝俞。

操作：眼区穴位用轻柔的捻转平补平泻法，以眼区有较强的酸胀感为度。余穴常规操作。

【疗效评估方法】

1. 治愈　溢泪终止。

2. 好转　冷泪溢出减少。

3. 未愈　冷泪不止。

【针灸疗效分析】

1. 针灸疗效现状　针灸治疗本病以临床症状及有无复发为结局指标。以临床症状、复发频次转化为总体疗效。目前证据初步显示，针灸治疗泪溢症能显著改善流泪症状，减少复发。从总体上看，针灸治疗本病的总有效率在 90% 以上。但总体上临床报道较少，仍缺乏高质量的临床证据。

2. 影响针灸疗效的因素　① 病因：溢泪症的病因比较复杂。如果单纯由眼轮匝肌松弛，收缩功能下降导致泪囊功能不全者，针刺疗效最好；如果由鼻泪管不通畅所致的溢泪，针刺疗效次之，同时针刺的疗效决定于泪道阻塞的程度，阻塞程度轻针刺疗效好，完全阻塞者，需手术疏通。如果由沙眼引起溢泪者，针刺疗效较差，需针药结合，根治沙眼。② 病程和年龄：一般而言，病程越短，泪道的阻塞也就越轻，泪囊的功能障碍也就易于恢复，针灸的疗效也就越好。病程长，泪道的阻塞严重，甚至完全阻塞，针刺很难起到疏通的作用，只能依靠手术疏通，因此针灸的疗效就较差。从年龄来看，中老年患者中，年龄越小，针刺疗效越好，这主要与年龄和眼轮匝肌的松弛程度、泪小管管壁的增厚、变硬等老化程度有关。

3. 针灸治疗潜在的可能机制　① 提高眼轮匝肌的紧张性：眼轮匝肌在引导泪液进入泪囊的过程中起着重要作用，泪道功能不全所致的泪溢症，临床最常见的原因为泪囊功能不全，其与眼轮匝肌的收缩功能降低密切相关。针刺眼部穴位，可直接刺激眼轮匝肌，兴奋神经-肌肉接头，增强肌肉的收缩力，从而改善泪囊的功能，固摄泪液。② 促进眼区循环：针刺可促进眼区的血液循环，有利于泪道的相关堆积性代谢产物或炎性渗出物及时消散和吸收、清除，使泪道通畅，正常输送泪液，发挥其生理作用。

【预后】

本病多发于中老年，女性较男性多发，是一组与环境、职业及季节有关的常见病症。经常流泪给患者的生活与工作带来很大的不便,因无泪道的器质性病变,因此,一般而言预后良好。由于长期泪液浸渍,往往引发慢性结膜炎、睑缘炎、面部湿疹等其他疾病,患者不自主擦拭,可致下睑外翻,从而加重泪溢症状;其次影响美观。

年轻人由于泪小管和眼轮匝肌弹性大、功能活跃、泪液排泄积极、有力,所以泪溢者很少见。随着年龄增长,机体的衰老、退化,泪小管管壁的增厚、变硬,眼轮匝肌的松弛、紧张力减弱、舒缩迟缓,排泄功能相应降低,在外界环境刺激(如气候变化)下即表现为泪溢。女性由于横纹肌分布相对比男性薄弱,眼轮匝肌功能不全表现得更明显,泪溢症患者也相对较多。由于经常受风沙、灰尘不良环境的刺激,使泪小管管壁、泪囊壁弹性减小,相对农民较其他职业者泪溢者多见。因此,户外工作者,应配戴防护镜,减少风沙刺激,防止外伤。由于沙眼及鼻部疾患也常常是引起溢泪的原因,故应对有关病因彻底治疗。

溢泪症大多由泪囊功能不全所致,西医对本病的治疗常针对性采用手术的方式如泪点矫正术、下睑紧缩术等,由于本病多数患者为功能性病变,故手术方式的选择往往不贴切,临床疗效不显著,且复发率高,针刺在治疗本症上显示出巨大的优势。

五、麻痹性斜视

【概述】

麻痹性斜视是由神经核、神经干或肌肉本身的器质性病变引起,可以是单根或多根眼外肌的部分或完全麻痹。麻痹性斜视有先天性和后天性。先天性为先天发育异常,后天性多为急性发病,由感染、炎症、血循环障碍、代谢障碍、外伤、肿瘤等引起,特别是心脑血管疾病,其次是糖尿病、感染及眼外伤等疾病引发。

斜视的患病率约为3%;国外研究者观察了1985年1月1日至2004年12月31日,明尼苏达州奥尔姆斯特德县的所有成人(≥19岁)居民诊断为新发成人斜视的患者。对罗切斯特流行病学项目资源确定的所有潜在病例的医疗记录进行了审查。结果显示:成人发作性斜视及其类型的发病率,在20年期间共发现750例新发成人斜视,年龄和性别调整后的年发病率为54.1例[95%置信区间,(50.2～58.0)/10万19岁及以上个体]。新发性斜视最常见的4种类型分别为麻痹(44.2%)、会聚不足(15.7%)、小角肥大(13.3%)和发散不足(10.6%)。成年发作性斜视的总发病率及其4种最常见的形式随着年龄的增长而显著增加($P<0.001$),其发病率在第8个10年达到峰值。

本病的临床表现多为突然偏斜,眼珠转动受限,视一为二。斜视的情况非常复杂,西医有不同的分类法,如根据融合功能分为隐斜视、间歇性斜视和恒定性斜视;根据眼球运动及斜视角有变化分为共同性和非共同性斜视;根据注视情况分为交替性斜视和单眼性斜视;根据发病年龄分为先天性斜视和获得性斜视;根据偏斜方向分为水平斜视、垂直斜视、旋转斜视和混合型斜视,水平斜视包括内斜视和外斜视。共同性斜视的主要特征是眼球运动没有限制,斜视角不因注视方向的改变而变化,两眼分别注视时的斜视角相等(第1斜视角等于第2斜视角)。非共同性斜视根据眼球运动限制的原因分为两种:一种是由于神经肌肉麻痹引起的麻痹性斜视;另一种是由于粘连、嵌顿等机械性限制引起的限制性斜视,根据病史和牵拉试验可以鉴别。麻痹性斜视的主要特征为眼球运动在某个方向或某些方向有障碍,斜视角随注视方向的变化而改变,第2斜视角大于第1斜视角。总之,非共同性斜视主要是在神经核、神经干、肌肉发生损伤或疾病，引起某一个或某一组肌肉运动障碍，因而丧失了两眼运动的共同性，因此，非共同性斜视绝大部分是麻痹性斜视，也是本节讨论的重点，其他斜视均可参照治疗。

本病属中医学"目偏"的范畴，相当于"显斜"，主要指麻痹性斜视，认为主要和风邪袭络、肝风内动及外伤等有关，系邪中经络，气血不和，筋脉失养，弛张不收，在双眼注视目标时，呈现一眼眼位偏斜的眼病。其发病机制主要是经筋弛缓，目珠维系失衡所致。

【临床诊断】

1. 内斜视（非共同性）

（1）展神经麻痹　属于非共同性内斜视的一种，多数属于获得性，可由颅内疾患、外伤或外周病毒感染导致，也可没有任何明确原因，但存在高血压、糖尿病等微血管高危因素。大度数内斜视，受累眼外转明显受限，严重时外转不能超过中线，可有代偿头位，面转向受累肌方向。

（2）内直肌运动受限　甲状腺相关性眼病，眶内壁骨折，内直肌或其周围软组织嵌顿，内直肌手术中大量截除，均可造成内直肌运动限制。

2. 外斜视　包括间歇性和恒定性外斜视两大类，后者中主要为动眼神经麻痹。

儿童动眼神经麻痹的原因包括先天（40%～50%）、外伤或炎症，很少因肿瘤所致。成人动眼神经麻痹多由于颅内动脉瘤、糖尿病、神经炎、外伤、感染所致，肿瘤也很少见。患者常存在大度数的外斜视，同时伴麻痹眼的下斜视。受累眼上睑下垂，内转明显受限，内上、外上、外下运动均有不同程度的限制。眼内肌受累时瞳孔扩大，对光反射消失或迟钝。儿童动眼神经麻痹患者弱视很常见，必须积极地治疗。在先天性或者外伤性的动眼神经麻痹的病例中，因为受损伤的眼神经在恢复期可出现神经迷行再生现象，临床表现和治疗也变得非常复杂，可表现为受累眼异常的眼睑抬举（上睑下垂消失），向下注视时上睑迟落，瞳孔收缩，或者眼球企图内转时下转。

3. 垂直性斜视　包括上斜肌麻痹、双上转肌功能不足及下斜肌麻痹。

（1）上斜肌麻痹　为最常见的垂直旋转性眼外肌麻痹，病因可为先天性解剖异常、神经核缺陷或第Ⅳ脑神经运动部分的缺陷；也可以是后天（获得性）的，大多数是颅脑损伤引起，也有因中枢神经系统血管异常、糖尿病引起者。

突然出现复视是后天性上斜肌麻痹的主要临床特征，有时虽为成人发病，但是很可能是先天的病例失代偿后出现复视。所以既往照片调查对鉴别先天性或获得性上斜肌不全麻痹具有重要意义。各诊断眼位斜视度检查、复视像检查以及 Parks 三步法检查可以确定受累眼和肌肉。眼球运动的检查，特别是双眼运动的检查可见受累眼向鼻下运动有不同程度的限制。有代偿头位，但不如先天性者典型。

（2）双上转肌功能不足　即同眼的下斜肌和上直肌麻痹。眼球运动鼻颞侧上转均受限，受累眼下斜视。向上注视时，受累眼眼位更低，斜视眼可能弱视。有下颌上抬的代偿头位。患眼上睑下垂，50%的患者上睑下垂是假性的，1/3 患者会表现 Marcus Gunn 下颌瞬目综合征。

（3）下斜肌麻痹　罕见，可能为动眼神经下支特别是营养下斜肌的分支损伤。确切病因不清，不伴其他神经异常。内转时上转受限，牵拉试验是与上斜肌肌鞘综合征相鉴别的主要方法，无限制因素者为下斜肌麻痹。常存在上斜肌亢进。

【治疗原则及选穴处方】

经典针灸学以疏调经筋、化瘀通络为基本治疗原则。以局部穴位为主,可根据具体情况配穴,具体选穴原则如下:

1. 根据"在筋守筋"原则,以眼局部选用穴位为主　如睛明、承泣、球后、太阳、丝竹空、鱼腰等。

2. 辨证配穴　风邪袭络选合谷、风池、足三里,祛风活络,调和气血;肝风内动选太冲、太溪、合谷、肝俞、肾俞,滋补肝肾,平肝熄风;外伤瘀滞选睛明、承泣、瞳子髎、球后,以强化局部活血化瘀,通经活络作用;风痰入络配风池、丰隆、合谷等熄风化痰通络。

● **推荐处方 1**

治法:祛风平肝,化瘀通络。

主穴:局部——睛明、太阳、球后、承泣、丝竹空(疏通局部气血,疏调经筋)

　　　临近——风池(祛风通络)

　　　远端——合谷、太冲、太溪(滋阴潜阳,平肝熄风)

　　　　　　光明(清泻肝胆,化瘀通络)

配穴:风邪袭络配风门、外关;肝风内动配水泉、行间;外伤瘀滞配内关;风痰入络配阴陵泉、丰隆。内直肌麻痹加睛明、攒竹、印堂;外直肌麻痹加瞳子髎;上直肌麻痹加上明、攒竹;下直肌麻痹加承泣、四白;上斜肌麻痹加上明、鱼腰;下斜肌麻痹加球后、承泣。

操作:针刺风池穴应注意掌握角度、方向和深度,切忌向上深刺,以免刺入枕骨大孔;针刺眼部穴位尤其是眼眶内的腧穴,手法要轻柔,不提插捻转,避免伤及眼球或引起眼内出血。另外,眼眶周围腧穴太阳、承泣等可采用电针,进针得气后,选用疏密波或断续波,电流强度以患者能耐受为度,每次20～30 min。

● **推荐处方 2**

治法:疏调经筋,通络活血。

主穴:局部——睛明、太阳、鱼腰、球后(疏调眼部经筋)

　　　远端——合谷(活血通络)

配穴:风邪袭络配风池、外关;肝风内动配太冲、太溪;外伤瘀滞配承泣、内关;风痰入络配风池、丰隆。

操作:穴位均按常规操作。

【疗效评估方法】

1. 治愈　眼位正,眼球运动自如,复视消失。

2. 好转　患眼偏斜度减小,复视象距离缩短,眼球运动受限部分恢复。

3. 未愈　眼位仍偏斜,程度无好转,症状未减轻。

【针灸疗效分析】

1. 针灸疗效现状　针灸治疗本病国内多采用整体症状的疗效评估,临床证据显示针灸治疗麻痹性斜视有一定疗效,可明显改善症状。据一些 RCT 报道,针灸治疗本病的总有效率达 90.6%～93.75%。

2. 影响针灸疗效的因素　①　病程:针刺治疗麻痹性斜视效果肯定,对病程短者疗效较为满意,病程越长疗效越差,远期疗效越不稳定。一般以6个月内针灸疗效最佳。② 病因:麻痹性斜视多数病因不明,有先天性和后天性两类。针灸治疗后天性斜视的疗效优于先天性。先天性麻痹性斜视如果病情较轻,针灸也可取得一定疗效,病情较重的先天麻痹性斜视,一经确诊,即应尽早手术矫正,以纠正代偿头位带来的发育畸形和建立正常的双眼单视功能。后天性斜视病因非常复杂,一般而言,单纯性肌肉麻痹、神经麻痹所致者针灸疗效较好,但由颅内或眶内肿瘤所致眼肌麻痹重在原发病治疗,针灸疗效较差。脑、眼外伤、脑出血所致者一般均待其神志清楚,出血停止后再开始针灸治疗,针刺也可获得较好疗效。针灸治疗该病往往只注重"症",而对引起该"症"的西医学病因很少关注,若能明确病因,针灸对症治疗的同时治疗原发病,会提高针灸疗效。③ 刺灸法:针刺"得气"与疗效有着密切的关系。应掌握好针刺的手法,使直接麻痹的肌束神经"得气",使疗效达到更佳的程度。另外,患者合理的眼肌功能锻炼对提高针灸疗效有意义。

3. 针灸治疗潜在的可能机制　斜视的治疗目标为恢复双眼视功能和改善外观。斜视基本存在两方面的问题,从运动方面两眼相对位置存在偏斜,从知觉方面双眼视功能发生紊乱。两者的因果关系与斜视类型有关,可能部分是知觉障碍为主,斜视在此基础上发生;有些是运动障碍为主,知觉障碍是继发的,但两者常相互影响,不能截然分开。如果治疗环节上要从两方面考虑,针灸治疗本病的优势正是在2个环节上有意义。针灸治疗的环节和机制可能是:① 改善循环。针刺可通过局部刺激,舒张血管,增加灌注量,改善血液循环。一方面促进炎症消退,减少组织纤维瘢痕的形成,保证神经生长的血液供应,为神经功能恢复提供有利条件;另一方面循环的改善,增强了肌肉、神经细胞的营养供给,促进细胞的新陈代谢,有助于神经肌肉损伤的修复,功能的恢复。② 调整神经功能。针刺刺激可通过神经的反射作用,使被抑制的神经细胞得以激活,促进麻痹肌束神经功能的恢复。针灸可以解除中枢神经抑制状态;促进周围神经再生;促进损伤肌、神经纤维芽枝生长。③ 协调眼肌的平衡。从本病的发展、病理过程来看,单纯性眼肌麻痹当麻痹消除后,偏斜即可消除,但如果麻痹的直接拮抗肌有痉挛,甚至挛缩,则即使麻痹消除,偏斜也不能纠正。因此,如何尽可能使麻痹肌本身不过度松弛,防止拮抗肌出现痉挛、挛缩,也是一个治疗的关键。治疗时不论内斜还是外斜都取眶两侧的穴位同时针刺,既可促使麻痹肌恢复又可通过调节的作用,防止麻痹肌过度松弛、缓解拮抗肌的痉挛,减少出现挛缩的机会。

【预后】

一般而言,麻痹性斜视大部分经过保守治疗、手术治疗可取得较好效果,预后较好。麻痹性斜视的治疗因人的具体情况而异,先天性斜视程度轻微的可以用保守疗法,结合三棱镜矫正,可取得较好效果;程度严重者应手术治疗。后天性麻痹性斜视病因复杂,结合病史和检查,应首先查明原因,并与相关科室合作,多可作出诊断,保守治疗。只在病因停止发展,斜视不能恢复时才考虑手术治疗。尤其是患者为儿童,而且具备一定条件时,治疗应着眼于恢复双眼视功能,不能只满足于纠正斜视。一般主张早期以保守治疗6个月后,若麻痹功能仍无恢复,方考虑手术治疗。本病的治疗目标是期望其完全恢复正常运动和知觉功能,如不能完全恢复,力求在某些重要视野如正前方、前下方恢复一定双眼视功能。本病预后一方面在于治疗方案实施的及时性，但更在于病变的损伤程度及残余功能之状况，对有些情况目前尚没有治愈的办法。有研究发现，本病的发生容易诱发精神类疾病，因此，应该引起足够的重视。

在针刺治疗本病过程中，应嘱患者进行适当眼肌功能训练，加强眼球向瘫痪肌束侧转动锻炼，但时间不能太久，以免疲劳加重头目眩晕、头痛症状。对复视症状严重者，即视物为二，两复视物之间距离较远者，嘱其外出行走，或过马路时要用物体遮盖患侧眼区，用健侧视力减少复视现象，避免车祸事故发生。

六、视疲劳综合征

【概述】

视疲劳综合征又称视力疲劳、眼疲劳综合征，是一种患者在用眼后发生的自觉眼部和眼眶周围感觉模糊，但又确实存在的不适感。视疲劳是一个广泛的概念。任何原因造成的眼睛疲劳、酸胀不适均可称视疲劳。视疲劳综合征则是视觉在长时间超负荷工作之后出现的一种持续衰弱状态。即由于各种病因使得人眼视物时超过其视觉功能所能承载的负荷，导致用眼后出现视觉障碍、眼部不适或伴有全身症状等，以至不能正常进行视作业的一组症候群。本病以自觉症状为基础，是眼或全身器质性因素与精神（心理）因素相互交织的综合征，因此，常被称为眼疲劳综合征。此外，有研究者发现，检测视疲劳者血清中 NO、SOD、MDA 含量水平，可对视疲劳程度的判定和防治措施的选择提供理论帮助，这为实验室检查视疲劳提供了参考。

根据流行病学调查，北京市海淀区大学生视觉疲劳的流行病学及相关因素分析，采用分层整群抽样的方法，对海淀区 4 所高校 2246 名本科生和研究生进行了问卷调查。采用因子分析和多元逻辑回归模型，探讨视觉疲劳的相关因素。大学生视觉疲劳总患病率为 64.9%，男、女、本科生和研究生的患病率分别为 65.1%、64.7%、58.9%和 75.7%。多变量 logistic 回归分析结果显示，恶劣的生活环境条件、不当的计算机使用和不良的健康状况与视觉疲劳风险的增加显著相关，大学生视觉疲劳患病率较高。心理状态、环境、健康状况、饮食习惯与视觉疲劳的发展有关。应加强大学生健康教育，防止视觉疲劳对大学生健康的不良影响。近年来，由于生活方式的改变，人们使用电子产品越来越多，导致患有视疲劳疾病的患者越来越多，年龄越来越小，青少年成为发病的主体，给患者的生活和学习造成了很大的困扰。

本病属于中医学"肝劳"的范畴。中医学认为，本病多由久视劳心伤神，耗气伤血，目中经络涩滞所致。劳瞻竭视，经筋张而不弛，肝肾精血亏耗，精血不足，筋失所养，调节失司，发为本病。

【临床诊断】

视疲劳患者常有过度用眼史，或者在光线暗淡、动态情况下长期用眼，导致眼部不适感，症状轻重不同。

1. 轻度　患者用眼后自觉眼部不适，视物模糊、眼部发干、烧灼感、轻度钝痛、鼻根部或颞部酸胀感、畏光、流泪、视物双像等。

2. 重度　自觉眼痛、头痛，甚至胸部胀痛、面色苍白、心动徐缓、肩部酸痛、恶心、眩晕或呕吐。常有精神萎靡、嗜睡、记忆力减退和失眠等精神症状。

3. 其他　诊断时应注意眼部疾患或全身疾患引起的继发性眼疲劳。

【治疗原则及选穴处方】

经典针灸学以疏调眼络,养肝明目为基本治疗原则。在选穴上以眼区局部选穴配合辨证选穴。可根据肝开窍于目,肝肾同源,手少阴经、足厥阴经连目系等理论选穴。具体选穴原则如下:

1. 局部选穴　在眼区局部可选睛明、上明、球后,或印堂、攒竹、承泣、四白、阳白、丝竹空、鱼腰、太阳、瞳子髎等,可选近部的头维、上星、风池、翳明等。

2. 根据经络的循行特点选穴　心经连目系,可选心经的神门、灵道及心包经的内关、劳宫、大陵等,调理目系气血;肝经系目系,可选足厥阴肝经之太冲、中封、曲泉,调理目系。根据肝肾同源理论,常选肝俞、肾俞滋补肝肾,以滋养目神。

3. 辨证对症选穴　气血亏虚选脾俞、胃俞、足三里、三阴交、气海、膈俞、血海等;肝肾不足选肝俞、肾俞、太溪、三阴交等。也可选用经验穴,如光明、养老是治疗目疾,尤其是目视昏花者的要穴。另外,视疲劳综合征与用眼过度、精神紧张有直接关系,可选用督脉、心经的有关穴位调理脑神、心神,如百会、水沟、风府、神门等。头晕选百会、风池;耳鸣、腰膝酸软选听宫、照海、肾俞、外关等。

4. 按摩疗法　选眼周围的穴位,如攒竹、睛明、承泣、瞳子髎、丝竹空、阳白、鱼腰,用手指在穴位上轻揉及指压,每次 10～20 min。

● 推荐处方 1

治法:疏通眼络,滋补肝肾。

主穴:局部——睛明、太阳(疏通眼络,调理气血)

　　　远端——太冲、光明、太溪(滋补肝肾,明目)

　　　　　　合谷(疏调气血,通络活血)

操作:眼区腧穴按眼区腧穴操作常规谨慎针刺,避免刺伤眼球和导致眼内出血;风池应注意掌握针刺的方向、角度和深度,最好能使针感向眼球传导。余穴常规操作。

● 推荐处方 2

治法:疏调眼络,养肝明目。

主穴:局部——睛明、上明、球后(疏调眼部气血,通络明目)

　　　临近——四白、阳白、印堂、太阳(疏导眼周气血)

　　　　　　头维、翳明(疏导头部气血,通络明目)

　　　远端——养老、光明(养肝滋阴明目)

配穴:气血亏虚选脾俞、肝俞、足三里、气海、膈俞;肝肾不足选肝俞、肾俞、太溪、三阴交。神疲乏力选水沟、风府、神门、足三里;头晕选百会、风池;耳鸣、腰膝酸软选听宫、照海、肾俞、外关。

操作:眼区腧穴按眼区腧穴操作常规谨慎针刺,避免刺伤眼球和导致眼内出血。余穴常规操作。

【疗效评估方法】

1. 痊愈　临床症状消失,恢复正常工作及学习,随访 1 年不复发。

2. 显效 临床症状基本消失,能恢复正常工作及学习,随访 1 年无复发或复发后很快缓解。

3. 有效 临床症状减轻,对正常工作和学习有轻度影响。

4. 无效 临床症状无改善或症状加重。

【针灸疗效分析】

1. 针灸疗效现状 目前证据显示,针灸在缓解视疲劳方面疗效较好。但总体上缺乏高质量的临床证据。

2. 影响针灸疗效的因素 ① 病因:视疲劳不是独立的一种疾病,而是由于各种原因引起的一组疲劳综合征。原因非常复杂,常见的有眼睛本身的原因,如屈光不正、调节功能障碍、眼肌因素、眼病(如原发性开角型青光眼早期)、所戴眼镜不合适等;全身因素,如神经衰弱、过度疲劳、癔症或更年期的女性;环境因素,如光照不足或过强,光源分布不均匀或闪烁不定,注视的目标过小、过细或不稳定等。针刺对视疲劳综合征有良好疗效,尤其是对环境因素及神经衰弱、过度疲劳、癔症等引起的功能性视疲劳疗效优越,能够迅速缓解眼肌疲劳。② 患者的配合:视疲劳与不科学的用眼关系密切,在治疗期间患者要劳逸结合,避免长时间的过度用眼,用眼感觉疲劳时应闭目养神,同时可在眼区自行按摩,或用热毛巾热敷眼部,这些对于提高和巩固针灸疗效都具有重要意义。

3. 针灸治疗潜在的可能机制 ① 改善眼区循环:针刺可调节眼区的微血管舒缩功能,改善眼神经、视网膜及睫状肌等的血氧供应,促进其代谢,同时可将局部代谢产物迅速疏散,有助于眼疲劳的恢复;② 解除眼区的肌肉紧张:针刺眼部可产生较强的针感,可通过神经-肌肉接头反射性调节眼部肌肉的紧张性痉挛,从而使睫状肌和晶状体的疲劳得到改善,最终达到治疗视疲劳的目的。

【预后】

由于视疲劳由多种因素所致,所以治疗时要全面分析病因,对患者的生活习惯、工作方式、工作量,以及工作环境应做全面了解。治疗时首先应找出引起视疲劳的原因,并给予针对性治疗。视疲劳只要纠正病因,戒除不良用眼习惯,科学用眼,其预后良好。

人体作为有机整体,器官之间是相互联系和相互影响的,在考虑眼部因素对视疲劳影响的同时,还应考虑到全身情况。患者机体处于过劳、体质衰弱、特殊时期(月经期、妊娠期、哺乳期、更年期)以及患有周身疾患(如潜在的心功能不全、贫血、低血压、甲状腺疾病、颈椎病、鼻或副鼻窦炎疾病等)或创伤后,有时即使一般的用眼也可能出现疲劳症状。视疲劳的防治方法,主要有 5 点:① 矫正屈光不正,配戴合适的眼镜;② 治疗引起视疲劳的各种疾病;③ 增强体质;④ 改变不良的阅读习惯,改善工作环境和照明条件,避免长时间、近距离、过于精细的工作;⑤ 治疗可以配合口服维生素类。

七、眼部病症的现代针灸学治疗原则与选穴处方

本节讨论的眼部病症涉及眼睑、结膜与角膜、视力障碍、眼肌运动障碍以及泪腺分泌问题、视疲劳等。尽管病变部位和机制比较复杂,但在针灸治疗上也有一些相同的选穴规律。总的治疗原则为改善眼部循环、调节相关神经等。

眼部的血液供应来自颈内动脉的眼动脉,进入眼眶后分出许多分支,主要供应眶内有关结构和组织;颈外动脉的分支面动脉、颞浅动脉和眶下动脉,主要供应眼睑及眼轮匝肌。

眼部的神经非常丰富,与眼有关的脑神经共有6对,即视神经、动眼神经(支配所有眼内肌、上睑提肌以及除外直肌、上斜肌以外的眼外肌)、滑车神经(支配上斜肌)、三叉神经(司眼部感觉)、展神经(支配外直肌)、面神经(支配眼轮匝肌)。第3和第5对脑神经与自主神经在眼眶内还形成特殊的神经结构。支配眼的自主神经系统主要源于胸1~2的侧角,副交感神经主要源于脑神经的有关核。交感神经的节前纤维起源于脊髓胸1~2的侧角,经胸及颈交感干上升至颈上神经节,交换神经元后,节后神经纤维经颈内动脉丛、海绵丛,再穿经睫状神经节分布到瞳孔开大肌及血管,另有部分交感神经节后纤维经睫状长神经达到瞳孔开大肌。副交感神经节前神经纤维起自中脑动眼神经副核,伴动眼神经行走,在睫状神经节换元后,节后神经纤维经睫状短神经分布于瞳孔括约肌和睫状肌。眼球的感觉神经为三叉神经,感觉冲动沿睫状长神经→鼻睫神经→眼神经→三叉神经,进入脑干,终于三叉神经感觉核。

(一) 共同的选穴方法

1. 眼局部刺激点　是治疗眼病最常用也是普适性的选穴方法。首先,眼睑的感觉为三叉神经第1支及第2支,分别支配上、下眼睑及眼眶内的感觉。眼周刺激点为三叉神经眼神经、上颌神经的分野,刺激可兴奋三叉神经,调节眼部感觉;并通过中枢整合,对眼部的循环、肌肉运动以及腺体分泌进行调节。如可选眶上神经(攒竹)、眶下神经刺激点(四白)。其次,针刺局部肌肉(眼睑、眼轮匝肌)可直接调节其运动功能。再次,针刺眼部可直接刺激到眼动脉平滑肌,调节其舒缩运动,改善循环。眼动脉源于颈内动脉,是眼球、眼眶内结构的主要供血来源。眼动脉分出上下肌支,泪腺动脉和眶下动脉。除外直肌由泪腺动脉分出的一支血管供给外,其余直肌均由两条睫状前动脉供血,并与睫状体内的动脉大环交通。颈外动脉的眶下动脉也供应下斜肌。在眼周选择穴位刺激可直接刺激动脉平滑肌,改善血供;如在眶下部选穴如承泣等,可刺激眶下动脉,改善下斜肌的血液循环。因此,在眼部选择刺激点具有多重意义。

2. 胸1~2节段刺激点或颈2~3刺激点　调节支配眼部的交感神经活动,协调自主神经功能,改善眼眶内、眼底的血液循环及有关肌肉(如 Müller 是一块薄而小的平滑肌,起于上睑提肌下面的肌纤维之间,在上睑提肌与上直肌、结膜穹之间向前下方走行,止于睑板上缘,受颈交感神经支配)的活动。

3. 迷走神经刺激点　对眼部炎症均可选用,通过胆碱能途径发挥抗炎作用。

4. 耳尖或耳后静脉及手指刺激点　采用放血法以整体性调节免疫、抗炎,用于眼部炎症的治疗。

(二) 各自不同的选穴方法

1. 眼睑病症　主要包括眼睑运动障碍,如痉挛、下垂,以及睑腺炎及睑板腺囊肿。

(1) 眼睑运动障碍　主要以调节眼睑运动为治疗原则。眼睑主要由眼轮匝肌和上睑提肌构成,当各种原因引起支配眼轮匝肌运动的面神经(颞支、颧支)、支配上睑提肌运动的动眼神经以及支配 Müller 肌运动的交感神经分支功能失调,兴奋性增高,均可引起眼睑痉挛。当角膜受到刺激,冲动可沿三叉神经的眼神经传至脑桥的三叉神经主核和脊束核,由此再发出纤维至两侧的面神经核,通过面神经引起眼轮匝肌收缩,两眼闭合,因此,当三叉神经的眼神经分支受到刺激时,也可反射性引起眼睑痉挛。选穴方法如下:① 可选三叉神经第1支、第2支刺激点,以反射性调节眼轮匝肌运动;② 面神经刺激点:眼轮匝肌为面神经颞支、颧支支配,可选面神经刺激点,相当于翳风穴;③ 选动眼神经分支刺激点:如球后、承泣穴下分布有动眼神经下支的肌支神经,可选这些刺激点调节动眼神经活动;④ 上睑提肌刺激点:起自视神经管前上方的眶壁,向前行于上直肌上方,止于上眼睑的皮肤和上睑板,定位在上眼睑中线上与上眼眶壁交接处,用于眼睑下垂。

（2）睑腺炎及睑板腺囊肿　主要以改善循环、减轻炎症,促进腺体排泄为治疗原则。部位:① 可选病灶周围刺激点,以改善循环,促进炎症吸收,当麦粒肿成熟化脓时,以细针点刺排脓。睑板腺囊肿主要与腺体分泌功能旺盛和排泄不畅有关,可在病变周围、基部用细针斜刺,促进循环和疏通腺体出口。② 由于眼睑腺和睑板腺的分泌受神经和激素调节,眼睑腺和睑板腺的神经分布有感觉神经、交感神经和副交感神经,以蝶腭神经节的节细胞支配为主,而这些副交感神经节前纤维混有去甲肾上腺素能纤维（交感神经纤维）;因此,可以刺激蝶腭神经节来调节睑板腺的分泌。③ 由于眼轮匝肌的睑缘部收缩对睑板腺的压迫作用能驱使睑脂排出,因此,可刺激病灶局部的眼轮匝肌,使其收缩运动,促进排泄。

● **推荐处方 1**（眼睑痉挛）

主穴:局部——眼睑、眼轮匝肌刺激点（调节肌肉运动,改善局部循环,缓解痉挛）

眶上神经（攒竹）、眶下神经刺激点（四白）（刺激三叉神经,通过中枢整合,调节眼睑和眼轮匝肌运动与血液循环）

面部——面神经刺激点（翳风）（调节眼轮匝肌运动）

背部——胸 1～2 节段刺激点（调节颈交感神经,协调 Müller 肌运动）

颈部——颈 2～3 刺激点（调节颈交感神经,协调 Müller 肌运动）

操作:常规操作。

● **推荐处方 2**（眼睑下垂）

主穴:局部——上眼睑刺激点（攒竹、鱼腰）（调节眼睑运动,反射性刺激动眼神经活动）

上睑提肌刺激点（调节肌肉运动,反射性刺激动眼神经活动）

操作:上睑提肌刺激点在上眼睑中线上与上眼眶壁交接处,用细毫针深刺 2～3 cm。

● **推荐处方 3**（眼睑腺炎）

主穴:局部——病灶周围刺激点（促进局部血液循环和腺体分泌,改善炎症,促进吸收）

耳部——迷走神经刺激点（通过胆碱能途径发挥抗炎作用）

耳尖或耳后静脉刺激点（整体性调节免疫、抗炎）

上肢——手指刺激点（整体性调节免疫、抗炎）

操作:耳尖、手指、耳后静脉点刺出血。病灶局部围刺,成脓者点刺排脓。

● **推荐处方 4**（睑板腺囊肿）

主穴:局部——病灶及周围刺激点（促进局部血液循环,促进囊肿消散吸收）

眼轮匝肌的睑缘部刺激点（促进肌肉收缩,压迫睑板腺,驱使睑脂排出）

面部——蝶腭神经节刺激点（调节睑板腺的分泌）

操作:囊肿局部可用细毫针进行点刺,或用细火针点刺,周围围刺。

2. **角膜及结膜炎症**　主要以抗炎、止痛为基本治疗原则。以局部刺激点结合整体性抗炎、调节免疫选穴为主。

● **推荐处方（结膜炎及电光性眼炎）**

主穴：局部——眼周围皮肤刺激点（改善局部循环，促进炎症吸收，阻滞痛觉传入，止痛）

太阳穴（放血以整体性调节免疫、抗炎）

耳部——迷走神经刺激点（通过胆碱能途径发挥抗炎作用）

耳尖或耳后静脉刺激点（整体性调节免疫、抗炎）

上肢——手指刺激点（整体性调节免疫、抗炎）

操作：太阳、耳尖、手指、耳后静脉点刺出血。

3. 角结膜干燥症与溢泪症　前者以调节泪腺分泌为治疗原则；后者以改善眼部及泪道循环为主。支配泪腺的感觉、副交感和交感三类神经纤维最后几乎全部合并于三叉神经眼支与上颌分支组成的泪腺神经，然后分布于泪腺及眼睑。正常的泪腺功能需要完整的神经支配和正常的血液循环及腺体细胞结构和功能的完整性，泪腺的血液供应来自眼动脉的泪腺支，起自眼动脉眶内段第 2 部分，沿外直肌上缘平行眼眶外侧壁前行，进入泪腺后部中央。副交感神经源自上泌涎核，经面神经的蝶腭神经节换元后，分布于泪腺上。也有颈上神经节的细小交感神经纤维。泪腺分泌的主要神经弧起自角膜反射，经第 5 脑神经到达脑干，然后到达第 7 脑神经。情感性流泪是经中央旁路到达第 7 脑神经。

选穴方法如下：① 头面部三叉神经支配区任意刺激点。分布于泪腺分泌细胞与腺导管周围的感觉神经，经泪腺神经、眼神经和半月神经节进入脑桥，止于脑桥的三叉神经主感觉核，它与来自头面部皮肤、黏膜与眼结膜的其他三叉神经感觉纤维都是泪反射的传入途径。当角膜、结膜、泪腺、头面部皮肤黏膜或三叉神经感觉支受到异常刺激时，均可引起反射泪分泌。因此，选择头面部皮肤的三叉神经支配区刺激点，均可促进泪腺分泌。② 蝶腭神经节刺激点。支配泪腺的副交感神经纤维起于脑桥的泪核（上泌涎核内），由此核发出的副交感纤维首先与来自舌前 2/3 的感觉纤维（面神经的感觉根）共同组成中间神经。中间神经与面神经的运动神经及听神经一起在内听道上方进入面神经管；通过膝状神经节后，来自泪核的副交感神经纤维离开面神经，单独并入岩浅大神经，然后再与颈内动脉交感神经丛的岩深大神经合并形成翼管神经，至蝶腭神经节换元后，部分纤维取道三叉神经的上颌支、颧支及吻合支，最后并入泪腺。研究发现，来自泪核借道面神经的副交感神经是泪反射的传出通路和反射泪的主要分泌神经。因此，选蝶腭神经节可刺激泪腺分泌。③ 选择支配泪腺的交感神经刺激点（胸 1～2 节段刺激点或颈 2～3 刺激点）。上述共同的选穴中已提及，但这里需重点说明。支配泪腺的交感神经起自颈上神经节节后神经形成的颈内动脉丛，通过三条通路到达泪腺，即组成岩深大神经，与来自泪核的副交感神经纤维合并成翼管神经，经上述副交感纤维相同的通路抵达泪腺；直接跟眼神经、泪腺神经分布于泪腺；随泪腺动脉进入泪腺。但交感神经对于泪腺的调节机制尚有争议，有研究发现刺激交感神经能引起泪腺分泌，并通过肾上腺素能 β 受体起作用；也有研究认为，刺激交感神经影响泪腺分泌作用非常复杂，结果多种多样，因刺激前的泪分泌速率、刺激强度而异；而且有人在兔的泪腺细胞中并没有发现肾上腺素能神经。因此，有人认为，交感神经的作用可能是通过控制局部血流量以影响泪腺分泌。目前认为，交感冲动对泪腺分泌可能有一定促进作用，但效应明显弱于副交感神经。

● **推荐处方（角膜干燥症和溢泪症）**

主穴：局部——眼周皮肤刺激点（刺激三叉神经，反射性调节泪腺分泌）

面部——蝶腭神经节刺激点（调节泪腺分泌）

颈部——颈 2～3 刺激点（刺激颈交感神经，以调节泪腺的分泌）

背部——胸 1～2 节段刺激点（刺激颈交感神经，以调节泪腺的分泌）

操作：常规操作。

4. 视力障碍病症与视疲劳综合征　视力障碍情况非常复杂，本节主要讨论近视和视神经萎缩。近视和视疲劳均与眼调节功能障碍有关，针刺治疗上主要以调节睫状肌功能及其血液循环为主，以提高视力。由于患者经常出现眼干、眼不适、头痛以及眼睑、眼轮匝肌不适等症状，因此，可辅以促进泪腺分泌和改善眼外肌血液循环的治疗。视神经萎缩则是视神经的本身病变，治疗上应以改善视神经的血液循环为主，以提高视力。选穴方法如下：

(1) 睫状神经刺激点　睫状神经节为副交感神经节，位于视神经与外直肌后份之间，约 2 mm 大小，由副交感根、交感根和感觉根组成。副交感根即睫状神经节短根，来自动眼神经中的内脏运动纤维在此节交换神经元后，节后神经纤维加入睫状短神经进入眼球，支配睫状肌和瞳孔括约肌；交感根来自颈内动脉丛，穿过神经节加入睫状短神经，进入眼球后，支配眼球和瞳孔开大肌血管；感觉根来自鼻睫神经（三叉神经眼神经的分支），穿过神经节随睫状短神经入眼球，传导眼球的一般感觉。睫状短神经自神经节发出后，经眼球后极，视神经周围进入眼球。由于随动脉而来的交感神经纤维和鼻睫神经的感觉纤维都穿过此节到眼球，因此刺激该神经节广泛影响到该部位的交感神经和感觉神经。睫状肌位于睫状体内，根据肌纤维的行走方向分为纵行肌、环行肌和放射肌。环行肌受副交感神经支配，收缩时使悬韧带放松，发生晶状体调节，以明视近物；反之，睫状肌放松时，悬韧带拉紧，晶状体变薄，利于看远处；假性近视就是睫状肌调节疲劳。有人认为，放射肌、纵行肌也受副交感神经支配，收缩时协同环状肌引起晶状体调节；但也有人认为，其受交感神经支配，放射肌则司远距离视觉调节。总之，睫状肌可调节晶状体的曲光度，以利于远近都能看清物体。由于睫状肌无法直接针刺到，因此，可选睫状神经节刺激点以调节睫状肌运动，治疗近视和视疲劳。刺激点定位为眶下缘中 1/3 与外 1/3 交界处稍上方。

关于睫状神经节的体表投影和进针深度与方向，国内学者进行了深入研究。① 进针深度和方向：从眶下缘中外 1/3 交点进针至睫状神经节前缘。在进针过程中，没有观察到损伤血管、神经和眼球的现象。测量了进针点到神经节的直线距离，所得数据经统计学处理，说明左右侧无显著性差异（$P>0.05$）。进针深度为 44.78±3.44 mm；针与眼耳平面夹角为 26.4°±6.20°；与矢状面夹角 23.2°±6.1°；与冠状面夹角为 66.1°±7.50°。② 体表投影：根据测量的进针深度和三个角度，利用三角函数公式计算，神经节在眶前和侧壁的投影结果为：眶前水平投影距离为进针点向鼻侧平移 17.6±4.2 mm；垂直投影距离为进针点垂直向上 19.8±4.6 mm；眶侧壁投影距离为进针点向后移 40.6±4.1 mm。即以进针点为原点，睫状神经节在水平轴投影为 17.6±4.2 mm；垂直轴为 19.8±4.6 mm；前后轴投影为 40.6±4.1 mm。研究者认为，进针深度平均为 44.78 mm，再参考有关文献的数据：成人骨性眼眶平均为 48 mm。因此，认为进针深度可较文献记载增加 5 mm，以 30～40 mm 为宜。如果同时选用合适的角度，则更加能保证进针的准确性。参照体表投影，其具体方法是：从眶下缘中外 1/3 交点向鼻侧水平移动 18 mm，然后从此点垂直向上移动 20 mm，最后再向后移 40 mm，即为睫状神经节位置点，从进针点按此位置点估计进针方向和深度，效果会更好一些。

(2) 眼神经刺激点　即球后穴，定位在眶下缘外 1/4 与内 3/4 交界处。可刺激眼神经，反射性调节眼部感觉及血液循环，尤其多用于视神经萎缩的治疗。

● **推荐处方 1**（近视与视疲劳）

主穴：局部——睫状神经节刺激点（调节睫状肌功能和眼底血液循环）

　　　　　　眼周刺激点（改善局部血液循环）

　　　颈部——颈 2～3 刺激点（调节颈交感神经，改善眼内血液循环）

　　　背部——胸 1～2 节段刺激点（调节颈交感神经，改善眼内血液循环）

操作：睫状神经节针刺法，嘱患者将眼球转向鼻侧上方，在眶下缘的外 1/3 与内 2/3 交界处，用 4～5 cm 长针刺入皮下，沿眶壁垂直刺入 1.5 cm 深，然后将针头略斜向鼻侧上方即眶尖方向前进，当针尖至直肌间筋膜时，有少许阻力，穿过此筋膜进入肌圆锥时有落空感，继续缓缓推进约 3 cm，一般进针总深度 44～47 mm 时，患者会不自主地有仰头动作，并有眼胀感，即达到了睫状神经节，小幅度轻柔捻转，留针 20 min。退针时压紧针头周围皮肤，缓缓退出。

● **推荐处方 2**（视神经萎缩）

主穴：眼神经刺激点（即球后穴）（刺激眼神经，反射性改善视神经的血供，促进恢复）

　　　颈部——颈 2～3 刺激点（调节颈交感神经，改善视神经血液循环）

　　　背部——胸 1～2 刺激点（调节颈交感神经，改善视神经血液循环）

操作：球后穴用细毫针，在眶下缘外 1/4 与内 3/4 交界，深刺 2～3 cm。

5. 麻痹性斜视　现代针灸学主要针对麻痹性斜视所涉及的神经、肌肉进行局部选穴治疗。治疗的主要目标为恢复双眼视功能和改善外观。先天性斜视轻度者保守治疗，重度者手术治疗，术后有残余度数者针灸治疗。后天性眼肌麻痹，首先应详查病因，根据病因治疗。头面部外伤引起的眼肌麻痹，应分清眼外肌肌力不足或眼外肌运动阻力增高后进行治疗。因此，治疗时首先要分清先天性、后天性。西医认为，儿童斜视一经确诊即应开始治疗，应首先尝试消除斜视造成的知觉缺陷，包括摆脱抑制、治疗弱视；双眼视力接近平衡后再运用非手术或手术方法矫正斜视。如果斜视影响到儿童的心理和社会交往，建议早期手术。成人后天性斜视，先保守治疗，并积极检查相关病因。病因清楚，病情稳定 6 个月后可行手术治疗。

针刺作为保守治疗的一种方法，要选择好时机和适应证，主要适用于后天性的展神经、动眼神经麻痹以及相关肌肉麻痹所致的麻痹性斜视。对于感染、神经炎、外伤等明确病因，应在病因基础治疗的情况下，配合针刺治疗。也可在术前或术后应用。在选穴处方上基本遵循以下原则：

（1）根据受累的眼外肌进行选穴　眼有 6 条眼外肌，其中 4 条直肌（上直肌、下直肌、内直肌和外直肌），2 条斜肌（上斜肌和下斜肌）。4 条直肌均起自眶尖部视神经孔周围的总腱环，向前展开越过眼球赤道部，分别附着于眼球前部的巩膜上。直肌止点距离角膜缘不同，内直肌最近为 5.5 mm，下直肌为 6.5 mm，外直肌为 6.9 mm，上直肌最远为 7.7 mm。内外直肌的主要功能是使眼球向肌肉收缩的方向转动。上、下直肌走向与视轴呈 23°角，收缩时除了有使眼球上下转动的主要功能外，同时还有内转内旋、内转外旋的作用。上斜肌起自眶尖总腱环旁蝶骨体的骨膜，沿眼眶上壁向前至眶内上缘，穿过滑车向后转折，经上直肌下面到达眼球赤道部后方，附着于眼球的外上巩膜处。下斜肌起自眼眶下壁前内侧上颌骨眶板近泪窝处，经下直肌与眶下壁之间，向后外上伸展附着于赤道部后外侧的巩膜上。上下斜肌的作用力方向与视轴呈 51°角，收缩时主要功能是分别使眼球内旋和外旋；其次要作用是上斜肌为下转、外转，下斜肌为上转、外转。单条眼肌运动的主要和次要作用见表 6-2。

表6-2　单条眼外肌在第1眼位时运动的主要和次要作用

眼外肌	主要作用	次要作用
外直肌	外转	无
内直肌	内转	无
上直肌	上转	内转、内旋
下直肌	下转	内转、外旋
上斜肌	内旋	下转、外转
下斜肌	外旋	上转、外转

因此,在眼眶内于麻痹肌肉上选刺激点,如内直肌麻痹在内眼角部选穴,如睛明;外直肌麻痹在外眼角部眶内眼球旁选刺激点;上直肌麻痹在眼眶上壁缘与眼球之间(眼裂的中点)选刺激点(即上明穴,在额部,眉弓中点,眶上缘下,眼轮匝肌之下);下直肌麻痹在眼眶下壁缘与眼球之间(眼裂的中点)选刺激点,或承泣穴深入眶内为下直肌;上斜肌麻痹在眼眶上壁缘与眼球之间(眼裂的内1/3与外2/3交接处)选刺激点;下斜肌麻痹在眼眶下壁缘与眼球之间(眼裂的内1/3与外2/3交接处)选刺激点,或选择球后穴(眶下缘内3/4与外1/4处),承泣穴深入眶内也有下斜肌。

(2)选择相关的神经　眼外肌为横纹肌,外直肌受第6脑神经(外展神经)、上斜肌受第4脑神经(滑车神经)支配,其余眼肌皆受第3脑神经(动眼神经)支配。因此,可选相关的神经刺激点,如球后、承泣穴下分布有动眼神经下支的肌支神经,外直肌上分布有外展神经,上斜肌上分布有滑车神经。

● **推荐处方(麻痹性斜视)**

主穴:内直肌麻痹——睛明(直接刺激肌肉以调节其运动功能,反射性调节神经功能)

外直肌麻痹——外眼角部眶内眼球旁刺激点

上直肌麻痹——上明(眉弓中点,眶上缘下)

下直肌麻痹——眼眶下壁缘与眼球之间(眼裂的中点)刺激点

上斜肌麻痹——眼眶上壁缘与眼球之间(眼裂的内1/3与外2/3交接处)刺激点

下斜肌麻痹——眼眶下壁缘与眼球之间(眼裂的内1/3与外2/3交接处)刺激点或球后、承泣

或动眼神经麻痹——球后、睛明、上明

外展神经麻痹——外直肌(外眼角部眶内眼球旁刺激点)

滑车神经麻痹——上斜肌(眼眶上壁缘与眼球之间,眼裂的内1/3与外2/3交接处)刺激点

配穴:加胸1~2或颈2~4节段刺激点,调节颈交感神经,改善眼部循环。

操作:眼周穴用细毫针,手法轻柔,缓缓进针,针下有阻滞感为宜。

第二节　鼻部病症

一、慢性鼻炎

【概述】

慢性鼻炎是由病毒、细菌、各种理化因子以及某些全身性疾病引起的鼻腔黏膜慢性炎症性疾病。可由急性鼻炎经久不愈迁延而来,或由各种理化因素等长期刺激形成慢性炎症而致。传统上分为慢

性单纯性鼻炎、肥厚性鼻炎及萎缩性鼻炎。主要病理改变为鼻腔黏膜充血、肿胀、渗出、增生、萎缩或坏死等。临床以鼻塞、分泌物增多或减少,甚至嗅觉障碍、病程持续数月以上或反复发作为特征。

慢性鼻炎这种分类方法由于没有强调致病因素在慢性鼻炎发病中的作用,因此,《耳鼻咽喉头颈外科学》第9版教材采用了国际及国内目前被广泛接受和认可的分类方法,即根据是否有变应性因素,分为变应性鼻炎和非变应性鼻炎两大类,后者又分为血管运动性鼻炎、嗜酸性粒细胞增多性非变应性鼻炎、萎缩性鼻炎、药物性鼻炎、干燥性鼻炎等。但是,以往文献中慢性鼻炎一般特指慢性单纯性鼻炎、肥厚性鼻炎及萎缩性鼻炎,并不包括其他特殊类型的鼻炎如变应性鼻炎、血管运动性鼻炎等。因此,本节仍然在内容上按照传统的慢性鼻炎、变应性鼻炎和其他特殊类型的非变应性鼻炎(血管运动性鼻炎、嗜酸性粒细胞增多性鼻炎)来论述。其他类型的鼻炎可参照本节治疗。

慢性单纯性鼻炎属于临床常见的鼻炎类型,目前在我国发病率较高,特别是北方寒冷地区,近年来呈现发病率逐年升高的趋势,影响了患者工作、学习与生活,同时给患者带来了沉重的经济负担和思想负担。

慢性鼻炎属于中医学"鼻窒"的范畴。中医学认为,肺脾气虚,卫阳不固,易受邪毒侵袭,邪滞鼻窍,或邪毒久留,脾虚气弱,运化失常,清阳不升,浊阴不降,湿浊阻窍;或邪毒久留不去,阻滞鼻络,气滞血瘀,阻塞鼻窍而致病。

【临床诊断】

以长期持续鼻塞,或间歇性、交替性鼻塞,鼻涕量多为主要症状。或伴有头昏、记忆力下降、失眠、耳鸣、耳内闭塞感等症。病程较长,疲劳、感寒后症状加重,易并发耳胀、耳闭。

1. 单纯性鼻炎　① 有鼻塞、流涕等典型临床症状;② 鼻甲单纯性肿大,不伴明显增生,血管收缩药可使肿胀的鼻甲黏膜迅速收缩;③ 有降压药物、避孕药物及血管收缩剂的应用史;④ 有鼻腔结构的解剖异常,必要时行鼻窦 CT 检查。

2. 肥厚性鼻炎　① 鼻塞为主,减充血剂收缩黏膜效果差;② 排除鼻窦炎、鼻息肉所致的上述症状。

3. 萎缩性鼻炎　① 典型临床症状;② 鼻腔宽大,鼻甲萎缩;③ 咽黏膜充血、萎缩。

【治疗原则及选穴处方】

经典针灸学以宣通鼻窍为基本治疗原则。以局部穴位为主,可根据肺主气,开窍于鼻等理论和经脉循行等进行选穴。具体选穴原则如下:

1. 局部选穴　可选鼻局部的穴位,如迎香、印堂、禾髎、内迎香、人中、素髎;临近可选颧髎、巨髎、四白;督脉"至鼻柱",可选百会、上星及膀胱经之通天等。

2. 循经选穴　手阳明经"上挟鼻孔",可选合谷、商阳、二间、三间、曲池等;足阳明经"起于鼻",可选足三里、内庭、陷谷、冲阳等;手太阳经"抵鼻",可选后溪、前谷、腕骨、阳谷等。

3. 辨证选穴　肺虚邪滞选肺俞、脾俞、太渊、太白等;气滞血瘀选合谷、太冲、内关、血海、膈俞等。

● 推荐处方 1

治法:疏通鼻窍。

主穴:局部——迎香、鼻通、印堂(通利鼻窍)

远端——合谷(疏通阳明经,通窍活血)

配穴:气滞血瘀加内关、通天;气虚邪滞加百会、肺俞;肺气虚加肺俞、太渊;脾气虚加脾俞、足三里。

操作:迎香宜斜向上透刺鼻通穴,捻转泻法,持续行针,使局部有强烈的酸胀感,患者即刻感觉鼻子通畅为度,留针期间多次行针。余穴常规针刺。

● **推荐处方 2**

治法:疏通鼻窍,益肺驱邪。

主穴:局部——颧髎、迎香(疏通鼻窍)

　　　远端——合谷(疏通阳明经,通窍活血)

　　　　　　肺俞、足三里(益肺气,扶正祛邪)

配穴:肺虚邪滞加鼻通、上星、太渊、太溪、百劳;气滞血瘀加内关、血海、太冲;体虚明显加百劳、膏肓。

操作:常规操作。

● **推荐处方 3**

治法:疏通鼻窍。

主穴:局部——迎香、禾髎(疏通鼻窍)

　　　临近——上星、五处(通络活血)

　　　远端——合谷(疏通阳明经,通窍活血)

配穴:脾肺气虚加脾俞、肺俞、气海、足三里;气滞血瘀加内迎香、内关、水沟。

操作:鼻部穴位捻转泻法,持续行针,使局部有强烈的酸胀感,患者即刻感觉鼻子通畅为度,留针期间多次行针。内迎香用毫针点刺,不留针。余穴常规操作。

【疗效评估方法】

1. 视觉模拟量表(VAS)评分法　即一长 10 cm 的评分卡,一端为 0 表明无鼻塞症状;另一端为 10 cm 表明几乎完全鼻塞,分值越大鼻塞情况越严重。患者根据自己评分时的鼻塞情况移动游标,该值为此时的 VAS 分值,根据随访情况评价疗效:① 治愈。鼻腔通气好,下鼻甲与鼻中隔间距 3 mm 以上。② 有效。鼻通气较治疗前明显改善,下鼻甲与鼻中隔间距 2～3 mm。③ 无效。症状和体征无变化。

2. 临床症状、体征积分法　整体疗效分 3 级。

于治疗前,治疗结束后 1 周依鼻塞、流涕、鼻黏膜充血、鼻甲肿大、头痛、嗅觉障碍、咽干咽痛程度分别以无、轻度、中度、重度表示,并依次记分 0～3 分,满分 21 分,分数越低病情越轻。

疗效评价标准:① 显效。主要症状、体征明显改善,积分值减少≥2/3。② 有效。主要症状、体征改善,1/3≤积分值减少<2/3。③ 无效。主要症状及体征无明显改善,积分值减少<1/3。

【针灸疗效分析】

1. 针灸疗效现状　针灸治疗本病,主要以 VAS 评定鼻塞、流涕、疼痛情况等为主要结局指标,以白介素 6(IL‐6),肿瘤坏死因子‐α(TNF‐α)等为次要结局指标。目前证据显示,针灸治疗慢性鼻炎,可明显改善患者鼻炎症状。从总体疗效看,针灸治疗慢性鼻炎的总有效率在 85%～95%,治愈率为 45%～60%。

2. 影响针灸疗效的因素　① 分型:慢性鼻炎在临床上主要分为 3 种类型,即单纯性鼻炎、肥厚性鼻炎和萎缩性鼻炎。一般而言,单纯性鼻炎针灸疗效优于其他 2 种。对萎缩性鼻炎则针刺和局部滴药同时进行,较用单一方法效果要好。慢性肥厚性鼻炎是鼻黏膜、黏膜下层及鼻甲骨的增生肥厚性改变,一般由慢性单纯性鼻炎发展而来,故对慢性鼻炎应早发现早治疗以免延误治疗时机。② 刺灸法:本病以局部刺灸法为主,因此,不论如何选取穴位,局部阿是穴和经穴强刺激量,手法的准确性是改善本病症状的关键,如针刺迎香、颧髎一定要达到刺激量,否则将影响针刺的疗效。③ 患者的配合:烟酒过度可影响鼻黏膜血管舒缩而发生障碍,所以治疗期间,应忌烟酒。

3. 针灸治疗潜在的可能机制　慢性鼻炎的基本病理改变为鼻腔黏膜层动静脉,特别是下鼻甲海绵状组织慢性扩张或增生,血管和腺体周围炎性细胞浸润,腺体功能活跃,分泌物增多。因此,针灸治疗本病的机制是:① 抗炎作用。针刺可抑制组织的炎症反应,减轻鼻黏膜炎细胞浸润,消除鼻黏膜水肿,抑制黏膜下结缔组织增生,减轻鼻黏膜上皮杯状细胞及黏膜固有层中腺体增生的作用,并能增强机体的抗毒能力。② 改善通气。慢性鼻炎可造成呼吸功能障碍引起机体慢性缺氧,针刺的局部作用可能正是改善了鼻黏膜肿胀及通气功能,减少鼻分泌物从而改善患者症状。③ 改善血液循环。慢性鼻炎鼻黏膜高度水肿,炎性细胞浸润,水肿压迫和血管内细胞聚集,使静脉血流受阻,针刺可改善鼻黏膜的血液循环,有利于鼻分泌物的排除和水肿及炎症的消除。

【预后】

慢性鼻炎的预后与其类型密切相关,单纯性慢性鼻炎预后良好;萎缩性鼻炎治疗效果较差;肥厚性鼻炎疗效更差,必要时需手术治疗。针灸治疗本病在改善症状方面有较好的疗效,而且疗效迅速。患者平时应加强体育锻炼,适当户外运动,增强抵抗力。

二、变应性鼻炎与非变应性鼻炎

【概述】

1. 变应性鼻炎　又称为过敏性鼻炎,是特应性个体接触致敏原后由 IgE 介导的以炎性介质(主要为组胺)释放、有免疫活性细胞和细胞因子等参与的鼻黏膜慢性炎症反应性疾病,以发作性鼻痒、喷嚏连作、鼻分泌物亢进、鼻黏膜肿胀为主要特点。流行病学调查显示,变应性鼻炎的全球患病率为 10%～25%,人数超过 5 亿,且约 25% 的患者常伴哮喘,欧洲平均患病率约为 25%。国际儿童哮喘和变态反应协作组织(ISAAC)研究发现,儿童的患病率存在区域差异性。在经济发展迅速的国家,儿童变应性鼻炎患病率较高,而经济发展缓慢的国家发病率低,揭示了环境成为发病的影响因素,过于清洁的环境,再加上抗生素滥用反而使患病率提高。我国变应性鼻炎的患病率为 4%～38%,其差异性与不同地域的环境及经济水平有关。变应性鼻炎可影响生活质量,还可伴发结膜炎、分泌性中耳炎、鼻窦炎和鼻息肉。本病还是诱发支气管哮喘的重要因素。已发表的多个多中心流行病学报道表明,患变应性鼻炎比无鼻炎史者患哮喘的风险可高出 3～5 倍。本病在任何年龄都可发生,但以儿童、青壮年居多,男女性别发病比无明显差异,好发于春秋季。

传统上将本病分为常年性变应性鼻炎和季节性变应性鼻炎。世界卫生组织《变应性鼻炎及其对哮喘的影响》工作小组根据发病的时间特点将其分为间歇性和持续性,又根据疾病对生活质量的影响,按严重程度分为轻度和中/重度,该分类方法成为临床选择阶梯式治疗方案的依据。

变应性鼻炎属于 IgE 介导的 I 型(速发型)变态反应,涉及多种免疫细胞、细胞因子和黏附因子等相互作用。总体上发病有两个阶段,首先是变应原刺激机体并使之处于致敏阶段,此阶段初始 T 细胞向 Th2 分化,产生类细胞因子,使 B 细胞分化浆细胞并产生 IgE,IgE 通过其在肥大细胞和嗜碱性粒细胞表面受体结合而在其细胞膜上;随后当变应原再次进入鼻腔,并与 IgE 发生桥接,导致肥大细胞和嗜碱性粒细胞脱颗粒释放多种炎性介质(主要为组胺),作用于细胞和血管腺体等,引发一系列的临床表现。

变应性鼻炎的基本病理改变是以组胺为主的多种介质释放,引起鼻黏膜明显的组织反应,出现阻力血管收缩(鼻黏膜苍白),或容量血管扩张(鼻黏膜呈浅蓝色)、毛细血管通透性增高(黏膜水肿),多种免疫细胞浸润,尤以嗜碱性粒细胞浸润明显。副交感神经活性增高,腺体增生、分泌旺盛(鼻涕增多),感觉神经敏感性增强(喷嚏连续性发作)。这些病理变化常使鼻黏膜处于超敏状态,使某些非特异性刺激(冷、热等)易于诱发变应性鼻炎的临床症状。常年性变应性鼻炎和季节性变应性鼻炎的变应原有所不同,如前者的吸入性过敏原有屋内尘土、螨、花粉、真菌、动物皮屑、羽毛、昆虫等和其他食入性过敏原(食物和口服药物);后者为吸入性过敏原,涉及植物范围广泛,如榆、柳、杨、桑科、向日葵、蓖麻、车前等。

本病属中医学的"鼻鼽"范畴。中医学认为,多由感受风邪,或禀赋不足,阳气虚弱,肺、脾、肾三脏虚损,阳气不足,卫表不固,机体受到风邪外袭,导致肺气失宣,鼻窍不利而为病。

2. 非变应性鼻炎　是指非 I 型变态反应介导的以鼻黏膜慢性炎症为特点的慢性鼻炎。这类患者变应原皮肤点刺试验和体外变应原特异性 IgE 检测阴性。因此,非变应性鼻炎实际上涵盖了众多不同的疾病实体,根据致病因素的不同又可分为血管运动性鼻炎、嗜酸性粒细胞增多性鼻炎、感染性鼻炎、药物性鼻炎等。另外,在慢性鼻炎中,以鼻塞、流涕和打喷嚏等鼻部症状为主的鼻黏膜慢性炎症,包括了变应性鼻炎、嗜酸性粒细胞增多性非变应性鼻炎和血管运动性鼻炎等,又称为鼻黏膜反应性疾病,它们的症状和治疗方法都相似。因此,与变应性鼻炎一并论述。

血管运动性鼻炎又称血管舒缩性鼻炎,是非特异性刺激诱导的一种以神经递质介导为主的鼻黏膜神经源性炎症,以中老年居多,女性似较男性多见。一般认为,血管运动性鼻炎主要系自主神经系统功能紊乱所致,如副交感神经系统反应性增高。近年来,有关鼻黏膜感觉神经末梢释放神经肽诱导神经源性炎症反应的证据也逐渐增多,经由所谓轴索反射释放的部分神经肽不仅将刺激的信号放大,同时导致血管通透性增加、腺体分泌亢进,甚至诱发肥大细胞脱颗粒释放组胺,引发严重的过敏样反应。其次,在一些物理性(如温度变化、阳光照射)、化学性(如挥发性刺激性气体)和精神性(如情绪变化)等因素的作用下可导致非免疫性介导的组胺释放。

嗜酸性粒细胞增多性非变应性鼻炎,首次报道于 20 世纪 80 年代,发病机制尚不明确,临床表现与变应性鼻炎极为相似,常年的阵发性打喷嚏,大量的水样鼻涕,鼻痒,鼻塞也可出现反复的嗅觉减退,鼻分泌物中以嗜酸性粒细胞显著增多为特点,急性发作期可以被多种因素诱发,例如,温度变化、强烈的气味以及特殊的气候条件。

【临床诊断】

1. 变应性鼻炎

(1) 临床症状 以鼻痒、阵发性连续打喷嚏、大量水样鼻涕和鼻塞为主要临床特征：① 鼻痒。为鼻黏膜感觉神经末梢受到刺激后发生于局部的特殊感觉。如合并变应性结膜炎时可出现眼痒和结膜充血，有时可伴有外耳道、软腭及咽部发痒。② 打喷嚏。为反射性动作。呈阵发性发作，从几个、十几个或数十个不等，多在晨起或夜晚发作或接触变应原后即刻发作。③ 鼻涕。大量清水样鼻涕，是鼻分泌亢进的特征性表现。④ 鼻塞。程度轻重不一，可表现为间歇性或持续性，单侧、双侧或两侧交替性鼻塞。⑤ 嗅觉障碍。由于鼻黏膜水肿明显，部分患者可有嗅觉减退。

(2) 检查 前鼻镜或鼻内镜检查可见鼻黏膜苍白、水肿，亦可表现为充血潮红或呈浅蓝色，下鼻甲尤为明显，鼻腔常见水样分泌物。变应原皮肤点刺试验、鼻黏膜激发试验、血清和鼻分泌物 IgE 检测均呈阳性。

2. 血管运动性鼻炎 男女均可发病，一般多见于中年女性，环境因素如温度、气压、刺激性气体等均可激发鼻部症状。鼻塞、流涕、打喷嚏、鼻痒等较为多见，但也有以某种症状为主者，例如有以流涕为主者，也有以鼻塞为主者。常年发病，与常见的变应原，特别是气传花粉的播散没有关联。临床检查可见，鼻腔黏膜，特别是下鼻甲黏膜可呈现水肿、充血等，鼻腔常有水样或黏稠样分泌物潴留。变应原皮肤点刺试验和血清特异性 IgE 检测结果为阴性。鼻分泌物涂片及外周血中嗜酸性粒细胞不升高。

3. 嗜酸性粒细胞增多性非变应性鼻炎 临床症状与变应性鼻炎类似，但皮肤点刺试验和体外特异性 IgE 检测结果为阴性，鼻分泌物中嗜酸性粒细胞增多。

附 干燥性鼻炎及药物性鼻炎

1. 干燥性鼻炎 鼻腔黏膜干燥，但无黏膜萎缩、鼻腔宽大。

2. 药物性鼻炎 ① 有长期应用鼻腔血管收缩药、降压药、避孕药史；② 持续性鼻塞逐渐加重，鼻腔黏膜对减充血剂收缩反应差。

附 中华医学会耳鼻咽喉头颈外科学分会鼻科学组制定的变应性鼻炎标准

每天症状持续或累计在 1 h 以上，患者出现打喷嚏、鼻痒、清水样涕，鼻塞等症状中 2 项以上（含 2 项），就应高度怀疑为过敏性鼻炎，可伴有眼痒结膜充血等眼部症状。

鼻内镜检查：常见双侧鼻黏膜苍白肿胀，下鼻甲水肿，鼻腔内有水样分泌物。眼部体征主要为结膜充血、水肿，有时可见乳头样反应。常有上颌窦病变及鼻中隔偏曲等情况。

【治疗原则及选穴处方】

经典针灸学以疏通鼻窍，益气固表为基本治疗原则。选穴以局部选穴和整体辨证选穴相结合。根据肺主呼吸、开窍于鼻的理论，选用相关穴位。具体选穴原则如下：

1. 局部选穴 主要选用迎香、上迎香、印堂、禾髎、颧髎等。

2. 辨证选穴 肺虚感寒选肺俞、太渊、风池等；脾气虚弱选气海、脾俞、太白、足三里等；肾阳亏虚选肾俞、脾俞、命门、太溪等。另外，过敏性鼻炎以体虚为本，可选夹脊穴、脾俞、肺俞、足三里补气固卫，扶正驱邪。

● **推荐处方 1**

治法:疏通鼻窍。

主穴:局部——迎香、印堂(通利鼻窍)

　　　临近——上星(疏调督脉,通利鼻窍)

　　　远端——合谷(祛风散寒,活血通络)

配穴:肺虚感寒加肺俞、太渊、风池、外关;脾气虚弱加脾俞、气海、足三里;肾阳亏虚加肾俞、命门、太溪。

操作:迎香、印堂针尖朝向鼻部,使针感向鼻部传导,针刺得气后,电针治疗,选连续波,强度以患者舒适为程度,持续时间 30 min。余穴常规操作。

● **推荐处方 2**

治法:通利鼻窍,祛风散寒。

主穴:局部——上迎香(通利鼻窍)

　　　临近——风池(祛风散寒)

　　　远端——合谷(祛风散寒,活血通络)

配穴:肺虚感寒加肺俞、风门;脾气虚弱加脾俞、气海、足三里;肾阳亏虚加肾俞、命门、腰阳关、三阴交。

操作:上迎香向鼻部针刺,使酸胀感向鼻部传导,针刺得气后,电针治疗,选连续波,强度以患者舒适为程度,持续时间 30 min。

● **推荐处方 3**

治法:疏通鼻窍,扶正固卫。

主穴:局部——迎香、禾髎(通利鼻窍)

　　　临近——颧髎(通利鼻窍)

　　　　　　　风池(祛风散寒)

　　　　　　　胸夹脊(扶正固卫)

　　　远端——合谷(祛风散寒,活血通络)

　　　　　　　足三里(益气固卫)

操作:迎香、禾髎向鼻部针刺,使酸胀感向鼻部传导。余穴常规操作。

【疗效评估方法】

1.《变应性鼻炎的诊治原则和推荐方案》(中华医学会耳鼻咽喉科学分会,2004)

(1) 症状计分标准　① 喷嚏:1 次连续打喷嚏 3~5 个,计 1 分;6~10 个,计 2 分;≥11 个,计 3 分。② 流涕:每日擤鼻次数≤4 次,计 1 分;5~9 次,计 2 分;≥10 次,计 3 分。③ 鼻塞:有意识吸气时感觉到鼻塞,计 1 分;间隙性或交互性鼻塞,计 2 分;几乎全天用口吸气,计 3 分。④ 鼻痒:间断鼻痒,计 1 分;蚁行感,但可忍受,计 2 分;蚁行感,难忍,计 3 分。

(2) 体征计分标准　① 下鼻甲与鼻底、鼻中隔紧靠,见不到中鼻甲,或中鼻甲黏膜息肉样变,息肉形成,计 3 分;② 下鼻甲与鼻中隔(或鼻底)紧靠,下鼻甲与鼻底(或鼻中隔)之间尚有小缝隙,计 2 分;

鼻甲轻度肿胀,鼻中隔、中鼻甲尚可见,计1分。

根据症状和体征计分评定疗效,计分方法为:[(治疗前总分－治疗后总分)/治疗前总分]×100%。≥66%为显效;65%~26%为有效;≤25%为无效。

2. 鼻部症状总积分(TNSS)法 此量表为国际通用量表的一种,主要以患者的主观感觉来评分,国际上研究过敏性鼻炎的学者通常采用此量表。

鼻症状总积分表(TNSS-2)包括:① 鼻塞;② 流涕;③ 鼻痒;④ 打喷嚏。每项分别选以下答案其中之一并赋分:无症状(0分);症状轻微(1分);症状中度(2分);症状较重(3分);症状非常严重(4分)。

3. 鼻伴随症状总分表(TNNSS) ① 鼻涕从咽部流过;② 鼻或眼部瘙痒;③ 流泪;④ 头痛;⑤ 鼻或口腔上颌疼痛。按症状的有或没有获得评分。0=没有,1=有,累积总分即为TNNSS,最高分为5分。此量表亦属国内外通用量表之一,国内更为常用。

4. 鼻结膜炎生活质量调查问卷(RQLQ) 包括活动、睡眠、非鼻眼症状、实际问题、鼻部症状、眼部症状、情感共7个维度,计28项提问。每一项分别按0分—无困扰,1分—几乎无困扰,2分—有些困扰,3分—中等程度困扰,4分—十分困扰,5分—很困扰,6分—极度困扰来进行评分。每个维度单独记分,合计总分即为RQLQ总分,最高分值为144分。得分越高说明受影响越大。此量表是国际上针对过敏性鼻炎常用的生活质量评价量表,由Juniper提出,且越来越广泛应用于临床研究,尤其是大型的研究。由评价者对患者进行询问后记录(RQLQ),评价治疗前后的鼻部症状及生活质量。

第1维度为活动:首先请选出3个最主要活动,在过去7天里,这些活动在多大程度上受你的鼻/眼症状困扰? 骑自行车、阅读、购物、做家庭维修、做家务活、进出空调房、看电视、运动或锻炼、晨练、使用电脑、打乒乓球、与宠物玩耍、与儿女们或孙子们玩耍、参加团体式体育运动、驾驶、唱歌、进行正常的社交活动、性生活、打羽毛球、聊天、吃东西、使用吸尘器、拜访朋友或亲戚、外出散步、带孩子上下学、户外活动、工作、坐在户外、带孩子上公园、置身于吸烟环境。在过去7天里,对于每一项活动,你在多大程度上受你的鼻/眼症状困扰?

① 活动1;② 活动2;③ 活动3。第1维度积分_____。

第2维度为睡眠:在过去7天里,你在多大程度上受你的鼻/眼症状困扰?

① 入睡困难;② 夜间醒来;③ 夜间睡眠欠佳。第2维度积分_____。

第3维度为非眼鼻症状:在过去7天里,你在多大程度上受你的鼻/眼症状困扰?

① 精力不足;② 口渴;③ 工作能力下降;④ 疲倦;⑤ 注意力难以集中;⑥ 头疼;⑦ 疲惫不堪。第3维度积分_____。

第4维度为实际问题:在过去7天里,你在多大程度上受你的鼻/眼症状困扰?

① 因为不得不带手纸或手帕而感到不便;② 须揉/擦鼻眼;③ 须反复擤鼻涕。第4维度积分_____。

第5维度为鼻部症状:在过去7天里,你在多大程度上受你的鼻/眼症状困扰?

① 鼻不通气/鼻塞;② 流鼻水;③ 打喷嚏;④ 鼻涕倒流至咽喉。第5维度积分_____。

第6维度为眼部症状:在过去7天里,你在多大程度上受你的鼻/眼症状困扰?

① 眼痒;② 流泪;③ 眼痛;④ 眼肿。第6维度积分_____。

第7维度为情感:在过去7天里,你在多大程度上受你的鼻/眼症状困扰?

① 沮丧;② 内心不耐烦或不安宁;③ 易恼怒;④ 因症状而感到难堪。第7维度积分_____。

【针灸疗效分析】

1. 针灸疗效现状 针灸治疗本病主要以鼻症状总分(TNSS)和鼻结膜炎生活质量调查问卷(RQLQ)为主要结局指标,以血清IgE、炎性因子白介素水平等为次要结局指标。目前证据表明,针灸治疗变应性鼻炎,可明显改善患者鼻炎症状[鼻塞、鼻涕、打喷嚏和(或)鼻痒]。从总体疗效看,针灸治疗变应性鼻炎的总有效率在80%～94%,治愈率为65%～70%。2015年美国变应性鼻炎临床实践指南已推荐针灸作为变应性鼻炎治疗中可供选择的方法。针刺蝶腭神经节的方法目前得到较广泛的应用,据报道临床疗效优越。

2. 影响针灸疗效的因素 ① 病程:变应性鼻炎病程越短,针灸疗效越好;如果反复发作数年,缠绵难愈,针灸疗效较差。一般而言,病情越轻,针刺疗效越好。② 刺法和选穴:变应性鼻炎从本质上讲是机体虚弱,在针灸治疗时既要重视鼻局部的选穴以治标,更要重视整体性治疗和调节。鼻部穴位刺激要达治疗量,以鼻内酸胀或放电感为度。③ 患者配合:治疗期间和平时应减少与过敏原的接触,要进行必要的体育锻炼,增强体质,逐渐脱敏,要训练鼻腔感受冷空气的适应性,这些对预防复发和提高、巩固针灸疗效有重要意义。

3. 针灸治疗潜在的可能机制 本病的发病机制为Ⅰ型变态反应。机体吸入变应原后,产生特异性IgE结合在鼻黏膜浅层和表面的肥大细胞、嗜碱性粒细胞的细胞膜上,此时鼻黏膜便处于致敏状态。当变应原再次吸入鼻腔时,变应原即与肥大细胞、嗜碱性粒细胞表面IgE发生桥连,继而激发细胞膜一系列生化反应,导致以组胺为主的多种介质释放。这些介质通过其在鼻黏膜血管、腺体、神经末梢上的受体,引起鼻黏膜明显的组织反应。表现为鼻黏膜苍白、水肿、鼻涕增多、感觉神经敏感性增强(喷嚏连作)等。因此,针灸的作用环节及机制为:① 减轻过敏反应。一般病理表现包括鼻黏膜组织间质水肿、毛细血管扩张、通透性增强、腺体分泌增加、嗜酸性粒细胞聚集等。组胺等炎性介质引起毛细血管扩张,腺体分泌增加,使大量渗出液在结缔组织内存留,压迫表浅血管,使黏膜呈现苍白色。针灸可抑制组胺等炎性介质的释放;针刺可通过神经-血管反应,调节血管的舒缩功能,减轻渗出,促进循环,改善鼻腔黏膜的血供。腺体分泌增加,与介质作用于胆碱能神经致其活动增强有关。针刺可调节腺体的分泌,抑制其大量分泌,减轻流涕症状。② 改善通气。鼻塞是鼻炎的主要症状之一,针刺可通过神经刺激,即刻缓解鼻腔的通气功能,改善鼻塞症状。③ 免疫调节。针灸对机体的免疫功能有良性调节作用,增强机体的适应能力和抗病能力,有利于机体的脱敏过程。

【预后】

变应性鼻炎本身虽不是严重疾病,但可显著影响患者生活质量,如影响睡眠、导致工作效率下降、影响学龄期儿童记忆力,给社会活动、娱乐带来麻烦和不便。恼人的鼻部症状常使患者心情焦躁,甚至可引起心理障碍。因此,本病危害性主要在于严重影响患者的生活质量及工作形象。一般大部分患者经过自我调节和防护治疗,预后良好。变应原接触是诱发变态反应性鼻炎的重要环节,所以避免与变应原接触是首选的治疗方法。一旦致敏变应原被确定后,患者则应该尽量避免与这种变应原接触。经过较长时间(半年或数年,个别患者需要终身)的避免,患者对该变应原的敏感性就会降低或消失,从而达到脱敏目的。对于过敏性鼻炎应注意避免过敏原,否则影响针刺疗效。

三、鼻窦炎

【概述】

鼻窦炎是耳鼻喉科常见病和多发病,分为急性和慢性两类。急性鼻窦炎是指急性化脓性鼻窦炎,是鼻窦黏膜的化脓性感染,临床主要表现为鼻流浊涕量多、鼻塞、头痛头昏。在儿童和青少年发病率较高,发病的鼻窦以上颌窦最高,其后依次为筛窦、额窦和蝶窦。慢性鼻窦炎常为多个鼻窦的黏膜均有化脓性炎症,多为急性鼻窦炎反复发作,迁延转为慢性,以鼻腔浊涕量多、鼻塞、头昏等为主要临床特点。在西方国家里,慢性鼻窦炎发病率达 $11\%\sim12\%$,中国流行病学调查报告的发病率为 $2.2\%\sim8\%$。据统计,2012 年我国慢性鼻-鼻窦炎的发病率高达 10%。据美国一项调查研究显示,慢性鼻-鼻窦炎发病率为 12.5%,已占据慢性疾病的第 2 位。

本病属中医学"鼻渊"范畴。中医学认为,其急者,每因风寒袭肺,蕴而化热,或感受风热乃至肺气失宣,客邪上扰清窍而致鼻塞流涕。风邪解后,余热未清,酿为浊液,壅于鼻窍,化为脓涕,迁延而发鼻渊。

【临床诊断】

1. **急性鼻窦炎** ① 多继发于急性鼻炎、急性传染病等。② 鼻塞显著,流黏脓涕或脓涕,头痛和局部疼痛。③ 局部皮肤红肿及压痛,窦口处黏膜充血肿胀,鼻腔内分泌物多,可见中鼻道、上鼻道有脓液流出。④ 急性上颌窦炎:见患侧面颊、额、颞部及上列牙痛,晨起轻,午后重。面颊尖牙窝处有压痛。脓液从中鼻甲游离缘呈片状垂附于下鼻甲表面。X 线片可见液平面,透照检查见患侧上颌窦透光差,上颌窦穿刺冲洗液中可见脓液。⑤ 急性额窦炎:见患者前额部周期性疼痛,每日清晨开始,逐渐加重,午后减轻,晚间消失。眶内上角有压痛,额窦前壁有叩痛。脓液自中鼻道的前段流出。X 线片见患侧额窦混浊、黏膜增厚,透照检查见患侧额窦透光差。⑥ 急性筛窦炎:见疼痛位于内眦或鼻根部,有时放射至头顶部,前组筛窦炎的疼痛晨起重,午后轻;后组筛窦炎的疼痛晨起轻,午后重。筛窦炎的脓液多在中鼻道中段和嗅裂处。X 线片显示,患侧鼻窦混浊、黏膜增厚。⑦ 急性蝶窦炎:见头颅深部疼痛,晨起轻,午后重,脓液多后流聚于鼻后孔处。X 线片显示鼻窦混浊,黏膜增厚。

2. **慢性鼻窦炎** ① 多因急性鼻窦炎未彻底治愈或反复发作而形成。② 有慢性全身中毒症状,如头昏、记忆力减退、精神不振等。③ 涕多,自前鼻孔流出或后流入鼻咽部,鼻塞轻重不一。嗅觉障碍、头钝痛或闷痛,前组鼻窦炎多为前额痛,后组鼻窦炎多为枕部痛。④ 鼻黏膜肿胀或肥厚,中鼻甲肥大或呈息肉样变。前组鼻窦炎中鼻道有脓,后组鼻窦炎嗅裂有脓。必要时可行体位引流法以助诊断。⑤ 透照法、X 线片、上颌窦穿刺冲洗均有助于慢性鼻窦炎的诊断。

附 **2012 欧洲鼻窦炎和鼻息肉意见书(EPOS2012)定义的慢性鼻窦炎**

慢性鼻窦炎是指鼻腔和鼻窦黏膜的慢性炎症性疾病,症状持续 12 周或以上,具有以下 2 个或 2 个以上的症状:鼻塞或流涕(先前鼻孔或先后鼻孔倒流),伴或不伴面部疼痛和压迫感,伴或不伴嗅觉减退或丧失。同时具备鼻内镜检查支持,包括:鼻息肉和(或)来自于中鼻道的黏脓性分泌物,和(或)中鼻道黏膜的水肿或阻塞;以及和(或)鼻窦 CT 的支持,包括鼻窦窦口复合体和(或)鼻窦黏膜的改变。

【治疗原则及选穴处方】

经典针灸学以通利鼻窍,升清降浊为基本治疗原则。在选穴上以局部穴为主,结合辨证选穴。根据鼻为肺窍理论,鼻渊的发生与肺经受邪有关。中医称鼻窦炎为"脑漏",认为本病与督脉关系密切。具体选穴原则如下:

1. 局部选穴 主要选用迎香、上迎香、印堂、禾髎、颧髎等。近部可选督脉的上星、囟会、百会,膀胱经的通天等。

2. 辨证选穴 肺经风热可选少商、鱼际、尺泽、曲池等;胆经郁热可选风池、头临泣、侠溪、行间等;脾胃湿热可选内庭、阴陵泉、大都等;肺脾气虚选脾俞、肺俞、太渊、足三里等。

● **推荐处方 1**

治法:清热宣肺,通利鼻窍。

主穴:局部——迎香、印堂(通利鼻窍)

临近——风池(祛风活血)

远端——鱼际、合谷(清热宣肺)

配穴:肺经风热加少商、尺泽;湿热阻窍加曲池、阴陵泉。

操作:迎香、印堂针尖朝向鼻部,使针感向鼻部传导,针刺得气后,电针治疗,选连续波,强度以患者舒适为程度,持续时间 30 min。余穴常规操作。

● **推荐处方 2**

治法:疏通督脉,通利鼻窍。

主穴:局部——迎香、水沟(通利鼻窍)

临近——通天、上星(通阳化浊)

百会、风府(疏调督脉)

百劳(扶正驱邪)

远端——合谷(活血通窍)

操作:迎香针尖朝向鼻部,使针感向鼻部传导,针刺得气后,电针治疗,选连续波,强度以患者舒适为程度,持续时间 30 min。人中向上斜刺,雀啄泻法,使局部产生强烈针感。余穴常规操作。

【疗效评估方法】

1. 2012 年昆明慢性鼻-鼻窦炎诊断和治疗指南中的评估方法 包括 VAS、鼻窦 CT 扫描结果量化及鼻内镜检查进行总体评估。

(1) 视觉模拟量表(VAS) 采用 EP3OS－2007 欧洲临床免疫及变态反应协会推荐的视觉模拟量表(VAS),评估患者治疗前后病情严重程度的主观感受。

在治疗前和治疗后 3 个月分别记录患者的症状(鼻塞或鼻部充血、流涕或回吸涕、面部疼痛或头痛、嗅觉下降或消失)。疗效评估:0 分代表慢性鼻窦炎对患者工作、学习生活不构成任何影响,10 分代表慢性鼻窦炎对患者工作、学习生活等带来能想到的最大痛苦。

(2) 鼻窦 CT 扫描结果量化评估法 采用 Lund-Mackay 评分法,于治疗前后分别对患者的鼻窦

CT 进行评分。

将每侧鼻窦分为上颌窦、前组筛窦、后组筛窦、额窦、蝶窦、窦口鼻道复合体 6 个部分,鼻窦无病变计 0 分,鼻窦部分病变计 1 分,鼻窦全部病变计 2 分;窦口鼻道复合体无阴影计 0 分,有阴影计 2 分,为了便于统计和比较,对于单侧鼻窦发病,以病变侧鼻窦得分计算;双侧鼻窦病变,以得分较高(病变较重)侧计算。每侧 0~12 分,总分 0~24 分。治疗后鼻窦 CT 评分疗效标准:① 显效。治疗后 L-M 得分≤2 分。② 好转。L-M 得分下降但>2 分。③ 无效。L-M 得分无明显变化或升高。

(3) 鼻内镜检查 Lund-Kennedy 评估表　包括息肉、水肿、鼻漏、瘢痕、结痂 5 个方面,分别按侧别、基线、3 个月、6 个月、1 年进行评估。评分标准:① 息肉。0=无息肉,1=息肉仅在中鼻道,2=息肉超出中鼻道。② 水肿。0=无,1=轻度,2=严重。③ 鼻漏。0=无,1=清亮、稀薄鼻漏,2=黏稠、脓性鼻漏。④ 瘢痕。0=无,1=轻度,2=严重(仅用于手术疗效判定)。⑤ 结痂。0=无,1=轻度,2=严重(仅用于手术疗效判定)。⑥ 每侧 0~10 分,总分 0~20 分。

总体疗效评估标准:① 病情完全控制。症状完全消退,VAS 总评分为 0,L-M 和 L-K 总分<1 分。鼻内镜检查:窦口开放良好,窦腔黏膜水肿消失,无黏性或黏脓性分泌物,上皮化良好。备注:术后鼻内镜所见可不与术前对比。② 病情部分控制。症状明显改善,但未完全消退,VAS 总分减少≥3 分,L-M 各病变减少≥1 分和(或)L-K 总分>1 分。鼻内镜检查:窦腔黏膜部分区域水肿、肥厚或肉芽组织形成,少量黏性或黏脓性分泌物。备注:明显改善为术后术腔单侧总分<3 分。③ 病情未控制。症状无改善或无明显改善,各项评分与治疗前无显著差异;L-M 和 L-K 总分无明显减少。鼻内镜检查:窦腔黏膜充血水肿、息肉组织形成或结缔组织增生,较广泛粘连,窦口狭窄或闭锁,黏性或黏脓性分泌物。

2. 鼻腔鼻窦炎结局测试量表　下面您将看到一系列鼻窦炎导致的症状以及社会或情绪方面的影响,我们想深入了解这些问题,请您尽自己最大的能力回答每一个问题。回答无所谓对与错,只有您才能为我们提供这种信息,您所有的回答,必须与自己的鼻窦炎有一定联系。请根据您最近 2 周经历的情况,对下列问题做出选择,谢谢您的参与,如有疑虑,请直接询问我们医务人员。

根据您问题发生的严重程度和无、轻、中、重、最的频率大小,请在每个问题后面按照:① 无任何困扰(0 分);② 很轻度的困扰(1 分);③ 轻度的困扰(2 分);④ 中度的困扰(3 分);⑤ 重度的困扰(4 分);⑥ 极重度的困扰(5 分)6 个选项中选择一项。因为鼻窦炎,您:① 需要擤鼻涕;② 打喷嚏;③ 流清鼻涕;④ 咳嗽;⑤ 鼻涕倒流(咽喉);⑥ 流脓鼻涕;⑦ 嗅觉或味觉减退;⑧ 鼻阻或充血;⑨ 耳闷胀;⑩ 头昏;⑪ 耳痛;⑫ 头面部疼痛或压迫感;⑬ 难以入睡;⑭ 半夜容易苏醒;⑮ 夜间睡眠质量不好;⑯ 睡醒后觉得累;⑰ 疲倦;⑱ 工作效率下降;⑲ 注意力不集中;⑳ 沮丧、焦躁、易怒;㉑ 忧虑;㉒ 感觉不安或难堪。

最后列出您认为最困扰的五项_____。

【针灸疗效分析】

1. 针灸疗效现状　针灸治疗本病,主要以鼻窦炎症状(鼻腔黏膜充血、鼻道分泌物、水肿情况)改善情况为主要结局指标。目前证据显示,针灸治疗鼻窦炎可明显改善患者的鼻腔脓性分泌物增多、鼻塞、流涕等症状。从总体疗效看,针灸治疗鼻窦炎的总有效率在 90% 左右。

2. 影响针灸疗效的因素　① 病情:鼻窦炎如起病急病程短,鼻窦内积液少,针灸疗效较好;否则,病程漫长,缠绵难愈,鼻窦内有大量的积液,针灸疗效较差,必要时要进行鼻窦穿刺,吸收脓液,进行冲洗。② 刺法:由于鼻窦针刺很难达到,因此,在鼻部选择局部穴位,一定要结合电针,产生足够的刺激量,否则针灸疗效较差。

3. 针灸治疗潜在的可能机制　① 促进循环:针刺可促进血液循环,有利于鼻窦内炎性代谢产物的吸收,减轻炎症损伤。针刺可使窦内 O_2 含量升高,CO_2 含量下降,有利于窦内纤毛的运动,改善窦口引流,这与促进局部血液循环有关。② 通气作用:针刺鼻部穴位,可即刻改善鼻窦炎的鼻塞症状,起到改善通气作用。③ 免疫调节:在炎症的发展过程中,自始至终都伴有细胞因子的异常表达。顽固的细胞活化和伴随而至的组织损伤形成恶性循环,是炎症治疗中最难解决的问题。而细胞因子与炎症细胞的渗出激活、炎症病理性损伤、成纤维细胞的增殖等密切相关,直接或间接影响炎症的发生、发展和预后。白介素6(IL-6)是细胞因子网络中一种重要的细胞因子,亦是体内重要的前炎症因子。针刺治疗本病可能就作用于这一关键环节,针刺使血液中 IL-6 和 GM-CSF 含量水平降低,从而使鼻腔黏膜损害减轻,同时抑制了其他炎性细胞因子的表达或合成,机体的应激反应减轻。

【预后】

大部分患者经早期正确的治疗均能获得治愈,预后良好。因此,治疗重在及时,延误治疗可能演变成慢性鼻窦炎,迁延日久,可出现并发症。患者应增强体质,注意气温变化,预防伤风感冒。预防急性传染病如流感、百日咳、麻疹,尤其是在儿童期。注意鼻部清洁,尤其在有鼻腔的急性病变而通气障碍时,应积极治疗,保持鼻通气良好。鼻塞重者,禁止强行擤鼻,以免邪毒逆入耳窍。

四、鼻部病症的现代针灸学治疗原则与选穴处方

本节讨论常见的鼻部病症主要为鼻和鼻窦的炎性病症。在现代针灸学治疗上具有共同的特点,即均以支配鼻部循环、分泌相关的神经为基础,改善鼻腔、鼻窦血液循环,减轻或消除炎症。

鼻部的动脉主要来自颈内动脉的分支眼动脉和颈外动脉的分支上颌动脉。鼻腔的神经包括嗅神经、感觉神经和自主神经。嗅神经无法用针刺刺激,因此,失去作为刺激点的意义。感觉神经则来自三叉神经第1支(眼神经)和第2支(上颌神经)的分支,前者分布于鼻中隔、鼻腔外侧壁上部的一部分和前部;后者主要分布于鼻腔外侧壁后部、鼻腔顶等其余的鼻腔部分。鼻腔黏膜血管的舒缩及腺体分泌均受自主神经控制。交感神经来自颈内动脉交感神经丛组成的岩深神经,副交感神经来自面神经分出的岩浅大神经,两者在翼管内组成翼管神经,经蝶腭神经节后入鼻腔。交感神经在神经节内不交换神经元,主司鼻黏膜的血管收缩,副交感神经在神经节内交换神经元,主司鼻黏膜血管扩张和腺体分泌,正常情况下,鼻腔自主神经的作用相互制约,随时调节,以适应外界变化的需要,维持两者之间相对的平衡。总之,来自翼管神经的交感和副交感支,一同随该神经节的节后纤维分布于上、中、下鼻甲,鼻中隔和鼻咽顶等部位。交感神经有收缩血管的功能,因而也能使腺体的分泌减少。而副交感神经则有扩张血管的作用,能使腺体的分泌增多。

鼻窦的感觉神经均由三叉神经的第1、2支主司。上颌窦由上牙槽后支及眶下神经支配。筛窦由筛前、筛后、眶上等神经以及蝶腭神经的鼻后上外侧支和眼眶支支配。额窦由筛前神经支配,蝶窦则

由筛后神经和蝶腭神经眼眶支支配。选穴方法如下：

1. 共同的选穴方法

(1) 蝶腭神经节　又称翼腭神经节，应用针刺蝶腭神经节治疗变应性鼻炎，是 20 世纪 60 年代，首都医科大学附属北京同仁医院李新吾教授，在大量临床手术中最早发现，并应用于临床，将针刺进针点命名为"治鼻3"，治疗各种类型的鼻炎和鼻窦炎，据报道总有效率可达 94%，治愈率为70.6%。通过检索近些年关于刺激蝶腭神经节治疗变应性鼻炎机制的文献，概括其机制主要是以下几点：① 蝶腭神经节中含有 VIP(血管活性肠肽)，刺激蝶腭神经节后会减少其释放，进一步调节人体免疫功能，抑制过敏反应而达到治疗过敏性鼻炎的目的；② NOS(一氧化氮合酶)神经元在蝶腭神经节中大量分布，NO(一氧化氮)可能是蝶腭神经节节后神经末梢的基本神经递质之一，并通过神经调节机制参与了过敏性鼻炎的致病过程；③ 脑啡肽广泛分布在蝶腭神经节中，可能参与头面部对应的内脏运动调节；④ 可降低 SP(P 物质)的释放，缓解过敏性鼻炎的临床症状。另外，针刺蝶腭神经节也具有调节支配鼻腔的自主神经协调功能，研究发现，针刺蝶腭神经节可使鼻炎、鼻窦炎患者即刻出现鼻甲缩小、鼻道变宽、分泌减少、鼻通气改善；这是刺激交感神经活动增加的效果。萎缩性鼻炎患者针刺当时反应并不强烈，但几天后，患者鼻黏膜变得红、滑、湿、润，结痂也减少或脱落，这是兴奋了副交感神经所致。研究还发现，针刺蝶腭神经节交感神经反应快，而副交感神经反应慢。

蝶腭神经节的解剖：蝶腭神经节有 2 个，位于两侧面部深部的翼腭裂中，似镰刀形的裂缝。裂缝前方为上颌骨的后外侧缘，后方是蝶骨翼突，内侧面是腭骨垂直部，裂缝的中央偏上最宽处大约为 3 mm，称翼腭窝。翼腭窝分布膨大成球的蝶腭神经节。翼腭窝的内上方与蝶骨联合，构成蝶腭孔，与鼻腔相通。翼腭窝的下部则形成较为细小的翼腭管。翼腭裂的外侧面虽然没有骨质包绕，但其表面分布粗厚的咀嚼肌群，由外而内的依次是咀嚼肌、颞肌、翼外肌和翼内肌，在肌腱附着的地方，对针刺可造成一定的阻力。此外，在靠近皮肤表面的地方，因为有颧骨弓和下颌骨升支冠突的遮盖，即使在带有下颌骨的头颅骨上，从侧面平视亦不能观察到翼腭裂，唯有将头颅骨微偏向另一侧，并稍许后仰位时，才能从颧弓的下缘与冠突之间的缝隙中观察到翼腭窝。蝶腭神经节为位于翼腭窝内的副交感神经节，由副交感根、交感根和感觉根组成。副交感根起自上泌涎核，经面神经的岩大神经到达此节，并于节内更换神经元；交感根来自颈内动脉交感神经丛的岩深神经；感觉根来自上颌神经的分支翼腭神经。交感神经根和感觉神经根仅从该节路过，并不更换神经元。

蝶腭神经节的血供：蝶腭神经节由 3 条动脉血管供应，分别是圆孔动脉、蝶腭动脉和翼管动脉。圆孔动脉自上颌动脉起始段向后上行，在上颌神经翼腭段近心端的下缘至圆孔，入圆孔前发出分支到蝶腭神经节，入圆孔后与海绵窦下外侧动脉吻合。蝶腭动脉是上颌动脉的终末支，向内、上、后方走行，紧贴翼腭神经节的前方，再向内穿过蝶腭孔进入鼻腔，分为鼻后外侧动脉和鼻中隔后动脉。翼管动脉起自上颌动脉、蝶腭动脉或腭降动脉，伴翼管神经入翼管，向后外行至破裂孔与颈内动脉相交通，供应蝶腭神经节、翼管神经等。翼腭窝内还分布有翼腭窝静脉和在翼腭裂外侧散布成网的静脉丛，总之，供应蝶腭神经节的血管极其丰富。

(2) 迷走神经刺激点　通过胆碱能途径发挥整体性抗炎调节免疫。

(3) 三叉神经区刺激点　主要选择第 1、2 支区域，如头部的上星、额部的印堂、鼻周围的迎香、四白，可刺激鼻腔的感觉神经，反射性引起鼻通气的改善，并改善鼻黏膜的循环。

（4）颈 2～4 或胸 1～4 节段刺激点　为支配鼻腔交感神经的来源,可选该节段的刺激点,调节交感神经。

（5）星状神经节刺激点　整体性调节免疫、抗炎、稳定内环境。

2. 不同的选穴方法　鼻窦炎出现头痛症状,依部位不同而选用不同的刺激点。鼻窦分为前后两组,前组鼻窦有额窦、上颌窦、前组筛窦,它们开口于中鼻道。后组鼻窦中,蝶窦开口于蝶筛隐窝,后组筛窦开口于上鼻道。前组鼻窦炎多有前额部痛,可选眶上神经刺激点,上颌窦选眶下神经刺激点。后组鼻窦炎多伴有枕部疼痛,可选枕大神经、枕小神经刺激点。

● **推荐处方 1（慢性鼻炎）**

主穴:面部——蝶腭神经刺激点（兴奋交感神经纤维,改善通气,兴奋副交感神经,促进鼻黏膜循环和腺体的分泌功能）

　　　　三叉神经区刺激点（如印堂、迎香、四白）（刺激三叉神经,改善感觉功能,反射性调节循环）

　　头部——三叉神经区刺激点（上星、神庭、头维等）（改善鼻部感觉功能,反射性调节循环）

　　颈部胸部——颈 2～4 节段或胸 1～4 节段刺激点（调节交感神经功能,改善鼻通气）

　　耳部——迷走神经刺激点（通过胆碱能途径整体性抗炎）

操作:蝶腭神经节刺激点,位于颧骨弓的下缘,相当于颞骨颧突和颧骨颞突合缝线隆起部的稍后方,在“下关”穴前方约 1.5 cm 处,可摸到一弓形凹陷。以特制的长 55～60 mm、直径为 0.30 mm 硬度较高的不锈钢针,自弓形凹陷中央下方进针,避开骨组织,针尖斜向前上方刺入,直至针身全部没入皮内,患者同侧面颊部产生剧烈电击感或鼻内有喷水样感觉者为佳。此时,患者立即感到鼻通气改善,检查亦可见鼻腔黏膜较针前明显收缩,反复刺激（捻转、提插）3～5 下,即可起针,每次仅针一侧,每周针 1～2 次,左右交替进行。

● **推荐处方 2（变应性鼻炎）**

主穴:面部——蝶腭神经刺激点（兴奋交感神经纤维,改善通气,兴奋副交感神经,改善鼻黏膜循环）

　　　　三叉神经区刺激点（如印堂、迎香、四白）（刺激三叉神经,改善感觉功能,反射性调节循环）

　　头部——三叉神经区刺激点（如上星等）（刺激三叉神经,改善鼻部感觉功能,反射性调节循环）

　　颈部——星状神经节刺激点（整体性调节免疫、抗炎,稳定内环境）

　　耳部——迷走神经刺激点（通过胆碱能途径整体性抗炎）

操作:先刺蝶腭神经节,操作同推荐处方 1。星状神经节采用高频率持续强刺激。

● **推荐处方 3（非变应性鼻炎—血管运动性及嗜酸性粒细胞增多性鼻炎）**

主穴:面部——蝶腭神经刺激点（兴奋交感神经纤维,促进血管收缩,改善通气）

　　颈部——星状神经节刺激点（兴奋交感神经,抑制迷走神经活动亢奋,促进血管收缩,抑制腺体分泌,改善通气）

　　颈胸部胸 1～4 或颈 2～4 刺激点（调节交感神经功能,改善鼻通气）

操作:蝶腭神经节操作同推荐处方 1,其余刺激点常规操作。

● **推荐处方 4(鼻窦炎)**

主穴:面部——蝶腭神经刺激点(兴奋交感神经纤维,改善通气,兴奋副交感神经,改善鼻黏膜循环)

印堂、迎香、四白(刺激三叉神经,改善感觉功能,反射性调节循环)

头部——上星(刺激三叉神经,改善鼻部感觉功能,反射性调节循环)

耳部——迷走神经刺激点(通过胆碱能途径整体性抗炎)

配穴:前组鼻窦炎出现额痛,选眶上神经、眶下神经刺激点;后组鼻窦炎出现枕部痛,选枕大神经、枕小神经刺激点。

操作:蝶腭神经节操作同推荐处方 1。其余刺激点常规操作。

第三节　口腔咽喉部病症

一、咽炎

(一)急性咽炎

急性咽炎是一种咽黏膜及黏膜下组织的急性炎症,常累及咽部淋巴组织,临床发病率约为 5%。本病没有明显的地域性,亦没有明显的人群分布倾向,在人群中分布范围极为广泛,男女老幼均可患病。多发生于秋冬及冬春之交,为上呼吸道感染的一部分,可单独发作,或继发急性鼻炎、急性扁桃体炎等疾病,是临床常见病和多发病。

急性咽炎为病毒或细菌感染而致,细菌感染涉及的致病细菌包括 A 组 β-溶血链球菌(最常见)以及 C、G 组链球菌;少见的病因包括溶血隐秘杆菌、坏死梭杆菌、淋球菌、白喉棒状杆菌、金黄色葡萄球菌、图拉弗朗西斯菌、耶尔森菌、小肠结肠炎耶尔森菌和梅毒螺旋体。我国的一项流行病学调查显示,急性咽炎的发病率高达 17.6%。在病毒与细菌感染的因素中,β-溶血链球菌感染特别引起关注,3 岁以下的婴幼儿很少感染,5～15 岁的青少年发病率最高,其次是青年,发病率为 5%～23%,而在 50 岁以上的人群中非常罕见。

本病属中医学"急喉痹"范畴。中医学认为,风热外侵,直袭咽喉;或风热外侵,肺先受之,肺气失宣,肺经风热上壅咽喉,遂致邪热困结于咽窍,以致咽窍脉络受阻,肌膜受灼发为本病;若风热不解,邪热传里,引动肺胃蕴热,遂致火热上蒸,炼津为痰,痰热互阻于咽窍,以致咽窍脉络不通,气血瘀阻,也可发为本病。

【临床诊断】

1. 起病较急,咽痛,干燥灼热,吞咽不利,甚至吞咽困难。

2. 咽部红肿,咽后壁淋巴滤泡红肿并布黄白色点状渗出物。咽腭弓及悬雍垂水肿,甚至咽侧索亦红肿,两侧下颌角淋巴结肿大并有压痛。

3. 有畏寒、发热、头痛、全身不适等症,或仅有全身不适。

4. 血液检验有白细胞计数升高。

5. 须与急性传染病(如麻疹、猩红热、流感、百日咳等)的前驱症状或伴发症状相鉴别,在口腔、咽部、扁桃体出现假膜坏死时应做血液检查以排除血液病。

附 《耳鼻咽喉头颈外科学》第7版教材中的临床诊断

1. 临床表现 起病较急,一般先有咽部干燥、灼热、粗糙感,继而出现明显咽痛,吞咽时尤重,咽侧索受累时疼痛可放射至耳部;全身症状通常较轻,可有发热、头痛、食欲不振和四肢酸痛等。

2. 体格检查 口咽部黏膜呈急性弥漫性充血、肿胀,咽后壁淋巴滤泡隆起,表面可见黄白色点状渗出物,悬雍垂及软腭水肿;下颌下淋巴结肿大,压痛;鼻咽及咽喉部可呈急性充血,严重者可见会厌水肿。

具有急性发作史,全部或部分症状(必须有咽痛)及一项或以上体征者可诊断。

【治疗原则及选穴处方】

经典针灸学以疏风清热,解毒利咽为基本治疗原则。本病初邪在卫表,病情较轻,以疏风散邪为主;若邪热壅盛传里,邪入肺胃,病情转重,以泻火解毒为主。在选穴上,以局部穴位和远端穴位配合。根据急性咽炎病位在咽,病变脏腑与肺、胃有关等基本病机,以手太阴肺经、足阳明胃经经穴为主。具体选穴原则如下:

1. 局部选穴 局部选廉泉、天突等。

2. 远端选穴 选手太阴经少商、鱼际、尺泽等;足阳明经选内庭、陷谷等。

3. 辨证选穴 风寒外袭选风池、风府、风门、列缺、合谷、外关等;风热外侵选风池、大椎、曲池、尺泽、鱼际、少商、商阳等。

● 推荐处方

治法:疏风清热,利咽消肿。

主穴:局部——天突(通利咽喉)

　　　临近——耳尖、风池(泻毒疏风)

　　　远端——少商、合谷(清咽利喉)

配穴:风热外袭加尺泽、大椎、曲池;风寒外侵加风门、风府、外关;胃火炽盛加内庭、曲池;大便秘结加曲池、支沟。

操作:天突直刺,捻转泻法,以局部有强烈的针感为度;耳尖、少商点刺出血。余穴常规操作。

【疗效评估方法】

1.《中药新药临床研究指导原则》(2002年)中的疗效判定标准 分4级。① 临床痊愈:症状、体征完全消失或基本消失。中医证候积分减少≥95%。② 显效:症状、体征显著改善。中医证候积分减少≥70%。③ 有效:症状、体征有一定程度的好转。中医证候积分减少≥30%。④ 无效:症状或体征无好转或出现恶化。中医证候积分减少<30%。具体内容见表6-3、表6-4。

表6-3 主要症状、体征分级量化计分标准

症状	积分及程度分类			
	0分(正常)	2分(轻度)	4分(中度)	6分(重度)
咽痛	无咽痛	微痛或灼热感	咽痛较重,吞咽时明显	疼痛严重连耳,吞咽困难
咽干口渴	无咽干口渴	咽微干口不甚渴	咽干灼热渴而饮水不多	咽干重渴而多饮

表 6-4　次要症状、体征分级量化计分标准

症状	积分及程度分类			
	0分(正常)	1分(轻度)	2分(中度)	3分(重度)
咽黏膜充血	无充血	黏膜充血,色淡红	咽黏膜鲜红水肿,咽后壁淋巴滤泡增生	腭红肿或散在脓点或颌下淋巴结肿大
发热	无发热	37.5~38℃	38~39℃	>39℃
咳嗽咳痰	无咳嗽咳痰	偶有咳嗽	时有咳嗽、吐痰	常有咳嗽、咳痰黏稠
周身酸痛	无周身酸痛	周身不适但无疼痛	一般酸痛不影响活动	周身酸痛影响活动
头痛	无头痛	头不适但无痛感	头痛轻但不影响活动	头痛重持续且影响活动

2. 症状、体征积分法判定疗效　包括主症与体征、次症和舌脉(表6-5、表6-6)。

表 6-5　症状、体征分级量化标准(主症与体征)

症状分级	无(0)	轻(2)	中(4)	重(6)	计分
主症—咽喉疼痛	无	咽喉隐痛,可正常吞咽	咽喉灼痛,或进食少,流涎	咽喉剧痛,吞咽不利	
咽部体征—咽喉充血	无	咽喉黏膜轻度充血	咽喉黏膜明显充血	咽喉黏膜充血、渗出深红色	
咽部体征—咽部肿胀	无	咽后壁肿胀	咽后壁、咽侧索均肿胀	咽后壁、咽侧索和悬雍垂均肿胀	

表 6-6　症状、体征分级量化标准(次症)

次症	0	1	2	3	计分
咳嗽	无	咳嗽轻微偶发,不影响正常生活	咳嗽中等,对正常生活稍有影响	持续咳嗽,影响正常睡眠及生活	
发热	无	腋温:37.3~38℃	腋温:38.1~38.5℃	腋温超过38.5℃	
口渴	无	口渴喜饮	口渴多饮	口渴喜热饮	
大便干	无	大便头干	大便干	大便秘结,数日一行	
尿黄	无	尿色黄			
颌下淋巴结肿大压痛	无	颌下淋巴结肿大,压之稍痛	颌下淋巴结肿大,压痛明显		

舌脉积分:舌质淡红(0)、红(1);舌苔薄白(0)、黄(1);脉平(0)、滑数(1)。

证候总积分=＿＿分(主症＋咽部体征＋次症＋舌脉)。临床痊愈:治疗后,主症和咽部体征积分减少至0;显效:治疗后,主症和咽部体征积分减少4分,但未到0;有效:治疗后,主症和咽部体征积分减少2分,但未到0;无效:不符合以上标准者。

【针灸疗效分析】

1. 针灸疗效现状　针灸治疗本病主要以咽炎症状积分为主要结局指标。目前证据表明,针灸可明显改善患者咽炎导致的咽喉肿痛感、咽干、咽黏膜充血等症状,必要时可配合雾化、抗生素、激素治疗。从总体疗效看,针灸治疗急性咽炎的总有效率为80%~94%,治愈率为65%~70%。但总体上仍缺乏高质量的临床证据。

2. 影响针灸疗效的因素　① 类型:急性咽炎分为急性单纯性咽炎、急性水肿性咽炎和急性坏死

性咽炎。临床上以急性单纯性咽炎最为常见,针刺对急性单纯性咽炎的疗效较好,优于其他两种类型。② 治疗时机:本病应早发现早治疗,急性期针灸疗效较好。如果治疗不及时,或反复发作,可转为慢性;若感染向上蔓延,波及耳、鼻,可导致急性鼻炎、鼻窦炎、急性中耳炎;向下发展,可侵犯喉、气管等下呼吸道,引起急性喉炎、气管炎、支气管炎;若致病菌及毒素侵入血液循环,则可引起全身并发症,如急性肾炎、脓毒血症、风湿病等,对身体危害极大。因此,出现并发症时,针灸疗效差。③ 病因:据报道,针刺对病毒感染引起的急性咽炎疗效优于细菌感染所致者。

3. 针灸治疗潜在的可能机制　急性咽炎主要的病理改变是咽黏膜充血,血管扩张及浆液渗出,使黏膜下血管及黏液腺周围有粒性白细胞及淋巴细胞浸润,黏膜肿胀增厚。病变较重者淋巴滤泡肿大,突出咽壁并有黄色点状渗出物。根据其病因病理特点,针灸治疗本病的机制可能是:① 抗炎作用。针灸可以抑制炎症过程的血管通透性增强,从而减少炎症渗出液,并有促进炎症吸收的作用,减少白细胞及淋巴细胞浸润,改善炎症局部微循环和淋巴循环,减少血液和淋巴液的瘀滞,减轻或消除炎性水肿。② 免疫调节。针灸具有调整和增强机体免疫功能的作用,从而起到抗病毒、抗菌的治疗作用。③ 止痛作用。针灸可促进机体释放内源性镇痛物质,产生止痛效应,缓解患者的咽痛症状。

【预后】

急性咽炎及时正确治疗,预后良好。如果失治,反复发作,迁延日久可转为慢性咽炎。咽部疾病与全身健康状况密切相关,保持强健的体质是预防咽炎最基本条件之一。平时生活要有规律,劳逸结合,多进行室外活动。戒烟限酒,少吃辛辣刺激性食物。因烟酒及辛辣食物可导致或加重咽部充血、水肿,从而引发病情加重。

(二)慢性咽炎

【概述】

慢性咽炎是咽部黏膜、黏膜下及淋巴组织的弥漫性炎症,常为呼吸道慢性炎症的一部分,多见于成年人,病程长,症状顽固,较难治愈。临床上主要表现为咽部异物感、咽干、咽痒、梗阻感或咽部紧胀感。发病原因主要为咽炎反复发作,临近组织的慢性炎症,长期的烟酒刺激及辛辣厚味所致。此外,化学气体、粉尘的刺激,歌唱式发音过度等均可诱发本病。

据统计,慢性咽炎发病率高达 30.0%~50.0%,在城市居民中占咽部疾病的 10%~20%,占耳鼻咽喉科疾病的 2%~4%,乡镇发病率较低,好发于 18~64 岁成年人,女性多于男性,并且近年来有逐渐上升的趋势。慢性咽炎发病与职业相关,其中以教师、歌手等居多。用声过度的人群所占比例为78.8%;长期嗜好辛辣食物及烟酒的患者占病例总数的 37.1%,说明长期烟酒刺激是导致慢性咽喉炎的病因之一。而其他文献表明,本病由颈部、相邻的器官及非器质性疾病引起的慢性咽炎也占有相当大的比例。

慢性咽炎属于中医学"喉痹"范畴。中医学认为,本病由脏腑之阴阳气血津液失调,咽喉失养,气血痰浊瘀滞所致。主要病因为感受风热时邪,邪热伤津,阴津亏虚;或虚火久灼,津液不足,津枯液涸,咽窍失养。

【临床诊断】

1. 一般表现　以咽部异物感、痒感、灼热感、干燥感或微痛感为主要症状,常有黏稠分泌物附着于咽后壁,使患者晨起时出现频繁的刺激性咳嗽,伴恶心。无痰或仅有颗粒状藕粉样分泌物咳出,萎缩性咽炎患者有时可咳出带臭味的痂皮。一般无明显全身症状,病程较长,常有急性咽炎反复发作史。

2. 检查　根据病理变化可分为慢性单纯性咽炎、慢性肥厚性咽炎、萎缩性咽炎及干燥性咽炎。具体:① 慢性单纯性咽炎。黏膜下结缔组织及淋巴组织增生,鳞状上皮增厚,上皮下层小血管增多,周围有淋巴细胞浸润,黏膜腺肥大,分泌亢进。可见黏膜充血、血管扩张,咽后壁有散在的淋巴滤泡,常有少量黏稠分泌物附着在黏膜表面。② 慢性肥厚性咽炎。黏膜下有广泛的结缔组织及淋巴组织增生,黏液腺周围淋巴组织增生,形成咽后壁多个颗粒状突起。可见黏膜充血增厚,咽后壁淋巴滤泡显著增生,多个散在突起或融合成块,常见咽侧索淋巴组织增生肥厚充血,呈条索状。③ 萎缩性咽炎与干燥性咽炎。临床少见,常伴萎缩性鼻炎,主要为腺体分泌减少,黏膜萎缩变薄。可见黏膜干燥、萎缩变薄,色苍白发亮,常附有黏稠分泌物或带臭味的黄褐色痂皮。

【治疗原则及选穴处方】

经典针灸学以滋阴清热,通利咽窍为基本治疗原则。根据咽喉为肺胃所属,咽为胃系受水谷,喉为肺系而受气;足阳明经"循喉咙",手太阴经"从肺系横出腋下"等理论,在相关经脉上选穴。具体选穴原则如下:

1. 局部选穴　可选上廉泉、咽后壁、大迎、天突等。

2. 远端选特定穴　合谷穴为手阳明大肠经之原穴,列缺穴为手太阴肺经之络穴,肺与大肠相表里,两穴合用意为原络配穴法,有疏风清肺,清热利咽之功效。照海穴为足少阴肾经之穴,通阴跷脉,列缺穴通任脉,两穴会合于胸、肺、膈、喉咙,属八脉交会穴取穴法。太溪穴为足少阴肾经之原穴,与照海穴同用,能增强滋阴降火利咽之功效,为治虚热咽痛的要穴。内庭为胃经荥穴,善清胃热而利咽。

3. 辨证选穴　阴虚肺燥选肺俞、太溪、三阴交;肺脾气虚选脾俞、肺俞、太渊、足三里、气海等;痰热蕴结选丰隆、曲池、阴陵泉等。

● 推荐处方

治法:滋阴降火,清利咽喉。

主穴:局部——天突(清利咽喉)

　　　远端——列缺(通调肺经,利咽)

　　　　　　太溪、照海(滋阴利咽)

　　　　　　鱼际(清热利咽)

配穴:肺阴不足加肺俞、三阴交;肾阴亏虚加肾俞、三阴交;痰热互结加曲池、丰隆、内庭。

操作:天突先直刺 0.2～0.3 寸,然后竖起针柄,针尖沿胸骨柄后缘直刺 1～1.5 寸,不宜过深或向两旁斜刺。余穴均常规操作。留针期间,行针时嘱患者配合做吞咽动作。

【疗效评估方法】

1. 症状、体征量化表　采用耳鼻咽喉科常规检查方法,用额镜或借助内窥镜,记录患者治疗前、治疗 2 个疗程后的慢性咽炎主症及次症分数,填写慢性咽炎症状、体征量化表(表 6-7、表 6-8)。

表 6-7 主症积分标准

	正常(0分)	轻度(3分)	中度(6分)	重度(9分)
咽部异物感	无	咽部异物感轻,如痰黏附,咳吐不出,吞咽时不明显	吞咽时咽部异物感较明显,但不妨碍吞咽	吞咽时咽部异物感明显,且妨碍吞咽
咽部充血	无	咽黏膜色暗红,咽后壁无血管扩张或淋巴滤泡增生,咽侧索无肿胀	咽黏膜色暗红,咽后壁血管扩张或少量淋巴滤泡增生,咽侧索肿胀或不肿胀	咽黏膜色暗红,咽后壁血管扩张连成网状或大量淋巴滤泡增生,咽侧索肿胀或肥厚明显

表 6-8 次症积分标准

	正常(0分)	轻度(1分)	中度(2分)	重度(3分)
发热	无	体温 37.5～37.9℃	体温 38～38.5℃	体温大于 38.6℃
咽干灼热	无	咽微干	咽干灼热	咽干灼热多饮,欲冷饮
咽痒咳嗽	无	白天有轻微咽痒咳嗽	咽痒咳嗽明显,白昼均有,但不影响睡眠	咽痒咳嗽明显,白昼均有,影响睡眠
呚咳吐痰	无	偶有呚咳吐痰,每天<3次	偶有呚咳吐痰,每天>3次,<10次	频繁呚咳吐痰,每天>10次
咽痛	无	咽痛轻微	咽痛较明显,无吞咽痛	咽痛明显,吞咽剧痛

2.《中药新药临床研究指导原则》中的疗效标准 根据治疗前后患者症状、体征改善情况,用疗效指数量化分析,分为治愈、显效、有效、无效 4 个级别。疗效指数＝[(治疗前积分)−(治疗后积分)/治疗前积分]×100%。① 痊愈:治疗 2 个疗程后症状和体征基本消失,3 个月内无复发,疗效指数≥90%;② 显效:治疗 2 个疗程后症状、体征较前明显好转,3 个月内无复发,66.67%≤疗效指数<90%;③ 有效:治疗 2 个疗程后症状、体征较前减轻,33.33%≤疗效指数<66.67%;④ 无效:治疗 2 个疗程后症状、体征较前改善不明显,疗效指数<33.33%。

3. 国家中医药管理局制定的疗效评估标准 分 3 级。① 治愈:2 个疗程内症状消失,咽部黏膜暗红增厚消失,咽侧索增厚消失,淋巴滤泡消失。临床症状和体征在 3 个月内消失。1 年内无复发。随访半年无复发。② 显效:2 个疗程内症状减轻,咽部黏膜充血增厚减轻,咽侧索增厚减轻,淋巴滤泡减少。3 个月内临床症状、体征基本消失。③ 无效:临床症状、体征无明显变化。

【针灸疗效分析】

1. 针灸疗效现状 针灸治疗本病主要以咽炎症状积分为主要结局指标,包括咽干、咽痒、咽痛、异物感、咽后壁充血、咽后壁淋巴细胞增生等;次要结局指标有血清白介素 2(IL-2)、肿瘤坏死因子-α(TNF-α)等。目前证据表明,针灸治疗慢性咽炎,可明显改善患者因咽炎导致的咽部痒痛等症状。从总体疗效看,针灸治疗慢性咽炎的总有效率约为 80%,治愈率约为 20%。

2. 影响针灸疗效的因素 ① 类型:慢性咽炎分为慢性单纯性咽炎、慢性肥厚性咽炎和萎缩性咽炎。而针刺对单纯性咽炎的效果最好,其次是肥厚性,萎缩性的效果最差。② 病程:慢性咽炎多数患者病情反复,病势缠绵不愈。一般而言,病程越短针灸疗效越好,半年以内为最佳。③ 年龄:年龄越小,治愈率越高,有报道表明,25 岁以下的患者治愈率高于 25 岁以上的患者。

3. 针灸治疗潜在的可能机制 ① 促进血液循环:研究发现,慢性咽炎患者血液性状呈"浓、黏、凝、聚"状态,显著高于健康人,这可能是慢性咽炎在病理情况下,局部血运不良,久而久之导致全身血液性状改变,继而又导致局部病变的发展,而使慢性咽炎久治难愈。针刺可促进血液循环,使咽局部血液循环加快,改善了咽部病变组织的缺氧状态,促使其炎症消退,消除炎症病理产物,减少趋化性反应,有利于炎症的恢复。② 提高白细胞的吞噬功能:针刺对免疫功能具有调节作用,可提高白细胞的吞噬功能,起到控制炎症的作用。

【预后】

慢性咽炎比较顽固,治疗后易反复发作。由于饮酒、吸烟、过食辛辣等不良刺激,再则失治、误治等使得慢性咽炎发病率越来越高,病程长,症状顽固,病因复杂,不易治愈。治疗期间,患者尚需注意口腔卫生,减少烟酒和粉尘刺激,还需纠正张口呼吸的不良习惯。应加强身体锻炼,增强体质,预防呼吸道感染,戒除烟酒,积极治疗咽部周围器官的疾病。保持室内合适的温度和湿度,空气新鲜。这是减少慢性咽炎复发的重要环节。

二、急性扁桃体炎

【概述】

急性扁桃体炎为腭扁桃体的急性非特异性炎症,是一种常见的咽部疾病。该病可发生在任何年龄,儿童及青年人多发,尤其多见于学龄前期和学龄期儿童。在季节更替、气候变化时容易发病,春、秋季发病率较高。一般为散发性,偶有暴发流行。本病主要由病毒引起,2016 年德国扁桃体炎临床指南中指出,该病 70%～95% 由病毒感染引起,特别是轻度扁桃体炎成年患者中的 50% 是由鼻病毒或冠状病毒引起的。

中医学称本病为"乳蛾",多因风热邪毒入侵,肺胃受之,火热上蒸,搏结于喉核,以致脉络受阻,灼腐肌膜,喉核红肿而发病,故又称"风热乳蛾"。

【临床诊断】

1. 症状 起病急,可有畏寒发热,咽痛为主要症状。

2. 检查 可见:① 咽部黏膜呈弥漫性充血,以扁桃体及两腭弓最严重;② 腭扁桃体肿大,在其表面可见黄白色脓点或在隐窝口处有黄白色或灰白色点状豆渣样渗出物,可连成一片形似假膜,不超过扁桃体范围,易拭去,不易出血;③ 下颌角淋巴结常肿大,且有明显压痛。

3. 血液学检查 白细胞计数升高,中性粒细胞增高。

4. 鉴别诊断 应注意与咽白喉、奋森咽峡炎及某些血液病引起的咽峡炎等疾病相鉴别。

【治疗原则及选穴处方】

经典针灸学以疏风清热解毒,消肿利咽为基本治疗原则。选穴上主要以局部穴位和肺经、大肠经和胃经穴位为主。局部可选天突、廉泉等;肺经可选少商、鱼际、尺泽等;胃经可选内庭、陷谷、冲阳等。

● 推荐处方

治法:清热解毒,消肿利咽。

主穴:局部——廉泉(疏通咽部气血)

临近——天突、耳尖(清热利咽)

远端——少商(泻火利咽)

配穴:风热外袭加大椎、合谷、尺泽、商阳;胃火盛炽加太阳、曲池、内庭、二间。

操作:少商、耳尖常规消毒,医师用左手拇、食指捏紧患者的拇指并向穴位推按,使血液集中在穴处,右手持三棱针快速朝向穴位,挤出2~3滴血液,然后用干棉球按压片刻即可。廉泉斜向咽喉方向刺1.5寸,天突直刺1寸,均用雀啄泻法,使局部产生强烈的针感,廉泉针感要求达咽喉部。

【疗效评估方法】

1. 中国中医耳鼻咽喉科学会制定的积分标准　见表6-9。

表6-9　急性扁桃体炎积分表

记分	咽痛	脓性分泌物	扁桃体红肿	白细胞计数	体温
0	消失	消失	正常	正常	正常
1	减少	减少	轻度	较治疗前下降	降低
2	同治疗前	同治疗前	同治疗前	同治疗前	同治疗前

2. 中国中医药学会耳鼻喉科专业委员会制定的《急性化脓性扁桃体炎的诊断和疗效》(1991年杭州) 根据治疗前后的积分变化评定疗效。

(1)主症评分　见表6-10。

表6-10　急性扁桃体炎主症评分表

症状及体征	正常(0分)	轻度(2分)	中度(4分)	重度(6分)
咽痛	无	咽痛较轻,吞咽不受影响	咽痛明显,吞咽受轻度影响	咽痛持续,吞咽受严重影响
扁桃体肿大及充血	扁桃体未见异常	扁桃体轻度充血,扁桃体Ⅰ度肿大	扁桃体明显充血,扁桃体Ⅱ度肿大	扁桃体明显充血并有渗出,扁桃体Ⅲ度肿大
扁桃体化脓	扁桃体未化脓	单侧扁桃体化脓	双侧扁桃体化脓,脓点散在分布	双侧扁桃体化脓,脓点片状分布

(2)次症评分　见表6-11。

表6-11　急性扁桃体炎次症评分表

症状及体征	正常0分	轻度1分	重度2分
发热	无	37.5~38.5℃	38.5℃以上
咳嗽	无	偶有咳嗽,每咳单声	咳嗽阵作,每咳数声
烦躁不安及头痛	无	稍有烦躁或头痛轻微	烦躁哭闹或头痛明显
口渴	无	口渴欲饮	口渴多饮
大便	正常	大便干结,日行一次	大便干结,两日或多日一次
小便	正常	小便黄	小便赤黄

【针灸疗效分析】

1. **针灸疗效现状**　针灸治疗本病主要以症状评分、视觉模拟量表(VAS)、典型症状改善情况如咽痛改善情况、扁桃体恢复情况、脓点消失时间、红肿消失时间、退热时间等作为主要结局指标,以降钙素原(PCT)、IL-6、CRP 水平等为次要结局指标。目前证据显示,针灸治疗急性扁桃体炎,可明显改善患者扁桃体炎症状(咽痛、头痛等)。从总体疗效看,针灸治疗急性扁桃体炎的总有效率约为 90%,治愈率约为 20%。

2. **影响针灸疗效的因素**　① 病情:针灸治疗急性扁桃体炎疗效较好,其疗效要优于慢性扁桃体炎。急性扁桃体炎如果病情较轻,针灸疗效好;如果化脓严重,全身症状较重,针灸疗效受限制,必要时应配合药物治疗。② 刺法:刺血疗法治疗急性扁桃体炎疗效已获充分肯定,具有疗程短、远期疗效好、不易复发等特点。因此,针刺治疗急性扁桃体炎最有效的方法是刺络出血,如耳尖、少商、大椎等,只有刺络放血才能有效泻火解毒,故临床治疗时要注意刺法,否则将影响针刺的疗效。美国《科学》杂志对患者体内病菌繁殖情况的研究证明,放血疗法能减少病原菌吞噬铁元素的数量,进而通过"饿死"致病菌的方法减慢人体内病菌的感染速度,认为放血疗法实际上就是早期的抗菌治疗。国际健康委员会的铁元素医学专家 Tracy Rouault 对芝加哥大学的研究成果表示认同,他认为对于传统的放血疗法来说,如果真正能够及时地在病菌感染早期便开始实施放血疗法,在实际中则可以从一定意义上减少葡萄球菌吞噬铁元素的数量,进而通过"饿死"致病菌的方法减慢人体内病菌的感染速度。早在 18世纪的法国,有许多内科医师认为,一旦患者出现发热的早期症状时,就可以采取放血疗法来缓解病情的发展。即使到了 1942 年,在许多权威的英文版医学教科书中还建议医师,对早期的感冒发热患者应及时采取放血治疗措施,等等。放血疗法作为 2500 年来一直被广泛采用的医疗手段,确实是有它独特之处。医学专家 Tracy Rouault 举例说:同样的原理,在某些疾病的治疗过程中,例如在治疗疟疾患者时,有些药物的作用就是通过降低血液中含铁元素的水平来达到杀死病菌、治愈疾病的目的。

3. **针灸治疗潜在的可能机制**　现代医学认为,扁桃体反复急性发作多因其表面接受抗原的 M 细胞和对咽喉部黏膜起重要防御功能的分泌型 IgA 数量减少,以及扁桃体隐窝内"内菌库"的存在,当气温、湿度等变化,机体免疫力下降时引发其发作。目前,因抗生素的不规范应用,急性扁桃体炎治疗明显产生耐药性,疗程长,用药疗程、剂量明显增大;或因腭扁桃体反复感染,而选择手术摘除。《英国医学杂志》曾有相关报道,认为扁桃体摘除术不是有效控制咽喉部感染反复发生的方法。因此,针刺治疗有一定优势,其治疗环节和机制包括:① 促进白细胞的吞噬能力。针刺可以增强人体的免疫功能,增强白细胞的吞噬能力,有明显的抗菌消炎作用,可控制炎症,利于患者的恢复。② 促进炎症吸收。针刺通过对血管舒缩功能的良性调节,改善局部血液循环,减少炎性渗出,有利于新陈代谢和炎性水肿的吸收,并可促使代谢物的及时清除,有利于组织修复,从而起到消炎消肿的作用。③ 镇痛效用。针刺可促进人体释放内源性镇痛物质,从而对本病所引发的咽喉肿痛可进行有效的治疗。④ 整体调节。放血治疗具有的免疫调节作用是一种整体调节,能清除局部炎性渗出液中纤维蛋白和缓激肽等物质,缓解血管痉挛,促进局部血液循环,使白细胞计数下降、咽痛消失、恢复体温调定点,阻断局部急性炎症向慢性炎症的方向发展,修复腭扁桃体的受损黏膜,恢复扁桃体表面的分泌型 sIgA、sIgM 细胞数量和功能,从而增强腭扁桃体局部免疫功能,提高机体抗感染能力。

【预后】

急性扁桃体炎经过及时正确治疗,很快可痊愈,预后良好,但延误治疗可转变为慢性扁桃体炎,病情迁延,反复发展,因此应及时治疗。本病主要致病菌是溶血性链球菌,也有病毒感染或细菌和病毒混合感染引起的。正常人的咽部和扁桃体隐窝内常存在致病微生物,在机体防御功能正常时,并不引起疾病。当某些因素,如寒冷、过度疲劳或烟酒过度,使机体抵抗力低下时,存在于身体内的致病微生物大量繁殖,或外界的病原体乘虚而入,便可导致本病发生。故平时应注意保暖,生活有规律,增强体质。本病具有传染性,应适当隔离。病情较重者应卧床休息,多饮水,吃易消化的流质饮食,进水困难者应给予静脉补液。

三、声带小结

【概述】

声带小结是慢性喉炎的一种特殊类型,由局限性炎症组织形成,又称教师小结、歌者小结或结节性喉炎及结节性声带炎。本病可见于任何年龄、任何职业,尤多见于职业用嗓工作者,如教师、营业员、声乐系学生等。过度用嗓或发高音的方法错误是造成本病的重要原因。儿童中产生声带小结一般由喊叫引起,所以又称喊叫小结。儿童中男孩较女孩多见,至青春期均有自行消退倾向。成年女性发病率又高于男性,50岁以上罕见,可能与内分泌因素有关。

本病属中医学"慢喉喑"范畴。中医学认为,本病的病机有二:一为发音不当或过度用嗓致肺阴耗伤,虚火上炎,灼炽声带,日久气血凝聚而形成小结;二为脏腑虚损,气机升降受阻,水湿运化失常而致痰湿凝聚,搏结声带而形成息肉。

【临床诊断】

1. 主要症状　以长期声音嘶哑,喉部干燥不适为主要症状,伴有咳嗽、咯痰等症。

2. 病程　病程较长,声音嘶哑时轻时重。

3. 易患人群　从事教师、演员、营业员等用嗓较多职业者易患本病。多因"急喉喑"反复发作而转化为慢性,亦有长期发声过度,缓慢起病者。

4. 喉部检查　黏膜多有暗红色充血、肿胀或萎缩,声带肿胀、肥厚,声门闭合不密,或有声带肥厚。声带小结:两侧声带边缘在前中1/3处有对称性隆起。动态喉镜检查有助诊断,可见声带小结,双侧声带前中1/3处黏膜呈对称隆起,表面可附着痰液,双侧声带闭合欠佳,声带黏膜波正常或接近正常。

5. 鉴别诊断　应与喉癌相鉴别。

【治疗原则及选穴处方】

经典针灸学以疏通经络,散结开音为基本治疗原则。在选穴上以局部选穴为主,如选择局部的人迎、扶突、廉泉、阿是穴等。可配合辨证选穴,如肺肾阴虚选肺俞、肾俞、太溪、三阴交;肺脾气虚选肺俞、脾俞、气海、足三里;气滞血瘀选合谷、内关、太冲等;痰浊凝聚选脾俞、丰隆、阴陵泉、中脘等。

● 推荐处方1

治法:疏通经络,消肿散结。

主穴:局部——人迎、水突(疏经通络,散结开音)

操作:向声带方向,斜刺进针,深 0.5～0.8 寸,针感以患者有鱼刺卡喉症状为最佳,得气后留针 30 min,并进行温针灸。

● **推荐处方 2**

治法:清热消肿,散结开音。

主穴:局部——人迎、扶突(疏通经络,散结开音)

配穴:病程长,症状顽固加合谷、鱼际。

操作:人迎穴直刺 0.5～1 寸,施平补平泻手法,要求有刺卡喉部的感觉,同时唾液不断涌出。余穴常规操作。

【疗效评估方法】

1.《中药新药临床研究指导原则》中的评估方法 分 4 级。① 治愈:发音完全恢复正常,喉结检测正常,声带边缘光滑,整齐,闭合性好;② 显效:声音的嘶哑症状明显得到好转,大部分病症消失,喉结检测显著改善;③ 有效:嘶哑的声音得到改善,其他临床症状有所减轻,喉结检测得到一定改善;④ 无效:声音嘶哑以及其他临床症状没有太大变化。

2. 嗓音障碍指数量表 临床上普遍采用的是 Barbara Jacobson 制定的嗓音障碍指数量表(VHI)。此量表可作为患者评估自我嗓音恢复情况的参考依据,分数越低说明患者对自身的嗓音状况越满意。

为评估发声问题对您生活的影响程度,请选择符合自己情况的数字:0＝无,1＝很少,2＝有时,3＝经常,4＝总是。

(1)第 1 部分 为功能方面,共 10 个问题。① F1:由于我的嗓音问题别人难以听见我说话的声音;② F2:在嘈杂的环境中别人难以听明白我说的话;③ F3:当我在房间另一头叫家人时,他们难以听见;④ F4:我打电话的次数较以往减少;⑤ F5:我会刻意避免在人多的地方与人交谈;⑥ F6:我减少与朋友,邻居或亲人说话;⑦ F7:面对面交谈时,别人会要我重复我说过的话;⑧ F8:限制了我的个人及社会生活;⑨ F9:我感到在交谈中话跟不上;⑩ F10:我的收入受到影响。

(2)第 2 部分 为生理方面,共 10 个问题。① P1:说话时我会感觉气短;② P2:一天之中我的嗓音不稳定,会有变化;③ P3:人们会问我,"你的声音出了什么问题";④ P4:我的声音听上去嘶哑干涩;⑤ P5:我感到好像需要努力才能发出声音;⑥ P6:我声音的清晰度变化无常;⑦ P7:我会尝试改变我的声音,以便听起来有所不同;⑧ P8:我说话时感到很吃力;⑨ P9:我的声音晚上会更差;⑩ P10:我说话时会出现失声的情况。

(3)第 3 部分 为情感方面,共 10 个问题。① E1:我的声音使我在与他人交谈时感到紧张;② E2:别人听到我的声音会觉得难受;③ E3:我发现别人并不能理解我的声音问题。由于嗓子问题;④ E4:我感到苦恼;⑤ E5:我变得不如以前外向;⑥ E6:我觉得自己身体有缺陷;⑦ E7:别人让我重复刚说过的话,使我感到烦恼;⑧ E8:别人让我重复刚说过的话,使我感到尴尬;⑨ E9:觉得自己能力不够用(没有用);⑩ E10:我感到羞愧。

3. 专家主观评估 通过专家对患者的嗓音状况进行评估是目前最简单易行的一种方法,且效果较好。目前,在临床广为应用的是 GRBAS 评分。对于声带小结,以 G(总嘶哑度)和 R(粗糙声)的评估最有参考价值,可反映患者的声门闭合程度及声带的振动情况。

GRBAS 评分的缺点体现在 GRBAS 法听评委的选择及听评委的经验上:一是在数量上,至少要有三名听评委,而且均需有经验;二是各评委之间因为各种原因,如经验等的差别,将不可避免地带来偏差;三是主观评估缺乏一个客观的比较标准,量化困难,不便于比较。

言语治疗师或医护人员对患者嗓音听感觉评估:0 分＝正常;1 分＝轻度;2 分＝中度;3 分＝重度。

共分 5 个问题,每个问题按照上述 4 级进行评分:① 总体嘶哑度;② 嗓音粗糙度;③ 漏气程度;④ 发声无力度;⑤ 发声紧张度。

此量表可作为患者评估自我嗓音恢复情况的参考依据,分数越低说明患者对自身的嗓音状况越满意。

4. 嗓音活动与参与量表(VAPP 量表)　是香港大学姚文礼教授研制的嗓音生存质量量表,可有效评估嗓音疾病对患者生理功能、社会及心理功能的影响。

VAPP 量表有 5 个范畴,分别为嗓音问题严重程度的自我认识、嗓音对工作的影响、嗓音对沟通的影响、嗓音对社交的影响、嗓音对个人的影响。描述了患者日常生活中使用嗓音在工作、沟通、社交方面的障碍情况以及嗓音疾病引起的情感反应。评估时,患者根据自身受嗓音问题影响情况加以选择,每项问题分为从 0～10 分 10 个程度等级,各分项总分相加则得到最后分值,总分最高为 280 分,分值越高则表示患者对自身嗓音问题的评估越严重。临床上,本表不仅可应用于患者初次就诊时的自我评估,也可适用于患者治疗过程中不同阶段的疗效评估。

5. 嗓音声学分析　是使用装有对各种参数分析软件的计算机进行分析,各种类型的分析仪中可检测二十几种参数,但其中对临床最有价值的参数是:频率、谐噪比等。

(1) 频率　频率是声带振动的固有频率,以赫兹(Hz)表示,即每秒钟声带振动的次数。频率参数中最有代表性的是基频(fundamental frequency,FO)。FO 受年龄和性别的影响较大,在实际应用中应根据不同的对照组正常值来作出判断。正常成年女性基频为 224 Hz,成年男性基频为 120 Hz。

(2) 谐噪比　20 世纪 80 年代初,Yumoto 等用谐噪比 H/N (harmonic to noise)分析嗓音中的噪声成分。我国自 20 世纪 80 年代临床应用以来,发现与 Jitter、Shimmer、APQ、PPQ 一样,H/N 和 NNE 值也是嗓音客观检测分析的最重要参数之一。临床中可将其作为对喉病治疗前后对比分析的一种客观定量评估指标。

【针灸疗效分析】

1. 针灸疗效现状　针灸治疗声带小结的主要结局指标是嗓音障碍指数量表(VHI)、嗓音活动与参与量表(VAPP)、嗓音学参数等。据目前质量最好的临床证据显示,针灸治疗声带小结的总有效率约为 90％,治愈率在 50％～60％,针灸可促进炎症消退、改善循环,但必要时应采用外科治疗。

2. 影响针灸疗效的因素　① 病程和病情:一般而言,病程短者针灸治疗易见效,治愈率高;病程越长疗效越差。对于声带小结初期,节结较小,针灸有良好疗效。但如果节结过大,针灸疗效较差,必要时应手术治疗。② 患者配合:治疗期间,应忌辛辣酒热之物,饮食以清淡为主,同时应合理用声,医患配合可提高针灸疗效。③ 刺法:在局部穴位的针刺上,必须使咽喉部有强烈的针感,即患者有鱼刺卡喉症状,唾液不断涌出等,这是针刺达到治疗量的标志,否则影响针刺的疗效。

3. 针灸治疗潜在的可能机制　声带小结是慢性喉炎的一种特殊类型,多发生于声带前中 1/3 的交界处。该病的病因复杂,多由于长期用声不当或用声过度以及喉部的各种炎症等多因素所致的声带水肿、纤维化等病变逐渐形成,病理上主要是小结外覆增厚的复层鳞状上皮,其基层与息肉十分相似,为纤维结缔组织和或多或少的机化炎性组织与白细胞,周围组织微有炎症表现。针刺治疗本病的环节和机制包括:① 改善循环。针灸能改善局部的血液循环和淋巴循环,促进局部炎症、肥厚、增生的吸收消散,从而达到开音的目的。② 神经调节。针刺能直接兴奋和刺激喉上神经外支和喉返神经,改善环甲肌功能,提高声带肌的张力强度,增强发音功能,改善局部微循环,促使小结消退。

【预后】

西医治疗声带小结的方法分为外科手术治疗和非手术治疗两大类。对于病史较长或经过保守治疗无效的声带小结患者,采用喉显微外科手术去除声带病变,围手术期结合药物及超声雾化辅助治疗。目前临床上非手术治疗包括针灸治疗、嗓音训练、药物治疗、物理治疗、中药治疗等。虽然近年来嗓音外科手术的途径与方式有了长足发展,显著减少了手术对发音器官的损伤而又取得较为持久的治疗效果,但手术治疗仍难以达到准确的、根除病因的目的,且术后发声及声带振动改善不明显。因此,非手术治疗是首选的方法。

声带小结早期病变具有可逆性的特征,用非手术方法治疗可以取得较好疗效,通过促进炎症的消退,达到治疗的目的。因此,采用合理的非手术治疗可使小结消退,嗓音功能恢复正常,预后良好。针灸可直接作用于咽喉腔,疗效快,治愈率高。对于小结较大,非手术治疗效果不好的,可以考虑选用手术治疗。患者应注意声带休息。职业用嗓者,尤宜应注意发声方法。应根据自身条件,确定音域范围,禁忌恣意引吭高歌,造成声带负荷过度;必要时应在专业教师的指导下进行发声训练,避免产生声带水肿或出血的各种因素。

四、牙痛

【概述】

牙痛是口腔疾患中最常见的症状。西医学中的根尖周炎、龋齿、牙髓炎、牙周炎、冠周炎及牙本质过敏等均可引起牙痛。本节主要论述根尖周炎、牙周病、牙髓病中常见的类型。牙痛可因冷、热、酸、甜等刺激而发作或加重,可伴有牙龈红肿、牙龈出血、牙齿松动、咀嚼困难或有龋齿存在。急性根尖周炎是发生于牙根尖周围的局限性炎症,以剧烈的持续性自发痛和叩痛为特征。牙周病包括牙龈疾病和牙周炎。慢性龈缘炎是指发生于游离龈和龈乳头的慢性炎症,是最为常见的由菌斑所致的牙龈炎,又称边缘性龈炎或单纯性龈炎。青春期龈炎是发生于青少年的慢性非特异性牙龈炎,发病与牙菌斑的刺激及青春期性激素水平变化有关,女性稍多。牙周炎是由牙龈炎症扩展、波及深部的牙周组织,造成支持组织破坏的疾病,多见于中年人及老年人,但有的牙周炎好发于 20 岁左右的年轻人。慢性牙周炎为其最常见的类型,约占牙周炎患者的 95%。急性牙髓炎又称症状不可复性牙髓炎,是一种疼痛十分剧烈并且不可恢复的牙髓炎症反应,多为慢性牙髓炎的急性发展。

慢性牙周炎是一种普遍存在的疾病,美国 30 岁以上成年人患慢性牙周炎占人口的 47.2%。根据美国疾病控制和预防中心和美国牙周病学会的病例定义,在美国成年人中,轻度、中度和重度的牙周炎患病率估计分别为 8.7%、30.0% 和 8.5%,对于 65 岁及以上的成年人,64% 患有中度或重度牙周炎。

牙龈炎作为最常见的牙周疾病,在我国儿童和青少年中的患病率为 70%~90%,成人患病率达 70% 以上。国内的研究显示,妊娠期龈炎的患病率为 73.57%。在临床工作中,70% 的牙龈炎是口腔医师发现的,只有不到 30% 是患者自己感觉到的。

本病属中医学的"骨槽风""牙宣""牙咬痛"等范畴。中医学认为,本病多由火所引起,手足阳明经之循行分别入于上、下齿,肠胃积热,风邪外袭,肾阴不足等皆可引起牙痛。风火即风邪外袭经络,郁而化火,循经上犯而致牙痛;实火为大肠、胃腑积热,火郁阳明,循经上炎,发为牙痛;肾主骨,齿为骨之余,肾阴不足,不能上荣于齿,更合虚火上炎,引起牙痛。

【临床诊断】

1. 急性根尖周炎

(1) 病变早期有咬合痛、牙齿浮出感和咬合早接触,但初期用力咬紧患牙可暂时缓解疼痛。

(2) 病变发展可出现自发性持续性疼痛,患牙浮出和伸长感加重,轻叩患牙和用患牙咀嚼均会引起疼痛。疼痛范围局限,能定位。

(3) 急性牙槽脓肿形成后,脓液集中的部位不同,所表现的症状各异,可分为急性根尖脓肿、骨膜下脓肿和黏膜下脓肿。

(4) 临床可分为以下类型。

1) 急性浆液性根尖周炎　① 患牙有咬合痛、自发痛、持续性钝痛,可自行定位。患者因疼痛而不愿咀嚼,影响进食。② 患牙可见龋坏、充填体或其他牙体硬组织疾患,有时可查到深牙周袋。③ 牙冠变色,牙髓活力测试无反应,但乳牙或年轻恒牙对活力测试可有反应,甚至出现疼痛。④ 叩诊疼痛(＋)~(＋＋),扪压患牙根尖部有不适或疼痛感。⑤ 患牙可有Ⅰ度松动。

2) 急性化脓性根尖周炎　① 根尖周脓肿:患牙出现自发性剧烈、持续的跳痛,伸长感加重,患者因此不敢咬合。叩痛(＋＋)~(＋＋＋),松动Ⅱ~Ⅲ度。根尖部牙龈潮红,但无明显肿胀。扪诊轻微疼痛。相应的下颌下淋巴结或颏下淋巴结可有肿大及压痛。② 骨膜下脓肿:患牙持续性、搏动性跳痛更加剧烈,患者感到极度痛苦。患牙更觉高起、松动,轻触患牙即感觉疼痛难忍,叩痛(＋＋＋),松动Ⅲ度,影响睡眠和进食,可伴有体温升高、乏力等全身症状。严重病例可在相应的面部出现间隙感染,牙龈红肿,移行沟变平,有明显压痛,触诊深部有波动感。③ 膜下脓肿:根尖区黏膜的肿胀已局限,呈半球状隆起。扪诊时,波动感明显,脓肿较表浅而易破。患牙的自发性胀痛及咬合痛减轻,叩痛(＋)~(＋＋),松动Ⅰ度。全身症状缓解。

2. 牙龈病

(1) 慢性龈缘炎　① 一般局限于游离龈和龈乳头,严重时可波及附着龈,较多可见于下前牙区;② 游离龈和龈乳头变为深红色或暗红色,边缘变厚,乳头圆钝肥大,质地松软脆弱,缺乏弹性,表面光亮;③ 龈沟可深达 3 mm 或更深,探触时易出血,常以刷牙或咬硬物时出血为主诉症状,一般无自发性出血;④ 有刺激因素存在,如菌斑、软垢和牙石最为常见,也可有食物嵌塞或不良修复体;⑤ 可有口臭或牙龈痒胀等不适。

（2）青春期龈炎　① 患者为青春期少年；② 局部有刺激因素存在，如菌斑、软垢、萌牙、替牙部位，或有错𬌗拥挤及戴各种矫治器等；③ 主要见于前牙，龈缘及龈乳头明显肿胀，乳头常呈球状突起，龈色鲜红或暗红、光亮，质地松软；④ 龈沟可加深形成龈袋，但附着水平无变化；⑤ 探诊易出血；⑥ 自觉症状可有刷牙，或咬硬物时出血及口臭等。

3. 慢性牙周炎

（1）有牙周袋形成，袋底在釉牙骨质界的根方，即已有牙周附着丧失，有别于牙龈肥大所致的假性牙周袋（是否有附着丧失是区别龈炎和牙周炎的重要指征）。

（2）牙龈有不同程度的炎症表现，红肿、探诊易出血、可有溢脓。炎症程度与牙石、菌斑的量一致。

（3）X 线片显示有不同程度的骨吸收，成水平或垂直形吸收。

（4）多根牙的分叉区受累严重时，两个或多个分叉区可相通。

（5）重度牙周炎可以发生患牙松动或病理移位。

（6）牙周炎一般涉及多颗牙甚至全口牙，可分为局限型和广泛型，超过 30% 的位点受累者，为广泛型。

（7）根据牙周组织破坏程度，可分为轻、中、重。同一患者口腔内可同时存在不同程度的患牙，甚至可有健康或患牙龈炎的牙齿。

（8）可存在原发性或继发性咬合创伤。

重度牙周炎具有以下临床特征：① 探诊深度（probing depth，PD）＞6 mm；② 附着丧失（AL）≥5 mm；③ 牙槽骨吸收超过根长的 1/2；④ 牙齿松动；⑤ 炎症较明显，可伴有牙周脓肿；⑥ 后牙存在 Ⅱ度或 Ⅲ度根分叉病变。诊断为重度牙周炎的患者需要 2 颗及以上患牙具有上述前 3 项特征；如仅有 2 颗患牙，则必须为不相邻患牙且位于不同象限。

4. 急性牙髓炎

（1）疼痛剧烈，疼痛性质具有下列特点：① 自发性阵发性痛；② 夜间痛；③ 温度刺激疼痛加剧；④ 疼痛不能自行定位。

（2）患牙可查及接近髓腔的深龋或充填物、深牙周袋、外伤等。

（3）探诊常可引起剧烈疼痛，有时可探及微小穿髓孔。

（4）温度测试时，患牙反应敏感或表现为激发痛。刺激去除后，疼痛仍持续。进行牙髓电活力测试时，患牙在早期炎症阶段，其反应性增强；晚期炎症则表现为迟钝。

（5）处于晚期炎症的患牙，可出现垂直方向的轻度叩痛。

【治疗原则及选穴处方】

经典针灸学以通络止痛为基本治疗原则。实证兼疏风清热，虚证兼滋阴降火。根据手阳明大肠经入下齿、足阳明胃经入上齿；肾主骨，齿为骨之余等理论进行选穴。具体选穴原则如下：

1. 辨经选穴　与牙齿直接联系的经脉有 2 条：手阳明大肠经入下齿，足阳明胃经入上齿。因此，可选足阳明胃经的厉兑、内庭、陷谷、冲阳、足三里，手阳明大肠经的合谷、二间、商阳。颊车、下关均为足阳明的局部经穴，合谷、二间、内庭分别为手足阳明经的远端穴。

2. 局部选穴　根据"腧穴所在,主治所在"规律从局部选穴,可选下关、颊车、承浆、颧髎等。

3. 辨证选穴　风火外袭加翳风、风池疏风清热;胃火炽盛加厉兑、曲池泻火止痛;虚火上炎选太溪、照海滋养肾阴、降火止痛;上牙痛可加太阳、颧髎;下牙痛可选大迎、承浆、二间。

4. 耳穴　取口、三焦或下颌、牙、神门、耳尖、胃、大肠、肾等穴。耳尖可行点刺出血;或施行埋针、王不留行籽贴压。

● 推荐处方

治法:清热泻火,通络止痛。

主穴:局部——颊车、下关(清热泻火)

　　　远端——合谷(通络止痛)

配穴:风火外袭加翳风、风池、外关;胃火炽盛加二间、曲池、内庭;虚火上炎加太溪、照海、三阴交。上牙痛加太阳、颧髎、内庭;下牙痛加大迎、承浆、二间。

操作:先刺合谷,行捻转泻法1～3 min,使局部产生强烈的酸胀感。二间、内庭可点刺出血。疼痛剧烈者,每日治疗2～3次。颊车、下关,合谷、二间可针刺得气后接电针仪,用密波强刺激20～30 min。

【疗效评估方法】

1. 疼痛评估方法

(1)《行为医学常用量表手册》(2005版)中的6点行为评分法(BRS‐6)　① 无痛(1分);② 有疼痛但易被忽视(2分);③ 有疼痛,无法忽视,但不干扰日常生活(3分);④ 有疼痛,无法忽视,干扰注意力(4分);⑤ 有疼痛,无法忽视,所有日常生活均受影响,但能完成基本生活需求如进食和排便等(5分);⑥ 存在剧烈疼痛,无法忽视,需休息或卧床休息(6分)。

(2) 视觉模拟量表(VAS)　参见偏头痛。临床评定以0～2分为优,3～5分为良,6～8分为可,>8分为差。

(3) 数字评价量表(NRS)及语言评价量表　参照偏头痛。

(4) 改良面部表情评分法(FPS‐R)　是在面部表情疼痛量表的基础上加以改进的,让患者选取代表不同疼痛程度的面部表情图片,每个面部表情对应相应的分值。此方法用于存在语言交流障碍的患者或者较小年龄的儿童患者。

(5) 简明McGill疼痛问卷(MPQ)　参见偏头痛。

2. 牙龈指数(GI)分级　分4级。0级:牙龈正常;1级:牙龈轻度炎症,龈缘色泽有改变,探诊不出血;2级:中度炎症,牙龈红肿波及附着龈,探诊出血;3级:重度炎症,牙龈明显红肿糜烂,自发出血。

3. 龈沟出血指数(SBI)分级　分6级。0级:牙龈健康,探诊无出血;1级:探诊出血,龈乳头和边缘龈无水肿及颜色改变;2级:探诊出血,龈乳头和边缘龈有颜色改变,无水肿;3级:探诊出血,龈乳头和边缘龈颜色改变、轻度水肿;4级:探诊出血,龈乳头和边缘龈颜色改变,明显水肿;5级:探诊出血,有自发出血和颜色改变及水肿。

【针灸疗效分析】

1. 针灸疗效现状　针灸治疗本病的疗效,主要以治疗前后疼痛评分(BRS‐6、视觉模拟评分法

VAS、数字评定量表 NRS、口述评分法 VRS、改良面部表情评分法 FPS - R、初次疼痛评估工具 IPT、简明疼痛调查表 BPI、McGill 疼痛情况调查表 MPQ)为主要结局指标,以治疗前后牙龈指数(GI)分级、龈沟出血指数(SBI)分级等为次要结局指标。

目前临床证据显示,针灸治疗牙痛可以明显降低疼痛积分值、发作次数、严重程度、持续时间等。从总体疗效上看,针灸的总有效率在 88.70%～94.87%,显效率在 48.72%～50.00%,治愈率在 28.21%～60.00%。

2. 影响针灸疗效的因素 ① 病程:牙痛发病的时间长短与治疗效果有密切关系,发病短者则针刺效果好,反之疗效差。针灸治疗急性牙痛疗效优于慢性牙痛。② 类型:临床研究证明,针灸对实火、风火牙痛疗效优于虚火牙痛,青壮年要比老年人疗效好。针刺对各种不同程度的牙痛均有良好的镇痛效果,特别是对急性根尖周炎和冠周炎引起的痛效果较好。③ 刺络出血量:实火牙痛刺络放血的量亦与临床疗效密切相关,放血的量大,消炎止痛的作用就好,病程亦可缩短,一般耳穴、内庭放血至少在 10 滴以上,以多出血为佳。

3. 针灸治疗潜在的可能机制 牙痛是由多因素构成的复杂过程。不仅与头面部感觉神经的生理有关,而且与情感、疼痛行为、认知及心理因素相关。针刺可引起与疼痛相关的相应脑功能区的激活与抑制,调节核团间的相互作用及由此构成的神经传导通路,调控某些化学物质或激素释放到靶器官而达到疗效。如促进人体释放内源性镇痛物质,提高痛阈,拮抗痛觉纤维的感觉传入等。从解剖神经学角度看,牙痛主要由上颌神经和下颌神经传导,其均为三叉神经的分支。下关穴深部有三叉神经的分支,如下颌神经等;颊车穴深部有面神经、耳大神经及咬肌神经等。针刺刺激能有一定阻滞神经传导而起到镇痛作用。临床试验研究观察到针刺合谷穴治疗牙痛确实有效,既有即刻镇痛效果,而且延时镇痛效果也明显。

【预后】

牙痛为口腔疾患中常见症状,其发病急,重者剧痛难忍,坐卧不安,严重影响生活、工作。针灸对牙痛有显著的治疗效果,一般 1 次即可止痛。但对龋齿只能暂时止痛,牙痛的发生原因很多,应针对不同的原发病进行治疗。注意口腔卫生,避免过度的硬物咀嚼和冷、热、酸、甜等刺激。

五、流行性腮腺炎

【概述】

流行性腮腺炎是儿童和青少年中常见的呼吸道传染病,由腮腺炎病毒所引起。腮腺的非化脓性肿胀疼痛为突出的表现,病毒可侵犯各种腺组织或神经系统及肝、肾、心、关节等几乎所有的器官。因此,常可引起脑膜脑炎、睾丸炎、胰腺炎、乳腺炎、卵巢炎等症状。双侧腮腺肿大者约占 75%,15% 的患者可发有症状的脑膜脑炎。睾丸炎多为单侧,约 1/3 的病例为双侧受累。卵巢炎发生于 5% 的成年女性,腮腺炎合并胰腺炎的发病率低于 10%。发病早期 90% 的患者血清和尿淀粉酶增高。

人是腮腺炎病毒唯一的天然宿主,早期患者及隐性感染者均为传染源。患者腮腺肿大前 7 天至肿大后 2 周时间内,可从唾液中分离出病毒,此时患者具有高度传染性。有脑膜脑炎表现者能从脑脊液中分离出病毒,无腮腺肿大的其他器官感染者亦能从唾液和尿中排出病毒。传播途径主要通过飞沫经呼吸道传播,也可通过接触被病毒污染的物品而传播。妊娠早期可经胎盘传至胚胎导致胎儿发育畸形。人群普遍易感,男性发病率高于女性。约90％的病例为1～15岁的少年儿童,易在幼儿和小学生(5～9岁)中流行。1岁以内婴儿体内尚有经胎盘获得的抗腮腺炎病毒特异性抗体,同时成人中约80％曾患显性或隐性感染而在体内存在一定的抗体。本病呈全球性分布,发病率约为21.88/10万,全年均可发病,但以冬、春季为主,患者主要是学龄前儿童,无免疫力的成人亦可发病。感染后一般可获较持久的免疫力,再次感染极为罕见。

本病中医学称"痄腮",俗称"蛤蟆瘟"。中医学认为,本病由风温邪毒,蕴结少阳、阳明之络,邪毒痰火壅滞颊腮而致,亦有胃素有湿热,或肝胆郁热复感风温邪毒而致者,是以发热、耳下腮部肿痛为主症的急性传染病。若蕴毒炽盛可伴见壮热、神昏、惊厥。因足少阳胆经与足厥阴肝经互为表里,厥阴经脉环阴器,少阳移热于厥阴时,则睾丸肿痛。

【临床诊断】

依据卫生部发布的诊断标准。

1. 诊断依据

(1) 流行病学史　发病前14～28天有与流行性腮腺炎患者接触史或当地有本病流行。

(2) 症状、体征　① 发热、头痛、乏力、食欲不振等;② 单侧或双侧腮腺和(或)其他唾液腺肿胀、疼痛,张口和咀嚼或进食酸性食物时疼痛加剧;③ 伴脑膜脑炎时有头痛,呕吐,脑膜刺激征或意识改变;④ 伴睾丸炎时有睾丸或附睾肿痛;⑤ 伴胰腺炎时有呕吐,上中腹疼痛与压痛。

(3) 实验室检测　① 白细胞计数和尿常规一般正常,有睾丸炎者白细胞可以增高。② 90％的患者发病早期血清和尿淀粉酶增高。无腮腺肿大的脑膜脑炎患者,血和尿淀粉酶也可升高。血清脂肪酶增高,有助于胰腺炎的诊断。③ 约半数患者可出现病毒性脑膜脑炎的脑脊液改变。④ 1个月内未接种过腮腺炎减毒活疫苗,血清中检测出腮腺炎病毒特异性IgM抗体。⑤ 恢复期与急性期血清(间隔2～4周)腮腺炎病毒IgG抗体滴度比呈4倍或4倍以上升高(含抗体阳转)。⑥ 唾液、尿、脑脊液等体液中分离出了腮腺炎病毒。

2. 诊断原则　主要依靠流行病学史,腮腺和(或)其他唾液腺急性肿大,除外其他原因引起的腮腺肿大作出诊断,确诊病例需要做实验室特异性检查。

3. 诊断

(1) 疑似病例　符合下列任何一条为疑似病例:符合1(2)②;符合1(1)和1(2)①;符合1(1)和1(2)③;符合1(1)和1(2)④;符合1(1)和1(2)⑤。

(2) 临床诊断病例　符合下列任何一条为临床诊断病例:符合1(2)② 和1(2)①;符合1(2)②和1(2)③;符合1(2)②和1(2)④;符合1(2)②和1(2)⑤;符合1(1)和1(2)①和1(3)①;符合1(1)和1(2)①和1(3)②;符合1(1)和1(2)①和1(3)③。

(3) 确诊病例　符合下例任何一条为确诊病例:疑似病例或临床诊断病例同时符合1(3)④,疑似病例或临床诊断病例同时符合1(3)⑤,疑似病例或临床诊断病例同时符合1(3)⑥。

【治疗原则及选穴处方】

经典针灸学以疏风通络,清热解毒,消肿止痛为基本治疗原则。根据病因病机和经络辨证,以取手少阳、阳明经穴位为主。具体选穴原则如下:

1. 局部选穴　针对颊腮部肿痛,可选局部阿是穴及经穴如颊车、翳风等,以疏通局部壅滞的气血,消肿止痛。临近可选角孙、耳尖等。

2. 辨证对症选穴 温毒袭表可选合谷、外关、少商、大椎、风池等；热毒蕴结可选商阳、曲池、大椎、委中、内庭、行间、侠溪等；毒陷心肝选心俞、肝俞、大椎、曲池、血海、人中等；邪窜肝经可选曲泉、太冲、行间、三阴交等。根据疾病过程中出现的症状在相应的经脉上选穴，如壮热则选大椎、曲池；神昏、惊厥，取少商、商阳点刺放血；如见睾丸肿痛，常选曲泉、行间以疏泄厥阴热。

3. 耳穴 腮腺、面颊、皮质下、相应区域压痛点。毫针强刺激，也可埋针、王不留行籽贴压。

● **推荐处方 1**

治法：泻火解毒，消肿止痛。

主穴：局部——翳风、颊车（疏调局部气血，消肿止痛）

　　　远端——合谷、外关（清泻阳明、少阳）

　　　　　　内庭、足临泣（泻火解毒）

配穴：热毒袭表加中渚、关冲；火毒蕴结加大椎、曲池；热毒攻心加百会、水沟；毒邪下注加太冲、大敦、归来。

操作：诸穴常规操作。

● **推荐处方 2**

治法：清热解毒，消肿止痛。

主穴：局部——阿是穴（耳垂与下颌角连线之正中点）（疏通局部气血，清热解毒）

　　　　　　颊车、翳风（通经活血，泻热解毒）

　　　远端——曲池、合谷、商阳（清泻阳明，泻热解毒）

　　　　　　外关、少商（疏风清热，解毒）

操作：阿是穴进针时，针尖稍向口角方向倾斜 15°～30°，以达肿胀之腮腺中点处为宜。采用快速进针，刺后捻转 2～3 min 即可出针。余穴常规操作。

● **推荐处方 3**

治法：清热解毒，消肿散结。

主穴：局部——翳风（灯草灸）（引热外出）

　　　临近——角孙（灯草灸）（引热外出）

　　　远端——合谷、曲池、足三里（清泻阳明）

　　　　　　丘墟（清泻少阳）

操作：角孙、翳风穴采用灯草灸（取灯心草 1 段，蘸食油点燃后，对准穴位迅速灼灸，当灼及皮肤时可听到"啪"的一声）3～5 次，热毒蕴结型患者多灸。余穴常规操作。每日针灸 2 次，均针灸患侧（双侧肿大者针灸双侧）。

【疗效评估方法】

1. 整体疗效评估 依据《中药新药临床研究指导原则（试行）》中的疗效评估标准：① 痊愈。体温正常，腮肿完全消失，其他有关症状、体征消失，化验检查结果正常。② 显效。体温正常，腮肿明显减轻,其他有关症状、体征消失,化验检查结果基本正常。③ 有效。体温下降,腮肿及其他有关症状、体征减轻,化验检查结果改善。④ 无效。腮肿未见改善,其他有关症状、体征未见减轻,化验检查结果无改善。

2. 症状、体征积分疗效判定标准 ① 痊愈:临床症状、体征消失或基本消失,证候积分减少≥95%;② 好转:临床症状、体征明显改善,证候积分减少≥70%;③ 有效:临床症状、体征均有好转,证候积分减少≥30%;④ 无效:临床症状、体征无明显改善,甚或加重,证候积分减少<30%。具体内容见表6-12。

注:计算公式(尼莫地平法)为[(治疗前积分-治疗后积分)÷治疗前积分]×100%。

表6-12 流行性腮腺炎症状体征分级量表

症状	轻(1分)	中(2分)	重(3分)
发热	37.3~38.5℃	38.6~39.5℃	≥39.6℃
腮部肿胀	一侧腮肿,按压后疼痛	两侧腮肿,触之疼痛	两腮肿甚,质硬灼热,自觉疼痛,触之拒按
抽风	两目凝视,颈项不柔	颈项强硬,肢体时有抽动	颈项强直,角弓反张,肢体频繁抽搐
神志(邪陷心肝证)	精神尚可,时有哭闹	烦闹不宁,或见嗜睡	谵语妄动,神志昏迷
睾丸肿痛	疼痛较轻,时作时止	疼痛较剧,持续不止	疼痛难忍,触之痛剧、明显肿胀,阴囊发红
少腹疼痛(毒窜睾腹证)	少腹隐痛,时作时止	疼痛较剧,持续不止	疼痛难忍,按之痛剧
上腹、左胁肋下疼痛	疼痛较轻,时作时止	疼痛持续,阵发性加重,压痛明显	腹痛腹胀,疼痛难忍,按之痛剧,腹肌紧张
恶心呕吐(毒窜胸胁证)	时有恶心,未曾吐出	阵阵恶心,吐出1~2次	频频作恶,呕吐不已
恶风	恶风	恶寒,蜷缩	寒战,毛孔竖立
头痛、身痛	疼痛较轻,时作时止	疼痛明显,持续不止,阵阵啼哭	疼痛剧烈,身痛难忍,哭声尖厉
精神	精神不振	倦怠乏力	精神萎靡
口渴	微有口干,饮水稍增	口干少津,欲饮水液	口渴难忍,饮水大增
食欲	食欲欠振,纳食减少	食欲不振,进食量少	不思进食,甚则拒食
咽红	咽红轻度	咽红中度	咽红重度,伴咽痛

【针灸疗效分析】

1. 针灸疗效现状 针灸治疗本病以临床症状、体征、实验室检查为观察指标,以总有效率、退热时间、腮腺肿痛消退时间、疼痛消失时间为主要结局指标,以血清淀粉酶、尿淀粉酶、血常规变化、并发症发生情况等为次要结局指标。目前证据显示,针灸治疗流行性腮腺炎能缩短病程,缩短退热时间,减轻腮腺肿痛,降低并发症发生率等。从总体疗效看,针灸治疗本病的总有效率在90%~100%。但总体上缺乏高质量的临床证据。

2. 影响针灸疗效的因素 ① 患者的敏感性:本病多见于儿童与青少年,其机体对针灸的感觉敏感,针灸起效快,疗效好。相对而言,成人的敏感性稍差,针灸疗程稍长。② 病程和病情:针灸在本病的初期疗效最好,如果患者局部重度肿大,全身症状严重,应结合药物治疗。③ 心理因素:因为患者年龄偏小,其接受针灸的心理素质较差,医师要尽量使其克服恐惧心理,接受针灸治疗。进针的疼痛首先是由于刺激皮肤表面的疼痛神经末梢引起的,要尽量减少进针时的疼痛感,使患者易于接受针刺治疗,并坚持治疗。这就要求医师加强自身指力的提高训练,以加快进针速度减轻疼痛,同时利用押手或循按等刺激手法以转移患者的注意力。④ 刺灸法:针刺深度和角度因穴因人往往不同,针对本病而言,针刺颊腮局部肿胀处时,其针刺角度和深度要以针至病所为准,即肿胀之腮腺中点处,以达消肿止痛目的。灯草灸被认为是治疗本病的有效方法。

3. 针灸治疗潜在的可能机制　① 止痛作用:通过针刺相应穴位,深刺达到肌肉层,当针刺激发的感受器以肌梭为主时,经粗纤维传入的针刺信号可以在脊髓后角部位就开始抑制以细纤维传入的疼痛信号,来抑制痛觉冲动的传递。针刺具有对局部敏感性和痛阈的调节,直接刺激肿胀局部穴位或阿是穴,可使敏感性立即下降,而有效缓解颊腮部的红肿热痛。另外,针刺促进人体释放内源性镇痛物质也是镇痛的环节之一。② 免疫调节:针灸对人体内环境有整体改善作用,通过针刺治疗可以提高人体免疫功能和自身修复功能,有利于局部炎症的缓解和消除。现代研究发现,针刺能抑制白细胞向炎症灶过多的浸润,抑制血管通透性升高,使炎症性水肿减弱,改善微循环,促进炎性渗出物吸收并能使免疫功能增强。

【预后】

流行性腮腺炎为常见的传染病,全年皆可发生,但以冬春季节多见,通过飞沫经呼吸道感染,人群对本病有普遍易感性,又因其隐性感染病例多且早期无明显症状,故易被忽略而未予隔离,具有流行性和传染性。因此,对患者应早发现并隔离直至腮腺肿完全消退为止。感染腮腺炎病毒后无论发病与否都能产生一定的特异性抗体,一次得病后可有持久免疫力,再发病者极少见。因此,本病预后较好,但应重视的是本病可出现严重的并发症,如重型脑膜脑炎及心肌炎、肾炎,尤其是睾丸炎,必须慎重处理,及时治疗。目前,临床对于流行性腮腺炎的治疗,针灸治疗的同时可配合中药口服、外敷,口服或注射抗病毒药物等,临床上应根据不同患者的具体病情予以选择。

六、口腔咽喉部病症的现代针灸学治疗原则与选穴处方

口腔咽喉部病症种类繁多,本节主要讨论常见的炎性病症、痛症、声带小结。在治疗上既有一些共同的规律,如止痛、减轻炎症,也有各自不同的具体情况。选穴方法分述如下:

1. 共同的选穴方法

(1) 抗炎选穴　① 迷走神经刺激点:可选颈、耳部的迷走神经刺激点,通过胆碱能路径发挥整体性抗炎作用;另外,迷走神经咽支司咽部黏膜的感觉,因此,通过刺激耳部的迷走神经感觉分支,可阻滞咽部迷走神经咽支的感觉信息上传,具有止痛作用。② 耳尖或耳后静脉或指尖部刺激点:放血可达到整体性抗炎、调节免疫的目的;对于出现发热症状,有调节体温中枢降温的效果。

(2) 止痛选穴　依据弥漫性伤害抑制性调控机制,可选异位刺激点,如常选上肢的合谷、下肢的太冲、足三里等,以痛制痛。

(3) 改善循环选穴　由于咽、口腔部的血管均由颈交感神经支配(颈上神经节),起源于胸 1～3 (或 4),故可选胸 1～4 节段刺激点,以改善咽、口腔的血液循环。另外,从颈脊神经节至颈交感神经节之间存在神经纤维联系(灰交通支),且具有节段性分布规律,颈上神经节与颈 1～4 脊神经节有灰交通支联系,因此,也可选择颈部颈 2～4 节段刺激点,反射性调节颈交感神经,改善循环。

2. 各自不同的选穴方法

(1) 咽炎　现代针灸学治疗原则为止痛、减轻炎症。在选穴上以局部选择刺激点和相关神经为主。咽部的血液供应来自颈外动脉分支,神经主要有舌咽神经、迷走神经和交感神经干的颈上神经节所构成的咽丛,司咽的感觉与有关肌肉的运动。腭帆张肌受三叉神经第 3 支即下颌神经支配。鼻咽上部黏膜由三叉神经的第 2 支上颌神经支配。咽炎主要是咽黏膜和黏膜下组织的急慢性炎症,多累及咽部淋巴组织。部位:① 咽后壁刺激点。可改善咽部黏膜的循环,减轻炎性水肿;对于慢性咽炎出现淋巴滤泡增生,可由火针点刺,以破坏增生的滤泡,促进其萎缩坏死和吸收。② 舌咽神经刺激点。舌咽神经的咽支支配咽部黏膜的感觉,刺激舌咽神经可阻滞咽部痛觉上传,达到止痛效果。

● **推荐处方 1(急性咽炎)**

主穴:局部——咽后壁刺激点(改善局部循环,促进炎症水肿吸收)

　　　耳部——迷走神经刺激点(通过胆碱能途径抗炎,并有止痛效应)

　　　　　　耳尖或耳后静脉(调节免疫、抗炎)

　　　颈部——舌咽神经刺激点(阻滞咽部痛觉上传,止痛)

　　　　　　颈 2～4 节段刺激点(改善咽部循环)

　　　上肢——指尖刺激点(调节免疫、抗炎)

　　　　　　远端刺激点(如合谷)(依据弥漫性伤害抑制性调控机制,以痛制痛)

操作:咽后壁用长毫针点刺放血,耳尖或耳后静脉、指尖点刺出血。合谷持续强刺激。

● **推荐处方 2(慢性咽炎)**

主穴:局部——咽后壁刺激点(改善局部循环,促进炎症水肿吸收;破坏增生的滤泡,促进其萎缩坏死及吸收)

　　　耳部——迷走神经刺激点(通过胆碱能途径抗炎,并有止痛效应)

　　　颈部——颈 2～4 节段刺激点(改善咽部循环)

操作:咽后壁用细火针点刺,破坏增生的滤泡。

(2) 急性扁桃体炎　以止痛、抗炎为治疗原则:① 局部刺激点。在扁桃体上点刺放血,改善局部循环,消除炎症;化脓者促进排脓。② 三叉神经上颌支刺激点。上颌神经的翼腭神经支支配扁桃体的感觉,刺激上颌神经以阻滞扁桃体痛觉的上传。③ 咽痛。可参照咽炎选穴。

● **推荐处方(扁桃体炎)**

主穴:局部——扁桃体刺激点(改善局部循环,消除炎症水肿;化脓者促进排脓)

　　　耳部——迷走神经刺激点(通过胆碱能途径抗炎,并有止痛效应)

　　　　　　耳尖或耳后静脉(调节免疫、抗炎)

面部——三叉神经上颌支刺激点（阻滞扁桃体痛觉上传，止痛）

上肢——指尖刺激点（调节免疫、抗炎）

合谷（依据弥漫性伤害抑制性调控机制，以痛制痛）

操作：扁桃体用长毫针点刺放血，或用细火针点刺；耳尖或耳后静脉、指尖点刺出血。合谷持续强刺激。

（3）声带小结　声带的运动受来自迷走神经的喉返神经支配；喉上神经也来自迷走神经，分为内支（感觉支）分布在喉黏膜上，外支（运动支）与甲状腺上动脉贴近、同行，支配环甲肌，使声带紧张。声带肌肉是喉内肌的主要组成部分，属于特殊内脏运动神经，支配由腮弓衍化而来的表情肌、咀嚼肌、咽喉肌、胸锁乳突肌和斜方肌的随意运动。因为在种系发生上，腮弓与属于内脏的呼吸等运动有关，故将腮弓衍化的骨骼肌视为"内脏"。部位：① 选择颈部相关肌肉刺激点。声带肌肉包括声带外展肌（环杓后肌），收缩时使声带外展，声门变大；声带内收肌（环杓侧肌和杓肌），收缩使声带内收声门闭合；声带紧张肌（环甲肌），收缩使声韧带拉紧，声带紧张度增加；声带松弛肌（甲杓肌），收缩使声带放松，同时兼有声带内收、关闭声门的功能。由于声带肌肉（除杓肌外）均起于环状软骨或甲状软骨的不同部位，因此，可在甲状软骨与环状软骨上下缘或之间选择局部刺激点，如甲状软骨切迹向外侧 2～3 cm，紧贴甲状软骨外侧缘处（相当于人迎穴内侧旁开约 1.5 cm），以调节肌肉的运动，改善肌肉血液循环，促进水肿吸收以及小结的消散。② 选择支配咽喉肌及黏膜的神经刺激点。如迷走神经（以及其分支喉上神经）及胸 1～4 或颈 2～4 节段刺激点。

● **推荐处方**（声带小结）

主穴：颈部——喉上神经刺激点（调节声带肌肉运动）

声带肌肉刺激点（协调声带肌运动，缓解声带水肿）

颈 2～4 节段刺激点（改善声带肌肉血液循环，促进水肿、结节吸收）

耳部——迷走神经刺激点（反射性调节声带肌肉运动，整体性免疫调节、抗炎）

操作：声带肌肉刺激点紧贴甲状软骨外侧缘，顺其侧缘进针，边捻转边缓缓向深处直刺，刺入 2～3 cm。

（4）牙痛　以止痛为基本原则，存在炎症者应以抗炎为根本治疗。选穴方法包括：① 牙龈局部的刺激点。牙龈明显肿胀者，可在局部选刺激点放血，缓解水肿，改善循环。② 三叉神经刺激点。可选上颌支、下颌支刺激点或眶上神经刺激点，因牙部感觉为三叉神经上、下颌支所支配，刺激牙部以外的（异位）三叉神经分支，可阻滞牙痛信息的上传而止痛。③ 选择咬肌、颞肌激痛点。当牙痛是由这些激痛点所致者，可选激痛点治疗。浅层咬肌激痛点的引传痛可向前放射到眉、上下颌骨，并传导到上下臼齿，使之对压力和温度变化过度敏感。浅层咬肌的肌筋膜激痛点主要向臼齿及相邻牙龈传导，当激痛点位于浅层的前缘和上部，则向上前臼齿和上臼齿、相邻牙龈传导疼痛；激痛点位于肌腹中间略下方，则向下臼齿传导疼痛。咬肌或颞肌激痛点的引传痛和引传压痛会引起牙齿对任何或所有刺激（包括咬合力、叩诊、过热和过冷等）的过度敏感。研究也发现，慢性牙髓或牙龈发炎是咀嚼肌激痛点活化的常见原因，而且在感染或发炎消退后还会持续存在，而咬肌或颞肌的激痛点也常会引起牙齿过敏和疼痛，这时要分清因果。

● **推荐处方 1(牙痛—炎症所致)**

主穴:耳部——迷走神经刺激点(通过胆碱能途径抗炎)

耳尖或耳后静脉(调节免疫、抗炎)

面部——三叉神经下颌支或上颌支刺激点(阻滞牙痛信息上传,止痛)

颈部——颈 2~4 节段刺激点(改善牙部血液循环,促进局部水肿炎症吸收)

上肢——指尖刺激点(调节免疫、抗炎)

合谷(依据弥漫性伤害抑制性调控机制,以痛制痛)

配穴:牙龈肿胀者,局部选刺激点点刺放血。

操作:耳尖或耳后静脉、指尖点刺出血。合谷持续强刺激。牙龈肿者在局部点刺出血。

● **推荐处方 2(牙痛—牙过敏以及非炎症所致)**

主穴:面部——咬肌或颞肌激痛点(使激痛点灭活,止痛)

上肢——远端刺激点(如合谷)(依据弥漫性伤害抑制性调控机制,以痛制痛)

操作:激痛点用滞针法,或接电针。

(5)流行性腮腺炎 以止痛、抗炎为基本治疗原则。选穴方法包括:① 选择三叉神经的下颌神经分支区。因下颌神经的耳颞神经支配腮腺的感觉,可选该神经支配的颞区、耳屏、外耳道的皮区,以抑制腮腺的痛觉上传而止痛。② 选舌咽神经刺激点。因舌咽神经的副交感神经纤维,经耳神经节换元后,进入腮腺,支配腮腺的分泌,刺激可促进其分泌功能,缓解肿胀。③ 选耳大神经刺激点。耳大神经为颈丛神经皮支的分支,自胸锁乳突肌后缘中点处穿颈深筋膜浅出,向前上方走行于胸锁乳突肌浅面,其前支分布于腮腺区皮肤,并与面神经在腺体内相交通,其后支向后分布于乳突部及耳郭后的皮肤。④ 颞浅动脉及耳后动脉刺激点。颈外动脉在下颌骨髁状突颈部的内后方分出颞浅动脉及上颌动脉这两个终支,颞浅动脉(约相当于下颌支的中下 1/3 交界平面处)在腮腺内发出小分支供应腮腺。耳后动脉在下颌后窝内起自颈外动脉的后面,一部分耳后动脉起自枕动脉,向后上走行,经面神经干后外上行,再经乳突和外耳道供应腮腺及邻近的肌肉和皮肤。⑤ 腮腺局部周围刺激点。可沿腮腺周围选取刺激点,促进腮腺血液循环,改善炎症。或可用火针局部点刺放血。

● **推荐处方(流行性腮腺炎)**

主穴:局部——腮腺局部刺激点(促进腮腺血液循环,改善炎症)

面部——下颌神经分布区刺激点(阻滞腮腺痛觉上传,止痛)

颞浅动脉及耳后动脉刺激点(调节循环,减轻炎症)

颈部——舌咽神经刺激点(促进腮腺分泌功能,缓解肿胀)

耳大神经刺激点(局部皮肤止痛)

耳部——迷走神经刺激点(通过胆碱能途径抗炎)

耳尖或耳后静脉刺激点(调节免疫、抗炎)

上肢——指尖刺激点(调节免疫、抗炎)

远端刺激点(如合谷)(依据弥漫性伤害抑制性调控机制,以痛制痛)

操作:腮腺局部可用细毫针围刺,或用细火针点刺出血。耳尖或耳后静脉、指尖点刺出血。合谷持续强刺激。

417

第四节 耳部病症

一、耳鸣与耳聋

耳鸣、耳聋属于耳病的两个最常见的症状，外耳病、中耳病、内耳病都可引起，既可单独出现、先后发生，亦常同时并见，因此，本节一并进行论述。

【概述】

1. 耳鸣 耳鸣一般是指在无外界声源或外界刺激的情况下，主观感觉耳内或颅内有响声，常被患者描述为电铃声、蝉鸣声或其他杂音。耳鸣发病率较高，并随年龄增长而升高，一般人群中 17% 有不同程度耳鸣，老年人耳鸣发生率可达 33%；耳鸣对患者的影响程度不一，轻者可忽略其存在，重者可引起严重的精神心理紊乱。

耳鸣的分类方法很多，根据耳鸣能否被他人听到，可分为主观性耳鸣和客观性耳鸣，前者仅患者自身能感觉到，后者指患者和他人均能听到的耳鸣，临床以主观性耳鸣多见。耳鸣可分为生理性耳鸣和病理性耳鸣，每个人均有生理性耳鸣的感受，当正常人在安静的环境中可感受到耳鸣，活动或侧卧位感到血管搏动声都属于生理性耳鸣，超过生理限度者就成为症状。由炎症、肿瘤、畸形及外伤等疾病引起的称为病理性耳鸣。引起耳鸣的病因非常复杂，病因包括炎症、肿瘤、外伤、畸形、变态反应、代谢性疾病、免疫性疾病、耳毒性药物中毒、老年因素、噪声暴露、心理精神因素等，常见的疾病包括中耳炎、耳硬化症、甲状腺功能异常、颈椎病、多发性硬化、碘或锌缺乏、贫血、偏头痛、高血压、高血脂、肾病及自身免疫性疾病等。此外，临床上有一类原因不明的主观性耳鸣，各种检查手段均未发现异常，或异常检查结果与耳鸣之间缺乏明确的因果关系，称为特发性耳鸣。根据耳鸣产生的部位可分为耳源性和非耳源性，前者指耳鸣产生的部位位于听觉系统内，包括外耳、中耳、内耳、听神经、脑干及听觉中枢；后者指源于听觉系统之外部位的耳鸣，多指体声，包括血管源性耳鸣、肌源性耳鸣、咽鼓管病变及颞颌关节病变引起的耳鸣。根据有无器质性病变分为器质性耳鸣和功能性耳鸣或精神性耳鸣，当突然受到重大精神打击时易患精神性或癔症性耳鸣，各种原因引起的幻听等。另一种是伪装性或夸大性耳鸣，属于欺骗行为。耳鸣的发病机制并不十分清楚，客观性耳鸣和继发于其他疾病的耳鸣患者，很多能找到耳鸣的原因。特发性主观性耳鸣的机制尚不清楚。目前比较一致的观点是，耳鸣是一种以外周和中枢病变为主，多发因素参与共同作用的临床症状，异常的神经电活动在不同层面参与了耳鸣的发生过程，可能机制有两个：① 相邻神经元之间兴奋性同步排放。受病变影响的神经元与兴奋性神经元存在兴奋性同步排放，此假说能解释听神经病变产生耳鸣的机制。② 毛细胞超量阳离子内流。耳蜗毛细胞出现自发性的过量钾离子和钙离子内流，引起其全部突触同步释放神经递质。此假说能解释噪声性耳聋和药物性耳聋伴发耳鸣产生的机制。Jastreboff(1990)提出，耳鸣是在听觉中枢对听神经末梢微弱信号的觉察和处理过程中产生，且与自主神经系统和边缘系统密切相关。

2. 耳聋 是听觉传导通路发生器质性或功能性病变导致不同程度听力损害的总称，程度轻重不一，轻者有时也称为重听，重者称聋，为显著影响正常社交能力的听力减退。因双耳听力障碍不能以语言进行正常社交者成为聋哑人或聋人。耳聋的病因非常复杂，临证应认真鉴别。近年来的临床调查表明,明显听力障碍者约占世界总人口的 7%～10%。我国 2006 年第二次全国残疾人抽样调查的听力言语残疾者为 2780 万人,占全部残疾人总数的 27%,而 7 岁以下的聋哑儿童高达 80 万人,并以每年 3 万聋儿的速度在持续增加。从总体上耳聋可分为感音神经性聋、传导性聋、混合性聋、功能性聋及伪聋。传导性聋是指经空气径路传导的声波,受到外耳道、中耳病变的阻碍,到达内耳的声能减弱,致使不同程度听力减退,常由外耳、中耳疾病所致。感音神经性聋是指耳蜗、听神经或听觉中枢器质性病变或代谢障碍均可阻碍声音的感受和分析,或影响声信息传导,由此而引起的听力减退或丧失。常见的有药物性聋、突发性聋、老年性聋、噪声性聋、创伤性聋、病毒或细菌感染性聋,某些必需元素(如碘、锌、镁等代谢障碍)及全身性疾病(如高血压与动脉硬化、糖尿病等)亦与感音神经性聋相关。混合性聋是指中耳、内耳病变同时存在,影响声波传导与感受所致的听力障碍;可由同一疾病或不同疾病引起,既可以出现以传导性聋或感音性聋为主,也可以两种成分大致相等或类似的形式存在。功能性聋又称心理性聋、非器质性聋、癔症性聋、假性器质性聋、假性神经性聋、精神性聋等,由精神心理因素引起。伪聋即装聋,听觉系统无器质性病变,听力正常。本节重点介绍感音神经性耳聋中的突发性耳聋,其他耳聋可参照本节针灸治疗。

　　突发性耳聋简称突聋,是指突然发生的、原因不明的感音神经性听力损失,但并非一种独立的疾病。突聋起病迅速,通常在数分钟、数小时或一天内患者听力下降至最低点(少数病例在发病后第 3 天降至最低点),至少在相邻的两个频率听力下降≥20 dB,可同时或先后伴有耳鸣或眩晕,部分患者有自愈倾向。该病的发生率为(5～20)/10 万人,任何年龄均可发病,常见年龄在 50 岁左右,亦有年轻化趋势,男女发病率无明显差异,临床上以单侧发病多见,偶有双耳同时或先后受累。美国耳鼻咽喉头颈外科学会 2012 年颁布的《突发性聋的诊断标准和治疗指南》认为,突发性耳聋为快速起病,在72 h内患者一侧或双侧耳发生的主观可感受到的听力障碍;至少连续 3 个频率听力下降≥30 dB。局部因素和全身因素均可引起突聋,只有 10%～15% 的突聋患者在发病期间能够找到明确病因,另有约1/3 患者的病因是通过长期随访评估推测或确认的。一般认为,精神紧张、压力大、情绪波动、生活不规律、睡眠障碍等可能是突聋的主要诱因。常见的病因包括:① 血管性疾病。迷路动脉为内耳的主要血供,该动脉为终末动脉,基本是内耳的唯一供血动脉,其病变对内耳功能影响极大。突聋可因血栓形成、出血、血管痉挛等引起。动物研究发现,内耳缺血持续 6 s,耳蜗电位即消失,而缺血达 30 min后,即使血供恢复,电位已发生不可逆的变化。② 感染。临床观察显示,不少患者在发病前曾有感冒史,因此,许多病毒都可能与本病有关。病毒性神经炎或耳蜗炎被认为是最常见的原因。③ 肿瘤。约有 10.2% 听神经瘤患者以突聋为主诉,瘤体压迫耳蜗神经或动脉均可引发突聋。④ 中毒性耳聋。耳毒性药物可引起,如链霉素、庆大霉素。⑤ 先天性发育异常。常见的有大前庭水管综合征(部分患者表现为"一巴掌致聋")。

　　中医学认为,耳鸣、耳聋,多因暴怒、惊恐,肝胆风火上逆,以致少阳经气闭阻所致;或因外感风邪侵袭,壅遏清窍;或因肾气虚弱、精气不能上达于耳而成。

【临床诊断】

1. 耳鸣

(1) 以耳内鸣响为主要临床症状,可分为主观性和客观性耳鸣,功能性和器质性耳鸣。耳鸣的性质多样,可为高调、中调或低调,可为单音调或多音调;耳鸣声可为蝉鸣、哨音、汽笛声、呼呼声、隆隆声、电流声、咔嗒声或拍击声等;可有搏动性耳鸣和非搏动性耳鸣,临床应注意耳鸣有无节律,是否与脉搏同步,与呼吸节律有关,音调性质有无变化。耳鸣既可是单侧耳,亦可出现双侧耳鸣。

（2）耳鸣可表现为持续性或间断性,可合并听力损失或眩晕,应分清三者出现的时间顺序。

（3）功能性耳鸣常因突然受到重大精神打击而诱发,常因情绪变化、睡眠障碍等而加重,特发性耳鸣为原因不明的主观性耳鸣,临床检查不能发现器质性病变。

（4）耳鸣的临床症状轻重不一,轻者不影响患者日常工作、生活,重者可影响工作、睡眠等,并引起严重的心理精神紊乱。由于耳鸣常与焦虑互为因果,因此,对于耳鸣患者常需进行精神心理学评估。

附　耳鸣分级

① 正常（一）,无耳鸣;② 轻度（＋）,耳鸣间歇发作,或仅在夜间或安静环境下出现,且程度轻;③ 中度（＋＋）,耳鸣持续发作,程度较重,在嘈杂环境中仍有耳鸣;④ 重度（＋＋＋）,耳鸣程度重,常影响工作或睡眠。

2.突聋

（1）病史与症状　多数患者发病前有过度劳累、精神抑郁、焦虑状态、情绪激动、受凉或感冒史。症状包括:① 突然发生的听力下降,可以为首发症状,听力可在数分钟、数小时或 1 天内下降到最低点,少数患者在 3 天降到最低点;② 伴有耳鸣（约 90%）,可为始发症状,患者突然一侧或双侧耳鸣,音调较高,同时或相继出现听力下降,经治疗后可长期不消失;③ 耳闷胀感（约 50%）;④ 眩晕或头晕（约30%）,听力下降前后可出现眩晕感,多为旋转性眩晕,少数出现颠簸、不稳感,可伴有冷汗、恶心、呕吐;⑤ 听力明显下降前可出现听觉过敏或重听;⑥ 耳周感觉异常（全聋患者常见）,部分患者会伴有精神心理症状,如焦虑、睡眠障碍等,影响生活质量。

（2）耳科常规检查　包括耳周皮肤、淋巴结、外耳道及鼓膜等。音叉检查:包括 Rinne 试验、Weber 试验以及 Schwabach 试验。纯音测听、声导抗检查、伴有眩晕者,应进行自发性眼震检查等。亦可根据具体情况进行听力学检测、影像学检查、实验室检查（血常规、血生化、凝血功能、C 反应蛋白等）,以及病原学检查（支原体、疱疹病毒、水痘病毒等）。

（3）临床分型　突聋根据听力损失累及的频率和程度,分为高频下降型、低频下降型、平坦下降型和全聋型（含极重度聋）。主要表现:① 低频下降型。1000 Hz（含）以下频率听力下降,至少 250 Hz、500 Hz 处听力损失≥20 dB。② 高频下降型。2000 Hz（含）以上频率听力下降,至少 4000 Hz、8000 Hz 处听力损失≥20 dB。③ 平坦下降型。所有频率听力均下降,250～8000 Hz（250 Hz、500 Hz、1000 Hz、2000 Hz、3000 Hz、4000 Hz、8000 Hz）平均听阈≤80 dB。④ 全聋型。所有频率听力均下降,250～8000 Hz（250 Hz、500 Hz、1000 Hz、2000 Hz、3000 Hz、4000 Hz、8000 Hz）平均听阈＞81 dB。

附　耳聋分级

① 正常为＜25 dB;② 轻度聋:听微弱声音有困难,听力计检查听阈在 25～40 dB;③ 中度聋:听普通言语有困难,听阈在 40～55 dB;④ 中重度聋:听较响语声亦有困难,听阈在 55～70 dB;⑤ 重度聋:只能听大声喊叫,听阈在 70～90 dB;⑥ 极重度聋:残存听力一般不能利用,儿童则为聋哑,听阈＞90 dB。

【治疗原则及选穴处方】

经典针灸学以疏通耳窍,活血通络为基本治疗原则。在选穴上以耳区局部为主,结合于经脉循行耳部的经脉远端选穴和辨证配穴。具体选穴原则如下:

1. 局部选穴　本病为耳窍闭阻,病位较局限,故选局部耳门、听宫、听会、翳风、角孙、颅息、瘈脉、耳和髎以疏通局部气血,聪耳启闭。临近可选风池、率谷、头临泣等。另外,可适当选择颈部腧穴如颈夹脊、天柱等。

2. 循经远取　从经络循行上看,直接入耳中的经脉有手太阳、手足少阳经,因此,可选手太阳经后溪、少泽、前谷、腕骨等;手少阳经选关冲、液门、中渚、阳池、外关、支沟等;足少阳经选足窍阴、侠溪、足临泣、丘墟、悬钟等。另外,根据"肾开窍于耳"理论,可选肾经穴位,如涌泉、然谷、太溪、照海等。

3. 辨证选穴　根据证候之不同而配穴,风邪外犯加选风池、风门、列缺、合谷、头维等;肝火上扰选行间、侠溪;痰火郁结选丰隆、曲池、内庭;气滞血瘀选内关、合谷、太冲、血海;肾精亏损选肾俞、太溪、关元、气海、三阴交;气血亏虚选气海、脾俞、肝俞、足三里等。

4. 耳穴　选肝、胆、神门、耳尖、皮质下、心、内耳。

● **推荐处方 1**

治法:实证则清肝泻火,疏通耳窍;虚证则益肾养窍。

主穴:实证:局部——听会、翳风(疏通耳窍)

远端——侠溪、中渚(清泻少阳)

虚证:局部——听宫 (疏通耳窍)

远端——太溪、照海 (益肾养窍)

配穴:肝胆火盛加太冲、丘墟;外感风邪加外关、合谷;肾气不足加肾俞、气海;肝肾亏虚加肾俞、肝俞。

操作:耳部穴位持续行针 1 min,要求有较强的针感向耳部放射。余穴常规操作,肾气虚可用艾灸。

● **推荐处方 2**

治法:疏通耳窍。

主穴:局部——听宫、翳风(疏通耳窍)

临近——风池(疏调气血,祛风通络)

远端——中渚(疏导少阳经气,通耳窍)

操作:翳风刺向耳前方向 1~1.5 寸,行捻转泻法 1 min;听宫张口取穴,直刺 1 寸,行捻转泻法 1 min。风池向外耳道方向斜刺 1~1.5 寸,行捻转泻法 1 min,中渚斜向上刺 0.5 寸,捻转泻法,均使针感向上传导或局部产生酸胀感。

● **推荐处方 3**

治法:疏导经气,通利耳窍。

主穴:局部——耳门、听宫、听会、翳风、瘈脉(疏导局部经气,通利耳窍)

远端——合谷、中渚(活血通络,利耳窍)

配穴:外感风热加风池、列缺;肝阳上亢加行间、太冲、太溪;肾阴不足加肾俞、太溪、关元;气虚加气海、中脘、足三里。

操作:每次耳区选用1~2穴。耳部穴位持续行针1 min,要求有较强的针感向耳部放射。余穴常规操作。

● **推荐处方4**

治法:通利耳窍,活血通络。

主穴:局部——听宫、翳风(通利耳窍)

临近——风池、颈夹脊、角孙(活血通络)

远端——中渚、照海、后溪(通经活血)

配穴:肾精亏损加肾俞、太溪、关元、悬钟;气血不足加脾俞、膈俞、足三里、气海;痰火郁结加丰隆、内庭、太冲;气滞血瘀加内关、合谷、血海。

操作:耳部穴位持续行针1 min,要求有较强的针感向耳部放射。夹脊穴直刺0.5寸,用捻转泻法,使颈项部有明显的酸胀感。余穴常规操作。

【疗效评估方法】

1. 耳聋

(1)耳聋疗效评估　整体分为4级。① 痊愈:受损频率平均听阈恢复正常或达健耳水平。② 显效:受损检查结果提高30 dB以上者。③ 有效:凡符合下列条件之一者为有效:A. 0.25~4 000 Hz各频率平均听力提高15~30 dB;B. 单一频率听力改善15 dB或以上者;C. 进行性或(和)波动性听力障碍经治疗后不再进一步加重者。④ 无效:上述测试频率平均听力改善不足15 dB者。

(2)突发性聋　依据2005年中华医学会耳鼻咽喉头颈外科学分会/中华耳鼻咽喉头颈外科杂志编委会制定的《突发性聋的诊断和治疗指南》中的疗效评估方法,分4级。① 痊愈:受损频率听阈恢复至正常,或达健耳水平,或达此次患病前水平;② 显效:受损频率平均听力提高30 dB以上;③ 有效:受损频率平均听力提高15~30 dB以上;④ 无效:受损频率平均听力改善不足15 dB。

2. 耳鸣

(1)整体疗效评估　分4级。① 痊愈:耳鸣消失,1个月以上不复发者。② 显效:耳鸣影响工作和睡眠转为仅在夜间或安静环境中出现;或持续性耳鸣减弱为偶发。③ 有效:凡符合下列条件之一者为有效。耳鸣由影响工作和睡眠转为仅在嘈杂环境中仍出现,但不影响工作和睡眠;或由嘈杂环境中出现转为安静环境下出现;或由持续性转为间歇性。④ 无效:耳鸣无改善。

(2)耳鸣残疾评估量表(THI)　THI是目前国际上使用最广泛的耳鸣自评量表之一,由Newman于1996年提出,由三个维度(功能性、情感性、严重性)25个条目组成,旨在量化耳鸣对患者日常生活造成的影响。每个问题均按照"是""有时""无"3个等级进行评分,如选择"是"记为4分,"有时"记为2分,"无"记为0分,最高100分。耳鸣残疾分为5级,轻微或无障碍为0~16分;轻度障碍为18~36分;中度障碍为38~56分;重度障碍为58~76分;78~100分为灾难性损害。THI的研发者Newman等提出,需要至少20分的变化才能提示治疗前后患者症状的改变具有统计学差异。

25项问题包括:① F1,耳鸣会让你难以集中注意力吗? ② F2,耳鸣声会影响你听他人的声音吗?

③ E1,耳鸣声会使你生气吗？④ F3,耳鸣声会使你感到困惑吗？⑤ C1,耳鸣会让你感到绝望吗？⑥ E2,你是否经常抱怨耳鸣？⑦ F4,耳鸣声会影响你入睡吗？⑧ C2,你是否觉得自己无法摆脱耳鸣？⑨ F5,耳鸣声是否影响你享受社会活动(比如外出就餐,看电影等)？⑩ E3,耳鸣是否让你有挫败感？⑪ C3,耳鸣是否让你觉得患了很严重的疾病？⑫ F6,耳鸣是否影响你享受生活？⑬ F7,耳鸣是否干扰你的生活或家庭责任？⑭ E4,耳鸣有没有使你易发火？⑮ F8,耳鸣有没有影响你阅读？⑯ E5,耳鸣有没有让你很沮丧？⑰ E6,你是否认为耳鸣让你和你的家人及朋友关系紧张？⑱ F9,你是否很难不去想耳鸣而做其他事情？⑲ C4,你是否认为无法控制耳鸣？⑳ F10,耳鸣是否让你很疲倦？㉑ E7,耳鸣是否让你感到压抑？㉒ E8,耳鸣是否让你感到焦虑？㉓ C5,你是否感到再也不能忍受耳鸣了？㉔ F11,当你有压力的时候耳鸣是否会加重？㉕ E9,耳鸣是否让你没有安全感？

F 功能性评分＝____分;C 严重性评分＝____分;E 情感评分＝____分。　总分＝F＋C＋E

(3) 耳鸣问卷(TQ)　共 52 个问题,为 TQ 的普通话翻译版,系自填量表,每个问题包括是、有时是、不是 3 个选项,计分分别为 2、1、0 分;得分越高,表示耳鸣影响越严重,其中问题 32 是反向问题,计算得分时需要反向计算。

52 个问题包括:① 我有时可以不去注意耳鸣,哪怕耳鸣存在;② 因为耳鸣我无法享受听音乐;③ 我不得不承受耳鸣,太不公平了;④ 耳鸣造成我晚上醒来次数更多;⑤ 我从起床到睡觉都能感觉到耳鸣声;⑥ 耳鸣对你的影响和你对耳鸣的态度没有关系;⑦ 大多数时候耳鸣声音非常安静;⑧ 我担心耳鸣会让我精神崩溃;⑨ 由于耳鸣造成我很难辨别外界声音来的方向;⑩ 耳鸣响的方式和声音真的让人很不愉快;⑪ 我感觉我永远不能远离耳鸣;⑫ 耳鸣造成我早上醒的更早;⑬ 我担心自己能否一直忍受这个问题;⑭ 耳鸣造成我同时听几个人说话困难;⑮ 很多时候耳鸣声音都很大;⑯ 因为耳鸣,我很担心是不是身体有什么严重的问题;⑰ 如果持续耳鸣,我会失去继续生活下去的意义;⑱ 耳鸣导致我失去部分自信;⑲ 我希望有人能理解我的问题;⑳ 无论我做什么,耳鸣都会分散我的注意力;㉑ 几乎很难做什么来能帮助处理耳鸣;㉒ 耳鸣有时候造成我耳朵痛或头痛;㉓ 当我情绪低落和悲观的时候耳鸣会加重;㉔ 耳鸣造成我和家人、朋友相处的时候更容易激动;㉕ 耳鸣造成我的头部和颈部肌肉紧张;㉖ 因为耳鸣我听其他人说话的声音感觉失真;㉗ 如果耳鸣不能消失会很可怕;㉘ 我担心耳鸣会损害我的身体健康;㉙ 我感觉整个头都有噪声;㉚ 几乎我所有的问题都是由于耳鸣引起的;㉛ 睡眠是我最主要的问题;㉜ 你对耳鸣的看法影响了你,而不是耳鸣本身困扰你;㉝ 耳鸣造成我交流更困难;㉞ 我发现耳鸣造成我很难放松;㉟ 我的耳鸣常常很严重,我无法忽略它;㊱ 耳鸣造成我入睡时间延长;㊲ 有时我想到有耳鸣就非常生气;㊳ 耳鸣造成我打电话更困难;㊴ 耳鸣造成我更容易情绪低落;㊵ 当我正在做有兴趣的事情时候就会忘记耳鸣;㊶ 因为耳鸣让我觉得生活低落;㊷ 我总是对我耳朵的问题非常敏感;㊸ 我常常想耳鸣声是否会消失;㊹ 我能想象和耳鸣相处;㊺ 耳鸣声从来都没有消失过;㊻ 一个强壮的人可能更容易接受这个问题;㊼ 我是耳鸣的牺牲者;㊽ 耳鸣影响我的注意力;㊾ 耳鸣是生活中必须接受的问题之一;㊿ 因为耳鸣我无法享受收音机或电视机;(51) 耳鸣有时造成很严重的头痛;(52) 我是个常常睡眠很浅的人。

(4) 耳鸣反应问卷(TRQ)　共 25 项,回答每个问题,请圈出最能反应您一周内的情况。① 一点也不(0 分);② 一点点时间(1 分);③ 有时候(2 分);④ 很多时候(3 分);⑤ 几乎所有时候(4 分)。

25 项问题包括:① 耳鸣让我很不开心;② 耳鸣让我感觉很紧张;③ 耳鸣使我烦躁;④ 耳鸣使我感觉愤怒;⑤ 耳鸣使我想哭;⑥ 耳鸣让我避免接触安静的环境;⑦ 耳鸣让我没有想要出去的兴趣;⑧ 耳鸣让我感到很压抑;⑨ 耳鸣让我感到很懊恼;⑩ 耳鸣让我感到非常困惑;⑪ 耳鸣催使我很疯狂;⑫ 耳鸣很影响我享受生活;⑬ 耳鸣很难使我集中精力;⑭ 耳鸣很难让我放松;⑮ 耳鸣使我苦恼;⑯ 耳鸣使我很无助;⑰ 耳鸣使我对事物感觉到沮丧;⑱ 耳鸣对我的工作能力造成影响;⑲ 耳鸣使我绝望;⑳ 耳鸣让我避免吵闹;㉑ 耳鸣让我避免社交;㉒ 耳鸣使我对生活感到绝望;㉓ 耳鸣影响我的睡眠;㉔ 耳鸣让我感觉惊慌失措;㉕ 耳鸣使我备受折磨。

(5) 耳鸣痛苦程度分级 改良的患者"耳鸣痛苦程度"分级如下:0 级,没有耳鸣;1 级,偶有(间歇性)耳鸣,但不影响睡眠及工作;2 级,安静时持续耳鸣,但不影响睡眠;3 级,持续耳鸣,影响睡眠;4 级,持续耳鸣,影响睡眠及工作;5 级,持续严重耳鸣,不能耐受。或应用 VAS 评分量表评价的严重程度或对耳鸣患者生活质量的影响程度。

(6) 耳鸣严重程度评估量表(TSIS) 共包括 6 项(表 6 - 13)。

表 6 - 13　耳鸣严重程度评估量表

评估指标	0 分	1 分	2 分	3 分
耳鸣出现的环境	无耳鸣	安静环境	一般环境	任何环境
耳鸣持续时间	无耳鸣	间歇时间大于持续时间	持续时间大于间歇时间	持续性耳鸣
耳鸣对睡眠的影响	无影响	有时影响	经常影响	总是影响
耳鸣对生活及工作的影响	无影响	有时影响	经常影响	总是影响
耳鸣对情绪的影响	无影响	有时影响	经常影响	总是影响
患者对耳鸣的总体感受	由患者自己根据对耳鸣的实际感受进行评分(0～6 分)			

注:评估时根据最近 1 周的表现,耳鸣出现的时间不超过 1/5 定义为"有时",超过 1/5 但不足 2/3 的定义为"经常",有 2/3 以上的定义为"总是"。根据以上各项指标的总评分将耳鸣的严重程度由轻到重分为 Ⅰ～Ⅴ 级。Ⅰ 级:1～6 分;Ⅱ 级:7～10 分;Ⅲ 级:11～14 分;Ⅳ 级:15～18 分;Ⅴ 级:19～21 分。

【针灸疗效分析】

1. 针灸疗效现状　目前证据显示,针灸能有效改善耳鸣、耳聋症状,提高听力水平,进一步改善患者生活质量。针灸治疗耳鸣总有效率为 62.5%～92.65%,痊愈率为 7.5%～11.2%;治疗耳聋(以突发性耳聋为主)总有效率为 52.1%～96.9%。

2. 影响针灸疗效的因素　① 类型:一般而言不论耳鸣、耳聋如果是功能性,其针灸疗效要优于器质性原因所致的耳鸣、耳聋。耳聋分为传导性、感音性和精神性,针灸疗效对精神性耳聋疗效最好,感音性次之,传导性最差,传导性一般要通过手术治疗。在感音性耳聋中针灸疗效以突发性聋疗效最好,后天性耳聋疗效优于先天性耳聋,听力损失程度越轻,恢复的可能性越大,针灸对轻中度耳聋优于重度耳聋。如由耳内微血管痉挛导致缺血所致或听神经的轻中度损伤,针灸一般可取得一定疗效。② 针刺介入时间:病程越短,症状越轻,针刺疗效往往越好。对于病程较长的患者,只要不是完全丧失听力,经过治疗,多数患者症状明显减轻或达到不影响工作和正常生活的疗效。有研究发现,暴聋患者,发病 1 周内开始治疗,约 72% 以上可获得痊愈或听力部分恢复;8～12 天开始治疗者为 50%;20～

30 天开始治疗者为 20%；超过 2 个月则恢复殊少(9%)。因此,针灸应尽早介入治疗,可提高疗效。
③ 年龄:临床观察表明,针刺耳聋耳鸣,一般以 25 岁以下疗效较好,26～40 岁疗效次之,超过 40 岁的患者疗效较差。④ 耳区穴位的刺法:耳部穴位深刺较一般穴位困难,如不能正确掌握进针的方向,易碰到骨壁,因此,在进针时遇到阻力,可以略向外提,稍改变一下角度,然后再行刺入,这样就能达到深刺的目的。治疗时一定要强调针感向耳内放射,否则,针刺疗效将受影响。

3. 针灸治疗潜在的可能机制　内耳微循环解剖形态的特点易受缺氧、药物、噪声等刺激影响而发生内耳微循环障碍,从而影响耳部的供血,听神经受损,导致耳鸣耳聋。因此,针灸治疗耳鸣耳聋的环节和机制主要包括:① 改善局部血液循环。针刺治疗耳聋的机制可能是通过针灸刺激耳周穴位,改善微循环,促进血液与迷路之间的物质交换,使尚未完全坏死的内耳细胞及听神经得到修复和再生。② 促进神经传导。神经性耳鸣、耳聋主要由于内耳动脉痉挛,局部组织缺血、缺氧或病毒感染损伤内耳听神经、耳蜗毛细胞所致。针刺可反射性引起内耳神经的兴奋,改善神经传导,促进听力的恢复。③ 刺激听觉中枢。针刺可对大脑皮质的功能产生调节作用,可增强大脑皮质对声音信息的感受和分析能力,从而改善患者的听力水平。

【预后】

耳聋、耳鸣的病因复杂,因此,本病的预后与病因和治疗方法、时间等密切相关。总体而言,功能性耳聋、耳鸣预后好于器质性耳聋、耳鸣。神经性耳鸣、耳聋疗效较好,一旦伴有器质性病变,疗效较差。传导性耳聋一般经过手术大多数预后良好。暴聋早期及时治疗者,预后较好,听力一经开始恢复,通常在几日内迅速改善,据报道,一般有 1/3 患者听力可恢复正常,1/3 停留在言语接受阈 40～60 dB 的程度,1/3 患者可能有效听力完全丧失;听阈曲线类型呈平坦型和斜坡上升型者预后较好;年龄越大预后越差;伴有眩晕者预后差;镫骨肌声反射消失者预后较差。本病应及时探明病因,消除病因才能彻底根治耳鸣。

二、中耳炎

【概述】

中耳炎是中耳部的炎症性疾病,可分为化脓性中耳炎和非化脓性中耳炎。化脓性中耳炎系由化脓性致病菌侵入引起的中耳黏膜及骨膜的炎症性病变,以耳内流脓为主症。非化脓性中耳炎包括分泌性中耳炎和气压创伤性中耳炎,前者以中耳积液及听力减退为主要特征;后者系气压的突然改变超过人的适应能力导致中耳损伤。本节主要论述急性化脓性中耳炎和分泌性中耳炎,其他类型可参考本节治疗。

急性化脓性中耳炎是中耳黏膜的急性化脓性炎症,好发于儿童,冬春季多见,常继发于上呼吸道感染,主要致病菌为肺炎球菌、流感嗜血杆菌、溶血性链球菌及葡萄球菌等;若迁延不愈可发展为慢性化脓性中耳炎。分泌性中耳炎是以传导性聋和鼓室积液为主要特征的中耳非化脓性炎性疾病,冬春季多发,是儿童和成人常见的听力下降原因之一;积液可分为浆液性分泌液或渗出液,亦可为黏液;可分为急性和慢性,8 周内为急性,若 8 周后未愈者即可称为慢性分泌性中耳炎。研究表明,分泌性中耳炎占耳科初诊患者的 12%～30%,中小学生发病率达 2.88%～16.77%,1 岁以内的发病率可高于 50%,两岁可超过 60%,90%的学龄前儿童有过该病病史,而 6 个月至 4 岁间为高发期。儿童分泌性中耳炎在 3 个月内大部分能自行消退,但有 30%～40%的复发率,并且有少部分的患儿可以持续 1 年或 1 年以上,约有一半的患儿并发一定的听力损失,患儿的发病率随着年龄的增长而逐渐下降。美国每年确诊的新发分泌性中耳炎约 220 万,其中 50%～90%为 5 岁以内的儿童。通常的患病率为 7%～13%,1 岁为发病高峰期,随后的年患病率为 15%～30%。本病患病率和相关就诊情况因地区和季节不同而异。研究提示,儿童患病率可高达 84%。

化脓性中耳炎属中医的"脓耳"范畴。中医学认为,急性化脓性中耳炎多因外感风热,或肝胆火盛,结聚耳窍,蒸灼耳膜,化腐成脓而致,是以鼓膜穿孔、耳内流脓为特征的疾病。若失治、误治,致脏腑虚损,耳窍失养,邪毒滞留耳窍,即会演变为慢性。分泌性中耳炎属中医学的"耳胀""耳闭"范畴。中医学认为,耳胀多为病之初,多由风邪侵袭,经气闭塞而致;耳闭多为耳胀反复发作,迁延日久,邪毒滞留而致,与脏腑失调有关。

【临床诊断】

1. 急性化脓性中耳炎

(1)症状 ① 耳痛:多数患者鼓膜穿孔前疼痛剧烈,搏动性跳痛或刺痛,可向同侧头部或牙齿放射,鼓膜穿孔流脓后耳痛减轻。② 听力下降及耳鸣:病程初期常有明显耳闷、低调耳鸣和听力下降。鼓膜穿孔排脓后耳鸣反而减轻,原因是影响鼓膜及听骨链活动的脓液已排出。耳痛剧烈者,听觉障碍常被忽略。部分患者可伴眩晕。③ 流脓:鼓膜穿孔后耳内有液体流出,初为脓血样,以后变为黏液性分泌物。④ 全身症状:轻重不一,可有畏寒、发热、倦怠、食欲减退。小儿全身症状较重,常伴呕吐、腹泻等类似消化道中毒症状。一旦鼓膜穿孔,体温很快恢复正常,全身症状明显减轻。

(2)体征 ① 耳镜检查:起病早期,鼓膜松弛部充血,锤骨柄及紧张部周边可见放射状扩张的血管;继之鼓膜弥漫性充血,肿胀、向外膨出,正常标志消失,局部可见小黄点。如炎症不能及时控制则可继发穿孔,耳内流脓。② 耳部触诊:乳突部可有轻微压痛,鼓窦区较明显。

(3)听力检查 多为传导性聋,少数患者可因耳蜗受累出现混合性聋或感音神经性聋。

(4)血象 白细胞计数增多,中性粒细胞增加,鼓膜穿孔后血象渐趋正常。

2. 分泌性中耳炎

(1)症状 ① 听力减退:听力下降,自听增强。头位前倾或偏向健侧时,因积液离开蜗窗而听力改善(变位性听力改善)。小儿常因对声音反应迟钝,注意力不集中而就医。如一侧耳患病,另一耳听力正常,可长期不被察觉。② 耳痛:急性者可有隐隐耳痛,可为持续性,亦可为阵发性。慢性者耳痛不明显。③ 耳鸣:多为低调间歇性,如"噼啪"声、嗡嗡声及流水声等。当头部运动或打哈欠、捏鼻鼓气时,耳内可出现气过水声。④ 耳闷:耳内闭塞或闷胀感,反复按压耳屏后可暂时减轻。

(2)检查 ① 骨膜:急性者松弛部或全鼓膜充血内陷,鼓室积液时鼓膜失去正常光泽,呈淡黄、橙红油亮或琥珀色。慢性者可呈灰蓝或乳白色,鼓膜紧张部有扩张的微血管。② 鼓气耳镜检查:鼓膜活动受限。听力检查:呈传导性耳聋。③ 声阻抗检查:平坦型(B 型)为分泌性中耳炎的典型曲线;负压型(C型)示咽鼓管功能不良,部分有鼓室积液。

【治疗原则及选穴处方】

经典针灸学以疏通耳窍,清热降火,利湿化浊为基本治疗原则。脓耳应及时清除耳内分泌物。在选穴上以耳局部穴位为主,再循经或辨证配穴;与耳密切相关的经脉有手少阳三焦经、手太阳小肠经、足少阳胆经,因此,可在这些经脉上选穴。肾开窍于耳,可选肾经穴位。具体选穴原则如下:

1. 局部选穴　耳部可选听宫、听会、耳门、翳风、颅息、瘈脉、耳和髎、耳尖、角孙等疏通耳窍;临近可选风池、太阳等。

2. 根据"经脉所过,主治所及"规律循经远端选穴　肝主疏泄,其经循耳,可选肝经的太冲、行间;足少阳胆经之支从耳后入耳中,出走耳前,可选胆经之侠溪、足临泣;三焦手少阳支脉从耳后入耳中出耳前,可选三焦经之中渚、液门、支沟、外关等;另外,肾开窍于耳,可选太溪、水泉、照海、肾俞等。

3. 根据辨证选穴　肝胆火热选风池、头临泣、头窍阴、率谷、行间、侠溪;风邪犯耳选风池、风门、肺俞、太阳、上星、大椎、外关;气滞血瘀选内关、三阴交、血海、翳风;脾虚湿盛加三阴交、阴陵泉、脾俞、足三里、丰隆等;肝肾阴虚选肝俞、肾俞、太溪、三阴交等。

● 推荐处方 1

治法:清热泻火,疏通耳窍。

主穴:局部——耳门、听会、翳风(疏通耳窍)

　　　远端——合谷、外关(清热泻火)

配穴:风热上壅加大椎、曲池;肝胆火盛加行间、侠溪;痰瘀交阻加内关、丰隆;脾虚湿滞加三阴交、阴陵泉;肾阴亏虚加太溪、肾俞;头痛加太阳、上星。

操作:耳部穴位针刺向中心部,采用捻转、提插结合的平补平泻法,使针感向耳内放射。余穴常规操作。

● 推荐处方 2

主穴:局部——听宫、瘈脉、翳风(疏通耳窍)

　　　　　　　耳部阿是穴(促进耳络气血运行,化浊排脓)

　　　临近——风池、百会(祛风活血,通络化瘀)

　　　远端——中渚(疏通三焦,通利耳窍)

配穴:风邪犯耳加风门、偏历、合谷、头维;肝胆火热加行间、侠溪、耳尖、太阳;脾虚湿困加阴陵泉、足三里、太白;肾阴亏虚加太溪、肾俞、三阴交、照海;痰浊积聚加中脘、丰隆、阴陵泉。

操作:耳部穴位针刺向中心部,采用捻转、提插结合的平补平泻法,使针感向耳内放射。耳部阿是穴以艾条灸法,对准外耳道口,灸前先用消毒棉签擦拭其外耳道脓液,然后再施以温和灸 10~12 min。灸毕置放引流条,以利排脓。余穴常规操作。注意灸法在化脓性中耳炎的初期即充血期和渗出期禁用。

【疗效评估方法】

1. 急性化脓性中耳炎参照国家中医药管理局颁布的《中医病证诊断疗效标准》中的"脓耳"　分 3

级。① 治愈:耳内流脓停止,鼓膜穿孔愈合,听力明显改善;② 好转:耳内流脓减少,听力改善;③ 未愈:临床症状和体征无改善。

2.急性化脓性中耳炎根据临床症状总体评估法 分4级。① 治愈:耳痛、流脓症状完全消失,炎症消退,听力正常,无并发症;② 显效:临床症状消失,基本体征恢复正常,耳内仍有少量分泌物,炎症未完全消退,无其他并发症;③ 有效:临床症状减轻,耳内分泌物显著减少,炎症有减轻趋势,听力基本无较大影响;④ 无效:患者病情无缓解或加重。

3.分泌性中耳炎参照国家中医药管理局颁布的《中医病证诊断疗效标准》中的"耳胀耳闭" 分3级。① 治愈:耳内胀闷、闭塞感消失,鼓膜及听力检查正常;② 好转:耳内胀闷、闭塞感减轻,耳部体征改善;③ 未愈:临床症状及体征无变化。

【针灸疗效分析】

1.针灸疗效现状 针灸治疗本病以临床症状、纯音听力检测、声导抗检查、鼓室压图为主要结局指标,以炎症因子水平、免疫功能及病原体检查等为次要结局指标;以临床症状、鼓室功能、听力检查转化为总体疗效。化脓性中耳炎以鼓膜穿孔率,听力改善率,气导(AC)、骨导(BC)、气骨导差(ABG)阈值,CCES量表为观察指标。目前证据表明,针灸治疗中耳炎能改善耳内流脓、听力下降、耳痛、耳闷等症状,总有效率为91%～100%,显效率约为36%。

2.影响针灸疗效的因素 ① 病情:一般而言,针灸治疗急性中耳炎疗效优于慢性,非化脓性中耳炎针灸疗效优于化脓性中耳炎。慢性化脓性中耳炎中的单纯性化脓性中耳炎,仅限于中耳腔黏膜的炎性症状,没有骨质的破坏,针灸效果较好。骨疡型有骨质的破坏,不去除诱因,则针灸难以达到满意疗效。积液性中耳炎,如果积液稀薄,针灸疗效好,积液黏稠则针灸疗效差。② 病期:一般而言,急性化脓性中耳炎分为充血期、渗出期、化脓期、融合期、并发症期和炎症消退期,针灸在充血期、渗出期和炎症消退期疗效较为明显。③ 刺法:耳周腧穴针刺须注意针尖的角度和方向,防止刺伤耳膜;刺翳风要选较细的针,耳周穴要求针感向耳底部传导,这样才能达到治疗的刺激量,产生良好的疗效。另外,应用灸法可促进耳部的循环,可促进炎症的吸收,提高疗效。

3.针灸治疗潜在的可能机制 ① 促进耳内血液循环:针灸可调节内耳的微血管舒缩功能,促进血液循环的改善,有利于炎性分泌物经咽鼓管清除,从而加速炎症消退,减少炎性细胞渗出,进而可能减少化学介质的产生,减少黏液分泌,促进鼓室和咽鼓管通气功能的恢复。② 调节免疫:针灸能调节机体的免疫系统功能,促进免疫细胞的吞噬能力,利于炎症的减轻和消除;另外,针灸通过增强免疫力,提高人体的抵抗力和自我修复能力,对本病的预防和治疗产生积极作用。

【预后】

急性化脓性中耳炎的预后与致病菌的毒力、患者的抵抗力和治疗情况有关。如处理及时和适当,一般预后良好。约85%的患者炎症可得到控制,脓液引流通畅后,炎症逐渐消退,鼓室黏膜恢复正常,耳流脓逐渐消失,小的穿孔可自行修复。如不及时治疗,会变成慢性中耳炎。慢性单纯性化脓性中耳炎,仅限于中耳腔黏膜的炎性症状,没有骨质的破坏,因而预后好,即使常年不愈,对人体也不会有很大威胁。慢性骨疡型化脓性中耳炎,除中耳黏膜的病变以外,还伴有骨质(如中耳腔的骨壁、听小骨)

的破坏,这种类型的病变对人体的影响比较大,对听力的破坏也比上一型严重,需要进行手术治疗。慢性胆脂瘤型中耳炎,属于危险型中耳炎,具有高度的破坏性,常会引起颅内、颅外并发症,甚至威胁人的生命。积液性中耳炎,积液稀薄者,一般易通过鼓咽管排出,经适当治疗后鼓室功能可恢复正常,不能自动排出或反复发作者宜穿刺引流,预后较好。如果积液黏稠,不易从鼓室清除,疗效差。

三、梅尼埃病

梅尼埃病是一种特发的内耳病,其基本的病理改变为膜迷路积水。临床以反复发作的旋转性眩晕,感音神经性听力损失,耳鸣、耳胀闷感,眼球震颤为主要症状,常伴有恶心、呕吐、面色苍白,甚至出冷汗等,在间歇期无眩晕。

本病确切的病因目前尚不明确。一般认为,可能由于某种原因使自主神经功能失调,引起内耳膜迷路动脉痉挛,局部缺血缺氧,导致内淋巴液产生过多或吸收障碍,从而引起膜迷路积水。亦有人认为,本病与全身代谢障碍或变态反应等因素有关。文献报道的梅尼埃病发病及患病率差异较大,发病率为 $(7.5\sim157)/10$ 万,患病率为 $(16\sim513)/10$ 万。女性多于男性(约 1.3:1),发病年龄为 4~90 岁,多发于青壮年,40~60 岁高发。儿童梅尼埃病患者约占 3%。部分梅尼埃病患者存在家族聚集倾向。一般单耳发病,随着病程延长,可出现双耳受累。Kitahara 报道,首发症状 20 年后,约 41.5% 的患者双耳受累。文献报道,双侧梅尼埃病所占比例为 2%~78%。

本病属中医"耳眩晕"范畴,指本病系由耳窍病变所致的眩晕。中医学认为,风邪外袭,引动内风,上扰清窍;或痰浊中阻,清阳不升,浊阴不降,清窍被蒙;或情志不遂,肝郁化火,风火上扰,或肝阴不足,肝阳上亢;或阳虚不能温化水湿,上犯清窍;或髓海不足,清窍失养等均可导致本病。

【临床诊断】

依据中华医学会耳鼻咽喉头颈外科学分会制定的《梅尼埃病诊断和治疗指南(2017)》的诊断标准。

1. 诊断依据 ① 2 次或 2 次以上眩晕发作,每次持续 20 min~12 h。② 病程中至少有一次听力学检查证实患耳有低到中频的感音神经性听力下降。③ 患耳有波动性听力下降、耳鸣和(或)耳闷胀感。④ 排除其他疾病引起的眩晕,如前庭性偏头痛、突发性聋、良性阵发性位置性眩晕、迷路炎、前庭神经炎、前庭阵发症、药物中毒性眩晕、后循环缺血、颅内占位性病变等;此外,还需要排除继发性膜迷路积水。

2. 临床分期 根据患者最近 6 个月内间歇期听力最差时 0.5 kHz、1.0 kHz 及 2.0 kHz 纯音的平均听阈进行分期。梅尼埃病的临床分期与治疗方法的选择及预后判断有关。双侧梅尼埃病,需分别确定两侧的临床分期。一期:平均听阈≤25 dB;二期:平均听阈为 26~40 dB;三期:平均听阈为 41~70 dB;四期:平均听阈>70 dB。

注:① 梅尼埃病的诊断和鉴别诊断必须依据完整详实的病史调查和必要的听-平衡功能检查、影像学检查等;② 如梅尼埃病患者合并其他不同类型的眩晕疾病,则需分别做出多个眩晕疾病的诊断;③ 部分患者的耳蜗症状和前庭症状不是同时出现,中间有可能间隔数月至数年。

3. 疑似诊断 诊断标准如下:① 2 次或 2 次以上眩晕发作,每次持续 20 min ～24 h。② 患耳有波动性听力下降、耳鸣和(或)耳闷胀感。③ 排除其他疾病引起的眩晕,如前庭性偏头痛、突发性聋、良性阵发性位置性眩晕、迷路炎、前庭神经炎、前庭阵发症、药物中毒性眩晕、后循环缺血、颅内占位性病变等;此外,还需要排除继发性膜迷路积水。

【治疗原则及选穴处方】

经典针灸学在本病发作时以定眩止呕为治标,缓解时以平肝潜阳,化痰通络等为治本。在选穴上可进行局部和辨证配合。

1. 局部可选用耳部的穴位 如听宫、听会、耳门、翳风,疏通耳络;可选近部的印堂、头维、风池、扶突等。

2. 辨证和对症选穴 常用内关、足三里等止呕吐。肝阳上亢加太冲、头维、行间、三阴交等;痰浊中阻加中脘、丰隆、足三里、百会、头维;脾气虚弱加脾俞、足三里、气海、太白等;肾阴亏虚加肾俞、太溪、三阴交、照海、关元;肾阳亏虚加肾俞、命门、关元。

3. 耳穴 选肾上腺、皮质下、枕、脑、神门、额、内耳。风阳上扰加肝、胆;痰浊上蒙加脾、缘中;气血不足加脾、胃;肝肾阴虚加肝、肾。

● 推荐处方 1

治法:清利头目,通络止眩。

主穴:局部——听宫、耳门(疏通耳络)

　　　临近——百会、头维、太阳、风池(通窍活血)

　　　远端——悬钟(补益脑髓)

配穴:风阳上扰加行间、太冲、太溪;痰浊上蒙加内关、中脘、丰隆;气血不足加气海、血海、足三里;肝肾阴虚加肝俞、肾俞、太溪。

操作:百会用捻转平补平泻法,持续 1～3 min,风池用小幅度的提插泻法,使局部产生强烈的酸胀感。余穴常规操作。

● 推荐处方 2

治法:通窍止眩。

主穴:局部——听会、听宫(疏通耳络)

　　　临近——颞后线、风池(疏调头部气血,定眩)

　　　远端——内关、扶突(降逆止呕)

　　　　　　　丰隆(化痰健脾)

配穴:同推荐处方 1。

操作:颞后线选双侧,用快速捻转手法,要求达到每分钟 120～150 次,隔 15 min 捻针 1 次,每次捻 5 min,共捻 2 次,留针 6 h。余穴常规操作。

● 推荐处方 3

治法:通窍活血,定眩止呕。

主穴：局部——听宫、翳风（疏通耳部气血，通耳窍）

　　　临近——头维、百会、风池（疏导头部气血，活血通窍）

　　　　　　扶突（降逆止呕）

　　远端——内关（降逆止呕）

　　　　中渚（疏通少阳，通耳窍）

配穴：肝阳上亢加太冲、三阴交等；痰浊中阻加中脘、丰隆；脾气虚弱加脾俞、气海、太白等；肾阴亏虚加肾俞、太溪、三阴交；肾阳亏虚加肾俞、命门。

操作：眩晕发作严重时，先针刺内关、中渚，用强刺激的泻法1～3 min，使针感向上或下传导。耳部穴位针刺朝耳方向，小幅度行针1～3 min，使针感向耳传导为佳。余穴常规操作。

【疗效评估方法】

1. 依据中华医学会耳鼻咽喉头颈外科学分会制定的《梅尼埃病诊断和治疗指南（2017）》中的疗效标准

（1）眩晕疗效的评定　用治疗后2年的最后半年每月平均眩晕发作次数与治疗前半年每月平均发作次数进行比较，即分值＝结束治疗后18～24个月期间眩晕发作次数/开始治疗之前6个月发作次数×100。

按所得分值可分5级。A级：0（完全控制，不可理解为"治愈"）；B级：1～40（基本控制）；C级：41～80（部分控制）；D级：81～120（未控制）；E级：＞120（加重）。

（2）眩晕发作的严重程度及对日常生活的影响　从轻到重，划分为5级：0分，活动不受眩晕影响；1分，轻度受影响，可进行大部分活动；2分，中度受影响，活动需付出巨大努力；3分，日常活动受限，无法工作，必须在家中休息；4分，活动严重受限，整日卧床或无法进行绝大多数活动。此外，可采用头晕残障问卷对生活质量进行评价。

（3）听力评定　以治疗前6个月内最差一次的纯音测听0.5 kHz、1.0 kHz、2.0 kHz的听阈平均值减去治疗后18～24个月最差的一次相应频率听阈平均值进行评定。

A级：改善＞30 dB或各频率听阈＜20 dB HL；B级：改善为15～30 dB；C级：改善为0～14 dB；D级：改善＜0 dB。

如诊断为双侧梅尼埃病，应分别评定。

（4）耳鸣评价　耳鸣是梅尼埃病的伴随症状，部分患者的耳鸣可影响其生活质量。通过耳鸣匹配或掩蔽试验可以了解耳鸣声的特征。参照耳鸣内容。此外，可采用耳鸣残障问卷对患者生活质量进行评价。

2. 中医疗效评定标准　参照1993年中华人民共和国卫生部发布的《中药新药临床研究指导原则》评价方法（表6-14）。疗效指数：［（治疗前积分－治疗后积分）÷治疗前积分］×100％。

痊愈：眩晕等症状消失，疗效指数≥95％；显效：眩晕等相应症状明显减轻，头微有昏沉或头晕目眩轻微但不伴有自身及景物的旋转、晃动感，可正常生活及工作，疗效指数≥70％，同时＜95％；有效：头晕或眩晕减轻，仅伴有轻微的自身或景物的旋转、晃动感，虽能坚持工作，但生活和工作受到影响，疗效指数≥30%,同时<70%;无效:头晕及眩晕等症状无改善或加重,疗效指数<30%。

表 6-14　中医眩晕程度分级评分表

症状	分级量化标准
头晕目眩	□0 分:无头晕目眩;□2 分:尚可忍受,闭目即止;□4 分:视物旋转,如坐舟船。□6 分:眩晕欲仆,不能站立
恶心、呕吐	□0 分:无恶心、呕吐;□1 分:轻度恶心、呕吐,但不影响日常生活及进食;□2 分:影响日常生活及进食;□3 分:频繁严重恶心呕吐,需卧床休息
耳鸣耳聋	□0 分:无耳鸣耳聋;□1 分:偶尔出现;□2 分:频繁出现,轻度听力下降;□3 分:持续出现,影响工作和睡眠,明显听力障碍
倦怠乏力	□0 分:无倦怠乏力;□1 分:乏力,偶有倦怠;□2 分:时有嗜卧,乏力倦怠;□3 分:整日困卧,对外界事物兴趣下降,坐时即可入睡
汗出异常	□0 分:无汗出;□1 分:皮肤微潮,稍动更甚;□2 分:皮肤潮湿,动则汗出;□3 分:稍动汗出,如水流漓
发作频率	□0 分:无发作;□1 分:偶尔出现;□2 分:经常出现;□3 分:持续存在

3. 眩晕残障量表(DHI)　由 DHI(眩晕残障程度评定量表)指数及躯体症状(P)、情绪(E)和功能(F)三个指数 25 个问题构成。

分级标准:0~30 分轻微障碍;31~60 分中等障碍;61~100 分严重障碍。评估头晕和平衡障碍的严重程度及眩晕时对生活的影响程度,呈严重眩晕程度时,为跌倒高风险。回答每一个选项:① 是(4 分);② 有时(2 分);③ 否(0 分)。分值的高低决定眩晕程度的轻重。

评定方法:DHI 量表的减少值。眩晕程度分为 5 级:A 级为 0 分(完全控制,不可理解为"治愈");B 级为 1~40 分(基本控制);C 级为 41~80 分(部分控制);D 级为 81~120(未控制);E 级为>120 分(加重)。

25 项问题包括:① P1,向上看会加重眩晕或平衡障碍吗? ② E2,您是否会因为眩晕或平衡障碍而感到失落? ③ F3,是否会因为眩晕或平衡障碍而限制您的工作或休闲旅行? ④ P4,在超市的货架道中行走会加重眩晕或平衡障碍吗? ⑤ F5,是否会因为眩晕或平衡障碍,使您上下床有困难? ⑥ F6,是否会因为眩晕或平衡障碍限制您的社交活动,比如出去晚餐,看电影,跳舞或者聚会? ⑦ F7,是否会因为眩晕或平衡障碍使您阅读有困难? ⑧ P8,进行剧烈活动时,比如运动,跳舞;或者做家务,比如扫除,放置物品会加重眩晕或平衡障碍吗? ⑨ E9,是否会因为眩晕或平衡障碍,使您害怕在没有人陪伴时独自在家? ⑩ E10,是否会因为眩晕或平衡障碍,使您在他人面前感到局促不安? ⑪ P11,做快速的头部运动是否加重眩晕或平衡障碍? ⑫ F12,是否会因为眩晕或平衡障碍,使您恐高? ⑬ P13,在床上翻身是否会加重眩晕或平衡障碍? ⑭ F14,是否会因为眩晕或平衡障碍,使您做较重的家务或体力劳动时感到有困难? ⑮ E15,是否会因为眩晕或平衡障碍,而使您害怕别人误会,认为您是喝醉了? ⑯ F16,是否会以为眩晕或平衡障碍,使您无法独立完成工作? ⑰ P17,在人行道上行走会加重眩晕或平衡障碍吗? ⑱ E18,是否会因为眩晕或平衡障碍,而使您很难集中精力? ⑲ F19,是否会因为眩晕或平衡障碍,使您夜间在房子里行走有困难? ⑳ E20,是否会因为眩晕或平衡障碍,而害怕独自在家? ㉑ E21,是否会因为眩晕或平衡障碍,而感到自己有残疾? ㉒ E22,是否会因为眩晕或平衡障碍给您家人或朋友的关系带来压力? ㉓ E23,会因为眩晕或平衡障碍而感到沮丧吗？㉔ F24,眩晕或平衡障碍,是否已经影响了您的工作或家庭责任？㉕ P25,弯腰会加重眩晕或平衡障碍吗？

4. 运动敏感度指数(MSQ)量表　由医师评估患者在改变体位时诱发的眩晕的严重程度等级和持续时间等级。请按实际情况进行评估,每个问题均按眩晕症状强度和眩晕持续时间进行评估。

眩晕症状强度评分(0~5 分)标准:① 没有(0 分);② 轻微(1 分);③ 轻度(2 分);④ 中度(3 分);⑤ 严重(4 分);⑥ 重度(5 分)。

持续时间评分(0~3 分)标准:① <5 s 或没有(0 分);② 5~10 s(1 分);③ 11~30 s(2 分);④ >30 s(3 分)。

以下问题均按照上述标准进行赋分:① 基线眩晕症状强度(改变体位前如有眩晕症状,请在此进行程度标记);② 由坐立到仰卧位;③ 仰卧到左侧;④ 仰卧到右侧;⑤ 仰卧到坐立;⑥ 左侧 Hallpike-Dix;⑦ 从左侧 Hallpike-Dix 回到坐位;⑧ 右侧 Hallpike-Dix;⑨ 从右侧 Hallpike-Dix 回到坐立;⑩ 坐立,头靠左膝;⑪ 头从左膝抬起;⑫ 坐立,头靠右膝;⑬ 头从右膝抬起;⑭ 坐立水平转头 5 次;⑮ 坐立垂直点头 5 次;⑯ 站立,右转 180°;⑰ 站立,左转 180°。

总得分:MSQ(运动敏感度)指数=眩晕症状强度评分+持续时间评分

注:是对位置性眩晕患者,需行特殊的体位诱发试验,包括 Dix-hallpike(针对后半规管 BPPV)和卧位 roll test(针对水平半规管)。方法:① 坐位。患者于检查床取坐位姿势,头向被检查耳侧转动45°;检查者双手置于患者头部两侧,并告知其在整个检查过程中双眼紧盯某一处不动,告知全过程均会给他/她有保障的头部支撑,减轻其心理负担。观察并记录患者被检查过程中眼震状况和眼球活动,注意患者头晕和恶心、呕吐状况。② 头悬位。检查者言语和肢体动作指导患者小心、快速(约 2 s)躺倒;头需伸至床头外,头需低于水平位 15°~20°,保持头颈部扭转位。整个过程 30~60 s,支撑患者头部,观察其眼球状况。建议检查者观察时取坐位。若眼震出现,该体位需至少再保持 1 min,以观察眼震是否表现疲劳性或出现方向变化。③ 恢复坐位。上述过程完成后扶助患者缓慢坐起,保持头位45°的旋转,观察眼部状况。④ 后续。若在检查过程中出现眼震,应重复检查相关体位变化,并在此对眼部状况进行记录以评价其疲劳性;若坐、躺姿势均无眼震出现,本侧检查结束;休息片刻后进行对侧检查,手法相同。

【针灸疗效分析】

1. 针灸疗效现状　针灸治疗本病的疗效,主要以治疗前后眩晕评定值、听力评定值、耳鸣评定等级,以及以控制眩晕起效时间、临床症状、治疗后复发率转化成总体疗效为主要结局指标,以眩晕残障量表(DHI)、耳鸣残障量表(THI)、视觉模拟量表(VAS)、纯音测听评分等为次要结局指标,国内多以总体疗效为主要结局指标。

目前证据显示,针灸可明显改善梅尼埃病的眩晕、耳鸣、听力下降、耳闷等症状。从总体疗效看,针灸的总有效率在 80%~97%,显效率在 25%~30%,临床控制率或临床治愈率为 20%~65%。

2. 影响针灸疗效的因素　① 病因:引起本病发病的原因很多,一般而言,血管性因素,如自主神经功能失调、动脉痉挛、毛细血管血液滞留,针灸效果最好;如是变态和免疫因素所致,针灸治疗能改善症状;如是代谢障碍引起内分泌功能不足者,则应以针对病因治疗为主,针灸疗效较差。② 治疗时机:间歇期人体相对处于较平和的状态,相对而言脑循环、内耳循环较急性发作期状态为好,抓住这一时期积极进行针灸治疗,可取得较好的远期疗效。

3. 针灸治疗潜在的可能机制　目前公认的关于梅尼埃病的发生经过是:因膜迷路积水、水肿,耳蜗管、椭圆囊和球囊均显著膨胀,而膜性半规管并不膨胀。由于耳蜗管内积水膨胀,使蜗管的前庭膜突向前庭阶,外淋巴间隙被阻塞;同时,又因椭圆囊和球囊膨胀突入壶腹和半规管,所以内淋巴压力猛烈增加,超过限量时,即突然发生眩晕、恶心呕吐等症状。在早期耳蜗管膨胀时,Corti 氏器因所受压力不等,使听力时好时坏,至 Corti 氏器因长期受压而变质时,听力可消失。总之,本病发生的病因主要有内耳微循环障碍、自主神经功能紊乱及变态反应等。因此,针灸治疗的环节和机制可能包括:① 解除血管痉挛。针灸可以通过神经-血管反射,调节耳部自主神经功能,缓解局部小血管的痉挛和缺氧状态,改善循环,减少内淋巴的产生和膜迷路积水,同时促进内耳部代谢产物的排除,促进迷路水肿的吸收。另外,针刺能使椎动脉交感神经丛的功能得到良性调整,反射性地使血管扩张,从而改善脑干中的网状结构、前庭神经核区和内耳的缺血,促进内耳功能的恢复,达到治疗眩晕的目的。② 止呕作用。本病发作时出现的自主神经反应如恶心呕吐是最重的症状之一,针刺可通过调整自主神经功能,减轻呕吐反应。③ 免疫调节。一些研究表明,梅尼埃病的病因与免疫障碍有关,某些患者内淋巴囊附近有淋巴血管形成和 T 淋巴细胞、巨噬细胞这类免疫活性细胞,该病患者还出现免疫反应的生物现象,因此,针刺对于人体免疫网络的调节作用可能也是防治本病的机制之一。

【预后】

梅尼埃病多发生于 20～40 岁的青壮年,老年少见,小孩及 20 岁以下者罕见,男性多于女性。由于病因不清,治疗方法较多但疗效并不满意,很难根治,常反复发作难以控制。目前西医的治疗也只是对症处理,如发作时迅速缓解眩晕、恶心、呕吐;间歇期治疗以争取听力好转和预防其复发为目标。目前西医首选内科治疗,一旦内科治疗效果不佳可优先考虑创伤小的鼓室内给药(地塞米松或庆大霉素),通过上述方法仅有 5%～10% 的梅尼埃患者对眩晕的控制不佳,需手术治疗。针灸在缓解症状和预防复发方面有一定作用。一般建议,患者尽量保守治疗。如果严重眩晕发作频繁,保守治疗不能缓解,失去工作能力者;每次眩晕发作均伴有显著听力下降,间歇期听力无明显恢复者;听力丧失,眩晕仍经常发作者,方可考虑手术治疗。患者平时宜保持安静,避免噪声干扰,注意劳逸结合。

四、耳部病症的现代针灸学治疗原则与选穴处方

本节讨论的耳病主要是中耳和内耳常见的病症,但在针刺治疗上并不可能直接触及病位,因此,均只能通过神经反射途径和整体调节来治疗。严格意义上讲,中耳、内耳病症并不是体表病症,但由于外耳为体表器官,其上分布有丰富的神经,也是治疗中耳、内耳病症的重视刺激部位,故将其依然归入体表器官病症中进行论述。耳鸣作为众多耳病的常见症状,耳聋情况更为复杂,梅尼埃病为膜迷路水肿所致,中耳炎为炎性病症,在针灸治疗上以改善耳循环为基础,再对症治疗。

1. 耳迷走神经刺激点　国外许多研究显示,刺激迷走神经可减轻耳鸣和耳鸣相关的痛苦。听觉通路包括一系列抑制性连接和反馈环路,而这些通路可能在噪声损害后发生改变,最终导致耳鸣。在听觉皮质水平,这些变化导致广泛的调谐曲线,神经元自发放电增加,同步化活动增强,这时皮质神经元对中等强度的声音表现出"敏化"。Lehtimaki 等(2012)短期观察了迷走神经刺激结合声音疗法治疗耳鸣的疗效,结果显示,可改善患者情绪,减轻耳鸣程度,两侧大脑半球听觉 N 1 m 反应幅度降低。因此,可采用耳迷走神经刺激治疗耳鸣。另外,迷走神经可通过胆碱能抗炎通路,对局部和全身的炎症反应具有明显的抑制作用,可用于中耳炎的治疗。

2. 颈 1~6 节段刺激点　内耳的血供来自椎动脉,椎动脉在颈 1~6 的颈椎横突孔经枕骨大孔入颅腔,可选颈 1~6 节段刺激点,调节椎动脉供血,改善内耳血液循环,并可改善耳源性眩晕症状。

3. 上颌动脉刺激点　中耳(鼓室)的动脉来自颈外动脉的上颌动脉,刺激上颌动脉可改善中耳的循环。刺激点在下颌颈附近起自颈外动脉处;或在翼内、外肌之间。

4. 星状神经节刺激点　中耳、内耳的血管均由颈交感神经支配,因此,刺激星状神经节可舒张血管,改善循环,并具有调节免疫与稳定内环境作用。

5. 咬肌、翼内肌激痛点或颞颌关节刺激点　现代研究发现,单侧耳鸣与咬肌深层上后部的激痛点有关,可能是一种引传性感受现象,或由中耳的鼓膜张肌或镫骨肌的引传性运动单位活动引起,这些肌肉都位于咬肌的引传痛区内。镫骨肌痉挛会引起中耳听小骨的振动。单侧耳鸣也可能源于颞下颌关节囊病变,并与连接颞下颌和中耳的筋膜有关。如果耳鸣出现在双侧,就应该怀疑原因是系统性的,而不是肌筋膜性的。但如果两侧深层咬肌同时生有激痛点,也可能引起双侧耳鸣。这种情况下,耳鸣的强度很可能会出现单侧起伏现象。血清水杨酸盐含量过高可能引起双侧耳鸣;药物诱发的耳鸣也常是双侧性的,而且与服药剂量有关。另外,听力受损不是咬肌活化激痛点的特征。因此,临床上对于神经性和肌筋膜性耳鸣要加以区分。

咬肌激痛点有 4 个:① 浅层上部激痛点位置。前侧激痛点,颧骨直下咬肌最前缘与上牙平行处;后侧激痛点位于前侧激痛点外上方 1 cm 处。② 浅层中部激痛点位置。前侧激痛点在咬肌最前缘颧骨与下颌角连线下三分之一;后侧激痛点位于前侧激痛点外上方 1 cm 处。③ 浅层下部激痛点位置。下颌角咬肌附着处,分为前后两点。④ 深层激痛点位置。下颌骨与颧弓交界处,颞下颌关节前方。

国外学者研究显示,耳塞也是翼内肌激痛点的症状之一。为使咽鼓管扩张,腭帆张肌必须把相邻的翼内肌及嵌在肌肉内的筋膜推向一旁。静止状态下,翼内肌辅助咽鼓管闭合。当翼内肌肌筋膜激痛点的紧绷肌带阻碍腭帆张肌张开咽鼓管时,引起耳胀重听感(即耳塞)。因此,刺激翼内肌激痛点可治疗耳胀耳塞症状。刺激点在下颌角内侧。

6. 舌咽神经刺激点　中耳鼓室的神经丛,主要源于舌咽神经的鼓室支和颈内动脉交感丛,支配鼓室黏膜的感觉,针刺可调节鼓室黏膜的感觉和循环代谢。

7. 内关穴　现代研究认为,内关穴可反射性抑制呕吐,可用于耳源性眩晕引起的呕吐。

8. 耳尖　放血法以整体性调节免疫、抗炎。

● **推荐处方 1(耳鸣)**

主穴:耳部——迷走神经刺激点(调节大脑皮质听觉中枢功能)

颈部——颈 1~6 节段刺激点(调节椎动脉供血,改善内耳血液循环)

操作:夹脊穴向横突间斜刺。

● **推荐处方 2(耳鸣)**

主穴:面部——咬肌、翼内肌激痛点(灭活激痛点,缓解耳鸣)

配穴:颞下颌关节部有压痛者,加局部刺激点。

操作:咬肌激痛点上带电针,强度应逐渐增加,直到患者感到一阵刺痛,但肌肉尚未处于收缩的程度。

● **推荐处方 3(耳聋)**

主穴:耳部——迷走神经刺激点(调节大脑皮质听觉中枢功能)

　　　颈部——颈 1～6 刺激点(调节椎动脉供血,改善内耳血液循环)

　　　　　　舌咽神经刺激点(改善鼓室黏膜感觉,促进代谢和血液循环)

　　　　　　星状神经节刺激点(扩张血管,改善内耳血液循环)

操作:星状神经节用持续高频率刺激以抑制其兴奋性为宜。

● **推荐处方 4(中耳炎)**

主穴:耳部——迷走神经刺激点(通过胆碱能途径发挥抗炎作用)

　　　　　　耳尖(整体性调节免疫抗炎)

　　　面部——上颌动脉刺激点(改善中耳血液循环)

　　　　　　舌咽神经刺激点(调节中耳黏膜感觉,促进代谢和血液循环,促进炎症吸收)

　　　　　　翼内肌激痛点(灭活激痛点,改善耳胀耳塞症状)

操作:耳尖点刺放血。

● **推荐处方 5(梅尼埃病)**

主穴:颈部——星状神经节刺激点(扩张内耳血管,促进循环,缓解迷路水肿)

　　　　　　颈 1～6 节段刺激点(改善椎动脉供血,促进内耳血液循环,缓解迷路水肿)

　　　上肢——内关(反射性抑制呕吐)

操作:常规操作。

第五节　体表腺器官(甲状腺与乳腺)外科病症

一、甲状腺病

(一)非毒性甲状腺肿

【概述】

非毒性甲状腺肿是指由非炎症和非肿瘤原因导致的甲状腺弥漫性或结节性肿大,且不伴甲状腺功能亢进和减退的临床表现,可分为弥漫性和多结节性甲状腺肿两类。弥漫性非毒性甲状腺肿又称为单纯性甲状腺肿,是指甲状腺弥散性肿大,不伴有结节及甲状腺功能异常;病因和发病机制主要与缺碘、遗传和环境因素有关,嗜烟酒、胰岛素抵抗等也可能与甲状腺肿发生相关。可分为地方性和散发性两类;呈地方性分布者,为缺碘所致,称为地方性甲状腺肿。若主要由先天性甲状腺激素合成障碍或致甲状腺肿物质等所致的,称为散发性甲状腺肿,多发生在青春期、妊娠期、哺乳期和绝经期,但也可无明显原因。单纯性甲状腺肿患者约占人群的 5%,女性的发病率是男性的 3～5 倍。目前,全世界约有 10 亿人口生活在缺碘地区,我国病区人口超过 3.7 亿,占世界缺碘地区总人口的 37.4%,约有

3500万人患有地方性甲状腺肿。

非毒性多结节性甲状腺肿是指甲状腺结节性肿大,不伴甲状腺功能异常,成人患病率高达12%,女性、老年人、缺碘地区更为常见;病因与发病机制可能与遗传、自身免疫和环境等多因素相关;非毒性多结节性甲状腺肿内的结节多数为多克隆起源,提示甲状腺结节的形成是对局部产生的生长因子和细胞因子的过度增生反应所致。促甲状腺激素(TSH)在其发生发展中也起一定作用,另外,基因突变可使甲状腺祖细胞出现异常生长而形成单克隆起源的结节性甲状腺肿。

总之,非毒性甲状腺肿的病因很多,可归纳为三类:① 合成甲状腺激素的原料——碘缺乏,是地方性甲状腺肿的最常见原因,一般正常成人碘的需要量为150 μg/天,我国的地方性甲状腺肿流行地区较广,多山及高原地区的发病率较高;② 甲状腺激素的合成或分泌障碍,可由碘摄入过多(使碘的有机化障碍),或摄入某些物质可阻滞甲状腺激素的合成(如保泰松、锂制剂),或先天性甲状腺激素合成障碍(如遗传缺陷、基因突变、某些酶的缺陷而影响碘的有机化等);③ 机体对甲状腺激素的需要量增加(如青春期、妊娠、哺乳期,机体对甲状腺激素的需要量增加,出现相对性缺碘而致生理性甲状腺肿)。

甲状腺增生肿大的机制尚不清楚。一般认为,由于上述一种或多种因素阻碍甲状腺激素合成,分泌减少,导致TSH分泌增加,甲状腺呈代偿性增生肥大。但部分患者的血TSH并不升高,这可能是由于在缺碘或甲状腺激素合成障碍时,甲状腺组织对TSH的反应性增强,血T_3/T_4比值升高,T_3相对增多,代谢率可维持在正常范围内,并足以抑制TSH的过度分泌。另外,也可能与甲状腺生长免疫球蛋白、细胞生长因子等不依赖TSH而具有局部促增生作用有关。

本病属中医学"瘿""瘿气""瘿瘤"等范畴。中医学认为,本病主要与情志内伤和饮食及水土失宜有关,但也与人体素质关系密切。各种因素导致气滞痰凝,壅结颈前,日久引起血脉瘀阻,以气、痰、瘀合而为病。

【临床诊断】

1. 弥漫性非毒性甲状腺肿

(1)临床表现　多数患者无明显症状,重度肿大的甲状腺可压迫气管或食管而引起呼吸不畅或吞咽困难。甲状腺常呈轻、中度弥散性肿大,质地较软,表面光滑;胸骨后甲状腺肿可致胸廓入口部分梗阻,引致头部和上肢静脉回流受阻,让患者双手上举在头顶合拢,可见面部充血和颈静脉怒张。

(2)实验室检查　① 病理检查早期甲状腺滤泡上皮细胞增生、肥大,血管丰富;甲状腺呈均匀、弥散性增大,但仍可保持原来的轮廓。随着病程的延长,滤泡腔内充满胶质,滤泡细胞呈扁平状。② 血清T_3、T_4、TSH基本正常。碘缺乏患者T_4可轻度下降,T_3/T_4比值增高。血清Lg水平正常或增高,增高程度与甲状腺的体积呈正相关。③ 检测尿碘了解碘营养水平。尿碘中位数(MUI)为100~200 μg/L,是最适当的碘营养状态,MUI<100 μg/L为碘缺乏,200~299 μg/L为碘足量,>300 μg/L为碘过量。④ 首选甲状腺超声波检查,能准确反映甲状腺肿的特征和程度、大小,以及是否压迫颈部其他结构;甲状腺呈弥散性。⑤ 甲状腺摄[131]I核素扫描有助于了解甲状腺功能状态及甲状腺肿病因,一般为正常或偏高,无高峰前移,且T_3抑制试验正常。

2. 非毒性多结节性甲状腺肿

(1)临床表现　大部分患者无自觉症状。常因无意发现或体检、影像学检查发现颈部肿大。若甲状腺显著肿大、变形或纤维化明显,可导致食管、气管受压或胸廓入口阻塞,出现吞咽、呼吸困难或面部充血、颈静脉怒张等;体检可扪及多个大小不一的结节,如果结节位置较深或位于胸骨后侧则难以触及。颈前区突发疼痛常因结节内出血所致,声嘶提示喉返神经受累,需警惕恶性病变。

（2）实验室检查　①病理检查可见甲状腺结节大小不等,组织形态多样。部分结节呈囊性改变,囊内充满胶质,部分结节滤泡上皮细胞增生明显,纤维化范围广泛,亦可见出血、坏死、钙化或淋巴细胞浸润。②甲状腺功能正常,血清 T_3、T_4、TSH 基本正常。③甲状腺超声波检查,能准确反映甲状腺肿的特征和程度、大小,以及是否压迫颈部其他结构;甲状腺呈大小不一的结节状。

附　中华医学会编写的《临床诊疗指南》标准

①地方性甲状腺肿多发生在远离海洋、地势较高的山区,呈地方性分布,任何年龄均可发病。散发性甲状腺肿可发生在非缺碘地区或高碘的沿海地区,女性多见,常在青春期、妊娠期或哺乳期发病或使病情加重。②甲状腺轻至中度肿大,早期呈弥漫性肿大,表面光滑,质地柔软。随病情进展,甲状腺肿大更显著,后期可形成结节性增生,质地变硬,可伴有局部压迫症状。③血清甲状腺激素和 TSH 水平正常。④甲状腺摄^{131}I 率正常或偏高,无高峰前移,且 T_3 抑制试验正常。⑤甲状腺放射性核素扫描早期呈均质分布,晚期放射性分布不均匀。结节囊性变时为"冷"结节,功能自主性结节性变时为"热"结节。⑥TG-Ab 和 TPO-Ab 的阳性率与正常人相仿。⑦甲状腺超声波检查能准确反映甲状腺的大小,确定甲状腺结节的大小、数目和囊肿形成。

附　《内分泌学》中的诊断依据

我国对于居住在碘缺乏病区的甲状腺肿制定的诊断标准有三条:①甲状腺肿大超过受检者拇指末节,或者小于拇指末节而有结节者;②排除甲亢、甲状腺炎、甲状腺癌等其他甲状腺疾病;③尿碘低于 $50\ \mu g/g\ Cr$,吸碘率呈碘饥饿曲线可做参考。此外,以前的所谓"青春期甲状腺肿"应为非毒性甲状腺肿的一种,可能存在多种不同的类型:①生理性甲状腺肿大,多数与碘缺乏有关,补碘后或在青春期发育完成后,自然消退;与缺碘有关的青春期甲状腺肿事实上是一种缺碘性甲状腺肿。②部分为轻度的先天性的甲状腺肿,与 TH 合成的酶缺陷有关。③另一种类型的本质是慢性淋巴细胞性甲状腺炎,血 TPOAb 和 TgAb 升高,而且血 TSAb 亦正常,其原因不明。

【治疗原则及选穴处方】

经典针灸学以疏肝理气,化痰散结为基本治疗原则。患者宜多食海带、新鲜蔬菜。在选穴上以局部选穴和辨证选穴相结合,以颈部和任脉、足阳明经穴为主。具体选穴原则如下:

1. 局部选穴　可选颈部的阿是穴、天突、水突、扶突、廉泉等穴位,临近也可选头项部的风池、颈夹脊、大椎、百会,胸部的膻中等穴。

2. 辨证选穴　痰气郁结可选丰隆、阴陵泉、足三里、膻中、期门、肝俞、太冲、阳陵泉等;痰瘀互结可选膈俞、血海、曲池、丰隆、中脘、阴陵泉、内关、合谷等。

● **推荐处方 1**

治法:疏肝理气,化痰散结。

主穴:局部——阿是穴、天突(疏通气血,活血散结)

　　　临近——膻中(宽胸理气)

远端——合谷(行气活血,化痰散结)

足三里、三阴交、丰隆(健脾化痰)

配穴:痰气郁结加期门、太冲、阴陵泉;痰瘀互结加阴陵泉、血海、内关;声音嘶哑加扶突、廉泉。

操作:天突穴先直刺 0.2～0.3 寸,然后将针柄竖起,针尖向下,沿胸骨后缘刺入 1～1.5 寸;瘿肿局部根据肿块大小施行围刺法,用 4 根 1 寸毫针分别以 45°角刺入囊肿周围,再用 1 根针从囊肿顶部刺入,直达囊肿基底部,小幅度捻转提插,注意勿伤及颈总动脉及喉返神经。其他腧穴常规操作。

● **推荐处方 2**

治法:行气散结。

主穴:局部——水突、人迎、阿是穴(通络化瘀散结)

临近——颈 3～5 夹脊、风池(活血通络)

风府、大椎(调督脉,行气散结)

远端——合谷(行气活血)

配穴:痰气郁结加膻中、太冲、丰隆;痰瘀互结加丰隆、血海、内关;声音嘶哑加扶突、廉泉。

操作:采用人迎透水突(毫针针体通过肿大的腺体),阿是穴采用围刺法或速刺法。对于局部弥散肿胀无结节者,自肿胀腺体边缘刺入其中 3～5 针,不留针;对于有明显结节者,从结节边缘刺入其基底 3～5 针,采用围刺法。可以轻微提插数次加强刺激。要避开血管、气管、喉头,出针后可按压针眼片刻,以防止出血或形成血肿。余穴常规操作。

【疗效评估方法】

1. 国家中医药管理局制定的《中医病证诊断疗效标准》(1994 年) 分 3 级。① 治愈:局部肿块及全身症状消失;② 好转:局部肿块缩小,全身症状减轻;③ 未愈:局部肿块治疗 1 个月无缩小,全身症状无改善。

2.《临床疾病诊断依据治愈好转标准》 分 2 级。

(1)治愈标准 ① 甲状腺肿明显缩小或消失,2 年内无增大;② 甲状腺摄 ^{131}I 率、血清 TT_3、TT_4、TSH 水平正常。

(2)好转标准 甲状腺肿有所缩小,或无进一步发展,但仍需要治疗。

3. 影像学结合临床症状 可通过甲状腺彩超观察甲状腺大小结节的改变,并结合临床症状的改善作为疗效评价观察的指标。

【针灸疗效分析】

1. 针灸疗效现状 针灸治疗单纯性甲状腺肿,据报道可明显缩小肿块,总有效率达 96.77%,并提示越早治疗效果越好。但总体上报道较少,尚缺乏高质量的临床证据。

2. 影响针灸疗效的因素 ① 病因:缺碘是地方性甲状腺肿的主要原因。正常成人每日需碘量为 150 μg,若摄入碘量绝对不足及相对性不足,均可加重或诱发甲状腺肿,因此针刺同时配合用碘治疗地方性甲状腺肿可取得良好的效果。对于先天性代谢缺陷、激素合成障碍,甲状腺滤泡细胞缺乏合成和释放甲状腺激素所需的某些酶(过氧化酶、脱碘酶等)所导致的甲状腺肿则针灸疗效不佳。② 病情：针灸对轻度、中度甲状腺肿有较好的疗效，重度甲状腺肿或有明显压迫症状或伴有结节形成和疑有恶变者则应选择手术治疗，针灸治疗无效。③ 类型：针灸治疗甲状腺肿大，其疗效对于单发性、囊性结节者，较多发性、实性结节者为好；肿大越小，疗效越好。因此，早期治疗针灸疗效好。

3. 针灸治疗潜在的可能机制　针灸对单纯性甲状腺肿有一定疗效，其主要机制为针刺能调节垂体-甲状腺轴的功能，对甲状腺功能有双向调节作用，可抑制内源性 TSH 过多分泌，可以缓解增生，使之回缩。另外，针刺对甲状腺局部血液循环的改善，可促进其新陈代谢，并整体上促进人体对碘的吸收，有利于甲状腺肿大的缓解和回缩。针灸还可通过整体免疫调节而发挥一定的治疗作用。

【预后】

甲状腺肿特别是地方性甲状腺肿是以缺碘为主要病因的疾病。补碘是世界通行的治疗方法，但其不足有二：一是对疾病本身引起的全身功能紊乱没有治疗，可能造成患者对碘的吸收、利用不理想，以及补碘引起的弊端；二是对已肿大的甲状腺没有其他辅助治疗手段，造成部分甲状腺肿遗留。因此，积极寻找综合治疗方案依然是医学界面临的课题，针灸无疑是一种很有希望的辅助疗法之一。

青春期甲状腺肿常属正常，不需特殊治疗，预后良好；单纯性甲状腺肿或伴有结节形成，经中西药治疗后甲状腺肿可缩小或消失，症状和体征达到改善或缓解，预后较好；结节性甲状腺肿有恶变者，手术的彻底与否，将严重地影响预后。术后甲状腺激素及其他辅助治疗的适当应用，有助于降低复发率，提高生存率。缺碘是地方性甲状腺肿的主要原因，在本病流行地区，除改善饮用水源外，应以使用碘化食盐做集体性预防，最好用至青春期以后。平时应多食海带、紫菜等含碘食物。发育期的青少年、妊娠期和哺乳期的女性更应注意补碘。

（二）甲状腺腺瘤

【概述】

甲状腺腺瘤起源于甲状腺滤泡组织，是甲状腺最常见的良性肿瘤。腺瘤常为孤立性圆形或椭圆形结节，有完整而薄的纤维包膜，边界清楚，表面光滑，质地较正常甲状腺组织稍硬，随吞咽上下移动。本病在全国散发性存在，于地方性甲状腺肿流行区稍多见。各个年龄段均可发生，但多发生在 30～45 岁，以女性多见，男女之比为 1∶(2～6)。多数为单发性，有时为多发性，可累计两叶。右叶稍多于左叶，下极最多。

甲状腺腺瘤病理上可分为滤泡状、乳头状和 Hurthle 细胞 3 种类型，后两种少见。乳头状瘤难与乳头状囊腺瘤区别，故有人又将其称为乳头状囊腺瘤。滤泡状瘤最多见，可分为巨滤泡性（或胶质性）、胎儿性、胚胎性及单纯性腺瘤。腺瘤生长缓慢，常历经多年。早期甲状腺闪烁扫描提示为温结节，甲状腺有明显蓄积发射性碘的能力。随着病情的进一步发展，腺瘤进一步增大，当其释放的甲状腺激素（TH）足以抑制垂体促甲状腺激素（TSH）分泌时，结节外甲状腺萎缩，闪烁扫描发现结节区有放射性碘蓄积而呈"热结节"。患者有甲亢的表现，称为高功能性或毒性腺瘤。甲状腺腺瘤发生恶化率占 10%，因此，鉴别甲状腺腺瘤和甲状腺癌至关重要。

本病属中医学五瘿中的"肉瘿"。中医学认为，其发病多与情志有关，由于忧思郁怒，肝郁不达，脾失健运，以致气滞痰凝，痰瘀壅结颈前而成本病。

【临床诊断】

1. 甲状腺囊内肿块呈圆形,表面光滑,随吞咽上下移动,无疼痛和压痛。并发出血时,肿块可迅速增大,伴有胀痛。

2. 肿块增大时,可有呼吸困难,吞咽困难,声音嘶哑等压迫症状。

3. 本病多见于中青年女性。

4. 超声波检查及核素扫描有助诊断。

5. 血清三碘甲状腺原氨酸(T_3)、血清四碘甲状腺原氨酸(T_4)及促甲状腺激素(TSH)的检查可了解甲状腺功能。

注:20~45 岁青壮年尤其是女性患者出现的颈前无痛肿块,应首先考虑甲状腺腺瘤的可能性。根据肿块的临床特点和必要的辅助检查如 B 超等,多数能做出诊断。细针穿刺细胞学检查对甲状腺腺瘤的诊断价值不大,但有助于排除恶性肿瘤。而[131]I 扫描有助于高功能性腺瘤的诊断。该病应该注意与结节性甲状腺肿、慢性甲状腺炎和甲状腺癌相鉴别。结节性甲状腺肿多为双侧性、多发性和结节性质不均一性,无包膜,可有地方流行性。而慢性甲状腺炎细针穿刺可见到大量的淋巴细胞,且抗甲状腺球蛋白抗体和微粒体抗体多数升高。与早期的甲状腺乳头状癌术前鉴别比较困难,如果肿瘤质地坚硬,形态不规则,颈部可触及肿大的淋巴结、肿瘤内有细小钙化,应考虑恶性的可能。应当注意的是甲状腺腺瘤有恶变的倾向,癌变率可达 10%。故对甲状腺"结节"的诊断应予全面分析,治疗上要采取积极态度。影像学检查是对甲状腺结节首先要做的临床评价,美国甲状腺协会《2009 年甲状腺结节和分化型甲状腺癌诊治指南》重点强调超声检查的意义,为 A 级(有确凿证据表明应该采取的诊治方法,方法肯定有效)。2015 年美国甲状腺协会(ATA)发布的新版指南指出,筛查主要对直径>1 cm 的结节进行评估,若超声提示有可疑或伴随淋巴结病变、头颈部放射线照射史,或有甲状腺癌家族史(一级亲属中有 1 人或 1 人以上患有甲状腺癌)时,也应对一些直径<1 cm 的结节进行评估。初次评估时应检查血清促甲状腺激素(TSH)水平(如果 TSH 水平较低,应该行核素扫描;高功能结节恶变率很低,可不必对此类结节行细胞学检查)。

【治疗原则及选穴处方】

经典针灸学以理气化痰、活血散结为基本治疗原则。在选穴上主要以局部穴位为主,局部围刺,再加远端适当配穴。远端配穴可选肝经太冲、脾经三阴交及胃经足三里、丰隆等。

● 推荐处方

治法:软坚散结,活血通络。

主穴:局部——阿是穴(软坚散结化痰)

      远端——合谷、太冲(疏肝解郁)

          足三里、丰隆(健脾化痰)

配穴:气滞痰凝加膻中、天突、扶突;气阴两虚加太渊、三阴交、人迎。

操作:患者取坐位或仰卧位,肿瘤部位以 75% 酒精棉球消毒后,用左手拇指将肿物固定,右手持毫针,从肿物边缘向肿物中心部斜刺,根据肿物大小确定针刺与皮肤的角度为 45°或 15°,一般要穿透肿物。余穴常规操作。或针刺时沿肿物周边分成 8~10 个等份,即针尖斜向中心部刺 8~10 针,再从肿物上向中心部刺1针,即围刺、扬刺法。或将火针在酒精灯上烧红,在肿物上点刺速出,如此反复点刺。

【疗效评估方法】

1. 国家中医药管理局制定的《中医病证诊断疗效标准》(1994年) 分3级。① 治愈:局部肿块及全身症状消失;② 好转:局部肿块缩小,全身症状减轻;③ 未愈:局部肿块无缩小,全身症状无改善。

2. 影像学结合临床症状 根据甲状腺超声检查所示瘤体体积大小的改变情况,以及自身症状的改善情况来评估临床疗效。

【针灸疗效分析】

1. 针灸疗效现状 关于甲状腺腺瘤的高质量文献报道现在还比较少。针灸治疗本病的疗效,主要以超声检查所示甲状腺瘤体大小前后的变化和自身症状改善为主要的结局指标。目前的证据显示:针灸治疗甲状腺腺瘤,可以改善临床症状以及促使甲状腺腺瘤体积的缩小。据报道,针灸治疗本病的痊愈率为42.86%,总有效率为94.29%,远期总有效率为90%,且未见癌变。但报道较少,缺乏高质量临床证据。

2. 影响针灸疗效的因素 ① 病情:甲状腺腺瘤早期发现,瘤体小而散在,针灸治疗效果良好;如果病程长、瘤体大或伴有甲亢症状(甲状腺毒症)时称毒性腺瘤,但不伴发突眼,核素扫描显示"热结节",这种情况下针灸治疗疗效欠佳,应待甲亢症状缓解稳定后考虑手术治疗。在甲状腺腺瘤针灸治疗中,有人认为,质地较硬、瘤体大的患者最好选择手术治疗;瘤体性质未定的不可盲目治疗,要说服患者做进一步检查;治疗10次效果不明显者建议选择西医治疗。② 刺法:本病的治疗应该以局部围刺或火针治疗为主要方法,这是针灸取得疗效的关键环节。

3. 针灸治疗潜在的可能机制 ① 促进瘤体萎缩:在瘤体上用火针烧灼可破坏腺体组织和供应血管,从而使瘤体萎缩和吸收。有研究发现,针刺对患者体温与瘤温有良性干预作用,有利于肿块的萎缩与吸收。② 整体调节:由于针灸具有激发或诱导体内调节系统的作用,促进体内固有的调节能力,使异常功能趋于正常化,因此,针刺可提高人体的免疫功能,促进免疫细胞的吞噬功能,调节甲状腺的代谢,从而对腺瘤的发生和发展过程产生影响。

【预后】

甲状腺腺瘤病程缓慢,早期针灸治疗或手术切除,预后良好,可避免并发症的出现或增加,但有复发情况。本病有引起甲亢(发生率约为20%)和恶变(发生率约为10%)的可能,故应早期治疗。当甲状腺腺瘤瘤体大小持久未变小,或持续增大,多考虑手术治疗。手术切除标本必须进行病理检查,以判断是否有恶变。非手术治疗主要应用于甲状腺腺瘤与炎症病变难以鉴别的多发肿块小结节,倾向或可能为良性的患者,可口服甲状腺素片。

二、乳腺病症

(一)乳腺增生病

乳腺增生病是乳腺导管和小叶在结构上的退行性和进行性病变,以乳房胀痛、肿块为主要特点。由于对本病的不同认识,有多种命名,如乳腺小叶增生症、乳腺结构不良症、纤维囊性病等,在最新版《外科学》(第9版)中称为乳腺囊性增生病。在各种乳腺疾病中,乳腺增生病的发病率占乳房疾病的

75％,约占育龄女性的40％。发病年龄集中于20～50岁,45～50岁达到高峰,50岁以后发病率急骤下降。流行病学资料表明,乳腺癌的发生与乳腺增生性疾病有密切关系,特别是乳腺不典型增生。多项研究显示,乳腺增生患者发生乳腺癌的风险是无增生患者的1.5～2倍,且良性乳腺增生发生恶变的风险并不局限于某一种族人群,其中不典型增生病例的恶变风险明显高于总体发病水平,上升至5～6倍。据资料显示,我国70％～80％的女性都存在不同程度的乳腺增生。据我国部分地区的乳腺疾病普查显示,乳腺增生为临床上最为普遍的乳腺病变,占乳腺疾病发病率的93.2％～93.72％,乳腺增生在已婚女性中的发生率为28.28％～28.53％。30～40岁年龄组的女性乳腺疾病的发病率最高(这与该年龄组激素水平分泌旺盛有关),营业服务人员是乳腺疾病的好发人群(这可能与营业服务人员的工作时间不定时,工作紧张,长期生活无规律,导致内分泌紊乱有一定关系)。乳腺增生的危险因素包括离婚、人流、初次生产年龄晚、有家族乳腺癌病史、初潮年龄早、累计哺乳时间短、情绪不够稳定等。

本病的发生机制是由于女性激素代谢障碍,尤其是雌、孕激素比例失调,使乳腺实质增生过度和复旧不全,或部分乳腺实质成分中女性激素受体的质和量的异常,使乳房各部分的增生程度参差不齐所致。其病理形态呈多样性表现,传统上将其分为囊性增生和小叶实质增生,前者是指乳腺间质的良性增生,增生可发生于腺管周围并伴有大小不等的囊肿形成,囊内含淡黄色或棕褐色液体;或腺管内表现为不同程度的乳头状增生,伴乳管囊性扩张。后者指发生于小叶实质者,主要为乳管及腺泡上皮增生。

乳腺增生病属中医学“乳癖”范畴,认为多因情志内伤,冲任失调,痰瘀凝结而成。乳房为肝胃二经所司,足太阴脾经循其腋侧。情志不舒,肝失条达,气机阻滞,气血为之逆乱;肝郁抑脾,水湿失运,痰湿阻滞乳络而成肿块。冲任二经,上为乳汁,下为月水,冲任二脉隶属肝肾,久病、多产、堕胎或房事不节,损及肝肾,冲任失调,则经络失养而成瘤疾,下则经水逆乱,上则痰凝乳络,遂成乳癖。

【临床诊断】

1. 临床表现

(1) 乳房胀痛　为一侧或双侧乳房出现单个或多个肿块,伴有周期性或无规律间歇性乳腺胀痛、触痛,且多与情绪及月经周期有明显关系,一般月经来潮前1周左右症状加重,行经后肿块的疼痛明显减轻(病程较长者以上规律可以消失),但疼痛连续3个月不能自行缓解。少数患者可有乳头溢液,为无色或黄色。

(2) 乳房肿块　触诊可触及一侧或两侧乳腺内单个或多个颗粒样、条索状或片状结节,或区域性增厚、质韧,多位于外上方,结节与周围组织不粘连,可被推动,常有轻度触痛,腋下淋巴结不大。

2. 辅助检查　① 钼靶X线检查:增生的乳腺组织呈棉絮状或毛玻璃状密度增强影,如有囊性增生可见增强影中有圆形透亮阴影;② 红外透照检查:利用乳腺组织对红外光的吸收程度不同,其透射图像可显示乳腺内部结构,乳腺囊性增生症透光一般无明显异常,增生明显处透光度可减弱,血管图像正常;③ B超检查可见乳腺内部有高低不等回声及结构、韧带变化,对诊断有一定帮助;④ 细针穿刺细胞学检查、切除或切取活检是可靠的诊断手段。

注:要特别注意乳腺癌与本病有同时存在的可能,应嘱患者每隔3～6个月复查。当局限性乳腺增生肿块明显时,要与乳腺癌相区别。后者肿块更明确,质地偏硬,与周围乳腺有较明显区别,有时伴腋窝淋巴结肿大,钼靶和超声检查有助于两者的鉴别。

附 2002年中华中医外科学会乳腺病专业委员会第8次会议通过的《乳腺增生症诊断参考标准》

1. 临床表现 乳房出现不同程度的疼痛(疼痛性质可为胀痛、刺痛、隐痛),疼痛可向腋下或肩背部放射;疼痛的发作可与月经周期,情绪变化相关;疼痛发作持续3个月,或者疼痛间断发作3~6个月无明显缓解。

2. 体格检查 乳腺触诊可扪及乳房(单侧或两侧)存在单个或多个大小不等,形态多样的肿块,肿块可以弥散分布乳房各个象限。肿块多与皮肤或深部组织不存在粘连,肿块有触痛,推之可以移动,甚至可以随着情绪变化或者月经周期变化而出现大小消长变化。部分患者肿块触诊与周围组织的分界不清,部分患者甚至可有乳头瘙痒或溢液。

3. 辅助检查 临床常用乳腺相关辅助检查,如钼靶X线片,B超,乳腺纤维导管镜,穿刺细胞学或组织检查等可明确诊断。

【治疗原则及选穴处方】

经典针灸学以疏肝理气,消瘀散结为基本治疗原则。根据乳房属胃,乳头属肝,以及冲任上为乳汁,下为月事等理论进行选穴。具体选穴原则如下:

1. 局部选穴 可选膻中、屋翳、乳根、肩井等穴。

2. 根据基本病机选穴 本病属肝、胃经病,与冲任、脾经密切相关,因此,可选肝经期门、太冲;胃经足三里、内庭;脾经三阴交、血海;任脉关元、气海;冲脉可选与其相通的公孙。

3. 辨证选穴 肝郁痰凝选肝俞、脾俞、期门、中脘、丰隆、阴陵泉等;冲任失调选肾俞、肝俞、关元、公孙、三阴交、太溪。

4. 耳穴 选内分泌、胸、乳腺、肝、胃,中度刺激,或用王不留行籽贴压。

● **推荐处方1**

治法:理气化痰,疏通乳络。

主穴:局部——乳根、膻中、屋翳(疏通乳络,理气宽胸)

　　　远端——足三里、丰隆、内关(理气化痰、活血化瘀)

配穴:肝郁痰凝加肝俞、期门、丰隆;冲任失调加关元、肾俞、三阴交。

操作:乳根、膻中、屋翳均可向乳房肿块方向斜刺或平刺。乳根、屋翳接电针,疏密波每次刺激20~30 min。余穴常规操作。

● **推荐处方2**

治法:疏肝健脾,化痰散结。

主穴:局部——膻中、乳根、屋翳(理气、通络、散结)

　　　临近——肩井(疏通乳络)

　　　　　　　肝俞、脾俞、胃俞(疏肝健脾)

　　　远端——丰隆(清化痰浊)

配穴:肝郁痰凝加期门、太冲、足三里、阴陵泉;冲任失调加关元、太溪、三阴交。

操作:膻中向患侧乳房横刺,乳根向上刺入乳房底部,屋翳向外斜刺或刺向乳房;屋翳、乳根接电针,疏密波,20~30 min。余穴常规操作。

【疗效评估标准】

1. 中华中医药学会外科学分会南通会议制定的《乳腺增生病诊断及疗效评定标准(修订稿)》(1987年) 分4级。① 临床治愈:肿块消失,乳痛消失、停药3个月无复发;② 显效:临床症状减轻或消失,包块最大直径缩小1/2以上;③ 有效:临床症状减轻或消失,包块缩小1/3以上;④ 无效:症状无改变,包块未见明显缩小或缩小不足1/3者。

2. 国家中医药管理局制定的《中医病证诊断疗效标准》 分4级。① 治愈:肿块和疼痛消失;② 显效:肿块缩小2/3,疼痛基本消失;③ 好转:肿块缩小1/3,疼痛减轻或消失;④ 未愈:肿块及疼痛程度不变或加重。

3. 中华中医外科学会乳腺病专业委员会制定的标准(2002年) 由乳房疼痛、肿块大小及伴随症状三部分组成,以评价疗效。

(1) 乳腺疼痛的分级与评分标准 ① 0级:无触压痛,无自发痛(6分);② 1级:触压痛,无自发痛(12分);③ 2级:自发痛,以经前为主,呈阵发性(18分);④ 3级:自发痛,呈持续性,不影响生活(24分);⑤ 4级:自发痛,呈持续性,放射至腋下、肩背部、影响生活(30分)。

(2) 肿块大小分级与评分标准

1) 肿块硬度 ① 质地柔软,如同正常腺体(3分);② 质地韧,如同鼻尖(6分);③ 质地硬,如同额头(9分)。

2) 肿块范围 ① 乳房肿块分布范围局限于1～2个乳房象限(3分);② 肿块分布范围达3～4个乳房象限(6分);③ 肿块分布范围5～6个乳房象限(9分);④ 肿块分布范围达7～8个乳房象限(12分)。

3) 肿块大小 ① 肿块最大直径≤2 cm(3分);② 肿块最大直径为2.1～5 cm(6分);③ 肿块最大直径>5 cm(9分)。

(3) 伴随症状 分治疗前和治疗后评分(表6-15)。

表6-15 乳房肿块(乳腺增生)伴随症状评分表

伴随症状	治疗前			治疗后			
	有症状	无症状	得分	未变	改善	恢复	得分
情绪变化	3分	1分		3分	2分	1分	
月经异常	3分	1分		3分	2分	1分	
两胁胀满	3分	1分		3分	2分	1分	

采用尼莫地平法,疗效指数＝(治疗前积分－治疗后积分)/治疗前积分×100%。疗效判定标准:① 痊愈。乳房疼痛与肿块完全消失,临床症状消失,疗效指数≥90%。② 显效。乳房肿块缩小,乳房疼痛减轻或消失,疗效指数70%～89%。③ 有效。乳房肿块未变化,乳房疼痛减轻或消失,疗效指数30%～69%。④ 无效。乳房肿块未变化,乳房疼痛未变化,疗效指数<30%。

4. 视觉模拟量表(VAS) 对疼痛症状进行评估,参见偏头痛。

【针灸疗效分析】

1. 针灸疗效现状 针灸治疗本病的疗效,主要以临床疗效为主要结局指标,以乳痛及全身症状评分、肿块相关参数、VAS评分、世界卫生组织生存质量测定量表（WHOQOL-100BREF）评分等为次要结局指标。也有以全身症状积分转化成总体疗效为主要结局指标，而国外尚缺乏针灸治疗乳腺增生病的临床研究。目前证据表明，针灸治疗乳腺增生病，可明显改善全身症状积分、肿块大小、乳痛程度等。从总体疗效看，针灸的总有效率在84.4%～97.3%，临床治愈率约在77.59%，显效率在14.66%～51.43%，有效率在4.31%～81.1%，无效率在2.7%～15.62%。因文献治疗方法、疗效标准不一，故疗效差异较大。

2. 影响针灸疗效的因素　① 病理分型：乳腺增生病从病理形态上可分为囊性增生和小叶增生，相对而言，针刺治疗小叶增生疗效优于囊性增生，这是因为小叶增生是乳腺腺泡增生，而囊性增生是间质或腺管增生，腺泡增生的消退要易于腺管及间质增生的消退。② 患者的自身情况：如果乳腺增生患者乳痛发生与月经周期呈明显的规律性消长，针灸疗效好；反之针灸疗效较差。另外，年龄也与针刺疗效有关，年龄小、未婚者，多属实证；年龄大、已婚者多属虚证或虚实夹杂，针灸疗效以年龄小者优于年龄大者。③ 刺法：临床实践证明，本病在治疗时要重视乳房局部穴位的刺法，由于乳房针感较差，因此局部穴用电针有重要意义，可明显提高针刺疗效。

3. 针灸治疗潜在的可能机制　乳腺增生病的发生是由于下丘脑-垂体-卵巢性腺轴功能调节紊乱所致，其主要环节是卵巢分泌的雌激素，尤其是雌二醇（E2）异常增多，孕酮分泌不足或相对减少而引起。有研究发现，垂体分泌过量的泌乳素也是乳腺增生病发生的重要因素。一方面，泌乳素可以与乳腺上皮细胞上的泌乳素受体结合，直接刺激乳腺组织，促使腺泡增殖，增生，同时又可调控雌二醇和孕酮，抑制黄体期卵巢孕酮的分泌，促使雌二醇的合成；另一方面雌二醇又能促进泌乳素的分泌，如此恶性循环，形成乳腺增生。根据以上发病机制，针刺治疗本病的环节和机制可概括为：① 调节内分泌。针灸对下丘脑-垂体-性腺轴功能失调具有良性调节作用，可使体内分泌量较高的雌二醇恢复至正常水平，并提高孕酮和睾酮的分泌量，降低泌乳素水平，减少对促卵泡成熟激素的拮抗作用，恢复卵巢的功能，从而纠正内分泌紊乱，抑制增生细胞的复制，使增生的乳腺组织恢复正常。有研究通过实验观察乳腺增生（MGH）大鼠乳房外观形态，血清中 E2、P，乳腺组织中雌激素受体 α（ERα）和孕激素受体（PR）含量变化，发现电针能够较好地改善 MGH 大鼠的各项指标，但对于切断肋间神经组 MGH 大鼠的治疗作用明显减弱，故推断电针治疗 MGH 的疗效机制可能与肋间神经通路的调节作用具有密切的关系。近年有研究发现，电针治疗 MGH 的疗效途径可能与甲状腺功能调节关系密切。② 调节血液循环。有研究认为，针刺可以有效地减少乳腺增生病病变区域的血流信号，而加快病灶周围正常组织的血流速度，降低血流的阻力指数，改善正常乳腺组织的血液循环；减轻病灶区腺体组织的灰阶度和密度，改变其乳腺组织的血管数目和形状，起到抑制乳腺增生的作用。如有研究证明，针刺对乳腺增生病有显著的临床疗效，并且能降低乳腺增生腺体的血流阻力指数，改善乳腺组织的 X 线征象，减轻腺体的灰阶度及血管类型。

【预后】

本病具有一定自限性和反复性，可在结婚、生育、哺乳后症状明显改善或消失，绝经后能自愈。针灸对于乳腺增生病具有较好的治疗效果，通过治疗，可使乳房的肿块缩小或消失，但本病有2%～3%的恶变，须定期检查，尤其是单侧性、病变范围局限更应引起重视，排除癌变。《外科学》中建议，对局限性乳腺囊性增生病,应在月经干净后5天内复查,若肿块变软、缩小或消退,则可予以观察并继续中药治疗。若肿块无明显消退者,或在观察过程中,对局部病灶有恶性病变可疑时,应予切除并做快速病理检查。如有不典型上皮增生,同时有对侧乳腺癌或有乳腺癌家族史等高危因素者,以及年龄大,肿块周围乳腺组织增生也较明显者,可作单纯乳房切除术。患者应注意日常生活的调护,首先要正确认识病情,消除紧张、烦躁及恐惧心理,劳逸结合,多参加体育运动,增强体质。

（二）急性乳腺炎

【概述】

急性乳腺炎即乳腺的急性化脓性感染,以乳房红肿疼痛为主要特征,多由于葡萄球菌或链球菌通过破裂的乳头感染所致。产后乳汁淤积,如不及时处理,易致感染。细菌侵入乳腺管后,继续向实质部侵犯,则可形成各种类型的化脓性乳腺炎。本病好发于产后3～4周的初产妇。在美国大约有10%的哺乳母亲会发生乳腺炎(婴儿唇腭裂、破裂的乳头、婴儿依恋含乳、局部乳汁淤滞、错过喂食、乳头穿孔、孕妇营养不良、乳腺炎病史、初产妇、紧身胸罩的限制、使用手动吸乳器等是哺乳期乳腺炎的危险因素)。据研究报告,哺乳期女性的发病率为2.6%～33%,但通常低于10%,它可能发生在哺乳的任何阶段,甚至第2年,大多数报告显示,74%至95%的病例发生在头12周,乳腺炎在产后第2周和第3周最常见,乳房脓肿在产后前6周最常见。澳大利亚研究报告显示,哺乳期妇女发病率约为20%。我国哺乳期女性急性乳腺炎的发病率约为18.6%,乳汁淤积、初产妇、糖尿病和乳头损伤是急性乳腺炎的高危因素。

急性乳腺炎属于中医学"乳痈"范畴,发于妊娠期的称为"内吹乳痈",发于哺乳期的称为"外吹乳痈"。乳痈多因气滞热壅、热毒炽盛,厥阴、阳明经脉受阻而成。恣食厚味,胃腑积热;或忧思恼怒,肝气郁结;或因乳头破裂,外邪火毒袭入;或因胎气旺盛,阳明蕴热,致使脉络阻塞,营气不和,排乳不畅,火毒与积乳互凝,结肿成痈。乳房属足阳明胃经,阳明乃多气多血之经,邪热蕴蒸阳明,乳汁淤积不通,久积化热化火,热毒炽盛,肉腐成脓。久病不愈,渐致脓肿溃烂,脓汁清稀,久病气血虚衰,难以祛腐生肌,导致愈合缓慢或形成乳漏。

【临床诊断】

1. 初起乳房内有疼痛性肿块,皮肤不红或微红,排乳不畅,可有乳头破裂糜烂。化脓时乳房肿痛加重,肿块变软,有应指感,溃破或切开引流后,肿痛减轻。如脓液流出不畅,肿痛不消,可有"传囊"之变。溃后不收口,渗流乳汁或脓液,可形成乳漏。

2. 多有恶寒发热、头痛、周身不适等症状。

3. 患侧腋下可有淋巴结肿大、疼痛。

4. 患者多数为哺乳女性,尤以未满月的初产妇为多见。

5. 血白细胞计数及中性粒细胞增高。

附 《黄家驷外科学》(第6版)中的急性哺乳期乳腺炎诊断

① 初起乳汁排出不畅,乳内胀痛难忍,有结块,皮色不红或微红,全身多伴有恶寒发热、头痛、食欲不振、大便干结等症;② 乳头皲裂感染邪毒,乳汁排出不畅,乳内胀痛难忍,有结块,皮色不红或微红,全身多伴有恶寒发热、头痛、食欲不振等。凡具备以上任何一项即可确诊。

【治疗原则及选穴处方】

经典针灸学以疏肝和胃,清热散结为基本治疗原则。初期清热散结,通乳消肿;成脓期泻热解毒,通乳透脓;溃脓期兼补益气血、调和营卫。根据乳房属胃,乳头属肝的理论在肝胃两经上选穴。具体选穴原则如下:

1. 局部选穴　可选局部乳根、屋翳、膻中及近部肩井。

2. 循经选穴　本病与足阳明胃经和足厥阴肝经关系密切,足阳明经直接经过乳房,足厥阴经至乳下胃经贯乳房,故可选取足三里、内庭、梁丘清泻胃热;期门、太冲疏肝解郁,行间清泻肝火。根据同气相求理论,可选手阳明经合谷、曲池、商阳、二间清泻阳明之火毒;选手厥阴经内关宽胸理气。

3. 辨证对症选穴　气滞热壅选膻中、期门、内关、行间、内庭、太冲、曲池、二间等;热毒炽盛选大椎、耳尖、少商、少泽、商阳、委中、内庭、大敦、厉兑;正虚毒恋选阿是穴、气海、膏肓俞、膈俞、足三里 三阴交;气滞胸闷选内关、膻中;恶寒、发热选风池、合谷、外关、曲池。

● 推荐处方 1

治法:疏肝和胃,清热散结。

主穴:局部——膻中、乳根、阿是穴(疏通局部气血)

　　　临近——期门、肩井(理气化瘀)

　　　远端——内关、曲池(清热活血)

　　　　　　内庭、行间(清泻肝胃)

配穴:气滞热壅加太冲、二间、少泽;热毒炽盛加大椎、大敦、厉兑;正虚毒恋加气海、膏肓俞、足三里;恶寒、发热加风池、合谷、外关。

操作:阿是穴根据病变的不同阶段而选用,对于初期乳腺淤积者,阿是穴以乳头为中心,将火罐拔于乳房上,吸尽淤积的乳汁;当成脓期时,阿是穴选成脓之部位用火针或三棱针点刺破脓,拔尽脓血;当在后期出现久不收口时,可选不收口的漏口,用火针点刺拔罐,并可用灸法。膻中向患侧乳房横刺;乳根向上刺入乳房底部,期门、肩井不得针刺过深,以免伤及肝、肺等脏器;针肩井针尖应向前或后下方刺入。余穴常规操作。

● 推荐处方 2

治法:泻火解毒,消肿散结。

主穴:局部——膻中、乳根(理气散结)

　　　临近——阿是穴(活血通络,泻火解毒)

　　　远端——足三里、内关(活血通络)

配穴:参照处方1。

操作:阿是穴为在背部肩胛区寻找阳性反应点。反应点为大如小米粒的红色斑点,指压不退色,稀疏散在,数量数个或十几个不等。用三棱针挑刺点刺拔罐,出血5～10 ml。余穴常规操作。

【疗效评估方法】

1.《中药新药临床研究指导原则》中的乳腺炎疗效标准　分 4 级。① 治愈:乳房肿块完全消失;

② 显效:乳房肿块的直径减小超过 50％(包括 50％);③ 有效:乳房肿块直径减小 30％～50％(包括 30％);④ 无效:乳房的肿块直径减小不到 30％。

2. 症状、体征积分　主要观察乳房疼痛情况,乳房红肿面积(通过软尺测量红肿面积最大直径计算),乳汁分泌情况,乳房肿块大小(以肿块最大直径计算,通过触诊或 B 超进行判定,以触诊为主;若为多个肿块,积分相加再取平均值),体温,血常规(白细胞计数及中性粒细胞计数)(表 6‐16)。

表 6‐16　乳腺炎症状、体征积分

症状	乳房疼痛	□0＝0 级(0 分):无胀痛 □2＝2 级(6 分):胀痛明显		□1＝1 级(3 分):轻度疼痛,可忍受 □3＝3 级(9 分):胀痛难忍
体征	乳房红肿面积	□左侧　　　　　　□双侧		□右侧
		象限:　　　　范围:　　×　　cm	象限:　　　　范围:　　×　　cm	
		□0＝0 级(0 分):无红肿 □2＝2 级(6 分):红肿面积直径为 2～5 cm	□1＝1 级(3 分):红肿面积直径＜2 cm □3＝3 级(9 分):红肿面积直径＞5 cm	
	乳汁分泌情况	□0＝0 级(0 分):乳汁排泄正常 □2＝2 级(6 分):乳汁排泄不通畅	□1＝1 级(3 分):乳汁排泄欠通畅 □3＝3 级(9 分):乳汁不能排出或点滴而下,或淤积结块	
	乳房淤积肿块大小	□左侧　　　　　　□双侧		□右侧
		象限:　　　　范围:　　×　　cm	象限:　　　　范围:　　×　　cm	
		□0＝0 级(0 分):无肿块 □2＝2 级(6 分):肿块直径为 2～5 cm	□1＝1 级(3 分):肿块直径＜2 cm □3＝3 级(9 分):肿块直径＞5 cm	
	体温	□0＝0 级(2 分):正常	□1＝1 级(4 分):发热____℃	
	血常规	WBC____×10^9/L	NE____×10^9/L	
		□0＝0 级(2 分):WBC 正常 □1＝1 级(4 分):WBC 升高	□0＝0 级(2 分):NE％正常 □1＝1 级(4 分):NE％升高	

症状、体征积分疗效判定:① 临床痊愈。疗效指数≥90％。② 显效。70％≤疗效指数≤89％。③ 有效。30％≤疗效指数≤69％。④ 无效。疗效指数＜30％。疗效指数＝(治疗前积分－治疗后积分)/治疗前积分×100％。

3. 视觉模拟量表(VAS)　患者根据自己的痛觉,对照“标尺”上分级程度的数字给出自己的疼痛分值:① 0 级,无痛;② 1～3 级,轻微隐痛、触痛;③ 4～6 级,疼痛较重,胀痛、钝痛或窜痛,尚能忍受;④ 7～10 级,痛甚,坠痛或刺痛不能近衣。

4. 母乳喂养自我效能简式量表(BSES‐SF)　Dennis 于 2003 年对母乳喂养自我效能感量表进行修订。

根据信度、效度检测和多因素分析结果,删除原量表的部分条目,发展出 BSES‐SF,用于评估孕产妇早期的母乳喂养自信心水平,并预测她们的婴儿喂养方式。该简式量表共 14 个条目,各条目均采用 Likert 5 级评分,从“一点儿也没信心”“不是很有信心”“有时有信心”“有信心”到“非常有信心”分别计 1～5 分,得分越高说明母乳喂养自我效能越好。14 个条目内容包括:① 我总能确保宝宝母乳充足;② 我相信我能够做好母乳喂养,就像以前我总能很好地应付那些自己从来没有做过的事儿一样;③ 我总是能够完全以母乳哺喂而不给孩子添加代乳品;④ 我总是能够确保宝宝在整个吃奶过程中能正确含住乳头吸吮;⑤ 我总能将母乳喂养的状况控制到令我满意;⑥ 即使在孩子哭的时候,我也总能将哺乳进行下去;⑦ 我总能保持那种想要坚持母乳喂养的愿望;⑧ 喂奶时即便有家人在场,我也能心情放松而不会感到尴尬;⑨ 我总是能够满意自己母乳哺育的状况;⑩ 虽然母乳哺喂比较耗时,我也能够应付;⑪ 我总能只用一只乳房就把孩子喂饱;⑫ 每次喂奶我都能一气呵成而不会间断;⑬ 我总是能够配合孩子对母乳的需求来喂奶;⑭ 我总是能够判断孩子是否吃饱了。

【针灸疗效分析】

1. 针灸疗效现状　针灸治疗本病的疗效,主要以乳房疼痛情况、VAS 评分、乳房红肿面积、症状恢复时间、乳汁分泌情况、乳房肿块大小(以肿块最大直径计算或 B 超进行判定)、SI＝红斑评分＋乳房紧张评分＋疼痛量表评分为主要结局指标,以体温、血常规(白细胞计数及中性粒细胞计数)为次要结局指标。也有以疼痛评分、乳房肿块评分、症状积分等转化成总体疗效为主要结局指标。

目前证据显示,针灸治疗急性乳腺炎,可明显减轻乳房疼痛、缩小乳房肿块、促进泌乳等,总有效率为 93.3%,治愈率为 53.3%,显效率为 26.7%。治疗哺乳期急性乳腺炎,总有效率为 92.5%,治愈率为 80%,好转率为 12.5%。但国内总体报道较少。

有学者于 2007 年对 50 家瑞典医院的产科病房进行的一项调查发现,60% 的医院使用针灸治疗乳汁淤滞,18% 的医院使用针灸治疗乳腺炎,2.2% 的医院使用针灸减轻母乳喂养的痛苦或改善乳汁供应。针灸疗法在国外用于缓解哺乳期乳腺炎症状的疗效已被证实,如两项在瑞典哺乳期疾患门诊开展的随机非盲临床对照试验中,分别将常规护理配合催产素喷雾与常规护理加针灸少海、肩井(或加针灸少海、肩井、三阴交)治疗哺乳期乳腺炎进行比较,以严重性指数(SI)为结局指标,结果显示,针灸有一定疗效。一项系统评价(包括上述 2 项研究)得出的结论是,接受针灸治疗的哺乳期女性患脓肿的可能性较小,急性乳腺炎第 5 天症状较轻,发热率更低,说明在急性乳腺炎初期应用针灸治疗可阻止其进一步发展。

2. 影响针灸疗效的因素　① 病变的时期:根据急性乳腺炎的病情发展,可分为初起(早期)、成脓(中期)、溃后(后期)三个不同的病理阶段。初期乳痛不红或微红,呈现大小不等之结块,疼痛,排乳不畅,或乳窍不通,发病部位大多在乳房外上方,可兼见全身发热,头痛身疼,胸闷恶心等症状,一般发病 2～3 日内是针灸治疗的最佳时机,治疗得当,多能消散痊愈。如若失治或误治,则向中期发展,患乳肿块增大,皮肤焮热,拒按,跳痛剧烈,全身高热,恶寒壮热显著,烦躁不安,若痈灶表浅,常在 5～6 日内成脓,肿块变软,按之应指,此为脓成;若痈灶较深,肿胀尤为明显,而肤色不红,全身不适加重,肿块继续增大,水肿显著,多在 8～10 日成脓,此阶段,针灸可缓解症状,但疗效不及初期,常须外科介入。当病情进一步发展时,在成脓后,用火针或三棱针点刺拔罐,排尽脓血,则肿消痛减,脉静身凉,逐渐趋向痊愈。但此期如排脓不畅,可能进一步引发传变,可能出现败血症,必须密切观察病情变化。后期溃脓之后,肿消痛减,寒热渐退,疮口逐渐愈合,若疮口反见脓汁流出,或脓汁清稀,久不收口,形成乳漏,针灸疗效也受到限制,常须外科处理。总之,针灸对于急性乳腺炎的初起阶段具有良好疗效;对于成脓期和溃后,则针灸只能作为辅助措施,应该采取综合措施进行治疗,以免延误病情。② 刺法:本病的刺法对疗效影响极为重要,要在不同的时期采用正确的刺血、拔罐和灸法,尤其是刺血和拔罐是决定针灸疗效的关键因素。如初期的拔罐要将郁滞的乳汁拔净,在远端部位或耳尖采用刺血法;中期一定要等脓成熟后方可刺脓拔罐,否则容易造成感染扩大。

3.针灸治疗潜在的可能机制 ①减轻乳汁淤积:乳汁淤积是导致急性乳腺炎的重要原因,因淤积的乳汁有利于侵入细菌的繁殖,用拔罐法拔出淤乳对于治疗具有非常重要的意义。乳汁的拔出减轻了乳房内的压力,改善了乳管的通畅和乳腺的血液循环,促进代谢,利于炎症的吸收和消散,可抑制细菌的繁殖,达到治疗的目的。②调节机体免疫:由于本病多发生在产后3～4周,此时产妇整体抗病能力下降,使其容易感染,针灸可提高人体免疫功能,增强抵抗力,增强免疫细胞的吞噬能力,促进炎症的消除。

【预后】

急性乳腺炎只要治疗及时,预后良好。针灸治疗急性乳腺炎初期未化脓者效果良好,若结合艾灸、按摩、热敷,消瘀散结,则疗效更好。溃脓期要及时切开排脓。本病要积极预防,关键在于避免乳汁的瘀积,同时防止乳头损伤,妊娠后期应常用温水或肥皂水洗乳头,或用75％酒精棉球涂擦乳头、乳晕部。乳头内陷时,洗后轻揉、按摩、牵拉。尽量避免戴过紧胸罩或化纤胸罩。产后要定时哺乳,每次哺乳应将乳汁吸空,如有淤积,可按摩或用吸乳器排尽乳汁,哺乳后应清洗乳头。应注意婴儿的口腔卫生,避免含乳睡觉。乳头擦伤、破裂,要及时治疗。患病期间一般不停止哺乳,因停止哺乳不仅影响婴儿喂养,且提供了乳汁淤积的机会,但病侧乳房应停止哺乳,并以吸乳器吸尽乳汁,促使乳汁通畅排出。若感染严重或脓肿引流后并发乳瘘,应停止哺乳。治疗期间,患者应注意保持心情舒畅,避免心情急躁,积极配合治疗。

近年来提出了哺乳期急性乳腺炎四级预防方案,即0级预防:通过指导围产期母乳喂养,防止发生乳头皲裂和乳汁淤积;1级预防:在乳汁淤积期,采用"理疗＋乳腺按摩＋电动奶泵吸奶"三联治疗,防止进展为哺乳期急性乳腺炎的急性炎症期;2级预防:在哺乳期急性乳腺炎的急性炎症期采用"理疗＋乳腺按摩＋电动奶泵吸奶＋敏感抗生素治疗"四联疗法,防止形成乳腺脓肿;3级预防:指在乳腺脓肿期,采用微创治疗方法,最大限度保留母乳喂养功能。

三、甲状腺与乳腺病症的现代针灸学治疗原则与选穴处方

(一)甲状腺病症(非毒性甲状腺肿与甲状腺腺瘤)

甲状腺肿和甲状腺腺瘤均为甲状腺部位的肿块性病变,但前者以甲状腺的弥漫性肿大为主,后期可出现结节,而后者以结节为临床表现。尽管发生机制并不相同,但在针灸治疗上主要以局部治疗为主,消除或缩小肿大、结节为基本原则;甲状腺素分泌不足者,可刺激交感神经以促进甲状腺素分泌。缺碘性甲状腺肿必须以补碘为基础,再进行针刺治疗。选穴主要以甲状腺的神经支配和解剖学为基础。

甲状腺的支配神经来自交感神经和副交感神经,前者发自颈交感神经节,后者发自迷走神经,交感神经纤维在甲状腺上、下动脉周围形成神经网,随血管进入腺体,调节血管收缩,并促进腺泡分泌甲状腺素。迷走神经通过喉上神经、喉返神经分支进入甲状腺,并随着血管分布到甲状腺组织。喉上神经起自迷走神经的结状神经节,经颈内动脉后方斜向内下,在接近喉的地方分成内外两支。内支与甲

状腺上动脉的喉支伴行,穿过甲状舌骨膜入喉支配声带以上黏膜感觉。外支与甲状腺上动脉及其分支伴行至环甲肌,支配该肌运行。部分纤维随动脉分布至甲状腺实质。副交感神经兴奋则抑制其分泌,主要是在甲状腺素分泌过多时进行抗衡性调节。选穴方法如下:

1. 肿块局部刺激点　选择甲状腺肿块部位,通过伤害性局部刺激促进肿块的缩小,如用火针直刺。另外,局部刺激也有调节甲状腺循环的作用。

2. 选择胸1～2节段刺激点　甲状腺的交感神经起源于胸1～2节侧角,兴奋时可引起血管收缩。甲状腺滤泡细胞膜上含有 α 和 β 肾上腺能受体,电刺激交感神经可使甲状腺激素分泌增加。

3. 耳、颈部迷走神经刺激点　甲状腺滤泡细胞膜上含 M 胆碱能受体,电刺激迷走神经可抑制甲状腺素的分泌,但这种效应常在甲状腺素分泌过多时起抗衡作用。另外,刺激迷走神经可抑制交感神经活动,促进甲状腺内的血液循环。

● **推荐处方 1（非毒性甲状腺肿）**

主穴:局部——肿块刺激点(促进循环,缩小肿块)

　　　胸部——胸1～2夹脊穴(促进甲状腺素分泌,反馈性抑制垂体促甲状腺素的分泌,缓解甲状腺的增生和肿大)

操作:用毫针在肿大的甲状腺上进行围刺。

● **推荐处方 2（甲状腺腺瘤）**

主穴:局部——肿块刺激点(伤害性刺激,促进肿块萎缩,改善甲状腺血液循环)

　　　耳、颈部——迷走神经刺激点(反射性抑制交感神经,促进甲状腺血液循环)

操作:局部肿块用细火针进行散刺,以高温烧毁局部腺瘤组织,促进肿块萎缩。

(二)乳腺增生症与乳腺炎

这两种病症的病位均为乳腺,其现代针灸治疗的共同基本原则为改善乳腺循环、止痛。乳腺增生症兼顾调节卵巢功能,稳定情绪;乳腺炎则兼顾促进排乳、抗炎。在选穴上以局部选穴为主,并结合神经支配选取刺激点。乳房的躯体神经由颈丛3～4支(锁骨上神经)和第2～6肋间神经的皮支组成,前者支配乳房的上部皮肤感觉,肋间神经内侧支和外侧支分别支配乳房内侧、外侧皮肤感觉,第四肋间神经外侧皮支支配乳头的皮肤,主管乳房皮肤的各种主观感觉,如温度觉、触觉、痛觉等。乳房的交感神经中枢位于2～6胸段脊髓的灰质侧角内,节前纤维通过脊神经根和白交通支进入相应的椎旁交感干神经节,换元后通过肋间神经的皮支分布至乳房。部分沿胸外侧动脉和肋间动脉进入乳房,分布于血管、乳头、乳晕的平滑肌与乳腺组织,支配腺体分泌和平滑肌收缩。吸吮刺激乳头和乳晕区丰富的感觉神经末梢,将刺激冲动传至脑下垂体后叶,使之分泌催产素。该激素随血循环作用于乳腺管周围的肌上皮细胞,使之收缩而将乳汁排出,形成排乳反射。吸吮刺激引起另一部分神经冲动直接传到脑下垂体前叶,使之分泌泌乳素,刺激腺泡继续分泌乳汁。结合以上解剖学和生理学理论,选穴方法如下:

1. 乳房局部及邻近刺激点　选颈3～4(锁骨上神经区域)和胸2～6区域(肋间神经皮支)刺激点,如传统的肩井、缺盆,乳房局部(上下左右)选刺激点,如传统穴位屋翳、乳根,以及邻近的膻中。主要为刺激乳房躯体感觉神经传入,反射性引发中枢性整合,促进垂体分泌泌乳素。另外,乳房的局部刺激也具有调节乳房局部循环,刺激局部平滑肌舒缩运动等。也可在肿块局部选择刺激点,尤其是乳腺炎,可在局部点刺出血;或用火针进行排脓。

2. 胸2～6节段刺激点或背部区域皮肤刺激点 如传统穴位风门(胸2)、肺俞(胸3)、厥阴俞(胸4)、心俞(胸5)、督俞(胸6)。乳腺是由许多腺小叶构成的,其基本结构包括腺泡和导管,腺泡由一层分泌上皮构成;它分泌的乳汁首先进入腺泡腔,当腺泡周围肌上皮细胞收缩时,就挤压乳汁使其沿着与腺泡相连的小导管流出。许多邻近的小导管形成大导管,最后形成输乳管,开口于乳头顶部。因此,腺叶和乳管的主要功能是分泌和储存乳汁。刺激支配乳房的交感神经,可促进乳腺分泌,并促进肌上皮细胞收缩,以助排乳。另外,刺激该区域皮肤亦可抑制乳房痛觉传入,起到止痛作用。

3. 星状神经节刺激点 阻滞星状神经节可整体性调节下丘脑以维护内环境稳定功能,而使机体的自主神经、内分泌功能保持正常。

4. 耳迷走神经刺激点 主要是通过中枢整合调节边缘系统等情绪中枢,改善患者的焦虑等情绪变化。另外,迷走神经在胆碱能抗炎通路中发挥重要作用,参与了机体抗炎过程,能抑制炎性因子的释放。近年研究发现,胆碱能抗炎通路是迷走神经介导的一种神经-免疫调节通路,能有效地调节机体的炎症反应,对局部和全身的炎症反应具有明显的抑制作用。因此,选择迷走神经刺激点具有抗炎效应。

5. 选择支配卵巢的神经刺激点 卵巢由丰富的交感神经及副交感神经支配,但以交感神经为主,神经纤维主要支配血管和平滑肌,靠近卵泡处更丰富,成人卵巢间质有散在的神经分布。交感神经传出纤维源于胸10～11;传入纤维胸12、腰1～3;可选该节段区的夹脊穴或区域内皮肤刺激点,以调节卵巢功能。副交感神经源自骶2～4(盆内脏副交感神经分支),可选该节段区域内刺激点。

6. 选择肢体远端穴 根据弥漫性伤害抑制性调控机制,可选肢体远端刺激点,如合谷、太冲等,以痛制痛。

7. 耳尖或耳后静脉或指尖刺激点 主要进行放血疗法,以抗炎。现代研究认为,放血治疗具有的免疫调节作用是一种整体调节,能清除局部炎性渗出液中纤维蛋白和缓激肽等物质,缓解血管痉挛,促进局部血液循环,使白细胞总数下降、恢复体温调定点,提高机体抗感染能力。有研究者对患者体内病菌繁殖情况进行观察,发现放血疗法能够减少病原菌吞噬铁元素的数量,进而通过"饿死"致病菌的方式减慢人体内病菌的感染速度,认为放血疗法实际上就是早期的抗菌治疗。因此,可选耳尖、手指尖进行点刺放血。

● **推荐处方1**(乳腺增生症)

主穴:局部——颈3～4及胸2～6皮节区刺激点(如肩井、缺盆、屋翳、乳根)(促进局部血液循环和平滑肌运动,反射性调节支配乳腺功能的中枢性内分泌功能)

　　　　背部——胸2～6区域皮肤刺激点(如肺俞、心俞、厥阴俞)(阻滞乳房痛觉传出,止痛,抑制交感神经,促进乳腺血液循环)

　　　　颈部——星状神经节刺激点(抑制交感神经,整体调节内分泌功能,稳定内环境)

　　　　耳部——迷走神经刺激点(缓解情绪)

骶部——骶2～4(骶后孔中次髎、中髎、下髎)(调节卵巢血液循环,改善其功能)

操作:乳房局部穴位可加电针,2 Hz轻中度刺激。星状神经节用快针法,不留针,以持续高频率强刺激,以抑制效应为宜。

● **推荐处方2(急性乳腺炎)**

主穴:局部——颈3～4及胸2～6皮节区刺激点(如肩井、缺盆、屋翳、乳根)(促进局部血液循环和平滑肌运动,反射性调节支配乳腺功能的中枢性内分泌功能)

背部——胸2～6节段刺激点(刺激交感神经,促进乳腺分泌和肌上皮细胞收缩,以助排乳)

耳部——迷走神经分支(调节胆碱能抗炎通路,发挥抗炎作用)

耳尖或耳后静脉(放血可整体性调节免疫、抗炎)

上肢——远端刺激点(如合谷)(依据弥漫性伤害抑制性调控机制,以痛制痛)

配穴:当脓成熟后,加病灶局部刺激点,排脓消炎。

操作:乳房局部可带电针,2 Hz轻中度刺激。耳尖或耳后静脉或指尖,点刺出血3～5滴。脓成熟后,可用火针进行点刺,排出脓液。

第六节　肛门部病症

一、痔疮与肛痛

【概述】

痔疮是直肠下段黏膜和肛管皮肤下的直肠静脉丛发生淤血、曲张所形成的柔软的静脉团,临床表现以排便时便秘,甚至便血,痔核脱出、嵌顿、肿痛、瘙痒为主。按发病部位可分为内痔、外痔和混合痔。内痔是指发生于肛管齿线以上、直肠黏膜下的血管性衬垫病理性扩张或增生形成的隆起性组织,又称"里痔"。外痔是指发生于肛管齿线以下,肛管部隆起性组织。混合痔是指齿线上下互相融合的隆起性组织,具有内痔和外痔的临床特征。临床以内痔为常见。

国外研究认为,痔疮的确切患病率很难确定,因为许多患者不寻求治疗他们的问题或依赖非处方药,在美国胃肠病学协会的一篇综述中,已经通过不同的途径研究了痔疮的流行病学,每种途径都有方法上的局限性,因此,流行病学数据广泛变化,波动于4.4%～50%,高发年龄在45～65岁,20岁以下少见,因怀孕会增加痔疮风险,女性患病率略高于男性。我国1978年在全国范围开展了一次肛肠病大规模普查活动,调查结果显示,肛肠疾病总患病率为59.1%,其中痔疮患病例数占87.25%。不同就业状况人群中,在校学生痔疮患病率最低,为4.88%;司机患病率为65.00%;高温高湿环境下工作的人群患病率高达71.10%;从事工作越负重,患病率越高。

痔疮的发病病因尚未完全明确,可能与多种因素有关,目前认为,肛垫下移、静脉曲张可能为主要的病因;另外,长期大量饮酒、进食刺激性食物、肛周感染、营养不良等可诱发本病。中医学认为,本病发生主要与先天性静脉薄弱,兼饮食不节、嗜食辛辣厚味,燥热下迫大肠;以及久坐久立、负重远行、长期便秘、久泄久痢、劳倦及女性生育过多等,致肛肠气血失调、血行不畅,热与血相搏,络脉瘀滞,筋脉交错,结聚不散而成痔。久则中气下陷,筋脉松弛,而见痔核脱出等症。其病位在肛肠,与膀胱经、督脉关系密切,其基本病机是湿热内生,络脉瘀结。

肛痛是肛门及直肠周围以疼痛为主的症状,多见于西医学的肛门直肠痛、肛裂、肛肠术后疼痛等。肛门直肠痛包括肌肉痉挛痛和神经痛,前者主要指肛提肌痉挛、耻骨直肠肌痉挛、尾骨肌、梨状肌痉挛引起的直肠绞痛或钝痛、肛门有收缩感;后者主要包括阴部神经、尾骨神经、骶神经痛引起的肛痛,多由精神因素引发神经功能失调所致,女性多见。肛裂是齿状线下肛管皮肤层裂伤后形成与肛管纵轴平行的小溃疡,多见于青中年,主要由长期便秘、粪便坚硬所引起。肛肠术后疼痛是大肠肛门术后主要反应之一,由手术创伤所引起。中医学认为,肛痛主要为情志因素导致气血失调,局部脉络瘀阻;或创伤使络脉受损、气血瘀阻所致。

【临床诊断】

1. 痔疮

(1) 症状　① 肛门坠胀感:尤其是合并有长期便秘、前列腺增生症、肝硬化、盆腔内肿瘤的患者,妊娠女性,或长期从事坐位和站立位职业者。② 无痛性间歇性便血:是其重要特点。轻者大便带血,继而滴血;重者喷射状出血,便血数日后,可自行停止。③ 晚期痔块脱垂:大便时先有便血,后有脱垂,便后可自行回复,但重者需用手推回。严重者,咳嗽、行走等就使其脱出,且回复困难。内痔或混合痔脱出嵌顿,可致水肿、感染、坏死;若血栓形成,可有剧痛。痔块脱垂时,常有分泌物流出,肛周瘙痒,甚至出现湿疹。

(2) 体征　肛门视诊、直肠指诊或肛门镜可鉴别内痔(位于齿状线以上)、外痔(位于齿状线以下)和混合痔(齿状线上下均有),并可了解痔的数目、分布情况、脱出程度等。有痔块脱垂者,最好在蹲下排便后立即检查,可清楚看到痔块部位、大小和数目,尤其是对环状痔的诊断更有意义。

2. 肛痛

(1) 肛门直肠痛　肌肉痉挛痛多在夜间突然发生,直肠内绞痛或钝痛,持续 5～30 min,肛门部有收缩感,然后自行消退。发作无明显规律,可间隔数日或数月;指诊可见肛管和耻骨直肠肌痉挛。肛门神经痛主要是肛门和会阴区的阵发性剧痛、闪痛,女性多见,排除导致肛门、直肠疼痛的器质性病变可以确诊。

(2) 肛裂　以肛部疼痛、便秘、出血为主要表现,疼痛较剧烈并由排便引起,在排便时常在粪便表面出现少量血迹,或滴数滴鲜血。

(3) 肛肠术后疼痛　疼痛程度与手术部位和创伤大小有关,可为持续性或间歇性,结合手术史可明确诊断。

附　中华中医药学会肛肠分会对痔疮的分类和分期标准

1. 内痔　① Ⅰ期内痔:便血,色鲜红或无症状。肛门镜检查见齿线上直肠黏膜隆起,直径超过2个钟点位置,黏膜表面色淡红。② Ⅱ期内痔:便血,色鲜红,大便时伴有肿物脱出肛外,便后可自行还纳复位。肛门镜检查见齿线上直肠黏膜隆起,黏膜表面色暗红。③ Ⅲ期内痔:排便或其他原因增加腹压时,肛内肿物脱出,需休息或手推方能还纳复位,黏膜表面暗红。④ Ⅳ期内痔:肛内肿物脱出,无论休息或手推均不能复位，黏膜表面糜烂。

2. 外痔　根据组织的病理特点，又分为结缔组织性外痔、血栓性外痔、静脉曲张性外痔、炎性外痔4类。① 结缔组织性外痔：齿线以下有柔软的隆起性组织，表面覆盖皮肤，无疼痛，无红肿，又称皮赘；② 血栓性外痔：齿线以下突发性红肿包块，疼痛明显，皮下可触及硬结；③ 静脉曲张性外痔：增加腹压时齿线以下形成隆起性包块，质地柔软，无压痛，皮下可见扩张的血管团；④ 炎性外痔：齿线以下发生的红肿包块，起病较急，包块皮肤水肿潮红，压痛明显。

附　中华医学会外科学分会结直肠肛门外科学组等制定的《痔临床诊治指南（2006 版）》

1. 症状　内痔：排便时带血、痔核脱出肛门外，有时不可还纳，有异物感，容易形成嵌顿，排便困难及血栓外痔。外痔：肛门周围有软组织皮赘增生或者团块，偶尔伴有肛门坠胀、疼痛、肿胀、异物感、瘙痒等症状。混合痔：发生在齿线上、下，皮肤与黏膜的交界处，并且是内痔静脉与外痔静脉联合形成，临床表现为两者症状同时存在，环状痔脱出为最严重的表现。

2. 体征　内痔：肛门视诊未见明显异常或者有异物脱出，指诊有黏膜柔软及增厚感，镜下观齿线上柔软光滑，色鲜红或紫红色，黏膜隆起充血，时常伴有黏膜表面糜烂、渗血。外痔：肛缘可见大小不规则的圆形或卵圆形柔软肿物或皮赘，颜色与正常组织基本相同，如有炎性反应或血栓形成，质地可较硬，伴触痛。混合痔：同时具两者的临床表现。

【治疗原则及选穴处方】

经典针灸学对于痔疮以清热利湿，活血止血；肛痛以理气通络，安神止痛为基本治疗原则。在选穴上以局部选穴为主，并根据足太阳经别入肛，督脉经过肛部等经脉循行特点，在相关经脉上选穴。具体选穴原则如下：

1. 局部选穴　可选会阳、长强、会阴和痔核局部。另外，在腰骶近部选反应点也是临床常选的阿是穴。

2. 循经选穴　根据经络学说，痔疮所在为督脉循行所过，长强、百会同属督脉。长强、百会为上下、局部与远端配穴，疏导督脉经气，调理肛部气血。另外，承山是治疗本病必选的要穴，能疏导膀胱经气而消肛部瘀滞。

3. 辨证对症选穴　风伤肠络选大肠俞、曲池、合谷、血海、下巨虚、天枢；气滞血瘀选大肠俞、内关、合谷、血海、白环俞、膈俞；湿热下注选大肠俞、次髎、曲池、委中、丰隆、三阴交、阴陵泉；脾虚气陷选百会、气海、关元、神阙、脾俞、足三里。肛门肿痛选秩边、飞扬；便秘选大肠俞、天枢、支沟、上巨虚。二白穴为治疗肛疾的奇穴。

4. 选调神止痛穴　如百会、神门等调神以止痛。

● **推荐处方 1（痔疮）**

治法：清热利湿，活血止血。

主穴：局部——长强、会阳（疏导肛周气血，活血止血）

　　　　　　　次髎（清热利湿）

　　　远端——承山、二白（清泻湿热，消肿止痛）

配穴:风伤肠络加大肠俞、合谷、血海;气滞血瘀加白环俞、膈俞、血海;湿热下注加曲池、三阴交、阴陵泉;脾虚气陷加百会、神阙、气海、足三里。

操作:长强沿尾骶骨内壁进针 1~1.5 寸,会阳常规针刺,均要求针感扩散至肛周;承山向上斜刺,使针感向上传导。长强、承山穴接电针,2 Hz/100 Hz 的疏密波交替,刺激 20~30 min;气虚下陷者灸百会、神阙。余穴常规操作。

● **推荐处方 2(肛痛)**

治法:理气通络,安神止痛。

主穴:局部——会阳、次髎、腰俞(疏导肛周气血,活血止痛)

　　　远端——百会、神门(安神止痛)

　　　　　　承山、合谷(疏调太阳、阳明经气,止痛)

配穴:血热肠燥加曲池、血海;阴虚津亏加三阴交、太溪;血瘀阻络加太冲、膈俞;肝郁气滞加太冲、肝俞。便秘加天枢、支沟。

操作:① 毫针刺常规操作。当肛痛发作时,先刺远端穴合谷或承山,行强刺激手法,持续行针 1~3 min,或持续行针待痛减,再针局部穴。② 毫针刺基础上,腰俞、承山、次髎、会阳可加电针,密波,刺激 20~30 min。

● **推荐处方 3**

治法:活血化瘀。

主穴:临近——腰骶部阿是穴(痔点)

操作:患者取坐位,暴露腰背部,在第 7 胸椎以下、骶部以上,两侧腋后线之间的范围内寻找痔疮反应点。痔点选好后,常规消毒,用三棱针挑破痔点皮肤,深 0.2~0.3 cm,可挑出白色透明纤维样物(黏韧而状如丝线),将其挑断。每点应反复挑治数次,以挑尽纤维样物为好,一般不出血或有少量出血。挑治完毕,再用碘伏或酒精棉球压迫挑治的针眼。每次挑治 3~4 个痔疮反应点,每隔 2 日挑治 1 次。

【疗效评估方法】

1. 国家中医药管理局制定的《中医肛肠科病证疗效标准》　分 4 级。① 痊愈:肛旁肿物消失,疼痛、水肿、便血及肛门不适感完全消失;② 显效:肛旁肿物缩小 1/3~2/3,疼痛、便血消失,水肿明显减轻;③ 有效:肛旁肿物缩小 1/3,疼痛、便血减轻,水肿减轻,仍有肛门部异物感或坠胀;无效:症状和体征治疗后无明显改善。

2. 痔疮排便时疼痛或肛门疼痛采用视觉模拟量表(VAS)评分　参见头痛。

3. 便血量用 2002 版《中药新药临床研究指导原则》中痔疮观测标准　分 4 级。0 级:无便血;1 级:轻度便血,大便带血或染纸;2 级:中度便血,大便时滴血;3 级:重度便血,大便时射血。

4. 肛缘肿胀评分法　根据肿胀情况给予 0、2、4、6 分。

0 分=无水肿或略有水肿,但不影响活动;2 分=水肿只有 1 处位置,组织直径小于等于 1 cm,对日常活动有影响;4 分=水肿有 1 处或者多处位置,组织直径大于 1 cm 且小于等于 2 cm,对日常活动有影响;6 分=水肿有 1 处或者多处位置,组织直径大于 2 cm,对日常活动有影响。

5. 综合症状评分法　根据临床症状进行综合评分(表 6-17)。

表 6-17　痔疮综合症状评分法

症状	0分	2分	4分	6分
肛门坠胀程度	无肛门坠胀	偶有或较轻	频发或较重,甚者里急后重感、急便感,影响日常生活,但休息或治疗后缓解	频发,影响日常生活,治疗或休息缓解不明显
肛门坠胀持续时间	无坠胀	肛门坠胀时间总和<1 h	肛门坠胀时间1~3 h	肛门坠胀时间总和>3 h
肛门疼痛	无疼痛	轻微疼痛,可忍受,不必处理	肛门疼痛,无明显痛苦表情,服用一般止痛药即可缓解	肛门疼痛较重,表情痛苦,需服用哌替啶(杜冷丁)或肌内注射吗啡类药物方能止痛

【针灸疗效分析】

1. 针灸疗效现状　针灸治疗本病的疗效,主要以 VAS 评分、便血量、肛缘肿胀评分、肛门坠胀程度、总体疗效评价为主要结局指标,以肛门坠胀持续时间、排便是否通畅为次要结局指标。目前证据显示,针灸在痔疮的保守治疗中应用广泛,近年来尤其是在痔疮术后镇痛中的应用疗效突出。据文献报道,针灸对痔疮术后镇痛的总有效率为 97.5%~100%。

2. 影响针灸疗效的因素　① 病情:对各期各型痔疮急性感染的疼痛和瘙痒症状,针灸有较好的止痛、止痒和消炎作用。相对而言,针灸对于内痔Ⅰ期疗效最好,其次是Ⅱ期内痔,对Ⅲ、Ⅳ期内痔疗效较差。外痔以感染性外痔的针灸疗效较好,血栓性外痔、静脉曲张性外痔次之。如果痔疮反复发作,痔核已机化,或经多次手术、激光、枯痔等治疗后复发者,针灸疗效较差,且易反复。肛痛的针灸疗效则取决于疼痛的病因,局部有明显的器质性病变,针灸止痛只是临时的作用,必须针对原发性疾病进行治疗;相对而言,针灸对于肛部手术后疼痛、精神、神经性疼痛疗效较好。② 个体情况:相对而言,年轻患者针灸疗效优于老年患者,其原因在于年老体弱或长期疾病导致营养不良使局部组织萎缩无力,静脉容易扩张。另外,长期便秘、嗜食辛辣或饮食烟酒无度的患者易于复发。针刺治疗的同时,如能坚持做提肛和腹式深呼吸运动,效果更佳。③ 刺法:针刺长强、秩边、会阳等肛周局部穴位。针刺手法的关键是掌握好进针的深度和方向,深刺务必使针感达到肛门,引起抽搐,否则疗效较差。局部还可加刺火针,以加强局部气血循环,增强疗效。

3. 针灸治疗潜在的可能机制　痔疮的病因较多,久坐、久站、劳累、分娩等使人体长时间处于一种固定体位,影响血液循环,使盆腔内血流缓慢和腹内脏器充血,引起痔静脉过度充盈、曲张、隆起、静脉壁张力下降是本病发病的重要原因之一。若运动不足,肠蠕动减慢,粪便下行迟缓或因习惯性便秘,压迫静脉,使局部充血和回流障碍,引起痔静脉内压升高,静脉壁抵抗力下降,也可导致痔疮发病率增高。针灸治疗的环节和机制包括:① 促进局部循环。深刺局部穴位,或火针点刺痔核周围,改善直肠、肛门局部的血液循环,加强局部代谢,消除静脉瘀血和局部炎症,引起痔核的回缩。另外,局部火针有破坏局部血管形态、阻断血流、促进痔核缩小及吸收的作用。② 增强肛部组织的支撑力。通过刺激盆丛神经纤维,加强神经对肛部的功能调节,调节直肠组织的功能,促进肛门括约肌的收缩,增强肛周组织的支撑能力,从而有利于痔核的吸收和消散。③ 镇痛作用。本病常伴有肛周局部肿胀疼痛剧烈,针刺可通过神经-体液调节机制,提高机体痛阈,发挥镇痛作用。对于因肌肉痉挛和神经功能失调的肛痛,针灸具有解除肌肉痉挛,调节神经功能等作用而起到镇痛效果。

【预后】

痔疮、肛痛轻者保守治疗,重者手术治疗,一般预后良好,不会造成严重的危害。痔疮患者多伴有大便燥结,而形成恶性循环,应多吃蔬菜、水果,特别是含纤维多的蔬菜,以保持大便通畅。改变久坐久立状态,适当增加体育锻炼,增强体质;保持肛门清洁,常用温水清洗和坐浴,注意局部卫生;忌食辛辣刺激、油腻食物。

二、脱肛(直肠脱垂)

【概述】

脱肛即直肠脱垂,是指肛管、直肠黏膜、直肠全层和部分乙状结肠向下移位而脱垂于肛门外的一种疾病。直肠脱垂较为罕见,发生率约为总体人口的 0.5%,其中以女性和老年人多发,女性多因分娩产伤等因素而好发,年龄≥50 岁的女性患该病的可能性是男性的 6 倍,男性高发人群年龄为 20～40岁,女性为 50～70 岁。患有自闭症、发育迟缓综合征或需要多种药物治疗的精神病合并症是年轻患者发生直肠脱垂的一个显著特征。

本病主要与解剖缺陷、组织软弱及腹压增高有关,以肛门脱出为主症。引起直肠脱垂的原因很多,如便秘、长期腹泻、多次分娩等使腹腔内压增高,推动已松弛的直肠向外脱出;幼儿发育不全、老年衰弱或久病后营养不良,均可使肛提肌和盆底筋脉薄弱无力,神经麻痹引起括约肌失禁也是盆底软弱的重要原因,这些都是脱肛产生的基础。另外,骶骨弯曲度过直,使直肠易于下滑,直肠前陷凹腹膜反折过低,使直肠易被腹压向下推出等。中医学认为,本病虚证多因小儿气血未充、肾气不足;老人气血衰弱、中气不足;多产妇耗气伤血、气血亏损;另外,久泄、久痢或久咳也致脾气亏虚、中气下陷。实证多因湿热蕴结,下注大肠,络脉瘀滞。其病位在大肠,与肺、脾、肾等脏腑密切相关。

【临床诊断】

直肠外脱垂患者蹲下做用力排便动作,即可见红色球形肿块突出肛门 2～5 cm,有放射状沟纹,直肠指诊示其为两层折叠的黏膜,排便后自行缩回。完全脱垂者的脱出肠段较长,呈椭圆形或宝塔状,严重时长度超过 8 cm,有层层折叠的环状皱襞,两层黏膜之间可触及肌层,直肠指诊感肛管括约肌松弛无力。直肠黏膜脱垂需与环状内痔相鉴别,两者病史不同,环状内痔脱出可见梅花状痔块,充血呈暗红色,易出血,痔块间是凹陷的正常黏膜,直肠指诊括约肌收缩有力;而直肠黏膜脱垂有括约肌松弛。直肠内脱垂诊断较困难,当病史有习惯性便秘或排便不尽感应怀疑本病。诊断需借助直肠指诊、内镜检查或排粪造影。

附　2012 年中华中医药学会肛肠分会制定的直肠脱垂的诊断依据

即二型三度分类法。

一型:不完全性直肠脱垂,指直肠壁部分下移,脱出部位仅为直肠黏膜的直肠脱垂,又称之为直肠黏膜脱垂。脱垂部以直肠前壁为主,常由两层黏膜组成,黏膜皱襞呈放射状,脱出长度多为 2～3 cm,一般不超过 7 cm。

二型:完全性直肠脱垂,指直肠壁全层下移脱出,直肠、肛管、乙状结肠均脱出至肛门外,又称之为直肠全层脱垂。脱垂部为全层肠壁,常由两层折叠的肠壁组成,黏膜皱襞呈环状排列,触之较厚,脱出的两层肠壁之间存有腹膜间隙。脱出长度＞10 cm,甚至有时可达 20 cm,呈倒宝塔形。

根据脱垂程度分为三度：① Ⅰ度直肠脱垂。仅直肠黏膜下移，脱出至肛门外，脱垂长度不超过3 cm。能自行复位，无自觉症状。② Ⅱ度直肠脱垂。直肠全层下移外翻，脱出至肛门外，长度4～8 cm，不能自行复位，须用手法辅助复位。③ Ⅲ度直肠脱垂。肛管、直肠和部分乙状结肠下移外翻，脱出至肛门外，长度超过8 cm，手法亦较难复位；脱出黏膜部分可有糜烂、肥厚，肛门括约肌松弛。

【治疗原则及选穴处方】

经典针灸学以补中益气，升提举陷为基本治疗原则。以局部选穴为主，可根据脾主气；肺与大肠相表里；督脉主一身之阳；肾开窍于二阴等理论进行选穴。具体选穴原则如下：

1. 局部选穴　局部选取长强、会阴、会阳，临近选腰骶部的腰奇、腰俞、白环俞。

2. 根据"经脉所过，主治所及"规律选穴　本病属陷下之证，不论何种证型，以升提举陷为基本选穴。督脉与肛门直接联系，督脉主一身之阳，可选百会下病上治，升提举陷。足太阳经别入肛，可选承山等。

3. 辨证选穴　脾虚气陷选脾俞、足三里、气海；湿热下注选阴陵泉、三阴交、飞扬、丰隆等。

● **推荐处方 1**

治法：升提举陷。

主穴：局部——长强（疏调局部气血）

　　　临近——大肠俞（调理肠腑）

　　　远端——百会（升提举陷）

　　　　　　承山（疏调气血）

配穴：脾虚气陷加脾俞、气海、足三里；肾气不固加气海、关元、肾俞；湿热下注加三阴交、阴陵泉。

操作：百会针用补法，并用温和灸或雀啄灸法；长强斜刺，针尖向上与骶骨平行刺入1寸左右；注意不要刺穿直肠；余穴常规操作。行针过程中，嘱患者同时做提肛动作。

● **推荐处方 2**

治法：升提举陷。

主穴：局部——长强（行局部气血，疏调肛部经筋）

　　　临近——白环俞、会阳（疏导肛部气血）

　　　远端——百会（升提举陷）

　　　　　　承山（疏调气血）

配穴：脾虚气陷加脾俞、大肠俞、足三里；湿热下注加膀胱俞、三阴交、阴陵泉。

操作：长强斜刺，针尖向上与骶骨平行刺入1寸左右。会阳、白环俞直刺1.5寸，使针感向肛部放射。余穴常规操作。行针过程中，嘱患者同时做提肛动作。

【疗效评估方法】

1. 直肠脱出程度评分　以脱肛现象为评价标准，按0～3分计算。

0分＝表示直肠脱出程度中不存在脱肛现象；1分＝表示具有脱肛现象，但是可以在自身相应力度下实现缩回；2分＝表示存在脱出现象，但是无法自行回纳，需要借助外力实现回纳；3分＝表示存在脱出现象,但是通过外力协助仍旧无法回纳。也有按以下标准积分:0 分=无脱出;2 分直肠脱出长度不超过 3 cm;4 分=直肠脱出长度 4～7 cm;6 分=直肠脱出长度 8 cm 及以上。

2. 肛门坠胀程度评分　根据患者自诉肛门坠胀情况,按 0～3 分计算。

3 分=患者自诉存在重度坠胀感同时伴有肛肠疼痛;2 分=患者自诉存在中度坠胀感同时伴有轻微肛肠疼痛;1 分=患者自诉存在轻度坠胀感同时偶有疼痛;0 分=患者自诉未见坠胀感及肛肠疼痛。也有按以下标准积分:0 分=肛门无坠胀感;2 分=肛门轻微坠胀感,不影响日常生活,无其他部位的坠胀不适;4 分=肛门感坠胀不适,影响日常生活,尚能勉强坚持一般工作,偶伴臀部、腰骶部坠胀不适;6 分=肛门坠胀不适感严重,严重影响日常生活,不能坚持日常工作,伴大腿、臀部、腰骶部及腹部坠胀不适。

3. 控便情况、排便次数与时间积分　按 0～6 分计算。

(1) 控便情况　0 分=完全正常;2 分=排便轻度失禁,有少量粪便黏液及气体排出;4 分=排便中度失禁,能控制成形便,不能控制稀便及气体;6 分=排便完全失禁,不能控制成形粪便、稀便及气体。

(2) 排便次数　0 分=排便正常,1～2 次/天;2 分=3～5 次/天;4 分=5～10 次/天;6 分=超过 10 次/天。

(3) 排便时间　0 分=排便正常,<10 min/次;2 分=排便时间 10～20 min/次;4 分=排便时间 20～30 min/次;6 分=排便时间>30 min/次。

4. 肛门潮湿积分　按 0～6 分计算。0 分=正常,无湿润感;2 分=轻度,偶有湿润感;4 分=中度,浸渍感明显;6 分=重度,经常污染内衣裤。

5. 整体疗效评估　分 3 级和 4 级。

方法 1:① 治愈。Ⅱ、Ⅲ度脱垂症状完全消失,无直肠脱出肛外。② 好转。临床症状基本消失,直肠脱出程度显著减轻。③ 无效。经治疗无明显变化。方法 2:① 痊愈。患者排便难等临床症状及直肠脱垂现象消失。② 显效。临床症状消失,但直肠存在一定的脱垂现象,且脱垂程度在 1.5 cm 以内,可自行回纳。③ 有效。临床症状基本消失,直肠脱垂程度在 1.5 cm 以内,不借助外力压迫可回纳。④ 无效。未达到以上任何一种疗效。

【针灸疗效分析】

1. 针灸疗效现状　针灸治疗本病的疗效,主要以治疗前后临床症状积分比较(1 周排便次数、每次排便时间、肛门坠胀程度、直肠脱出程度)及总体疗效为主要结局指标,以复发率及不良反应为次要结局指标。

目前证据表明,针灸在直肠轻度脱垂的保守治疗中应用广泛,以改善直肠脱垂症状为主,疗效肯定,单纯应用针刺治疗直肠脱垂的文献报道较少,多以针灸配合中药内服或熏洗。研究显示,针灸联合补中益气汤治疗直肠脱垂的总有效率在 84.37%～93.3%,显效率在 15.63%～53.33%,临床治愈率为 26.67%～56.25%,针药结合并配合生物反馈练习,总有效率可达 93.75%。因该病发病率低及自身外科病种的特点,目前尚缺乏多中心、大样本临床试验说明单一针刺疗法治疗直肠脱垂的治愈率问题。国外学者认为,直肠脱垂不能非手术而矫正,姑息性干预措施只能缓解,由此而产生的大便失禁、疼痛和便秘等症状,并不能解决脱垂本身问题,建议避免不必要的延误,尤其是老人,更应及时手术治疗。

2. 影响针灸疗效的因素 ① 脱垂程度:脱垂程度不同针刺疗效不同,一般来说,脱垂程度越轻针灸治疗效果越好。针灸对于Ⅰ度疗效较好,对Ⅱ度疗效次之,Ⅲ度针灸疗效较差。② 年龄:直肠脱垂往往见于老年人和儿童,但幼儿型与成人型有所不同,往往在 5 岁之前逐渐自行消失。成人型则不同,只要产生脱垂的因素存在,脱垂就日渐加重,括约肌功能也因直肠脱垂加重而日益减退,以致完全松弛失禁,使脱垂更加严重。因此,针灸治疗 5 岁以下的幼儿疗效明显要优于 5 岁以上,针灸治疗小儿脱肛的疗效优于成人、老年人。

3. 针灸治疗潜在的可能机制 目前,对引起直肠脱垂有两种学说。① 滑动学说:因腹腔内压力增高及盆底组织松弛,直肠膀胱陷凹或直肠子宫陷凹处直肠前腹膜反折部被推向下移位,将直肠前壁压入直肠壶腹,最后脱出肛门外。② 肠套叠学说:套叠始于直肠乙状结肠交界处,在腹压增加、盆底松弛等因素影响下,套叠部分不断下移,最终使直肠由肛门外脱出。不论哪种学说,肛提肌和盆底组织软弱是发病的基础。阴部神经丛是由骶 3～4 和部分骶 1～2 的前支所组成,阴部神经丛分出的肌支支配肛提肌与尾骨肌,可使肛门上提;阴部神经中的肛门神经分布于肛门部皮肤及肛门外括约肌。因此,针刺的作用环节和机制主要可通过直接刺激增强肛提肌和盆底组织收缩,加强肛门约束能力,促进直肠回收;另外针刺通过反射可对阴部神经丛的肌支和深部神经的肛门神经进行调节,促进肛提肌的收缩。

【预后】

幼儿直肠脱垂多为黏膜脱垂,往往在 5 岁前可自愈,因此预后较好;成人则保守治疗疗效较差,必要时进行手术治疗,预后较好。针灸治疗对Ⅰ度直肠脱垂疗效显著,重度脱肛应采取综合治疗。积极治疗原发病如慢性腹泻、久咳、便秘等,以降低腹压。配合腹肌功能锻炼做提肛练习。治疗期间宜清淡饮食,避免烟、酒和辛辣食物的不良刺激。

三、肛门部病症的现代针灸学治疗原则与选穴处方

本节主要讨论肛门部常见病痔疮与直肠脱垂,痔疮是肛垫弹性回缩作用减弱、充血以及局部静脉曲张淤血的结果;肛门直肠痛是各种原因引起的直肠痉挛或阴部神经等受到刺激所致。直肠脱垂是肛提肌和盆底筋膜组织薄弱无力,以及直肠周围组织对其固定、支持作用减弱,腹压增加时出现的位置下移。它们在治疗选穴上既有相同之处,又有各自的特点。

直肠受交感神经和副交感神经的双重支配,交感神经兴奋,血管收缩,抑制直肠蠕动,肛门内括约肌收缩;直肠的副交感神经对直肠功能的调节起主要作用,副交感神经兴奋则直肠蠕动增加,肛门内括约肌松弛。肛管除内括约肌受自主神经支配外,主要受躯体神经(阴部神经)支配;肛管为内外括约肌所环绕,肛管内括约肌属于不随意肌,肛管外括约肌属于环形横纹肌,为随意肌。

1. 痔疮与肛痛 痔疮的现代针灸学治疗原则为缓解症状,消肿止痛,促进痔块萎缩;另外,增强肛垫的弹力、减轻其充血,改善局部静脉的循环回流具有重要的意义。肛痛则以止痛为主。选穴方法如下:

(1) 选择痔核局部刺激点　主要针对外痔,可选痔核局部,用火针点刺。用高温火针对局部静脉进行烧灼破坏,并放出其中的瘀血,促进痔块萎缩。

(2) 选择骶 2～4 节段区及下肢相应皮节区刺激点　如上髎、次髎、下髎部位皮肤区。肛管上自齿状线,下至肛门缘,肛管内上部为移行上皮、下部为角化的复层扁平上皮,因此,肛管内属于皮肤组织。齿状线以下的肛管及其周围组织结构主要由阴部神经的分支支配,主要有肛直肠下神经、前括约肌神经、会阴神经和肛尾神经。肛直肠下神经的感觉纤维异常敏锐,故肛管的皮肤为"疼痛敏感区"。因此,治疗痔疮疼痛和一般的肛痛,以选择骶神经区刺激点为主。由于阴部神经源自骶2～4 节段,骶神经后支经由骶后孔走出后分布于骶部的皮肤和肌肉,脊神经的后支具有明显的节段性特点,因此,选择骶部刺激点,可通过感觉纤维将冲动传入骶 2～4 脊髓的后角,从而阻滞了肛部感觉经阴部神经的传入而起到止痛作用。下肢后部为骶 1～3 的皮节区,如骶 2 皮节区的承山、殷门,骶 3 皮节区的太溪等。研究发现,肛提肌和肛门括约肌存在紧张或紧张带时,可成为引发痉挛性肛部痛的原因,而这些肌肉由骶 4 等节段的神经支配,因此,刺激该区域可调节这些肌肉的紧张度而缓解肛痛。

(3) 肛提肌刺激点　可选耻骨下(如曲骨穴)、尾骨下刺激点(如长强穴),缓解痉挛,止痛,用于肛痛。

(4) 依据闸门学说在阴部神经区内选择刺激点　如会阴、长强穴,采用轻刺激兴奋粗纤维以阻滞细纤维的伤害性信息传入,起到止痛作用。

(5) 依据弥漫性伤害抑制性调控机制选择异位刺激点　可在身体上(除疼痛部位)任选穴位进行强刺激,以引发人体整体性抗痛效应。如选择上肢合谷、曲池,下肢足三里、三阴交。

(6) 选择调节肛垫血液循环和平滑肌运动的刺激点　正常人在肛管和直肠末端的黏膜下有一种称之为"肛垫"的特殊组织结构,是一层环状的由静脉(或称静脉窦)、平滑肌、弹性组织和结缔组织组成的肛管血管垫,这种组织在胎儿时即形成,其功能是协助肛门的正常闭合,起节制排便作用,犹如水龙头垫圈的作用一般。正常情况下,肛垫疏松地附着在直肠肛管肌壁上,排便时受腹压作用被推下,排便后借助其自身的收缩功能,缩回到肛管内。肛垫演变为痔的前提是肛垫充血,充血就可使肛垫肥大。肛垫支持组织平滑肌不能在排便后将肛垫缩回肛管,紧缩的肛门括约肌妨碍肛垫内血液回流。因此,选择支配肛垫的血液循环和调节平滑肌运动的支配神经刺激点具有重要意义。导致肛垫充血的原因主要有二:① 肛垫的血液循环。一般认为主要受胸 12～腰 3 的支配直肠的交感神经调节,因此,可选该区域的皮肤刺激点,以抑制交感神经活动,舒张血管,改善肛垫的循环,消除静脉淤滞。② 肛垫的平滑肌运动。肛管内括约肌受自主神经支配,交感神经源于胸 12～腰 3,副交感神经源于骶2～4。肛管外括约肌受躯体神经(阴部神经)支配。因此,可选胸 12～腰 3 夹脊穴、骶后孔中的刺激点(次髎、中髎、下髎)。

2. 直肠脱垂　以调节肛管直肠肌的收缩运动为主。肛管外括约肌组成 3 个肌环,深部为上环,与耻骨直肠肌合并,附着于耻骨联合,收缩时将肛管向上提举;外括约肌浅部肌环为中环,附着于尾骨,收缩时向后牵拉;皮下部为下环,与肛门前皮下相连,收缩时向前下牵拉。3 个环同时收缩将肛管向不同方向牵拉,加强肛管括约肌的功能,使肛管紧闭。肛提肌是位于直肠周围并与尾骨肌共同形成盆膈的一层宽薄的肌,左右各一。根据肌纤维的不同排布分别称为耻骨直肠肌、耻骨尾骨肌和髂骨尾骨肌。肛提肌起自骨盆两侧壁、斜行向下止于直肠壁两侧,左右联合呈向下的漏斗状,对于承托盆腔内脏、帮助排粪、括约肛管都有重要意义。选穴方法如下:① 肛提肌刺激点。同上。② 支配肛管外括约肌的躯体神经(阴部神经)刺激点。如骶区的皮肤刺激点(次髎、中髎、下髎区域)、会阴部的会阴穴、下肢后侧的殷门、承山等。③ 支配肛管内括约肌的交感神经刺激点。可选胸 12~腰 3 夹脊穴,以促进括约肌收缩。

● **推荐处方 1(痔疮—外痔)**

主穴:局部——痔核局部阿是穴(火针)(促进痔核坏死、消肿、激发免疫反应)

操作:常规消毒后,插入肛门镜,找准施术部位,将火针烧红,快速刺入施术的部位。一般先在痔核上方(截石位),3 点、7 点、11 点 3 个母痔上方的直肠上动脉区各刺 1 针,阻断痔内血的来路,然后根据痔核大小,在周围及痔核上刺数针,深度为有抵抗感为宜,即黏膜基底层为止。有时针后血喷如注,此时不要止血,继续施术,待血自止为宜。注意齿线不施术,因齿线下有感觉神经支配,针后患者疼痛难忍,混合痔可在齿线上网状静脉扩张区密刺,在消除内痔的同时,带动外痔回缩。此点为火针治疗痔疮操作的关键。

● **推荐处方 2(痔疮)**

主穴:骶部——骶 2~4 刺激点(次髎、下髎、中髎)(改善肛垫部的肌肉运动、促进循环)

　　　背腰部——胸 12~腰 3 皮肤区刺激点(抑制交感神经活动,促进肛垫血液循环)

　　　下肢——骶 2 皮节区刺激点(殷门、承山)(阻滞痔疮痛觉传入,止痛)

操作:常规操作。

● **推荐处方 3(肛痛)**

主穴:骶部——骶 2~4 区刺激点(阻滞痔疮痛觉传入,缓解肛提肌和括约肌紧张,止痛)

　　　　　　肛提肌刺激点(缓解肌肉痉挛,止痛)

　　　下肢——骶 2 下肢皮节区(殷门、承山)(阻滞痔疮痛觉传入,止痛)

　　　或上肢——合谷;下肢足三里(依据弥漫性伤害抑制性调控机制,以痛制痛)

操作:疼痛发作时或较重时,先刺远端穴位,强刺激。

● **推荐处方 4(直肠脱垂)**

主穴:下腹部——肛提肌刺激点(曲骨)及尾部肛提肌刺激点(长强)(刺激耻骨尾骨肌、髂骨尾骨肌,促进收缩)

　　　胸腰部——胸 12~腰 3 夹脊穴(促进肛管内括约肌收缩)

　　　骶部——骶 2~3 皮节区(反射性刺激阴部神经,促进外括约肌收缩)

　　　会阴部——骶 3~4 皮节区(会阴)(刺激阴部神经,促进外括约肌收缩)

　　　下肢——骶 2 皮节区(殷门、承山)(刺激阴部神经,促进外括约肌收缩)

操作:常规操作。骶部刺激点可加电针(2 Hz),每次 20~30 min。

中篇　体腔内脏器与组织病症（阴病）

体腔内脏器与组织病症显然和躯体体表类病症的病位或症状表现部位明显不同，前者病变位置深在于体腔之内，针灸作为外治法不可能触及到病位或病变的器官和组织上，因此，在治疗上必须以躯体-内脏神经反射或整体性调节为其基本治疗方式，局部治疗和选择刺激点是不可能的。这是两类病症最大的区别之处。体腔内脏器与组织病症主要包括呼吸、消化、心血管、泌尿生殖系 4 个系统的病症。

本篇的经典针灸学和现代针灸学内容与躯体体表类病症明显不同，经典针灸学强调内脏病治疗以调节脏腑功能为主，而躯体体表类病症则主要以疏通经络、疏调经筋为要。躯体体表类病症的现代针灸学治疗原则和选穴处方，更加注重局部组织结构的选穴和治疗；内脏病则主要以自主神经、躯体-内脏神经联系规律来选择刺激点以发挥调节和治疗效应。从现代针灸学的观点来看，针灸治疗某个系统或某个内脏器官的病症，在选穴原则上具有基本的普适性规律，即基于自主神经的节段性支配、躯体-内脏神经反射。一个内脏器官的病变性质是多样的，但对于针灸治疗而言，病位却是相同的。如胃部病变包括胃炎、胃溃疡、胃痉挛、胃轻瘫等多种病症，现代针灸的治疗思路就是以交感神经节段性支配、迷走神经支配规律，以及相应节段的躯体感觉神经区域（躯体-内脏反射）来选择刺激点，这是它们的基本和普适性的选穴特点。所有的内脏病症都是这种选穴基本原则，这样就可使针灸选穴化繁为简，把握大规律。如胃部病症，在选穴上主要依据胃由胸 6～9 交感神经支配，选择该节段的交感神经节（节后神经元）刺激点，相应节段内的躯体感觉神经刺激点；胃受副交感神经（迷走神经）支配，可选迷走神经刺激点。我们很难提出胃炎和胃溃疡等在选择刺激点上有什么本质区别。因此，没有必要对一个脏器的几种病分别提出现代针灸选穴原则和处方（事实上分别提出也是不断重复）。当然，这是大部分内脏病的选穴规律，少数情况下一个脏器的多种病变除有相同的基本选穴外，可能也存在一些特征性选穴规律，在这种情况下将分述选穴和处方。

由于交感神经的节前神经元数量少，与节后神经元的数量比值从 1∶2 到 1∶30，一个节前神经元可引起大量节后细胞放电，这意味着节前神经元具有会聚功能，节后神经元具有放散功能,但对于针刺而言,直接刺激只能针对节后神经元。节前神经元位于脊髓侧角,不可能直接刺激;但通过躯体-交感反射可对节前神经元产生激活效应,并通过节后神经元发挥放大效应。

直接刺激交感神经节有一定难度和危险性,因此,选择相应节段的体表刺激点就成为目前临床应用的主要方法。内脏-躯体传入可在第二级传入神经元胞体上发生会聚作用,这为我们选择相关的体表躯体神经刺激点调节内脏活动奠定了结构基础。近年来,关于躯体-交感反射的规律有了一定的进展,早在 1960 年国外学者 Schaefer 等就提出,躯体传入通常能引起交感系统的总体反应,并伴随兴奋后抑制。躯体刺激对内脏运动功能的调节主要是通过交感传出神经系统发挥作用的,即躯体交感反射功能。脊髓内脏传入神经元和躯体传出神经(胞体在脊神经节)可与椎前神经节的交感节后神经元建立起突触联系。躯体刺激引起的交感神经节前纤维的传递反射性发放具有明显的对应关系,节前和节后纤维的反射性发放都可分离出 3 个成分,即早反射发放(潜伏期 25～50 ms)、迟反射发放(潜伏期 70～120 ms)、晚反射发放(潜伏期 300～350 ms)。交感纤维的早反射发放为脊髓间的反射性活动,因此,具有明显的节段性特征,如果没有刺激到与节段性分布有关的神经,早反射发放成分可以不出现(或加大刺激强度出现较小的电位),其出现率为 60% 左右;脊髓间传递的交感反射是基于内脏的初级传入纤维可以投射到脊髓自主神经的运动核团。迟反射发放是通过延髓的反射性活动,因此,没有节段性差异,而是与整个交感神经系统反射性激活有关,其出现率高达 100%;这两种反射都是由 A 类传入纤维介导的,又称为 A-反射。晚反射,属于脑桥上的反射通路。

躯体-交感反射活动的核心就是来自躯体的传入能对交感神经系统活动进行有效的调节,这种调节是躯体-内脏相关联系的主要途径,也是针刺躯体神经调节内脏功能的结果基础。根据躯体刺激在交感节前、节后纤维出现的早反射、迟反射及晚反射发放的特点,可以认为这种躯体-内脏相关存在节段间(或脊髓间)和超节段(或脊髓上)两种调节机制。虽然交感神经的反射性活动主要是整体性的,但在节段性联系产生的效应更明显是很可能存在的,也就是说节段性刺激可能效应更有针对性和精确性,这也是我们治疗内脏病的选穴基础,即可在相应或相邻的节段内选择刺激点。1971年,Sato 和 Schmidt 用刺激脊神经的方法研究了交感——脊神节段性及全身性交感神经反射的特点,包括:① 与刺激部位相同或相邻的脊髓节段的早脊髓节段交感反射;② 通过脊髓上中枢介导的全身性迟交感神经反射。研究结果显示,当无论刺激哪个节段的脊神经,迟反射电位的振幅和大小基本一致(后肢神经稍小一些),而早反射电位只是在白交通支的同节段和相邻节段最大,其他临近的节段逐渐变小而接近消失。因此,可以认为,来自同节段外周传入引起的交感反射效应是双倍的,而非节段传入仅能引起交感神经的迟反射发放效应。这提示刺激诱发早反射应遵循节段性刺激原则。

另外,研究还发现,刺激腰 1~3 可以引出交感神经的 A-早反射和 A-迟反射电位;此外还能引起一个潜伏期约 180 ms 的 C-反射电位,但刺激腰 4 背根几乎记录不到;C-反射需要激活 C 类纤维产生,激发脊髓交感 C-反射的节段数比激发交感 A-反射的节段数少,而且 C-反射不可以在对侧躯体引发。针刺刺激体表治疗内脏病的反射活动的节段性应该是明确的,但由于内脏特别是胃肠道的自主神经支配比起皮肤的感觉神经支配,节段性支配关系相对宽泛,因此,局部皮肤刺激包括其他组织(如肌肉等)的痛刺激是可以通过自主神经引出节段间和超节段反射活动的,这是针刺治疗内脏病与躯体病的又一个显著差异。

　　总体而言,躯体-内脏节段性传入在脊髓的相互影响包括易化和抑制两方面。① 体表-内脏传入的相互易化现象:所谓传入易化是指分别来自皮肤和内脏的传入能在相同神经节段的脊髓背角同一个躯体-内脏会聚神经元发生传入反应的叠加现象。目前研究发现,这种叠加现象仅能在脊髓背角和三叉神经感觉核中观察到。Pomeranz 等观察到,同时刺激皮肤和内脏对同一节段的脊髓背角内脏-躯体神经元的激活作用比单一刺激皮肤或内脏要大得多。这种效应是激活反应的累加或空间总和效应。对于针刺而言,可以认为针刺躯体感觉神经可通过内脏-躯体感觉神经元-反射性引起内脏运动神经元的激活效应,而正向兴奋交感神经活动,即针刺能够易化引起的会聚神经元的激活反应。② 体表-内脏传入的相互抑制现象:来自躯体和内脏传入整合的另一种形式为相互抑制,这种节段性抑制可能就是针刺体表躯体感觉神经产生内脏镇痛效应的基础。Selze 等研究发现,来自躯体的传入能强有力地抑制内脏的传入活动,其机制为传入末梢的相互去极化,因此有突触前抑制机制的参与。一些国外研究也发现,如果内脏神经刺激先于皮肤刺激,那么来自皮肤刺激的传入反应将减少,这种抑制效应可达 150~400 ms;反之亦然。Gokin 等发现,这种相互抑制的程度取决于背角神经元的位置,亦即取决于接受来自内脏或皮肤的初级传入的疏密度。皮肤传入对内脏抑制的最长持续时间可达 900 ms。一般认为,脊髓背角神经元对伤害性刺激引起的反应可被皮节 Aα、β 类大直径纤维的出入活动抑制。但新近研究显示,Aδ 类纤维的传入活动可产生最强的节段性抑制效应。这种效应可以解释用高频、低强度外周神经刺激引起的节段性局部镇痛效应。除节段性效应外,躯体传入活动抑制内脏疼痛的效应也可通过脊髓上中枢参与的全身性抑制发挥作用,而且这种效应可能起到更重要的作用。来自躯体的 Aδ 和 C 类纤维传入对内脏痛具有抑制作用。研究显示,来自躯体的伤害性成分传入活动对内脏的伤害性反应有一定程度的抑制作用,如动物实验发现,无论钳夹动物的前肢和后肢的皮肤、肌肉,都能抑制心肺神经的传入活动对胸2~5 脊髓背角脊丘束神经元的 Aδ、C 类纤维传入的激活反应,这显然存在着脊髓上超节段的参与。

　　需要指出的是,针刺效应的发挥与机体所处的功能状态和刺激方式、参数密切相关,一个相同的刺激点,可能在不同的机体功能状态下发挥不同的调节作用,刺激参数不同可产生不同的效应。如研究发现,低频低强度刺激(5 V,5 Hz)腓神经、尺神经可引起血压下降,而高强度高频率刺激(25 V,50 Hz)则产生升压效应。躯体-肠抑制反射是由激活Ⅳ类皮肤传入纤维引起,而皮肤-肠易化反应主要由激活Ⅲ类传出纤维引起。因此,针刺治疗内脏病的规律比较复杂,刺激点和刺激参数必须全面考虑。在刺激方式和参数上,本书将尽可能全面地整合现代研究的成果给予必要的论述,从而使现代针灸学的基本治疗规律和思路更加清晰,便于掌握。

第七章　呼吸系统与循环系统病症

第一节　呼吸系统病症

一、呃逆

【概述】

呃逆是膈肌和肋间肌等辅助呼吸肌的阵发性不随意痉挛性收缩,同时伴吸气期声门突然闭锁,空气迅速流入气管内,而出现急促的特殊的出气声音。精神刺激、快速吞咽、吞咽时说话、进干性食物同时少量饮水或进食大块食物,或进食过冷或吸入寒冷空气等因素,都可诱发呃逆。一般将呃逆称为膈肌痉挛,实际上呃逆的发生涉及膈肌和肋间肌等辅助呼吸的肌肉,只不过以膈肌为主。

凡膈肌局部受到刺激或膈神经、迷走神经受到刺激都可导致呃逆的出现,因此,进食饮水过多过快使胃骤然扩大、大笑、姿势体位改变时,肋间肌或膈肌承受力改变也可引发呃逆。引发呃逆的常见原因主要可分为中枢神经系统病变和周围神经因素,周围神经因素包括膈神经局部受累和迷走神经受到刺激的疾病。中枢神经系统病变如脑血管病、脑炎、颈部脊髓结核,中毒性疾病如全身感染性脓毒症、肾衰尿毒症、肝性脑病的氨中毒等,以及癔症。周围神经性疾病包括胸腔内疾病(刺激膈神经的疾病,如纵隔病变、食管炎及癌、心包炎、心肌炎、肺炎、胸膜炎及支气管炎等);膈疾病(如肺炎伴膈胸膜炎、膈疝);腹腔内疾病(如刺激膈肌的疾病,胃病、气腹、肠梗阻、肝胆胰疾病、腹膜炎、胃食管手术、腹部术后胀气)等,尤其是患者因进食少以及长时间卧床,胃排空减弱和胃液潴留可致使迷走神经受到刺激,也能促使顽固性呃逆的发生。另外,水电解质紊乱也常导致呃逆,如低血钠、低血钙、低血镁等,低血钙、低镁血症可使神经纤维和骨骼肌的应激性增高,从而导致顽固性呃逆。低血钠引起呃逆的机制尚不清楚。呃逆频繁或持续 24 h 以上(亦有认为 48 h),称为难治性呃逆,多发生于某些疾病之后。

呃逆的产生机制,一般认为,由各种刺激因素(包括胃黏膜受刺激后)所致兴奋通过迷走传入神经到达延髓呼吸中枢,然后一方面兴奋沿网状髓束到达膈神经,使膈肌产生强烈节律性收缩,同时呼吸暂停;另一方面兴奋自迷走神经运动纤维传至咽喉肌肉,产生喉头痉挛。原则上讲,在膈神经运动与感觉传导路上任何部位的刺激性病变均可导致呃逆发生。

中医学认为,本病病位在膈,基本病机为气逆动膈。凡上、中、下三焦诸脏腑气机上逆或冲气上逆均可动膈而致呃逆。如上焦肺气或虚或郁,失于肃降;中焦胃气失于和降,或胃肠腑气不通,浊气上逆;下焦肝气郁结,怒则气上;肾不纳气,虚则呃逆等均可动膈。临床以胃气上逆动膈最为常见,多由饮食不当、情志不舒和突然吸入冷空气而引发。

本节主要讨论单纯性呃逆或功能性呃逆,其他疾病引起的呃逆可参见本节治疗,但应注重针对病因治本。

【临床诊断】

1. 单纯性功能性呃逆　多见于青壮年,女性多于男性;多有受凉、饮食过快过多或过冷、情志等诱发因素。

2. 临床表现 起病较急,以喉间呃呃连声,声短而频,持续不能自制为主症。膈肌阵发性痉挛,每分钟可有1~20次不等,膈肌频发性收缩,可使胸内压力降低,出现胸部不适感,膈肌抽动性疼痛,亦可出现胸痛或胸胁部、上腹部疼痛等症状。

3. X线钡餐及胃镜等检查 单纯性功能性呃逆无器质性病变征象。

4. 鉴别诊断 需与器质性或继发性呃逆鉴别,此类呃逆有明确的其他疾病。

附 顽固性膈肌痉挛分级

根据对呼吸、进食、说话的影响,将顽固性膈肌痉挛分为三度。① 轻度:除对讲话有影响外对其他生理功能无影响;② 中度:影响讲话、进食、休息,对呼吸影响轻微;③ 重度:除上述影响外,对呼吸有明显影响,甚至引起血流动力学的改变。

注:由于呃逆的病因非常复杂,因此,在病史采集中要特别注意发病的诱因及既往有无类似发作史,从而判断呃逆是功能性障碍还是器质性病变所致。临床上常见的诱发因素有饮食过程、吞咽运动、呛咳反射、高声谈笑、深度呼吸、喘息性呼吸、突然间寒冷刺激或姿势体位突然改变,都可导致膈肌痉挛产生呃逆。如患者在既往史中有脑部、脊髓、胸部及腹部疾病史或手术史,应考虑呃逆可能来自于各部位脏器的病变而引发膈痉挛。在病史中也要注意是否有癔症的存在。

附 呃逆临床分类

可分为中枢性呃逆、反射性呃逆(膈肌及其邻近器官病变)、精神性呃逆(有明显情志诱因,癔症患者或吸毒成瘾吞吸大量空气者)及水、电解质酸碱平衡失调性呃逆(也称代谢性呃逆)。

【治疗原则及选穴处方】

经典针灸学以和胃降逆理膈为基本治疗原则。主要根据胃主受纳,胃气以降为顺等理论选择有关穴位。另外,在《灵枢》中记载有以草刺鼻取嚏、大惊之等治疗方法。具体选穴原则如下:

1. 局部选穴 在咽喉局部选穴,常选天突、廉泉、扶突、膻中等。

2. 选择止呃的特效穴 常选攒竹、中脘、内关、膈俞。

3. 辨证选穴 胃寒积滞选下脘、建里、神阙、足三里等;饮食停滞选脾俞、胃俞、腹结、内关、足三里等;胃火上逆选内庭、曲池、合谷、大都;肝气犯胃选肝俞、胃俞、期门、太冲、足三里等;脾胃阳虚选脾俞、胃俞、肾俞、神阙、气海、关元、命门等;胃阴不足选足三里、三阴交、太溪、照海等。

● 推荐处方1

治法:理气和胃,降逆止呃。

主穴:局部——天突(利咽止呃)

　　　　　中脘(调理胃气)

　　　　　膻中(理气降逆,调气止呃)

　　　　　膈俞(利膈止呃)

　　　远端——足三里(和胃降逆)

配穴:胃寒积滞加下脘、建里、神阙;饮食停滞加胃俞、腹结、内关;胃火上逆加内庭、曲池、合谷;肝气犯胃加肝俞、胃俞、太冲;脾胃阳虚加脾俞、肾俞、神阙;胃阴不足加三阴交、太溪。

操作：当呃逆发作时，先取天突，沿胸骨后缘向下刺 1 寸，行提插泻法 1～3 min。胃寒积滞、脾胃阳虚者，在呃逆发作时可用艾条灸，当呃逆停止后可用隔姜灸，但要注意患者突然呃逆出现，艾炷翻倒烧灼皮肤或衣物。余穴常规操作。

● **推荐处方 2**

治法：和胃降逆，止呃。

主穴：局部——扶突、天突（利咽止呃）

中脘（和胃降逆）

临近——攒竹（降逆止呃）

远端——内关（理气和中）

配穴：同推荐处方 1。

操作：天突沿胸骨后向下刺 1 寸，切勿直刺过深或向两侧斜刺，提插泻法 1～3 min。扶突直刺 1.5 寸，提插泻法 1～3 min。攒竹可用指压法 5 min。其余腧穴均常规操作。

【疗效评估方法】

1. 呃逆频率、持续时间以及严重程度　可记录每天呃逆发生的次数、持续时间、严重程度进行治疗前后对照。

2. 整体疗效评估　分 4 级。① 治愈：症状完全消失，半年内不复发；② 显效：症状完全消失，偶尔发作，但不影响正常工作生活；③ 有效：症状有所减轻，但时发时止；④ 无效：症状较治疗前无任何变化。

也有学者分 3 级。① 治愈：呃逆消失，愈后 2 周无复发；② 好转：呃逆持续时间及发作次数明显减少，或愈后 2 周内偶有复发；③ 无效：呃逆持续时间及发作次数无明显改变。

【针灸疗效分析】

1. 针灸疗效现状　针灸治疗本病以呃逆的发作频次、持续时间、复发率为主要结局指标，以呃逆伴随症状（胃脘胀满、食欲不振、焦虑不安、失眠等）为次要结局指标。目前针灸临床证据表明，针灸可明显减少呃逆发作频次，总有效率在 86.7%～100%，临床治愈率为 60%～77.42%。对于单纯性功能性呃逆效果尤其显著，而对中枢性、肿瘤等所致呃逆可缓解其症状，但需重视原发病的治疗。

2. 影响针灸疗效的因素　① 病因：针灸治疗单纯功能性呃逆有显著疗效，往往能针到呃止。具体而言，针灸治疗对寒冷因素、精神因素（或神经官能症、癔症）以及迷走神经、膈神经单纯受到刺激引起的呃逆有较满意的疗效，但对中枢性、胸腔、腹腔脏器器质性病变或全身中毒性的病变引起的呃逆，可以改善症状但疗效欠佳，常反复发作，需结合治疗原发病。② 病情和病程：年老体弱和慢性久病患者出现呃逆，往往是胃气衰败、病情加重之象，针灸疗效欠佳。针灸对于病程短的实证疗效好，病程长的虚证疗效较差。③ 患者配合：治疗过程中，患者配合有节奏的屏气，有助于提高疗效。应保持精神舒畅，避免冷空气的突然刺激，患者应少进食寒凉食物。

3. 针灸治疗潜在的可能机制　呃逆是一种神经反射动作，其反射中心在第 3、4 节颈髓，受延髓呼吸中枢所控制。膈肌受膈神经和迷走神经的支配，其中膈神经自第 3、4、5 颈髓后根神经节接受感觉神经纤维，感觉神经纤维分布在膈肌胸膜面的前面与中央区以及腹腔面的中央区。有人认为，膈肌也接受星状神经节发出的交感神经纤维支配。呃逆的刺激或冲动多自迷走神经或膈神经的感觉神经纤维传入，而由膈神经的运动纤维传出。也有人认为，呃逆的发生还有其他呼吸肌同时参与。因此，针灸治疗的主要环节和机制为：① 抑制膈神经的感觉神经。针刺颈部夹脊穴，可直接减弱或拮抗第3、第4、第5颈髓后根神经节接受感觉神经纤维的传入，从而拮抗呃逆的神经反射通路，起到抑制呃逆的作用。另外，通过针刺膈神经可对运动纤维的功能进行调节，抑制其亢进。② 抑制迷走神经。呃逆的刺激或冲动多自迷走神经传入，针刺可拮抗迷走神经传入所导致的呃逆环路，起到治疗呃逆的作用。③ 使激痛点灭活。对于某些存在膈肌、肋间肌及悬雍垂激痛点的患者，针刺可使活化的激痛点灭活，消除引发呃逆的激痛点。

【预后】

呃逆轻者仅偶然发作，常可自行消失，预后良好。重者往往持续发作，但如果属单纯性功能性呃逆，预后良好。如在其他急、慢性疾病过程中出现，如脑血管病频繁出现呃逆，往往是上消化道出血的先兆，尤其是危重病患者。衰竭患者出现呃逆，常为病情危重的一种表现，中医认为是胃气败绝之危症，预后多不良。这时除治疗呃逆外，更为重要的是治疗原发病，标本同治。患者应积极配合治疗，保持精神舒畅，平时注意寒温适宜，饮食宜清淡、易消化，不要过食生冷食物，并且避免暴饮暴食，饥饱失度。

西医在治疗呃逆时也主张首先采用非药物疗法，如深吸气后屏气法、按压双侧眼球及眶上神经、牵舌法以及体外膈肌起搏器治疗（通过起搏器的电脉冲刺激胸锁乳突肌外缘的膈神经，干扰膈肌异常兴奋以恢复其正常节律），射频松解颈3、颈4、颈5患侧横突前、后结节上的前、中斜角肌起点等；另外，也采用膈神经、颈椎横突旁、星状神经节阻滞法；药物治疗包括应用肌松药（如巴氯芬）、抗精神病药（氯丙嗪、氟哌啶醇）、抗抑郁药（如多虑平、阿米替林）、抗癫痫药（丙戊酸钠、托吡酯）、麻醉剂（利多卡因、异丙酚）、中枢兴奋药（利他林）、抗胆碱药（安坦、东莨菪碱）及镇吐药（恩丹西酮、胃复安）等。

二、普通感冒

【概述】

普通感冒是急性上呼吸道感染最常见的类型之一，俗称"伤风"，又称急性鼻炎或上呼吸道卡他，以鼻咽部卡他症状为主要临床表现，以鼻塞、咳嗽、头痛、恶寒发热、全身不适为其特征。人体在受凉、淋雨、过度疲劳等情况下，当全身或呼吸道局部防御功能降低时，原已存在于呼吸道的或从外界侵入的病毒、细菌迅速繁殖，引起本病。主要通过患者打喷嚏和含有病毒的飞沫空气传播，或经污染的手和用具接触传播。可引起上感的病原体大多为自然界中广泛存在的多种类型病毒，同时健康人群亦可携带，机体对其感染后产生的免疫力较弱、短暂，病毒间也无交叉免疫，故可反复发病。

本病发病不分年龄、性别、职业和地区，免疫功能低下者易感。全年均可发病，但以冬春季节多发，多为散发，且可在气候突变时小规模流行。如无并发症，一般经5～7日痊愈。成人多为鼻病毒引起，次为副流感病毒、呼吸道合胞病毒、埃可病毒、柯萨奇病毒等。但由于发病率高，不仅可影响工作和生活，有时还可伴有严重并发症，特别是有基础疾病的患者、婴幼儿、孕妇和老年人等特殊人群，并有一定的传染性，应积极防治。

中医学认为，本病为外感风邪，客于肺卫所致的常见外感疾病。由于感邪之不同、体质强弱不一，证候可表现为风寒、风热两大类，并有夹湿、夹暑的兼证，以及体虚感冒的差别。如果病情较重，在一个时期内广泛流行，称为"时行感冒"，即为西医的流行性感冒。

【临床诊断】

1. 症状与体征　起病较急，初期有咽干、咽痒或烧灼感，发病同时或数小时后可有打喷嚏、鼻塞、流清水样鼻涕，2～3天后变稠。可伴咽痛，有时由于耳咽管炎使听力下降，也可出现流泪、味觉迟钝、呼吸不畅、声嘶、少量咳嗽等。一般无发热及全身症状，或仅有低热、不适、轻度畏寒和头痛。检查可见鼻腔黏膜充血、水肿、有分泌物，咽部轻度充血。

2. 实验室检查　① 血液检查：病毒性感染，白细胞计数正常或偏低，伴淋巴细胞比例升高。细菌感染者可有白细胞计数与中性粒细胞增多和核左移现象。② 病原学检查：因病毒类型繁多，且明确类型对治疗无明显帮助，一般无需病原学检查。需要时可用鼻拭子、咽拭子或鼻咽拭子免疫荧光法、酶联免疫吸附法、血清学诊断或病毒分离鉴定等方法确定病毒的类型。细菌培养可判断细菌类型，做药物敏感试验以指导临床用药。

根据鼻咽部症状和体征，结合周围血象和阴性的胸部X线检查可做出临床诊断。一般无需病因诊断，特殊情况下可进行细菌培养和病毒分离，或病毒血清学检查等确定病原体，但需与初期表现为感冒样症状的其他疾病进行鉴别。

【治疗原则及选穴处方】

经典针灸学以祛风解表为基本治疗原则，临证应审证求因。体虚感冒者应扶正与驱邪同施，夹湿者化湿，夹暑者解暑。选穴上根据肺主皮毛，督脉主一身之阳气，阳维为病苦寒热等理论，以手太阴肺经、手阳明大肠经、督脉、阳维脉穴位为主。具体选穴原则如下：

1. 辨经选穴　选肺经及相表里的大肠经、膀胱经和督脉穴。如肺经列缺、尺泽、鱼际、孔最；督脉大椎、风府；膀胱经风门、肺俞。另外，可选通于阳维脉的外关和胆经与阳维脉交会穴风池。

2. 辨证对症选穴　风寒束表选风池、风门、风府、列缺、合谷、外关等；风热犯表选风池、大椎、曲池、尺泽、少商等。咽喉肿痛选少商点刺出血，或加鱼际、人迎、天突、廉泉；鼻部鼻窍不利取迎香；头痛取印堂、太阳。暑湿袭表型选阴陵泉、委中。体虚感冒针刺或艾灸足三里、大椎。

● 推荐处方1

治法：宣肺解表。

主穴：头部——风池、太阳（祛风通络）

　　　背部——大椎（散寒解表）

　　　上肢——列缺、合谷（宣肺解表）

配穴：风寒感冒加风门、肺俞；风热感冒加曲池、尺泽、鱼际；鼻塞加迎香；体虚感冒加足三里；头痛加头维、百会；咽喉疼痛加少商；全身酸楚加身柱；夹湿加阴陵泉；夹暑加委中。

操作：太阳穴风热感冒点刺出血，大椎风热感冒用刺络拔罐，风寒感冒用灸法。余穴常规操作。

● 推荐处方2

治法：清热疏风，宣肺解表。

主穴:背部——大椎、风门、身柱(清热疏风)

肺俞(宣肺解表)

上肢——曲池、尺泽(清热解表)

配穴:咽喉疼痛加少商;鼻塞加迎香;头痛加头维、太阳。

操作:消毒后用三棱针点刺,加火罐于穴位上,留罐 10 min 后起罐。本法适用于风热感冒。

【针灸疗效评估方法】

1. 整体疗效评估　分 3 级。① 治愈:症状消失;② 好转:发热消退,临床症状减轻;③ 未愈:临床症状无改善或加重。

2. 临床症状及体征积分　临床疗效评定:根据症状和体征分级量化标准分别进行治疗前后量化评分,见表 7-1。根据积分评定痊愈、显效、有效、无效。临床痊愈:临床症状、体征消失或基本消失,证候积分减少≥95%;显效:临床症状、体征明显改善,证候积分减少≥70%;有效:临床症状、体征均有好转,证候积分减少≥30%;无效:临床症状、体征无明显改善,甚或加重,证候积分减少<30%。

表 7-1　临床症状和体征分级量化标准

症状	轻(1分)	中(2分)	重(3分)
恶寒	恶寒不需加衣	恶寒不需加衣	恶寒需加厚衣或加盖被褥
发热	体温 37.1～37.9℃	体温 38～38.5℃	体温 38.6℃以上
鼻塞	有堵塞感,声重	鼻塞时有时无	鼻塞持续不减
肢体酸痛	轻微肢体酸痛	肢体酸痛	肢体酸痛,屈伸不利
咽痛	咽干,微痛	咽痛	咽喉疼痛甚
流涕	偶有流涕	时流清涕	持续流涕
汗出	微汗出	汗出	汗出多
头痛	轻微头痛,时作时止	头痛较重,持续不止	头痛重,不能坚持工作
咳嗽	偶尔	时有	频繁
口渴	口微渴	口渴	口渴明显

【针灸疗效分析】

1. 针灸疗效现状　针灸治疗本病,主要以上呼吸道感染的伴随症状如恶寒、发热、鼻塞、肢体酸痛、咽痛、流涕、汗出、头痛、咳嗽的好转程度为主要结局指标。目前临床证据表明,针灸可明显改善患者伴随症状,缩短病程,促进早日痊愈。从总体疗效看,针灸治疗上呼吸道感染的治愈率为90%～95%。

2. 影响针灸疗效的因素　① 证型及严重程度:感冒主要分为风寒、风热、暑湿 3 种类型,针灸对风寒感冒疗效显著,其次是风热感冒,再次是暑湿感冒。针灸对于感冒出现的头痛、发热有较好的改善症状作用。② 体质:免疫力低下是产生感冒的主要病因之一,一般而言,体质好的患者针灸见效快,易于恢复,体质差的恢复较慢。

3. 针灸治疗潜在的可能机制　① 调节体温中枢:发热是感冒的常见症状,当机体在致热原作用下引起体温调节中枢功能障碍,使机体产热和散热过程失去平衡,体温升高超出正常范围,即产生发热。大椎穴处布有第 8 颈神经后支和棘突间皮下静脉丛,针刺大椎穴,通过神经的传导通路到达大脑皮质,促使大脑皮质和下丘脑的神经元活动加强,反射性调节中枢神经系统,使体温调节中枢的应激性增强,体温调定点下移,从而达到降温的目的。研究表明,电针大椎穴后脑脊液中环磷酸腺苷(cAMP)含量的降低在针刺降温中也起到了重要的作用。针刺还可以降低发热患者的交感神经兴奋性,通过抑制交感神经的活动提高皮肤血流量以调节体温。② 提高机体免疫力:现代医学认为,感冒大多为病毒感染所致,目前尚无抗感冒病毒的特效药物。现已证明,针刺对特异性免疫和非特异性免疫都有增强作用,从而消除发热的外致热原。针刺通过增强人体免疫功能,加快人体白细胞、吞噬细胞等对病原微生物的吞噬作用,消除感冒症状。免疫功能的增强,有利于机体对病原微生物的清除,并对炎症反应有明显的抑制作用。拔火罐是治疗本病的有效方法之一。研究表明,人体在火罐负压的作用下,产生瘀血、出现自体溶血现象,促进血液循环,加强新陈代谢,增强网状内皮系统的功能。走罐更有利于汗腺和皮脂腺的分泌,有利于整体功能的调整,有发汗祛邪作用。

【预后】

上呼吸道感染通常病情较轻、病程短(一般为一周)、有自限性,预后良好。其不良后果常常是由此而引发的继发性感染等出现的并发症,因此,要积极预防,及时治疗。本病是常见的外感疾病,一年四季均可发生,但以冬春两季更为多见,而且不分男女老幼。老年人、婴幼儿和素体虚弱者比常人更易患感冒,不但症状重且有转变为其他疾病的可能。因此,对这些人群采取积极的预防措施,防患于未然,有着重要意义。平时宜注意保暖,加强体育锻炼,增强机体的防病抗病能力。治疗过程中,应嘱患者多饮水,注意休息。

三、支气管病症

(一) 慢性支气管炎

【概述】

慢性支气管炎是气管、支气管黏膜及其周围组织的慢性非特异性炎症。临床上以咳嗽、咳痰或伴有气喘等反复发作为主要症状。本病为临床多发病和常见病,随年龄增长,患病率增高,中老年常见,多发于春冬季。据统计,50 岁以上的人群患病率高达 15% 或更多;1992 年国内普查的部分统计资料显示,患病率为 3.2%。本病流行与慢性刺激(主要是吸烟、刺激性烟雾、有害粉尘、大气污染等)、感染病毒、支原体、细菌以及过敏因素、气候变化等密切相关。慢性支气管炎在急性发作时常有支气管黏膜纤毛上皮细胞的损伤和脱落,黏膜上皮和黏膜下层有炎症细胞的浸润。腺体分泌功能亢进,黏液腺明显增多。由于黏膜上皮和再生修复能力较强故损伤不严重时尚易复原,但如反复发作,可引起黏膜上皮的局灶性增生和鳞状上皮化生,纤毛上皮细胞有同等程度损坏,纤毛变短,参差不齐或稀疏脱落。

本病属中医学"咳嗽""喘证""痰饮"的范畴。中医学认为,本病多由外邪侵袭肺系,或脏腑功能失调,内邪干肺,引起肺失宣肃,肺气上逆所致,是以咳嗽、咳痰为主要症状的病症。疾病的发生发展及转归与肺、脾、肾三脏关系密切。

【临床诊断】

1. 症状与体征 咳嗽、咳痰或气喘每年发病累计3个月以上,且连续2年或2年以上。早期多无体征;急性发作期,多在背部或肺底闻及散在的湿性或干性啰音,喘息型气管炎可闻及哮鸣音;长期发作可有肺气肿的体征。

2. 化验检查 急性发作期白细胞及中性粒细胞计数增多,缓解期血象无改变。

3. 影像学检查 胸部X线检查,单纯慢性支气管炎可阴性,病变反复发作者肺纹理增多、粗乱、呈条索状阴影。出现斑点状阴影应考虑并发支气管肺炎;如出现肺不张则有肺不张的典型X线改变。

4. 呼吸功能检查 早期可有闭合性气管增大,反复发作病情加重可出现最大通气量和第1 s用力呼气量降低等阻塞性通气功能障碍。

附 2009年中华医学会呼吸病学分会哮喘学组制定的诊断标准

符合下列4条为诊断条件:① 咳嗽、咳痰连续2年以上;② 每年累积或持续至少3个月;③ 咳嗽、咳痰一般晨间明显,咳白色泡沫痰或黏液痰,加重期亦有夜间咳嗽;④ 排除其他引起慢性咳嗽的病因(如肺结核、尘肺、肺脓肿、支气管扩张、肺癌、心脏病、心力衰竭、慢性鼻咽疾患等)。

【治疗原则及选穴处方】

经典针灸学以宣肺止咳,降气化痰为基本治疗原则。慢性支气管炎与肺、脾、肾三脏功能失调密切相关,遵循"急则治标,缓则治本"原则,以肺为标,以肾为本。急性发作期因邪实之证尤以外邪为患居多,故多按标实证候辨治,治疗以祛除外邪为主,也有按标实本虚证候治疗。慢性迁延多按虚实夹杂辨证,其实证以内邪为患多见,虚证则以肺、脾、肾不足为主,其治法一般以祛邪与补虚相结合。根据肺主气,司呼吸,主宣发肃降;脾主运化水湿,肾主纳气等理论进行选穴。具体选穴原则如下:

1. 根据"经脉所过,主治所及"规律从远端取穴 手太阴之脉"属肺",选列缺、尺泽,适用于各型咳嗽。手阳明之脉"络肺",选合谷、曲池,用于宣肺止咳。足厥阴之脉"上注肺",选太冲,用于肝逆犯肺咳嗽。足少阴之脉"直者,入肺中",选照海,用于肺肾阴虚咳嗽。足太阴之脉与手太阴肺经相接,选阴陵泉、太白健脾化痰。

2. 根据"腧穴所在,主治所在"规律从局部取穴 胸背部选肺俞、大杼、风门、膻中、脾俞、大椎、膏肓、天突。

3. 辨证对症选穴 风寒袭肺选风门、天突、肺俞、风池、合谷、列缺等;风热犯肺选肺俞、大椎、曲池、尺泽、外关、鱼际、少商等;燥邪伤肺选肺俞、太渊、三阴交、太溪、水泉、照海等;痰热壅肺选膻中、天突、肺俞、大椎、曲池、丰隆;肺阴亏虚选肺俞、膏肓、三阴交、太溪、照海;肺气亏虚选肺俞、气海、太渊、足三里等。咳嗽咽痛选天突、少商;胸闷选膻中、内关。

● **推荐处方1**

治法:疏风解表,宣肺止咳。

主穴:局部——天突(降逆止咳)

　　　　　肺俞(宣肺止咳)

　　远端——列缺、合谷(宣肺解表)

　　　　　丰隆(化痰止咳)

配穴:风寒加风门、风池;风热加大椎、鱼际;咳嗽痰多加鱼际、阴陵泉。

操作:常规操作。本方适用于外感引起者。

● **推荐处方 2**

治法:肃肺理气,止咳化痰。

主穴:局部——天突、膻中、肺俞(理气化痰止咳)

　　　远端——太渊、三阴交(肃理肺气,健脾化痰止咳)

配穴:痰湿侵肺加丰隆、阴陵泉;肝火灼肺加行间;肺阴亏虚加膏肓。

操作:常规操作。本方主要适用于内伤引起者。

● **推荐处方 3**

治法:宣通肺气,宽胸止咳。

主穴:局部——中府、膻中、肺俞(宣通肺气,宽胸止咳)

　　　远端——列缺、太渊(调理肺气,止咳)

配穴:风寒袭肺加风门、合谷;风热犯肺加大椎、曲池、尺泽;燥热伤肺加太溪、照海;痰热壅肺加天突、曲池、商阳、丰隆;痰湿壅肺加中脘、阴陵泉、丰隆;肺阴亏虚加膏肓、三阴交、太溪;肺气亏虚加气海、足三里;胁痛加阳陵泉;咽喉干痒加照海;痰中带血加孔最;盗汗加阴郄、复溜;肢体浮肿,小便不利加阴陵泉、三阴交。

操作:常规操作。

【疗效评估方法】

1. 国家中医药管理局制定的疗效评估标准　分 3 级。① 临床控制:咳嗽症状基本消失,咯痰略少,白色,易于咳出;内伤咳嗽在 2 周以上未发作;喘息症状控制;肺部听诊无异常发现;外周血象和胸部 X 线检查基本正常。② 好转:咳嗽减轻,痰量减少。③ 未愈:症状无明显改变。

2. 中华医学会呼吸病分会哮喘学组制定的标准　分 4 级。① 临床治愈:咳嗽症状完全缓解,主症分值为零;② 显效:主症分值同时下降两个等级;③ 有效:主症分值同时下降一个等级,或 1 个主症下降两个等级,1 个下降一个等级;④ 无效:咳嗽减轻不明显或咳嗽加重。症状积分办法见表 7-2。

表 7-2　咳嗽症状积分表

分值	日间咳嗽症状积分	夜间咳嗽症状积分
0	无咳嗽	无咳嗽
1	偶有短暂咳嗽	入睡时短暂咳嗽或偶有夜间咳嗽
2	频繁咳嗽,轻度影响日常活动	因咳嗽轻度影响夜间睡眠
3	严重咳嗽,轻度影响日常活动	因咳嗽严重影响夜间睡眠

3.《中药新药临床研究指导原则》的评估方法　分 3 级。① 显效:咳嗽、咳痰,以及肺部哮鸣声等症状消失或基本消失,血常规恢复正常,胸片显示仅少量肺纹理增粗,血常规和胸片显示炎症完全消失;② 有效:咳嗽、咳痰以及肺部哮鸣声等症状好转,血常规接近正常,胸片显示肺纹理增粗面积较大;③ 无效:咳嗽、咳痰以及肺部哮鸣声等症状 1 个月内无改善甚至加重,血常规及胸片变化不明显。

4. C反应蛋白(CRP)和肿瘤坏死因子-α(TNF-α)判断疗效　这两个指标是人体重要的炎症因子,能够反应机体的防御能力,是炎症反应和机体组织损伤的敏感标志物,检测血清中CRP和TNF-α的水平,对临床治疗情况的判断具有重要意义。

5. FEV1、FEV1/FVC、FEV1%等肺功能指标　评价气道阻塞程度。

6. 莱塞斯特咳嗽生命质量问卷(LCQ)　由生理、心理及社会三个区域共19个问题组成。问卷内容参见有关资料。

【针灸疗效分析】

1. 针灸疗效现状　目前,针灸治疗本病的疗效多以临床症状(咳嗽等)改善情况,以及肺功能(FEV1、FEV1/FVC、FEV1%)评价气道阻塞程度等为主要结局指标;次要结局指标有血清白介素2(IL-2)、γ-干扰素(INF-γ)、CRP和TNF-α水平、$PaCO_2$等。临床证据显示,针灸治疗慢性支气管炎,可减轻症状、改善肺通气功能、改善缺氧状况,总有效率为88%~95%,显效率约为20%。有研究认为,穴位贴敷、天灸等药物刺激穴位疗法有较好的疗效。

2. 影响针灸疗效的因素　① 年龄:临床发现,对于年龄小于50岁的患者针刺疗效好,治愈率高;而对于年龄在50岁以上的患者针刺效果较差,说明年龄越小针刺效果越好,应早发现早治疗。② 病程:病程越短疗效越好,尤其是5年以下者总有效率可达90%以上,5~20年总有效率可达80%以上,20年以上者效果较差。提示病程与针灸疗效相关。针灸治疗对发作期或初发期疗效较满意,久病患者可配合其他疗法治疗。

3. 针灸治疗潜在的可能机制　① 调节免疫功能:针刺疗法对异常机体的免疫功能亦具有双向调节作用,能改善机体细胞免疫水平。一方面,针刺后机体白细胞增高,特别是嗜中性多形核白细胞的数目增多,白细胞的吞噬作用增强,对机体防卫有极大意义;同时能提高T细胞及其亚群在外周血的比率,还能增强它的活性。另一方面,针灸能够影响人体体液免疫机制。在非特异性免疫物质方面,针灸能提高白介素2的含量及活性,升高补体效价,并使白细胞释放更多的溶菌酶,更好地杀灭病原菌。同时针灸还有明显诱生干扰素(IFN)的作用,提高人体非特异性免疫功能。在特异性免疫物质方面,针灸对免疫球蛋白含量具有良性调节作用,并能促使血中凝集素、间接血球凝集素、沉淀素和溶血素含量增加,提早产生抗体或延长在血液中的维持时间。针灸的这一作用可能是通过激活下丘脑-垂体-肾上腺轴与经过交感神经系统调节免疫功能而实现的。② 改善缺氧:缺氧是慢性支气管炎患者的主要临床表现,随着缺氧程度的加重,最终可导致脑、心、肾等重要脏器功能的损害,危及生命。针刺对患者的气道功能具有明显的调整作用,能显著提高血液物理溶解氧分子的压力和降低血液物理溶解二氧化碳分子的压力,即提高血液中的含氧量,降低二氧化碳含量,减轻机体的缺氧状态,显著改善慢性支气管炎患者肺的通气和换气功能,促进气体交换,使呼吸频率和心率接近正常状态,但对于缺氧而导致的血液酸碱平衡失调尚缺乏足够的纠正能力。

【预后】

本病只要及时正确地治疗,预后良好。本病病程较长,易反复发作,应坚持长期治疗,急性发作时治以标本兼顾,缓解期应重在治其本。同时应注意感冒流行期间减少外出,避免因感冒诱发本病。咳嗽发作时应注意休息,谨防病情加重。平时注意锻炼身体,增强体质,提高机体防御疾病的能力,及对寒冷环境的适应能力。忌食辛辣厚味、戒烟对患者的恢复有重要的意义。

（二）支气管哮喘

【概述】

支气管哮喘是由嗜酸性粒细胞、肥大细胞和 T 淋巴细胞等多种炎性细胞参与的气道慢性炎症。易感者对各种激发因子具有气道高反应性，表现为反复发作的喘息，呼吸困难、胸闷或咳嗽等症状，常在夜间和（或）清晨发作或加剧，并常出现广泛多变的可逆性气流受限，多数患者可自行缓解或经治疗缓解。本病一年四季均可发病，尤以寒冷季节和气候急剧变化时发病较多。男女老幼皆可罹患。

哮喘是世界上最常见的慢性疾病之一，全球约有 3 亿、我国约有 3000 万哮喘患者。各国哮喘患病率为 1%～18%，我国成人哮喘的患病率为 1.24%，且呈逐年上升趋势。一般认为，发达国家哮喘患病率高于发展中国家，城市高于农村。哮喘病死率在（1.6～36.7）/10 万，多与哮喘长期控制不佳、最后一次发作时治疗不及时有关，其中大部分是可预防的。我国已成为全球哮喘病死率最高的国家之一。各地区发病率的差异与空气污染情况、居民生活条件、生活习惯等多种因素有关。我国农村的发病率高于城市，与农村生活水平较低、医疗卫生条件较差等因素有关。在国外，城市的发病率高于农村，与城市空气污染严重有关。哮喘的治疗目标是实现"哮喘的总体控制"，既要达到当前控制又要降低未来风险。但是，2006 年亚太哮喘见解与现实第 2 阶段调查结果显示，亚太地区哮喘患者只有 2.5% 达到哮喘控制。哮喘的病因还不十分清楚，但一般认为与多基因遗传有关，同时受遗传因素和环境因素的双重影响。发病机制可能与变态反应、气道炎症、气道反应性增高及神经等因素相互作用有关。

本病属于中医学的"哮病""喘证"范畴。中医学认为，肺、脾、肾三脏功能不足，水湿内聚为痰饮，遇外邪引动而发，痰随气升，气因痰阻，相互搏结，阻于气道，肺失宣肃而出现咳喘痰鸣，甚则不能平卧、胸闷、咯痰不爽等症。

【临床诊断】

1. 症状 表现为发作时伴有哮鸣音的呼气性呼吸困难或发作性胸闷和咳嗽，严重者被迫采取坐位或呈端坐呼吸，干咳或咳大量白色泡沫痰，甚至出现发绀等。有时咳嗽为唯一的症状（咳嗽变异性哮喘）。哮喘症状可在数分钟内发作，经数小时至数天，用支气管舒张药或自行缓解。某些患者在缓解数小时后可再次发作，或在夜间及凌晨发作。有些青少年，哮喘症状表现为运动时出现胸闷、呼吸困难（运动性哮喘）。本病呈反复发作性，常因气候突变、饮食不当、情志失调、劳累等因素诱发。发作前多有鼻痒、打喷嚏、咳嗽、胸闷等先兆。常有过敏史或家族史。

2. 体征 两肺可闻及哮鸣音，或伴有湿啰音。

3. 实验室及其他检查 血嗜酸性粒细胞可增高。痰液涂片可见嗜酸性粒细胞。胸部 X 线检查一般无特殊改变，久病可见肺气肿征。呼吸功能检查，在哮喘发作时有关呼气流速的全部指标均下降，缓解期可逐渐恢复。特异性变应原检测，血清 IgE 可较正常人高 2～6 倍。

附 中华医学会编著的《临床诊疗指南呼吸病学分册》中的诊断标准

1. 反复发作喘息、气急、胸闷或咳嗽，多与接触变应原、冷空气、物理或化学性刺激、病毒性上呼吸道感染、剧烈运动等有关。

2. 发作时在双肺可闻及散在或弥漫性，以呼气相为主的哮鸣音，呼气相延长。

3. 上述症状可经治疗缓解或自行缓解。

4. 症状不典型者（如无明显喘息或体征）应至少具备以下一项试验阳性：① 支气管激发试验或运动试验阳性；② 支气管舒张试验阳性[1 s 用力呼气容积（FEV1）增加 12%以上，且 FEV1 增加绝对值≥200 ml]；③ 最大呼气流量（PEF）日内变异率或昼夜波动率≥20%。

5. 除外其他疾病所引起的喘息、气急、胸闷和咳嗽。

符合 1、2、3、5 条者或 4、5 条者可诊断为支气管哮喘。根据哮喘发作规律和临床表现，哮喘可分为急性发作期、慢性持续期及缓解期。

【治疗原则及选穴处方】

经典针灸学以利气定喘为基本治疗原则。发时治标，平时治本。急性发作期以控制症状为主，应攻邪治标，祛痰利气。缓解期，应培补正气，采用补肺、健脾、益肾三法。因患本病者多有过敏史或家族史，所以应注意对过敏原的预防。可根据肺主皮毛、主宣发肃降；脾主运化水湿；肾主纳气等理论及辨证情况选穴。具体选穴原则如下：

1. 根据"腧穴所在、主治所在"规律从局部选穴　颈部选天突、扶突、水突、气舍、人迎等；胸部常选中府、云门、气户、华盖、紫宫、膻中等；背部常用定喘、大杼、膏肓、肺俞、脾俞、膈俞、风门、大椎等。

2. 辨证选穴　不论何种类型，可以天突、膻中、肺俞、膏肓、定喘为基本穴位，辨证配穴。哮病发作期以泻肺为法，寒哮选合谷、风门、天突；热哮加合谷、大椎、尺泽。缓解期以虚证为多，脾气亏虚型配脾俞、足三里、太白、丰隆健脾益气。肾气亏虚选肾俞、气海俞、太渊补肾纳气，培本固元。因患本病者多有过敏史，胃肠积热往往是诱发的重要原因，故可选足三里、天枢、曲池等治本。另外，常选用血海、三阴交、曲池、内关、膈俞具有活血化瘀作用的穴位。因外邪致喘选合谷、风池、大椎、外关；因痰湿致喘选丰隆、阴陵泉；因水气凌心或肾不纳气选肾俞、气海、关元、内关等。

3. 根据"经脉所过，主治所及"规律从远端选穴　肺经"上膈属肺"，常选本经列缺、尺泽、孔最、太渊均可肃肺止哮。大肠经"络肺"，远取合谷、曲池、二间能宣肺清热治热哮。肾经"从肺出络心，注胸中"，针对肾气亏虚所致肾不纳气的哮病，选用太溪、阴谷等补肾纳气、固本止哮。肝经"上注肺"，故常用太冲、中封等穴治喘而兼胸胁胀满者。心经"上肺"，心包为心之外卫，代君受邪，故常用神门、内关等穴治疗水气凌心或心肺两虚的喘病。

4. 贴敷法常用穴位　选肺俞、膏肓、膻中、定喘。用白芥子 30 g，甘遂 15 g，细辛 15 g 共为细末，用生姜汁调药粉成糊状，制成药饼如蚕豆大，上放少许丁桂散，敷于穴位上，用胶布固定。贴 30～60 min 后取掉，局部有红晕微痛为度。若起疱，消毒后挑破，涂龙胆紫。亦可采用斑蝥膏贴敷发疱。一般常在夏天（伏天）用此法防治，即所谓冬病夏治。

5. 耳穴　选平喘、下屏尖、肺、神门、皮质下。每次取 2～3 穴，捻转法，中、强刺激，适用于哮喘发作期。

● 推荐处方 1

治法：活血通络，宣肺定喘。

主穴：局部——华佗夹脊穴（胸 2、3、5、7）（疏导气血，宣理肺气）

　　　　　　风门、肺俞、膈俞（活血通络，宣肺定喘）

配穴：寒哮加风池、合谷；热哮加大椎、尺泽；虚哮加气海、太渊；急性发作严重，气急难卧加素髎。

操作：取华佗夹脊穴第 2、3、5、7 对，直刺 1～1.5 寸，令针感向前胸或上、下方向放射，施捻转补法

1～3 min。风门、肺俞、膈俞每次选 1～2 对,用三棱针点刺 3～5 针,深达皮下,然后加拔火罐,出血量 3～5 ml 为度。素髎浅刺 2～3 分,快速捻转泻法,患者感鼻酸胀。本方适用于哮喘发作期。

● **推荐处方 2**

治法:宣肺平喘,化痰降气。

主穴:局部——中府、天突、膻中、定喘(理气定喘)

　　　远端——孔最、丰隆(宣肺平喘,化痰降气)

配穴:寒饮伏肺加风门、太渊;痰热壅肺加大椎、曲池、太白;肺脾气虚加脾俞、膏肓、肺俞、足三里;肺肾阴虚加肾俞、关元、太溪;心肾阳虚加心俞、肾俞、气海、关元、内关;潮热盗汗加阴郄、复溜、太溪、三阴交。

操作:发作期定喘穴刺络拔罐。余穴常规操作。严重发作者每日针刺 2 次或数次。

● **推荐处方 3**

治法:祛邪肃肺,化痰平喘。

主穴:局部——膻中、肺俞、定喘(肃肺化痰,降逆平喘)

　　　远端——列缺、尺泽、丰隆(清泻肺经,化痰通络)

配穴:风寒加风门、风池;风热加大椎、曲池;喘甚加天突。

操作:风寒可合用灸法。余穴常规操作。本方适用于实证哮喘。

● **推荐处方 4**

治法:补益肺肾,止哮平喘。

主穴:局部——肺俞、膏肓、定喘(益肺平喘)

　　　远端——太渊、太溪、足三里(固肾纳气)

　　　　　　　肾俞(益肾纳气)

配穴:肺气虚加气海、三阴交;肾气虚加阴谷、关元。

操作:定喘用刺络拔罐,余穴用毫针补法。可酌用灸法或拔火罐。本方主要适用于虚证哮喘。

【疗效评估方法】

1. 哮喘控制水平分级法　分 3 级(表 7-3)。

表 7-3　哮喘控制水平分级

	完全控制(满足以下所有条件)	部分控制(在任何一周内出现以下 1～2 项特征)	未控制(在任何一周内出现以下≥3 项特征)
日间症状	无(或≤2 次/周)	>2 次/周	>2 次/周
活动受限	无	有	有
夜间症状/憋醒	无	有	有
需要使用缓解药物次数	无(或≤2 次/周)	>2 次/周	>2 次/周
肺功能(PEF 或 FEV1)	正常或≥正常预计值或本人最佳值的 80%	小于正常预计值(或本人最佳值)的 80%	小于正常预计值(或本人最佳值)的 80%
急性发作	无	超过每年 1 次	在任何 1 周内出现 1 次

2. 国家中医药管理局制定的行业标准中的评价标准　分 4 级。① 痊愈:咳嗽、咳痰、喘息及肺部

哮鸣音消失,实验室检查明显好转;② 显效:咳嗽、咳痰、喘息及肺部哮鸣音明显减轻,实验室检查有改善;③ 好转:咳嗽、咳痰、喘息及肺部哮鸣音有所减轻;④ 无效:咳嗽、咳痰、喘息及肺部哮鸣音无改善或反而加重。

3. 临床症状评分法　有两种。

(1) 临床症状评分　以《全球哮喘防治战略》(GINA)中《国际哮喘控制测试表(asthma control test,ACT)》为标准:① 在过去 4 周内,在工作、学习或家中,有多少时候哮喘妨碍你进行日常活动?所有时间:1 分;大多数时候:2 分;有些时候:3 分;很少时候:4 分;没有:5 分。② 在过去 4 周内,你有多少次呼吸困难?每天不止 1 次:1 分;每天 1 次:2 分;每周 3～6 次:3 分;每周 1～2 次:4 分;完全没有:5 分。③ 在过去 4 周内,因为哮喘症状(喘息、咳嗽、呼吸困难、胸闷或疼痛),你有多少次在夜间醒来或早上比平时早醒?每周 4 晚或更多:1 分;每周 2～3 次:2 分;每周 1 次:3 分;4 周内 1～2 次:4 分;没有:5 分。④ 在过去 4 周内,你有多少次使用急救药物治疗(如沙丁胺醇)?每天 3 次以上:1 分;每天 1～2 次:2 分;每周 2～3 次:3 分;每周 1 次或更少:4 分;没有:5 分。得分 25 分为完全控制,20～24 分为良好控制,低于 20 分为未控制。

(2) 采用 Hogg 等方法　① 夜间症状评分:0 分为夜间无任何症状;1 分:因哮喘相关症状患者醒来 1 次或早醒;2 分:因哮喘相关症状使患者醒来 2 次或 2 次以上;3 分:因哮喘相关症状使患者经常醒来。② 日间症状评分:0 分为日间无任何症状;1 分:日间短暂时间有哮喘相关症状;2 分:日间有 2 次或 2 次以上短暂时间出现症状;3 分:日间经常出现症状。

疗效评价方法:记录治疗前后各 1 周时间哮喘症状评分之总和,评价临床症状疗效。治疗后哮喘症状评分值减少大于同一病情程度组内平均水平的 50%,可认为有效。按此方法,间歇状态和轻度哮喘患者治疗前哮喘症状评分平均值为 4 分,治疗后减少 2 分以上为有效;中度哮喘患者治疗前哮喘症状评分平均值为 10 分,治疗后减少 5 分以上为有效;重度哮喘患者治疗前哮喘症状评分平均值为 20 分,治疗后减少 10 分以上为有效。

【针灸疗效分析】

1. 针灸疗效现状　针灸治疗支气管哮喘的主要结局指标有哮喘症状评分、肺功能(FEV1,FEV1%,PEF)检测,第 1 s 用力呼气容积(FEV1)是评价气道阻塞严重程度的最佳单一指标;呼气峰值流量(PEF)是反映气道阻力的重要指标,适用于估计哮喘患者病情和评价疗效,随时监测病情变化;次要结局指标有血清白介素4(IL-4)、γ-干扰素(INF-γ)、血清 IgA、IgG、IgE、嗜酸性粒细胞(EOS)水平等。据目前临床证据显示,针灸治疗支气管哮喘的总有效率在 88%～95%,显效率在 39%～49%,临床控制率或临床治愈率为 19%～50%。针灸治疗本病以控制和预防发作为主要目标,可明显减轻症状、改善肺通气功能,抗炎、提高免疫力以降低复发次数,并改善生活质量。

2. 影响针灸疗效的因素　① 病情:一般而言,针刺对轻度哮喘的疗效好,对中、重度的患者疗效较差。病程短的针灸疗效优于病程长者。② 分期:支气管哮喘可分为发作期和缓解期,针刺对支气管哮喘缓解期的疗效较好,对急性发作期的疗效较差,尤其是哮喘持续状态的患者。因此,轻度发作的患者可用针灸治疗,中、重度发作者,针灸只作为辅助治疗。③ 刺灸法:大量临床研究表明,哮病发作时在背部应用刺络拔罐法有一定的急性缓解症状作用。另外,本病强调"冬病夏治",在夏季应用灸法能明显减轻其发作。

3. 针灸治疗潜在的可能机制　针灸治疗哮喘的环节,包括对慢性气道炎症有关的病理过程、变态反应、免疫调节及神经—受体功能体的调节等,其作用机制是通过多途径、多环节、多水平及双向调节等途径来完成的。针刺治疗支气管哮喘的关键环节可能包括以下几个方面:① 对肺功能的影响。支气管哮喘具有气流受限、可逆性较大与气道高反应性的特点,哮喘发作时,呼气流速的全部指标均显著下降。研究表明,针刺后,哮喘患者的肺功能出现明显改善,降低了支气管高反应性(BHR)。患者深吸气量、补呼气量、肺活量和最大通气量增加,呼气流量加快,1 s、2 s和3 s用力呼气容积占用力肺活量比值增加。② 减轻或抑制气道重塑。支气管哮喘是一种以嗜酸粒细胞(EOS)浸润为主要特征的慢性炎症性疾病,气道重塑是哮喘发病的一个重要特征,其原因主要是以气道慢性炎症为基础。嗜酸粒细胞阳离子蛋白(ECP)是嗜酸细胞激活后释放的一种毒性碱性颗粒蛋白,是导致气道炎症的基础,它可使上皮细胞脱落,引起气道上皮损伤,造成气道的自我修复,在组织修复过程中沉积导致了气道重塑,使气道功能改变。针刺能减轻EOS在气道的浸润从而可减少ECP的释放,抑制气道重塑。③ 解除支气管痉挛。细胞中cGMP可加速生物活性物质释放,刺激支气管黏膜下迷走神经感受器,促使支气管收缩,引起哮喘发作。针刺治疗哮喘的机制可能是通过调整患者自主神经功能,增强肾上腺皮质功能,经环核苷酸的第2信使而解除支气管平滑肌膜痉挛;并且通过提高cAMP含量,降低cGMP含量,从而提高cAMP/cGMP含量的比值,抑制炎症介质的释放,减轻哮喘患者的气道局部炎症,起到治疗效果。针刺能明显降低哮喘患者血清嗜酸性粒细胞水平。针刺治疗后,白三烯D4对白细胞黏附可产生显著的抑制作用,并可降低过敏性哮喘患者的血液组胺量,改善支气管平滑肌的功能。④ 调节免疫功能。IgE的合成和灭活受到T淋巴细胞的调节,在抗原刺激下,T淋巴细胞合成白介素等功能增加是导致变态反应发生的重要因素。针灸对支气管哮喘血清抗原—特异性IgE、IgG、IL-4、淋巴细胞转化率,及对淋巴细胞亚群功能的改变有重要意义。提示针灸对过敏性哮喘患者IgE介导肥大细胞脱颗粒引起的速发型变态反应和对过敏性哮喘患者黏膜sIg免疫高反应状态有明显抑制作用。哮喘病患者常伴有干扰素产生或释放能力降低,针刺可提高患者体内干扰素水平。针刺可使患者血清增高的IL-5水平明显降低,对IL-5的抑制作用,可能是其治疗哮喘的作用机制之一。⑤ 整体调节。针刺法治疗哮喘,可能通过对机体的整体调节作用,促进慢性气道炎症病理过程的改善,减少抗哮喘药物的应用剂量,改善肺功能,增加机体抗病能力,减少哮喘的发作。

【预后】

目前,哮喘的治疗主要为对症治疗,尚难根治,西医学对哮喘病的慢性气道炎症采取以吸入糖皮质激素为主的抗感染治疗措施,患病率和死亡率仍未降低。哮喘的预后因人而异,与正确的治疗有关。儿童哮喘通过积极治疗,临床控制率可达95%。轻症容易恢复;病情重,气道反应性增高明显,或伴有其他过敏性疾病不易控制。若伴发慢支,易于发展成慢性阻塞性肺病、肺源性心脏病,预后不良。因此,对支气管哮喘的预防是非常重要的。患者应注意以下几点:① 防寒保暖可保持人的脏腑组织功能的正常运转,维持其各自的功能活动,预防支气管哮喘的发作。患者要密切注意天气的变化,根据自然界气候的变化情况增减衣被。春天注意防风,夏天注意防暑,秋天注意防燥,冬天注意防寒。劳动或锻炼出汗后要及时更换内衣。② 避免诱因如避免吸入具有刺激性的气体、冷空气、灰尘;避免接触动物毛屑、螨虫、花粉;避免参加激烈的运动和防止过度疲劳及情感刺激;避免摄入易致过敏的食物(如蟹、虾)和药物。③ 体育锻炼有助于增强呼吸肌,改善肺换气功能,预防日后形成肺气肿;其次,有助于减轻支气管和小支气管的痉挛,改善肺部血液循环。使支气管内的黏液稀释,容易排出,从而减轻气喘。若支气管哮喘发作程度较重,应采取西医救治。喘病患者冬季发作较重在夏季则较轻,于是古人提出"冬病夏治"的治喘方法。实践证明,在夏季针刺或艾灸肺俞、大杼、风门等穴位,的确可缓解乃至解除喘症的发病。

四、呼吸系统病症的现代针灸学治疗原则与选穴处方

(一)膈肌痉挛

现代针灸学以缓解膈肌痉挛为治疗的基本原则,以支配膈肌、肋间肌相关的神经为选穴主要部位。膈肌受膈神经支配,膈神经为混合性神经,是颈丛的重要分支,由第3~5颈神经前支发出,下行穿经胸腔至膈肌,主要支配膈肌的运动(一般认为,膈神经是膈肌唯一的运动神经)、本体感觉以及心包、部分胸膜和腹膜的感觉。同时,膈肌也受第6~12肋间及肋下神经末梢及腹腔神经丛神经末梢所支配。

(1)支配膈肌的神经刺激点 ① 膈神经刺激点:颈3、4、5脊神经前支的三根神经在前斜角肌的外侧缘,相当于第6颈椎水平(横平环状软骨)处形成神经干,然后向躯体方向斜行,直到靠近第1肋处,沿着前斜角肌的前缘向下斜行,经过锁骨下动脉、静脉之间由胸膜顶的前内侧和胸锁关节后进入胸腔,然后经纵膈垂直下行到达膈肌。因此,于锁骨上胸锁乳突肌和前斜角肌之间沟内,在锁骨上2.5~3 cm 处(胸锁乳突肌外缘下 1/3 处)为膈神经离皮肤最表浅部位,为刺激膈神经的最佳部位(相当于天鼎穴);或环状软骨水平线与胸锁乳突肌锁骨头的外侧缘交接处。② 颈3~5神经根刺激点:于椎旁或横突间斜刺进入。③ 第6~12胸神经前支(肋间神经及肋下神经)刺激点:定位参见肋间神经痛内容。④ 颈椎旁神经根(颈3~5)刺激点:颈椎椎间孔刺激点,以横突来确定。颈3横突刺激点为颈2横突与颈4横突在胸锁乳突肌后缘连线中点处,相当于舌骨水平或颈2横突下方2 cm处;颈4横突刺激点位于胸锁乳突肌后缘与颈外静脉相交点上 1 cm 左右处,相当甲状软骨上缘;颈5横突刺激点为颈4横突与颈6横突在胸锁乳突肌后缘连线中点处。颈椎椎体旁刺激点,颈椎3~5棘突,在其旁开3 cm(距中线旁 3 cm)。

(2)迷走神经 膈肌上分布有迷走神经的感觉纤维,当迷走传入神经受到刺激将冲动传递到延髓呼吸中枢后,一方面兴奋沿网状髓束到达膈神经,使膈肌产生强烈节律性收缩,同时呼吸暂停;另一方面兴奋自迷走神经运动纤维传至咽喉肌肉,产生喉头痉挛,于是就产生呃逆。因此,针刺直接刺激迷走神经时可调节迷走神经张力,起到抑制呃逆的作用。迷走神经刺激点,为乳突前缘和外耳道下方;或者在颈部,横平喉结,胸锁乳突肌前缘,颈总动脉搏动处外侧(相当于人迎穴附近)。

(3)星状神经节 西医认为,星状神经节阻滞的作用包括中枢和周围两方面,中枢作用为通过调理下丘脑的维护内环境稳定功能而使机体的自主神经功能、内分泌功能和免疫功能保持正常;周围作用是由于阻滞部位的节前和节后纤维功能受到抑制,分布区的交感神经纤维支配的心血管运动、腺体分泌、肌肉紧张、支气管收缩及内脏痛觉传导受到抑制,此周围作用一直被用于治疗头颈部、上肢、肩部、心脏和胸肺部的一些疾病。临床表明,星状神经节阻滞治疗顽固性呃逆有一定疗效,其作用机制并不十分清楚,据推测可能与星状神经节阻滞后有利于调节下丘脑的功能,维持自主神经(包括迷走神经)功能的稳定性有关。有学者认为,针刺星状神经节可刺激协调交感神经与迷走神经的张力,从

而达到抑制迷走神经亢奋治疗呃逆。另外，也有人认为，刺激星状神经节可抑制交感神经支配的组织器官的交感活动效应，干扰膈神经冲动而起到治疗呃逆的作用。

（4）眶上神经与下颌神经分支的舌神经　选眶上神经出颅处即眶上切迹处，舌神经系下颌神经的分支之一，属于感觉神经，在下牙槽神经的前方；向下呈弓状沿舌骨舌肌的外面至舌尖，分布于舌前2/3的黏膜，接受黏膜的一般感觉，可选舌尖或舌面前2/3部位（或者用手拉伸舌）。原理为反射性刺激三叉神经而降低迷走神经的张力。另外，可选双眼球用指针法按压，以反射性调节迷走神经的兴奋性。在正常情况下，眼球组织受刺激后，感觉神经末梢（感受器）接受刺激，信号由睫状神经和三叉神经眼支经半月神经节传至第四脑室三叉神经的感觉主核，联合核上皮质的神经纤维将刺激冲动传至迷走神经核，再沿迷走神经传至相关组织（包括呼吸系统），引起三叉神经-迷走反射。由于当呃逆发生后，迷走神经兴奋性异常增高，因此，在此病理状态下，再刺激眼球会对迷走神经起到过度刺激转而抑制其兴奋性，起到反射性调节作用。或许也可解释为眼-心反射发生后，反射性地引起心跳减慢，心力减弱，血压大幅度下降，进而导致四肢无力，反应能力和应变能力下降，同时还会引起长时间的反射性闭气使吸气突然终止等，这样动脉血的二氧化碳分压升高，又反射性刺激延髓中枢，从而降低了迷走神经的兴奋性。

（5）膈肌与肋间肌激痛点　近年来，膈肌、肋间肌激痛点与呃逆的关系引起了人们的重视，尽管并无特殊迹象表明呃逆与膈肌激痛点直接相关，但有趣的是，在尽量完全呼气（使膈肌受到牵拉）的情况下，呼吸能减缓呃逆并防止其复发，而深吸气（使膈肌纤维短缩）则能使呃逆再次发生。切断双侧膈神经并不能终止呃逆，这个事实说明，呃逆可能是由胸部吸气肌的反射性活动引起，而不需膈肌收缩。因此，治疗呃逆，也应重视其他呼吸肌的问题。显然膈肌纤维中心激痛点是不可触诊的，但膈肌肋骨部的附着激痛点可在胸廓下缘稍内侧检测到，压痛在呼气末期压迫腹部（因牵拉膈肌）而加剧。Travell医师观察到，第4～5肋之间后侧的肋间肌在靠近小菱形肌处生有一个激痛点，压迫此激痛点会引起呃逆。

（6）悬雍垂　呃逆经常可通过对悬雍垂进行机械（或寒冷）刺激来缓解，这说明悬雍垂黏膜或肌肉组织内的激痛区可能是造成呃逆的一个主要因素。因此，可选择悬雍垂进行针刺。另外，也可选择咽喉部肌肉，即廉泉穴。

（7）深吸气屏气法　患者深吸气后迅速用力屏气，然后缓缓呼气，该方法主要用于进食过快者或精神性刺激所致者。其作用原理为通过屏气使血液中动脉血二氧化碳分压升高，反射性兴奋延髓呼吸中枢，降低迷走神经的兴奋性，从而干扰呃逆的反射活动。

● 推荐处方1

主穴：局部——咽喉部肌肉刺激点（如廉泉）（刺激咽喉部肌肉，协调其运动，抑制痉挛）

　　　临近——颈3～5神经根刺激点（抑制膈神经运动）

　　　　　　　第6～12胸神经前支（肋间神经及肋下神经）刺激点（刺激肋间神经，协调肋间肌运动，缓解膈肌痉挛）

　　　　　　　眶上神经点、舌面前2/3刺激点（刺激三叉神经而降低迷走神经张力）

　　　　　　　迷走神经刺激点（抑制迷走神经）

操作：颈椎椎间孔神经根刺激法，先嘱患者抬头，摸清胸锁乳突肌位置，于胸锁乳突肌后缘画一线。通常以颈椎横突位置来反映颈脊神经的体表标志。用手指按压可触摸到横突,同时患者可有酸胀感。右手持针,在颈部侧面与皮肤垂直进针,直至触及横突后结节,即最接近皮肤的骨性标记。一般进针 2~3 cm,此时患者多有酸胀感觉,稍将针退出 2~3 mm,再沿颈椎后结节向前呈 15°~30°角缓慢进针 5 mm,刺中神经根时出现异感即可。

颈椎椎体旁刺入法,分后入路和侧入路法。具体:① 后入路法,患者取俯卧位,胸下垫一薄枕,颈部前屈,从刺激点垂直刺入皮肤,然后取稍斜向中线方向进针,直至触及骨样物,即为颈椎椎板后侧。将针退至皮下,改针尖稍向外进针,沿第 1 次触及椎板外缘,继续缓慢进针 1 cm,针尖进入颈椎椎旁间隙,轻柔刺激有异感即可。② 侧入路法,患者仰卧位,头转向健侧,肩下垫一薄枕以突出颈椎,先确定颈 3~5 之横突,遇肥胖或不易触及横突患者时,可在乳突和颈 6 横突之间画一线,在此线后 0.5 cm 再画一条平行直线,由于颈横突不易触及,常位于第 2 条线的乳突尖下方 1.5 cm 左右,以每个横突依此向尾侧移动约 1.5 cm 左右即为各椎旁进针点,画好标记,遇身材高大或颈部过长患者,相邻横突间距可相应增大。针刺时先摸清针刺部位横突后用左手固定皮肤,右手持针垂直刺入皮肤后取稍斜向尾侧进针,一般进针 2.5~3 cm 即可触及横突后结节或引出异感即可。进针不要过深,防止刺入椎动脉。颈部椎旁后入路法较侧入路法安全,只要保持针沿椎板外缘垂直刺入不会损伤椎动脉。肋间神经刺激法参见肋间神经痛内容。廉泉针刺斜向咽喉后深刺,做提插扇形刺激。舌面用点刺法,不留针。迷走神经刺激点为乳突前缘和外耳道下方,与皮肤垂直刺入,进针约 1.5 cm,可触及茎突,稍退针后沿着茎突后缘继续进针,共进针深度为 3~3.5 cm 时,针尖基本抵达颈静脉孔下方,行提插刺激。颈后部刺激点可用电针,疏密波,20~30 min。

● **推荐处方 2**

主穴:局部——悬雍垂刺激点(灭活引发呃逆的激痛点)

　　　临近——膈神经刺激点(抑制膈神经)

　　　　　　星状神经节刺激点(刺激交感神经,协调自主神经平衡,抑制迷走神经)

操作:悬雍垂穴用长针点刺不留针。刺激左膈神经,患者去枕仰卧位,头转向对侧,术者用左手拇指、食指提捏起胸锁乳突肌,右手持针由颈皮丘沿胸锁乳突肌和前斜角肌沟平行缓慢进针,在胸锁乳突肌下面向后内方向刺入 2.5~3 cm,出现刺破浅筋膜感觉,同时有阻力消失感,轻柔提插刺激,当诱发针刺侧膈肌抽动表明成功,可在附近选择一个参考部位刺入毫针作为电极,进行电针刺激(疏密波,10~20 min)。

● **推荐处方 3**

主穴:局部——咽喉部肌肉刺激点(如廉泉)(刺激咽喉部肌肉,协调其运动,抑制痉挛)

　　　临近——膈神经刺激点(抑制膈神经)

　　　　　　膈肌、肋间肌激痛点(灭活引发呃逆的激痛点)

操作:廉泉、膈神经刺激参见上述内容。膈肌肋间肌激痛点可在胸廓下缘稍内侧寻找膈肌肋骨部的附着激痛点,以及第 4~5 肋之间后侧的肋间肌靠近小菱形肌处寻找激痛点,采用滞针法。

(二)普通感冒

西医以解热镇痛、对症治疗、缓解症状、缩短病程等为基本治疗原则。现代针灸学在治疗上分局部症状治疗和整体性治疗两个方面。选穴原则如下:

1. 局部症状　主要以上呼吸道症状为主,表现为急性鼻炎、咳嗽、咽干或咽痒或烧灼感,甚至出现

咽痛、头痛、呼吸不畅、声嘶等。选穴原则如下:

(1) 蝶腭神经节 蝶腭神经节的节后神经纤维支配鼻腔及鼻咽顶部黏膜的血管和腺体,治疗鼻、咽部症状;定位参见鼻炎内容。

(2) 舌咽神经及咽后壁 为局部选穴,缓解咽部症状。

(3) 颞部及前额刺激点 感冒常出现两侧颞部(太阳穴)部位和前额痛,可局部选穴如太阳、印堂。对于合并枕神经痛者参见枕神经痛治疗选穴。

2. 全身症状 主要为发热、无汗和全身痛。

(1) 星状神经节 感冒初期引起的全身性无汗可能是由于皮质对下丘脑的抑制增强引起,使到达汗腺中枢神经冲动缺乏而引起无汗症;发热是下丘脑体温调节中枢受到抑制所致。星状神经节可调节下丘脑功能、并具有整体性免疫调节作用。

(2) 迷走神经刺激点 通过胆碱能途径发挥抗炎作用。

(3) 肢体远端选穴 依据弥漫性伤害抑制性控制理论可任选肢体远端穴位,强刺激,"以痛制痛"可缓解感冒出现的全身疼痛症状。另外,肢体远端穴位强刺激亦可激发人体的应激反应,产生广泛的镇痛及免疫调节效应。

(4) 耳及手指刺激点 如耳尖、耳后静脉、手指等放血,可发挥整体调节作用,治疗发热。

● 推荐处方

主穴:头面部——蝶腭神经节(调节鼻腔循环和腺体分泌,减轻黏膜充血、水肿,改善鼻通气和卡他症状)

咽后壁(改善咽黏膜循环,减轻水肿和充血)

颈部——舌咽神经(减轻咽痒及疼痛症状)

星状神经节(整体调节下丘脑功能,免疫调节,解热、发汗)

耳部——迷走神经刺激点(通过胆碱能途径整体性抗炎)

远端——肢体远端任选穴位如合谷、太冲等(以痛制痛)

配穴:头痛加太阳、印堂等,改善局部循环、镇痛;发热加耳尖或耳后静脉或手指,整体调节,解热。

操作:蝶腭神经节用毫针轻柔提插刺激,以鼻腔有酸胀放射感为度或鼻塞症状即刻缓解为度;咽后壁用长毫针点刺数下;舌咽神经、星状神经节均用提插法刺激;均不留针。耳尖或耳后静脉或手指,点刺出血,不留针。其他穴位常规操作。

(三) 支气管病症

西医治疗慢性支气管炎主要采用控制感染、镇咳祛痰和平喘,而支气管哮喘主要以抗炎、解痉平喘、免疫治疗等为基本原则。针灸治疗主要以调节支配支气管运动的自主神经功能为主,解痉平喘、促进排痰等;以整体调节免疫而抗炎、促进支气管上皮修复为辅。因此,针灸治疗支气管病症在选穴上具有基本相同的特点。

(1) 胸2~5节段刺激点 支配支气管和肺的交感神经传出纤维起源于胸2~5侧角,传入纤维为胸(1)2~5(6~9)。因此,可选胸2~5交感神经节刺激点或胸1~9节段感觉神经区刺激点,可通过躯体-内脏神经反射,调节交感神经活动。交感神经兴奋可使支气管扩张,抑制腺体分泌,解痉而改善症状。交感神经节刺激点定位:在相应胸椎棘突正中线旁开3~4 cm处。

(2) 迷走神经(颈部和耳支刺激)刺激点 通过胆碱能途径发挥整体性抗炎作用。迷走神经可促使支气管收缩、腺体分泌,有利于排痰。

(3) 牵涉痛区域刺激点 支气管病变引起的牵涉痛区域位于颈部两侧,可选该区域刺激点。

(4) 星状神经节 可使支气管扩张,并具有整体性免疫调节、抗炎作用。

● **推荐处方 1**(慢性支气管炎伴喘息及支气管哮喘发作)

主穴:背部——胸2~5交感神经节刺激点(调节支气管运动,扩张支气管)

或背部胸1~9节段感觉神经区刺激点(反射性刺激交感神经)

颈部——颈部两侧牵涉痛区域刺激点(反射性调节支气管功能)

星状神经节刺激点(扩张支气管,调节免疫,减轻炎症)

操作:胸交感神经节刺激法,患者取侧卧位,屈颈弓背,腋下垫一薄枕,以便将胸椎展平。从刺激点先朝椎体方向进针,有条件者应在影像显示器引导下确定针尖的方向、位置和距离后,调整针体和进针方向,朝椎体前侧方向紧贴椎体继续进针,总深度达6~8 cm时,针尖触及椎体前外侧缘之后,用捻转法使软组织缠住针身,滞针法上提抖动。本方法有危险性,可导致气胸,应慎用。一般多用背部相关节段的感觉神经区域刺激点,通过躯体-内脏神经反射发挥作用,并可带电针(2 Hz);背部刺激点也可放血、拔罐,以加强体表刺激效应。

● **推荐处方 2**(慢性支气管炎及支气管哮喘间歇期)

主穴:颈部——迷走神经刺激点(通过胆碱能途径发挥整体性抗炎效应,并促进支气管收缩运动和腺体分泌,有利于排痰)

星状神经节刺激点(整体性调节免疫、抗炎,稳定内环境)

背部——胸1~9节段感觉神经区刺激点(反射性调节支气管功能活动与细胞代谢)

操作:同推荐处方1。

第二节 循环系统病症

一、冠状动脉性心脏病

【概述】

冠状动脉性心脏病简称冠心病,包括冠状动脉粥样硬化性心脏病和冠状动脉功能性改变(痉挛),亦称缺血性心脏病。前者是指冠状动脉粥样硬化使血管腔阻塞,导致心肌缺血、缺氧而引起的心脏病;后者则是由于各种原因使冠状动脉痉挛而引起的心肌缺血缺氧。本病多发生于40岁以上,男性多于女性,且以脑力劳动者居多,是工业发达国家的流行病,已成为欧美国家最多见的心脏病病种。由于冠心病的发病与社会经济和地理环境有关,因此世界各国冠心病的发病率存在明显差异。冠心病是西方发达国家居民的主要死因,其年死亡数可占到总死亡数的1/3左右。但由于对本病二级预防的加强和干预措施的得力,自1968年后,冠心病死亡率开始下降,据2013年《柳叶刀》研究数据显示,20 年间,全球冠心病死亡率下降 20%,中国上升 31.6%,但 2010 年时中国居民冠心病死亡率仍低于全球水平(均为年龄标化后结果)。根据《中国心血管病报告 2014》最新数据显示,我国冠心病的患病率和死亡率处于持续上升阶段。我国冠心病的死亡率从 2004 年的 71.2/10 万上升至 2010 年的 92.0/10 万,年均上升幅度为 5.05%,同时冠心病在总死亡率中所占的比例也明显增加。冠心病已经成为威胁我国人民健康的主要疾病。

根据冠状动脉病变部位、范围、血管阻塞程度和心肌供血不足的发展速度、范围和程度的不同,本病可分为 5 种临床类型,即无症状型、心绞痛型、心肌梗死型、缺血性心肌病型和猝死型冠心病。无症状型冠心病,患者有冠状动脉粥样硬化,但病变较轻,或有较好的侧支循环,或患者痛阈较高而无疼痛症状。心绞痛型冠心病有发作性胸骨后疼痛,为一过性心肌供血不足引起,病理学检查心肌无明显组织形态学改变。心绞痛常分为劳累性(稳定型、初发型和恶化型心绞痛)、自发性(卧位型、变异型、急性冠状动脉功能不全和梗死后心绞痛)和混合性。劳累性心绞痛常由体力劳累、情绪激动或其他足以增加心肌需氧量的情况所诱发,休息或舌下含服硝酸甘油后迅速消失。自发性心绞痛的发生与体力或脑力活动引起心肌需氧量增加无明显关系,与冠状动脉血流贮备量减少有关,疼痛程度较重,时限较长,不易被含服硝酸甘油所缓解。混合型心绞痛的特点是患者既在心肌需氧量增加时发生,亦可在心肌需氧量无明显增加时发生;为冠状动脉狭窄使其血流贮备量减少,而这一血流贮备量的减少由不固定、经常波动性地发生而进一步减少所致。心肌梗死型冠心病症状严重,由冠状动脉闭塞致心肌急性缺血性坏死所致。当冠状动脉闭塞后 20~30 min,受其供血的心肌即有少数坏死,开始了急性心肌梗死的病理过程。1~2 h 绝大部分心肌呈凝固性坏死,心肌间质则充血、水肿,伴大量炎症细胞浸润。随后坏死的心肌纤维逐渐溶解,形成肌溶灶,随之渐有肉芽组织形成。缺血性心肌病型冠心病表现为心脏增大、心力衰竭和心律失常,为长期心肌缺血导致心肌纤维化引起。猝死型冠心病最为严重,因原发性心脏骤停而猝然死亡,多为缺血心肌局部发生电生理紊乱,引起严重的室性心律失常所致。

本病属中医学"胸痹""心痛"范畴,是以胸闷心痛,甚则心痛彻背,短气喘息不得卧等为主症的心脉疾病,以中、老年发病者居多。主要与实邪内侵、饮食不当、情志失调、年迈气虚有关。发病机制有虚实两方面,实为寒凝、气滞、血瘀痰阻等痹阻胸阳,阻滞心脉;虚为心脾肝肾亏虚,心胸失养。

【临床诊断】

1. 临床表现　冠心病临床分型较多,症状表现及轻重不一,轻者如无症状型冠心病患者并无症状表现,而其他类型的冠心病轻者出现胸闷、乏力、心慌等,重者出现心绞痛、心律失常、心衰,甚至猝死等。

2. 临床分型

(1) 无症状型　亦称隐匿型冠心病,患者无症状,但静息时或负荷试验后有 ST 段压低,T 波减低、变平或倒置等心肌缺血的心电图改变。病理学检查心肌无明显组织形态改变。

(2) 心绞痛型　以心绞痛为主要临床表现。疼痛部位主要在胸骨体上段或中段之后,可波及心前区,有手掌大小范围,甚至横贯前胸,界限不甚清楚。常放射至左肩、左臂内侧达无名指和小指,或至颈、咽或下颌部。胸痛常为压迫、发闷或紧缩性,也可有烧灼感,但不尖锐,不像针刺或刀扎样痛,偶伴濒死的恐惧感觉。发作时,患者往往不自觉地停止原来的活动,直至症状缓解。发作常由体力劳动或情绪激动(如愤怒、焦急、过度兴奋等)所激发,饱食、寒冷、吸烟、心动过速、休克等亦可诱发。疼痛发生于劳力或激动的当时,而非一天劳累之后。典型的心绞痛常在相似的条件下发生,但有时同样强度的劳力只在早晨而不在下午引起心绞痛,提示与晨间痛阈较低有关。疼痛出现后常逐步加重,然后在3~5 min 逐渐消失,一般在停止原来诱发症状的活动后即缓解。舌下含服硝酸甘油也可在几分钟内使之缓解。可数天或数周发作一次,亦可一日内多次发作。平时一般无异常体征,心绞痛发作时,常见心率增快、血压升高、表情焦虑、皮肤冷或出汗,有时出现第4或第3心音奔马律。可有暂时性心尖部收缩期杂音。心绞痛发作时心电图绝大多数出现暂时性心肌缺血引起的 ST 段移位。心电图负荷试验常为阳性。冠状动脉造影可发现各支动脉狭窄性病变的部位和程度。

3. 心肌梗死型　临床症状与梗死的大小、部位、侧支循环状况密切相关。

(1)先兆　大部分患者在发病前数日有乏力,胸部不适,活动时心悸、气急、烦躁、心绞痛等前驱症状,其中以新发生的心绞痛(初发型)或原有心绞痛加重(恶化型)为最突出。心绞痛发作较以往频繁、性质较剧、持续较久,含服硝酸甘油疗效差,诱发因素不明显。疼痛时伴有恶心、呕吐、大汗和心动过速,或伴有心功能不全、严重心律失常、血压大幅度波动等,同时心电图示 ST 段一过性明显抬高(变异性心绞痛)或压低,T 波倒置或增高(假性正常化),应警惕近期发生心肌梗死的可能。

(2)症状　疼痛最先出现,多发生于清晨,疼痛部位与性质与心绞痛相同,但多无明显诱因,常发生于安静时,程度较重,持续时间较长,可达数小时或数天,休息或含服硝酸甘油多不能缓解。患者常烦躁不安、出汗、恐惧,或有濒死感。少数患者一开始即表现为休克或急性心力衰竭。部分患者疼痛位于上腹部(易误诊为胃穿孔、急性胰腺炎等急腹症)。可出现全身症状(发热、心动过速、白细胞增高和血沉增快等),由坏死物质吸收所引起,多出现在疼痛后 24~48 h,程度与梗死范围呈正相关,但体温一般在 38℃,很少超过 39℃,持续约 1 周。疼痛剧烈时常伴有频繁的恶心、呕吐、上腹胀痛等消化道症状,与迷走神经受坏死心肌刺激和心排出量降低、组织灌注不良等有关。可出现心律失常、低血压、休克以及心力衰竭等。心电图多可出现特征性 Q 波(但也有无 Q 波者),有助于确定梗死部位。血清心肌酶(肌酸激酶、天门冬酸氨基转移酶和乳酸脱氢酶)含量增高。

4. 缺血性心肌病型　患者有心绞痛或心肌梗死病史,常伴有高血压,心脏逐渐增大,以左心室为主,可先肥厚,以后扩大,后期则两侧心脏均扩大。心力衰竭多逐渐发生,可出现各种心律失常。心电图可见心律失常及冠状动脉供血不足的表现,如 ST 段压低、T 波低平或倒置,QT 间期延长、QRS 波群电压低等。

附　急性心肌梗死诊断标准

急性心肌梗死(AMI)的诊断标准,近年来国内外指南均推荐使用第 3 版《心肌梗死全球定义》。检测到心肌肌钙蛋白(cTn)水平升高超过 99% 正常值上限,且符合下列条件中的至少 1 项:① 心肌缺血的症状;② 心电图(ECG)提示新发缺血性改变(新发 ST-T 改变或新发左束支传导阻滞);③ ECG 出现病理性 Q 波;④ 影像学证据提示,新发局部室壁运动异常或存活心肌丢失;⑤ 冠脉造影或尸检发现冠脉内存在新鲜血栓。

附　加拿大心血管病学会(CCS)的心绞痛严重度分级

Ⅰ级:一般体力活动(如步行和登楼)不受限,仅在强、快或持续用力时发生心绞痛。Ⅱ级:一般体力活动轻度受限。快步、饭后、寒冷或风中、精神应激或醒后数小时内发作心绞痛。一般情况下平地步行 200 m 以上或登楼一层以上受限。Ⅲ级:一般体力活动明显受限,一般情况下平地步行 200 m 内或登楼一层引起心绞痛。Ⅳ级:轻微活动或休息时即可发生心绞痛。

【治疗原则及选穴处方】

经典针灸学以疏调心气,活血通络为基本治疗原则。可根据心主血脉;心包代心受邪等理论和具体证型选穴。具体选穴原则如下:

1. 根据"经脉所过,主治所及"规律选穴　心经"起于心中,出属心系",可选神门、通里活血通络止痛;心包经"起于胸中,出属心包络",选心包经郄穴郄门缓急止痛,络穴内关通络止痛;肾经"络心,注胸中",选太溪滋肾阴,使水火相济;脾经"注心中",选三阴交益气补血。

2. 局部选穴　可在胸背部选取穴位,如心俞、厥阴俞、巨阙、膻中等。

3. 辨证取穴　心血瘀阻选膈俞、内关以祛瘀通络;寒凝心脉选气海、关元以温阳散寒;痰浊内阻选太渊、丰隆以化痰浊;心气虚弱选足三里、太溪以滋阴益气;心肾阴虚选肾俞、太溪、三阴交以滋阴益肾;心肾阳虚选关元、足三里、脾俞以益气温阳。

● **推荐处方 1**

治法:调理心气,活血通络。

主穴:局部——膻中、心俞(调理心气)

　　　远端——内关、大陵(活血通络)

配穴:血瘀加膈俞、血海、地机;痰浊加阴陵泉、丰隆;气虚加气海;血虚阴虚者加三阴交、足三里。

操作:诸穴常规操作。

● **推荐处方 2**

治法:活血化瘀,通络止痛。

主穴:局部——心俞、巨阙(调心气化瘀血)

　　　　　　膈俞、膻中(行气活血,祛瘀通络)

　　　远端——阴郄、内关(缓急止痛)

配穴:寒凝心脉加厥阴俞;痰浊内阻加中脘、丰隆;心气虚弱加神门、气海;心肾阴虚加三阴交、太溪;心肾阳虚加肾俞、命门。舌紫暗加中冲、少冲。

操作:诸穴常规操作。

【疗效评估方法】

1. 心绞痛症状疗效评定标准　分 4 级。① 显效:劳力型心绞痛治疗后心绞痛症状分级降低两级。原为Ⅰ、Ⅱ级者心绞痛基本消失(即在较重的超过日常活动的体力活动时也基本不出现心绞痛),不用含服硝酸甘油。非劳力型心绞痛症状消失或基本消失,心绞痛发作每周不超过 2 次,基本不用含服硝酸甘油。② 改善:劳力型心绞痛治疗后心绞痛症状降低一级,硝酸甘油减用一半以上,原为Ⅰ级者心绞痛基本消失,不用含服硝酸甘油。非劳力型心绞痛治疗后心绞痛次数、硝酸甘油用量减少一半以上。③ 基本无效:症状及硝酸甘油用量无改变,或虽有所减少,但未达到改善程度者。④ 加重:疼痛发作次数、程度及持续时间加重,或心绞痛升级,硝酸甘油用量增加。

2. 心电图疗效评定标准 分4级。① 显效:休息时心电图恢复到正常、大致正常。双倍二级梯运动试验由阳性转为阴性。次极量分级运动试验(一),或运动耐量上升二级(+)。② 改善:休息时心电图或双倍二级梯运动试验 ST 段下降在治疗后能回升 0.05 ml 以上,但未正常。主要导联倒置 T 波变浅(达50%以上)或 T 波由平坦转为直立,次极量分级运动试验较治疗前运动耐量上升一级(+)。③ 无改变:休息时心电图或运动试验与治疗前基本相同,或虽有改善但未达到②的规定。④ 加重:休息心电图或双倍二级梯运动试验 ST 段较治疗前下降 0.05 ml 以上,主要导联倒置 T 波加深(达50%以上)或直立 T 波变为平坦,平坦 T 波变倒置,次极量分级运动试验较运动前运动量下降一级出现(+)。

3. 西雅图心绞痛量表(SAQ) 西雅图心绞痛量表简短,要求自己独立回答,并在 5 min 内完成。请如实填写您的信息及感觉,方便我们进行个性健康指导及效果评价。

(1) 过去4周内,由于胸痛、胸部紧缩感和心绞痛所致下列各项受限程度:(分别选重度受限、中度受限、轻度受限、稍受限、不受限、因其他原因受限)。

1a 自行穿衣;1b 室内散步;1c 淋浴;1d 爬小山或上楼梯(三层、不停);1e 提起或移动重物;1f 慢跑(1 km);1 g 户外活动或提携杂物;1 h 轻快行走一段路(1 km);1i 剧烈运动(如游泳和打网球)。

(2) 与4周前比较,做最大强度的活动时,胸痛、胸部紧榨感和心绞痛的发作情况:明显增加、轻微增加、相同、轻微减少、明显减少。

(3)~(4)分别选:≥4次/天、1~3次/天、≥3次/周、1~2次/周、<1次/周、无发作。

(3) 过去4周内,胸痛、胸部紧榨感和心绞痛的平均发作次数。

(4) 过去4周内,胸痛、胸部紧榨感和心绞痛服用硝基药物(如硝酸甘油)平均次数。

(5) 因胸痛、胸部紧榨感和心绞痛遵守医嘱服药带来的烦恼:严重、中度、轻微、极少、无、医师未给药。

(6)~(10)分别选:不满意、大部分不满意、部分满意、大部分满意、高度满意。

(6) 对治疗胸痛、胸部紧榨感和心绞痛的各种措施的满意程度。

(7) 对医师就胸痛、胸部紧榨感和心绞痛的解释满意程度。

(8) 总的来说,对目前胸痛、胸部紧榨感和心绞痛的治疗满意程度。

(9) 过去4周内,胸痛、胸部紧榨感和心绞痛影响生活乐趣的程度。

(10) 在您的未来生活中如果还有胸痛、胸部紧榨感和心绞痛,您会感觉怎样。

(11) 对心脏病发作和突然死亡的担心程度:一直担心、经常担心、有时担心、很少担心、绝不担心。

西雅图心绞痛量表(SAQ)测定共19项问题,包括躯体活动受限程度、心绞痛稳定状态、心绞痛发作频率、治疗满意程度、疾病的认识5个维度。

西雅图量表评价:西雅图心绞痛量表分为5大项19个条目,每个条目的赋分按答案顺序为1~5分。躯体活动受限程度(PL,问题1),心绞痛稳定状态(AS,问题2),心绞痛发作情况(AF,问题3~4),治疗满意程度(TS,问题5~8),疾病认知程度(DS,问题9~11),对5大项19个条目逐项评分以及 SAQ 总分,再将得分按公式转化成标准积分,标准积分=(实际得分-该方面最低得分)/(该方面最高分一该方最低分)×100,评分越高患者生活质量及机体功能状态越好。因为每个大项表示冠状动脉的唯一维度,所以不产生(5个大项)总和的分数。

【针灸疗效分析】

1. 针灸疗效现状　目前针灸治疗本病以临床总体疗效、心电图、心绞痛发作频率、持续时间等为主要结局指标,以硝酸甘油耗量及生活质量等为次要结局指标。目前临床证据显示,针灸治疗可改善临床症状,发作频率和持续时间,降低硝酸甘油耗量等,显效率为21.2%~70.5%,总有效率为90.9%~97.5%。

2. 影响针灸疗效的因素　① 病情与类型:心肌缺血后不久,电镜下表现为心肌纤维肌浆水肿,轻度的线粒体肿胀和糖原减少,是可逆性损伤。因此,此期及时治疗,针刺可改善心肌缺血,促进因缺氧而受到损伤的线粒体嵴结构恢复。另外,针刺对急性期心肌缺血引起的低排高阻等心脏血流动力学的紊乱有明显的调整作用。因此,病情初期,病程短及在急性期进行针刺治疗能取得较好疗效。病程长、心肌出现形态上的变化等,针灸只起到部分的改善症状作用,疗效较差。相对而言,无症状型(隐匿型)、心绞痛型冠心病针灸疗效优于心肌梗死型和缺血性心肌病型。劳累性心绞痛疗效优于自发性;Ⅰ、Ⅱ级疗效优于Ⅲ、Ⅳ级心绞痛疗效;稳定型、初发型疗效优于恶化型。尤其是心梗伴有心律失常、休克或心衰者,病情危急,非针灸所能解决。缺血性心肌病型伴有室性心律失常或传导阻滞、心衰者针灸疗效较差。一般认为,冠状动脉各支动脉的管腔直径减小70%~75%以上会严重影响血供,50%~70%者也会影响血供,因此,管腔狭窄70%以下者疗效较好。② 人格因素:研究表明,不同人格类型的冠心病患者其针刺效应和疗效按照由好到差的顺序排列,依次为多血质、胆汁质、黏液质、抑郁质,说明针灸疗效与患者的人格因素密切相关。

3. 针灸治疗潜在的可能机制　① 舒张冠状动脉:针刺通过舒张冠状动脉,增加冠脉的侧支循环,增加冠状动脉血流量,增加心肌的供氧量,提高心肌组织对缺血损伤的代偿能力,能调整心律,增强心脏的泵功能,并扩张微动静脉,减轻血细胞聚集,使血流速度加快,从而降低了心肌前后负荷,减少心肌耗氧量,对冠心病心绞痛的预防和治疗有一定的作用。研究认为,针刺具有调整血栓素B2(TXB2)、6-酮-前列环素F1α(6-Keto-PGF1α)、T/P(TXB2/6-Keto-PGF1α)的作用,从而缓解冠状动脉痉挛和闭塞,增加冠脉血流量,缓解冠心病心绞痛。② 中枢机制:研究证明,针刺内关穴可兴奋正中神经Ⅱ、Ⅲ类纤维,能明显抑制实验性心肌缺血反应,心电图ST段缺血性改变恢复良好。进一步的实验表明,内关穴的传入冲动可调整视前区-下丘脑前区、下丘脑后区、孤束核与杏仁核等处单位放电(因急性心肌缺血所致的)变化。③ 调节心律:实验证明,电针内关、间使穴可明显抑制肾上腺素能β受体激动剂异丙肾上腺素和胆碱能受体阻断剂阿托品诱发缺血性复灌注心律失常的发生率。④ 减轻氧自由基损伤:针刺可能通过迅速增高超氧化物歧化酶(SOD)、全血谷胱甘肽过氧化酶(GSH-Px)的活力,增强了内源性氧自由基清除系统的功能,从而减轻氧自由基的损伤作用,这可能是针刺治疗冠心病,改善心肌缺血、缺氧状态的疗效机制之一。

【预后】

本病长期的预后取决于冠状动脉病变的数目,有无左心衰竭也是重要的决定因素。左室收缩功能通常用射血功能及左室收缩末期和舒张末期容量比表示。当左心衰同时伴有主要冠脉病变或多个冠脉的严重病变时,其预后不良。左冠状动脉主干病变最为严重,病变 5 年的生存率大约是 45%,国外研究显示,年死亡率高达 30% 左右,此后依次为三支、二支与一支病变。左前降支病变一般较其他两大支严重;因解剖分布的原因,左前降支病变是最重要的单支血管病变的类型,有此病变的患者长期预后比右冠状动脉或回旋支单支血管病变的患者差。无症状型冠心病由于是本病的早期或建立了较好的侧支循环的阶段,故预后一般较好,防治得当可防止发展为严重的类型。心绞痛患者大多数能生存很多年,但有发生急性心肌梗死或猝死的危险,在不稳定型心绞痛中更容易发生。有室性心律失常或传导阻滞者预后较差,但决定预后的主要因素为冠状动脉病变范围和心功能。左心射血分数降低和室壁运动障碍也影响预后。心肌梗死的预后与梗死范围大小、侧支循环产生的情况以及治疗是否及时有关。死亡多发生在第一周内,尤其在数小时内,发生严重的心律失常、休克或心衰者,病死率尤高。无 Q 波心肌梗死即时预后虽佳,但长期预后则较差,可由于冠状动脉完全阻塞或再度阻塞以致再梗死或猝死。缺血性心肌病型冠心病有心力衰竭和严重的心律失常者预后差,故在心脏增大未发生心力衰竭的阶段中宜避免劳累,尽量保护心脏功能。

冠心病患者往往因情绪波动和精神刺激而反复发作和加重,因此,避免精神刺激非常重要,患者应保持恬静乐观的心态。谨慎安排适度适宜的运动锻炼有助于促进侧支循环的发展,提高体力活动的耐受量而改善症状。忌暴饮暴食,少食肥甘,禁食辛辣;适当多吃些蔬菜水果,保持大便通畅;睡眠应充足,注意气候变化及劳逸适度。如出现心痛剧烈,汗出肢冷,脉沉细或结代,多见于急性心肌梗死等,应争分夺秒采取综合的抢救措施。

二、心律失常

心律失常是指心脏冲动的频率、节律、起源部位、传导速度与激动顺序的异常。心律失常情况非常复杂,其发生机制包括冲动形成异常、冲动传导异常或两者兼而有之。按其发生机制分为两大类:冲动形成障碍包括窦性心律失常(窦性心动过速、窦性心动过缓、窦性心律不齐、窦性停搏)和异位心律,后者又分为被动性异位心律(房性、房室交界性及室性逸搏;房性、房室交界性及室性逸搏心律)和主动性异搏心律(房性、房室交界性及室性过早搏动;房性、房室交界性及室性心动过速、心房扑动、心房颤动、心室扑动、心室颤动)。冲动传导障碍包括生理性干扰、房室分离和病理性。病理性主要包括窦房传导阻滞、房内传导阻滞、房室传导阻滞、室内传导阻滞(包括右束支传导阻滞、左束支传导阻滞、左前和左后分支传导阻滞)、房室间传导途径异常、显性或隐匿性房室旁路引起的预激综合征、Mahaim 纤维和变异型预激综合征(L - G - L 综合征)(其是否存在尚有争议)。本节主要论述针灸临床常见的类型。

本病属中医学"心悸""怔忡"范畴,是由心失所养或邪扰心神,致心跳异常,自觉心慌悸动不安的疾病。本病多呈阵发性,也有呈持续性者,可伴胸闷胸痛,气短喘息,或头晕失眠等症。

【临床诊断】

1. 窦性心律失常　正常人的心律起源于窦房结,频率 60~100 次/min,儿童可以偏快,婴幼儿可达 130~150 次/min,其节律基本上是规则的。在正常人群中,窦性节律的频率因年龄、性别、体力活动等不同而个体差异非常大,不同的生理状态下,一个人的变异度也很大。窦性 P 波在 I、II、aVF 导联直立,aVR 导联倒置,PR 间期 0.12~0.20 s。

(1)窦性心动过速　成人窦性心律的频率超过 100 次/min。心电图示窦性 P 波的频率大于 100 次/min 即可诊断。窦性心动过速的范围常在 100~150 次/min,心率达 150 次/min 左右时,窦性 P 波可与前面的 T 波重叠。

(2)窦性心动过缓与窦性心律不齐　成人窦性心律的频率小于 60 次/min。心电图示窦性 P 波的频率小于 60 次/min 即可诊断,其范围常在 45~60 次/min,严重者可低于 40 次/min。严重的窦性心动过缓心电图上常伴有交界性逸搏。窦性心律不齐,心电图示窦性节律快慢不齐,在同一心电图导联上 PP 间期不等,其差值大于 0.12 s,常与呼吸周期有关,称呼吸性窦不齐。窦性心动过缓时常伴有窦性心律不齐。

(3)窦性停搏　窦房结在较短暂的时间内不发放冲动称窦性停搏。心电图示在较正常 PP 间期显著延长的间期内无窦性 P 波出现,或 P 波与 QRS 波群均不出现,且长 PP 间期与正常 PP 间期无倍数关系。窦性停搏时常有交界性逸搏或逸搏性心律。

(4)窦房传导阻滞　指窦房结的冲动向心房传导时发生延缓或阻滞。心电图特征,由于体表心电图不能直接反映窦房结的冲动,因此难以诊断一度窦房阻滞。二度Ⅰ型窦房阻滞表现为 PP 间期逐渐缩短,直至出现长的 PP 间期,该长 PP 间期短于基本 PP 间期的两倍。二度Ⅱ型窦房阻滞的长 PP 间期为基本 PP 间期的整数倍。三度窦房阻滞常不易与较长时间的窦性停搏鉴别。窦房阻滞后可出现下位起搏点的逸搏。

(5)病态窦房结综合征　窦房结本身的病变和(或)窦房结周围组织的病变导致窦房结起搏和(或)窦房传导障碍,产生多种心律失常的综合征,简称病窦。多见于老年人,起病隐匿,病程缓慢。由于心率缓慢,患者常有周围脏器供血不足的表现。如头昏、眩晕、记忆力减退、乏力等。严重者可致阿斯综合征或猝死。心电图特征:① 持续而显著的窦性心动过缓(50 次/min 以下),且并非由于药物引起;② 窦性停搏与窦房传导阻滞;③ 窦房传导阻滞与房室传导阻滞同时并存;④ 心动过缓-心动过速综合征是指心动过缓与房性快速心律失常交替发作,后者通常为心房扑动、心房颤动或房性心动过速。其他心电图改变:① 在没有应用治疗心律失常药物情况下,心房颤动的心室率缓慢,或其发作前后有窦性心动过缓和(或)一度房室传导阻滞;② 房室交界区性逸搏心律等。

2.房性心律失常

(1)房性早搏　患者可有心悸或心脏停搏感,听诊发现正常节律中有短-长不规则节律,如有器质性心脏病可发现有相应的体征。心电图特征:可发现提前出现一个变异的 P 波,QRS 波群一般正常;PR>0.12 s,代偿间期常不完全。部分早搏 P 波之后无 QRS 波群,且与前面的 T 波相融合而不易辨认,称为房早未下传。PR 可以较正常的 PR 间期延长,P 波引起的 QRS 波群有时会增宽变形,多似右束支传导阻滞,称为房性早搏伴室内差异传导。

(2)房性心动过速　常发生于各种器质性心脏病,如心肌梗死、心脏瓣膜性病变、急慢性心功能不全、严重肺部疾患、急性感染、饮酒过度、低血钾、低氧血症及洋地黄中毒等。主要症状是心悸不适和相应的心脏病症状。可呈阵发性或持续性,甚至无休止发作,并可引起心动过速性心肌病。局灶性房性心动过速心电图特征包括:① 心房率通常为 150~200 次/min;② P 波形态与窦性 P 波不同;③ 当房率加快时可出现二度Ⅰ型或Ⅱ型房室阻滞,呈现 2∶1 房室传导者亦属常见,但心动过速不受影响;④ P 波之间的等电线仍存在(与心房扑动时等电线消失不同);⑤ 刺激迷走神经不能终止心动过速,仅加重房室阻滞;⑥ 发作开始时心率逐渐加速。多源性房性心动过速心电图特征包括:① 通常有 3 种或以上形态各异的 P 波,PR 间期各不相同;② 心房率 100～130 次/min;③ 大多数 P 波能下传心室,但部分 P 波因过早发生而受阻,心室率不规则。

(3) 阵发性室上性心动过速　简称室上速,通常包括房室结折返性心动过速、房室折返性心动过速和窦房结折返性心动过速。有心动过速反复发作史;心悸、焦虑不安、眩晕、晕厥、心绞痛甚至心力衰竭与休克。症状轻重与心室率及持续时间长短有关。心尖区第 1 心音强度恒定,心律绝对规则。心电图特征:① 心室率 150～250 次/min,节律规则;② QRS 波群正常,当伴室内差异性传导阻滞时,QRS 波群增宽;③ P 波呈逆传型,可位于 QRS 波群前或 QRS 波群中或 QRS 波群之后,P 波群与 QRS 波群有恒定关系;④ ST‐T 有继发性改变。心电生理检查:食管调搏或腔内电生理检查证实有房室结双径路或房室旁路;心房、心室程序刺激可诱发和终止心动过速。

持久性交界性反复性心动过速(PJRT)的电生理特征:① 旁路常位于后间隔部,有递减性传导特性;② 心动过速时于希氏束不应期发放心室早搏刺激可使心房提前激动;③ 心动过速时最早逆传 A 波位于冠状窦口附近;④ 多见于青年人,此种心动过速需同快‐慢型房室结折返性心动过速和房性心动过速鉴别。

3. 室性心律失常

(1) 室性早搏　患者可感到心悸不适。当室性期前收缩发作频繁或呈二联律,可导致心排出量减少。如患者已有左室功能减退,室性期前收缩发作频繁可引起晕厥;发作持续时间过长,可引起心绞痛与低血压。听诊时早搏后出现较长的停歇,期前收缩之第 2 心音强度减弱,仅能听到第 1 心音,桡动脉搏动减弱或消失。心电图示:① 提前发生的 QRS 波群,时限常超过 0.12 s、宽大畸形,ST 段与 T 波的方向与 QRS 主波方向相反。② 室性期前收缩与其前面的窦性搏动之间期(称为配对间期)恒定。③ 室性早搏常逆传到房室交界区而很少逆传到心房,因而不干扰窦房结的正常节律,表现为早搏后的代偿间歇完全。如果室性早搏恰巧插入两个窦性搏动之间,不产生室性早搏后停顿,称为间位性室性早搏。④ 室性早搏的类型,可孤立或规律出现。二联律是指每个窦性搏动后出现 1 个室性早搏,三联律是指每 2 个窦性搏动后跟随 1 个窦性早搏;以此类推。连续出现 2 个室性早搏者称成对室性早搏;连续发生 3 个或以上室性早搏者称室性心动过速。同一导联内室性早搏形态相同者为单形性室性早搏,而形态各异,称为多形或多源性室性早搏。⑤ 室性并行心律,心室的异位起搏点规律地自行发放冲动,并能防止窦房结冲动入侵。心电图表现为:① 异位室性搏动与窦性搏动的配对间期不恒定;② 长的 2 个异位搏动之间距是最短的两个异位搏动间期的整倍数;③ 可出现室性融合波,其形态介于以上 2 种 QRS 波群形态之间。

(2) 室性心动过速　是指发生于希氏束分叉以下的快速连续性室性异位激动。自发者异位激动需连续≥3 个,程序电刺激诱发者需连续≥6 个且频率≥100 次/min。临床表现随室性心动过速的频率、持续时间、是否合并器质性心脏病,以及心功能状态等因素变化而不同。少数患者症状较轻微,多数出现心慌、胸闷、眩晕等症状,严重者可出现休克、呼吸困难、肺水肿、晕厥,甚至导致心室扑动、心室颤动而猝死。室性心动过速除原有心脏病的体征外,还可出现低血压、颈静脉搏动强弱不等,间歇出现较强的颈静脉搏动。听诊时第 1 心音强弱不等,有时可闻及炮轰音,这与房室分离有关。心电图表现为:① 3 个或以上的室性期前收缩连续出现;② 心室率常为 100～250 次/min;③ 节律规则或略不规则;④ 心房独立活动与 QRS 波无固定关系,形成房室分离;⑤ 偶可见心室激动逆传夺获心房。

【治疗原则及选穴处方】

经典针灸学以调理心气,安神定悸为基本治疗原则。选穴以调理心气的穴位为主,可根据辨证分型和经脉联系关系等选穴。具体选穴原则如下:

1. 局部选穴　常局部选心俞、厥阴俞、膻中、巨阙等。

2. 辨经选穴　远端选内关、阴郄、大陵、通里、郄门、神门等心经、心包经穴。

3. 辨证选穴　心胆气虚选心俞、胆俞、内关、神门;心脾两虚选心俞、脾俞、足三里;心血瘀阻选膻中、膈俞、血海;水气凌心选脾俞、肾俞、三阴交、阴陵泉;心阳虚弱选厥阴俞、足三里、气海。

4. 耳穴　选心、小肠、皮质下、交感、胸、肺、肝等穴。取双侧耳穴,每次取 3～5 穴。针刺后接电针仪,采用连续波。

● **推荐处方 1**

治法:调理心气,安神定悸。

主穴:局部——心俞、巨阙(调理心气)

　　　远端——神门(宁心安神)

　　　　　　　内关(调心气,定悸)

　　　　　　　胆俞(壮胆气而定志)

配穴:心脾两虚加脾俞、足三里;心血瘀阻加膻中、膈俞、血海;水气凌心加脾俞、肾俞、阴陵泉;心阳虚弱加厥阴俞、足三里、气海;善惊加大陵;自汗气短甚加足三里、复溜。

操作:常规操作。

● **推荐处方 2**

治法:清心解郁,宁心安神。

主穴:局部——膻中、心俞、厥阴俞(理气化瘀,清心通络)

　　　远端——内关、太冲(清心解郁)

　　　　　　　神门(宁心安神)

操作:内关进针捻转泻法 1～3 min,使酸麻感下至中指尖,上至肘部。余穴常规操作。

【疗效评估方法】

1. 窦性心动过缓(心率每分钟在 50 次以下)疗效评估　于治疗前后分别对 1 min 心电图记录进行分析,并观察临床症状变化情况,分 4 级。① 显效:连续观察 3 天,心率恢复正常(每分钟 60 次或以上),或症状消失;② 改善:心率比治疗前增快 20% 或以上,或症状减轻;③ 无效:心率无变化;④ 恶化:心率在治疗后较治疗前减慢 20%。

2. 期前收缩(早搏)　分 4 级。① 显效:治疗后过早搏动消失;② 有效:治疗后过早搏动次数较原有减少 50% 以上或减轻一度者;③ 无效:治疗后无变化;④ 恶化:治疗后过早搏动较前增加 50%。

3. 窦性心动过速与阵发性室上性心动过速　分 4 级。① 显效:治疗后发作基本控制,或频发转为偶发;② 有效:治疗后发作频率较原有者减少 50% 或以上,持续时间较原有缩短 50%,或频发变为多发,或多发变为偶发;③ 无效:治疗后无变化;④ 恶化:治疗后发作频率或持续时间较前增加 50%以上。

4. 病态窦房结综合征　① 显效:治疗后心电图心率恢复正常;② 有效:治疗后传导阻滞的发作频率减少 50%,传导阻滞或窦性静止间歇较用药前缩短,或不出现第 2 个窦性周期的间歇;③ 无效:治疗后无变化;④ 恶化:治疗后发作频率增加 20% 或间歇延长 20%。

5. 房室传导阻滞　① 显效:治疗后一度和二度房室传导阻滞消失,或传导阻滞二度变为一度;② 有效:治疗后一度房室传导阻滞缩短 0.04 s 以上,或传导阻滞二度变为一度,或三度房室传导阻滞为二度,或心率增快 20% 以上;③ 无效:用药后无变化;④ 恶化:治疗后传导阻滞更明显或心率较前减慢 20%。

6. 整体疗效评估　分 3 级。① 治愈:症状及心律失常消失,心电图等实验室检查恢复正常;② 好转:症状减轻或发作间歇时间延长,实验室检查有改善;③ 未愈:症状及心律失常无变化。

【针灸疗效分析】

1. 针灸疗效现状　针灸治疗本病一般以心电图变化作为主要结局指标。据目前质量较好的临床证据显示,针灸治疗本病可改善临床症状,临床治愈率为 52.6%～55.17%,总有效率为 86.7%～97.4%,显效率为 29.0%～33.3%。

2. 影响针灸疗效的因素　① 病情与类型:心律失常的种类很多,病因差别较大,一般而言,针灸治疗功能性心律失常疗效优于器质性原因所致的心律失常;心动过缓疗效优于心动过速;室上性心动过速疗效优于室性;对于室性或房性期外收缩也有一定疗效;对房颤及传导阻滞疗效较差。有研究发现,针灸对起源失常所致的心律失常疗效明显优于传导异常。总之病情轻,病程短,针灸治疗疗效好;发病时间长,年迈体衰,存在并发症者,针灸疗效差。② 年龄:研究发现,针灸治疗心律失常的疗效 50岁以下优于 51 岁及以上。

3. 针灸治疗潜在的可能机制　① 调节自主神经功能:心动过速时针刺可以抑制交感神经活动或增强迷走神经张力,心动过缓时针刺可兴奋交感神经,从而调节心脏功能,纠正心律失常。针刺改善心功能,增加冠脉血流量,以及激活垂体-肾上腺皮质系统的体液因子,亦可能在一定程度上协同对抗心律失常。有人认为,针刺治疗室早是通过调整肾上腺素能和胆碱能自主神经系统而实现的,并对心脏电生理有影响,可抑制异位兴奋点的兴奋性,延长心脏动作电位的时限。针刺还可以激活钠钾三磷腺苷(ATP)酶,使心肌复极均匀化,清除折返激动。② 中枢机制:研究发现,延髓腹外侧区在刺激防御反应区引起的心血管反应中和在维持正常血压与心率中有重要作用,该区也是腓深神经传入冲动抑制刺激防御反应区诱发的心律失常升压反应与其他心血管反应的关键部位。电针足三里穴对高血压与心律失常的抑制作用可能是由于腓深神经粗纤维的传入冲动对延髓腹外侧区神经元活动的抑制,内源性吗啡物质可能参与。③ 延长不应期:针刺能延长心室和心房的有效不应期与功能不应期,使心肌恢复兴奋性的时间延迟,避免过早搏动的发生。针刺还能降低心肌细胞动作电位的 V_{max} 值,可减慢冲动的传导速度,使某些病理情况下产生的单向阻滞变为双向阻滞,从而中断折返激动。有人认为,针刺可以降低心耗氧量,使小静脉扩张,血流加速,改善心脏功能,并可降低心输出量,从而减慢心率或减少室早次数。

【预后】

发生于无器质性心脏病基础上的心律失常包括过早搏动、室上性心动过速和心房颤动,大多预后良好;但 QT 延长综合征患者发生室性过早搏动,易演变为多形性室性心动过速或心室颤动,预后不佳;预激综合征患者发生心房扑动或心房颤动且心室率很快时,除易引起严重血流动力改变外,还有演变为心室颤动的可能,但大多可经直流电复律和药物治疗控制发作,因而预后尚好。室性快速心律失常和心率极度缓慢的完全性房室传导阻滞、心室自主节律、重度病态窦房结综合征等,可迅速导致循环功能障碍而立即威胁患者的生命。房室结内阻滞与双束支(三分支)阻滞所致的房室传导阻滞的预后有显著差别,前者预后较好而后者预后差。发生在器质性心脏病基础上的心律失常,如本身不引起明显血流动力障碍,又不易演变为严重心律失常的,预后一般尚好,但如基础心脏病严重,尤其是伴心功能不全或急性心肌缺血者,预后一般较差。

三、心脏神经症

【概述】

心脏神经症又称心血管神经症、心脏神经官能症,是由于神经功能失调引起的与心血管疾病有关的症状为主要表现的临床综合征,在病理上并无器质性心脏病的证据,是神经症的一种类型。发病率较高,在所有心血管症状患者中占 10% 左右。大多数发病于中、青年,20～50 岁较多见;女性多于男性,尤其是多见于更年期女性。本病病因尚不清楚,一般认为,可能与神经类型、环境因素、性格、遗传等有关。现代医学认为,心血管系统受神经系统和内分泌系统调节,其中自主神经系统通过交感神经和迷走神经的相互拮抗又相互协调来调节心血管系统的正常活动。由于多种强烈刺激致使大脑皮质兴奋与抑制过程产生障碍,中枢神经功能失调,自主神经功能紊乱,造成交感神经张力过高,从而导致心脏血管功能异常。患者神经类型常为抑郁、焦虑、忧愁型,精神受到环境刺激或工作紧张、压力大时难以适应而导致发病。

本病属中医学的"心悸""怔忡""胸痹""郁证"等范畴。中医学认为,本病主要与患者素有心虚胆怯,心脾两虚,阴虚火旺,心血瘀阻,心阳不足等有关,加之突受惊恐或劳倦过度而引发。情志失调、心神不宁是本病的基本病机。

【临床诊断】

1. 症状　主诉症状多而分散,缺乏内在联系,症状多变而客观检查无疾病证据,发病时以心血管疾病主诉症状为主,同时伴有多种神经症的症状:① 心悸,自觉心脏搏动增强或感到心慌,可有心动过速或期前收缩。心悸感觉常非突发、突止,紧张、疲劳使之加重。② 呼吸困难,主观感觉呼吸不畅或空气不够,要打开窗户甚至要求吸氧;有时需深呼吸或做叹息性呼吸来缓解症状。③ 心前区疼痛,部位常不固定,可数秒或持续数小时不等;疼痛发作与劳力活动无关,且多在静息时发生,含服硝酸甘油无效。④ 疲乏、无力,四肢无力,体力活动减少。⑤ 自主神经功能紊乱症状,多汗、手足冷、双手震颤、尿频、大便次数增多或便秘等。⑥ 其他症状,失眠、多梦、低热、食欲不振、头晕头痛等。

2. 体征　与症状繁多相反,体检时常缺乏阳性体征,心率可能较快或偶有期前收缩。部分患者可有心音增强、短促收缩期杂音,或脉压差稍增大现象。

3. 心脏 X 线、心电图检查及其他检查　X 线检查无异常。心电图示心率可正常或有窦性心动过速,偶有早搏或非特异性 ST - T 波改变,做普萘洛尔(心得安)试验可使心电图 ST - T 恢复正常。其他所有辅助检查皆无明显异常。

附 CCMD - 3 躯体形式障碍中躯体形式自主神经紊乱的心血管系统功能紊乱的诊断标准

1. 符合躯体形式障碍的诊断标准,如:① 符合神经症的诊断标准。② 以躯体症状为主,至少有下列 1 项:对躯体症状过分担心(严重性与实际情况明显不相称),但不是妄想;对身体健康过分关心,如对通常出现的生理现象和异常感觉过分关心,但不是妄想。③ 反复就医或要求医学检查,但检查结果阴性和医师的合理解释,均不能打消其疑虑。

严重标准:社会功能受损。

病程标准:符合症状标准至少已 3 个月。

排除标准:排除其他神经症性障碍(如焦虑、惊恐障碍或强迫症)、抑郁症、精神分裂症、偏执性精神病。

2. 心血管的自主神经兴奋体征,如:① 心悸;② 出汗;③ 口干;④ 脸发热或潮红。

3. 至少有下列 1 项患者主诉的症状,如:① 胸痛或心前区不适;② 呼吸困难或过度换气;③ 轻微用力即感过度疲劳;④ 吞气、呃逆、胸部或上腹部的烧灼感等;⑤ 上腹部不适或胃内翻腾或搅拌感;⑥ 大便次数增加;⑦ 尿频或排尿困难;⑧ 肿胀感、膨胀感或沉重感。

4. 没有证据表明患者所忧虑的器官系统存在结构或功能的紊乱。

5. 并非仅见于恐惧障碍或惊恐障碍发作时。

附 ICD - 10 躯体形式的自主神经紊乱的诊断要点

确诊需以下各点:① 持续存在自主神经兴奋症状,如心悸、出汗、抖、脸红,这些症状令人烦恼;② 涉及心血管系统的主观主诉;③ 存在心血管系统可能患严重(但常为非特异的)障碍的先占观念和由此而生的痛苦,医师的反复保证和解释无济于事;④ 心血管系统的结构和功能并无明显紊乱的证据。

【治疗原则及选穴处方】

经典针灸学以安神镇惊、养血宁心为基本治疗原则。心悸之病病位在心,以选取心经、心包经穴位为主,再根据具体证型和症状进行选穴。具体选穴原则如下:

1. 辨经选穴 选用心俞、巨阙、俞募配穴;远端循经选取心经、心包经神门、郄门、大陵、内关等。另外,至阳、膈俞也是常用的定悸经验穴。

2. 辨证选穴 心胆气虚选胆俞、神堂,以壮胆气;心脾两虚选脾俞、足三里,健中焦、助运化,滋生血之源;心血瘀阻配膈俞、血海,以活血化瘀;心阳不足选厥阴俞、足三里、气海,以补气、回阳;阴虚火旺加阴郄、太溪等,以滋阴降火。

3. 选取调神穴位 可选督脉之水沟、百会、风府等调理脑神的穴位。

● 推荐处方 1

治法:养心安神,宁心定悸。

主穴:局部——心俞、厥阴俞、巨阙、膻中(调理心气)

　　　 远端——神门(宁心安神)

　　　　　　 内关、通里(宁心通络,安神定悸)

配穴:心阳不足加关元、足三里;心虚胆怯加百会、胆俞;心脾两虚加脾俞、足三里;阴虚火旺加阴郄、太溪;心血瘀阻加曲泽、膈俞。

操作:诸穴均常规针刺。背部穴位应当注意针刺的角度、方向和深度。

● **推荐处方 2**

治法:调神定悸。

主穴:局部——心俞、厥阴俞、至阳(调理心气)

　　　临近——百会、印堂或水沟(调神定悸)

　　　远端——内关、神门(安神定悸)

操作:先取内关、神门,使局部产生较强的酸胀感。然后取头部穴位,如果患者精神因素较重,可选水沟,用雀啄泻法。最后选择背部腧穴。诸穴均常规操作。

【疗效评估方法】

1. 中医证候量化评分标准　按照国家中医药管理局医政司 2012 年发布的《24 个专业 104 个病种中医诊疗方案(试行)》中怔忡(心脏神经官能症)中医诊疗方案制定的中医证候量化评定标准进行量化评分(表 7 - 4)。

表 7 - 4　中医证候量化评分标准

症状	正常	轻	中	重
主症	0	2	4	6
心悸	无	偶尔发生,不适感轻微	时有发生,持续时间较长,不适感较明显	经常发生,惕惕而动,难以平静,甚至影响生活
胸闷或胸痛	无	轻微胸闷	胸闷明显,时有叹息样呼吸	胸闷如窒,叹息不止
次症	0	1	2	3
头晕	无	头晕眼花,时作时止	视物旋转,不能行走	眩晕欲仆,不能站立
气短	无	一般活动后气短	稍微活动后气短	平素不活动亦感气短喘促
疲倦乏力	无	精神不振,气力较差,可坚持日常活动或工作	精神疲乏,全身无力,勉强坚持工作	精神气力严重疲乏,难以坚持日常工作
心烦易怒	无	心烦较轻,不影响工作	心烦较重,但尚能坚持工作	心烦严重,难以坚持日常工作
不寐	无	睡眠时常觉醒或睡而不稳,晨醒过早,但不影响工作	睡眠不足 4 h,但尚能坚持正常工作	彻夜不眠,难以坚持工作
食少	无	饮食稍有减少	饮食减少	饮食明显减少
健忘	无	偶见忘事,尚可记起	时见忘事,不易想起	转瞬即遗忘,不能回忆

症状	正常	轻	中	重
多汗	无	平素皮肤微潮,稍动则更甚或偶尔潮热汗出	平素皮肤潮湿、稍动则汗出或胸背潮热,潮湿,反复出现	平素即汗出,动则汗出如水洗状
手足心热	无	手足心发热	手足欲露衣被外	手足握冷物则舒
善太息	无	偶有太息	精神刺激则太息发作	太息频作
腹胀	无	偶有腹胀或食后腹胀	腹胀较重,每日达6 h	整日腹胀或腹胀如鼓
便溏	无	大便不成形	每日2～3次,便溏	每日4次以上,便稀

① 临床痊愈:中医临床症状、体征消失或基本消失,证候积分减少≥95%;② 显效:中医临床症状、体征明显改善,证候积分减少≥70%;③ 有效:中医临床症状、体征均有好转,证候积分减少≥30%;④ 无效:中医临床症状、体征均无明显好转,甚或加重,证候积分减少<30%。注:计算公式(尼莫地平法)为:[(治疗前积分－治疗后积分)/治疗前积分]×100。

2. 心率变异性(HRV)　HRV是现在公认的最可靠的检测和评价心脏自主神经功能以及动态变化的一种无创性检查手段。

3. 心脏焦虑问卷(CAQ)　包括了恐惧和焦虑、回避、过分注意心脏情况等3个维度,每个维度含5～8个条目,共18个条目。自评量表的每个条目按症状的发生频率分为5级并给予赋分:"从不"为0分、"很少"为1分、"有时"为2分、"经常"为3分、"总是"为4分。恐惧和焦虑是该问卷的核心,它用于评估对象害怕和担心自己心脏情况的严重程度。

18个条目包括:① 我注意自己的心脏跳动情况;② 我避免费力的体力劳动;③ 我夜间醒来心跳加速;④ 我夜间醒来胸闷和(或)胸痛;⑤ 我尽可能不做使自己紧张的事;⑥ 我检查自己的脉搏;⑦ 我避免运动或其他体力活动;⑧ 我能感觉到心脏在胸腔里跳动;⑨ 我避免参加可能导致心跳加速的活动;⑩ 即便检查结果正常,我仍然担心心脏情况;⑪ 当我靠近医师或医院时,我感到更安全;⑫ 我避免参加可能导致出汗的活动;⑬ 当我出现胸闷不适或心跳加速时,(14～18)我担心医师不相信我的症状是真的;⑭ 我担心自己心脏病发作;⑮ 我难以集中注意力到其他事情上;⑯ 我感到恐惧;⑰ 我想让医师检查;⑱ 我把自己的不适告诉家人或朋友。

4. 躯体化症状　自评量表(SSS)按照发作时的症状分为20个条目。每个条目按照以下4级严重程度进行分级和评分。① 没有:发病或不舒服时,没有该症状,1分;② 轻度:发病或不舒服时,有症状但不影响日常生活,2分;③ 中度:发病或不舒服时,有症状且希望减轻或治愈,3分;④ 重度:发病或不舒服时,有症状且严重影响日常生活,4分。

您发病过程中可能出现以下症状,如果能让医师确切了解您的症状就能给您更多帮助,对您的治疗产生影响,请根据发病过程中的实际情况选择对应的分值。

20个条目包括:① 头晕、头痛;② 睡眠障碍(入睡困难、多梦、易惊醒、早醒、失眠);③ 易疲劳乏力;④ 情绪不佳,兴趣减退;⑤ 心血管症状(心慌、胸闷、胸痛、气短);⑥ 易紧张不安或担忧害怕;⑦ 易产生消极想法、多思多虑;⑧ 记忆力减退、注意力下降;⑨ 胃肠道症状(腹胀、腹痛、食欲下降、便秘、腹泻、口干、恶心);⑩ 肌肉酸痛(颈部、肩部、腰部、背部);⑪ 易伤心哭泣;⑫ 手脚或身体某部发麻、刺痛、抽搐;⑬ 视物模糊;⑭ 易激动烦躁、对声音过敏;⑮ 强迫感(强迫思维、强迫行为);⑯ 肢体易出汗、颤抖或忽冷忽热;⑰ 经常担心自己生病;⑱ 呼吸困难,喜欢叹气;⑲ 咽部不适,喉咙有堵塞感;⑳ 易尿频、尿急。

【针灸疗效分析】

1. 针灸疗效现状　针灸治疗本病的疗效主要以临床治疗整体有效率、生活质量评分、不良情绪评分、心脏焦虑问卷（CAQ）评分为主要结局指标，以不良反应发生率、治疗前后心率、血压水平变化为次要结局指标。国内大多以汉密尔顿抑郁量表（HDMD）、焦虑自评量表（SAS）、健康调查简表（SF-36）、躯体化症状自评量表（SSS）、心脏焦虑问卷（CAQ）量表值转化成总体疗效。

目前证据显示，针灸可改善心脏神经官能症患者的焦虑、失眠、心悸等临床症状，并稳定其心率、血压水平，同时也可改善患者的负面情绪和预后，提升其生存质量，恢复患者社会功能，降低疾病复发风险。从总体疗效看，针灸的总有效率为80.0%～87.5%，治愈率为55.2%～78.1%，显效率为39.5%～66.7%，有效率为16.6%～46.9%。针灸结合西药（谷维素、复合维生素 B 片、地西泮片、普纳洛尔片、刺五加注射液、酒石酸美托洛尔、氟哌噻吨美利曲辛片）治疗心脏神经官能症的总有效率为88.0%～96.66%。

2. 影响针灸疗效的因素　① 病程和程度：病程在 3 个月以内是针灸治疗的有效时间，病程越短疗效越好。临床表现发作频率低，症状轻针灸疗效较好。② 年龄与性别：针灸治疗年龄小者疗效优于年龄大者，男性针灸疗效优于女性，这可能与神经-内分泌调节的自我康复能力有关。更年期女性、老年人患此病治疗比较困难，需要较长的时间。脑力劳动者发病多于体力劳动者，体力劳动者针灸疗效优于脑力劳动者。③ 患者配合：心脏神经官能症是由于长期的思想矛盾或精神负担过重、劳逸结合长期处理不当、病后体弱等原因引起。针灸治疗时要对患者进行心理疏导，正确认识本病的本质，让患者参加适当的体力劳动和体育运动，积极配合治疗，树立战胜疾病的信心，这对于提高针灸疗效非常有意义。

3. 针灸治疗潜在的可能机制　① 协调自主神经功能：本病出现的自主神经功能紊乱是主要的病机，针刺可对自主神经功能紊乱产生良好的调节作用，从而使心悸、胸前区疼痛等症状明显缓解。② 调节神经-内分泌：针刺对神经-内分泌系统有一定的调节作用，如通过调节 5-羟色胺等，对患者的抑郁有一定的治疗作用；通过促进肾上腺皮质激素的分泌，增强机体的应激和抗病能力。③ 中枢机制：针刺可对中枢神经系统进行调节，协调其兴奋和抑制过程，可治疗本病的失眠、多梦、头痛、头晕等症状，从而有利于本病的康复。

【预后】

本病不影响人的寿命，但病情严重患者会长期不能正常地生活和工作，一般经过治疗和体育锻炼，必要时给予抗抑郁药、镇静剂等治疗，预后较好。本病与其他神经官能症一样，存在着容易复发的问题，所以症状缓解后应继续调护。治疗过程中调节情志、心理疏导也非常重要，应积极鼓励患者树立信心，保持心情愉快，进行适当的体育锻炼和娱乐活动，皆有助于本病的康复和痊愈。针灸治疗心脏神经官能症往往能收到较好的临床疗效，且无不良反应，显示出其整体治疗的优势。

四、心脏病症的现代针灸学治疗原则与选穴处方

（一）冠心病和心律失常

从现代针灸学角度看，针灸治疗冠心病、心律失常主要基于针刺对自主神经系统的调节作用，通过各种刺激方法对支配心脏的舒缩运动和循环的自主神经系统进行调节是针灸治疗心脏病症的基本途径和机制。

心脏受交感神经和迷走神经(副交感神经)的双重支配(心室肌主要接受交感神经支配),刺激交感神经引起心脏活动加强、心肌耗氧量增加,代谢加速,血压升高,而刺激迷走神经则使心脏活动减弱、心肌耗氧量降低,血压下降,因此,二者对心脏活动的影响是明确的,功能相互拮抗(兴奋与抑制)。关于交感神经与迷走神经对冠状动脉的影响,也存在一些争议。一般认为,交感神经兴奋,可使冠状动脉血管舒张;迷走神经兴奋,可使冠脉收缩。由于冠状血管平滑肌上有 α 和 β2 两类肾上腺素受体,前者激活时,引起冠脉收缩,后者激活则引起冠脉舒张,因此,实质上刺激交感神经对冠脉血流的影响,取决于这两类受体中哪一类受体活动占优势;通常认为,交感神经兴奋引起冠状血管舒张,这是由于心肌活动加强、代谢加速、代谢产物增多所造成的继发性反应。然而刺激迷走神经对冠脉的作用有不同报道。部分研究者认为,迷走神经兴奋对冠脉的直接作用是引起舒张,实质上迷走神经纤维在冠脉中的分布很少,在动物实验中用电刺激迷走神经时,冠脉血流量常无明显改变,这是因为迷走神经兴奋时使心脏活动减弱,心肌耗氧量降低,这些因素可抵消迷走神经对冠状动脉的直接舒张作用。然而,认为迷走神经兴奋使冠脉收缩的观点则认为,迷走神经刺激后由于心脏活动的减弱、血压下降,可间接性或继发性引起冠脉的收缩。总之,冠状动脉血流量主要是由心肌本身的代谢水平调节的,神经因素对冠脉血流的影响在很短时间内就被心肌代谢改变所引起的血流变化所掩盖。因此,针刺对冠脉血流的改善作用也是十分有限的,必须经过一段时间的调整才会出现稳定的效果。

近年来,解剖学的研究进展奠定了心脏疾病中神经病变的基础。研究表明,交感神经系统过度激活在心血管疾病的发生及恶化过程中起着重要作用。不论是冠心病、心律失常、高血压或慢性心力衰竭,都可以看做是交感神经系统过度激活的病理状态。这为针刺治疗心血管疾病提供了神经机制。交感神经和迷走神经是调节心血管功能的主要组成部分,其通过释放心脏神经体液物质与局部心肌细胞和神经元的受体结合来调节人体心脏的两个主要电生理特性-变时性和变传导性。正常情况下,心脏接受二者的双重支配,相互拮抗,保持动态平衡,是维持心血管正常活动的重要基础。心肌缺血时,交感神经活性增强,迷走神经活动减弱,心脏自主神经的这种变化与致命性心律失常和猝死的危险增加密切相关。急性心肌缺血和梗死常引起交感神经张力增高,通过 β 受体的效应增加钙内向电流。高交感神经活性是心血管疾病发生和死亡的重要指标。因此,心脏疾患的现代针灸治疗基本原则为调节自主神经功能,尤其是抑制过度活跃的交感神经功能,调节心血管的舒缩运动,改善心肌血供;调整心率和节律。选穴遵守以下原则:

1. 迷走神经刺激点　可选颈部(右)迷走神经干刺激点(右迷走神经纤维主要分布于窦房结);耳郭的迷走神经感觉分支,以反射性兴奋迷走神经,抑制过度活跃的交感神经活动。

2. 胸1~5交感神经节刺激点及星状神经节刺激点　①心脏的交感传出纤维源自胸1~5侧角的交感神经元,可用该节段刺激点,以刺激交感神经,定位参见支气管哮喘;②星状神经节刺激点:临床资料和动物实验证明,切除星状神经节能消除心肌缺血引起的心绞痛(即大量内脏传入纤维经星状神经节分布于心脏),这说明星状神经节与心脏有着密切的关系。Leriche 认为,心丛的传入纤维穿过星状神经节时,纤维侧枝终止于交感神经节细胞,其主要继行向脊神经节细胞,当心丛的传入纤维受到刺激时,冲动由侧枝传到星状神经节细胞,反射性调节心肌和冠状动脉的平滑肌。而在星状神经节阻滞时局麻药阻滞了交感神经,可使心率减慢,舒张冠状血管及支配区的血管,也阻断了疼痛信号的传入,使疼痛及心血管的症状得以缓解、治愈。因此,针刺星状神经节对心脏活动和冠脉血流具有调节作用。

3. 胸1~5节段或远节段(异节段、节段外)躯体感觉神经分布区刺激点 由于躯体感觉神经与内脏感觉神经在脊髓后角发生会聚联系,因此,可选同节段的躯体体表刺激点,这是节段性选穴原则。现代研究显示,体表刺激能引起同(近)节段交感神经活动增加。另外,同节段区选择刺激点,也可抑制心脏的伤害性传入,起到缓解疼痛的整体作用。

关于内关穴的选用,该穴是近年来研究最为明确的治疗心脏病的传统穴位之一。内关穴的神经节段为颈5~胸1,形态学研究显示,其传入神经元主要为颈6~胸1,在颈7~8节段的分布密度最大,心脏的传入纤维为胸1~5,因此,内关部位的传入纤维与心脏的传入纤维呈重合关系。内关对节段性反射的交感兴奋作用是确切无误的,这是以节段性反射的作用为基础的。适宜的内关穴刺激可反射性激活心交感神经,是改善心肌缺血,减少心绞痛的有效手段。由于冠心病的情况非常复杂,存在不同类型和不同阶段及由此产生的继发症状,因此在选用内关穴时应慎重。急性心肌梗死(心绞痛)患者存在着自主神经功能失衡,内分泌系统激活,释放过多的儿茶酚胺,交感神经活性增强,使动脉的张力增加,可促使心律失常发生;还会导致体循环和冠状动脉循环血管收缩,从而造成短时不利的血流动力学效应,内关也要慎用。过强的内关穴刺激也易导致交感神经的过度兴奋,对改善冠心病的缺血症状不利(虽然可能会缓解心绞痛的症状)。内关穴的刺激通常主要表现为心率加快、血压升高,对心动过缓作用更大,对心动过速也有一定效应(双向作用,可能与机体功能状态有关),但作用远不如前者。至于其双向调节作用,可能与中枢的复杂整合相关。研究也显示,内关穴的升压效应与交感神经和臂丛神经关系密切。

然而,躯体-内脏反射,也存在脊髓上的调节机制,这就是整体性调节选穴规律(异节段选穴)。研究显示,同(近)节段的刺激可兴奋交感神经活动,远节段的刺激可引起交感神经活动的抑制,这是一般的基本规律。基于这一规律,我们在治疗心脏疾患时,可根据具体情况选择刺激点。如心动过缓,可选胸1~5节段内的刺激点;如心动过速,可选择节段外刺激点,如选择胸7~12区的皮肤可抑制心交感神经活动。

4. 根据内脏传入冲动在高位中枢的投射与躯体投射的相互关系进行整体性选穴 三叉神经与迷走神经、迷走神经与肩胛带在有关中枢部存在联系,可选头面部三叉神经区域、肩胛带区,以兴奋或抑制迷走神经;在躯干部选择刺激点可反射性兴奋或抑制交感性内脏神经。现代研究发现,内脏传入冲动在高位中枢的投射与躯体投射具有一定的相互关系;交感与迷走反应区都与躯体神经传入反应区相重叠,相互重叠关系大致规律为:迷走神经与肩胛带;内脏神经、肠系膜与躯干;盆神经与下肢。躯体与内脏两种感觉在大脑皮质投射区域的重叠亦接近此种关系。刺激迷走神经、内脏神经与盆神经的反应可与刺激三叉神经、尺神经、坐骨神经的反应相同。这提示我们在治疗心脏病症时,可在肩胛带以及头面部三叉神经区域选择刺激点,可起到调节迷走神经的作用,在躯干部、尺神经部位选择刺激点可起到调节内脏神经(交感性)的作用。这为我们选择刺激点提供了更广泛的思路。

5. 选择牵涉痛区域刺激点 心脏牵涉痛发生的脊髓节段为颈8~胸5(也有认为是胸1~8),牵涉痛常发生在左前胸、左上肢内侧皮肤区域,可在牵涉痛发生的区域选择刺激点,阻滞心脏的伤害性传入。心肌缺血后产生疼痛感觉的直接因素是在缺血缺氧情况下,心肌内积聚过多的代谢产物,如乳酸、丙酮酸、磷酸等酸性物质,或类似激肽的多肽类物质,刺激心脏内自主神经的传入纤维末梢,经胸1~5胸交感神经节和相应的脊髓节段,传至大脑产生疼痛感觉。这种痛觉反映在与自主神经进入水平相同脊髓段的脊神经所分布的区域,即胸骨后、两臂的前内侧与小指,尤其是左侧。

6. 高位颈髓的感觉神经分布区刺激点 在颈1~3感觉神经(后头、颈部)分野选择刺激点,近年研究显示,高位颈髓对内脏伤害性信息具有过滤、调制和整合作用,因此,对内脏疾病有普适性调治作用(尤其是疼痛症状)。

7. 关于躯体-交感反射规律和刺激强度问题 研究证实,躯体刺激引起内脏功能改变有两种形式,第一是节段性,第二是全身性。举例而言,内关与心相关的联系就包含了两种影响因素,这正是其优越于身体其他节段或远节段穴位所产生的效应。因此,内关对于心率和血压的影响也有相应的两种调节作用。在刺激强度适中的情况下,主要是兴奋节段性交感反射,引起心率加快和升压。节段性躯体-交感反射只发生在体表与内脏联系处于相同的神经节段内,而全身性的躯体-交感反射则需要脊髓上中枢的参与。

大量研究显示,刺激躯体传入神经可引起各种心血管反射。这些心血管反射的效应取决于感受器的性质、刺激强度和频率等因素。用低强度至中等强度的低频电脉冲刺激骨骼肌的传入神经,往往引起降压反应,而用高强度高频率电脉冲刺激皮肤的传入神经,常引起升压效应。Schaefer(1960)强调,高强度的坐骨神经和臂丛神经刺激(足以兴奋Ⅲ类以上的传入纤维)都能引起心和肾交感神经的反射性放电。Johansson(1962)指出,反复低频刺激后肢肌肉中的Ⅲ类传入纤维常引起减压反射,主要表现为血压下降、一些内脏及肌肉血管扩张、心率减慢,这些纤维主要在低频刺激(5~20 Hz)时激活;而足以激活肌肉中Ⅳ类传入纤维的高频高强度刺激往往引起加压反射,其结果是升高血压。有研究发现,急性心肌缺血模型,刺激内关的正中神经Ⅱ类纤维,效果较好,Ⅲ类纤维次之,Ⅱ、Ⅲ类纤维同时兴奋是电针内关促进急性缺血性心肌恢复的主要传入途径,但尺神经和桡神经也参与其传入过程。因此,刺激穴位的皮肤、肌肉中传入纤维,刺激强度可能决定了其产生的效应。

● **推荐处方1(无症状型冠心病)**

主穴:背部——胸1~5节段内的体表刺激点(刺激交感神经,舒张冠状动脉)

　　　颈部——星状神经节(刺激交感神经,整体调节)

　　　上肢——内关(反射性刺激交感神经,舒张冠状动脉)

操作:轻中度刺激。

● **推荐处方2(心绞痛型冠心病)**

主穴:颈、耳部——颈部迷走神经刺激点、耳迷走神经刺激点(兴奋副交感神经,抑制

　　　　　　　　　交感神经过度活动,降低心肌活动和耗氧量,反射性改善心肌供血)

　　　背部——胸7~12区域皮肤刺激区(抑制交感神经过度活动)

　　　胸部、上肢——左胸部、左上肢牵涉痛区刺激点(阻滞心脏伤害性传入,止痛)

　　　头颈部——高位颈髓(颈1~3)支配区刺激点(调制心脏伤害性传入,止痛)

操作:轻中度刺激。

● **推荐处方 3**(心肌梗死型冠心病、缺血性心肌病型冠心病)

主穴:背部——胸 7～12 区刺激点(抑制交感神经活动过度,减轻心肌耗氧量和负荷)

　　　上肢——内关(阻滞心脏伤害性传入,止痛,协调心肌活动,调整心律失常)

操作:轻中度操作。

● **推荐处方 4**(心律失常—过速)

主穴:颈部——颈迷走神经干(右)、耳迷走神经分支(兴奋迷走神经、降低心率)

　　　头面部——三叉神经区域(印堂、百会、头维)(反射性加强兴奋迷走神经)

操作:常规操作。

● **推荐处方 5**(心律失常—过速)

主穴:背部——胸 1～5 以外节段区(异节段性刺激,抑制心交感神经)

　　　上肢——胸 1 节段刺激点(内关、间使)(中枢整合,减慢心率)

操作:从上肢穴位刺入肌肉内,用低强度至中等强度的低频(2～20 Hz)电脉冲刺激骨骼肌的传入神经,可引起心率减慢。

● **推荐处方 6**(心律失常—过缓)

主穴:背部——胸 1～5 交感神经节或节段内刺激点(兴奋交感神经,提高心率)

　　　上肢——胸 1 节段刺激点(内关等)(节段性效应,反射性提高心率)

操作:常规操作。

(二) 心脏神经症

心脏神经症的临床表现复杂,现代针灸治疗学的基本治疗原则是调节心脏的自主神经,改善症状,调节脑功能以缓解精神、情志及失眠等症状。选穴原则总体上以兴奋迷走神经抑制交感神经为主:

1. 迷走神经刺激点　如颈部迷走神经刺激点、耳迷走神经分支。

2. 三叉神经区刺激点　在面部、前头部,如面部印堂、头部的头维、百会等,既可改善脑循环、脑代谢,改善精神、情绪及睡眠等,又可反射性加强迷走神经兴奋。

3. 胸 1～5 节段外刺激点　通过中枢整合,抑制心交感神经活动。

4. 星状神经节刺激点　整体性调整自主神经活动,稳定内环境,改善循环与代谢。

5. 高位颈髓感觉区　在颈 1～3 节段感觉神经分野选择刺激点,以调制心脏伤害性感觉信息的传入。

● **推荐处方 1**

主穴:远端——颈耳部-颈迷走神经干刺激点、耳迷走神经分支(兴奋迷走神经,改善情绪,减轻精神压力,抑制交感活动过亢)

　　　头面部——三叉神经区刺激点(印堂、百会、头维)(刺激三叉神经,舒张脑血管,兴奋迷走神经,改善心悸、失眠等症状)

　　　头颈部——颈 1～3 感觉区皮肤刺激点(缓解心前区不适及疼痛)

操作:常规操作。颈 1～3 感觉区皮肤刺激点可带电针。

● **推荐处方 2**

主穴:背部——胸 7～12 皮肤区(抑制心交感神经活动)

　　　颈部——星状神经节刺激点(整体性调整自主神经活动,稳定内环境,改善循环与代谢)

　　　上肢——胸 1 节段刺激点(内关、间使)(中枢整合,抑制心交感神经活动)

操作:从上肢内关穴刺入肌肉内,用低强度至中等强度的低频(2～20 Hz)电脉冲刺激骨骼肌的传入神经(Ⅲ类传入纤维),以引起中枢性抑制心交感神经活动。

第八章　消化系统病症

第一节　胃部病症

胃位于上腹部,是消化管膨大的部分,介于食管与十二指肠之间,具有容纳和消化食物的功能。胃的位置、大小和形态可随体位变化、充盈程度、胃肌的紧张度等发生改变,可因年龄、性别、体型之不同而有差异。一般胃在中等程度充盈时,大部分(3/4)位于左季肋区,小部分(1/4)位于腹区。胃有进出二口、前后二壁及上下二缘。在肝前缘与左肋弓之间的一部分胃前壁,直接与腹前壁相接,该处为胃触诊部位。胃肌经常保持着一定的紧张度,对维持胃的正常形态和位置起着重要作用。

胃受中枢神经系统和内在的自主神经系统双重支配,由腹腔动脉及其分支供血,具有运动和分泌两大功能。运动包括容受性舒张、紧张性收缩及蠕动3种形式;胃排空的速度与食物性质、食物量有关,也受神经和内分泌激素的调节;正常成人每天分泌1500～2500 ml胃液。因此,各种原因引起胃的运动和分泌功能障碍是最常见的临床病变。

一、胃痛(胃痉挛、急性胃扩张、消化性溃疡及慢性胃炎)

【概述】

胃痛是上腹部常见的疼痛症状,具体部位一般在剑突下(心口窝)偏左处,俗称心口窝痛,也可以出现在左侧上腹部或者胸骨后,是多种胃病或消化系统病的常见症状。各种原因引起胃膨胀、肌肉痉挛,或血供不足、炎症等,损伤或刺激胃黏膜均可引发胃痛,临床多见于胃痉挛、急性胃扩张、消化性溃疡、胃炎等。

中医学又称胃脘痛,古人统称"心痛",但与"真心痛"有显著区别。中医学认为,胃痛的病因主要有寒邪犯胃、饮食伤胃、情志不畅和脾胃素虚等,病位在胃,与肝、脾关系密切,多以中焦气滞不畅、脾胃升降功能失调为发病关键。病机分为虚实两证,实证为寒凝、食滞、气郁、血瘀,致胃气阻滞,不通则痛;虚证为中焦阳虚,抑或阴亏,胃腑失于温煦或濡养,不荣则痛。

1. 胃痉挛　是一种临床症状,系胃部肌肉抽搐呈现的一种强烈收缩状态,主要表现为阵发性上腹部疼痛,可伴有呕吐。引起胃痉挛的因素较多,大多由神经功能性异常所致,亦可因胃器质性疾病或其他疾病与因素引起。主要包括:① 环境因素。饮食不规律可能增加胃痉挛的危险性,如暴饮暴食、生冷和辛辣对胃有刺激的食物常可诱发胃痉挛;一些药物如阿司匹林可破坏胃酸分泌的自身调节作用及胃黏膜屏障,可致胃痉挛;长期吸烟者的胃痉挛发病率明显高于不吸烟者。② 心理因素。长期心理压力或持续高度精神紧张,易患胃痉挛;尤其是有胃肠道疾患(如溃疡、胃炎、胆汁反流等)的患者,由于精神压力而易患胃痉挛。③ 某些慢性疾病易伴发胃痉挛。如慢性阻塞性肺气肿、肝硬化、类风湿性关节炎、慢性肾衰竭、胃泌素瘤、嗜碱性细胞性白血病等。胃神经官能症由于高级神经活动障碍而导致自主神经系统功能失调引起胃痉挛。有时急性过敏反应也会引起胃痉挛。④ 遗传因素。据有关研究显示,胃痉挛的发病与遗传因素有密切关系。

2. 急性胃扩张　是指胃及十二指肠在短期内有大量内容物不能排出,而发生的极度扩张,表现为上腹部饱胀、持续性胀痛,甚至出现反复呕吐。本病多发生于手术后,亦可因暴饮暴食所致。儿童和成人均可发病,男性多见。病因主要包括:① 暴饮暴食。主要见于极度饥饿者,一次进食过多,导致胃过度膨胀而急性扩张。② 腹腔、盆腔手术及迷走神经切断术。可直接刺激躯体或内脏神经,引起胃的自主神经功能失调,胃壁的反射性抑制,造成胃平滑肌弛缓,进而形成胃扩张;上腹部挫伤或严重复合伤时,急性胃扩张的发生与腹腔神经丛受强烈刺激有关;麻醉时气管插管、术后给氧及胃管鼻饲,亦可产生大量气体进入胃内,形成胃扩张。③ 某些疾病可引起胃扩张。胃扭转、嵌顿性食管裂孔疝、十二指肠雍积症等;脊柱畸形、环状胰腺、胰腺癌等压迫胃的输出道;躯体部上石膏套后引起的石膏套综合征所致。④ 引起胃张力下降或排空延迟的其他因素。如情绪紧张、剧烈疼痛、精神抑郁等引起自主神经功能紊乱;抗胆碱能药物的应用、中枢神经系统损伤、尿毒症等。本病系临床急症之一,可并发胃穿孔,出现酸碱平衡与水电解质紊乱,甚至休克、死亡,因此,应高度重视。

3. 消化性溃疡　是一种常见的慢性胃与十二指肠球部肠溃疡病变,因溃疡形成与胃酸和胃蛋白酶的消化作用密切相关而得名。本病是人类常见病,呈世界性分布,据估计约有10%的人口一生中患过此病。在不同国家、不同地区,发病率相差悬殊。据有关资料显示,内镜检查病例中消化性溃疡发病率高达16%～33%;近年来发病率有下降趋势。国内资料显示,男性发病率高于女性,十二指肠溃疡(DU)比胃溃疡(GU)多见,在胃癌高发区则GU多于DU。DU多见于青壮年,GU多见于中老年,前者发病高峰比后者早10年。我国南方患病率高于北方,城市高于农村。本病临床表现不一,部分患者可无症状(15%～35%),或以出血、穿孔等并发症作为首发症状。但大多数患者有以下特点:① 慢性过程呈反复发作,病史可达几年甚至十几年;② 发作呈周期性,与缓解期相互交替;缓解期长短不一,短者几周或几月,长者可几年;发作有季节性,秋冬和冬春之交是高发季节,可因精神因素或服用非甾体抗炎药而诱发;③ 发作时上腹痛呈节律性。

一般认为,本病的发生是由于对胃十二指肠黏膜有损害作用的侵袭因素与黏膜自身防御-修复因素之间失去平衡的结果。这种平衡失调可能由于侵袭因素增强,可能因防御-修复因素减弱,或两者兼有。十二指肠溃疡主要归因于前者,而胃溃疡主要归因于后者。目前认为,幽门螺杆菌(Hp)感染是主要病因,另外与胃酸分泌过多、遗传因素、胃十二指肠运动异常、应激和心理因素及饮食习惯等有关。

4. 慢性胃炎　是指多种病因引起的慢性胃黏膜炎性病变,以淋巴细胞和浆细胞的浸润为主,嗜中性粒细胞和嗜酸性粒细胞可存在,但量少。炎性病变分布并不均匀。临床上根据病理学特点可分为慢性浅表性胃炎和萎缩性胃炎;按照病变的解剖部位可分为胃窦炎和胃体炎。慢性胃炎的发病率在各种胃病中居于首位,占接受胃镜检查患者的80%～90%,男性稍多于女性。任何年龄都可发病,但随年龄增长发病率亦增高。近年来,我国居民慢性胃炎的发病率呈上升趋势,而Hp感染率呈下降趋势,Hp感染率由2000年的60.5%降至目前的52.2%;慢性胃炎人群中,慢性萎缩性胃炎的比例在不同国家和地区之间存在较大差异,一般与胃癌的发病率呈正相关。慢性胃炎的病因学和发病机制并未完全明确,但目前认为,主要病因有幽门螺杆菌感染、自身免疫、十二指肠液反流、其他因素(如胃黏膜的退行性变、血供不足、屏障功能减退、胃黏膜营养因子减少、G细胞数量减少、胃腔内H^+浓度增高、慢性右心衰、尿毒症等使胃黏膜易于损伤)以及理化因子如酗酒、长期饮用浓茶、咖啡等,深度X线照射等均可导致本病的发生。慢性胃窦炎（B型胃炎）十分常见，已明确该型绝大多数（90%）由幽门螺杆菌所引起，仅少数由于其他病因，包括胆汁反流、非甾体抗炎药、吸烟和酒癖等所致。慢性胃体炎（A型胃炎）少见，主要由免疫反应引起，病变主要累及胃体和胃底，本型常有遗传因素参与发病，约20%可伴有甲状腺炎、白斑病等。慢性胃炎有时可累及全胃，常由慢性胃窦炎向上蔓延所致。一般而言，慢性萎缩性胃炎的发生与Hp感染密切相关，在儿童时期感染Hp可导致以胃体胃炎为主的慢性胃炎，而在成人则以胃窦胃炎为主；年龄越大者慢性萎缩性胃炎发病率越高，但与性别的关系不明显。

【临床诊断】

1. 胃痉挛　以突发性剧烈上腹痛，疼痛如刀钻、针刺样或如灼、如绞为特点。单纯性胃痉挛，有进食大量生冷食物或胃腹部受寒病史，也可在强烈的情绪变化后突然发作；继发性胃痉挛，有明确的原发疾患，如胃炎、胃溃疡、胃癌等病。患者常屈曲身体或以手重按，以缓解疼痛。疼痛甚者往往向左胸部、左肩胛部、背部放射，同时腹直肌亦发生挛急。或伴有恶心、呕吐，甚则颜面苍白、手足厥冷、冷汗直流，极少数患者可因剧痛乃至不省人事。一般约经数分钟，或数小时因嗳气或呕吐而缓解。痛止后如常。发作一日数次，或数日数月1次。电子纤维胃镜检查、胃黏膜检查可除外器质性病变。

2. 急性胃扩张　患者有手术或暴饮暴食病史，发病初期觉上腹饱胀、上腹或脐部疼痛，一般为持续性胀痛，可有阵发性加重，但多不剧烈。继之则出现呕吐，为胃内容物，量不多，后发作频繁，虽多次呕吐但腹胀不减。呕吐物常为棕褐色酸性液体，潜血试验阳性。发病早期可有少量排气、排便，后期大部分患者排便停止。患者觉口渴、精神萎靡、呼吸急促，严重者可出现休克。如胃壁穿孔则出现剧烈腹痛。腹部查体可见腹部高度膨隆，上腹部尤显著，有时可见扩大的胃型，有振水音，肠鸣音多减弱或消失。腹部X线平片见胃影增大，上腹部巨大液气平面，或胃管吸出大量液体。必要时进行血尿常规检查、血清电解质检测、血气分析及B超检测。

3. 消化性溃疡　以长期反复发作的周期性、节律性的慢性上腹部疼痛为主要症状，可伴有恶心、呕吐、反胃、嗳气、泛酸等一系列胃肠道症状。疼痛可为钝痛、灼痛、胀痛或剧痛，也可仅有饥饿样不适感。典型者有轻度或中度剑突下持续疼痛，可被抗酸药或进食所缓解。十二指肠溃疡患者约2/3的疼痛呈节律性，早餐后1~3h开始出现上腹痛，如不服药或进食，则可持续到午餐才缓解；进食后2~4h会再次出现疼痛，需进食缓解，约半数有午夜痛，患者常被痛醒，病位在上腹部偏右处。胃溃疡也可发生节律性疼痛，但餐后出现较早，在进食后30 min~1 h出现，至下次餐前自行消失，痛位多在剑突下或稍偏左处；虽然也可出现午夜痛，但不如十二指肠溃疡多见。部分患者可无上述典型的疼痛，而仅表现为无规律性的较含糊的上腹部隐痛不适，伴有胀满、厌食、嗳气、反酸等症状。实验室检查，幽门螺杆菌（Hp）阳性诊断标准为Hp尿素酶试验和Warthin-Starry银染色均阳性。X线钡餐造影见溃疡龛影。胃镜检查可见到活动期溃疡或各期的表现。

附　PU胃镜下分期

① 活动期（A期），呈圆形或椭圆形，覆厚黄或白色苔，边缘光滑，充血水肿，呈红晕环绕；② 愈合期（H期），溃疡变浅缩小，表面覆薄白苔，周围充血水肿消退后可出现皱襞集中；③ 瘢痕期（S期），底部白苔消失，溃疡被红色上皮覆盖，渐变为白色上皮，纠集的皱襞消失。

4. 慢性胃炎

（1）症状　病程迁延，大多无明显症状，而部分有消化不良的表现。可有上腹饱胀不适感，以进餐后为甚,无规律性隐痛、嗳气、反酸、烧灼感、食欲不振、恶心、呕吐。少数因胃黏膜糜烂可有少量的上消化道出血表现。A型胃炎可出现明显厌食和体重减轻,可伴有贫血、乏力、精神淡漠,而消化道症状可以不明显。

（2）查体　可有上腹部轻压痛,慢性胃体胃炎有典型恶性贫血时可伴有舌炎、舌萎缩、周围神经病变(四肢感觉异常,特别是两足)。

（3）实验室及其他检查　① 胃镜及活组织检查:慢性胃炎的诊断主要依据胃镜所见和胃黏膜组织病理检查,但需注意症状的轻重与胃镜和病理组织学所见不成比例,具体表现见后附内容。② 幽门螺杆菌检查:有多种方法,如组织学、尿素酶、细菌培养、^{13}C 和^{14}C 尿素呼气试验或粪便 Hp 抗原检测。内镜观察下取黏膜组织做快速尿素酶试验比较方便。③ 测定胃酸分泌功能:常用五肽胃泌素刺激试验,测定基础胃酸分泌量(BAO)、最大胃酸分泌量(MAO)、高峰胃酸分泌量(PAO)和胃液明显低酸或无酸提示胃体萎缩性胃炎。④ X线钡餐检查:主要用于排除消化性溃疡和胃癌等疾病。⑤ 其他:疑为胃体萎缩性胃炎时,可做血常规、胃酸分泌量测定、血清胃泌素浓度、血清维生素 B_{12}浓度、维生素 B_{12}吸收试验、血清壁细胞抗体、内因子抗体,以及骨髓穿刺涂片等检查。

【治疗原则及选穴处方】

经典针灸学以理气、和胃止痛为基本治疗原则。根据脾主升、胃主降,肝主疏泄,脾主运化水湿等理论进行选穴。选穴的基本原则如下:

1. 局部选穴　腹部常用上脘、中脘、下脘、梁门、不容、幽门、腹哀等。临近腰胸部选日月、期门,背部常选脾俞、胃俞、肝俞。

2. 远端选穴　根据"经脉所过,主治所及"规律选穴。常选胃经梁丘、足三里、内庭等;脾经"属脾,络胃",可选阴陵泉、三阴交、太白、公孙;肝经"抵小腹,挟胃,属肝",可选行间、太冲;三焦经"循属三焦",经别"下走三焦",可选支沟、外关等;心包经"下膈,历络三焦",故可选内关、大陵等。

3. 辨证选穴　脾胃虚寒选脾俞、胃俞、神阙、关元、气海、命门等;肝胃不和选肝俞、胃俞、合谷、太冲、内关、三阴交等;肝胃郁热选期门、中脘、内庭、行间、曲池等;寒热错杂选合谷、内关、建里、胃俞、太冲、内庭、公孙、太白等;胃阴不足选胃俞、三阴交、太溪、水泉、照海、血海等;血瘀阻滞选中脘、下脘、膈俞、期门、内关、血海、合谷、三阴交等。嗳气甚者加内关、天突、膻中。胃酸多加建里、阴陵泉、公孙。

● 推荐处方 1

治法:和胃止痛。

主穴:局部——中脘(和胃止痛)

远端——内关(和胃降逆)

足三里(调理阳明经气血)

太冲(疏肝理气)

配穴:寒邪犯胃加上脘、巨阙;脾胃虚寒加神阙、气海、脾俞、胃俞;肝胃不和加期门、肝俞、胃俞、太白、三阴交;肝胃郁热加期门、内庭、行间、曲池;胃阴不足加胃俞、太溪、三阴交;血瘀阻滞加下脘、膈俞、内关、血海、阿是穴。

操作:疼痛发作时先刺远端穴位,行较强的捻转手法 1～3 min。余穴常规操作。寒邪犯胃或脾胃虚寒局部穴加灸。肝胃郁热及血瘀阻滞可加点刺放血。

● **推荐处方2**

治法:调理脾胃,理气止痛。

主穴:局部——上脘、中脘(和胃止痛)

　　　临近——脾俞、胃俞(健脾益胃)

　　　远端——合谷、足三里(理气和胃)

配穴:胃酸较多加建里、阴陵泉、公孙;腹胀加天枢、太冲。

操作:疼痛发作时先刺远端穴位,行较强的捻转手法 1～3 min。余穴常规操作。

【疗效评估方法】

1. 视觉模拟量表(VAS) 治疗前后进行胃痛症状的疗效评估,参照偏头痛。

2. 消化性溃疡疗效评估方法 结合临床症状及物理检查,或胃镜检查结合幽门螺杆菌检测,或症状积分法。

(1) 结合临床症状及物理检查进行整体疗效评估 方法 1:① 治愈。临床症状消失,X 线钡餐检查龛影消失。胃镜检查溃疡愈合,进入瘢痕期。② 好转。临床症状基本消失或减轻,X 线钡餐检查龛影缩小 1/2 以上。胃镜检查溃疡缩小 1/2 以上。③ 未愈。临床症状无改善,X 线钡餐检查和胃镜检查溃疡未缩小,或较前扩大。方法 2:① 治愈。临床症状及体征消失,胃镜下溃疡消失,溃疡周围炎症消失,或处于瘢痕期。② 显效。临床症状及体征明显改善,胃镜下溃疡消失,但存在炎性反应。③ 有效。临床症状及体征有所改善,胃镜下溃疡面积或溃疡数较前缩小或减少50%以上,或溃疡进入愈合期。④ 无效。治疗前后临床症状及体征无明显改善,胃镜下溃疡仍处于活动期,且溃疡面积未缩小。

(2) 胃镜检查结合幽门螺杆菌检测 ① 痊愈:胃镜检查结果显示,溃疡愈合,Hp 被彻底清除且周围炎症彻底消失;② 有效:胃镜检查结果显示,溃疡消失,Hp 基本被清除,但伴有瘢痕充血现象;③ 无效:胃镜检查结果显示,溃疡缩小不足 50% 或无变化,Hp 清除效果不明显。

(3) 症状积分法 即胃肠道症状积分。于治疗前后观察并记录两组患者胃肠道症状(胃痛、胁肋部胀满、反酸、嗳气)变化情况。无症状,积 0 分;有轻微症状,但不造成对日常生活的影响,积 1 分;有症状,对日常生活有部分影响,积 2 分;有严重症状,影响甚至无法进行日常生活及工作,积 3 分。

3. 慢性胃炎疗效评估方法 临床症状结合内镜检查进行整体疗效评估,或用幽门螺杆菌清除率评估。

方法 1:① 治愈。症状消失、胃酸分泌正常。内镜检查及黏膜活检基本恢复正常。② 好转。症状基本消失或减轻。胃酸分泌接近正常。内镜检查及黏膜活检组织学改变减轻或病变范围缩小。③ 无效。临床症状及体征均无改善或恶化。方法 2:① 显效。上腹饱胀、胃痛、嗳气、反酸等临床症状基本消失,胃镜检查显示黏膜红斑、黏膜出血点或斑块、黏膜粗糙伴或不伴水肿及充血渗出等炎症反应明显减轻或消失,炎症病变范围缩小≥90%。② 有效。临床症状明显缓解,胃镜检查显示黏膜炎症反应明显改善,炎症病变范围缩小≥50%,但<90%。③ 无效。临床症状和胃镜检查与治疗前比较没有改善或反而加重。

【针灸疗效分析】

1. 针灸疗效现状　针灸治疗胃痉挛、急性胃扩张以减轻胃痛为主,多以 VAS 评分判断疗效。消化性溃疡以证候积分、症状改善(胃痛、胃胀满、嗳气泛酸、恶心呕吐)为主要结局指标,以胃镜检查结果、Hp 清除率、胃泌素、表皮生长因子、不良反应、复发率等为次要结局指标;慢性胃炎则主要以临床症状结合胃镜检查结果综合评估疗效。现有临床证据显示,针灸在缓解胃痛症状方面具有即刻疗效;目前以针灸治疗消化性溃疡、慢性胃炎的报道较多,而单纯性胃痉挛和胃扩张报道较少。

报道显示,针药联合治疗胃溃疡的总有效率为 96.6%～97.9%,治愈率为 47.9%。对幽门螺杆菌相关性慢性胃炎临床控制率为 52.6%。

2. 影响针灸疗效的因素

(1) 胃痉挛　① 病因与类型:单纯性胃痉挛多因寒冷因素等所致,针灸疗效优越。若为继发性,针刺也可缓解痉挛和疼痛,但应以治疗原发病为本。② 刺法和患者的配合:应选远端穴行强刺激手法;寒冷因素所致者,应配合局部灸法,患者应注意胃部保暖,适当饮热开水等,可提高疗效。

(2) 急性胃扩张　针灸疗效主要取决于胃扩张的严重程度,轻中度针灸疗效较好,严重的胃扩张应予以胃肠减压,必要时行手术治疗,针刺只能作为辅助手段。

(3) 消化性溃疡　① 病变程度和病程:针灸疗效与溃疡的严重程度和病程长短密切相关,如果溃疡面较小、病程短,则针灸疗效较好。对于严重的并发症如出血穿孔,针灸只能作为辅助手段。② 患者的配合:消化性溃疡属于典型的心身疾病范畴,心理、社会因素对发病起着重要作用,乐观的情绪、规律的生活、避免过度紧张与劳累,无论在本病的发作期或缓解期均很重要。当溃疡活动期,症状较重时,应卧床休息几天乃至 1～2 周。饮食对本病的针灸疗效有重要影响,患者宜细嚼慢咽,避免急食,咀嚼可增加唾液分泌,后者能稀释和中和胃酸,并可能具有提高黏膜屏障作用;有规律地定时进食,以维持正常消化活动的节律;在急性活动期,应戒烟酒,避免饮用咖啡、浓茶和食用辣椒、酸醋等刺激性饮料和食物,以及损伤胃黏膜的药物;饮食不过饱,以防止胃窦部的过度扩张而增加胃泌素的分泌;避免应用致溃疡的药物等,这些都对提高和巩固针灸疗效有重要意义。③ 刺法:有人通过研究发现,在亥时应用 20 Hz 电针刺激梁门穴的治疗效果最好。

(4) 慢性胃炎　① 类型:慢性胃炎分为浅表性胃炎和萎缩性胃炎,针灸对浅表性胃炎的疗效优于萎缩性胃炎。病灶局限者的针灸疗效优于泛发者。② 患者的配合:治疗期间患者要注意饮食规律,少食多餐、软食为主;忌暴饮暴食;避免刺激性食物和药物,保持情绪乐观,注意劳逸结合,适当锻炼身体,可以有效地提高和巩固针灸疗效。

3. 针灸治疗潜在的可能机制

(1) 胃痉挛　针刺可能通过躯体-内脏神经反射,调节自主神经系统,抑制副交感神经(迷走神经),兴奋交感神经,从而解除胃平滑肌的痉挛,起到止痛作用。

(2) 急性胃扩张　针刺可通过躯体-内脏神经反射,协调功能失调的胃自主神经,解除胃壁的反射性抑制,促进胃动力,加快胃排空,缓解胃扩张。

(3) 慢性胃炎　① 促进胃酸分泌:慢性胃炎患者胃腺多有不同程度的萎缩,其胃液分泌减少,因而胃蛋白酶的活性减弱。针灸能有效地预防总酸排出量明显减少,酸性降低和胃蛋白酶活性降低。② 保护修复胃黏膜:针刺可以增加胃底部血流量、减少渗出,借此保持胃黏膜的完整性,抑制 H^+ 的逆向弥散,减少 Na^+ 的净流出量。从而对胃黏膜具有细胞保护作用,使其不受外来物理、化学等刺激的损伤。针灸可以改善胃黏膜血液循环,保护胃黏膜。针灸能抑制胃黏液的减少,增强胃壁屏障。在各种应激状态下,ET 和 NO 共同对胃黏膜血流进行平衡调节,进而影响胃黏膜的损伤和修复。研究发现,针刺对胃黏膜保护作用的主要效应分子是 NO。针刺可以抑制脂质过氧化对胃黏膜的损害,促进氧自由基的清除,从而起到保护胃黏膜的作用。针刺还能抑制肾上腺素能神经对肾上腺素的释放,也抑制嗜铬细胞对 5-羟色胺的释放,使儿茶酚胺减低,有利于黏膜屏障机制的加强。③ 调节胃动力:针刺的传入冲动到达中枢脑干的孤束核等特定结构,激活肽能神经和神经递质,其传出冲动可激活外周肠神经系统 P 物质、胃泌素(GAS)、胃动素(MTL)等肽能神经元,启动胃肠收缩活动,增强胃黏膜细胞的保护作用。

(4) 消化性溃疡 ① 调节胃黏膜血流量:消化性溃疡的发生机制十分复杂,其中胃壁局部黏膜血液灌注不足为其重要因素之一。有学者提出,内皮素(ET)可能是一个重要的致溃疡因子。临床研究证实,胃、十二指肠球部溃疡患者的血浆 ET 水平明显高于正常人。说明 ET 可能介导和促进了消化性溃疡的发生与发展,其机制可能是 ET 升高,导致血管收缩,黏膜缺血、缺氧而使胃壁产生一系列病理损伤。针刺能有效地降低 ET 含量水平,改善黏膜缺血、缺氧,从而使损伤的胃壁趋向恢复。针刺还通过升高血浆 NO 水平、增加胃黏膜血流,缓解黏膜的缺血、缺氧状态,从而最终使受损的胃壁趋向恢复。有研究发现,针刺中脘可以增加胃底部血流量,减少渗出,借此保护胃黏膜的完整性,抑制 H^+ 的逆向弥散,减少 Na^+ 的净流出量,抑制胃酸分泌,从而对胃黏膜具有细胞保护作用。② 调节胃液总酸度、蛋白酶活性:针灸具有双向良性调节作用,消化性溃疡的发生与胃酸和胃蛋白酶密切相关。当胃酸分泌过多时,可对黏膜造成损伤,针刺可抑制其过度分泌,使胃酸排出量减少。血清胃泌素值降低,提示与迷走神经兴奋性降低有关。当患者胃腺有不同程度的萎缩,其胃液分泌减少,胃蛋白酶的活性减退时,针灸能有效地预防总酸排出量明显减少,酸性降低和胃蛋白酶活性降低。③ 促进胃黏膜修复:胃黏膜损伤的修复是一个复杂的过程,神经、体液、血液、生长因子和免疫等调节机制均发挥着重要作用。研究证实,针灸对胃黏膜损伤具有很好的修复作用,针灸可改善神经机制的调节,并有体液机制参与了修复过程,调整胃黏膜血流量,调节胃肠激素如生长抑素、表皮生长因子、胃泌素等的分泌,抑制氧自由基,加强胃壁屏障。有研究发现,电针足三里穴可使胃黏膜血液量增加,肿瘤坏死因子和血栓素含量下降,前列腺素含量增加,超氧化物歧化酶活性升高,丙二醛含量下降,对束缚—浸水应激引起的大鼠胃黏膜损伤有明显的保护作用。

【预后】

胃痉挛本身是一种症状,大部分患者可自行缓解,治疗上主要为对症治疗,经过解痉止痛,预后良好。尤其是偶发、单纯性胃痉挛,多因寒冷、精神因素诱发,经过对症处理、保暖即可缓解。如果经常出现胃痉挛,应注意寻找原因,从根源上医治。不论何种原因的胃痉挛,针灸治疗效果优越,具有即刻止痛效果,但应在明确诊断的前提下进行,以免盲目止痛而掩盖病情。西医治疗常用解痉剂,可以解除胃平滑肌的痉挛,减少胃酸分泌,缓解上腹部疼痛。常用的解痉药有阿托品、颠茄、普鲁本辛、654-2、匹维溴铵等。应嘱患者勿暴饮暴食,避免生冷饮食,舒缓精神,生活应规律,胃腹部注意保暖。

胃急性扩张在诊断明确前提下,积极处理,预后良好。若治疗不及时,病死率可高达 60%。在腹部大手术后,采用胃肠减压以防止其发生。长期疲劳、饥饿后,应少量多次进餐,逐步适应,避免暴饮暴食对预防急性胃扩张亦有作用。西医主张持续胃肠减压,直至呕吐、腹胀症状消失,肠鸣音恢复为止;纠正水电解质紊乱,积极抗休克治疗,必要时进行手术治疗。手术指征为内科治疗 8～12 h 效果不明显;有十二指肠机械性梗阻;合并胃穿孔、大量胃出血者;胃功能长期不能恢复,稍进饮食即出现胃潴留者。也可进行洗胃,用等渗盐水洗胃,直至吸出正常胃液为止。治疗时禁食水,持续胃肠减压至胃肠功能恢复后,应清淡、易消化流质饮食,少量多餐。嘱患者应生活节制,注意休息、劳逸结合,保持乐观、积极、向上的生活态度对预防疾病有很大帮助。做到饮食规律,生活起居有常,养成良好的生活习惯。

消化性溃疡多数患者预后良好。高龄患者一旦并发大量出血,病情常较凶险,病死率可高达30％。球后溃疡较多发生大量出血和穿孔。消化性溃疡并发幽门梗阻、大量出血者,再发生梗阻和出血的机率增加。少数胃溃疡患者可发生癌变,其预后显然变差。消化性溃疡具有较高的发病率和复发率,据统计 5 年内复发率可达 50％～70％,十二指肠溃疡复发率比胃溃疡更高。近 10 年来,随着人们认识的不断提高和有效治疗,其并发症已大为降低。目前认为,本病与幽门螺杆菌感染有关,采用根除幽门螺杆菌法可促进溃疡愈合和显著降低复发率。只要发现早,及时治疗,预后一般良好。调整精神、情绪状态,避免过劳、过度精神紧张;活动期禁用酒、咖啡、茶、辣椒等刺激性强的饮食,避免服用或尽量少用对胃、十二指肠黏膜有损伤的药物,这些因素对其预后有重要影响。

绝大部分慢性浅表性胃炎经积极治疗多能痊愈,仅少数发展为萎缩性胃炎。目前认为,一旦黏膜的腺体发生萎缩,则难以恢复。萎缩性胃炎所出现的肠化和轻中度不典型增生,经过适当治疗后有望改善,甚至逆转;因此,单纯轻中度慢性萎缩性胃炎预后也较好。但是,慢性萎缩性胃炎伴严重的不典型增生者,属于癌前病变,如不积极治疗,容易恶变,必要时进行手术预防治疗。因此,要动态观察,高度重视,定期做胃镜复查。一般的慢性萎缩性胃炎 3 年复查 1 次;伴有不完全性结肠型肠上皮化生或轻度不典型增生者 1 年复查 1 次;伴中度不典型增生者 3 个月复查 1 次,伴重度不典型增生者(癌变率10％以上)应视为癌变,可予手术切除治疗。患者饮食要规律,少食多餐、软食为主;应细嚼慢咽,忌暴饮暴食;避免刺激性食物,忌烟戒酒,少饮浓茶、咖啡及进食辛辣、过热和粗糙食物;胃酸过低和有胆汁反流者,宜多进食瘦肉、禽肉、鱼、奶类等高蛋白低脂肪食物;避免服用对胃有刺激性的药物;缓解精神紧张,保持情绪乐观,从而提高免疫功能和增强抗病能力;注意劳逸结合,适当锻炼身体。目前已认识到慢性胃炎与幽门螺杆菌感染有关,必要时配合药物治疗。

二、胃下垂与胃扭转

【概述】

胃下垂与胃扭转均属于胃的位置发生异常。站立时,胃的下缘达盆腔,胃小弯弧线最低点降至髂嵴连线以下,称为胃下垂。本病的发生多是由于膈肌悬吊力不足,肝胃、膈胃韧带功能减退而松弛,腹内压下降及腹肌松弛等因素,加上体型或体质等因素,使胃呈极底低张力的鱼钩状,即为胃下垂所见的无张力型胃。据国内一项基于 3124 例 X 线钡餐透视检查的回顾性研究显示,胃下垂的发生率为9.80％,女性(13.81％)明显高于男性(5.46％),无论男女,胃下垂的发生率均随着年龄的增长而增高。胃下垂的患者一般表现为上腹部不适,饱胀感,饭后明显;伴恶心、嗳气、厌食、便秘等症状,但国外

Kusano 等人发现,消化不良症状在胃下垂患者中明显较少见,因此,认为胃下垂可以预防消化不良症状,而不是引起消化不良症状。胃下垂属中医学"胃痛""胃缓""痞满""腹胀"等范畴。主要因为素体脾胃虚弱,或长期饮食失节、劳倦过度等损伤脾胃,脾虚气陷,肌肉不坚,无力托举胃体所致。

胃扭转是指全胃或其一部分,沿长轴扭转,病因多为支持胃的相关韧带松弛、胃下垂、腹壁松弛、饥饿后进食过快过多、饱餐后剧烈活动、频繁呕吐、胃周围炎、溃疡病等,使胃沿一定的轴发生扭转,临床症状以上腹疼痛,腹胀嗳气、呕吐为主症。胃扭转的发生与解剖上的异常有密切的关系,胃主要靠食管下端和幽门处及肝胃、胃结肠和脾胃、胃膈韧带固定,胃底大小弯侧活动性较大,膈肌的病变以及上腹内脏下垂和各韧带的松弛,为胃扭转提供了条件。胃动作电位节律紊乱、消化道分泌激素、排泄功能的异常,以及胃肠道器质病变、周围脏器影响均可使胃壁产生不规则的蠕动,特别是在餐后突然改变体位时可发生胃扭转。胃扭转属中医学"腹胀""胃脘痛"等范畴。中医学认为,患者体质虚弱,脾胃失健,胃气不足,脾胃纳运升降失常,胃腑气机阻滞,或脾胃虚寒,温运无力,胃络拘急而发本病。

【临床诊断】

1. 胃下垂

(1)症状 多发生于体型瘦长、经产妇及消耗性疾病进行性消瘦者等。轻者无明显症状;重者可有上腹不适,多是在餐后、多站立及劳累后加重,易饱胀、厌食、恶心、嗳气及便秘等症状,亦可出现站立性昏厥、低血压、心悸、乏力、眩晕等"循环无力症"及其他内脏下垂的表现。

(2)体征 可有肋下角常<90°;站立时腹主动脉搏动明显;振水声,即以双手托扶下腹部往上则上腹坠胀减轻;也可同时伴有肝、肾、结肠下垂的现象。

(3)X线检查 可见胃角部低于髂嵴连线;胃幽门管低于髂嵴连线;胃呈长钩形或无力型,上窄下宽,胃体与胃窦靠近,胃角变锐。胃的位置及张力均低,整个胃几乎位于腹腔左侧。

附 临床分度

站立时,胃小弯切迹低于髂嵴连线水平 1～5 cm 时为轻度胃下垂,胃小弯切迹低于髂嵴连线水平 6～10 cm 时为中度胃下垂,10 cm 以上者为重度胃下垂。

2. 胃扭转

(1)急性胃扭转 起病急骤,病情多危重,表现为突发性上腹部疼痛,可放射至背部,左肋缘或左胸部,继而发生干呕或呕吐,进行性上腹部膨胀,而下腹部柔软、平坦。

(2)慢性胃扭转 起病缓慢,临床上轻度胃扭转可无症状,完全性重度扭转症状会较重,主要症状为疼痛、腹胀、呕吐。症状常反复发作,常因进食或饱餐后诱发或加重。

(3)按扭转轴与胃的关系可分为 3 种类型 器官轴扭转、系膜轴扭转及难以分型的混合型扭转。

(4)X线检查 胃失去正常解剖位置;胃影显著扩张,充满气体或液体;2 个胃腔,上方较小的部分为胃窦,下方较大的气液平面为胃底;上消化道钡餐检查可证实扭转部位的阻塞。

【治疗原则及选穴处方】

经典针灸学对胃下垂以健脾益气,升阳举陷;胃扭转以理气和中,调理脾胃为基本治疗原则。在选穴上主要以局部穴为主,配合任督、足阳明胃经等穴。具体选穴原则如下:

1. 局部选穴　两种病均以局部选穴为主,疏导局部气血为关键,可选上腹部的上脘、中脘、不容、承满、梁门、关门、幽门、通谷、阴都、石关、鸠尾、巨阙等。

2. 远端选穴　百会是督脉与三阳经气的交会穴,督脉主一身之阳气,阳气旺盛则可起到升举之功,此亦"病在下者,高取之"之意。另外,可选胃之下合穴足三里及足阳明经梁丘,手阳明经合谷,手厥阴经内关。

3. 辨证选穴　脾气下陷选脾俞、胃俞、气海、太白、公孙等;寒饮停胃选胃俞、阴陵泉、丰隆、神阙等;肝胃不和选肝俞、胃俞、合谷、太冲、内关等;胃阴亏虚选胃俞、三阴交、太溪、水泉、照海;肝胃气滞选膻中、肝俞、胃俞、期门、太冲、章门等;食滞胃肠选胃俞、大肠俞、腹结、建里、下脘、内庭;脾胃虚寒选脾俞、胃俞、神阙、关元、气海、命门等。

● 推荐处方 1(胃下垂)

治法:健脾益气,升阳举陷。

主穴:局部——中脘、气海(健胃益气)

　　　临近——胃俞、脾俞(培补脾胃)

　　　远端——足三里(健脾益气,补中和胃)

　　　　　　　百会(益气固脱,升阳举陷)

配穴:寒饮停胃加丰隆、神阙;肝胃不和加肝俞、太冲、内关;胃阴亏虚加三阴交、太溪、照海;痞满、恶心加公孙、内关;嗳气加太冲、期门。

操作:中脘针后加拔罐,背俞穴针后加灸。余穴常规操作。

● 推荐处方 2(胃下垂)

治法:调理任督,益胃举陷。

主穴:局部——上脘、中脘、下脘(疏调任脉,健胃举陷)

　　　临近——灵台、至阳(疏调督脉,补益阳气)

　　　　　　　脾俞、胃俞(培补脾胃)

　　　远端——百会(升阳举陷)

　　　　　　　足三里(健脾益胃)

操作:百会用艾条灸法。余穴常规操作。

● 推荐处方 3(胃下垂)

治法:健脾益胃,疏调气血。

主穴:局部——中脘、不容、承满(疏调胃部气血)

　　　远端——内关、合谷(疏调气血)

　　　　　　　足三里(健脾益胃)

操作:中脘、不容、承满针后加电针。余穴常规操作。

● 推荐处方 4(胃扭转)

治法:行气理中,调理脾胃。

主穴:局部——上脘、中脘、鸠尾、膻中(行气理中)

　　　　　　　不容、承满、幽门、通谷(疏调胃部气血)

远端——足三里(调理脾胃)

　　　　　合谷(疏导阳明气血)

配穴:肝胃气滞加肝俞、期门、太冲、内关;食滞胃肠加腹结、下脘、建里、四缝;脾胃虚寒加神阙、气海、脾俞、胃俞。

操作:中脘、承满、不容直刺 1.5 寸,行提插泻法 1～3 min,使局部产生强烈的酸胀等针感。余穴常规操作。

【疗效评估方法】

1. 胃下垂　整体疗效评估分 4 级。① 痊愈:临床症状消失,钡餐透视检查示胃下极回升至正常位置;② 显效:临床症状明显减轻,钡餐透视检查示胃下极回升 4 cm 以上;③ 有效:临床症状减轻,钡餐透视检查示胃下极回升 1 cm 以上,或临床症状显著减轻,但钡餐透视检查未见改变;④ 无效:症状略有改善或无改善,体征无变化。

2. 胃扭转　整体疗效评估方法 1:① 痊愈。临床症状消失,1 周后胃钡餐检查示胃复位正常,1 年之内无复发。② 显效。临床症状消失,1 周后 X 线胃钡餐检查示胃复位正常,1 年之内 X 线胃钡餐检查示复发。③ 有效。临床症状减轻,2 个疗程(10 天为 1 个疗程)后 X 线胃钡餐检查示胃尚未完全复位。④ 无效。临床症状及 X 线胃钡餐检查示胃扭转未改善。

方法 2:① 治愈。胃脘痛及其他症状消失,X 线钡餐造影示胃位置正常。② 好转。胃痛缓解,发作次数减少,其他症状减轻,X 线钡餐造影示胃位置明显好转。③ 未愈。症状无改善,X 线钡餐造影示胃位置无变化。

【针灸疗效分析】

1. 针灸疗效现状　目前针灸治疗胃下垂、胃扭转的临床证据质量较低,但都显示了针灸具有较好的疗效。一般主要以 X 线钡餐造影以及症状的改善为结局指标。目前证据也表明,针灸治疗轻中度胃下垂疗效较好,对重度胃下垂也有一定疗效。据报道,针灸治疗胃下垂的治愈率为 26.9 ％,总有效率为 92.3％～96％。针灸治疗胃扭转的文献相对较少,据报道,针灸治疗本病的疗效较好,痊愈率达 91.4％～100％,患者症状全部消失,上消化道钡餐透视胃大小、形状、位置均恢复正常。但仍缺乏高质量证据。

2. 影响针灸疗效的因素

(1) 胃下垂　① 程度和病程:针灸疗效与胃下垂的程度有关,轻度疗效好于中度,重度疗效差。病程长,韧带的松弛度大,使其回缩上提的可能性变小,故病程越短,针灸疗效越好。因此,应早期发现,及早治疗。② 患者的状况:胃下垂以老年人、女性为多见,患者多为瘦长体型,一般而言,年轻患者针灸疗效优于老年患者,这与韧带、平滑肌的松弛和老化有关;体质状况较好者针灸疗效优于体质状况差者,尤其是瘦长体型,腹肌薄弱者。③ 患者的配合:每次治疗前空腹,治疗后平卧 2 h,能减轻胃的下坠,有利于提高针灸疗效。治疗期间切忌一次饮食量过多,每次少量进餐可减轻胃内容物重量,有助于胃的回升和巩固疗效。治疗中,患者宜穿胃托,胃托穿好后形成一个向上向内的合力,压迫腹肌将胃托起,减轻胃内容物重力对胃肌和韧带的牵拉作用,以促进胃下垂的恢复。另外患者应对腹肌进行锻炼,增强其张力。

(2)胃扭转 ① 类型:本病可分为原发性和继发性,由于胃的支持韧带先天性缺如,或松弛、过长,伴有胃运动功能异常引起者为原发性胃扭转。由于胃或胃邻近器官的疾病、外伤,如食管裂孔疝、胃溃疡、胃内外肿瘤,腹部外伤和手术,使部分胃壁向上或向左右粘连而固定于不正常的位置,形成继发性胃扭转。显然,针灸治疗原发性疗效优于继发性;原发性中韧带先天性缺如则非针灸所宜。② 病因:单纯性胃扭转针灸疗效优于有基础病性胃扭转,如果患者体质差,而且有胃下垂的基础病,针灸疗效较差。临床上按病情将胃扭转分为急性扭转和慢性扭转。胃扭转如果是急性的,因暴饮暴食后运动而突然出现,针灸疗效好,往往 1 次可治愈,但须注意急性胃扭转往往可能出现胃血管绞窄、闭塞,导致胃壁缺血坏死、穿孔,消化道出血,甚至休克,因此针灸处理若不能立即见效,要快速考虑手术。胃扭转病程短,针灸疗效好。如果患病已数年,呈慢性,固定胃位置的各种韧带将严重松弛,针灸治疗时间长,虽有一定疗效,但疗效不及前者,而且易于反复发作。③ 扭转的程度:扭转的程度分为完全扭转和部分扭转,针灸治疗以部分性扭转疗效优于完全性扭转。

3. 针灸治疗潜在的可能机制 ① 对胃平滑肌和韧带的调节:针刺可直接刺激胃壁、膈胃韧带、脾胃韧带和腹肌,引起反射性收缩。如此反复多次,可增强上腹内脏器官韧带的张力,并能产生即时效应,有利于消化道平滑肌张力及蠕动的增强,促进胃肌张力的提高和腹肌发达,使下垂或扭转的胃体复位,从而达到治疗胃下垂、胃扭转的目的。② 促进胃动素等释放:针刺可以使血浆胃动素显著增高,使胃动力增强,有效改善胃肠运动失调。针刺对消化道运动、分泌及消化吸收功能均有重要的整体调整作用。这些都为胃下垂、胃扭转的恢复提供了基础。

【预后】

一般来说,胃下垂预后良好,但可因患者体质、慢性疾病的程度及治疗不及时而发生慢性胃扩张、胃扭转、直立性晕厥、心悸、低血压等病症,应早发现、早治疗。对于体形消瘦者的胃下垂治疗,运动锻炼是最好的方法。经常锻炼身体可使肌肉,尤其是腹部肌肉保持一定的张力,对于胃下垂的恢复是非常有益的,但注意不宜做剧烈的运动,如跳高、跑步等。最适宜胃下垂治疗的运动项目是柔软体操、单杠、双杠、游泳等,这些运动有利于腹壁肌肉力量的增加和胃肠肌肉的紧张度加强,患者可根据自己的体力情况适当选择。胃下垂的人大多食量较小,所以选择的食物应富有营养,容易消化而体积又小。食物搭配上应注意动物蛋白和脂肪酌量多一些,蔬菜和米面类食物应少些,并可采用少吃多餐的方法,增加次数,以减轻胃的负担。

大部分胃扭转患者不会对生命造成威胁,通过治疗和注意诱发因素,一般预后良好。胃扭转临床上按病情分为急性扭转和慢性扭转,按扭转的程度分为完全扭转和部分扭转,按扭转的方向分为器官轴和系膜轴。慢性、器官轴扭转最常见。慢性胃扭转的症状多较轻且不典型,需靠 X 线诊断鉴别诱因,对因治疗。对治疗无效或复发的慢性胃扭转病例,应考虑手术治疗。手术旨在解除扭转,去除病因,消除症状,并可防止发生急性扭转绞窄引起的生命危险。治疗缓解症状的同时要积极寻找病因,X线钡餐造影不但可以确诊胃扭转,还可区别胃扭转的类型、程度和扭转的方向,并可帮助发现可能的诱因和并发症。本病经治疗后胃扭转复位,症状可见好转,但如若病因未得到彻底治疗,症状可在复位后反复发作,所以在治疗时应重视病因治疗。

三、功能性消化不良与胃轻瘫综合征、胃(肠)气胀

【概述】

1. 功能性消化不良　消化不良是临床常见的症候群,表现为慢性复发性或持续性上腹部疼痛、腹胀、早饱、嗳气、恶心、呕吐等症状;分为器质性消化不良及功能性消化不良,后者又称非溃疡性消化不良。功能性消化不良的人群在全球范围内有很大差异,其中西方国家的发病率较高(10%～40%),亚洲的发病率较低(5%～30%)。欧美国家的流行病学调查表明,普通人群中有消化不良症状者占19%～41%,而我国的调查资料显示,功能性消化不良占胃肠病专科门诊患者的50%左右。罗马Ⅳ标准发布以后,目前尚未有以其为诊断标准的权威性的发病率调查。有研究表明,不论是依据罗马Ⅲ标准还是罗马Ⅳ标准,诊断为功能性消化不良的女性患者均多于男性患者,不少患者伴有失眠、焦虑、抑郁、头痛、注意力不集中等精神症状。本病的发病机制尚不明确,可能与上胃肠道动力障碍、内脏感觉高敏感性、社会心理因素和应激因素有关。本病归属于中医学的"痞满""胃脘痛""嘈杂"等范畴。多由表邪入里、饮食中阻、痰气壅塞、情志失常、脾胃虚弱等,导致中焦气机阻滞、升降失常、邪气留滞引起胸腹痞闷、胀满不舒等症状。

2. 胃轻瘫综合征　胃轻瘫综合征是指以胃排空延缓为特征的临床症候群,主要表现为早饱,餐后上腹饱胀、恶心、发作性干呕、呕吐、体重减轻等,又称胃麻痹、胃无力等。国内胃轻瘫的发病率不详。国外报道显示,男性患病率为9.6/10万,女性为37.8/10万,女性多于男性。近期研究估计,人群总体胃轻瘫发病率为1.8%,且随年龄增长而增高。25%～55%糖尿病患者发生胃轻瘫,尤其1型糖尿病患者的发生率更高。实际上,胃轻瘫的发病率和患病率可能被低估,胃轻瘫的临床症状易与若干疾病(尤其是功能性消化不良)重叠,而被诊断为其他疾病,且并非每所医疗机构均具备诊断胃轻瘫的条件。

胃轻瘫综合征不仅发生在胃手术后,还可见于其他腹部手术后。根据病因可分为原发性和继发性两种类型。原发性又称特发性胃轻瘫,多发于年轻女性。根据起病缓急及病程长短可将胃轻瘫分为急性、慢性两种。临床上慢性多见,症状持续或反复发作常达数月甚至数年。术后诱发胃轻瘫的因素较多,如高龄、精神紧张、恶性肿瘤、吻合口水肿、水电解质与营养失调、迷走神经切除、长期应用影响胃肠动力的药物等,多见于年轻女性,可能与胃食管反流性疾病和肠易激综合征等胃肠功能紊乱性疾病有较密切关系。继发性胃轻瘫常见于:① 糖尿病;② 结缔组织病,如进行性系统性硬化症;③ 胃部手术或迷走神经切断术;④ 感染或代谢异常;⑤ 中枢神经系疾病;⑥ 某些药物的应用等。此外,迷走神经的紧张性降低和肠激素及肽类物质可能也起一定作用。胃轻瘫时胃动素水平及胃动素受体功能可能有异常。

3. 胃(肠)气胀　胃(肠)气胀是多种原因引起的胃肠道不通畅或梗阻,胃肠道的气体不能随胃肠蠕动排出体外,聚于胃肠道而出现的一种症状。胃(肠)气胀可为功能性的,也可为器质性的。如肠道易激综合征、糖尿病引起的胃轻瘫使胃(肠)气胀为功能性气胀。幽门梗阻、肠梗阻引起者多为器质性气胀,常和便秘同时存在。正常成人每天胃肠道潴留100～150 ml少量的气体,当气体量增多时,就形成胃(肠)气胀。胃肠道气体的产生一是随吞咽或饮水等把空气吞入胃肠道,二是食物在肠道内被细菌酵解产生气体,三是气体从血管内弥散至肠腔。经口排出为嗳气,经肛门排出为矢气,而大部分

被肠壁吸收。胃(肠)气胀常常是消化不良引起的,消化不良多表现为饭后腹部疼痛或不适等多种症状,如嗳气、肚子胀等,但往往需要与早期的胃肠等消化系统疾病相鉴别。引起胃(肠)气胀的原因很多,主要包括:① 大量吞入空气。吞气症可吞入大量气体;精神因素或某些胃肠道疾病使唾液增加时,也可随唾液吞入较多气体;大量饮水或饮进饮料时,也易吞入空气。② 肠道排空障碍。肠梗阻或肠壁张力减弱时,肠道内可积聚过量气体和液体。③ 消化不良和菌群失调。含纤维素较多的粗糙食物可增加肠腔容量并影响正常蠕动而产生腹胀;长期应用广谱抗生素,可抑制肠道正常菌群而致食物发酵产生气体。④ 胃肠道病变。各种胃肠道炎症、溃疡、肿瘤等。

【临床诊断】

1. 功能性消化不良　① 上腹部胀痛、早饱、嗳气、泛酸、恶心等症状持续 4 周以上,或在近一年有上述症状至少 3 个月(但不一定持续);② 内镜和(或)钡餐检查未发现胃、十二指肠溃疡、糜烂、肿瘤等器质性病变;③ 实验室检查、B 超及 X 线检查排除肝、胆、胰及肠道器质性病变;④ 无糖尿病、风湿病及精神、神经疾病等全身性疾病;⑤ 无腹部手术史;⑥ 症状与排便无关;⑦ 可结合胃电图、胃排空功能等测定作出诊断。

根据不同的临床表现,可分为四型。① 溃疡样型:表现为局限性上腹痛,疼痛可呈节律性,有时有饥饿痛,常伴嗳气、泛酸等症状;② 运动障碍型:表现为上腹饱胀,餐后早饱感,嗳气、泛酸、恶心、呕吐、食欲不佳等;③ 反流样型:表现为剑突下及胸腹后疼痛,嗳气、泛酸、烧心感(现已归入胃食管反流病);④ 复合型:表现症状为非特异性。临床症状可因生活不规律、情绪紧张、饮食不适、酒精摄入、吸烟及服用吲哚美辛(消炎痛)等因素而加重。

附　罗马Ⅳ标准

① 符合以下标准中的一项或多项:a) 餐后饱胀不适;b) 早饱感;c) 上腹痛;d) 上腹部烧灼感。② 无可以解释上述症状的结构性疾病的证据(包括胃镜检查等),必须满足餐后不适或上腹痛综合征的诊断标准。

上腹痛综合征(EPS)诊断标准必须满足以下至少一项:a) 上腹痛(严重至足以影响日常活动);b) 上腹部烧灼感(严重至足以影响日常活动),症状发作至少每周 1 天。餐后不适综合征(PDS)诊断标准:必须满足以下至少一项:a) 餐后饱胀不适(严重至足以影响日常活动);b) 早饱感(严重至足以影响日常活动),症状发作至少每周 3 天。以上诊断前症状出现至少 6 个月,近 3 个月符合诊断标准。

注:有调查发现,约 1/3 功能性消化不良患者为 PDS 重叠 EPS 患者,并不能单纯归类于 PDS 或EPS。有研究者指出,功能性消化不良不仅易与 IBS 和其他功能性胃肠疾病重叠,而且与某些躯体疾病和功能性非肠道疾病重叠。

2. 胃轻瘫综合征

(1) 症状　以早饱、上腹饱胀、嗳气、恶心、呕吐及体重减轻等为主要临床表现,也可伴有腹泻、便秘等症状;少数由药物或代谢等因素引起的慢性胃轻瘫患者,起病隐匿,症状持续或反复发作达数月至数年不等,极少数患者也可无明显症状。患者的呕吐多表现为迟发性呕吐,但患者的食欲多不受影响。继发性胃轻瘫患者同时伴有原发病的临床表现。

(2) 查体　无特异性,长期食欲减退、呕吐的患者可出现消瘦、营养不良致体重明显减轻,甚至呈恶病质状态。

（3）物理检查　① 胃排空功能测定：目前认为，应首选放射性核素胃排空试验。对于任何原因不明的消化不良患者，应常规进行核素标记的固体和液体胃排空试验。该试验对确诊有重要价值。② 胃内测压：只有胃排空试验异常时才进行该项检查。胃轻瘫患者胃内测压可显示胃运动异常，以餐后胃窦部运动低下为最常见。胃大部切除术后胃轻瘫患者，近端胃静压测量可见基础张力低下。③ 胃电图：体表胃电图是一种非侵入性检查方法。已经发现各种类型的胃轻瘫均可发生胃电节律异常，如胃动过速、胃动过缓和胃电节律紊乱。

附　术后急性胃轻瘫诊断依据

目前关于术后急性胃轻瘫的诊断标准尚不统一，参考近年文献报道，比较公认的标准为：① 经一项或多项检查，提示无胃流出道机械性梗阻；② 胃肠减压引流量≥800 ml/天，持续时间超过 10 天；③ 无明显水电解质平衡失调；④ 无引起胃轻瘫的基础疾病，如糖尿病、结缔组织病等；⑤ 未应用影响平滑肌收缩的药物。

3. 胃（肠）气胀　以腹胀满、腹痛、嗳气、肛门排气增多等为主要表现。一般胃（肠）气胀可见腹部膨隆，严重时可出现胃肠型、蠕动波；触诊可有腹部疼痛；叩诊腹部鼓音明显；如肠梗阻、肠麻痹等疾病可出现肠鸣音异常。

【治疗原则及选穴处方】

经典针灸学以健脾和胃、疏肝理气为基本治疗原则。根据脾主升清，胃主降浊；肝主疏泄；三焦通畅气机等理论进行选穴。具体选穴原则如下：

1. 局部选穴　根据"腧穴所在，主治所在"规律从局部选穴。腹部常用中脘、梁门、天枢、归来、腹结等。背部常选脾俞、胃俞、肝俞等。

2. 辨经选穴　本病病位在脾胃，与肝关系密切，可选脾经的公孙、太白、三阴交、商丘、血海；胃经的足三里、冲阳、梁丘。肝经"抵小腹，挟胃，属肝"，可选肝经的太冲、中封、曲泉等。由于本病患者常伴有精神症状，根据脑为元神之府，心主神，肝主疏泄、调情志等理论，选择调神疏肝穴位，如水沟、印堂、百会、风府、神庭、四神聪、神门、大陵、安眠等。

3. 辨证对症选穴　食滞胃肠选天枢、下脘、建里、腹结、内关、内庭；脾虚食积选脾俞、胃俞、承满、梁门、足三里、三阴交、太白、公孙、鱼际、四缝等。恶心选内关、合谷、公孙；抑郁选百会、水沟、风府、神庭、太冲、期门、肝俞等；头痛、注意力不集中加百会、四神聪、风池。

● **推荐处方 1**

治法：健脾和胃。

主穴：局部——中脘、关元、章门（疏调胃肠气机）

　　　临近——脾俞、胃俞（健脾和胃）

　　　远端——内关、公孙（理气和中）

配穴：食滞胃肠加天枢、建里、腹结、内庭；脾虚食积加承满、梁门、足三里、太白；失眠加四神聪、神门、安眠；头晕头痛加风池、百会；抑郁、焦虑加水沟、印堂、百会、太冲。

操作：诸穴常规操作。

● **推荐处方 2**

治法:调神疏肝,消食和胃。

主穴:局部——天枢、下脘(疏调胃肠)

   远端——水沟、印堂、太冲(调神疏肝)

      足三里 上巨虚、内关(和胃理中)

      内庭(消积食)

配穴:食滞胃肠加建里、腹结;脾虚食积加脾俞、承满、太白;失眠加四神聪、神门、安眠。

操作:诸穴常规操作。

【疗效评估方法】

1. 单纯性消化不良

(1) 症状积分法(FDI) 包括餐后饱胀感、早饱、上腹疼痛、上腹灼烧感、餐后恶心或呕吐、嗳气、上腹胀气、反酸、灼烧感等消化不良症状,记录症状的持续时间、严重程度、发作频率、与进餐及排便的关系、是否伴有大便次数或性状改变等。

根据严重程度,每项症状计分:无(没有症状,0 分)、轻度(经他人提醒才注意到症状,1 分)、中度(不经他人提醒即有症状但不影响日常生活,2 分)、重度(症状严重影响日常生活,3 分),发作频率计分为:无(0 分)、<1 天/周(1 分)、1 天/周(2 分)、2~3 天/周(3 分)、4~7 天/周(4 分)。

(2) 尼平消化不良指数(Nepean dyspepsia index,NDI) 包括症状评分(NDI 症)和生活质量评分(NDI 质),内容见附录。

(3) 利兹消化不良调查问卷(Leed's dyspepsia questionnaire,LDQ)和简化利兹消化不良调查问卷(short-form Leeds dyspepsia questionnaire,SF - LDQ) 是用于评估消化不良常用的工具。

1) 利兹消化不良调查问卷(LDQ) 共 8 个条目,每个症状的严重程度计分(0~5):无(0 分);非常轻微(1 分);轻度(2 分);中度(3 分);重度(4 分);非常严重(5 分)。

8 个条目为:① 上腹不适;② 胸骨后疼痛;③ 反酸;④ 吞咽困难;⑤ 嗳气;⑥ 恶心;⑦ 呕吐;⑧ 早饱或餐后不适。

症状分级标准:总分 1~4 分,非常轻微的消化不良;5~8 分,轻度的消化不良;9~15 分,中度消化不良;≥16 分,严重消化不良。

2) 简化利兹消化不良调查问卷(SF - LDQ) 共分 4 个条目(消化不良、烧心、反酸、嗳气),附加过去的两个月中,以上最困扰你的症状是哪个?(仅选一个:消化不良、烧心、反酸、嗳气及这些都没有困扰到我)。

针对 4 个条目的每一条设置的两个问题,即问题 1:过去的两个月中,这个症状多久一次;问题 2:过去的两个月中,这个症状多久会影响到你的正常活动(进食、睡眠、工作、休闲)。2 个问题分别备有5 个答案选项,即:① 无;② <1 次/月;③ 1 次/月~1 次/周;④ 1 次/周~1 次/天;⑤ ≥1 次/天;对应的分值依次为 0、1、2、3、4 分。总分范围为 0~32 分,以此判断消化不良的严重程度。

(4) 焦虑量表(如 HAMA)和抑郁量表(如 HAMD 焦虑) 单纯性消化不良患者常伴有精神心理

异常,焦虑、抑郁最常见,故对于其评价经常会用到精神心理状态评价量表,参见抑郁症。

2.胃轻瘫综合征及胃(肠)气胀

(1)胃轻瘫基本症状指数(GCSI)　是常用的评分系统,将餐后胀满/早饱、恶心/呕吐、胀气3个主要症状按3个级次分别记1～3分,计其总和进行评估。Abell评分系统将胃轻瘫严重程度分为3级:1级,通常有轻度、间歇发生的症状,通过调整食谱、避免加重因素等可控制症状;2级,症状比较严重,但无消瘦,需以促动力药联合止吐药控制病情;3级,不能维持经口营养,常用药物无效,往往需急诊处理,应予静脉补液、药物、肠内或肠外营养以及内镜下或手术治疗。

(2)症状积分　可参考功能性消化不良的有关症状积分进行评估。

(3)其他　可进行血浆胃动素、胃排空时间、胃电图检测以判断疗效。

【针灸疗效分析】

1.针灸疗效现状　目前针灸在治疗功能性消化不良、胃轻瘫综合征及胃(肠)气胀方面,主要以改善症状积分(如早饱、上腹疼痛、上腹烧灼感、餐后饱胀感或LDQ、NDI、FDQOL等量表)为主要结局指标,也有以VAS评分评价疼痛者,以焦虑量表(如HAMA、SAS)、抑郁量表(如HAMD、SDS)、生化指标(如血浆胃动素、生长抑素)为次要结局指标。针灸临床证据显示,针灸在改善胃肠动力、临床症状方面,具有良好疗效。

消化不良、胃轻瘫、胃(肠)气胀是常见的胃动力障碍。Yang等发表了一项有关针刺缓解糖尿病性胃轻瘫的非器质性消化不良症状的系统综述,其中包括14项RCTs。大多数RCTs报告了针刺在改善消化不良症状中的积极作用。总体而言,针刺治疗的有效率明显高于对照治疗组[RR,1.20(95%置信区间,1.12～1.29),$P < 0.00001$],虽然针刺与对照组之间在固体胃排空方面无差异。针刺能改善患者症状、胃电频率和节律、胃排空时间和血浆胃动素。

2.影响针灸疗效的因素

(1)功能性消化不良　①治疗时机:有研究表明,针刺治疗本病宜在患者空腹时进行,或至少在餐后2h后进行,排空胃内容物后进行针刺,能提高针灸疗效;②心理因素:研究发现,精神因素和应激与本病有密切关系,因此在针灸治疗中应适当配合调神疏肝的穴位,同时应对患者进行心理治疗,减轻压力,保持心情愉快,这对于提高针灸疗效有一定意义。

(2)胃轻瘫综合征　①病因:由于胃轻瘫的病因非常复杂,相对而言,单纯性胃功能失调引起的胃轻瘫、术后麻痹引起的急性胃轻瘫针灸疗效较好;继发性胃轻瘫针灸也有较好疗效,但应在治疗原发病基础上才能取得持久的疗效。②病情的轻重:轻中度胃轻瘫,病程短者针灸疗效好;重度胃轻瘫,病程较长者,相对疗效较差。

(3)胃(肠)气胀　单纯性胃肠功能失调引起者,针灸疗效好;由器质性病变或有原发者,针灸在缓解症状方面有一定疗效,但需在治疗原发病基础上进行针灸治疗。

3.针灸治疗潜在的可能机制

(1)功能性消化不良　①调节胃动力:众多研究表明,针刺具有增强胃运动的功能,可改变胃电慢波周期性复合波各时相期持续时间而增强胃运动。刺激足三里穴对提高胃电波幅、频率的作用明显强于上巨虚。通过胃电图、血浆、胃肠激素、B超胃排空变化等观察指标,表明针刺治疗胃肠动力障碍疗效显著。针刺后胃动素含量明显上升,生长抑素含量明显下降,并发现功能性消化不良患者基础胃动素水平明显低于健康人。② 干预内脏敏感性:针刺可以显著提高功能性消化不良患者的初始耐受容积和压力,以及最大耐受容积和压力,说明针刺可以显著提高功能性消化不良患者的内脏感觉阈值,降低内脏敏感性。胃的顺应性反映胃壁弹力特性,针灸可以提高患者近端胃壁的弹性,提高近端胃的容受性与适应性舒张功能。③ 调节胃肠激素:针刺可双向调节,根据机体的功能状态使胃肠激素调节至正常水平,针刺后血清5-HT、胃泌素显著下降,胃窦组织中显著上升,表明其调整的机制可能是通过增加5-HT和胃泌素在胃窦组织中的贮存,减少在血清中的释放来实现。有学者发现,针刺后,胃窦、延髓内P物质(SP),胃动素和胃泌素含量出现相应变化,同时促使受抑制的胃运动恢复。其中针刺使胃窦SP含量升高,推测其可能激活SP能神经元促进胃窦SP合成与释放,使受抑制的胃运动得以恢复。④ 对心理应激的作用:现代研究认为,心理应激与胃肠动力有密切的关系,能抑制胃排空,甚至可以导致损伤。心理性应激条件可以导致延髓的迷走神经背运动核神经元细胞自发放电频率发生改变,而处于相对紊乱的状态,中枢神经系统功能紊乱会导致胃运动障碍。电针刺激对心理性应激引起的胃黏膜损伤具有明显的保护作用。其机制可能是通过对下丘脑和某些胃肠道激素及神经肽的影响来实现的。如通过对一氧化氮合酶、生长抑素、表皮生长因子、生长激素、前列腺素、降钙素基因相关肽等的影响,来调节胃的分泌、血流及黏膜和黏膜屏障的再生和修复。⑤ 抑制恶心呕吐:研究表明,针灸刺激可能直接作用于引起恶心和呕吐的中枢机制,这种机制的发生部位位于脑干的神经回路(垂体、化学感受器触发区和呕吐中枢),从而抑制恶心和呕吐。

(2) 胃轻瘫综合征及胃(肠)气胀　针灸可通过躯体-内脏神经反射,调节胃肠道自主神经系统,兴奋迷走神经,抑制交感神经,促进胃肠蠕动和消化液的分泌,达到消除症状的目的。

【预后】

功能性消化不良,一般预后良好。近年来功能性消化不良发病率不断上升,不仅严重影响患者的生活质量,而且造成相当高的医疗费用,已经成为现代社会一个重要的医疗保健问题。目前,西医学治疗无特效药,主要是经验性治疗,以促胃肠动力为基本方法;对于上腹部痛为主者,选用抑制胃酸分泌药;有幽门螺杆菌感染者可进行根除该菌治疗;必要时可试用抗抑郁药。针灸治疗本病有很好的疗效。对本病,患者应建立良好的生活习惯,避免烟、酒及服用非甾体抗炎药,避免个人生活中会诱发症状的食物,注意根据患者不同特点进行心理治疗,如果失眠、焦虑症状严重可适当服用镇静药。

大部分胃轻瘫综合征经过积极治疗,预后良好,但继发性胃轻瘫的预后视基础疾病而异。儿童胃轻瘫预后较佳。目前西医应用促动力药物是大多数胃轻瘫综合征患者最有效的治疗途径,如胃复安、多潘立酮和西沙比利,但胃复安和多潘立酮长期治疗的效果不甚理想,而西沙比利长期应用仍有较好疗效。另一类较为关注的是红霉素的促动力作用,红霉素作为胃动素受体激动剂可改善胃窦十二指肠收缩的协调,促进固体食物的排空。静脉输注胃动素,使胃液体和固体排空均显著加快,为胃轻瘫的治疗提供一种新的手段。对于少数难治性胃轻瘫患者可采用手术治疗。有报道对某些特发性胃轻瘫患者行胃大部切除和胃空肠吻合术后,症状显著减轻。胃起搏能使紊乱的胃电慢波节律恢复正常,从而恢复正常胃运动,有试用于治疗手术后胃轻瘫伴胃电节律紊乱者,有一定疗效。糖尿病性胃轻瘫应尽可能控制高血糖。神经性厌食患者补充足量的热卡能改善胃排空,纠正精神障碍对于症状的完全恢复具有重要意义。慢性肠系膜动脉闭塞所致的缺血性胃轻瘫,在血管重建后能完全恢复正常。胃轻瘫综合征患者应给予低脂肪、低纤维饮食,少食多餐,流质为主,以利于胃的排空。由于吸烟能减慢胃排空,故应予戒烟。应尽量避免使用能延迟胃排空的药物。

胃(肠)气胀一般经过治疗,预后良好,但应明确病因,大部分器质性疾病需针对原发病治疗,西医治疗包括应用消化酶、胃肠促动力药物、益生元及益生菌等药物。对严重腹胀患者,根据病情可采用胃肠减压、肛管排气等措施。粪菌移植作为一种历史悠久且可以重建肠道菌群的治疗方法是近几年的医学突破,对于有小肠细菌过度生长症状的患者,粪菌移植有望成为一种很好的治疗选择。患者应保持心情愉快,避免过度劳累及精神紧张;饮食应规律、均衡,避免暴饮暴食;避免食用产气性食物或饮料,如洋葱、韭菜、生姜、生蒜、薯类、甜食、豆类、面食、牛奶、高蛋白的食品以及碳酸饮料等;餐后适当运动。

四、特殊类型的呕吐

（一）神经性呕吐

【概述】

神经性呕吐又称心因性呕吐,是指进食后出现自发地或故意诱发地反复呕吐,无明显恶心及其他不适,呕吐常呈喷射状,也不费力,呕吐物为刚吃的食物,呕吐后并不影响下次的进食,或者边吐边吃。呕吐常与心理社会因素有关,未发现器质性病变。因此,本病是以无器质性病变为基础的一种胃自主神经功能紊乱和内脏功能障碍引起的胃神经官能症。该病女性多发,多为高收入、高学历人群,通常易发生于成年早期或中期。神经性呕吐常伴有癔症症状,发作时较为夸张、做作,以自我为中心,感情用事,易受暗示、不愉快的环境、情绪刺激和心理紧张、内心冲突,甚至在某些特定的场景诱发,故也可称为癔症性呕吐。神经性呕吐曾作为一个独立的疾病诊断名称,新的诊断标准中已删除该诊断。临床中很多神经性厌食和神经性贪食的患者也会出现反复呕吐或自我催吐的现象,因此临床很难鉴别,且治疗基本一致,因此,不再作为独立的疾病,而是作为临床表现的一个症状。

神经性呕吐的病因有:① 各种因素导致的情绪混乱,以强迫喂食最多见,此外尚有突然与父母分离和亲人死亡的急性强烈刺激等;② 对不愉快或感到憎恶的思想或经验的反应;③ 精神过度紧张,例如各类考试,特别在女孩易于发生,且往往有发作史;④ 青少年多作为反对父母的一种手段;⑤ 作为对家庭施加压力的一种手段。

本病属中医学“呕吐”范畴。中医学认为,本病系肝失疏泄,脾胃虚弱,导致胃失和降,胃气上逆,出现以胃内容物从口吐出为主要临床表现。

【临床诊断】

参照 CCMD-3 诊断标准:① 反复发生于进食后的呕吐(自发的或故意诱发的),呕吐物为刚吃进的食物糜;② 体重减轻不显著(体重保持在正常平均体重值的 80% 以上);③ 可有怕发胖和减轻体重的想法;④ 无导致呕吐的神经和躯体疾病,没有其他癔症症状;⑤ 呕吐几乎每天发生,并至少持续 1 个月。

附　罗马Ⅲ诊断标准

① 平均每周一次或多次呕吐;② 根据 DSM-Ⅳ 的标准,没有饮食失调,反刍或严重精神疾病;

③没有自我引起的呕吐和慢性大麻素的使用和中枢神经系统或代谢系统不存在异常致反复呕吐的疾病。

诊断前症状至少出现6个月,近3个月症状符合以上标准。

【治疗原则及选穴处方】

经典针灸学以疏肝和胃为基本治疗原则,兼顾心脾的调理。可根据肝主疏泄;脾胃位居中焦,通连上下,为升降之枢纽;脾主运化,胃主纳食,脾升则健,胃降则和等理论进行选穴。具体选穴原则如下:

1. 辨经选穴 中医学认为,七情内伤是引起呕吐的重要原因,内关为手厥阴心包经的络穴,又为阴维的八脉交会穴,手厥阴经脉下膈络三焦,阴维主一身之里,故有宣通上、中二焦气机的作用。足三里为足阳明胃经的合穴,具有通降胃气的作用;公孙属于足太阴脾经,又为冲脉的交会穴,脾胃互为表里,具有调和中焦而平冲逆之气的作用。膻中为任脉穴,气之会穴,可宽胸理气止呕。

2. 辨证选穴 脾胃虚寒选神阙、中脘、足三里、脾俞、胃俞。

3. 局部选穴 可选舌下之金津、玉液;胃部可选中脘;颈部可选扶突等。

● 推荐处方1

治法:理脾和胃,降逆止呕。

主穴:躯干部——中脘、胃俞(和胃止呕)

　　　肢体——内关(理气宽胸,降逆止呕)

　　　　　　足三里(通调腑气,降逆止呕)

配穴:肝气犯胃加太冲、期门;痰饮内停加丰隆、公孙;脾胃虚寒加脾俞、神阙。

操作:诸穴均常规针刺。脾胃虚寒可行艾灸、隔姜灸或温针灸。呕吐甚者可每日治疗2次。

● 推荐处方2

治法:清心调神,降气止呕。

主穴:肢体——劳宫、大陵(清心除烦,调理心神)

　　　　　　内关(宽胸理气,和中止呕)

配穴:参考推荐处方1中配穴。

操作:大陵、劳宫均直刺0.5寸,行捻转泻法1~3 min。内关直刺1寸,行捻转泻法1~3 min,使针感向手指放射。其余腧穴常规操作。

● 推荐处方3

治法:降气止呕。

主穴:腹部——水分(降胃肠腑气)

　　　　　　气海(益气补中)

　　　　　　天枢(通胃肠腑气,降气止呕)

配穴:参考推荐处方1中配穴。

操作:水分、气海、天枢均直刺1.5寸,水分用捻转泻法,气海用捻转补法,天枢用提插泻法,使局部产生较强的酸胀感。

【疗效评估方法】

1. 症状自评量表(SCL-90) 参见分离障碍。

2. 呕吐频率、呕吐严重程度 可统计每日、每周、每月的呕吐次数及呕吐间歇时间、严重程度,进行治疗前后的比较。

3. Sarason考试焦虑量表、焦虑自评量表(SAS) 参照分离障碍。

4. 整体疗效评估 分3级。① 治愈:呕吐控制,症状消失;② 好转:呕吐次数减少,或间歇时间延长,部分症状消失;③ 未愈:症状无改善或加重。

【针灸疗效分析】

1. 针灸疗效现状 针灸治疗本病的疗效以临床总体疗效为主要结局指标,以治疗前后评定焦虑的心理量表评分变化和治疗引起的不良反应为次要结局指标。目前证据表明,针灸治疗神经性呕吐可以改善呕吐症状,减少呕吐的频率和降低呕吐严重程度;缓解患者的焦虑或抑郁情绪,改善工作和生活能力。从总体疗效上看,针灸治疗本病的好转率为47.6%~50%,治愈率为36.2%~95.24%,总有效率为78.48%~100%。

2. 影响针灸疗效的因素 ① 病程:病程越短疗效越好,如果病程较长,这种异常神经精神反射规律较顽固,针灸治疗则需要较长的时间。② 治疗时间:有研究报道,在进食前30 min内治疗较好。针灸的介入时机与治疗的效果有密切的联系,在食前进行针刺,同时配合深吸气和深呼气,除有效地分散患者注意力外,更能调节机体自主神经所支配的胃肠平滑肌的蠕动。因此,抓住食前这一时机进行针刺治疗可提高针灸的疗效。

3. 针灸治疗潜在的可能机制 本病的发生机制并不十分清楚,针灸治疗的环节和机制可能与针刺调节大脑皮质的兴奋与抑制过程,协调自主神经功能和胃肠道平滑肌的舒缩功能,减轻副交感神经的紧张以调节自主神经的功能,缓解内脏平滑肌痉挛有密切关系;针刺可起到镇静作用,对患者产生兴奋的神经系统施加刺激以抑制其作用,使其恢复正常功能。针灸还可整体改善患者体质,提高抗病能力等。

【预后】

神经性呕吐由于呕吐量不大,吐后即可进食,不影响食欲和食量,多数患者无明显的营养不良表现,对健康影响不大,预后良好。由于本病患者具有多种复杂的心理特征,应针对与呕吐有关的心理因素进行解释、疏导,给予一定的心理治疗。同时要让患者树立起战胜疾病的信心,发挥主观能动性,积极配合治疗。治疗期间应保持心情舒畅、乐观开朗;保证充足的睡眠,避免过度疲劳,积极锻炼身体。

神经性呕吐西医疗法主要以精神诱导、补液治疗、止吐药、饮食疗法为主,尚无特异性治疗手段。认知和社交技能培训基于一些有限的数据可能会有所帮助。针灸治疗神经性呕吐具有一定的优势,不失为治疗神经性呕吐的有效方法之一。

(二)妊娠剧吐

【概述】

妊娠剧吐是妊娠早期出现严重恶心呕吐,头晕厌食,食入即吐,甚则出现脱水、电解质紊乱、酸中毒,影响孕妇身体健康甚至威胁生命的疾病。妊娠期女性 80％会有恶心呕吐,有恶心呕吐的孕妇中通常有 0.3％～3.6％发展为妊娠剧吐。其病因至今不明确。也有认为,妊娠呕吐可能与人绒膜毛促性激素(HCG)水平升高有关,但临床表现的程度与血 HCG 水平有时不一定成正比。临床观察发现,精神过度紧张、焦急、忧虑及生活环境和经济状况较差的孕妇易发生妊娠剧吐,提示此病可能与精神、社会因素有关。有 50％的孕妇妊娠早期(5～12 周)出现食欲不佳,胃纳减少,择食,嗜酸,早晨轻度呕恶,不影响营养和工作,至妊娠 12 周后自行消失的妊娠反应,不能作为本病论。

妊娠剧吐属于中医学"妊娠恶阻"的范畴,又称为"妊娠呕吐""子病""阻病"。中医学认为,妊娠与冲任二脉有关,妊娠之后,经血藏而不泻,血海之血下聚冲任养胎,血分不足,气分有余,致气血不调,冲脉之气上逆犯胃,胃失和降,出现呕吐厌食,或食入即吐,发为本病。

【临床诊断】

1. 临床表现　大多数妊娠剧吐发生于妊娠 10 周以前。典型表现为妊娠 6 周左右出现恶心呕吐并随妊娠进展,至妊娠 8 周左右发展为持续性呕吐,不能进食,导致孕妇脱水、电解质紊乱甚至酸中毒。极为严重者出现嗜睡、意识模糊、谵妄甚至昏迷、死亡。孕妇体重减轻,幅度甚至超过发病前的 5％,出现明显消瘦、极度疲乏、口干唇燥、眼球凹陷及尿量减少等症。孕妇肝功能受损出现黄疸、血胆红素和转氨酶升高、尿素氮和肌酐升高、尿蛋白和管型。严重者可因维生素 B_1 缺乏引发 Wernicke 脑病。

2. 尿液检查　测定尿酮体、尿量、尿比重;中段尿细菌培养以排除泌尿系统感染。

3. 血液检查　测定血常规、肝肾功能、电解质等评估病情严重程度。部分妊娠剧吐的孕妇肝酶升高,但通常不超过正常上限值的 4 倍或 300 U/L;血清胆红素水平升高,但不超过 4 mg/dl(1 mg/dl＝17.1 μmol/L)。

4. 超声检查　排除多胎妊娠、滋养细胞疾病等。

附　妊娠剧吐的分类

按照呕吐的严重程度可分为三类:① 晨吐。每在清晨空腹时,出现恶心、流涎或轻度呕吐,但并不影响日常生活,多在妊娠 12 周前后自然消失。② 中度呕吐。恶心、呕吐加重,且不限于晨间,但经休息、药物对症治疗及饮食指导后,病情多可缓解。③ 恶性呕吐。持续恶心、呕吐不能进食,导致失水、电解质紊乱及酸中毒,甚或肝肾功能异常等必须住院治疗。

【治疗原则及选穴处方】

经典针灸学以疏肝和胃,降逆止呕为基本治疗原则。注意稳定孕妇的情绪,补充营养,鼓励进食,以患者喜好并含有大量糖类及维生素、易消化的食物为宜。呕吐严重者则选择综合治疗。根据冲任主胞胎;脾胃为后天之本,主运化、受纳,肝主疏泄等理论选穴,再辨证配穴。具体选穴原则如下:

1. 根据"经脉所过,主治所及"规律选穴　心包经始于胸中,过膈,联络三焦。三焦司全身气化功能,为气机升降出入的通道,故选内关可治各型恶阻。本病属脾胃经病,脾胃为后天之本,又主运化、受纳,选公孙、阴陵泉、足三里健脾和胃降逆。公孙通冲脉,选公孙既可健脾又可调理冲脉,平冲降逆。

2. 选择相关的特定穴　选特定穴中八脉交会穴,如公孙配内关,治疗胃、心、胸疾,平冲降逆和胃止呕;亦选八会穴之气会膻中,理气宽中止呕等;选肝经太冲疏肝理气止呕。

3. 辨证选穴　肝胃不和选肝俞、期门、太冲、足三里;脾胃虚弱选脾俞、胃俞、足三里、太白、公孙;痰湿阻滞加阴陵泉、足三里、丰隆;气阴两虚选气海、血海、足三里、三阴交、太溪。

4. 耳穴　选胃、肝、下脚端、脑、神门穴,每次取2～3穴,捻转强刺激,留针20～30 min,每日或隔日一次。

● **推荐处方1**

治法:健脾疏肝,和胃止呕。

主穴:局部——中脘(和胃止呕)

　　　远端——内关(和胃止呕)

　　　　　　足三里(健脾和胃)

　　　　　　公孙(疏肝和胃,平冲降逆)

配穴:脾胃虚弱加脾俞、胃俞;肝胃不和加太冲、冲阳。

操作:针刺手法宜轻缓。

● **推荐处方2**

治法:健脾和胃,降逆止呕。

主穴:局部——中脘(和胃止呕)

　　　临近——膻中、胃俞(理气降逆,和胃止呕)

　　　远端——内关、足三里(健脾和胃,止呕)

配穴:肝气犯胃加太冲、公孙、脾俞;脾胃虚弱加脾俞、太白;痰滞加阴陵泉、丰隆。

操作:针刺手法宜轻缓。

【疗效评估方法】

1. 改良的妊娠期恶心呕吐(NVP)专用量表(PUQE)　见表8-1。

表8-1　妊娠恶心呕吐量表

从孕早期开始圈出以下最符合你情况的答案

1. 平均每天有多长时间感到恶心呕吐?

从不	≤1 h	2～3 h	4～6 h	≥6 h
(1分)	(2分)	(3分)	(4分)	(5分)

2. 平均每天呕吐几次?

≥7次	5～6次	3～4次	1～2次	从不
(5分)	(4分)	(3分)	(2分)	(1分)

3. 平均每天干呕几次?

0次	1～2次	3～4次	5～6次	≥7次
(1分)	(2分)	(3分)	(4分)	(5分)

总分:轻度NVP≤6分;中度NVP:7～12分;重度NVP≥13分。

2. 24 h 妊娠呕吐专用量表(PUQE‐24)　见表 8‐2。

表 8‐2　24 h 妊娠呕吐专用量表

1. 在过去的 24 h,你有多长时间感到恶心呕吐?

从不	≤1 h	2～3 h	4～6 h	≥6 h
(1分)	(2分)	(3分)	(4分)	(5分)

2. 在过去的 24 h,你呕吐几次?

≥7次	5～6次	3～4次	1～2次	从不
(5分)	(4分)	(3分)	(2分)	(1分)

3. 在过去的 24 h,你干呕几次?

0次	1～2次	3～4次	5～6次	≥7次
(1分)	(2分)	(3分)	(4分)	(5分)

PUQE‐24 分数:轻度 NVP≤6 分;中度 NVP:7～12 分;重度 NVP≥13 分

24 h 内你睡了几个小时? 为什么?
从 0～10 分,你给自己的幸福感打几分? 0 分(最糟糕)10 分(怀孕前最幸福的感觉)
你能告诉我是什么让你有这种感觉吗?

3. 中医症状积分

(1) 恶心呕吐　少量进食偶见呕吐:2 分;食入即吐:4 分;呕吐物味苦或夹有血丝:6 分。

(2) 厌食　不思饮食:2 分;恶闻食气:4 分;完全厌食:6 分。

(3) 次要症状　有则记 1 分。神疲嗜睡:1 分;消瘦:1 分;头晕目眩:1 分;脘腹胀闷:1 分;尿量减少:1 分;大便干结:1 分;唇舌干燥:1 分;舌淡红或舌红少津,苔薄黄或光剥:1 分;脉细滑数无力:1 分。

病情分级标准:积分≤12 分为轻度;13～17 分为中度;≥18 分为重度。

按照尼莫地平计算法:疗效指数(E)＝治疗前后中医症状积分值之差/治疗前中医症状总积分×100%。

疗效评定标准:① 痊愈。经治后临床各种症状,未再显现,E≥95%。② 显效。经治后临床各种症状明显减轻,70%≤E<95%。③ 有效。经治后临床各种症状有所改善,30%≤E<70%。④ 无效。经治后临床各种症状未见减轻或者有加重,E<30%。

4. 临床症状结合尿酮体检查法　分 4 级。① 治愈:恶心呕吐停止,能正常进食,各种症状消失,尿酮体检验连续 3 次阴性,各项检查均恢复正常;② 显效:恶心呕吐停止或偶见,纳食改善,各项检查均明显改善,尿酮体检验阴性或减少 2 个"+"以上;③ 有效:恶心呕吐次数减少,程度减轻,可进食,各项理化检查有所改善;④ 无效:症状无改善,尿酮体检验持续阳性。

【针灸疗效分析】

1. 针灸疗效现状　针灸治疗本病的疗效,以临床总体疗效和中医症状积分为主要结局指标,以不良反应、血清β‐ HCG、胃动素表达水平、酮体转阴率、血钾水平等为次要结局指标。目前证据显示,针灸治疗妊娠剧吐临床疗效显著,从总体疗效看,针灸的治愈率在 65%～90%,总有效率在 90%～100%。

2. 影响针灸疗效的因素　① 病情:本病轻者如及时针灸治疗,效果好;重者出现脱水、酸中毒、黄疸等,针灸疗效差,应考虑中西医结合治疗。② 患者自身因素:患者精神状况,饮食生活、习惯与本病有很大的关系。治疗时配合调整情志,告诫患者保持乐观愉快的情绪,避免精神刺激。进食清淡、易消化之品。鼓励进食,但应少吃多餐。食入即吐时,可予白粥水少量多次进食以养胃气。以上方法对影响针灸疗效有一定意义。

3. 针灸治疗潜在的可能机制　① 止吐作用:在呕吐过程中所有的活动都是反射性的,传入冲动由迷走神经和交感神经的感觉神经、舌咽神经及其他神经传至延髓内的呕吐中枢,由中枢发出冲动,沿迷走神经、交感神经、膈神经和脊神经等传至胃、小肠、膈和腹壁,产生呕吐。针刺可调节中枢神经系统和自主神经系统,拮抗或减弱呕吐反射,达到止呕的目的。② 整体调节:针灸可提高机体的免疫和抗病能力,提高机体的耐受和应激能力,调节胃肠功能,增加胃肠消化能力,提高食欲等;针灸还可对中枢神经功能进行协调,改善精神过度紧张、焦急、忧虑等,这些都有利于妊娠剧吐的减轻。

【预后】

妊娠剧吐是妊娠早期最常见的症状,如及时治疗,可以自愈。轻者预后良好,重症者不仅影响孕妇的健康,还可能妨碍胎儿的发育。若治不及时或反复发作,进而导致孕妇营养状况不良,甚至出现电解质紊乱的严重状况,如身体消瘦,皮肤干燥,目眶下陷,低热脉数等症,甚则尿中可出现酮体,此时宜采取中西医结合治疗。若见体温升高,脉搏加快,尿少,甚或无尿,出现黄疸等现象者,则应考虑终止妊娠。由于各种药物治疗有一定的风险,因此,针灸治疗无疑是值得选择的方法。

五、胃部病症的现代针灸学治疗原则与选穴处方

胃部病症类型众多,但从现代针灸治疗角度看,具有一般的共性特征,因此,化繁就简在此一并论述。胃受中枢神经和内在的自主神经双重支配,内在的自主神经存在于胃的黏膜下层。胃的交感神经来源于腹腔神经丛节后纤维,兴奋时抑制胃的运动和分泌。胃的副交感神经来源于迷走神经,兴奋时促进胃的运动和分泌。一般情况下,左右两支迷走神经沿食管右侧下行,左支在贲门的腹侧面分出肝胆支和胃前支,右支在贲门背侧分出腹腔支和胃后支。胃前支和胃后支沿小弯下行,并发出分支,进入胃的前、后壁。至胃窦处的最后3~4支终末支进入胃窦,呈"鸦爪"状,控制胃窦的运动和幽门的排空。研究显示,胃和十二指肠动力的下降是交感神经通过脊髓反射所介导的,而动力的上升则是通过迷走神经和脊髓上反射来介导的,因此,选择交感神经、副交感神经相关的刺激点是针刺调节胃运动和分泌功能的基础。现代针灸学治疗原则为改善胃运动与分泌功能、减轻或缓解有关症状。选穴遵循以下几个原则:

1. 胸6~10节段交感神经节　支配胃的交感神经传出纤维源自脊髓胸6~9(10)节段侧角,可选该刺激点以直接刺激支配胃的交感神经传出活动,抑制胃异常蠕动和痉挛,降低张力,减少分泌,促进幽门(括约肌)及血管收缩。

2. 迷走神经刺激点　即颈部迷走神经干(左)和耳迷走神经感觉分支刺激点,可促进胃(平滑肌收缩)蠕动,增加胃壁张力,促进分泌功能,减少括约肌张力;可通过胆碱能途径发挥整体性抗炎作用;可通过调节与情绪有关的皮质神经元活动,减轻精神压力,稳定情绪。

3. 星状神经节刺激点　星状神经节刺激可广泛影响自主神经系统的功能活动。现代研究发现,星状神经节阻滞法可通过调理下丘脑的维护内环境稳定机制而使机体的自主神经功能、内分泌功能和免疫功能保持正常。因此，广泛用于治疗各系统的疾病，如治疗消化系统疾病包括胃炎、消化性溃疡、结肠炎、克隆氏病、便秘、腹泻、痔疮等。胃部疾患可选星状神经节刺激点。

4. 相应节段或节段外躯体感觉神经刺激点　　胃的内脏传入神经由交感性传入纤维和迷走神经传入纤维组成，要影响胃的交感性传入纤维，必须通过相关的躯体感觉神经来实现。胸6～9节段内体表刺激点：胃的交感性传入纤维节段，胃体为胸7～8，贲门为胸6～7（或包括胸5），幽门为胸8～9。因此，可选择胸6～9节段的脊神经感觉纤维分野来刺激躯体感觉纤维，通过与胃的感觉纤维在脊髓后角的汇集作用来影响胃的传入纤维。该区域的体表刺激点，可兴奋胃交感神经活动；另外，也可通过阻滞胃传入信息，抑制胃的伤害性信息上传而止痛。

现代研究发现，胃运动确实亦受躯体神经刺激的影响，如 Kametani 等通过记录胃运动与自主神经放电证明，夹镊腹部皮肤能反射地明显抑制胃运动，交感传出神经活动亢进而对胃迷走传出神经无明显影响，结果使胃运动抑制；而刺激实验动物后脚爪则能增加胃迷走传出神经活动，但对胃交感传出神经的活动仅有轻度增强，结果使胃运动亢进。这一结果与国内曾经报道的在狗后肢"足三里"区（相当于腓深神经支配区）以普鲁卡因注入刺激，使空胃周期运动亢进的结果是一致的。腹部皮肤刺激抑制胃运动在高位脊髓横断的动物身上亦能几乎相同地完成，这表明这种反射活动与神经节段性支配有明显关系。另外，Sato 教授的团队对类针刺样刺激如何对胃反射调节也进行了系统的阐释。即对腹部和下胸部肌肉的手针刺激几乎总是抑制胃运动，而肢体的刺激则会促进胃动力，约 2/3 麻醉状态下的大鼠检测结果是如此的。胃动力的这种抑制反应在切断双侧迷走神经后仍然持续存在，但在切断交感神经分布到胃的分支后则反应消失。因此，这种抑制反应是由脊髓反射被激活所致。而当脊髓横断后这种抑制反应能持续存在，提示脊髓是这种反应的必要条件。这提示我们，在针灸治疗胃部病症选穴时，需要抑制胃运动应选节段内刺激点，即胸6～9或包括胸10脊神经分布区即下胸部和上腹部的穴位，如治疗胃痉挛、腹泻，选中脘等；如果需要促进胃运动时，则以节段外远端刺激点为主，选择下肢刺激点，如治疗胃轻瘫、便秘等选下肢远端刺激点足三里、上巨虚等。

5. 高位颈节(1～3)的脊神经感受野刺激点　　最近10余年的研究表明，高位颈髓（主要是颈1～3节段）存在一些具有重要功能意义的脊髓固有神经元，它对内脏伤害性传入信息具有重要的调制作用，来自胸腔（心肺）、腹腔（胃肠）及盆腔（直结肠、膀胱）的传入都可激活一定比例不同种属动物的颈1～3神经元，表明这些神经元有广泛的内脏传入汇聚作用。这些节段的体表传入可以调制这些神经元的活动，高位颈髓是具有对内脏伤害性传入发挥调控作用的神经结构，在功能上相当于内脏伤害信息传递的过滤器、处理器、整合器和调制器。因此，对于内脏病变，尤其是疼痛症状，可选择颈1～3头颈项部刺激点，尤其是枕神经支配区域。

6. 体表牵涉痛区刺激点　　胃部病变经常在背部肩胛下之间区域或左肩胛下区及左下胸部出现牵涉痛区，可在该部位选择刺激点。国外学者 Head 观察到，在胃不适时用芥末叶贴敷在波及的胸部和背部的易惹点上可去除恶心和呕吐。内脏牵涉性痛区按照皮节分布，具有 Head 易惹点的形式。

7. 肢体远端刺激点　　在胃痛发作时，不论何种原因（当然在治疗前必须明确诊断），可依据弥漫性伤害抑制性控制机制选择异节段的远端穴位，兴奋细纤维，兴奋的细纤维越细、越多，镇痛的效应就越强。因此,可在远隔部位任意选穴,并不局限于经典的胃经穴位。如上肢合谷、下肢足三里、太冲等,应采用较强刺激,或电针兴奋细纤维的参数。

8. 胃体前壁与胃相关的韧带刺激点　在肝前缘与左肋弓之间的一部分胃前壁直接与腹前壁相接,该处为胃的触诊部位,幽门位于第 1 腰椎的右侧。由于胃下垂、胃扭转时,胃体的部位发生变化,尤其是胃下垂时整个胃几乎位于腹腔左侧,胃扭转上腹部常饱满;因此在上腹部左侧选择刺激点,多可刺激到胃体。另外,这两种疾病与相关的韧带松弛密切相关,因此,应注意选择刺激相关韧带的部位,例如传统穴位不容与承满,其解剖位置在胃大弯处,下有膈胃韧带和脾胃韧带,针刺有助于缓解韧带的松弛,促进功能恢复。胃体刺激点,用毫针刺激也可直接促进胃平滑肌收缩运动。

9. 激痛点　近年来临床研究发现,某些肌肉的激痛点可引起烧心、嗳气、胃部不适、消化不良和恶心呕吐等症状。① 上腹直肌内剑突周围激痛点:或可出现在脐上 2.5 cm,常引起腹胀、烧心、消化不良和恶心呕吐等症状。临床上发现,上腹直肌激痛点位于左侧时,所引起的恶心和上腹部不适比激痛点位于右侧时更常见,这些激痛点的疼痛还可能在肋缘之间横穿上腹部传导。上腹直肌激痛点可向腹部同一象限传导疼痛,与消化性溃疡症状相似,消化性溃疡经常是腹肌生成肌筋膜激痛点的原因。躯体内脏效应和内脏躯体效应是相互影响的,腹肌肌筋膜激痛点可能引起腹部疼痛和内脏功能紊乱,二者一起表现出的症状与内脏性疾病相似。内脏疾病也能对躯体感觉产生深远影响,使躯体结构内的激痛点活化,造成疼痛及其他症状,在患者的内脏性疾病痊愈后很长时间内依然持续存在。临床研究还发现,在腹肌激痛点被发现及去活化之前,原本可缓解十二指肠溃疡疼痛的疗法就会失效,疼痛也会一直持续,显然在经药物治愈之前,溃疡已经造成了腹肌激痛点的活化,而随后激痛点继续传导的疼痛与先前的溃疡造成的疼痛相似。② 腹外斜肌激痛点:上部激痛点位于乳头之下与第 7 肋相交稍靠内侧肋间隙,可引起烧心。背部激痛点在第 12 肋游离缘下端(第 12 肋角或稍下方),该激痛点被称为嗳气激痛点,可引发嗳气、胃部不适,嗳出大量气体,严重者可出现喷射状呕吐。③ 上胸椎旁肌激痛点:可引起恶心和嗳气。④ 胸部双侧竖脊肌激痛点:可引起胃肠道痉挛和疼痛。⑤ 前锯肌激痛点:大致在腋前线平胸骨第 5 肋下缘。临床发现,貌似十二指肠溃疡的上腹部疼痛很可能来自前锯肌的纤维组织炎结节(激痛点),而且通过手指按压结节可进行有效治疗。因此,在临床上可灵活应用这些激痛点来治疗相关症状。

10. 呕吐与特殊类型呕吐

(1) 不论何种原因引起的呕吐,急性发作时均以止呕为对症治疗。现代研究发现,针刺内关具有镇吐作用,可能通过复杂的中枢整合而对呕吐中枢发挥调节作用,在呕吐时可选用。

(2) 神经性呕吐属于胃自主神经功能紊乱和内脏功能障碍的胃神经官能症,并常与精神紧张、情绪刺激等密切相关,但通常没有恶心。主要刺激点:① 迷走神经刺激点。调节副交感神经,协调自主神经运动功能,通过中枢机制稳定情绪、缓解精神紧张。② 胸 6~9 节段体表刺激点。调节交感神经,协调自主神经运动功能。③ 暗示刺激点。选择针感强烈的刺激点,以起到暗示作用,如臂丛神经、腓神经刺激点。④ 三叉神经面部刺激点。调节脑代谢、稳定情绪。⑤ 异位节段的肢体远端刺激点(如足三里)。反射性抑制交感活动,整体性协调自主神经活动。⑥ 腹外斜肌背部激痛点。在第 12 肋游离缘下端(第 12 肋角或稍下方),可治疗喷射状呕吐。

（3）妊娠剧吐有恶心表现,可能与内分泌和精神因素均有关系。主要刺激点:① 星状神经节刺激点。整体性调节机体代谢,调节神经内分泌功能,稳定内环境。② 上腹直肌内剑突周围激痛点、上胸椎旁肌激痛点。这些激痛点均可引起恶心和呕吐。③ 节段外肢体远端刺激点。如足三里可改善胃肠蠕动,促进消化。④ 耳迷走神经、面部三叉神经刺激点。

● **推荐处方 1**(胃痛发作)

主穴:远端——足三里或太冲或合谷(异位刺激细纤维,激活弥漫性伤害抑制性控制机制,以痛制痛)

操作:捻转手法强刺激 1～3 min;或用电针,强刺激参数为大波宽(0.5～1 ms)、高强度(>4 mA)、低频率(<10 Hz),主要刺激 C 纤维。

注:本方在各种胃痛发作时皆可用,但对于胃痉挛时应以解痉为主,若为了即刻缓解疼痛,也可用本方法,然而,必须用兴奋细纤维的刺激参数,发挥中枢性镇痛效果;如果达不到镇痛效果,则有可能出现兴奋胃运动的副作用。因此,刺激参数非常关键。

● **推荐处方 2**(胃痛发作)

主穴:远端——颈 1～3 感觉神经分布野(后头、颈项部)(通过兴奋高位颈髓对内脏伤害性信息传入过滤、调制和整合,达到止痛效果)

操作:沿皮肤横刺、浅刺,主要刺激感觉神经,用捻转手法。

● **推荐处方 3**(胃痉挛急性发作疼痛较剧)

主穴:局部——胸 6～9 节段内刺激点(如腹部刺激点上脘、中脘,背部督俞、膈俞、肝俞)(同节段内躯体刺激,可兴奋交感神经抑制胃运动、痉挛)

远端——异位节段刺激点(足三里或太冲或合谷)(异位刺激细纤维,激活弥漫性伤害抑制性控制机制,以痛制痛)

操作:常规操作。

● **推荐处方 4**(胃下垂与胃扭转)

主穴:局部——胃体(相当于上脘、中脘或左上腹部的幽门、通谷、阴都等)、膈胃韧带和脾胃韧带(相当于不容、承满穴或上腹部近肋弓处)(刺激胃壁运动和韧带收缩)

远端——左颈迷走神经干、耳迷走神经分支(兴奋迷走神经,促进胃蠕动)

节段外异位远端刺激点(足三里)(兴奋副交感神经,抑制交感神经,促进胃运动)

操作:局部穴位针刺,直刺以针下有柔韧感时不再强行刺入,用弹针柄法刺激胃及韧带。其后上提针,斜刺留针,可用电针,断续波,20～30 min。余穴常规针刺。

● **推荐处方 5**(胃轻瘫、胃肠气胀、功能性消化不良、胃扩张)

主穴:远端——颈迷走神经干(左)、耳迷走神经分支(兴奋迷走神经,促进胃运动)

节段外远端刺激点(足三里、上巨虚、合谷、太冲)(通过中枢整合抑制交感活动,兴奋副交感神经,促进胃运动和分泌)

腹外斜肌、上腹直肌激痛点(灭活激痛点,缓解消化不良、嗳气等症状)

操作:常规操作。

● **推荐处方 6(慢性胃炎与消化性溃疡)**

主穴:远端——星状神经节(协调自主神经系统,调理下丘脑的维护内环境稳定机制,调节内分泌
　　　　　　功能和免疫功能、抗炎)

　　　　　左迷走神经刺激点、耳迷走神经分支刺激点(兴奋迷走神经、促进胃蠕动;通过胆
　　　　　碱能途径发挥整体性抗炎,稳定情绪,减轻精神压力)

　　　　　胃在左胸部、左肩胛下区或背部肩胛之间的牵涉痛区(反射性调节胃功能)

　　　　　节段外异位肢体刺激点(足三里、上巨虚)(抑制交感神经,促进副交感神经活动,
　　　　　促进胃蠕动)

配穴:加胸部双侧竖脊肌激痛点,灭活激痛点,缓解疼痛;前锯肌激痛点,灭活激痛点,缓解溃疡
　　　疼痛。

操作:星状神经节采用雀啄手法,强烈刺激以抑制其功能。迷走神经干轻刺激,有反应即可出针,
不留针。耳腔迷走神经分支,可留针。夹脊穴常规操作。

● **推荐处方 7(一般恶心、呕吐和特殊类型呕吐发作时)**

主穴:局部——胸6~9节段内刺激点(上脘、中脘)(同节段内刺激,可抑制胃运动,止呕)

　　　临近——腹外斜肌、上腹直肌内剑突周围、上胸椎旁肌(灭活激痛点,缓解恶心、呕吐)

　　　远端——内关(中枢性调节,抑制呕吐中枢)

操作:呕吐发作时,先刺内关,持续强刺激;缓解后再刺其余刺激点。

● **推荐处方 8(胃酸分泌过多,烧心、嗳气等症状)**

主穴:局部——胸6~9节段区体表刺激点(兴奋交感神经,抑制胃酸分泌)

　　　临近——腹外斜肌、上胸椎旁肌激痛点(灭活激痛点,缓解烧心、嗳气症状)

　　　远端——星状神经节刺激点(兴奋交感神经,抑制胃酸分泌)

操作:常规操作。

● **推荐处方 9(特殊类型的呕吐—神经性呕吐间歇期)**

主穴:耳部——迷走神经刺激点(稳定情绪、缓解精神紧张,协调自主神经活动)

　　　背部——胸6~9节段体表刺激点(协调自主神经活动)

　　　　　　腹外斜肌背部激痛点(灭活激痛点,减轻呕吐)

　　　远端——暗示刺激点(臂丛神经、腓神经刺激点)(暗示作用)

　　　　　　三叉神经面部刺激点(调节脑代谢、稳定情绪)

　　　　　　异位节段的肢体远端刺激点(足三里)(反射性抑制交感活动,整体性协调自主神
　　　　　　经活动)

操作:臂丛神经、腓神经刺激点必须有放电感达到上肢、下肢末端,并给予患者语言暗示。

● **推荐处方 10(特殊类型的呕吐—妊娠剧吐间歇期)**

主穴:颈部——星状神经节刺激点(整体性调节机体代谢和神经内分泌功能,稳定内环境)

　　　耳部——迷走神经刺激点(稳定情绪,协调自主神经活动)

　　　面部——三叉神经刺激点(调节脑循环、脑代谢,稳定情绪)

　　　腹部与背部——上腹直肌内剑突周围激痛点、上胸椎旁肌激痛点(灭活激痛点,缓解恶心呕吐)

肢体——节段外肢体远端刺激点(内关、足三里)(中枢性调节呕吐中枢,改善胃肠蠕动,促进消化)

操作:常规操作。

第二节　肠部病症

肠包括小肠(十二指肠、空肠、回肠)、大肠(盲肠包括阑尾、结肠和直肠)。小肠是消化管中最长的一段,为消化与吸收营养物质的重要场所,全长5~6 m。大肠是消化管最后一段肠管,全长约1.5 m,是吸收水分的主要场所。各种因素可造成肠部病变,也是消化科临床常见的病变部位。本节主要介绍针灸临床常见的肠部病症。

一、腹痛(肠痉挛、阑尾炎、精神性腹痛及腹型癫痫)

【概述】

腹部是指胸廓以下(剑突、肋弓),耻骨联合经髂前上棘到髂嵴最高点,两侧腋中线以前的区域,解剖上分为腹上、腹中、腹下三区和九部。因腹内有诸多脏腑,故内科、妇科、外科等多种内脏疾病均可出现腹痛。腹痛可表现为不同性质的疼痛和腹部不适感,多由于消化器官的膨胀、肌肉痉挛、腹膜刺激、血供不足等因素牵拉腹膜,或压迫神经所致,见于消化性溃疡、阑尾炎、胃肠道感染、胆囊炎、肝癌、胰腺炎、缺血性肠炎等。空腔脏器痉挛常产生剧烈疼痛,即所谓的腹绞痛,见于胆绞痛、肠梗阻等。腹痛也可见于全身性疾病、泌尿-生殖道炎症或梗阻,以及肺部疾患。在功能性消化不良、肠易激综合征等胃肠道功能性疾病中也常见腹痛。因此,腹痛的病因十分复杂,也是消化系统疾病最常见的症状之一。本节讨论以腹痛为主要临床表现的与肠有关的较为单纯的病症,包括单纯性肠痉挛、阑尾炎、腹型癫痫以及精神性腹痛,其他消化性疾病出现的腹痛症状,可参照本节治疗。

1. 肠痉挛　肠痉挛是肠壁平滑肌阵发性强烈收缩而引起的腹痛,又称痉挛性肠绞痛,临床上小儿多见,成人也可因肠道疾病而发生。肠痉挛的病因主要包括胃肠道因素和非肠道因素两大部位,肠道因素有肠道气体产生过多(肠道气体有四大来源,吞下的气体、中和胃酸产生的气体、从血中弥散而来以及细菌发酵产生)、肠道动力增强、胃肠道激素、饮食以及其他。一些研究显示,母乳喂养儿发生肠痉挛与母亲饮用奶有关,食物过敏可能是肠痉挛发生的一个原因。单纯性肠痉挛是指没有其他原发疾病,常因各种原因如腹部受寒,进食生冷食物,吸入大量寒冷气体等引起的功能性肠痉挛。本病属中医学"腹痛"范畴。中医学认为,本病多因素体阳虚,感受寒邪、饮食生冷等所致,基本病机为寒凝、食积、气郁等邪阻滞气机,脉络痹阻,不通则痛,或脾阳不振,中脏虚寒,肠腑失于温煦,不荣而痛。

2. 阑尾炎　阑尾炎包括急性和慢性,急性阑尾炎是阑尾排空欠佳,弯曲的盲管开口细小,腔狭窄,而且蠕动缓慢,以致阑尾管腔极易被阻塞,常因粪块、食物碎块、蛔虫或异物发生梗阻而发病。阑尾与肠道密切联系,故在胃肠道功能紊乱时,阑尾壁肌可呈痉挛,并妨碍其血运及排空。以上因素均可导致阑尾抵抗力低下,细菌入侵管壁,引起炎症。慢性阑尾炎大多数是急性阑尾炎症缓解后,阑尾仍然有残留病变,如管壁纤维组织增生,管腔狭窄、周围粘连,以致急性炎症转变为慢性。阑尾管壁纤维组织增生可妨碍阑尾排空,或压迫阑尾神经末梢而致疼痛,但阑尾管腔部分闭塞,远端黏膜分泌物不能排出,可发生黏液囊肿。阑尾炎约占急腹症的 25%,发病年龄没有明显的分布特征,各年龄段均可发病,以男性为多,男女比例为(2～3)∶1。据国外资料报道,在发达国家,急性阑尾炎的发病率为每年(90～100)/10 万,发病高峰通常发生在生命的第 2 个或第 3 个 10 年。大多数的研究显示,男性略多于女性,阑尾炎的终身风险在韩国为 16%,美国为 9.0%,非洲为 1.8%。

本病属中医学"肠痈"的范畴。中医学认为,恣食膏粱厚味,湿热壅于肠道间,或因饱食后剧烈运动,肠络受损,或因感受寒邪,郁而化热,均可导致肠腑气血壅滞,酿成肠痈。本病按病机演变,初为气机痞塞,胃肠结滞,肠络不通,属肠腑瘀滞。随后则瘀久化热,属胃肠湿热,甚则热毒炽盛,痈脓溃破,属肠腑热毒。气滞、血瘀、热毒又互相影响,互相转化。邪热内陷,不能外达,则现热厥证,甚者亡阴亡阳等。总之,其基本病机为气机壅塞,久则肠腑化热,热瘀互结,致血败肉腐而成痈脓。

3. **精神性腹痛** 精神性腹痛是由于精神心理因素所引起,一般情况下没有器质性和功能性病变,纯属精神性感受的腹痛症状,属于神经官能症中的一种表现,腹痛不剧烈、部位不明确。患者常有神经症特质。中医学认为,情志不遂,气机阻滞,干涉肠腑,引发疼痛。

4. **腹型癫痫** 腹型癫痫是一种以发作性短暂腹痛为主要临床表现的癫痫的特殊形式,本病病因不明。多数学者认为,病灶多位于皮质下自主神经系统中枢下丘脑部,多属于皮质自主神经功能障碍发作而出现异常放电所致。多发生于儿童,成人罕见,男女发病率无明显差异。其发病时间常可追溯至婴儿时期。本病的腹痛呈周期性反复发作,持续几分钟至几小时,发作与终止均突然,疼痛多在脐周,也可涉及上腹部,常伴有恶心、呕吐、腹泻。发作期间无意识丧失,但常有某种程度的定向力障碍、精神模糊等改变。

【临床诊断】

1. **单纯性肠痉挛** 常有腹部受寒、进食生冷食物或饮料,或吸入大量冷气,腹痛突然发作,以脐周为著,疼痛轻重不等,反复发作,疼痛持续时间从几分钟到数小时不等;发作时可因排气或排便,或饮热饮、腹部热敷而自行缓解。缓解时腹软、无包块、无压痛及其他病理体征。对婴儿可从哭吵的程度和强度了解是否存在肠痉挛,主要表现为持续的、难以安抚的哭闹不安,可伴有呕吐,面颊潮红,翻滚,双下肢蜷曲等症状。发作可因患儿排气或排便而终止,在婴儿期则可反复发作并呈自限过程。在排除其他原发病或器质性病变后可确诊。

2. **阑尾炎** 转移性右下腹痛,持续性胀痛,阵发性加剧。可伴发热,恶心呕吐,便秘或腹泻。右下腹固定压痛。重者可有反跳痛,腹肌紧张。腰大肌试验阳性,结肠充气试验阳性,肛门指检,直肠前壁上方有触痛。血白细胞计数及中性粒细胞增高。许多急腹症的症状和体征与急性阑尾炎很相似,如胃十二指肠溃疡穿孔、右侧输尿管结石、妇产科疾病、急性肠系膜淋巴结炎等,且有 20% 阑尾炎表现不典型,需认真鉴别。对于难于鉴别诊断的阑尾炎,腹腔镜检查具有明显优点。

3. **腹型癫痫** 突然发作性腹痛,部位多在脐周围及上腹部,少数可放射至下腹部及腹侧面,疼痛多较剧烈,如绞痛或刀割样痛,持续数分钟,也可持续数小时以上,但腹部柔软、无压痛、反跳痛和肌紧张;发作时常伴有一定程度的意识障碍,如定向障碍,知觉障碍或精神模糊等,但无完全的意识丧失。常伴有食欲不振、恶心、呕吐、腹泻等胃肠道症状。还可有其他自主神经功能失调症状,如面色苍白、皮肤潮红、出汗、血压不稳,体温低或发热、眩晕,晕厥等。多数患者发作以后可出现疲倦、嗜睡或深睡。醒来时感觉良好。常可在数日内多次发作。在腹痛发作间歇期,可出现其他的阵发性症状,如阵发性头痛,以及各种行为障碍。一些患者早期有阵发性腹痛发作,以后发展为癫痫抽搐发作。脑电图检查可见异常,包括阵发性快波或慢波,弥漫性快波或慢波。脑电图可见颞叶局灶性改变,为本病的典型表现。

4. 精神性腹痛 由精神心理因素引起,可能每天发作,也可能一周、一个月发作数次,偶尔在数周和数个月不发作,大多也不剧烈,一般难以确定,说不清疼痛的部位,常常是反复发作,但夜间发作较少。患者常有精神紧张、焦虑、恐惧情绪或癔症性表现,常有自主神经功能紊乱的多系统症状。需与器质性腹痛、功能性腹痛相鉴别;器质性腹痛是器质性病变引起的,最常见的如肠道炎症等,腹痛呈持续性、周期性,部位比较局限,多见于脐以外的部位,可向背部进行放射,还有一些其他症状,如腹泻、腹胀、便血、呕吐、食欲减退等;功能性腹痛没有器质性病变,但有肠道功能改变引起的腹痛,如肠痉挛、肠的蠕动加快、肠道过敏、大便不通畅等,疼痛常常是阵发性、反复性,疼痛轻重不一,但除了腹痛以外,常常缺乏其他的一些症状。

【治疗原则及选穴处方】

经典针灸学对上述腹痛均以通腑止痛为基本治疗原则。单纯性肠痉挛可兼温阳散寒;阑尾炎可兼清热化湿解毒;精神性腹痛和腹型癫痫兼以调神理气。选穴以局部穴和手足阳明经穴为主。具体选穴原则如下:

1. 局部选穴 可选腹部阿是穴、天枢、下脘、关元等。

2. 循经选穴 主要以手足阳明经腧穴为主,常选合谷、上巨虚、足三里、下巨虚等。

3. 辨证选穴 气滞血瘀加膻中、期门、膈俞、内关、血海、三阴交;瘀滞化热选曲池、尺泽、二间、内庭、商阳等;热盛酿脓选大椎、耳尖、委中、血海、内庭、行间、曲池等。精神性腹痛和腹型癫痫可选百会、神门、大陵、至阳、鸠尾等。

● **推荐处方 1(单纯性肠痉挛)**

治法:温阳散寒,通腑止痛。

主穴:局部——神阙、天枢、归来、下脘(温阳散寒,疏通腑气)

　　　远端——足三里(调气止痛)

操作:疼痛发作时先刺足三里,行强刺激手法 1~3 min,留针。腹部神阙用艾灸法,余穴常规操作。

● **推荐处方 2(阑尾炎)**

治法:清热导滞,通腑散结。

主穴:局部——天枢、阿是穴(导滞散结,直达病所)

　　　远端——曲池(清泻肠腑邪热)

　　　　　　上巨虚、足三里(理气散结,疏导阳明之腑气)

配穴:气滞血瘀加膻中、期门、膈俞、内关;瘀滞化热加内庭、小肠俞;热盛酿脓加大椎、耳尖、血海、内庭;恶心呕吐加内关。

操作:施治时宜先取远端穴位,并用较强的刺激手法持续行针 1~3 min,使产生强烈的针感。待病部痛减后,再刺腹部穴位,天枢、阿是穴斜刺 1.5 寸,捻转泻法,使针感在局部扩散。其余腧穴均常规操作。急性阑尾炎,每日治疗2~3次。

● **推荐处方3**(腹型癫痫及精神性腹痛)

治法:调神导气,通调肠腑。

主穴:局部——天枢(导滞散结,直达病所)

远端——百会、神门、大陵、太冲(调神导气)

操作:先刺肢体穴位,强刺激;后刺百会和天枢,平补平泻。

【疗效评估方法】

1. 视觉模拟量表 对治疗前后腹痛症状的严重程度进行评价。参见偏头痛。

2. 综合评估 根据腹痛持续时间、发作次数、严重程度进行治疗前后综合评价。

3. 肠痉挛的即刻效应疗效评估 分3级。① 治愈:针刺后30 min内疼痛完全消失;② 显效:针刺后30 min内疼痛明显减轻;③ 无效:针刺后30 min内疼痛减轻不明显。

4. 阑尾炎的整体疗效评估 分3级。① 治愈:症状及体征全部消失,血象正常;② 好转:症状和体征减轻;③ 未愈:症状和体征加重,出现并发症。

【针灸疗效分析】

1. 针灸疗效现状 针灸治疗上述的腹痛以阑尾炎、单纯性肠痉挛或胃肠痉挛报道为主,后两种腹痛报道较少。临床证据显示,针刺对于腹痛具有较好的即刻缓解作用。

(1) 单纯性肠痉挛 临床证据显示,针灸对单纯性肠痉挛或胃肠痉挛具有显著的疗效。有资料显示,针灸治疗小儿痉挛性腹痛痊愈率达100%。尤其是针刺治疗单纯性胃肠痉挛的报道较多,国内多篇高质量文献以针灸后即刻止痛效果为结局指标,结果显示,针灸对单纯性胃肠痉挛有显著疗效,5 min内痊愈率达70%以上,总有效率为95%~100%。

(2) 阑尾炎 目前国内针灸临床以治疗慢性阑尾炎及促进阑尾炎术后胃肠道功能恢复为主,急性阑尾炎鲜有涉及。针灸的总有效率为91.7%~92.11%。国外有研究以日本特定形式的针刺(文中称为Kiiko Matsumoto Style)治疗小儿急性阑尾炎,采用面部表情疼痛量表-修订版(FPS-R)、颜色模拟评分(CAS)和视觉模拟评分(VAS)评价疼痛,以白细胞数和C反应蛋白评估炎症,结果FPS-R从5降到4,CAS从6.1降到4.8,VAS从46降到32,白细胞计数从$13.4 \times 10^3/\mu l$降到$11.2 \times 10^3/\mu l$,C反应蛋白从4.5 mg/dl升到5.1 mg/dl,表明针刺是一种可减少疼痛和炎症的有效治疗方式。尽管缺乏高质量的临床证据,但目前来看,针灸对于阑尾炎有一定的止痛和抗炎效果。

2. 影响针灸疗效的因素 ① 病情与类型:单纯性肠痉挛针灸疗效优越,如果合并肠道器质性病变、功能障碍性疾病也有一定的解痉止痛效果,但疗效不及前者。阑尾炎分为急性阑尾炎和慢性阑尾炎。急性阑尾炎在诊断确定的情况下,运用针灸急处理可缓解患者的疼痛,主要针对急性单纯性阑尾炎病变的早期,对急性阑尾炎未化脓者疗效较好;如已化脓、穿孔、周围脓肿,需转外科手术治疗;慢性阑尾炎则可采用针灸治疗,疗效较好,但需要较长的时间。腹型癫痫的腹痛针灸也有一定的即刻效果,但也只是暂时治标之法;癫痫病情轻、意识障碍不严重,病程短、初次发作者疗效较好。精神性腹痛针灸疗效较好,但若兼有严重的抑郁、焦虑者疗效也较差;另外,配合必要的心理诱导也是提高针灸疗效的重要环节。② 刺灸法：对于急性发作的腹痛，施治时宜先取选定的远隔穴位如足三里、阳陵泉，并用较强的刺激手法持续行针 1～3 min，使产生强烈的针感。待病部痛减后，再刺腹部穴位，腹部穴位应斜刺，捻针不提插，针感在局部扩散即可，这样可提高针灸疗效。对于寒冷因素引起的肠痉挛应配合腹部灸法。

3. 针灸治疗潜在的可能机制　① 止痛作用：针灸可促进机体释放内源性镇痛物质，提高痛阈，或可通过弥漫性伤害抑制性控制理论，以痛制痛，达到止痛的效果。② 改善局部循环与提高免疫：大量的临床报道和研究结果表明，针刺足三里、阑尾穴对阑尾的蠕动、血液循环和患者的血象变化、免疫能力均有影响，在增加肠蠕动、解除梗阻、促进血运、清除炎症方面亦均有积极的治疗作用。③ 神经调节：针刺通过调节自主神经系统以缓解肠痉挛，达到止痛效果；通过中枢机制协调皮质和下丘脑的调节功能，抑制神经元的异常放电，达到抑制癫痫缓解腹痛效果；通过调节脑功能、缓解精神压力与紧张，对精神性腹痛产生治疗效果。

【预后】

单纯性肠痉挛病程短，常可自行缓解，预后良好；但应主要鉴别各种疾病导致的继发性肠痉挛，后者要积极治疗原发病才是治本之策。急性阑尾炎的预后取决于是否及时诊断和治疗。病理损害轻者，痊愈后可不留解剖上的改变；重者如化脓、坏疽型，如度过急性期，可形成无管腔阑尾，或因坏死、吸收而阑尾消失；炎症消退后，盲管可因狭窄、粘连或扭曲，引流更加不畅，易致阑尾炎复发。一般而言，急性单纯性和炎症包块性保守疗法可获得良好疗效，其余各项应及时手术治疗。慢性阑尾炎，如果频繁发作，应考虑手术治疗。总之，只要诊断和治疗及时，本病预后良好。腹型癫痫预后一般良好。多数患者有自发缓解的倾向，个别经常反复发作，可发展成为典型的癫痫抽搐发作，因此，应及早积极治疗。精神性腹痛没有严重后果，但治疗上常常比较漫长，必要时可使用黛力新等药物进行缓解和治疗，并应定期进行复诊。同时对患者进行一些放松练习和心理疏导，对于长期不愈或不能缓解的患者，必要时应重新评估和做进一步的诊查。

二、肠梗阻

【概述】

肠梗阻是指任何原因引起的肠内容物通过肠道障碍。肠梗阻大约占外科急腹症患者的 20% 以上，肠扭转引起的肠梗阻死亡率高达 15%～40%。临床上按发生的基本原因可分为机械性肠梗阻、动力性肠梗阻和血运性肠梗阻。机械性肠梗阻最常见，是由于各种原因引起的肠腔变狭小，使肠内容物通过发生障碍。可因肠腔堵塞（如粪块、大胆石、异物等），肠管受压（如粘连带压迫、肠管扭转、嵌顿疝或肿瘤压迫等），肠壁病变（如炎症性狭窄、先天性肠道闭锁、肿瘤等）引起。动力性肠梗阻是由于神经反射或毒素刺激引起肠壁肌功能紊乱，使肠蠕动丧失或肠管痉挛，以致肠内容物不能正常运行，但无器质性的肠腔狭窄，常见原因为急性弥漫性腹膜炎、腹部大手术、腹膜后血肿或感染引起的麻痹性肠梗阻；痉挛性肠梗阻非常少见，可见于肠道功能紊乱和慢性铅中毒引起的肠痉挛。血运性肠梗阻是由于肠系膜栓塞或血栓形成，使肠管血运障碍，继而发生肠麻痹使肠内容物不能运行。随着人口老龄化、动脉硬化等疾病增多，血运性肠梗阻现已并不少见。按肠壁有无血运障碍，又可分为单纯性肠梗阻和绞窄性肠梗阻,前者只是肠内容物通过受阻而无肠管血运障碍,后者系指梗阻并伴有肠壁血运障碍,可因肠系膜血管受压、血栓形成或栓塞等引起。按梗阻的程度可分为完全性肠梗阻和不完全性肠梗阻;按梗阻的部位可分为高位肠梗阻和低位肠梗阻;按发病缓急可分为急性肠梗阻和慢性肠梗阻。若一段肠襻两端完全梗阻,如肠扭转、结核肿瘤等,则称为闭襻性肠梗阻。

本病属中医学"肠结""关格"等范畴。中医学认为,本病与饮食不节有关。暴饮暴食,或饥饱无常,损伤脾胃,脾失健运,可致饮食残渣滞留肠道,气血运行受阻而发病;劳累过度,肠道气机逆乱,感受寒邪,肠道拘挛而发病;外感热邪或体内蕴热,郁热留结肠道,与燥屎搏结而为病;手术后瘀血留滞,肠道络脉受损,蠕动失常;或肠腔内蛔虫聚集成团,阻塞肠道,气机逆乱而发病。本病总病机为肠道气血痞结,通降失常,滞塞上逆而为病。

【临床诊断】

1. 临床表现　① 腹痛:机械性肠梗阻表现为阵发性走窜痛。腹痛发作时有肠鸣音亢进或气过水声,有时可见肠形及蠕动波。若腹痛变为持续性、药物不能缓解时,应考虑有肠绞窄的可能,此时可有腹膜炎体征。② 呕吐:早期为反射性呕吐,吐出物为胃内容物,其后的呕吐与梗阻部位及程度有关。高位肠梗阻呕吐出现早且频繁,为胃内容物及消化液,低位肠梗阻呕吐出现晚或不明显,呕吐物有臭味。若呕吐物呈棕褐色或血性,是肠管血运障碍的表现。麻痹性肠梗阻时,呕吐多呈溢出性。③ 腹胀:腹胀程度与梗阻部位有关,高位梗阻腹胀不明显,低位梗阻及麻痹性肠梗阻腹胀明显,闭襻性肠梗阻可出现不对称的腹胀。④ 肛门停止排气和排便:但在高位肠梗阻或不完全性肠梗阻可有少量排气、排便,有些绞窄性肠梗阻可出现血性黏液便。⑤ 绞窄性肠梗阻:可出现体温升高、血压下降、脉搏细速表现,腹穿抽吸可有血性液,可排出血性黏液样粪便。

2. 体征　单纯性肠梗阻早期全身情况无明显变化。晚期因呕吐、脱水及电解质紊乱可出现唇干舌燥、眼窝内陷、皮肤弹性减退、脉搏细弱等。绞窄性肠梗阻患者可出现全身中毒症状及休克。腹部视诊:机械性肠梗阻常可见肠型和蠕动波。肠扭转时腹胀多不对称;麻痹性肠梗阻则腹胀均匀。触诊:单纯性肠梗阻因肠管膨胀,可有轻度压痛,但无腹膜刺激征;绞窄性肠梗阻时,可有固定压痛和腹膜刺激征,压痛的肿块常为有绞窄的肠襻。叩诊:绞窄性肠梗阻时,腹腔有渗液,移动性浊音可呈阳性。听诊:肠鸣音亢进,有气过水声或金属音,为机械性肠梗阻表现。麻痹性肠梗阻时,则肠鸣音减弱或消失。

3. 实验室检查　梗阻早期无明显异常,晚期可因水、电解质紊乱和酸碱平衡失调出现相应表现,绞窄性肠梗阻可有白细胞计数升高。

4. 特殊检查　肠梗阻的气液平面是其特有的 X 线表现。病情允许时,钡灌肠检查及小肠造影可进一步了解肠梗阻情况。B超有助于了解肠管蠕动、积液扩张情况,判断梗阻的性质和部位、原因。

【治疗原则及选穴处方】

经典针灸学以通腑降气为基本治疗原则。主要以腹部局部选穴为主,配合远端选穴。根据大小肠皆属于胃的理论,主要在足阳明胃经上选穴。具体选穴原则如下:

1. 局部选穴　在腹部可选中脘、天枢、腹结、归来、水道、中极、气海、关元等。

2. 循经选穴　可选足阳明胃经上的足三里、上巨虚、下巨虚、丰隆等。

3. 辨证选穴　蛔结肠闭可选迎香、四白、合谷、三阴交、太冲;热毒蕴肠可选内庭、曲池、大椎、耳尖、支沟等;肠道瘀滞可选大肠俞、小肠俞、期门、太冲、合谷、三阴交等。

● **推荐处方 1**

治法:疏调肠腑,理气导滞。

主穴:局部——下脘、天枢、石门(疏调肠腑,通腑导滞)

　　　　远端——足三里(调理胃肠气机)

配穴:蛔结肠闭加迎香、四白、合谷;热毒蕴肠加内庭、曲池、大椎;肠道瘀滞加小肠俞、腹结、上巨虚、太冲。

操作:患者取仰卧位,直刺患者双侧足三里穴,深 1.5 寸,提插捻转泻法,强刺激 1~3 min。下脘、天枢、石门脐周穴,针尖朝脐中方向,进针深 1.5~2 寸,提插泻法。在留针期间,每 5 min 行针 1 次,急性梗阻以患者产生便意、便通为止。

● **推荐处方 2**

治法:通腑导气。

主穴:局部——大肠俞、小肠俞、次髎(通肠导气)

　　　　临近——长强(导气下行)

操作:大肠俞、小肠俞斜向脊柱方向刺 1.5 寸,强刺激 1~3 min。次髎直刺 1.5 寸,提插泻法,以针感向小腹内放射为佳。长强向上斜刺 1 寸,提插泻法,强刺激 1~3 min,局部产生强烈的针感,患者出现便意为度。

【疗效评估方法】

1. 整体疗效评估　分 3 级。① 治愈:非手术治疗后,症状、体征消失;手术治疗,梗阻原因去除,症状、体征消失,切口愈合,无并发症;② 好转:症状、体征改善,X 线腹部透视示肠胀气减轻,液平面减少;③ 未愈:症状、体征及 X 线腹部透视均无变化或恶化。

2. 采用胃肠症状评估量表(腹痛、腹胀、恶心呕吐)、肠功能评分(肠鸣音、腹部胀气程度)　综合进行疗效评估,分 4 级。

(1) 胃肠症状评估　腹痛采用视觉模拟量表(VAS)。腹胀、恶心呕吐评分:无症状(0 分);症状轻微(2 分);症状明显,不影响日常生活(4 分);症状明显,影响日常生活(6 分)。

(2) 肠功能评分　无腹部胀气、肠鸣音正常为 0 分;腹部胀气、肠鸣音减弱为 1 分;腹部高度胀气、肠鸣音接近消失为 2 分;出现麻痹性肠梗阻或应激性溃疡出血为 3 分。

临床痊愈:腹痛、腹胀、恶心呕吐症状总积分及肠功能评分减少≥95%;显效:腹痛、腹胀、恶心呕吐症状总积分及肠功能评分减少≥70%;有效:腹痛、腹胀、恶心呕吐症状总积分及肠功能评分减少≥30%;无效:腹痛、腹胀、恶心呕吐症状总积分及肠功能评分减少<30%。计算公式采用尼莫地平法:[(治疗前积分-治疗后积分)/治疗前积分]×100%。

3. 其他　以胃肠减压量、肛门排气时间、腹部平片改善时间等进行疗效综合评估。

【针灸疗效分析】

1. 针灸疗效现状　针灸治疗本病目前以胃肠减压量、肠功能评分(肠鸣音、腹部胀气程度)、腹平片改善时间、症状体征消失时间,IL-6、TNF-α、CRP、血浆内毒素等为结局指标。

据一项 RCT 研究显示,隔药灸结合常规治疗术后早期炎性肠梗阻,总有效率达 92.31%,治愈率为 36.48%,并对血清中相关指标有改善作用。隔蒜灸结合电针治疗结核性肠梗阻,总有效率为 93.9%。针灸在促进排气、恢复肠鸣音和改善腹部症状方面有一定优势。总体而言,大量临床证据表明,针灸治疗肠梗阻有效。

2. 影响针灸疗效的因素　① 类型:肠梗阻的病因复杂,分类方法较多,首先从梗阻的程度可分为完全性肠梗阻和不完全性肠梗阻,针灸治疗不完全性肠梗阻疗效优于完全性肠梗阻。从发生的原因可分为机械性肠梗阻、动力性肠梗阻和血运性肠梗阻 3 类。针灸对于动力性肠梗阻疗效优于机械性肠梗阻,血运性肠梗阻疗效最差。在机械性肠梗阻中,针灸治疗肠腔堵塞性(如寄生虫、粪块等)疗效较好,肠壁的炎症所致的梗阻疗效次之,肠管受压及肠壁病变如肿瘤所致、先天性的肠道闭锁、狭窄等疗效差,应手术治疗。在血运性肠梗阻中,针灸对于单纯性肠梗阻的疗效又优于绞窄性肠梗阻,绞窄性肠梗阻后果严重,应立即手术治疗。总之,针灸适宜的肠梗阻为单纯性粘连性(特别是不完全性)肠梗阻、麻痹性或痉挛性肠梗阻、蛔虫或粪块堵塞引起的肠梗阻、肠结核等引起的炎症性肠梗阻及肠套叠早期等。② 刺法:肠梗阻无论急性或慢性,均应注意刺激量问题,尤其是急性梗阻更应争分夺秒,在针刺腹部穴位时,应用提插手法给予持续较强的刺激,以达到刺激肠道,增强或协调蠕动的目的。

3. 针灸治疗潜在的可能机制　① 改善肠蠕动:研究表明,针刺对正常人体可使肠鸣音亢进,在 X 线透视下可观察到空肠活动增加,钡剂移动迅速,还可使不蠕动及蠕动很弱的降结肠下部及直肠蠕动增加,并产生便意。针刺腹部穴位,直接刺激可使小肠蠕动增强,对肠梗阻的病例可见到肠管普遍扩张,痉挛解除,蠕动增快,排空加速,使肠梗阻得以解除。② 调节自主神经:肠道的运动受自主神经的调节,针刺通过神经反射和神经体液的调节作用,激活、调整自主神经系统的功能,并调动机体的内在积极因素,使交感和副交感的失衡状态得到纠正,达到新的平衡状态,从而恢复了肠管的运动功能,有利于肠梗阻患者的恢复。

【预后】

肠梗阻是一种常见的肠道功能紊乱,多数经过腹部手术的患者在某种程度上都可发生麻痹性梗阻,通常是由神经、体液和代谢因素引起。脊柱骨折、后腹膜出血或损伤也可出现这种情况。病因可能是肠管因神经抑制或毒素刺激使肠壁肌肉运动紊乱,失去蠕动功能而使肠内容物不能运行,从而使肠腔积气积液,肠管扩张,最终导致肠梗阻。一般而言,在临床上粘连性肠梗阻发病率高。不管何种原因所致的肠梗阻,治疗时首先要分清是单纯性还是绞窄性,是完全性还是不完全性,对于单纯性、不完全性特别是广泛性粘连者以非手术治疗为主。一般肠梗阻只要诊断正确,治疗及时,对绞窄性肠梗阻等采用手术方法,预后均良好。肠梗阻病因复杂,病情变化快,针刺治疗期间,应严密观察患者的症状及体征,如有绞窄情况,应及时行手术治疗。

三、便秘

【概述】

便秘是指大便秘结,排便周期或时间延长,或虽有便意但排便困难的病症,临床表现为排便次数减少、排便困难、大便性状改变。如便秘不存在引起的器质性病变则称功能性便秘，又称为单纯性便秘、习惯性便秘或特发性便秘等。由其他疾病所引起的便秘称继发性便秘。临床上主要以功能性便秘最多见，据有关资料显示，功能性便秘的全球总体发病率为 16.0%。我国老年人有便秘症状者高达 15%~20%，女性多于男性，随着年龄的增长，患病率明显增加。

功能性便秘的病因学并不十分明确，可能是多因素的影响。如不良的饮食习惯，使食物中所含机械或化学的刺激不足（如蔬菜中的纤维素。研究表明，食物中增加 30g/天植物纤维可明显增加肠蠕动，称为纤维素样效应），或因摄食量过少过精，尤其是缺少遗留大量残渣的食物，使肠道所受刺激不足，反射性蠕动减弱造成便秘。不良的生活习惯，如不规律的排便，便意经常被忽视，排便场合和姿势不适当，以及经常服用强泻剂或灌肠或外用开塞露等，均可造成直肠反射敏感性减弱，以致虽有粪块进入，而不足以引起有效的神经冲动，故排便反射无由产生，结果造成便秘。精神因素也在发病中占重要地位，精神抑郁或过分激动，使条件反射发生障碍，高级中枢对副交感神经抑制加强，使分布在肠壁的胸腰支交感神经作用加强，因而产生便秘。相当一部分功能性便秘患者发病前曾有心理障碍，如焦虑、忧郁等；睡眠不足，持续高度精神紧张状态等，亦可造成结肠的蠕动失常或痉挛性收缩，造成便秘。另外，老年人发病率高，与进食量、胃肠道功能下降如肠管分泌消化液减少、肠管张力蠕动减弱以及参与排便的肌肉张力低下有关。功能性便秘患者中，也可能伴有全胃肠的功能障碍，如胆囊和胃排空及小肠运转缓慢等。从发病机制而言，便秘可以看作是不同病理生理过程的最终症状表现。排便过程需外周神经兴奋，将冲动传到初级排便中枢和大脑皮质，引起结肠、直肠和肛门括约肌及盆底肌肉的协调运动而完成。任何一个环节发生障碍都可导致便秘。总之，引起便秘的主要病因是结肠动力学方面的异常，精神因素、心理因素、肠道神经的变化、外源性神经毒素作用、激素的异常等直接或间接因素导致神经传导障碍、肌肉收缩力降低，或者起源于胃肠道的间质干细胞（Cajal 细胞）起搏异常都会影响结肠的蠕动，结肠运动幅度减弱或运动不协调，最终会引发便秘。

临床上，根据结肠或肛门直肠动力学特点将便秘分为 3 型。① 慢传输型：又称排空迟缓型或结肠无力，是功能性便秘最常见的类型，系指由于结肠动力障碍，使内容物滞留于结肠或结肠通过缓慢的便秘。② 出口梗阻型：又称盆底功能障碍或盆底肌协调运动障碍，是指粪便堆积于直肠内而不能顺利从肛门排出。具有正常的结肠传输功能，由于肛、直肠的功能异常（非器质性病变），如排便反射缺如、横纹肌功能不良、直肠平滑肌动力异常、直肠感觉功能损害，盆底肌痉挛综合征以及排便时肛门括约肌失协调症等。多发生于儿童、妇女和老年人。③ 混合型：具有结肠慢传输特点，也存在肛、直肠功能异常，或二者均不典型。该型可能是由慢传输型便秘发展而来，也有人认为，长期的出口梗阻影响了结肠排空继发结肠无力。

中医学认为，便秘的发生多因饮食不节、情志失调、年老体虚、感受外邪所致；病位主要在肠，与脾、胃、肺、肝、肾等脏腑功能失调有关；基本病机为大肠传导失常，实则多由热结、气滞、寒凝，导致肠腑壅塞，邪阻行便；虚则常因气血阴阳亏虚，气虚则行便无力，阴虚、血虚，肠失濡润，无水行舟。

【临床诊断】

1. 症状　患者排便时摒力、大便过度坚硬、大便急而无效、大便次数少，以及排便不尽感。由于粪块在乙状结肠与直肠内过度停滞，患者有时左下腹有胀压感，常有里急后重欲便不畅等症状。习惯用泻药或灌肠的患者,由于胃肠运动功能的紊乱可有上腹饱胀不适、嗳气、反胃、恶心、腹痛、腹鸣、排气多等主诉。长期便秘在部分患者中可出现轻度"毒血症"症状,如食欲不振、口苦、精神萎靡、头晕乏力、全身酸痛等。少数患者可有臀部、大腿后侧隐痛与憋胀感觉(由于粪块压迫刺激第3、第4及第5脊神经根前支所致)。患者可伴有头痛、疲倦、失眠等神经衰弱症状以及忧郁、焦虑等精神症状。部分患者可因便秘而继发痔疮。

2. 粪便性状　常成为患者的特有主诉。直肠便秘者排出的粪便多为粗大块状,而结肠便秘则多为小粒,类似羊粪状。硬便的机械性刺激引起直肠黏膜分泌黏液,常覆在硬粪的表面及缝隙间,有时呈黏液膜状排出。便秘患者有时于排便过程中,突然腹痛发作。开始排出硬便,继之有恶臭稀便排出,称为"假性腹泻"。

3. 体征　多数患者体征不明显。在痉挛性便秘时往往可扪及痉挛收缩的肠管。直肠便秘时在左下腹常可触到粪块,肛门指诊时触到坚实粪块,排便后指诊发现,因壶腹扩张四处空旷而不易触到肠壁。

临床应首先分辨功能性和器质性便秘,排除引起便秘的器质性病因,如由胃肠道疾病、累及消化道的系统性疾病(糖尿病、神经系统疾病等)引起,即可诊断为功能性便秘。

附　功能性便秘的分型

1. 慢传输型　① 以结肠动力减弱、传输时间延长为主要特点;② 患者主诉多为排便次数少、粪便质地坚硬、缺乏便意;③ 结肠测压显示,结肠动力降低,导致结肠内容物推进速度慢,排空迟缓。同时可能伴有其他自主神经功能异常所致的胃肠功能紊乱如胃排空迟缓或小肠运动障碍。用闪烁照相术或不透性 X 线标记物法检查,提示结肠通过时间延缓,可确立诊断。

2. 出口梗阻型　① 表现为排便不尽感、排便费力或排便量少,肛门、直肠坠胀感及阻塞感,排便时需要用手协助;② 排便时肛门外括约肌呈矛盾性收缩;③ 肛门直肠动力学检测、耻骨直肠肌电图显示功能异常。

3. 混合型　兼具以上两型的特点。

附　罗马Ⅳ功能性便秘诊断标准

① 必须满足以下两点或两点以上:a. 超过25%的排便感到费力;b. 超过25%的排便为干球粪或硬粪;c. 超过25%的排便有不尽感;d. 超过25%的排便有肛门直肠梗阻/堵塞感;e. 超过25%的排便需要手法辅助(如用手指协助排便,盆底支持);f. 每周排便少于3次。② 不使用缓泻药几乎没有松散大便。③ 不符合肠易激综合征(IBS)诊断。诊断前症状出现至少6个月,近3个月满足以上标准。

【治疗原则及选穴处方】

经典针灸学以通调肠腑、通便为基本治疗原则。在治疗上要处理好治标与治本的关系,不论何种证型,都应急则治其标,首先通便,当症状稍缓后针对病因治疗。根据大肠主传导,以通为顺;肺与大肠相表里;肾主水;脾主运化;大小肠皆属于胃等理论进行选穴。具体选穴原则如下:

1. 局部选穴　在腹部选取穴位可直接通降腑气,常选腹结、天枢、归来、关元、中脘、水道等。另外根据临床经验,常在水道、归来外旁开 2 寸处选阿是穴。

2. 根据"经脉所过,主治所及"规律从远端选穴　大肠经"下膈,属大肠",可选曲池、合谷;胃经"属胃,络脾",其支者"起于胃口,下循腹里",常选足三里、上巨虚、下巨虚、丰隆等;脾经络脉"入络肠胃",

可选三阴交、太白、阴陵泉等;肝经"抵小腹,挟胃,属肝",可选行间、太冲等。

3. 辨证选穴　肠道实热选合谷、曲池、腹结等穴;肠道气滞选中脘、阳陵泉、气海、太冲等;脾虚气弱选气海、脾俞、胃俞、三阴交、足三里、关元等;脾肾阳虚选神阙、气海、照海、命门、肾俞、脾俞等;阴虚肠燥选脾俞、大肠俞、三阴交、太溪、足三里、照海等。

● **推荐处方 1**

治法:通调腑气,润肠通便。

主穴:局部——天枢(疏通腑气)

　　　临近——大肠俞(调理肠腑气机)

　　　远端——上巨虚(调理肠腑气机)

　　　　　　支沟(调理三焦气机,通便)

　　　　　　照海(润肠通便)

配穴:热秘加合谷、曲池;气秘加太冲、中脘;虚秘加脾俞、气海;冷秘加神阙。

操作:神阙只灸不针,余穴均常规操作。冷秘、虚秘可用温针灸或灸法。

● **推荐处方 2**

治法:疏调腑气,理气通便。

主穴:局部——天枢、水道、归来(通腑利便)

　　　　　　阿是穴、腹结(疏调肠腑气机)

　　　远端——足三里、合谷(疏导阳明气机)

　　　　　　支沟(调理三焦气机,通便)

配穴:肠道实热加内庭、曲池、中脘、二间;肠道气滞加膻中、中脘、太冲;脾虚气弱加气海、脾俞、胃俞;脾肾阳虚加神阙、太溪、命门、肾俞、脾俞;阴虚肠燥加三阴交、太溪、照海。

操作:足三里直刺 1.5 寸,行较强的捻转泻法 1～3 min;水道、归来向下内斜刺 1.5～2 寸,行捻转泻法 1 min;阿是穴在左侧水道、归来原穴位置外旁开 2 寸各 1 穴(称外水道、外归来),以及腹结向下内斜刺 1.5～2 寸,行捻转泻法 1 min;留针 20 min,必要时,外水道、外归来接电针。

【疗效评估方法】

1. 整体疗效评估　分 3 级。① 治愈:2 日以内排便 1 次,便质转润,解时通畅,短期无复发;② 好转:3 日以内排便,便质转润,排便欠畅;③ 未愈:症状无改善。

2. 每周排便次数　临床上以完全排尽感的自主排便次数(CSBM)≥3 次/周作为临床控制标准,若不同评价时点 CSBM 增加的次数与治疗前基线值比较,差异有统计学意义,则可以认为干预措施有效。

3. 排便频率、粪便性状、排便持续时间、腹胀、排便困难程度等综合评估　见表 8-3。

(1)粪便性状普遍采用 Bristol 大便性状分型标准来计分　1 型:分离的硬团;2 型:团块状;3 型:干裂的香肠状;4 型:柔软的香肠状;5 型:软的团状;6 型:泥浆状;7 型:水样便。

(2)排便困难程度计分　0 分,无困难;1 分,用力排便;2 分,非常用力排便;3 分,需辅助排便,如按摩肛周,甚至手法辅助。

表 8 - 3 功能性便秘症状及疗效量化评估参数

评分(分)	粪便性状	排便持续时间 (min/次)	排便频率 (日/次)	排便费力	坠胀、不尽感	饱胀
3	1 型	>25	>5	经常有	经常有	经常有
2	2 型	15~25	4~5	时常有	时常有	时常有
1	3 型	10~15	3	偶尔有	偶尔有	偶尔有
0	4~7 型	<10	1~2	没有	没有	没有

4. 便秘评分表(Wexner 评分表) 见表 8 - 4。

表 8 - 4 便秘评分表

分值	0	1	2	3	4
排便频率	1~2 次/1~2 天	2 次/周	1 次/周	<1 次/周	<1 次/月
排便困难:痛苦	从不	很少	有时	通常	总是
不完全排空感	从不	很少	有时	通常	总是
疼痛:腹痛	从不	很少	有时	通常	总是
每次如厕时间(min)	<5	5~10	10~20	20~30	>30
辅助:辅助形式	无	刺激性泻药	手指协助或灌肠		
排便失败:24 h 尝试 排便失败次数	无	1~3 次	3~6 次	6~9 次	>9 次
病史:便秘病程	无	1~5 年	5~10 年	10~20 年	>20 年

【针灸疗效分析】

1. 针灸疗效现状 目前针灸治疗本病以完全排尽感的自主排便次数(CSBM)、粪便性状、排便持续时间、排便频率、腹胀、排便困难程度为观察指标。大量的临床证据显示,针灸治疗功能性便秘有较好的疗效。从报道文献总体上看,针灸总有效率在90%以上,治愈率在50%~60%。

据一项高质量 RCT 研究显示,针刺治疗老年性便秘的近期治愈率达57.7%,总有效率达100%。

2. 影响针灸疗效的因素 ① 病因:便秘若属于功能性则针灸疗效好;如果便秘由器质性病变所致,应治疗原发病,针灸可缓解症状,疗效不及功能性便秘。② 分型:慢性便秘的类型分为慢传输型、出口梗阻型和混合型。相对而言,针灸对于慢传输型疗效较好。从便秘发生的部位分可分为结肠型和直肠型,结肠型又分为机械性便秘和动力性便秘,机械性多由肠内外的机械梗阻所致,如肿瘤等,针灸治疗动力型疗效优于机械性便秘。在动力性便秘中又分为无力性便秘和痉挛性便秘,无力性由结肠蠕动减弱引起,多见于腹肌和骨盆底肌软弱的经产妇女,或服用泻药者,或肥胖症、甲状腺功能低下等患者,食物中粗纤维和油脂过少所致的食饵性便秘也属此类型。痉挛性便秘由自主神经功能紊乱所致。相对而言,针灸治疗无力性便秘疗效优于痉挛性便秘。

3. 针灸治疗潜在的可能机制 ① 调节直肠肛门及盆底肌肉功能:针灸对直肠肛门及盆底肌肉可进行良性刺激,以纠正排便时肛门直肠及盆底肌肉的异常反应。② 调节自主神经:中枢神经系统的大脑皮质、延髓和脊髓,通过激活甲状腺释放激素或降钙素调节基因相关肽抑制迷走神经功能而调节肠运动。肠运动的调节受自主神经支配。另外,分布于左半结肠的副交感神经是从位于第 2～4 骶髓侧角的副交感神经核发出,为重要的排便反射中枢。日本学者通过电针刺激左殷门穴治疗便秘,认为躯体-自主神经反射(内脏反射)是其疗效的基础,刺激经反射弧的传递引起此神经支配的效应器结肠的蠕动亢进,达到治疗效果。有研究表明,刺激足阳明胃经穴位时,传入冲动在脊髓内投射神经节段为胸 10～腰 5,与大肠节段神经节段分布相对应,解释了针刺足阳明胃经经穴可增加肠蠕动以治疗便秘的作用机制。有研究表明,针刺四白穴可引起孤束核神经元放电,进而引起胃肠的蠕动。③ 调节肠神经系统:肠神经系统具有独立调节消化道的运动、分泌、吸收等功能,主要分为肠肌间神经丛和肠黏膜下神经丛,神经丛内除神经元外还有肠胶质细胞和 Cajal 间质细胞。结肠肌间神经丛内神经递质主要有抑制性的神经递质,如血管活性肠肽、一氧化氮和兴奋性神经递质 P 物质;肠神经系统虽然受到中枢神经系统和自主神经系统的影响,但其对胃肠运动可独立调节。有学者研究针刺对大鼠胃肠肌间神经丛 NO 能神经元的影响发现,针刺可以使胃内 NO 酶的活性恢复到正常水平,有利于胃肠道功能的恢复。在对大鼠电针双侧足三里穴 50 min 后,发现肠壁神经结构(黏膜下神经丛和肌间神经丛)内,脑啡肽免疫反应性(ENK－IR)明显降低,而 P 物质免疫反应性(SP－IR)明显升高,提示电针足三里穴调整胃肠功能可能有肽类递质参与,SP 在脑干的基因表达增加,结肠 SP 含量显著增高,以促进胃肠运动。另外通过电针腹部穴位,引起腹肌收缩振动,可刺激肠肌固有神经元,增强肠蠕动功能,促进排便。④ 刺激脊神经:背俞穴分布于膀胱经第 1 侧线,该线处于脊神经循行分布出入之处,通过躯体-内脏反射方式,调节自主神经系统。针刺背俞穴能使胃肠分泌增强,促进食物的消化、吸收和转运,同时兴奋肠管、增强肠管平滑肌紧张度和胃肠道动力,缩短排便时间。从神经生理学角度看,背俞穴针刺治疗后,信息同时传至脊髓内,经中间、内外侧的神经元纤维传至相同的脊髓节段,再与内脏支配的有关板层发生突触联系,在脊髓的层次中互相影响,进行整合,实现特异性的增效作用,可有效促进肠蠕动,增加直肠内压,使低下的排便反射逐渐正常化,从而恢复便意,引起排便。

【预后】

功能性便秘只要注意饮食和规律排便,采用保守疗法,预后良好。如经多次治疗无效者,应查明病因,如属器质性便秘,应对原发病进行治疗。便秘严重影响人们的生活质量,针灸治疗便秘有较好的效果,对低张力肠管有兴奋效应,可促进肠管的运动。针刺可改善排便状态,增加排便量及减少残便感。

患者应养成每日定时排便的习惯,每日早晨起床后立即行排便训练 5 min,或每天饭后立即行排便训练 5 min;每日进行腹部顺时针按摩 30～40 次。进行身体锻炼,多食粗纤维食物,多饮水,必要时可以使用开塞露、灌肠等方法(仅作为临床治标之策),但不可长期使用泻药和任何含有泻药成分的药物。近年来,便秘患者滥用泻剂导致的泻剂性肠病和结肠黑变病已引起关注,因为结肠黑变病与结肠癌有关,因此功能性便秘的治疗越来越受到重视。

四、慢性腹泻

【概述】

腹泻是指排便次数增多(如每日超过 3 次),排便量增加(如超过 200 g/天),粪质稀薄(如含水量超过 85%)。正常人大便次数差异较大,自每日 2～3 次至每周 2～3 次不等,一般重量为 150～

200 g/天,含水量为 60%～80%。

按照病程可将腹泻分为急性、慢性两类,前者腹泻病史短于 4 周,后者则超过 4 周。按解剖部位结合病因分类,可分为胃源性、肠源性及功能性腹泻。从病理生理角度,可将腹泻发病机制分为:① 肠腔内存在大量不能吸收、有渗透活性的溶质;② 肠腔内电解质的过度分泌;③ 炎症所致病理渗出物大量渗出;④ 肠道运动功能失调而致肠蠕动亢进。据此可将腹泻分为渗透性、分泌性、渗出性和动力异常性 4 种类型。渗透性腹泻是由于食物消化和分解不完全或摄入大量不能吸收的溶质引起肠腔内渗透压增高,体液被动进入肠腔引起的腹泻,主要由小分子糖类吸收不良而存积于肠腔内,使渗透压明显升高,形成一个渗透梯度,使大量水分被动进入肠腔而引起腹泻。分泌性腹泻是由于肠黏膜受到刺激而致水、电解质分泌过多或吸收受抑所引起的腹泻。渗出性腹泻是由于肠黏膜的完整性因炎症、溃疡等病变受到破坏,造成大量渗出而引起的腹泻;此时虽炎症渗出占重要地位,但因肠壁组织炎症及其他改变而导致肠分泌增加、吸收不良和运动加速等病理生理过程在腹泻形成中亦起很大作用,可分为感染性和非感染性。胃肠运动功能异常性腹泻则是因胃肠蠕动加速,以致食糜没有足够的时间被消化和吸收引起的腹泻;引起肠道运动加速的原因有某些促动力性激素或介质释放,如 5 -羟色胺、P 物质、前列腺素等;肠道内容量增大引起肠运动的反射性刺激作用;以及肠神经病如糖尿病患者的交感神经退化或消失。也有将吸收不良性腹泻单独分出,是由于各种原因使肠吸收面积减小或吸收功能降低引起的腹泻。

腹泻的病因非常复杂,总体上可概括为肠道感染性疾病、肿瘤、小肠吸收不良、非感染性炎症、功能性腹泻及药源性腹泻。据国内一组数据显示,慢性腹泻中感染性肠道病占 36.7%,肠道肿瘤占 29.6%,原因不明占 20.6%,小肠吸收不良占 6.4%,非感染性肠道炎症占 3.3%,其他少见。功能性腹泻不伴有腹痛或仅腹部不适的少量多次排泄稀薄便,空腹症状加重;多见于青壮年女性,可长达数年至数十年,呈间歇性发作,常与情绪变化有关,如情绪性腹泻,多伴失眠、健忘、注意力不集中等,排除肠道器质性疾病。吸收不良性腹泻是指小肠消化、吸收功能障碍,造成营养物质从粪便排泄,常可引起营养缺乏的临床综合征。典型的脂肪泻,粪便稀薄而量多,呈油脂状;体重减轻;维生素及矿物质缺乏表现。另外,肠道菌群失调性腹泻,又称抗生素相关性腹泻,以严重腹泻或慢性腹泻为主要临床表现,在应用抗生素治疗过程中突然发生腹泻,或原有腹泻加重;腹泻多为淡黄绿色水样便,有时如蛋花样,大便直接涂片及培养有过剩菌显著繁殖。

【临床诊断】

以排便次数增多,粪便稀薄或完谷不化,甚至泻出如水样为主要临床表现,病程超过 4 周。临床常分为 4 种类型:

1. 渗透性腹泻　禁食后腹泻减轻或停止,常见于服入难以吸收的食物、食物不耐受及黏膜转运机制障碍导致的高渗性腹泻。

2. 分泌性腹泻　① 每日大便量>1 L(可多达 10 L);② 大便为水样,无脓血;③ 粪便的 pH 多为中性或碱性;④ 禁食 48 h 后腹泻仍持续存在,大便量仍大于 500 ml/天。

3. 渗出性腹泻　粪便含有渗出液或血液成分,甚至血液。肉眼脓血便常见于左半结肠或全结肠病变。小肠病变引起的渗出及出血,常与粪质均匀地混在一块,除非有大量渗出或蠕动过快,一般无肉眼脓血,需显微镜检查发现。

4. 动力异常性腹泻 便急、粪便不成形或水样便，粪便不带有渗出物和血液，常伴有肠鸣音亢进或腹痛。

【治疗原则及选穴处方】

经典针灸学以运脾化湿，理肠止泻为基本治疗原则。根据脾主运化、大肠主受纳、小肠泌清别浊，大小肠皆属于胃，肾司二便等理论进行选穴。

1. 局部选穴 在腹部局部选穴可直接疏调肠腑气血，可选天枢、神阙、关元、归来、气海等。

2. 远端选穴 以《内经》"合治内腑"的原则常选用下合穴，如上巨虚、足三里、下巨虚等。可选脾经的公孙。

3. 辨证选穴 寒湿内盛加阴陵泉、水分、中极；湿热伤中加内庭、曲池、膀胱俞；食滞肠胃加中脘、建里、下脘、腹结；脾胃虚弱加脾俞、胃俞；肾阳虚衰加肾俞、命门、腰阳关；肝气乘脾加肝俞、太冲、行间、三阴交。久泻虚陷加百会、气海。

● 推荐处方

主穴：局部——神阙、天枢

　　　临近——大肠俞

　　　远端——上巨虚、阴陵泉

配穴：寒湿内盛加关元、水分；湿热伤中加内庭、曲池；食滞肠胃加中脘、建里；脾胃虚弱加脾俞、胃俞、足三里；肾阳虚衰加肾俞、命门；肝气乘脾加肝俞、太冲。久泻虚陷加百会。有明显精神心理症状加神门、内关；溃疡性结肠炎泻下脓血加曲池、合谷、三阴交、内庭。

操作：① 毫针刺结合灸法，神阙用隔姜灸或隔盐灸，余穴常规毫针刺法；患儿可浅刺疾出不留针；急性泄泻可每日针灸2次。② 针灸结合拔罐法等；在上述常规针灸基础上，神阙、关元可行拔罐或闪罐法。寒湿内盛、脾胃虚弱及肾阳虚衰者，天枢可加灸法，肾俞、命门用隔附子饼灸，百会用艾条温和灸；或用艾灸盒灸，将数段长约3 cm的艾条一端点燃后均匀置于灸盒中，放在腹部穴位施灸，灸至皮肤潮红汗出，且热感向腹内深处透达为佳。

【疗效评估方法】

1. 主要症状疗效评价 见表8-5。

表8-5 腹泻常见症状分级量表

症状	轻	中	重
大便泄泻	大便不能成形，每日3～4次	大便稀溏，每日5～10次	大便如水样，每日10次以上
腹胀腹痛	偶有轻微腹胀腹痛	腹胀腹痛较重，但能忍受	剧烈腹胀腹痛，不能忍受，需服药控制
肠鸣	偶有肠鸣	时有肠鸣	肠鸣持续不已
脘腹痞满	食后脘痞腹满，半小时内自行缓解	食后脘痞腹满，2 h内自行缓解	整日脘痞腹满
食欲不振	食欲较差，食量减少低于1/3	食欲不佳，食量减少1/3以上	终日不欲饮食，食量较病前减少

症状	轻	中	重
倦怠乏力	肢体稍倦,可坚持轻体力工作	四肢乏力,勉强坚持日常活动	全身无力,终日不愿活动
神疲懒言	精神不振,不喜多言,不问不答	精神疲乏,思睡,懒于言语,多问少答	精神萎靡,偶语。
口渴	偶觉口渴	时有口渴	整日觉口渴
嗳气	每日少于4次	每日4~10次	每日多于10次
小便短黄	小便色偏黄	小便量或次数减少,色黄	小便量或次数明显减少,色深黄
畏寒肢冷	手足微感发冷	四肢发冷明显	全身发冷,得温不解
腰膝酸痛	偶有发作	反复发作	持续发作,不易缓解

① 临床控制:疗程结束后,症状消失;② 显效:疗程结束后,症状分级减少2级;③ 有效:疗程结束后,症状分级减少1级;④ 无效:达不到上述标准者。

2. 临床症状分级积分 见表8-6。

表8-6 腹泻临床症状分级积分量表

	轻度(1分)	中度(3分)	重度(5分)
排便次数	排便增多≤3次/天	4~5次/天	≥6次/天以上
大便性状	大便呈稀软状	大便稀溏	大便如黏液样
腹部胀满	偶见	经常出现	持续出现
腹痛	偶见,可自行缓解	频发,持续时间长	疼痛明显,需服药才能缓解
嗳气泛酸	偶发,<4次/天	经常出现,4~10次/天	频发,>10次/天
疲劳乏力	肢体倦怠,不影响工作、生活	四肢乏力,勉强坚持日常活动	全身无力,终日不愿活动
口苦口干	偶见口苦口干	经常感觉口苦口干	整日感觉口苦口干
饮食减少	食量减少1/4	食量减少1/3	食量减少1/2
气短	活动后较少出现气短	活动后易出现气短	未活动也气短

① 临床痊愈:症状、体征消失或基本消失,症状积分减少≥95%;② 显效:症状、体征明显改善,症状分级减少2级或症状积分减少≥70%;③ 有效:症状、体征均有好转,症状分级减少1级或症状积分减少≥30%;④ 无效:症状、体征均无明显改善,症状积分减少<30%。计算公式为:[(治疗前积分-治疗后积分)÷治疗前积分]×100%。

3. 腹泻次数评分标准 患者每天腹泻1~2次为0分;3~4次为1分;5~6次为2分;≥7次记3分;分值越高腹泻症状改善越少。粪便性状评分标准:先将大便按照Bristol判断标准分型,4型和5型是正常便,计分2分;1、2、3型大便分别计分5、4、3分;糊状便判定为6型,计分1分;水样便为7型,计分0分。分值越高代表患者的粪便性状改善越多。

【针灸疗效分析】

1. 针灸疗效现状 对于慢性腹泻,国内外文献大都以大便次数、大便性状及与之相关的症状、体征(如腹痛、腹胀、嗳气)的改善为主要疗效指标,实验室检查包括血常规、生化、粪便检查等,也有部分加入了生活质量评价。

据一些RCT研究显示,针灸治疗慢性腹泻的总有效率为93.33%~96%,同时在改善腹痛、腹胀、嗳气等症状方面也有很好疗效。

2. 影响针灸疗效的因素 ① 病因:引起慢性腹泻的病因非常复杂,一般而言,针灸治疗慢性腹泻非感染性的疗效优于感染性,尤其是单纯的功能性腹泻疗效最好,针灸可调整胃肠的运动功能而止泻;对于兼有原发病的腹泻针灸也有一定疗效,但必须在治疗原发病的基础上配合针灸。② 病程:病程短者针灸疗效优于病程长者。

3. 针灸治疗潜在的可能机制　慢性腹泻病因复杂,类型较多,针灸治疗的机制可概括为:① 改善胃肠功能,促进吸收。渗透性腹泻主要由小分子糖类吸收不良而存积于肠腔内,使渗透压明显升高,形成一个渗透梯度,使大量水分被动进入肠腔而引起腹泻。针灸可促进小分子糖类吸收,降低渗透压而止泻。② 抗炎作用。渗出性腹泻是由于肠黏膜的完整性因炎症、溃疡等病变受到破坏,造成大量渗出而引起的腹泻,针灸可通过免疫调节而起到抗炎作用。③ 抑制过度肠蠕动。胃肠运动功能异常性腹泻是因胃肠蠕动加速,以致食糜没有足够的时间被消化和吸收引起的腹泻,针灸可通过胃肠自主神经调节抑制其过度蠕动而止泻。④ 止痛作用。针灸对于慢性腹泻的腹痛具有一定的止痛作用,这可能通过解痉、促进肠循环、促进内源性镇痛物质的释放等途径发挥作用。

【预后】

腹泻是一种症状,大部分患者经过合理的治疗和调养均可治愈,预后较好,但慢性腹泻往往容易复发。腹泻的根本治疗要针对病因,认识腹泻的发病机制有助于掌握治疗原则。但目前引起许多患者腹泻的疾病过程并不能得到满意的控制,也缺乏特异性治疗,此时需要支持疗法和对症治疗。肠道感染引起的腹泻必须抗感染治疗,以针对病原体的抗菌治疗最为理想。按照腹泻的病因,也需要调整饮食,如治疗乳糖不耐受症和麦胶性乳糜泻所致的腹泻,须剔除饮食中的乳糖和麦胶类成分;高渗性腹泻应停食或停用造成高渗的食物和药物。治疗时应注意腹泻引起的失水、电解质紊乱和酸碱平衡失调问题。西医在对因治疗基础上,必要时可选用止泻药,如吸附剂(白陶土、药用炭、果胶)、抗胆碱药、黏膜保护药(鞣酸蛋白、次碳酸铋)及洛哌丁胺等,但需掌握使用原则。平时患者应注意饮食调理,忌食生冷、辛辣、油腻之品,注意饮食卫生。

五、细菌性痢疾

【概述】

细菌性痢疾简称菌痢,是由志贺菌属引起的急性肠道传染病,临床上是以全身中毒症状、腹痛、腹泻、里急后重及黏液脓血便为特征。菌痢主要集中发生在发展中国家,尤其是医疗条件差且水源不安全的地区。据统计,全球每年志贺菌感染人次估计为 1.67 亿,其中绝大部分在发展中国家;2015 年数据表明,志贺菌感染是全世界因腹泻死亡的第二大原因,是 5 岁以下儿童腹泻死亡的第三大原因。我国目前菌痢的发病率仍显著高于发达国家,但总体看发病率有逐年下降的趋势。各地区菌痢发生率差异不大,终年散发,夏秋季发病率高,有明显的季节性。可能和降雨量多、苍蝇密度高以及进食生冷瓜果食品的机会多有关。急、慢性菌痢患者和带菌者皆可为本病传染源。部分患者由于症状不典型易误诊或漏诊。本病主要经粪-口途径传播。志贺菌随患者粪便排出后,通过手、苍蝇、食物和水,经口感染。另外还可通过生活接触传播,即接触患者或带菌者的生活用具而感染。人群普遍易感。病后可获得的免疫力持续时间短,不同菌群及血清型间无交叉保护性免疫,易反复感染。

本病在中医学属"肠澼""滞下""下痢"范畴。中医学认为,本病病位在肠,主要是湿热或疫毒外侵,郁蒸肠胃,导致大肠传导失司,气血阻滞,热毒壅盛,相互搏结,化为脓血。分为赤痢、白痢、疫毒痢、噤口痢、休息痢等类型。

【临床诊断】

依据卫生部制定的细菌性和阿米巴性痢疾诊断标准。

1. 诊断依据

(1) 流行病学史　患者有不洁饮食和(或)与菌痢患者接触史。

(2) 临床表现　① 潜伏期:数小时至 7 天,一般 1～3 天。② 临床症状和体征:起病急骤,畏寒、寒战伴高热,继以腹痛、腹泻和里急后重,每天排便 10～20 次,但量不多,呈脓血便,并有中度全身中毒症状。重症患者伴有惊厥、头痛、全身肌肉酸痛,也可引起脱水和电解质紊乱,可有左下腹压痛伴肠鸣音亢进。③ 临床分型:A. 急性普通型(典型):起病急,畏寒、发热,可伴乏力、头痛、纳差等毒血症状,腹泻、腹痛、里急后重,脓血便或黏液便,左下腹部压痛。B. 急性轻型(非典型):症状轻,可仅有腹泻、稀便。C. 急性中毒型:a. 休克型(周围循环衰竭型):感染性休克表现,如面色苍白、皮肤花斑、四肢厥冷、发绀、脉细速、血压下降等,可伴有急性呼吸窘迫综合征(ARDS)。常伴有腹痛、腹泻。b. 脑型(呼吸衰竭型):脑水肿甚至脑疝的表现,如烦躁不安、惊厥、嗜睡或昏迷、瞳孔改变,呼吸衰竭,可伴有 ARDS,也可伴有不同程度的腹痛、腹泻。c. 混合型:具有以上两型的临床表现。D. 慢性:急性细菌性痢疾反复发作或迁延不愈,病程超过 2 个月以上。

(3) 实验室检测　① 粪便常规检查,白细胞或脓细胞≥15/HPF(400 倍),可见红细胞、吞噬细胞;② 病原学检查,粪便培养志贺菌阳性。

2. 诊断原则　① 根据流行病学资料和临床表现及实验室检查,综合分析后作出疑似诊断、临床诊断;② 确定诊断须依靠病原学检查。

3. 诊断

(1) 疑似病例　腹泻,有脓血便或黏液便或水样便或稀便,伴有里急后重症状,尚未确定其他原因引起的腹泻者。

(2) 临床诊断病例　同时具备 1(1)、1(2) 和 1(3)①,并排除其他原因引起的腹泻。

(3) 确诊病例　临床诊断病例并具备 1(3)②。

【治疗原则及选穴处方】

经典针灸学以清热化湿,凉血止痢为基本治疗原则。初起多属实证、热证,针灸治疗一般治宜清热化湿解毒,调气活血;久病多为虚,为寒,宜补虚治中;虚实夹杂、寒热错杂,宜攻补兼施,温清并用。根据病位在肠,大小肠皆属于胃等理论,结合病因病机进行选穴。具体选穴原则如下:

1. 局部选穴　在腹部局部选穴可直接疏调肠腑气血,可选中脘、天枢、关元、归来、气海等。

2. 选用阳明经特定穴　以《内经》"合治内腑"的原则,按照痢疾所属大肠疾患,常选用其下合穴上巨虚,胃经下合穴足三里,大肠募穴天枢,手阳明大肠经原穴合谷和合穴曲池作为治疗本病的主穴。

3. 辨证选穴　痢疾病位在肠,多以合谷、天枢、上巨虚等为治痢基本方,再根据病因病机配穴。湿热蕴结选中极、阴陵泉、曲池、内庭以泻阳明之热;寒湿困脾选中脘、阴陵泉、气海,针后加灸,可温经散寒祛湿;脾阳亏虚选灸脾俞、胃俞、气海以温补脾阳;热毒炽盛选大椎、十宣放血,以泄热解毒;正虚邪恋加脾俞、胃俞、肾俞、关元以扶正祛邪。

● **推荐处方1**

治法:清热化湿,通调肠腑。

主穴:局部——天枢(通调肠腑)

远端——上巨虚、曲池(清热化湿)

配穴:湿热痢加中极、阴陵泉、内庭;疫毒痢加十宣、大椎;噤口痢加中脘、内关;寒湿痢加阴陵泉、气海;休息痢加脾俞、命门。

操作:上巨虚直刺1.5寸,行捻转泻法1~3 min,使针感向下肢传导。天枢直刺1.5寸,行提插泻法,使腹部产生酸胀感。诸穴常规操作。寒湿痢、休息痢可行温和灸、温针灸、隔姜灸或隔附子饼灸。急性痢疾每日治疗2次,慢性痢疾每日治疗1次。

● **推荐处方2**

治法:清热化湿,通肠导滞。

主穴:局部——天枢、下脘、关元(通肠导滞)

远端——上巨虚、合谷(清热化湿)

配穴:湿热痢加曲池、内庭;寒湿痢加中脘、气海;疫毒痢加大椎、太冲、十宣;噤口痢加内关、中脘;休息痢加脾俞、肾俞;久痢脱肛加配百会、长强。

操作:上巨虚直刺1.5寸,行捻转泻法1~3 min,使针感向下肢传导。天枢直刺1.5寸,行提插泻法,使腹部产生酸胀感。其余穴位常规操作。

● **推荐处方3**

治法:通调腑气,化湿导滞。

主穴:局部——神阙、关元、气海、天枢(通调腑气)

远端——足三里、阴陵泉(化湿导滞)

整体调节——脾俞、肾俞、大肠俞(健脾益肾,通调肠腑)

操作:每次选用2~3个穴位,神阙用隔盐灸,或隔姜灸,其余穴位隔姜灸或艾条温灸,每日施灸1~2次,每穴20~30 min,各穴交替使用。

【疗效评估方法】

1. 临床参数评估　临床调查及随访从治疗第1天开始,连续4天观察患者临床疗效,对各临床参数进行评分,具体细则见表8-7。

表8-7　痢疾临床参数评估表

	1分	2分	3分	4分	得分
腹泻持续时间(天)	1~2天	3天	4天		
排便频率(次/天)	1~3次	4~7次	≥8次		
粪便排出量(g)	0~76	77~190	191~382	≥383	
大便稠度	成形	柔软	水润		
体温(℃)	36.1~37.4	37.5			
呕吐、里急后重、脱水、腹痛、厌食、大便黏液诸症	无	有			

2. 粪便镜检评估 通过常规显微镜检查(RME)观察粪便中红细胞(RBC)、脓细胞和巨噬细胞的个数。具体细则见表8-8。

表8-8 痢疾粪便镜检评估表

	1分	2分	3分	4分	5分	得分
红细胞	0	1~10	11~20	21~50	>50	
脓细胞	0~10	11~20	21~50	>50		
巨噬细胞	0	1~5	6~10	>10		

3. 直肠黏膜炎症监测——乙状结肠镜检查 于第1天和第7天进行直肠黏膜炎症监测。炎症根据修改后的Baron评分分为轻度、中度和重度。

4. 临床总体疗效评估 分3级或2级。

(1) 分3级

1) 临床治愈标准 ① 临床症状:治疗第3天,持续腹泻症状消失;或治疗第5天至少6次大便非血黏便、非水样便,无发热;② 细菌学:治疗第3天或之后,无法从粪便或直肠拭子中分离出最初感染的志贺菌,为细菌学治疗成功。

2) 临床有效标准 临床症状显著改善,大便培养结果未转阴判定为有效。

3) 临床无效标准 临床症状无改善甚至恶化为无效。

(2) 分近期治愈和治愈2级

1) 急性与中毒性菌痢 近期治愈:① 症状消失。② 每日大便不超过2次,且外观正常。③ 粪便镜检(停药后隔日检查1次),连续2次,查10个高倍视野,每视野白细胞数均不超过3个。④ 粪便培养或荧光抗体检查(停药后隔日1次),连续2次阴性;如无条件做此2项检查,应达到①②③项,并在停药后观察4日无改变。治愈:出院后每月随访1次,内容包括症状、体征、粪便检查及细菌培养,经6次随访,各项均为阴性。

2) 慢性菌痢 ① 近期治愈:除达到急性菌痢的近愈标准外,肠镜检查结果正常。设备条件不足的单位,在患者达到急性菌痢近愈标准的前3项后,须停止治疗后观察8天,各项检查均无改变,方可出院。② 治愈:同急性菌痢。

【针灸疗效分析】

1. 针灸疗效现状 针灸治疗本病以临床总体疗效、临床检查、细菌学指标为主要结局指标,如腹痛、腹泻次数及持续时间、发热持续时间、粪便镜检情况、粪便细菌培养情况、内镜和组织病理学恢复情况。以生物因子、免疫系统指标、血液生物化学指标、激素含量为次要结局指标,如抗菌肽和促炎细胞因子表达、淋巴细胞绝对值及转化率、血清免疫复合物、血清各类蛋白质比例、红细胞内超氧化物歧化酶(SOD)活力、全血胆碱酯酶(CHE)活性、全血谷胱甘肽(GSH)含量、血清胰岛素含量变化、血清皮质醇含量变化等。

目前临床证据显示,针灸治疗细菌性痢疾疗效较好。从总体疗效看,针灸的总有效率在88.0%~95.2%,显效率在5%~22.9%,临床控制率或临床治愈率为48.0%~95.2%。

2. 影响针灸疗效的因素 ① 年龄:急性及中毒性痢疾多见于青壮年和体质较好的儿童,发病急骤,临床表现多危重,然配合针灸治疗可迅速提高机体抗病能力,起效快,疗效明显。年老体衰者,临床表现不明显,易于延误病情而变为慢性菌痢,其疗程长,针灸疗效也较差。② 病情:对于轻症患者单独使用针灸即可显效,达到痊愈。但对于中毒性菌痢危重者,需以药物治疗为主,及时补充液体和维生素等以增加营养,增强机体免疫力及抗中毒、抗休克能力,此时配以针灸可提高抢救的成功率。

3. 针灸治疗潜在的可能机制　① 对胃肠功能的调整:针刺可减缓痢疾患者的肠蠕动,扩张血管增加肠血流量。针刺治疗后,临床查体可听诊到肠鸣音减少,从而起到抑制胃肠功能亢进状态的作用,以减轻临床症状。② 提高机体自身的杀菌力:针刺相应穴位可增强白细胞的吞噬活动,对痢疾杆菌的杀灭能力明显增强,对特异性抗体滴度针后逐渐增加,具有增强机体的免疫功能的作用。总之,针灸具有抗炎、抗菌作用,能增强防毒、解毒功能。③ 调整物质代谢和恢复功能:细菌性痢疾临床表现为腹痛、腹泻,并有黏液脓血及里急后重等症状,多伴有代谢紊乱。针灸治疗本病可提高全血胆碱酯酶的活力,使淋巴细胞转化率显著提高,可平衡患者机体的物质代谢,恢复正常的胃肠功能。

【预后】

细菌性痢疾一般预后良好,轻症单独针灸即可治愈,重症和中毒型则需针灸与药物配合,治疗及时可迅速控制症状,促使机体恢复。急性菌痢是内科常见急症之一,若不积极救治,则有进展为中毒型菌痢及中毒性休克的可能,如病情急骤,全身中毒症状明显,而又得不到及时救治,有时极少数患者因呼吸、循环衰竭而死亡,多发生在医疗条件差的偏远地区。一旦发现菌痢患者,除积极治疗之外,发病期应进行床边隔离,将其排泄物进行灭菌处理,防止传染,同时注意饮食卫生。

六、肠易激综合征

【概述】

肠易激综合征(IBS)是最常见的一种功能性肠道疾病,是一组包括腹痛、腹胀、排便习惯改变和大便性状异常、黏液便等表现的临床综合征。据估计成人的总体患病率在25%左右;在亚洲国家的发病率为5%~10%;在欧美国家成人患病率10%~20%,我国为10%左右。患者以中青年居多,男女比例约1:2,有家族聚集倾向。我国目前虽然无大样本人群的流行病学资料,但已证实,不同地区本病的患病率有所不同,北京地区的居民患病率为0.82%,广州地区为5.16%,武汉地区就诊于消化科门诊的患者有10.7%诊断为本病。年龄分布非常广泛,多发生于15~65岁的人群,但40%的患者年龄在35~50岁,50%的患者在35岁之前就开始出现症状;社区样本中,女性与男性的比例估计在(1:1)~(2:1),但在寻求医疗保健的人群中女性占优势更为明显,只有30%~70%的患有肠易激综合征症状的"患者"是"咨询者",症状经历严重到足以引发就诊。

本病的发病机制目前尚不十分明了,一般认为与精神心理因素、胃肠激素分泌失调、免疫功能紊乱、胃肠动力紊乱、内脏高敏感性等因素有关,是一种多因性、多态性疾病,是多因素共同作用的结果。病理生理机制涉及:① 胃肠动力学异常。结肠电生理研究显示,IBS以便秘、腹痛为主者,3次/min的慢波频率明显增加。腹泻型IBS高幅收缩波明显增加。对各种生理性和非生理性刺激(如进食、肠腔扩张、肠内容物以及某些胃肠激素)的动力学反应过强,并呈反复发作过程。② 内脏高敏感性。直肠气囊充气试验表明,IBS患者充气疼痛阈值明显低于对照组。大量研究发现,IBS患者对胃肠道充盈扩张、肠平滑肌收缩等生理现象敏感性增强,易产生腹胀腹痛。胃肠动力学异常和内脏高敏感性可能是 IBS 的核心发病机制。③ 中枢神经系统对肠道刺激的感知异常和脑肠轴调节异常。IBS 患者存在中枢神经系统的感觉异常和调节异常,IBS 可以被认为是对脑肠系统的超敏反应,包括对肠神经系统和中枢神经系统。其中,5-HT、胆囊收缩素、生长抑素、胃动素等胃肠激素可能在胃肠道动力和感觉调节中发挥作用。④ 肠道感染。越来越多的临床研究表明,IBS 可能是急慢性感染性胃肠道炎症后的结果之一,其发病与感染的严重性及应用抗生素时间均有一定相关性。⑤ 肠道微生态失衡。本病的腹泻型患者乳酸菌、脱硫弧菌和双歧杆菌数量明显减少,而便秘型患者韦荣球菌数目增加。但是,肠道微生态参与 IBS 发病的具体机制仍待进一步研究。⑥ 精神心理障碍。大量调查表明,IBS 患者焦虑、抑郁积分显著高于正常人,应激事件发生频率亦高于正常人,对应激反应更敏感和强烈。

中医学将本病归属于"泄泻""腹痛""便秘"与"郁证"等范畴。中医学认为,感受外邪、饮食所伤、情志失常而致脏腑虚弱或功能失调,影响脾主运化水湿功能及大肠传导失司而发病。一般认为,病位在肠,脾虚肝郁、肝脾不和是本病的基本病机。

【临床诊断】

1. 症状 以腹痛与排便习惯和粪便性状的改变为最主要的临床表现。起病隐匿,症状反复发作或慢性迁延,病程可长达数年至数十年,但全身健康状况却不受影响。精神、饮食等因素常可诱使症状复发或加重。主要症状有:① 腹痛。几乎所有患者都有不同程度的腹痛,部位不定,但以下腹和左下腹多见;多于排便或排气后缓解,极少有睡眠中痛醒者。② 腹泻。一般每日 3~5 次,少数严重发作期可达十几次。大便多呈稀糊状,也可为成形软便或稀水样,多带有黏液,部分患者粪质少而黏液量很多,但绝无脓血。排便不干扰睡眠。部分患者腹泻与便秘交替发生。③ 便秘。排便困难,粪便干结、量少,呈羊粪状或细杆状,表面可附黏液。④ 其他消化道症状。多伴有腹胀或腹胀感,可有排便不尽感、排便窘迫感。部分患者同时有消化不良症状。⑤ 全身症状。相当一部分的患者可伴有失眠、焦虑、抑郁、头昏、头痛等精神症状。

2. 体征 无明显体征,可在相应部位有轻压痛,部分患者可触及腊肠样肠管,直肠指检可感到肛门痉挛、张力较高,可有触痛。

3. 分型 根据临床特点常分为腹泻型、便秘型和腹泻便秘交替型。

附 罗马标准Ⅳ

反复发作的腹痛,最近 3 个月内每周至少发作 1 天,伴有以下 2 项或 2 项以上:① 与排便有关;② 发作时伴有排便频率改变;③ 发作时伴有粪便性状(外观)改变。诊断前症状出现至少 6 个月,近 3 个月持续存在。根据患者的主要异常排便习惯,IBS 可分为 4 个主要的亚型:① IBS 便秘型(IBS-C)。至少 25% 的排便为 Bristol 1~2 型,且 Bristol 6~7 型的排便小于 25%。② IBS 腹泻型(IBS-D)。至少 25% 的排便为 Bristol 6~7 型,且 Bristol 1~2 型的排便小于 25%。③ IBS 混合型(IBS-M)。至少 25% 的排便为 Bristol 1~2 型,且至少 25% 的排便为 Bristol 6~7 型。④ IBS 不定型(IBS-U)。如果患者满足 IBS 的诊断标准,但其排便习惯异常不符合上述 3 者中的任何一个。亚型的分类标准须根据至少 14 天的患者报告,使用"25% 原则"(即根据存在排便异常时的主要异常排便习惯,结合 Bristol 分类表对粪便性状进行记录,从而判断属于哪一亚型)对 IBS 进行亚型分类。其中,主要排便习惯依据至少出现 1 次异常排便的天数;粪便性状异常包括:Bristol 1~2 型(硬便或块状便),或 Bristol 6~7 型(稀便或水样便);粪便频次异常包括:每天排便大于 3 次,或每周排便小于 3 次。

【治疗原则及选穴处方】

经典针灸学以疏肝健脾为基本治疗原则。初期调理脾胃,日久健脾温肾,并根据病情演变情况,灵活辨证取穴。主要根据肝主疏泄;脾主运化;大小肠皆属于胃等理论进行选穴。具体选穴原则如下:

1. 局部选穴 通常在腹部局部选穴,中脘在脐上,是胃募、腑会;天枢在脐旁,为大肠募穴;关元在脐下为小肠募穴,诸穴均可疏调胃肠气机。另外,也可选择神阙、水分、归来、腹结等。

2. 辨证选穴 肝气郁结选太冲、肝俞、期门、内关等;脾胃虚寒选脾俞、胃俞、神阙、腰阳关等;肠道湿热选曲池、阴陵泉、合谷、上巨虚等;肾阳不足选肾俞、关元、命门等。另外,本病位在肠,因此,可选大小肠的下合穴上巨虚、下巨虚,背俞穴小肠俞、大肠俞;大小肠皆属于胃可选足三里、胃俞等。

3. 可选调神穴位 如督脉的水沟、神庭、百会、风府,以及经外奇穴印堂;心经之神门,心包经大陵等。

● **推荐处方 1**

治法:健脾疏肝,调理胃肠。

主穴:局部——中脘、天枢、关元(疏调胃肠气机)

　　　远端——足三里(健脾益胃)

　　　　　　　太冲(疏理肝气)

配穴:肝气郁结加肝俞、期门;脾胃虚寒加脾俞、胃俞、神阙;肠道湿热加上巨虚、阴陵泉、曲池;肾阳不足加肾俞、神阙、命门、大肠俞。

操作:主穴中虚证用补法,实证用泻法。灸法中均用隔姜灸 3~5 壮。

● **推荐处方 2**

治法:调神疏肝,健脾理肠。

主穴:局部——天枢、中脘、归来(疏调胃肠气机)

　　　远端——内关、上巨虚(和中理气,调理胃肠)

　　　　　　　神门、水沟、百会(调神导气)

　　　　　　　足三里、太冲(健脾疏肝)

配穴:肝气郁结加肝俞、期门;脾胃虚寒加脾俞、神阙;肠道湿热加阴陵泉、曲池;肾阳不足加肾俞、命门。

操作:主穴中虚证用补法,实证用泻法。灸法中均用隔姜灸 3~5 壮。

【疗效评估方法】

1. 综合症状积分法 总体疗效分 4 级。① 痊愈:临床治愈,疗程结束后症状消失;② 显效:疗程结束后,症状分级减少 2 级;③ 有效:疗程结束后,症状分级减少 1 级;④ 无效:达不到上述标准者。

症状积分标准:① 腹痛。0 级(0 分):无腹痛;1 级(1 分):轻度,偶有,持续时间短,稍加注意感到症状,不影响工作;2 级(2 分):中度,自觉症状,反复出现,较频繁,尚能忍受,对工作略有影响;3 级(3 分):重度,持续出现,症状严重,难以忍受,影响工作。② 腹胀。0 级(0 分):无腹胀;1 级(1 分):轻度,偶有,持续时间短,稍加注意感到症状,不影响工作;2 级(2 分):中度,自觉症状,反复出现,较频繁,尚能忍受,对工作略有影响;3 级(3 分):重度,持续出现,症状严重,难以忍受,影响工作。③ 排便不尽感。0 级(<0 分):无排便不尽感;1 级(<1 分):轻度,稍加注意感到症状,不影响工作;2 级(2 分):中度,自觉症状,对工作略有影响;3 级(3 分):重度,症状严重,影响工作。④ 大便次数。0 级(0 分):正常,每日 1～2 次;1 级(1 分):轻度,每日 3～4 次;2 级(2 分):中度,每日 5～10 次;3 级(3 分):重度,每日 10 次及以上。⑤ 大便性状。0 级(0 分):正常;1 级(1 分):不成形大便;2 级(2 分):糊状大便;3 级(3 分):水样大便。⑥ 黏液便。0 级(0 分):无;1 级(1 分):有。

2. 单项症状评价　主要包括腹痛程度、排便异常。

(1) 腹痛程度　0 分,无任何腹痛感觉;1～3 分,轻度腹痛,不影响工作、生活;4～6 分,中度腹痛,影响工作,不影响生活;7～10 分,重度腹痛,疼痛剧烈,影响工作及生活。应答率评价:腹痛得分与基线相比改善至少 30%,在整个观测时间内满足该标准达到 50% 被定义为应答者。

(2) 排便异常　IBS-D 依据 Bristol 粪便性状量表(BSFS)对粪便性状进行评分。应答率评价:与基线相比,大便性状属于 Bristol 6～7 型的天数至少减少 50%,在整个观测时间内满足该标准达到 50% 被定义为应答者。Bristol 粪便性状分 7 型。1 型:一个个的干硬块,呈球形;2 型:似腊肠,但上面满是团块;3 型:似腊肠或蛇形,但表面有裂痕;4 型:似香肠,光滑、柔软;5 型:松软的小团块,边界清晰(容易排出);6 型:糊状,边缘不整齐,粥样便;7 型:水样便,无固体成分。IBS-C 依据患者报告的自发排便数(CSBM)对便秘情况进行评估,应答率评价:与基线相比,每周 CSBM 至少增加 1 次,在整个观测时间内满足该标准达到 50% 者被定义为应答者。

3. IBS 症状严重程度量表(IBS-SSS)　包括腹痛程度,腹痛频率,腹胀程度,排便满意度及对生活的影响 5 个方面,每项满分均为 100 分,总分 500 分。

评定标准:① 正常,≤75 分;② 轻度,76～175 分;③ 中度,176～300 分;④ 重度,>300 分。应答率评价:每周对患者询问:"在过去的 1 周内,你的 IBS 症状有明显减轻吗?"患者回答"是"或"否",在整个观测时间内患者回答"是"的次数≥50% 者被定义为应答者。具体内容见表 8-9。

表 8-9　肠易激综合征严重度调查表(IBS-SSS)

症状	程度	分级	分值	
			治疗前	治疗后
腹痛不适	无症状	1 级		
	症状可感觉到,但可耐受	2 级		
	症状中度,干扰正常的生活	3 级		
	症状明显,影响正常工作	4 级		
	症状明显,难以忍受,严重影响了正常工作	5 级		

症状	程度	分级	分值	
			治疗前	治疗后
每10天中腹痛发作天数	无	1级		
	少于1次/周	2级		
	每周少于4次	3级		
	几乎每天有,但每天发作间隔时间长	4级		
	每天均有症状,并且症状发作间隔短	5级		
当天腹胀不适程度	无症状	1级		
	可感觉到,但可耐受	2级		
	中度,干扰正常的生活	3级		
	影响正常工作	4级		
	严重影响正常工作	5级		
对大便情况的满意度	满意	1级		
	尚且满意	2级		
	不满意,但可耐受	3级		
	影响正常生活	4级		
	严重影响正常生活	5级		
肠道症状对生活的困扰	完全不影响	1级		
	有时会影响	2级		
	经常影响	3级		
	严重影响	4级		
	完全无法进行正常的工作生活	5级		

注:问题1~5每项满分均为100分,选项1~5级得分依次递进20分,最后计算该问卷总分。

总体疗效依据 SSS 总积分评定,总积分分为四级:Ⅰ级为 0~75 分,为健康人积分水平;Ⅱ级 76~175分,为轻度 IBS-D 患者积分水平;Ⅲ级 176~300 分,为中度 IBS-D 患者水平;Ⅳ级大于 300 分,为重度 IBS 患者积分。疗效评定分显效、有效、无效 3 个级别。① 显效:治疗后患者IBS-SSS积分降低 2 个级别以上;② 有效:治疗后患者 IBS-SSS 积分降低 1 个级别;③ 无效:治疗后患者 IBS-SSS积分仍在同一级别或高于原级别。

4. 肠易激综合征生活质量评价　IBS-QOL 量表,由反映焦虑不安、行为障碍、躯体意念、挑食、健康忧虑、社会反应、性行为、人际关系 8 个维度的 34 个条目组成,每一维度得分通过转换使其值在 0~100,得分越高生活质量越高。

下列每项问题均在答案中选择 1 项:无症状(5 分);轻度(4 分);中度(3 分);较重(4 分);严重(1 分)。

因肠道问题而出现的生活或情志改变:① 感到无助;② 因产生的气味而尴尬;③ 因花大量的时间去卫生间而困扰;④ 觉得更容易患其他疾病;⑤ 觉得我很胖;⑥ 失去对生活的控制;⑦ 感觉生活越

来越缺少乐趣；⑧ 当谈到肠道问题感到很不舒服；⑨ 感到沮丧；⑩ 感到孤立于他人；⑪ 不得不去关注进食量；⑫ 性生活成为了难题；⑬ 因肠道问题而生气；⑭ 迁怒于他人；⑮ 担心将会恶化；⑯ 容易被激惹；⑰ 担心别人认为我夸大我的肠道问题；⑱ 感觉能做的事变少了；⑲ 不得不逃避应激情境；⑳ 降低了性欲；㉑ 限制了穿戴；㉒ 不得不避免重体力活动；㉓ 不得不关注我的吃的；㉔ 很难和不认识的人交往；㉕ 感到很懒散；㉖ 感到不干净；㉗ 不能远足；㉘ 不能吃想吃的东西，因此感到失落；㉙ 靠近卫生间很重要；㉚ 感觉生活围着我的肠道问题转；㉛ 担心我的肠道失控；㉜ 害怕将来有一天失去肠蠕动；㉝ 影响了我和亲人的关系；㉞ 感到没人理解我的肠道问题（表 8 - 10）。

表 8 - 10　IBS - QOL 各维度所属的条目及初得分可能的分数范围

维　度	所属条目	最低和最高可能分数	可能分数范围
烦躁不安(Q1)	①、⑥、⑦、⑨、⑩、⑬、⑯、㉚	8,40	32
冲突行为(Q2)	③、⑱、⑲、㉒、㉗、㉙、㉛	7,35	28
身体角色(Q3)	⑤、㉑、㉕、㉖	4,20	16
健康忧虑(Q4)	④、⑮、㉜	3,15	12
饮食限制(Q5)	⑪、㉓、㉘	3,15	12
社会反应(Q6)	②、⑭、⑰、㉞	4,20	16
异性概念(Q7)	⑫、⑳	2,10	8
家庭关系(Q8)	⑧、㉔、㉝	5,15	12

5. 精神心理评价　可选用汉密尔顿焦虑量表（HAMA）及汉密尔顿抑郁量表（HAMD）评价 IBS 患者的精神心理状态。具体内容参见抑郁症。

【针灸疗效分析】

1. 针灸疗效现状　针灸治疗本病的疗效，主要以 IBS 症状严重程度量表（IBS - SSS）评分、Bristol 粪便性状量表（BSFS）、腹痛程度、大便频率（用 Bristol 大便评定）为主要结局指标。以 IBS - QOL 量表评分、EuroQol 健康指数量表、EQ - 5D 评分、肠道菌群状况（双歧杆菌、乳酸杆菌数量及双歧杆菌/大肠杆菌比值）、复发率、汉密尔顿焦虑量表（HAMA）及汉密尔顿抑郁量表（HAMD）评分、排便正常的每周平均天数和不良事件的比例等为次要结局指标。

目前证据表明，针灸可明显改善总体症状，减轻腹痛，改善大便性状和每周自动排便数，缓解焦虑与抑郁情绪，提高患者的生活质量，降低复发率。从总体疗效上看，针灸的总有效率为 76.70% ～ 91.67%，显效率为 32.14% ～ 56.67%，治愈率为 16.07% ～ 20.7%。

国外一项 RCT 比较了针灸＋常规治疗与单纯常规治疗肠易激综合征的疗效，以 IBS 症状严重程度评分（IBS - SSS）为主要结局指标，以 SF - 12 评分、EuroQol 健康指数量表、EQ - 5D 评分为次要结局指标。结果显示，根据基线调整情况，3、6、9 个月时，两组之间的 IBS - SSS 评分降低有显著差异；随后在 12 个月时亦显著降低。在 3 个月时，针灸组 IBS 非结肠评分显著减少，SF - 12 在任何时间点评分无显著差异。作者认为，针灸作为初级保健的辅助手段，可以缓解该病的临床症状。国外学者最近发表的一项共计 233 例肠易激综合征患者的高质量 RCT 的 Meta 分析提出，针刺比单独的常规医疗有更多的益处。其效应量持续更长的时期；需要治疗的次数为 6 次。

2. 影响针灸疗效的因素　①病因：一般而言，非明显的器质性疾病所致者针灸疗效优于器质性疾病所引起者。环境刺激和精神情绪常导致本病的发生，本病有精神方面病史者约占半数，在本病发生和症状恶化时，常可找到精神受刺激或情绪波动的因素存在，此类患者比一般人更具神经质，情绪易激动、不安、焦虑和抑郁。各种情绪因素刺激机体，影响了自主神经功能，从而引起结肠和小肠的运动功能改变以及分泌功能失调。另外，如工作量骤增、经济负担加重、失业、亲人故去、人际关系不顺和家庭纠纷等也可诱发病变。由环境因素和精神情绪所促发者，针灸疗效最好。某些食物常导致本病发生，IBS患者可能对某种或多种食物不耐受，进食后可诱发或加重其症状。有人对20多种食物分别进行观察，发现酸性水果、新鲜色拉、香料、酒类、辣椒和浓咖啡是引起本病腹痛的主要原因，通过戒除对这些食物的摄入，针灸也可取得非常好的疗效。IBS有明显家族集聚倾向，约33%的患者有家族史，而且每一家族中IBS患者的临床表现雷同，如以腹泻为主（肠运动亢进型）和以便秘为主（肠运动缓慢型）者，以O型血女性为多，遗传因素所致者针灸疗效最差。②病程：病程长，肠道运动和分泌功能紊乱的异常规律较顽固，针灸治疗需要较长的时间，应及时治疗，病程越短疗效越好。

3. 针灸治疗潜在的可能机制　①调节自主神经功能：现代研究证明，针灸对肠道功能紊乱有良性双向调节作用，既能使运动亢进处于痉挛状态的肠平滑肌舒张，也能使运动过缓收缩无力的肠平滑肌收缩加强，且作用快、后效应时间长，很适合用于以肠运动功能障碍为主要表现的IBS的治疗；②整体调节：本病与胃肠激素分泌失调、免疫功能紊乱及内脏高敏感性等密切相关，针灸具有多途径的调节作用，可调节胃肠激素分泌、调节免疫功能等，有利于本病的康复。

【预后】

肠易激综合征大多呈良性过程，但症状可反复或间歇发作，影响生活质量，一般不会严重影响全身情况，尤其是轻型患者预后良好。饮食调整也有重要的作用，一般而言，宜避免产气的食物，如乳制品、大豆等，部分因食用咖啡碱、乳果糖、脂肪食物、酒类等症状加重者，均应避免食用；高纤维食物有助改善便秘。中型患者的治疗，除按轻型患者的治疗外，发作时还需配合药物治疗。重型患者常否认自己有病，或是频繁地找胃肠专家会诊，传统的心理治疗或直接作用于肠道的药物对于这类患者来说往往无效，需要医师给予特殊的方法和对精神起作用的药物来治疗，对于失眠、焦虑者，可适当给予镇静剂。目前，西药治疗该病主要用胃肠解痉药（缓解腹痛、腹泻）、止泻药（腹泻型）、泻药（便秘型），以及抗抑郁药和肠道菌群调节药（乳酸杆菌、双歧杆菌、酪酸菌等制剂），也建议应用心理治疗、催眠术、生物反馈疗法等心理和行为疗法，但总体上效果并不理想，不良反应较大，患者服药的依从性也较低，多数趋向于中医针灸治疗。大量的临床也证明，针灸对IBS有较好的治疗效果。

七、肠部病症的现代针灸学治疗原则与选穴处方

肠道接受交感神经和副交感神经的双重支配。如来自腹腔神经丛和肠系膜上神经丛的交感神经节后神经纤维和迷走神经的节前纤维，沿肠系膜分布至肠壁。交感神经兴奋使小肠蠕动减弱，血管收缩，迷走神经兴奋使肠蠕动和肠腺分泌增加。小肠的痛觉由内脏神经的传入纤维传导。肠部病变较为复杂，但现代针灸学治疗原则为调节肠运动和分泌功能，改善循环，促进吸收，减轻炎症，缓解疼痛等症状。

1.胸9～腰3交感神经节刺激点　肠的交感神经传出纤维呈节段性分布,小肠为胸9～10;升结肠、横结肠为胸11～腰1;降结肠、乙状结肠及直肠为腰1～3。因此,可选胸9～腰3的交感神经节刺激点,直接兴奋交感神经,抑制肠蠕动,降低平滑肌张力,减少分泌,使血管收缩。胸交感神经节刺激前文已述。腰交感神经节刺激点:棘突正中线,旁开6～7 cm处。

2.胸9～腰3节段内或节段外体表躯体神经刺激点　按肠传入神经的节段性来选择相关的躯体感觉神经分野,刺激躯体感觉神经,以通过与肠的感觉纤维在脊髓后角的汇集作用来影响胃的传入纤维功能(易化或抑制),反射性调节交感神经传出活动。肠的传入纤维的节段性分布规律,小肠及升结肠为胸10及腰1(或包括胸9);阑尾为右胸10～11(或包括胸8、9和腰1);降结肠及直肠为腰1～3。节段内刺激主要兴奋交感神经。节段内选穴也可通过躯体传入阻滞内脏传入信息而止痛。现代研究显示,在节段内选择腹部、背部刺激点可兴奋交感神经,而对胃肠运动起抑制作用。胸9～腰3节段外刺激点主要抑制交感神经,反射性兴奋副交感神经(包括迷走神经),可促进肠道蠕动和分泌。如选择胸背部胸8以上的刺激点,肢体远端(腰3以外的)刺激点,如足三里、上巨虚等。

国内外的研究发现,胃肠道运动可以由躯体刺激、针灸刺激引发抑制或易化,而且这种抑制和易化都依赖于刺激部位的节段。总体规律是,腹部针灸(包括机械)刺激通过Aδ和(或)C类纤维传入,在脊髓水平通过激活交感神经反射性抑制胃肠运动;来自下肢(包括上肢和胸部)的针灸刺激,通过无髓传入纤维经脊髓上中枢的整合反射性,经由副交感迷走神经传出纤维发挥促进胃肠运动和分泌。这提示在腹泻和便秘等牵扯到肠运动异常的特点不同的疾病治疗中,选穴部位应当有所区别。

3.骶2～4骶后孔刺激点及骶2～4皮节区刺激点　副交感低级中枢为脊髓的第2～4骶节,参与组成盆内脏神经,加入盆丛,支配结肠左曲以下的大肠和盆腔脏器,如直肠等,可促进肠蠕动和分泌。骶2～4皮节区刺激点可兴奋副交感神经。需要指出的是,直结肠的情况具有特殊性。现代研究发现,体表几乎找不到能够直接抑制直结肠运动的部位。从理论上讲,直结肠接受交感神经纤维的稀疏支配(来自胸12～腰3节前神经元,其功能是抑制肠蠕动,收缩肛门括约肌),但直接刺激腹下神经并不能观察到抑制结肠的作用。直肠接受骶髓骶2～4节段的盆神经支配,具有促进结肠蠕动作用。因此,如果从调节结肠运动角度来考虑治疗便秘,那么,可以说所有体表部位可能都具有一定的促进结肠运动(或者至少不会抑制结肠的运动),而起到治疗便秘的作用。由于结肠几乎不存在节段性交感神经的拮抗作用,故在骶段皮节(骶2～4节段)和下肢后部(骶2～3皮节区)选择刺激点以兴奋副交感神经,可产生最佳的治疗效果。

4.迷走神经刺激点　可选耳腔的迷走神经分支,反射性调节迷走神经传出纤维功能;可选颈部(左)迷走神经刺激点。兴奋迷走神经,可促进肠蠕动和分泌;另外也具有稳定情绪,缓解精神压力作用。对于腹型癫痫,迷走神经具有抑制皮质异常放电抗癫痫作用。炎性病症,迷走神经可通过胆碱能途径发挥抗炎作用。

5.肠牵涉痛的脊髓节段性分布区刺激点　肠牵涉痛发生的相关脊髓节段性分布规律,小肠为胸7～10、升结肠为胸5～腰2、横结肠为胸4～腰4、降结肠为腰1～4、直肠为骶1～4。因此,可选择相关的牵涉痛区域刺激点。初级传入神经的分支分布规律,可能是内脏牵涉痛发生的重要原因。另外,阑尾的牵涉痛发生的脊髓节段为胸10～腰1(或包括胸8～9),常在髂前上棘至脐孔直线中外1/3交界处有压痛。

同一脊神经节细胞分支可分别投射到躯体和内脏,如研究发现,大鼠的胸9、11起源的脊神经节细胞的周围突分支可分别分布至相应的躯体部肋间(左肋间神经)和腹腔部(肠,左腹腔节)。因此,也可选择胸9~11的肋间神经来反射性调节腹腔神经节活动。内脏疾患时,有时在头部可出现感觉过敏区或牵涉性痛,这可能是因为内脏痛觉经迷走神经传至孤束核,再扩散至三叉神经脊束核的缘故。因此,可选择头面部相关的敏感区或牵涉痛部位。另外,牵涉痛区域也可出现相关躯体的骨骼肌运动反应,表现为肌紧张、肌肉硬结和肌肉疼痛。

6. 肢体远端刺激点 依据弥漫性伤害抑制性控制理论可在肢体上任意部位选择刺激点,进行强刺激(应用兴奋细纤维的参数),以达到以痛制痛,主要用于肠绞痛及急性发作的腹痛症状,如常选择下肢的足三里、上巨虚、梁丘等。

7. 腹肌及激痛点 如腹直肌、腹内外斜肌。选择腹肌的目的是通过刺激腹肌运动,以对肠道形成挤压效应,缩小腹腔、增加腹压,反射性刺激肠运动,促进排便。应使用断续波,使腹肌出现明显的抽动运动。近年来研究显示,腹肌激痛点可引起肠腹的一些症状。

腹肌激痛点的活化与持续是一种继发于内脏疾病的内脏-躯体反应,使腹肌生成激痛点并使之持续的消化系内脏疾病包括胃溃疡、肠道寄生虫、痢疾、溃疡性结肠炎、憩室病、憩室炎和胆结石等;激痛点除引起腹部疼痛外,还能引起躯体内脏反应,包括喷射状呕吐、厌食、恶心、烧心、腹胀、嗳气、肠绞痛、腹泻等症状。

(1)下腹两侧部肌肉(下象限内腹斜肌)激痛点 小腹部两侧腹壁的表浅肌肉的激痛点,是造成慢性腹泻的原因之一。

(2)脐周腹直肌激痛点 腹直肌外缘的脐周,或脐下偏外 2.5 cm 处。该激痛点可引起腹部痉挛或腹绞痛;脐附近的腹直肌外侧激痛点,可能在腹部引发弥散式疼痛,并会因运动而加剧。

(3)右侧腹直肌外缘激痛点 位于髂前上棘与脐连线的中点,即麦氏点;或脐下 2 cm 旁开 2 cm (腹直肌肌腹上)。可引起与急性阑尾炎相似的腹痛,并向同一象限、整个腹部和右上象限传导疼痛;腹直肌内会出现可触摸的结节,并呈绳状,这与阑尾炎发作出现的板状腹不同。

(4)右下腹直肌激痛点 耻骨联合上缘旁开 1~2 cm(腹直肌肌腹内),可引起腹泻及类似憩室病。

8. 高位颈节(1~3)的脊神经感受野 发挥对内脏伤害性传入信息的过滤、调制和整合作用。

9. 精神性腹痛 可选暗示性刺激点。如臂丛神经、腓神经刺激点,要求有强烈的放电感,并给予语言暗示。

10. 星状神经节刺激点 整体性调节自主神经系统,具有调节神经、内分泌、抗炎等作用。

11. 面部三叉神经刺激点 可调节脑代谢,缓解精神压力、稳定情绪。另外,三叉神经与迷走神经在脑干内有会聚,可调节迷走神经活动。

● 推荐处方1(肠痉挛或急性腹痛)

主穴:远端——肢体异位刺激点(足三里或上巨虚)(依据弥漫性伤害抑制性控制理论,以痛制痛)

　　　　　颈1~3脊神经感觉纤维支配区域刺激点(头颈项部)(对内脏伤害性传入信息的过滤、调制和整合作用)

局部——脐周腹直肌激痛点(灭活激痛点,止痛)

配穴:精神性腹痛加臂丛神经、腓神经刺激点(起暗示作用)、耳迷走神经刺激点,稳定情绪,减轻精神紧张;腹型癫痫加耳迷走神经刺激点,抑制皮质异常放电。

操作:先刺肢体穴位,强刺激,或用电针刺激 C 纤维的参数。头颈部穴位常规针刺,亦可带电针。

● **推荐处方 2(肠梗阻、便秘)**

主穴:临近——骶 2~4 骶后孔或皮节刺激点(兴奋副交感神经,促进肠蠕动)

或胸 9~腰 2 节段区域外刺激点(兴奋副交感神经,促进肠蠕动)

远端——异节段远端刺激点(合谷、曲池、足三里、上巨虚)(反射性兴奋迷走神经,促进肠蠕动)

颈部迷走神经干(左)、耳腔迷走神经分支(兴奋迷走神经,促进肠蠕动)

操作:骶后孔刺激点,双侧髂后上棘做一连线,在连线上 1.5 cm 与正中线旁开 1.5~2 cm 相交处做一标记,为第 1 骶后孔,其下 2 cm 左右为第 2 骶后孔,依此类推确定第 3、第 4 骶后孔。骶部可带电针(2 Hz)。经皮穿刺出现落空感或异感,表明穿刺针刺进骶骨后孔,一般进针 2~3 cm 出现阻力消失后,用滞针法,再次获得异感即可。

● **推荐处方 3(肠梗阻、便秘)**

主穴:局部——腹直肌、腹内外斜肌刺激点(刺激腹肌运动,以对肠道形成挤压效应,促进排便)

操作:沿着腹直肌、腹内外斜肌肌腹上排刺,斜刺或横刺,电针采用断续波,以引起腹肌明显的收缩运动为度,20~30 min。

● **推荐处方 4(腹泻、痢疾)**

主穴:局部——胸 9~腰 2 节段内腹部刺激点(中脘、天枢、神阙)(反射性兴奋交感神经,抑制异常的肠蠕动)

腹斜肌、右下腹直肌激痛点(灭活激痛点,消除病源)

背部——胸 9~腰 2 交感神经节或节段内刺激点(刺激交感神经系统,抑制异常的肠蠕动,止泻)

颈部——星状神经节刺激点(调节自主神经系统功能,协调下丘脑功能,调节免疫抗炎)

耳部——迷走神经刺激点(通过胆碱能途径,整体抗炎)

操作:腰部交感神经节刺激,患者取针刺侧向上的侧卧位,确定相应针刺的棘突正中线,旁开 6~7 cm 作为刺激点,与皮肤呈 60°角,针朝脊柱中线方向进针,推进 3~4 cm,可能针尖触及腰 1 椎体横突,或推进 6~7 cm 针尖触及椎体外侧缘,不断调整进针深度和方向,使针尖触及到椎体前外侧的交感神经节附近,用滞针法寻找到异感即可。胸部交感神经节刺激方法参见冠心病内容。激痛点用滞针法。

● **推荐处方 5(阑尾炎)**

主穴:胸背部——胸 10~11 节段体表内刺激点(阻滞内脏感觉传入,止痛)

颈部——星状神经节刺激点(整体调节免疫、抗炎,改善循环)

耳部——迷走神经觉分支刺激点(通过胆碱能途径抗炎,促进括约肌舒张,止痛)

配穴:加右侧腹直肌外缘激痛点,灭活激痛点,止痛;加牵涉痛区刺激点,止痛;加异位远端刺激点(如阳陵泉、足三里等),弥漫性伤害抑制性调控机制,以痛制痛。

操作:疼痛较剧时,先刺远端穴,持续强刺激。激痛点用滞针法。

● **推荐处方 6（肠易激综合征—便秘型）**

主穴：局部——骶 2～4 骶后孔或皮节刺激点（促进副交感神经活动，促进肠蠕动）

胸 9～腰 2 节段外刺激点（上胸、背部）（抑制交感神经活动，促进肠蠕动）

远端——迷走神经刺激点（促进肠蠕动，稳定情绪、缓解精神紧张）

胸 9～腰 2 节段外刺激点（下肢如足三里、上巨虚）（抑制交感神经活动，促进肠蠕动）

面部——三叉神经刺激点（调节脑代谢，稳定情绪）

操作：常规操作。骶部刺激点可带电针（2 Hz）。

● **推荐处方 7（肠易激综合征—腹泻型）**

主穴：局部——胸 9～腰 2 交感神经节或节段内刺激点（腹背部）刺激点（兴奋交感神经活动，抑制肠蠕动，止泻）

腹斜肌、右下腹直肌激痛点（灭活激痛点，消除病源）

颈部——星状神经节刺激点（整体性调节自主神经活动，抗炎、稳定内环境）

耳部——迷走神经刺激点（稳定情绪，整体性抗炎）

面部——三叉神经刺激点（调节脑代谢，稳定情绪）

操作：腹部穴位可带电针（2 Hz），激痛点用滞针法。

第三节　胆囊病症

胆道系统是消化系统的重要组成部分，具有分泌、储存、浓缩与输送胆汁的功能，对胆汁排放入十二指肠起着重要的调节作用。胆囊贴连于肝的胆囊窝内，呈梨形，其游离面皆被有腹膜，可分为底、体、颈三部；胆囊底是钝圆的盲端，突向前下方，越过肝前缘，一般在右腹直肌外侧缘与右肋弓相交处与腹前壁相贴，此处为胆囊的投射点，胆囊炎时可有明显压痛。肝内的胆管，逐渐汇合为左右肝管出肝门，在肝门附近左右肝管合成肝总管，肝总管下行与胆囊管汇合，构成胆总管。胆总管在十二指肠降部和胰头之间与胰管相遇，共同斜穿十二指肠降部的后内侧壁，在肠壁内两管合并，形成乏特氏壶腹，开口于十二指肠乳头。在胆总管、胰管的末端，以及乏特氏壶腹壁内，皆有增厚的环行平滑肌，叫奥迪括约肌。平时奥迪括约肌收缩，胆囊舒张，肝细胞所分泌的胆汁，经肝管至肝总管，再经胆囊管入胆囊内储存和浓缩，进食时胆囊收缩，括约肌放松，浓缩的胆汁，经胆囊管、胆总管流入十二指肠，对食物进行消化。临床上胆囊可发生多种疾病，本节主要讨论胆囊炎和胆石症。

一、胆囊炎

【概述】

急性胆囊炎是指胆囊的急性炎症性病变，大多伴有右上腹部绞痛、肌紧张、发热和白细胞计数增多。多为胆囊结石长期存在或胆囊结石嵌顿于胆囊颈部引发的继发性病变，发生胆囊炎后又能促进结石的形成和增多，两者有密切的互为因果的关系。急性胆囊炎又分为急性结石性胆囊炎和急性非结石性胆囊炎，急性结石性胆囊炎以女性多见，50 岁前为男性的 3 倍，50 岁以后为 1.5 倍；急性非结石性胆囊炎多见于男性、老年患者；急性胆囊炎发病年龄以 31～50 岁为最多。慢性胆囊炎的病情呈慢性经过,临床上有反复急性发作的特点,除早期患者之外,凡有胆结石的胆囊都可有慢性炎症。慢性胆囊炎是用来描述两类患者的,一类是长期有轻度症状的患者,另一类为反复发作胆绞痛的患者。慢性胆囊炎病例远多于急性胆囊炎,是一种常见病、多发病,女性多于男性,发病年龄以 35～50 岁多见,病史可达 10 余年或更长。

本病属中医学"胁痛""胆胀"范畴。中医学认为,情志不舒,肝气郁滞;湿热毒邪犯肝胆;饮食不节,脾失健运,湿热中阻,气病及血,血瘀不化;久病伤阴,肝阴不足均可影响肝之疏泄功能,以致胆汁郁滞,胆腑不通,失其通降盛泄,胆腑功能失常而发生本病。

【临床诊断】

1. 急性胆囊炎

(1) 症状 ① 腹痛,急性起病,疼痛呈绞痛,始于左上腹或上腹部,然后转移至右上腹,并逐渐加重,夜间发作常见,饱餐、进食肥腻食物常诱发发作,可随体位改变或呼吸运动而加剧。此外,疼痛可以放射至右肩部和右肩胛下部。② 恶心、呕吐,多数患者有此症状,呕吐常发生于疼痛之后。③ 畏寒发热,轻症患者可有畏寒和低热,重症患者胆囊化脓、坏疽,并发胆管炎或腹膜炎而出现寒战和高热。④ 黄疸,约 20％的患者可出现黄疸,但黄疸通常较轻微。

(2) 腹部体征 ① 右上腹及中上腹部有肌紧张和压痛;② 墨菲征阳性;③ 1/4～1/3 的患者于右上腹部可扪及肿大的胆囊,初次发作者胆囊常较容易触及,而反复发作者则较难触及。

(3) 实验室检查 ① 白细胞计数升高,达(10～15)×10⁹/L,中性粒细胞升高大于 80％;坏疽性胆囊炎及穿孔时,则白细胞计数可大于 20×10⁹/L。② 肝功能异常,部分患者的血清胆红素升高,丙氨酸氨基转移酶(ALT)、碱性磷酸酶(ALP)及 γ-谷氨酰转移酶(GGT)升高。

(4) 超声显像 ① 早期可见胆囊增大,囊壁增厚,当胆囊横径大于 5 cm 或胆囊壁厚度≥3.5 mm 时,均具有诊断意义。还可以见到胆囊壁的两种回声,亦称为"双边征"。② 中期除以上表现外还可出现胆囊腔内雾状、点状回声或粗大斑块状强回声。③ 晚期表现为胆囊异常瘀滞、扩大、囊腔壁变薄和胆囊周围炎。如同时伴有胆囊结石,则可见结石相应的声像图表现。

2. 慢性胆囊炎

(1) 症状 临床表现常不典型,多数患者有胆绞痛病史。多数患者有反复发作的右上腹部钝痛、隐痛或不适感,并可向腹部其他区域放射,或放射至肩部和腰部。有厌油、食欲不振、餐后上腹部饱胀感、嗳气、泛酸、烧心、恶心或呕吐等症状。

(2) 体征 慢性胆囊炎常无明显阳性体征;部分病例胆囊区可有轻压痛和叩击痛,但无反跳痛。急性发作时右上腹有肌紧张和明显压痛。

(3) 实验室检查 ① 白细胞计数,慢性胆囊炎时白细胞计数常无改变,但如果急性发作时则可出现白细胞计数升高,中性粒细胞升高大于 80％;② 肝功能异常,如存在胆管梗阻或胆管结石者,可出现胆红素增高、ALT 轻度升高等;③ 胆汁检查,可经胃镜逆行胰胆管造影(ERCP)或十二指肠插管引流胆汁进行胆汁检查,如"B"胆汁(即胆囊胆汁)颜色变浅,发现有较多脓细胞、胆固醇或胆红素钙沉淀,胆汁细菌培养或寄生虫检查阳性等对诊断均有帮助。

(4) 影像学检查 ① 超声检查:声像图上可见胆囊壁显著增厚且呈强回声,胆囊萎缩变形,有时腔内充满结石而轮廓不清。② 口服胆囊造影:如果临床症状高度怀疑胆囊结石而超声检查阴性时,可采用口服胆囊造影检查,约75%的病例第1次口服胆囊造影即可显影。如第1次不显影,在排除了肠道或肝脏排泄造影剂方面的因素外,患者可再次口服造影剂并行第2次重复X线检查,约2/3首次不显影者胆囊即可显影。③ CT和MRI检查:CT检查可发现胆囊内泥沙样结石,并了解胆囊大小及胆囊壁厚薄等;MRI对诊断慢性胆囊炎亦有重要价值,其准确率较CT为高。④ 内镜逆行胰胆管造影(ERCP):通过内镜下直接注射造影剂经胆总管、胆囊管至胆囊内可发现胆囊结石、胆囊影淡薄或不显影、胆囊阴影缩小或浓缩功能不佳等征象,均提示有慢性胆囊炎的可能。ERCP对胆囊或胆管中的小结石诊断具有较高价值。⑤ 腹腔镜检查:腹腔镜检查可见胆囊欠光滑、透亮和天蓝色的外观变成灰白色,且胆囊缩小并发生明显的粘连和胆囊变形,均提示慢性胆囊炎。

【治疗原则及选穴处方】

经典针灸学以疏肝利胆、行气止痛为基本治疗原则。根据肝主疏泄;肝与胆相表里;脾主运化水湿;阳明为多血多气之经等理论进行选穴。具体选穴原则如下:

1. 辨经选穴　根据"经脉所过,主治所及"规律,本病位在胆,肝胆相表里,可选胆经日月、阳陵泉、胆囊穴、丘墟、足窍阴、足临泣;选肝经期门、章门、太冲、行间、中封、曲泉以疏肝利胆。另外,根据同气相求理论,可选少阳经支沟、外关等。

2. 局部选穴　可选局部阿是穴、期门、日月、章门;可在临近选背部肝俞、胆俞、膈俞、至阳等。胆囊炎患者背部最明显压痛点在右侧胸6、7、8华佗夹脊穴处,尤以胸7夹脊穴为多见,可选胸部夹脊穴。

3. 辨证选穴　肝胆气滞选膻中、期门、肝俞、胆俞、太冲、内关;肝胆湿热选肝俞、胆俞、曲池、阴陵泉、中极、水道、侠溪、行间;肝胆瘀滞选肝俞、胆俞、膈俞、血海、支沟、阳陵泉、太冲;热毒炽盛选大椎、曲池、委中、行间、侠溪;肝郁脾虚选期门、太冲、阴陵泉、三阴交、足三里。

● 推荐处方1

治法:疏肝利胆,理气止痛。

主穴:局部——阿是穴、日月(理气止痛)

　　　远端——阳陵泉、太冲(疏肝利胆,缓急止痛)

　　　支沟、足三里(行气活血)

配穴:肝胆气滞加膻中、期门、肝俞、胆俞;肝胆湿热加胆俞、曲池、阴陵泉、中极、侠溪、行间;肝胆瘀滞加肝俞、胆俞、膈俞、血海;热毒炽盛加大椎、曲池、委中、行间、侠溪;肝郁脾虚加期门、阴陵泉、三阴交、足三里。

操作:疼痛发作较重时,先刺远端阳陵泉,行强刺激泻法1～3 min,使针感向下或向上传导。余穴常规操作。

● 推荐处方2

治法:疏肝利胆,理气止痛。

主穴:局部——阿是穴、期门(疏肝理气)

　　　临近——胆俞、肝俞(疏泄肝胆)

　　　远端——支沟、太冲(理气止痛)

配穴：急性胆囊炎加内关、曲池、足临泣；慢性胆囊炎加足三里、丘墟、三阴交。

操作：疼痛发作较重时，先刺远端穴位，余穴常规操作。

【疗效评估方法】

1. 视觉模拟量表　可用于胆囊炎的疼痛症状缓解评估，参见头痛。

2. 综合评估　以临床症状、实验室检查及影像学检查综合评估。

（1）以治愈率来评估　① 急性胆囊炎治愈标准：体温正常、粒细胞计数及分类正常；无右上腹部疼痛、无放射痛，胆囊无肿大，墨菲征阴性；B超检查肿大的胆囊缩小，胆囊壁水肿消失，胆囊颈部梗阻或胆囊管梗阻缓解。② 慢性胆囊炎治愈标准：右上腹或上腹部疼痛消失，消化不良症状消失或减轻，无急性胆囊炎再发作。实验室检查显示，粒细胞、肝功能检查正常。影像学检查显示，胆囊壁增厚好转。

（2）以B超判定　① 痊愈：胆囊或胆囊管壁的壁厚、毛糙、透声3项均恢复正常；② 显效：以上3项中的2项改善；③ 有效：以上3项中的1项改善；④ 无效：以上3项均无改善。

（3）以症状、体征及B超检查结果综合评估　① 痊愈：经过1～3个疗程（10天为1个疗程）治疗后，症状和体征消失，复查B超胆汁淤积现象消失，随访6个月内无复发；② 有效：经过1～3个疗程治疗后，症状和体征明显减轻，复查B超胆汁淤积现象减轻，或已缓解病例6个月内复发；③ 无效：3个疗程治疗后，症状和体征无缓解，复查B超无变化。

【针灸疗效分析】

1. 针灸疗效现状　目前针灸临床证据显示，针灸治疗胆囊炎（以慢性胆囊炎为主）有较好疗效。针灸治疗胆囊炎主要以临床症状（疼痛等）、体征、体温及血象和B超胆囊影像为疗效评价指标。针灸可明显改善症状和体征等指征，总有效率在90％以上，治愈率为35.0％～87.8％。但总体上缺乏高质量的临床证据。

2. 影响针灸疗效的因素　① 病因：胆囊炎的病因主要有在胆结石基础上引起的梗阻、胆汁瘀积而发生炎症；也有胆道蛔虫侵入胆囊引起感染；另外，胆囊功能异常，排空障碍，胆汁瘀积可成为胆囊炎发生的基础。相比较而言，针灸治疗因胆囊功能异常而引起的胆囊炎疗效最好；对另外2种胆囊炎有一定的止痛效果，但疗效不及前者。急性胆囊炎与慢性胆囊炎相比较，针灸治疗急性胆囊炎疗效优于慢性胆囊炎。在急性胆囊炎中以治疗症状轻微的急性单纯性胆囊炎疗效最好，重症者如急性化脓性或坏死性胆囊炎、胆囊穿孔等均需及时手术治疗，非针灸治疗所能及。② 腧穴选择与刺法：有学者对胆囊形态学观察发现，针刺选穴对胆囊炎症反应减轻的程度依次为足三里组＞阳陵泉组＞丘墟组＞日月组。有学者治疗气滞型慢性胆囊炎选腹部梁门及腹哀，认为针感愈强往往预示着疗效愈好。

3. 针灸治疗潜在的可能机制　胆囊炎多由细菌及病毒的感染、胆管梗阻或胰液向胆道反流等理化因素引起胆囊炎症性病变、胆汁引流不畅、浓缩的胆汁刺激胆囊黏膜而引起疼痛等症。针刺治疗本病的环节和机制可概括为：① 促进胆囊收缩。针刺可促进胆囊收缩、排空，降低胆囊内压力，降低奥狄括约肌张力，促进胆总管内径扩张，防止胆汁及炎性产物的淤滞，减少细菌感染及结石的形成，增加炎性产物及结石的排出。针刺影响胆囊功能可能是通过神经、内分泌调节而发挥作用，从而松弛胆囊平滑肌。② 止痛作用。针刺除解除奥迪括约肌的痉挛、调节胆囊收缩功能外，还有一定的镇痛作用。针刺镇痛开始于穴位深部感受器的兴奋,针刺信号沿一定的外周路径和中枢路径逐步传导至脑的高级部位,从而产生镇痛效应。另外,针灸还通过提高痛阈,促进机体释放内源性镇痛物质而发挥镇痛作用。③ 调节免疫抗炎。针刺可调节机体免疫功能,有利于胆囊炎症的缓解和消除。

【预后】

胆囊炎复发率高,但复发后经过治疗后可得到一定的控制。慢性胆囊炎的治疗可以概括为反复的缓解→发作→缓解的过程,有的患者从治疗开始到最后疼痛彻底缓解甚至需要 2 年的时间。慢性胆囊炎的治疗必须长期坚持,长时间治疗是治愈该病的关键。通过治疗,复发疼痛强度会逐渐减弱,每次疼痛发作持续时间缩短,发作间隔会逐渐延长。同时避免不良的生活习惯,减少烟酒刺激,稳定情绪,纠正胆道运动功能障碍和及时抗菌消炎,可协助治愈本病,预后良好。急性胆囊炎单纯性保守治疗即可痊愈,但对于急性化脓性或坏死性胆囊炎、胆囊穿孔等均须及时手术治疗。

二、胆石症

【概述】

胆石症是指胆道系统(主要包括胆囊和胆管)的任何部位发生结石的疾病,包括胆囊结石、胆总管结石、肝内胆管结石,是一种发病原因复杂、治疗困难的疾病。胆囊结石形成主要由胆汁淤滞、细菌感染和胆汁化学成分改变等三方面因素,内在联系、互相影响、互为因果而致。临床表现与结石大小、位置、有无梗阻及感染有关,发作时主要表现为右上腹不适或疼痛、腹胀、嗳气等。随着人民生活水平的提高,我国胆囊结石的发病率逐渐增加,而原发性胆管结石的发病率逐渐下降。胆囊结石主要见于成年人,发病率在 40 岁后随年龄增长而升高,女性多于男性。我国经济发达城市及西北地区的胆囊结石发病率相对较高,可能与饮食习惯有关。研究认为,过度油腻饮食或长期素食均会引发结石,有学者将胆石病相关危险因素总结为"5F",即女性、肥胖、中年、多产妇、家族史。

本病属中医学"胁痛""黄疸""心下痛""胆胀""结胸"等范畴。一般认为,多因嗜食肥甘,湿浊热邪、虫毒等蕴聚于胆,胆汁瘀积,邪毒凝结而成沙石。湿热煎熬胆汁,胆汁浓缩,凝成沙石。沙石留滞胆道,致使胆络失和,少阳枢机不利,胆汁瘀积和加重脾胃运化功能障碍,湿热易于外侵或内生,形成恶性循环,故病情反复发作,缠绵难愈。

【临床诊断】

1. **症状** 常有反复发作的右上腹部疼痛,重者表现为绞痛,疼痛可因进食而加重。疼痛常放射至背部中央或右肩胛部,疼痛发作间歇期可为数周、数月或数年,伴有嗳气、腹胀、餐后饱胀及早饱、烧心等症状。胆囊结石并发急性胆囊炎时可有畏寒、发热、黄疸等症状。

2. **体征** 部分胆囊结石患者右上腹部可有压痛,并可触及肿大的胆囊,墨菲征阳性。

3. **实验室检查** ① 胆红素代谢,胆管梗阻时,血清总胆红素增高,其中主要是结合胆红素增高。尿胆红素常显著增加,而尿胆原则减少或消失。② 血清酶学异常,发生胆道梗死时,碱性磷酸酶(ALP)和 γ-谷氨酰转移酶(GGT)常增高,丙氨酸氨基转移酶(ALT)呈轻至中度增高。③ 凝血酶原时间(PT)测定,胆管梗阻时,凝血酶原时间延长,应用维生素 K 后,则又恢复正常。④ 血清铁和铜含量,胆管梗阻时,血清铜增加。铁/铜比值小于 0.5。⑤ 十二指肠引流液检查,当十二指肠插管成功或内镜逆行胰胆管造影(ERCP)后,应用胆囊收缩素(CCK)刺激胆囊收缩再收集富含胆汁的十二指肠液,显微镜下发现胆固醇结晶和(或)胆红素钙盐颗粒对诊断有重要帮助。

4. 影像学检查

(1) X 线平片、口服胆囊造影和静脉胆道造影　只有含钙的混合性结石才能在 X 线腹部平片上显影,可呈现多边或圆形钙环线影。口服胆囊造影可了解胆囊的大小、形状及其收缩功能,也可了解胆囊内和肝外胆管有无结石。静脉胆道造影主要用于诊断胆管疾病、口服胆囊造影失败者或胆囊已切除者,可了解肝胆管、胆总管有无结石及梗阻、有无各级胆管扩张及其程度等。

(2) B 超检查　结石表现为团状或斑块状强回声,其后方常伴有声影。如结石阻塞胆管,可发现阻塞部位远端的胆管和肝内胆管扩张。位于胆总管下端的结石常因受胃肠道气体的干扰而难以显示。B 超检查是胆石症的首选检查手段,尤其胆囊结石,其诊断准确率接近 100%。

(3) 内镜逆行胰胆管造影(ERCP)　可使整个胆管系统及胆囊充分显示,结石可表现为圆形、椭圆形或不规则形等,如果结石位于胆管内,则结石上方胆管可见增粗及扩张。若胆管狭窄、梗阻严重,则仅能显示梗阻以下的胆管。

(4) 经皮肝穿刺胆道造影(PTC)　可用于肝内胆管明显扩张者;PTC 能清楚地显示肝内外整个胆道系统,对肝内胆管结石及肝外胆管结石的定位、胆管有无梗阻的判断均有重要的诊断价值。

(5) CT 及 MRI 检查　CT 诊断胆石的准确率达 80%～90%。平扫即可显示肝内胆管、肝总管、胆总管及胆囊内含钙量高的结石,增强后则可显示胆色素性结石和混合性结石,亦能显示胆囊内泥沙样结石。MRI 诊断胆石及胆道梗阻的图像与 CT 图像基本相同。

【治疗原则及选穴处方】

经典针灸学以疏肝理气,利胆排石为基本治疗原则。当出现胆绞痛时以行气止痛为要。根据肝主疏泄;肝与胆相表里;脾主运化水湿等理论进行选穴。选穴的基本原则如下:

1. 局部选穴　根据"腧穴所在,主治所在"规律选穴。胸胁部选期门、日月、章门、京门、巨阙、不容;背部选肝俞、胆俞、膈俞等。

2. 辨经选穴　根据"经脉所过,主治所及"原则选穴。本病病位在胆,肝胆相表里,因此可选胆经阳陵泉、丘墟,肝经太冲、行间、中封等。另外,奇穴胆囊位于胆经上,是治疗胆囊病的经验效穴。

3. 辨证选穴　肝胆气滞选期门、膻中、内关、支沟、太冲等;肝胆湿热选曲池、阴陵泉、中极、行间、侠溪;热毒郁肝选大椎、委中、行间、内庭、耳尖等;肝郁脾虚选脾俞、足三里、三阴交、太白、太冲等;肝胆瘀滞选肝俞、胆俞、膈俞、血海、阳陵泉等;肝肾阴虚选肝俞、肾俞、太溪、三阴交等。口苦、纳差、呕恶选中脘、内关、足三里;目黄、身黄、尿黄选至阳、三阴交、阴陵泉。

4. 可用耳穴　选神门、交感、胆囊、胰、十二指肠、脾、肝等。毫针刺激或压丸。

● 推荐处方

治法:疏肝理气,利胆排石。

主穴:局部——日月、期门、胆俞(疏肝利胆)

　　　远端——阳陵泉、丘墟(利胆排石)

　　　　　太冲(疏肝理气)

配穴：肝胆气滞加膻中、内关、支沟；肝胆湿热加曲池、阴陵泉、侠溪；热毒郁肝加大椎、行间、耳尖；肝郁脾虚加脾俞、足三里、三阴交；肝胆瘀滞加肝俞、膈俞、血海。

操作：日月、期门沿肋间隙由内向外斜刺，不可直刺、深刺，以免伤及内脏。其余腧穴常规操作。胆石症发作期每日治疗2次。

【疗效评估方法】

1. 视觉模拟量表　可用于胆石症的疼痛症状缓解评估，参见头痛。

2. 临床症状、实验室检查和影像学检查综合评价

(1) 方法1　① 治愈：腹痛、消化不良、发热、黄疸等症状消失；实验室相关检查，如胆红素代谢、血清酶学检查的结果恢复正常；影像学检查证实结石消失。② 好转：症状及实验室检查结果好转，影像学检查证实结石大部分排出。③ 无效：症状及相关检查无明显变化。

(2) 方法2　① 痊愈：临床症状消失，B超显示胆石消失；② 显效：临床症状基本消失，B超显示胆石减少或缩小；③ 有效：临床症状改善，B超显示胆石减少或缩小；④ 无效：临床症状未见改善，B超显示胆石无变化。

【针灸疗效分析】

1. 针灸疗效现状　临床证据显示，针灸治疗胆石症可促进排石、缓解症状。针灸治疗胆石症主要以临床症状、体征及B超检测等为疗效评价指标。据文献报道，针灸的总有效率在90%以上，治愈率为35%～50%。但总体上仍缺乏高质量的临床证据。

2. 影响针灸疗效的因素　① 结石的种类：胆石的种类分为3种，以胆固醇为主的胆固醇结石，质硬、表面光滑；以胆红素为主的胆红素结石，质软、易碎，有的似软泥一团，有的呈沙粒状，大小不等；由胆固醇、胆红素和钙盐等混合形成的混合性结石。相对而言，针灸排石的疗效胆红素结石优于胆固醇结石，胆红素结石又以泥沙样结石疗效更好。② 结石的部位和大小：胆石的分布为3种，胆囊结石、胆总管结石、肝内胆管结石。从解剖部位上看，胆总管的结石最易排出，其次是肝内胆管，再次是胆囊内结石；从3个部位的结石形成实质看，胆囊结石多为胆固醇结石或以胆固醇为主的混合结石，主要由于胆汁代谢异常、胆固醇过饱和而析出结晶所致；而胆总管、肝内胆管结石是胆红素结石。针灸治疗胆石症的疗效依次为胆总管结石、肝内胆管结石和胆囊内结石。结石的大小也关系着针刺治疗的成功与否，针刺治疗胆石症一般以直径在1cm左右为佳，如果结石直径超过2cm则应采取手术治疗。针灸排石的适应证为肝内、外胆管泥沙样结石，或较小的石块直径在1cm左右。③ 年龄及病程：针灸治疗胆石症的疗效以青壮年患者排石较老年患者排石为快。病程短者结石排出率较高，病程较长，患者结石排出率较低，针刺疗效有较明显差异。④ 合并症：合并胆囊炎、高脂蛋白血症、糖尿病等患者，疗效不及单纯性胆石症，而且前者疗程需要延长，但一般临床症状也可在短期（一般3～5次）内获得明显改善。⑤ 电针刺激参数：有学者研究认为，合理选择电针参数的组合，对提高针灸疗效有重要意义。前20min电针给予100Hz的电脉冲刺激，以消炎利胆，促进胆汁分泌。再给予600Hz的电脉冲刺激20min，刺激强、频率快，可产生抑制作用，使胆囊舒张，奥迪括约肌收缩，使结石松动、解体，有利于排石。后20min再给予100Hz低频电脉冲刺激，以加强胆囊收缩及使奥迪括约肌开

放,使胆汁节律性通过,胆总管也规律性收缩,从而实现排石目的。

3. 针灸治疗潜在的可能机制 ① 调节胆囊运动,促进排石:针刺可促进胆囊收缩、排空,降低胆囊内压力,降低奥迪括约肌张力,防止胆汁及炎性产物的淤积,减弱细菌感染及结石的形成,增加炎性产物及结石的排出。胆囊的收缩与排空主要受交感和迷走神经的支配。针刺可使自主神经系统兴奋,并通过支配内脏的传出神经直接使胆囊收缩,奥狄括约肌舒张的同时,迷走神经兴奋还可通过释放乙酰胆碱,作用于肝细胞而增加胆汁分泌,进而引起胆囊收缩,促进结石排出。② 干预结石的形成:有研究认为,针刺不但可促进排石,也能对结石的形成起到预防和抑制作用。针刺可降低血浆胆固醇含量,增加胆酸的分泌和抑制胆管内胆固醇的结晶化。

【预后】

胆结石一般不易发现,只有当胆石嵌顿出现胆绞痛时才被发现。大部分胆石症通过保守治疗可缓解症状。如果胆石嵌顿急性绞痛持续不解,而且出现发热、黄疸等症状者,应该立即采取手术治疗。胆结石的预后取决于病程的长短及黄疸的程度和持续时间。一般结石直径在1cm左右者,应尽可能采取保守疗效。手术后也可应用针灸或中药进行疏肝利胆的治疗,以促进残留结石排出胆道。患者饮食应清淡,少进油腻食物。

三、胆囊病症的现代针灸学治疗原则与选穴处方

现代针灸学治疗胆囊疾病,以调节胆囊运动和分泌功能,止痛缓解症状为基本治疗原则,以选择胆囊相关的神经节段区域、肢体远端穴位等为基本方法。腹腔神经丛分出的交感神经和迷走神经沿肝动脉分支经肝丛分布于胆囊及肝外胆管。此外,尚有来自膈神经的纤维借膈神经丛与腹腔神经丛的交通支经肝丛分布于胆囊,这也正是胆囊疾病出现右肩背牵涉痛的原因所在。

1. 胸7~9交感神经节刺激点或节段内刺激点 胆囊交感神经传出纤维的节段性支配为胸7~9;内脏传入纤维的节段为胸7或胸8~11。因此,可选择这些刺激点,直接刺激支配胆囊的交感神经活动或通过躯体-内脏反射兴奋交感神经活动,抑制胆囊收缩和分泌。

2. 胸7~9节段外刺激点 可抑制交感活动,促进副交感神经活动,促进胆囊收缩和分泌。

3. 迷走神经刺激点 迷走神经对消化间期的胆囊及奥迪括约肌间的协调运动具有重要调节作用,可使胆囊收缩,奥迪括约肌舒张,促进胆汁分泌。另外,迷走神经可通过胆碱能途径发挥整体性抗炎作用。

4. 胆囊的牵涉痛区域或压痛区刺激点或激痛点或右膈神经刺激点 胆囊的牵涉痛区域相关脊髓节段为胸7~10,胆囊炎患者背部最明显压痛点常在右侧胸6、7、8棘突旁,尤以胸7旁多见。也有沿膈神经至颈3,颈4(胆囊炎症时可刺激到右膈神经,而右膈神经与分布于右肩部的锁骨上神经在脊髓属于同节段即颈3~4,故胆囊炎时可出现右肩部牵涉痛)。因此,胆囊炎、胆结石症发作时,可在右肩胛部、下背部出现牵涉痛。胆囊底的体表投影位于右腹直肌外侧缘或右锁骨中线与右肋弓相交处(与腹前壁相贴),此处即为胆囊的投射点,胆囊炎时可有明显压痛。因此,临床上可选这些牵涉痛区或压痛点,以及右侧膈神经刺激点或颈3~4区刺激点。临床研究发现,腹部右上象限内腹斜肌(位于第6肋的肋尖下缘,也可能位于靠近耻骨处)和腹直肌外缘刺激点,常引起类似于胆囊炎的腹痛。因此,在

胆囊炎患者中可在这些部位形成激痛点。

5. 高位颈髓（颈1~3）的感觉支配区域　在后头颈部，对内脏伤害性信息进行整合、过滤和调制。

6. 胆囊穴　我国学者在临床上发现的一个治疗胆囊疾病的穴位，见于《中华外科杂志》[1959，(8)：743]。定位在阳陵泉下1寸左右之压痛点处，也有人认为在阳陵泉下2寸处，可以临床试用。

7. 星状神经节刺激点　可协调自主神经系统，调节免疫、内分泌。

8. 肢体远端刺激点　按照弥漫性伤害抑制性控制机制，在胆囊急性绞痛时，可选肢体远端任何部位刺激点，以痛制痛，如上肢合谷，下肢阳陵泉、胆囊穴等。

● **推荐处方1**（胆绞痛发作时）

主穴：远端——胆囊穴（依据弥漫性伤害抑制性调控机制，以痛制痛）

　　　　颈1~3脊神经感觉纤维分野（后头、颈项部、右肩胛部）（对内脏伤害性传入信息进行调制）

　　　临近——胸7~11交感神经节或节段内刺激点（兴奋交感神经，松弛胆囊，解痉止痛；阻滞伤害性信息上传，止痛）

操作：先选远端胆囊穴，强刺激，或用电针兴奋细纤维的参数。

● **推荐处方2**（慢性胆囊炎或急性胆囊炎缓解期）

主穴：局部——胆囊腹部投射点（反射性调节胆囊功能）

　　　　腹斜肌和腹直肌外缘激痛点（灭活激痛点）

　　　远端——胸7~9节段外刺激点（抑制交感活动，促进副交感神经活动，促进胆囊收缩和分泌）

　　　　右肩胛牵涉痛区（反射性调节胆囊功能）

　　　　星状神经节刺激点（协调自主神经系统功能、调节免疫、抗炎）

　　　　颈部迷走神经干、耳腔迷走神经分支刺激点（调节迷走神经系统、促进胆囊运动，协调自主神经系统功能、抗炎）

操作：激痛点用滞针法。胸7~9节段外刺激点可用电针（2 Hz）。

● **推荐处方3**（胆石症缓解期）

主穴：远端——颈迷走神经干、耳腔迷走神经分支刺激点（促进胆囊收缩运动，括约肌舒张，胆汁分泌，促进排石）

　　　　节段外远端刺激点（胆囊穴）（反射性抑制交感活动，促进副交感活动，调节胆囊运动，促进排石）

操作：常规操作。

第九章　泌尿生殖系统病症

第一节　月经相关病症

正常月经的发生是基于排卵后黄体生命期结束，雌激素和孕激素撤退，使子宫内膜功能层皱缩坏死而脱落出血。正常月经的周期、持续时间和血量，表现为明显的规律性和自限性。当机体受内部和外界各种因素，诸如精神紧张、营养不良、代谢紊乱、慢性疾病、环境及气候骤变、饮食紊乱、过度运动、酗酒以及其他药物等影响时，可通过大脑皮质和中枢神经系统，引起下丘脑-垂体-卵巢轴功能调节或靶细胞效应异常而导致月经失调。因此，女性与月经相关的疾病是妇科临床最常见的病症。本节主要讨论月经不调、功能失调性子宫出血、痛经、闭经、经前期综合征及围绝经期综合征。

一、月经不调

【概述】

月经不调是妇科最常见的症状，在中医妇科学中月经不调的含义有广义与狭义之分。广义的月经不调泛指一切月经病；狭义的月经不调仅指月经的周期、经色、经量、经质出现异常改变，并伴有其他症状。西医学没有将月经不调独立列为一类病而讨论，认为月经不调仅是一种症状，见于各种妇科病中，尤其是功能失调性子宫出血。由于中医学对月经不调的分类和病机认识有一定特点，因此，本节仍然将月经不调单独列出以体现中医学的总体认识与治疗。

月经受垂体前叶素和卵巢内分泌激素的调节，随卵巢的周期性变化，子宫内膜周期性脱落及出血，因此，若丘脑下部-垂体-卵巢轴三者之间的动态关系失去平衡，功能异常，则可导致月经不调。国外研究显示，初潮后需要长达 2 年才能形成成熟的下丘脑-垂体-性腺（HPG）轴，故而月经不调在前 2 年很常见，在头一年内，75％的女孩的周期在 21～45 天，到第五个妇科年，90％的女孩会有规律的月经周期，其中 75％的女性为有排卵周期。本病的患病率从 5％到 35.6％不等，取决于年龄、职业和居住国。韩国的调查发现，家庭收入高和教育水平较低的女性月经不调的患病率较高，从事服务业、销售业的职业女性和体力劳动者，以及临时工和夜间工作者月经不调的患病率最高，学生出现短期月经不调的患病率很高。吸烟，肥胖和压力与月经不调显著相关。国内调查显示，由于人们生活压力的增加和饮食的不规律导致女性月经不调的发生率显著上升，每年各大医院妇科疾病中，治疗月经不调的患者高达 80％。2009 年全国 5 个省份育龄女性的调查研究显示，已婚育龄女性月经不调比例为17.6％。有研究提示，昆明市 30～40 岁计划妊娠女性月经不调患病率为 31.55％。

中医学将月经不调作为一个病症，主要指月经的周期异常（月经先期、月经后期、月经先后无定期）、月经量异常（月经过多、月经过少）、月经间期异常（经期延长）；认为月经不调主因是脏腑功能失调，气血不和，损伤冲任二脉。月经先期是由气虚不固或热扰冲任，血海不宁，导致月经周期提前 7 日以上，甚或半月余一行的月经病，又称经早；月经后期是由营血亏损、阳虚、寒凝、气滞、冲任不畅导致月经延后 7 日以上而至，甚或 40～50 日一行的月经病，又称经迟；月经先后无定期是由肝郁肾虚，气血失调导致血海蓄溢失常，出现月经周期提前或延后 7 日以上而至的月经病，又称经乱；月经过多是由气虚、血热使冲任不固,或因瘀血内阻,血不归经,致月经量较正常明显增多而周期基本正常的月经病;月经过少是由精血衰少,血海不盈,或痰阻瘀滞,血行不畅,致使经期虽准,但经量较正常明显减少,或经期不足 2 日且经量少的月经病;经期延长是阴虚内热、瘀阻冲任、血不归经使经期虽基本正常,但行经时间超过 7 日,甚至淋漓半月方净的月经病。

【临床诊断】

1. 月经先期(经早) ① 月经周期提前 7～10 天,经期正常,连续 2 个月经周期以上,可伴有月经过多;② 月经周期提前半月,应与经间期出血及青春期、更年期月经先期相鉴别。

2. 月经后期(经迟) ① 月经周期错后 1 周以上,甚至 3～5 个月一行,经期正常,连续 2 个月经周期以上;② 育龄女性周期延后,应与妊娠及青春期、更年期月经后期相鉴别;③ 妇科检查、B 超或气腹造影,以排除子宫及卵巢器质性疾病。

3. 月经先后无定期(经乱) ① 月经周期提前 7～10 天或错后 7～14 天,经期正常,连续 3 个周期以上;② 月经周期紊乱应与青春期、更年期月经紊乱相鉴别;③ 妇科检查及 B 超等排除器质性病变,测基础体温,做阴道涂片、宫颈黏液结晶检查以了解卵巢功能情况。

4. 月经过多 ① 月经周期基本正常,经量明显增多,超过 80 ml 为月经过多,可伴见月经提前或延后,或行经时间延长;② 妇科检查及 B 超检查,排除子宫肌瘤等器质性疾病;③ 排除血小板减少症及凝血机制障碍所致月经过多。

5. 月经过少 ① 月经周期基本正常,经量明显少于既往,不足 30 ml,或行经不足 2 日,甚或点滴即净;② 本病应与早孕激经相鉴别;③ 排除因结核病引起的月经过少。

6. 经期延长 ① 月经周期正常,经期超过 7 日以上,甚至两周方净者,或伴有经量增多;② 应与漏下和赤带相鉴别;③ 必要时做妇科检查或 B 超检查,排除宫颈息肉、宫颈炎或子宫器质性病变。

附 初步鉴别诊断实验室评估

人绒毛膜促性腺激素尿检,以排除妊娠;全血计数以评估贫血或感染/全身炎症的迹象;甲状腺功能检查评估甲亢/甲状腺功能减退症;催乳素水平试验排除高催乳素血症;用于测试 HPG 轴的促黄体生成素(LH),促卵泡生成激素(FSH)和雌二醇(E2);睾酮(T),性激素结合球蛋白(SHBG)和 17-羟孕酮水平,以评估非经典先天性肾上腺皮质增生症(CAH)和多囊卵巢综合征(PCOS)。盆腔超声成像检查可以确定子宫的缺失,特纳氏综合征(先天性卵巢发育不全综合征)中的异常条索状卵巢或阴道异常等情况。

【治疗原则及选穴处方】

经典针灸学以疏通胞络,调理经血为基本治疗原则。根据肾主生殖、司月经;月经与冲任二脉密切相关;脾统血、属脾络胃,乃后天之本;肝藏血,主疏泄,调畅气机;阳明经为多气多血之脉等理论,选取相关穴位。具体选穴原则如下:

1. 根据基本病机选穴 肾主生殖,肾气与天癸密切相关,可选肾俞、阴谷、太溪、水泉、照海、交信。女子以血为用,上为乳汁,下为月经,肝藏血,调畅气机;脾统血,化生气血,可选肝俞、膈俞、曲泉、太冲、大敦、血海、三阴交、足三里、公孙、隐白、太白等。冲脉为血海,冲任起于胞宫,冲任隶属于肝肾,可选关元、公孙、气冲、太溪、三阴交等调理冲任。根据阳明经多血多气可选曲池、合谷、足三里等。

2. 局部选穴 可在小腹部和腰骶部选取气海、关元、中极、曲骨、归来、子宫、天枢、水道、次髎、肾俞等。

3. 特效经验穴　月经过多、经期延长可选断红、隐白;月经量少选水泉、足临泣;月经周期不规律则选交信等。

4. 辨证选穴　气不摄血选百会、脾俞、气海、足三里、地机、公孙、隐白等;血热内扰选曲池、中极、血海、行间、内庭、大都等;血寒凝滞选神阙、归来、腰阳关、血海等;肝血亏虚选肝俞、膈俞、血海、三阴交、足三里、曲泉等;肝气郁滞选膻中、期门、内关、阳陵泉、太冲等;肾气不足选肾俞、气海、关元、膏肓、太溪、三阴交等;瘀滞胞宫选子宫、中极、曲骨、次髎、血海、太冲、三阴交;肾阳亏虚选神阙、气海、命门、腰阳关、太溪、三阴交等;痰湿阻滞选中脘、水道、中极、阴陵泉、足三里、丰隆等;阴虚血热选曲池、血海、行间、三阴交、太溪、水泉、照海等;湿热下注选中极、水道、次髎、阴陵泉、足三里、丰隆等。

5. 耳穴　选皮质下、内生殖器、内分泌、肾、肝、脾。每次选2～4穴,毫针刺用中等刺激,或用耳穴贴压法。

● **推荐处方1(通用方)**

治法:通调胞络,调理经血。

主穴:局部——次髎、归来、子宫(通调胞络)

　　　远端——三阴交(调理经血)

配穴:月经先期加百会、气海;月经后期实证加太冲、合谷;月经过多加隐白、地机;月经过少加足三里、水泉、膈俞;虚证加气海、关元、足三里;虚寒加归来、子宫;血热加血海、大都、内庭。经期延长加断红、公孙、气海。

操作:诸穴常规操作。

● **推荐处方2(月经周期异常)**

治法:疏导肾气,调理经血。

主穴:局部——关元、归来(疏调胞宫,调理经血)

　　　远端——合谷、三阴交(调理经血)

　　　　　　交信(疏导肾气,调理冲任,使经血按期而止)

配穴:月经先期气不摄血加脾俞、气海、足三里;血热内扰加曲池、血海、行间。月经后期血寒凝滞加神阙、子宫、腰阳关;肝血亏虚加肝俞、膈俞、太溪;肝气郁滞加膻中、期门、太冲。月经先后无定期肾气不足加肾俞、气海、膏肓。

操作:诸穴常规操作。

● **推荐处方3(月经量异常)**

治法:活血养血,调理经血。

主穴:局部——子宫、归来(疏调胞宫,调理经血)

　　　远端——血海、三阴交(活血调血)

配穴:月经过多,不管何种证型可加断红、隐白;气不摄血加脾俞、地机、公孙;血热内扰加曲池、行间、大敦;瘀滞胞宫加内关、曲骨、气冲。月经过少,不管何种证型可加水泉、足临泣;肝血亏虚加肝俞、足三里、照海;肾阳亏虚加命门、神阙、太溪;痰湿阻滞加中极、阴陵泉、丰隆。

操作:命门、神阙可用隔附子灸或隔姜灸。余穴均常规操作。

● **推荐处方 4**(经期延长)

治法:疏调胞宫,益脾摄血。

主穴:局部——子宫、气海(疏调胞宫,调理经血)

远端——断红(止经血)

公孙(益脾摄血)

配穴:瘀滞胞宫加内关、曲骨、血海;阴虚血热加曲池、三阴交、太溪;气不摄血加脾俞、天枢、足三里;湿热下注加中极、次髎、阴陵泉。

操作:断红穴在第 2、3 掌骨之间,掌指关节前下 1 寸处,向上斜刺 1 寸,行强烈的捻转或提插泻法 1~3 min。留针 30 min 或 1 h。余穴均常规操作。

【疗效评估方法】

1. 分类评估 包括月经周期异常、经量异常和经期延长。

(1)月经周期异常 包括月经先期、月经后期、月经先后无定期。① 治愈:月经周期恢复正常,能维持 3 个月以上;② 好转:月经周期恢复正常,但不能维持 3 个月以上;③ 未愈:月经周期未见变化。

(2)月经量异常

1)月经过多 ① 治愈:经量恢复正常,能维持 3 个月以上;② 好转:经量明显减少或行经期正常,但不能维持 3 个月以上;③ 未愈:行经期、经量无变化。

2)月经过少 ① 治愈:经量恢复正常,能维持 3 个月以上;② 好转:经量明显增多,或经量恢复正常,但不能维持 3 个月以上;③ 未愈:行经期、经量无变化。

(3)经期延长 ① 治愈:行经期恢复正常 3 个月以上;② 好转:行经期缩短,但未恢复正常;③ 未愈:行经时间无变化。

2. 整体疗效评估 ① 治愈:月经周期、量、色、质基本恢复正常,其他伴随症状消失,停止治疗 3 个月经周期不复发;② 好转:月经周期、量、色、质显著改善,其他伴随症状明显减轻,停止治疗观察仍时有复发;③ 无效:月经周期、量、色、质无变化,其他伴随症状也未减轻。

3.《中药新药临床研究指导原则》中的疗效评估方法 分 4 级。① 痊愈:月经周期、经量、经期恢复正常,其他症状消失,积分减少≥95%;② 显效:月经周期恢复 28±7 天,月经过多者,经量较治疗前减少 1/3 或少于 100 ml,经期恢复在 7 天以内,其他症状消失或减轻,积分减少≥70%;③ 有效:治疗后月经周期、经量、经期较治疗前改善,其他症状较治疗前减轻,积分减少≥30%;④ 无效:治疗后月经周期、经量、经期无改善,积分减少<30%。症状分级量化指标见表 9-1。

表 9-1 月经不调症状分级量化指标

症状	轻	中	重
小腹胀痛	偶有	频作	持续出现
腰骶酸痛	偶有发作	反复发作	持续发作
精神不振	萎靡	萎靡	萎靡、反应迟钝
乳房胀痛	偶有	频作	持续胀痛
神疲乏力	精神不振,可持续日常工作	精神疲乏,勉强坚持日常工作	精神疲乏,不能坚持日常工作

症状	轻	中	重
少气懒言	不善多言,不问不答	懒于言语,少答	不欲言语
面色	淡白	淡白无华	苍白
头晕眼花	偶有发生	经常发生	反复发作,不易缓解
心悸	偶有发生	时有发生	经常发生
痛经	轻度	中度	痛不可忍
畏寒肢冷	手足发冷	四肢发冷	全身发冷,保温不解
五心烦热	晚间手足心微热	心烦手足心灼热	烦热不欲衣被

注:根据症状在证候积分中的权重,赋予相应的分值。一般可给予轻(1分),中(2分),重(3分)。

4. 止血和调经疗效判定标准　依据《中药新药临床研究指导原则》中的标准。

(1) 止血疗效判定　① 痊愈:治疗后阴道出血3~5天停止,经量恢复正常(行经总量<80 ml);② 显效:治疗后疗程内阴道出血5~10天停止,经量较治疗前减少1/3或<100 ml;③ 有效:治疗后阴道出血10天以上停止,月经周期、经量均有所改善;④ 无效:治疗后阴道出血未停止,经期、经量无明显改善。

(2) 调经疗效判定　① 痊愈:治疗后经期恢复正常,月经周期、经量均正常;② 显效:治疗后经期恢复正常,月经周期、经量基本正常;③ 有效:治疗后经期缩短,周期、经量有所改变;④ 无效:治疗后经期、周期、经量均无改变。

【针灸疗效分析】

1. 针灸疗效现状　针灸治疗本病的疗效以总有效率、症状积分为主要结局指标,以排卵数目和卵泡大小、基础体温为次要结局指标。从总体疗效看,针灸的总有效率为90%~94.64%,治愈率在52%~60.71%,显效率为26.79%~41.33%,有效率为5.33%~7.14%,无效率为1.33%~5.36%。

2. 影响针灸疗效的因素　① 病因病情:对于神经内分泌功能失调引起的月经不调,针灸可调节神经内分泌系统、纠正内分泌紊乱,从而取得较好的疗效。器质性病变,如慢性盆腔炎、子宫肌瘤、甲状腺疾病、肾上腺疾病或各种慢性疾病等引起的月经不调,应及早明确诊断,针对原发病因进行治疗,针灸可作为辅助方法,改善症状。② 治疗时机:月经不调临床表现为经期、经色、经量、经质的改变,因个体差异而临床症状不同。针灸治疗时应结合患者体质和病情进行综合考虑,选择恰当的治疗时机,有助于提高疗效。一般在月经来潮前5~7日开始治疗,能显著提高针灸疗效。

3. 针灸治疗潜在的可能机制　① 调节内分泌:针灸治疗月经不调的作用机制主要在于对神经内分泌系统的整体调节,纠正内分泌紊乱,改善下丘脑-垂体-性腺轴的功能状态,调节下丘脑促性腺激素释放激素、垂体卵泡刺激素、黄体生成素的水平,从而调节卵巢性激素的产生,使各个激素之间作用相互协调,机体内分泌环境重新达到平衡的状态。现代研究报道指出:针刺对雌一醇(E1)有双向调节作用;针刺结合雌二醇(E2)作用下能诱导促黄体素(LH)高峰出现,促使排卵,孕酮增加;针刺可以通过中枢神经系统促使下丘脑-垂体兴奋,分泌促 LH,从而诱发排卵;针刺可能通过调节中枢β-内啡肽水平而促进促性腺激素释放激素(GnRH)分泌引起排卵等,说明针刺可以通过调节内分泌而达到调节子宫内膜的增生与分泌,调整月经周期、经量的目的。针刺又能激发和促使卵巢、输卵管、子宫组织器官功能活跃、活动增强,促使卵泡壁破裂、泌出卵子;促使子宫内膜增生、分泌、剥落、月经来潮。② 调节自主神经和盆丛神经:环境及精神等外界因素可通过自主神经作用于盆丛神经引起月经不调。针灸对自主神经的调节亦可作用于盆丛神经,加之针刺局部可刺激盆丛神经、腰神经和交感干,调整子宫平滑肌的舒缩状态,改善子宫内膜的血液循环,实现对月经的良性调节。③ 改善代谢:肥胖是引起月经不调的常见原因,与肥胖者体内脂肪代谢、糖代谢的异常及性激素分泌的紊乱相关。针灸可改善循环,提高代谢水平,促使脂肪动员及代谢产物排出体外。体重减轻后,多数患者月经不调症状得到改善。

【预后】

大部分月经不调患者经过治疗后,症状可改善,预后良好。尤其是功能性月经不调早期治疗,见效快,预后良好。对于病程长、症状重的月经不调,应在医师指导下服用激素。由其他器质性病变引起的月经不调,则应针对原发病因采取综合治疗措施。由于吸烟、肥胖和压力与月经不调显著相关,因此,应戒烟,进行必要的锻炼减轻体重,平时应劳逸结合,调摄情志,经期应注意卫生和下腹部保温,避免进食寒冷食物等。

二、功能失调性子宫出血

【概述】

功能失调性子宫出血简称功血(DUB),为妇科常见病,就诊率约占妇科门诊疾病的 10%。它是由于调节生殖的神经内分泌机制失常引起的异常子宫出血,而全身及内外生殖器官无器质性病变存在。功血可分为排卵性和无排卵性 2 类。据中华医学会妇产科学分会内分泌学组 2014 年建议,不再使用"功能失调性子宫出血(功血)"这一病名,并将其归纳于"异常子宫出血(AUB)"范畴。AUB 按病因分为两大类 9 个类型。"无排卵性功血"属于排卵障碍相关的 AUB(AUB-O);"排卵性月经失调"包括黄体功能不足(LPD)和子宫内膜不规则脱落等,涉及 AUB-O 和子宫内膜局部异常所致 AUB(AUB-E)。其中 AUB-O 最常见,约占 AUB 的 50%。国外研究发现,多达 95% 的青少年阴道异常出血病例是由 DUB 引起的,并且大部分是无排卵性的,并认为功能失调性子宫出血是青春期多囊卵巢综合征的早期征兆;DUB 的发病年龄最常见于生育年龄的两端,20% 发生在青春期,40% 发生在 40 岁以上;在青少年和围绝经期年龄组患者中,90% 的 DUB 是无排卵性功血。但是国内一项调查显示,功血发病率育龄期占 69.2%、围绝经期为 21.4%、青春期为 9.4%。亦有文献报道,约有 50% 的患者发生于绝经前期,发病于育龄期占 30%、青春期占 20%。

大多数功血属于无排卵性功血,主要发生在女性的青春期和围绝经期,也可发生于生育年龄。青春期下丘脑-垂体-卵巢轴激素间的反馈调节尚未成熟,大脑中枢对雌激素的正反馈作用存在缺陷,卵泡刺激素(FSH)呈持续低水平,无促排卵性黄体生成素(LH)陡直高峰形成而不能排卵;绝经过渡期卵巢功能不断衰退,卵巢对垂体促性腺激素的反应性低下,卵泡发育受阻而不能排卵;生育年龄的女性有时因应激等因素干扰,也可发生无排卵。各种原因引起的无排卵均可导致子宫内膜受单一激素刺激且无孕酮对抗而发生雌激素突破性出血或撤退性出血。无排卵性功血时,异常子宫出血还与子宫内膜出血自限机制缺陷有关。排卵性月经失调,较前者少见,多发生于女性的生育期,患者有排卵,但黄体功能异常。常分为两种类型：① 黄体功能不足,月经周期中有卵泡发育和排卵,但黄体期孕激素分泌不足或黄体过早衰退导致子宫内膜分泌反应不良和黄体期缩短。由多种因素引起,如神经内分泌调节功能紊乱,导致卵泡期 FSH 缺乏,使卵泡发育缓慢,雌激素分泌减少,从而对垂体及下丘脑正反馈不足;LH 脉冲峰值不高及排卵峰后 LH 低脉冲缺陷,使排卵后黄体发育不全,孕激素分泌减少;卵巢本身发育不良,卵泡期颗粒细胞 LH 受体缺陷,也可使排卵后颗粒细胞黄素化不良,孕激素分泌减少,从而使子宫内膜分泌反应不足;有时黄体分泌功能正常,但维持时间短。部分黄体功能不足可由高泌乳素血症引起。此外,生理性因素如初潮、分娩后、绝经过渡期、内分泌疾病、代谢异常等,也可出现黄体功能不足。② 子宫内膜不规则脱落,月经周期有排卵,黄体发育良好,但萎缩过程延长,导致子宫内膜不规则脱落。由于下丘脑-垂体-卵巢轴调节功能紊乱,或溶黄体机制失常,引起黄体萎缩不全,内膜持续受孕激素影响,以致不能如期完整脱落。

　　无排卵性功血属于中医妇科学"崩漏"的范畴,指女性在月经期间阴道突然大量出血或淋漓不断者。突然出血、来势较骤、血量多者称为"崩";淋漓下血、来势缓慢、血量少者称为"漏",二者常交替出现,故称为"崩漏"。排卵性功血属于"月经不调"或"经间期出血"范畴,可参照治疗。

【临床诊断】

1. 无排卵性功能失调性子宫出血

（1）临床表现　有各种不同的临床表现。临床上最常见的症状是子宫不规则出血,表现为月经周期紊乱,经期长短不一,经量不定或增多,甚至大量出血。出血期间一般无腹痛或其他不适,出血量多或时间长时常继发贫血,大量出血可导致休克。

　　根据出血的特点,异常子宫出血包括：① 月经过多。周期规则,经期延长(>7 日)或经量过多(>80 ml)。② 子宫不规则过多出血。周期不规则,经期延长,经量过多。③ 子宫不规则出血。周期不规则,经期延长而经量正常。④ 月经过频。月经频发,周期缩短,小于 21 日。

（2）体格检查　妇科检查无异常发现。

（3）辅助检查　① 基础体温呈单相型;② 月经前子宫内膜活检或诊断性刮宫,内膜病理检查呈增殖期、增生或囊性增生,偶见腺瘤样或不典型增生;③ 阴道涂片多呈雌激素高度影响;④ 月经前宫颈黏液呈羊齿状结晶;⑤ 测 FSH 和 LH 以了解下丘脑-垂体-卵巢轴功能状态,雌激素升高,孕激素停留在增殖期水平;⑥ 阴道超声检查,了解子宫大小、形状,子宫内膜厚度及宫腔内病变等。

2. 排卵性月经失调

（1）黄体功能不足　① 月经周期缩短,月经量减少,也可有少量阴道出血,数日后月经方正式来潮;② 妇科检查无异常发现;③ 基础体温呈双相型,但黄体期<11 日,温度升高幅度低于 0.3℃;④ 月经前子宫内膜活检或诊断性刮宫,子宫内膜病理检查呈分泌期改变,但分泌相不良;⑤ 月经前孕激素值较低。

（2）子宫内膜不规则脱落　① 月经周期正常,经期延长可达 10 余日,且出血量多;② 妇科检查无异常发现;③ 基础体温呈双相型,但体温下降延迟,来月经后数日才降至卵泡期水平;④ 月经来潮后第 5～6 天做子宫内膜活检或诊断性刮宫,子宫内膜病理检查仍有腺体分泌现象,残留的分泌期内膜与新生的增殖期内膜并存;⑤ 月经期血孕激素水平仍高。

【治疗原则及选穴处方】

经典针灸学以调理冲任为基本治疗原则,出血过多者固摄经血,过少者补益气血。根据冲任主月事;冲脉隶属于肝肾;脾统血等理论选取相关穴位。具体选穴原则如下:

1. 局部选穴　取下腹部的中极、气海、子宫、气冲等。

2. 根据基本病机选穴　肾主生殖,故常取肾俞、阴谷、太溪等;脾统血,阳明乃多气多血之经,故常取地机、三阴交、隐白、足三里。

3. 辨证对症取穴　血热内扰选曲池、血海、中极、行间、内庭等;气不摄血选百会、气海、脾俞、地机、公孙、隐白等;肾阳亏虚选肾俞、气海、神阙、命门、腰阳关、太溪等;肾阴亏虚选肾俞、肝俞、太溪、三阴交、水泉等;瘀滞胞宫选子宫、归来、内关、血海、次髎、膈俞等。此外,尚有经验选穴,治崩漏取断红、隐白等。

4. 耳穴　选内生殖器、皮质下、内分泌、肾、肝、脾。毫针刺用中等刺激,或用埋针法,左右两耳交替使用。

● 推荐处方 1(实证)

治法:通调冲任,祛邪固经。

主穴:局部——关元(调理冲任)

　　　远端——公孙、三阴交、隐白(醒脾固摄)

　　　　　　断红(固经止血治标)

配穴:血热加血海;湿热加阴陵泉;气郁加太冲;血瘀加归来。

操作:诸穴常规操作。

● 推荐处方 2(实证)

治法:活血化瘀,调理冲任。

主穴:局部——关元(调理冲任)

　　　远端——血海、膈俞、三阴交(活血化瘀)

　　　　　　断红(固经止血治标)

配穴:血热内扰加大敦、行间、期门;气滞血瘀加合谷、太冲;肾阳亏虚加气海、命门;气血不足加脾俞、足三里。

操作:关元针尖向下斜刺,使针感传至耻骨联合上下;气滞血瘀可配合刺络法;肾阳亏虚、气血不足可在腹部和背部穴施灸。余穴常规操作。

● 推荐处方 3(虚证)

治法:调补冲任,益气固经。

主穴:局部——气海、肾俞(调补冲任)

　　　远端——断红(止经血以治标)

　　　　　　　三阴交、足三里(益气固经)

配穴:脾气虚加百会、脾俞、胃俞;肾阳虚加肾俞、命门;肾阴虚加然谷、太溪;盗汗加阴郄;失眠加神门。

操作：诸穴常规操作。

【疗效评估方法】

1.《中药新药临床研究指导原则》制定的疗效标准　参见月经不调。

2. 根据治疗后症状、性激素、子宫内膜厚度变化等综合判断疗效　① 出血开始控制时间：治疗后出血明显减少的时间；② 出血完全控制时间：治疗后出血停止时间；③ 性激素四项和子宫内膜厚度情况；④ 有效率：治疗后 72 h 内出血明显减少的病例数所占比例；⑤ 失败率：治疗 72 h 后出血未减少或增加者所占比例；⑥ 不良反应发生率：治疗过程中出现恶心、呕吐，乳房胀痛，血糖升高，肝功异常等患者所占比例。

3. 围绝经期功能失调性子宫出血疗效判定　① 两组患者治疗前后的子宫内膜厚度（子宫内膜根据 B 超检测测量）。② 子宫彻底止血时间。③ 治疗有效率。显效：治疗后子宫不再出血，停止治疗 6 个月内没有复发现象。有效：治疗后子宫出血量显著减少，停止治疗 6 个月内没有复发现象。无效：治疗后子宫仍旧出血，停止治疗 6 个月后复发。④ 不良反应率。

【针灸疗效分析】

1. 针灸疗效现状　针灸治疗本病主要以临床总体疗效、治疗前后临床症状积分变化、主要症状（包括月经周期、月经经期、月经量）的显效率为主要结局指标，以子宫内膜厚度改变情况，子宫内膜病理学改变情况，BBT 双相情况为次要结局指标。

目前证据表明，针灸能有效调理功能失调性子宫出血的月经周期，促进排卵，积极止血等。从总体疗效看，针刺的总有效率在 81.5%～97.7%，临床治愈率为 11.11%～70.90%，显效率在 13.64%～51.85%，有效率在 10.91%～18.52%，无效率在 2.29%～18.52%。艾灸的总有效率在 85%～86.8%，临床治愈率为 31.58%～70%，有效率在 15%～55.26%，无效率在 13.16%～15%。

2. 影响针灸疗效的因素　① 类型：本病可分为无排卵性功血和排卵性功血 2 种类型。女性生育期的排卵性功血、青春期和围绝经期的无排卵性功血，采用针灸治疗均有一定的疗效，相对而言，针灸治疗排卵性功血疗效优于无排卵性功血。但应注意，对于出血量较多，病势急骤者应采取综合性的治疗措施，以免延误病情。② 病程：病程越短针灸治疗效果相对较好，病程 4 年内的疗效总体上会优于 4 年以上者。③ 患者个体差异：功血患者一般体质较差，甚至出现贫血。体质差者针灸疗效不及体质较好者。对于整体状况差者要增加营养，严重者应输血。

3. 针灸治疗潜在的可能机制　青春期功血多由下丘脑-垂体-性腺轴发育不全或延迟，在下丘脑垂体与卵巢之间尚未建立完善的正反馈调节机制，在垂体促卵泡激素和黄体生成素的作用下，卵泡发育分泌雌激素，但雌激素对下丘脑正反馈反应尚未能形成正常月经周期中卵泡素和黄体生成素高峰，主要是黄体生成素高峰，因而卵巢中虽有卵泡发育但不能排卵。精神紧张、恐惧、劳累、环境和气候的改变等是青春期功血的常见诱因。生育期功血多由于内外环境的各种刺激引起下丘脑-垂体-性腺轴的功能失调，从而导致短期排卵功能失常或停止。围绝经期功血主要是由于卵巢功能自然衰退，卵泡将耗尽，同时对促性腺激素敏感性降低，雌激素分泌量锐减，对垂体的负反馈变弱，于是促性腺激素水平增高，但不能形成排卵前高峰，因而在卵巢功能衰退时排卵先停止而导致无排卵功血。在患者的某些周期中由于排卵期雌激素短暂下降,使子宫内膜失去激素的支持而出现部分子宫内膜脱落引起撤退性出血,为排卵性功血。当雌激素水平回升或排卵后黄体形成,雌孕激素分泌足够量时则内膜又可修复而止血。针灸治疗功能失调性子宫出血的机制如下:① 青春期、生育期、围绝经期无排卵性功血的治疗。调节下丘脑-垂体-性腺轴的整体功能,促进建立完善的正反馈调节机制,并调整各个环节,使其功能协调发挥。调节雌激素、孕激素的水平,使其达到相对平衡的状态,从而达到治疗的目的。② 排卵性功血的治疗。主要调节月经期间雌激素的水平,使其保持对子宫内膜平稳持续的支持作用。③ 收缩子宫平滑肌。针刺可引起子宫平滑肌的收缩,有利于止血。

【预后】

青春期无排卵性 AUB 患者最终能否建立正常月经周期,与病程长短有关。发病 4 年内建立正常周期者占 63.2%,病程长于 4 年者较难自然痊愈(如多囊卵巢综合征)。生育期患者应用促排卵药后妊娠可能性很大,但产后仅部分患者能有规律排卵或稀发排卵,多数仍为无排卵,月经可不规则。绝经过渡期患者病程可长可短,但能以绝经告终,仅个别发生癌变。

患有功能失调性子宫出血,应检查排除全身和生殖系统的器质性病变。本病首先应注意身体保健,要增加营养,多吃含蛋白质丰富的食物以及蔬菜和水果,睡眠充足,精神愉快。患者应尽快恢复卵巢功能,调节月经周期。一般青春期功能性子宫出血,随着年龄的增长和合理治疗,可以很快痊愈。对于有排卵性功能性子宫出血,在排卵前期注射绒毛膜促性腺激素,可调节月经周期。针灸治疗功能失调性子宫出血具有一定的疗效,治疗前应排除肿瘤等器质性疾病引起的子宫出血。

三、痛经

【概述】

痛经是指女性在月经期前后或月经期出现下腹疼痛、坠胀,伴腰部酸痛不适,甚至难以忍受,以致影响生活和工作质量的一种疾病,为妇科最常见的症状之一。2018 年美国妇产科医师学会(ACOG)发布的青春期痛经和子宫内膜异位症的专家共识指出:虽然对痛经的研究报道中患病率各不相同,范围从 50% 到 90%,但青少年女性发病率较高。加拿大妇产科医师协会(SOGC)2017 年发布的原发性痛经管理指南中引用了大量的文献,说明年龄、吸烟、吸二手烟、频繁的生活习惯改变、紧张的社交关系、低社会经济群体、情绪障碍与原发性痛经密切相关,经产妇较少痛经。根据 1980 年的抽样调查,我国的痛经发病率为 33.19%,其中原发性痛经占 36.06%,严重影响工作者占 13.56%。大多数痛经女性在足月妊娠分娩后改善。

痛经分为原发性和继发性两类,前者是指生殖器官无器质性病变的痛经,故又称功能性痛经,原发性痛经患者也可有子宫口狭小、子宫发育不良或经血中带有大片的子宫内膜,后一种情况也称膜样痛经;原发性痛经的特征是在青少年达到排卵周期时开始,通常在月经初潮的 6～12 个月。继发性痛经是指由于盆腔器质性疾病如子宫内膜异位症、盆腔炎或宫颈狭窄等所引起的痛经。继发性痛经最常见的原因是子宫内膜异位症,虽然青少年子宫内膜异位症的真实患病率尚不清楚,但在行腹腔镜检查时,至少有 2/3 的慢性盆腔疼痛或对激素疗法和非甾体抗炎药无反应的痛经的青春期女孩将被诊断为子宫内膜异位症。原发性痛经占痛经的 90% 以上。

原发性痛经的发生主要与月经时子宫内膜前列腺素含量增高有关。研究表明,痛经患者子宫内膜和月经血中前列腺素-F2a 和前列腺素-E2 含量均较正常女性明显升高。前者含量增高是造成痛经的主要原因,可引起子宫平滑肌过度收缩,血管痉挛,造成子宫缺血、乏氧状态而痛经。此外,原发性痛经还受精神神经因素影响,疼痛的主观感受也与个体痛阈有关。增高的前列腺素进入血液循环,也可引起心血管、消化道等症状。无排卵的增生期子宫内膜因无孕酮刺激,所含前列腺素浓度很低,因此,通常不发生痛经。

本病中医学亦称痛经,或"经行腹痛",主要病机是气血运行不畅。常由于经期受寒饮冷,坐卧湿地,寒湿伤于下焦,客于胞宫,经血为寒湿所凝,运行不畅而作痛;或肝郁气滞,血行受阻,冲任运行不畅,经血滞于胞宫,不通则痛;或禀赋虚弱,肝肾不足,孕育过多,精血亏损,行经之后血海空虚,胞脉失于滋养而作痛。

【临床诊断】

以经期或其前后有严重下腹胀痛和(或)腰酸为主要临床表现。

1. 原发性痛经 多见于青春期,或未婚或未育女性,常在初潮后1~2年发病;疼痛多自月经来潮后开始,最早出现在经前12 h,以行经第1天疼痛最剧烈,持续2~3日后缓解,疼痛常呈痉挛性,通常位于下腹部耻骨上,可放射至腰骶部和大腿内侧;可伴有恶心、呕吐、腹泻、头晕、乏力等症状,严重时面色苍白、出冷汗。妇科检查无异常发现。病史不典型、盆腔检查不满意者,宜做B超检查。盆腔检查无阳性体征,应用避孕药物或PGs合成抑制剂有疗效者,可诊断为原发性痛经。如用药5~6个周期无效,则宜进一步做腹腔镜或宫腔镜检查,以排除子宫内膜异位症、黏膜下肌瘤等器质性病变。

2. 继发性痛经 经常在初潮后数年方出现症状,多有月经过多、不孕、放置宫内节育器或继发于子宫内膜异位症、子宫腺肌病及盆腔炎性疾病,妇科检查有异常发现,必要时可行腹腔镜检查。

【治疗原则及选穴处方】

经典针灸学以调经止痛为基本治疗原则。根据急则治标原则,痛经当以缓急止痛为先。根据肝主疏泄,喜条达,藏血而司血海;肾主生殖;冲任起于胞宫;阳明多气多血等理论,选取相关穴位。具体选穴原则如下:

1. 辨经选穴 脾经入腹,主统血,可选三阴交、地机疏调经血,缓急止痛;气滞胁痛、腹痛、阴部拘挛为肝经所主,可选阳交、太冲疏调肝胆,缓解气滞;胞宫为肾所主,可取照海、肾俞调理胞宫,通经止痛;任脉、冲脉起于胞宫,可选关元、气海、公孙调理冲任。

2. 局部选穴 痛经时部位在耻骨上小腹部,可放射至腰骶部和大腿内侧。根据"腧穴所在,主治所在"规律选曲骨、中极、次髎、水道、子宫、关元等小腹部和腰骶部腧穴,疏导局部气血、通调胞宫经脉。

3. 辨证对症选穴 气血瘀滞选膻中、合谷、血海、膈俞、内关、三阴交、太冲等;寒湿凝滞选神阙、中极、腰阳关、归来、曲骨、阴陵泉、足三里等;肝郁湿热选次髎、曲池、期门、阴陵泉、太冲、行间、蠡沟、侠溪等;气血亏虚选气海、膈俞、脾俞、血海、足三里等;肝肾亏损选肝俞、肾俞、关元、三阴交、悬钟、太溪、水泉、照海等。恶心呕吐选内关、足三里;头晕选百会、风池;腹泻选天枢、公孙等。

4. 耳穴 可选内生殖器、交感、皮质下、内分泌、神门、肝、肾、腹等。

● **推荐处方 1**

治法:疏调胞宫,缓急止痛。

主穴:局部——中极、次髎(疏导气血,通调胞宫)

关元(培元固本,调理冲任)

临近——肾俞(补益肾气,充养冲脉)

远端——三阴交、地机(疏通胞络,调经止痛)

配穴:气血瘀滞加血海、膈俞、内关;寒湿凝滞加中极、阴陵泉;肝郁湿热加曲泉、水道、行间;气血亏虚加气海、足三里、膈俞、脾俞;肝肾亏损加太溪、肝俞。

操作:先刺三阴交,直刺 1 寸,行较强的提插泻法,使针感向足部放射。肾俞向脊柱方向斜刺 1.5 寸,行较强的均匀提插法 1～3 min,令针感向小腹传导,或直至疼痛缓解为止。关元直刺 1.5 寸,行提插补法,令针感向小腹传导。余穴常规操作。

● **推荐处方 2**

治法:调理气血,化瘀止痛。

主穴:局部——子宫、曲骨(疏调胞宫气血)

远端——合谷、三阴交(调理气血,化瘀止痛)

照海(调理冲任)

阳交(理气止痛)

配穴:同推荐处方 1。

操作:痛经发作时,先刺合谷、三阴交。子宫、曲骨直刺 1.5 寸,提插泻法,使针感向小腹内传导。余穴常规操作。

【疗效评估方法】

1. 视觉模拟量表(VAS)　参见头痛。

2. COX 痛经症状量表(CMSS)　由美国弗吉尼亚大学 Daniel J.Cox 教授于 1978 年根据 RSS 研制,用来评价痛经症状的严重程度及持续时间。CMSS 量表包括 18 个条目,所有条目均采用 5 级计分法,症状的严重程度及持续时间分别计分。既可分析某一或某些主要症状得分,又可条目得分相加得总分,得分越高,说明病情越严重。

18 个条目为小腹部疼痛、恶心、呕吐、食欲不振、头痛、背(腰骶部)痛、腿痛、眩晕、乏力、腹泻、面色改变、胃痛、面红、全身疼痛、抑郁、易激惹、神经质、失眠。

评分标准:① 严重程度。0 分—无不适,1 分—轻度不适,2 分—中度不适,3 分—重度不适,4 分—非常严重。② 持续时间。0 分—无,1 分—持续 3 h,2 分—持续 3～7 h,3 分—持续 7～24 h,4 分—持续 24 h。

3. 总体疗效评估　分 4 级。① 痊愈:症状消失,连续 3 个月经周期未复发者;② 显效:疼痛减轻,余症好转,不服止痛药物亦能坚持工作;③ 好转:疼痛减轻或消失,但不能维持 3 个月以上者;④ 无效:疼痛未见改善;恶化:疼痛加重。

【针灸疗效分析】

1. 针灸疗效现状 针灸治疗本病以总体疗效(有效率)、VAS评分、COX痛经症状量表(CMSS)、总体伴随症状评分(RSS)量表等为主要结局指标,以图片血量评估表、血凝块大小数量及PGE2和PGF2a水平为次要结局指标。国内目前质量较高的临床证据显示,针灸治疗原发性痛经的治愈率为4.54%～33.33%,显效率为36.36%～43.33%,好转率为19.44%～45.45%,无效率为3.33%～13.64%,总有效率达86.36%～94.44%。国外有研究显示,针灸对非甾体抗炎药及口服避孕药有使用禁忌的原发性痛经患者疗效很好。

2. 影响针灸疗效的因素 ① 病因:针灸治疗由内分泌因素引起的原发性痛经疗效显著。子宫位置过度弯曲、子宫颈管狭窄等造成经血流通不畅而引起痛经者,待足月分娩后症状可自然减轻或消失。由精神因素如紧张、忧郁、恐惧等引起的痛经,针灸配合心理治疗效果较好,但遇到精神刺激后,可引起复发。对于继发性痛经,针灸治疗可明显减轻症状,应积极治疗原发病去除诱因。② 刺法:痛经发作时,应先选远端穴位,如三阴交、合谷,需要较强的手法刺激,持续行针,至疼痛缓解为度。③ 时机及疗程:针灸治疗一般从经前3～5日开始,直到月经期末,应连续治疗2～3个月经周期,使疗效得以巩固。

3. 针灸治疗潜在的可能机制 ① 针刺局部可刺激盆丛神经、腰神经和交感干,从而调整子宫平滑肌的舒缩状态,缓解子宫平滑肌痉挛,改善缺血缺氧状态,而缓解腰骶部及大腿内侧的疼痛。研究表明,针刺三阴交对子宫功能具有双向良性调节作用,既可以促进子宫平滑肌收缩,又可缓解子宫平滑肌痉挛,提高腹部皮肤的痛阈。② 原发性痛经的发生与月经时子宫内膜释放前列腺素有关,内膜中前列腺素的水平与痛经的程度成正相关。前列腺素可诱发子宫平滑肌收缩的强度和频率增加,且收缩不协调或呈非节律性,异常子宫收缩使子宫缺血缺氧,引起痛经。针灸还可抑制子宫内膜释放前列腺素,因此对原发性痛经的治疗有非常好的疗效。③ 调整机体内分泌状态,针灸通过对下丘脑-垂体-性腺轴的刺激,改变卵泡刺激素、黄体生成素、雌二醇、孕酮的水平,使生殖内分泌的功能恢复正常,防止痛经的发生;降低钙离子水平,抑制痉挛子宫的过度收缩活动。④ 原发性痛经的发生受精神、神经因素影响,内在或外来的应激可使痛阈降低,思想焦虑、恐惧以及生化代谢物质,可通过中枢神经系统刺激盆腔疼痛纤维引起痛经。针灸可调节中枢神经系统功能,缓解精神紧张,用较强的刺激,能取得移神止痛的效果;并能促进机体释放镇痛物质(如脑啡肽等),提高机体痛阈。

【预后】

痛经的预后与其类型有关,原发性痛经经过适当的治疗、体育锻炼及心理疏导,大部分患者的症状可减轻或消失;或经足月分娩后痊愈,预后良好。继发性痛经者则与引起痛经的各种原发性疾病有关,个别病例由其原发病的影响,经久不愈,可能发生恶变,应明确诊断后积极治疗原发病。应重视精神心理治疗,要向患者阐明月经期轻度不适是生理反应,消除紧张和顾虑有缓解效果。在治疗过程中,应嘱患者避免精神刺激和过度劳累,防止受凉和进食生冷食物。西医采用前列腺素合成酶制剂,通过抑制前列腺合成酶的活性减少前列腺素产生,防止过强的子宫收缩和痉挛,从而减轻或消除痛经,该类药物有效率可达80%。美国FDA批准的用于治疗痛经的药物有布洛芬、酮洛芬、双氯芬酸、甲芬那酸、萘普生、甲氯酚那酸;亦可采用避孕药抑制排卵、减少月经血前列腺素含量,适用于要求避孕的痛经女性,疗效达90%以上。但长期口服药物,会产生一定的副作用,针灸作为一种安全无毒副作用的疗法值得推广应用。

四、闭经

【概述】

闭经是妇科疾病中的常见症状,通常将闭经分为原发性和继发性2类。近一个世纪以来,月经初潮的平均年龄已由15岁提前至13岁,一般在初潮前2年开始出现第2性征,故对原来的原发性闭经概念有所修正。最新定义为:原发性闭经指年龄超过16岁(有地域性差异),第2性征已发育,或年龄超过14岁,第2性征尚未发育,且无月经来潮者;继发性闭经指以往曾建立正常月经,但此后因某种病理性原因月经停止6个月,或按自身原来月经周期计算停经3个周期以上者。根据其发生原因,闭经又可分为生理性和病理性2类,青春期前、妊娠期、哺乳期以及绝经期后的月经不来潮均属生理现象。世界卫生组织(WHO)将闭经归纳为三型:Ⅰ型为无内源性雌激素产生,卵泡刺激素(FSH)水平正常或低下,催乳素(PRL)正常水平,无下丘脑-垂体器质性病变的证据;Ⅱ型为有内源性雌激素产生,FSH及PRL水平正常;Ⅲ型为FSH升高,提示卵巢功能衰竭。

据国外文献报道,排除妊娠期、哺乳期和绝经期的生理性闭经,成年女性病理性闭经的发生率为3%~5%,月经稀发女性闭经的发生率约为11%。原发性闭经发病率约为1/1000,多为遗传学因素(以性染色体异常为主要原因)或先天性发育异常引起。其中,约30%的患者伴有生殖道异常,MRKH综合征(米勒管发育不全综合征)约占青春期原发性闭经的20%。继发性闭经发病率明显高于原发性闭经,发病率占闭经的95%。下丘脑性闭经发病率约占继发性闭经的55%,其中节食性功能性下丘脑性闭经(DHA)患病率估计在0.1%,主要见于13~20岁的年轻女性,其发病的两个高峰为13~14岁和17~18或20岁,远期死亡率可达到20%。以女运动员和节食减肥患者多发继发性闭经,国外研究表明,继发性闭经可能是神经性厌食症的早期信号,通常当体重减轻到年龄和身高理想值的85%时月经停止,下丘脑功能障碍的结果与体重减轻本身有关,并且由于过度运动和压力而加剧。随着现代生活压力的增加及女性社会地位的提升,多囊卵巢综合征的发病率逐年增高。国外研究显示,多囊卵巢综合征的全球发病率为5%~10%;国内研究发现,育龄期女性多囊卵巢综合征(PCOS)的发病率为4%~12%,也成为继发性闭经的重要原因。

总之,闭经是许多妇科疾病所共有的一个症状,正常月经的建立和维持有赖于下丘脑-垂体-卵巢轴的神经内分泌调节、靶器官子宫内膜对性激素的周期性反应和下生殖道的通畅,其中任何一个环节发生功能或器质性病变均可导致闭经。原发性闭经较少见,根据第2性征的发育情况,分为第2性征存在和缺乏2类,前者包括米勒管发育不全综合征、雄激素不敏感综合征、对抗性卵巢综合征、生殖道闭锁和真两性畸形;后者包括低促性腺激素性腺功能减退和高促性腺激素性腺功能减退。继发性闭经病因复杂,根据控制正常月经周期的4个主要环节,以下丘脑性最常见,依次为垂体、卵巢及子宫性闭经。下丘脑性闭经以功能性原因为主,常由精神应激、体重下降和神经性厌食、运动性闭经、药物性闭经和颅咽管瘤等引起;垂体性闭经常由垂体梗死或肿瘤、空蝶鞍综合征等引起;卵巢性闭经常由卵巢早衰或功能性肿瘤、多囊卵巢综合征引起;子宫性闭经常由Asherman综合征(常因人工流产刮宫过度或产后、流产后出血刮宫损伤子宫内膜,导致宫腔粘连等)、手术切除子宫或放疗破坏子宫内膜引起。另外,其他内分泌功能异常(如甲状腺、肾上腺、胰腺等)也可导致闭经。

本病中医学称"经闭",认为引起本病的主要原因为血枯和血滞。前者属虚,多由肾气不足,冲任未充,或肾精亏虚,精血匮乏,或脾胃虚弱,气血不足,或久病失血,因而冲任不盛,血海空虚,无余可下所致。实者多因情志抑郁,气滞血瘀,或寒湿凝滞,痰湿壅阻致气血阻滞,冲任不通而成。

【临床诊断】

1. 病史　年逾 16 周岁的女子,第 2 性征已发育,或年龄超过 14 周岁,第 2 性征尚未发育,月经未初潮者(属原发性闭经);或女子已建立正常月经,此后因某种病理性原因月经停止来潮 6 个月,或按原来月经周期计算停止来潮 3 个周期以上者(属继发性闭经)。

2. 辅助检查

(1) 子宫功能检查　① 诊断性刮宫:了解宫腔深度和宽度,宫颈管或宫腔有无粘连,子宫内膜活检病理检查或细菌培养。② 子宫输卵管造影:了解宫腔形态、大小及输卵管情况。③ 宫腔镜检查:直视子宫腔及内膜病灶情况,亦可做子宫内膜活检病理检查。④ 孕激素试验:黄体酮 20 mg 肌内注射,每日 1 次,连用 5 日;或安宫黄体酮每日 12 mg,连服 5 日。停药后有撤药性出血,提示子宫内膜已有一定水平的雌激素影响(E2>146.8 pmol/L);无撤药性出血,需行雌激素试验。雌激素试验:己烯雌酚每日 1 mg,连服 20 日,最后 5 日加安宫黄体酮 12 mg,有撤药性出血,提示子宫内膜对卵巢激素有反应;无撤药性出血,则提示子宫内膜对卵巢激素无反应,子宫性闭经。

(2) 卵巢功能检查　① 基础体温测定:单相体温无排卵,双相体温提示有排卵和黄体形成。② 阴道脱落细胞检查:观察子宫内膜表层/中层/底层细胞百分比,表层细胞百分比越高,反映雌激素水平越高。卵巢早衰时涂片呈雌激素低落或轻度影响。③ 宫颈黏液结晶检查:雌激素作用下宫颈黏液出现羊齿状结晶,在此基础上有孕激素作用则见成排的椭圆体。④ 类固醇激素测定:了解卵巢内分泌功能,雌、孕激素低说明卵巢功能异常或衰竭,睾酮升高提示多囊卵巢,卵巢男性化肿瘤或睾丸女性化等疾病。

(3) 垂体功能检查　雌激素试验有撤药性出血提示雌激素水平低落引起闭经,为确定是卵巢、垂体或下丘脑性闭经,需做下列辅助检查:① 血 FSH、LH、PRL 放射免疫测定,PRL 升高即高催乳素血症,可做头颅蝶鞍 CT 检查,排除垂体肿瘤。FSH>40 单位/L 提示卵巢衰竭。LH/FSH>3 提示多囊卵巢;FSH 和 LH 均低提示垂体功能减退,病变在垂体或下丘脑。② 垂体兴奋试验:LHRH 100 μg 溶于 5 ml 生理盐水中,30 s 内静脉注射完毕,注射前及注射后 15 min、30 min、60 min、120 min 分别采 2 ml 静脉血,用放射免疫法测定 LH 含量,注射后 15~60 min LH 较注射前高 2~4 倍以上,垂体功能正常,病变在下丘脑;若 LH 无升高或升高不显著,病变在垂体。③ 蝶鞍 CT 检查:可早期发现直径小于 1 cm 的垂体肿瘤。④ 其他检查:疑有先天性畸形者,可进行染色体核型分析即分带检查。

疑有其他内分泌功能异常,可做甲状腺功能检查,T₃、T₄、TSH 测定或肾上腺功能检查,尿 17-酮、17-羟类固醇或血皮质醇测定。

【治疗原则及选穴处方】

本病以疏通胞络,活血调经为基本治疗原则。根据肾为先天之本,元气之根,主生殖发育藏精;脾为后天之本,气血生化之源;肝藏血,主疏泄,调畅气机;月经与冲任二脉密切相关;阳明经为多气多血

之脉等理论,选取相关穴位。具体选穴原则如下:

1. **根据基本病机选穴** 脾为气血生化之源,可选用脾俞、三阴交、足三里健脾和胃以调生化之源;肾气旺则精自充,可选肾俞、太溪、水泉补益肾精,精血互生,以填冲任血海;疏通任脉及胞宫络脉可选中极以通经血。

2. **局部选穴** 局部可选子宫、归来、关元、中极等通调胞宫。

3. **辨证选穴** 肾气不足选肾俞、气海、太溪、三阴交;气血亏虚选气海、脾俞、胃俞、血海、足三里;阴虚内热选曲池、中极、太溪、三阴交、行间等;气滞血瘀选太冲、肝俞、子宫、归来;痰湿阻滞选丰隆、足三里、中脘、水分、脾俞等;血寒凝滞选神阙、气海、关元、归来、命门等。

4. **耳穴** 选内分泌、内生殖器、肝、肾、皮质下、神门等。

● **推荐处方 1(虚证)**

治法:通调任脉,益肾通经。

主穴:局部——中极、子宫、归来(疏通任脉及胞宫络脉)

　　　临近——肾俞、肝俞(补益肾精)

　　　远端——合谷、三阴交(通调气血)

配穴:气血亏虚加气海、脾俞、足三里;肾气不足加气海、关元、太溪、悬钟;阴虚内热加曲池、太溪、水泉。

操作:诸穴常规操作。

● **推荐处方 2(实证)**

治法:通调冲任,活血通经。

主穴:局部——阴交、子宫、归来(通调冲任,疏通胞络)

　　　临近——气冲(通调冲脉气血)

　　　远端——血海、合谷(活血化瘀)

配穴:气滞血瘀加太冲、肝俞;痰湿阻滞加丰隆、中脘、水分、脾俞;寒凝加命门、腰阳关;胸胁胀满加内关。

操作:诸穴常规操作。

【疗效评估方法】

1. 国家中医药管理局 1994 年颁布的《中医病证诊断疗效标准》中闭经的疗效标准　分 3 级。① 治愈:月经来潮,连续 3 次以上正常行经;② 好转:月经恢复来潮,但月经周期未正常;③ 未愈:月经仍未来潮。

2. 《中药新药临床研究指导原则》中的临床疗效评估方法　分 4 级。① 痊愈:患者临床症状基本消失,月经周期、月经量恢复正常,并且在停药后维持正常超过 3 个月,血清卵泡刺激素(FSH)、血清雌二醇(E2)均接近正常,症状积分总值减少≥80%。② 显效:患者临床症状明显好转,月经周期在 25~40 天、月经量接近正常,治疗期间月经来潮至少 2 次,80%>症状积分总值减少≥50%,FSH、E2 明显改善。③ 有效:患者临床症状好转,治疗期间月经来潮 1 次以上,或者月经量较前增多,50%>症状积分总值减少≥30%,FSH、E2 有所改善。④ 无效:患者临床症状无明显改善,治疗期间未来月经,或者月经量无变化,症状积分总值减少<30%,FSH、E2 无变化。

症状评分:使用 kupperman 症状评分标准观察患者临床症状,该评分标准包括潮热汗出、感觉异常、失眠、暴躁易怒、性生活、泌尿感染、抑郁多疑、眩晕、疲乏、骨关节痛、头痛、心悸、皮肤蚁走感共计 13 个项目,根据症状轻重程度不同分别评为 0~3 分,总积分 0~63 分。所有患者治疗前后进行症状评价。

3. 客观指标综合评估　包括激素水平(E2、LH、FSH、PRL 及 P 水平)和子宫体积大小与内膜厚度、卵巢容积及优势卵泡数目。① 显效:经治疗,患者 FSH、LH、P、E2、PRL 等激素水平及子宫体积、子宫内膜厚度、卵巢体积等子宫指标水平基本恢复正常;② 有效:经治疗,患者各项激素和子宫指标水平具有明显改善,但未恢复正常;③ 无效:经治疗,患者各项激素和子宫指标水平改善均不明显。

【针灸疗效分析】

1. 针灸疗效现状　针灸治疗闭经的疗效,主要以总体临床疗效、LH、FSH 水平为主要结局指标,以 E2、PRL、P 水平、子宫体积大小、内膜厚度、卵巢容积及优势卵泡数目、复发率、副作用等为次要结局指标。国外主要根据不同原因导致的闭经以排卵频率、不同的激素水平变化为主要结局指标。

目前证据表明,针灸治疗继发性闭经,尤其是功能性闭经可显著升高 LH、FSH 及 E2 水平,降低睾酮水平,促进排卵。从总体疗效看,单纯应用针灸治疗继发性闭经的总有效率在 91.2%~96%,治愈率为 49.1%~84%,有效率在 12.0%~42.1%,无效率在 4.0%~8.8%。目前尚缺乏针灸治疗原发性闭经的临床报道。

2. 影响针灸疗效的因素　① 病因:针灸对器质性病变引起的闭经疗效差;功能性病变引起者,因病因不同,存在疗效差异。子宫性闭经由子宫内膜对卵巢不能产生正常的反应而引起,月经调节功能正常,卵巢有功能,常见病因有子宫内膜损伤或粘连综合征、子宫内膜炎、子宫发育不全或缺如、子宫切除等,针灸治疗此型闭经无效。卵巢性闭经由于卵巢性激素水平低落,子宫内膜不发生周期性变化而致,常见的病因为先天性卵巢发育不全或缺如、卵巢功能早衰及卵巢切除或被破坏、卵巢功能性肿瘤,针灸对于卵巢功能早衰引起的闭经疗效较好,其余疗效差;垂体性闭经是有垂体前叶的器质性疾病或功能失调,影响促性腺激素的分泌,出现闭经,主要原因有垂体前叶功能减退、垂体肿瘤,针灸对前者导致的闭经疗效较好,后者应以积极治疗原发病为主;下丘脑性闭经最为常见,是由于下丘脑功能失调而影响垂体,进而影响卵巢致病。其病因复杂,可由中枢神经器质性病变、精神因素、全身性疾病、药物和其他内分泌功能紊乱而引起,针灸治疗此型闭经的疗效良好,但对于器质性病变引起的闭经效差。② 精神因素:精神因素对本病的治疗有很大影响,在治疗的同时应予以心理安慰与疏导,以缓解患者精神紧张,对针灸治疗本病有积极作用。

3. 针灸治疗潜在的可能机制　针灸治疗闭经是通过调节神经内分泌系统的功能而实现的。通过针灸的刺激,调整下丘脑-垂体-卵巢轴的功能,改变卵泡刺激素、黄体生成素、雌二醇、孕酮的水平,使生殖内分泌的功能恢复正常,从而产生并维持正常的月经周期。

【预后】

大多数功能失调性闭经患者预后良好。器质性病变引起的闭经,需针对病因治疗。先天性畸形如处女膜闭锁、阴道横隔或阴道闭锁均可行手术切开或成形术,预后良好;生殖器官不健全或发育不良，如先天无卵巢、先天无子宫等预后差，可导致不孕。患者生活起居要有规律，经期避免受凉或过食生冷，并应注意调节情绪，保持乐观心态，减少精神刺激；同时患者应多进行体育锻炼，增强体质。

五、经前期综合征

【概述】

经前期综合征(PMS)是指女性在黄体期反复出现周期性以躯体、精神症状为特征的综合征。月经来潮后，症状即自行消失。本病明显影响患者本人的身体、心态、工作、家庭、日常社交活动及与他人关系，甚至牵涉到整个社会。国外研究证明，40%的女性会出现PMS，其中5%～8%患有严重的PMS，患者以30～35岁女性最多；运动有助于减少身体症状，但与精神症状无关；受教育程度越高的女性，患病率越高；胎次可能是本病的有利因素。国内研究则发现，PMS多见于25～45岁女性，以城市女性及脑力劳动女性多见。

病因目前尚不清楚，可能与精神社会因素、卵巢激素失调和神经递质异常有关。患者对安慰剂治疗的反应率高达30%～50%，部分患者精神症状突出，且情绪紧张时常使原有症状加重，提示社会环境与患者精神心理因素间的相互作用参与了本病的发生。激素失调可能与黄体后期雌、孕激素撤退有关，临床补充两种激素合剂减少性激素周期性生理性变动，能有效缓解症状。患者在黄体后期循环中类阿片肽浓度异常降低，表现为内源性类阿片肽撤退症状，影响精神、神经及行为方面的变化，神经递质异常还包括5-羟色胺等活性的改变。

中医学有关本病的论述散见于"经行水肿""经行头痛"等，统称月经前后诸证。其发病与体质禀赋及临经前、经期冲任气血盈虚变化密切相关。女性由于经、孕、产、乳，数伤于血，常处于血不足，气偏盛状态，至经前期阴血下注血海，全身阴血更显不足，加之患者禀赋不足或阴阳气血偏盛偏衰，导致脏腑气血功能失调，则出现月经前后诸证，经净阴血渐复，脏腑功能复常而诸证消失。临床常见于肝脾功能失常，久之累及心、肾或气血失调。

【临床诊断】

多见于25～45岁女性，症状出现于月经前1～2周，月经来潮后迅速减轻直至消失。主要症状归纳为：① 躯体症状：头痛、背痛、乳房胀痛、腹部胀满、便秘、肢体水肿、体重增长、运动协调功能减退；② 精神症状：易怒、焦虑、抑郁、情绪不稳定、疲乏以及饮食、睡眠、性欲改变，而易怒是其主要症状；③ 行为改变：注意力不集中、工作效率低、记忆力减退、神经质、易激动等。周期性反复出现为其临床表现特点。

诊断与鉴别诊断：根据经前期出现周期性典型症状，诊断多不困难。诊断时一般需考虑下述3个因素：一是经前期综合征的症状；二是黄体晚期持续反复发生；三是对日常工作、学习产生负面影响。诊断时需与轻度精神障碍及心、肝、肾等疾病引起的水肿相鉴别。必要时可同时记录基础体温，以了解症状出现与卵巢功能的关系。

附　美国精神病协会制定的《精神疾病的诊断与统计手册》(第5版)(DSM-Ⅴ)中"经前烦躁障碍症"

A. 在绝大多数月经周期期间，月经来潮前1周至少存在5项症状，月经来潮后几天里开始减轻，并且在月经结束的1周内几乎消失。

B. 必须存在下述1项或多项症状：① 显著的情感不稳定(如心境波动、突然感到沮丧或流泪,或对拒绝表现得更加敏感);② 显著的烦躁不安或愤怒或人际冲突增加;③ 显著的抑郁心境,绝望感,或自我贬低的想法;④ 显著的焦虑、紧张,或忐忑不安感。

C. 至少存在下述1项或多项症状,加上上述标准B中的症状数达到5项症状：① 日常活动(如工作、上学、交友、爱好)兴趣减退;② 主观感觉注意力集中困难;③ 无精打采、易疲劳,或明显的精力缺乏;④ 明显的食欲变化,过度进食或特别偏食;⑤ 贪睡或失眠;⑥ 潮热感或失控感;⑦ 生理症状包括乳房胀痛或出汗、关节或肌肉疼痛、"浮肿"(bloating)感,或体重增长。

备注：在最近1年里的绝大多数月经周期间存在符合标准A~C的症状。

D. 症状伴有临床显著的痛苦或影响工作、学业、日常社会活动,或其他关系(如回避社交活动,工作、学习或家务能力和效率的下降)。

E. 问题并不完全是其他障碍症状的恶化或加重,如抑郁症、惊恐障碍、持续性抑郁障碍(恶劣心境),或人格障碍(尽管也有可能是与这些障碍共病)。

F. 标准A必须经过前瞻性的每日评估至少2个症状周期(备注：诊断可能需从疑似到确诊)。

G. 症状不能归于物质(如药物滥用、处方药或其他治疗)的生理作用,或者其他医学情况(如甲状腺功能亢进)。

附　美国妇产科学院(ACOG,2000)PMS诊断标准

在前3个月经周期的每个月经前5天内经历至少1种以下情感或躯体症状,这些症状在月经开始后4天内结束,至少在周期的第13天才复发。在2个前瞻性记录周期中,症状必须可重复发生：① 情感症状：抑郁症,愤怒爆发,烦躁,焦虑,意识模糊和社交退缩;② 躯体症状：乳房胀痛,腹胀,头痛和四肢肿胀。

附　国际经前期疾病学会(ISPMD,2011)制定的诊断标准

① 它是由排卵引起的;② 尽管存在典型症状,但未定义症状;③ 可能存在任何数量的症状;④ 身体和心理症状很重要;⑤ 症状在黄体期复发;⑥ 症状在月经结束时消失;⑦ 月经和排卵之间出现无症状的一周;⑧ 症状必须进行前瞻性评估;⑨ 症状不是潜在的心理或身体疾病的恶化;⑩ 症状导致严重损害。

【治疗原则及选穴处方】

经典针灸学以疏肝理气,安神定志为基本治疗原则。根据肝藏血,主疏泄,调情志;肝肾同源;心主神明;脑为元神之府等理论进行选穴。基本选穴原则如下：

1. 辨经选穴　本病症状所在部位如乳房、小腹、头巅顶等多为肝经所主;情绪异常如亢奋易怒或低落忧郁亦与肝气疏泄太过、不及密切相关,因此可选肝经太冲、期门,胆经侠溪、足临泣疏肝理气;本病出现情志方面症状,因此取心经神门镇静宁神,督脉百会安神定志。

2. 辨证对症选穴　肝郁气滞选肝俞、期门、太冲、膻中、合谷、内关等;肝阳上亢选风池、太冲、侠溪、太溪、三阴交、水泉等;心肾不交选心俞、肾俞、内关、神门、阴郄、通里、太溪、照海等;脾虚湿滞选脾俞、足三里、阴陵泉、丰隆、水分、中极等;营卫不和选肺俞、脾俞、曲池、合谷、外关、血海等。情志异常

严重选水沟、上星、神庭、印堂、百会、风府等;乳房胀痛选膻中、乳根、肩井、屋翳;眩晕选百会、风池;水肿选气海、水分、阴陵泉、足三里;泄泻选神阙、天枢、气海、足三里。

● 推荐处方1

治法:调神疏肝,调理冲任。

主穴:局部——归来(调理胞宫气血)

远端——百会、神门(安神定志)

膻中、太冲(疏肝理气)

三阴交(益肝肾,调冲任)

配穴:肝郁气滞加肝俞、期门、合谷、内关;肝阳上亢加风池、侠溪、太溪、水泉;心肾不交加心俞、肾俞、内关、通里、太溪;脾虚湿滞加中极、脾俞、足三里、阴陵泉;营卫不和加肺俞、脾俞、曲池、合谷、血海;情志异常严重,烦躁易怒加水沟、神庭;乳房胀痛加乳根、肩井、屋翳;眩晕加风池、头维、内关;水肿加阴陵泉、水分、气海;泄泻加神阙、天枢、足三里。

操作:诸穴常规操作。于经前2周开始治疗,直到月经来潮。

● 推荐处方2

治法:调和气血,安神定志。

主穴:局部——归来(疏导胞宫气血)

远端——内关、合谷、三阴交、太冲(调和气血)

百会、印堂、风府(安神定志)

配穴:参考推荐处方1。

操作:诸穴常规操作。于经前2周开始治疗,直到月经来潮。

- -

【疗效评估方法】

1. 经前综合征量表　由 John Bancroft 编制,量表内容主要包括身体和情绪异常2类症状共12项,以末次月经前14天内至经期出现上述症状中的5项,其中必须具有一项情绪异常症状为诊断标准。每项症状有4个等级:① 无症状(0分);② 症状轻微(1分);③ 症状影响生活、学习和工作,但能忍受(2分);④ 症状严重影响生活、学习和工作,需要治疗(3分)。每项症状的得分累积即为总分,总分6～10分为轻度,11～20分为中度,>20分为重度。

12项症状条目包括:① 易激动;② 抑郁;③ 焦虑;④ 腹胀腹泻;⑤ 注意力不集中;⑥ 嗜睡;⑦ 紧张;⑧ 坐立不安;⑨ 偏头痛;⑩ 失眠;⑪ 手脚肿胀;⑫ 神经质。

2. 月经周期不适症状心理量表　共包括6项问题,每项问题均分4级,按照严重程度从重到轻依次赋分3、2、1、0。6项问题为:① 头痛;② 烦躁易怒;③ 乳房胀痛;④ 浮肿;⑤ 情绪抑郁;⑥ 工作能力。①、②、③、⑤,备选答案为:症状较重,难以忍受(3分);症状明显,尚可忍受(2分);症状轻微(1分);无(0分)。④选项为:全身肿胀,按之没指(3分);四肢肿胀(2分);颜面浮肿(1分);无(0分)。⑥备选答案为:完全无法胜任工作(3分),难以胜任日常工作(2分),工作效率低(1分),无影响(0分)。

注:以综合征总积分的1/3比例划分级别,分为轻、中、重3度,其中,无症状者计0分,0～6分为

轻度,7～12分为中度,13～18分为重度。

3. 整体疗效评估 分4级。① 治愈:症状消失,3个月经周期未见复发;② 显效:症状显著减轻,或症状消失,3个月经周期又见复发;③ 好转:症状减轻,但随月经周期仍有发作;④ 无效:症状无改善。

4. 汉密尔顿焦虑量表(HAMA评分)、焦虑抑郁量表(HADS量表) 参见抑郁症。

【针灸疗效分析】

1. 针灸疗效现状 目前,临床研究以经前期紧张综合征量表(PMTS量表)、视觉模拟量表(VAS)、身体症状平均评分、心理症状平均评分、临床总体疗效为主要结局指标,以焦虑自评量表、HAMA焦虑量表评分、WHOQOL-BREF(WHO生存质量简化量表)评分、DRSP(症状严重程度每日记录量表)评分、基础体温表(BBT)、内分泌激素:雌二醇(E2)、孕酮(P)、泌乳素(PRL)、血清锌、总抗氧化能力(TAC)、超敏C-反应蛋白(hs-CRP)、脑源性神经营养因子(BDNF)等为次要结局指标。

国内临床证据显示,针刺的治愈率为0%～58%,有效率为31%～90%,无效率为10%～11%,总有效率达89%～90%。国内有2项研究表明,安神调肝针刺法对肝郁气滞型PMS疗效较好,治愈率为82.6%～83.9%,有效率为12.9%～13.1%,无效率为3.2%～4.3%,总有效率达95.7%～96.8%。但总体上仍缺乏高质量的临床证据。

2. 影响针灸疗效的因素 ① 治疗时机:激素失调可能与黄体后期雌、孕激素撤退有关,孕激素分泌量于排卵后开始增加,在排卵后7～8日黄体成熟时,孕激素分泌量达到最高峰,此时雌激素分泌量达到第2高峰。经前期症状与黄体后期雌、孕激素撤退有关,因此,针灸治疗应选择月经前5～7日进行,延缓其撤退时间可提高针灸疗效。② 精神因素:精神因素与PMS的严重程度有动态关系,部分患者精神症状突出,且情绪紧张时常使原有症状加重。故治疗本病首先应予以心理安慰与疏导,使患者精神松弛解除忧虑,对提高针灸治疗效果有积极作用。③ 个性特征:个性与脑活动的固定模式有关,可影响下丘脑的活动,使下丘脑-垂体-卵巢轴活动受到影响,雌激素分泌发生变化。有研究认为,艾森克个性问卷(EPQ)的精神质(P)、内外向(E)、神经质(N)和掩饰质(L)。四维度中P、E、L与经前期综合征呈负相关,N维度与其呈正相关。所以患者自身不良的个性会影响本病的严重程度。性格越保守、安静、孤僻、冷漠、仇视,以及情绪过分、易激动的人,临床症状越严重,针灸治疗的疗效相对较差。

3. 针灸治疗潜在的可能机制 ① 调节性激素:最新研究认为,黄体后期雌、孕激素撤退影响性激素周期性生理性变动,会出现经前期症状;针灸可能在延缓两种激素的撤退时间,调节性激素,改善症状方面发挥作用。② 调节自主神经功能:针刺可调整自主神经系统,促使紊乱的自主神经功能恢复正常,使患者的精神状态、神经功能趋于平稳。另外,研究证明,神经类阿片肽随月经周期变化,PMS女性在黄体后期循环中类阿片肽浓度降低,表现内源性类阿片肽撤退症状,影响精神、神经及行为方面的变化。针灸可使导水管周围灰质释放内源性阿片多肽(吗啡样物质),减轻症状。③ 减轻水肿:针刺可降低体内肾素活性,减少血管紧张素Ⅱ、醛固酮含量,抑制雌激素水平,减轻水钠潴留,减轻浮肿。

【预后】

经前期综合征是一种短期的症状,轻微者可不予治疗;症状较重者,在积极治疗的同时,应注重心理素质的培养,适应周围环境的变化,掌握自身症状的规律性,一般预后良好。国外研究报道,经前期综合征在绝经过渡期会减少,但患者更易在5年中出现更年期潮热、抑郁、睡眠差以及性欲减退,可能与卵巢功能衰退有关。有研究认为,本病发病与维生素 B_6 缺乏呈相关性,补充维生素 B_6 可调节自主神经系统与下丘脑-垂体-卵巢轴的关系,还可抑制催乳素生成,对本病有一定意义。针灸治疗本病疗效显著,可作为首选疗法。应重视心理治疗,帮助患者调整心理状态,给予心理安慰与疏导,让精神放松,有助于症状缓解;应调整生活状态,包括合理饮食及营养,适当进行体育锻炼,限制钠盐和咖啡的摄入。西医常采用抗焦虑药(如阿普唑仑)、抗抑郁药(如氟西汀)和醛固酮受体的竞争性抑制剂(如螺内酯)、维生素 B_6 及抑制排卵(口服避孕药等)来治疗。

六、围绝经期综合征

【概述】

围绝经期综合征过去称更年期综合征,是指女性在自然绝经前后,由于丧失卵巢功能而引起的一组症状群。月经的终止即绝经期,是女性由育龄过渡到失去生殖功能的一个时期。1994 年,世界卫生组织(WHO)提出废弃"更年期",推荐采用"围绝经期"术语。围绝经期指从接近绝经出现与绝经有关的内分泌、生物学和临床特征起至绝经 1 年内的期间,即绝经过渡期至绝经后 1 年。但是,临床上常见症状可持续到绝经后 2～3 年,少数人可持续到绝经后 5～10 年,据称国际上统计,围绝经期综合征的发病率为 28.5%。

目前,在最新版西医《妇产科学》教材中,以绝经综合征来命名,指女性绝经前后出现性激素波动或减少所致的一系列躯体及精神心理症状。这一概念更有包容性,因为,绝经分为自然绝经和人工绝经。自然绝经指卵巢内卵泡生理性耗竭所致的绝经;人工绝经指两侧卵巢经手术切除或放射线照射等所致的绝经;而人工绝经者更易发生绝经综合征。

本病多发生于 45～55 岁的女性,根据国内流行病学的统计估算,围绝经期女性人口约有 1.3 亿,绝经综合征患者达 1 亿人。据国外报道,75%～88% 的围绝经期女性患有围绝经期综合征中的某些症状,但由于症状轻重不同,只有 15% 的人因症状严重而就诊。据有关本病的症状分析,潮热是围绝经期女性最常见的症状,其发生率在绝经前为 10%,绝经时为 50%,绝经后 4 年降至 20%。除了血管舒缩症状之外,精神神经症状(如睡眠障碍、抑郁情绪、焦虑)的发生率为 75.1%。有资料统计分析显示,已绝经者发病率为 89.5%,未绝经者发病率为 85.9%,前者较后者发病率高($P<0.05$)。亚洲地区女性的自然绝经年龄平均在 49～51 岁。据国外文献报道,在 40～65 岁的女性群体中,有 40%～85% 会出现典型的围绝经期综合征,在 52～56 岁及 42～46 岁的年龄段女性中,发病率分别为 95% 和 64%。除上述的潮热外,盗汗也是围绝经期最常见的症状,约 80% 的绝经女性会发生,潮热可导致失眠,烦躁,疲劳和情绪波动等。

本病属于中医学"绝经前后诸证"的范畴。女性经绝前后,肾气渐衰,任脉虚,太冲脉衰少,天癸将竭,渐至经水断绝,属生理现象。但由于体质、产育、疾病、营养、劳逸、社会环境、精神状况等差异,部分女性不能适应其生理变化,体内阴阳失调,脏腑气血功能紊乱,则易生此病。本病以肾虚为本,肝脾功能失调为标,临床证型亦因其阴阳偏颇而异。

【临床诊断】

1. 临床表现

(1) 近期症状 ① 月经紊乱:月经紊乱是绝经过渡期的常见症状,由于稀发排卵或无排卵,表现为月经周期不规则、经期持续时间长及经量增多或减少。此期症状的出现取决于卵巢功能状态的波动性变化。② 血管舒缩症状:主要表现为潮热,为血管舒缩功能不稳定所致,是雌激素降低的特征性症状。其特点是反复出现短暂的面部和颈部及胸部皮肤阵阵发红,伴有烘热,继之出汗,一般持续 1～3 min。症状轻者每日发作数次,严重者十余次或更多,夜间或应激状态易促发。该症状可持续 1～2 年,有时长达 5 年或更长。潮热严重时可影响女性的工作、生活和睡眠,是绝经后期女性需要性激素治疗的主要原因。③ 自主神经失调症状:常出现如心悸、眩晕、头痛、失眠、耳鸣等自主神经失调症状。④ 精神神经症状:围绝经期女性常表现为注意力不易集中,并且情绪波动大,如激动易怒、焦虑不安或情绪低落、抑郁、不能自我控制等情绪症状。记忆力减退也较常见。

(2) 远期症状 ① 泌尿生殖器绝经后综合征:>50%的绝经期女性会出现该综合征,主要表现为泌尿生殖道萎缩症状,出现阴道干燥、性交困难及反复阴道感染,排尿困难、尿痛、尿急等反复发生的尿路感染。② 骨质疏松:绝经后女性雌激素缺乏使骨质吸收增加,导致骨量快速丢失,而出现骨质疏松。50 岁以上女性半数以上会发生绝经后骨质疏松,一般发生在绝经后 5～10 年,最常发生在椎体。③ 阿尔茨海默病:绝经后期女性比老年男性患病风险高,可能与绝经后内源性雌激素水平降低有关。④ 心血管病变:绝经后女性糖脂代谢异常增加,动脉硬化、冠心病的发病风险较绝经前明显增加,可能与雌激素低下有关。

2. 实验室检查 ① 血清 FSH 值及 E2 值测定:检查血清 FSH 值及 E2 值了解卵巢功能。绝经过渡期血清 FSH>10 U/L,提示卵巢储备功能下降。闭经、FSH>40 U/L 且 E2<10～20 pg/ml,提示卵巢功能衰竭。② 抗米勒管激素(AMH)测定:AMH 低至 1.1ng/ml 提示卵巢储备功能下降;若低于 0.2 ng/ml 提示即将绝经;绝经后 AMH 一般测不出。

【治疗原则及选穴处方】

经典针灸学以滋补肝肾、调理冲任为基本治疗原则。根据肾主生殖;肝主疏泄,藏血;冲任主月事等理论选取相关穴位。具体选穴原则如下:

1. 根据基本病机选穴 本病以肝肾不足,冲任失调为基本病机,因此可选肾俞、肝俞、三阴交、太溪、照海等滋补肝肾;选关元、气海、公孙、列缺调理冲任。由于女子以血为用,脾胃为后天之本,气血生化之源,故选脾俞、胃俞、三阴交、足三里等调补脾胃,益气养血。

2. 辨证对症选穴 肝肾阴虚选膏肓、水泉、阴谷、复溜等;肾阳亏虚选神阙、命门、腰阳关等;心神不宁、失眠多梦选通里、神门、心俞、安眠、四神聪等;心烦选大陵、劳宫、内关;潮热盗汗选夹脊穴、合谷、复溜、肺俞、阴郄。

3. 耳穴 选内生殖器、内分泌、肝、肾、脾、皮质下、交感、神门。每次选一侧耳穴 3～4 个,毫针轻刺激。可用埋针或埋丸法。

● 推荐处方 1

治法:滋补肝肾,调理冲任。

主穴:局部——气海(益气生精,调理冲任)

　　　临近——肝俞、肾俞、脾俞(滋补肝肾,健脾生津)

　　　远端——三阴交(健脾益肾)

配穴:肾阴亏虚加太溪、照海;肾阳不足加神阙、命门;肝阳上亢加百会、风池、太冲;痰气郁结加中脘、阴陵泉、丰隆;心神不宁加通里、神门、心俞。

操作:诸穴常规操作。

● **推荐处方2**

治法:调神益肾,调理冲任。

主穴:局部——关元(补益元气,调理冲任)

临近——肾俞(调补肾气,益冲任)

远端——百会(调神定志)

太溪、三阴交(滋补肝肾,调补冲任)

配穴:心肾不交加心俞、劳宫、照海;肝肾阴虚加肝俞、水泉、曲泉、阴谷;脾肾阳虚加气海、脾俞、命门。

操作:诸穴常规操作。

● **推荐处方3**

治法:滋补肝肾,活血调血。

主穴:局部——关元、中极(调冲任,通胞络)、归来(补脾胃,调胞宫)

临近——肾俞(滋补肝肾)、肝俞、脾俞、心俞、膈俞(补益心脾,活血调血)

远端——百会、神门(镇静安神)、三阴交(滋补肝肾)

配穴:参照推荐处方1。

操作:诸穴常规操作。

【疗效评估方法】

1. Kuppermann 评分法及改良评分法 均按照症状程度乘以症状指数得出分值。

症状指数是固定的,如潮热出汗为4,感觉异常、失眠、易激动、性交痛、泌尿系症状为2,其余的症状为1。症状程度分0～3分,4个等级,即无症状为0分,偶有症状为1分,症状持续为2分,影响生活为3分。

国内常用的改良 Kuppermann 评分法为:① 潮热出汗。4×症状程度＝0～12分。② 感觉异常。2×症状程度＝0～6分。③ 失眠。2×症状程度＝0～6分。④ 易激动。2×症状程度＝0～6分。⑤ 抑郁。1×症状程度＝0～3分。⑥ 眩晕。1×症状程度＝0～3分。⑦ 疲乏。1×症状程度＝0～3分。⑧ 骨关节、肌肉痛。1×症状程度＝0～3分。⑨ 头痛。1×症状程度＝0～3分。⑩ 心悸。1×症状程度＝0～3分。⑪ 皮肤蚁走感。1×症状程度＝0～3分。⑫ 性交痛。2×症状程度＝0～6分。⑬ 泌尿系症状。2×症状程度＝0～6分。总计分为0～63分。

病情分级标准:轻度,症状积分≤13分;中度,14分≤症状积分≤26分;重度,症状积分≥27分。

2. 绝经症状评价量表(MRS) 量表包括躯体感觉、泌尿生殖道症状及心理感觉3方面内容。具体内容包括烘热出汗、心脏不适、睡眠障碍、情绪抑郁、紧张易怒、焦虑烦躁、记忆力下降、性欲减退、泌尿系症状、阴道干涩及关节肌肉症状,共11项。评分标准将症状严重程度分为无症状、轻度、中度、重度和非常严重5个等级,分别给予0、1、2、3、4分。总分为各项相加的总和,评分降低说明症状好转。

最近一段时间,您有无下列症状? 对于有的症状,请按照相应的严重程度选择答案。分别为:① 无(0分);② 轻微(1分);③ 中度(2分);④ 严重(3分);⑤ 非常严重(4分)。

　　11 项症状分别为:① 潮热,冒汗(阵发性出汗);② 心脏不适(感觉心跳异常,漏跳,心跳过速,胸口发紧);③ 睡眠问题(入睡困难,睡眠中经常惊醒,早睡);④ 情绪低落(情绪低落,伤感,想哭,缺乏活力,情绪波动);⑤ 急躁易怒(感觉紧张,心里总是感觉有压力,总想与别人争吵);⑥ 焦虑(烦躁不安,恐惧感);⑦ 体力和精神上感觉非常疲劳(做事效率整体下降,记忆力减退,不能集中注意力,容易忘事);⑧ 性问题(性欲改变,性活动改变,性满足感改变);⑨ 膀胱问题(排尿困难,尿意增加,尿失禁);⑩ 阴道干涩(感觉阴道干涩或烧灼感,性生活困难);⑪ 关节和肌肉不适(关节痛,症状与类风湿性关节炎相似)。

　　3. 绝经期生存质量量表(MENQOL)　绝经期生存质量评分将围绝经期综合征的生活质量表现归纳为烘热(一阵一阵发热)、盗汗(夜间睡着后出汗)、白天汗自出、对自己生活不满意等 29 种症状。根据症状,从"0~6"中选择出一个等级,相应分别给予 0~6 分。各症状评分之和即为 MENQOL评分。

　　请根据某个症状影响您的程度,选择其中一个等级:"0"表示根本不影响,"6"表示极度影响;越靠近 0 表示越不受影响,越靠近 6 则表示越受影响,请您在"0~6"中选择一个最适合您的情况。

　　29 项症状包括:① 烘热(一阵一阵发热);② 盗汗(夜间睡着后出汗);③ 白天汗自出;④ 对自己生活不满意;⑤ 感到焦虑和紧张;⑥ 记忆减退;⑦ 做事不如以前得心应手;⑧ 感到抑郁,情绪低落或沮丧;⑨ 对别人缺乏耐心;⑩ 总想一个人待着;⑪ 胃肠胀气或胀痛;⑫ 肌肉关节疼痛;⑬ 感到疲劳或精疲力尽;⑭ 睡眠有问题;⑮ 颈项部疼痛或头痛;⑯ 体力下降;⑰ 外表上精力差;⑱ 感到缺乏精力;⑲ 疲乏干燥;⑳ 体重增加;㉑ 面毛增多;㉒ 外貌、肤质发生变化;㉓ 关节感到肿胀不适;㉔ 腰痛;㉕ 尿频;㉖ 当大笑或咳嗽时小便失控;㉗ 性欲改变;㉘ 性交时阴道干涩;㉙ 回避性行为。

　　4. 平均 24 h 烘热积分　烘热积分等于烘热次数乘以烘热严重程度(表 9-2)。

　　烘热按轻重程度分为 3 级:轻度烘热、中度烘热和重度烘热。对每一次烘热都要根据程度进行评分,不同程度烘热代表不同分值,轻度为 1 分,中度为 2 分,重度为 3 分。轻中度烘热具体定义如下:① 轻度烘热:感觉热,不伴出汗或潮湿感。夜间不会因床单或衣物潮湿而醒。② 中度烘热:感觉热,伴有出汗或潮湿感,但不影响当前的活动。可能会简单地给自己扇风。夜间会因为热或出汗而醒,但除了重新整理床单外不需要采取其他措施。③ 重度烘热:感觉酷热,打乱当前的活动。夜间会因热和出汗而醒,并需要采取措施,比如脱一层衣服,开窗通风或起床。

　　每日烘热积分等于该日内发生的所有烘热的评分的总和。平均 24 h 烘热积分等于一周内每日烘热积分的总和除以 7。若某天的烘热情况缺失数据,则只将该周内的完整的每日数据纳入计算,即此时平均 24 h 烘热积分等于数据完整的每日烘热积分的总和与数据完整的天数的比值。

表 9-2　第　　周烘热日记卡

年	月　日	月　日	月　日		月　日	月　日	月　日	月　日
轻度烘热								
中度烘热								
重度烘热								
无烘热								

　　注:出现烘热症状时,在相应程度的方框内划×,每一次×代表一次烘热。夜间和凌晨出现的烘热症状请最迟于清晨起床后填写。感谢您的配合!

【针灸疗效分析】

1. 针灸疗效现状　针灸治疗本病的疗效主要以 Kuppermann 评分、MRS 量表积分为主要结局指标,以绝经期生存质量量表积分(MENQOL)、平均 24 h 烘热评分、性激素[卵泡刺激素(FSH)、黄体生成素(LH)、雌二醇(E2)]水平、焦虑自评量表(SAS)、抑郁自评量表(SDS)评分及不良反应情况等为次要结局指标。目前国内多项研究均表明,针刺对围绝经期相关症状有良性调节作用,尤其在改善潮热症状方面;针刺可显著降低 FSH 和 LH 水平,升高 E2 水平。从总体疗效看,针灸的总有效率在 80%～94.0%,临床治愈率为 0%～3.85%,显效率在 40%～70.0%,有效率在 30.77%～52%,无效率为 7.69%～20%。

2007 年美国梅奥临床医学院进行的一项关于针灸对围绝经和绝经患者烘热症状影响的临床研究表明,针刺可以显著减少烘热次数和程度,有效率为 73%。

2. 影响针灸疗效的因素　① 心理因素:围绝经期综合征患者自主神经功能紊乱,从而表现出急躁易怒、焦虑、抑郁、不能控制行为等表现,这些不良的情绪刺激不断干扰下丘脑-垂体-性腺轴的功能,进一步影响垂体卵泡刺激素、黄体生成素及卵泡雌二醇的分泌,加速卵巢早衰。因此,在针灸治疗围绝经期综合征的过程中,应注意结合对患者的心理疏导,这将有利于提高针灸疗效。② 月经情况:有研究发现,针灸对未绝经患者和绝经患者对比治疗,未绝经患者较治疗前雌激素水平显著升高,而对绝经患者的调节作用则不十分明显。其实质是月经情况与机体的功能状态及卵巢功能状态密切相关。50 岁左右,女性月经减少甚至绝经,卵巢功能已经处于不可逆转的衰退状态。因此绝经患者卵巢功能衰退明显,此时针灸作用较弱;未绝经者卵巢功能衰退尚不明显,针灸治疗效果较好。③ 病程:因本病早期发病较隐匿,往往延误治疗。临床发现,病程不足 1 年的患者显效率高于病程长于 1 年的患者,这提示病程越短针灸疗效越好,这种效应可能与病程短的患者体内雌激素基础水平虽低于正常水平,但相对处于较高水平,针灸刺激对其影响较大有关。

3. 针灸治疗潜在的可能机制　本病发病机制仍不清楚,但普遍认为主要原因在于卵巢功能衰退,雌激素水平过度降低,引起下丘脑-垂体-卵巢轴或肾上腺轴等功能紊乱导致的神经递质、激素、细胞因子等产生失衡,而雌激素作为机体内环境的重要组成部分,可以产生广泛的生理效应。围绝经期由于卵巢雌激素分泌下降,不仅会使垂体分泌卵泡刺激素(FSH)、黄体生成素(LH)及下丘脑分泌促性腺激素释放激素(GnRH)增加,继而雌二醇/睾酮比值明显下降,同时还会导致中枢-内啡肽水平低落,出现一系列精神和自主神经系统功能紊乱。另外,雌激素还是围绝经期女性骨质疏松症的一个重要发病因素。根据以上的发生机制,针刺治疗本病的环节和机制可概括为:① 调节内分泌作用。针灸刺激可调节下丘脑-垂体-卵巢轴或肾上腺轴的功能异常,使机体的自主神经紊乱得到纠正。针灸具有兴奋卵巢,促进性激素分泌的增加,纠正内分泌紊乱,调节雌激素、孕激素的水平,促使机体内分泌环境重新达到相对平衡的状态。从而使患者的精神状态、神经功能趋于平稳。② 整体调节作用。现代研究认为,针灸可能对机体的神经、内分泌、免疫等多种功能起调节作用,从而改善全身症状。如针刺治疗可使雌激素升高,而使机体骨质疏松情况得到改善,从而缓解关节疼痛;针刺可刺激支配尿道、生殖器的神经,从而可改善尿频、尿急等症状。

【预后】

绝经是每个女性必然发生的生理过程,提示卵巢功能衰退,围绝经期女性约 1/3 能通过神经内分泌的自我调节达到新的平衡而无自觉症状。2/3 女性则不能自身调节而出现一系列症候群,出现围绝经期综合征。本病一般随着绝经时间延续,可逐渐减轻,预后良好。本病精神症状比较明显,可因神经类型(不稳定性)或精神状态不健全而加剧,故应注意对患者加强精神、情绪方面的疏导和调节,使患者保持乐观、开朗的精神状态,避免忧郁、焦虑、紧张、急躁。治疗期间,患者应注意劳逸结合,保证充足的睡眠,并注意加强身体锻炼,也有助于缓解情绪及精神压力。西医治疗以缓解近期症状为主,并积极预防骨质疏松症、动脉硬化等老年病,强调进行心理治疗,必要时应用镇静剂(艾司唑仑)以助睡眠,用谷维素调节自主神经功能。老年女性应坚持身体锻炼,增加日晒时间,摄入足量蛋白质及含钙丰富食物,预防骨质疏松。必要时采用性激素治疗。

七、月经相关病症的现代针灸学治疗原则与选穴处方

月经相关的疾病临床表现各种各样,发病机制也有一定的差异,但总体而言,下丘脑-垂体-性腺(卵巢)轴功能失调是其最基本的病机特征。从理论上讲,月经相关疾病与内分泌密切相关,西医妇科学将这类疾病归类为生殖内分泌疾病。因此,本节所述疾病也具有整体性疾病的特点,但由于子宫、卵巢作为这类疾病的靶器官病位,它们具有自主神经的节段性支配特征,而且针灸治疗以此来指导也非常有效,故本书依然将其归入体腔内脏器病症来论述。

现代针灸治疗的基本原则是调节子宫、卵巢的循环与分泌功能,反射性调整下丘脑-垂体-性腺(卵巢)轴功能,以恢复月经正常周期,改善相关症状。但是,迄今为止针刺对于性腺轴的特异性调节的选穴规律并不十分清楚,因此在治疗选穴上主要依据神经节段性支配原则为特异性规律。经前期综合征与绝经综合征症状复杂,治疗时除以上基本选穴方法外,可参照相关章节灵活运用。总之,月经相关病症在治疗上通常遵循以下几个选穴原则:

1. 胸 10～腰 1 交感神经节刺激点或节段内体表刺激点　支配子宫的交感性传出纤维节段为胸 12～腰 1(或腰 2),卵巢为胸 10～11。因此,可选该节段交感神经节,直接兴奋交感神经。交感神经兴奋可收缩子宫血管,使妊娠子宫收缩,非妊娠子宫舒张。在节段内体表选择刺激点,子宫、卵巢的交感传入纤维为胸 12、腰 1～2,子宫基部的感觉传入神经沿交感神经至胸 12 节段(有人认为还有胸 11),可接受痛觉。因此,可在节段内选择体表刺激点,通过躯体-内脏反射,兴奋交感神经(易化作用);并可通过躯体感觉信息的传入阻滞内脏伤害信息的传入而起到止痛作用(抑制作用)。

2. 胸 10～腰 1 节段外刺激点　依据躯体-交感反射规律,当选择节段外刺激点时,主要通过中枢整合,兴奋副交感神经而抑制节段内的交感神经活动。可在上胸部、背部区域选择刺激点。

3. 骶 2～4 骶后孔副交感神经或相应皮节内刺激点　子宫、卵巢的副交感神经传出纤维节段为骶 2～4,可选骶后孔刺激点,相当于传统穴次髎、中髎、下髎部位,可兴奋副交感神经(盆神经)。目前认为,副交感神经主要使子宫的血管舒张,对子宫肌的作用并不清楚。如骶部、下肢后部选择刺激点,以兴奋副交感神经。另外,子宫颈的感觉纤维沿副交感神经至骶神经节(骶 2～4),这些纤维主要接受来自子宫颈的痛觉。因此,选择骶部、下肢后侧同节段的骶神经皮节区刺激点对子宫颈具有镇痛效应。

国外学者 Hotta 等(1999),在未妊娠大鼠子宫内安置球囊记录子宫运动,用激光多普勒血流仪测量子宫血流,以探讨体表不同部位刺激对子宫收缩和血流的影响。研究发现,伤害性钳夹刺激会阴部,可引起子宫爆发性收缩;而钳夹刺激会阴部和后爪及非伤害性刮擦刺激会阴部可以增加子宫血流;其他部位的刺激效果不明显,切断支配子宫的盆神经可以废除躯体刺激的效应。会阴部的适度刺激增加了盆副交感传出神经的活动。动物脊髓化后,所有体表刺激引起的子宫收缩和血流增加反应及盆神经传出活动仍然保留,甚至增强。这些结果表明,来自体表的机械刺激调节子宫收缩性和血流的作用,是通过子宫非交感传出神经的节段性脊髓反射产生的。国内也有学者发现,电针三阴交能刺激非孕子宫和妊娠后期肌电呈现爆发性发放,增加慢波的幅度;合谷也有类似的作用,这些作用是中枢整合的结果。

4. 子宫、卵巢的体表牵涉痛区域刺激点　子宫体的牵涉痛相关的脊髓节段为胸 10～腰 1,子宫颈为骶 1～4(沿骶副交感神经),卵巢及附件为腰 1～3;体表的牵涉痛区域分别为子宫在臀骶部(臀裂及两侧附近)以及下腰部(髂嵴上)、输卵管在腹股沟带,可选择上述脊髓节段区域或牵涉痛区域刺激点,具有止痛效应。

5. 痛经激痛点(腹直肌第 4、5 激痛点)　现代研究发现,灭活下腹直肌激痛点可以缓解痛经,被称为痛经激痛点。位置在髂棘最高点连线与脐下垂线相交左右各 1 cm 处;或腹直肌内脐与耻骨联合连线中点附近(或覆盖其上的皮肤)。另外,痛经的腹痛常在耻骨上中线位,可选局部刺激法(如曲骨穴)。

6. 星状神经节刺激点　可调理下丘脑的维持内环境稳定的功能而使机体的自主神经功能、内分泌功能和免疫功能保持正常。

7. 高位颈节感觉纤维支配区域刺激点　颈 1～3 感觉神经纤维支配区域,对内脏伤害性感受具有过滤、整合、调制作用。

8. 肢体远端刺激点　可在上肢或下肢任选异位刺激点,根据弥漫性伤害抑制性调控机制选择远端异位刺激点(如合谷、三阴交等)进行强刺激,以痛制痛。

9. 迷走神经刺激点和面部三叉神经刺激点　对与精神因素密切相关的经前期综合征与绝经综合征更为适宜,可改善情绪,调节脑代谢,缓解精神紧张。对于这两种病出现的精神症状、躯体症状、行为改变等,可参照相关章节选穴。

● **推荐处方 1(月经不调)**

主穴:局部——骶 2～4 骶后孔刺激点或相应皮节刺激点(次髎、承山等)(刺激盆副交感传出神经活动,改善子宫、卵巢血液循环,以调节其分泌功能)

远端——星状神经节刺激点(调节下丘脑功能,整体性调节神经-内分泌功能)

肢体刺激点(合谷、三阴交)(反射性调节子宫活动,促进血液循环)

操作:骶区可带电针(2 Hz)。

● **推荐处方 2(功能性子宫出血)**

主穴:临近——胸 12～腰 1 交感神经节或节段内刺激点(兴奋交感神经,促进子宫血管收缩以止血,舒张子宫,缓解疼痛)

远端——星状神经节刺激点(调节下丘脑功能,整体性调节神经-内分泌功能)

操作:节段内刺激点可带电针(2 Hz)。

● **推荐处方 3**(痛经)

主穴:局部——腹直肌激痛点(灭活激痛点以止痛)

临近——胸 12～腰 1 交感神经节或节段内刺激点(舒张子宫止痛,抑制子宫痛觉上传)

骶 2～4 骶后孔或皮节刺激点(次髎、承山等)(舒张血管,促进子宫血液循环)

颈 1～3 节段颈后部刺激点(对伤害性刺激进行过滤、调制和整合,止痛)

远端——肢体刺激点(三阴交或合谷)(依据弥漫性伤害抑制性控制机制,以痛制痛)

星状神经节刺激点(整体性调节神经内分泌)

操作:激痛点用滞针法。胸腰骶部刺激点可用电针(2 Hz)。远端穴采用强刺激以兴奋细纤维。疼痛发作时,应先针刺远端穴或激痛点以及时镇痛。

● **推荐处方 4**(闭经)

主穴:临近——骶 2～4 骶后孔或皮节刺激点(舒张子宫、卵巢血管,促进血液循环,改善分泌功能)

远端——星状神经节刺激点(调节下丘脑功能,整体性调节神经-内分泌功能)

操作:常规操作。

● **推荐处方 5**(经前期综合征及绝经综合征)

主穴:躯体——骶 2～4 骶后孔或皮节刺激点(舒张子宫、卵巢血管,促进血液循环)

颈部——星状神经节刺激点(调节下丘脑功能,整体性调节神经-内分泌功能)

颈、耳迷走神经刺激点(调节与情绪相关的大脑皮质神经元活动,稳定情绪,缓解精神紧张)

面部三叉神经刺激点(调节脑代谢,缓解精神紧张)

操作:常规操作。

第二节　子宫脱垂与盆腔病症

一、子宫脱垂

【概述】

子宫脱垂是指子宫从正常位置沿阴道下垂,宫颈外口达坐骨棘水平以下,甚至子宫全部脱出于阴道口外。子宫脱垂可因分娩损伤,特别是经阴道手术助产或第 2 产程延长造成盆底肌、筋膜及子宫韧带的过度伸展,张力降低,甚至撕裂致组织松弛;或由于长期慢性咳嗽、便秘、盆腔肿瘤或腹水等因素使得腹腔内压增加;或女性在哺乳期(特别是一年以上)、更年期及老年期,由于雌激素水平低下,使盆底组织及子宫的悬吊装置变得薄弱,张力减退。此外,盆腔组织先天发育不良或退行性病变均可导致子宫脱垂或加重子宫脱垂程度。

根据国外流行病学调查显示,在保留子宫的女性中,子宫脱垂的发病率为 14.2%,膀胱膨出率为 34.3%。国内研究显示,北京郊区的女性患病率为 25.8%,且多伴有阴道后壁膨出和尿失禁。

子宫脱垂属于中医学"阴挺"范畴。中医学认为,本病发生主要由中气下陷,肾气不足,冲任不固,系胞无力而致;亦有湿热下注,损伤冲任,胞脉弛纵而成者。年老、久咳、便秘常是本病发生的诱因。素体虚弱,或分娩用力过度,产程过长,耗伤中气;或产后操劳过早,致中气下陷,提摄无权;先天禀赋不足,或后天房劳过度,孕育过频,损伤肾气,肾虚带脉失约,冲任不固,系胞无力,胞失固摄而下脱。脾虚失运,水湿内聚,郁遏化热,湿热下注;或感受湿热之邪,损伤任带脉,致胞脉弛纵,不能束胞,胞宫外脱。若宫脱于外,兼感六淫毒邪,侵蚀胞壁,则易并发下焦湿热重证。

【临床诊断】

1. 病史　常有滞产、第2产程延长、难产、阴道助产等病史。

2. 临床表现

(1) 症状　① 阴道有块状物脱出,于行走或体力劳动时更加明显,影响患者行动,痛苦极大。轻者卧床后能自行回缩;严重者即使休息后也不能自行回缩,而需用手推送才能还纳至阴道内。② 下腹部、阴道、会阴部有下坠感,腰背酸痛,劳动和久站后加剧。③ 带下增多,子宫及阴道长期脱出于阴道口外,局部血液循环障碍而充血、水肿,致带下增多。如摩擦发生糜烂、溃疡和感染时,渗出物可呈脓性或血性。④ 子宫脱垂并发阴道前壁脱垂时可出现尿频、排尿困难或尿失禁;伴阴道后壁脱垂时,可出现便秘、排便困难等症状。

(2) 查体　嘱患者平卧向下屏气观察子宫脱垂的程度。Ⅰ度:轻型为宫颈外口距处女膜缘小于4 cm,尚未达到处女膜缘;重型为宫颈外口已达处女膜缘,在阴道口能见到宫颈。Ⅱ度:轻型为宫颈已脱出阴道口,但宫体仍在阴道内;重型为宫颈及部分宫体已脱出至阴道口外。Ⅲ度:宫颈及宫体全部脱出至阴道口外。

【治疗原则及选穴处方】

经典针灸学以补益肾气,提摄子宫为基本治疗原则。根据肾主生殖;脾主中气;督脉主一身之阳气;督脉、任脉、冲脉起于胞宫,一源三歧;带脉约束诸经等理论选择相关穴位。具体选穴原则如下:

1. 局部选穴　选下腹部关元、气海、子宫;骶部次髎。

2. 循经选穴　选督脉百会升阳举陷;选带脉与胆经之交会穴维道,用于维系带脉,固束胞宫;胃经支脉沿腹里到气冲会合,选足三里益气血,养胞脉;肾主系胞,选大赫、照海补益肾气,升提胞宫。

3. 辨证选穴　脾虚选脾俞、足三里、三阴交;肾阳虚选命门、关元、肾俞、太溪;湿热下注选中极、阴陵泉、脾俞、膀胱俞。

4. 耳穴　肾、脾、内生殖器、外生殖器、皮质下、交感。每次选2~3穴,毫针刺用弱刺激,留针30 min,或用撤针埋藏或用王不留行籽贴压。

● 推荐处方1

治法:补脾益肾,固摄胞宫。

主穴:局部——维道、子宫(疏导气血,固摄胞宫)

　　　　　　气海(益气固摄)

　　　远端——百会(升阳举陷)

配穴:脾虚气陷加脾俞、足三里、三阴交;肾阳亏虚加命门、关元、肾俞、太溪;湿热下注加中极、阴陵泉、三阴交;膀胱膨出加曲骨、横骨;直肠膨出加会阳、承山。

操作:诸穴常规操作。

● **推荐处方2**

治法:补益脾肾,升阳举陷。

主穴:局部——气海、关元、维道(益肾固摄)

　　　远端——百会(升阳举陷)

　　　　　　　三阴交(补益脾肾)

配穴:参照推荐处方1。

操作:诸穴常规操作。

【疗效评估方法】

1.国家中医药管理局1994年颁布的《中医病证诊断疗效标准》的疗效标准　分3级。① 治愈:子宫恢复正常位置,半年未复发;② 好转:宫颈与宫体向上回纳,但未恢复到正常位置;③ 未愈:症状与体征无变化。

2.盆底功能障碍简版问卷-20(PFDI-20)　共包括20项条目。

请回答以下调查问卷的所有问题,涉及最近3个月的膀胱、肠道和盆腔的症状,分列为POPDI-6、CRADI-8、UDI-6三个栏目。如果您有下列症状,请选择影响程度。每项选择的答案首先选择"没有"或"有",如果选有则进一步选择对您影响如何? ① 没有影响(0分);② 轻度影响(1分);③ 中度影响(2分);④ 重度影响(3分)。分数越高对生活质量影响越大。请分别将术前、术后6个月、1年的分数分别进行统计。

(1)盆腔器官脱垂痛苦量表6(POPDI-6)　① 经常体验到下腹腹压吗? ② 经常感觉盆腔坠胀吗? ③ 经常看到或感到阴道有肿物脱出吗? ④ 经常需要按压阴道或肠道来协助排便吗? ⑤ 经常有膀胱排尿不尽的感觉吗? ⑥ 曾经不得不托起阴道来协助排尿吗? 计算此栏目的平均分=各项分数相加/6。

(2)结肠直肠肛门窘迫量表8(CRADI-8)　⑦ 便秘,排便困难;⑧ 无法排尽大便;⑨ 在大便成型的情况下经常不能控制排便;⑩ 当大便松散时经常不能控制排便;⑪ 经常不能控制肛门排气;⑫ 经常在排便时感到疼痛;⑬ 排便急迫,不得不奔向卫生间去排便;⑭ 在排便时有感觉肠管从肠道脱出吗? 计算此栏目的平均分=各项分数相加/8。

(3)尿窘迫量表6(UDI-6)　⑮ 经常感到尿频吗? ⑯ 经常有与排尿急迫相关的漏尿吗? 急迫就是必须去卫生间排尿的急迫感觉。⑰ 经常有咳嗽、打喷嚏、大笑引起的漏尿吗? ⑱ 经常有少量漏尿吗(点滴漏尿)? ⑲ 经常排空膀胱有困难吗? ⑳ 经常感到下腹或生殖道不适吗? 计算此栏目的平均分=各项分数相加/6。

最后得出每栏目的平均分(0到4)×25(0~100),相加得出总评分(0~300)。总评分:术前:_____;术后3个月:_____;术后6个月:_____。

【针灸疗效分析】

1.针灸疗效现状　临床证据显示,针灸对本病的症状有一定的改善作用,尤其对于轻中度脱垂者有较好疗效。如一项临床研究,针对Ⅰ度子宫脱垂进行干预,将81例子宫脱垂进行分组治疗,采用针灸治疗与支持治疗相比较,发现针灸组的愈显率(78%)高于支持组愈显率(43%),结果显示,在Ⅰ度子宫脱垂治疗中针灸治疗优势明显。但总体上缺乏高质量的临床证据。

2.影响针灸疗效的因素　① 子宫脱垂的程度:针灸疗法对Ⅰ度、Ⅱ度子宫脱垂,以及卧床时子宫能自行回纳者,效果较好,对于Ⅲ度和先天性子宫脱垂者效果欠佳。② 个体差异:包括年龄、孕产次数及频度和体质等因素,年龄越大,孕产次数越多,体质越差,针灸疗效较差。③ 配合应用子宫托及盆底肌锻炼:针灸治疗同时,提倡应用子宫托和盆底肌锻炼。子宫托是一种支持子宫和阴道壁并使其维持在阴道内而不脱出的工具,常用的有喇叭形、环形和球形3种。重度子宫脱垂伴盆底肌明显萎缩以及宫颈或阴道壁有炎症、溃疡者不宜使用,经期、妊娠期停用。应用子宫托和进行盆底肌锻炼,能促进盆底肌肌张力的恢复,可提高针灸疗效。

3.针灸治疗潜在的可能机制　① 促进盆底肌肌张力恢复:针灸不仅可以改善子宫局部的微循环,促进细胞的新陈代谢,而且可促进肌纤维主动收缩,保持肌细胞固有的收缩性,减缓肌蛋白失去神经支配后的变性,从而促进盆底肌、筋膜和韧带收缩功能的恢复,提高盆底肌肌张力,缓解局部症状。② 调节内分泌:针灸对下丘脑-垂体-卵巢轴或者肾上腺轴有良性的调整作用,可促进雌激素的分泌,这可能是针灸改善哺乳期、围绝经期和老年期女性由于卵巢功能减退而产生子宫脱垂和阴道壁膨出症状的生理机制之一。

【预后】

子宫脱垂很少引起月经失调。子宫若能还纳通常不影响受孕。受孕后随妊娠发展,子宫可逐渐上升至腹腔不再脱垂,多数能经阴道分娩。轻中度子宫脱垂,预后较好,重度子宫脱垂必要时进行手术治疗。在治疗期间,患者应注意增加营养,不宜参加重体力劳动,应坚持做提肛收腹动作以及胸膝卧位动作,禁房事,避免下蹲过久、负重,并保持局部清洁卫生;有慢性咳嗽、长期便秘等不利于子宫恢复的患者,应对这些病症积极进行治疗,以减轻子宫受到的压力。

西医主张首先进行支持疗法、穿戴子宫托、进行盆底肌肉锻炼等保守治疗,对于绝经后女性可适当补充雌激素,增加肌肉筋膜组织张力。盆底肌肉锻炼又称Kegel训练,是训练患者有意识有选择地反复收缩和放松盆底肌群,可以加强盆底肌肉的张力和耐力,修复受损的肌肉组织,恢复子宫的正常解剖位置,并可增加尿控能力,提高性生活时的反应能力、性满意程度,从而达到防治子宫脱垂的目的。

二、盆腔炎性疾病

【概述】

盆腔炎性疾病(PID)指女性上生殖道的一组感染性疾病,主要包括子宫内膜炎、输卵管炎、输卵管卵巢脓肿、盆腔腹膜炎。炎症可局限于一个部位,也可同时累及几个部位,以输卵管炎、输卵管卵巢炎最常见。本病多发生在性活跃的生育期女性,初潮前、无性生活和绝经后女性很少发生盆腔炎性疾病,即使发生也常常是邻近器官炎症的扩散。据世界卫生组织统计,性传播疾病泛滥导致全世界每年新增3.3亿多性病患者,其中10%~20%将发展为慢性盆腔炎,对女性的身心健康造成损害,伴随着失业、性生活失调和离婚等不幸,从而严重影响了患者的生活质量、婚姻质量及性功能。

据美国资料显示,盆腔炎性疾病的高发年龄为15~25岁,在美国15~19岁青少年PID发病率是25~29岁女性的3倍以上,我国则以30岁左右为发病高峰。在美国大约8%的女性患PID,其中超过1/3的PID患者发展成为慢性盆腔炎(CPID);在俄罗斯女性慢性生殖系统炎性反应率为60%~70%,有20%~30%的患者需住院治疗,其中很大一部分为CPID;我国育龄期女性的PID发病率高达40%,而且复发率高,可达25%,严重影响了患者的工作和生活,且多数患者伴随抑郁或焦虑。在我国SPID的高发年龄主要集中在20~40岁;农村明显高于城市,总的患病率为3.92%,城镇为3.52%、农村为6.47%;不同地区患病率有所差异,以西部地区患病率最高,为8.24%。年轻女性容易发病可能与频繁性活动、宫颈柱状上皮生理性向外移位、宫颈黏液机械防御功能较差有关;尤其高发于初次性交年龄小、有多个性伴侣、性交过频,以及性伴侣有性传播疾病者。下生殖道感染、输卵管与宫腔内术后感染、性卫生不良、邻近器官炎症直接蔓延以及盆腔炎性疾病再次急性发作都是本病的主要高危因素。另外,PID发病率与社会经济地位、婚姻状况相关,其中受教育程度低、失业、低收入、卫生保健差、离异、丧偶、单身未产亦为高危因素。盆腔炎性疾病若未能得到及时、彻底治疗,或输卵管结扎术前、术后存在亚临床型感染延续出现,可导致不孕、输卵管妊娠、慢性盆腔痛、炎症反复发作等盆腔炎性疾病后遗症(SPID),既往称慢性盆腔炎(CPID)。其主要病理改变为组织破坏、广泛粘连、增生及瘢痕形成,导致输卵管增生、增粗及阻塞;输卵管卵巢粘连形成输卵管卵巢肿块;若输卵管伞端闭锁、浆液性渗出物聚积,形成输卵管积水或输卵管积脓,或输卵管卵巢脓肿的脓液吸收,被浆液性渗出物代替形成输卵管积水或输卵管卵巢囊肿;以及以盆腔结缔组织表现为主、骶韧带增生、变厚,若病变广泛,可使子宫固定。

盆腔炎性疾病属于中医学"带下病""癥瘕""少腹痛"等范畴。中医学认为,脾虚湿盛,或食膏粱厚味,酿生湿热;或肝郁化火,蕴生肝热脾湿,致湿热下注;或因久居湿地、房事不洁、六淫湿热之邪直犯少腹而成。素体阳虚,寒湿内盛,或寒湿邪气直犯少腹、胞宫而致。平素性情抑郁,气机不畅,或手术器械损伤胞宫脉络,瘀血阻滞,气滞血瘀而致本病。总之本病主要由于湿热邪毒、寒湿之邪或瘀血留于少腹胞宫,影响冲任而发病。

【临床诊断】

1. 临床表现　可因炎症轻重及范围大小而有不同的临床表现。常见症状为下腹痛、发热、阴道分泌物增多。腹痛为持续性,活动或性交后加重。若病情严重可有寒战、高热、头痛、食欲缺乏。月经期发病可出现经量增多、经期延长。若有腹膜炎可出现消化系统症状如恶心、呕吐、腹胀、腹泻等。若有脓肿形成可有下腹部包块及局部压迫刺激症状;包块位于子宫前方可出现膀胱刺激症状,如排尿困难、尿频,如引起膀胱炎还可有尿痛等;包块位于子宫后方可有直肠刺激症状;若在腹膜外可致腹泻、里急后重感和排便困难。若有输卵管炎的症状及体征并同时有右上腹疼痛者,应怀疑有肝周围炎。

2. 体征　差异较大,轻者无明显异常发现,或妇科检查仅发现宫颈举痛或宫体压痛或附件区压痛。严重病例呈急性病容、体温升高、心率加快,下腹部有压痛、反跳痛和肌紧张,叩诊鼓音明显,肠鸣音减弱或消失。盆腔检查:阴道可见脓性臭味分泌物;宫颈充血、水肿,将宫颈表面分泌物拭净,若见脓性分泌物从宫颈口流出,说明宫颈管黏膜或宫腔有急性炎症。宫体稍大,有压痛,活动受限;若为输卵管积脓或输卵管卵巢脓肿,可触及包块且压痛明显,部位固定不活动;宫旁结缔组织炎时,可扪及宫旁一侧或两侧片状增厚,或两侧宫骶韧带高度水肿、增粗,压痛明显;若有盆腔脓肿形成且位置较低时,可扪及后穹隆或侧穹隆有肿块且有波动感。

3. 阴道 B 超、腹腔镜检查　有助于盆腔炎性疾病的明确诊断。

由于盆腔炎性疾病的临床表现差异较大,故临床诊断准确性不高(与腹腔镜相比,阳性预测值为65%～90%)。理想的盆腔炎性疾病诊断标准,既要敏感性高,能发现轻微病例,又要特异性强,避免非炎症患者应用抗生素。但目前尚无单一的病史、体征或实验室检查,既敏感又特异。由于临床正确诊断盆腔炎性疾病比较困难,故而延误诊断又导致盆腔炎性疾病后遗症的发生。2015 年美国疾病预防和控制中心(CDC)推荐的盆腔炎性疾病的诊断标准,旨在对年轻女性出现腹痛或有异常阴道分泌物或不规则阴道流血者,提高对盆腔炎性疾病的认识,对可疑患者做进一步评价,及时治疗,减少后遗症的发生。

附　盆腔炎性疾病的诊断标准(美国 CDC 诊断标准,2015 年)

1. 最低标准　子宫颈举痛;或子宫压痛;或附件区压痛。

2. 附加标准　① 体温超过 38.3℃(口表);② 子宫颈异常黏液脓性分泌物或脆性增加;③ 阴道分泌物湿片出现大量白细胞;④ 红细胞沉降率升高;⑤ 血 C-反应蛋白升高;⑥ 实验室证实的子宫颈淋病奈瑟菌或衣原体阳性。

3. 特异标准　① 子宫内膜活检组织学证实子宫内膜炎;② 阴道超声或磁共振检查显示,输卵管增粗,输卵管积液,伴或不伴有盆腔积液、输卵管卵巢肿块,腹腔镜检查发现盆腔炎性疾病征象。

附　Kahn(1991)提出的诊断方案

鉴于腹部压痛为非特异性,且常常缺乏而提出新的诊断方案。必备条件有 2 项:① 宫颈举痛或摇摆痛;② 附件区触痛。并具备下列 9 条次要条件中任何 1 条:① 阴道排液异常;② C-反应蛋白浓度增高;③ 血沉增快;④ 子宫内膜活检有炎症改变;⑤ 宫颈黏液涂片革兰染色找到白细胞内革兰阴性双球菌;⑥ 衣原体检测阳性;⑦ 体温升高;⑧ 触及附件肿块;⑨ 腹腔镜检有 PID 证据。

附　盆腔炎性疾病后遗症

1. 临床表现　① 不孕:输卵管粘连阻塞可致不孕。盆腔炎性疾病后不孕发生率为 20%～30%。② 异位妊娠:盆腔炎性疾病后异位妊娠发生率是正常女性的 8～10 倍。③ 慢性盆腔痛:炎症形成的粘连、瘢痕以及盆腔充血,常引起下腹部坠胀、疼痛及腰骶部酸痛,常在劳累、性交后及月经前后加剧。文献报道,约 20% 急性盆腔炎发作后遗留慢性盆腔痛。慢性盆腔痛常发生在盆腔炎性疾病急性发作后的 4～8 周。④ 盆腔炎性疾病反复发作:由于盆腔炎性疾病造成的输卵管组织结构破坏,局部防御功能减退,若患者仍有同样的高危因素,可造成再次感染导致盆腔炎性疾病反复发作。有盆腔炎性疾病病史者,约 25% 将再次发作。

2. 妇科检查　若为输卵管病变,则在子宫一侧或两侧触到呈条索状增粗的输卵管,并有轻度压痛;若为输卵管积水或输卵管卵巢囊肿,则在盆腔一侧或两侧触及囊性肿物,活动多受限;若为盆腔结缔组织病变,子宫常呈后倾后屈,活动受限或粘连固定,子宫一侧或两侧有片状增厚、压痛,宫骶韧带常增粗、变硬,有触痛。

【治疗原则及选穴处方】

经典针灸学以清热利湿、活血化瘀为基本治疗原则。根据肾主生殖，肝主疏泄；脾主运化水湿；冲任主月事；带脉主带下等理论选用相关穴位。具体选穴原则如下：

1. 根据"腧穴所在，主治所在"规律从局部选穴　取带脉、五枢、维道、曲骨、气海、关元、子宫、天枢、归来、次髎、白环俞、秩边、会阴、会阳等疏通局部气血，活血化瘀。另外，本病常在腹部有条索状或囊性肿块，并有压痛，因此也常选阿是穴。

2. 辨证对症选穴　湿热瘀结选中极、水道、曲骨、阴陵泉、三阴交、丰隆、行间、曲池、合谷等；寒湿阻滞选神阙、气海、腰阳关、命门、足三里、阴陵泉、三阴交等；气滞血瘀选膻中、期门、内关、太冲、血海、膈俞、合谷、三阴交等；低热选曲池、行间、大椎等；乏力选膏肓、足三里。

● 推荐处方

治法：清热利湿，活血化瘀。

主穴：局部——带脉、子宫（化瘀通络，除湿止带）

　　　　　　阿是穴（化瘀通络，止痛）

　　　　　　中极、水道、次髎（清热利湿）

　　　远端——三阴交、蠡沟（疏调肝脾，理气化湿）

　　　　　　合谷（调理气血）

配穴：湿热瘀结加曲骨、阴陵泉、行间；寒湿阻滞加神阙、腰阳关、阴陵泉；气滞血瘀加期门、内关、血海、膈俞。

操作：带脉向前斜刺；中极在排空小便的情况下直刺；次髎向耻骨联合方向斜刺，通向骶骨孔直达盆腔，以少腹部有胀感为度，不宜过深，以防刺伤直肠。子宫、水道、阿是穴可带电针仪，疏密波，刺激20 min。子宫、阿是穴可用隔姜灸法。余穴常规操作。

【疗效评估方法】

1. 整体疗效评估　分4级。① 治愈：症状、体征均消失，B超示子宫、附件无异常；② 显效：症状、体征减轻，炎症部分消失，包块明显缩小；③ 好转：症状或体征减轻；④ 无效：症状、体征均无变化。

2. 简化 McGill 疼痛量表　参见偏头痛。

3.《中药新药临床研究指导》中的疗效评估方法　依据症状、体征及积分进行总体疗效评估（表9-3、表9-4）。

(1) 综合疗效评定标准

1) 急性盆腔炎　① 痊愈：治疗后下腹疼痛及发热等症状消失，一般检查、妇科检查及理化检查正常。症状、体征积分和减少≥95％。停药1个月内未复发。② 显效：治疗后下腹疼痛及发热等症状消失，一般检查、妇科检查及理化检查明显改善。症状、体征积分和减少≥70％，<95％。③ 有效：治疗后下腹疼痛及发热等症状减轻，一般检查、妇科检查及理化检查有所改善。症状、体征积分和减少≥30％，<70％。④ 无效：治疗后下腹疼痛及发热等症状无减轻或有加重，一般检查、妇科检查及理化检查较治疗前无改善或有加重。症状、体征积分和减少<30％。

2) 慢性盆腔炎　① 痊愈：治疗后下腹疼痛及腰骶胀痛等症状消失，妇科检查及理化检查正常；症状、体征积分和减少≥95%;停药1个月内未复发。② 显效:治疗后下腹疼痛及腰骶胀痛等症状消失或明显减轻,妇科检查及理化检查明显改善;症状、体征积分和减少≥70%,<95%。③ 有效:治疗后下腹疼痛及腰骶胀痛等症状减轻,妇科检查及理化检查有所改善;症状、体征积分和减少≥30%,<70%。④ 无效:治疗后下腹疼痛及腰骶胀痛等症状无减轻或有加重,妇科检查及理化检查较治疗前无改善或有加重;症状、体征积分和减少<30%。

(2) 主要指标(局部体征)疗效评定标准　① 痊愈:治疗后体征消失,积分值减少≥95%,或降低2个级别;② 显效:治疗后体征明显减轻,积分值减少≥70%,<95%,或降低1个级别;③ 有效:治疗后体征有所减轻,积分值减少≥30%,<70%,或降低不足1个级别;④ 无效:治疗后体征无改善或有加重,症状积分值减少<30%。

(3) 症状疗效评定标准　① 痊愈:治疗后各症状消失,症状积分值减少≥95%;② 显效:治疗后各症状明显减轻,症状积分值减少≥70%,<95%;③ 有效:治疗后各症状有所减轻,症状积分值减少≥30%,<70%;④ 无效:治疗后各症状无减轻或有加重,症状积分值减少<30%。

表9-3　急性盆腔炎的"中医症状量化评分标准"以及"局部体征量化评分标准"

症状(主症)	轻	中	重
下腹疼痛	疼痛不甚,但持续存在	疼痛明显,但能忍受	疼痛剧烈,难以忍受
发热或伴恶寒	体温38.1～38.5℃,不恶寒或微恶寒	体温38.6～39.0℃,或伴恶寒	体温39.0℃以上,伴明显恶寒或寒战
低热持续	体温37.5～38.0℃,持续1周以内	体温37.5～38.0℃,持续1～2周	体温37.5～38.0℃,持续2周以上
带下量多	较平时增多1/2以内	较平时增多1/2～1倍	较平时增多1倍以上,需用垫纸
带下色黄	色淡黄	色黄	色黄绿如脓
带下气臭	臭味可及	臭味明显	秽臭难闻
月经不调	月经后期或经量少	月经后期多伴经量少	月经后期且伴经量少
头痛	疼痛轻微,时有出现	疼痛不适,但能忍受	疼痛明显,较难忍受
恶心	恶心不适,偶有出现	恶心欲吐,时作时止	恶心呕吐,频繁出现
经行腹痛加重	时有加重	常有加重	每次均加重
口渴喜饮	饮水量较平时增加1/2以内	饮水量较平时增加1/2至1倍	饮水量较平时增加1倍以上
纳差	食欲不振,饭量减少1/2以内	食欲减少,饭量减少1/2至1倍	无食欲,饭量减少1倍以上
小便黄少	微黄,量减少约1/4	黄,量减少约1/3	深黄,量减少约1/2
大便干燥	日1次,干燥	2～3日1次,干结	3日以上1次,秘结难解
腹泻	大便不成形,日2～3次	大便稀溏,日4～5次	大便呈水样,日6次以上
舌象异常	舌质红,苔黄腻;舌质红或暗红,舌边尖瘀点或瘀斑,苔黄腻或白腻;舌质淡暗,苔白厚或滑腻。均记＋		
脉象异常	脉滑数或洪数;脉弦滑或弦数。均记＋		

注:对舌、脉异常征象予以定性记录,不做分级量化。

附　急性盆腔炎局部体征轻重分级评分标准

下腹压痛、反跳痛、肌紧张、肠鸣音减弱或消失；子宫颈举痛、子宫偏大或活动受限、明显压痛；一侧输卵管增粗或（和）子宫一侧片状增厚、明显压痛；双侧输卵管增粗或（和）子宫双侧片状增厚、明显压痛；一侧或双侧宫骶韧带增粗、触痛明显；一侧附件包块、明显压痛；双侧附件包块、明显压痛、盆腔脓肿形成。

上述各体征应根据其局部病变的轻重程度（病变部位及范围、压触痛程度、包块大小等）记分。记分时，应注意每一体征在证候中的权重不同，设定不同分值。

表 9 - 4　慢性盆腔炎的"中医症状量化评分标准"以及"局部体征量化评分标准"

症状（主症）	轻	中	重
下腹疼痛	疼痛时作时止	疼痛频繁发作	疼痛持续存在
腰骶胀痛	腰骶酸胀不适	腰骶酸胀疼痛	腰骶胀痛，较难忍受
带下量多	较平时增多 1/2 以内	较平时增多 1/2～1 倍	较平时增多 1 倍以上，需用垫纸
带下色黄	色黄白相间	色黄	色黄绿
带下气臭	微臭	腥臭	秽臭
症状（次症）	轻	中	重
神疲乏力	时有疲乏，不影响劳作	常有疲乏，影响劳作	神疲乏力，懒于劳作
低热起伏	偶有低热	时有低热	低热起伏
月经不调	月经后期或经量少	月经后期多伴经量少	月经后期且伴经量少
经行腹痛加重	时有加重	常有加重	每次均加重
胸胁乳房胀痛	经前出现，轻微胀痛	经前、经期出现，胀痛不适	持续出现，胀痛明显
形寒肢冷	形寒手足不温	形寒肢体不温	形寒周身不温
小便黄	微黄	黄	深黄
大便干燥	日 1 次，干燥	2～3 日 1 次，干结	3 日以上 1 次，秘结难解
大便溏泄	不成形，日 1 次	时溏，日 2～3 次	溏薄，日 3 次以上
舌象异常	舌质红，苔黄腻；舌质红或暗红，舌边尖瘀点或瘀斑，苔黄腻或白腻；舌质淡暗，苔白厚或滑腻。均记＋		
脉象异常	脉弦滑或滑数；脉弦滑或滑涩；脉沉弦或弦紧。均记＋		

注：对舌、脉异常征象予以定性记录，不做分级量化。

附　局部体征轻重分级评分标准

子宫活动受限（粘连固定）或压痛；一侧输卵管呈索状增粗或（和）子宫一侧片状增厚、压痛；双侧输卵管呈索状增粗或（和）子宫双侧片状增厚、压痛；一侧或双侧宫骶韧带增粗、触痛；一侧附件包块、压痛；双侧附件包块、压痛。

上述各体征应根据其局部病变的轻重程度（病变部位及范围、压触痛程度、包块大小等）记分。记分时，应注意每一体征在证候中的权重不同，设定不同分值。

病情分度：轻、中、重。综合症状、体征积分，以涵盖总分的 1/3 比例分级，判定病情程度，根据症状在症状积分中的权重，设定不同分值。

【针灸疗效分析】

1. 针灸疗效现状　针灸治疗本病的疗效主要以 VAS 评分、McGill 疼痛量表、中医症状评分,症状量化评分、局部体征评分,以及症状积分转化成总体疗效为主要结局指标,国内多以总体疗效,而国外主要以各种积分变化为主要结局指标;以炎性因子(CRP、TNF－α、IL－2)水平、不良反应发生率等为次要结局指标。目前证据显示,针灸可降低疼痛积分值、改善症状、体征及炎性指标等。总体疗效上温针灸或灸法结合针刺的总有效率在 83.33%～97.14%,显效率为 26.67%～31.43%,临床治愈率为 10%～54.29%;单纯针刺的总有效率在 91.43%～96.67%,显效率在 36.67%～45.71%,临床治愈率为 28.57%～46.67%。

如一项针灸治疗慢性盆腔炎疗效的 Meta 分析,共纳入 26 篇文献,累计患者 2280 例,结果显示,针灸组与对照组比较,总有效率、治愈率及复发率差异均有统计学意义。结论为有限证据支持针灸治疗慢性盆腔炎的疗效,但仍需高质量的研究加以验证。

2. 影响针灸疗效的因素　① 病程:本病病变初期,盆腔炎症比较局限,病情轻浅,针灸疗效较好。如果病情迁延日久,出现子宫肥大、子宫旁结缔组织增厚或呈片状增厚、输卵管积水或输卵管卵巢囊肿,针灸可部分缓解症状。② 患者体质:患者体质很差,机体抵抗力低,病情较顽固,针灸起效也较慢,疗效较差。当患者体质较好,抵抗力较强时,针灸也容易奏效。

3. 针灸治疗潜在的可能机制　① 促进盆腔血液循环:本病的本质是盆腔的慢性炎症,针刺能调节血管的舒缩运动,加快局部血流速度,血流量增加,使盆腔组织器官加快代谢,改善组织的营养状态。同时,有利于间质水肿及炎症细胞浸润逐渐减轻或消散,促进慢性炎症的吸收和消除。② 调节机体免疫:针灸可提高机体的免疫力,增强机体的抵抗力,免疫细胞活性增强,使其吞噬和消除细菌的能力增强,促进盆腔慢性炎症的消除。

【预后】

慢性盆腔炎病情迁延,难以治愈,常反复发作,卵巢功能损害时可有月经失调,输卵管粘连阻塞时可致不孕。因此,本病以预防为主,加强急性盆腔炎及时彻底的治疗。慢性盆腔炎如出现明显肿块如输卵管积水或输卵管卵巢炎性肿块,尤其是肿块直径大于 6 cm,或盆腔因粘连而出现肠梗阻,或盆腔内肿块不能排除肿瘤,或经常反复发作,则应考虑手术治疗。患者应注意加强个人卫生护理,保持外阴清洁,尤其是经期、妊娠期和产褥期。患者要解除思想顾虑,增强治疗的信心,坚持长期治疗,增加营养,还应注意适当的体育锻炼,增强抵抗力。

三、盆腔淤血综合征

【概述】

盆腔淤血综合征(PCS)又称盆腔淤血症,是慢性盆腔静脉淤血所引起的特殊病症,以慢性下腹部坠痛、腰骶疼痛、性感不快、白带过多、极度疲乏和乳房疼痛等为主要临床表现,是妇科慢性盆腔疼痛的主要原因之一,为妇科难治性疾病,多见于 30～40 岁的经产妇。有人将 PCS 的特征性的临床表现总结为“三痛、两多、一少”,即盆腔坠痛、低位腰痛、性交痛;月经多、白带多;妇科检查阳性体征少。Richet 于 1857 年首次提出了盆腔静脉曲张,而 1949 年 Taylor1 提出了盆腔静脉淤血综合征一词。

慢性盆腔疼痛约占妇科就诊次数的10%,PCS占慢性骨盆痛病例的16%～31%,30～40岁的女性发病率较高。最新研究表明,PCS与下肢慢性静脉疾病(CVD)症状的发生率和严重性增加有关,并非所有具有非典型静脉曲张的女性都患有骨盆痛,但在患PCS的女性中约有1/3伴有外阴阴道静脉曲张,并且多达90%的患者可能患有下肢静脉曲张,相反,大约5%的下肢静脉曲张患者会并发骨盆症状。据报道,在接受CT或MRI检查的女性患者中,无症状静脉曲张发生率为38%～47%。另据国外研究发现,大部分女性在其一生中都会经历慢性盆腔疼痛(CPP),估计患病率为3.8%,甚至高达33%的原因不明的CPP患者可能患有PCS。PCS的病理生理学尚不完全清楚,它被认为是性腺静脉或髂内静脉中静脉瓣膜不足或无能力的结果;诱发PCS的相关病症包括髂窝压迫综合征(May-Thurner综合征)或由创伤、肿瘤或深静脉血栓形成所导致的静脉狭窄。PCS更多地出现在经产妇和绝经前的女性中,表明本病的发生与解剖学和激素水平相关;肥胖、盆腔手术史、静脉炎病史、雌激素治疗史、举重者或长时间站立的职业都是PCS的危险因素。因此,任何使盆腔静脉流出盆腔不畅或受阻的因素,均可导致盆腔静脉淤血。

女性盆腔循环在解剖学、循环动力学和力学方面与男性有很大的差异,这是女性易于形成盆腔淤血的基础。盆腔静脉造影对诊断有意义,据Beard(1984)报道,腹腔镜检查未发现明显盆腔疼痛原因的女性做盆腔静脉造影,其中约有80%发现有盆腔淤血,尤以阔韧带和卵巢静脉丛最为明显,静脉常扩张至正常直径的2～3倍。

根据其临床表现、体征,本病可归属于中医学"少腹痛""腰痛""带下"等范畴。中医学认为,坐卧湿地,冒雨涉水,外感湿邪,郁久化热,或外感湿热之邪滞留于下焦,或平素多食肥甘酒热之品,脾胃运化失常,积湿生热,湿热下注瘀阻而生;或因情志不畅,肝失疏泄,或劳作过力,损伤筋络,或久坐久卧,气滞血瘀而致;或素有体虚,久病失养,或房劳过度,损气耗阴,气虚则无力推血运行,导致气虚血瘀;阴虚则血无所生,血运不畅,导致阴虚血瘀,留于少腹,发生本病。总之,瘀血阻滞、脉络不通是本病的基本病机。

【临床诊断】

1. 临床表现　为范围较广的不同程度的疼痛,可为下腹坠胀、钝痛或酸痛,有时累及髋部下肢以及腰骶部;外阴和肛门下坠、性交痛和痛经等,多数患者还有白带增多,月经过多及乳房周期性水肿所致的胀痛。上述症状常于长久站立、劳累、性交后及经前期加剧,而卧床后、经期后则获缓解。患者常感到疲劳,不能胜任自己所担负的工作。此外,患者还可伴有自主神经系统紊乱的症状,如心情烦躁易怒、失眠、多梦、头痛、心悸、气促、腹胀等。患者的自觉症状与妇科客观检查所得常不相符合,患者主诉多而严重,而妇科检查除可发现宫颈和子宫肥大质软外,无明显的盆腔炎性增厚,亦无腹肌紧张及反跳痛。有时还可发现阴道紫蓝色,附件区压痛,有增厚感;缓慢加大压力后,增厚感和压痛减轻。会阴、外阴或腹股沟静脉曲张可能是髂静脉阻塞或髂内静脉或性腺静脉功能不全引起盆腔淤血综合征的征兆。

2. 物理检查

(1) 超声诊断　子宫均匀性增大,子宫两侧可显示串珠状或筛网状无回声区。CDFI显示,子宫两侧的串珠状或筛网状无回声为缓慢的血流,呈增粗的蛇行彩色束,站立时,上述改变更为显著。频谱多普勒检测时,可测得子宫两侧连续性的低速无波动频谱,同时可检测到子宫及卵巢中血流增多,甚至子宫及卵巢中的动脉频谱也发生速率下降、阻抗指数上升的表现。若长期处于淤血状态,可形成静脉血栓,呈低弱回声或中等回声条块,CDFI可见彩色血流束中断。当盆腔静脉直径>0.5 cm,对预测盆腔静脉曲张有一定的价值,但仍缺乏统一的盆腔静脉扩张程度的评判标准,未制定盆腔静脉淤血的客观标准。

(2) MRI诊断标准 同侧宫旁静脉中至少有4条存在不同程度的扩张,其中至少1条静脉的直径>4 mm,或者卵巢静脉的直径>8 mm。

(3) CT ① 宫旁静脉丛范围增大;② 宫旁静脉管径增宽;③ 卵巢静脉扩张;④ 子宫体积增大;⑤ 卵巢肿大;⑥ 子宫动脉扩张,静脉早显及流出延时;⑦ 直肠陷凹内积液。多层螺旋CT血管造影(MSCTA):盆腔静脉造影是诊断PCS的金标准,横断面扫描可发现子宫两侧的静脉丛数目明显增加,管径粗细不均,迂曲、扩张,并且可以沿子宫阔韧带向两侧发展,经血管重建后可见扩张的宫旁静脉丛经卵巢静脉向上汇入左肾静脉或下腔静脉,并且大多数病例以左侧受累为主且显著,可能与左侧卵巢静脉以直角汇入肾静脉时阻力较大及左侧卵巢静脉的静脉瓣缺如率较右侧高,易发生血液反流等有关。

(4) 腹腔镜检查 输卵管系膜血管扩张、增粗;阔韧带内和卵巢血管怒张、迂曲,可见静脉瘤样改变。

附 Champaneria等提出PCS必要的诊断标准

① 影响女性生活质量的盆腔慢性疼痛,疼痛时间超过6个月;② 痛经、性交痛及长期站立后疼痛加重;③ 可能伴随静脉曲张;④ 可能有盆腔静脉血管变异;⑤ 卵巢静脉扩张;⑥ 患者做Valsalva呼吸时盆腔血液逆流,血管再充盈时间及对侧静脉充盈时间延长。

【治疗原则及选穴处方】

经典针灸学以行气活血,化瘀通络为基本治疗原则。根据肝主疏泄,藏血;脾主运化统血;冲任主胞宫、经血;任冲督起于胞宫,一源三歧等理论选择相关穴位。具体选穴原则如下:

1. 局部选穴 在少腹和腰骶部选穴,如选取子宫、归来、曲骨、天枢、气海、关元、中极、次髎、秩边、白环俞、会阳、会阴等。

2. 辨经选穴 肝经环阴器抵少腹,可选太冲、大敦、行间、蠡沟等;胃经下循腹里,可选足三里、内庭、陷谷、冲阳、气冲;脾经入腹,可选三阴交、阴陵泉、血海;膀胱经入内属膀胱络肾,可选膀胱俞、昆仑;肾经贯脊属肾络膀胱,可选太溪、涌泉、然谷、复溜、阴谷等;任脉、冲脉、督脉起于胞中,列缺通任脉,公孙通冲脉,后溪通督脉,均可选择。另外,患者常出现情绪变化,可选督脉之百会、水沟、神庭、风府等调神安神。

3. 辨证对症选穴 气滞血瘀可选膈俞、膻中、期门、血海、太冲、内关;湿热瘀阻选水道、水分、阴陵泉、丰隆、飞扬、委阳、行间、曲池等;气虚血瘀选脾俞、膈俞、气海、血海、足三里、公孙等;阴虚血瘀选肾俞、肝俞、膈俞、内关、合谷、血海、三阴交、太溪。心情烦躁易怒选百会、神门、太冲;失眠选四神聪、安眠、神门、照海、申脉等;多梦选神门、厉兑;头痛选风池、百会;心悸选神门、内关;气促选肺俞、太渊;腹胀选足三里、内关、公孙、天枢等。

● **推荐处方**

治法:行气活血,化瘀通络。

主穴:局部——子宫、归来、上髎、气冲(活血化瘀)

　　　远端——血海、三阴交、合谷(行气活血)

配穴:气滞血瘀加膈俞、血海、太冲、内关;湿热瘀阻加水道、阴陵泉、飞扬、行间、曲池;气虚血瘀加膈俞、气海、足三里;阴虚血瘀加肾俞、膈俞、内关、太溪。

操作:诸穴常规操作,腹部、腰骶部穴位手法不宜过重,远端穴位可强刺激。子宫、归来可用电针,疏密波,刺激量不宜过大,每次 20 min,亦可用隔姜灸法。

【疗效评估方法】

1. 视觉模拟量表法(VAS)　详见头痛。

2. VRS(疼痛程度的口述分级法)及 NRS(疼痛程度数字分级法)　无痛者(0 分);轻度疼痛者(1～3 分):可忍受疼痛,能正常生活和睡眠;中度疼痛者(4～6 分):适当影响睡眠,不能忍受,需用止痛药;重度疼痛者(7～9 分):不能忍受,影响睡眠,需用麻醉止痛剂;极度疼痛者(10 分):严重影响睡眠,尚伴有其他症状或被动体位。

3. 整体疗效评估　分 4 级。① 治愈:自觉症状和体征完全消除;② 显效:除个别浅静脉仍充盈外,其余体征和症状均消除;③ 有效:自觉症状减轻,经期腹胀痛减轻,食欲增加,体质恢复,妇科检查其他体征有所改变;④ 无效:自觉症状、体征无改变。

4. 采用物理检查数据评估　阴道超声检测盆腔静脉内径及静脉血流速度的变化,或盆腔静脉造影,或盆腔血流动力学指标(子宫壁间静脉血流速度、子宫壁间静脉内径、子宫动脉血流阻力指数、卵巢动脉血流阻力指数)。

【针灸疗效分析】

1. 针灸疗效现状　针灸治疗本病的疗效主要以 VAS、VRS、NRS 评估疼痛程度,盆腔静脉内径及静脉血流速度的变化(阴超),或盆腔静脉造影结果,或盆腔血流动力学指标为主要结局指标;也有以疼痛评分、症状评分、静脉淤血改善情况转化为总体疗效为主要结局指标,国内多以总体疗效为主,而国外主要以各种积分变化为主要结局指标。以血液流变学变化情况、复发情况、安全性评价、生活质量等为次要结局指标。

目前证据表明,针灸可明显改善疼痛积分值、临床症状及盆腔静脉淤血程度等。从总体疗效看,以针灸配合其他疗法多见,单纯以针灸治疗本病的临床文献较少,且质量不高。针灸配合中药周期疗法或肌力训练,或中药灌肠或艾灸等综合疗法治疗本病的总有效率在 66.67%～96.97%,显效率为 20%～50%,临床治愈率为 15%～57.6%。

德国有 6 项临床研究,证明了针灸可以显著缓解慢性盆腔疼痛综合征(CPPS)的症状并提高其生活质量;6 项研究中没有一项报告在针灸期间或之后有任何严重的副作用,认为可以使针灸成为安全的二线治疗方法。Terasaki 等人通过使用三维磁共振静脉造影,认识到盆腔内静脉淤血可能参与男性前列腺痛的发病机制;如日本一项研究采用针刺(双侧中髎穴,每次捻转 10 min,每周 1 次,持续 5 周)治疗 10 例非炎性慢性盆腔疼痛综合征(NIH IIIB 类)并伴有盆腔内静脉淤血的男性患者,其中 8 名患者之前接受过药物治疗,但未好转。以经直肠超声(TRUS)、磁共振(MRI)静脉造影结果,以及 NIH 慢性前列腺炎症状指数(NIH-CPSI)和国际前列腺症状评分(IPSS)为结局指标。结果显示,在 第 5 次针刺后 1 周,泌尿系症状积分(NIH-CPSI、IPSS)已有一定的下降(尽管尚无显著差异),但疼 痛或不适症状的改善及生活质量改善有显著差异。MRI 静脉造影显示,4 例(40%)静脉内阻塞消失, 3 例(30%)改善,3 例(30%)无变化;TRUS 显示,治疗前 10 名患者的超声波回声区的最大宽度皆大 于3 mm,治疗后 5 名患者(50%)的回声区的最大宽度皆小于 3 mm,针刺后回声区的最大宽度从 4.72±0.48 mm 显著下降至 3.24±1.21 mm。在整个治疗期间没有发现副作用。研究显示,针刺治疗 非炎症性慢性盆腔疼痛综合征、盆腔淤血综合征有一定疗效。

2. 影响针灸治疗的因素　① 病因:盆腔淤血综合征可由多种原因造成,对功能性血流动力学改 变造成的盆腔静脉淤血,不伴有其他病变的,针灸疗效较好;若由盆腔占位性病变引起静脉回流不畅 产生的盆腔淤血综合征,针灸疗效较差,应针对原发病因采取综合治疗措施。② 病程:本病由于盆腔 静脉血流缓慢、淤血,引起局部组织器官充血水肿。初期常是暂时和可逆的,病程短,针灸疗效好,有 望获得治愈。如果时间较长,组织慢性缺氧可致结缔组织增生,表现为子宫颈肥大,呈蓝紫色,子宫体 均匀性肥大,子宫内膜间质水肿,血管充盈,卵巢水肿而增大影响其功能,这些体征均提示本病时间较 长,难以逆转,针灸可改善症状,但疗效远不及前者。

3. 针灸治疗潜在的可能机制　① 促进盆腔血液循环:针灸可有效改善微血管的自律舒缩运动, 使血管运动加强,促进盆腔的血液循环,从而改善盆腔静脉的淤血状态,使静脉回流加强,改善和消除 局部组织器官的水肿。② 促进盆腔内平滑肌的收缩:针刺可有效促进子宫平滑肌的收缩,一方面腹部 穴位针刺可直接刺激子宫平滑肌和有关盆腔肌肉产生收缩;另一方面针刺腰骶部穴位可反射性引起 支配子宫的神经兴奋,介导其收缩。平滑肌的收缩运动可对血管内血液产生压缩效应,有利于静脉内 淤滞血液的回流,有利于疾病的恢复。

【预后】

盆腔淤血综合征是妇科疑难病症之一,也是引起育龄女性慢性少腹疼痛的主要原因之一,其预后 与病程和病情的严重程度密切相关。因此,要早诊断、早治疗。患者要加强锻炼以增强盆腔肌肉张力 和改善局部血液循环,纠正不良体位,每日坚持做膝胸卧位 1～2 次,以侧卧位代替仰卧位休息;保持 大便通畅,减少性交刺激。必要时可根据患者的不同症状结合中药活血化瘀,可配合推拿、热敷、理疗 等综合治疗;对一些重症无效的患者,可采用手术治疗。

四、子宫脱垂与盆腔病症的现代针灸学治疗原则与选穴处方

(一)子宫脱垂

子宫脱垂的现代针灸治疗原则为提高固定子宫的韧带、结缔组织与平滑肌的张力和盆底肌的力 量,以对子宫的牵拉而恢复正常位置,西医主张酌情采用盆底肌锻炼、子宫托治疗,必要时采用手术治

疗。因此,在选穴上主要以子宫相关韧带和盆底肌为刺激部位。

1. 相关韧带刺激点　固定子宫的韧带主要包括子宫阔韧带、子宫圆韧带、子宫主韧带及子宫骶韧带。子宫主韧带,也称为子宫旁组织,由结缔组织和平滑肌构成,位于阔韧带的基部,从子宫颈两侧缘延伸至盆侧壁,是固定子宫颈和维持子宫正常位置,防止子宫脱垂的重要结构。因此,以刺激主韧带为重点。

覆盖子宫前、后面的腹膜自子宫侧缘向两侧延伸至侧壁和盆底,形成双层腹膜皱襞,称为子宫阔韧带,略呈冠状位,可限制子宫向两侧移动。子宫圆韧带是由平滑肌和结缔组织构成的圆索,起于子宫体前面的上外侧,穿经腹股沟管,散为纤维止于阴阜和大阴唇前端的皮下,主要功能是维持子宫前倾。子宫骶韧带是由平滑肌和结缔组织构成的扁索状韧带,从子宫颈后面的上外侧,向后弯行绕过直肠的两侧,止于第2、3骶椎前面的筋膜,此韧带向后上牵引子宫颈,协同子宫圆韧带维持子宫的前倾前屈位,防止子宫前移。

在选择刺激点时,由于盆腔有膀胱、直肠、子宫、输卵管、卵巢等重要器官,因此,刺激这些韧带时应避开这些脏器。这些韧带的起点均自子宫颈或子宫体,止点则分别在骨盆的侧壁、盆底,以及阴阜与大阴唇的前端,第2、3骶椎前面,因此,这些韧带的止点是选择刺激点可能位置。

(1) 子宫主韧带刺激点　小腹侧,坐骨棘水平线与腹股沟处交点上1～2 cm处。

(2) 子宫阔韧带刺激点　在子宫主韧带刺激点前后左右1～2 cm处。

(3) 子宫圆韧带刺激点　在腹股沟中点上方2 cm处,以及阴阜和大阴唇前端的皮下。

(4) 子宫骶韧带　在次髎、中髎部位之下。

2. 盆底肌刺激点　女性盆底肌包括肛提肌和尾骨肌。前者为耻骨阴道肌、耻骨直肠肌、耻尾肌和髂尾肌。

(1) 耻骨阴道肌、耻骨直肠肌及耻尾肌刺激点　均起于耻骨的盆面,分别具有缩小阴道口、肛门自制、固定直肠的作用。这三条肌肉均以耻骨联合上缘的中线点(相当于曲骨穴)及两侧1 cm处为刺激点。

(2) 髂尾肌刺激点　止于肛尾韧带和尾骨侧缘,具有固定直肠作用。以尾骨韧带(肛门与尾骨端连线的中点,即长强穴)和尾骨两侧缘为刺激点。

(3) 尾骨肌刺激点　构成盆膈的后部,呈三角形,起自坐骨棘,肌纤维束呈扇形扩展开,止于尾骨和骶骨下部的侧缘。以尾骨端点为刺激点。

● **推荐处方 1(子宫相关韧带刺激)**

主穴:局部——子宫主韧带刺激点(促进韧带收缩,使子宫复位)

配穴:加子宫阔韧带、子宫圆韧带、子宫骶韧带刺激点,可促进韧带收缩,使子宫复位。

操作:子宫主韧带从刺激点进针后向骨盆侧壁方向做多点提插刺激,以患者有收缩感为佳。子宫圆韧带在次髎、中髎部位刺入后以抵达骶前孔为佳。

● **推荐处方 2(盆底肌刺激)**

主穴:临近——耻骨联合刺激点(刺激耻骨阴道肌、耻骨直肠肌及耻尾肌产生收缩运动)

配穴:加髂尾肌、尾骨肌刺激点,刺激肌肉产生收缩运动。

操作:耻骨联合刺激点,在耻骨联合上缘中点及两侧1 cm处,针体紧贴耻骨内侧,针尖向下方斜刺(即向前阴方向)或平耻骨内侧向下刺,以盆腔内有抽动感为佳,并可带电针,疏密波,10～20 min。

(二)盆腔疾病

本节的盆腔疾病主要指盆腔的炎性疾病和淤血综合征,尽管其发病机制不同,但部位都位于盆腔,因此,在针灸治疗选穴上具有一定的共性,即改善盆腔内的血液循环是其治疗的共性原则,以减轻炎症和淤血。在此基础上,盆腔淤血综合征的治疗则以增加和促进盆底肌肉运动,增强盆腔内血管的挤压效应,促进血液循环,改善淤血状态为目的。选穴原则如下:

1. 骶2～4骶后孔或节段内皮节区刺激点　以刺激盆腔副交感神经,促进盆腔血管舒张,改善循环。

2. 盆底肌刺激点　耻骨阴道肌、耻骨直肠肌、耻尾肌、髂尾肌、尾骨肌刺激点,促进盆腔肌肉收缩,挤压血管,促进循环。具体定位参见子宫脱垂内容。

3. 胸10～腰2　交感神经节或节段内刺激点:盆腔子宫、卵巢及附件的交感神经传出纤维源自胸10～腰1(或腰2),可直接兴奋交感神经,促进血管收缩,子宫舒张,调节盆腔淤血状态。盆腔内脏器的感觉传入纤维的节段性支配,子宫、卵巢及附件为胸12、腰1～3,子宫基部的感觉传入神经沿交感神经至胸12节段(有人认为还有胸11),可接受痛觉。因此,可选节段区内的体表刺激点,兴奋交感神经或阻滞伤害性信息的上传而止痛。

4. 子宫、卵巢、输卵管的体表牵涉痛区域　子宫体的体表牵涉痛相关的脊髓节段为胸10～腰1,子宫颈为骶1～4(沿骶副交感神经),卵巢及附件为腰1～3;体表的牵涉痛区域分别为子宫在臀骶部(臀裂及两侧附近)以及下腰部(髂嵴上)、输卵管在腹股沟带,可选择上述脊髓节段区域或牵涉痛区域刺激点。

5. 迷走神经刺激点　可通过胆碱能途径发挥整体性调节免疫、抗炎。

6. 下腹直肌激痛点　临床研究发现,腹直肌激痛点可引起小腹部的疼痛,子宫内膜炎、盆腔炎、盆腔疼痛综合征等可在下腹直肌形成激痛点,位置在髂棘最高点连线与脐下垂线相交左右各1 cm处。

● **推荐处方1(盆腔炎性疾病)**

主穴:骶部——骶2～4骶后孔或皮节区刺激点(次髎、中髎、下髎)(刺激盆腔副交感神经,舒张盆腔血管,改善血液循环,有助于减轻炎症)

胸腰部——胸10～腰2节段刺激点(阻滞盆腔感觉传入,缓解盆腔炎症及疼痛)

颈耳部——迷走神经刺激点(通过胆碱能途径发挥抗炎作用)

配穴:加子宫、卵巢、输卵管的体表牵涉痛区刺激点及腹直肌激痛点,缓解盆腔疼痛症状。

操作:激痛点用滞针法。骶部可用电针(2 Hz)。

● **推荐处方2(盆腔淤血综合征)**

主穴:骶部——骶2～4刺激点(次髎、中髎、下髎)(刺激盆腔副交感神经,舒张盆腔血管,改善血液循环,有助于减轻炎症)

盆底部——盆底肌刺激点(促进盆底肌收缩,挤压盆腔血管,促进循环,改善淤血状态)

操作:骶部穴位加电针(2 Hz)。

第三节　不孕症与妊娠、分娩病症

一、不孕症

【概述】

不孕（育）症是一种由多种病因导致的生育障碍状态，是生育期夫妇的生殖健康不良事件。女性无避孕性生活至少 12 个月而未孕称为不孕症，对男性则称为不育症。不孕症分为原发性和继发性两大类，既往从未有过妊娠史，未避孕而从未妊娠者为原发性不孕；既往有过妊娠史，而后未避孕连续 12 个月未孕者为继发性不孕。早在 20 世纪 90 年代，世界卫生组织一项研究表明，当时发达国家不孕症患病率为 5%～8%，而发展中国家的某些地区不孕症的患病率约为 30%；但近年有文献报道，当今约 10% 的世界人口患有不孕症，不同人种和地区间不孕症发病率差异并不显著；我国不孕症发病率为 7%～10%。世界卫生组织预测，21 世纪不孕症将会成为仅次于肿瘤和心脑血管病的第 3 大疾病。不孕症女性的文化程度偏低，对不孕影响最大的因素依次是不孕家族史、异位妊娠史、药流史。

不孕因素可能为女方、男方或男女双方，女性因素约占 40%，男方因素占 30%～40%，男女双方因素占 10%～20%。女性不孕因素以排卵障碍和输卵管因素居多，排卵障碍占 25%～35%，排卵功能紊乱导致不排卵，主要原因有：① 下丘脑-垂体-性腺（卵巢）轴功能紊乱，包括下丘脑、垂体功能障碍和器质性病变；② 卵巢病变，如先天性发育不良、卵巢早衰、卵巢不敏感综合征、多囊卵巢综合征等；③ 肾上腺及甲状腺功能异常也能影响卵巢功能。输卵管阻塞或通而不畅约占女性不孕因素的 1/2，是目前我国女性不孕的主要病因；另外，慢性输卵管炎及发育不全、盆腔炎性疾病后遗症、子宫内膜异位症也可导致输卵管性不孕。子宫因素影响受精卵着床可导致不孕。宫颈黏液分泌异常、炎症及黏液免疫环境异常，影响精子通过可导致不孕。

男性不育因素主要是生精障碍与输精障碍：① 精液异常，性功能正常，先天或后天原因导致精液异常，表现为无精、弱精、少精、精子发育停滞、畸精症或精液液化不全；② 性功能异常，外生殖器发育不良或勃起障碍、早泄、不射精、逆行射精等使精子不能正常射入阴道内；③ 免疫因素，男性生殖道免疫屏障被破坏时，精子、精浆在体内产生抗精子抗体，使射出的精子产生凝集而不能穿过宫颈黏液。

男女双方因素包括性生活不能或不正常、免疫因素以及不明原因的不孕症。免疫因素中同种免疫，是指精子、精浆或受精卵抗原物质经破坏的天然屏障进行循环，产生抗体，使精子与卵子不能结合或受精卵不能着床。自身免疫是某些不孕女性血清中存在多种自身抗体，可能阻止精子与卵子结合而影响受孕。

中医学称本病为"绝嗣""绝嗣不生"等，认为先天肾虚，或精血亏损，使冲任虚衰，或寒客胞脉，而不能成孕；情志不畅，肝气郁结，气血不和，或恶血留内，气滞血瘀，或脾失健运，痰湿内生，痰瘀互阻，胞脉不通，均可致不孕。本病证候有虚有实，虚证多为肾虚不孕，实证多为肝气郁结或痰瘀互阻而致。

【临床诊断】

育龄女性结婚 1 年以上，夫妇同居，配偶生殖功能正常，不避孕而未能受孕者，为原发性不孕。曾有孕产史，继又间隔连续 1 年，不避孕而未怀孕者，为继发性不孕。应排除生殖系统的先天性生理缺陷和畸形,如无子宫、无阴道等。临床诊断时,通过男女双方全面检查找出不孕原因是诊断不孕症的关键。

1. 首先排除男方因素 询问既往有无慢性病史,了解性生活情况,有无性交困难。检查外生殖器有无畸形、感染和病变,并进行精液常规检查。正常精液量为 2~6 ml,平均为 3 ml;pH 值为 7.0~7.8;在温室中放置 30 min 内液化;精子密度($20~200$)$\times 10^9$/L;精子活率>50%;正常形态精子占66%~88%。

2. 女方检查 应详细询问与不孕有关的病史;注意检查第二性征及内外生殖器发育情况,有无畸形、炎症、包块、触痛及泌乳等。以下特殊检查有助于明确病因和病位:① 卵巢功能检查。包括 B 超监测卵泡发育、基础体温测定、阴道脱落细胞涂片检查、宫颈黏液结晶检查、子宫内膜活组织检查、女性激素测定等,了解卵巢有无排卵及黄体功能状态。② 输卵管通畅试验。了解输卵管是否通畅及阻塞部位。③ 子宫镜检查。了解宫腔内膜情况,可发现宫腔粘连、黏膜下肌瘤、内膜息肉、子宫畸形等。④ 腹腔镜检查。当上述检查均未发现异常者,可进一步做此项检查了解盆腔情况。⑤ 其他检查。性交后精子穿透力试验,当以上检查无异常时进行此试验。若精子穿过黏液能力差或精子不活动,应疑有免疫问题。宫颈黏液、精液相合试验:若精子能穿过黏液并继续向前运动,提示精子活动力和宫颈黏液性状均正常,表明宫颈黏液中无抗精子抗体。

3. 其他 通过不孕症三项标准基本评估检查(精液分析、输卵管通畅度检查、排卵监测评估)仍未能找到具体的不孕因素,可诊断为不明原因不孕症。

附 其他类型的不孕症诊断标准

1. 免疫性不孕症 ① 除外其他原因的不孕;② 应用可靠的检测方法证实血清内或生殖道局部(尤其宫颈黏液)存在抗生育免疫;③ 不孕期超过 3 年。

2. 原因不明性不孕症 一般具备下列条件才可诊断原因不明性不孕症:① 病史及体格检查正常;② 月经规律,BBT 双相,黄体期≥12 日;③ 宫颈黏液正常,PCT 正常;④ 血 LH、FSH、PRL、睾酮、孕酮浓度正常;⑤ HSG 及腹腔镜检查正常;⑥ 男性配偶精液检查 3 次均正常,性交频率适当。此外,还应做一些近年开展的不孕症检查项目,如精子-无透明带仓鼠卵细胞穿透试验,排除夫妇双方生殖道支原体及溶脲脲原体亚临床感染;B 超系统检查排除卵泡未破裂黄体化综合征,以及白细胞抗原HLA(组织相容性复合物)试验等。

附 精液常规检查标准和精子活动分级

1. 世界卫生组织于1987年制定的精液各种正常值 ① 精液量:2.0 ml 或以上,pH 值 7.2~7.8;② 液化时间:≤20 min;③ 精子密度:20×10^6/ml 或以上;④ 精子总数:40×10^6 或以上;⑤ 存活率:50%或以上为活动精子;⑥ 活动度(收集后 1 h 内):50%或以上向前进行,25%或以上快速直线前进;⑦ 精子形态:50%或以上形态正常;⑧ 白细胞计数:<1×10^6/ml。

2. 世界卫生组织于1987年将精子活动 分为 4 级。① A 级:有近似 22 μm/s 的线速度;② B 级:线速度为 5~21 μm/s;③ C 级:<5 μm/s;④ D 级:精子不活动。

【治疗原则及选穴处方】

经典针灸学以调补肝肾,理气化瘀及调理冲任为基本治疗原则。根据肾主生殖;脾主运化;肝藏

血;肝肾同源;督脉、任脉、冲脉起于胞宫,一源三歧等理论选择相关穴位。具体选穴原则如下:

1. 局部选穴　可在腹部选取子宫、关元、气海、归来等。

2. 辨证取穴　肾阳亏虚选肾俞、神阙、命门、腰阳关、太溪等;肾阴亏虚选肾俞、肝俞、关元、三阴交、太溪、水泉等;痰湿内阻选中极、曲骨、次髎、阴陵泉、足三里;肝气郁滞选膻中、期门、支沟、外关、太冲等;瘀阻胞宫选归来、子宫、曲骨、次髎、内关、血海、膈俞等。

3. 耳穴　选肾、脾、内生殖器、外生殖器、皮质下、交感。每次选2～3穴,毫针刺用弱刺激,留针30 min,或用揿针埋藏或用王不留行籽贴压。

● **推荐处方1**

治法:补益肝肾,调理冲任

主穴:局部——归来、子宫(疏调子宫气血)

　　　　　　关元、气海(益肾固本,调补冲任)

　　　临近——肾俞、肝俞(滋补肝肾)

　　　远端——丰隆(化痰祛浊)

　　　　　　三阴交(健脾疏肝,化瘀通络)

配穴:肝气郁结加太冲、阴廉、期门;痰瘀互结加阴陵泉、内关、膈俞;肾阳亏虚加太溪、命门;胸胁胀痛加内关、膻中;经行涩滞加地机;白带量多加次髎;纳差脘闷加中脘、足三里;头晕耳鸣加百会、然谷。

操作:诸穴常规操作。

● **推荐处方2**

治法:益肾暖宫,调和冲任。

主穴:局部——关元、大赫(补肾益血,调和冲任)

　　　临近——次髎、秩边(疏调气血,祛除瘀滞)

　　　远端——三阴交(调理肝肾,化瘀通络)

配穴:肾虚胞寒加肾俞、命门、神阙;冲任血虚加气海、血海;气滞血瘀加太冲、膈俞;痰湿阻滞加丰隆、阴陵泉。

操作:诸穴常规操作。

【疗效评估方法】

1. 整体疗效评估　分3级。① 治愈:2年内受孕者;② 好转:虽未受孕,但与本病有关的症状、体征及实验室检查有改善;③ 未愈:症状、体征及实验室检查均无改善。

2. 综合指标观察　包括月经、基础体温和B超检查,综合判断治疗前后变化情况。

(1)月经　末次月经时间_____;经期:_____天。

(2)基础体温测定　单相□;不典型双相□;双相□;高温相持续_____天。

(3)B超检查(监测卵泡发育及排卵情况)　分首次检测(时间_____、月经第_____天)、第2次检测、第3次检测、第4次检测及末次检测。项目包括:子宫大小、内膜厚度、左右卵泡大小。

3.其他　观察雌孕激素水平、卵泡发育情况、排卵率、妊娠率,综合判断疗效。

【针灸疗效分析】

1.针灸疗效现状　针灸治疗本病的疗效主要以活产率、临床妊娠率、受孕率为主要结局指标,以排卵率、子宫内膜厚度、最大卵泡(优势卵泡)直径、基础血清性激素与体质量指数为次要结局指标。也有将临床症状积分转化成疗效指数,以总体疗效为主要结局指标。

目前证据表明,针灸可促进不孕症患者排卵率和子宫内膜厚度增加,降低黄体生成素水平。从总体疗效看,针刺治疗排卵障碍性不孕症的妊娠率在$22.86\%\sim48.00\%$,排卵率在$62.86\%\sim87.10\%$;治疗多囊卵巢综合征不孕症的妊娠率在$23.33\%\sim48.00\%$,排卵率在$78.00\%\sim86.67\%$。

一项评估针灸及其联合其他疗法治疗是否对女性生育能力产生积极影响的系统评价表明,治疗组妊娠率明显高于对照组。亚组分析显示,与单纯西药干预相比,无论是单纯针刺干预、针刺加西药、针刺加中药,还是针刺加中西药干预,亚组均有显著改善。多囊卵巢综合征、输卵管性不孕症、排卵障碍等多种不同因素导致的不孕症皆明显改善。此外,该项研究表明,针灸可促进排卵率和子宫内膜厚度增加,降低黄体生成素水平,且副作用更少发生。

近年来,针灸被广泛用于接受体外受精(IVF)的女性,如一项前瞻性RCT表明,耳穴贴压可以帮助减少与IVF相关的焦虑水平,并通过增加卵泡液中的神经肽-Y(NPY)水平来部分改善IVF的结果。

2.影响针灸疗效的因素　① 治疗时机:针灸治疗应根据患者的月经周期规律进行,选择月经周期第12天,也就是月经周期中的排卵期之前开始治疗,连续治疗$3\sim5$天,以促进排卵。② 病因:治疗前应诊断明确不孕的原因,属于排卵异常者,通过针灸治疗,促进卵巢正常排卵,能取得较好的疗效;对于输卵管炎症及阻塞性不孕,针灸治疗有利于输卵管的通畅,达到治疗目的;对性生活失调、性知识缺乏等原因造成的不孕,针灸治疗的同时,可通过正确指导以达到疗效;而对于诸如卵巢发育不全、卵巢肿瘤、输卵管发育不全、输卵管闭塞、先天性无子宫或子宫发育不良的器质性病变所致的不孕,则需针对病因采取其他治疗措施,针灸疗效较差。③ 年龄:女性的生育力最强年龄为$21\sim24$岁。据有些学者统计,不论男女在35岁之前生育能力无显著区别,而在35岁之后其生育能力逐渐下降,不孕的发生可上升至31.8%,40岁之后不孕可达70%,而到45岁之后则很少妊娠。患者的年龄也同样影响针灸的疗效,相同的病症,年龄越大,疗效就越差。④ 营养:营养不良导致消瘦、贫血或营养过剩导致肥胖的患者,皆可引起性腺功能减退,而影响受孕,针刺治疗的同时,需改善自身体质,调整营养状态,可提高针灸疗效。⑤ 精神因素:一旦患有本病,患者压力增加,精神多过度紧张或过度忧虑、焦急,针灸治疗的同时,应配合心理治疗,缓解其异常情绪,则有利于增强疗效。

3.针灸治疗潜在的可能机制　引起不孕症的最常见因素为排卵障碍和输卵管因素,其中排卵障碍可由下丘脑-垂体-卵巢轴功能失调、激素代谢紊乱、内分泌失调造成的排卵抑制甚至无排卵而导致不孕,以及全身及卵巢局部因素影响卵巢排卵而致不孕;输卵管因素包括输卵管发育不全、输卵管炎症引起的伞端闭锁或输卵管黏膜破坏使输卵管闭塞、继发感染造成的输卵管阻塞,或输卵管先天发育不良等。另外,卵巢病变、子宫病变、子宫颈因素、免疫及外阴阴道因素均可能导致不孕症的发生。根据本病的发生机制,针刺治疗的环节和机制可概括为:① 调节内分泌、免疫作用。针刺可调节下丘脑-

垂体-卵巢轴系统的功能,从而调节下丘脑促性腺激素释放激素、垂体卵泡刺激素、黄体生成素的水平,从而调节卵巢性激素的产生,使月经周期趋于正常,促进卵巢排卵;纠正内分泌紊乱,使机体内分泌环境重新达到平衡的状态。免疫抑制在不孕症中也有一定作用,针灸可调节人体的免疫,以利于精子与卵子的结合和受精卵的着床。② 改善微循环作用。针灸治疗输卵管炎症及阻塞性不孕,通过改善微循环及血流变性质,从而促进炎性、坏死组织的吸收和消退,加快组织的修复和再生,有利于输卵管的通畅,达到治疗目的。③ 缓解压力。精神多过度紧张或过度忧虑、焦急是不孕症患者的常见情况,形成不孕-焦虑-加重不孕的恶性循环,针灸可缓解精神紧张,有利于内分泌功能的恢复。

【预后】

不孕症虽不是严重影响女性健康的疾病,但可造成个人痛苦、夫妇感情破裂、家庭不和,成为一个主要的医学和社会问题。不孕与年龄的关系,是不孕最重要的因素之一,选择恰当治疗方案应充分估计女性卵巢的生理年龄、治疗方案合理性和有效性,以及其性能价格比。尽量采取自然、安全、合理的方案进行治疗。首先应改善生活方式,对体重超重者减轻体重至少5%;对体质瘦弱者,纠正营养不良和贫血;戒烟、戒毒、不酗酒;掌握性知识,了解自己的排卵规律,性交频率适中,以增加受孕机会。对于不明原因性不孕,年轻、卵巢功能良好女性可期待治疗,但一般试孕不超过3年;年龄超过30岁、卵巢储备开始减退的患者则建议试行3~6个周期宫腔内夫精人工授精作为诊断性治疗,若仍未受孕则可考虑体外受精-胚胎移植。

针灸治疗本症有一定疗效。但治疗前男女双方皆应查明原因,必须排除男方或自身生理因素造成的不孕,以便针对性治疗。其中,由于各部分功能失调造成的不孕症,可以采取针灸治疗,而对于器质性病变引起的不孕症,则非针灸治疗所宜。治疗前应重点了解月经、流产、分娩、产褥、性生活史、是否避孕及其方法、是否长期哺乳、有无过度肥胖和第2性征发育不良及其他疾患等情况,治疗期间应注意调节情志及经期卫生,节欲、蓄精,掌握排卵日期,以利于受孕。

二、胎位异常

【概述】

胎位是指胎儿先露的指定部位与母体骨盆前、后、左、右的关系,正常胎位多为枕前位。胎位异常是指妊娠30周后经产前检查发现胎位不正常,亦称为胎位不正,是造成难产的主要因素,包括持续性枕后位或枕横位、胎头高直位、前不均倾位、面先露、臀先露、肩先露、复合先露,发生率分别为5%、1%、0.5%~0.8%、0.8‰~2.7‰、3%~4%、0.25%、0.08%~0.1%。胎位异常主要由胎儿大小、羊水体积、胎儿畸形、母体习惯、盆腔结构等多种因素引起。

中医学认为,胎儿在母体内生长、发育及其运动全受母体气血支配。若孕期久站、负重劳作伤肾,致肾气不充,冲任不固,精血亏损,不能维系胞宫;或过食肥甘,或情志抑郁,致胎儿在宫内位置不能应时转为头位,则成异常胎位。

【临床诊断】

1. 病史　可有骨盆形态异常、子宫畸形、子宫肌瘤等病史。与骨盆形态异常、子宫畸形、子宫肌瘤、剖宫产史、产妇年龄偏大、多胎、前置胎盘等有关。

2. 临床表现　　妊娠后期(30周以后),出现胎先露及胎头位异常(除枕前位为正常胎位外,其余均为异常胎位)。胎先露异常有臀先露、肩先露及复合先露等。胎头位置异常,如持续性枕横位及枕后位、面位、额位、高直位、前不均倾位等。

3. 产科检查　　产前检查以四步触诊法为主,一般可查明胎产式或胎方位。临产分娩时除腹部体征外,常以肛查和阴道检查为主。本病产前检查十分重要。

4. 辅助检查　　B超检查可以测出胎先露的类型、胎盘和脐带的位置、羊水量、头盆不称、胎头仰伸程度、胎儿畸形、子宫畸形、子宫肌瘤等,可协助诊断。

附　四步触诊法

第1步:检查者两手置于子宫底部,了解子宫外形并测得宫底高度,估计胎儿大小与孕周数是否相符。然后以两手指腹相对轻推,判断宫底部的胎儿部分,胎头硬而圆且有浮球感,胎臀软而宽且形状不规则。第2步:检查者左右手分别置于腹部左右侧,一手固定,另手轻轻深按检查,触及平坦饱满者为胎背,可变形的高低不平部分是胎儿肢体,有时感到胎儿肢体活动。第3步:检查者右手拇指与其余4指分开,置于耻骨联合上方握住胎先露部,进一步查清是胎头或胎臀,左右推动以确定是否衔接。若胎先露部仍浮动,表示尚未入盆。若已衔接,则胎先露部不能推动。第4步:检查者左右手分别置于胎先露部的两侧,向骨盆入口方向向下深按,再次核对胎先露部的诊断是否正确,并确定胎先露部入盆的程度。

【治疗原则及选穴处方】

经典针灸学以调理胞宫气血,调整胎位为基本治疗原则。在选穴上主要以特效穴至阴为主,结合辨证配穴。具体选穴原则如下:

1. 选用特效穴　　在选穴上以足太阳经井穴至阴为主穴,至阴是足太阳经井穴,与足少阴经相连,具有疏通经络、调整阴阳、纠正胎位的功能。此外,可选三阴交,其为脾、肝、肾三经交会穴,可健脾、疏肝、益肾、化瘀滞、理胞宫,辅助转胎。

2. 辨证选穴　　气血虚弱选脾俞、足三里、三阴交、气海、血海等;肾阴亏损选肾俞、关元、太溪、三阴交、悬钟等;气机郁滞选膻中、期门、太冲、行间、合谷等。

● **推荐处方1**

治法:调整胎位。

主穴:远端——至阴(疏导肾气,调理胎位)

配穴:气血虚弱加足三里、三阴交;肾阴亏损加太溪、三阴交;气机郁滞加太冲、内关。

操作:至阴用艾条灸,孕妇排空小便,解松腰带,坐于靠背椅上或半仰卧于床,用温和灸或雀啄灸法,每次灸15～20 min,每天1～2次,3天后复查,至胎位转正为止。也可用艾炷灸,用黄豆大艾炷放置于双侧至阴穴,燃至局部有灼热感,即除去艾灰,每次灸7～9壮,每天1次,3天后复查,至胎位转正为止。余穴常规操作。

● **推荐处方2**

治法:益肾健脾,调理胎位。

主穴:远端——至阴(疏导肾气,矫正胎位)

太溪(补肾理胞)

三阴交(调三阴,理胞宫)

配穴:肾虚寒凝加气海、肾俞;脾虚湿滞加阴陵泉、丰隆、足三里;肝气郁结加太冲、期门。

操作:至阴操作同推荐处方1。余穴常规操作。

● 推荐处方3

治法:益肾疏肝,调理胎位。

主穴:局部——肾俞(温肾暖胞)

临近——肝俞(疏肝理气,调理胎位)

远端——至阴(疏导肾气,调理胎位)

足三里、行间(健脾疏肝,调理气血)

配穴:神疲懒言,心悸气短加百会、三阴交、内关。

操作:至阴操作同推荐处方1。余穴常规操作。

【疗效评估方法】

1. 整体疗效评估　分3级。① 治愈:胎位纠正或安全分娩,未因胎位异常造成母婴并发症。治疗后经B超复查胎位已转正。② 好转:胎位已纠正,但有母婴并发症。治疗后经B超复查胎位有所转移,但未完全转正。③ 未愈:胎位未纠正。治疗后经B超复查胎位仍未转正。

2. 胎位转正率　用B超观测。以治疗后胎位转正率并能稳定保持到生产时,为有效转正率。

【针灸疗效分析】

1. 针灸疗效现状　针灸治疗本病的疗效,主要以胎位转正情况为主要结局指标,以分娩方式等为次要结局指标。目前有大量的临床证据显示,针灸治疗本病有较好的疗效,可使胎位转为头位的几率大大增加,主要以艾灸至阴穴治疗为主,可结合膝胸卧位治疗。

如国外一项多中心随机对照试验,将406名胎龄为33～35周的臀位孕妇分为艾灸至阴穴组136例、假艾灸组(非至阴穴)136例、常规护理组134例,其中前两组均予以常规护理,主要结局指标为胎位转正情况,胎位转正且自然分娩者为有效;次要结局指标为治疗结束时胎位情况和分娩方式:剖宫产和顺产(自发头位、辅助头位、臀位)。结果显示,三组有效率分别为58.1%、43.4%、44.8%,而且治疗期间无严重不良反应,表明艾灸至阴穴治疗胎位不正是安全有效的,操作简便,值得推广。国内的临床证据表明,艾灸至阴穴纠正胎位异常的有效率在75%～94.2%。

2. 影响针灸疗效的因素　① 病因:子宫畸形、骨盆狭窄、肿瘤,或胎儿本身因素引起的胎位不正,或习惯性早产、妊娠毒血症,针灸疗效差,不宜采用针灸。② 类型:通常横位较臀位自然转动幅度小,针灸疗程短,成功率高。胎位不正的情况和严重程度与羊水量多少、腹壁松弛度、胎儿大小、脐带长短、先露是否入盆及孕周等因素密切相关。一般而言,初产妇的胎位不正针灸疗效要优于经产妇,这主要与腹壁松弛度有关。③ 治疗的时机:针灸应注意治疗时机,妊娠7～8个月(30～32妊娠周)是转胎最佳时机,此时孕妇羊水较多,胎头没有固定,有一定活动度,因此,此期针灸疗效最好。8个月后,胎头固定,胎儿部分入盆,则会影响针灸疗效。过早矫正,胎儿活动度大,还有可能复发。复发率一般在10.1%,如果再次艾灸,仍可有效。艾灸时孕妇感到胎动活跃者效果较好,一般灸后1 h胎动达高峰。产前3周内一般不宜针灸,以免出现羊水早破,脐带扭曲,胎盘剥离等意外。④ 患者配合:在针灸治疗的同时,臀位孕妇宜辅以膝胸卧式,甚至外倒转术,这样有助于胎儿位置的纠正,提高针灸疗效。

3. 针灸治疗潜在的可能机制　大量的临床实践证明,艾灸至阴穴矫正胎位成功率较高,一般超过自然恢复率(国外报道显示,异常胎位的自然转正率为60%)。针灸纠正胎位的作用,主要是通过促进子宫与胎儿的活动实现的。艾灸至阴穴已被证明可以刺激肾上腺皮质激素的分泌与增强子宫活动,同时有胎儿活动强度的增加,胎儿的心率也可以由此有所增快。这些因素有利于胎儿位置的自动纠正。从人体解剖学角度来看,至阴穴分布有来自腰4～骶5神经根的腓浅神经的分支。机体以每一个神经节段为中心,发出躯体神经和内脏神经,使之成为表里相关,内外统一的整体。而穴位的配布形式在很大程度上与同一神经节段支配相一致。因此,刺激至阴穴,其刺激信息可达相应的腰4～骶5脊髓神经节段,通过调节内脏自主神经的兴奋与抑制活动,改善子宫平滑肌的收缩,促使胎儿转至正常胎位。

【预后】

针灸矫正异常胎位简便、安全,对孕妇、胎儿均无不良影响。因此,胎位不正应首先进行针灸治疗,如果产前仍不能纠正者,横位应做选择性剖宫产。臀位分娩,初产妇多作剖宫产;经产妇,胎儿较小、骨盆够大者,可考虑阴道分娩。横位如未及时处理,会导致脐带脱垂,胎死宫内,甚至有子宫破裂危险。臀位有破水后脐带脱垂可能,分娩过程中有后出头危险,会造成胎儿宫内窒息,甚至死亡。做好产前检查,预先诊断出胎位不正,及时治疗;如未转为头位,则先做好分娩方式选择,提前住院待产,可以预防分娩时胎位不正及避免因胎位不正造成的严重后果。

三、滞产与难产

【概述】

妊娠足月临产时,自分娩开始至宫口完全张开为第1产程,在此期间如果子宫收缩不能逐渐增强,使第1产程时间超过24 h,称为滞产,子宫收缩无力是导致滞产的主要原因。胎儿不能顺利娩出者,称难产,又称异常分娩。难产的原因极为复杂,可归纳为产力异常性、产道异常性及胎儿异常性3类。据报道,目前在美国每10个分娩的产妇中,即有1个有剖宫产史。由于许多再次剖宫产分娩的产妇第一次手术的原因是难产,所以估计在美国约有60%的剖宫产归因于难产。国外流行病学资料显示,肩难产的发生率在0.2%～3%。难产所导致的诸多产后并发症,特别是产后出血(11%)以及第三和第四度会阴撕裂(3.8%),臂丛神经损伤是肩难产最常见的胎儿并发症之一(2.3%～16%)。

中医学称滞产、难产为"产难"。由于两者在中医学病机和治疗上基本一致,因此一并论述。中医学认为,本病因气血虚弱或气血瘀滞而致。气血虚弱者因素体虚弱,正气不足,或产时用力过早,耗气伤力;或胞水早破,浆血干枯,以致难产。气血瘀滞者因临产恐惧,过度紧张,感受寒邪,以致气机不利,血运不畅;或妊娠期过度安逸,气血失于畅行,均可导致滞产。

【临床诊断】

1. 发生难产的原因　有产力、产道、胎儿中1项或1项以上异常。

2. 出现异常产程图　产程于某一阶段停滞,如出现潜伏期延长,活跃期延长,活跃期停滞,产程延长。

3. 产程停滞 未能及时处理,致使总产程超过 24 h 则为滞产。

4. 难产的分类

(1) 绝对性难产 具有很强的产科指征或孕妇合并及并发严重的疾病不能经阴道自然分娩,而在妊娠晚期分娩过程中选择剖宫产、急诊剖宫产或阴道助产(如产钳、臀牵引、毁胎等操作)。

(2) 相对性难产 伴有或不伴有很强的产科指征,但在分娩期均可通过试产,根据试产中产妇及胎儿的情况选择阴道助产或剖宫产。

(3) 其他类难产 ① 社会因素所致难产:临床无任何产科指征也无其他合并症、并发症,纯属孕妇及家属对分娩的认知问题或受社会上的误导而造成难产者;② 心因性难产:孕妇长期处于精神紧张状态,刺激超过了可耐受的程度,而出现病理性应激障碍或异常心理状态所致各种难产;③ 医源性难产:医师干预过早或技术上的不熟练、过度诊断,还有个别医师怕担风险,暗示孕妇或家属需难产手术;④ 产时严重的并发症:产后出血、子宫破裂、羊水栓塞、软产道严重损伤等。

【治疗原则及选穴处方】

经典针灸学以理气活血,行滞催产为基本治疗原则。要注意解除孕妇的思想顾虑和紧张情绪,保持充沛的精力,有利于分娩。在选穴上主要以与下腹及胞宫密切相关的经穴为主,再结合孕妇具体情况配穴。具体选穴原则如下:

1. 根据"经脉所过,主治所及"规律从远端选穴 足三阴均入下腹部,故选足太阴经三阴交,足厥阴的太冲,足少阴之表里经足太阳之井穴至阴,理气行血,消瘀导滞。

2. 经验选穴 本病治疗常选用催产效穴,如独阴、肩井等。另外,阳明为多气多血之经,选合谷、足三里可调理气血而催产。

3. 辨证选穴 气血虚弱选太渊、足三里、血海、三阴交等;气滞血瘀选内关、合谷、太冲、三阴交等。

● 推荐处方 1

治法:理气活血,行滞催产。

主穴:远端——合谷、三阴交(理气活血化瘀)

　　　　　　至阴(疏导肾气,催产)

　　　　　　独阴(活血催产)

配穴:气血虚弱者加足三里、血海;气滞血瘀者加太冲、肩井、内关。

操作:先针合谷、三阴交,持续捻转 1~3 min,以局部产生强烈的针感,并嘱孕妇配合做深呼吸、收腹运动。再针至阴、独阴。余穴常规操作。必要时合谷、三阴交一直持续行针,或带电针。

● 推荐处方 2

治法:行气活血,催产。

主穴:临近——巨阙(调冲任,通胞宫)

　　　远端——合谷、三阴交(行气活血,催产)

　　　　　　独阴(活血催产)

　　　　　　照海(疏导肾气)

配穴:气血不足加足三里、气海;心悸气短加内关;寒凝血滞加关元。

操作:先针合谷、三阴交,持续捻转1~3 min,以局部产生强烈的针感,并嘱孕妇配合做深呼吸、收腹运动。再针其余穴位。巨阙针尖向下斜刺0.5~1寸,行捻转泻法,使针感向下腹部传导。余穴常规操作。必要时合谷、三阴交一直持续行针,或带电针。

【疗效评估方法】

1. 整体疗效评估　分3级。① 治愈:产力正常,分娩顺利,母婴安全;② 好转:分娩顺利,母婴安全,但因产力原因产程延长;③ 未愈:产力无改变,以手术结束分娩。

2. 结局指标评定　包括以下几个方面。

(1) 发生难产的比例、最终分娩方式的构成比(顺产、阴道助产、剖宫产的构成比)。

(2) 产后24 h内出血量。胎儿娩出后立即在产妇臀下放置聚血盆收集产后2 h内阴道出血,量杯测量并记录,产后(2~24)h出血量采用收集会阴垫称重法估计,出血量(ml)=[会阴垫湿重(g)－会阴垫干重 g]/1.05(注:公式中的 1.05 为血液比重,g/ml)。

(3) 发生产道裂伤的比例。胎盘娩出后详细检查软产道完整性,包括会阴、阴道、宫颈裂伤,对于胎儿娩出前被评估为会阴裂伤不可避免、行会阴切开者,按会阴裂伤度计。计算各组发生不同程度裂伤的比例及裂伤严重程度的构成比。

(4) 发生胎儿宫内窘迫的比例及宫缩应激试验(CST)3 种结果的构成比。

(5) 发生新生儿窒息的比例及窒息严重程度的构成比(表9-5)。

表9-5　新生儿的 Apgar 评分

体征	评分标准			评分	
	0	1	2	1 min	5 min
皮肤颜色	青紫或苍白	身体红,四肢青紫	全身红		
心率(次/min)	无	<100	>100		
弹足底或插鼻反应	无反应	有些动作,如皱眉	哭,打喷嚏		
肌张力	松弛	四肢略屈曲	四肢活动		
呼吸	无	慢,不规则	正常,哭声响		

注:8~10分为正常、4~7分为轻度窒息、0~3分为重度窒息。分别于生后1 min、5 min 和10 min 进行,如婴儿需复苏,15 min、20 min 仍需评分。1 min 仅是窒息诊断和分度的依据,5 min 及10 min 评分有助于判断复苏效果及预后。

【针灸疗效分析】

1. 针灸疗效现状　大量临床证据显示,针灸治疗滞产、难产有较好疗效。针灸治疗难产疗效,主要体现在增强子宫收缩力,明显缩短第二产程;在阴道裂伤、宫颈裂伤、产后出血、阴道壁血肿、会阴伤口裂开等方面,较产钳术明显减轻或不发生;能降低新生儿损伤率,包括头皮水肿,头面部皮肤损伤,骨折,颅内出血。如一项研究,观察电针合谷穴配合催产素静脉点滴对子宫收缩乏力产妇的催产作用,将纳入研究的 92 例产妇随机分为观察组(46 例)和对照组(46 例),对照组使用催产素静脉滴注常规治疗方案,观察组在常规西医治疗的基础上给予电针双侧合谷穴。观察 2 h 内子宫收缩情况、产程进展情况、分娩方式、羊水粪染情况、产后出血、子宫复旧情况、新生儿 Apgar 评分、产妇心率、心律、血压、呼吸等。结果显示,电针合谷穴配合常规药物治疗,起效快,加强宫缩,促使产程进展,缩短产程时间,减少产后出血,降低新生儿窒息的发生率等,此治疗方案在治疗子宫收缩乏力引起的难产中显示了良好的疗效。

2. 影响针灸疗效的因素 ① 病因:针灸对子宫收缩无力引起的难产、滞产,具有良好的催产作用,如因子宫畸形、骨盆狭窄等引起的难产,应做其他处理,并非针灸所能解决。② 类型:子宫收缩力异常分为收缩乏力和收缩过强。相对而言,前者针灸疗效优于后者,而子宫收缩乏力又分为协调性(低张性)和不协调性(高张性),针灸治疗低张性疗效优于高张性。协调性可分为原发性和继发性,针灸治疗原发性疗效优于继发性,因为原发性常是产妇精神心理因素直接影响产力,分娩开始即出现宫缩乏力;而头盆不称和胎位异常的产妇常在分娩开始宫缩正常,在晚期(活跃期后期或第2产程)子宫出现收缩乏力。子宫收缩过强又分为协调性和不协调性,相对而言,针灸对前者疗效优于后者。严格意义上讲,针灸治疗产程停滞或难产更恰当,产程超过24 h称滞产,出现滞产时产妇和胎儿都有危险,应该提前采取措施,尽量避免滞产的出现,因此针灸应及早介入。③ 患者自身因素:患者对针刺的敏感性是决定针刺催产的主要因素之一,如果患者对针刺敏感性强,针灸催产疗效好,否则疗效差。另外,患者的积极配合也是影响针灸疗效的重要因素。孕妇产前情绪不宜过度紧张,注意饮食营养,劳逸适度。临产时不宜受凉,不可恐慌,不宜过早用力,排空大小便,以利于子宫收缩。对于宫缩不协调,以及临产恐惧、精神过度紧张所致之滞产,针刺强度不宜过大。

3. 针灸治疗潜在的可能机制 主要为调节和协调宫缩。针刺治疗后可使宫缩加强,阵缩时间延长,阵缩间隔缩短,产程缩短。研究表明,循经远端取穴者宫缩较慢,但较为持久而有规律,可能通过刺激使垂体后叶素分泌增加而致。局部取穴者宫缩较快,但持续较短,且无规律,具有明显的神经反应特征;而远近结合者疗效显著,可能是神经、体液双重作用的结果。此外也有研究表明,针刺能使产妇血液中雌二醇升高、孕酮下降,提示针刺促进宫缩和增加收缩频率,是通过降低孕酮含量,提高子宫肌细胞兴奋性和提高子宫收缩波的传播速度而起作用。

【预后】

针灸用于处理滞产,方法简便有效,对产妇、胎儿的调整作用缓和,无不良影响,且有良好的镇痛作用,值得推广应用。难产是可以预防的,关键在于加强产前检查,及时发现异常情况,及时纠正,不能纠正者应早定分娩处理方案。分娩时久产不下,母婴危害大,一般处理及时,可以转危为安,预后较好。否则对产妇和胎儿都会造成一定影响,或致产后留下严重后遗症。由于产程延长,产妇可出现乏力、肠胀气、排尿困难等,影响子宫收缩,严重时可引起脱水、酸中毒、低钾血症,甚至形成膀胱阴道瘘或尿道阴道瘘、增加感染机会。产程过长也增加剖宫产机会。另外对胎儿影响更大,胎儿在子宫内缺氧,容易发生胎儿窘迫,尤其是导致日后的缺血性脑病、脑瘫等。一般病情危重指标有宫缩无力,胎心慢,产母衰竭征象;产后出血多,甚至休克;软产道撕裂、出血;新生儿窒息和颅内出血等,均应立即综合处理。

四、分娩痛与人工流产综合征

(一)分娩痛

【概述】

分娩痛是指正式临产后,由于宫缩和宫颈扩张导致的产痛。临床表现为宫缩时产妇感到腹痛,特别是耻骨上区疼痛显著,伴有腰痛、骶尾部疼痛。宫缩间歇期疼痛缓解,子宫下段不应有压痛。产痛本身是一种正常的生理现象,在分娩过程中普遍存在,但异常的疼痛不仅影响产妇的身心健康,还可激发体内的一系列反应,甚至影响母婴安全。

国外资料显示,在对随机选择的 78 名瑞典初产妇的研究中,Netteladt 等发现,在分娩期间有35%的产妇不堪忍受疼痛,37%有严重疼痛和 28%有中度疼痛。Luadh 对瑞典初产妇和经产妇的调查研究资料提示,不能忍受的严重疼痛发生率为 35%～58%,其余的人均有中度疼痛。而 Bundsen 发现,在分娩期间,77%初产妇诉说有严重或不能忍受的疼痛。在对 6 大洲 35 个国家 121 所产科中心的 2700 名产妇观察记录表明,产痛发生率和程度分别为,15%产妇有微痛或无痛,35%有中度疼痛,30%有严重疼痛,20%有剧烈疼痛。Melzack 等把早期研究的背痛、癌痛、患肢痛及带状疱疹后遗神经痛的记录与产痛比较后指出,分娩痛的疼痛指数(PRI)比上述疼痛指数高出 8～10 多尔。

第 1 产程自规律性宫缩开始至宫口开全,初产妇需历时 10～12 h,经产妇需 6～8 h。第 1 产程又分潜伏期(指宫缩开始至宫口开大 2～3 cm)和活跃期(指宫缩加频至宫口开全),其间宫体、宫颈及阴道等组织出现巨大变化,胎头下降促使子宫下段、宫颈管和宫口呈进行性展宽、缩短、变薄和扩大;子宫肌纤维伸长和撕裂;圆韧带受强烈牵拉而伸长。这些解剖结构的迅速变化足以构成强烈刺激信号,沿子宫肌纤维和阴道痛觉感受器传导,经盆腔内脏神经的 C 和 Aδ 纤维传入胸10脊髓以下节段,然后再经脊髓背侧束(该处密布阿片受体)迅速上传到大脑,形成典型的"内脏痛";同时又因邻近的盆腔器官(膀胱、直肠和韧带)和肌肉、皮肤,以及坐骨神经受牵扯和压迫,可出现下腰背、臀、骶、会阴、股上部及小腿等部位的牵扯痛。子宫和子宫颈细胞缺氧也可造成疼痛。子宫肌肉收缩,使血管闭锁,血流阻断,致暂时性缺氧,产生疼痛,这与心肌缺氧时造成的心绞痛是一样的。随着产程进展,子宫收缩强度增加,持续时间延长,导致细胞缺氧加剧,因而疼痛也随之加强。因此,第 1 产程疼痛的特点是:疼痛范围弥散不定,产妇对疼痛部位和性质诉说不清;同时可出现一系列副交感神经反射活动和内分泌改变。

第 2 产程自宫颈口开全至胎儿娩出,此时产妇需主动屏气用力以加速胎儿娩出。其痛源来自下产道(包括会阴部)肌肉、筋膜、皮肤的伸展、扩张、牵扯和撕裂,刺激信号沿阴部神经传入骶 2～4 脊髓节段,并迅速上传到大脑,构成典型的"躯体痛",其疼痛性质与第 1 产程完全不同,表现为刀割样尖锐剧烈疼痛,疼痛部位明确集中在阴道、直肠和会阴部。

第 3 产程产痛为子宫、阴道和会阴痛,属内脏痛和躯体痛,牵涉会阴(包括阴道)、直肠、骶部、腹部和背部,其神经传导定位主要与第 1 产程相类似(骶神经),如果产钳进入子宫则可涉及胸 10 以下神经节段。

分娩痛属中医学"痛证"范畴。中医学认为,分娩时气滞血瘀胞宫,不通则痛,或气血虚弱,生产乏力,气虚血瘀,或产妇精神紧张,均可导致异常疼痛。

【临床诊断】

1. 女性在生产时产生的腹部、阴部、腰部、背部、腿部等异常疼痛。

2. 在第 1 产程,初产妇持续 10～12 h,经产妇 6～8 h,疼痛部位主要在下腹部、腰部,有时髋、骶部也会出现牵拉痛,当宫颈扩张到 7～8 cm 时,疼痛最为剧烈。

3. 在第 2 产程,初产妇为 30～40 min,经产妇为 20～30 min,产妇感觉背部、大腿、小腿疼痛及会阴部胀痛,产妇同时出现强烈而不自主地"排便感"。

4. 在第 3 产程时,子宫容积缩小,宫内压力下降,会阴部牵拉感消失,疼痛也骤然减轻。

【治疗原则及选穴处方】

经典针灸学以行气导滞,通调气血,催产止痛为基本治疗原则。要积极引导鼓励,缓解产妇的紧张情绪。根据冲脉为血海,阳明经多血多气,足三阴经皆行于大腿内侧,环阴部过小腹等理论选用有关穴位。合谷、足三里为手阳明经、足阳明经合穴,可通调气血,促进子宫规律收缩;内关为心包经络穴,可活血调血,化瘀行滞;三阴交疏通三阴,通利胞宫;因此,合谷、内关、足三里、三阴交为基本选穴。另外也可选督脉的水沟、百会,调神导气,止痛。

● **推荐处方 1**

治法:行气导滞,止痛。

主穴:局部——曲骨、归来(调理胞宫气血)

        远端——合谷、三阴交(行气导滞,活血止痛)

        足三里(调理气血)

配穴:气滞血瘀加内关、太冲;气血不足加气海、血海。

操作:合谷、三阴交强刺激手法,持续行针 1～3 min,使局部产生强烈的针感,必要时合谷、三阴交电针刺激。余穴常规操作。疼痛剧烈者,可在合谷、三阴交穴上持续行针直到疼痛缓解。

● **推荐处方 2**

治法:理气止痛,催产。

主穴:耳穴——交感、子宫穴(调节宫缩)

        体穴——内关、三阴交(活血止痛)

        太冲(理气止痛)

配穴:滞产者加合谷、独阴;气血不足加足三里、太溪;血瘀加血海、合谷。

操作:内关、三阴交强刺激手法,持续行针 1～3 min,使局部产生强烈的针感,必要时电针刺激。交感、子宫穴行捻转平补平泻法,持续行针 1～3 min 或用电针。余穴常规操作。疼痛剧烈者,可在三阴交、内关穴上持续行针直到疼痛缓解。

【疗效评估方法】

1. 世界卫生组织(WHO)疼痛分级　共分为 5 级。0 级:不痛;Ⅰ级:轻度痛,为间歇痛,可不用药;Ⅱ级:中度痛,为持续痛,影响休息,需用止痛药;Ⅲ级:重度痛,为持续痛,不用药不能缓解疼痛;Ⅳ级:严重痛,为持续剧痛伴血压、脉搏等变化。

按上述疼痛标准,疼痛至少减轻 1 级或以上者为显效;疼痛有所减轻,但未达到 1 个级别的程度为有效;疼痛程度无改变为无效。

2. 数字评价量表(NRS)、语言评价量表(VRS)及视觉模拟量表　参见偏头痛。

止痛疗效评价标准:① 痊愈。治疗后评分改善＞60％。② 显效。治疗后评分改善达41％～60％。③ 有效。治疗后评分改善21％～40％。④ 无效。治疗后评分改善≤20％。

【针灸疗效分析】

1. 针灸疗效现状 针灸缓解分娩痛以疼痛程度(如VAS)为主要结局指标。目前临床证据显示,针灸的显效率为30％～70％,好转率为70％～95％,无效率为5％～27％。针灸能减轻分娩疼痛积分,缩短持续时间等。在临床上针灸镇痛联合西医硬膜外阻滞等方法效果更好。

关于针刺用于缓解分娩痛,国外学者做了许多研究,表明针灸具有良好的镇痛效果,能减轻分娩痛。Ternov KN研究了瑞典一家医院产科病房的180例产妇,所有产妇均接受常规镇痛(包括布比卡因硬膜外神经阻滞、阴部神经阻滞、吸入一氧化氮和氧气,肌内注射盐酸哌替啶或皮内注射无菌水),观察组为在此基础上应用针刺,首先针刺百会3 min,然后每次宫缩时刺激单侧或双侧合谷半小时。结果显示,观察组中54例(60％)不需要其他镇痛治疗,而对照组只有12例(13.3％),观察组未发现对分娩有任何不良作用,且接受针刺的85例(94％)考虑将来分娩时还会选择针刺镇痛。

2. 影响针灸疗效的因素 ① 分娩痛的性质:如果产妇为顺产,分娩痛主要为宫缩所致,针灸疗效较好;如果由胎位不正所致或其他原因所致的难产、滞产,针刺疗效较差。宫缩乏力所致,针灸疗效好。分娩痛在第1产程最为显著,到第2产程主要有会阴及腰背等坠胀感,并有排便、屏气用力的感觉和动作,此时宫口已开全,所以针灸在分娩镇痛中用于第1产程最为适宜。② 患者自身因素:患者存在个体针感差异,针刺前机体的功能状态,在一定程度上影响着镇痛的效果,或出现镇痛不全的情况。因此,对针刺效果敏感者疗效好,针刺前一定要积极引导鼓励产妇,解除紧张,提高针刺镇痛的效果。

3. 针灸治疗潜在的可能机制 目前,国内外分娩镇痛方法分为三大类,即精神疗法、针刺镇痛法、药物镇痛法。针刺对于分娩镇痛具有很多优点,对母体的心血管系统功能没有影响,在各方面对胎儿均无影响,能协调和加强宫缩,缩短产程加速分娩。因此,可作为首选方法。针刺镇痛的主要原理是提高机体痛阈而达到全身镇痛的目的。针刺对分娩痛的镇痛机制主要包括通过针刺信号刺激脊髓,使其释放大量脑啡肽及强啡肽,抑制脊髓丘脑束,阻断疼痛的向上传导;通过针刺使中脑结构导水管周围的灰质被激活,使中缝核释放下行抑制信号;刺激丘脑下部以及垂体,使其释放β-内啡肽等镇痛物质。针刺的作用环节及机制包括:① 对痛信号传导的抑制。针刺刺激了许多感受器、神经末梢和神经干,神经冲动沿外周神经传至脊髓,再传到大脑,在到达大脑皮质形成感觉的整个过程中,以及在中枢神经系统的许多水平中,与来自分娩的痛觉冲动,彼此以一定的方式相互作用,激活了某些镇痛机制,使之对痛觉信号的传递产生抑制效应,从而产生了镇痛作用。② 对中枢神经递质的影响。针刺促进了脑内5-羟色胺的合成和利用,激发了5-羟色胺神经元的活动,并通过下行(可能还有上行)途径抑制痛觉信号的传递,产生镇痛作用。针刺还促使脑内乙酰胆碱合成和释放,提高了镇痛效应。近年来的研究还表明,针刺后可引起脑内阿片样物质的含量和代谢发生变化,这种变化与针刺镇痛效果呈平行关系,使机体的痛阈升高,并使大脑皮质产生保护性抑制及调整神经功能,从而协调宫缩,缩短产程,加快分娩。③ 镇静作用。针刺可调节自主神经系统的功能,对孕妇的紧张和烦躁情绪起到缓解作用,从而有利于分娩。

【预后】

产痛在分娩过程中普遍存在,但异常的疼痛可能影响生产过程,还可激发体内的一系列反应,甚至影响母婴安全,因此,适当地缓解产痛是十分必要的。应用针刺进行分娩镇痛不延长产程,可减少器械助产以及剖宫产率。分娩镇痛处理得当者能取得理想的效果;处理不当时将会产生一系列严重后果。产痛作为一种应激源可引起体内肾上腺素、儿茶酚胺分泌增加,使子宫胎盘血流量减少,胎儿缺氧;疼痛使产妇过度紧张,导致换气过度,致呼吸性碱中毒;使母体血红蛋白释氧量下降,影响胎盘供氧;疼痛使副交感神经反射致产妇大量出汗、恶心、呕吐,使产妇脱水、酸中毒,胎儿酸中毒;疼痛紧张、焦虑综合征使神经介质分泌增多,影响子宫有效收缩,使产程延长。因此,疼痛对产妇和胎儿均有很大影响,应积极处理分娩痛。针刺可作为一种较好的方法选用。

(二)人工流产综合征

【概述】

人工流产综合征或称人工流产综合反应,是指少数女性在施行负压吸引或钳刮人工流产过程中,或手术刚结束时出现心跳减慢、血压下降、面色苍白、出冷汗、头晕、恶心、呕吐及胸闷等症状,主要是由于宫颈和子宫遭受机械性刺激引起迷走神经兴奋所致,并与孕妇精神紧张,不能耐受宫颈扩张、牵拉和过高的负压有关。据国内报道,人工流产综合征的发生率在3%～6.67%。

人工流产综合征属于中医学"脱症"范畴。中医学认为,本病多由患者体质虚弱,器械刺激、精神紧张致脏腑阴阳失调,气血不能供养全身所致。

【临床诊断】

1. 症状　手术局部刺激症状,如腰酸、腹胀、下腹痛,以扩张宫颈和吸宫终末时为最剧烈,术毕10～30 min缓解,但有时症状可持续50 min。全身反应,由于全身心血管反应,缺血缺氧,可出现面色苍白、出冷汗、恶心呕吐、头晕、胸闷、烦躁不安、抽搐、意识丧失。

2. 体征　盆腔检查无异常所见,也无内出血征。血压下降到10.7/8.0 kPa(80/60 mmHg),心跳缓慢,每分钟减慢20次以上,心律不齐。

3. 其他　人流术中心率减慢至60次/min以下,同时出现上述一系列症状;血压下降至10.7/8.0 kPa(80/60 mmHg);心电图检查可发现心动过缓、窦性心律不齐、房室交界性逸搏、房室脱节、室性早搏,也可出现二联律、三联律等。

附　国外诊断标准

① 全身反应:面色苍白、恶心、呕吐、心悸、胸闷、头晕及出冷汗,其中有3项表现以上者;② 心率≤55/min或较术前下降≥20/min,伴全身反应中的3项以上者;③ 术中血压降低至80/60 mmHg(1 mmHg=0.133 kPa)以下,或收缩压较术前下降≥20 mmHg,伴全身反应中的3项以上者。

【治疗原则及选穴处方】

经典针灸学以醒神开窍,苏厥救逆为基本治疗原则。在选穴上主要以急救对症选穴为主,根据脑为元神之府;督脉入络脑;心主神明;肾生髓,脑为髓海,脑肾相通;督脉主一身之阳;任脉为阴脉之海,主一身之阴等理论进行选穴。具体选穴原则如下：

1. 督脉和任脉选穴　选督脉素髎、水沟、百会、神庭、风府等醒脑开窍；选任脉神阙、关元、气海等回阳救逆。

2. 手厥阴心包经和手少阴心经选穴　选心包经内关、大陵、郄门；心经神门、阴郄、通里等。

3. 井穴　常选足少阴肾经井穴涌泉，或可选用其他十一井穴，少商、商阳、关冲、中冲、厉兑、大敦、隐白、少冲、少泽、至阴、足窍阴等。

4. 耳穴　选肾上腺、皮质下、心。毫针刺，强刺激。

● **推荐处方 1**

治法：醒神开窍，苏厥救逆。

主穴：面部——素髎、水沟（醒神开窍）

上肢——内关（调心神，理心血）

配穴：神志昏迷加中冲、涌泉；肢冷脉微加关元、神阙、百会。

操作：素髎、水沟用雀啄泻法。中冲、涌泉用毫针点刺法。关元、神阙、百会用隔附子灸法。

● **推荐处方 2**

治法：镇静安神。

主穴：头面部——百会、印堂（调理脑神，安神定志）

上肢——内关、神门（调理心神，安神定志）

配穴：体质虚弱加足三里；手术中下腹痛加三阴交、合谷。

操作：诸穴均用轻柔的平补平泻法。本方适宜于术前或术中，用于预防性治疗。

【疗效评估方法】

1. 整体疗效评估　分3级，于针刺治疗后即刻评估。① 痊愈：心律、心率、血压恢复正常，其余症状消失；② 好转：心率、心律、血压好转，但未恢复正常，症状明显减轻；③ 无效：心率、心律、血压无改变，症状无变化，或症状体征进一步加重。

2. 人工流产综合征发生率　主要观察针刺治疗后症状的发生率，包含恶心呕吐、头晕胸闷、心律失常、抽搐休克等。

3. 视觉模拟量表　观察患者术中、术后疼痛情况。参见偏头痛。

4. 出血情况　术后将负压瓶内容物用滤勺过滤出的血加上过滤物中血块装入量杯中测量出血量。

5. 焦虑自评量表（SAS）　评估患者焦虑程度，分数越高表示越焦虑。参见偏头痛。

【针灸疗效分析】

1. 针灸疗效现状　针灸治疗本病主要以人工流产综合征的发生率、腹痛程度、腹痛持续时间、出血量以及症状缓解时间和生命体征为结局指标，也有以人工流产综合征发生 1 min 内及 1 min 后心率、血压、血氧饱和度变化、临床表现的治疗效果为结局指标。目前的临床证据显示，针灸治疗人工流产综合征能有效减少其发生率，稳定患者生命体征，减轻患者疼痛，减少出血量，起效快，疗效好。

一项 RCT 研究显示,针灸治疗 1 min 后心率恢复正常达 78.0%,血压、血氧饱和度恢复达 100%。

2. 影响针灸疗效的因素　① 治疗时机:人工流产综合征发生时,应立即停止手术,一般休息片刻后即可恢复正常。针灸治疗人工流产综合征应注意治疗时机,临床研究报道显示,在人工流产术前及术中采用针刺配合治疗,可明显缓解迷走神经兴奋引起的不适症状,很好地预防人工流产综合征的发生,因此,为提高针灸疗效应在手术前进行预防性治疗。② 患者的因素:体质好、对针刺治疗敏感者疗效好;体质差、对针刺反应迟钝者疗效较差。心理因素也起重要作用,要对患者进行心理疏导,可提高针灸疗效。

3. 针灸治疗潜在的可能机制　人工流产综合征主要是由于手术对子宫的局部刺激引起迷走神经自身反射,出现迷走神经兴奋的典型症状。迷走神经纤维主要分布在颈、胸、腹部的多种脏器,控制平滑肌、心肌和腺体的活动。在术中或手术后,患者往往由于迷走神经反射发生头晕、恶心、呕吐及出冷汗,甚至晕厥,同时伴有心跳过缓、心律不齐、血压下降等现象。针灸防治人工流产综合征的主要机制是对自主神经系统功能的调节作用,可通过从外周到中枢各级水平对自主神经系统功能发挥调整作用:① 术前针刺可稳定患者情绪,起到缓解压力的作用。② 术中针刺可起到提高痛阈和镇痛的作用,可明显缓解术中下腹疼痛及酸坠感等临床症状,减少迷走神经刺激反射的发生率,预防人工流产反应。另外,针刺通过"体表内脏植物性联系系统"发挥整体调整作用。电生理研究表明,穴位刺激信号及内脏刺激信号不仅可以在大脑皮质发生聚会,而且针刺信号可以有效地抑制内脏刺激信号,因在形成这种作用的过程中,同时存在着体液活动因素,所以又具有较长的后效应。在体内众多因素的参与下,针刺可降低迷走神经的兴奋性,从而达到治疗目的。③ 术后应用针刺,可促进子宫平滑肌收缩,并促进子宫内膜的血液循环,有利于止血和子宫复旧。

【预后】

人工流产综合征发生时,应立即停止手术,给予吸氧,一般大部分患者可自行缓解,预后良好。本病重在预防,由于本病是术中对宫颈的牵拉、扩张及对宫壁的负压吸引等机械刺激引起内脏迷走神经反射所致,因此,减轻对宫颈与宫壁的刺激是减少人工流产综合征发生的关键环节。术前应对患者做好解释工作,避免情绪紧张,减轻受术者的心理负担。术中应注意操作轻柔而迅速,尽量减少手术创伤,缩短扩宫及吸宫时间,并根据孕周选用合适的吸管及负压。术中为提高其痛阈值,可采用暗示、转移或做一些分散痛觉的动作,尤其是应用针灸疗法可很好地预防人工流产综合征的发生。

五、不孕症与妊娠、分娩病症的现代针灸学治疗原则与选穴处方

（一）不孕症、胎位不正、滞产难产

尽管这些病症发生病因和机制不同,临床表现各异,尤其是不孕症病因非常复杂,针灸治疗主要针对功能性不孕症,如排卵异常、神经内分泌异常、免疫因素和不明原因的不孕。但从现代针灸学治疗原则看,都与子宫密切相关,不孕症还与卵巢功能有关,因此,均以调节子宫内膜的血液循环及其平滑肌收缩运动为基本治疗原则。不孕症还需整体性调节神经内分泌功能,改善子宫、卵巢分泌功能,促进排卵和受精卵着床。在选穴方法上也主要以支配子宫、卵巢的自主神经节段性分布规律为原则。

1. 共同的选穴方法

(1) 骶 2～4 骶后孔或相应皮节区刺激点　盆腔的副交感神经来自骶 2～4,支配盆腔脏器的血管,可使血管舒张,改善子宫内膜和卵巢的血液循环,反射性调节其分泌功能,并具有促进子宫收缩效应(尽管目前认为,副交感神经对子宫收缩的影响不清楚,但已有研究认为,具有促进子宫平滑肌收缩作用)。选择骶 2～4 节段的皮节分布区刺激点,可反射性引起盆神经兴奋,如传统穴位太溪为骶 2～3 节段皮节,会阴为骶 3～4 皮节,可反射性兴奋盆副交感传入活动;另外,子宫颈的感觉纤维沿副交感神经至骶神经节(骶 2～4),这些纤维主要接受来自子宫颈的痛觉。因此,选择骶部、下肢后侧同节段的骶神经皮节区刺激点对子宫颈具有镇痛效应。

(2) 胸 10～腰 1 交感神经节刺激点或节段内体表刺激点　支配子宫的交感性传出纤维节段为胸 12～腰1(或腰 2),卵巢为胸 10～11。因此,可选该节段交感神经节,直接兴奋交感神经。交感神经兴奋可收缩子宫血管,使妊娠子宫收缩,非妊娠子宫舒张。在节段内体表选择刺激点,子宫、卵巢的交感传入纤维为胸 12、腰 1～2,子宫基部的感觉传入神经沿交感神经至胸 12 节段(有人认为还有胸 11),可接受痛觉;因此,可在节段内选择体表刺激点,通过躯体-内脏反射,兴奋交感神经(易化作用);并可通过躯体感觉信息的传入,阻滞内脏伤害信息的传入而起到止痛作用(抑制作用)。

(3) 胸 10～腰 1 节段外刺激点　依据躯体-交感反射规律,当选择节段外刺激点时,主要通过中枢整合,兴奋副交感神经而抑制节段内的交感神经活动。可在上胸部、背部区域选择刺激点。

(4) 下肢刺激点　由于坐骨神经(含有骶 2～3)、腓神经(含有骶 2)、胫神经(含有骶 2～3)含有骶神经成分,因此,可选这些神经刺激点,如传统穴位环跳、委中、阳陵泉、三阴交等,可反射性引起骶 2～4节段的副交感神经兴奋。

2. 不同的特征性选穴

(1) 不孕症　① 星状神经节刺激点:整体性调节神经内分泌及免疫功能,稳定内环境;② 迷走神经刺激点:颈部和耳迷走神经分支,协调自主神经功能,抑制亢奋的交感神经,改善情志和睡眠;③ 头面部三叉神经分布区刺激点:三叉神经半月神经节后神经纤维分布于脑血管,选区域内刺激点(如百会、头维、太阳等)可调节脑代谢,改善脑功能,调节情志,利于睡眠等。另外,根据内脏传入冲动在高位中枢投射及其与躯体投射的相互关系,选择三叉神经与刺激迷走神经有同样反应的规律,这些刺激点也具有兴奋迷走神经作用。

(2) 胎位不正　现代研究显示,艾灸至阴穴具有矫正胎位作用,而至阴穴区为骶 1 皮节区,因此,人们认为这种效应可能是通过中枢整合而促进子宫运动。

(3) 滞产、难产　现代研究发现,合谷有促进子宫收缩作用,可能是通过中枢整合而兴奋了盆腔副交感神经传出活动。

● **推荐处方 1(不孕症)**

主穴:腰骶部——骶 2～4 骶后孔或相应皮节区(次髎、中髎、下髎)(可使盆腔及子宫血管舒张,改善子宫内膜的血液循环)

头面部——三叉神经区刺激点(改善脑代谢,稳定情绪,缓解精神紧张)

颈部——星状神经节刺激点(整体性调节神经、内分泌、免疫,稳定内环境)

迷走神经刺激点(协调自主神经系统功能,缓解精神压力)

下肢——骶2~3神经刺激点(坐骨神经、胫神经、腓总神经刺激点)(反射性刺激盆腔神经,改善子宫、盆腔血液循环)

操作:骶部刺激点可带电针(2 Hz)。

● **推荐处方2(胎位不正)**

主穴:背部——胸12~腰1节段体表刺激点(兴奋交感神经、促进子宫收缩运动,纠正胎位)

骶部——骶2~4皮节刺激点(次髎、中髎、下髎)(兴奋盆腔神经,促进子宫收缩运动,改善子宫血液循环)

下肢——胫神经刺激点(三阴交)(反射性兴奋盆腔神经,促进子宫收缩运动)

至阴(中枢整合而促进子宫运动)

操作:至阴用艾灸法。

● **推荐处方3(滞产难产)**

主穴:局部——骶3~4皮节区刺激点(会阴)(刺激躯体感觉神经,反射性调节盆副交感神经,促进子宫收缩)

背部——胸12~腰1节段体表刺激点(兴奋交感神经,促进子宫收缩)

远端——胫神经刺激点(三阴交)、骶2~3皮节区(太溪)(反射性引起盆神经兴奋,促进子宫运动)

合谷(中枢性整合,兴奋盆腔神经,促进子宫收缩)

操作:合谷强刺激捻转手法。

(二) 分娩痛与人工流产综合征

这两种病症均以减轻疼痛为治疗原则,而人工流产综合征则涉及痛刺激引发的迷走神经反射,但两者有一定区别,分述如下。

1. 分娩痛 主要根据疼痛的来源和神经节段选择刺激点。第1产程,疼痛主要来自子宫收缩和宫颈口扩张。疼痛的冲动由内脏的传入神经沿交感神经通路传入到脊神经胸10、11、12和腰1神经。分娩时常诉腰背痛是因胸10~腰1交通支放射到脊神经后支的浅支所致。第1产程末和第2产程痛是由于盆底及会阴的扩张以及先露部分继续下降,扩张子宫,两者相叠加所致。疼痛冲动经阴部神经进入骶椎2、3、4脊神经。膀胱、腹膜、尿道、直肠等盆腔内器官的压迫或牵引痛经骶神经传递;压迫腰骶神经丛的神经根,即可表现为下腰痛或股部疼痛;而牵扯会阴的痛觉,则由耻神经(骶2~4)、股后侧皮神经(骶2~3)、生殖股神经(腰1~2),以及骶腹股沟神经(腰1)传导。因此,理论上第一产程中以胸10、11、12和腰1节段为主。第2产程中以骶2、3、4,腰1~2脊神经节段支配区为主。

由于分娩时患者的体位所限,因此,在选穴上以肢体选穴为可行方案。根据不同产程引起疼痛的脊髓节段选择相应的肢体部位刺激点。

(1) 第1产程 选胸10~12及腰1躯体感觉神经支配区域的刺激点(即脐平面以下到腹股沟区),以抑制子宫的伤害性感觉传入而止痛(躯体-内脏抑制效应)。胸节段可选胸10~11肋间隙及第12肋下刺激点,也可选传统穴位如气穴、水道、带脉(胸12神经前支即肋下神经),四满、大巨、腹结、京门(第11肋间神经),中注、肓俞、天枢、大横(第10肋间神经),章门、外陵(第10~11肋间神经)。腰1

节段躯体感觉神经分布区为腹股沟部位,可选腹股沟刺激点,或传统穴位气冲穴。

（2）第2产程　以骶2、3、4脊神经节段躯体感觉神经支配区为主,骶4神经节段分布在会阴部区域,可选会阴穴。骶2～3节段皮节在大、小腿后面,骶2到达足跟内侧(内外踝后及周围),可选小腿后面的承山穴,足内踝后的太溪穴。另外,第2产程可涉及腰1～2节段支配区(股神经、腹股沟神经)引起腹股沟和大腿前内侧的反射性痛,可在局部选穴,腰1区为腹股沟部位,选气冲穴,腰2区在大腿前内区域,选髀关穴。

（3）肢体远端刺激点　按照弥漫性伤害抑制性调控机制,在异位远端选取刺激点,以痛制痛。如在上肢、下肢远端任意选穴,也可选传统穴位合谷、足三里、三阴交、太冲穴等,以强刺激法。

● **推荐处方1（第1产程）**

主穴:胸部——胸10～12节段支配区刺激点(刺激肋间神经及肋下神经,抑制子宫伤害性感觉传入,止痛)

远端——肢体刺激点(合谷、三阴交)(弥漫性伤害抑制性控制机制,以痛制痛)

操作:远端穴位先刺,强刺激手法,兴奋细纤维。肋间神经及肋下神经刺激区(或传统穴位如天枢、水道、京门等)平刺或斜刺。

● **推荐处方2（第2产程）**

主穴:远端——骶2～3节段皮节区刺激点(承山、太溪)(抑制盆腔内脏器伤害性刺激的传入,止痛)

邻近——腰1～2皮节区刺激点(气冲、髀关)(依据闸门学说,兴奋粗纤维抑制腹股沟神经、股神经的伤害性刺激上传,止痛)

局部——骶4皮节区(会阴)(依据闸门学说,兴奋粗纤维抑制伤害性刺激传入,止痛)

操作:先刺远端穴,强刺激。会阴、气冲、髀关均以兴奋粗纤维抑制细纤维的伤害性传入为佳。

2. 人工流产综合征　术前以预防为主,应消除患者的紧张情绪;术后以促进子宫内膜血液循环,修复创伤为主;术中以提高痛阈为主。

（1）术前　① 迷走神经刺激点:缓解精神紧张,稳定情绪;② 头面部三叉神经刺激点:改善脑代谢,稳定情绪,如传统穴位百会、印堂等。

（2）术中　主要依据弥散性伤害抑制性控制理论选取肢体远端刺激点,如合谷、三阴交等,以较强手法刺激以镇痛。也可选取骶2～4相关的肢体皮节区刺激点,如太溪、昆仑、跗阳、飞扬、承山都是骶2～3皮节区,可阻滞或减弱子宫痛觉上传。当出现综合反应时,应立即停止手术,给予吸氧。也可选胸10～12节段胸部刺激点,以阻滞子宫感觉信号上传(躯体-内脏抑制性机制),减轻疼痛。① 星状神经节刺激点:以兴奋交感神经,抑制迷走神经活动,升压。② 根据内脏传入冲动在高位中枢投射及其与躯体投射的相互关系选穴:迷走神经与肩胛带躯体神经的感觉传入,在大脑皮质投射区有重叠。因此,刺激肩胛带可阻滞迷走神经的冲动抵达同一神经元,可选肩胛带区刺激点(如肩井、天髎等),以抑制迷走神经信息的上传。③ 正中神经或臂丛神经刺激点:研究显示,内关穴的传入节段与心神经支配的节段几乎重叠,内关的升压效应与交感神经和臂丛神经关系密切。因此,可选内关、颈臂穴;也可选尺神经刺激点。现代研究显示,刺激尺神经可通过中枢整合达到刺激内脏神经(如心脏神经)的效果,以升压强心。④ 面部三叉神经刺激点:舒张脑血管,改善脑循环,如可选人中穴。

（3）术后　① 骶2～3骶后孔或皮节刺激点:兴奋盆神经,改善子宫内膜循环,促进创伤修复。

② 坐骨神经、胫神经刺激点：如环跳、三阴交，达到刺激盆神经，改善子宫循环，并具有镇痛效果。研究也显示，刺激盆神经的反应与刺激坐骨神经，在非特异性丘脑核团如中央中核与内侧背核群的反应相同。③ 耳迷走神经刺激点：稳定情绪，通过胆碱能途径发挥抗炎作用，减轻子宫内膜水肿。

- **推荐处方 1（术前）**

主穴：远端——耳迷走神经刺激点（调节情绪相关的皮质神经元活动，稳定情绪）

　　　　　头面部三叉神经刺激点（百会、印堂、神庭等）（调节脑代谢，缓解精神紧张）

操作：行轻柔的捻转手法。

- **推荐处方 2（术中）**

主穴：远端——肢体远端刺激点（合谷、三阴交）（弥漫性伤害抑制性控制理论，以痛制痛，提高痛阈）

　　　　　骶 2～4 相关的肢体皮节区刺激点（如太溪、昆仑、跗阳、飞扬、承山）（阻滞或减弱局部伤害性信息上传，减轻疼痛）

　　　　　胸 10～12 胸部刺激点（阻滞子宫交感性传入信息上传，减轻疼痛）

操作：远端刺激点采用强刺激。

- **推荐处方 3（出现综合征反应）**

主穴：颈部——星状神经节（兴奋交感神经，抑制迷走神经兴奋）

　　　　　肩胛带刺激点（肩井、天髎）（抑制迷走神经传入）

　　　面部——三叉神经刺激点（人中穴）（舒张脑血管，改善脑循环）

　　　上肢——正中神经刺激点（内关）（反射性调节内脏神经，强心升压）

操作：行较强的捻转手法。

- **推荐处方 4（术后）**

主穴：临近——骶 2～4 骶后孔或皮节区刺激点（次髎、中髎、下髎）（促进子宫内膜血液循环，促进修复）

　　　　远端——坐骨神经刺激点（环跳）、胫神经刺激点（三阴交）（反射性刺激盆神经，促进子宫血液循环和修复）

　　　　　耳迷走神经刺激点（稳定情绪，通过胆碱能途径抗炎，减轻子宫内膜水肿）

操作：骶区刺激点可用电针，疏密波。

第四节　前列腺病变与遗精

一、前列腺炎

【概述】

　　前列腺炎是男性前列腺体组织的非特异性感染引起的炎症性疾病，以尿频、尿急、尿痛等尿路刺激症状和排尿不畅、会阴部坠胀疼痛为主要特征。临床上可分为急性和慢性两类。从病因上可分为细菌性和非细菌性，临床以慢性前列腺炎最为多见，前列腺炎的患病率为 4.5％，急性前列腺炎作为单独诊断或合并其他前列腺炎诊断的患病率为 0.14％（141/10 万男性）。随着年龄的增长，患病率从 1.25％（25～30 岁）逐渐上升至 9.5％～9.9％（71～80 岁）。国内的一项调查发现，中国男性慢性前列腺炎样症状的发生率为 8.4％，20～40 岁发病率最高。

1995年，美国国立卫生研究院制定的前列腺炎分类方法中，将其分为4型（Ⅰ～Ⅳ型），其中Ⅰ型为急性细菌性前列腺炎，Ⅱ型为慢性细菌性前列腺炎，占慢性前列腺炎（CP）患者的5％～8％。Ⅲ型为慢性前列腺炎/慢性盆腔疼痛综合征（CPPS），约占慢性前列腺炎患者的90％以上。根据前列腺按摩液（EPS）或精液或第三份膀胱中段尿标本（VB3）常规显微镜检查，该型又分为ⅢA（炎症性CPPS）和ⅢB（非炎症性CPPS）两种亚型，即ⅢA患者的EPS或精液或VB3中白细胞数量升高，ⅢB型患者的EPS或精液或VB3中白细胞数量在正常范围。Ⅳ型为无症状性前列腺炎，无主观症状，仅可在前列腺组织活检、精液、EPS及前列腺手术后的病理等检查时发现炎症证据。

细菌性前列腺炎主要是葡萄球菌、链球菌、大肠杆菌等的混合感染；非细菌性前列腺炎常因性生活不正常、局部长期受压、全身抵抗力下降（如受寒、过劳、酷热）等多种因素造成前列腺反复过度充血而致。研究表明，较高比例的CP/CPPS患者伴有精神紊乱，如焦虑和抑郁，并对生活质量有显著影响。新近研究发现，中枢神经系统可能通过疼痛敏化机制参与了Ⅲ型前列腺炎的发生与发展。当患者精神压力过大，对疼痛有灾难化认知，产生焦虑以及抑郁症状时，会加重慢性前列腺炎。

中医学对本病无对应的病名，根据临床表现，急性前列腺炎可归属于"淋证"范畴；慢性细菌性前列腺炎可归属于"白浊""白淫""劳淋"范畴；慢性非细菌性前列腺炎可归属于"淋浊""精浊"等范畴。中医学认为，本病由内外因素所致，出现气滞血瘀，气机不通，或湿热下注等导致下焦气机不利而发病。

【临床诊断】

1. 急性细菌性前列腺炎

（1）症状　急性前列腺炎全身症状为突发性发热、寒战、乏力、肌肉关节疼痛等。局部症状明显，如排尿困难、尿频、会阴部及直肠内有沉重感或剧痛，疼痛在大便时加重，可放射至耻骨上区、阴茎或腰骶部。若伴有精囊炎及输精管炎时，可有腹痛。根据感染途径不同，症状也有所不同。若系血行感染，则发病突然，患者呈现全身急性感染症状，严重者可有败血症症状；若系尿道途径所引起的前列腺炎，在全身症状出现之前有显著的排尿症状，如尿痛、尿频、尿急及尿末滴沥，或有急性尿潴留、疼痛及性功能异常；若症状持续加剧，可能已形成前列腺脓肿，尤其多见于有糖尿病患者。

（2）体征　前列腺增大肿胀，有热感、触痛明显，整个或部分前列腺坚韧不规则，软硬不一，可有结节。急性前列腺炎因误治或失治7～10日后，容易形成前列腺脓肿，直肠指诊可发现1个紧张、坚韧和压痛的前列腺肿块，甚至有波动感。

（3）实验室检查　① 尿常规：镜检可见大量白细胞或脓细胞。② 血常规：急性期常常出现白细胞计数增高。③ 前列腺液检查：镜检有大量白细胞或脓细胞及含脂肪的巨噬细胞；尿培养有大量细菌生长。但急性期做前列腺按摩可引起菌血症，故应禁忌采用，也禁用尿道器械检查。至少治疗2周后才能进行前列腺按摩。④ 尿培养：急性前列腺炎常常伴有不同程度的膀胱炎，尿培养可了解致病菌和药物敏感情况。

2. 慢性细菌性前列腺炎

（1）症状　① 尿路刺激症状。② 腰骶部、会阴部或耻骨上不适或疼痛，性质或部位常不明确。

(2)体征　直肠指检前列腺可增大、缩小或正常,表面质地不均匀或有压痛、不适等。

(3)实验室检查　① 除继发膀胱炎外,尿液检查可正常。② 前列腺液中白细胞增多,通常以每高倍视野中超过 10 个为异常。白细胞计数常与炎症程度相关,但不能作为诊断细菌性前列腺炎的依据。③ 4 杯试验(简化形式为 2 杯试验):收集初段尿(VB1),中段尿(VB2),前列腺液(EPS),以及前列腺按摩后排出的尿液(VB3)进行细菌培养可确定致病菌的来源。如 VB1 的菌落计数大大超过其他标本(至少 10 倍),可能为尿道炎;如 VB2 菌落计数大大超过其他标本则可能为膀胱颈以上的炎症;EPS 或 VB3 的计数高,则可能为细菌性前列腺炎。

(4)影像学检查　慢性细菌性前列腺炎通常无须影像学检查,但盆腔 X 线或超声诊断可显示前列腺结石、前列腺增生等。

3. 慢性非细菌性前列腺炎

(1)临床表现　慢性非细菌性前列腺炎的临床表现无特异性,常表现为一组临床综合症状与体征,其临床特点可因人而异。一般常见的临床改变有如下几种情况:① 排尿异常。主要有尿频、尿急、尿不尽感,尿痛感常不明显,或有尿后尿道不适、灼热感等。或可见终末尿白,或大便时(以大便秘结时明显)尿道口前列腺液溢出(俗称滴白)。② 局部不适。常表现为小腹、少腹、会阴、睾丸、精索、阴茎、腰骶等部酸、胀、坠、痛等感觉异常,其发生部位及不适程度因人而异。③ 神经衰弱。可伴有头晕、失眠、精神抑郁等。④ 性功能改变。初期多有性欲旺盛、勃起频繁、射精痛、遗精、早泄等,个别患者可出现血精,病久则可能出现性欲减退、勃起功能障碍等。

(2)前列腺直肠指诊检查　前列腺可呈饱满、不对称、质软、质韧、质硬、结节、触痛、压痛等改变。按摩时可有张力及排出不畅感。

(3)实验室检查　一般常规检查:对于慢性非细菌性前列腺炎临床通常采取的检查方法有:① 前列腺液常规检查:前列腺液卵磷脂小体减少(一般<++/HP);白细胞增多(一般>+/HP),或白细胞虽<+/HP,但成堆聚集;pH 可升高(pH>7.0)。② 小便常规检查:无明显改变。③ 前列腺液细菌培养:无细菌生长。④ 前列腺液支原体培养或 PCR 检测:阳性或阴性。

细菌定位培养加菌落计数(尿四杯法):① 4 份标本均无细菌生长,可排除细菌性前列腺炎的可能;② VB1、VB2 阴性,或小于菌落数 3000/ml,而 EPS 或 VB3 菌落数超过 5000/ml,可诊断为细菌性前列腺炎;③ VB2 菌落数大于 1000/ml,提示有膀胱炎症,应先服药治疗一段时间后重新培养;④ VB1菌落数大于 1000/ml 且超过其他标本者为尿道炎。

(4)其他检查　① 前列腺活组织检查:可经会阴或尿道镜穿刺取前列腺组织活检。一般仅用于需与前列腺癌相鉴别诊断时。② CT 检查:CT 在诊断慢性非细菌性前列腺炎时并不敏感,但当慢性非细菌性前列腺炎需与前列腺增生、前列腺囊肿、前列腺结核、前列腺癌等鉴别诊断时可行此项检查。③ MRI 检查:MRI 与 CT 一样,对慢性非细菌性前列腺炎的诊断并不敏感,仅在与其他疾病鉴别诊断时使用。④ 尿流动力学检查:对疑有下尿路梗阻时可行本检查。⑤ B 型超声波检查:可无明显改变;也可有前列腺不均点状、斑状或团块状回声,前列腺包膜异常,腺实质内低回声区,腺体周围低或无回声区等表现。

附　NIH(美国国立卫生研究院)前列腺分型诊疗中心分型诊断前列腺炎

Ⅰ型:起病急,可表现为突发的发热性疾病,伴有持续和明显的下尿路感染症状,尿液中白细胞数量升高,血液或(和)尿液中的细菌培养阳性。

Ⅱ型:占慢性前列腺炎的5%～8%。有反复发作的下尿路感染症状,持续时间超过3个月,EPS/精液/VB3中白细胞数量升高,细菌培养结果阳性。

Ⅲ型:慢性前列腺炎/慢性盆腔疼痛综合征,占慢性前列腺炎的90%以上。主要表现为长期、反复的骨盆区域疼痛或不适,持续时间超过3个月,可伴有不同程度的排尿症状和性功能障碍,严重影响患者的生活质量;EPS/精液/VB3细菌培养结果阴性。ⅢA型患者的EPS/精液/VB3中白细胞数量升高;ⅢB型患者的EPS/精液/VB3中白细胞在正常范围。ⅢA和ⅢB两种亚型各占50%左右。

Ⅳ型:无症状性前列腺炎。无主观症状,仅在有关前列腺方面的检查(EPS、精液、前列腺组织活检及前列腺切除标本的病理检查等)时发现炎症证据。

【治疗原则及选穴处方】

经典针灸学以清热利湿,理气活血为基本治疗原则。根据肾主生殖;任脉、督脉、肝经的循行特点进行选穴。基本选穴原则如下:

1. 局部选穴　根据"腧穴所在,主治所在"的规律,在局部选会阴、曲骨、关元、中极、白环俞、秩边、次髎、会阳等。

2. 辨证选穴　气滞血瘀选膻中、期门、太冲、膈俞、血海等;湿热蕴结选膀胱俞、次髎、白环俞、中极、阴陵泉、水道、行间、大都、曲池等;阴虚火旺选肾俞、太溪、三阴交、水泉、照海、行间等;肾阳虚损选肾俞、太溪、命门、腰阳关等。

● 推荐处方

治法:利湿化浊,理气活血。

主穴:局部——关元、秩边(疏调膀胱,活血通络)

　　　远端——三阴交、阴陵泉(利湿化浊)

配穴:气滞血瘀加膻中、太冲、血海;湿热蕴结加中极、曲骨、次髎;阴虚火旺加太溪、三阴交、水泉;肾阳虚损加肾俞、太溪、命门。

操作:秩边直刺1.5～2寸,提插法使针感向前阴部放射。余穴常规操作。

【疗效评估方法】

1. 美国国立卫生研究院慢性前列腺炎症状积分指数(NIH-CPSI)　由9个问题组成,项目Ⅰ～Ⅳ测量患者的疼痛或不适,总积分为0～21分,其中,疼痛部位0～6分,疼痛的频率0～5分,疼痛的严重程度0～10分;项目Ⅴ～Ⅵ是关于排尿症状的问题,积分0～10分;项目Ⅶ～Ⅸ是对生活质量的影响,总积分为0～12分。

总体评分在1～14分(轻度)、15～29分(中度)、30～43分(重度),得分越高说明症状越重、对生活质量影响越大。具体内容见表9-6、表9-7。

表9-6　慢性前列腺炎症状评分表（NIH-CPSI）

疼痛症状						
Ⅰ.在过去的一周,在下述部位出现过疼痛或不适吗?	1	0	Ⅱ.在过去的一周,你是否经历过以下事件		1	0
Ⅰa 在直肠(肛门)和睾丸(阴囊)之间即阴部	是	否	Ⅱa 排尿时有尿道疼痛或烧灼感?		是	否
Ⅰb 睾丸	是	否	Ⅱb 性高潮后(射精)或性交期间有疼痛和或不适		是	否
Ⅰc 阴茎头部	是	否				
Ⅰd 腰部以下、耻骨上或膀胱区域	是	否				

Ⅲ.在过去的一周是否总是感觉到这些部位疼痛或不适?	0	1	2	3	4	5
	从不	少数几次	有时	多数时候	几乎总是	总是

Ⅳ.下列哪一个数字最可以描述你过去一周内发生疼痛或不适时的"平均程度"?	0、1、2、3、4、5、6、7、8、9、10	"0"表示无疼痛,依次递增到最严重为"10"表示可以想象到最严厉的疼痛

排尿症状	0	1	2	3	4	5
Ⅴ.在过去的一周,排尿结束后,是否经常有排尿不尽感?	根本没有	5次中少于1次	少于一半时间	大约一半时间	多于一半时间	几乎每次都有
Ⅵ.在过去两周内,排尿后少于2h内是否经常感到又要排尿?	根本没有	5次中少于1次	少于一半时间	大约一半时间	多于一半时间	几乎每次都有

症状严重程度	0	1	2	3
Ⅶ.在过去的一周内,你的症状是否总在影响你的日常工作?	没有	几乎不	有时	许多时候
Ⅷ.在过去的一周里,你是否总是想到你的症状?	没有	几乎不	有时	许多时候

生活质量	0	1	2	3	4	5	6
Ⅸ.如果在你以后的日常生活中,过去一周出现的症状总是伴随着你,你的感觉怎么样?	快乐	高兴	大多数时候满意	满意和不高兴各占一半	大多数时候都不满意	不高兴	难受

积分改善率＝[(治疗前 CPSI 评分－治疗后 CPSI 评分)÷治疗前 CPSI 评分]×100％。

表9-7　慢性前列腺炎疗效评估表

疗效判定	NIH-CPSI 评分	症状
治愈	NIH-CPSI 评分减少≥90％	症状消失
显效	NIH-CPSI 评分减少≥60％	症状基本消失
好转	NIH-CPSI 评分减少≥30％	症状减轻
无效	NIH-CPSI 评分减少<30％	症状无改善
复发	治疗后 6 个月观察期内 NIH-CPSI 评分增加≥30％	重新出现症状

2.国际前列腺症状评分(IPSS)及生活质量评分(QoL)　本方法可定量描述患者下尿道症状(LUTS)的严重程度,根据评分将症状分为轻、中、重度。0～7 分为轻度;8～19 分为中度;20～35 分为重度。并可作为选择治疗方式及疗效判断的参考。具体内容见表9-8。

表 9-8 IPSS 及 QoL 的评分标准

国际前列腺症状评分表

过去 1 个月,您是否有以下症状?	没有	少于 1/5	少于半数	大约半数	多于半数	几乎每次	症状评分
1. 是否经常有尿不尽感?	0	1	2	3	4	5	
2. 两次排尿之间是否经常短于 2 h?	0	1	2	3	4	5	
3. 是否经常有间断性排尿?	0	1	2	3	4	5	
4. 是否经常有憋尿困难?	0	1	2	3	4	5	
5. 是否经常有尿线变细现象?	0	1	2	3	4	5	
6. 是否经常需要用力及使劲才能开始排尿?	0	1	2	3	4	5	
7. 从入睡到早起一般需要起来排尿几次?(积分同上)	没有	1 次	2 次	3 次	4 次	5 次或以上	

IPSS 总评分=

前列腺患者生活质量评分表(依次得分为 0、1、2、3、4、5、6 分)

如果在您的后半生始终伴有现在的排尿症状,您认为如何?	高兴	满意	大致满意	还可以	不太满意	苦恼	很糟

生活质量评分(Qol)=

3. **总体疗效评估法** 分 4 级。

(1) 治愈 ① 自觉症状消失,前列腺指诊质地恢复正常或改善;② 前列腺液镜检,连续 2~3 次正常;③ 分段尿和前列腺液细菌定位检验中 EPS、VB3 细菌培养阴性。

(2) 显效 ① 症状消失,前列腺指诊质地改善;② 前列腺液镜检白细胞数正常;③ 分段尿和前列腺液细菌定位检验 EPS、VB3 细菌培养未转阴。

(3) 好转 ① 症状和前列腺指诊质地改善;② 前列腺液镜检白细胞未正常;③ 分段尿和前列腺液细菌定位检验 EPS、VB3 细菌培养未转阴。

(4) 无效 症状、体征、前列腺指诊无改善;前列腺液镜检白细胞无改善;EPS、VB3 细菌培养仍阳性。

4. **焦虑、抑郁量表** 参见焦虑、抑郁症。

【针灸疗效分析】

1. **针灸疗效现状** 针灸治疗本病的疗效主要以 NIH - CPSI、IPSS 及 EPS 评分、总体疗效为主要结局指标,以 SAS、SDS 评分、症状复发率为次要结局指标。目前证据表明,针灸治疗前列腺炎可明显改善症状,总有效率在 82.5%~89.4%,显效率在 50.9%~66%,临床控制率或临床治愈率为20%~30%。

2. **影响针灸疗效的因素** ① 病因:从病因上看,本病主要分为细菌性和非细菌性,针灸治疗以非细菌性疗效优于细菌性,细菌性应结合抗生素治疗。从发病情况看,针灸治疗慢性前列腺炎疗效优于急性前列腺炎,这与急性伴有全身中毒症状和细菌感染的性质有关。非细菌性前列腺炎多由性生活不正常,局部受压,如长期骑自行车,受寒、热环境下或过劳等导致全身抵抗力下降,诱发前列腺局部充血、肿胀所致,在症状上主要表现为会阴部坠胀等不适,针灸有较好的疗效;另外也有一种单纯性前列腺痛,针灸疗效最好。② 刺灸法:通过大量的临床观察发现,小腹部和腰骶部相应腧穴对治疗本病有一定的特殊效应。针刺时要求局部产生酸胀感外,针感向下传导,到达会阴部效果好。针刺治疗的同时可配合艾灸、热敷等以提高疗效。

3. 针灸治疗潜在的可能机制 ① 改善血液循环:慢性前列腺炎时前列腺间质中血管通透性升高,富含蛋白质的液体向血管外渗出,导致血黏稠度增加,导致局部的血流循环,前列腺表现为充血等炎性变化。针刺可使局部血流速度增加,血流量增多,微循环的改善既加快了组织代谢,又有利于前列腺间质水肿的吸收,使炎症细胞浸润逐渐减轻或消失,改善局部炎症。② 促进平滑肌的收缩:针刺通过神经反射,可促进前列腺及周围平滑肌的收缩,这种收缩的加强使因炎症堆积在腺管内的脓细胞、脱落细胞及分泌物能够更好地排出,引流的通畅直接有利于炎症减退和消除。③ 调节机体免疫:白介素2是由活化的T淋巴细胞分化的淋巴因子,它可以促进淋巴细胞分泌和活化T淋巴细胞的分化,促进自然杀伤细胞增殖,活化及促进产生更多的淋巴因子,如γ-干扰素、肿瘤坏死因子等而放大免疫效应,诱导产生和激活杀伤细胞,促进B淋巴细胞的增殖和多种免疫功能。研究发现,针刺能调节白介素2含量使异常的免疫功能得到纠正,从根本上减弱或消除发病的内在因素。另外,研究发现,针刺能调节T细胞数量,使得免疫功能在较短时间内恢复到正常水平,有利于前列腺炎的恢复。④ 调节内分泌:慢性前列腺炎时可继发引起血清睾酮含量下降,而血清睾酮可通过多种途径调节机体的新陈代谢。研究发现,针刺可使其基本恢复正常。慢性前列腺炎患者行尿流动力学检查时,多发现有膀胱颈及前列腺尿道痉挛,考虑与血管内皮素含量升高引起了前列腺平滑肌的强烈收缩有关,针灸可使升高的血管内皮素水平回降到正常,缓解膀胱颈及前尿道的痉挛,改善患者的尿路症状。⑤ 促进病变组织修复:研究发现,针刺能加速病变组织的修复,针刺后光镜下见腺上皮恢复功能并有新生的腺体出现,其表面有微绒毛,腺腔内可见分泌液,间质的水肿和纤维组织增生均有明显改善。

【预后】

由于前列腺的部位及解剖结构的特殊性,口服药物很难足量进入前列腺,药物治疗常很难快速起效,尤其是慢性前列腺炎,病情缠绵难愈,所以本病应以预防为主。本病往往继发于体内感染灶(如尿路感染、精囊炎、附睾炎),但同时又是其他泌尿、男性生殖系统感染的根源;急性前列腺炎较少见,多为潜在性慢性前列腺炎,病程缓慢而迁延,可能又是尿路感染等的原发病灶,尤其是年轻患者常导致不育症,对此病要给予重视。患者首先要注意生活起居,避免过度劳累,防止长途骑车,还应注意心理调控,戒除自慰习惯,尤其要防止自慰过程中强忍不射精的现象,最大限度地减少前列腺充血。

二、前列腺增生症

【概述】

前列腺增生症又称前列腺肥大症,是老年男性的常见病,是引起中老年男性排尿障碍原因中最为常见的一种良性疾病。发病年龄大多在 50 岁以后,随着年龄增长其发病率也不断升高。前列腺增生症主要表现为组织学上的前列腺间质和腺体成分的增生、解剖学上的前列腺增大、下尿路症状为主的临床症状,以及尿动力学上的膀胱出口梗阻。前列腺增生的发病必须具备年龄的增长及有功能的睾丸 2 个重要条件,但其发生的具体机制尚不明确,可能由于上皮和间质细胞的增殖和细胞凋亡的平衡性破坏引起,相关的因素包括雄激素及其与雌激素的相互作用、前列腺间质-腺上皮细胞的相互作用、生长因子、炎症细胞、神经递质及遗传因素等。前列腺增生的症状可以分为 2 类:一类是因增生的前列腺阻塞尿路产生的梗阻性症状,如尿频、排尿无力、尿线变细或尿后滴沥、血尿、尿潴留;另一类是因尿路梗阻引起的并发症。梗阻的并发症主要有感染、肾盂积水,尿毒症等。另外,前列腺增生致患者排尿困难、腹压增高,也可引起或加重痔疮、疝气等疾病。

良性前列腺增生(BPH)是指中老年男性(50 岁以上)组织学上前列腺间质、腺体成分的增生和解剖学上前列腺的增大(BPE),以尿动力学上的膀胱出口梗阻(BOO)和临床上主要表现的下尿路症状(LUTS)为特征的一种疾病。BPH 组织学上的发生率随年龄的增长而增加,通常发生在 40 岁以后,到 60 岁时大于 50%,80 岁时高达 83%。

前列腺增生属中医学"精癃""癃闭"范畴。中医学认为,本病由各种原因导致精室肿大,膀胱气化失司所致。肾为先天之本,主生殖发育,及司二便,膀胱气化主排尿;本病的病机关键为肾元亏虚,精室气血不调,气血瘀阻,精室肿大,压迫尿道,产生癃闭。因此,肾与膀胱气化不利是导致本病的主要原因。与三焦、肺、脾也有一定关系。

【临床诊断】

1. 临床表现　多见于 50 岁以上男性患者,临床症状以下尿路症状为主,包括储尿期症状、排尿期症状以及排尿后症状。储尿期症状包括尿频、尿急,以及夜尿增多,严重时出现尿潴留及充溢性尿失禁等;排尿期表现为膀胱出口梗阻症状,包括排尿踌躇、排尿困难以及间断排尿,尿线变低、尿流无力、排尿时间延长等。排尿后症状包括排尿不尽、尿后滴沥等。良性前列腺增生症常可见合并症,有血尿(可表现为镜下血尿和肉眼血尿)、泌尿系感染、膀胱结石、肾功能损害及腹股沟疝、痔和肛门脱垂,这些合并症的出现常提示病情较重。

2. 理化检查

(1) 直肠指诊　是前列腺增生的重要检查方法。首先注意前列腺大小、硬度、弹性及有无触痛,表面是否光滑,了解有无提示前列腺肿瘤、炎性的体征,注意肛门括约肌张力,若有下降,则应进一步检查是否有神经系统疾患引起的逼尿肌功能障碍。

(2) 实验室检查　① 前列腺特异性抗原(PSA):是鉴别前列腺癌的重要指标之一;② 血肌酐测定:可了解有无肾功能受损及受损程度。

(3) 尿动力检查　① 尿流率测定:是了解患者排尿情况最好的无创性检查,但它不能区分排尿异常的原因。一般认为,排尿量在 150～400 ml 时,如最大尿流率<15 ml/s,表明排尿不畅;如<10 ml/s 则表明梗阻较为严重。② 压力-流量测定:当尿流率明显下降时,此法是区分逼尿肌无力与膀胱出口梗阻的可靠的方法,必要时可选用。

(4)残余尿量测定　一般认为,残余尿量超过50～60 ml即提示逼尿肌已处于失代偿状态。测定方法可采用B超测定法和排尿后导尿法。

附　前列腺大小评估方法

1. 可采用Rous提出的直肠指诊前列腺大小分度法　分为4度。①Ⅰ度:腺体大小为正常的2倍(20～25 g);②Ⅱ度:腺体大小为正常的2～3倍(25～50 g);③Ⅲ度:腺体大小为正常的3～4倍(50～75 g);④Ⅳ度:腺体大小为正常的4倍以上(大于75 g)。

2. B超测定法　可做经腹B超或经直肠B超测定,后者较前者准确。

前列腺体积的计算公式为:前列腺体积＝0.52×(前后径×左右径×上下径)。

【治疗原则及选穴处方】

经典针灸学以活血化瘀,利尿为基本治疗原则。根据肾主生殖、司二便;肾与膀胱相表里等理论选择相关穴位。具体选穴原则如下:

1. 根据"腧穴所在,主治所在"规律从局部选穴　局部可选会阴、曲骨、中极、关元、次髎、秩边、会阳及腰部夹脊穴等。

2. 辨证选穴　肺热失宣选肺俞、曲池、尺泽、委中、大椎、少商、鱼际等;湿热下注选中极、水道、次髎、阴陵泉、三阴交等;中气下陷选脾俞、胃俞、足三里、三阴交、百会等;肾阴亏虚加肾俞、太溪、三阴交、照海、水泉等;肾阳虚损选肾俞、命门、腰阳关、神阙、关元、太溪等;气滞血瘀选肝俞、膈俞、期门、内关、合谷、血海、太冲等。

● 推荐处方

治法:活血化瘀,利尿。

主穴:局部——曲骨、中极、秩边、次髎(通络化瘀)

　　　远端——三阴交(调理三阴,利尿)

配穴:肺热失宣加尺泽、肺俞;肝郁气滞加太冲、期门;湿热下注加膀胱俞、阴陵泉;肾阳亏虚加肾俞、命门、太溪、神阙;肾阴亏虚加肾俞、三阴交、太溪;中气下陷加百会、足三里、气海;气滞血瘀加膻中、膈俞、血海、内关、太冲、合谷。

操作:曲骨针尖向下斜刺,使针感传至耻骨联合上下;次髎向耻骨联合方向斜刺,通向骶骨孔直达盆腔,以少腹部有胀感为度。秩边直刺1.5～2寸,提插法使针感向前阴部放射。余穴常规操作。

【疗效评估方法】

1. 国际前列腺症状评分(IPSS)及生活质量评分(QoL)法　参见前列腺炎。

2. 膀胱残留尿量(Ru)与最大尿流率(Q_{max})测定法　采用MUF12C型微机尿流测定仪。

嘱患者于检测前饮水600 ml,憋尿待膀胱充盈后排尿量在150～200 ml时进行检测,测定最大尿流率(Q_{max});膀胱残留尿量(Ru)经腹壁B超测定,计算公式为$Ru＝0.75×$膀胱前后径×左右径×上下径(cm)。

3. 症状体征及辅助检查分级计分法　见表9-9。

表 9-9　前列腺增生症状体征及辅助检查分级计分表

	0 分	1 分	2 分	3 分
IPSS	0	1～7	8～19	20～35
DRE	正常	Ⅰ度	Ⅱ度	Ⅲ度
QoL	0～1	2	3～4	5～6
前列腺体积	<18 cm³	18～25 cm³	26～45 cm³	>46 cm³
膀胱残余尿量	≤10 ml	11～60 ml	61～100 ml	>100 ml
最大尿流率	>15 ml/s	10.1～15 ml/s	5～10 ml/s	<5 ml/s
膀胱出口梗阻程度	0～Ⅰ度	Ⅱ度	Ⅲ～Ⅳ度	Ⅴ～Ⅵ度
膀胱逼尿肌收缩力	正常减（N－）	弱加（W＋）	弱减（W－）	极弱（VW）
膀胱逼尿肌储能	>7.2 kPa	5.1～7.2 kPa	3.1～5.0 kPa	0.5～3 kPa

4. 总体疗效评估法　分为 3 级。

（1）治愈　① 症状消失，排尿通畅，残余尿少于 20 ml，停止治疗后无复发；② 前列腺检查：肛门指检腺体大小、质地、形态均恢复正常。

（2）好转　① 排尿症状明显改善，但残余尿仍在 20～60 ml；② 肛门指检检查：前列腺大小、形态、质地未恢复正常。

（3）无效　症状体征无变化或加重。

【针灸疗效分析】

1. 针灸疗效现状　针灸治疗本病的疗效主要以 IPSS、DRE、QoL、Qmax、前列腺体积等为主要指标，以及夜尿次数、尿线状况、尿等待、尿急、小腹胀满为次要指标。目前证据表明，针灸治疗前列腺增生，可明显降低症状、改善体征、提高患者生活质量。

一些 RCT 研究显示，针灸治疗本病的总有效率为 83.3%～89.1%。

2. 影响针灸疗效的因素　① 梗阻程度和年龄：组织学上前列腺的发病率随年龄的增长而增加，最初通常发生在 40 岁以后，到 60 岁时大于 50%，80 岁时高达 83%。与组织学表现相类似，随着年龄的增长，排尿困难等症状也随之增加。大约有 50% 组织学诊断前列腺增生的男性有中度到重度下尿路症状。年龄越大，增生和梗阻程度也越严重，针灸疗效就越差。出现尿频是本病的最初症状，由前列腺充血刺激所引起，夜间较显著，这是针灸治疗的最佳时间。随着梗阻的加重会进一步出现排尿困难，此时针灸治疗也有较好疗效，但远不及前者；梗阻严重时会出现尿潴留，针灸疗效较差。继发于前列腺增生的上尿路改变，如肾积水及肾功能损害的主要原因是膀胱高压所致尿潴留以及输尿管反流，应及时采用手术治疗，非针灸所能解决。② 穴位选择和刺法：由于前列腺和膀胱功能受腰骶部神经支配，因此在治疗时应选择腰骶部的穴位，而且适当进行深刺，加强刺激量以提高疗效。

3. 针灸治疗潜在的可能机制　① 神经调节：前列腺间质中的平滑肌以及前列腺尿道周围组织受肾上腺素能神经、胆碱能神经或其他酶类递质神经支配，其中以肾上腺素能神经起主要作用。在前列腺和膀胱颈部有丰富的 G 受体，尤其是 α₁ 受体，激活这种肾上腺素能受体可以明显提高前列腺尿道阻力。因此，调节肾上腺素能神经的功能状态对于治疗前列腺增生引起的下尿路症状具有非常关键的作用,针刺可能具有抑制肾上腺素能神经的作用,从而降低前列腺尿道阻力,缓解排尿异常。② 调节内分泌:前列腺增生可能与性激素的平衡失调有关,针刺可降低血清睾酮,促进雌二醇的生成,改善前列腺增生的病理变化。研究发现,针刺可使升高的血清睾酮的水平基本恢复正常,减轻其对前列腺的刺激;可使升高的血管内皮素水平回降到正常,缓解膀胱颈口及前尿道的痉挛,改善患者的尿路症状。

【预后】

前列腺增生症是老年男性的常见病,随着我国人口老龄化和生活水平的提高,前列腺增生的发病率呈明显上升趋势。由于前列腺的部位与解剖结构的特殊性,故口服药物难以进入前列腺发挥作用,而针刺有一定的疗效。前列腺增生的治疗越早越好,如果出现严重排尿梗阻现象,应考虑手术切除。大部分患者通过积极治疗,可控制症状。本病的预后取决于梗阻的程度、病变发展的速度以及是否合并感染和结石,而不在于前列腺本身的增生程度。如果前列腺增生未引起梗阻或轻度梗阻时可全无症状,对健康亦无影响。

三、遗精

【概述】

遗精是指不因性生活而精液频繁遗泄的病症,有梦而遗精,称为"梦遗";无梦而遗精,甚至清醒时精液流出,称"滑精"。凡成年未婚男子,或婚后夫妻分居,长期无性生活者,1个月遗精1~2次属于正常现象,属于"精满则溢"。如遗精次数较多,每周2次以上,或清醒时流精,伴有头昏耳鸣,健忘,心悸失眠,腰酸腿软,精神萎靡等症,则属于病态。

西医学认为,遗精是无性交活动时的射精,是青少年常见的生理现象,约有80%未婚青年都有过遗精。如一周数次或一夜数次遗精,或仅有性欲观念即出现滑精,则属病态。心理因素是引起遗精的主要原因,如缺乏正确的性知识,过于注重性问题;或性刺激环境影响,经常处于色情冲动中;或性要求过分强烈,不能克制,以及长期思欲未能发泄;或长期自慰的不良习惯;上述因素对性活动中枢长期刺激,引起皮质、脊髓中枢的功能紊乱,性中枢持久的异常兴奋,导致频繁遗精。另外,生殖器官局部病变的刺激(如包茎、包皮过长、尿道炎症、前列腺炎、精囊炎等),物理因素(被褥沉重压迫、穿紧身衣裤)刺激生殖器也可导致遗精;过度疲劳,睡眠深沉,大脑皮质下中枢活动加强可致遗精。

需要指出的是,中医学与西医学对遗精及其危害问题认识有所不同,而且遗精的频度差别很大,正常未婚男子,有每月遗精达2~8次,但并无异常者;在有规律的性生活时,也可经常遗精或遗精次数增多。因此,对于生理性与病理性遗精的辨别,当以是否引起明显的神经衰弱或全身不适为主,如果患者遗精伴有明显的头晕头胀、乏力疲惫、失眠、情绪低落、疑虑焦躁等全身症状,应考虑为病理性遗精,当给予治疗。

中医学认为,遗精与所求不遂,情欲妄动,沉溺房事,精脱伤肾,或劳倦过度,气不摄精,或饮食不节,湿浊内扰等原因有关。劳心太过,心肾不交,水亏火旺,或欲念不遂,心动神摇,君相火旺,或饮食不节,湿热内生,均可引起热邪扰动精室;早婚、房劳过度,或频繁自慰,或纵欲无度,日久肾虚精脱,或相火扰动精宫,或肾不固精等均可导致遗精。早泄是指房事时过早射精而影响正常性交,中医学认为多与情志内伤,湿热侵袭,纵欲过度,心肾不交,久病体虚有关。其病位在肾,基本病机为肾失封藏,精关不固。

【临床诊断】

1. 男子不因性生活而排泄精液,多在睡眠中发生,每周超过 1 次以上,甚则劳累或欲念即精液流出。

2. 遗精频繁者,可伴有头晕,耳鸣,神倦乏力,腰酸腿软等症状。

3. 直肠指诊、前列腺 B 超及精液常规等检查可助病因诊断。

【治疗原则及选穴处方】

经典针灸学以补益肾气,固摄精宫为基本治疗原则。根据肾主生殖,主封藏;肝经络阴器;任脉、督脉、冲脉起于胞中,一源三歧等理论在相关经脉上选穴。具体选穴原则如下:

1. 局部选穴　本病的局部选穴主要在小腹部和腰骶部,如取少腹部中极、关元、气海;腰骶部志室、肾俞、命门、次髎等。

2. 辨证对症选穴　阴虚火旺选三阴交、太溪、照海、太冲、行间;湿热下注选中极、阴陵泉、水道、大都、内庭等;心脾两虚加心俞、脾俞、足三里、三阴交、太白;肾虚不固,阳虚甚者选命门、腰阳关、神阙、足三里;阴虚甚选太溪、复溜、三阴交等。失眠甚者加四神聪;梦多者加足窍阴、厉兑。

3. 耳穴　选内生殖器、肾、心、神门、内分泌、皮质下,每次用 3～5 穴,毫针用轻刺激。或用揿针埋藏或用王不留行籽贴压。

● **推荐处方 1**

治法:补益肾气,固摄精宫。

主穴:局部——关元、志室(补益肾气)

　　　远端——三阴交(滋阴固精)

配穴:心肾不交加心俞、神门、太溪;湿热下注加阴陵泉;肾精亏损加肾俞、太溪;失眠加神门、厉兑;头晕加百会、风池;自汗加阴郄、足三里;少气加气海、肺俞。

操作:诸穴常规操作。

● **推荐处方 2**

治法:益肾固摄。

主穴:局部——会阴、次髎(疏导精宫气血)

　　　　　　关元、肾俞(培肾固本,固摄精宫)

　　　远端——三阴交(疏调肝脾)

配穴:肾虚不固加志室、太溪;心脾两虚加心俞、脾俞;阴虚火旺加太溪、神门;湿热下注加中极、阴陵泉。

操作:会阴穴适当深刺;次髎穴最好刺入骶骨孔中。其他腧穴常规操作。

【疗效评估方法】

1.《中药新药临床研究指导原则》中遗精的疗效标准　分 4 级。① 治愈:治疗后 3 个月内,有正常性生活者,不再遗精;无性生活者,每月遗精少于5次,症状消失。② 显效:有性生活者,每月遗精仍有2次,无性生活者,每周遗精减少2次以上,主要症状消失。③ 有效:有性生活者,每月遗精2~3次;无性生活者,每周遗精减少1次,主要症状减轻。④ 无效:治疗前后无变化。

2. 总体疗效评估　分3级。① 治愈:遗精消失,或控制每月1~2次,伴随症状消除;② 好转:遗精次数减少1/2以上,其他症状减轻;③ 未愈:遗精次数及其他症状无改变。

【针灸疗效分析】

1. 针灸疗效现状　针灸治疗本病主要以有效率为结局指标,目前临床证据显示,针灸能有效减少遗精次数,改善症状,显效率在71.8%~81.9%,总有效率在91.8%~95.2%。但总体上缺乏高质量的临床证据。

2. 影响针灸疗效的因素　① 病性:一般而言,遗精多为性神经功能失调所致,但也有器质性因素所致或生殖系统炎症所致,因此,病性与针灸疗效关系密切。功能性遗精针灸疗效优于器质性遗精。器质性应治疗原发病。对于局部炎症所致者,如为无菌性炎症,针灸也可获得良好疗效,对于细菌、病毒所致者,针灸疗效相对较差。② 心理及环境因素:心理因素和环境刺激是遗精发生的重要因素,病理性遗精患者首先应正确认识遗精,以免造成心理恐惧。针灸治疗时要注重对患者的心理调护,树立健康向上的人生观,适当参加体育活动,增强体质,陶冶情操;注意避免色情环境的刺激,不看色情书画、影像等,有利于提高和巩固针灸治疗病理性遗精疗效。

3. 针灸治疗潜在的可能机制　泌精和射精功能是由交感神经和副交感神经调节,前者起主导作用。支配射精的神经元细胞位于脊髓胸12~腰2段灰质侧柱。遗精是非性交时的射精活动。研究认为,男性的射精中枢在骶神经,射精是副交感神经的兴奋性过高,大脑对自主神经的调节减弱的表现。因此,治疗病理性遗精的有效方法,就是抑制副交感神经的兴奋性,调节交感神经与副交感神经这一对自主神经系统的动态平衡。因此,针灸治疗遗精的环节和机制为:① 中枢机制。针灸对于病理性遗精的治疗,其作用环节主要在于针刺对中枢及外周自主神经功能的调节作用。调节性功能的大脑感觉中枢和运动中枢位于前脑,内侧视前区和下丘脑室旁核,射精过程是通过大脑中枢整合形成复杂的交配行为模式,内侧视前区位于下丘脑前嘴部,是所有雄性脊椎动物性交行为的重要结构。研究表明,对猴子或大鼠内侧视前区部位施以电刺激可诱发泌精或射精,内侧视前区能释放多巴胺,并在交配时释放进一步增加,而后,内侧视前区细胞外多巴胺水平将调控交配各个阶段,并在高水平时引发射精。针灸可反射性调节内侧视前区的功能状态,降低其异常的兴奋性,抑制多巴胺的释放,从而达到治疗遗精的作用。② 外周机制。在胸12~腰2脊柱水平存在泌精中枢,由交感神经调控,主管泌精过程。在骶2~4脊柱水平,存在射精中枢,由躯体神经调控,主管精液排出过程。起源于胸12~腰2脊髓的交感传出纤维,形成腰交感神经节后下行环绕主动脉两侧,并在主动脉分叉处中线位置汇聚,形成下腹神经丛。然后,腹下神经穿过盆腔,其节后神经元突触进入下腹下神经丛,终止于效应器膀胱颈、前列腺、精囊和输精管等效应器。躯体神经传出纤维起源于骶2~4脊柱前角,走行于阴部神经运动支,支配的效应器为盆底肌肉,包括尿道海绵体肌和球海绵体肌。因此,通过针灸刺激腰骶部相应的穴位,一方面可抑制射精初级感觉神经信号的传入,降低其对大脑感觉中枢和运动中枢的刺激;另一方面则可直接刺激腰交感神经节,调节交感神经异常的兴奋性,减少其异常神经冲动信号的传出,从而达到治疗遗精的目的。

【预后】

遗精多数是性神经功能失调的表现,经过心理和行为的调适和治疗可获得痊愈,预后良好。对于器质性或炎症所致者,应积极治疗原发病和进行必要的抗感染治疗。遗精是在非性交活动的情况下发生的一种射精活动,是男性发育的信号,是男性进入青春发育期的一个重要标志,也是一种正常的生理现象。正常成年男性约有90%会发生遗精,青春期发育后的1~2年至老年,都可能出现。如果频繁遗精,以致精神、身体出现病理状况,影响生活、工作,出现精神萎靡、头晕耳鸣、失眠多梦、神疲乏力、腰膝酸软、记忆力减退等疾病症状时,遗精才成为一种疾病。对病理性遗精应采取积极的预防、治疗措施,首先要正确认识生理遗精现象,避免心理上不必要的负担。在日常生活中,应注意性心理卫生,合理安排性生活,切勿过分沉迷于性事,以免脊髓射精中枢过度兴奋。穿着内裤宜宽松、舒适,不宜过紧,避免对外生殖器造成压迫;睡前不宜过多喝水,以免膀胱过度充盈。睡前更不宜观看色情图像及书籍,或性幻想,以免性神经中枢过度兴奋。

四、前列腺病变与遗精的现代针灸学治疗原则与选穴处方

(一)前列腺病变

前列腺炎与前列腺肥大症,尽管二者的病因和发病机制不同,但病位相同,而且二者均有排尿的异常,前者常伴尿痛症状,而后者常以排尿不畅为主。现代针灸学遵循的基本治疗原则是促进前列腺血液循环,改善排尿症状,前列腺炎兼以调节免疫、抗炎。在此基础上再根据不同情况进行配穴。前列腺的神经支配来自盆腔神经丛和前列腺丛,包括交感神经和副交感神经。交感神经兴奋时使前列腺、精囊及射精管平滑肌收缩,促使精液排出,同时交感神经使尿道内括约肌和前列腺括约肌收缩,但抑制逼尿肌的收缩,使膀胱颈部及前列腺部尿道闭合,从而阻止尿液排出,而在射精时防止精液逆流;并促进前列腺及海绵体血管收缩。副交感神经主要刺激前列腺腺泡的分泌,产生前列腺液,参与精液的组成。副交感神经兴奋时,逼尿肌收缩,尿道括约肌和前列腺括约肌舒张,促进排尿,并促进前列腺及海绵体血管舒张。

1. 胸11~腰1交感神经节及节段内刺激点　支配前列腺的交感神经源自胸11~腰1节段,刺激可兴奋交感神经。节段内刺激点可通过躯体-内脏反射,易化时可兴奋交感神经活动,抑制时可阻滞前列腺伤害性感觉上传,而起到止痛作用。

2. 胸11~腰1节段外刺激点　可抑制该节段的交感神经,反射性兴奋副交感神经活动。

3. 骶2~4骶后孔或相应皮节区刺激点　支配前列腺的副交感神经来自骶2~4节段,骶后孔刺激点可直接兴奋副交感神经;节段皮节区刺激点可兴奋盆神经,促进副交感神经活动。如骶后孔中的传统穴位次髎、中髎、下髎,骶部的秩边;远端如承山、太溪。

4. 盆底肌、会阴部或肢体远端刺激点　主要用于镇痛。前列腺疼痛是由于前列腺受到刺激后通过脊髓反射引起会阴部、盆底的肌肉痉挛性疼痛;来自前列腺的痛觉冲动,经初级感觉传入纤维上传到脊髓背角神经元时,通过轴突反射达到会阴、盆底,并在其神经末梢释放某些介质如CGRP、SP,从

而诱发痛觉冲动产生,这些冲动再沿局部的感觉神经末梢传向中枢,产生牵涉性会阴痛、盆底症状。前列腺与会阴、盆底的感觉传入神经在腰、骶髓会聚,并可通过中枢兴奋性的改变引起会阴、盆底等部位的自发性疼痛和痛觉过敏;前列腺疼痛与盆底肌功能障碍密切相关,通过神经肌肉调控可能是治疗前列腺炎疼痛最有效、富有前景的策略。因此,前列腺炎出现的疼痛既包括脊髓反射机制引起的肌肉痉挛性疼痛,还包括牵涉性痛和中枢敏化机制。解决疼痛症状的机制也很复杂。① 盆底肌刺激点:针刺的双相性作用,当盆底肌处于痉挛状态时,刺激盆底肌可缓解其痉挛,改善循环和代谢,起到解痉止痛作用。② 牵涉痛部位刺激点,如会阴、腰骶部、小腹部;牵涉痛区域选择刺激点,如会阴区、耻骨联合部的曲骨穴、腰骶部区域,可通过反射性调节盆神经,并通过闸门学说,兴奋粗纤维缓解局部躯体痛,缓解肌肉痉挛。③ 肢体远端刺激点:按照弥漫性伤害抑制性调控原理选择异位刺激点,如合谷、三阴交等,强刺激刺激点以痛制痛。

5. 星状神经节刺激点　前列腺炎可选星状神经节刺激点,以整体性调节免疫功能、减轻炎症,稳定内环境。

6. 迷走神经刺激点　前列腺炎可选迷走神经刺激点,可通过胆碱能途径发挥整体性调节免疫、抗炎。

● **推荐处方 1(前列腺炎)**

主穴:临近——骶 2～4 骶后孔或相应皮节区(次髎、中髎、下髎)(刺激盆副交感神经,舒张前列腺括约肌,改善循环,促进炎症吸收)

盆底肌刺激点(缓解盆底肌痉挛,改善痉挛性疼痛)

会阴、小腹皮肤刺激点(闸门学说,刺激粗纤维,抑制细纤维传入,缓解疼痛)

远端——肢体刺激点(合谷、三阴交)(弥漫性伤害抑制性调控原理,以痛制痛)

颈部星状神经节刺激点(整体性调节免疫功能、减轻炎症、稳定内环境)

颈、耳部迷走神经刺激点(通过胆碱能途径调节免疫、抗炎)

胸 11～腰 1 节段外刺激点(抑制交感神经,兴奋副交感神经,改善前列腺血液循环,舒张前列腺括约肌,缓解症状)

操作:会阴、小腹部皮肤刺激点浅刺,弱刺激以兴奋粗纤维为佳,合谷、三阴交强刺激以兴奋细纤维为佳。骶区皮肤刺激点可带电针(2 Hz)。

● **推荐处方 2(前列腺增生症)**

主穴:临近——骶 2～4 骶后孔及相应皮节刺激点(次髎、中髎、下髎、秩边)(刺激盆副交感神经,逼尿肌收缩,尿道括约肌和前列腺括约肌舒张,降低膀胱颈及前列腺平滑肌张力,减少尿道阻力,促进排尿,改善前列腺循环)

远端——胸 11～腰 1 节段外刺激点(抑制交感神经,兴奋副交感神经,改善前列腺血液循环,舒张前列腺括约肌,缓解症状,促进排尿)

操作:次髎、中髎、下髎针入骶后孔内,提插刺激,并可带电针刺激 20 min,疏密波。秩边深刺,以盆腔、前列腺、会阴部出现放射感为佳。

（二）遗精

遗精是一个症状，是非性交时的射精活动，是性神经过度兴奋及大脑对低位中枢的抑制作用减弱的一种表现，也属于性神经衰弱类。遗精显然与性交时的射精有所不同，因缺乏正常性交时的全部神经活动过程。动物实验显示，刺激内侧前脑束可观察到泄精。当保留下丘脑功能状态时，猴和人在快速眼动睡眠期可发生勃起，偶有泄精。这种现象的解释归究于正常睡眠期间，大脑皮质对低级中枢的抑制作用减弱所致。一般认为，副交感神经主要参与勃起过程，交感神经则主要调节副性腺舒缩运动而控制射精。由于输精管、精囊和射精管的平滑肌受交感神经的广泛支配，交感神经兴奋刺激副性腺平滑肌收缩驱出精液；精液从尿道射出取决于阴部内神经支配的球海绵体肌和坐骨海绵肌阵挛性收缩；因此，为了完成射精，阴部内神经对会阴肌肉支配必须是完整的。实质上遗精一般并不像正常射精的喷射状，而是一种在睡眠中或清醒状态下的滑精、泄精，因此，遗精过程主要是交感神经兴奋引起的副性腺平滑肌收缩使精液驱出，并不会有阴部躯体神经兴奋而引起会阴部肌肉的强烈收缩。

现代针灸学的基本治疗原则为调节性神经的功能状态，尤其是抑制性交感神经活动。具体选穴原则如下：

1. 胸 12～腰 3 以外节段区刺激点　支配射精的交感神经节段为胸 12～腰 3，有人认为是胸 12～腰 2，也有认为支配射精管的节段为胸 11～12。根据同节段区域刺激一般引起交感神经兴奋，异节段引起其抑制的一般规律，可选胸 1～9、腰 5 体表刺激点，以抑制支配射精（泄精）的性交感神经活动。也可选腰 5 分布区的下肢刺激点，如传统穴位足三里、解溪、太冲等。

2. 骶 2～4 皮节刺激点　由于阴部和副性腺的感觉神经源于骶 2～4，阴部的刺激与感觉过敏也常导致遗精。选择该区域皮肤进行针刺，一方面可以反射性兴奋盆副交感神经，以抑制交感神经的活动；另一方面通过躯体感觉刺激可调节其感觉过敏状态，抑制过于亢奋的性冲动的上传。

3. 头面部三叉神经刺激点　三叉神经半月神经节节后纤维骑跨到脑血管上，可舒张脑血管，改善脑循环和代谢，有利于加强皮质中枢的功能，改善睡眠和情绪，从而加强了皮质对低级性神经中枢的调控作用。可选该区的传统穴位，如印堂、百会、神庭、头维等。

4. 迷走神经刺激点　通过调节皮质与情绪相关的神经元活动，稳定情绪，缓解精神紧张。

● 推荐处方

主穴：腰背部——胸 1～9、腰 5 节段皮肤区域刺激点（抑制支配泄精的交感神经过度活动）

　　　下肢——腰 5 分布区（足三里、解溪、太冲）（抑制支配泄精的交感神经过度活动）

　　　头面部——三叉神经分布区刺激点（印堂、百会、神庭、头维）（改善脑代谢，加强皮质功能以调控低级性中枢活动，改善睡眠、情志等）

　　　颈耳部——迷走神经刺激点（稳定情绪，缓解精神紧张）

　　　骶部、会阴部——骶 2～4 皮肤区域（调节阴部感觉过敏、抑制泄精的初级感觉过亢的冲动上传，反射性抑制支配泄精的交感神经活动）

操作：骶部、头面部刺激点可带电针（2 Hz）。

第五节 尿石症与排尿障碍

一、尿石症

【概述】

尿石症又称尿路结石，临床上分为上尿路结石和下尿路结石，上尿路结石包括肾结石及输尿管结石，下尿路结石包括膀胱结石及尿道结石。流行病学资料显示，5%～10%的人在其一生中至少发生过1次尿路结石；欧洲尿路结石的新发病率为(100～400)/10万人。我国尿路结石的发病率为1%～5%，南方地区高达5%～10%，新发病率为(150～200)/10万人。男女比例为3∶1，上尿路结石比例相近，下尿路结石男性明显多于女性；好发年龄在25～40岁。上尿道结石约占70%，多见于20～40岁的青壮年；下尿道结石多发生于10岁以下的儿童。

尿路结石在肾和膀胱内形成，绝大多数输尿管结石和尿道结石是结石排出过程中停留该处所致。输尿管有3个生理狭窄处，即肾盂输尿管连接处、输尿管跨越髂血管处及输尿管膀胱壁段，因此，结石沿输尿管行径移动，常停留或嵌顿于这3个生理狭窄处，并以输尿管下1/3处最多见。尿路结石可引起泌尿道直接损伤、梗阻、感染或恶性变。

目前对于尿路结石的形成机制尚未完全清楚，有多种学说，如肾钙化斑、过饱和结晶、结石基质、晶体抑制物质、异质促进成核学说。许多资料显示，尿路结石可能是多种影响因素所致，但尿液中的晶体过多或晶体聚合抑制物过少，是结石形成的基本条件。据分析，尿结石的形成与感染、尿路梗阻、异物、新陈代谢紊乱、营养不良、长期卧床(或运动少)以及生活环境密切相关。

尿石症属于中医学"砂淋""石淋""血淋"范畴。中医学认为，外感湿热之邪滞留于下焦；或平素多食肥甘酒热之品，脾胃运化失常，积湿生热，下注膀胱而生；或因情志不畅，肝失疏泄，气郁化火，侵及膀胱引起。气滞常致血瘀，故结石常挟瘀滞。也可由肾气虚弱，无以行气化水，影响膀胱气化而成。

【临床诊断】

尿路结石因部位不同症状也有不同。临床根据结石部位分为上尿路结石、膀胱结石和尿道结石。

1. 上尿路结石(肾和输尿管结石)

(1)临床表现 主要症状为疼痛和血尿，其程度与结石部位、大小、活动与否及有无损伤、感染、梗阻等有关。① 疼痛：肾结石可引起肾区疼痛伴肋脊角叩击痛。肾盂内大结石及肾盏结石可无明显临床症状，活动后可出现上腹部或腰部钝痛。输尿管结石可引起肾绞痛，典型的表现为疼痛剧烈难忍，阵发性发作位于腰部或上腹部，并沿输尿管行径，放射至同侧腹股沟，还可累及同侧睾丸或阴唇。结石处于输尿管膀胱壁段或输尿管口，可伴有膀胱刺激征及尿道和阴茎头部放射痛。肾绞痛常见于结石活动并引起输尿管梗阻的情况。② 血尿：常有肉眼或镜下血尿，后者更为常见。③ 恶心、呕吐：输尿管结石引起尿路完全梗阻时可出现。④ 膀胱刺激征：结石伴感染或输尿管、膀胱壁段结石时，可有尿急、尿频、尿痛。⑤ 并发症：结石继发急性肾盂肾炎或肾积脓时，可有畏寒、发热、寒战等全身症状。

(2)实验室检查 尿常规检查可见肉眼或镜下血尿。有时可发现晶体尿。尿路感染者尿细菌培养阳性。

（3）影像学检查　肾系 B 超检查,或 X 线腹部平片、肾盂造影等可明确结石部位。当泌尿系平片未显示结石时,必要时行内镜检查,或做逆行肾盂造影等。

2. 膀胱结石　多见于男孩,典型症状为排尿突然中断,疼痛反射至远端尿道及阴茎头部,伴排尿困难和膀胱刺激症状。小儿常用手搓拉阴茎,跑跳或改变排尿姿势后,能使疼痛缓解,继续排尿。常有终末血尿。伴发感染时,膀胱刺激症状加重,并有脓尿。若结石位于膀胱憩室内,仅表现为尿路感染。可行 B 超、X 线、膀胱镜检查。

3. 尿道结石　典型症状为排尿困难,点滴状排尿,伴尿痛,重者可发生急性尿潴留及会阴剧痛。可行 B 超、X 线检查有助于诊断。

附　亚洲泌尿协会指南中的诊断标准

1. 病史　① 腹部疼痛、恶心呕吐、血尿、排尿不适;② 患者有暴饮暴食、大量饮酒、运动过少的习惯;③ 家族史和既往结石病史。

2. 实验室检查　① 尿常规和显微镜检查(红细胞和白细胞计数,亚硝酸盐,尿 pH 值和培养,敏感性测试);② 首次结石患者的血液样本各指标总计数和差异计数,血清尿素、肌酐、钠和钾的含量;③ 复发性结石患者,对结石进行分析,检查患者血清(电离)钙、磷、尿酸、镁,以及尿钙、磷酸盐、尿酸、镁、柠檬酸类和胱氨酸水平。

3. 影像学检查　① 腹部平片对结石诊断无敏感性和特异性。② US 的超声波检查(利用人体对超声波的反射进行观察,一般称为 US 的超声波检查,是用弱超声波照射到身体上,将组织的反射波进行图像化处理)是大多数肾结石和输尿管结石的推荐诊断,尤其是儿童。③ CT 平扫对肾结石的检测最具敏感性和特异性,尤其对输尿管结石的检测,其检测结果优于 US,缺点是会有辐射,建议急性腹痛时使用。$BMI < 30 \ kg/m^2$ 的患者应采用低剂量 CT 平扫(推荐$< 4 \ mSv$)方案,以尽量减少对患者的辐射风险。④ 特殊情况下的影像学检查:对于孕妇,US 为首选检查,但是低剂量 CT 和 MRI 同样可以使用;对于儿童,US 为首选检查,如果不能排除尿路结石则使用 CT 平扫。

【治疗原则及选穴处方】

经典针灸学以疏调气机,利尿排石为基本治疗原则。疼痛发作时,以缓急止痛为主。根据膀胱主气化、肾主水等理论,在局部及相关经脉上选穴结合辨证选穴。具体选穴原则如下:

1. 局部选穴　可在腰腹部选择局部穴位,如肾俞、膀胱俞、腰俞、八髎、阿是穴、中极、京门等。

2. 辨证选穴　下焦湿热选中极、阴陵泉、次髎、三阴交等;下焦瘀滞选阿是穴、曲骨、会阳、秩边、血海、内关等;肾气亏虚选肾俞、脾俞、气海、关元、膏肓、太溪、三阴交、足三里等;肾阴亏虚选肾俞、肝俞、三阴交、太溪、照海、水泉等。

3. 根据结石部位选穴　肾、输尿管上段结石选肾俞、膀胱俞;输尿管下段结石选肾俞、水道。

4. 耳穴　选肾、膀胱、皮质下等,毫针刺。

● 推荐处方 1

治法:疏调膀胱,利尿排石。

主穴:局部——中极、京门、肾俞、膀胱俞(疏调膀胱,利尿排石)

　　　远端——三阴交(疏调肝脾肾,调理气机)

配穴：湿热甚加曲骨、阴陵泉；肾气不足加命门、气海、关元；肾阴亏虚加太溪、水泉、照海。恶心呕吐加内关、足三里；小便淋沥不畅加水分、水道、委阳；尿中砂石加委阳、次髎、然谷、秩边；尿血加膈俞、血海。

操作：中极、京门不可直刺、深刺，以防伤及内脏；余穴常规操作。

● **推荐处方 2**

治法：缓急止痛，利尿排石。

主穴：局部——阿是穴（缓急止痛）

　　　　　肾俞、腰俞、次髎（利尿排石）

　　远端——三阴交（调理肝脾，活血通络）

配穴：下焦湿热加曲骨、秩边、阴陵泉；气滞血瘀加合谷、太冲、膈俞；肾气亏虚加气海、脾俞、命门、足三里；肝肾阴虚加太溪、肝俞、阴谷；绞痛剧烈加阳陵泉、压痛点；上尿路结石加京门、志室、照海；下尿路结石加关元、曲骨、水道；血尿加血海、膈俞；恶心呕吐加中脘、内关、足三里；便秘加支沟、天枢；发热加合谷、曲池；虚脱加百会、素髎、关元、内关、足三里。

操作：中极、曲骨浅刺，或相互透刺。压痛点、志室、京门、膈俞、肝俞、脾俞不宜直刺，应向下斜刺。肾俞朝京门方向透刺。秩边、次髎深刺 3～4 寸，使针感直达小腹或盆腔。余穴常规操作。腰骶腹部腧穴要求针感能抵达小腹，并向会阴、尿道放射。

● **推荐处方 3**

主穴：肾俞（调理膀胱，利尿排石）

配穴：肾、输尿管上段结石加膀胱俞；输尿管下端结石加水道。

操作：当肾、输尿管上段结石时，肾俞接阴极，膀胱俞接阳极；当输尿管下端结石时，肾俞接阴极，水道接阳极。断续波 30 min。

【疗效评估方法】

1. 视觉模拟量表（VAS）　用于止痛疗效评价，参见偏头痛。于治疗前后 15 min、30 min、60 min 分别对患者疼痛程度进行评分，并记录疼痛解除时间。疼痛缓解率＝（治疗前 VAS 评分—治疗后 VAS 评分）/治疗前 VAS 评分×100%，疼痛缓解率≥75%，显效；疼痛缓解率≥50%，有效；疼痛缓解率为 50%，无效。总有效率＝（显效例数＋有效例数）/总例数×100%。

2. 数字评价量表（NRS）　用于止痛疗效评价，参见头痛。评价治疗前后患者疼痛的环境情况以及治疗时疼痛消失的时间等。

3. 国家中医药管理局制定的疗效标准　分 3 级。① 治愈：临床症状、体征消失，结石完全排出，经 B 超或腹部 X 线平片显示结石影消失，无肾积水，尿常规正常；② 有效：临床症状消失或好转，B 超或腹部 X 线平片显示结石影下移＞2 cm 或结石影缩小或排出部分结石，尿常规可见少量红、白细胞；③ 无效：临床症状无明显好转或加重，B 超或腹部 X 线平片显示结石影无变化，无结石排出。

4. 结石排净评定法　可肉眼观察有无结石排出，治疗结束后行泌尿系腹部平片，确证结石消失，无输尿管扩张，无肾积水，记录排净结石时间。

【针灸疗效分析】

1. 针灸疗效现状　针灸治疗尿石症的疗效主要以疼痛缓解情况、镇痛起效时间、结石排出时间与排出率等为结局指标。现有证据显示,针灸具有缓解疼痛、促进排石作用。

一些 RCT 研究显示,针药结合的总有效率为 93.3%～95.56%,治愈率 50.0%;对结石性肾绞痛的总有效率为 93.33%。

2. 影响针灸疗效的因素　① 病位:泌尿系结石按照结石部位分为上尿路结石和下尿路结石,以针灸作为治疗措施,对中下段(输尿管以下)结石疗效较好。临床观察结果显示,针灸能解除结石所致的泌尿系绞痛,还能促使一些小的结石排出,故具有镇痛和排石双重作用。② 结石大小:针刺的排石效果与结石所在的部位、结石的大小和形状有关。西医《外科学》(第 7 版)教材认为,上尿路结石小于 0.6 cm,光滑,无尿路梗阻、无感染,纯尿酸结石及胱氨酸结石,可先行保守治疗。结石直径小于 0.4 cm,光滑,90% 能自行排出。也有人认为,输尿管中下段结石、直径小于 1 cm、表面光滑,尤其是输尿管结石横径小于 4 mm 者,自排率达 80%～90%,针灸具有良好的促进排石效果;而输尿管上段及肾盂内的结石,直径超过 1 cm 以上的,表面粗糙甚至有棱角的结石或结石日久粘连者,则难以排出。在针刺治疗期间,如若出现腰腹部疼痛阵发性加剧,往往为排石的先兆。而当疼痛突然消失,则表明结石进入膀胱或已排出。③ 取穴与刺灸法:针刺镇痛和排石的效应与选穴及针刺操作手法有一定关系。在选穴时应结合结石所在部位进行取穴。操作时对腰部、腹部穴位,应适当深刺,加大刺激量,尤其是应用电针,使肾盂、输尿管的蠕动增强,加速排石。

3. 针灸治疗潜在的可能机制　① 缓解疼痛:针灸可促进人体释放内源性镇痛物质,提高痛阈,同时针刺可缓解平滑肌的痉挛,起到缓解疼痛的作用。② 促进排石:针灸可使肾盂、输尿管蠕动增强,尿流量加大,利于推动结石向下移动,排出体外;同时,针灸的镇痛作用能够缓解和减轻患者在排石过程中的痛苦,防止过度紧张、烦躁,以利于结石的排出。

【预后】

目前泌尿系结石的治疗可分为手术与非手术两类,保守治疗中体外震波碎石正逐渐成为最主要的治疗方法,但种种治疗方法均不能解决结石的复发。针灸在促进排石和缓解疼痛方面有一定的作用。对结石部位进行叩击、热敷或推拿有利于结石的排出,根据结石位置采取不同的体位进行叩击,输尿管、肾上盂结石取坐位或站立位叩击;肾盏、肾中盂结石取患侧向上的侧卧位叩击;肾下盏结石取头低臀高、患侧向上的侧卧位叩击。本病不主张卧床休息,患者应结合个人体质进行适当的体育锻炼,如跳绳、跑步、登山等,以利于结石下移,排出体外。治疗期间大量饮水,增加尿量对于促进排石非常有意义。除日间多饮水外,每夜加饮一次,保持夜间尿液呈稀释状态,可减少晶体形成。成人每天尿量保持在 2000 ml 以上,对于任何类型的结石病都是一项很重要的预防措施。平时大量饮水既能增加尿量,起到冲刷尿道的作用,促进细小结石的排出,也有利于感染的引流。泌尿系结石患者应选择草酸含量较低的食物并忌食高嘌呤类食物,从而预防草酸钙结石和尿酸盐结石的形成。

二、排尿障碍

排尿是指尿在肾脏生成后经输尿管而暂贮于膀胱中,贮到一定量后一次性地通过尿道排出体外的过程。排尿障碍是泌尿外科疾病常见的主要症状,包括尿频、尿急、尿痛、排尿困难、尿流中断、尿潴留、尿失禁、漏尿(自动性排尿)和遗尿等。排尿是受中枢神经系统控制的复杂反射活动,通过神经的调控,肌肉的收缩来实现的,主要涉及膀胱逼尿肌和尿道内、外括约肌。逼尿肌和括约肌的自主收缩机制是由一系列复杂的神经通路协调控制的,当膀胱收集尿液达一定量时,神经(张力感受器)将感觉冲动(信息)传至脊髓下部的特殊部位(低级排尿中枢),再经过一系列神经通路上传至大脑皮质(高级排尿中枢)产生尿意,当环境允许时,大脑皮质发放冲动至低级排尿中枢(脊髓),引起尿路括约肌舒张,逼尿肌收缩,产生排尿。正常成人的膀胱平均容量为 300~500 ml,最大可达 800 ml。一般当注入膀胱液体超过 400~500 ml 时,逼尿肌的紧张性迅速增加,并伴有节律性收缩和松弛,最终引起排尿。由于逼尿肌的这些生理特性,即使膀胱在没有神经支配时,也能贮存一定容积的尿液,并能引起排尿。但人在膀胱失去神经中枢控制的情况下,总有 200~300 ml 尿液不能排出。

引起排尿障碍的原因非常复杂,可由排尿中枢或周围神经病变所致,也可由膀胱或尿路病变引起。由神经系统病变导致的排尿障碍称为神经源性膀胱,包括感觉障碍性膀胱、运动障碍性膀胱、自主性膀胱、反射性膀胱和无抑制性膀胱。感觉性膀胱是病变损害脊髓后索或骶神经后根,导致脊髓排尿反射弧的传入障碍,又称为感觉性无张力膀胱;早期表现为排尿困难、膀胱不能完全排空,晚期膀胱感觉丧失,毫无尿意,尿潴留或尿液充盈至一定程度不能排出而表现为充盈性尿失禁;多见于多发性硬化、亚急性联合变性及脊髓痨损害脊髓后索或后根、昏迷、脊髓休克期。运动障碍性膀胱是病变损害骶髓前角或前根,导致脊髓排尿反射弧的传出障碍,又称为运动性无张力膀胱;膀胱冷热感、膨胀感正常,尿意存在,早期表现为排尿困难,膀胱不能完全排空,严重时有疼痛感,晚期表现为尿潴留、充盈性尿失禁;多见于急性脊髓灰质炎、吉兰-巴雷综合征等。自主性膀胱则是病变损害脊髓排尿反射中枢(骶 2~4)或马尾神经或盆神经,使膀胱完全脱离感觉、运动神经支配而成为自主器官;表现为尿不能完全排空,咳嗽和屏气时可出现压力性尿失禁,早期表现为排尿困难、膀胱膨胀,后期为充盈性尿失禁;常见于腰骶段的损伤、肿瘤或感染导致骶 2~4(膀胱反射的脊髓中枢)、马尾神经或盆神经损害而致排尿反射弧中断。反射性膀胱是当骶髓以上的横贯性病变损害两侧椎体束时,完全由骶髓中枢控制排尿,并引起排尿反射亢进,又称为自动膀胱;由于从排尿高级中枢发出至骶部的传出纤维紧靠椎体束,故不仅丧失了控制外括约肌的能力,而且引起排尿动作所需的牵张反射亢进,导致尿频、尿急以及间歇性尿失禁;除急性偏瘫可出现短暂性排尿障碍外,一侧锥体束损害一般不引起括约肌障碍;主要见于脊髓横贯性损害,如横贯性脊髓炎、脊髓高位完全性损伤或肿瘤。无抑制性膀胱是由于皮质和椎体束病变使其对骶髓排尿中枢的抑制减弱所致;表现为尿急、尿频、尿失禁,常不能抑制,每次尿量少,排完后膀胱膨胀感存在;病变部位位于旁中央小叶、内囊或未弥漫性病变,多见于脑肿瘤、脑血管病、多发性硬化、颅脑手术后及脊髓高位损伤恢复期。

本节主要讨论临床常见的尿潴留、尿失禁和遗尿,其他症状可参考本节治疗。

（一）尿潴留

【概述】

尿潴留是指尿液充满膀胱而不能排出的症状,常由排尿困难发展到一定程度引起。尿完全排不出者为完全性尿潴留,若排尿后膀胱内仍留存尿液者称为部分性尿潴留。按病情缓急可分为急性和慢性两类,前者发病突然,膀胱内胀满尿液不能排出,十分痛苦,临床常需急诊处理;后者起病缓慢,病程较长,下腹部可扪及充满尿液的膀胱,但患者却无明显痛苦。引起尿潴留的病因很多,但可分为机械性和动力性梗阻两类。其中以机械性梗阻病变最多见,是由于膀胱出口和尿道外受压,或由膀胱颈和尿道梗阻,使尿液排出困难;如男性多见于中老年的良性前列腺增生、肿瘤;膀胱颈梗阻性病变如膀胱颈挛缩、膀胱颈部肿瘤;先天性后尿道瓣膜、各种原因引起的尿道狭窄、肿瘤、异物和尿道结石;此外,妊娠的子宫、盆腔肿瘤、处女膜闭锁的阴道积血等均可引起尿潴留。动力性梗阻是指膀胱出口、尿道无器质性梗阻病变,由排尿动力障碍所致;最常见的原因是中枢和周围神经系统病变,如脊髓或马尾损伤、肿瘤、糖尿病等,造成神经源性膀胱功能障碍而引起。直肠或妇科盆腔根治性手术损伤副交感神经分支,痔疮或肛瘘手术以及腰椎麻醉术后可出现排尿困难,引起尿潴留。此外,各种松弛平滑肌的药品如阿托品、654-2 等,偶可引起排尿困难而出现尿潴留。女性则多见于分娩之后,即产后尿潴留,多因第 2 产程延长,胎头压迫膀胱颈部时间过久,导致组织水肿和神经功能障碍所致。另外,也见于精神因素如癔症或对排尿环境不习惯等。据报道,一般术后尿潴留的发生率为 2.1%～3.8%,直肠术后的发生率在 4.5%～22.3%,而在肛门部疾病的手术中,术后尿潴留的发病率可高达 52%。

本病属于中医学"癃闭"范畴。中医学认为,本病主要病变在膀胱,膀胱气化不利是导致本病的主要原因,另外与三焦、肺、脾、肾的关系密切。年老命门火衰,肾气虚惫,致使膀胱气化无权,而尿不能出。或下焦积热,日久不愈,导致肾阴不足,"无阴则阳无以化"亦可产生癃闭。七情内伤,气机郁滞,肝气失于疏泄,水液排出受阻而小便潴留。中焦湿热移注膀胱,使膀胱气化发生障碍,从而形成癃闭。跌仆损伤,或下腹部手术引起的经脉瘀滞,均能影响膀胱气化而致癃闭。

【临床诊断】

1. 症状　多见于老年男性,或产后女性及手术后患者。急性尿潴留发病突然,膀胱内充满尿液不能排出,胀痛难忍,辗转不安,有时从尿道溢出部分尿液,但不能减轻下腹疼痛。慢性尿潴留多表现为排尿不畅、尿频,常有排尿不尽感,有时可出现尿失禁现象。产后尿潴留是指产后 6～8 h 出现排尿困难,表现为尿液点滴而下,或完全闭塞不通,伴有小腹胀急疼痛;或产后多日小便不能排尽,膀胱残留尿多于 100 ml。少数患者虽无明显慢性尿潴留梗阻症状,但往往已有明显上尿路扩张、肾积水,甚至出现尿毒症症状,如全身衰竭、食欲不振、恶心、呕吐、贫血、血清肌酐和尿素氮显著升高等。

2. 查体　耻骨上区常可见到半球形膨隆,用手按压有明显尿意,叩诊为浊音。

3. 其他　超声检查可明确诊断。

【治疗原则及选穴处方】

经典针灸学以调理膀胱,利尿为主要治疗原则。癃闭的治疗应根据"腑以通为用"的原则着重于通,其次审因论治。根据膀胱主气化、肾司二便等理论进行选穴。具体选穴原则如下:

1. 局部选穴　小腹部可选中极、水道、关元、曲骨等;腰骶部选肾俞、膀胱俞、白环俞、秩边、会阳及腰部夹脊穴等。

2. 辨证选穴　湿热下注选曲池、合谷、阴陵泉、丰隆、委阳、飞扬、次髎;肝郁气滞选期门、太冲、合谷、三阴交、行间等;瘀浊阻塞选曲骨、气海、秩边、会阳;肾气亏虚选肾俞、关元、气海、命门、太溪、三阴交等。

3. 耳穴　选肾、膀胱、肺、肝、脾、三焦、交感、神门、皮质下、腰骶椎。每次选3～5穴,毫针用中强刺激,或用揿针埋藏,或用王不留行籽贴压。

● **推荐处方 1**

治法:调理膀胱,通利小便。

主穴:局部——中极、膀胱俞、秩边(疏利膀胱气机)

　　　远端——阴陵泉、三阴交(调理肝脾肾)

配穴:湿热内蕴加曲池、委阳;肝郁气滞加太冲、大敦;瘀血阻滞加曲骨、次髎、血海;肾气亏虚加肾俞、命门、太溪。

操作:秩边穴用芒针深刺2.5～3寸,以针感向会阴部放射为度。针刺中极等下腹部穴位之前,应首先叩诊,检查膀胱的膨胀程度,以便决定针刺的方向、角度和深浅,不能直刺者,则向下斜刺或透刺,使针感能到达会阴并引起小腹收缩、抽动为佳。每日1～2次。余穴常规操作。

● **推荐处方 2**

治法:温补脾肾,益气启闭。

主穴:局部——秩边(疏利膀胱气机)

　　　　　　关元、肾俞(益肾固本)

　　　　　　三焦俞、脾俞(通调水道)

　　　远端——三阴交(调理肝脾肾)

配穴:中气不足加气海、足三里;肾气亏虚加太溪、复溜;无尿意或无力排尿加气海、曲骨。

操作:秩边操作同推荐处方1。每日1～2次。余穴常规操作。

【疗效评估方法】

1. 主要症状和体征量化评分及结合B超检查结果综合评估　总体疗效分3级。

(1) 小便排出情况　0分:小便排出通畅;1分:小便轻微排出不畅;2分:小便点滴而出;3分:小便闭塞不通。

(2) 小腹满、闷、胀痛及膀胱充盈度　0分:小腹无满、胀感;1分:小腹满、胀感轻微;2分:小腹满闷、膨胀疼痛感明显,触诊膀胱较充盈;3分:小腹满闷、膨胀疼痛感较重,便意频频,却不能自主排尿,触诊膀胱充盈明显。

尿潴留轻重程度分级:轻度:小便排出情况及小腹症状、体征积分均≤1分者;中度:小便排出情况及小腹症状、体征积分均=2分者;重度:小便排出情况及小腹症状、体征积分均=3分者。

(3) 残余尿量　由B超仪测出患者的残余尿量。治愈:残余尿量<50 ml;有效:残余尿量<200 ml;无效:残余尿量>200 ml。

总体疗效:① 临床治愈。为完全恢复自主排尿,B超示膀胱残余尿量<50 ml,尿潴留主要症状积分减少≥95%。② 有效。为能自主排尿,偶有溢尿,B超示膀胱残余尿量<200 ml,尿潴留主要症状积分减少≥70%但<95%。③ 无效。为B超示膀胱残余尿量>200 ml,尿潴留主要症状积分减少<30%。

2. 其他　根据出现尿意时间、首次排尿量及排尿时间、尿动力学指标(膀胱容量、最大尿流速、膀胱压力)等进行评估。

【针灸疗效分析】

1. 针灸疗效现状　针灸治疗本病的疗效,主要以出现尿意时间、排尿情况、临床疗效为主要结局指标,也有以膀胱残余尿量为主要结局指标,以膀胱容量、最大尿流速、膀胱压力为次要结局指标。

目前证据表明:针灸治疗尿潴留,可明显缩短出现尿意时间和排尿时间,提高临床疗效,减少膀胱残余尿量,改善尿潴留患者尿动力学指标。据一些 RCT 研究报道,电针治疗产后尿潴留总有效率达90.6%。有研究用芒针针刺秩边、水道治疗脊髓损伤后尿潴留,与毫针组比较,膀胱残余尿量明显减少(均 $P<0.01$),膀胱容量、最大尿流速、膀胱压力的改善均优于毫针组(均 $P<0.01$)。

2. 影响针灸疗效的因素　① 病因:尿潴留的病因复杂,但总的可分为功能性和器质性,针灸治疗功能性尿潴留疗效明显优于器质性尿潴留,如功能性尿潴留多由于麻醉药、手术后、产后或神经系统的炎症、损伤、药物引起;结石、外伤、麻醉药、术后产后、膀胱镜检查多导致急性尿潴留,各种神经功能障碍引起的尿潴留多属慢性,针灸都有较好的利尿作用。器质性尿潴留常因前列腺肥大、尿道狭窄、外伤、结石阻塞、尿道周围脓肿、膀胱内肿瘤或其他异物堵塞膀胱及尿道引起,针灸对于各种器质性尿潴留也有一定的缓解作用,但疗效不及前者。一般而言,针灸对于功能性尿潴留的疗效好,对手术后或产后引起的急性反射性尿潴留的疗效最为理想,多在 1~2 次治疗后排尿。对神经器质性病变引起的动力性尿潴留,由于其神经系统的功能状态、脊髓损伤平面及严重程度不同,则疗效不同。② 刺法和心理治疗:下腹部和腰骶部穴位在针刺时,不但要在局部出现较强的酸胀感,最好能向会阴部及尿道放散,则排尿效果更好,但应注意不可深刺,以免刺伤膀胱。针灸治疗尿潴留的过程中,应注意消除患者的紧张情绪,放松心情,并可适当给予语言暗示和流水声的诱导,可提高针灸疗效。

3. 针灸治疗潜在的可能机制　针灸治疗尿潴留的环节与机制主要在于促进排尿作用。针灸可对排尿低级中枢腰骶部发出的盆丛神经产生兴奋作用,对膀胱内括约肌及逼尿肌产生调节和影响,从而对尿潴留患者的松弛性膀胱有增压和排尿的效应。另外,术后或产后由于盆丛神经功能受到影响,针刺后可通过反射性刺激,使相关神经从麻痹的状态恢复正常,从而使其发挥支配排尿的正常功能。

【预后】

尿潴留的预后与其病因密切相关,针灸治疗对于机械性尿潴留的疗效不及动力性尿潴留,尤其对于产后和术后的急性功能性尿潴留,疗效最为优越。对于机械性尿潴留,要查明原因,及时采取措施,消除病因,预后也较好。首先应主要做好尿潴留的预防工作,对于存在慢性泌尿系炎症的患者,应积极、彻底地治疗原发病,消除炎症影响;对于产后或手术后,估计可能产生尿潴留的,应提前做好排尿训练,并告知患者情况,解除思想顾虑,以适应环境改变的需要。

(二)尿失禁

【概述】

尿失禁是指在清醒状态下尿液不能控制而自行流出,可发生于任何年龄,但以女性和老年人为多。西医学认为,尿失禁是由于膀胱括约肌损伤或神经功能障碍而丧失排尿自控能力,使尿液不自主地流出。根据发病原因分为真性尿失禁、假性尿失禁、压力性尿失禁、急迫性尿失禁、反射性尿失禁等类型。真性尿失禁又称完全性尿失禁、无阻力性尿失禁,指尿液连续从膀胱中流出,膀胱呈空虚状态,常见原因为外伤、手术或先天性疾病引起的膀胱颈、尿道括约肌损伤。假性尿失禁,又称充溢性尿失禁,指膀胱功能完全失代偿,过度充盈而造成尿液不断溢出,见于各种原因所致的慢性尿潴留,膀胱内压超过尿道阻力时,尿液持续或间断溢出。急迫性尿失禁是指严重的尿频、尿急而膀胱不受意识控制发生排空,常继发于膀胱的严重感染,可能由膀胱的不随意收缩引起。压力性尿失禁指当腹内压突然增高(咳嗽、打喷嚏、大笑、屏气等)时,尿液不自主流出,因膀胱与尿道之间正常解剖关系的异常,使腹压增高传导至膀胱和尿道的压力不等,尿道括约肌没有相应的压力增高所致;盆底肌松弛也为常见原因,主要见于女性,特别是多次分娩或产伤者。反射性尿失禁由完全的上运动神经元病变引起,排尿依靠脊髓反射,患者不自主地间歇排尿(间歇性尿失禁),排尿没有感觉。另外,亦有因精神、环境因素引起的精神性尿失禁,老年人因使用药物(镇静剂、抗胆碱能药、抗抑郁药和利尿剂)所引起的药物性尿失禁。

中医学称本病为"小便失禁""小便不禁"等,认为本病多由于禀赋不足、病后气虚、劳伤、老年肾亏等,使下元不固、膀胱失约而致。其他如创伤瘀滞下焦、湿热下注积于膀胱等亦可致尿失禁。

【临床诊断】

以尿液不随意识控制而自行流出为主症,临床应进一步分析引起尿失禁的原因。

1. 真性尿失禁(完全性尿失禁)　尿道阻力完全丧失,膀胱内不能储存尿液,尿液持续不断地流出,膀胱呈空虚状态,常见于外伤、手术或先天性疾病引起的膀胱颈、尿道括约肌损伤。还可见于女性尿道口异位、膀胱阴道瘘等。

2. 假性尿失禁(充溢性尿失禁)　下尿路有较严重的机械性(如前列腺增生)或功能性梗阻引起的尿潴留,膀胱呈膨胀状态,当膀胱内压上升到一定程度并超过尿道阻力时,尿液不断地自尿道中滴出。

3. 压力性尿失禁　当腹压骤然增加时,如在用力咳嗽、打喷嚏、大笑、行走或跑步时,少量尿液不自主溢出,常见于多次分娩、产伤的女性,也可见于妊娠子宫、盆腔肿瘤压迫等。临床根据症状程度分为 3 度。Ⅰ度:咳嗽、大笑、打喷嚏、剧烈活动时发生尿失禁;Ⅱ度:站立、行走、屏气等轻微用力时或由坐位站起时即可发生尿失禁;Ⅲ度:尿失禁与活动无关,卧位时亦可发生尿液不自主溢出。

4. 急迫性尿失禁　强烈的、不能控制的尿频、尿急等症状。其病因较复杂,大致可分为 2 类:① 神经源性尿失禁,由于脊上神经系统病变(脑血管疾病、脑肿瘤、脑外伤等)引起的逼尿肌反射亢进,一旦括约肌神经损伤或疲乏,不能抵抗逼尿肌反射产生的压力所致,如大脑皮质感觉中枢功能完全受损,这类抑制性反应也将消失,从而加重尿失禁的症状;② 非神经源性尿失禁,主要由膀胱感染、结石、肿瘤及间质性膀胱炎等刺激,增加膀胱的敏感性,引起逼尿肌的不稳定性收缩所致。

5. 反射性尿失禁　是由完全的上运动神经元病变引起,排尿完全依靠脊髓反射,患者不自主地间歇排尿(间歇性尿失禁),排尿没有感觉。

【治疗原则及选穴处方】

经典针灸学以益气化瘀,固摄膀胱为基本治疗原则。根据膀胱主气化、肾司二便等理论选穴。

1. 局部选穴　小腹部可选中极、水道、关元、曲骨等;腰骶部选肾俞、膀胱俞、白环俞、秩边、会阳及次髎、中髎、下髎、腰部夹脊穴等。

2. 辨证选穴　肾气不固选太溪、命门、肾俞、脾俞、气海;脾肺气虚选肺俞、脾俞、足三里、公孙;下焦瘀滞选水分、太冲、阴陵泉、丰隆。

3. 耳穴　选肾、膀胱、肺、肝、脾、三焦、交感、神门、皮质下、腰骶椎。每次选 3～5 穴,毫针用中强刺激,或用揿针埋藏,或用王不留行籽贴压。

● **推荐处方1**

治法：益气化瘀，固摄膀胱。

主穴：局部——中极、气海、曲骨（益气化瘀）

临近——肾俞、膀胱俞（固摄膀胱）

远端——三阴交（调理脾肾）

配穴：肾气不固加太溪、命门；脾肺气虚加肺俞、脾俞、足三里；下焦瘀滞加水道、太冲。

操作：背俞穴向脊柱方向斜刺1～1.5寸，针刺中极等腹部穴位时，患者需排空小便，向曲骨方向斜刺1～1.5寸，使针感向阴部放散；余穴常规操作。结合电针、灸法等：在上述毫针针刺基础上，中极、三阴交，或中极、气海，或肾俞、膀胱俞，接通电极，用疏波，或疏密波交替，刺激30 min。肾气不固和肺脾气虚可轮流选取背俞穴或者腹部穴位行艾灸或者针上加2 cm长艾粒灸30 min；或用大艾炷隔姜灸3～7壮，微微汗出即止，膀胱部位有热胀感为宜。

● **推荐处方2**

治法：调理膀胱气机。

主穴：临近——次髎、会阳（疏调膀胱气机）

操作：次髎用毫针向下斜刺入第2骶后孔内3～4寸，要求触电样针感放射至前阴，然后上提针少许；会阳直刺2.5寸，局部酸胀样针感。分别接电针，频率选50 Hz，每次20 min。

● **推荐处方3（老年性尿失禁）**

治法：温下焦，固膀胱。

主穴：局部——神阙（温通任脉，固摄膀胱）

操作：三伏天时，取生龟板1只（内置100～150 g食盐），置于神阙穴，在食盐上放置底面直径为5 cm的圆锥形大艾炷，每次1壮，隔日1次。龟板下放置一块无菌纱布或棉手帕，以便患者感到局部灼热刺痛时，可在神阙周围缓慢移动龟板，每次艾灸约1 h。适用于老年尿失禁。

【疗效评估方法】

1. 尿失禁问卷表（ICIQ-SF）　由国际尿失禁咨询委员会制定。

许多患者时常漏尿，该表将用于调查尿失禁的发生率和尿失禁对患者的影响程度。仔细回想您近四周来的症状，尽可能回答以下问题。

（1）您漏尿的次数？（在一空格处打√）从来不漏尿□0；一周大约漏尿1次或经常不到1次□1；一周漏尿2次或3次□2；每天大约漏尿1次□3；1天漏尿数次□4；一直漏尿□5。

（2）我们知道您认为自己漏尿的量是多少。通常情况下，您的漏尿量是多少？（不管您是否使用了防护用品）（在一空格处打√）不漏尿□0；少量漏尿□2；中等量漏尿□4；大量漏尿□6。

（3）总体上看，漏尿对您日常生活影响程度如何？请在0（表示没有影响）～10（表示有很大影响）的某个数字上画圈。

```
        0   1   2   3   4   5   6   7   8   9   10
```

没有影响　　　　　　　　　　　　　　　　　　有很大影响

ICIQ‐SF 评分＝上述三个问题的分数相加。总分为 21 分,最低为 0 分,分值越高,说明尿失禁的程度越严重。

(4) 附加多选题:什么时候发生漏尿?(请在与您情况相符合的那些空格打√)从不漏尿□;未能到达厕所就会有尿液漏出□;在咳嗽或打喷嚏时漏尿□;在睡着时漏尿□;在活动或体育运动时漏尿□;在小便完和穿好衣服时漏尿□;在没有明显理由的情况下漏尿□;在所有时间内漏尿□。

2. 1 h 尿垫试验　由国际尿控协会推荐。

检查前称重干净的尿垫并记录重量。排空膀胱并垫上收集尿垫。检查步骤:① 15 min 内喝完 500 ml 无钠液体,卧床休息;② 步行半小时,包括 1 层楼梯;③ 最后 15 min 坐立 10 次,用力咳嗽 10 次,跑步 1 min,弯腰拾物 5 次,自来水洗手 1 min。称量尿垫的重量,并排尿记录尿量。在 1 h 尿垫试验结束时称重尿垫(g),减去干净尿垫的重量。记录漏尿的重量克数(1 g 相当于 1 ml 尿液)。

尿失禁严重程度:根据 1 h 尿垫试验漏尿量判断。轻度:2 g≤漏尿量<5 g;中度:5 g≤漏尿量< 10 g;重度:10 g≤漏尿量<50 g;极重度:漏尿量≥50 g。

3. 72 h 排尿日记卡　见表 9‐10。

表 9‐10　72 h 排尿日记

尿失禁	饮水
时间/漏尿量代码	时间/类型/饮水量
早 6:00	早 6:00
中午 12:00	中午 12:00
下午 18:00	下午 18:00
午夜 12:00	午夜 12:00

漏尿量代码:①＝不漏尿(0 分);②＝少量漏尿(1 分);③＝中等量漏尿(2 分);④＝大量漏尿(3 分)。饮水类型:水、牛奶、茶、咖啡、碳酸饮料、酒等。

请您填写:今日尿垫使用＿＿＿＿个　今日尿失禁次数＿＿＿＿次

医师填写:平均 24 h 漏尿次数＿＿＿＿次

4. 尿失禁生活质量问卷(I‐QoL)　由国际尿控协会(ICS)推荐,包括 22 项条目,每项问题有 5 个备选答案:① 完全如此;② 常常如此;③ 有时这样;④ 很少这样;⑤ 从未如此;对应积分为 1、2、3、4、5 分。得分越高表明生活质量越高。

说明:请回答下列的每一个问题,并在符合您目前实际情况的条目中进行选项。如果您没有下列所述情况,请选择“从未如此”。

① 我害怕不能及时赶到厕所;② 我担心咳嗽、打喷嚏时会尿失禁;③ 担心会有尿失禁,我从座位上起立时会分外小心;④ 在新环境中,我特别注意厕所的位置;⑤ 尿失禁等问题使我觉得很沮丧;⑥ 尿失禁等问题使我不能外出过久;⑦ 尿失禁等问题使我放弃了很多想做的事情,感觉沮丧;⑧ 我担心旁边的人会闻到我身上的尿味;⑨ 我总担心会发生尿失禁等问题;⑩ 我经常去厕所小便;⑪ 每

次做事前我都得考虑周到,避免尿失禁带来麻烦;⑫ 我担心随着年龄增长尿失禁等问题会严重;⑬ 因为尿失禁等问题,夜间我几乎没有正常睡眠;⑭ 我担心因尿失禁等问题出现尴尬场面或受到羞辱;⑮ 尿失禁等问题使我觉得自己不是一个正常人;⑯ 尿失禁等问题让我觉得很无助;⑰ 尿失禁等问题使我觉得生活乐趣变少了;⑱ 我担心尿失禁时弄湿衣物;⑲ 我觉得我没法控制膀胱了;⑳ 我很注意喝什么、喝多少,避免发生尿失禁等问题;㉑ 尿失禁等问题限制了我挑选衣物;㉒ 尿失禁等问题使我对性生活有顾虑。

标准分＝(合计分数－22)/88×100 (范围 0～100)。合计分数:_____。

5. 72 h 尿垫使用量　记录患者评估前 3 天共 72 h 的尿垫使用总量。

【针灸疗效分析】

1. 针灸疗效现状　针灸治疗本病的疗效,主要以 1 h 漏尿量、尿失禁程度量表、临床总体疗效为主要结局指标,以 72 h 尿失禁发作次数、ICIQ - SF 量表、泌尿生殖简表(UDI)评分、尿垫使用数量、24 h 液体摄入量为次要结局指标。目前证据表明:针灸治疗尿失禁,可明显降低患者 1 h 漏尿量,减少72 h 尿失禁发作次数、提高临床疗效等。从总体疗效看,针灸治疗尿失禁的总有效率在 86.67％～95％,临床控制率或临床治愈率为 8.89％～40.62％。如 2017 年发表的一项高质量 RCT 显示,将 504 例女性压力性尿失禁患者随机分为电针组和假电针对照组,进行 30 周的随机对照实验,治疗 6 周,随访 24 周,比较电针(腰骶区)与假电针(相同位置但不刺透皮肤)的疗效,以 1 h 尿垫尿液渗漏量从开始到第 6 周的变化为主要结局指标,以 72 h 尿失禁发作次数、ICIQ - SF 量表、尿垫使用数量、24 h 液体摄入量为次要结局指标,结果显示,电针刺激腰骶区可以减少尿垫尿液渗漏量,减少 72 h 尿失禁发作次数,改善患者的生活质量。其影响可持续 24 周。

2. 影响针灸疗效的因素　① 主要在于引起尿失禁的病因:根据发病原因尿失禁分为真性尿失禁、假性尿失禁、压力性尿失禁、急迫性尿失禁、反射性尿失禁等类型。相对而言,压力性尿失禁、急迫性尿失禁的神经源性尿失禁及假性尿失禁针灸疗效较好,真性尿失禁、反射性尿失禁针灸疗效相对较差。功能性尿失禁针灸疗效优于结构因素引起的尿失禁。② 损伤程度:神经性或功能性尿失禁针灸疗效取决于相关神经损伤的程度,损伤程度严重者针灸疗效也很有限。③ 患者的配合:针灸治疗的同时,应鼓励患者进行盆底肌训练,有利于针灸疗效的提高。

3. 针灸治疗潜在的可能机制　尿失禁是各种原因引起的由于膀胱括约肌损伤或神经功能障碍而丧失排尿自控能力,使尿液不自主地流出。针灸治疗尿失禁的环节与机制主要在于调节膀胱的储尿和控制排尿功能。针灸可对排尿低级中枢腰骶部发出的盆丛神经产生调节作用,从而对膀胱括约肌的收缩能力进行调节和影响。另外,针刺可通过神经反射对排尿高级、低级中枢发挥调节作用,使神经丛麻痹的状态恢复,从而使其发挥支配储尿、排尿的正常功能。

【预后】

尿失禁的病因极其复杂,其预后与病因密切相关。针灸治疗尿失禁以功能性效果最佳,器质性病因的尿失禁应结合原发病的治疗。多饮水能够促进排尿反射,并可预防泌尿道感染。如无禁忌,可嘱患者每日摄入液体量 2000 ml 左右。但应在入睡前限制饮水,以减少夜间尿量。指导患者进行收腹、提肛等骨盆底部肌肉的锻炼,即嘱患者做收紧肛门及阴道的动作,每次进行 3 s 后放松,连续 15～

30 min,每日 2 次,以增强控制排尿的能力。训练间断排尿,即在每次排尿时停顿或减缓尿流,以及在任何"尿失禁诱发动作",如咳嗽、弯腰等之前收缩盆底肌肉,从而达到抑制不稳定的膀胱收缩,减轻排尿紧迫感和溢尿的目的。

(三) 遗尿

【概述】

遗尿是指 5 岁以上具有正常排尿功能的小儿,在睡眠中小便不能自行控制。5 岁以下的婴幼儿,由于智力发育未臻完善,排尿的正常习惯尚未养成,或贪玩少睡,精神过度疲劳,均能引起暂时遗尿,此非属病态。若 5 岁以上的小儿,尚不能自控排尿,每睡即遗,则应视为病态。本病经久不愈,往往影响小儿的身心健康。有少数患者遗尿症状持续到成年期。遗尿是全世界儿童常见病,据有关资料显示,西方国家 5 岁以上儿童发病率高达 10%~15%,8 岁以上儿童为 7%,年龄增长 1 岁发病率则下降 1%,13 岁以下遗尿儿童中 2/3 为男童、1/3 为女童,青少年中有 2% 发病率,13 岁以上则以女童为主;亚洲国家的儿童遗尿发病率一般在 10% 以下,上海市最新调查的遗尿发病率为 4.29%。

遗尿的分类方法较多,按遗尿患者的年龄分可分为小儿遗尿症和成人遗尿症,前者指 12 岁以下的遗尿,后者指 12 岁以上的遗尿,多伴有心理上的障碍。按照病因可分为原发性和继发性,没有明显尿路或神经系统器质性病变者称为原发性遗尿,占遗尿的 70%~80%;据报道,约 15% 的儿童和近 2% 的年轻人患有原发性遗尿症。继发于下尿路梗阻、膀胱炎、神经源性膀胱等疾病者称为继发性遗尿。按遗尿并发的症状分单纯性和复杂性遗尿症,前者是指除遗尿外,无其他排尿症状者,是患儿缺乏规律排尿训练而致控制排尿功能不成熟所致,临床可分为持续型和再发型;持续型指从未建立起自觉排尿;再发型指患儿已不再遗尿,而间隔一段时间(至少 6 个月)后又出现遗尿,多由精神因素诱发,部分由器质性的原因引起。复杂性遗尿是指除遗尿外,伴有白天尿频、尿急、尿痛、尿溢出、排尿困难、尿淋漓不尽、尿量增多或减少、尿色清或黄等泌尿系统症状,便秘和腹泻、蛲虫症等胃肠道症状,经常感冒、长时间咳嗽、打呼噜等呼吸系统症状;可以伴有包茎、包皮过长、尿道狭窄、尿道下裂、尿路感染、膀胱容量小、高活动性膀胱、胃肠道功能紊乱、尿崩症、糖尿病等病变。另外,泌尿系异常、感染、隐性脊柱裂也可导致遗尿。新近研究表明,原发性遗尿可能与小脑-丘脑-额叶回路的异常有关。据临床观察,16% 左右的遗尿患者具有器质性疾病,如尿道炎、膀胱炎、包皮过长等,而 90% 左右的遗尿患者则是由心理因素造成。

中医学认为,小便正常的排泄,有赖于膀胱和三焦的气化功能,而三焦的气化又与肺、脾、肾三脏有关,遗尿的原因虽然在于膀胱不能约束,但酿成膀胱不约的原因主要是肺、脾、肾三脏功能失调。肾主封藏,司气化;膀胱为津液之府,依赖肾阳之温养气化,具有贮藏和排泄小便的功能。若肾气不足,下元虚冷,致膀胱约束无权,则发为遗尿。肺主一身之气,具有通调水道,下输膀胱的功能。脾主中气,有运化水湿而制水的作用。若脾肺气虚,上虚则不能制下,膀胱约束无力,则发为遗尿。

【临床诊断】

1. 5 岁及以上小儿出现不自主排尿,大多发生在夜间熟睡时,偶见于白天午睡时。自每周 1~2 次至每夜 1 次,甚至一夜数次不等,持续 6 个月以上。健康状况欠佳、疲倦、过度兴奋紧张、情绪波动等都可使症状加重。临床无排尿困难等泌尿系症状。

2. 患儿常夜间睡眠过深,遗尿后并不觉醒,也不易唤醒。遗尿的时间大多在上半夜,当处在第3、4深睡阶段(非快速眼动期),小儿醒时也不觉有排尿的梦境。少数可在后半夜第1、2浅睡阶段(快速眼动期)发生遗尿,小儿醒时有排尿梦境记忆。

3. X线检查原发性遗尿症无异常,继发性遗尿症部分患儿可发现有隐性脊柱裂,泌尿系X线造影可见其结构异常。

附 ICD-10精神与行为障碍分类对于非器质性遗尿的诊断标准

① 儿童年龄与智龄大于或等于5岁;② 不自主的或有意尿床或尿湿裤子,7岁以下每月至少2次,7岁以上每月至少1次遗尿;③ 不是癫痫发作或神经科疾病所致的小便失禁,也不是泌尿道结构异常或任何其他非精神科病的直接后果;④ 不存在符合ICD-10类别标准的任何其他精神障碍的证据;⑤ 病程至少3个月。

【治疗原则及选穴处方】

经典针灸学以益肾健脾,固摄膀胱为基本治疗原则。根据肾主水,司二便;脾主运化水湿;肺主肃降为水之上源;膀胱主气化;脑为元神之府等理论,结合经脉循行、辨证等选穴。具体选穴原则如下:

1. 局部选穴 多选腹部中极、关元、气海、水道;腰骶部肾俞、膀胱俞、次髎等。由于排尿的低级中枢在腰骶部,因此,选择腰骶部夹脊穴或膀胱经、督脉穴有一定意义。

2. 辨经选穴 肾经"贯脊属肾络膀胱",可选肾经太溪、涌泉、然谷、复溜、阴谷、照海等。膀胱经"挟脊抵腰中,入循膂,络肾属膀胱",可选背俞穴,如肾俞、膀胱俞、脾俞、肺俞以及昆仑、委阳、飞扬等。任脉"起于中极之下,以上毛际,循腹里",胞在小腹,可选中极、关元、气海等。督脉"上额交巅上,入络脑……入循膂络肾",可选百会、神庭、风府、水沟等醒其神窍,神醒则遗自止。

3. 辨证选穴 肾气不足选肾俞、脾俞、关元、气海、命门、太溪、悬钟、足三里等;脾肺气虚选脾俞、肺俞、三阴交、足三里、太渊、气海等;肝经湿热选肝俞、行间、太冲、阴陵泉、蠡沟、丰隆、中渚等。

4. 耳穴 选肾、膀胱、皮质下、尿道。每次选2~3个穴位,毫针刺用轻刺激。或用揿针埋藏或用王不留行籽贴压,于睡前按压以加强刺激。

● **推荐处方1**

治法:健脾益气,温肾固摄。

主穴:局部——关元(温肾固摄)

    中极、膀胱俞(疏导膀胱气机,调理气化功能)

  远端——百会(调神导气)

    三阴交(调理肝脾肾)

配穴:肾阳虚加肾俞、命门;脾肺气虚加气海、肺俞、足三里;夜梦多加四神聪、神门。

操作:诸穴常规操作。

● **推荐处方2**

治法:疏理膀胱,固摄止遗。

主穴:局部——中极、膀胱俞(疏导膀胱气机,调理气化功能)

    次髎、腰夹脊(疏调膀胱经气)

远端——百会(调神导气)

三阴交(调理肝脾肾)

配穴:肾气不足加关元、肾俞;肺脾气虚加肺俞、脾俞、足三里;下焦湿热加曲骨、阴陵泉。

操作:中极直刺或向下斜刺,使针感下达阴部为佳。肾俞、关元可行温针灸或隔附子饼灸。余穴常规操作。

【疗效评估方法】

1. 小儿遗尿症状评分法　分为主症状和次症状(表9-11、表9-12)。

表9-11　小儿遗尿主症症状评分表

主症	0分	2分	4分	6分
夜间遗尿次数	无遗尿	每周小于3次	每周3~7次	每周大于7次
尿量	无尿量	尿量少、仅衣裤稍湿	尿量中等,被褥大片潮湿	尿量多、衣裤被褥皆湿
睡眠深度	有尿可自醒	轻声呼唤可醒	反复呼唤可坐起,不清醒	反复呼唤可坐起,反复呼唤不醒

表9-12　小儿遗尿次症症状评分表

次症	0分	1分	2分	3分
白天尿频	无尿频	偶有尿频	轻度尿频	经常尿频
面色	红润	稍黄,无光泽	面色黄,无光泽,唇色淡	面色萎黄或㿠白,唇色淡
饮食	食欲好,食量正	食欲稍差,食量正	食欲可,不思饮食	食欲差,不思饮食

按照尼莫地平计算法:疗效指数(E)=治疗前后中医症状积分值之差/治疗前中医症状总积分×100%。

痊愈:中医症状消失或基本消失,$E \geq 95\%$;显效:中医症状明显改善,$70\% \leq E < 95\%$;有效:中医症状有好转,$30\% \leq E < 70\%$;无效:中医症状无好转,甚至加重,$E < 30\%$。

2. 膀胱容量测量及睡眠的觉醒程度记录　治疗前后比较。

每纳入一个病例时即测膀胱容量,疗程结束后再测量膀胱容量。膀胱容量测量方法:小儿清醒状态下,嘱其憋尿至不能忍耐,这次排出的尿量即为患儿当时的膀胱容量值。嘱家长每天记录晚上唤醒患儿排尿的难易程度,疗程结束后再总结。

3. 整体疗效评估　2种方法。

(1) 方法1　① 治愈:经治后未再遗尿;② 好转:遗尿次数减少,睡眠中能叫醒排尿;③ 未愈:遗尿无变化。

(2) 方法2　① 治愈:经治后不再遗尿;② 显效:夜间遗尿次数减少50%以上,能叫醒排尿;③ 有效:夜间遗尿次数减少但不到50%,难于叫醒排尿;④ 未愈:遗尿无减少甚至增多。

【针灸疗效分析】

1. 针灸疗效现状　针灸治疗本病,主要以中医症状积分、临床总体疗效为主要结局指标,以膀胱容量、睡眠觉醒程度等为次要结局指标。目前证据表明,针灸治疗遗尿疗效显著,痊愈率为20%～73.3%,总有效率为83.6%～100%。尤其以治疗小儿遗尿疗效优越,但总体上仍缺乏高质量的临床证据。

2. 影响针灸疗效的因素　①病因:引起遗尿的原因直接影响针灸疗效,有些是由于泌尿生殖器官的局部刺激,如包茎、包皮过长、外阴炎、先天性尿道畸形、尿路感染等引起,其次与脊柱裂、癫痫、糖尿病、尿崩症等全身性疾病有关。以上原因引起的遗尿,属继发性遗尿,应针对原发病积极进行治疗,单纯采用针灸,则疗效较差。绝大多数儿童遗尿的出现与疾病无关,是由于心理因素或其他各种因素造成的,属原发性遗尿,针灸有较好疗效。对于单纯因未建立起自觉排尿而引起的遗尿,通过针灸调节大脑皮质、皮质下中枢及自主神经功能状态,使其作用协调,可达到满意的治疗效果。②心理因素:由于惊吓、恐惧等可造成小儿遗尿,部分患儿自幼没有养成控制小便的习惯和能力,一出现尿床,便受到家长的责备、打骂,长期处于过度紧张状态中,继而产生自卑心理,使遗尿经久不愈。心理因素不但可促使以往已有控制小便能力的儿童重新发生遗尿,而且还可使少数患儿在发生遗尿后,逐渐形成习惯,有些甚至至成人仍无法改变。遗尿患儿多有较重的心理负担,并因此影响治疗效果。治疗过程中应注意消除心理负担,积极配合针灸治疗,可提高和巩固针灸疗效。③取穴:针灸治疗遗尿的机制在于对大脑皮质及自主神经功能的调节,选择恰当的穴位进行刺激非常关键。调节大脑皮质的功能状态,应在头部选穴进行治疗,刺激大脑皮质的兴奋性。调节自主神经功能,主要是调节骶神经排尿中枢的功能活动,必须选择腰骶部足太阳膀胱经及脊柱两侧的华佗夹脊穴进行治疗,直接刺激骶神经交感神经节,并协调大脑皮质和骶神经排尿中枢,从而达到治疗的目的。

3. 针灸治疗潜在的可能机制　①中枢机制:原发性遗尿的发病主要是大脑皮质发育延迟,不能抑制脊髓排尿中枢,在睡眠后逼尿肌出现无抑制性收缩,将尿液排出。针刺可调节大脑皮质对于排尿反射的敏感性,增强大脑皮质对脊髓排尿中枢的调控作用。②外周机制:神经电生理检测证实,遗尿儿童骶神经兴奋性降低,上行传导功能障碍,导致膀胱充盈信息不能有效激发骶神经兴奋并将此兴奋信息及时上传至中枢,从而产生觉醒障碍;另外部分遗尿患儿神经系统检查正常,尿流动力学检查未见逼尿肌无抑制性收缩,但其膀胱初感容量与膀胱最大容量相差较大,尿道外括约肌肌电活动白天强烈,并存在逼尿肌、外括约肌功能不协调。研究结果提示,此类患儿的遗尿原因与膀胱初感容量较大及夜间外括约肌可能存在无抑制性松弛有关。针灸可调节骶神经功能,提高骶神经兴奋性,使其将膀胱充盈信息迅速、及时地上传至大脑中枢,并促使大脑中枢与骶神经排尿中枢相互协调作用,达到治疗遗尿的目的。在神经功能正常的情况下,由于夜间尿道外括约肌无抑制性松弛而造成的遗尿,可通过针刺刺激骶神经,促进尿道外括约肌收缩,协调膀胱逼尿肌与尿道内、外括约肌的收缩与舒张,防止遗尿的发生。

【预后】

原发性遗尿即无器质性疾病的夜间遗尿症,常是良性自限性疾病,有时可自动减轻或消失,但亦可复发,约50%患儿可在3～4年内发作次数逐渐减少而自愈。大部分遗尿症患儿经过训练或治疗预后良好,对于器质性原因应积极治疗原发病。也有一部分患儿持续遗尿至青春期,往往造成严重的心理负担,影响正常工作和学习。婴幼儿时期,由于小儿发育未全,脏器功能较弱,排尿自控能力尚未形成;随着年龄的增长,小儿的排尿功能逐渐正常,主要由于三方面因素的改善,即膀胱容量的增加;正常的膀胱括约肌及外括约肌功能;脊髓反射弧之上的中枢能抑制逼尿肌无抑制性收缩。小儿在1～5岁膀胱控制方趋完善;超过5周岁以上,具有正常排尿功能的小儿,在睡眠中小便不能自行控制,发生遗尿的则需进行治疗。遗尿对孩子的主要危害是心理上的,应首先排除对患儿情绪和心理上的影响,给予信心。治疗期间睡前尽量少饮水,以减少夜间膀胱的储尿量,减轻膀胱压力。父母应积极培养小儿养成规律的排尿习惯。

三、尿石症与排尿障碍的现代针灸学治疗原则与选穴处方

（一）尿石症

肾、输尿管、膀胱及尿道内括约肌均受交感神经和副交感神经的双重支配。交感神经兴奋可使肾血管收缩、抑制输尿管的蠕动,使膀胱血管收缩、膀胱三角的肌肉收缩、尿道内括约肌收缩(尿道口关闭),而尿道外括约肌为横纹肌,属于躯体神经支配的随意肌。副交感神经兴奋使肾血管舒张、肾盂收缩,加强输尿管的蠕动,使膀胱逼尿肌收缩、内括约肌(即尿道内括约肌)松弛。针刺治疗通过神经调节机制发挥治疗作用。

尿石症现代针刺学治疗的基本原则是解痉止痛,促进排石。治疗上也应分为症状发作期和无症状期。症状发作时以解痉镇痛为主,而无症状时促进排石,并结合大量饮水。具体选穴原则如下:

1. 胸10～腰2交感神经节或相应皮节区刺激点　肾交感性传出神经纤维节段为胸10～腰1,输尿管和尿道的交感性传出神经节段为胸11～腰1,膀胱的交感性传出神经节段为胸11～腰2,可选相应节段的交感神经节刺激点。肾的交感性传入节段为胸10～腰1,输尿管的交感性传入节段为胸8、9～腰2,膀胱的交感性传入节段为胸11～腰1(2、3),可选相应节段的体表区域刺激点,通过躯体-交感(内脏)易化作用,兴奋同节段的交感神经活动;或通过躯体-内脏抑制效应,阻滞内脏痛觉的上传,而起到镇痛作用。传统穴位如肝俞(胸9)、胆俞(胸10)、脾俞(胸11)、胃俞(胸12)、三焦俞与气冲(腰1)、肾俞(腰2)。

2. 胸10～腰2节段外刺激点　可抑制节段内交感神经活动,反射性兴奋副交感神经。

3. 迷走神经刺激点　支配肾的副交感神经为迷走神经,而副交感性传入神经亦为迷走神经感觉纤维,因此,可选颈、耳部迷走神经刺激点。

4. 骶2～4骶后孔或相应节段皮节区刺激点　输尿管、膀胱、尿道内括约肌的副交感神经传出纤维均来自骶2～4节段,可选骶后孔刺激点(次髎、中髎、下髎),或骶部皮节区,以兴奋副交感神经活动。膀胱、输尿管、尿道的副交感性传入节段亦均为骶2～4节段,因此,可选该节段区体表刺激点。传统穴位,如膀胱俞(骶2)、中膂俞(骶3)、白环俞(骶4)等。下肢骶2～3皮节区刺激点,如骶2的承扶、殷门、委中、承山、太溪等,反射性刺激盆副交感神经,促进排尿排石。

5. 牵涉痛区刺激点　肾结石可引起腰部肾区疼痛;上段输尿管的牵涉痛区为腰部或上腹部,并沿输尿管行径,放射至同侧腹股沟,还可累及同侧睾丸或阴唇;结石处于中段输尿管时疼痛可累及中下腹,结石处于输尿管膀胱壁段或输尿管口时,可出现尿道和阴茎头部放射痛。膀胱结石疼痛放射至远端尿道及阴茎头部。尿道结石出现会阴剧痛。可在牵涉痛区皮肤选刺激点,通过躯体感觉传入抑制内脏感觉传入以止痛,同时对局部的躯体痛症也具有治疗作用。

6. 肢体远端刺激点 依据弥漫性伤害抑制性调控机制选择肢体远端任意刺激点,以痛制痛,可选传统穴,如合谷、太冲、足三里等。

● **推荐处方 1(肾、输尿管上段结石发生绞痛时)**

主穴:肢体——远端刺激点(如合谷、太冲等)(依据弥漫性伤害抑制性机制,以痛制痛)

　　　背部——胸10~腰2交感神经节刺激点(刺激交感神经,抑制输尿管收缩蠕动,解痉止痛)

操作:肢体远端穴位强刺激。

● **推荐处方 2(肾、输尿管上段结石发生绞痛时)**

主穴:背腰部——胸10~腰2节段皮肤刺激点(如肾俞、胆俞)(抑制肾、输尿管的感觉冲动传入,止痛)

　　　牵涉痛区刺激点——腰部(肾区)、上腹部(如关门、太乙、腹哀、石关)、腹股沟(如气冲)(抑制肾、输尿管的感觉冲动传入,止痛)

操作:常规操作。

● **推荐处方 3(输尿管中下段及膀胱、尿道段结石发生绞痛时)**

主穴:背部骶部——胸9~腰3、骶2~4体表皮肤刺激点(如肝俞、胆俞、膀胱俞、三焦俞、白环俞)(抑制其内脏传入信息,止痛)

　　　牵涉痛区刺激点——中下腹区(外陵、大巨、天枢、水道、中注、肓俞等)(抑制其内脏传入信息而止痛,缓解局部躯体痛)

操作:常规操作。

● **推荐处方 4(肾、输尿管上段结石未发生绞痛时)**

主穴:颈耳部——迷走神经刺激点(兴奋迷走神经,促进肾盂收缩、输尿管蠕动加强,促进排石)

　　　骶部——骶2~4骶后孔刺激点(次髎、中髎、下髎)(兴奋盆副交感神经,促进排尿排石)

操作:常规操作,骶部可加电针(2 Hz)。

● **推荐处方 5(输尿管下段及膀胱结石未发生绞痛时)**

主穴:骶部——骶2~4骶后孔刺激点(次髎、中髎、下髎)(兴奋盆副交感神经,促进排尿排石)

　　　下肢——骶2~3皮节区刺激点(如骶2的承扶、殷门、委中、承山、太溪等)(通过躯体内脏传入的易化性,反射性刺激盆副交感神经,促进排尿排石)

操作:常规操作,骶部可加电针(2 Hz)。

(二) 排尿障碍

排尿障碍包括很多症状,但主要包括尿失禁和尿潴留以及遗尿。排尿是受中枢神经系统控制的复杂反射活动,通过神经的调控,肌肉的收缩来实现。膀胱受交感神经和副交感神经的双重支配,而尿道外括约肌等则受躯体神经(阴部神经)支配。交感神经兴奋使血管收缩、膀胱三角的肌肉收缩、尿道口关闭,以起储尿作用,但对膀胱逼尿肌的作用很小或无;副交感神经兴奋可使逼尿肌收缩,内括约肌松弛,以促进排尿。现代针灸学的基本治疗原则是调节排尿相关的神经-肌肉活动,以恢复膀胱的正常储尿与排尿功能。具体选穴原则如下:

1. 胸11～腰2交感神经节或节段内躯体感觉神经刺激点　膀胱的交感神经支配源自胸11～腰2,(也有认为是腰1～2),它通过骶前神经(上腹下神经丛),在腰5处分为左右两支腹下神经,这两支神经和腹下神经节结合后,随血管分布至膀胱壁,起到储尿作用。同样,腹下神经中的传入纤维(交感性传入神经)也经该节段(胸11～腰2)背根进入脊髓,主要传递逼尿肌或膀胱黏膜的刺激以及近侧尿道扩张刺激的感受信息,反射地分别引起尿道内括约肌舒张和膀胱轻度收缩;膀胱三角区的痛觉也由腹下神经传入纤维传递。在节段内交感神经节或节段内体表刺激可以兴奋支配膀胱的交感神经。尿失禁的治疗应考虑激活来自胸11～腰2支配膀胱的交感神经,使膀胱逼尿肌舒张和膀胱颈后尿道平滑肌收缩。

由于该节段内的皮肤感觉传入和内脏传入能够在相同神经节段的脊髓背角同一个躯体-内脏会聚神经元发生传入反应的叠加现象,或相互抑制现象(这种现象主要与镇痛有关),因此,可选同节段内的躯体感觉神经刺激以影响内脏感觉神经,反射性兴奋交感神经活动。一般情况下,在该区域内选择皮肤刺激点可反射性引起交感神经的兴奋。因此,可选节段内的刺激点,如传统穴位关元、水道(胸12)、肾俞(腰2)、气冲(腰1),可治疗尿失禁。

2. 骶2～4骶后孔刺激点　支配膀胱的副交感神经起源于骶2～4节段,行走于盆腔神经丛中的骶副交感神经是膀胱的主要兴奋性传出神经,联合成为盆神经。盆神经中的传入纤维(副交感性传入纤维)经骶2～4(有人认为是骶1～4)脊神经后根肌肉脊髓,传递膀胱被动扩张所引起的膀胱牵张感受器兴奋冲动、尿流经尿道时的感受信息,反射地引起膀胱收缩、近侧1/3尿道平滑肌、尿道外括约肌松弛、尿道内压降低,因此是膀胱排尿反射的主要传入纤维。因此,理论上讲,尿潴留治疗应选择能激活来自副交感神经的骶髓骶2～4节段的盆神经,它支配膀胱逼尿肌,抑制尿道括约肌。治疗尿潴留可选骶后孔中的次髎、中髎、下髎,直接兴奋副交感神经或刺激其盆神经传入纤维反射性引起副交感神经兴奋,促进逼尿肌收缩、尿道括约肌舒张,促进排尿。

3. 骶2～4皮节区刺激点　由于该区域的躯体感觉神经与膀胱感觉传入神经发生联系,因此,可选择节段皮肤区域的刺激点,反射性兴奋骶副交感神经。治疗尿潴留可选会阴区、大腿小腿后部、外踝后等区域的皮肤刺激点,如传统穴位会阴穴(骶3～4)、承扶、殷门、委中、承山、太溪(骶2)等。

4. 关于骶2～4节段区(骶部)刺激点的效应问题　上述是按照一般的基本规律作为选穴原则。但是,需要注意的是,同一部位因刺激强度和方式以及膀胱所处的功能状态不同,可能会出现截然不同的效应,既可能是兴奋骶副交感神经,也可能会抑制骶副交感神经,因此,这就是我们常常看到,骶区的次髎、中髎、下髎既可用于治疗尿潴留,又可治疗尿失禁的原因。

如1999年得到美国食品药品监督管理局许可的一种治疗尿失禁的方法,就是通过骶3骶后孔的神经刺激,产生逼尿肌反射而抑制膀胱收缩运动(也可能直接刺激了外括约肌)。Symons等(2005)也大力倡议"神经调节术",就是采用经皮电刺激或通过埋置电极刺激骶神经,以治疗先天性逼尿肌过度兴奋引起的尿频、尿急、尿失禁的一种方法。研究认为,骶3骶神经调节是最常用的途径,经骶3电刺激神经调节可通过抑制与膀胱传入冲动相关的脊髓内中间神经元的传导,阻断进入脊髓的传入冲动上行至中枢,最终达到抑制逼尿肌反射的作用(由于并不干扰排尿反射的下行冲动,因此在排尿反射启动后并不能影响逼尿肌压力)。

简单地说,膀胱收缩都是靠神经控制的,正常的膀胱大部分时间是储尿,到了泌尿期能收缩把尿排干净。一旦神经控制的平衡被打乱,就会出现很多问题。比如神经的过度放电引起膀胱过度活动,出现尿频尿急症状;如果神经放电不足则会造成膀胱收缩不力而排尿困难。

骶神经刺激疗法通过刺激骶神经,调节与排尿相关的膀胱、括约肌和盆底的神经反射,使异常的神经反射重新到达平衡,控制排尿功能障碍的症状。因此,可以呈现出双相调节效应。

总之,目前学者们认为,尿失禁的治疗应考虑激活来自胸11~腰2支配膀胱的交感腹下神经,使膀胱逼尿肌舒张和膀胱颈后尿道平滑肌收缩。同时应激活骶2~4躯体会阴神经,因其分支支配尿道外括约肌,使其收缩从而达到停止排尿(经阴部神经和肛门的机械性刺激可能有直接抑制分布于膀胱的副交感节前纤维);根据皮节可选传统穴位关元、水道、肾俞(和交感腹下神经节相符)和次髎、中髎(和躯体会阴神经皮节相符)。

尿失禁的治疗应考虑激活来自副交感神经的骶髓2~4节段的盆神经,它支配膀胱逼尿肌,抑制尿道括约肌,是与排尿有关的神经,根据皮节分布可选传统穴位,如承扶、殷门、委中和次髎、中髎(和副交感盆神经皮节及躯体会阴神经皮节相符)。我们认为,骶2~4节段的刺激问题,治疗尿失禁应以兴奋骶区的皮节感觉纤维为主,因此,针刺部位应浅。治疗尿潴留应以兴奋骶后孔前的副交感神经为主,应以深刺为佳,因为深度越深就越可能直接触及到骶副交感纤维。

5. 关于刺激阴部神经的效应问题 阴部神经是骶神经的重要组成部分,分为阴茎(阴蒂)背神经和会阴神经、肛门神经。阴部神经中的传入或传出纤维也均进入或源自骶2~4脊髓节段,阴部传出神经支配横纹肌性括约肌,少量细纤维支配膀胱肌组织,阴部神经兴奋,横纹肌性括约肌和膀胱颈部分平滑肌收缩,可阻止尿排出;其传入神经纤维主要感受尿道信息,在生理性排尿过程中可传递尿液流经近侧尿道时的感受信息,反射性地引起膀胱收缩和尿道扩张。因此,刺激阴部神经也有重要的作用,通常以会阴神经为主。

会阴神经的刺激在研究中也常有不同的结果报道。有研究发现,经阴部神经和肛门的机械性刺激,可能会有直接抑制分布于膀胱的副交感节前纤维的作用,抑制排尿。Sato(1975)研究发现,将大鼠的膀胱内压控制在 40 mmH$_2$O 的低压状态上,可出现低频节律性收缩运动,此时刮擦刺激会阴部皮肤可使膀胱内压上升 2 倍,有助于排尿,但刺激胸腹部皮肤无效。当使膀胱内压增至 200 mmH$_2$O 时,膀胱出现大幅度收缩类似排尿的运动,钳夹会阴部皮肤可抑制其收缩运动(抑制排尿),但刺激胸腹部皮肤依然无效。Sasaki 等研究发现,当膀胱容积保持在较低水平的相对静息状态时,刺激猫会阴部的非伤害性刮擦刺激可引起尿道外括约肌突发明显的活动,并伴随膀胱内压的短暂性轻度上升;但进行伤害性钳夹刺激会阴部皮肤则可爆发性引发括约肌活动和膀胱内压的升高,然而很快降低,而括约肌活动却可持续 10~20 s 之长。他们发现,伤害性钳夹会阴引起膀胱内压升高作用更大、更持久,并在刺激停止时还有反弹性升高;而尿道外括约肌紧张性发放呈爆发性、高幅度性质,持续时间远远超过施加的刺激时间,一般持续时间超过 3 min。Morrison 等(1995)在麻醉状态下观察了膀胱不同充盈状态下伤害性刺激会阴部对盆神经膀胱支放电、尿道周围骨骼肌活动和膀胱运动的影响。结果发现,在膀胱接近排空、低内压状态下,会阴部 1 min 的钳夹刺激引起膀胱收缩、盆神经传出纤维放电增加,同时骨骼肌高频活动。在膀胱高充盈、高内压状态下可出现规律性排尿收缩反应,此时给予会阴部同样刺激则引起与膀胱排空情况下完全不同的效应。在大多数情况下,动物实验观察到,会阴部的刺激往往引起一过性的骨骼肌高频放电和盆神经的小幅度发放冲动及膀胱的轻度收缩,但刺激结束后继发出现长时程的排尿反射抑制和反射性收缩抑制,同时盆神经放电减少,骨骼肌活动处于低水平,这种效应持续 17 min 后才有所恢复。Hotta 发现,用温和的弹性滚蛋机械刺激大鼠会阴部皮肤 1 min,能抑制人工膨胀膀胱引起的动物排尿收缩和盆神经传出放电。会阴部皮肤刺激同样也可抑制因膀胱扩张引起的盆传出神经反射性放电。研究进一步发现,这种效应能被纳洛酮大部分阻断,也可被支配会阴的神经切断废除。可以认为,会阴皮肤低阈值机械感受纤维能够通过释放阿片抑制膀胱-副交感神经反射,发挥抑制排尿收缩的作用。

以上研究结果有矛盾的地方,这可能与实验条件及膀胱的功能状态和刺激强度对效应有一定影响有关。一般而言,低充盈膀胱和高充盈膀胱对会阴部的刺激可能效应会有差异。但从总的试验结果看,会阴穴刺激引起抑制排尿常出现,因此,在治疗尿失禁时应用更多,这可能与会阴神经刺激易于引发外尿道括约肌收缩有关。至于在尿潴留中应用会阴穴,从理论和实践上也是可行的,但必须保证刺激能抑制会阴神经而使外尿道括约肌舒张,或抑制膀胱-盆副交感神经兴奋,这是取得疗效非常重要的环节。结合"会阴皮肤低阈值机械感受纤维能够通过释放阿片抑制膀胱-副交感神经反射,发挥抑制排尿收缩的作用"的认识,可以认为,在治疗尿失禁时会阴应以低强度刺激为宜,而治疗尿潴留时以强刺激为宜(因为,强刺激可能会使会阴神经产生抑制而使尿道括约肌松弛)。

6. 关于遗尿的选穴问题　遗尿可参照尿失禁的选穴,但遗尿主要是大脑皮质对低级排尿中枢的反应性和调控性降低所致,或骶神经的兴奋性上传减弱,以致膀胱逼尿肌无抑制性收缩而发生遗尿,因此,还应在头面部三叉神经区选穴(如百会、神庭、头维、印堂等),以增加脑代谢和调节脑功能。需要理解的是,由于皮肤感觉传入和内脏传入能够在相同神经节段的脊髓背角同一个躯体-内脏会聚神经元发生传入反应的叠加现象(易化),或相互抑制现象,因此,同一选穴可能在机体的不同状态下效应会截然相反,如尿失禁可能是膀胱逼尿肌的收缩功能亢进,选骶 2~4 区皮肤刺激点,可通过躯体-内脏传入相互抑制机制,以抑制膀胱冲动上传引起的收缩,而起到储尿效应。而遗尿时,由于主要是膀胱冲动上传减弱,此时选该区刺激点,可通过躯体-内脏反射易化机制而增强膀胱感觉的冲动上传,以刺激大脑皮质的反馈性协调和控制排尿,用于治疗遗尿。另外,遗尿也常与精神紧张有关,可选迷走神经刺激点,以调节情绪、缓解精神紧张状态。

7. 激痛点　近年来,临床研究显示,腹肌的激痛点可引起排尿障碍的各种症状。部位:① 腹内斜肌下部激痛点。沿耻骨上缘与腹股沟韧带外侧交接处。② 腹直肌下部激痛点 1。髂棘最高点连线与脐下垂线相交左右各 1 cm 处。③ 腹直肌下部激痛点 2。耻骨稍上。这些激痛点能造成逼尿肌和尿道括约肌应激增加,发生痉挛,引起尿频、尿潴留和腹股沟痛,并常与大龄儿童的遗尿有关。

● **推荐处方 1**(尿失禁)

主穴:背部——胸 11~腰 2 交感神经节或相应皮节区(关元、水道、肾俞)刺激点(刺激交感神经,促进储尿)

　　腹股沟部——腰 1 节段感觉神经区刺激点(反射性刺激交感神经,促进储尿)

　　会阴部——会阴穴皮肤区刺激点(兴奋会阴神经,抑制膀胱-盆副交感神经反射,抑制排尿)

　　骶区——骶 2~3 皮节区刺激点(刺激骶神经后支,通过体表-内脏传入相互抑制作用,以抑制膀胱上传冲动)

操作:骶区刺激点浅刺皮肤或进入骶后孔浅部,可带电针低频(100 Hz),高强度刺激。会阴穴行轻中度刺激。

● **推荐处方 2(尿潴留)**

主穴:骶部——骶 1～2 骶后孔刺激点(次髎、中髎、下髎)(刺激骶副交感神经,促进排尿)

阴部——会阴神经(会阴为骶 3～4 皮节区)刺激点(抑制会阴神经,舒张尿道括约肌)

下肢——骶 2～3 皮节区刺激点(如骶 2 的承扶、殷门、委中、承山、太溪等)(反射性刺激盆副交感神经,促进排尿)

配穴:腹内斜肌下部、腹直肌下部激痛点(灭活激痛点,缓解括约肌痉挛)

操作:激痛点用滞针法。次髎、中髎、下髎沿骶后孔深刺进入骶骨前面有异感为佳,可带电针低频(2 Hz),低强度,以兴奋副交感神经。会阴穴强刺激。

● **推荐处方 3(遗尿)**

主穴:背部——胸 11～腰 2 交感神经节或节段内皮节刺激点(刺激交感神经,促进储尿)

阴部——会阴神经(兴奋会阴神经,抑制膀胱-盆副交感神经反射,促进尿道括约肌收缩运动)

骶区——骶 2～3 皮节区刺激点(刺激骶神经后支,通过躯体-内脏传入的相互易化作用,增强膀胱感觉信息的冲动传入,强化大脑皮质的反应性)

头面部——三叉神经区刺激点(促进脑循环、脑代谢和调节脑功能)

耳部——迷走神经刺激点(改善精神紧张,缓解压力)

腹部——腹内斜肌下部、腹直肌下部激痛点(灭活激痛点,改善遗尿症状)

操作:胸 11～腰 2 皮肤区刺激点用低频(2 Hz)电针,轻中度刺激。

下篇　颅内（脑及神类）与整体性病症（阴病）

　　颅内（脑及神类）与整体性病症，主要涉及脑病、精神与行为障碍，以及内分泌营养代谢等疾病。从本质上讲，脑病与神类（精神与行为障碍病症）病位都在脑，因此，都可以宏观上归为脑病范畴，只不过神类病症更为特殊，这也是世界卫生组织制定的 ICD-10 中将其与神经系统分类单列编号的原因。脑病泛指各种原因导致的以脑功能或结构异常为主所表现的各种病症，主要包括神经系统疾病中的中枢神经系统病变。

　　脑作为人体中枢神经系统的最高级中枢，结构复杂、功能精细，大脑发挥着控制机体内所有的功能性子系统（如内脏、心血管、肌肉骨骼、内分泌等）的作用，有助于调节机体内在的平衡状态。但是，迄今为止人类对于脑的认识还有许多盲区。针刺的机制总体上可分为中枢和外周机制，但人体在针刺过程中，中枢的参与从针刺开始就一直伴随着（尽管动物试验可以横断脊髓去脑支配来研究），因此，针刺的脑机制是其治疗疾病重要的途径之一，正是由于针刺过程中脑的参与，才使得针刺的机制更加复杂和神秘，可以说针刺的作用与脑是"切不断"的。总体而言，针刺对机体发挥着广泛的影响，而在临床病理学上概括其所谓的疗效，可认为大脑能将针刺刺激转化为信号，旨在维持功能性子系统内部或相互之间的体内平衡状态。然而，由于脑功能的高度精密性以及静息状态下的默认模式、网络工作方式，我们如何通过针刺刺激这种方法，能随人所愿地发挥到良性调节作用，这是我们迄今为止也没有掌握其规律的问题。因此，脑病的针刺治疗规律远远没有躯体病、内脏病那样清晰和明确。

　　由于脑细胞代谢旺盛，耗氧量大，自身缺乏糖原储备，因此，脑细胞对循环的依赖性非常大，这是脑的一大特点。针刺治疗脑病的第 1 个原则就是改善脑循环、脑代谢。然而，需要指出的是，脑位于颅腔内，容积有限，脑组织不可压缩，因此，脑血管的舒缩运动受到相对限制，血流量的变化较小。另外，脑血流的调节包括自身调节、体液调节和神经调节，脑血管受交感和副交感神经支配，但神经因素在脑血管活动的调节中所起作用也很有限，这就是说针刺改善脑血流的作用也是有限的。第 2 个原则就是调节脑功能，主要通过体表刺激以增加外周感觉信息上传到脑，而发挥对脑功能的调节作用。第 3 个原则就是根据脑病所引起的外在病变表现，进行具体选穴治疗。经典针灸学在治疗脑及神类病症方面，主要以督脉入络脑、心主神等理论为主，选取相关穴位。

整体性病症是指没有局限的病位（如疟疾）或者病位广泛（如血压异常）或出现病变的器官较明确（如甲亢、糖尿病）但临床表现呈伴发多系统、多脏器复杂的症状和体征的一类病症，主要包括内分泌和营养代谢障碍类病症、血压异常、物理与化学因素所致的整体性病症（如中暑、白细胞减少症、晕动病）等。整体性病症的针灸治疗选穴规律和脑病一样，缺乏特异性的规律，大部分也无法用神经节段性支配来解决（除少数外）。总之，整体性病症与躯体体表病、体腔内脏病均有明显不同，但原则上它与脑病、神类病也可一起被归入阴病范畴。

第十章　脑部病症

第一节　中风与延髓麻痹及假性延髓麻痹

一、中风

【概述】

中风又称脑血管意外、脑卒中等,是一组由各种病因所致的脑部血管性疾病的总称,分为出血性(脑出血、蛛网膜下腔出血)和缺血性(短暂性脑缺血发作、脑血栓形成和脑栓塞)和混合性三大类。

我国脑血管疾病的发病呈现北高南低、东高西低的地理分布特征,发病率为345.1/10万人(其中缺血性脑卒中占70%~80%。脑出血占20%~30%),死亡率为159.2/10万人,患病率为1596.0/10万人,每年新发病例为240万,死亡病例约110万,存活者约1100万。男性患者稍多于女性患者。2013年,中风从美国的第四大死因降至第五大死因,仅次于心脏病、癌症、慢性下呼吸道疾病和意外伤害。2003年至2013年,每年约有79.5万人经历新的或复发性中风(缺血性或出血性)。其中约61万人为首次发作,18.5万人为复发性脑卒中。2013年,美国每20例死亡中就有1例死于中风,平均每40秒就有1人中风,大约每4 min就有1人死亡。大约10%的中风发生在18~50岁的人群中。

短暂性脑缺血发作(TIA)是各种原因引起的发作性短暂的脑血流减少,出现一过性(24 h内)的局部脑缺血症状,或称一过性脑缺血发作。我国一项流行病学研究显示,2.3%的中国成年人有TIA病史,年龄较大、女性、受教育程度较低、有脑血管疾病病史或危险因素者TIA患病率较高。然而,只有16%的TIA患者意识到他们患有TIA,只有4%的TIA患者接受了治疗。

各种原因如动脉硬化、血管炎、先天性血管病、外伤、药物、血液病及各种栓子和血流动力学改变都可引起急性或慢性的脑血管疾病。根据解剖结构和发病机制不同,可将脑血管病的病因归纳为血管病变、心脏病和血流动力学改变、血液成分和血液流变学改变以及其他病因如各种栓子、脑血管受压、外伤及痉挛等。脑血管病的危险因素有高血压、高血糖、高血脂等众多因素。

中医学认为,中风的发生是多种因素导致的复杂的病理过程,风、火、痰、瘀是其主要的病因,脑府为其病位,肝肾阴虚,水不涵木,肝风妄动;五志过极,肝阳上亢,引动心火,风火相煽,气血上冲;饮食不节,恣食厚味,痰浊内生;气机失调,气滞而血运不畅,或气虚推动无力,日久血瘀。当风、火、痰浊、瘀血等病邪,上扰清窍,导致"脉络阻滞,脑失所司"时发生中经络;"窍闭神匿,神不导气"时,则发生中脏腑。"窍"指脑窍、清窍;"闭"指闭阻、闭塞;"神"指脑神;"匿"为藏而不视;"导"指主导,引申为支配;"气"指脑神所主的功能活动,如语言、肢体功能、吞咽功能等。

【临床诊断】

1. 短暂性脑缺血发作(美国TIA研究小组制定标准)　① TIA乃起因于血管的短暂性的局灶性脑功能异常;② 发病急剧,通常在2 min以内,最长在5 min以内出现全部症状;③ 发作持续时间,通常为 2～30 min,也偶有持续 24 h 者;④ 停止急速,通常在 2～3 min 全部症状消失;⑤ 发作频度不一;⑥ 根据发作时症状可分成颈内动脉系 TIA 及椎动脉系 TIA 2 类,但应强调 TIA 的诊断应归结于发作的既往情况,与是否有颅内外血管病变无关。

2014 年美国心脏协会和美国卒中协会发布的《TIA 预防指南》给出了 TIA 的最新定义:由局灶性脑、脊髓或视网膜缺血引起的短暂性神经功能异常发作,无急性脑梗死。近来研究证实,对于传统 TIA 患者,如果神经功能缺损症状超过 1 h,绝大部分神经影像学检查均可发现对应的脑部梗死小病灶。

附　颈内动脉系统的 TIA 症状

① 症状出现在身体半侧(运动和感觉障碍、一眼视力消失、失语等)[大脑中动脉供血区的 TIA 可出现对侧肢体的单瘫、轻偏瘫、面瘫和舌瘫,可伴有偏身感觉障碍和对侧同向偏盲,优势半球受损常出现失语和失用,非优势半球受损可出现空间定向障碍;大脑前动脉供血区缺血可出现人格和情感障碍、对侧下肢无力等;颈内动脉主干 TIA 主要表现为眼动脉交叉瘫,如患侧单眼一过性黑矇、失明和(或)对侧偏瘫及感觉障碍,Horner 交叉瘫(患侧 Horner 征、对侧偏瘫)]。② 发作次数少,每次发作症状相同。③ 易引起脑梗死。

附　椎动脉和脑底动脉系统的 TIA 症状

① 身体半侧或两侧出现症状(单侧或双侧面部、口周麻木,单独出现或伴有对侧肢体瘫痪、感觉障碍)。② 脑神经症状(复视、头晕、吞咽障碍、平衡障碍、眼球运动异常、偏盲等)。③ 还可出现特殊表现的临床综合征:跌倒发作(表现为下肢突然失去张力而跌倒,无意识丧失,常可很快自行站起);短暂性全面遗忘症(发作时出现短时间记忆丧失,对时间、地点定向障碍,但谈话、书写和计算能力正常,一般持续数小时,然后完全好转,不遗留记忆损害);双眼视力障碍发作(双侧大脑后动脉距状支缺血导致枕叶视皮质受累,引起暂时性皮质盲)。④ 发作次数多,每次发作症状不同。⑤ 较少引起脑梗死。

2. 脑梗死

(1) 突然起病,迅速出现局灶性神经功能缺损症状和体征,持续 24 h 以上。部分病例在发病前有一过性脑缺血(TIA)发作。患者多有高血压、糖尿病、高脂血症、心脏病、吸烟等脑卒中的危险因素。

(2) 常见的局灶性神经功能缺损的症状和体征,包括偏瘫、偏身感觉障碍、偏盲、言语障碍、眩晕、吞咽困难、共济失调等,常于发病后 1～2 天达到高峰。发病多无(或)仅有轻度意识障碍,病情严重者可呈进行性加重甚至昏迷。

(3) 发病 24 h 内常规头颅 CT 扫描多无明显改变,24～48 h 后可有梗死区低密度改变;头颅 MRI 扫描能早期发现梗死灶,T1 呈低信号,T2 呈高信号,弥散加权成像(DWI)和灌注加权成像(PWI)有助于缺血半暗带判断;磁共振血管成像(MRA)、CT 血管成像(CTA)等检查,对明确病因或确定闭塞或狭窄血管的部位有益。

3. 脑出血

(1) 症状　在情绪激动或活动中突然发病,出现偏瘫、偏身感觉障碍、失语等局灶性神经功能缺损症状,常伴有头痛、呕吐、意识水平下降,重症者起病即表现为意识障碍。

(2) 体征　可有偏瘫、偏身感觉障碍、偏盲、失语、空间构象障碍、精神症状、凝视麻痹、共济失调、眼震、复视、眼睑下垂、痫性发作、四肢瘫、去脑强直、意识障碍和脑膜刺激征等。

（3）影像学检查 头颅 CT 是诊断脑出血安全有效的首选方法，可准确、清楚地显示脑出血的部位、出血量、占位效应、是否破入脑室或蛛网膜下腔及周围脑组织受压的情况。MRI 和 MRA 对发现结构异常，明确脑出血病因很有帮助。如需要排除颅内感染和蛛网膜下腔出血，可谨慎进行脑脊液检查。

附 Essen 脑卒中风险评估量表（ESRS）

低危：0～2分，高危：3～6分，极高危：7～9分，评分越高，发生脑卒中的风险越高。具体内容见表10-1。

表 10-1 Essen 脑卒中风险评估量表（ESRS）

危险因素或疾病	评分
年龄＜65 岁	0
年龄 65～75 岁	1
年龄＞75 岁	2
高血压	1
糖尿病	1
既往心肌梗死	1
其他心脏病（除外心肌梗死或心房颤动）	1
周围血管疾病	1
吸烟	1
既往 TIA 或缺血性脑卒中病史	1

【治疗原则及选穴处方】

经典针灸学遵循急则治标，缓则治本或标本同治，中经络者以醒脑调神，疏通经络为基本治疗原则；中脏腑者以开窍醒脑为基本治疗原则，脱证者佐以回阳固脱，闭证者佐以开窍启闭。在选穴上根据病机和经络循行选穴，依据督脉入络脑，脑为元神之府，心主血脉等中医理论，进行选穴，具体选穴原则如下：

1. 中经络 病情较轻，选督脉水沟，心包经内关，足太阴经三阴交为主穴，极泉、曲池、外关、合谷、环跳、阳陵泉、足三里为辅穴，再根据病因病机选穴。肝阳暴亢配风池、太冲、太溪以平肝潜阳，清泻肝火；风痰阻络配丰隆、阴陵泉以健脾利湿化痰；痰热腑实配天枢、上巨虚、丰隆以通腑清热；气虚血瘀配气海、肾俞补元气，血海、膈俞活血化瘀，配大椎以助阳止汗；阴虚风动配肾俞、太溪、太冲、神门、大陵以滋阴潜阳，兼以调补心气、交通心肾。舌强语謇、吞咽困难者配金津、玉液、廉泉、太溪、商丘以疏通舌络。便秘者泻天枢、丰隆。

2. 中脏腑 闭证选水沟、十宣、内关为主穴，再根据病因病机配穴。风火闭窍配风池、太冲以清肝熄风；痰火闭窍配丰隆、天突以蠲化痰浊；痰湿蒙窍配足三里、三阴交、丰隆、气海以健运脾胃，温化痰浊；中脏腑脱证选关元、神阙为主穴，施大艾炷灸，以回阳固脱。

3. 根据病位和症状选穴　①半身不遂：根据病位的不同，可分阳缓阴急、阴缓阳急 2 种情况。下肢足外翻，上肢能伸不能屈属阴缓阳急，当在上、下肢的阴经用补法加灸，阳经用泻法；下肢足内翻，上肢能屈不能伸的属阳缓阴急，当在上、下肢的阴经用泻法，阳经用补法加灸。阳经的腧穴经常用曲池、外关、肩髃、臂臑、环跳、委中、风市、阳陵泉、足三里、悬钟、解溪等；阴经的腧穴常用极泉、尺泽、曲泽、孔最、间使、内关、箕门、血海、阴陵泉、地机、筑宾、三阴交、太溪、商丘。在选穴时，应考虑某个关节的病位是受何经脉和何肌群的支配，如垂腕、指挛，当以前臂的穴位为主；而肘的屈伸活动受限时，当以上臂穴位为主。②吞咽、构音困难：选风池、完骨、天柱、上廉泉、金津、玉液、咽后壁阿是穴、通里。③口角歪斜：选地仓、颊车、阳白、四白、迎香、合谷、内庭。④便秘：选左侧水道、归来、支沟、丰隆。

4. 头针　取顶颞前斜线、顶颞后斜线（均为瘫对侧），毫针平刺以 120 转/min 的高频率捻转法 1～3 min，5～10 min 行针 1 次。

● **推荐处方 1（急性期、恢复期）**

治法：醒脑调神，疏通经络。

主穴：局部——水沟、印堂、百会（醒神开窍）

　　　临近——风池（熄风柔肝）

　　　远端——内关（通血脉，调心神）

　　　　　　　曲池、合谷（疏通经络）

　　　　　　　委中、阳陵泉、足三里（疏通经络）

　　　　　　　三阴交（滋补肝肾，疏通经络）

配穴：肝阳暴亢加太冲、太溪；风痰阻络加丰隆、阴陵泉；痰热腑实加内庭、丰隆；气虚血瘀加血海、气海；阴虚风动加太溪、太冲；吞咽困难加翳风、上廉泉、金津、玉液；口角歪斜加承浆、地仓；上肢不遂加肩髃、手三里、外关；下肢不遂加环跳、阴陵泉、风市；头晕加完骨、天柱；足内翻加丘墟透照海；便秘加水道、归来、丰隆、支沟；复视加天柱、睛明、球后；尿失禁、尿潴留加中极、曲骨、关元。

操作：水沟用雀啄法，余穴常规操作。

● **推荐处方 2（恢复期、后遗症期）**

治法：调理督脉，疏通经络。

主穴：头部——水沟、百会、风府（调理脑神）

　　　背部——大椎、陶道、身柱、神道、至阳、筋缩、脊中、悬枢、命门、腰阳关、长强，或胸、腰夹脊穴（调理督脉）

配穴：上肢不遂加肩髃、曲池、手三里、合谷；下肢不遂加环跳、足三里、三阴交、解溪；吞咽困难加翳风、上廉泉、金津、玉液；口角歪斜加承浆、地仓；足内翻加丘墟透照海。

操作：诸穴常规操作。

【疗效评估方法】

1. 中国脑卒中临床神经功能缺损程度评分量表（CSS）　由我国研制，共分 8 个方面（表 10-2）。

表 10-2　脑卒中患者临床神经功能缺损程度评分标准(CSS)

症状评估		评分标准(分值)
1. 意识(最大刺激,最佳反应)	两项提问:① 年龄;② 现在是几月(相差两岁或1个月均正确)	均正确(0分);1项正确(1分)
		都不正确 做以下检查
	两项指令(可以示范):① 握拳,伸掌;② 睁眼,闭眼	均完成(3分);完成1项(4分)
		都不能完成 做以下检查
	强烈局部刺激(健侧肢体)	定向退让(躲避动作)(6分);定向肢体回缩(对刺激的反射性动作)(7分);肢体伸直(8分);无反应(9分)
2. 水平凝视功能		正常(0分);侧视动作受限(2分);眼球侧凝视(4分)
3. 面肌		正常(0分);轻瘫,可动(1分);全瘫(2分)
4. 言语		正常言语(0分);交谈有一定困难,借助表情动作表达,或言语流利但不易听懂,错语较多(2分);可简单对话,但复述困难,言语多迂回,有命名障碍(5分);词不达意(6分)
5. 上肢肌力		V度:正常(0分);Ⅳ度:不能抵抗外力(1分);Ⅲ度:抬臂高于肩(2分);Ⅲ度:平肩或以下(3分);Ⅱ度:上肢与躯干夹角>45°(4分);Ⅰ度:上肢与躯干夹角≤45°(5分);0度(6分)
6. 手肌力		V度:正常(0分);Ⅳ度:不能紧握拳(1分);Ⅲ度:握空拳,能伸开(2分);Ⅲ度:能屈指,不能伸(3分);Ⅱ度:屈指不能及掌(4分);Ⅰ度:指微动(5分);0度:不能动(6分)
7. 下肢肌力		V度:正常(0分);Ⅳ度:不能抵抗外力(1分);Ⅲ度:抬腿45°以上,踝或趾可动(2分);Ⅲ度:抬腿45°左右,踝或趾不可动(3分);Ⅱ度:腿抬离床不足45°(4分);Ⅰ度:水平移动,不能抬高(5分);0度:不能动(6分)
8. 步行能力		正常行走(0分);独立行走5m以上,跛行(1分);独立行走,需扶杖(2分);有人扶持下可以行走(3分);自己站立,不能走(4分);坐不需支持,但不能站立(5分);卧床(6分)

总分数:_____(轻型:0~15分;中型:16~30分;重型:31~45分)程度:_____

2. 斯堪的纳维亚脑卒中量表　是国际上常用的脑卒中临床神经功能缺损程度评分方法(表10-3)。

表 10-3　斯堪的纳维亚脑卒中量表(SSS)

观察项目	评分标准及得分值(分)
意识	完全清醒(6分);困倦、可唤醒(4分);对语言刺激有反应,但不能完全清醒(2分)
眼运动	无凝视麻痹(4分);有凝视麻痹(2分);同向眼球固定(0分)
上肢肌力(患侧)	能抬臂,力量正常(6分);能抬臂,力量下降(5分);屈肘抬臂(4分);能动,但不抗重(3分);瘫痪(0分)
手肌力(患侧)	力量正常(6分);全关节范围活动力量减弱(4分);能活动,但手指不能及手掌(2分);瘫痪(0分)
下肢肌力(患侧)	力量正常(6分);可直抬腿、力量减弱(5分);屈膝抬腿(4分);能动,不能持重(2分);瘫痪(0分)

观察项目	评分标准及得分值(分)
定向力	时间、地点、人物均正确(6分);以上2个正确(4分);以上1个正确(2分);完全无定向力(0分)
语言	无失语(10分);词汇不连贯(6分);多用"是/不是,但无长句"(3分);仅有"是/不是,或完全失语"(0分)
面瘫	无/可疑(2分);有(0分)
步态	无助下行走5 m(12分);在器具下行走5 m(9分);在他人帮助下行走(6分);能独坐(3分);卧床/轮椅(0分)
总计分	

3. 美国国立卫生研究院脑卒中量表(NIHSS)　该量表是国际上公认的、使用频率最高的脑卒中评定量表,有11项检测内容,得分越高说明患者神经缺损程度越严重(表10-4)。

表10-4　美国国立卫生研究院脑卒中量表(NIHSS)

项目	评分标准及得分值(分)
1a. 意识水平:即使不能全面评价(如气管插管、语言障碍、气管创伤及绷带包扎等),检查者也必须选择1个反应。只在患者对有害刺激无反应时(不是反射)才能记录3分	① 清醒,反应灵敏(0分);② 嗜睡,轻微刺激能唤醒,可回答问题,执行指令(1分);③ 昏睡或反应迟钝,需反复刺激、强烈或疼痛刺激才有非刻板的反应(2分);④ 昏迷,仅有反射性活动或自发性反应或完全无反应、软瘫、无反射(3分)
1b. 意识水平提问:月份、年龄。仅对初次回答评分。失语和昏迷者不能理解问题记2分,因气管插管、气管创伤、严重构音障碍、语言障碍或其他任何原因不能完成者(非失语所致)记1分。可书面回答	① 两项均正确(0分);② 一项正确(1分);③ 两项均不正确(2分)
1c. 意识水平指令:睁闭眼;非瘫痪侧握拳松开。仅对最初反应评分,有明确努力但未完成的也给分。若对指令无反应,用动作示意,然后记录评分。对创伤、截肢或其他生理缺陷者,应予适当的指令	① 两项均正确(0分);② 一项正确(1分);③ 两项均不正确(2分)
2. 凝视:只测试水平眼球运动。对随意或反射性眼球运动记分。若眼球偏斜能被随意或反射性活动纠正,记1分。若为孤立的周围性眼肌麻痹记1分。对失语者,凝视是可以测试的。对眼球创伤、绷带包扎、盲人或有其他视力、视野障碍者,由检查者选择一种反射性运动来测试,确定眼球的联系,然后从一侧向另一侧运动,偶尔能发现部分性凝视麻痹	① 正常(0分);② 部分凝视麻痹(单眼或双眼凝视异常,但无强迫凝视或完全凝视麻痹)(1分);③ 强迫凝视或完全凝视麻痹(不能被头眼反射克服)(2分)
3. 视野:若能看到侧面的手指,记录正常,若单眼盲或眼球摘除,检查另一只眼。明确的非对称盲(包括象限盲),记1分。若全盲(任何原因)记3分。若濒临死亡记1分,结果用于回答问题11	① 无视野缺损(0分);② 部分偏盲(1分);③ 完全偏盲(2分);④ 双侧偏盲(包括皮质盲)(3分)
4. 面瘫	① 正常(0分);② 轻微(微笑时鼻唇沟变平、不对称)(1分);③ 部分(下面部完全或几乎完全瘫痪)(2分);④ 完全(单或双侧瘫痪,上下面部缺乏运动)(3分)

项目	评分标准及得分值(分)
5、6. 上下肢运动:置肢体于合适的位置:坐位时上肢平举90°,仰卧时上抬45°,掌心向下,下肢卧位抬高30°,若上肢在10 s内,下肢在5 s内下落,记1~4分。对失语者用语言或动作鼓励,不用有害刺激。依次检查每个肢体,从非瘫痪侧上肢开始	上肢:① 无下落,置肢体于90°(或45°)坚持10 s(0分);② 能抬起但不能坚持10 s,下落时不撞击床或其他支持物(1分);③ 试图抵抗重力,但不能维持坐位90°或仰位45°(2分);④ 不能抵抗重力,肢体快速下落(3分);⑤ 无运动(4分);⑥ 截肢或关节融合(9分),解释:5a左上肢;5b右上肢
	下肢:① 无下落,于要求位置坚持5 s(0分);② 5 s末下落,不撞击床(1分);③ 5 s内下落到床上,可部分抵抗重力(2分);④ 立即下落到床上,不能抵抗重力(3分);⑤ 无运动(4分);⑥ 截肢或关节融合(9分),解释:6a左下肢;6b右下肢
7. 肢体共济失调:目的是发现一侧小脑病变。检查时睁眼,若有视力障碍,应确保检查在无视野缺损中进行。进行双侧指鼻试验、跟膝胫试验,共济失调与无力明显不成比例时记分。若患者不能理解或肢体瘫痪不记分。盲人用伸展的上肢摸鼻。若为截肢或关节融合记9分,并解释	① 无共济失调(0分);② 一个肢体有(1分);③ 两个肢体有(2分),共济失调在:右上肢1=有,2=无。④ 截肢或关节融合(9分),解释:左上肢1=有,2=无。解释:右上肢1=有,2=无。解释:左下肢1=有,2=无。解释:右下肢1=有,2=无
8. 感觉:检查对针刺的感觉和表情,或意识障碍及失语者对有害刺激的躲避。只对与脑卒中有关的感觉缺失评分。偏身感觉丧失者需要精确检查,应测试身体多处上肢(不包括手)、下肢、躯干、面部确定有无偏身感觉缺失。严重或完全的感觉缺失记2分。昏睡或失语者记1或0分。脑干卒中双侧感觉缺失记2分。无反应或四肢瘫痪者记2分。昏迷患者(1a=3)记2分	① 正常(0分);② 轻-中度感觉障碍,(患者感觉针刺不尖锐或迟钝,或针刺感缺失但有触觉)(1分);③ 重度-完全感觉缺失(面、上肢、下肢无触觉)(2分)
9. 语言:命名、阅读测试。若视觉缺损干扰测试,可让患者识别放在手上的物品,重复和发音。气管插管者手写回答。昏迷者记3分。给恍惚或不合作者选择一个记分,但3分仅给不能说话且不能执行任何指令者	① 正常(0分);② 轻-中度失语:流利程度和理解能力部分下降,但表达无明显受限(1分);③ 严重失语,交流是通过患者破碎的语言表达,听者须推理、询问、猜测,交流困难(2分);④ 不能说话或者完全失语,无言语或听力理解能力(3分)
10. 构音障碍:读或重复表上的单词。若有严重的失语,评估自发语言时发音的清晰度。若因气管插管或其他物理障碍不能讲话,记9分。同时注明原因。不要告诉患者为什么做测试	① 正常(0分);② 轻-中度,至少有些发音不清,虽有困难但能被理解(1分);③ 言语不清,不能被理解,但无失语或与失语不成比例,或失音(2分);④ 气管插管或其他物理障碍(9分),解释
11. 忽视症:若患者严重视觉缺失影响双侧视觉的同时检查,皮肤刺激正常,记为正常。若失语,但确实表现为对双侧的注意,记分正常。视空间忽视或疾病失认也可认为是异常的证据	① 正常(0分);② 视、触、听、空间觉或个人的忽视;或对一种感觉的双侧同时刺激忽视(1分);③ 严重的偏侧忽视或一种以上的偏侧忽视;不认识自己的手;只能对一侧空间定位(2分)
总分	

【针灸疗效分析】

1. 针灸疗效现状　针灸治疗中风主要以神经功能缺损程度评分、脑卒中量表等为主要结局指标,以生活质量等为次要结局指标。目前,针灸治疗中风的报道频次居于神经系统疾病首位,临床证据显示,针刺治疗中风已被广泛应用于临床,对中风患者的肢体功能康复、吞咽功能的改善等具有重要意义。

一项双盲 RCT 观察了穴位电刺激联合常规治疗对中风后上肢功能障碍的改善,并与单纯常规治疗及安慰剂(假电刺激)＋常规治疗组进行了比较。以患肢的握力、指捏力及上肢运动功能作为结局指标。经过 4 周治疗,治疗组各项指标改善均优于两个对照组。另一项单盲 RCT,观察了针刺联合标准吞咽训练治疗脑卒中后吞咽困难的疗效,并与单纯标准吞咽训练进行了比较。结果显示,治疗组患者症状改善更显著,在标准化吞咽评估(SSA)、吞咽困难预后严重程度量表(DOSS)、改良 Barthel 指数(MBI)及吞咽困难相关生活质量评估(SWAL－QOL)评分上,均优于对照组。一项 RCT 采用预针刺对 TIA 患者进行治疗,以研究预针刺对卒中的影响,药物对照组口服阿司匹林肠溶片,每天 1 次,共治疗 3 周。以病侧颈内动脉系统和椎基底动脉系统的大脑中动脉(MCA)、椎动脉(VA)、基底动脉(BA)的平均峰流速(Vm)以及血管搏动指数(PI)及临床有效率为观察指标。结果显示,颈内动脉系统 TIA 患者针刺治疗后 MCA 的 Vm 和 PI 明显改善,且优于西药组;VA、BA 的 Vm 和 PI 未见显著变化。椎-基底动脉系统 TIA 患者针刺治疗后 BA 的 Vm 和 PI 显著变化,且优于对照组;两组 MCA、VA 的 Vm 和 PI 未见明显变化。针刺组的临床疗效(总有效率为 96.77%)优于西药组(75.76%);随访时,12 个月的临床复发率也具有显著差异,针刺组的临床复发率(23.33%)明显低于西药组(60%)。

2. 影响针灸疗效的因素　一般而言,直接影响针灸治疗中风的因素包括病变性质、部位及病程等。① 病变性质:中风后脑损伤的严重程度是影响针灸疗效的最关键因素。患者的脑部损伤越严重,则度过危险期后的康复也越差,针刺疗效就会受到限制。一般而言,局灶性脑梗死的针灸疗效优于大面积或多发性的脑梗死,病灶位于脑表浅部(如皮质)比深部(如基底核、内囊)疗效好,尤其是表浅局灶性病灶,如出现单瘫者,针灸疗效最好,这主要与脑表面侧支循环较丰富,而脑实质内部缺乏侧支循环有关;初次发病比再次发病疗效好。② 病程:脑血管病患者神经功能的康复与病程密切相关,病程在 3 个月内,特别是 1 个月之内,针灸常有显著疗效;针灸在 6 个月～1 年仍有一定疗效,但进展比较缓慢,疗效不及前者。最近,国外学者认为,3 年之内仍有进一步恢复的可能,因此,中风患者应尽早接受针灸治疗,并应长期坚持。③ 发病情况:中风发病时是否有过昏迷及昏迷持续时间的长短。凡有昏迷的中风患者提示脑部损害较重。昏迷时间越长,则病情越重,过了危险期以后的康复也越慢,最后针灸的效果也越差。④ 康复的配合:康复的目的是预防和矫治各类功能障碍,提高和加强躯体控制功能,改善和增进日常生活能力。临床实践证实,康复训练对于减轻中风后遗症和降低致残率至关重要,目前主张脑梗死发病的第 2 天就可做肢体被动运动,运动功能康复在病后前 3 个月内最快,后 3 个月明显减慢。因此,良好的早期康复训练可明显地提高针灸疗效。⑤ 年龄:一般而言,年龄越大,针灸疗效越差,这与患者自身的整体情况和自我康复能力等有密切关系。

3. 针灸治疗潜在的可能机制　针灸治疗中风的研究报道较多,可归纳为以下几个方面:① 改善脑血流。针刺可调节脑血管的舒缩运动,促进脑侧支循环的启动和血管重建,改善脑的缺血缺氧状态,保护半暗带区的脑细胞。针灸对颈内动脉、椎基底动脉具有扩张作用,增加脑的血流量,建立侧支循环,改善病变脑组织的血氧供应。针刺还具有增加冠状动脉血流量和血氧供应,调整脑血流的作用。有研究指出,针刺在急性期可将脑梗死的血管新生提前到梗死后 12 h(一般正常新生为梗死后 24 h)。② 兴奋中枢。通过针刺对脑电图的影响发现,针刺能使中风患者的脑电图(EEG)α 波指数显著增加,能使 α 波幅增高,Dc/s 慢化波改善,异常 BQD 波减少,调幅、调率、对称性改善,各项指标逐渐接近正常水平。针刺多发性脑梗死痴呆患者脑电图观察,针刺后脑波频趋于增快,波幅趋于增高,α 波指数明显增高,β波指数趋增高,而θ波指数稍下降,说明大脑皮质兴奋性有所提高,可有效地改善患者的智力和记忆力。③ 对有关生化因素的影响。针刺能调节乳过氧化物酶(LPO)与超氧化物歧化酶(SOD)水平,使自由基生成与清除系统处于动态平衡中,从而控制脑水肿,保持细胞稳定性,起到脑保护作用。针刺可显著提高体内前列腺素(PG12)水平,降低血栓素(TXA2)含量,纠正 TXA2 - PG12平衡失调状态。针刺可降低脑梗死急性期 ET 浓度,改善血管弹性,有利于缺血区侧支循环血管开放,促进大脑血液循环。针刺可明显降低急性脑梗死患者 B - EP 含量,并且逐步降至正常水平,从而减轻脑水肿,促使病灶区脑组织得到逐渐恢复。④ 对神经递质和神经元的影响。针刺可防止脑缺血时脑细胞内钙离子超载,避免或减轻神经元坏死;促进中风患者脑损伤后星形胶质细胞的增殖,胶质细胞衍生神经营养因子是促进神经再生的细胞因子,对受损的神经元有阻止其死亡和萎缩的作用。电针可升高大鼠缺血区中枢单胺类神经递质,如去甲肾上腺素(NE)、多巴胺(DA)、5 -羟色胺等,纠正脑缺血后单胺类神经递质的代谢紊乱,从而保护缺血性损害。⑤ 神经细胞保护作用。电针能显著加强急性全脑缺血沙鼠海马各区 c-fos 蛋白的表达,同时电针能改善缺血后内囊(CAI)区神经元的变性坏死等。

【预后】

中风病的预后与诸多因素有关,首先取决于脑损害的轻重和范围,脑休克恢复的迟早可以提示脑损害程度的轻重,对预后有一定的参考意义。一般而言,脑休克期越久,则说明脑损害严重,其所支配侧肢体运动康复的希望越小。脑休克恢复早的支配部位如下肢容易恢复,而上肢恢复较慢且较难完全康复。一般而言,越灵活的肢体部分的运动功能越难恢复。所以肢体远端功能的恢复比近端为慢。平时较为灵活的上肢要比下肢的功能恢复为慢。上肢中又以手运动的恢复最难。针灸治疗中风疗效较好,尤其对于神经功能的康复如肢体运动、语言、吞咽功能等有促进作用,针灸越早效果越好,治疗期间应配合功能锻炼。中风急性期,出现高热、神昏、心衰、颅内压增高、上消化道出血等情况时,应采取综合治疗措施。中风患者应注意防止压疮,保证呼吸道通畅。本病应重在预防,如年逾 40 岁,经常出现头晕头痛、肢体麻木,偶有发作性语言不利、肢体痿软无力者,多为中风先兆,应加强防治。

二、延髓麻痹及假性延髓性麻痹

【概述】

延髓麻痹又称球麻痹,与假性延髓麻痹(假性球麻痹)是在本质上和病因、病位上完全不同的两组症候群。前者是由于延髓运动性神经核团或延髓神经的病变或直接损害引起的;后者则是病变在桥脑或桥脑以上部位,造成延髓内运动神经核失去上部神经元的支配而引起的,与延髓本身并无直接关系。但二者的主要临床表现却十分相似,都表现为舌肌、软腭、咽肌和喉肌的功能失调,因此,常常极易混淆。脑神经中最后 4 对即舌咽神经、迷走神经、副神经和舌下神经都发自延髓,它们无论在解剖上或临床上都有密切的关系。因此,常将其总称为延髓神经或后组脑神经。延髓麻痹既可以是上述 4对脑神经的全部麻痹,也可以是部分神经麻痹或个别神经麻痹,主要是延髓的疑核、舌下神经核、舌咽神经核及迷走神经核或其下运动神经元损害所致,引起唇、腭、舌和声带麻痹或肌肉本身的无力;常出现言语、发声和进食困难。

假性延髓麻痹又称假性球麻痹,是各种原因引起双侧上位运动神经元——皮质运动区或皮质脑干束损伤时出现的构音障碍和吞咽困难,而咽反射存在,主要症状表现为吞咽障碍和构音障碍,同时伴有病理性脑干反射及情感障碍。与真性延髓麻痹鉴别点在于,病位上假性延髓麻痹病不在延髓,其病灶可位于大脑皮质运动区、皮质下白质、内囊、基底节、大脑脚、桥脑及延髓运动神经核以上的各个部位的损伤,其中以内囊及桥脑为最多见。假性延髓麻痹是常见的咽喉肌和舌肌麻痹综合征,是由于延髓运动性脑神经核(疑核以及脑桥三叉神经运动核)失去了上运动神经元的支配作用而发生的中枢性瘫痪所致;而且常合并有颜面和咀嚼肌的中枢性瘫痪,也就是说常并发三叉神经运动核(出现咀嚼肌无力或痉挛性瘫痪)和面神经核(中枢性面瘫)失去上单位神经元的支配。因此,需要指出的是假性延髓麻痹的摄食-吞咽障碍主要是准备期、口腔期障碍严重,咀嚼、食块形成、食块移送困难。从概念上讲,真性球麻痹不应涉及三叉神经、面神经(均位于桥脑内),因此,摄食-吞咽障碍主要发生在咽部期,吞咽反射的诱发极其微弱甚至消失,在准备期甚至口腔期没有障碍或障碍轻微。假性延髓麻痹常见于数次或数处脑卒中的患者,是脑血管疾病最常见的并发症之一,好发于中老年人。

脑卒中后假性延髓麻痹,尤其是吞咽困难给临床治疗带来很大障碍,急性期发病率达 35%～60%。经研究发现,伴有吞咽障碍的脑卒中死亡率是吞咽功能正常脑卒中程度相似组的 3 倍,可见吞咽困难与致残率和死亡率的增高均有关,并可独立地影响死亡率。假性延髓麻痹随着脑卒中的好转也会随之好转,但在脑卒中慢性期仍有 10%残留,导致持久性残疾和残障。

本病属于中医学"喑痱""喉痹"等范畴。中医学认为,本病标在咽喉,根本病位在脑,其病机为本虚标实。肝肾不足,气血衰少为本;风火相煽,瘀血内停,痰浊阻滞为标。吞咽困难和构音障碍则是瘀血与痰浊互结,经络受阻,清窍受蒙,为本虚标实的临床表现。其病因或年老体衰,气血亏虚,或房事不节,劳累太过,或体质肥胖,恣食甘腻,聚湿生痰,痰郁生热,更兼忧思、恼怒、嗜酒等诱因,致使脏腑气血不和,阴阳平衡失调,气血冲逆,痰浊瘀血阻滞脑络,元神失守,心窍闭阻,继而导致舌窍失灵。

【临床诊断】

1. 假性延髓麻痹　① 发音及语言障碍,咀嚼及吞咽困难,饮水呛咳;② 软腭、咽喉肌、舌肌、咬肌或面肌运动障碍,但无舌肌萎缩及束颤;③ 病理性脑干反射阳性:如下颌反射、吸吮反射等;④ 咽反射存在,软腭反射消失或极弱;⑤ 锥体束征(一侧或双侧肢体瘫痪)阳性,或情感障碍(表情淡漠、强哭强笑);⑥ 脑血管病(中风)发作或反复发作史。

具有以上①及②～⑥中任 2 项者可确诊。

2. 延髓麻痹　① 吞咽困难,唇、腭、舌和声带麻痹,病侧软腭下垂,发音时不能抬高,悬雍垂偏向健侧。② 患侧咽反射消失或非常弱,咽侧壁"窗帘运动"消失;声带固定位,处于外展和内收中间,构音障碍为迟缓型(呼吸音、鼻音过重,辅音不准,单音调音量降低,气体由鼻孔逸出而语句短)。③ 舌肌纤颤及萎缩,锥体束征(一)。④ 急性脑血管病所致者常为脑干部位的梗死或出血,导致相关脑神经的下运动神经元损伤。

【治疗原则及选穴处方】

经典针灸学以调神导气,通关利窍为主,疏经活络,祛痰化瘀,补益脑髓为辅。以局部穴和督脉穴为主,可在与舌发生联系的经脉上选穴,结合具体证型配穴。具体选穴原则如下:

1. 局部选穴　可选金津、玉液、廉泉、天突、风池、翳风、哑门等穴以疏导局部经络,通利舌咽之窍。

2.选择与舌咽直接联系的经穴　根据"经脉所过,主治所及"规律循经选穴,手少阴心经挟咽,可选通里、灵道;足阳明胃经循喉咙,可选厉兑、内庭、陷谷、冲阳;足太阴脾经挟咽,连舌本,散舌下,可选隐白、大都、太白、公孙;足少阴肾经循喉咙,挟舌本,可选照海、太溪;而任脉循腹里,至咽喉,可选膻中,任脉通列缺,可选列缺。

3.辨证对症选穴　肝阳暴亢选风池、内关、太冲;痰瘀闭阻选中脘、丰隆、足三里、膈俞、血海;肝肾阴虚选肾俞、肝俞、太溪、三阴交。强哭强笑选神门、大陵、通里、中冲、少冲、神庭、四神聪;口喎斜选颊车、地仓;上肢不遂选极泉、尺泽、曲池、内关、合谷;下肢不遂选环跳、委中、阳陵泉、足三里、解溪;小便失禁选气海、关元、三阴交;便秘选天枢、上巨虚、支沟。

● **推荐处方 1**

治法:调神导气,通关利窍。

主穴:局部——金津、玉液(开窍利关)

　　　临近——水沟(调神导气)

　　　　　　风池、完骨、翳风(养脑益髓)

　　　远端——内关、通里(通心窍,利舌窍)

操作:内关、水沟、通里用泻法;风池、完骨、翳风针向喉结,震颤徐入 2～2.5 寸,施小幅度捻转补法,以咽喉部麻胀为佳,应持续捻转 1～3 min;金津、玉液用三棱针点刺出血。

● **推荐处方 2**

治法:开窍利关,通督导气。

主穴:局部——上廉泉及廉泉旁(通利舌窍)

　　　临近——风池(通督导气)

配穴:肝阳暴亢加内关、太冲;痰瘀闭阻加中脘、丰隆、膈俞;肝肾阴虚加肾俞、肝俞、太溪;强哭强笑加神门、大陵、中冲、四神聪;口喎斜选颊车、地仓;上肢不遂加极泉、尺泽、曲池、内关、合谷;下肢不遂加环跳、委中、阳陵泉、足三里、解溪;小便失禁加气海、关元、三阴交;便秘加天枢、上巨虚、支沟。

操作:首先定位崇骨穴在第 6 颈椎棘突下(督脉循行路线上,又位于舌咽、迷走神经感觉纤维支配区内)。选用毫针,针刺 1.5～2 寸得气后施以捻转提插平补平泻法。上廉泉斜向上刺 1.5 寸,提插泻法,使针感到舌根。咽后壁阿是穴针刺时,用压舌板将舌体向后下方推压,以长 3 寸毫针点刺咽后壁以利咽启闭。余穴常规操作。

● **推荐处方 3**

治法:通督益髓,通利咽窍。

主穴:局部——廉泉(通利舌窍)

　　　临近——颈夹脊、风池(通督益髓)

　　　远端——通里(通心窍)

　　　　　　丰隆、太冲(理气化痰)

操作:廉泉斜向上刺 1.5 寸,提插泻法,使针感到舌根。风池向鼻尖斜刺 1.5 寸,提插泻法,使局部产生酸胀感。余穴常规操作。

【疗效评估方法】

1. 中华医学会第 2 次全国脑血管学术会议第 3 次修订的"临床疗效评定标准"

(1) 语言功能状态分级　5 级:语言流利、语言清晰、语言信号准确、语言交流完全。4 级:语言笨拙但尚连贯,语言清晰或欠清晰,语言信号准确,语言交流能力不完全。3 级:语言笨拙不连续,语言不清,语言信号不准确,语言交流能力部分丧失。2 级:有语言动作但不成句,听不清,语言交流能力丧失。1 级:无语言动作或示意。

(2) 吞咽功能状态分级　5 级:吞咽功能正常,兼声音正常,咽反射正常。4 级:偶呛咳,咽反射正常,发音无改变,吞咽运动良好。3 级:呛咳,或兼有声音嘶哑、吞咽困难、进食尚可。2 级:因呛咳而进食困难,但能进食,尚有吞咽动作,兼有声音嘶哑。1 级:吞咽运动丧失,兼有声嘶,完全不能进食。

疗效判定标准:① 显效。提高功能分级 3 级,或症状体征消失者为显效。② 进步。提高功能分级 2 级者为进步。③ 有效。提高功能分级 1 级者为有效。④ 无效。对功能分级无改变者为无效。

2. 洼田饮水试验　由日本窪田俊夫等提出,是一种操作简易且灵敏度很高的吞咽功能检查方法。可作为判断患者能否经口摄食或进行吞咽造影检查的筛选标准。

(1) 具体操作　患者取坐位、颈部放松。用水杯盛温水 30 ml,让患者如平常一样喝下,注意观察患者饮水经过,并记录时间。饮水经过可分为 5 种情况:① 一次喝完,无呛咳(根据计时又分为:a. 5 s 之内喝完;b. 5 s 以上喝完);② 2 次以上喝完,无呛咳;③ 1 次喝完,有呛咳;④ 2 次以上喝完,有呛咳;⑤ 呛咳多次发生,不能将水喝完。

(2) 吞咽功能判断　① 痊愈:吞咽障碍消失,饮水试验正常;② 有效:吞咽障碍消失,饮水试验可疑;③ 无效:吞咽障碍改善不显著,饮水试验异常。

3. 大西幸子吞咽及言语功能分级

(1) 吞咽功能状态分级　4 级:吞咽运动正常。3 级:饮水时有呛咳,进食尚好。2 级:饮水经常呛咳(每次可饮 3 小勺以内,每勺约 2 ml),进食缓慢。1 级:饮水困难(饮 5 勺水有 3 次呛咳),需靠鼻饲流食为主。0 级:吞咽运动丧失,完全依靠鼻饲流食。

(2) 言语功能状态分级　4 级:言语流利,音量正常,内容明确,交流能力完全。3 级:言语较流利,音量小,内容明确,交流能力较全。2 级:言语不流利,音量弱,内容较明确,交流能力不完全。1 级:言语断续,听不清,内容不明确,交流能力丧失。0 级:无言语动作。

(3) 疗效分级　痊愈:提升功能分级 3 级以上(至少 1 项),或者是症状体征消失者。显效:提升功能分级 2 级者(至少 1 项)。有效:提升功能分级 1 级者(至少 1 项)。无效:对功能分级无改变者。

4. 反复唾液吞咽测试(RSST)　① 被检查者原则上应采用坐姿,卧床时采取放松体位;② 检查者将手指放在被检查者的喉结和舌骨处,让其尽量快速反复吞咽,喉结和舌骨随着吞咽运动,越过手指,向前上方移动再复位,确认这种上下运动,下降时刻即为吞咽完成时刻。

Ⅰ:可连续急速吞咽三四次,喉头上抬完全;Ⅱ:仅能急速吞咽 1 次,以后吞咽迟疑;Ⅲ:吞咽迟疑,喉头上抬不完全;Ⅳ:喉头不动。观察这种运动 30 s,把经触诊后确认的吞咽次数作为观察值,当被检查者口腔干燥无法吞咽时,可在舌面上注入约 1 ml 水后再让其吞咽。

5. 标准吞咽功能评分量表(SSA)　量表分为 3 个部分(一般临床检查、观察患者吞咽 5 ml 水的情况及患者吞咽 60 ml 水的情况),通过检查患者的意识状态、体位及头位的控制、自主咳嗽能力、口腔分泌物的控制、舌的活动、呼吸情况、异常发音及患者吞咽 5 ml 及 60 ml 水后有无水漏出口外、缺乏吞咽动作、咳嗽、呛咳、气促、吞咽后发音异常等征象评价吞咽功能。分数越高,说明吞咽功能越差,误吸风险越大。

6. 脑卒中患者神经功能缺损程度评分标准中的吞咽困难亚量表　分为 5 个评分级别。0 分:没有异常;2 分:有一定困难,吃饭或喝水缓慢,喝水时停顿比通常次数多;4 分:进食明显缓慢,避免一些食物或流食;5 分:仅能吞咽一种特殊的饮食,如单一的或绞碎的食物;6 分:不能吞咽,必须用鼻饲管。无效:治疗后无得分增加;有效:治疗后得分增加 1 级。

7. 吞咽障碍的程度评分(VGF)

(1) 口腔期　不能把口腔内的食物送入咽喉,从口唇流出,或者仅重力作用送入咽喉,0 分;不能形成食块流入咽喉,只能把食物形成灵灵群群状流入咽喉,1 分;不能一次就把食物完全送入咽喉,一次吞咽动作后,有部分食物残留在口腔内,2 分;一次吞咽就可完成把食物送入咽喉,3 分。

(2) 咽喉期　不能引起咽喉上举,会厌的闭锁及软腭弓闭合,吞咽反射不充分,0 分;在咽喉凹及梨状窝存有多量的残食,1 分;少量贮留残食,且反复几次吞咽可把残食全部吞咽入咽喉下,2 分;一次吞咽就可完成把食物送入食管,3 分。

(3) 误咽程度　大部分误咽,但无呛咳,0 分;大部分误咽,但有呛咳,1 分;少部分误咽,无呛咳,2 分;少量误咽,有呛咳,3 分;无误咽,4 分。

吞咽障碍的等级:① 重病(1～3 分)(无法经口腔)。1 分,无法吞咽,不适合吞咽训练;2 分,误咽严重,吞咽困难,只适合基础性吞咽训练;3 分,误咽减少,可进行摄食训练。② 中等病(4～6 分)(经口腔和补充营养)。4 分,可以少量、乐趣性地摄食;5 分,一部分(1～2 餐)营养摄取可经口腔进行;6 分,三餐均可经口腔摄取营养。③ 轻度病(7～9 分)(单一经口腔)。7 分,三餐均可经口腔摄取吞咽食品;8 分,除特别难吞咽的食物外,三餐均可经口腔摄取;9 分,可以摄取吞咽普通食物,但需要临床观察和指导。④ 正常(10 分)。摄食-吞咽能力正常。注:进食需要帮助时加上 A 字。

【针灸疗效分析】

1. 针灸疗效现状　针灸治疗假性延髓麻痹及延髓麻痹的疗效,主要以吞咽困难程度评分、洼田饮水试验等为主要结局指标,以生活质量等为次要结局指标。目前证据显示,针灸可明显改善吞咽功能及构音障碍,提高生活质量。相对而言,针刺治疗假性延髓麻痹报道较多,从总体疗效看,针灸的总有效率在 85.2%～91.7%,显效率在 39.6%～55.6%,临床控制率或临床治愈率为 18.2%～30.0%。

2. 影响针灸疗效的因素　① 病灶大小:疗效与脑内病灶大小成正比,病灶越小,疗效越好;病灶越大,疗效越差。尤其是血肿小于 2.0 ml 或梗死灶直径小于 20 mm 的针灸疗效较好,相比之下,血肿大于 2.5 ml,梗死直径大于 30 mm 的针灸疗效较差。② 治疗时机:无论出血或梗死,若等脑水肿、血肿完全消散吸收,再行针刺,可能神经细胞已丧失活力,神经功能代偿受到限制,丧失最佳时机。因此,针刺治疗愈早,恢复愈迅速,疗效越好。③ 刺灸法:针刺的深度和手法刺激量,均可影响针刺治疗的效果,如针刺深度不够,手法操作刺激量不足,则疗效差。尤其是局部特殊穴位的针刺,如翳风、崇骨等穴,无论是针刺方向、深度或手法的刺激量对患者的吞咽障碍和构音障碍的恢复程度都有重要影响。④ 康复训练:针刺治疗的同时,假性延髓麻痹患者如配合针刺对舌肌、喉肌、咀嚼肌、面部肌肉群的康复训练,可促进舌肌和咀嚼肌的运动,防止局部肌群发生废用性萎缩,提高吞咽的反射功能,达到提高吞咽功能的目的,可提高针灸疗效,缩短疗程。

3. 针灸治疗潜在的可能机制   假性延髓麻痹发病机制为脑卒中时双侧大脑皮质、皮质下、基底节、内囊以及脑干出血或梗死,脑实质的缺氧、充血和水肿,使双侧皮质延髓束受损,导致上运动神经元功能减弱或消失,直接或间接地导致舌咽、迷走、舌下等神经功能障碍。延髓麻痹主要病位在延髓部脑神经。研究表明,中风后假球麻痹患者有严重的微循环障碍,直接影响组织细胞的血氧供应和物质、能量的正常代谢。针灸治疗本病的环节和机制可能与以下几个方面有关:① 改善微循环。针刺通过神经调节机制,对微循环产生影响,特别是调节毛细血管血流速度,以及调节对血管舒缩功能有影响的某些活性物质如激肽和组胺等的含量,改善全身和脑部及咽部肌肉的供血状态,有利于本病的恢复。② 促进侧支循环和神经元修复。针刺不仅可以扩张血管,增加脑内血流灌注,改善病损脑组织的血氧供应,而且可促进病灶区域侧支循环建立,促进神经元的修复,激发残存神经元的代偿潜能,促进中枢神经恢复功能,改善吞咽运动。③ 刺激脑神经。研究认为,向咽喉方向深刺风池、翳风、完骨 2～3 寸,针尖可及眼窗下 10 cm 附近的颈横切面,毫针所过附近有舌下神经、舌咽神经、迷走神经、交感神经、颈总动脉和椎动脉等重要的神经、血管等组织。因此,针刺不仅能调节颈总动脉和椎动脉,增加脑供血,而且可通过后组脑神经反射性地调节运动皮质及脑干束神经功能,促进患者咽喉部肌肉的神经支配,促使消失或减弱的神经反射及吞咽言语功能的重建。④ 局部刺激作用。在舌根、咽后壁及上廉泉针刺,可直接刺激舌咽部肌肉产生收缩运动,一方面刺激该部位的肌肉协调运动,另一方面反射性刺激了支配吞咽运动的中枢神经系统,促进其重建上运动神经元对延髓运动的支配。

【预后】

目前,对该病西医学尚无积极有效的治疗方法。由于脑卒中后下丘脑、垂体、脑干及皮质功能均受影响甚至发生紊乱,直接影响食欲,出现食欲下降,消耗增加,营养成分的摄入减少。而假性延髓性麻痹患者吞咽困难,饮水咳呛,进一步影响营养成分的摄入,也是容易造成营养不良和吸入性肺炎的根本原因,严重影响疾病的康复。针刺是治疗本病的一种好方法,但应注意针刺的深度和手法刺激量,如针刺深度不够,手法操作刺激量不足,则疗效差。导致皮质延髓束损伤的原发病稳定并逐渐恢复时,预后良好;原发病加重和反复发作,预后不佳。

三、中风与假性延髓麻痹及延髓麻痹的现代针灸学治疗原则与选穴处方

(一) 中风

中风的治疗分急性期、恢复期和后遗症期。急性期必须以内科治疗为基础,在稳定生命体征的前提下,改善脑循环、脑代谢、减轻脑水肿。由于脑细胞代谢旺盛,耗氧量大,自身缺乏糖原储备,因此,脑细胞对循环的依赖性非常大,这是脑的一个特点。脑位于颅腔内,容积有限,脑组织不可压缩,于是脑血管的舒缩运动将受到相对限制,血流量的变化较小。脑血流的调节包括自身调节、体液调节和神经调节,尽管脑血管受交感和副交感神经支配,但神经因素在脑血管活动的调节中所起到的作用也很有限,也就是说,以刺激神经系统为基础的针刺疗法,在中风急性期改善脑血流的作用十分有限。因此,急性期可进行针刺治疗,以改善脑血管、脑代谢,但需要在其他基本治疗的基础上介入。

1. 急性期选穴方法

(1) 三叉神经分布区刺激点　由于三叉神经的半月神经节节后神经纤维以网状形式骑跨于脑血管上,对脑血管有强烈的舒张作用,可改善脑循环,被称为三叉神经-脑血管系统。因此,可选头面部三叉神经区刺激点,如传统穴位百会、神庭、印堂、人中等。

(2) 蝶腭神经节刺激点　研究显示,蝶腭神经节的节后纤维也以网状分布于脑血管,被称为脑血管的面部舒张中枢,因此,刺激蝶腭神经节可调节脑血流、改善脑循环。

(3) 颅后部刺激点　研究显示,高位颈节(颈1～3)的初级传入纤维与三叉神经在脊髓后角发生会聚,也分布到脑血管上,可选该部位的刺激点以改善脑循环,如传统穴位风池、完骨、天柱、风府等。

(4) 四肢末端及面部刺激点　面部与四肢末端刺激是实现针刺高效(高强度)感觉刺激以唤醒大脑中枢的体表分野。现代神经解剖学证实,神经在人体的分布并非完全均衡,而是有疏密之别,面部和四肢末端的感觉神经末梢分布密度最高,因此,同样性质和量的体表刺激,在这些部位就会兴奋更多根数的神经末梢,产生的感觉反应强度就会更大,对大脑感觉中枢的刺激也就更强烈。因此,民间俗语"十指连心""掐人中取醒"作为生活中的感悟,是具有神经解剖学依据的。而且手和足在大脑皮质的感觉和运动区投影也较大,这也正是临床上出现神志障碍选十二井穴和面部人中等穴针刺的科学内涵。

2. 恢复期选穴方法　中风恢复期所出现的症状比较复杂,并发症也较多,这里主要讨论最常见的肢体感觉与运动功能障碍。恢复期现代针灸治疗原则为通过外周神经刺激,促进脑代谢与脑功能重组,保护肢体肌容量和关节功能,促进肢体功能康复。① 肢体神经刺激点:上肢选臂丛神经、桡神经刺激点;下肢选坐骨神经、腓总神经刺激点等。② 上下肢肌肉刺激点:上肢以伸肌(肱三头肌、前臂伸肌)功能障碍为主,而下肢以屈肌(股二头肌、胫前肌、腓骨长短肌)功能障碍为主,因此,上肢应以选择伸肌及支配伸肌的桡神经为主;下肢应以选择屈肌及支配屈肌的相应的坐骨神经(屈膝)、腓总神经为主。沿这些肌肉的肌腹选择数个刺激点进行排刺。③ 相关肌肉压痛点或激痛点:国外学者认为,肩胛下肌激痛点是偏瘫患者肩部疼痛和运动范围受限的一个主要原因。肩部疼痛和活动范围丧失是困扰偏瘫患者的常见问题,通常被归咎于肌肉痉挛,但实质上也都是肩胛下肌激痛点的重要特征。临床上,大多数肩部疼痛和活动受限的偏瘫患者,检查发现,肩胛下肌内存在痉挛或激痛点,或者二者兼备。因此,肩胛下肌激痛点是治疗偏瘫患者肩痛的重要刺激点。

(二) 假性延髓麻痹与延髓麻痹

中风最常见的并发症就是假性延髓麻痹,出现吞咽困难,构音障碍。假性延髓麻痹和延髓麻痹最主要的表现就是吞咽困难,治疗上以改善与吞咽相关的脑神经功能、协调吞咽相关肌肉的运动为原则。

吞咽过程分为4期。① 准备期:由唇、齿、颌、舌、颊肌、硬腭、软腭等参与,将食物摄入口中、咀嚼并形成食丸;② 口腔期:形成食丸之后,舌上举,食丸被舌尖沿硬腭推至舌根,以触发吞咽反射;③ 咽期:发生吞咽反射,舌根向咽后壁推压,咽壁产生蠕动,将食丸送入食管;④ 食管期:食丸进入食管后,由于食管的蠕动及负压作用,使食丸沿食管下行入胃。而假性和真性延髓麻痹的吞咽障碍在吞咽4期的障碍中有不同的侧重点,因此,选穴上也有侧重和不同。

1. **假性球麻痹**　在摄食-吞咽准备期、口腔期障碍严重,咀嚼、食块形成、食块移送困难。但吞咽反射仍有一定程度的存留,虽然移至咽部期后吞咽反射表现迟缓,然而一旦受到诱发,其后的吞咽运动会依次进行。这种时间差会引发误咽。由于常并发高级脑功能障碍,其症状有不知进食顺序,重复相同动作,进食中说话使误咽危险加大,容易忽略餐桌一侧的食物,舌部和咬肌功能正常却无法吞咽塞满口内的食物。因此,在刺激部位上要重视调节脑功能和面神经、三叉神经运动支及舌咽、迷走、副神经、舌下神经的综合治疗。可选头面部三叉神经区、蝶腭神经节刺激点(改善脑循环、脑代谢);选面肌(颊肌、口轮匝肌)刺激点、三叉神经运动支(颊车)刺激点,以及其余4个神经的刺激点。

2. **真性球麻痹**　由损害脑干部延髓吞咽中枢的病灶引起,摄食-吞咽障碍主要发生在咽部期,吞咽反射的诱发极其微弱甚至消失。在准备期甚至口腔期没有障碍或障碍轻微,往往误咽情况突出,代表性疾病是 Wallenberg 综合征。由于喉部抬高不够,且食管入口处扩张状况不好,环状咽肌不够松弛,导致食块在咽部滞留,常发生吞咽后的误咽。因此,真性球麻痹以舌咽、迷走、舌下和副神经的治疗为重点。

3. **共同的选穴方法**　在颈咽部选择有关刺激点,以刺激咽部肌肉及支配神经,协调肌肉运动,改善循环。具体部位:① 舌面、咽后壁、软腭刺激点。直接刺激肌肉促进其运动,并反射性调节支配其运动和感觉的脑神经。② 喉上神经刺激点。在甲状软骨上切迹与舌骨软骨角两点之间。③ 舌咽神经刺激点。乳突尖端与下颌角连线中点。④ 副神经刺激点。乳突尖与下颌角连线中点,经胸锁乳突肌后缘上、中1/3交接点,至斜方肌前缘中、下1/3连线的交点。⑤ 颈部迷走神经刺激点。乳突前缘和外耳道下方;由于右侧迷走神经有心脏分支,因此,应选择左侧迷走神经刺激点。⑥ 舌下神经刺激点。颈内动脉、静脉之间与舌骨上方。⑦ 颈前局部刺激点。第1刺激点在舌骨与喉结之间,正中线旁开约2 mm凹陷中;第2刺激点在喉结下约1 mm,正中线旁开约1 mm,甲状软骨与环状软骨之间;针刺刺激可协调吞咽反射。⑧ 高位颈髓区刺激点。以改善椎基底动脉供血。可选传统穴颈部夹脊或风池等,由于真性球麻痹一般只发生于单侧,故只针患侧穴。⑨ 星状神经节刺激点。调节咽部及脑的循环与代谢。

- **推荐处方1(中风急性期)**

主穴:头面部——三叉神经分布区刺激点(如人中、百会、神庭)(刺激三叉神经-脑血管系统,改善脑循环)

蝶腭神经节刺激点(刺激脑血管面部舒张中枢,改善脑循环)

肢体——远端刺激点(如井穴或十宣穴)(兴奋中枢感觉皮质,促进神志苏醒或意识恢复正常)

操作:常规操作。

- **推荐处方2(中风恢复期及后遗症期)**

主穴:头面部——三叉神经区刺激点(百会、神庭、印堂)(刺激三叉神经-脑血管系统,改善脑循环)

蝶腭神经节刺激点(刺激脑血管面部舒张中枢,改善脑循环)

颈部——高位颈节刺激点(风池、完骨、天柱或夹脊穴)(改善脑循环)

或星状神经节刺激点(抑制交感神经,改善脑循环)

臂丛神经刺激点(刺激臂丛神经,改善上肢功能)

肢体——上肢桡神经刺激点(改善上肢感觉与运动)

三角肌、肱三头肌、前臂伸肌刺激点(刺激肌肉,改善代谢,防止萎缩)

下肢选坐骨神经刺激点(如环跳)、腓神经刺激点(如阳陵泉)(改善下肢运动、感觉)

肱二头肌、胫前肌(下肢屈肌)刺激点(刺激肌肉,改善代谢,防止萎缩)

配穴:根据并发和后遗症状,可参考有关章节内容选择刺激点。

操作:常规操作,肢体可接电针,低频 2 Hz 中强度刺激 30 min。

● **推荐处方 3(假性球麻痹)**

主穴:头面部——三叉神经区刺激点(百会、神庭、印堂)(刺激三叉神经-脑血管系统,改善脑循环)

蝶腭神经节刺激点(刺激脑血管面部舒张中枢,改善脑循环)

面肌、咀嚼肌刺激点(改善运动,协调咀嚼及口腔准备动作)

颈部——高位颈节刺激点(风池、完骨、天柱或夹脊穴)(改善椎基底动脉循环)

左迷走神经、舌咽神经、副神经、舌下神经刺激点(改善咽肌运动)

颈前刺激点(协调吞咽反射)

星状神经节刺激点(改善咽部和脑循环)

舌、咽部——舌面、咽后壁刺激点(刺激舌、咽感觉神经,反射性刺激相关运动神经)

操作:迷走神经刺激,乳突前缘和外耳道下方,与皮肤垂直刺入,进针约 1.5 cm,可触及茎突,稍退针后沿着茎突后缘继续进针,共进针深度 3~3.5 cm 时,针尖基本抵达颈静脉孔下方。舌咽神经刺激,从乳突尖端与下颌角之间连线中点进针,与皮肤呈直角刺入,缓慢进针 2~2.5 cm,触及茎突后沿茎突后缘进针 0.5~1 cm,找到异感为度。余刺激点常规操作或参照相关章节内容。高位颈节刺激点可接电针,低频(2 Hz)中强度刺激 30 min。

● **推荐处方 4(真性球麻痹)**

主穴:颈部——高位颈节刺激点(风池、完骨、天柱或夹脊穴)(改善椎基底动脉循环)

迷走神经、喉上神经、舌咽神经、舌下神经、副神经刺激(改善咽肌运动)

颈前刺激点(局部刺激,改善咽部的循环或神经功能)

星状神经节刺激点(改善咽部循环)

舌、咽部——舌面、咽后壁刺激点(刺激舌、咽感觉神经,反射性刺激运动神经)

操作:常规操作。高位颈节刺激点可接电针,低频(2 Hz)中强度刺激 30 min。

第二节　脑性瘫痪与运动障碍性病症

一、脑性瘫痪

【概述】

脑性瘫痪(CP)又称脑源性瘫痪,简称脑瘫或脑瘫后遗症,是指出生前到出生后一个月以内,各种原因所致的非进行性脑损伤。主要表现为中枢性运动障碍和姿势异常,可伴有精神发育迟滞、癫痫、视觉、听觉、语言和摄食等障碍。患病率为每1000活产儿中有 2.0~3.5 个,脑瘫患儿70%有其他伴随症状及共患病,包括智力发育障碍(52%)、癫痫(45%)、语言障碍(38%)、视觉障碍(28%)、严重视觉障碍(8%)、听力障碍(12%),以及吞咽障碍等。

西医学认为,本病是因高级中枢神经失去或缺乏控制部分或全部脊髓、神经的能力,引起大脑对肌肉抑制作用减弱或消失所致。表现为受累部位的肌肉张力增加,反射亢进,随意运动失调,同时尚可伴有患儿智力不同程度的障碍。引起本病的高危因素主要包括新生儿窒息、早产、低体重儿、异常分娩(包括剖宫产、产钳产、吸引产)、孕期感染、病理性黄疸、保胎(孕早期阴道少量流血,用保胎药物治疗)、孕期异常(贫血、妊高征、前置胎盘、羊水流出等)、新生儿疾病、颅内出血、双胞胎等。

本病属于中医学"五迟""痉证""痿证"等范畴。中医学认为,本病是先天不足或产时脑部受损所致。人赖父母精血而成形,父母精血不充,成胎之时浇灌不足,受胎之后,气血难以长成,出生后身体怯弱,肝血肾精不充,筋骨失养而萎弱,以致瘫痪。产时脑部受损,髓海不足,遂致瘫痪及不聪等症状。

【临床诊断】

1. 脑性瘫痪的诊断　应当具备以下四项必备条件,二项参考条件帮助寻找病因。

(1) 必备条件　① 中枢性运动障碍持续存在:婴幼儿脑发育早期(不成熟期),发生抬头、翻身、坐、爬、站和走等大运动功能和精细运动功能障碍,或显著发育落后。功能障碍是持久性、非进行性,但并非一成不变,轻症可逐渐缓解,重症可逐渐加重,最后可致肌肉、关节的继发性损伤。② 运动和姿势发育异常,包括动态和静态,以及俯卧位、仰卧位、坐位和立位时的姿势异常,应根据不同年龄段的姿势发育来判断。运动时出现运动模式的异常。③ 反射发育异常,主要表现有原始反射延缓消失和立直反射(如保护性伸展反射)及平衡反应的延迟出现或不出现,可有病理反射阳性。④ 肌张力及肌力异常,如大多数脑瘫患儿的肌力是下降的;痉挛型脑瘫肌张力增高、不随意运动型脑瘫肌张力变化在兴奋或运动时增高,安静时下降。可通过检查腱反射、静止性肌张力、姿势性肌张力和运动性肌张力来判断。主要通过检查肌肉硬度、手掌屈角、双下肢股角、腘窝角、肢体运动幅度、关节伸展度、足背屈角、围巾征和跟耳试验等。

(2) 参考条件　① 有引起脑瘫的病因学依据;② 可有头颅影像学佐证(52%～92%)。

2. "脑瘫高危儿"的临床诊断　当临床怀疑脑瘫但又不能确诊时,建议在确诊前采用"脑瘫高危儿"这一过渡性诊断,一旦脑瘫高危儿诊断成立,患儿应该得到相应的早期干预。

必须满足运动功能障碍(基本标准)和两条附加标准中的至少1条。

(1) 基本标准(必备)　① 运动功能障碍:运动功能障碍可降低婴儿运动质量(如 GMs 显示不安,运动缺乏)或导致神经系统异常(如早期双手活动不对称或 HINE 评分过低);② 婴儿运动发育水平可能明显落后于正常同龄儿(如运动发育评估得分较低,或家长、医师发现儿童发育延迟,如头控差、不能独坐、不能抓物或不能伸手拿玩具等)。

(2) 附加标准(至少需要1条)　神经影像学异常:早产儿 MRI 异常,伴或不伴颅脑超声持续异常,可以识别神经系统结构性病变并预测脑瘫。预测价值比较高的异常表现包括:① 脑白质损伤(脑室周围白质囊性软化或脑室周围出血性脑卒中)(56%);② 皮质和深部灰质损伤[基底节或丘脑病变、分水岭区损伤(矢状窦损伤)、多囊性脑软化或脑卒中](18%);③ 脑发育畸形(无脑回、巨脑回、脑皮质发育不良、多小脑回、脑裂畸形)(9%)。

3. 临床分型

(1) 痉挛型四肢瘫　以锥体系受损为主,包括皮质运动区损伤。牵张反射亢进是本型的特征。四肢肌张力增高,上肢背伸、内收、内旋、拇指内收,躯干前屈,下肢内收、内旋、交叉、膝关节屈曲、剪刀步、尖足、足内外翻,拱背坐、腱反射亢进、踝阵挛、折刀征和锥体束征等。

(2) 痉挛型双瘫　症状同痉挛型四肢瘫,主要表现为双下肢痉挛及功能障碍重于双上肢。

(3) 痉挛型偏瘫　症状同痉挛型四肢瘫,表现在一侧肢体。

(4) 不随意运动型　以锥体外系受损为主,主要包括舞蹈性手足徐动(chroeo-athetosis)和肌张力障碍(dystonic);该型最明显特征是非对称性姿势,头部和四肢出现不随意运动,即进行某种动作时常夹杂许多多余动作,四肢、头部不停地晃动,难以自我控制。该型肌张力可高可低,可随年龄改变。腱反射正常、锥体外系征 TLR(+)、ATNR(+)。静止时肌张力低下,随意运动时增强,对刺激敏感,表情奇特,挤眉弄眼,颈部不稳定,构音与发音障碍,流涎、摄食困难,婴儿期多表现为肌张力低下。

(5) 共济失调型　以小脑受损为主,以及锥体系、锥体外系损伤。主要特点是由于运动感觉和平衡感觉障碍造成不协调运动。为获得平衡,两脚左右分离较远,步态蹒跚,方向性差。运动笨拙、不协调,可有意向性震颤及眼球震颤,平衡障碍、站立时重心在足跟部、基底宽、醉汉步态、身体僵硬。肌张力可偏低、运动速度慢、头部活动少、分离动作差。闭目难立征(+)、指鼻试验(+)、腱反射正常。

(6) 混合型　具有两型以上的特点。

4. 临床分级　目前多采用粗大运动功能分级系统(GMFCS)。GMFCS 是根据脑瘫儿童运动功能受限随年龄变化的规律所设计的一套分级系统,完整的 GMFCS 分级系统将脑瘫患儿分为 5 个年龄组(0~2 岁;2~4 岁;4~6 岁;6~12 岁;12~18 岁),每个年龄组根据患儿运动功能从高至低分为 5 个级别(Ⅰ级、Ⅱ级、Ⅲ级、Ⅳ级、Ⅴ级)。

【治疗原则及选穴处方】

经典针灸学以健脑益智,疏通经络为基本治疗原则。根据患儿的具体情况可佐以补益肝肾,益气活血、健脾化痰等。在治疗中必须配合运动疗法、作业疗法、语言训练等康复治疗。主要根据脑为元神之府;督脉入络脑等理论,以头部穴位、督脉穴位、夹脊穴等为主,可配合循经在肢体选穴。具体选穴原则如下:

1. 根据督脉入络脑理论选穴　督脉的百会、水沟、风府、哑门、神庭、上星等,疏通督脉,醒脑开窍,调神导气。夹脊穴旁纳督脉和膀胱经之气,可调五脏六腑功能,强身壮腰,扶助正气,也是常选用的穴位。膀胱经背部腧穴,如肾俞、肝俞、脾俞、筋缩和督脉的大椎、腰阳关等也可选用。

2. 头针　是治疗本病常选用的方法,如下肢的瘫痪、麻木选顶中线;上下肢瘫痪、躯干瘫痪、运动性失语、流涎选顶颞前斜线;平衡失调选枕下旁线;肢体、躯干感觉障碍选顶颞后斜线;下肢瘫痪、麻木选顶旁 1 线;肩、臂、手瘫痪麻木选顶旁 2 线;运动性失语选颞前线等。

3. 对症选穴　早期大脑损伤,使口咽运动的神经支配以及进食技能的学习受到影响,从而导致不同性质和程度的进食技能异常,几乎所有的徐动型、失调型及痉挛型四肢瘫患者均存在口咽运动和进食障碍,因此,常选用廉泉或金津、玉液、颊车、地仓等开舌窍、利咽窍、疏通口颊经筋的穴位。颈腰背软配夹脊穴、天柱、身柱、脊中、命门、腰阳关、腰俞、脾俞、肾俞;语言迟缓配下廉泉、通里、内关、舌三针;伴流涎配地仓透颊车、承浆。

● **推荐处方 1**

治法:补益肝肾,开窍益聪。

主穴:局部——百会、四神聪(益髓健脑)

临近——廉泉、风池(通窍活血)

远端——足三里、三阴交(健脾胃,扶后天)

内关、合谷、太冲(通经活络,调和气血)

阳陵泉(舒筋通络)

太溪(补肾益髓)

肝俞、肾俞、关元(补养肝肾,益元固本)

操作:对于年龄较小的患儿,采用快针法,进针得气后即可出针。年龄较大患儿,适合留针者可留针 20~30 min。廉泉穴要求针感向咽喉及舌根方向传导;风池穴向舌根方向深刺,针感传向舌根方向。余穴常规操作。

● **推荐处方 2**

治法:健脑益智,疏通经络。

主穴:局部——百会、神庭、脑户(健脑益智)

运动区、足运感区、平衡区(疏通经络)

配穴:智力障碍加四神聪,语言障碍加焦氏头针的语言 1、2、3 区;上肢瘫加臑俞、曲池、极泉、外关、手三里;下肢瘫加环跳、阳陵泉、足三里、三阴交、解溪等;颈腰软弱无力加督脉穴与华佗夹脊穴。

操作:从神庭穴沿皮直刺向百会、从百会刺向脑户。头穴快速进针,每次留针 4 h,留针期间,快速捻转(200 转/min)3 次,隔日 1 次。其余配穴平补平泻;<3 岁及体弱患儿不留针,>3 岁患儿留针 30 min,每周针刺 2 次。

● **推荐处方 3**

治法:开窍醒脑,活血通络,益精填髓。

主穴:局部——水沟(开窍醒脑)

风池、哑门(疏通脑络,活血通窍)

百会、四神聪(益精填髓,益智健脑)

顶颞前斜线下 2/5、颞前线(利语言,止流涎)

临近——地仓、颊车(疏调口颊经筋,止流涎)

廉泉(开舌窍,利语言)

远端——三阴交(滋补肝肾)

极泉、尺泽、合谷、委中(疏通经络)

操作:先双侧内关,直刺 0.5 寸,提插捻转泻法,捻转频率为 120/min;继刺水沟,向上斜刺,雀啄法即出针;再刺三阴交,沿胫骨后缘与皮肤成 45°角斜刺,进针 1 寸,用提插补法,使患儿有屈膝表现即可,极泉穴沿经线在极泉下 2 寸处直刺 0.5 寸,提插泻法,使患儿上肢屈曲为度;屈肘 120°取尺泽穴,直刺 0.5 寸,提插泻法,使患儿屈肘为度,合谷、委中、风池、哑门均捻转泻法,不留针;四神聪透百会,留针 60 min;顶颞前斜线、颞前线采用标准头针法,斜刺至帽状腱膜下,接电针治疗仪,留针 60 min。

【疗效评估方法】

1. 盖什尔法测定大运动及精细动作的发育商(DQ)

(1) 运动功能评定　包括 10 个大项 28 个动作,即抬头(俯卧、仰卧、竖立位);翻身(俯卧至仰卧、仰卧至俯卧),坐(扶坐、靠坐、独坐),爬(俯爬、手膝爬、手足爬),跪(双膝跪、单膝跪),站立(扶站、靠站、独站),行走(扶走、独走),登楼梯(扶着、抓栏或独自上下),协调性动作(手,手、足、口,手、足和手、眼间),每项 10 分,总分 100 分。

(2) 疗效评定标准　① 显效:运动功能评定提高 20 分,同时 DQ 提高 15 分;② 有效:运动功能评定提高 10 分,同时 DQ 提高 10 分;③ 无效:运动功能评定提高不足 10 分,DQ 提高不足 10 分。

2. 首都儿科研究所研制的《0～6 岁儿童心理精神发育量表》　分为 5 个功能区,即大运动、精细动作、适应能力、语言及社交行为。精神发育评估分为 5 个等级,发育商(DQ)≥130 分为优秀,115～129 分为聪明,85～114 分为正常,70～84 分为偏低,≤69 分为低下。测试工具为专用测试工具箱,由经正规培训的专业医务人员测试。

3. 改良的 Ashworth 痉挛量表(MAS)　检查部位包括头(侧屈、旋转)、肩关节(屈曲、伸展、内收、外展)、肘关节(屈曲、伸展)、腕关节(掌屈、背伸)、手指(屈曲、伸展)、拇指(屈曲、伸展)、髋(屈曲、伸展、内收、外展)、膝(屈曲、伸展)、踝(背屈、跖屈)(表 10 - 5)。

表 10 - 5　Ashworth 痉挛量表(MAS)分级评定标准

分级	标准
0	肌张力不增加,被动活动患侧肢体在整个范围内均无阻力
1	肌张力稍增加,被动活动患侧肢体在终末端时有轻微的阻力
1+	肌张力稍增加,被动活动患侧肢体在前 1/2ROM 中有轻微的"卡住"感,后 1/2ROM 中有轻微的阻力
2	肌张力轻度增加,被动活动患侧肢体在大部分 ROM 内均有阻力,但仍可以活动
3	肌张力中度增加,被动活动患侧肢体在 ROM 内均有阻力,活动比较困难
4	肌张力高度增加,患侧肢体僵硬,阻力很大,被动活动十分困难
结果	□0 级　□1 级□1+级□2 级　□3 级　□4 级

4. 临床痉挛指数(CSI)量表　包括腱反射、肌张力和阵挛三部分(表 10 - 6)。

表 10 - 6　临床痉挛指数(CSI)量表

项目	评定标准及分值
腱反射	① 无反射(0 分);② 反射减弱(1 分);③ 反射正常(2 分);④ 反射活跃(3 分);⑤ 反射亢进(4 分)
肌张力	① 无阻力(软瘫)(0 分);② 阻力降低(低张力)(2 分);③ 正常阻力(4 分);④ 阻力轻到中度增加(6 分);⑤ 阻力中度增加(8 分)
阵挛	① 无阵挛(1 分);② 阵挛 1～2 次(2 分);③ 阵挛 2 次以上(3 分);④ 阵挛持续超过 30 秒(4 分)
总分	

5. 粗大运动功能评估量表(GMFM - 88 及 GMFM - 66)、精细运动能力测试量表(FMFM)　用于评估脑瘫的运动功能,内容较多,请参照有关文献,此处略。

6. 日常生活能力(ADL)Barthel 指数评定量表　见表 10 - 7。

表 10-7 日常生活能力 Barthel 指数评定量表

日常活动项目	完全独立	需部分帮助	需极大帮助	完全依赖
进餐:指用合适的餐具将食物由容器送到口中	10	5	0	—
洗澡	5	0	—	—
修饰(洗脸、刷牙、刮脸、梳头)	5	0	—	—
穿衣(穿脱衣服、鞋袜、系鞋带、扣子、拉拉链)	10	5	0	—
可控制大便	10	5	0	—
可控制小便	10	5	0	—
如厕(擦净、整理衣裤、冲水)	10	5	0	—
床椅转移	15	10	5	0
平地行走 45 m	15	10	5	0
上下楼梯	10	5	0	—

评分结果可分为 4 个等级。0 级=生活自理:100 分,日常生活活动能力良好,不需他人帮助;Ⅰ级=轻度功能障碍:99~61 分,能独立完成部分日常活动,但需一定帮助;Ⅱ级=中度功能障碍:60~41 分,需要极大帮助才能完成日常生活活动;Ⅲ级=重度功能障碍:≤40 分,大部分日常生活活动不能完成或完全需人照料。

附 评分细则

① 进食(指用合适的餐具将食物由容器送到口中,包括用筷子、勺子或叉子取食物,对碗/碟的把持,咀嚼、吞咽等过程)。10 分:可独立进食(在合理的时间内独立进食准备好的食物);5 分:需部分帮助(前述某个步骤需要一定帮助);0 分:需极大帮助或完全依赖他人。② 洗澡。5 分:准备好洗澡水后,可自己独立完成;0 分:在洗澡过程中需他人帮助。③ 修饰(包括洗脸、刷牙、梳头、刮脸等)。5 分:可独立完成;0 分:需他人帮助。④ 穿衣(包括穿脱衣服、系扣子、拉拉链、穿脱鞋袜、系鞋带等)。10 分:可独立完成。5 分:需部分帮助(能自己穿或脱,但需他人帮助整理衣物、系扣子、拉拉链、系鞋带等)。0 分:需极大帮助或完全依赖他人。⑤ 大便控制。10 分:可控制大便;5 分:偶尔失控;0 分:完全失控。⑥ 小便控制。10 分:可控制小便;5 分:偶尔失控;0 分:完全失控。⑦ 如厕(包括擦净、整理衣裤、冲水等过程)。10 分:可独立完成;5 分:需部分帮助(需他人搀扶、需他人帮忙冲水或整理衣裤等);0 分:需极大帮助或完全依赖他人。⑧ 床椅转移。15 分:可独立完成;10 分:需部分帮助(需他人搀扶或使用拐杖);5 分:需极大帮助(较大程度上依赖他人搀扶和帮助);0 分:完全依赖他人。⑨ 平地行走。15 分:可独立在平地上行走 45 m;10 分:需部分帮助(需他人搀扶,或使用拐杖、助行器等辅助用具);5 分:需极大帮助(行走时较大程度上依赖他人搀扶,或坐在轮椅上自行在平地上移动);0 分:完全依赖他人。⑩ 上下楼梯。10 分:可独立上下楼梯;5 分:需部分帮助(需扶楼梯扶手、他人搀扶,或使用拐杖等);0 分:需极大帮助或完全依赖他人。

临床疗效评估:根据日常生活活动能力 Barthel 指数评分评定患儿临床疗效。

<5 岁的标准:评分=实际年龄(岁)×20,ADL 有效值=[(治疗后评分÷治疗后标准评分)-(治疗前评分÷治疗前标准评分)×100]。

无效:ADL 有效值<30;有效:ADL 有效值为 30~50 或原始反射消失或异常姿势改善;显效:ADL 有效值>50 或运动功能提高≥2 个运动阶段(抬头、翻身、坐、爬、跪、站、走各代表 1 个运动阶

段);正常化:粗大运动基本接近同龄儿童,无异常姿势,较大儿童能进入正常幼儿园或小学生活,活动基本正常。

【针灸疗效分析】

1. 针灸疗效现状　目前针灸治疗本病以肢体运动功能、言语功能、吞咽功能、流涎、痉挛状态、智力水平、日常生活能力等为结局指标。临床证据显示,针灸可明显改善患儿的肢体运动功能,改善肌力、肌张力,提高肢体粗大运动功能、精细运动功能,改善视听觉及言语障碍、流涎等症状,提高日常生活能力,从而提高患者的社会适应能力。从总体疗效看,针灸的总有效率在76.7%～86.7%。

2. 影响针灸疗效的因素　① 病情:脑瘫的针灸疗效关键取决于病变的严重程度,如脑损伤轻微,CT检查无异常改变或仅有轻度异常的患儿,及时给予针灸治疗,配合功能训练,可获得较好的康复效果。如果脑损伤较重,CT检查可见弥漫性脑萎缩及多发性脑软化灶等,则针灸有一定的改善症状作用。如果脑损伤非常严重,CT显示为脑穿通畸形等发育异常时,针灸疗效较差。但头颅影像学异常的严重程度与临床上CP的严重程度有时并不一致,有部分患儿临床表现较严重,而CT检查往往正常,所以不能仅凭影像学检查判断CP的严重程度及预后,应密切结合临床。② 病程:一般而言,年龄越小针灸效果越佳,病情越轻并发症越少,针灸效果越好。随着年龄的增长,若得不到及时正规的康复治疗,其肌腱挛缩、关节变形、肌肉萎缩等并发症也会越来越多,越来越严重,针灸疗效也越差。国外报道,患儿若在6月龄前时被诊断并给予治疗,疗效较好。有研究证明,0～2岁是大脑发育最迅速和代偿能力最强的时期,尤其在新生儿期,大脑还处在生长发育阶段,脑损伤也处在初级阶段,异常姿势和运动还未固定化,外在刺激与强化和丰富环境对脑发育所具有的塑造或修剪作用相对强一些,抑制异常的姿势和运动模式,协助产生正常的反应,通过反复刺激和训练,使其逐步发展成正常的运动模式。而在2岁后,异常姿势趋向固定化,给治疗带来很大的困难。脑瘫患儿应及早发现及早治疗,如此,才能保证患儿潜在的能力发挥至最大限度。一般在2岁之前是针灸及各种康复治疗的最佳时期。③ 病变类型:脑瘫在临床上主要分为痉挛型、手足徐动型、肌张力低下型、共济失调型,相对而言针灸对于肌张力低下型的疗效要优于其他类型。从肢体瘫痪情况看,针灸对偏瘫的疗效优于双瘫和四肢瘫。④ 配合其他治疗:针灸治疗本病有一定疗效,但必须配合必要的功能锻炼,这对于保证针灸疗效具有非常重要的意义。如运动疗法被公认为是本病康复治疗的主要手段,运动疗法包括头部控制功能训练、上下肢功能训练、翻身训练、坐姿训练、爬行训练、直跪训练、站立行走训练、躯干调节和平衡训练等;作业治疗包括进食、穿脱衣服、大小便和手的技巧训练等。另外也要配合语言训练等。对脑瘫儿进行规定量的强化训练可以增加肌力,改善运动,减少残疾,因为正确运动只有达到一定量才能阻抑外周异常,才能在中枢以正确模式代替错误模式,有利于激发脑细胞的代偿潜能。

3. 针灸治疗潜在的可能机制　现代研究表明,脑发育越不成熟,脑的可塑性就越强,即可变性和代偿性越强。现代神经康复学神经可塑性理论认为,神经功能的恢复一般分为2种情况:受损神经并未死亡可直接恢复功能;受损神经死亡后,中枢神经细胞轴突的再生,树突的发芽以及突触阈值的改变机制,在中枢神经系统内重新组织一个功能细胞集团的网络系统,实现功能重组,表现为皮质部功能重建或由远处功能相近的皮质执行其功能,这就是脑细胞的代偿性潜能。神经可塑性理论对针灸治疗小儿脑瘫具有重要的理论意义。根据神经发育原理,大脑在出生后 2～3 年发育最快,若在此期给予良性刺激,可促进脑结构发育和功能代偿。针灸治疗本病的环节和机制包括:① 促进脑细胞的代偿。针刺作为一种物理刺激,必然引发中枢神经系统的反应,这种正性的刺激促进了脑电活动和神经递质的分泌,激活了有关脑细胞的代偿功能,改善了脑干功能,使外周信息能顺利地到达大脑皮质,有效地调节了大脑皮质功能。有研究观察到针刺能改善脑动脉血流速度和脑地形图,从而改善脑组织血液供应,改善中枢神经细胞功能而提高智力,改善患儿运动功能和认知能力,促进康复。② 调节肌肉张力和肌力。针刺通过神经-肌肉反射,增加肌力,协调张力,改善肢体的运动平衡和协调性,减少残疾。针刺通过刺激神经系统,经大量、多次信息刺激传递促进神经传导通路,既加速了脑细胞的修复、发育,又抑制了异常姿势反射和异常运动模式,促进正常运动的发育,帮助肌力恢复。③ 改善循环。针刺通过神经-血管反射途径具有良好的促进血液循环作用,可增加脑和肢体的血液循环。痉挛型脑瘫患儿四肢因长期痉挛而发生肌肉的供血供氧障碍,营养代谢障碍,肌细胞的变性,四肢运动、感觉神经脱髓鞘变性等。这些障碍是影响脑瘫患儿肌力恢复的外周主要因素,针刺可减轻肌肉痉挛,改善血管的压迫,促进血液循环,从而改善了四肢肌肉、神经的营养代谢,起到了良好的肌力恢复作用。脑瘫脑组织坏死区的周围尚存在着相当范围的可逆性损害区带,此处脑组织苍白、水肿、血管内小血栓形成或管腔变细,供血不足导致脑神经细胞丧失功能,但尚未发生坏死,即临界神经细胞。头针疗法是通过针刺刺激大脑皮质相应运动投影区,改善局部血液供应,增加脑细胞的营养,恢复临界细胞的功能。

【预后】

脑瘫的康复是一项长期的缓慢而复杂的过程,要确立治疗长期性的观点,家长必须坚持不懈,持之以恒,其连续治疗时间最短不能少于 3 个月,并且要将日常生活与康复训练相结合,以最大限度地提高康复的质量。脑瘫的预后主要取决于脑损伤的程度和治疗的时机。年龄越小,症状越轻,病程越短,正确的治疗越及时,预后越好。2 岁前的治疗与其后的治疗在预后上有很大的差异。年龄越大,症状越多、越重,恢复机会就越小。所以,脑瘫要做到早发现、早诊断、早治疗。CP 合并癫痫有可能使患儿的运动障碍及认知障碍进一步加重,发作更频繁,CP 的康复预后效果越差。CT 无异常改变或仅有轻度异常的患儿给予及时治疗及功能训练,均可得到不同程度的康复,预后较好;弥漫性脑萎缩及多发性脑软化灶等则提示预后不良;而 CT 显示为脑穿通畸形等发育异常时亦能提醒患儿家长避免做无效治疗。当然,也有部分患儿形态改变与临床表现不一致,因此,判断预后也应结合临床。

本病重在预防,小儿 CP 的病因多种多样,大部分高危因素是可以预防的,因此,及早做好围生期的保健工作,可降低 CP 的发生率。CP 的治疗是一长期的综合过程,为了最大限度地提高 CP 患儿的生活质量,应尽早发现和处理癫痫、听觉障碍、视觉障碍及智力低下等合并症,进行综合康复治疗。

二、震颤麻痹与原发性震颤

【概述】

帕金森病(PD)又名震颤麻痹,是一种常见于中老年人以中脑黑质多巴胺神经元进行性退变为主、多系统受累的缓慢进展的神经系统变性疾病。主要临床表现分为运动迟缓、静止性震颤、肌肉僵硬及姿势步态障碍的运动症状,以及认知情绪障碍、睡眠障碍、二便异常、疼痛和疲劳等非运动症状。PD 的症状复杂多样,常导致多种不同程度的功能障碍,严重影响患者的日常生活活动能力,造成生活质量下降和工作能力丧失。

本病由英国医师詹姆士·帕金森(James Parkinson)于 1817 年首报及系统描述。我国 65 岁人群患病率为 1700/10 万,与欧美国家相似,随年龄增长而升高,男性稍高于女性。多见于 60 岁以后,40 岁以前相对少见,平均年龄约 55 岁。年龄≥65 岁的老年人 PD 发病率约 1%,年龄≥85 岁的老年人约 5%。大多发生在 60 岁以后,起病隐匿,缓慢进展。初发症状以震颤最多(60%~70%),其次是步行障碍(12%)、肌强直(10%)和运动迟缓(10%)。

PD 的病理改变为:中脑黑质致密部含黑色素的多巴胺能神经元选择性的逐步丧失,伴有蛋白聚集和嗜酸性包涵体—路易小体形成。路易小体是 PD 重要的病理特征,其主要成分是 α-突触核蛋白(SNCA)。另外,还含有细胞骨架成分和其他蛋白质。主要病变在黑质致密带,但也可累及迷走神经背核、蓝斑等部位。多巴胺能神经元的病理变化导致黑质纹状体通路被破坏及尾状核、壳核中多巴胺含量减少(多巴胺减少≥70%时,出现 PD 临床征象)。黑质纹状体系统中与多巴胺功能拮抗的乙酰胆碱作用相对亢进,乙酰胆碱与多巴胺平衡失调。PD 发病机制尚未完全明确,可能与环境因素、遗传因素、线粒体功能障碍、氧化应激、免疫异常、细胞凋亡等诸多因素有关。

原发性震颤(ET)又称特发性震颤,是以震颤为唯一表现的常见运动障碍性疾病,1/3 患者有阳性家族史,呈常染色体显性遗传。发病机制和病理变化均未明了。本病起病隐匿,缓慢进展,也可长期缓解。可见于任何年龄,但多见于 40 岁以上的中、老年人。患者如果经常出现姿势性和(或)动作性震颤,饮酒后震颤减轻,有阳性家族史,不伴有其他神经系统症状和体征,应考虑本病的可能性。需与甲亢和早期帕金森病相鉴别。

上述两种疾病均属于中医学"风颤""痉证"等的范畴。中医学认为,本病病因与年老体虚、情志过极、饮食不节及劳逸失当等有关;上述病因导致气血阴精亏虚,阴血暗损,或脾胃虚弱,气血不足,不能濡养筋脉,虚风内动;或痰浊、瘀血壅阻经脉,气血运行不畅,筋脉失养;或风火夹痰,互阻络道,扰动筋脉,发为颤证。本病病位在脑,涉及筋脉,与肝、肾、脾等脏密切相关;基本病机为肝风内动,筋脉失养。

【临床诊断】

1. 帕金森病 隐匿起病,缓慢进展,症状常始于一侧上肢,逐渐波及同侧下肢,再波及对侧上肢与下肢,即常呈"N"字形进展,面部最后受累。以静止性震颤、肌强直、运动迟缓和姿势步态障碍为主要症状:① 静止性震颤常为首发症状,拇指与屈曲的食指间呈"搓丸样"动作,频率 4~6 Hz,安静或休息时明显,随意运动时减轻,入睡后消失。② 肌强直表现为屈肌和伸肌同时受累,肢体被动运动时阻力增加,类似弯曲铅管的感觉,故称为"铅管样强直";伴有震颤者可感到均匀的阻力中出现断续的停顿,如转动的齿轮感,称为"齿轮样强直"。③ 运动迟缓表现为随意动作减少,各种动作起始困难和运动迟缓,面肌活动减少表现为表情呆板,双眼凝视、瞬目减少,称为"面具脸";手指做精细动作如扣纽扣等困难;书写时字越写越小,呈现"写字过小征"。④ 姿势步态障碍,表现为步态不稳,易跌跤,随着病情的进展可出现"冻结"现象和慌张步态。

2. 原发性震颤 隐匿起病,缓慢进展,可长期缓解,多见于 40 岁以上中、老年人,震颤为唯一临床症状。主要表现为姿势性震颤和动作性震颤,往往见于一侧上肢或双上肢,头部也常累及,下肢受累较少。震颤频率为 6～12 Hz,部分患者在饮酒后震颤可暂时减轻,情绪激动或紧张、疲劳、寒冷等可使震颤加重。

附 中国帕金森病的诊断标准(2016 版)

1. 诊断标准(必备条件)

(1) 运动迟缓 启动或在持续运动中肢体运动幅度减小或速度缓慢。

(2) 至少存在下列 1 项 ① 肌强直;② 静止性震颤。

2. 支持标准(支持条件)

(1) 患者对多巴胺能药物的治疗具有明确且显著疗效。在初始治疗期间,患者的功能可恢复或接近至正常水平。在没有明确记录的情况下,初始治疗的显著应答可定义为以下 2 种情况:① 药物剂量增加时症状显著改善,剂量减少时症状显著加重。以上改变可通过客观评分(治疗后 UPDRS-Ⅲ评分改善超过 30%)或主观描述(由患者或看护者提供的可靠而显著的病情改变);② 存在明确且显著的开/关期症状波动,并在某种程度上包括可预测的剂末现象。

(2) 出现左旋多巴诱导的异动症。

(3) 临床体检观察到单个肢体的静止性震颤(既往或本次检查)。

(4) 以下辅助检测阳性有助于特异性鉴别帕金森病与非典型性帕金森综合征:存在嗅觉减退或丧失,或头颅超声显示黑质异常高回声($>20\ mm^2$),或心脏间碘苄胍(MIBG)闪烁显像法显示心脏去交感神经支配。

3. 排除标准(不应存在下列情况) ① 存在明确的小脑性共济失调,如小脑性步态、肢体共济失调或者小脑性眼动异常(持续的凝视诱发的眼震、巨大方波跳动、超节律扫视);② 出现向下的垂直性核上性凝视麻痹,或者向下的垂直性扫视选择性减慢;③ 在发病后 5 年内,患者被诊断为高度怀疑的行为变异型额颞叶痴呆或原发性进行性失语;④ 发病 3 年后仍局限于下肢的帕金森样症状;⑤ 多巴胺受体阻滞剂或多巴胺耗竭剂治疗诱导的帕金森综合征,其剂量和时程与药物性帕金森综合征相一致;⑥ 尽管病情为中等严重程度(即根据 MDS-UPDRS,评定肌强直或运动迟缓的计分大于 2 分),但患者对高剂量(不少于 600 mg/天)左旋多巴治疗缺乏显著的治疗应答;⑦ 存在明确的皮质复合感觉丧失(如在主要感觉器官完整的情况下出现皮肤书写觉和实体辨别觉损害),以及存在明确的肢体观念运动性失用或进行性失语;⑧ 分子神经影像学检查突触前多巴胺能系统功能正常;⑨ 存在明确可导致帕金森综合征或疑似与患者症状相关的其他疾病,或者基于全面诊断评估,由专业医师判断其可能为其他综合征,而非帕金森病。

4. 警示征象(支持判断其他疾病) ① 发病后 5 年内出现快速进展的步态障碍,以至于需要经常使用轮椅。② 运动症状或体征在发病后 5 年内或 5 年以上完全不进展,除非这种病情的稳定是与治疗相关。③ 发病后 5 年内出现球麻痹功能障碍,表现为严重的发音困难、构音障碍或吞咽困难(需进食较软的食物,或通过鼻胃管、胃造瘘进食)。④ 发病后 5 年内出现吸气性呼吸功能障碍,即在白天或夜间出现吸气性喘鸣或者频繁的吸气性叹息。⑤ 发病后 5 年内出现严重的自主神经功能障碍,包括:a 体位性低血压,即在站起后 3 min 内,收缩压下降至少 30 mmHg 或舒张压下降至少 20 mmHg,并排除脱水、药物或其他可能解释自主神经功能障碍的疾病;b 发病后 5 年内出现严重的尿潴留或尿失禁(不包括女性长期存在的低容量压力性尿失禁),且不是简单的功能性尿失禁(如不能及时如厕)。对于男性患者:尿潴留必须不是由于前列腺疾病引起的,且伴发勃起障碍。⑥ 发病后 3 年内由于平衡障碍导致反复(>1 次/年)跌倒。⑦ 发病后 10 年内出现不成比例的颈部前倾或手足挛缩。⑧ 发病后 5 年内不出现任何一种常见的非运动症状,包括嗅觉减退、睡眠障碍(睡眠维持性失眠、日间过度嗜睡、快动眼期睡眠行为障碍)、自主神经功能障碍(便秘、日间尿急、症状性体位性低血压)、精神障碍(抑郁、焦虑、幻觉)。⑨ 出现其他原因不能解释的锥体束征。⑩ 起病或病程中表现为双侧对称性的帕金森综合征症状,没有任何侧别优势,且客观体检亦未观察到明显的侧别性。

附　修订的 Hoehn 和 Yahr 分期

0 期=无症状;1 期=单侧疾病;1.5 期=单侧+躯干受累;2 期=双侧疾病,无平衡障碍;2.5 期=轻微双侧疾病,后拉试验可恢复;3 期=轻~中度双侧疾病,某种姿势不稳,独立生活;4 期=严重残疾,仍可独自行走或站立;5 期=无帮助时只能坐轮椅或卧床。

附　1996 年美国国立卫生研究院特发性震颤研究小组提出的震颤分级标准

0 级:无震颤;1 级:轻微,震颤不易察觉;2 级:中度,震颤幅度<2 cm,非致残;3 级:明显,震颤幅度在 2~4 cm,部分致残;4 级:严重,震颤幅度超过 4 cm,致残。

附　原发性震颤核心诊断标准

① 双手及前臂明显且持续的姿势性和(或)动作性震颤;② 不伴有其他神经系统体征(齿轮现象和 Froment 征除外);③ 可仅有头部震颤,但不伴有肌张力障碍。

支持诊断标准:① 病程超过 3 年;② 有阳性家族史;③ 饮酒后震颤减轻。

排除标准:① 存在引起生理亢进性震颤的因素;② 正在或近期使用过致震颤药物或处于撤药期;③ 起病前 3 个月内有神经系统外伤史;④ 有精神性(心理性)震颤的病史或临床证据。

【治疗原则及选穴处方】

经典针灸学以滋补肝肾,益气养血,熄风通络为基本治疗原则。根据诸风掉眩皆属于肝;肝主筋;肝肾同源;阳明经多气多血及督脉入络脑等理论,选取相关穴位。具体选穴原则如下:

1. 选取熄风舒筋穴位　常选风池、翳风、太冲、合谷等镇肝熄风穴位以治标,舒筋穴位阳陵泉、筋缩等。另外,督脉入络脑,可选百会、神庭、风府,通脑络,活血熄风。

2. 选取活血养血穴位　可选曲池、血海、膈俞、足三里、脾俞、三阴交等。

3. 辨证选穴　肝肾不足选肝俞、肾俞、太溪、三阴交、关元、阴谷、水泉、照海、悬钟等;气血两虚选气海、脾俞、肝俞、膈俞、足三里、血海等;痰热动风选曲池、合谷、中脘、丰隆、太冲、内庭、行间等。

● **推荐处方 1**

治法:益气养血,熄风通络。

主穴:局部——百会、风池(疏调气血,熄风通络)

　　　远端——关元、足三里、三阴交(益气养血)

　　　　　　阳陵泉(疏调经筋)

　　　　　　曲池、合谷、太冲(活血熄风)

配穴:肝肾不足加肝俞、肾俞、太溪、悬钟;气血两虚加气海、脾俞、膈俞、血海;痰热动风加中脘、丰隆、内庭、行间。

操作:关元、足三里、三阴交用补法,余穴平补平泻,常规操作。

● **推荐处方2**

治法:滋补肝肾,调神熄风。

主穴:局部——印堂、水沟、风池(调理脑神,熄风通络)

　　　远端——肝俞、膈俞、肾俞(滋补肝肾,养血活血)

　　　　　　合谷、太冲(活血熄风)

配穴:肝肾不足加太溪、三阴交、悬钟;气血两虚加气海、脾俞、足三里;痰热动风加曲池、中脘、丰隆、内庭。

操作:肝俞、膈俞、肾俞均向脊柱方向斜刺1.5寸,行捻转补法。合谷、太冲均直刺1寸,行捻转泻法。

【疗效评估方法】

1. 改良 Webster 症状评分量表　该量表共分10项,每项记0~3分,1~10分为轻度障碍,11~20分为中度障碍,21~30分为重度障碍。具体评分标准见表10-8。

疗效评定方法:疗效=(1-治疗后分数/治疗前分数)×100%。改善25%以下为无效;26%~50%为有效;51%~75%为显效;75%以上为特别显效。

表10-8　改良 Webster 症状评分量

症状	0	1	2	3
上肢运动障碍(书写)	无	做精细活动感到困难	各种活动明显困难	动作严重缓慢,不能书写及做精细活动
肌强直	无	颈肌可以出现,肢体不明显	颈部出现中度强直,药物可改善	颈肩肢体重度强直,药物不能改善
姿势	正常	头颈前倾 12 cm	头前倾大于 15 cm	头部前倾,肢体显著屈曲
上肢伴随动作	正常	一侧动作减少	一侧不摆动	双侧不摆动
步态	良好	步距轻度减少,转弯不费力	步距小,转弯费力	步距极小,转弯缓慢
震颤	无	幅度小于 2.5 cm	幅度达 9.8 cm 可控制	幅度大于 9.8 cm,影响生活自理
起坐障碍	无	轻度困难	中度,但不需帮助	需要帮助
语言	清晰	轻度嘶哑	中度嘶哑伴口吃	明显嘶哑无力
面部表情	正常	轻度刻板	中度刻板伴流涎	面具脸
生活自理能力	完全	一般事物处理,能坚持工作	动作减慢,某些生活需要照顾	基本丧失生活能力,需要照顾

2. 统一帕金森病评定量表(UPDRS)　是国际上常用的量表,见附录。

3. 帕金森病生活质量问卷-39(PDQ-39)　每个题目的答案有5个选项,这5个选项表示的是最近30天内,帕金森病患者的某项生理或心理状态发生的频率,各个题目的分值范围为0~4分:① 从不(0分);② 偶尔(1分);③ 有时(2分);④ 经常(3分);⑤ 始终是或根本无法做(4分)。

39 项问题包括:① 做一些平常自己喜欢做的休闲运动,有困难吗? ② 进行一些家务劳动时,比如烧饭、整理房间,有困难吗? ③ 提着手袋外出买东西时,有困难吗? ④ 独自行走 1000 m,有问题吗? ⑤ 独自行走 100 m,有问题吗? ⑥ 在家里随便走走,有问题吗? ⑦ 在外面随便走走,有问题吗? ⑧ 当外出时,需要他人陪同吗? ⑨ 当外出时,会害怕或担心摔倒吗? ⑩ 很想出门,但是被限制在家里无法出去,是吗? ⑪ 自己洗澡,有问题吗? ⑫ 自己穿衣,有困难吗? ⑬ 扣纽扣、系鞋带,有问题吗? ⑭ 写工整的字,有问题吗? ⑮ 自己切食物,有困难吗? ⑯ 拿着一杯饮料,而不洒出来,有困难吗? ⑰ 感到抑郁吗? ⑱ 有孤独和被隔离的感觉吗? ⑲ 有想哭的感觉吗? ⑳ 有愤怒或怨恨的感觉吗? ㉑ 有焦虑的感觉吗? ㉒ 对自己的将来担心吗? ㉓ 觉得有必要对他人隐瞒你的帕金森病病情吗? ㉔ 尽量避免在公共场合吃饭或喝饮料吗? ㉕ 因为帕金森病,觉得在公共场合很尴尬吗? ㉖ 对其他人对你的反应感到担忧吗? ㉗ 处理好与朋友之间的人际关系,有问题吗? ㉘ 当需要帮助时,缺少配偶或伴侣的支持吗? ㉙ 当需要帮助时,缺少家庭或朋友的支持吗? ㉚ 在大白天,也会不知不觉睡着吗? ㉛ 在看电视、读报纸的时候,集中注意力会有问题吗? ㉜ 觉得记忆力很差吗? ㉝ 做噩梦或有幻觉吗? ㉞ 说话有困难吗? ㉟ 感觉和他人无法进行沟通,是吗? ㊱ 有被忽视的感觉吗? ㊲ 有肌肉抽筋或抽筋所导致的疼痛吗? ㊳ 身体或关节有疼痛吗? ㊴ 有令您不舒服的热或冷的感觉吗?

4. Louis 等人的震颤幅度评分　对 6 项任务进行评分,每项指标的分值为:0 分—正常,1 分—轻度,2 分—中度,3 分—重度。病情与 6 项分值之和呈正相关。具体:① 患者主诉震颤的严重程度;② 上肢震颤程度;③ 头部、下颌部、舌体、下肢震颤程度;④ 进食、用筷、穿衣、扣纽扣情况;⑤ 端满水试验;⑥ 画圈、画直线、写字。

分级标准:① 正常。未见震颤。② 轻度。小幅度震颤(<1 cm),或肉眼可觉察的,呈周期性发作的震颤。③ 中度。中幅度震颤(1~2 cm),经常存在着明显可见的肢体抖动。④ 重度。大幅度震颤(>2 cm),强烈急速,由于不能够持笔写字或者握持一杯水时水溅出,因而不能够完成检查任务。

5. 原发性震颤生活质量问卷表　包括 30 个条目,每个条目分值为 0~4 分,0 分=从不;1 分=很少;2 分=有时;3 分=经常;4 分=总是。

30 项条目分别为:① 我的震颤影响了我的书写能力;② 我的震颤影响了我使用打字机/计算机的能力;③ 我的震颤影响了我使用电话的能力;④ 我的震颤影响了我修复小物件的能力;⑤ 我的震颤影响了我穿衣服;⑥ 我的震颤影响了我使用刷牙/用牙线清洁牙齿;⑦ 我的震颤影响了我进食;⑧ 我的震颤影响了我喝水;⑨ 我的震颤影响了我阅读/握住阅读材料的能力;⑩ 我的震颤影响了我与他人的关系;⑪ 我的震颤让我觉得消极;⑫ 我的震颤让我觉得尴尬;⑬ 我因震颤而感到沮丧;⑭ 我因震颤而感到孤独或被孤立;⑮ 我担心未来;⑯ 我很紧张或焦虑;⑰ 由于震颤,我比平常更频繁地饮酒;⑱ 由于震颤,我无法专注;⑲ 我的震颤影响了与他人交流的能力;⑳ 我的震颤影响了我与人对话的能力;㉑ 由于震颤,别人很难听懂我的话;㉒ 由于震颤,我对自己的爱好失去了兴趣;㉓ 由于震颤,我放弃了一些爱好;㉔ 由于震颤,我不得不改变或培养新的爱好;㉕ 由于震颤,我不得不换工作;㉖ 由于震颤,我只能做兼职;㉗ 我的震颤影响了我的工作/职业;㉘ 由于震颤,我不得不退休或提前退休;㉙ 为了继续工作,我需要特殊的帮助或调整;㉚ 我的震颤引发了经济问题或忧虑。

6. 1991 年第 3 届中华全国中医学会老年脑病学术研讨会上制定的《中医老年颤证诊断和疗效评

定标准（试行）》 疗效判定采用记分法，测定患者手部动作，头颈部、肢体拘挛，运动姿势，步态和上肢协调动作，头和肢体震颤等 10 项内容，按病情严重程度以估计评定治疗效果，详细内容参见有关资料。

【针灸疗效分析】

1. 针灸疗效现状　针灸治疗帕金森病主要以 Webster 减分率、UPDRS 减分率、PDQ－39 减分率、中医老年颤证功能障碍评分减分率为结局指标。目前证据显示，针灸可改善患者运动障碍、抑郁状态等症状，降低 Webster 评分和 UPDRS 评分，且安全、有效。从总体疗效看，针灸的总有效率在 75.0%～97.3%，显效率在 33.3%～50.0%，基本控制率在 0～29.7%。

针灸治疗原发性震颤主要以 Louis 等人的震颤幅度评分、Fahn-Tolosa-Marin 震颤评价量表（FT-MTRS）、QUEST 评分为结局指标。目前证据显示，针灸治疗原发性震颤，多与药物联合使用，能够明显降低震颤幅度评分，且副作用小，故安全、有效。从总体疗效看，针灸的总有效率在 84.6%～96.7%，显效率在 46.2%～76%。

2. 影响针灸疗效的因素　① 病因：帕金森综合征分为特发性和继发性、遗传变性性和多系统变性叠加综合征。特发性包括帕金森病、少年型帕金森综合征。特发性震颤麻痹好发于 50～60 岁，男性多于女性，少数人有家族史。继发性包括脑血管病、感染性、药物性、中毒性（一氧化碳、汞等）、脑外伤后遗症和甲状腺疾病、基底节肿瘤或钙化、肝豆状核变性等。一般而言，针灸对于继发性震颤者，疗效要好于特发性，但继发性也常需要针药结合，在治疗原发病的基础上发挥针灸优势。② 病程：针灸对于帕金森病本身的疗效非常有限，在改善症状上有一定疗效，对病程较长、症状较重者疗效差。针灸对于早期、病程短、轻度的震颤比晚期、病程长、重度的震颤容易收效。针灸可能延缓帕金森病的发展，因此对早期症状不严重的患者有一定的疗效。③ 临床类型：针灸对焦虑性震颤与小脑性震颤有一定疗效。由焦虑或甲状腺功能亢进引起的震颤患者，通常有交感神经活动的增强与肾上腺素分泌的增加，后者可以增加肌梭的敏感性，故针灸治疗焦虑性震颤的机制可能与其全身性的放松作用，包括交感神经张力的降低有关。因此，针灸对于上述震颤尤其是老年非特异性的手震颤，缓解症状较明显。④ 临床症状：有研究认为，针灸对震颤同时有肌张力增高的帕金森病的疗效较差，而对各种以神经肌肉麻痹或肌张力下降为主的疾患疗效较好；以肌肉发僵为主者效果较好，而震颤为主者效果较差；而且，如有效者通常在第 1 个月疗程就可以见到，经 1 个月治疗无效者则效果较差。提示针灸刺激在神经肌肉兴奋性的调整功能上，可能其兴奋作用要大于抑制作用。

3. 针灸治疗潜在的可能机制　① 提高多巴胺水平：针灸可影响残存多巴胺能神经元对多巴胺的合成、释放及代谢，并能通过促进神经营养因子的合成而减缓多巴胺能神经元的退行性改变，延缓疾病的进展，改善和缓解震颤麻痹的症状。有研究显示，电针治疗能显著提高 DA 能神经元数量及纹状体 DA 能神经纤维密度，显著降低黑质细胞凋亡率，提示电针干预可能对黑质纹状体系统多巴胺能神经元具有保护作用。有研究利用基因芯片技术对电针阳陵泉及太冲的帕金森病小鼠研究后发现，电针可以通过激活具有抑制纹状体多巴胺能神经元退变作用的 16 个基因而起到神经保护作用。② 调整抗氧化酶系统：研究认为，针灸对体内的超氧化酶歧化酶、谷胱甘肽过氧化物酶、过氧化氢酶以及脂质过氧化物丙二醛含量有调节作用，能提高抗氧化酶活性，使病理性增高的脂质过氧化反应降低至正常水平，有利于症状的改善。有研究报道，电针可通过提高 PD 大鼠中脑黑质的超氧化物歧化酶

(SOD)、谷胱甘肽过氧化酶(GSH-Px)活力和谷胱甘肽(GSH)含量,降低丙二醛(MDA)含量,增加中脑黑质酪氨酸羟化酶(TH)免疫反应阳性神经元数目,抑制 DA 能神经细胞凋亡来治疗 PD。③ 对脑功能的影响:国外有研究利用功能核磁共振(fMRI)对帕金森病患者和正常人观察发现,帕金森病患者在纹状体、丘脑、补充运动区等广泛的大脑区域内神经元反应低下,而经过针刺阳陵泉之后,包括黑质、尾状核、丘脑等处的神经元反应增强。并且针刺前后,大脑静息网络也会发生改变。有人采用脑多巴胺转运体示踪剂 11C-CFT 正电子发射断层显像(PET)技术证实,电针能够干预帕金森病动物的皮质-基底节回路中的功能运动修复。

【预后】

震颤麻痹是一种慢性进行性疾病,目前尚无根治方法。西医学认为,本病早期无需特殊治疗,可鼓励患者进行适度的活动和体育锻炼,如果疾病影响患者日常生活和工作能力则需治疗。本病以药物治疗为主,恢复纹状体(DA)与乙酰胆碱(ACH)递质的平衡,但只能改善症状,不能阻止病情的发展,需终身服药。一般多数患者在发病数年内尚能继续工作,但也有迅速发展致残者。晚期由于严重肌强直、全身僵硬,终至只能卧床。本病并不对生命构成威胁,但它导致的并发症常是死亡的直接原因,如肺炎等各种并发症。不论何种震颤,在精神紧张或情绪激动时加重,睡眠时消失。因此患者应注意精神调养,保持心情愉快。避免不良精神刺激,适当进行体育锻炼。

原发性震颤一般预后良好,少数症状严重,病变以一侧为主,可影响生活和工作,若对药物等保守治疗效果不佳者,可行丘脑损毁术或脑深部电刺激术。

三、脑性瘫痪与运动障碍性病症的现代针灸学治疗原则与选穴处方

脑性瘫痪与震颤麻痹及原发性震颤尽管发病机制完全不同,但都涉及复杂的脑功能与代谢问题。因此,现代针灸学以刺激外周神经,促进脑循环、脑代谢,反射性调节大脑皮质运动区及锥体系、锥体外系等功能,协调肌肉运动功能为治疗原则。

1. 共同的选穴方法　① 三叉神经区刺激点:通过三叉神经-脑血管系统,整体性调节脑循环、脑代谢。② 星状神经节刺激点:通过自主神经系统调节脑代谢。③ 上肢、下肢神经刺激点:如上肢的臂丛神经、桡神经、尺神经刺激点;下肢的坐骨神经、腓总神经刺激点。④ 椎旁或椎间孔神经根刺激点:上肢选颈 5～胸 1 刺激点;下肢选胸 12～腰 4 刺激点。

2. 不同的选穴方法　① 脑性瘫痪症状比较复杂,可根据具体情况参照有关章节内容选穴。另外,脑瘫患者常有肌萎缩,因此,可在相应肌腹上选择刺激点,以促进肌肉运动、保持肌容量,减轻肌肉萎缩。② 由于震颤麻痹和原发性震颤均有锥体外系症状(肢体震颤),因此,可选用迷走神经刺激点。迷走神经刺激已被用于抗癫痫治疗,因此,对肢体震颤可能具有一定的抑制作用。

● 推荐处方 1(脑性瘫痪-肌张力增高)

主穴:头面部——三叉神经区刺激点(百会、神庭、印堂)(刺激三叉神经-脑血管系统,改善脑循环)

　　　颈部——高位颈节刺激点(风池、完骨、天柱或夹脊穴)(改善脑循环)

　　　　　或星状神经节刺激点(抑制交感神经,改善脑循环)

　　　背部——颈 5～胸 1 及胸 12～腰 4 神经根刺激点(改善神经功能与代谢)

配穴:伴癫痫者,加迷走神经刺激点(抑制皮质异常放电)。

操作:背部刺激点接电针,高频 100 Hz 中强度刺激 30 min。

● **推荐处方 2(脑性瘫痪—肌张力低下)**

主穴:头面部——三叉神经区刺激点(刺激三叉神经-脑血管系统,改善脑循环)

　　　颈部——高位颈节刺激点(改善脑循环)

　　　　　　或星状神经节刺激点(抑制交感神经,改善脑循环)

　　　　　　臂丛神经刺激点(刺激臂丛神经,改善上肢功能)

　　　肢体——上肢桡神经刺激点(改善上肢感觉与运动)

　　　　　　下肢选坐骨神经、腓神经刺激点(改善下肢运动、感觉)

　　　　　　上下肢有关肌肉的肌腹上刺激点(刺激肌肉运动,改善循环与代谢,保持肌容量,减轻萎缩)

操作:肢体刺激点带电针(2 Hz),轻中度刺激 20～30 min。

● **推荐处方 3(原发性震颤)**

主穴:颈部——高位颈节刺激点(改善脑循环)

　　　　　　臂丛神经刺激点(调节神经功能与代谢,反射性调节脑功能,改善上肢症状)

　　　　　　迷走神经刺激点(中枢性调节,抑制震颤)

　　　上肢——尺神经刺激点、桡神经刺激点(改善上肢症状)

操作:提插法,以神经出现放电感为度。颈部穴位加电针,频率 2 Hz,每次 30 min。

● **推荐处方 4(震颤麻痹)**

主穴:头面部——三叉神经区刺激点(刺激三叉神经-脑血管系统,改善脑循环)

　　　颈部——高位颈节刺激点(改善脑循环)

　　　　　　或星状神经节刺激点(抑制交感神经,改善脑循环)

　　　　　　臂丛神经刺激点(刺激臂丛神经,改善上肢功能)

　　　　　　迷走神经刺激点(中枢性调节,抑制震颤)

　　　肢体——上肢桡神经刺激点(改善上肢感觉与运动)

　　　　　　下肢选坐骨神经、腓神经刺激点(改善下肢运动、感觉)

操作:颈部穴位带电针(2 Hz),轻中度刺激 20～30 min。

第三节　意识障碍性病症

一、植物状态

【概述】

植物状态(VS)是一种特殊形式的意识障碍状态,可由各种病因引起,如颅脑外伤、脑血管病、各种中毒、缺氧性脑病、中枢神经系统感染及慢性代谢性疾病等。美国的 Rosenberg 等对于本病的定义为"患者完全失去对自身及周围环境的感知,有睡眠觉醒周期,保持或部分保持下丘脑与脑干的自主功能"。

植物状态的维持时间可以是持续的、永久的或一过性的。因此临床上把植物状态区分为持续性植物状态、永久性植物状态与一过性植物状态。植物状态不超过1个月为一过性植物状态;超过1个月为持续性植物状态(PVS);永久性植物状态是指不可恢复的植物状态。一般认为,脑外伤后进入植物状态1年以上者,其可能的恢复率约为1.6%,非创伤性的脑损害导致持续性植物状态至少3个月可认为是永久性植物状态。

美国(2013年)VS人群发病率为0.2/10万~6.1/10万。荷兰(2015年)最新的流行病学研究发现,荷兰VS人群患病率为0.1/10万~0.2/10万。2015年德国确诊的持续性植物状态(PVS)有1500~5000人。另有文献报道,国外PVS的年发病率为25/10万,脑外伤引起PVS的患病率为4/100万。据统计2003年我国有"植物人"13万~15万人;2005年则上升到17万~18万人。当前,我国持续植物状态患者以每年7%的发生率在逐年上升。

持续性植物状态属中医学"神昏""昏蒙""昏不识人"的范畴,属于一种特殊类型的"神昏"。本症多由头部外伤、毒邪犯脑、外感热病重症、内伤杂病的中风及类中风等引起。初为瘀血阻络、热毒犯脑、肝风内动等实证,日久均可造成血虚精亏、脑髓失养,也可因老年虚衰先天禀赋不足直接造成脑髓空虚。以上都能引起清窍不利、昏不识人、神明失明,表现为不能理解、表达语言,认知功能丧失等。由于持续性植物状态属慢性意识障碍,能自动睁眼及有睡眠-觉醒周期,故临床辨证又与"痴呆"有某些相似之处。

【临床诊断】

① 患者对自身和周围环境失去认知,不能与他人互相交流沟通;② 对视觉、听觉、触觉或有害刺激无持续性、重复性、目的性或随意性的行为反应;③ 不能理解表达语言;④ 存在睡眠-觉醒周期;⑤ 在医疗与护理下完全保留下丘脑与脑干的自主功能;⑥ 大小便失禁;⑦ 不同程度地保留脑干反射及脊髓反射,如瞳孔对光反射、头眼反射、前庭眼反射和咳嗽反射等。

注:本标准为美国MSTF(the multi-society task force on PVS)标准。

附　中华医学会急救医学分会意识障碍研究专业组制定的标准

① 认知功能丧失,无意识活动,不能执行指令;② 保持自主呼吸和血压;③ 有睡眠-觉醒周期;④ 不能理解和表达语言;⑤ 能自动睁眼或在刺激下睁眼;⑥ 可有无目的的眼球跟踪运动;⑦ 下丘脑功能及脑干功能基本保存。

附　美国的Rosenberg等提出的标准

① 患者不能感知自身或周围环境,不能与他人相互交流、沟通;② 对视、听、触觉或有害刺激无持续性、重复性、目的性或随意性的行为反应;③ 对语言不能理解,也不能表达;④ 存有睡眠-觉醒周期;⑤ 在医疗与护理下,完全保持有下丘脑与脑干的自主功能;⑥ 大、小便失禁;⑦ 不同程度地保存有脑神经(瞳孔、眼-脑、角膜前庭-眼、呕吐)和脊髓反射。

【治疗原则及选穴处方】

经典针灸学以醒脑开窍为基本治疗原则。根据督脉总督诸阳,入络脑,心主神明;心包为心之外卫,又代心行令等理论选用穴位。具体选穴原则如下:

1. 辨经选穴　脑为元神之府,督脉入络脑,可选水沟、百会、风府、神庭等开窍醒神;心主神明,故取心经穴神门、少冲,心包经穴中冲、大陵、内关等穴开窍醒神,调理气机。

2. 局部选穴　吞咽困难者可选廉泉、哑门;二便不利可选三阴交、中极、关元、天枢等;四肢瘫痪可选手三里、臂臑、肩髃、血海、梁丘、腿部排刺等。

3. 辨证选穴　痰瘀阻窍选上星、风池、天突、中脘、丰隆、足三里、阴陵泉、血海、膈俞等;痰热壅肺选肺俞、天突、尺泽、鱼际、丰隆、中脘、曲池、少商等;风痰闭窍选风池、头维、合谷、太冲、中脘、丰隆等;气血亏虚选气海、脾俞、血海、膈俞、足三里、三阴交等;肾枯窍闭选风池、上星、肾俞、关元、悬钟、太溪、三阴交、膏肓。

● **推荐处方 1**

治法:醒脑开窍,调理气血。

主穴:局部——人中、百会、神庭(醒脑开窍)

　　　远端——曲池、手三里、足三里(调理气血)

　　　太冲(疏肝通络)

　　　十宣(活血开窍)

配穴:痰瘀阻窍加天突、中脘、丰隆、血海、膈俞;痰热壅肺加肺俞、天突、尺泽、丰隆、中脘;风痰闭窍加风池、合谷、中脘、丰隆;气血亏虚加气海、脾俞、血海、膈俞、三阴交;肾枯窍闭加肾俞、关元、悬钟、太溪、膏肓。吞咽不利加廉泉。

操作:水沟穴强刺激,采用雀啄刺法。百会、神庭针刺后,连接电针仪,连续波。十宣穴点刺放血。廉泉、哑门针后不留针,得气拔针。余穴常规操作。

● **推荐处方 2**

治法:调神开窍。

主穴:局部——风府、哑门、水沟(醒脑开窍)

　　　远端——内关、劳宫、神门(调心神,开心窍)

　　　涌泉、三阴交(激发肾气)

　　　头针——额中线、顶中线(疏通脑络)

操作:风府、哑门对准口部与耳垂水平进针,勿提插,微捻转;水沟向鼻中隔方向刺入 0.5 寸左右,采用雀啄刺法。其余腧穴均按常规操作。内关、三阴交针刺后,接电针仪,用疏密波中强度刺激,每日 1 次,每次 30 min。额中线采用齐刺法,即从神庭穴自上而下进针,第 2、3 针则分别从神庭穴旁 5 分处进针,针尖稍向正中线透刺 1 寸;顶中线由前向后沿头皮呈 30°角快速刺入至帽状腱膜下层深 1 寸左右,以 120 次/min 的频率捻转 1 min,接电针仪,用连续波,刺激量由弱逐渐加强,以局部可见肌肉轻微抽动为度,通电 30 min 后,留针 6~8 h。

【疗效评估方法】

目前国际通用的标准化的昏迷恢复量表修订版(coma recovery scale-revised,CRS - R)在意识障碍研究中被作为评定意识状态的国际标准使用,但国内仍主要使用 GCS、GOS 等方法评定。疗效评估时应综合国内外意识障碍评定量表,根据患者所处疾病阶段采用相应的评定量表。急性期多采用 GCS 和 FOUR,恢复期多采用 CRS - R 和我国持续性植物状态评定量表,预后评估多采用 GOS。

1. 格拉斯哥昏迷评分量表(GCS)(表 10 - 9)　包括睁眼反应、语言反应、运动反应 3 个项目。

表 10 - 9　格拉斯哥昏迷评分量表

项目	状态(分数)
睁眼反应	① 自发性的睁眼反应(4 分);② 声音刺激有睁眼反应(3 分);③ 疼痛刺激有睁眼反应(2 分);④ 任何刺激均无睁眼反应(1 分)
语言反应	① 对人物、时间、地点等定向问题清楚(5 分);② 对话混淆不清、不能准确回答有关人物、时间、地点等问题(4 分);③ 言语不流利,但字意可辨(3 分);④ 言语模糊不清,字意难辨;⑤ 任何刺激均无言语反应(1 分)
运动反应	① 可按吩咐动作(6 分);② 能确定疼痛定位(5 分);③ 对疼痛刺激有肢体躲避反应(4 分);④ 疼痛刺激时肢体过屈(去皮质强直)(3 分);⑤ 疼痛刺激时肢体过伸(去脑强直)(2 分);⑥ 疼痛刺激时无反应(1 分)

注:GCS 量表总分范围 3~15 分;15 分表示正常;12~14 分为轻度意识障碍;9~11 分为中度意识障碍;7~8 分为浅昏迷;5~6 分为中昏迷;3~4 分者为深昏迷。

2. Glasgow-Pittsburgh 昏迷评分(GCS - P)(表 10 - 10)　在 GCS 的基础上,增添 4 项评价内容:① 瞳孔对光反应;② 脑干反射;③ 抽搐;④ 自发性呼吸。

表 10 - 10　Glasgow-Pittsburgh 昏迷评分

项目	内容(评分)
睁眼	① 自己睁眼(4 分);② 大声提问时睁眼(3 分);③ 捏患者时睁眼(2 分);④ 捏患者时不睁眼(1 分)
语言反应	① 能正确会话,有定向力(5 分);② 言语错乱,定向障碍(4 分);③ 语言能被理解,但无意义(不适当用语)(3 分);④ 能发声,但不能被理解(2 分);⑤ 不发声(1 分)
运动反应	① 可以执行简单指令(6 分);② 捏痛时能拨开医师的手(5 分);③ 捏痛时能抽出被捏的肢体(逃避)(4 分);④ 捏痛时呈去皮质强直(屈曲)(3 分);⑤ 捏痛时呈去大脑强直(直伸)(2 分);⑥ 毫无反应(1 分)
瞳孔对光反应	正常(5 分);迟钝(4 分);两侧反应不同(3 分);大小不等(2 分);无反应(1 分)
脑干反射	全部存在(5 分);睫毛反射消失(4 分);角膜反射消失(3 分);眼脑及眼前庭反射消失(2 分);上述反射均消失(1 分)
抽搐	无抽搐(5 分);局限性抽搐(4 分);阵发性大发作(3 分);连续大发作(2 分);松弛状态(1 分)
自发性呼吸	正常(5 分);周期性(4 分);中枢过度换气(3 分);不规则/低呼吸(2 分);无呼吸(1 分)

注:最大得分 35 分,预后最好。最小得分 7 分,预后最差。

3. 格拉斯哥结局评分(GOS)　见表 10 - 11。

表 10 - 11　格拉斯哥结局评分

分级		描　述
1	死亡	
2	植物状态	无意识,有心跳和呼吸,偶有睁眼、吸吮、打哈欠等局部运动反应
3	严重残疾	有意识,但认知、言语和躯体运动有严重残疾,24 h均需他人照料
4	中度残疾	有认知、行为、性格障碍;有轻度偏瘫、共济失调、言语困难等残疾,在日常生活、家庭与社会活动中尚能勉强独立
5	恢复良好	能重新进入正常社交生活,并能恢复工作,但可有各种轻后遗症

4. 昏迷恢复量表修订版(coma recovery scale-revised,CRS - R)　见表 10 - 12。

表 10 - 12　昏迷恢复量表(CRS - R)

项目	评分标准(积分)
听觉	① 对指令有稳定的反应(4分);② 可重复执行指令(3分);③ 声源定位(2分);④ 对声音有眨眼反应(惊吓反应)(1分);⑤ 无(0分)
视觉	① 识别物体(5分);② 物体定位:够向物体(4分);③ 眼球追踪性移动(3分);④ 视觉对象定位(>2秒)(2分);⑤ 对威胁有眨眼反应(惊吓反应)(1分)
运动	① 会使用物体(脱离最小意识状态)(6分);② 自主性运动反应(5分);③ 能摆弄物体(4分);④ 对伤害性刺激定位(3分);⑤ 回撤屈曲(2分);⑥ 异常姿势(1分);⑦ 无(0分)
言语	① 表达可理解(3分);② 发声、发声动作(2分);③ 反射性发声动作(1分);④ 无(0分)
交流	① 功能性(准确的)脱离最小意识状态(2分);② 非功能性(意向性的)脱离最小意识状态(1分);③ 无植物状态(0分)
唤醒度	① 能注意(3分);② 能睁眼(2分);③ 刺痛下睁眼(1分);④ 无(0分)
总分	

5. 无反应状态整体分级量表(FOUR)　见表 10 - 13。

表 10 - 13　无反应状态整体分级量表(FOUR)

分值/评定日期	评定标准(分值)	第1次	第2次	第3次
睁眼反应	① 眼球追踪/遵嘱眨眼(4分);② 睁眼无追踪(3分);③ 闭眼但大声刺激睁眼(2分);④ 闭眼但疼痛刺激睁眼(1分);⑤ 疼痛刺激不睁眼(0分)			
运动反应	① 遵嘱竖拇指/握拳/做"V"形手势(4分);② 疼痛定位(3分);③ 疼痛致肢体屈曲反应(2分);④ 疼痛致肢体过伸姿势(1分);⑤ 无运动反应或肌阵挛癫痫(0分)			
脑干反射	① 瞳孔及角膜反射存在(4分);② 一侧瞳孔散大固定(3分);③ 瞳孔或角膜反射消失(2分);④ 瞳孔及角膜反射消失(1分);⑤ 瞳孔,角膜,咳嗽反射消失(0分)			
呼吸	① 无插管,规则呼吸(4分);② 无插管,潮式(陈施式)呼吸(3分);③ 无插管,不规则呼吸(2分);④ 呼吸机支持,自主呼吸频率大于呼吸机频率(1分);⑤ 呼吸机通气,呼吸频率等于呼吸机频率或窒息(0分)			
总分				
测试者				

6. 中国持续性植物状态量表　见表 10 - 14。

表 10 - 14　持续性植物状态量表

评分	肢体运动	眼球运动	听觉功能	进　食	情　感	备　注
0	无	无	无	无	无	
1	刺激可有屈伸反应	眼前飞物,有警觉或有追踪	对声音刺激能睁眼	能吞咽	时有兴奋表现(血压、呼吸、心率增快)	
2	刺激可定位躲避	眼球持续追踪	对声音刺激能定位,偶尔能执行简单指令	能咀嚼,可执行简单指令	对情感语言(亲人),出现流泪、兴奋、痛苦等表现	出现其中一项即为微小意识状态(MCS)
3	可简单摆弄物件	固定注视物体或伸手欲拿	可重复执行简单指令	能进普食	对情感语言(亲人)有较复杂的反应	
4	有随意运动,能完成较复杂的自主运动	对列举物体能够辨认	可完成较复杂指令	自主进食	正常情感反应	

说明:1. 植物状态(0~1 数值行内),疗效:评分提高≤1 分为无效;≥2 分为好转;≥4 分为显效。

2. 初步脱离植物状态(2 分数值行内任何一项):微小意识状态(MCS)。

3. 脱离微小意识状态(3~4 分数值行内)。

7. PVS 量表(我国意识障碍专业组制定)　见表 10 - 15。

表 10 - 15　PVS 量表

反应	评分	反应	评分	反应	评分
肢体运动		进食		情感反应	
无	0	胃管营养	0	无	0
刺激后运动	1	能吞咽液体	1	偶流泪	1
无目的随意活动	2	能吞咽稠食	2	能哭笑	2
有目的随意活动	3	能咀嚼	3	正常情感反应	3
眼球运动		执行指令		言语	
无	0	无	0	无	0
不持续眼球跟踪	1	微弱动作	1	能哼哼	1
持续眼球跟踪	2	偶尔能执行简单指令	2	能说单词	2
有意注视	3	能执行各种指令	3	能说整句	3

PVS 的疗效标准(意识恢复标准):① 基本痊愈(意识恢复),≥12 分;② 明显好转,提高 4 分~6 分,但仍<12 分或 CVS→TVS 或脱离 VS;③ 好转,提高 1 分~3 分但仍<12 分或 CVS→IVS 或 IVS→TVS;④ 未好转,评分无变化。

【针灸疗效分析】

1. 针灸疗效现状　目前关于针灸治疗植物状态的大规模、高质量的随机对照试验较少,多数为病例观察报道。临床证据显示,针灸在植物状态治疗上有一定疗效,但也存在一定的局限性。所以,临床上多为综合治疗才能更好地提高 VS 患者的苏醒率,并最大限度地促进其功能的恢复。

据一项质量较高的临床研究显示,针灸配合西医常规治疗,3 个疗程后神志恢复率为 90.0%,治愈率 5.0%,6 个疗程后神志恢复率为 95.5%,治愈率为 95.5%。但总体上缺乏高质量的临床证据。

2. 影响针灸疗效的因素　① 病因和病情:对于外伤引起的暂时植物状态,针刺可提高脑干网状结构系统的兴奋性,解除大脑皮质的抑制状态,促进患者的意识恢复,效果较好。非外伤性植物状态患者大都不可能恢复,针刺作用点仅在于改善部分机体功能及治疗并发症,如变性及代谢性疾病所致的 PVS 者。病灶范围越广,脑组织损害愈严重,针灸效果愈差。② 年龄:植物状态患者恢复意识的可能性随年龄的增长而逐渐减少,年轻患者脑血供相对较好,脑组织修复能力强,疗效优于老年患者。③ 治疗时机:一般认为,外伤性植物状态的苏醒期为 1 年,非外伤性为 3 个月,因此,针灸治疗开始时间越早,有效率越高。针灸能使病损区残存的细胞原有潜在的功能充分调动起来,最大限度发挥其作用,如果早期没有得到针灸治疗及积极语言训练,病损区神经细胞潜力不能很好调用,由脑功能再建来实现语言能力的恢复,其时间可能缓慢且程度有限。

3. 针灸治疗潜在的可能机制　① 兴奋脑干网状结构:针灸对植物状态患者的神经刺激,目的是通过对脑干网状结构的兴奋刺激,激活上行网状系统,再达到大脑皮质,以唤醒皮质功能,即所谓"唤醒反应",有助于解除大脑皮质的抑制状态。因此,针灸治疗在促醒植物状态中有相当重要的作用。② 对大脑皮质的广泛刺激:针刺通过对周围神经刺激,如双侧腓神经或正中神经,在正常人有激活脑电的效果,使 α 频域的波幅增大,提示可能对植物状态患者有促使大脑皮质广泛觉醒的潜能。③ 调动残存细胞的潜能:针灸能使病损区残存的神经细胞原有的潜在的功能充分调动起来,最大限度发挥其作用,不仅可提高脑干网状觉醒系统的兴奋性,解除大脑皮质的抑制状态,促进患者的意识恢复,而且可保持全身关节、肌肉的必要运动和肌肉、神经的兴奋功能,并尽最大可能保障全身重要器官的生理功能,为复苏后机体功能的康复打下良好的基础。④ 改善大脑的循环:PVS 患者的神经细胞发生脑代谢紊乱、缺血缺氧、自由基增多等病理生理改变,针刺可清除氧自由基,改善缺血缺氧状态,保护脑神经细胞,可避免脑细胞进一步受到损害。⑤ 改善吞咽功能:昏迷患者的咳嗽反射消失,吞咽反射变浅或消失,呼吸道的分泌物难以有效排除,易导致呼吸道梗阻和吸入性肺炎,针刺局部穴位可促进患者椎基底动脉供血,促进皮质延髓束的功能恢复,改善吞咽功能。⑥ 提高免疫:植物状态患者抵抗力低下,易引起肺部、尿道感染,针灸可调节患者免疫系统,提高免疫力,改善整体功能状态。

【预后】

本病的预后与年龄、病因和病程等有密切关系。恢复意识的可能性随年龄的增长而逐渐减少。年龄是影响存活的主要因素之一,植物状态的婴儿、儿童和老年人的寿命要比青年、中年人短,其与PVS 的病因和并发症的关系有待进一步阐明。PVS 的预后与病因有显著相关性。外伤性 PVS 意识恢复的情况远优于非外伤性。至于变性、代谢性疾病和先天畸形一旦发展为 PVS 是完全不可能恢复的。成人及儿童外伤性损伤 12 个月后的 PVS 均为永久性植物状态,而非外伤性的成人及儿童 PVS 3个月后即为永久性的。永久性植物状态基本上是不可逆的,只有极个别例外,而且即使意识恢复,也大都遗留轻度或重度残疾。

二、癫痫

【概述】

癫痫(EP)是不同病因引起的一组脑功能障碍性疾病和综合征,以脑部神经元异常过度放电所致的突发的和短暂的中枢神经系统功能失常为特征,常常呈反复发作,而脑缺氧、低血糖、脑血管病等与诱发脑神经元异常放电密切相关。流行病学调查显示,活动性癫痫的平均患病率为 7.2‰;我国的年发病率约为 35/10 万人口,累计患病率为 3.5‰~4.8‰。癫痫是神经系统疾病中患病率仅次于脑卒中的第 2 位常见疾病。WHO 与我国合作的最新流行病学调研(2001)显示,我国的癫痫终身患病率为 7‰,约有 900 万人罹患癫痫,每年有 65 万~70 万人为新发病患者。约 75% 的患者应用一线抗癫痫药可控制临床发作,约 25% 为药物难治性癫痫,我国难治性癫痫患者超过 150 万。因脑病变及放电起源部位不同,癫痫发作可有运动、感觉、意识、精神、行为及自主神经功能异常等多种临床表现,或兼而有之。过度放电是各种癫痫发作临床表现的基础,反复发作是其固有的特征,无过度放电表现均属非癫痫性。癫痫大体上分为特发性、症状性和隐源性 3 类。特发性无明显病因,可疑遗传倾向,常在某特殊年龄起病,有特征性临床及脑电图表现,诊断标准较明确。症状性癫痫是各种中枢神经系统明确的或可能的病变影响结构或功能所致,如染色体异常、局灶性或弥漫性脑疾病及某些系统性疾病等。隐源性癫痫较多见,临床表现为症状性癫痫但是未找到明确的病因,可在特殊年龄起病但是无特定的临床和脑电图表现。

中医学称本病为"痫病""痫证",俗称"羊痫疯",认为多与先天因素、精神因素、脑部外伤及六淫之邪、饮食失调等有关。母孕受惊或高热、服药不慎,或胎儿头部受损;情志刺激,肝郁不舒,肝、脾、肾等脏气机失调,骤然阳升风动,痰气上壅。上述因素可导致机体气机逆乱,痰浊壅阻经络,扰乱清窍神明,神失所司,脉络失和,产生痫证。

【临床诊断】

1. 临床表现 癫痫临床表现多样,但都有共同特点:① 发作性。即症状突然发生,持续一段时间后迅速恢复,间歇期正常。② 短暂性。即发作持续时间非常短,通常为数秒钟或数分钟,除癫痫持续状态外,很少超过半小时。③ 重复性。即第 1 次发作后,经过不同间隔时间会有第 2 次或更多次的发作。④ 刻板性。指每次发作的临床表现几乎一致。脑电图检查可见尖波、棘波、尖-慢波或棘-慢波等。癫痫的分型非常复杂,以下仅概要介绍癫痫发作的常见类型。

(1) 部分性发作 指源于大脑半球局部神经元的异常放电,包括单纯部分性、复杂部分性、部分性继发全面性发作三类。单纯部分性发作时程短,一般不超过 1 min,发作起始与结束均较突然,无意识障碍,包括部分运动性、部分感觉性、自主神经性和精神性发作。后两者放电从局部扩展到双侧脑部,出现意识障碍。

(2) 全面性发作 发作起源于双侧脑部,多在发作初期就有意识丧失。主要有:① 全面强直-阵挛发作。意识丧失、双侧强直后出现阵挛。② 强直性发作。表现为全身骨骼肌强直性收缩,常伴面色苍白,可在发作时处于站立位突然摔倒,发作持续数秒至数十秒,典型发作期 EEG 为暴发性多棘波。③ 阵挛性发作。多见于婴幼儿,特征为重复阵挛性抽动伴意识障碍,之前无强直期。④ 失神发作。突然短暂的(5~10 s)意识丧失和正在进行动作的中断,双眼茫然凝视。⑤ 肌阵挛发作。快速、短暂、触电样肌肉收缩,可遍及全身,也可局限于某个肌群或肢体。典型发作期 EEG 为多棘-慢波。⑥ 失张力发作。是姿势性张力丧失所致。部分或全身肌肉张力突然下降导致点头、张口、肢体下垂(持物坠落)、跌倒,持续数秒至 1 min,发作后立即清醒和站起。EEG 为多棘慢波或低电位活动。

2. 实验室检查 常规脑电图痫性波出现率仅为 30%~40%,不足以作为临床诊断依据。采用动态脑电图(AEEG)、录像脑电图(VEEG)、神经影像学检查包括 CT、MRI、PET 和脑磁图(MEG)等有助于痫性发作及癫痫综合征进行分类和诊断。

【治疗原则及选穴处方】

经典针灸学以醒神开窍、豁痰熄风为基本治疗原则。本着"急则治其标,缓则治其本"的原则,发作时以选择醒神熄风穴位为主,根据诸风掉眩皆属于肝;脑为元神之府;督脉为病,脊强反折;心主神明等理论选取相关穴位,再配合辨证选穴。具体选穴原则如下:

1. 在急性发作时 首选醒神开窍、熄风止痉等穴位,可选督脉的水沟、素髎、上星、神庭、风府,心经通里、灵道,心包经内关、大陵等,以及十二井穴,调神开窍。另可选合谷、太冲、阳陵泉熄风止痉。

2. 选择部分治疗癫痫的效穴 如筋会阳陵泉,筋缩以舒筋通络,熄风止搐;督脉大椎、长强,任脉鸠尾可调理任督,协调阴阳。

3. 辨证配穴 痰火扰神选曲池、商阳、中脘、丰隆、阴陵泉、神门、内庭等;血虚风动选风池、肝俞、脾俞、膈俞、血海、三阴交、足三里等;风痰闭窍选天突、合谷、太冲、内关、丰隆、阴陵泉、中脘等;瘀阻脑络选阿是穴、百会、头维、风池、膈俞、血海、内关、太冲等;心脾两虚选心俞、脾俞、三阴交、足三里、太白、公孙等;肝肾阴虚选肝俞、肾俞、三阴交、太溪、照海、水泉等。

- **推荐处方 1(发作期)**

治法:醒神开窍。

主穴:局部——水沟、百会(醒神开窍)

　　　远端——后溪(通督止抽)

　　　　　　涌泉(激发肾气,以助醒脑)

操作:水沟用雀啄手法,以患者神志苏醒或有反应为度。

- **推荐处方 2(间歇期)**

治法:豁痰开窍,熄风止痫。

主穴:局部——水沟或印堂(调理脑神)

　　　远端——长强、鸠尾(交通任督,调整阴阳)

　　　　　　阳陵泉、筋缩(舒缓筋肉、解痉止搐)

　　　　　　丰隆(和胃降浊、清热化痰)

配穴:痰火扰神加行间、内关、合谷;风痰闭窍加本神、风池、太冲;血瘀阻络加百会、太阳、膈俞;血虚风动加血海、三阴交;心脾两虚加心俞、脾俞;肝肾阴虚加肝俞、肾俞、太溪;病在夜间发作加照海,白昼发作加申脉;眩晕加合谷、百会。

操作:水沟向鼻中隔刺,用雀啄泻法。其他腧穴常规操作。

- **推荐处方 3(间歇期)**

治法:调神疏肝,化痰熄风。

主穴:局部——印堂(调理脑神)

　　　远端——鸠尾(调理阴阳)

　　　　　　间使、大陵(调心神,理气血)

　　　　　　太冲(平熄肝风)

　　　　　　丰隆、阴陵泉(豁痰化浊)

配穴:痰火扰神加曲池、神门、内庭;风痰闭阻加合谷、水分、风池;心脾两虚加心俞、脾俞、足三里;肝肾阴虚加肝俞、肾俞、太溪;瘀阻脑络加膈俞、内关。

操作:诸穴常规操作。

【疗效评估方法】

1. 癫痫发作次数　对癫痫的治疗效果以其确定时间内发作次数多少的变化为主要评估指标。

2. 癫痫患者生活质量评定量表-31(QOLIE-31)　共 33 项条目,其中第一项和最后一项是患者的生活质量和健康状况的整体感觉,采用 0~10 及 0~100 进行评估。其余 31 项条目,均按程度分级给予相应分值。

指导语:为了从整体上了解您的身体状况,我们想对您的健康和日常活动进行调查。请根据您的实际情况回答每一个问题,并在数字(1,2,3…)上打"√"选择合适的答案。如果您不能确定怎么回答问题,没关系,请打"√"选择您认为最好的答案并在空白处写出你选择这个答案时的想法。

① 总的来说,您认为您的生活质量怎样? 请在 10(最好的生活质量)到 0(最差的生活质量)之间打"√"选择一个数字。

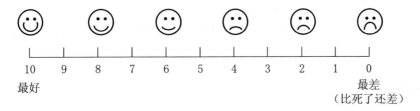

以下问题是有关上个月您的感受及您的情况,请指出最接近您感觉的答案。

②~⑬条目均设置 6 个分级答案供选择并赋予分值:总是(1 分)、绝大多数时候(2 分)、经常(3 分)、有时候(4 分)、偶尔(5 分)、从不(6 分)。

② 您感到充满活力吗? ③ 您是一个紧张不安的人吗? ④ 您感到心情不好,无论什么事您都高兴不起来吗? ⑤ 您感到心境平和吗? ⑥ 您的精力充沛吗? ⑦ 您感到特别沮丧吗? ⑧ 您感到精疲力竭吗? ⑨ 您是一个快乐的人吗? ⑩ 您感到累吗? ⑪ 您担心疾病再次发作吗? ⑫ 您在思考解决问题方面(如制订计划、做决定、学习新东西)有困难吗? ⑬ 您的健康状况限制了您的社会活动(如探亲访友)吗? ⑭ 上个月内您的生活质量怎样? 即您近况如何? 1=非常好,再好不过了;2=相当好;3=不好也不坏;4=相当差;5=非常差,没有更差的了的。

以下 2 个问题是有关记忆的:⑮ 上个月内您的记忆有困难吗? ⑯ 您难以记住别人对您讲过的事情吗? 该 2 个条目的备选答案分别为:1=是的,有很多;2=是的,偶尔;3=很少;4=不,根本没有。

以下 2 个问题是有关您可能有的注意力方面:⑰ 您在阅读时难以集中注意力吗? ⑱ 您难以集中注意力一次做好一件事情吗? 该 2 个条目的备选答案分别为:1=总是、2=大部分时候、3=经常、4=有时候、5=偶尔、6=从不。选择一个答案表示在上个月内您多少次难以集中注意力,或这些困难多少次干扰您的正常工作和生活。

以下 2 个问题是有关您在某些活动方面可能会遇到的麻烦。该 2 个条目的备选答案分别为:1=特别多、2=很多、3=有一些、4=很少、5=根本没有。选择一个数字,表示在上个月内您的疾病或抗癫痫药物在以下期间里引起的麻烦程度：⑲ 业余时间（如业余爱好、外出）会遇到的麻烦；⑳ 开车、骑单车或摩托车驾驶期间会遇到的麻烦。

以下几个问题是有关您对癫痫发作的感觉。选择一个数字表示您的担忧程度：㉑ 您害怕下个月里癫痫发作吗(1＝非常害怕、2＝很害怕、3＝有些害怕、4＝一点都不怕)？ ㉒ 您担心自己在癫痫发作的时候受伤吗(1＝很担心、2＝有些担心、3＝一点不担心)？ ㉓ 您担心下个月里疾病发作导致难堪和其他社交问题吗？ ㉔ 您担心长时间服药可能对您造成损害吗？㉓～㉔ 2 个条目分别选择 1＝非常担心、2＝很担心、3＝有些担心、4＝一点不担心。

对于以下几个方面，请在 1＝毫不烦扰、2＝很少烦扰、3＝有时烦扰、4＝很多烦扰、5＝极度烦扰之间选择一个数字，表示它们对您造成的烦扰程度：㉕ 癫痫发作；㉖ 记忆困难；㉗ 工作受限；㉘ 社交受限；㉙ 抗癫痫药物对身体的副作用；㉚ 抗癫痫药物对心理的副作用。

以下 2 方面对您的癫痫发作有影响吗？请您从 1＝很有影响、2＝有些影响、3＝毫无影响中选择一个数字，表示它们对您的癫痫发作的影响：㉛ 家庭摩擦；㉜ 饮食。

㉝ 您感觉健康状况如何？100 表示极好的健康状态，0 表示极差的健康状态。请在 100(极好)到 0(极差)数值上打勾"√"，选择一个数字表示您对健康的感觉，在回答此问题时请将癫痫病考虑进去。

如果你有其他想法和建议请写下来：_____。

3. 脑电图　治疗前及疗程结束后分别检查脑电图，分重度异常、中度异常、轻度异常、边缘脑电图和正常脑电图，评价治疗前后脑电图变化。

【针灸疗效分析】

1. 针灸疗效现状　针灸治疗癫痫主要以其发作频率的变化为主要结局指标。目前证据显示，针灸可降低癫痫的发作频率等，有一定的疗效。

一项 Meta 分析显示，针刺或联合其他常规药物疗法治疗癫痫的临床总有效率优于常规药物疗法，差异有统计学意义。结论是临床上针刺治疗癫痫具有一定的优越性，但设计严谨、方法科学的高质量文献太少，其可靠性偏低，因此，上述结果仍需要进一步验证。一项 RCT 对比观察了针药结合与单纯药物(口服丙戊酸钠)治疗对癫痫的疗效及内分泌功能的影响。结果显示，两种疗法在总有效率和癫痫评分上未见显著差异，血浆总皮质醇(CORT)、雌二醇(E2)、孕酮(P)、垂体泌乳素(PRL)水平较治疗前均有明显变化，但针药结合组 CORT 水平与单纯药物组相比有显著差异，提示针刺可改善癫痫患者的内分泌状况。总体上仍缺乏高质量的临床证据。

2. 影响针灸疗效的因素　① 年龄和病程：儿童癫痫起病愈早，针灸疗效愈差，起病较晚者针灸疗效较好。1 岁前起病者发作很难控制，针灸疗效亦差。早期治疗效果好，有资料显示发病 5 年后治疗者针灸疗效较差。② 脑电图特点：脑电图正常或近于正常针灸疗效好；异常脑电图，尖慢波或局限性棘波针灸疗效差。脑电图异常位于顶、枕和中央区针灸疗效较好，颞、额区疗效较差，儿童中央区棘波预后疗效较好。③ 癫痫的类型：特发性癫痫较症状性癫痫针灸疗效好。典型失神发作在各型癫痫中针灸疗效最好。外伤性癫痫较器质性脑损伤或有神经系统体征的大发作针灸疗效好。病程较长、发作频繁、伴精神症状者针灸疗效差。

3. 针灸治疗潜在的可能机制　目前认为，癫痫的产生可能是由于抑制性氨基酸递质如 γ-氨基丁酸(GABA)介导的抑制作用减弱,从而引起兴奋性神经元异常高水平突触传递所致。针刺止痫作用的机制可能与抑制性递质或兴奋性递质的变化相关。有研究发现,针刺患者的人中穴,终止了癫痫发作的出现,脑电亦恢复正常;并显示出脑内局部葡萄糖代谢增加或产生一种内源性脑电信号,而这种内源性的脑电信号可能作为干预癫痫发作的一个"扰动",进而消除癫痫发作。针刺腧穴产生一种刺激冲动,经脊髓后角上传丘脑及大脑皮质,在皮质中产生一种强烈而持久的良性兴奋灶,使相应病灶的脑神经元放电被削弱,乃至解除,大脑血液循环改善。

【预后】

国内有学者对癫痫的预后进行了全面的总结,认为有癫痫家族史可增加癫痫发病的概率,尤其是特发性癫痫复发的风险。有家族史的热性惊厥患儿,子代各类癫痫发生率明显较高。头皮脑电图(EEG)可作为癫痫,尤其是特发性癫痫复发的重要预测因素。EEG 正常或近于正常提示预后良好;异常 EEG,双侧同步放电预后较好;一侧半球异常、局限性异常或弥漫性异常预后较差;尖慢波或局限性棘波预后差。EEG 异常位于顶、枕和中央区预后较好,颞、额区预后较差,儿童中央区棘波预后较好。66%的患者临床好转与 EEG 改变一致,30%的患者临床好转优于 EEG,4%的患者 EEG 好转优于临床,EEG 异常患者临床可发作停止,但不意味预后良好。癫痫发作的类型关系着预后,特发性癫痫自行缓解率较高,较症状性癫痫预后好,症状性癫痫患者发病较早、病程较长、发作频繁、发作类型多样、伴精神症状及 EEG 长期明显异常的患者预后较差。绝大部分症状性或隐源性癫痫患者需药物治疗,部分患者需终身服药。典型失神发作在各型癫痫中预后最好,儿童期失神癫痫药物治疗 2 年可望停止发作,青年期失神癫痫易发展为全面性发作,需更长时间的治疗。外伤性癫痫预后相对较好;器质性脑损伤或有神经系统体征的大发作预后差;病程较长、发作频繁、伴精神症状者预后差;肌阵挛性癫痫伴脑部病变常难以控制;全面强直-阵挛发作(GTCS)无定位先兆、EEG 正常或改变轻微者预后较好,大多数病例发作可完全或基本控制。局灶性发作较典型失神发作和 GTCS 预后差,非典型小发作预后差,常合并大发作及严重精神发育迟滞;精神运动性发作预后更差,有颞叶痫性病灶者仅20%可被控制。婴儿痉挛症预后最差,伴精神发育迟滞者死亡率高。几种类型混合性发作预后不佳,颞叶发作合并大发作尤差。脑病变、起病年龄、治疗时间也关系着预后,脑器质性病变如脑肿瘤、脑穿通畸形、脑萎缩等伴癫痫预后差;儿童癫痫起病愈早,预后愈差,1 岁前起病者发作很难控制,预后亦差;起病较晚者预后较好。早期治疗预后好,发病 5 年后治疗者预后不良,单一药物常规剂量能控制发作者预后好。

目前西医认为,新诊断为癫痫的患者首选单药治疗,自小剂量开始,逐渐增加剂量至较低维持剂量;如果发作未能得到控制,则逐步增加至较高维持剂量(必要时检测血药浓度)。60%～70%的癫痫发作能够得到完全控制,对于发作仍未得到控制者,可更换使用第 2 种一线治疗药物。换药时,先在原治疗药物基础上加用新的药物,再逐步撤除原药物,或选择联合用药。癫痫治疗也需要根据不同的发作类型选择不同的抗癫痫药物。但无论是何种类型的癫痫发作,均首选丙戊酸。特发性全面性癫痫的一线治疗药物是丙戊酸,其中全面强直阵挛发作的一线治疗药物除丙戊酸以外,还有托吡酯和拉莫三嗪;当丙戊酸治疗失败后,全面强直阵挛发作首选拉莫三嗪治疗,其一线治疗药物有拉莫三嗪、托吡酯和左乙拉西坦。失神发作的首选治疗药物与一线治疗药物均为拉莫三嗪。肌阵挛发作无首选治疗药物,一线治疗药物是左乙拉西坦。症状性局灶性癫痫的一线治疗药物是卡马西平、奥卡西平、拉莫三嗪、托吡酯和左乙拉西坦,卡马西平、奥卡西平与拉莫三嗪也是其他药物治疗失败后的首选药物,而拉莫三嗪是卡马西平或奥卡西平治疗失败后的首选药物。无论何种类型癫痫药,长期应用均存在肝肾损害及副作用。对于难治性癫痫可以采用手术治疗,常用的手术方法包括颞叶切除术、脑皮质切除术、胼胝体切开术、多处软脑膜下横切术、脑立体定向手术、慢性小脑刺激术等。但手术创伤大且术后会遗留脑损伤及认知障碍等。因此,针灸对于癫痫的治疗可作为一种无创、安全、绿色的疗法,有一定的应用价值,多配合药物治疗同时应用。

三、晕厥

【概述】

晕厥是指各种原因导致的突然发生的短暂的意识丧失状态伴肌张力突然丧失而倒地,随即又自行恢复的一组临床表现。2018 年国内发布的《晕厥诊断与治疗中国专家共识》,将晕厥定义为一过性全脑血液低灌注导致的短暂意识丧失(T - LOC),特点为发生迅速、一过性、自限性并能够完全恢复。发作时因肌张力下降、不能维持正常体位而跌倒。典型的晕厥发作时间短暂,意识丧失很少超过30 s。部分晕厥发作之前出现头晕、耳鸣、出汗、视力模糊、黑蒙、面色苍白、全身不适、乏力等前驱症状,此期称为前驱期。发作之后出现疲乏无力、恶心、呕吐、嗜睡,甚至大小便失禁等症状,称为恢复期。因此,晕厥的整个过程可能持续数分钟或更长。晕厥通常不会产生逆行性遗忘,且定向力和正确行为常迅速恢复。晕厥应与癫痫发作、睡眠障碍、意外事故、精神疾病等能够引起意识丧失的疾病相鉴别。

晕厥的人群患病率很高,美国犹他州流行病学调查发现,每年因晕厥就诊的居民为 9.5‰,其中1/10 的患者收住院诊治,而大多数患者可能未就诊,总体估计,普通人群中约有一半人一生中发生过 1次晕厥。2012 年 Ruwald 等报道的丹麦老年人晕厥的年发病率为 7%,总患病率为 23%,2 年复发率为 30%。国外学者报道,人群中晕厥发病率为 3%~60%,发病高峰期是 15 岁青少年与 80 岁老年人。我国缺乏大规模的流行病学研究,晕厥的确切发病率不清楚。

引起晕厥的原因很多,依据病理生理特征将晕厥分为神经介导性晕厥(反射性晕厥)、直立性低血压(OH)晕厥和心源性晕厥。神经介导的反射性晕厥是由交感或迷走神经反射异常引起周围血管扩张和(或)心动过缓造成的晕厥。依据传出路径分为交感性或迷走性反射性晕厥。当反射性晕厥以直立位血管收缩反应降低导致低血压为主要机制时,为血管抑制型;当以心动过缓或心脏收缩能力减弱为主要机制时,为心脏抑制型;这两种机制均存在时为混合型。大脑皮质的精神活动可经丘脑下部影响血管运动中枢,躯体性和内脏性疼痛也可成为传入刺激,故疼痛和情绪不稳可诱发晕厥。

直立性低血压是当自主神经系统对血管张力、心率和心脏收缩力的调节功能存在缺陷时,在直立位,血液过多存留于内脏和下肢血管,造成回心血量减少、心输出量下降、血压明显降低,又称直立不耐受综合征。与反射性晕厥相比,自主神经功能衰竭时,交感神经反射通路传出活动慢性受损,而出现自主神经系统对血管张力、心率和心肌收缩力的调节功能异常导致晕厥。

心源性晕厥包括心律失常或器质性心血管疾病所致晕厥,为第 2 位常见原因,危险性最高、预后较差。心律失常所致晕厥是最常见的心源性晕厥类型,心律失常发作时伴血流动力学障碍,心输出量和脑血流量明显下降引起晕厥。器质性心脏病所致晕厥多见于老年患者,当大脑需要的供血量超过心脏的供血能力,如果相应的心输出量增加不足则可引起晕厥。晕厥病理生理改变的核心是血压下降,导致全脑灌注降低。意识丧失发生在脑血流中断后6~8 s,动脉收缩压在心脏水平下降至50~60 mmHg(1 mmHg=0.133 kPa)或直立状态下大脑水平下降至30~45 mmHg。外周血管阻力降低和心输出量减少均可导致血压下降。外周血管阻力降低见于交感缩血管反射活动降低引起的血管舒张、药物的作用及自主神经功能障碍。心输出量减少见于反射性心动过缓、心律失常和器质性疾病(包括肺栓塞/肺动脉高压)、血容量减少或静脉血瘀滞导致静脉回流减少、自主神经功能障碍引起的心脏变时和变力功能障碍。

中医学称本病为"厥证",是以突然昏倒,不省人事,四肢厥冷为主症。轻者昏厥时间较短,自行逐渐苏醒,清醒后无偏瘫、失语、口眼㖞斜等后遗症。严重的则会一厥不醒而导致死亡。主要是由气机突然逆乱,升降乖戾,气血运行失常所致脑神、心神失司所致。

【临床诊断】

1. 多发于年轻体弱女性。发病前有明显的精神、躯体和环境的诱因。

2. 发作前可出现短暂的前驱症状,如头晕、面色苍白、出汗、恶心、视物模糊、耳鸣、腹痛、全身无力、神志恍惚等。

3. 突然发作,感觉眼前发黑,站立不稳,出现短暂的意识丧失而倒地。意识丧失约数秒至数十秒。多发生在立位,尤其是站立过久时。发作时可伴有血压下降,脉缓细弱,瞳孔散大,肌张力减低等。恢复迅速,经数秒至数十秒,不留后遗症。

4. 临床可分为3种类型。

(1) 神经介导的反射性晕厥 包括血管迷走性晕厥(VVS)、情境性晕厥、颈动脉窦综合征和不典型反射性晕厥:① 血管迷走性晕厥。最为常见。发病特点:a. 多有明显诱因,如站立、坐位或情绪刺激、疼痛、医疗操作或晕血;b. 典型症状为出汗、皮肤发热、恶心、脸色苍白;c. 发作时伴低血压和(或)心动过缓;d. 意识恢复后常伴疲劳感;e. 老年患者表现可不典型。诊断主要依据典型病史、体格检查及目击者的观察。② 情境性晕厥。与特定的动作有关,如咳嗽、打喷嚏、吞咽或排便、排尿、运动后、大笑、吹奏管乐器等。③ 颈动脉窦综合征。多见于老年人,转头动作、局部肿瘤、剃须、衣领过紧等可造成颈动脉窦受压。④ 不典型反射性晕厥。具备下列1种或多种特征,如无前驱症状、无明显诱因、不典型临床表现;倾斜试验可出现阳性结果,无器质性心脏病。

辅助检查包括颈动脉窦按摩和直立倾斜试验。直立倾斜试验阳性结果结合临床有助于诊断反射性晕厥,但阴性结果不能排除反射性晕厥。

(2) 直立性低血压(OH)和直立不耐受综合征 OH包括早发型OH、经典型OH、延迟型(进展型)OH、延迟型(进展型)OH合并反射性晕厥、直立位反射性晕厥和体位性心动过速综合征(POTS)。引起OH的原因如下:① 药物。最常见,如血管扩张剂、利尿剂、吩噻嗪类、抗抑郁药。② 血容量不足。如出血、腹泻、呕吐等。③ 神经源性。原发性自主神经功能障碍见于单纯自主神经功能障碍、多系统萎缩、帕金森病、路易体痴呆;继发性自主神经功能障碍见于糖尿病、血管淀粉样变性、脊髓损伤、自身免疫性自主神经病变、副肿瘤性自主神经病变、肾衰竭。OH的临床特征见表10-16。

表 10-16　直立性低血压临床特征

分类	诊断方法	立位至症状发作时间	病理生理	常见症状	发病人群
早发型 OH	卧立位试验中测定收缩压	0~30 s	心搏出量与末梢血管阻力不匹配	立位出现头重脚轻,头晕,视力障碍,偶伴晕厥	青年虚弱体质,老年,药物(血管活性药),颈动脉窦综合征
经典型 OH	卧立位试验或倾斜试验	30 s~3 min	自主神经功能障碍引起末梢血管阻力或反射功能下降	头晕和晕厥先兆,倦怠,心悸,视力、听力障碍,偶伴晕厥	老年,药物(血管活性药和利尿药)
延迟型(进展型)OH	卧立位试验或倾斜试验	3~10 min	心搏量降低,末梢血管阻力降低,进行性下肢静脉回流障碍,心脏前负荷下降	有延迟出现的前驱症状,之后突然晕厥,前驱症状包括头晕,倦怠,心悸,视力或听力障碍,多汗,背部、颈部、胸部疼痛等	老年,有自主神经紊乱,药物如血管活性药及利尿药和其他并发症
延迟型(进展型)OH 合并反射性晕厥	倾斜试验	3~45 min	迷走神经兴奋性增高,进行性下肢静脉血潴留	同上	同上
直立位反射性晕厥	倾斜试验	3~45 min	初期有神经代偿性反射,而后静脉回流急剧下降,迷走神经兴奋性增高	有反射性晕厥典型的前驱症状并诱发晕厥	健康的青年人,女性多见
POTS	倾斜试验	根据症状有所不同	静脉回流不佳,末梢静脉血过量潴留	症状性窦性心动过速或血压波动,偶伴晕厥	青年女性

OH 的诊断依据症状出现在卧位或坐位突然直立时,收缩压下降≥20 mHg、舒张压下降≥10 mmHg,或收缩压降至＜90 mmHg。卧立位试验、倾斜试验和基础自主神经功能检测可协助诊断。

POTS 临床特征:① 站立时出现头晕、心悸、震颤、全身乏力、视野模糊、运动不能耐受等;② 从卧位转为站立位时,心率加快:成人≥30 次/min,12~19 岁者≥40 次/min,并持续 30 s 以上;③ 除外 OH。诊断依据全面询问病史及体格检查,直立状态下的生命体征,12 导联心电图,血常规及甲状腺功能,自主神经功能、超声心动图、倾斜试验及运动负荷试验。动态心电图的诊断价值还不明确。

(3) 心源性晕厥

1) 心律失常性晕厥　心电图具有下列征象之一可诊断为心律失常性晕厥:① 在清醒的状态下持续窦性心动过缓(＜40 次/min)、反复窦房传导阻滞或者窦性停搏＞3 s,并且非体育运动训练所致;② 二度Ⅱ型和三度房室传导阻滞;③ 交替性左、右束支传导阻滞;④ 室性心动过速或快速的阵发性室上性心动过速;⑤ 非持续性多形性室性心动过速合并长或短 QT 间期;⑥ 起搏器或植入式心脏复律除颤器(ICD)故障伴有心脏停搏。

心电监测特别是长时程心电监测是诊断心律失常性晕厥的主要方法。与交感神经激活相关的晕厥可做运动试验,如长 QT 综合征(LQTS)1 型和儿茶酚胺敏感性多形性室性心动过速。对无创检查不能明确病因且高度怀疑为心律失常性晕厥的患者可进行电生理检查。

2)器质性心血管病合并晕厥　当晕厥合并急性心肌缺血(有或无心肌梗死)证据时,可明确心脏缺血。出现晕厥时,则高度可能为器质性心血管病所致的晕厥。

超声心动图用于以左心室射血分数(LVEF)为基础的危险分层,确定瓣膜狭窄、心房黏液瘤、左心室流出道梗阻、心脏压塞等。经食管超声心动图、CT 和核磁共振适用于主动脉夹层和血肿、肺栓塞、心脏肿瘤、心包和心肌疾病和先天性冠状动脉异常。冠状动脉造影适用于心肌缺血和梗死,除外冠状动脉病变。运动试验可用于与运动或劳力相关的晕厥或先兆晕厥的诊断,但应在有急救措施的条件下进行。

附　晕厥的轻重阶段

Henri Gastant 将晕厥发作期症状分为 3 种轻重不同的阶段。第 1 阶段:意识模糊伴有眩晕、呕吐、面色如蜡样苍白,肢体无力,摇晃欲倒,头低垂在胸前。第 2 阶段:继上述时期后,大约持续 10 s,意识完全丧失,全身肌张力消失,患者跌倒,背部伸直,眼睛向上转。第 3 阶段:亦可称为惊厥性晕厥,最长持续 10 s。此时出现强直性痉挛,呈角弓反张,双拳紧握,很少超过 2 s,此时患者瞳孔极度散大,有时有眼球震颤、流涎、咬破舌头,尿绛。有时伴有呼吸暂停与轻度发绀,但罕见。

【治疗原则及选穴处方】

经典针灸学以开窍醒脑、启闭复神为主要治疗原则。根据督脉总督诸阳,入络脑;心包为心之外卫,代心受邪,又代心行令;心主神明;心包与三焦经相表里;阳明经为多气多血之经等理论选穴。具体选穴原则如下:

1. 辨经选穴　脑为元神之府;督脉入络脑,水沟穴位于任督交界之处,取之以接续阴阳之气,开窍醒神,取素髎开窍清热、升阳救逆;心主神明,故取心经穴神门、少冲,心包经穴中冲、大陵、内关等开窍醒神,调理气机。阳明经为多气多血之经,足三里为足阳明经之合穴,可温散气分、血分之寒邪。

2. 辨证选穴　实证者素体强壮,因一时经气逆乱而晕厥,可配井穴点刺、内关加强开窍醒神作用;虚证者多为元气虚弱,经气一时紊乱,十二经脉气血不能上冲于头,阳气不能通达四末而致,可配气海、关元、神阙、百会等培补元气。

3. 对症选穴　在闭证的兼证中,若见牙关紧闭,则按局部取穴法,取颊车、下关疏解局部经络之气,循经远取合谷、太冲,以开牙关。喉中痰鸣,局部加针天突,循经远取合谷、足三里,对症选用丰隆,豁痰开郁。二便不通,腹部加天枢、大横、中极,远端取用支沟、三阴交、阴陵泉,清热通便。肢体抽搐,以合谷、太冲、后溪、筋缩等舒筋通络。脱证的兼症主要有四肢逆冷、二便失禁。前者加取太溪、三阴交、脾俞、肾俞,针灸并用,以通阳气;后者选用会阴、长强、中极、三阴交、肾俞等,疏通任督二脉之气。

● **推荐处方 1**

治法:开窍醒神。

主穴:局部——水沟(振奋神机,醒脑开窍)

远端——内关、中冲(开窍醒神,调理气机)

足三里(调理脾胃,温阳散寒)

太冲、阳陵泉(疏肝理气解郁)

配穴:虚脱加神阙、关元、气海;血厥加血海、合谷、三阴交;食厥加中脘、下脘、天枢;热象明显者加十二井、十宣、商阳、大椎、曲池、内庭。

操作：主穴强刺激，余穴常规操作。

● **推荐处方2**

治法：调神开窍，苏厥。

主穴：局部——百会、水沟（醒脑开窍）

　　　远端——内关（调心神，开心窍）

　　　　　　合谷（通调气血）

操作：使患者立即平卧，头部稍低，用快速捻转或快速刺入法进针。除百会穴外，其他穴均可快速大幅度提插捻转，产生短促的酸、胀、痛或触电感，直至患者苏醒为度。

【疗效评估方法】

1. 直立倾斜试验（HUTT）转阴率　适宜于直立位低血压性晕倒的疗效判定。

检查方法包括基础试验和药物激发试验，基础试验的时间最长45 min。药物激发时间最长20 min。药物首选硝酸甘油，次选异丙肾上腺素。阳性反应分类如下：

1型（混合型）：晕厥时心率减慢，但心率不低于40次/min，或低于40次/min的时间短于10 s，伴或不伴有时间短于3 s的心脏停搏，心率减慢之前出现血压下降。2A型（不伴有心脏停搏的心脏抑制型）：心率减慢，心率低于40次/min，时间超过10 s，但无超过3 s的心脏停搏，心率减慢之前出现血压下降。2B型（伴有心脏停搏的心脏抑制型）：心脏停搏超过3 s，血压下降在心率减慢之前出现或与之同时出现。3型（血管抑制型）：收缩压在60～80 mmHg以下或收缩压或平均血压降低20～30 mmHg以上，晕厥时心率减慢幅度不超过10%。

POTS阳性反应：在直立倾斜试验的10 min内心率较平卧位增加≥30次/min，同时收缩压下降＜20 mmHg（即排除OH）。

2. 晕厥复发率情况　发作次数、持续时间、间隔时间，严重程度等。

3. 整体疗效评估　分2级。① 治愈标准：患者苏醒，伴发症状消失，意识恢复正常，停药观察3个月后不再复发；② 好转标准：患者苏醒，伴发症状减轻，虽有反复发作，但发作次数减少，或间隔时间延长，或发作持续时间缩短、程度减轻。

【疗效分析】

1. 针灸疗效现状　目前相关研究试验较少，且缺乏大规模、高质量的随机对照试验，主要为病例系列观察结果。临床证据显示，针灸具有促醒快，简便易行等特点。据临床报道显示，针灸治疗血管迷走性晕厥总有效率为92%～97.78%；排尿性晕厥的总有效率为100%，治愈率为64%，好转率为36%。

2. 影响针灸疗效的因素　① 体位：晕厥时脑供氧不足，针刺时应使患者平卧位，如血压偏低，可头部下垂45°，保证脑血管的血氧供应，这也是提高针灸疗效的重要因素。② 操作：针灸治疗晕厥施术要及时，必须用强刺激手法，给予持续刺激至患者有神志反应，使患者从昏迷中快速恢复神志，从而阻止病情的发展。③ 病因：针灸对于反射性晕厥疗效显著；对于心源性晕厥，其作用环节为改善循环和心功能,可取得一定效果,但应积极寻找病因,由专科进行针对性治疗;脑源性晕厥在积极治疗原发病的同时,及早进行针刺治疗可减轻缺血缺氧对脑细胞造成的损害。

3. 针灸治疗潜在的可能机制 脑血流量正常为 45～50 ml/(100 g 脑组织·min)。当脑血流量骤减至 30 ml/(100 g 脑组织·min)左右则发生晕厥。脑血流量骤减的原因是:① 血压急剧下降;② 心排血量突然减少;③ 供血给脑部的颅内动脉急性缺血,如饥饿、疲劳、失眠、疼痛、精神紧张等因素,刺激迷走神经反射,引起短暂的外周血管扩张,阻力降低,回心血量减少,因而心排血量减少,脑血流量亦降低,致使脑细胞的一过性、广泛性缺血缺氧而引起晕厥。针刺抢救晕厥的环节和机制可能包括:① 兴奋中枢:针对运动、感觉、内分泌功能衰退和大脑皮质超界限抑制等病情,通过较强的针感刺激,解除大脑皮质的过度抑制状态,兴奋中枢神经系统,激发和促进人体正常功能,达到及时促醒的救治目的。② 强心和兴奋呼吸作用:针刺内关等穴可调节心脏功能,具有明显的升压作用,可改善机体循环,增加血氧含量,从而增加脑血氧供应,改善脑循环。针刺水沟可升血压,增强肺换气,其原理与改善内脏器官血流量和心功能,促进肾上腺素分泌等有关。并可加强脑微血管的自律运动,可兴奋脑干网状上行激活系统,改善脑循环。针刺素髎穴可升高休克患者血糖,增强垂体后叶功能,升高血压,引起呼吸即时性增强,兴奋呼吸。研究表明,关元施灸后心肌收缩力增强,进而导致每搏量增加,对收缩压有显著的提升作用,并对去甲肾上腺素有一定的调节作用。

【预后】

晕厥本身一般无生命危险,但病因众多,有的可反复发作,其原发病对患者的预后及病情转归有很大的影响。晕厥的预后取决于病因,反射性晕厥一般为一过性,可自行恢复不需用药物治疗,预后较好,无生命危险,无后遗症,但可反复发作;心源性晕厥应积极明确病因,由专科进行针对性治疗;脑源性晕厥应积极治疗原发病。晕厥如未能得到及时正确的处理,则有可能发展为昏迷、抽搐而危及生命。心源性晕厥最为严重,可导致猝死。针刺开窍醒神法是中医学急症临证时极为重要的一种急救方法,较之西医学的急救晕厥法方便、快捷,因不择环境地点的施救而有其独到之处。

四、意识障碍类病症的现代针灸学治疗原则与选穴处方

意识障碍包括以觉醒改变为主、以意识内容障碍为主、以意识范围改变为主以及特殊类型的(如植物状态)意识障碍;根据意识障碍的时间可分为一过性(短暂性)和持续性意识障碍。本节主要讨论植物状态、癫痫和晕厥的针灸治疗。

植物状态是脑损伤所致的一种缺乏意识内容的觉醒状态;癫痫是脑皮质异常放电的结果,发作时常伴有意识丧失或失神,但局灶性发作者也可无意识障碍。晕厥是各种原因引起的一过性脑缺血所出现的意识丧失。尽管它们的发病机制和临床表现和药物治疗原则各不相同,但针灸治疗上却有一些共同的选穴方法,当然也有各自不同的选穴特点。

目前研究认为,各种感觉冲动经特异性上行投射系统传导,途经脑干时发出侧支至脑干网状结构,再经上行网状激活系统(包括脑干网状结构、丘脑非特异神经核、前脑基底部核团和丘脑下部等)上传冲动激活大脑皮质,维持觉醒。上行网状激活系统和大脑皮质的广泛损害可导致不同程度觉醒

水平的障碍,而意识内容变化则主要由于大脑皮质病变造成。因此,现代针灸学治疗意识障碍性病症,均以激活上行激活系统和调节皮质功能为基本原则。

1. 共同的选穴方法　① 三叉神经区刺激点:通过三叉神经-脑血管系统改善脑循环、脑代谢,促进意识恢复;② 面部和四肢末端刺激点:由于面部和肢体末端的神经纤维分布密度最高,手指和脚趾在大脑皮质的投影区也较大,因此,针刺可产生强烈的刺激以兴奋上行网状激活系统,刺激大脑皮质感觉中枢,恢复意识。

2. 不同的特征性选穴方法

(1) 癫痫　左侧颈部迷走神经干及耳郭迷走神经分支:可发挥广泛的脑功能调节。由于颈部迷走神经干大部分中枢投射止于孤束核(NTS),小部分终止于延髓中央网状结构、迷走神经背核、极后区、楔核等部位;由 NTS 发出的纤维投射到很多脑区,包括下丘脑、背缝核、疑核、杏仁核和丘脑等;正是这种分布和投射的复杂性、广泛性构成了迷走神经刺激抗癫痫的解剖学基础。由于右侧迷走神经有心脏分支,刺激左侧迷走神经对心脏影响较小,因此,一般选择左侧迷走神经刺激为宜。迷走神经刺激疗法自 19 世纪末美国生物学家 Corning 提出以来,不少学者进行了研究。1985 年 Zabara 通过研究迷走神经解剖学和相关文献后,首次提出了其在治疗癫痫的临床潜在价值。1997 年由休斯顿公司研制的刺激器 NCP 系统获得了美国 FDA 批准,用于 12 岁以上的部分性癫痫患者的治疗。目前公认的适应证主要为:① 通常为 12～60 岁的癫痫患者;② 局灶性发作或部分发作继发全身性发作;③ 使用 1～3 种抗癫痫药物进行正规治疗但未能有效控制病情;④ 多发病灶性或病灶定位不确定。

(2) 植物状态　① 可选后颈部高位颈节区刺激点,以促进脑循环、脑代谢;② 星状神经节刺激点:协调自主神经功能,以发挥调节脑代谢作用。

(3) 晕厥　病因十分复杂,本节主要涉及晕厥发生时的急救方法,针对病因治疗可参见相关章节内容选穴。

● **推荐处方 1(癫痫、晕厥发作)**

主穴:头面部——三叉神经区刺激点(人中)(刺激三叉神经-脑血管系统,改善脑循环,并具有兴奋上行网状激活系统作用)

　　　肢体——手指、脚趾刺激点(兴奋上行网状激活系统,恢复意识)

操作:强刺激,直到患者意识恢复为度。

● **推荐处方 2(癫痫间歇期)**

主穴:头面部——三叉神经区刺激点(增强迷走神经作用,并调节脑代谢)

　　　颈耳部——迷走神经刺激点(左侧)(抑制皮质异常放电,调节皮质细胞活动状态)

操作:常规操作。耳迷走神经刺激点可电针刺激(频率 20 Hz,电流 1.0 mA,刺激时间 30 min),如果情况许可,用电刺激仪,1 日 3 次治疗更佳。也有研究发现,高频电针可能增强了 CCK8 的释放,并且在人类中发挥着一种抗癫痫效应。

● **推荐处方 3(植物状态)**

主穴:头面部——三叉神经区刺激点(人中)(刺激三叉神经-脑血管系统,改善脑循环,并具有兴奋上行网状激活系统作用)

颈部——高位颈节刺激点(风池、完骨、天柱或夹脊穴)(改善脑循环)

　　或星状神经节刺激点(抑制交感神经,改善脑循环)

肢体——手指、脚趾刺激点(兴奋上行网状激活系统,恢复意识)

操作:颈后刺激点带电针(2 Hz),轻中度刺激 20~30 min。

第四节　多发性硬化与肌萎缩侧索硬化症

一、多发性硬化

【概述】

多发性硬化(MS)是一种以中枢神经系统白质炎性脱髓鞘病变为主要特点的免疫介导性疾病。表现为局灶性炎性浸润、脱髓鞘以及轴突损伤、胶质增生等,临床症状和病理特征极其易变,是继创伤性脑损伤后影响年轻人的第二大致残神经性疾病。关于诱导和控制 MS 发病的病因及机制尚未完全明了。目前认为,引起 MS 发病的关键因素是血脑屏障遭到活化的细胞毒性 T 细胞破坏,从而浸润 CNS 并攻击髓鞘,导致神经元轴损伤;其病因可能与病毒感染、自身免疫反应、环境及遗传等多种因素有关。其常见症状包括视力下降、复视、肢体感觉障碍、肢体运动障碍、共济失调、膀胱或直肠功能障碍等。主要临床特点为症状体征的空间多发性和病程的时间多发性。MS 好发于青壮年,女性更为多见,男女患病比例为(1∶1.5)~(1∶2)。MS 发病危险年龄为 10~60 岁,在 MS 患者中 10 岁前发病者仅占 0.3%~0.5%,儿童期后发病率增加,30 岁达高峰,60 岁以后发病率很低。近年来研究发现,MS 的发病率与地区的纬度有密切关系,离赤道愈远,其发病率愈高。高发病区[>(30~60)/10 万人]包括北欧、美国北部、加拿大南部、新西兰等地;中等发病区[(5~10)/10 万人]包括美国南部、南欧、和中东等地;低发病区(<5/10 万人)包括亚洲、非洲等地;赤道地区发病率小于 1/10 万人。人种差异对 MS 发病也有一定影响。北美与欧洲的高加索人 MS 的患病率显著高于非洲黑人和亚洲人。人种不仅影响 MS 的易感性,还影响 MS 的病变部位、病程及预后等。移民能改变 MS 的危险性,移民者 MS 的患病率与其移居地相同。流行病学资料表明,15 岁且从 MS 高发病区移至低发病区的移民发病率明显降低,推测儿童晚期短暂的易患窗内接触的特殊外源性因子,如病毒可能是 MS 的环境性病因。2001 年加拿大温哥华和多伦多地区户口普查显示,亚裔 MS 的总发病率为 4.8/10万,与一般亚洲国家相近,明显低于西方。这说明作为患病的危险因素,出生地比移民后的居住地显得更为重要。

总之,目前一般认为本病起病年龄多在 20~40 岁,10 岁以下和 50 岁以上患者少见,男女患病之比约为 1∶2;以急性/亚急性起病多见,隐匿起病仅见于少数病例。绝大多数患者在临床上表现为空间和时间多发性。空间多发性是指病变部位的多发;时间多发性是指缓解-复发病程。少数患者在整个病程中呈现单病灶征象。单项病程多见于以脊髓症状起病的缓慢进展型多发性硬化和临床少见的病势凶险的急性多发性硬化。目前国内外普遍采用的诊断标准有《POSER(1993 年)诊断标准》和 2010 年修订的《McDonald 诊断标准》。

中医学认为,本病以气血亏虚、脏腑功能失调为基础,内伤外感而诱发。其基本病机是本虚标实,以肾阳亏虚为本,以浊毒内蕴为标。急性发作期以邪实为主,浊毒损伤督脉,病及肾阳及脑髓导致神经功能障碍;缓解期以正虚为主,督脉不充,肾阳不足,脑髓失养,导致症状缠绵难愈;复发期复感邪气或引动旧邪,损伤脏腑经络,病情加重。

【临床诊断】

1. 临床表现　由于本病患者大脑、脑干、小脑、脊髓可同时或相继受累,故其临床症状和体征多种多样。主要特点如下:

(1) 肢体无力　最多见,大约50%的患者首发症状包括一个或多个肢体无力。运动障碍一般下肢比上肢明显,可为偏瘫、截瘫或四肢瘫,其中以不对称瘫痪最常见。腱反射早期正常,以后可发展为亢进,腹壁反射消失,病理反射阳性。

(2) 感觉异常　浅感觉障碍表现为肢体、躯干或面部针刺麻木感,异常的肢体发冷、蚁走感、瘙痒感以及尖锐、烧灼样疼痛及定位不明确的感觉异常。疼痛感可能与脊髓神经根部的脱髓鞘病灶有关,具有显著特征性,亦可有深感觉障碍。

(3) 眼部症状　常表现为急性视神经炎或球后视神经炎,多为急性起病的单侧视力下降,有时双眼同时受累。可出现视神经萎缩、眼肌麻痹、复视。眼球震颤多为水平性或水平加旋转性。

(4) 共济失调　肢体随意运动的幅度及协调紊乱。

(5) 发作性症状　是指持续时间短暂、可被特殊因素诱发的感觉或运动异常。发作性神经功能障碍每次持续数秒至数分钟不等,频繁、过度换气,焦虑或维持肢体某种姿势可诱发,是本病比较特征性的症状之一。强直性痉挛、感觉异常、构音障碍、共济失调、癫痫和疼痛不适是较常见的发作性症状。被动屈颈时会诱导出自颈部沿脊柱放射至大腿或足部的刺痛感或电击样感觉,称为莱尔米特征。

(6) 精神症状　多表现为抑郁、易怒和脾气暴躁,部分患者出现欣快、兴奋,也可表现为淡漠、嗜睡、强哭强笑、反应迟钝、智能低下、重复语言、猜疑和被害妄想等。可出现记忆力减退、注意力损害。

(7) 其他症状　膀胱功能障碍出现尿频、尿急、尿潴留、尿失禁,常与脊髓功能障碍合并出现。男性可出现原发性或继发性性功能障碍。

2. 辅助检查

(1) 脑脊液检查　① CSF 单个核细胞数:轻度增高或正常,一般在 $15 \times 10^6/L$ 以内,约 1/3 急性起病或恶化病例可轻至中度增高,通常不超过 $50 \times 10^6/L$;超过此值者应考虑其他疾病而非 MS。② LgG 鞘内合成检测:CSF‑LgG 指数约 75%MS 患者可增高;CSF‑LgG 寡克隆区带(OB)检测,阳性率可达 95%以上。

(2) 诱发电位　包括视觉、脑干听觉和体感诱发电位的检测,50%~90%的 MS 患者可有一项或多项异常。

(3) MRI 检查　可见大小不一圆形的 T1 低信号、T2 高信号,常见于侧脑室前角与后角周围、半卵圆中心及胼胝体,或为融合斑,多位于侧脑室体部,视神经可见水肿、增粗;脑干、小脑和脊髓可见斑点状不规则 T1 低信号及 T2 高信号斑块;病程长的患者多数可伴脑室系统扩张、脑沟增宽等脑白质萎缩征象。

附 MS临床分型(美国多发性硬化协会1996年)

1. 复发缓解型(RRMS) 最常见,80%~85%的MS患者最初表现为复发缓解病程,以神经系统症状急性加重,伴完全或不完全缓解为特征。

2. 继发进展型(SPMS) 大约50%的RRMS患者在发病约10年后,残疾持续进展,无复发,或伴有复发和不完全缓解。

3. 原发进展型(PPMS) 约占10%,发病时残疾持续进展,且持续至少1年,无复发。

4. 进展复发型(PRMS) 约占5%,发病时残疾持续进展,伴有复发和不完全缓解。

注:另外,也有学者提出其他类型。根据MS的发病及预后情况,有以下2种少见临床类型作为补充,其与前面国际通用临床病程分型存在一定交叉。

(1) 良性型MS(benign MS) 少部分MS患者在发病15年内几乎不留任何神经系统残留症状及体征,日常生活和工作无明显影响。目前对良性型MS无法做出早期预测。

(2) 恶性型(malignant MS) 又名暴发型(fulminant MS)或Marburg变异型MS(marburg variant MS),疾病呈暴发起病,短时间内迅速达到高峰,神经功能严重受损甚至死亡。

附 MS分期

1. 急性发作期或加重期 ① 发作或加重前1个月内病情稳定或趋于好转;② 发作或加重已超过24 h,但未超过4周;③ 发作或加重可理解为出现新的症状、体征或原有症状、体征加重(kurtzke伤残指数至少上升1个等级),尚无恢复迹象。

2. 慢性进展期 ① 病程呈慢性进展方式至少6个月以上,其间无稳定或好转趋势;② 病程的进展可反映在kurtzke伤残指数逐渐上升。

3. 复发缓解期 ① 入院前1~2年内临床上至少有两次明确的复发和缓解;② 在病情活动期间,无慢性进展现象。

4. 临床稳定期 ① 1~2年内病情稳定、无发作、缓解和进展证据;② 可根据功能指数和日常活动来判断。

【治疗原则及选穴处方】

经典针灸学以通络活血,补益脑髓,濡养筋脉为基本治疗原则。根据脑为髓海;脾主肉;脾胃为后天之本、气血生化之源;治痿独取阳明等理论进行选穴。具体的选穴原则如下:

1. 辨经选穴 脑为髓海,隶属于肾,督脉上络于脑,故选用百会、上星、太溪补精益髓。冲任两脉皆起于胞中,为经脉之海,可选取中脘、关元、气海以益气行血。脾主四肢、肌肉,故可选取脾经三阴交以补脾健运。胃为水谷之海,阳明者主润宗筋;阴阳总宗筋之会,会于气街,而阳明为之长,皆属于带脉而络于督脉;阳明虚则宗筋纵,带脉不引,故足痿不用也;选取足三里、丰隆、曲池、合谷及下肢阳明经排刺以激发阳明经气,通经活络。膀胱经循行"循肩髆内,挟脊,抵腰中,入循膂",可选脾俞、胃俞、肝俞、肾俞以调补五脏。

2. 局部选穴 四肢部选取上肢:肩髃、曲池、手三里、合谷、外关及颈、胸夹脊;下肢:髀关、伏兔、足三里、丰隆、风市、阳陵泉、三阴交、腰夹脊。构音障碍加风池、廉泉;膀胱功能障碍等症选取秩边透水道、气海、关元;视神经炎症状加睛明、球后、光明。

3. 辨证选穴　肾阳亏虚可选肾俞、关元、命门、腰阳关、太溪;肝肾亏虚选肾俞、肝俞、太溪、三阴交;气血亏虚选脾俞、胃俞、膈俞、足三里、三阴交;风痰阻络选中脘、丰隆、足三里、阴陵泉;精神障碍选神门、内关、四神聪;运动感觉障碍以阳明经为主选颊车、地仓、迎香、四白、肩髎、曲池、手三里、合谷、足三里、丰隆等;视力障碍选睛明、球后等。

● **推荐处方 1**

治法:通络活血,濡养筋脉。

主穴:背部——夹脊穴(通调脏腑气血,强督壮脊)

　　　上肢——肩髎、曲池、手三里、合谷、外关(通络活血)

　　　下肢——髀关、伏兔、足三里、阳陵泉、三阴交(通络活血)

配穴:肾阳亏虚加肾俞、命门、太溪;肝肾亏虚加肾俞、肝俞、太溪;气血亏虚加脾俞、膈俞、气海;风痰阻络加风池、丰隆、阴陵泉。

操作:常规操作。

● **推荐处方 2**

治法:滋补肝肾,壮骨强筋。

主穴：头部——百会、上星(疏调督脉,调神导气)

　　　背部——肝俞、肾俞(滋补肝肾,壮骨强筋)

　　　下肢——三阴交、太溪(滋阴养筋)

配穴:精神易于冲动加神门、内关、四神聪;言语障碍、声带麻痹加风池、廉泉、金津、玉液;眼部症状加睛明、球后、光明;运动感觉障碍:面部加颊车、下关、地仓、迎香、阳白、四白,上肢加肩髎、曲池、手三里、合谷、极泉,下肢加环跳、秩边、伏兔、足三里、阳陵泉、丰隆;尿频、尿急、尿失禁及尿潴留加秩边透水道、气海、关元。

操作:常规操作。

【疗效评估方法】

1. EDSS 量表　是临床应用最普遍的多发性硬化的评估量表,也是临床试验中广泛采用的评价指标。

EDSS 量表的主要步骤是:0. 神经体征无;1. 没有残疾,体检仅有轻度的异常;2. 累及 1 个功能系统的轻度残疾;3. 独立行走,但是 1 个功能系统有中度残疾；4. 独立行走 500 m 以上,但是有累及 1 个功能系统的重度残疾;5. 独立行走 200 m 以上,但不能正常工作;6. 辅助下行走 100 m,中途需或无需休息;7. 即使辅助下,行走距离也只有 5 m,可独立使用轮椅;8. 活动限于轮椅、床、座位上,上肢功能保留,但在帮助下才可移动;9. 可以吃饭,讲话,但卧床不起,上肢无功能;10. 死于多发性硬化(不常见)。

完整的 EDSS 量表评分:

0:神经检查正常(所有的功能系统评分都为 0)。

1.0:没有残疾,只有功能系统的轻度异常体征。

1.5:没有残疾,有超过 1 个功能系统的轻度异常体征。

2.0:累及 1 个功能系统的轻度残疾。

2.5:累及 2 个功能系统的轻度残疾。

3.0:累及 1 个功能系统的中度残疾或累及 3~4 个功能系统的轻度残疾;行走不受限。

3.5:行走不受限,1 个功能系统的中度残疾,合并有 1~2 个系统的评分为 2;或 2 个功能系统的评分为 3;或 5 个功能系统的评分为 2(其他是 0 或 1)。

4.0:行走不受限;即使有累及 1 个功能系统的较为严重的残疾(评分 4 分,或超过前几步总和的分级),其他系统为 0~1 分,但生活自理,起床行走时间大于 12 h;不休息独立行走 500 m。

4.5:行走不受限;每天大多数可以站立,能完成正常工作,但活动部分受限并需要少许帮助;特点是累及 1 个功能系统的相对严重的残疾(评分 4 分,或超过前几步总和的分级),其他系统为 0~1 分;不休息独立行走 300 m。

5.0:残疾严重,影响日常生活和工作;不休息独立行走 200 m;1 个功能系统的评分为 5 分,或低于前几步总和分级,其他系统为 0~1 分。

5.5:不休息独立行走 100 m;残疾严重,影响日常生活和工作;1 个功能系统的评分为 5 分,或低于前几步总和分级,其他系统为 0~1 分。

6.0:间歇行走,或一侧辅助下行走 100 m,中间休息或不休息;2 个以上的神经功能系统评分>3+。

6.5:双侧辅助下可以行走 20 m,中途不休息;2 个以上的神经功能系统评分>3+。

7.0:辅助下行走不超过 5 m,活动限于轮椅上,可独立推动轮椅;轮椅上的时间超过 12 h;1 个以上的功能系统评分为 4+,少数情况下锥体束评分为 5 分。

7.5:几乎不能行走,生活限于轮椅上,辅助下才能挪动,不能整天待在标准的轮椅上,需要自动轮椅;1 个以上的功能系统评分为 4+。

8.0:活动限于床、椅、轮椅,每天有一定时间在轮椅上活动;生活可以部分自理,上肢功能正常;几个功能系统的评分为 4+。

8.5:每天大多数时间卧床;生活部分自理,上肢保留部分功能;几个功能系统评分为 4+。

9.0:卧床不起,可以交流,吃饭,大多数功能系统评分为 4+。

9.5:完全卧床不起,不能正常交流,吃饭,大多功能系统评分为 4+。

10.0:死于多发性硬化,直接死因为呼吸麻痹,昏迷,或反复痫性发作。

为了简明反映疗效,可将对治疗的反应分为 4 级:① 显效(EDSS 评分下降≥2.0);② 有效(EDSS 评分下降 0.5~1.5);③ 无效(EDSS 评分于治疗前后无改变);④ 恶化(EDSS 评分增加)。

2. 总体疗效评估方法　患者在接受正规 DMT 过程中,疾病出现频繁复发或病情恶化(>3 次/年),EDSS 评分在 1 年内增加 1 分以上或颅内活动病变数量较前明显增加,界定为治疗无效或失败。评价治疗失败的最短治疗时间为 6 个月。

3. MS 影响范围量表(MSIS-29)　共包括 29 项问题。

以下问题需要了解最近两周内 MS 疾病对你的影响。请选择一个最能描述你情况的数字作为回答。每项问题按照以下选择并赋分:1=无;2=有一点;3=中等;4=很多;5=特别多。

29 项问题包括:在过去两周内,MS 疾病在以下方面限制你的能力到了什么程度:① 进行体力劳动；② 紧紧地抓东西(如：拧开塞子或龙头)；③ 拎提东西；④ 平衡困难；⑤ 室内移动困难；⑥ 行走困难；⑦ 感觉僵硬⑧ 手和(或)脚感觉沉重；⑨ 手臂或脚抖动；⑩ 肢体痉挛；⑪ 身体不能做自己想做的事；⑫ 不得不依赖别人来为自己做事；⑬ 在家参与社交和休闲活动受限；⑭ 被迫待在家里的时间超过希望待在家里的时间；⑮ 日常活动时用手有困难；⑯ 不得不减少工作或其他日常生活的时间；⑰ 使用交通工具困难(比如：小汽车、公共汽车、火车、出租车等)；⑱ 同样的事需要花更长的时间才能完成；⑲ 自发做事困难(如：想临时出去走走)；⑳ 需要紧急上厕所；㉑ 感觉不舒服；㉒ 睡眠困难；㉓ 感觉精神疲乏；㉔ 担心自己 MS 疾病的情况；㉕ 感觉焦虑或紧张；㉖ 感觉易怒、没耐心或脾气好的时间很短；㉗ 注意力集中困难；㉘ 缺乏自信；㉙ 感觉压抑或沮丧。

4. 日常生活活动能力、神经功能缺损、抑郁状态、焦虑状态、疲劳严重程度、疼痛以及尿失禁生活质量评分　可参照中风、抑郁症、疲劳综合征、头痛、尿失禁中的相关评定方法。

【针灸疗效分析】

1. 针灸疗效现状　针刺治疗多发性硬化主要以 MS 影响范围量表(MSlS - 29)和疲劳严重程度量表(FSS)及生活质量为结局指标。针刺治疗多发性硬化以国外学者的研究报道较多，临床证据显示，针刺可改善部分症状，也包括膀胱功能、疼痛、抑郁和焦虑等症状、体征的改善。

国外学者 Tjon Eng Soe 等人观察了电针治疗 MS 后膀胱功能障碍的疗效，结果显示，电针后尿失禁生活质量量表总评分(I - QoL)及 3 个单项分值的均值均高于基线，日间漏尿频率、尿急-尿频次数均显著下降；而夜间排尿频率有所降低，但与治疗前无显著差异。Quispe-Cabanillas 等人开展的一项 RCT，比较观察了电针对接受免疫调节剂药物的复发缓解型 MS 的生活质量的影响，针刺 1 次/周，共连续 6 个月。结果显示，电针改善了生活质量中的很多方面，包括减少疼痛和抑郁情况，疗效优于单纯免疫调节剂药物治疗。Tajik 等对 49 例 MS 慢性疼痛患者进行针刺治疗，在 Oswestry 功能障碍指数方面得到显著改善。国外学者 Donnellan 和 Sharley 开展的一项单盲 RCT，比较观察了传统针刺(在穴位上进行一定深度刺激)与浅刺假穴(穴位旁边部位仅浅刺入皮肤)对 14 例继发进展型 MS 患者的疗效，经过 5 周内 10 次针刺治疗，结果发现，浅刺假穴比与传统针刺显著改善了 MS 影响范围量表(MSlS - 29)中亚组心理量表评分($P<0.05$)。研究者认为，假针刺可能是更温和、更有效的刺激方法；疲劳严重程度(FSS)量表评分两组间有显著差异。

2. 影响针灸疗效的因素　① 治疗时机：MS 在早期时轴索就发生不可逆的损害，治疗只可以减缓本病进程，因此对于本病应做到早期诊断，以保证早期针灸治疗，提高疗效，降低病残率。② 分型：不同的 MS 类型对治疗的反应各异。良性型复发次数少，症状可随针灸治疗完全或基本缓解，患者功能正常或轻度残疾。复发缓解型其每次发作均使症状加重，针灸治疗效果不显。缓慢进展型症状呈进行性加重，针灸治疗效果不佳。慢性进展型隐匿起病，呈阶梯性进展，无明显缓解，病残率高。急性、亚急性起病患者进展慢、症状随治疗缓解较好；单一症状易缓解，复视、球后视神经炎和眩晕症状又较痉挛性瘫痪、共济失调等针灸疗效好。

3. 针灸治疗潜在的可能机制　本病的发生机制并不清楚，因此，针灸治疗的环节和机制也是正在探讨的问题。有人通过研究认为，针灸可通过细胞因子、神经活性物质等多个环节对 MS 患者体液免疫与细胞免疫系统起调节作用。各种细胞因子、神经活性物质之间存在复杂的制约平衡关系，而针灸具有从整体入手，实现机体自我调节而起到平衡的作用。针灸调整免疫功能的特点具有整体性、双向性,即针灸穴位可以在不同水平上同时对机体多个器官、系统功能产生良性调节平衡作用。其途径可能通过激活下丘脑-垂体-肾上腺轴与交感神经系统调节免疫功能,也可能通过内源性阿片肽介导免疫功能的调节。但较多的试验证明,针灸的双向良性调节作用可能最终是通过神经-内分泌-免疫网络系统来实现的。因此针灸治疗 MS 通过其双向良性调节作用,使机体免疫系统保持在相对正常范围,从而改善体内可能由于分子模拟等机制导致的异常免疫状态,达到减轻甚至缓解 MS 患者病情的治疗效果。

【预后】

MS 的病残率较高,而且青壮年多见,目前全球约有 100 万年轻的 MS 患者,是青年神经残疾最常见的原因。本病以中枢神经系统多部位炎性脱髓鞘为病理特点,病程中缓解、复发多见,急性发作或复发后经治疗可缓解,但仍留有病灶,造成一定的神经功能障碍,长期反复发作,新旧病灶使患者往往留有严重的神经功能障碍。协和医院曾统计分析 90 例 MS 患者的预后,提示病残率随病程延长而升高,第 1 年为 16.7％,第 5 年为 39.6％,第 10 年为 54.2％,重残多发生在 5 年内。该病的复发率亦很高,第 1 年为 55.6％,第 2 年为 58.3％,有 75％的患者在 5 年内复发。复发次数越多,病残率越高,给患者、家庭以及社会带来很大的痛苦和负担。对于轻中度残疾患者的康复治疗,应强调自身管理,包括饮食、锻炼及健康的生活方式。有氧训练、抵抗性运动及合理的训练规划对患者的康复是有益的。有人认为,对于病情较轻患者,患侧机体的敏感性在针刺时明显增加,轻微的刺激即有强烈的针感,皮肤对针刺的敏感性增高,进针可以引起肢端肌肉的痉挛、阵挛甚至强直—阵挛性收缩,这一现象还可作为诊断本病的早期症状。

MS 临床类型不同,病程差异较大,预后迥异。大多数患者预后较好,可存活 20～30 年。良性型 MS 预后较好,起病 15 年后尚无明显功能障碍;恶性型 MS 可于起病后相对较短时间内病情恶化致残或致死。此外,高龄发病者、临床出现锥体系或小脑功能障碍症状、体征者预后不佳,而 40 岁以前发病,单病灶起病,临床表现以复视、视神经炎、眩晕、感觉障碍为主要症状者预后相对较好。

二、肌萎缩侧索硬化症

【概述】

肌萎缩侧索硬化症(ALS)又称路-盖里格病(Lou Gehrig disease),是一种病因未明的选择性侵犯脊髓前角细胞、脑干运动神经核及锥体束的慢性进行性变性疾病。临床表现以上下运动神经元合并受损为特征,是慢性运动神经元病(MND)最常见的类型,也称经典型,其他类型称为变异型。本病大多数为获得性,少数为家族性。发病年龄多在 30～60 岁,多数 45 岁以上发病,男性多于女性。另据有关资料显示,该病多于 50 岁以后起病,其后每 10 年发病率都增加,男女比为 2∶1,患病率为(4～6)/10 万,年发病率为(0.4～1.76)/10 万,年死亡率为 2/10 万;中国 ALS 患者平均发病年龄为 52.2 岁(标准差为 11 岁),中位数生存期 45.7 个月(95％置信区间为 35～51 个月)。

本病病因和发病机制至今未明,可能涉及多方面相互作用,遗传因素、兴奋毒性、氧化损伤、神经细胞异常聚集、细胞内钙离子堆积、神经营养因子缺乏、线粒体功能缺陷、自身免疫、细胞凋亡及病毒感染等。根据病因可分为 2 个临床类型:散发型和遗传型 ALS。散发型占我国 ALS 患者的 90％以上，遗传型占 5%～10%，为常染色体显性或隐性遗传所致。

本病属于中医学"痿证"范畴，多因内脏亏虚，气血津液不足，筋脉肌肉失于濡养，亏损日久，肢体瘦弱不用而成。本病发病以脾肾为本，脾胃居中，运转上下，统阳明脉，脾胃虚则阳明虚，不能奉养先天肾精，亦不能行气血、营阴阳、濡筋骨、利关节，故发为痿证。肾亏虚，骨枯髓空，肾不养肝则筋脉痿弛，亦发为痿证。肝藏血，主筋，为"罢极之本"，脾胃虚弱，生化不足或肾虚髓亏，不能化血，造成肝血不足，不能荣筋，不能荣养四末与爪甲，则见筋痿。

【临床诊断】

1. 中年后隐袭起病，病情逐渐进展，缓慢进行性加重，呈典型的上、下运动神经元同时损害的临床特征。常见首发症状为一侧或双侧手指活动笨拙、无力，随后出现手部小肌肉萎缩，以大、小鱼际肌，骨间肌、蚓状肌为明显，双手可呈鹰爪形，逐渐延及前臂、上臂和肩胛带肌群。随着病程的延长，肌无力和萎缩扩展至躯干和颈部，最后累及面肌和咽喉肌。少数病例肌萎缩和无力从下肢或躯干肌开始。受累部位常有明显肌束颤动。双上肢肌萎缩，肌张力不高，但腱反射亢进，霍夫曼征阳性；双下肢痉挛性瘫痪，肌萎缩和肌束颤动较轻，肌张力高，腱反射亢进，巴氏征阳性。

2. 患者一般无客观的感觉障碍，但常有主观的感觉症状，如麻木等。括约肌功能常保持良好。患者意识始终保持清醒。一般延髓麻痹发生在晚期，但少数病例可为首发症状。舌肌常先受累，表现为舌肌萎缩、束颤和伸舌无力。随后出现腭、咽、喉、咀嚼肌萎缩无力，以致患者构音不清，吞咽困难，咀嚼无力。由于同时有双侧皮质延髓束受损，故可有假性延髓麻痹。面肌中口轮匝肌受累最明显，眼外肌一般不受影响。

3. 下列检查有助于诊断，如：① 肌电图，包括运动和感觉神经传导速度和阻滞测定，胸锁乳突肌检查；② 脊髓和脑干 MRI 检查；③ 肌肉活检。

附　世界神经病学联盟制定的《El Escorial 诊断标准修订版(2000 年)》

1. 诊断 ALS 必须符合以下 3 点：① 临床、电生理或病理检查显示下运动神经元病变的证据；② 临床检查显示上运动神经元病变的证据；③ 病史或检查显示上述症状或体征在一个部位内扩展或者从一个部位扩展到其他部位。

2. 同时必须排除以下 2 点：① 电生理或病理检查提示患者有可能存在导致上下运动神经元病变的其他疾病；② 神经影像学提示患者有可能存在导致上述临床或电生理变化的其他疾病。

3. 进一步根据临床证据的充足程度，可以对 ALS 进行分级诊断(表 10-17)。

表 10-17　ALS 分级诊断标准

诊断确定性	临床表现
确诊 ALS	至少有 3 个部位的上、下运动神经元病变的体征
很可能 ALS	至少有 2 个部位的上、下运动神经元病变的体征，而且，某些上运动神经元体征必须位于下运动神经元体征近端(之上)
实验室支持很可能 ALS	只有 1 个部位的上、下运动神经元病变的体征，或 1 个部位的上运动神经元体征，加肌电图显示的至少两个肢体的下运动神经元损害证据
可能 ALS	只有 1 个部位的上、下运动神经元病变的体征，或有 2 处或以上的上运动神经元体征，或者下运动神经元体征位于上运动神经元体征近端(之上)

注：将 ALS 神经元变性的部位分为 4 个，即延髓、颈髓、胸髓、腰骶髓。

【治疗原则及选穴处方】

经典针灸学以疏通经络,濡养筋脉为基本治疗原则。主要以阳明经穴和督脉、夹脊穴为主,结合辨证选穴。具体选穴原则如下:

1. 选择督脉及夹脊穴 可选择督脉的百会、大椎、身柱、腰阳关等,根据具体情况可选胸夹脊或腰夹脊穴。

2. 在阳明经上选穴 由于阳明经多血多气,常选手阳明经曲池、手三里、合谷等;足阳明经髀关、伏兔、足三里、丰隆、梁丘、解溪等;脾胃相表里,可在脾经上选阴陵泉、三阴交等。

3. 辨证对症选穴 湿阻中焦选中脘、中极、阴陵泉、三阴交;脾胃气虚选脾俞、胃俞、足三里、三阴交、太白等;肝肾亏虚选肝俞、肾俞、三阴交、太溪等。吞咽不利选廉泉、金津、玉液等。

● **推荐处方**

治法:疏通经络,濡养筋脉。

主穴:背部——华佗夹脊穴(疏通脏腑气血,濡养经筋)

　　　　脾俞、肝俞、肾俞(补益气血)

　　　　大椎、身柱(通督壮脊)

　　上肢——极泉、曲池、手三里、合谷(疏通经络)

　　下肢——髀关、伏兔、阳陵泉、足三里、解溪(疏通经络)

配穴:脾胃气虚加气海、胃俞;肝肾亏虚加三阴交、太溪、悬钟;湿阻中焦加中脘、阴陵泉、丰隆;吞咽困难加风池、廉泉。

操作:常规操作。肌肉瘫痪者可加用电针增强刺激。

【疗效评估方法】

1. ALSFRS-R 量表 改良的 ALSFRS 量表包括了延髓功能、肢体功能和呼吸功能,共计 12 个项目,总分为 48 分,得分越低,神经功能损害越严重。

(1) 言语 4 分:言语正常;3 分:可发觉的言语混乱;2 分:重复后可理解;1 分:结合非语言的交流方式;0 分:失去有效的言语表达能力。

(2) 流涎 4 分:正常;3 分:轻度但明确的唾液增多,可能有夜间流涎;2 分:中等程度的唾液增多,可能有轻度流涎表现;1 分:显著的唾液增多伴有流涎;0 分:显著的流涎,长期需要手绢等物品。

(3) 吞咽 4 分:正常的饮食习惯;3 分:早期饮食异常,经常噎住;2 分:饮食习惯改变;1 分:需要鼻饲补充;0 分:NPO(专业的肠道外或肠道营养)。

(4) 书写(患 ALS 之前的优势手) 4 分:正常;3 分:缓慢或字间距大,但所有字迹清晰;2 分:并不是所有字迹清晰;1 分:可以握笔但不能书写;0 分:不能握笔。

(5) a 切割食物和处理(未行胃造瘘术) 4 分:正常;3 分:有些缓慢和笨拙,但不需要帮助;2 分:尽管缓慢和笨拙,但可以切大部分食品,需要一些帮助;1 分:需要他人切割食品,但可以自行缓慢进食;0 分:需要他人喂食。b 切割食物和处理(行胃造瘘术):4 分:正常;3 分:笨拙,但是可独立进行操作;2 分:闭管和固定需要一些帮助;1 分:需要护理人员提供少量帮助;0 分:不能执行任何操作。

（6）穿衣和洗漱　4分:正常;3分:经过努力可以独立穿衣和搞个人卫生,或者效率降低;2分:间断性需要帮助或者其他替代方法;1分:个人卫生需要护理员;0分:完全依赖他人。

（7）翻身和调整被褥　4分:正常;3分:有些缓慢和笨拙,但是不需要帮助;2分:可以独立翻身或者调整被褥,但是很困难;1分:可以启动,但是不能独立翻身或者调整被褥;0分:无助的。

（8）行走　4分:正常;3分:早起行走困难;2分:需要帮助行走(任何辅助器包括 afos);1分:仅能产生不能移动的运动;0分:没有目的的腿部运动。

（9）爬楼梯　4分:正常;3分:蹒跚;2分:轻度蹒跚或者疲劳;1分:需要帮助(包括扶手);0分:不能爬楼梯。

（10）呼吸困难　4分:无;3分:行走时会发生;2分:吃饭洗澡或穿衣时发生;1分:休息时也会发生,甚至是坐或卧;0分:非常困难,依赖呼吸器

（11）端坐呼吸　4分:没有;3分:因呼吸短浅而睡觉有些困难,一般不需要用 2 个以上枕头;2分:需要 2 个以上的枕头;1分:只能坐着睡觉;0分:无法睡觉。

（12）呼吸功能不全　4分:无;3分:需要 bipap;2分:晚上需要连续使用 bipap;1分:白天和晚上都需要连续使用 bipap;0分:需要插管/气管进行机械通气。

2. MRC 肌力评分量表　采用改良的肌力分级,这一方法在 Lovett 分级法的基础上对运动幅度的程度和施加阻力的程度等进一步细分,若被测肌力比某级稍强时,可在此级右上角加"+",稍差则在右上角加"−",以弥补 Lovett 分级法评分标准的不足。具体内容见表 10-18。

表 10-18　MRC 肌力评分量表

级别	英文简写	特征
5	N	能对抗与正常相应肌肉相同的阻力,且能作全范围的活动
5⁻	N⁻	能对抗与 5 级相同的阻力,但活动范围在 50%～100%
4⁺	G⁺	在活动的初、中期能对抗的阻力与 4 级相同,但在末期能对抗 5 级阻力
4	G	能对抗阻力,且能完成全范围的活动,但阻力达不到 5 级水平
4⁻	G⁻	能对抗的阻力与 4 级同,但活动范围在 50%～100%
3⁺	F⁺	情况与 3 级相仿,但在运动末期能对抗一定的阻力
3	F	能对抗重力运动,且能完成全范围的活动,但不能对抗任何阻力
3⁻	F⁻	能对抗重力运动,但活动范围在 50%～100%
2⁺	P⁺	能对抗重力运动,但运动范围小于 50%
2	P	不能抗重力,但在消除重力影响后能做全范围运动
2⁻	P⁻	消除重力影响时能活动,但活动范围在 50%～100%
1	T	触诊能发现有肌肉收缩,但不引起任何关节运动
0	Z	无任何肌肉收缩

3. ALS 患者自我评估问卷（ALSAQ-40）　由生活自理能力、身体运动能力、社会交往能力、饮食能力、情绪反应等方面共 40 项组成,分值越低代表生活质量越差。

尽快完成评估问卷。如果您填评估问卷有困难,请让别人帮助您填,但应是您本人的回答。评估问卷由一系列描述您过去 2 周以来经历的困难组成。回答没有正确或者错误的,您的第一个回答可

能对你来说最准确。

请在最符合您自己经验或感觉的方格上打勾(① 无=4;② 很少=3;③ 有时=2;④ 经常=1;⑤ 总是/完全不能=0)。如您一点也不能行走,请在总是/完全不能上打勾。每个问题请打一个勾。即使一些问题看上去和别的相似或者和您无关,也请您尽量回答所有问题。

40项问题的内容包括:① 短距离行走困难(如在住房周围);② 行走时会摔跤;③ 行走时会绊倒;④ 行走时会失去平衡;⑤ 行走时必须集中精力;⑥ 行走使我精疲力竭;⑦ 行走时腿痛;⑧ 上下楼梯困难;⑨ 站起来困难;⑩ 从椅子上起来困难;⑪ 使用臂和手困难;⑫ 在床上翻身、挪动困难;⑬ 拿东西困难;⑭ 拿书或报纸或者翻页困难;⑮ 书写困难;⑯ 在住房周围做事困难;⑰ 自己进食困难;⑱ 梳头或刷牙困难;⑲ 穿衣服困难;⑳ 用脸盆盥洗困难;㉑ 吞咽困难;㉒ 吃固体食物困难;㉓ 喝液体困难;㉔ 参加会话困难;㉕ 我说话别人难以理解;㉖ 说话时结巴;㉗ 说话必须非常慢;㉘ 比过去说话少了;㉙ 说话使我沮丧;㉚ 说话害羞;㉛ 我感到孤独;㉜ 我感到厌烦;㉝ 在公共场所感到窘迫;㉞ 感到将来没有希望;㉟ 我担心成为别人的拖累;㊱ 不知道为什么要活着;㊲ 对生病感到愤怒;㊳ 感到抑郁;㊴ 担心病情将来对我的影响;㊵ 感到没有自由。

【针灸疗效分析】

1. 针灸疗效现状　针灸对于 ALS 的治疗以患者 ALSFRS-R 量表、ADL 量表、肌力分级等为主要结局指标,评价患者治疗前后的神经损害程度改变及生活能力和质量的变化。目前针灸治疗该病的 RCT 及临床观察较少,一项临床研究采用电针配合艾灸治疗 17 例 ALS 患者,采用 ALS 功能评分量表(ALSFRS-R)及改良的 MRC 分级法行徒手肌力检查(MMT)进行疗效评估,并统计分析。结果显示,17 例 ALS 患者经治疗后显效 2 例,好转 3 例,无效 12 例,且治疗后 ALSFRS-R 评估量表及 MMT 检查评分均优于治疗前。表明电针配合艾灸可改善患者的生活能力和肌力下降状态,提高患者的生存质量。但总体上缺乏高质量临床证据。

2. 影响针灸疗效的因素　① 病程:通常病程越短疗效越好。在患病早期,在发病 2 年以内即介入针灸治疗可以有效延缓病情发展,缓解临床症状。如果病程超过 2 年,患者病情相对比较严重,甚至呼吸功能明显受累,则针灸疗效不佳。② 病情严重程度:病情较轻者,疗效较好,如合并延髓受损症状,特别是出现呼吸功能障碍者,疗效较差。临床上可根据肌电图检查结果判断病情严重程度,早期病情较轻时神经传导速度常无改变,随病情加重,可出现运动传导速度减慢、运动末端潜伏期延长、复合肌肉动作电位波幅明显降低。若在胸 1～4 脊旁肌肌电图检查中发现大量纤颤电位和正锐波,可预测该患者将出现呼吸困难,针灸疗效可能会较差。③ 机体营养状态:充足的能量供应可以巩固疗效,延缓病情进展。ALS 患者完成一个动作,能量消耗较正常人大,而患者吞咽障碍,不能有效进食,或者因心理因素而致食欲降低。若消耗不断增加,能量补充不足,则只有增加自身消耗来换取能量,从而出现严重肌肉萎缩,加速病情进展。如果有效地补充能量,注意保证足够营养,改善全身状况可有助于加强、巩固针灸疗效,延缓病情进展。

3. 针灸治疗潜在的可能机制　① 神经保护作用:针灸可通过抑制黄嘌呤氧化酶和次黄嘌呤氧化酶的活性刺激前列环素的生成,减少炎性介质白三烯的产生,抑制脂质过氧化、降低自由基的浓度,从而起到抑制运动神经元和胶质细胞死亡的作用。② 改善血液循环:针灸可以改善受损神经和瘫痪肢体的血液循环及神经肌肉的营养状况,消除局部水肿,促进运动神经元存活、减缓运动神经元细胞凋亡,促进受损神经的修复。③ 调节神经功能:针刺可刺激外周神经及脊神经,提高神经兴奋性,改善神经元的代谢状况。针灸还可缩短病灶侧神经冲动向中枢传导时间,改善瘫痪肢体的肌肉兴奋性,缓解肌萎缩状况。

【预后】

本病是一种慢性致残性神经变性病,呈进行性发展,但不同类型的患者病程有所不同,即使同一类型患者其进展快慢亦有差异。患者最终多死于呼吸肌麻痹或并发的呼吸道感染,生存期短者为数月,长者可达 10 余年,一般存活时间为 2～5 年,平均病程 3 年左右(50%),5 年内死亡率达 90%,10%～20% 的患者可以生存 5 年以上。该病的致残率也很高,发病 2 年内 40 岁以下病残率为44.9%,而 60 岁以上病残率为 100%。早期肌电图检查对预后有一定意义,早期神经传导速度无改变或改变轻微者,通常预后较好;而早期肌电检查即见脊旁肌大量纤颤电位和正锐波者,常提示患者将出现呼吸障碍,其预后通常较差。

西医对于 ALS 的治疗目前除 1996 年 FDA 批准的利鲁唑以外,暂无新的有效疗法,主要是以对症支持治疗为主,包括营养支持、呼吸改善等多元化医疗,提高患者的生活质量,延长生存时间。但利鲁唑对于 ALS 的治疗不能逆转病情,也不能改善患者的运动功能和肌力,且价格昂贵,存在一定普及的限制。而针灸对于该病的治疗,需要明确的一点是,针灸并不能对疾病起到逆转或治愈等作用,仅仅能缓解患者的临床症状,从某些方面提高患者的生活质量。

三、多发性硬化与肌萎缩侧索硬化症的现代针灸学治疗原则与选穴处方

多发性硬化是中枢神经系统白质炎性脱髓鞘病变,属自身免疫病,临床表现复杂,主要有视力障碍、肢体无力、感觉异常、共济失调、自身神经功能障碍(尿频、尿失禁、便秘等)以及精神症状等。肌萎缩侧索硬化症则是运动神经元病的一种最多见类型,以上下运动神经元共同损害为特征,表现为广泛的肌萎缩(包括肢体、躯干、颈肌、面肌和咽喉肌)。这两种疾病的发病机制并不明确,因此,目前西医以对症治疗为主要方法。现代针灸学的治疗原则是缓解症状、提高患者生存质量。在选穴上既有共同的方法,也有各自的特征性选穴。

1. 共同的选穴方法　① 三叉神经区刺激点:通过三叉神经-脑血管系统,整体性调节脑循环、脑代谢。② 星状神经节刺激点:通过自主神经系统调节脑代谢。③ 上肢、下肢神经刺激点:如上肢的臂丛神经、桡神经、尺神经刺激点;下肢的坐骨神经、腓总神经刺激点。④ 迷走神经与肾上腺刺激点(胸 10～腰 2):由于两种疾病均存在自身免疫与炎性因子参与,因此,迷走神经刺激通过胆碱能途径调节免疫抗炎,肾上腺刺激点可促进肾上腺素分泌,发挥调节免疫抗炎作用。西医在多发性硬化急性进展期也主张应用糖皮质激素为首选方法。

2. 不同的特征性选穴方法　① 多发性硬化:视力障碍、二便障碍等参照本书有关章节内容选穴。② 肌萎缩侧索硬化症:椎旁或椎间孔神经根刺激点,上肢选颈 5～胸 1 刺激点,下肢选胸 12～腰 4 刺激点;萎缩肌肉肌腹刺激点,可在病变肌腹上选择数个刺激点,以直接刺激肌肉运动,改善循环和代谢,减轻肌萎缩。

● **推荐处方 1(多发性硬化)**

主穴:头面部——三叉神经区刺激点(如百会、神庭、印堂)(刺激三叉神经-脑血管系统,改善脑循环、脑代谢)

　　　颈部——高位颈节刺激点(风池、完骨、天柱或夹脊穴)(改善脑循环)

　　　　　　臂丛神经刺激点(改善上肢症状)

　　　　　　迷走神经刺激点(通过胆碱能途径调节免疫、抗炎)

　　　背部——肾上腺刺激点(胸 10～腰 2)(促进肾上腺素分泌,发挥调节免疫抗炎作用)

　　　下肢——坐骨神经刺激点(环跳)、腓神经刺激点(阳陵泉)(改善下肢症状)

配穴:视力障碍、二便障碍等参照本书相关内容选穴。

操作:颈部、肢体部刺激点可带电针(2 Hz)。

● **推荐处方 2(肌萎缩侧索硬化症)**

主穴:头面部——三叉神经区刺激点(刺激三叉神经-脑血管系统,改善脑循环)

　　　颈部——高位颈节刺激点(改善脑循环)

　　　　　　星状神经节刺激点(整体性调节人体免疫,稳定内环境)

　　　　　　迷走神经刺激点(调节免疫、抗炎作用)

　　　背部——肾上腺刺激点(胸 10～腰 2)(促进肾上腺素分泌,发挥调节免疫抗炎作用)

　　　　　　颈 5～胸 1、胸 12～腰 4 椎旁或椎间孔神经根刺激点(刺激神经根,改善支配肢体的神经功能与代谢,反射性调节运动神经元活动与代谢)

　　　肢体——桡神经、尺神经刺激点、坐骨神经、腓神经刺激点(调节神经功能)

配穴:假球麻痹,参照相关内容选穴。上肢肌萎缩加上肢肌肉肌腹、小鱼际、大鱼际刺激点,下肢肌萎缩加下肢肌肉刺激点。

操作:常规操作。背部、肢体刺激点可带电针(2 Hz)20～30 min。

第十一章　神类病症

神类病症是指精神和行为障碍类病症,精神障碍是指精神活动(认知、情感、意志行为和意识)异常的一组疾病,包括精神分裂症、精神障碍、神经认知障碍、神经发育障碍、心理障碍和神经症等;行为障碍是指可观察到的个体活动异常,是各种心理过程障碍的结果,通常按其表现分为精神运动性抑制和精神运动性兴奋两类。

第一节　睡眠障碍

睡眠是人类为适应自然昼夜变化所形成的休息和活动规律,是生命所必需的过程和机体复原、整合和巩固记忆的重要环节,是健康不可缺少的组成部分。正常人对睡眠的需求因年龄、个体差异而不同。新生婴儿每天平均睡眠 16 h,儿童一般为 10 h,成人为 6~8 h,老年人则睡眠明显减少。睡眠质量对健康的影响较睡眠时间更为重要。睡眠障碍主要包括失眠症、嗜睡症、睡眠-觉醒节律障碍及睡眠中异常活动和行为(睡行症、夜惊、梦魇)等。

中医学认为,睡眠是自然之昼夜阴阳交替作用于人体的反映,与营卫之气的运行和调和与否有关。失眠是各种原因导致的阳盛阴虚,卫不能入于营的表现;嗜睡是阴盛阳虚,卫不能出于营的表现。阴跷、阳跷二脉上达于目,可调节阴阳平衡;督脉入络于脑,总督一身之阳气,其循行经过印堂即两目之间;任脉总督一身之阴,手少阴心经、足厥阴肝经均与目系相连,上述经脉均与睡眠密切相关。

一、失眠症

【概述】

失眠症指以频繁而持续的入睡困难和(或)睡眠维持困难并导致睡眠感不满意为特征的睡眠障碍,是睡眠的启动与维持困难,致使睡眠质量不能满足个体需要的一种状况,是最常见的睡眠障碍,也是人类除疼痛以外最常见的临床症状。失眠有多种形式,包括入睡困难、睡眠不深、易醒、多梦早醒、再睡困难、醒后不适或疲乏感,或白天困倦,常伴有头痛、头昏、心悸、健忘、多梦,患者常因此而忧虑或恐惧,可引起焦虑、抑郁或恐惧心理,并导致精神活动效率下降,妨碍社会功能,并在心理上产生恶性循环而使本症持续存在。2006 年中国睡眠研究会在 6 个城市进行的一项调查研究表明,中国内地成人有失眠症状者高达 57%。失眠症在女性和老年人中较为多见;失眠症的患病率为 10%~20%。一项在香港地区成年人失眠症的研究显示,失眠症的危险因素主要包括年龄、性别、家族史和遗传因素等,其中年龄为失眠症的显著危险因素,随着年龄的增长失眠症的患病率也逐渐增加;女性患病风险约为男性的 1.4 倍,该比例在>45 岁人群中甚至增至 1.7 倍;有家族史的普通人群的新发病率是无家族史人群的 3 倍;70%~80%的精神障碍患者均报告有失眠症状,而 50%的失眠症状患者同时患有 1种或 1 种以上的精神障碍。针对临床患者或部分人群的纵向研究结果表明,失眠患者中有 50%~85%是慢性或反复发作性。

西医学认为,引发或促发失眠的因素众多,常见因素包括心理社会因素(如生活和工作中的不愉快事件)、环境因素(如环境嘈杂、不适光照、过冷过热、空气污浊、居住拥挤或突然改变睡眠环境等)、生理因素(如饥饿、过饱、疲劳、性兴奋等)、精神疾病因素(如焦虑与抑郁障碍等)、药物与食物因素(如咖啡因、茶碱、甲状腺素、皮质激素、抗震颤麻痹药、中枢兴奋剂等的使用时间不当或过量,药物依赖戒断时或药物不良反应发生时等)、睡眠节律变化因素(如夜班与白班频繁变动等)、躯体疾病因素、生活行为因素(如日间休息过多、睡前运动过多、抽烟等),以及个性特征因素(如过于紧张、焦虑、强迫的人格特征)等。关于本病尚无广泛接受的发生机制及假说,目前比较接受的有"过度觉醒假说"和"3P假说"。前者认为,失眠是一种过度觉醒的障碍,患者皮质和皮质下某些脑区存在结构、功能和代谢异常,这些脑区主要包括杏仁核、海马、扣带回、岛叶、额叶、顶叶,体现在躯体、情感、认知不同水平上,不仅仅是夜间睡眠的缺失,并且是跨越 24 h 的个体高觉醒状态。后者的 3P 是指易感因素、促发因素和持续因素,假定三个因素累积超过了发病所需的阈值将会导致失眠的发生和维持。易感因素包括年龄、性别、遗传及性格特征等,使个体对失眠易感。促发因素包括生活事件及应激等,引起失眠的急性发生;维持因素包括应对短期失眠所导致的不良睡眠行为(如延长卧床时间)和由短期失眠所导致的焦虑和抑郁症状等,使失眠得以持续。其他还有刺激控制假说、认知假说和快速眼动睡眠不稳定假说等。

根据《睡眠障碍国际分类(ICSD‐3)》(第 3 版),失眠症可分为慢性失眠症、短期失眠症及其他类型的失眠症。一般根据失眠持续的时间可分为:短暂性失眠(1 周内)、急性失眠(1 周~1 个月)、亚急性失眠(1~6 个月)、慢性失眠(持续 6 个月以上)。短暂性失眠多由短暂性因素引起,如精神因素、环境因素及时差等原因。长期失眠多由于心理因素、长期从事夜班、生活不规律及长期饮酒等因素导致。需排除其他躯体疾病,如周围神经炎、脊髓病、风湿性关节炎或恶性肿瘤;也要排除精神障碍症状导致的继发性失眠,如焦虑症常见的入睡困难,抑郁症常见的早醒。

中医学称失眠为"不寐""不得眠",多因情志所伤、饮食不节、久病、年迈成虚、禀赋不足、心虚胆怯等所致,总体上包括心神、脑神失养或病邪扰动两个方面。其主要病机为脏腑阴阳失调,气血失和,阳不入阴,阴不涵阳,神不守舍;或跷脉功能失调,阳跷脉亢盛,阴跷脉失于对其制约,阴不制阳,而致失眠。

【临床诊断】

1. 失眠症状　① 入睡困难,在适当的睡眠机会和环境条件下,不能较快理想入睡。入睡快慢的临床意义有年龄差异,儿童和青少年入睡时间大于 20 min,中老年人入睡时间大于 30 min 有临床意义。② 睡眠维持困难,包括睡眠不实(觉醒过多过久)、睡眠表浅(缺少深睡)、夜间醒后难以再次入睡、早醒、睡眠不足等。早醒通常指比预期的起床时间至少提早 30 min,并引起总睡眠时间减少,早醒的判断需要考虑平时的就寝时间。在失眠症状中,以入睡困难最多见,其次是睡眠表浅、早醒等睡眠维持困难,两种情况可单独存在,但通常并存,并且两者可以相互转变。

2. 觉醒期症状　失眠往往引起非特异性觉醒期症状,即次日日间功能损害,常表现为疲劳或全身不适感,日间思睡,焦虑不安,注意力不集中,记忆障碍,社交、家务、职业、学习能力损害等。对失眠的恐惧和失眠所致后果的过分担心常引起焦虑不安、使失眠者常陷入一种恶性循环,失眠→担心→焦虑→失眠,久治不愈。

3. 临床类型 在《国际睡眠障碍分类》中,失眠障碍分为3类,即慢性失眠障碍(指失眠和日间功能损害每周至少出现3次,至少持续3个月)、短期失眠障碍(指失眠和日间功能损害少于3个月并且没有症状出现频率的要求)以及其他失眠障碍。许多短期失眠障碍患者的失眠症状可随时间而缓解,部分患者可逐渐发展为慢性失眠障碍。

4. 其他 上述睡眠障碍每周至少发生3次,并持续1个月以上。排除躯体疾病或精神疾病导致的继发性失眠。

附 ICD-10中非器质性失眠症的诊断要点

① 主诉是入睡困难、难以维持睡眠或睡眠质量差;② 这种睡眠紊乱每周至少发生3次并持续1个月以上;③ 夜间专注失眠,过分担心失眠的后果;④ 睡眠量和(或)质的不满意引起明显的苦恼或影响了社会及职业功能。

附 美国睡眠医学研究会主编的《国际睡眠障碍分类》(第3版)中的诊断标准

慢性失眠和短期失眠,需同时满足A~F。

A. 患者主诉,或由患者家长或照护者发现,以下一项或多项症状:① 入睡困难;② 睡眠维持困难;③ 比期望的时间早醒;④ 在适当的作息时间拒绝就寝;⑤ 无父母或照护者干预时,不能独自睡眠。

B. 患者主诉,或家长或照护者发现,存在以下一项或多项与夜间睡眠困难相关的症状:① 疲劳/不适;② 注意力、专注力或记忆力受损;③ 社会、家庭、职业功能受损,或学业表现下降;④ 情绪不稳/易激惹;⑤ 白天嗜睡;⑥ 行为问题(如多动、冲动、攻击性行为);⑦ 积极性、精力或动力不足;⑧ 增加发生错误/事故的倾向;⑨ 对睡眠关注或不满意。

C. 睡眠/觉醒困难主诉不能单纯以睡眠机会不充足(如分配了充足的睡眠时间)或睡眠环境不佳解释(如环境安全、黑暗、安静、舒适)。

D. 睡眠紊乱和相关日间症状出现每周至少3次。

E. 睡眠紊乱和相关日间症状持续至少3个月。

F. 睡眠/觉醒困难不能以另一种睡眠疾病更好地解释。

附 美国睡眠医学研究会制定的成人失眠障碍PSG量化标准

睡眠潜伏期≥30 min表明存在入睡困难;睡眠总时间<390 min表明存在睡眠时间不足;觉醒次数≥2次或总觉醒时间≥40 min表明存在睡眠不实;非快速眼球运动睡眠(NREM)浅睡眠占睡眠总时间的百分比≥60%,或NREM深睡眠占睡眠总时间的百分比<10%,或快速眼球运动睡眠(REM)占睡眠总时间的百分比<20%,表明存在睡眠质量问题;整夜PSG一般不作为常规检查,仅用于失眠程度评估及失眠障碍的鉴别诊断。

【治疗原则及选穴处方】

经典针灸学以安神利眠为基本治疗原则。根据心主神明;脑为元神之府;督脉入络脑,督脉为脑脉;跷脉主眼睑开合,阳气盛则失眠,阴气盛则嗜眠;胃不和则卧不安等理论,在相关经脉上选穴。另外,也可根据具体辨证进行选穴。具体选穴原则为:

1. 根据"经脉所过,主治所及"规律选穴 心经"属心",选本经原穴神门为治疗不寐的首选穴,还可选灵道、通里、阴郄。督脉入络脑,选督脉百会、风府、上星、神庭及与督脉相关的经外奇穴印堂等调理脑神。胃不和卧不安,胃经经别"上通于心",选厉兑、内庭、陷谷、冲阳、丰隆、天枢可清泻胃腑之痰热,痰热得去则心神得安。心包经与心经相通,心包代心受邪,选大陵以降心火,还可选内关、郄门、劳宫。肾经的支脉"络心",故取太溪、照海、水泉等滋补肾阴,水火既济、心肾相交。脾经的支脉"注心中",取三阴交、太白,健脾益气养血以养心神。丘墟为胆经原穴,足少阳经别"贯心",对于肝气不舒、肝胆火盛或心胆气虚者,可疏肝降火或益胆安神。跷脉司眼睑开合,申脉通阳跷,照海通阴跷,可选二穴调理跷脉安眠。

2. 头部选穴　脑为元神之府,头为精明之府,常选取头部四神聪、头维、安眠、风池、完骨、天柱以调神通络、安神定志。

3. 辨证选穴　肝郁化火选太冲、合谷、支沟、行间、足窍阴、侠溪,以平肝降火安神;痰热内扰取中脘、内庭、公孙、丰隆以健脾化痰、清热安神;阴虚火旺选三阴交、太溪、大陵以滋阴降火、宁心安神。心脾两虚选心俞、脾俞、三阴交、足三里以健脾益气养血;心虚胆怯选心俞、胆俞、丘墟、大陵以补心益胆、安神定志。

4. 耳穴　选皮质下、交感、心、脾、屏间、神门。

● **推荐处方 1**

治法:调理跷脉,安神利眠。

主穴:头部——印堂、四神聪(安神利眠)

　　　肢体——照海、申脉(泻阳补阴,调理跷脉)

　　　　　　神门(安神利眠)

操作:先刺照海、申脉。照海直刺 0.5 寸,行捻转补法,申脉直刺 0.5 寸,行捻转泻法,均行针 1～3 min,使局部产生强烈的针感。神门、印堂、四神聪用平补平泻法,严重不寐者四神聪可留针过夜。

● **推荐处方 2**

治法:通调气血,安神利眠。

主穴:头部——风池(疏调脑络气血)

　　　背部——夹脊穴(调理脏腑气血)

　　　肢体——神门(安神利眠)

　　　　　　照海(补阴跷,抑阳跷,利眠)

操作:夹脊穴向脊柱方向斜刺 1 寸,行捻转平补平泻法,从胸部夹脊开始,左右同时行针,至腰部夹脊,或用走罐法。风池直刺 1 寸,行捻转泻法 1～3 min,使局部产生强烈的酸胀感。余穴常规操作。

● **推荐处方 3**

治法:疏肝健脾,安神利眠。

主穴:头部——安眠、四神聪、神门(安神利眠)

　　　肢体——神门、合谷(疏调气血,安神利眠)

　　　　　　三阴交、太冲(疏肝健脾)

配穴:肝郁化火加肝俞、行间、侠溪;痰热内扰加曲池、中脘、内庭、丰隆;阴虚火旺加太溪、照海、心俞、阴郄;心脾两虚加劳宫、心俞、脾俞、足三里;心虚胆怯加心俞、胆俞、神堂、魄户。

操作:先刺神门、安眠、四神聪,行捻转平补平泻法1～3 min,使局部产生强烈的针感,严重不寐者四神聪可留针过夜,余穴常规操作。

【疗效评估方法】

1. 匹兹堡睡眠质量指数(PSQI)　本表是国外精神科研究和临床评定睡眠质量的常用量表。

指导语:下面一些问题是关于您最近1个月的睡眠状况,这仅仅与您的睡眠习惯有关。请选择或填写最符合您近1个月白天和晚上实际情况的选项,并尽可能地做精确回答。其中划有横杠的部分需要自己填写。

(1) 在最近1个月中,晚上上床睡觉的时间通常是_____点钟。

(2) 在最近1个月中,每晚通常需_____min才能入睡。

(3) 在最近1个月中,每天早上通常_____点起床。

(4) 在最近1个月中,每夜实际睡眠_____h(不等于卧床时间)。

从以下每1个问题中选1个最符合您的情况作为答案,并打"√"

(5) 在最近1个月中,您是否因下列情况影响睡眠而烦恼,并描述其程度:以下问题均有4项答案备选,即:① 无;② <1次/周;③ 1～2次/周;④ ≥3次/周。

　a. 入睡困难(不能在30 min内入睡);b. 在晚上睡眠过程中醒来或早醒(凌晨醒后不容易再次入睡);c. 晚上起床上洗手间;d. 晚上睡觉出现不舒服的呼吸;e. 晚上睡觉出现大声咳嗽或鼾声;f. 晚上睡觉感到寒冷;g. 晚上睡觉感到太热;h. 晚上睡觉做噩梦;i. 晚上睡觉身上出现疼痛不适;j. 其他影响睡眠的问题和原因(如有请说明这个问题,并描述其程度)。

(6) 在最近1个月中,总的来说,您认为自己的睡眠:a. 很好;b. 较好;c. 较差;d. 很差。

(7) 在最近1个月中,您是否要服药物(包括医院和药店购买的药物)才能入睡?

(8) 在最近1个月中,您是否在开车、吃饭或参加社会活动时常感到困倦?

(7)、(8)条目的备选答案分别为:① 无;② <1次/周;③ 1～2次/周;④ ≥3次/周。分别依次赋值0、1、2、3分。

(9) 在最近一个月中,您在积极完成事情上是否感到精力不足?(没有,偶尔有,有时有,经常有)。

(10) 您是否与人同睡一张床(睡觉同伴,包括配偶等)或有室友?(A 没有;B 同伴或室友在另外的房间;C 同伴在同一房间但不睡同床;D 同伴在同一张床)。如果您是与人同睡一张床或有室友,请询问他(她)您在过去一个月里是否出现以下情况:

　a. 在您睡觉时,有无鼾声;b. 在您睡眠时,呼吸之间有没有长时间停顿;c. 在您睡眠时,您的腿是否有抽动或痉挛;d. 在您睡眠时,是否出现不能辨认方向或意识模糊的情况;e. 在您睡眠时,是否有其他睡觉不安宁的情况,如有请描述这个问题,并描述其程度。

以上a～e项问题均分别选:① 无;② <1次/周;③ 1～2次/周;④ >3次/周。

说明:PSQI用于评定被测者最近一个月的睡眠质量。由19个自评和5个他评条目构成,在此仅介绍参与计分的18个自评条目。18个条目组成7个成分(A～G),根据受试者填写的答案,累加各成分的得分即为PSQI评定量表的总得分,总得分范围为0～21分,得分越高,即睡眠质量越差,总分>7

分说明有睡眠障碍等问题。被试者完成问卷需要 5～10 min。

各成分含义及计分方法如下:

A. 睡眠质量:根据条目(6)的应答计分。很好＝0 分,较好＝1 分,较差＝2 分,很差＝3 分。

B. 入睡时间:① 条目(2)的计分为≤15 min＝0 分,16～30 min＝1 分,31～60 min＝2 分,≥60 min＝3 分;② 条目(5)a 的计分为无＝0 分,＜1 周/次＝1 分,1～2 周/次＝2 分,≥3 周/次＝3 分;③ 累加条目(2)和(5)a 的总分为 B 项总分。即累积分为 0 则 B＝0 分,1～2 则 B＝1 分,3～4 则 B＝2 分,5～6 则 B＝3 分。

C. 睡眠时间:根据条目(4)的应答计分。＞7 h＝0 分,6～7 h＝1 分,5～6 h＝2 分,＜5 h＝3 分。

D. 睡眠效率:① 床上时间＝条目(3)(起床时间)－条目(1)(上床时间);② 睡眠效率＝条目(4)(睡眠时间)/床上时间×100％;③ 成分 D 按睡眠效率计分为＞85％＝0 分,75～84％＝1 分,65～74％＝2 分,＜65％＝3 分。

E. 睡眠障碍:根据条目(5)b 至(5)j 的计分。无＝0 分,＜1 周/次＝1 分,1～2 周/次＝2 分,≥3 周/次＝3 分。累加条目 5b 至 5j 的计分,若累加分为 0 则 E＝0 分,1～9 则 E＝1 分,10～18 则 E＝2 分,19～27 则 E＝3 分。

F. 催眠药物:根据条目(7)的应答计分。无＝0 分,＜1 周/次＝1 分,1～2 周/次＝2 分,≥3 周/次＝3 分。

G. 日间功能障碍:① 根据条目(8)的应答计分。无＝0 分,＜1 周/次＝1 分,1～2 周/次＝2 分,≥3 周/次＝3 分。② 根据条目(9)的应答计分。没有＝0 分,偶尔有＝1 分,有时有＝2 分,经常有＝3 分。③ 累加条目(8)和(9)的得分,若累加分为 0 则 G＝0 分,1～2 则 G＝1 分,3～4 则 G＝2 分,5～6 则 G＝3 分。

PSQI 总分 ＝ 成分 A ＋ 成分 B ＋ 成分 C ＋ 成分 D ＋ 成分 E ＋ 成分 F ＋ 成分 G。

2. 失眠严重程度指数(ISI)　见表 11-1。

表 11-1　失眠症严重指数(ISI)

对于以下问题,请您圈出 1 个月以来最符合您的睡眠情况的选项

1. 入睡困难	无	轻度	中度	重度	极重度
2. 睡眠维持困难	无	轻度	中度	重度	极重度
3. 早醒	无	轻度	中度	重度	极重度
4. 对您目前的睡眠模式满意/不满意的程度如何?	非常满意	满意	不太满意	不满意	非常不满意
5. 您认为您的失眠在多大程度上影响了你的日常功能?	无	轻度	中度	重度	极重度
6. 你的失眠问题是否影响了你的生活质量?	无	轻度	中度	重度	极重度
7. 您对目前的睡眠问题的担心/痛苦程度如何?	无	轻度	中度	重度	极重度
总分					

① 总分范围:0～28 分;② 0～7 分:没有临床上显著的失眠症;③ 8～14 分:亚临床失眠症;④ 15～21 分:临床失眠症(中度);⑤ 22～28 分:临床失眠症(重度)

注:每项问题从"无到极重度"(从非常满意到非常不满意)5 级分类,分别赋值 0、1、2、3、4 分。

3. 睡眠日记　回顾过去 2～4 周内总体睡眠状况。在首次系统评估前最好由患者和家人协助完成为期 2 周的睡眠日记,记录每日上床时间,入睡潜伏期(从上床开始睡觉到入睡的时间),记录夜间觉醒次数以及每次觉醒的时间,持续时间,记录从上床开始到起床之间的总卧床时间,根据早晨觉醒时间估计实际睡眠时间,计算睡眠效率(即实际睡眠时间/卧床时间×100%),记录夜间异常症状(异常呼吸、行为和运动等),日间精力与社会功能受影响的程度,午休情况,日间用药情况和自我体验。需要注意在询问上述参数时应取用平均估计值,不宜将单夜的睡眠状况和体验作为依据。

4. 客观测评工具　包括多导睡眠检测图(PSG)、多次睡眠潜伏期试验(MSLT)及体动记录检查等。

【针灸疗效分析】

1. 针灸疗效现状　针灸治疗失眠的疗效主要以匹兹堡睡眠质量指数、失眠严重程度指数以及总体疗效等为主要结局指标,以生活质量、抑郁、焦虑等评价为次要结局指标。目前临床证据表明,针灸治疗失眠症具有良好的效果,可明显降低 PSQI 评分,改善患者睡眠质量,且远期疗效较持久。从总体疗效看,针灸治疗失眠的总有效率在 83.1%～91.4%,显效率在 20.0%～37.1%,临床控制率或临床治愈率在 1.5%～51.4%。针灸疗法作为一种安全有效的自然疗法,已被列入中国睡眠研究会最新制定的《中国失眠症诊断和治疗指南》中。

2. 影响针灸疗效的因素　① 病因和类型:引起失眠的原因非常复杂,但总体上可分为原发性和继发性两大类,针灸治疗原发性失眠疗效优于继发性失眠。轻中度失眠针灸疗效优于重度失眠,重度失眠应结合用药。② 并发症:失眠患者常并发焦虑、抑郁等。通常焦虑、抑郁程度越重,其牵涉或影响的脏腑就越多,针灸治疗失眠症的效果就越差。针灸治疗失眠时,必须考虑焦虑、抑郁对疗效的影响,根据患者的焦虑、抑郁程度给予相应的治疗,必要时辅以适当的药物配合,这对提高针灸治疗失眠的临床疗效有重要意义。③ 针刺时间:根据人体生理活动节律及针灸作用效应的持续时间,目前普遍认为,针刺治疗失眠下午治疗疗效优于上午,而以睡前几小时内针灸治疗疗效最好。④ 患者的配合:针灸治疗失眠时,患者应配合做适当的体育运动,可对自主神经系统失调的功能起到一定的调整作用,对提高针灸疗效有意义。

3. 针灸治疗潜在的可能机制　失眠是由各种原因导致大脑皮质长期处于异常兴奋状态,睡眠中枢产生的冲动在皮质受到抑制,使睡眠-觉醒节律紊乱,导致失眠发生。与睡眠有关的神经中枢包括额叶底部,眶部皮质、视交叉上核,中脑盖部、蓝斑、缝际核,延髓网状结构抑制区,以及上行网状系统。针刺治疗本病的环节主要为:① 中枢机制,即针刺可对人体中枢神经系统发挥调整作用,改善大脑皮质额叶功能,抑制皮质的自发放电,进一步促进紊乱的脑功能趋于平衡协调,从而使亢进的交感神经受到抑制,使交感神经、副交感神经的相互协调恢复正常,起到安眠作用。② 另有研究认为,针灸可以通过增加脑内抑制因子 5-羟色胺和氨基丁酸含量,降低兴奋因子谷氨酸含量,从而改善中枢的抑制功能,进而改善失眠状态。③ 国外有学者研究表明,针刺治疗可以提高患者血浆、尿中褪黑激素浓度,褪黑激素为松果体在夜间产生的一种激素,有睡眠维持作用。

【预后】

失眠是最常见的病症,一般经过适当治疗和体育锻炼,预后良好。但严重的失眠常给患者的生活工作带来影响,尤其是长期严重的失眠常引起焦虑、抑郁等的发生,甚者引起自杀,因此失眠应该积极早期治疗。入睡前应稳定情绪,放松肌张力,调整室内环境,控制噪音(一般不宜超过 60 dB),食用有助于睡眠的食物,如高蛋白类、含钙的食品等。目前失眠常规治疗以服用镇静催眠药物为主,但其成瘾性、依赖性、戒断性反应、抑制呼吸、影响昼间觉醒质量、行为和容易出现操作性事故等不良反应,业已成为医疗、社会新问题。因此,积极寻求安全有效的治疗方法依然非常重要,针灸无疑是这种疗法中最有潜力的方法。

二、嗜睡症

【概述】

嗜睡症指患者日间过度思睡或睡眠发作,并非由于睡眠不足或存在器质性疾病,或由其他精神疾病所致,常与心理因素有关;临床可分为原发性睡眠过多和发作性睡病。原发性睡眠过多又称特发性嗜睡症、特发性睡眠增多,患者常反映有较长的夜间沉睡,起床后隔几个小时才能完全清醒,在此期间可能存在定向障碍,且几乎有一半患者白天会出现自动行为。另一类则不伴有夜间睡眠时间延长,具体表现多样。疾病通常始发于青少年或成年早期,症状可持续到成年。发作性睡病常在 10~20 岁出现,男性患者更为多见。其临床特征是白天睡眠过多,经常伴有猝倒症,睡前或半醒前幻觉,睡眠麻痹(瘫痪),以及夜眠障碍等症状。因此,发作性睡病是以日间出现嗜睡、猝倒发作、睡眠幻觉及睡眠瘫痪为四大主症的慢性睡眠障碍。

最新的《国际睡眠障碍分类(ICSD-3)》(第 3 版)中将发作性睡病重新分型为 1 型和 2 型:发作性睡病 1 型,即 Hcrt 缺乏综合征,既往称为伴有猝倒的发作性睡病;发作性睡病 2 型,既往称为不伴有猝倒的发作性睡病。由于本病大多起病于儿童时期,尽管不影响儿童的智力发育,但发作时嗜睡、肌张力下降,严重影响患儿学习、生活能力。发作性睡病并非临床常见疾病,流行病学资料显示,全球范围内猝倒型发作性睡病患病率为 0.02%~0.18%。我国发作性睡病的高发年龄段为 8~12 岁,男性略高于女性。多项研究显示,2009 年冬季甲型流感流行后,2010 年发作性睡病新增病例数较历年明显增加,可能与 H1N1 病毒感染及接种含有 AS03 佐剂的甲流疫苗有关。西医学认为,本病可能与间脑睡眠-觉醒调节功能的可逆性障碍、下丘脑、中脑网状结构的功能低下、大脑边缘系-下丘脑-脑干网状结构的功能失调有关,病因尚不明确。

本病属中医学"多寐""善卧""嗜卧"等范畴。中医学认为,各种因素导致脏腑阴阳气血失调,痰湿瘀浊,阻滞清窍灵机,抑遏元神,阳气不伸;或脑髓空虚、气血不足,神失所养;或跷脉功能失调,阴跷脉亢盛,阳跷脉弱,阳不制阴,鼓动无力,故而发生本病。

【临床诊断】

1. 特发性嗜睡症 以日间过度思睡但不伴猝倒为基本特征。患者早晨或小睡后觉醒困难(宿醉睡眠),觉醒耗时过长、难以醒转、反复再入睡,伴易激惹、无意识行为和意识模糊。自我报告睡眠时间过长,通常夜间睡眠时间超过 10 h,日间小睡超过 1 h,醒后无精神恢复感。上述症状几乎每天发生,持续 1 个月或 1 个月以上,明显影响患者社会功能,或引起患者显著痛苦,不能用其他原因更好地解释,不是由于睡眠不足、药物、酒精、躯体疾病所致,也不是某种精神障碍的症状组成部分。

2. 发作性睡病　以难以控制的思睡、发作性猝倒、睡眠瘫痪、入睡幻觉及夜间睡眠紊乱为主要临床特征,约有 1/3 患者具备上述所有症状。日间过度思睡和睡眠发作,所有患者日间均感过度思睡,尤其在安静或单调环境下常发生不可抗拒的睡眠发作。睡眠发作不分时间、地点及场合,多持续数分钟至数十分钟。小睡后可头脑清醒,但不能持久,一日可反复发作多次。猝倒发作,60%~70%的患者可发生无力发作甚至猝倒,为特征性表现。猝倒常于睡眠发作数月至数年后出现,常见于强烈情感刺激如发怒、大笑时,实质为强烈情感所诱发的躯体双侧肌张力突然完全或部分丧失。发作时意识清楚,历时短暂,常<2 min。睡眠瘫痪,多出现于刚入睡或刚睡醒时,为患者从 REM 睡眠醒转时发生的一过性全身不能活动或不能讲话,实质是睡眠时出现的肌肉失张力发作。发作时意识清楚,持续数秒至数分钟,发作时如遭人触碰可提前终止睡眠瘫痪状态。入睡幻觉,由觉醒至睡眠的转换期出现的视、触、听幻觉,也可表现为梦境样经历体验。夜间睡眠紊乱,易醒多梦,醒后再入睡困难,夜间体动明显增多,早晨困倦而起床困难。既往依据发作时伴有或不伴有猝倒而分为伴猝倒、不伴猝倒的发作性睡病,目前依据下丘脑分泌素(hypocretin)的降低与否而分为伴(1 型)和不伴(2 型)下丘脑分泌素降低的发作性睡病。

附　ICSD-3 诊断标准

特发性嗜睡症的诊断需要满足以下全部条件:

(1) 每日周期性不可抗拒的睡眠需求或白天陷入睡眠至少持续 3 个月。

(2) 不存在猝倒。

(3) 多次小睡潜伏时间测验(MSLT)证实,睡眠起始的快速眼动周期(SOREMPs)少于 2 个,如果先前多导睡眠图上的快动眼睡眠相(rapid eye movement sleep, REM)睡眠潜伏期≤15 min 则无 SOREMPs。

(4) 存在以下至少一项:① MSLT 显示平均睡眠潜伏期≤8 min;② 24 h 多导睡眠图或腕动计联合睡眠日志显示的 24 h 总睡眠时间≥660 min(通常为 12~14 h)。

(5) 排除睡眠不足综合征(如果认为有必要,通过充分尝试增加夜间卧床时间后嗜睡没有改善来排除,最好通过至少 1 周的腕动计来证实)。

(6) 无法通过其他睡眠障碍、躯体或精神障碍、使用药物或毒品情况来更好地解释。

附　发作性睡病诊断

主要依据发作性睡病临床四联征诊断,同时根据 ICSD-3 诊断标准。

发作性睡病 1 型,以下标准需同时满足:① 患者日间存在难以遏制的睡眠需要或睡眠发作。症状持续至少 3 个月。② 满足以下至少一项条件:a. 有猝倒发作,MSLT 检查平均睡眠潜伏期≤8 min,且出现≥2 次睡眠始发 REM 睡眠现象,推荐 MSLT 检查前行 nPSG,nPSG 出现 SOREMP 可以替代 1次白天 MSLT 中的 SOREMP;b. 免疫反应法检测脑脊液 Hcrt-1 浓度≤110 pg/ml 或<正常参考值的 1/3。如临床强烈怀疑发作性睡病 1 型,但不符合 MSLT 诊断标准,推荐重复 MSLT 检查;如患者存在 EDS 症状及脑脊液 Hcrt-1 水平低下,即使不伴有猝倒发作,仍应诊断为发作性睡病 1 型。

发作性睡病 2 型需同时满足:① 患者存在白天难以遏制的睡眠需要和睡眠发作,症状持续至少 3个月。② MSLT 检查平均睡眠潜伏期≤8 min,且出现≥2 次睡眠始发 REM 睡眠现象。推荐 MSLT检查前行 nPSG 检查,nPSG 出现 SOREMP 可以替代 1 次白天 MSLT 中的 SOREMP。③ 无猝倒发作。④ 脑脊液 Hcrt - 1 未进行检测,或免疫反应法检测脑脊液 Hcrt - 1 浓度≥110 pg/ml 或>正常参考值的 1/3。⑤ 嗜睡症状和(或)MSLT 结果无法用其他睡眠障碍,如睡眠不足、阻塞性睡眠呼吸暂停综合征、药物使用或撤药等解释。

如果患者随后出现猝倒发作,应重新诊断为发作性睡病 1 型;诊断后检测脑脊液 Hcrt - 1 浓度≤110 pg/ml 或<正常参考值的 1/3,应重新诊断为发作性睡病 1 型。

【治疗原则及选穴处方】

经典针灸学以调神醒脑为基本治疗原则,针对具体证型可兼用健脾化痰、补益肾精、补益气血等法。在选穴上可根据脑为元神之府,心主神明;肾主骨生髓而通于脑;脾为气血生化之源,气血养神;跷脉司眼睑开合等理论在相关经脉上进行选穴。具体选穴原则如下:

1. 在督脉、心经及心包经上选取调神醒神的穴位 督脉入络脑,选该经水沟、神庭、上星、百会、风府及与督脉相关的印堂等以醒脑神;在心经和心包经上选大陵、内关、通里以醒心神。另外,根据夹脊穴位于督脉、足太阳经之间,旁纳两脉经气,可选夹脊穴调理脏腑气血,升阳降浊,使阳气舒展。

2. 辨证选穴 湿浊困脾选中脘、脾俞、阴陵泉、足三里、三阴交以健脾利湿;肾精亏损选肾俞、命门、关元、绝骨、太溪以补益肾精,或选风池、完骨、天柱补益脑髓;气血亏虚选脾俞、心俞、气海、膈俞、足三里补益气血。

● 推荐处方

治法:调神醒脑,补益脑髓。

主穴:局部——水沟、印堂、百会、风府(醒脑调神)

　　　　　风池、完骨、天柱(疏调气血,补益脑髓)

　　　远端——大陵、通里(调心醒神)

操作:水沟向鼻中隔方向斜刺,进针后单方向转动 360°,用雀啄泻法,以两眼流泪或湿润为度;风池、完骨、天柱用捻转补法。余穴常规操作。

【疗效评估方法】

1. 斯坦福嗜睡量表(SSS) 是为某一时间点提供量化指标的自评量表,反映的是受试者的困倦程度。

量表采用 7 种表达方式评价患者当前的精神状态,嗜睡程度越重,分值越高。具体评分标准:① 非常清醒,思维活跃,1分;② 能集中精力,但不是最佳状态,2分;③ 清醒,但较松懈,不能完全处于警醒状态,反应一般,3分;④ 有轻微倦意,反应减慢,4分;⑤ 困倦,维持觉醒的能力开始下降,反应迟钝,5分;⑥ 嗜睡,欲躺下,头脑混沌,但尚可抗拒入睡,6分;⑦ 即将入睡,梦样感觉,无法抗拒入睡,7分。

2. Epworth 嗜睡量表(ESS) 用于评价白天嗜睡情况的自评量表(表 11 - 2)。

0分:从不打瞌睡;1分:轻度打瞌睡;2分:中度打瞌睡;3分:严重打瞌睡。

表 11 - 2　Epworth 量表

项目	记分			
坐着阅读书刊	0	1	2	3
看电视	0	1	2	3
在公共场合坐着不动(如剧院或开会)	0	1	2	3
乘坐汽车超过 1 h,中间不休息	0	1	2	3
环境许可,在下午躺下休息	0	1	2	3
坐下与人谈话	0	1	2	3
午餐未喝酒,餐后安静地坐着	0	1	2	3
遇堵车时停车数分钟	0	1	2	3

注:以上 8 种情况的分数相加,总分在 0~24 分。总分>6 分为瞌睡;总分>10 分为非常瞌睡;总分>16 分为有危险性的瞌睡。

【针灸疗效分析】

1. 针灸疗效现状　针灸治疗嗜睡症疗效主要以临床症状、Epworth 嗜睡量表以及整体疗效为结局指标。有关针刺治疗嗜睡症的研究远不及失眠症,目前仅有一些系列病例观察。据报道,针灸治疗发作性睡病的总有效率为 95.2%~100%,临床治愈率为 52.4%~52.6%。针灸治疗小儿发作性睡病的总有效率为 84.4%~87.5%,临床控制率为 6.3%~9.4%。但总体上缺乏高质量的临床证据。

2. 影响针灸疗效的因素　针灸治疗嗜睡症的临床报道和研究远不及失眠症,且文献量较少,证据等级较低。因此,影响针灸疗效的因素缺乏研究性结论。一般而言,病程越长、症状越严重者,针灸疗效越差;特发性嗜睡症疗效优于发作性睡病。

3. 针灸治疗潜在的可能机制　目前嗜睡症的病因不明,大约33%的发作性睡病患者有家族史,有些家族似乎呈染色体显性遗传,提示可能与遗传因素有关。还有研究显示,可能与下丘脑分泌神经肽的下丘脑泌素神经元功能障碍有关。发作性睡病与人白细胞抗原(HLA)密切相关,这在 90%的明确伴有猝倒症与 40%的不伴猝倒症的患者中可以见到。嗜睡的发病机制尚不明了,有人认为与睡眠-觉醒调节机制紊乱,以及心理、社会因素有关。从保持人体觉醒的机制看,脑干网状结构非常重要,使网状结构激醒区兴奋主要有两条:一是各种感觉器的传入冲动和各种特异性感觉传入纤维经过脑干时,都发出侧支进入网状结构激动系统,至丘脑,然后弥散地投射到大脑皮质;二是大脑皮质的感觉运动区、额叶等受到刺激,可使网状结构兴奋。因此,推测针灸治疗嗜睡可能是对睡眠-觉醒调节产生影响,可通过上述两条途径兴奋脑干网状结构激活系统,产生一定的促醒作用。

【预后】

嗜睡症对人体健康影响一般不会太大,但给工作和生活带来一定影响,一般经过治疗和体育锻炼,预后较好。从临床观察来看,针灸治疗嗜睡效果显著,但对症状严重者应配合药物治疗并制定个性化治疗方案,如鼓励肥胖患者减肥。在治疗的同时应给予患者及时、适当的解释并鼓励做一定强度的功能锻炼。

三、睡眠障碍的现代针灸学治疗原则与选穴处方

睡眠障碍包括许多类型,本节主要讨论具有代表性的失眠障碍和嗜睡症。西医对于失眠障碍治疗包括非药物治疗和药物治疗,前者主要有心理行为治疗和补充/替代性治疗,后者则主要应用镇静安神利眠类药物。嗜睡症则主要应用中枢性兴奋剂,发作性睡病出现的发作性猝倒,应用氯丙嗪、帕罗西汀等,必要时联合抗抑郁药。

现代针灸学的治疗原则是协调中枢神经系统的失眠-觉醒功能,主要以调节交感和副交感神经功能为基础,以反射性调节中枢神经系统功能。具体选穴原则如下:

1. 星状神经节刺激点 调节交感神经活动,协调自主神经系统功能,整体性调节机体代谢,稳定内环境。

2. 迷走神经刺激点 兴奋副交感神经,抑制交感神经活动亢奋,协调自主神经系统功能;并通过调节大脑皮质中与情绪有关的神经元活动,改善情绪,缓解精神压力。

3. 头面部三叉神经区刺激点 刺激三叉神经-脑血管系统,调节脑循环、脑代谢,反射性调节脑功能。可选传统穴如人中、印堂、百会、头维、神庭、太阳等。

4. 胸腰段交感神经节或节段内皮节刺激点 一般情况下以兴奋交感神经系统活动为主,主要用于嗜睡;但当交感神经活动亢奋时,针刺这些部位也可起到抑制交感神经活动的效应,但应以强刺激产生抑制效应为刺激方法,因此,也可以用于失眠。这也体现出针刺的双向调节作用与机体功能状态和刺激方式有关。

5. 四肢末端刺激点 四肢末端(手、足)的感觉神经纤维分布密度高,能产生强烈的感觉冲动,可兴奋上行激活系统,调节大脑皮质的感觉功能和活动,主要用于嗜睡。

● **推荐处方 1(失眠症)**

主穴:颈、耳部——迷走神经刺激点(兴奋迷走神经,反射性抑制交感神经,协调自主神经系统,利眠,并改善情绪)

　　　　　　　星状神经节刺激点(整体性调节自主神经活动,稳定内环境)

　　　头面部——三叉神经区刺激点(调节脑循环、改善脑代谢,协调脑功能)

　　　背部——胸腰段皮节刺激点(反射性抑制交感神经活动)

操作:背部皮节刺激点可带电针,用强刺激以抑制交感神经活动为宜。星状神经节刺激点采用快频率持续刺激,以产生抑制作用为佳。

● **推荐处方 2(嗜睡症)**

主穴:面部——三叉神经区刺激点(人中、印堂、百会)(通过三叉神经-脑血管系统,改善脑循环,促进脑代谢,改善脑功能;兴奋上行激活系统,刺激大脑皮质感觉中枢)

　　　肢体——末端刺激点(太冲、合谷或八邪等)(刺激上行激活系统)

　　　颈部——星状神经节刺激点(兴奋交感神经)

　　　背部——胸腰段皮节刺激点(兴奋交感神经)

操作:星状神经节、背部皮节刺激点均采用轻中度刺激,以兴奋交感神经系统为宜。头面部及肢体末端可带电针,疏密波,每次 30 min。

第二节　精神活性物质戒断症状(戒断综合征)

戒断综合征是指因停用或减少精神活性物质所导致的综合征,由此引起的精神症状、躯体症状或社会功能受损,其症状与病程与停用前所使用的物质种类和剂量有关。精神活性物质指来自体外、影响大脑精神活动并导致成瘾的物质,包括酒精、阿片类、大麻、镇静催眠药、抗焦虑药、中枢兴奋剂、致幻剂等。其中,以阿片类物质的成瘾性最大,致幻剂的成瘾性最小。其成瘾机制与社会因素、心理因素、生物因素、遗传因素密切相关,可能为物质依赖后其脑的功能发生诸如受体亲和力、递质释放、氨基酸代谢等成瘾性变化,并且脑内结构也发生变化,成为脑的高级神经活动障碍而反复发作的顽症。本节主要介绍戒烟、戒酒、戒毒过程中出现的戒断症状。中医学认为,本病因长期吸食香烟或毒品或饮用酒精,导致脏腑功能失调,气血不和,心神、脑神失其调神、主神作用而发生本病。

一、戒烟综合征

【概述】

尼古丁(烟碱)是烟草中的依赖性成分,研究表明,尼古丁符合高依赖物质的所有标准,依赖者通过改变吸烟量、频度、吸进呼吸道的深度等来维持体内尼古丁的水平。当依赖形成后突然戒断时,会出现唾液分泌增加、头痛、失眠、易激惹等戒断症状,使吸烟者难以摆脱尼古丁的控制。尼古丁通过作用于脑内的尼古丁乙酰胆碱受体(nAChRs)发挥生理及行为作用,nAChRs 位于细胞膜上,可作为阳离子如钠、钾、钙的通道,尼古丁作用于该受体,使阳离子内流,导致神经细胞的兴奋性增加。在外周,尼古丁受体分布在肌肉和自主神经末梢上。尼古丁同样可作用于中脑边缘系统,产生强化效应。尼古丁对全部自主神经节具有特殊作用,小剂量能兴奋肾上腺髓质,使之释放肾上腺素,并通过兴奋颈动脉体及主动脉化学感受器,反射性地引起呼吸兴奋、血压升高,增加心血管负担;大剂量表现为节细胞先兴奋,而后迅速转为抑制;尼古丁对于中枢神经系统的作用也同样是先兴奋后抑制。

根据 2007 年版《临床戒烟指南》显示,我国烟民大约共有 3.5 亿,而其中因为烟草相关疾病而死亡的人数接近 100 万人,占总死亡人数的 12%,因此,如果目前吸烟状况不能得到有效控制,与此相关的死亡率就会步步上升。截至 2015 年,全球每年大约有 3500 万人的死因与直接吸烟有关,另外有 60多万人因接触二手烟死亡,烟草制品的使用增加了全球的死亡率。虽然吸烟者大多了解吸烟的危害,70% 的吸烟者表示他们想戒烟,但仅有不到 5% 的人可以成功戒除。点燃的香烟中所含的化学物质多达 4000 种,其中在气相中含有近 20 种有害物质,有致癌作用的如二甲基亚硝胺、二乙基亚硝胺、联氨、乙烯氯化物,其他有害物如氮氧化物(95% 为一氧化氮)、吡啶和一氧化碳等。粒相的有害物达 30余种,其中促癌物有芘、1-甲基吲哚类、9-甲基咔唑类等。由于一氧化碳对血红蛋白的亲和性很强,因此吸烟出现大量 CO-Hb 而使心血管系统受累,尤其使运送氧的能力减弱,容易导致缺血性心脏病、心绞痛和呼吸困难。总之,与吸烟有关的躯体疾病主要为呼吸道、消化道、心血管疾病及各种癌症等。

【临床诊断】

长期吸烟者在突然停止烟草使用时,会出现烦躁不安、注意力难以集中、焦虑、心情抑郁、失眠等症状,或导致社交、职业或其他重要功能方面的损害。

附 DSM-5 中有关精神活性物质的戒断诊断标准(烟草戒断)

A. 每日使用烟草持续至少几周。B. 突然停止烟草使用,或减少烟草使用的数量,在随后的 24 h

内出现下列体征或症状中的 4 项(或更多):① 易激惹、挫折感、愤怒;② 焦虑;③ 注意力难以集中;④ 食欲增加;⑤ 坐立不安;⑥ 心境抑郁;⑦ 失眠。C. 诊断标准 B 的体征或症状引起具有临床意义的痛苦,或导致社交、职业或其他重要功能方面的损害。D. 这些体征或症状不能归因于其他躯体疾病,也不能用其他精神障碍来更好地解释,包括其他物质中毒或戒断。

【治疗原则及选穴处方】

经典针灸学以宣肺化痰,宁心安神为基本治疗原则。根据心主神明;脑为元神之府;肺主气、司呼吸等理论选穴。具体选穴原则如下:

1. 辨经选穴　心主神明,脑为元神之府,可选内关、神门、大陵、通里、劳宫、水沟、百会、印堂、神庭、风府等心经和督脉头面部腧穴以宁心安神。肺主一身之气,脾为生痰之源,可选中府、肺俞、太渊益肺气;选足三里、三阴交健脾益肺。

2. 对症选穴　胸闷、气促,选内关宽胸理气、行气化痰;咽部不适加天突、列缺、照海化痰利咽;心神不宁、烦躁不安加水沟、神门、内关宁心安神;精神萎靡加脾俞、足三里振作精神;肌肉抖动加水沟、合谷、太冲镇痉宁神。

3. 耳穴　选口、鼻、肺、皮质下、交感、心等,针刺或压丸。

● 推荐处方

治法:理气化痰,安神定志。

主穴:上肢——列缺(理肺化痰)

　　　　　　合谷(活血通络)

　　　　　　神门、甜美穴(列缺与阳溪连线的中点)(安神定志)

　　　下肢——丰隆(化痰)

配穴:肝风扰动加太冲、风池;脾肾两虚加脾俞、肾俞;心肾不交加心俞、肾俞、内关、太溪。

操作:先刺甜美穴,直刺 0.3 寸,行捻转泻法 1～3 min,以局部出现明显的酸胀感为佳。列缺、合谷可带电针。余穴常规操作。

【疗效评估方法】

1. 应用 Himmelsbach 测量戒断症状强度评分体系　戒断症状记分体系共 39 个项目。

1～35 项分别为恶心呕吐、肌肉痛、流泪、流涕、打呵欠、发热、腹泻、瞳孔散大、竖毛、出汗、失眠、烦躁、焦虑、厌食、口干、骨痛、关节痛、头痛、腹痛、寒战、震颤、感到不适、畏光、头晕目眩、眼前发黑、手脚僵硬、怕冷、寒热交替、心慌胸闷、打喷嚏、排尿困难、排尿增多、疲倦、虚弱乏力、皮肤蚁行。

36～39 项分别为脉搏加快、呼吸过度、收缩压升高、体重减轻。每项 5 级评分。

前 35 项评分标准:无症状为 0 分;症状轻微或偶然,不要求治疗为 1 分;症状明显,不要求治疗为 2 分;症状明显,要求治疗但能忍受为 3 分;症状明显,要求治疗且难以忍受为 4 分。

后 4 项评分标准:脉搏加快,87 次/min 以下为 0 分,88～90 次/min 为 1 分,91～100 次/min 为 2 分,101～119 次/min 为 3 分,120 次/min 以上为 4 分。呼吸过度,18 次/min 以下为 0 分,19～

20次/min为1分,21～24次/min为2分,25～29次/min为3分,30次/min以上为4分;收缩压升高,140 mmHg以下为0分,每升高7.5 mmHg加1分,4分封顶;体重减轻,未减轻为0分,每减轻0.5 kg加1分,4分封顶。

戒断症状总分为39个症状得分之和,共记录10日。以症状积分进行统计学分析,做治疗前后对比,评价疗效。

2. 参照视觉模拟量表(VAS)制定渴求程度量表(简称渴求视表)　这是一个用来评估渴求的简单量表,因为是单一项目的单因素量表,很容易被接受,已被广泛应用于临床。

10 cm长线段,最左端标上"一点不想",最右端标上"十分想",中间有等分标记点,但为避免所标数字对被试者的影响,均不标出具体数字。该线段分为10等份,根据患者划出的自左至右的线段长度采用相对应的0～10分的分值。

3. 戒断率和每日吸烟数　戒断率是指通过治疗戒断成功的人数占总人数的百分比,分短期戒断率和长期戒断率;每日吸烟数是指治疗后患者每日的吸烟根数平均值,与原每日吸烟根数均数进行比较。

4. 汉密尔顿焦虑量表　见表11-3。

表11-3　汉密尔顿焦虑量表

汉密尔顿焦虑量表(HAMA)					
	无症状	轻微	中等	较重	严重
1. 焦虑心境	0	1	2	3	4
2. 紧张	0	1	2	3	4
3. 害怕	0	1	2	3	4
4. 失眠	0	1	2	3	4
5. 记忆或注意障碍	0	1	2	3	4
6. 抑郁心境	0	1	2	3	4
7. 躯体性焦虑:肌肉系统	0	1	2	3	4
8. 躯体性焦虑:感觉系统	0	1	2	3	4
9. 心血管系统症状	0	1	2	3	4
10. 呼吸系统症状	0	1	2	3	4
11. 胃肠道症状	0	1	2	3	4
12. 生殖泌尿系症状	0	1	2	3	4
13. 自主神经症状	0	1	2	3	4
14. 会谈时行为表现	0	1	2	3	4
总分合计					

5. 实验室评估　主要为吸烟者血、尿中尼古丁代谢产物可替宁的含量、呼出气中CO的浓度。

6. Fagerström尼古丁依赖程度评估量表(FTND)　见表11-4。

表 11-4　尼古丁依赖程度评估量表

评估内容	0分	1分	2分	3分
您早晨醒来后多长时间吸第一支烟?	>60 min	31~60 min	6~30 min	≤5 min
您是否在许多禁烟场所很难控制吸烟的需求?	否	是		
您认为哪一支烟您最不愿意放弃?	其他时间	早晨第一支		
您每天抽多少支卷烟?	≤10 支	11~20 支	21~30 支	>30 支
您早晨醒来后第一个小时是否比其他时间吸烟多?	否	是		
您卧病在床时仍旧吸烟吗?	否	是		

注:积分 0~3 分为轻度依赖;4~6 分为中度依赖;≥7 分提示高度依赖。

7. 明尼苏达烟草戒断症状量表(MNWS)　见表 11-5。

表 11-5　烟草戒断症状量表

项目	评分	项目	评分
吸烟的冲动		焦虑	
易激惹、受挫感或生气		坐立不安	
难以集中注意力		入睡困难	
食欲增加		睡眠易醒	
情绪低落			

注:以上各项为戒烟者在过去一天中的感受,以 0~4 分计分。完全没有:0 分;轻微:1 分;中度:2 分;严重:3 分;非常严重:4 分。

8. 吸烟强度指数(HIS)　见表 11-6。

表 11-6　吸烟强度指数

评估内容	0分	1分	2分	3分
您早晨醒来后多长时间吸第一支烟?	>60 min	31~60 min	6~30 min	≤5 min
您每天吸多少支卷烟?	≤10 支	11~20 支	21~30 支	>30 支

【针灸疗效分析】

1. 针灸疗效现状　针灸戒烟的疗效以戒断率和戒断症状改善情况(每日吸烟数、戒断量表)为主要结局指标,以生活质量、抑郁、焦虑评分等为次要结局指标。目前临床证据显示,针灸能明显提高短期的烟草戒断率,显著降低治疗后的每日吸烟数和戒断量表分数,但在长期戒断率上有一定局限性。

一项 2015 年的系统评价,研究纳入 24 篇 RCT,来自 10 个国家地区。主要结局指标有戒断率和戒断症状改善情况(每日吸烟数、戒断量表和可替丁含量)。有 23 篇比较了短期戒断率,其中针灸组共纳入 1533 名受试者,成功戒断 435 名,戒断率为 28.38%;对照组共纳入 1473 名受试者,成功戒断 308 名,戒断率为 20.91%。结果显示,与对照组相比,针灸能显著提高短期戒断率。有 12 篇比较了长期戒断率,其中针灸组共纳入 976 名受试者,成功戒断 122 名,戒断率为 12.50%;对照组共纳入 908 名受试者,成功戒断 89 名,戒断率为 9.80%。纳入的 RCT 中,7 篇比较了针灸戒烟前后吸烟数减少的情况,3 篇比较了戒烟前后血中可替丁含量的变化,5 篇比较了戒烟前后不同戒断量表的变化情况。结果表明,针灸能有效减少每日吸烟数($P<0.001$)与戒断量表分值($P<0.001$),但不能降低血中可替

丁含量。研究纳入的文献存在一定程度的发表偏倚。研究表明,针灸能缓解戒烟出现的戒断症状,提高短期戒断率;长期戒断率与对照干预相比无显著差异。研究者认为,一方面纳入的针灸戒烟 RCT 本身缺少长期观测,缺少数据,客观上难以计算针灸戒烟的长期戒断率。另一方面,戒烟本身是复杂的。影响长期戒断率的因素,除了治疗方法的效果外,吸烟者所处的生活、工作环境也起到了很大的作用;这些方面需要综合考虑。

2. 影响针灸疗效的因素　① 个体差异:吸烟史长、年龄大、吸烟量大的人,针刺戒烟较困难;男性的针刺戒烟效果普遍比女性好;工作环境是否允许吸烟,身体有无疾病等都直接或间接影响针灸疗效。② 毅力及信心:吸烟者的毅力和信心是影响针刺戒烟疗效的重要因素。针刺戒烟在受试者有强烈戒烟愿望并有坚强意志的基础上,常能获得满意的疗效,主动戒烟的疗效明显好于被动戒烟的效果。③ 刺激强度:针刺戒烟时只做一次性针刺而不长期埋针,或虽埋针但未做定时按压者疗效较差。埋针 1 周且定时按压,且在有吸烟欲望时随时按压刺激疗效较好。

3. 针灸治疗潜在的可能机制

(1) 对慢性吸烟者的味觉影响　慢性吸烟者中经针刺戒烟成功者,首先是他们自觉烟味发生异常改变,从而不想吸烟。而对慢性吸烟者进行苦、咸、甜、酸 4 种基本味觉的研究表明,慢性吸烟者较非吸烟者苦味觉阈值增高,可能与苦味产生于长链有机物质、生物碱(包括尼古丁)及苦味觉以舌根部较敏感有关。由于慢性吸烟者长期对尼古丁有适应性,这些人的舌根部又多呈腻苔,这可能导致慢性吸烟者对苦味觉的敏感性较差,故苦味觉阈值较正常人稍高。众多研究证明,耳穴电针戒烟治疗后,吸烟者再次吸烟时口腔味觉发生改变,是针刺戒烟产生效果的关键因素。

(2) 戒烟与内分泌的调节　研究表明,吸烟者垂体释放 ACTH 的水平与血浆内啡肽平行,提示吸烟后血浆脑啡肽增高,而针刺后则恢复至原水平。吸烟习惯的形成和维持与血浆内脑啡肽类物质的参与有关。而耳穴针刺戒烟可能就是调整了血浆脑啡肽的水平,从而达到治疗效果,其机制相当复杂。在研究吸烟与内分泌关系时发现,吸第 2 支烟时血浆皮质醇开始升高,至第 5～8 支烟时达到高峰。对慢性吸烟者做针刺前后的肾上腺素、去甲肾上腺素、多巴胺的排泄量测定,结果表明,慢性吸烟者显著升高,但耳穴针刺后有效者可恢复至正常水平。

(3) 耳穴的神经支配　耳穴中"口"位于耳甲腔上方近耳屏切迹处;"肺"穴位于耳甲腔外上方。2 穴均被来自第 2、3 颈神经的耳大神经和枕小神经所支配,背面又受到来自迷走神经的耳支支配,由背面进针时针感主要起兴奋交感神经的作用,也有部分副交感神经产生兴奋作用。第 3 个穴位"神门"则位于耳的二角窝内,主要接受来自三叉神经的下颌神经的耳额分支支配,针刺感应主要起到副交感兴奋作用。在 3 个耳穴中神门是主穴,针刺、按压的感觉最明显,引起的副交感兴奋占优势地位,和其余穴位协同作用,从而产生有利于戒烟的神经递质和内分泌的改变。

(4) 耳针与红细胞膜流动性的关系　吸烟者血中碳氧血红蛋白比不吸烟者明显增高,改变了完整的红细胞内外环境,对其红细胞膜脂区的流动性有明显影响,提示可能是烟中尼古丁的直接作用,或与尼古丁等衍生物引起一系列的神经递质和内分泌作用改变有关。耳穴区针刺与非耳穴区针刺相比较,差异有显著性,针刺耳穴中"口""肺""神门",引起的自主神经兴奋和相互抑制,迅速地通过神经递质和内分泌的改变而影响红细胞膜脂区的变化。

【预后】

戒断综合征患者的决心和毅力对本病的预后起关键性作用,成瘾的防治原则为脱毒、康复和监督三个环节缺一不可。戒烟者不少,但成功率并不高。据统计,凭意志力戒烟成功者只有 3%。戒烟分为 2 个阶段,即生理脱瘾和心理脱瘾。戒烟开始的 1～2 周为生理脱瘾期,会产生生理和心理上诸多不适,如烦躁、失眠、注意力不集中、吃饭不香、四肢无力、胸闷、气短等症状。生理上需求尼古丁和意志控制不吸烟的矛盾造成了生理上和心理上的强烈对抗,意志薄弱的人会复吸。如果能够坚持 2 周以上,随着人体对尼古丁依赖性的逐渐降低,不适症状也会逐渐减弱,心理上的折磨也随之消失。对自愿接受戒烟治疗者,通过针灸治疗大多可以达到预期的效果。对于烟龄较长、平时每日吸烟量较大或因职业及环境造成吸烟习惯者,效果较差。针灸戒烟的远期疗效较近期疗效差。

二、戒毒综合征

【概述】

根据我国《刑法》第 357 条的规定,毒品是指鸦片、海洛因、甲基苯丙胺(冰毒)、吗啡、大麻、可卡因以及国家规定管制的其他能够使人形成瘾癖的麻醉药品和精神药品。毒品是一个广义的概念,毒品的分类方法也很多,可以从不同角度进行分类,如分为麻醉药品和精神药品、天然类和合成类、软性的和硬性的、传统的和新型的。传统意义上的毒品指鸦片、海洛因、大麻等。新型毒品是相对鸦片、海洛因等传统毒品而言的,主要指由人工化学合成的冰毒、摇头丸、K 粉等。根据《2016 年中国毒品形势报告》,目前我国以海洛因为主的阿片类等传统毒品滥用人数增势放缓,而以苯丙胺类兴奋剂为主的新型合成毒品如常见的冰毒、摇头丸滥用人数增速加快。在全国现有 250.5 万名吸毒人员中,滥用合成毒品人员超过六成,人数高达 151.5 万名,已超过传统毒品滥用人数。同时,在 2016 年新发现的 44.5 万名吸毒人员中,滥用合成毒品人员超过八成;查获复吸人员 60 万人次中,滥用合成毒品人员超过六成。由上可见,不仅新滥用合成毒品人员的数量逐年上升,且复吸率也超过了传统毒品而高居首位。根据联合国毒品与犯罪事务办公室(UNODC)2005 年的统计,全世界用各类违禁毒品的人数达 2.24 亿,这一数字是 20 世纪 80 年代吸毒人数(4566 万)的近 5 倍。吸毒不但在某些"亚文化"群体中流行,而且透至主流社会和所有社会阶层,而新生的吸毒者主要是 15～19 岁年龄段的青少年。从毒品问题产生的后果看,毒品滥用不但严重损害滥用者个体身心健康,并且越来越多地影响毒品生产和消费地区的社会风气、社会稳定和社会经济的可持续发展。据不完全统计,自 20 世纪 80 年代以来,我国因吸毒死亡人数不断增多,涉及地域和毒品消费市场不断扩大,中国已从毒品过境国变为毒品过境与消费并存的受害国。

阿片类制剂具有镇痛、镇静作用,能抑制呼吸、咳嗽中枢和胃肠蠕动,同时能兴奋呕吐中枢和具有缩瞳作用,能作用于中脑边缘系统,产生强烈的快感。研究发现,在脑内和脊髓内存在阿片受体,这些受体分布在痛觉传导区以及情绪和行为相关的区域,集中分布在脑室周围灰质、中脑边缘系统和脊髓罗氏胶质区等区域,阿片受体有 μ、δ、κ 等多型,其中以 μ 受体与阿片类的镇痛与欣快作用关系最密切,在中枢神经系统分布也最广泛。大麻中含有 400 种以上化合物,其中精神活性物质统称为大麻类物质,最主要成分是△9 四氢大麻酚。大麻的精神效应是一个复杂的问题,这是由于大麻吸食者往往伴有程度不同的心理问题。此外,吸食时间的长短、不同的吸食量、不同的精神状态、社会经历、所处社会环境及本人的期望等因素,都可能对不同的吸食者产生完全不同的主观感觉或精神效应。大麻的药理作用开始阶段是一种极度的陶醉状态,表现为欣快、人格解体和视觉敏锐,随后而使全身松弛,另外,还有歪曲的时间和空间知觉等。K粉(氯胺酮)近年来随着娱乐场所开始流行用其作为致幻剂,已成为严重的成瘾性问题,长期应用对中枢神经系统、呼吸、循环、消化及泌尿系统等造成损害,特别是对中枢神经系统和泌尿系统的损害尤为引人关注。它可抑制丘脑-新皮质系统,选择性地阻断痛觉,出现意识模糊而不完全丧失,呈浅睡眠状态,对周围环境的刺激反应迟钝,是一种意识和感觉分离状态。它作用于边缘系统,有致快感。中枢神经系统兴奋剂(如可卡因、苯丙胺类)基本都具有强烈的中枢神经兴奋作用和致欣快作用,长期应用可引起成瘾。

【临床诊断】

依据DSM-5中有关精神活性物质的戒断诊断标准。

1. 大麻戒断　A. 长期大量使用大麻(即通常每日或几乎每日使用,长达至少几个月的时间)后停止。B. 诊断标准A之后大约1周内,出现下列体征和症状中的3项(或更多):① 易激惹、愤怒或攻击;② 神经过敏或焦虑;③ 睡眠困难(例如,失眠、令人不安的梦);④ 食欲下降、体重减轻;⑤ 焦躁不安;⑥ 心境抑郁;⑦ 以下躯体症状中的至少1项造成了显著的不适感:腹痛、颤抖/震颤、出汗、发热、寒战或头痛。C. 诊断标准B的体征或症状引起具有临床意义的痛苦,或导致社交、职业或其他重要功能方面的损害。D. 这些体征或症状不能归因于其他躯体疾病,也不能用其他精神障碍来更好地解释,包括其他物质中毒或戒断。

2. 阿片类物质戒断　A. 存在下列两者之一:① 长期大量使用阿片类物质(即几周或更长时间)后,停止(或减少)使用;② 在使用阿片类物质一段时间后,使用阿片类物质拮抗剂。B. 诊断标准A后的数分钟或几天内出现下列3项(或更多):① 烦躁不安的心境;② 恶心或呕吐;③ 肌肉疼痛;④ 流泪、流涕;⑤ 瞳孔扩大、竖毛或出汗;⑥ 腹泻;⑦ 打哈欠;⑧ 发热;⑨ 失眠。C. 诊断标准B的体征或症状引起具有临床意义的痛苦,或导致社交、职业或其他重要功能方面的损害。D. 这些体征或症状不能归因于其他躯体疾病,也不能用其他精神障碍来更好地解释,包括其他物质中毒或戒断。

3. 兴奋剂戒断　A. 长期使用苯丙胺类物质,可卡因或其他兴奋剂后,停止(或减少)使用。B. 诊断标准A后的几小时到几天内心境烦躁不安,且出现下列生理变化的2项(或更多):① 疲乏;② 生动、不愉快的梦;③ 失眠或嗜睡;④ 食欲增加;⑤ 精神运动性迟滞或激越。C. 诊断标准B的体征或症状引起具有临床意义的痛苦,或导致社交、职业或其他重要功能方面的损害。D. 这些体征或症状不能归因于其他躯体疾病,也不能用其他精神障碍来更好地解释,包括其他物质中毒或戒断。

附　CCMD-3中有关戒断综合征的诊断标准

(1) 因减少所用物质,至少有下列3项精神症状:① 意识障碍;② 注意力不集中;③ 内感性不适;④ 幻觉或错觉;⑤ 妄想;⑥ 记忆减退;⑦ 判断力减退;⑧ 情绪改变,如坐立不安、焦虑、抑郁、易激惹、情感脆弱;⑨ 精神运动性兴奋或抑制;⑩ 不能忍受挫折或打击;⑪ 睡眠障碍,如失眠;⑫ 人格改变。

(2) 因停用或减少所用物质,至少有下列2项躯体症状或体征:① 寒战、体温升高;② 出汗,心率过速或过缓;③ 手颤加重;④ 流泪、流涕、打哈欠;⑤ 瞳孔放大或缩小;⑥ 全身疼痛;⑦ 恶心、呕吐、厌食,或食欲增加;⑧ 腹痛腹泻;⑨ 粗大震颤或抽搐。

严重标准:症状及严重程度与所用物质和剂量有关,再次使用可缓解症状。

病程标准:起病和病程均有时间限制。

排除标准:① 排除单纯的后遗效应;② 其他精神障碍(如焦虑、抑郁障碍)也可引起与本综合征相似的症状,需注意排除。

说明:应注意最近停用药物时,戒断症状也可由条件性刺激诱发,对这类病例只有在符合症状标准时才可作出诊断。

【治疗原则及选穴处方】

经典针灸学以镇静安神,熄风除痰为基本治疗原则。根据心主神明、脑为元神之府及肝主疏泄、调畅气机等理论进行选穴。具体选穴原则如下:

1. 辨经选穴　可选心经、心包经和督脉穴位,如神门、内关、劳宫、大陵、百会、神庭、水沟等镇静安神。

2. 辨证对症选穴　肝风扰动选太冲、行间、侠溪泻肝胆之火、镇肝熄风;脾肾两虚选脾俞、肾俞、三阴交健脾益肾、调和气血;心肾不交选心俞、肾俞、太溪交通心肾、调和阴阳;腹痛、腹泻加天枢、上巨虚调和肠胃气机;烦躁惊厥选中冲、涌泉加强镇静宁神之力;毒瘾发作初期还可用合谷配太冲通关达窍;加阳陵泉舒筋止痛。

● 推荐处方

治法:镇静安神,熄风除痰。

主穴:头部——水沟(调神镇静)

　　　　　　风池(熄风通络)

　　　肢体——合谷(调理气血)

　　　　　　内关、劳宫(调理心神,安神镇静)

　　　　　　丰隆(化痰)

配穴:肝风扰动加太冲、侠溪;脾肾两虚加脾俞、肾俞、三阴交;心肾不交加心俞、肾俞、太溪;腹痛、腹泻加天枢、足三里;烦躁惊厥加神门、中冲。

操作:水沟刺向鼻中隔,刺激强度要大;风池应注意针刺的方向、角度和深浅,以防刺伤延髓。劳宫、合谷可带电针,选 2 Hz 电刺激参数。余穴按常规操作。

【疗效评估方法】

1. 应用 Himmelsbach 测定戒断综合征强度的评分体系　参见戒烟综合征。

2. 戒断症状评定量表(OWS)　如未按时使用,是否出现下列症状或体征?说明:每项症状/体征根据严重程度分为 0～Ⅲ级。0=无任何症状/体征;Ⅰ=轻微或偶尔出现的症状/体征,无须特殊治疗/处理;Ⅱ=中等程度的症状/体征,要求治疗;Ⅲ=严重的症状/体征,一天中大部分时间受此症状/体征困扰,有强烈要求治疗的欲望。具体内容见表 11－7。

表 11 - 7　戒断症状评定量表

症状/体征		程度			症状/体征		程度		
失眠	0	I	II	III	口干	0	I	II	III
出汗增加	0	I	II	III	呕吐	0	I	II	III
烦躁不安	0	I	II	III	心悸	0	I	II	III
骨关节疼痛	0	I	II	III	不真实感	0	I	II	III
鸡皮疙瘩	0	I	II	III	小便困难	0	I	II	III
全身不适	0	I	II	III	肌张力增加	0	I	II	III
哈欠	0	I	II	III	肌肉疼痛	0	I	II	III
流泪	0	I	II	III	头痛	0	I	II	III
无食欲	0	I	II	III	胃肠绞痛	0	I	II	III
全身软弱无力	0	I	II	III	腹泻	0	I	II	III
流涕	0	I	II	III	手颤抖	0	I	II	III
疲惫	0	I	II	III	肌肉痉挛	0	I	II	III
抑郁	0	I	II	III	昏睡	0	I	II	III
冷热交替出现	0	I	II	III	畏光	0	I	II	III
头晕目眩	0	I	II	III	皮肤"蚁走"感	0	I	II	III
发冷	0	I	II	III	其他(请说明)	0	I	II	III

3. 汉密尔顿焦虑量表(HAMA)　参照戒烟综合征。

【针灸疗效分析】

1. 针灸疗效现状　针灸治疗阿片类毒品等戒断综合征的疗效,多以戒断症状评分、HAMA 量表、β-内啡肽水平、稽留性戒断症状评分为主要结局指标。目前证据显示,针灸可降低患者对毒品依赖的心理渴求,同时对睡眠障碍及焦虑、抑郁情绪均具有改善作用,并可降低复吸率。

国外一项研究测试了经皮电穴位刺激(TEAS)作为辅助治疗丁丙诺啡-纳洛酮的阿片类药物戒断的住院患者的有效性。结果显示,TEAS 是一种可接受的、廉价的辅助治疗方法,可在住院病房实施,并且可能是阿片类药物解毒的药物治疗的有益辅助手段。Zeng L 等人通过观察美沙酮的每日使用量、36 项简表健康调查- 36(SF - 36)和匹兹堡睡眠质量指数(PSQI)的变化,来检验针灸对使用海洛因成瘾者应用美沙酮维持治疗的有效性分数和患者海洛因的渴望度。经治疗后,与假针灸相比,真针灸每日美沙酮剂量减少了更多,也可改善随访期的睡眠障碍。一项临床研究采用心理渴求程度视觉类比量表(VAS),评定针灸对成瘾者心理渴求程度的影响。观察表明,电针可明显抑制海洛因依赖者心理渴求,6 个月后随访结果表明,接受电针治疗的复吸率为 77.3%,不予任何干预治疗的成瘾者复吸率为 95.7%。一项研究证明了针刺对甲基苯丙胺依赖者睡眠障碍及焦虑、抑郁情绪均具有改善作用。有研究显示,针刺治疗可改善海洛因依赖者稽延期的睡眠障碍。有研究表明针刺配合应用美沙酮改善戒断症状的作用明显,尤其对消除或改善胃肠功能紊乱、肌肉关节疼痛和失眠等戒断症状效果较佳。

2. 影响针灸疗效的因素　① 心理因素:有学者对可卡因成瘾者进行单盲研究,一侧耳选择真穴,另一侧耳选择假穴。结果表明,除真穴由于较敏感而痛于假穴外,其他方面都无差异。表明心理暗示在戒毒中能发挥较好作用,提高治疗效果。② 患者耐受性:电针戒毒疗效的好坏决定于患者接受电针治疗的决心与毅力,对电针产生的酸麻胀痛要有一定的忍耐性。电针戒毒关键是前 3 日,第 4、5 日毒瘾明显减轻,坚持 1 周不吸毒证明戒毒有效。③ 最佳刺激量:针刺治疗戒断综合征的刺激方式可分为 3 种,即持续刺激(如埋针治疗)、断续刺激(如毫针治疗)和持续刺激并用断续刺激(如毫针治疗并用埋针治疗)。有研究认为,3 种刺激方式中应用频度最高者为断续刺激。目前的研究结果表明,疗程长短对戒断疗效无明显影响,故可考虑适当缩短疗程。治疗次数的多少对疗效有一定的影响,以刺激 1 次者为最差;多次断续治疗不应少于 3 次,否则有可能降低疗效。治疗周期对疗效的影响表现出几种不同的倾向,多次性持续刺激与一次性持续刺激并用多次性断续刺激的治疗周期相比对疗效无明显影响;而多次性断续刺激的治疗周期与疗效成反比;多次性持续刺激并用多次性断续刺激的治疗周期与疗效成正比;故在研究时应考虑到治疗周期对疗效的影响。总的来看,刺激方式及疗程对疗效的影响主要可能与维持最佳刺激量有关。

3. 针灸治疗潜在的可能机制　① 免疫调节作用:海洛因成瘾可导致免疫功能的全面损害。针灸对机体的免疫功能具有双向调节作用。有研究表明,针灸能明显改善吗啡成瘾大鼠淋巴细胞的增殖能力。阿片类依赖的动物和人在戒断时,反应性去甲肾上腺素和肾上腺皮质激素水平升高,而针刺治疗后患者的 IgA、IgM 及 T 淋巴细胞转化率较治疗前较显著升高。再者,针刺能提高脑脊液及脑内的内啡肽含量,从而有镇痛、镇静、减轻戒断症状的作用。② 神经化学机制:研究证实,针刺可促进吗啡戒断大鼠排毒、使 β-内啡肽释放增加及调节免疫功能,而且随着针效的提高,β-内啡肽的含量随之增加,呈正相关。在经过针刺及运动后,α-内啡肽水平明显提高,α-内啡肽在镇痛、调整血压和体温中起重要作用。目前大量针刺研究证明,针刺可使人体中枢神经系统产生内源性阿片肽,有明显镇痛、镇静作用,而且在停止针刺后,中枢在一定时间内仍可持续产生一定量的内源性阿片肽从而抑制戒断症状,消除海洛因依赖。吗啡戒断可影响中枢去甲肾上腺素(NE)、多巴胺(DA)、5-羟色胺(5-HT)及乙酰胆碱(Ach)等神经递质的代谢,而针灸可以调节体内的单胺类递质趋向正常水平。当吗啡戒断后,DA 释放增多,DA 能细胞反应性增强而出现戒断症状。有多项研究报道,针灸可降低成瘾大鼠脑组织 DA 含量。分析认为,针灸可以改善戒断后大鼠的戒断症状,其机制可能与针灸调节吗啡戒断后大鼠脑内 DA 含量有关。还有研究表明,针刺可以降低吗啡依赖动物模型脑内的 NE、5-HT 含量,认为针刺在吗啡戒断后的抗焦虑效应可能与针刺调节焦虑模型小鼠脑内 NE、5-HT 的释放有关。NO 在中枢神经系统兼有第二信使和神经递质作用,NO 在一氧化氮合酶(NOS)作用下生成,与细胞内环磷鸟苷酸(cGMP)构成信号传导通路,在机体多个系统中发挥作用。NO 与阿片耐受、依赖和戒断的发生存在着神经生物学机制。有研究表明,吗啡戒断大鼠 NO 增加,NOS 活性升高,nNOSmRNA 表达增加,戒断症状明显。针刺足三里穴可使血清 NO 和 NOS 下降,抑制吗啡戒断大鼠脑组织 nNOSmRNA 表达。③ 神经生理学机制:有些研究者提出,针刺的戒毒作用主要表现在其能抑制痛感。戒断时的痛感是弥散性的,无明确定位,主要与丘脑非特异性核团有关,来自穴位的刺激经脊髓丘脑束到达网状结构和皮质从而改变疼痛信息。动物研究发现,电针可以减轻阿片依赖鼠戒断时的表现,使其身体摆动的评分降低。实验表明,小鼠的镇痛效应为吗啡>哌替啶(杜冷丁)>电针,而细胞介导免疫的效应为电针>哌替啶(杜冷丁)或吗啡。有学者发现,2 Hz 和 10 Hz 2 种频率电针穴位时均能增强痛兴奋神经元的自发放电。认为 2 Hz 和 10 Hz 的电针均能激活大鼠延髓头端腹内侧区（RVM）中的痛兴奋神经元，并主要是通过内源性阿片肽发挥镇痛效应。④ 心理调节:海洛因依赖者存在普遍焦虑和抑郁,尤其是在脱毒期或脱毒后近期。表现为心悸、失眠、呼吸困难、危机感、自卑和绝望等,这些症状使脱毒者对抗治疗,动摇治疗信心,是导致复吸的重要原因之一。所以脱毒者的心理治疗是不可忽视的一方面。电针治疗阿片类成瘾戒毒后期戒断症状,发现电针组对焦虑等症的治疗效果显著,尤其是脱毒者经过电刺激后,近期焦虑和抑郁得到明显改善。

【预后】

毒品成瘾康复前阶段时间为 1 个月,此阶段主要是接受脱毒治疗,消除残余的躯体依赖性。康复阶段时间为 6 个月,戒毒者将接受心理训练、技能训练。重返社会阶段时间为 3 个月,此阶段主要是接受职业训练,接受重返社会的教育。针灸戒毒由于针刺疗法价格低廉、操作方便且具有较好的镇痛效果,能缓解对成瘾物质的渴求,促使毒品排出体外,尤其对戒毒期的精神障碍症状如焦虑、抑郁等有明显缓解作用,同时促进新陈代谢,提高人体免疫力,有效治疗戒断症状。在进行戒毒治疗前要详细了解患者吸毒的原因和方式,对于因病(如肿瘤、呼吸系统、消化系统疾病及各类神经痛)吸毒者,要给予相应的治疗,以免出现意外。对出现惊厥、虚脱等病情较重者,应及时采取静脉输液、支持疗法等综合治疗措施。家庭及社会的配合是巩固疗效、断绝复吸必不可少的因素,应高度重视。

三、戒酒综合征

【概述】

人对酒的反应个体差异很大,敏感性不一。一般而言,饮酒量或血液内酒精浓度不同,其抑制的程度及范围也不同。酒精首先抑制大脑皮质,使皮质下释放,出现松弛感,情绪释放;随着饮酒量增加,抑制进一步加深,出现所谓的醉酒状态,精神活动、语言及运动功能抑制加深,表现为对周围事物反应性降低,感觉迟钝,判断记忆受损,自控力下降,动作不稳,构音含糊等;其后大脑处于高度抑制状态,醉倒不起,呕吐、便溺全然不知。当血液内酒精浓度超过 0.40% 时,可能出现昏迷、呼吸心跳抑制,死亡的可能性很大。大量饮酒后可出现高乳酸血症、高尿酸症;长期大量饮酒可导致脂肪肝、高脂血症、动脉硬化等,对肝细胞损害可出现酒精性肝炎、肝硬化。据估计,约 50% 有酒精使用障碍的中产阶级、高功能个体,曾出现过完全的酒精戒断综合征。在有酒精使用障碍的个体中,不管是住院或无家可归,酒精戒断的比例可能高于 80%。少于 10% 的戒断个体,曾出现酒精戒断性谵妄或酒精戒断性惊厥发作。急性酒精戒断发作时,通常持续 4～5 天,并且只出现在长期重度饮酒后。戒断较少出现在 30 岁以下的个体中,戒断的风险与严重程度随着年龄的增长而增加。

【临床诊断】

依据 DSM-5 中有关精神活性物质的戒断诊断标准(酒精戒断):

A. 长期重度饮酒后,停止(或减少)饮酒。

B. 诊断标准 A 中所描述的停止(或减少)饮酒之后的几小时或几天内出现下列 2 项(或更多):① 自主神经活动亢进(例如,出汗或脉搏超过 100 次/min);② 手部震颤加重;③ 失眠;④ 恶心或呕吐;⑤ 短暂性的视、触或听幻觉或错觉;⑥ 精神运动性激越;⑦ 焦虑;⑧ 全身性强直-阵挛癫痫发作。

C. 诊断标准 B 的体征或症状引起具有显著的临床意义的痛苦,或导致社交、职业或其他重要功能方面的损害。

D. 这些体征或症状不能归因于其他躯体疾病,也不能用其他精神障碍来更好地解释,包括其他物质中毒或戒断。

【治疗原则及选穴处方】

经典针灸学以调和气血、宁心安神为基本治疗原则。根据脾胃为后天之本、主受纳,心主神明,脑为元神之府等理论选穴。具体选穴原则如下:

1. 辨经选穴　心主神明、脑为元神之府,故可选神门、内关、通里、大陵及水沟、百会、神庭、印堂等心经、心包经和督脉头面部腧穴以宁心安神。脾胃为后天之本、气血生化之源,故选取脾经三阴交、阴陵泉和胃经足三里、冲阳等腧穴以调和气血。

2. 对症选穴　烦躁不安、精神抑郁加水沟、心俞、内关宁心安神;头昏、腰膝酸软加肝俞、肾俞补益肝肾;恶心呕吐加内关、中脘和胃降逆;腹痛、腹泻加天枢、上巨虚调理肠道。

● **推荐处方**

治法:健脾益胃,镇静安神。

主穴:头部——百会(调理脑神)

　　　背部——脾俞、胃俞(健脾益胃)

　　　肢体——神门(镇静安神)

　　　　　　足三里、三阴交(调理脾胃)

操作:诸穴常规操作。

【疗效评估方法】

1. 酒精戒断症状评定量表(CIWA-Ar)　最高分数为 67 分;≤8 分为轻度戒断症状;9～15 分为中度戒断症状;≥15 为严重戒断症状及发生震颤谵妄的高危人群。具体内容见表 11-8。

表 11-8　临床酒精戒断症状评定量表(CWIA-Ar)

项目	分数范围	计分方式
躁动不安	0～7	0＝正常活动　7＝不断扭动
焦虑	0～7	0＝舒适的状况下不会焦虑　7＝急性的恐慌状态
听觉混乱	0～7	0＝不存在　7＝持续的幻觉
认知混乱	0～4	0＝不存在　4＝对位置的人的认知异常
头痛	0～7	0＝不存在　7＝极度严重
恶心或呕吐	0～7	0＝没有恶心,没有呕吐　7＝持续的恶心伴频繁的干呕及呕吐
阵发性冒汗	0～7	0＝没有发现冒汗　7＝全身湿透
触觉混乱	0～7	0＝不存在　7＝持续性幻觉
手部震动	0～7	0＝无手部震动　7＝严重手部震动而无手臂伸展
视觉混乱	0～7	0＝不存在　7＝持续性的幻觉

2.酒依赖戒断综合征评定表(AWS)　见表11-9。

表11-9　酒依赖戒断综合征评定表(AWS)

一、脉率(次/min)	七、激越
0分:＜100;1分:101～110;2分:111～120;3分:＞120	0分:没有;1分:坐立不安;2分:在床上辗转反侧;3分:试图离开床;4分:愤怒
二、舒张压(mmHg)	八、接触
0分:＜95;1分:96～100;2分:101～105;3分:＞105	0分:能够简短交流;1分:容易分散注意力;2分:接触离题;3分:根本不能交流
三、体温(℃)	九、定向力
0分:＜37.0;1分:37.0～37.5;2分:37.6～38.0;3分:＞38.0	0分:完整定向力;1分:时间、地点、人物定向力三者有一个判断错误;2分:时间、地点、人物定向力三者有两个判断错误;3分:定向力丧失
四、呼吸频率	十、幻觉(听、视、触)
0分:＜20;1分:20～24;2分:＞24	0分:没有;1分:可疑;2分:一种幻觉;3分:两种幻觉;4分:三种都存在
五、出汗	十一、焦虑
0分:没有出汗;1分:轻度(手湿);2分:中度(前额出汗);3分:严重(全身出汗)	0分:没有;1分:轻度(仅在询问时引出焦虑);2分:严重自发焦虑
六、震颤	AWS总分 T＝34
0分:没有;1分:轻度(双手平举,手指展开轻微震颤);2分:中度(双手存在震颤);3分:重度(粗大震颤)	本次评分:

3.参照视觉模拟量表(VAS)制定渴求程度量表(简称渴求视表)　参照戒烟综合征。

【针灸疗效分析】

1.针灸疗效现状　针灸疗效主要以饮酒渴求程度量表、CIWA-Ar、AWS量表为主要结局指标,以汉密尔顿焦虑量表、生活质量评分等为次要结局指标。目前证据表明,针灸多与药物联合使用,可显著减轻戒酒患者躯体戒断期的心理渴求,有效改善患者的严重戒断反应,缓解焦虑等症状,降低复饮率,且患者依从性高。

国外一项研究比较观察了针刺筑宾与安慰针刺对酒精依赖患者的疗效。结果显示,针刺能有效减少酒精渴求,且能预防酒精依赖患者复发。国内一项RCT观察了地西泮联合2/100 Hz经皮穴位电刺激与单用地西泮治疗汉族男性酒精戒断综合征的临床疗效差异。结论表明,2/100 Hz经皮穴位电刺激联合地西泮能有效地控制酒依赖患者的戒断症状,同时对患者的心理渴求也具有很好的疗效。另有多项临床研究都表明,针灸对酒精戒断综合征有一定疗效。

2.影响针灸疗效的因素　①患者的信心:戒酒的成功与否与戒酒者的自信心密切相关,自愿戒酒,信心充分者,针灸疗效好;被动戒酒者难以取得满意疗效。②饮酒的量及时间长短:酒龄较长、饮酒量较大或因职业及环境造成饮酒习惯者,针灸疗效较差;饮酒量小,时间较短,成瘾性较轻者针灸疗效相较于前者好。

3.针灸治疗潜在的可能机制　①减轻嗜酒患者的精神紧张或焦虑:众多研究证明,针刺对焦虑、抑郁症状有明显的改善,治疗后焦虑及抑郁症状缓解,嗜酒的愿望自然也就降低了。②自主神经功能的调整:俄罗斯学者观察到Ⅱ度嗜酒患者有心血管及其他系统的多类型自主神经性疾患。证据显示,12~13次电针能改变他们的自主神经状态,针刺可通过增加副交感神经的活动,使患者紊乱的适应机制得到稳定;三是降低嗜酒患者感觉系统(视、听、嗅和味觉)对酒精刺激的敏感性及增加患者对酒精的厌恶感。

【预后】

戒酒的脱瘾治疗一般在2~3周便可完成,但是彻底戒酒难度很大。酒精依赖治疗的全过程包括脱瘾、巩固和康复3个互相衔接的阶段。首先,要认识到饮酒的危害,其次,家庭成员及周围亲友都应参与协助戒酒;也可用综合疗法脱瘾。针灸疗法戒酒效果明显,对自愿接受戒酒治疗者,大多可以达到预期的效果。对于酒龄较长、饮酒量较大或因职业及环境造成饮酒习惯者,效果较差。

四、戒断综合征的现代针灸学治疗原则与选穴处方

本节主要介绍了烟草戒断、毒品戒断及酒精戒断后所出现的各种戒断症状。从现代医学来看,精神活性物质的滥用原因不能用单一模式来解释,其与社会环境、心理特点和生物学因素皆有较为密切的关系,而且这些因素之间相互交叉、相互影响、互为因果。这为戒除这些物质带来了很大的难度。社会因素包括容易获得、家庭因素、同伴影响与同伴间压力、文化背景、社会环境等。研究发现吸毒者有严重的心理因素,常有明显的个性问题,如反社会性、情绪控制能力较差、易冲动、缺乏有效的防御机制,追求即刻满足等。行为理论认为,精神活性物质具有明显的正性强化作用,多数有增加正性情绪作用,如酒后、吸毒后的欣快感;同样也具有负性强化作用,如失意和悲痛时饮酒;毒品更有对抗负性情绪的作用。然而,在形成依赖后,由于戒断症状的出现,使依赖者不能自拔,必须反复使用才能缓解戒断症状,这是最为强烈的负性强化。研究也显示,在缺乏上述社会心理因素情况下,动物同样也有主动获得精神活性物质的倾向,这就是生物学因素。当依赖形成后,在中枢神经系统中存在着一系列神经递质、受体、第二信使转导系统,甚至转录、结构等方面的变化,故有学者将依赖行为定义为慢性脑病,从这个角度看,依赖行为与其他躯体疾病一样并无本质上的区别。

从生物学因素看,脑内的"犒赏系统"与药物依赖密切相关。研究发现,除新皮质以外的脑区几乎所有的部分都有与犒赏有关的区域,而控制情绪反应的中脑边缘多巴胺系统则可能是犒赏系统的中枢所在,其中腹侧被盖区和伏隔核是研究者感兴趣部位。多巴胺是一种与愉快情绪有关的神经递质,在人高兴时,有关犒赏通路上的神经细胞就发出较多的兴奋性冲动,并释放一定量的多巴胺。研究发现,人类所滥用的物质,如阿片、酒精、烟草、苯丙胺和可卡因等,尽管它们有不同的药理作用,但最后共同通路均是作用于中脑边缘多巴胺系统,多巴胺连续刺激下一个神经元体,便产生一连串强烈而短暂的刺激"高峰",于是大脑犒赏中枢发出愉悦的信号,使吸食者主观产生某种陶醉感和欣快感。精神活性物质依赖的发生是由于这类物质长期反复暴露,使中枢神经系统,特别是中脑边缘多巴胺系统发生了细胞及分子水平上的适应,改变了强化机制和动机状态,出现了耐受性、戒断症状、渴求等病理生理改变。因此,位于边缘系统的犒赏系统是导致药物依赖的结构基础,单胺类等递质变化是精神活性物质作用的直接后果,由此而导致的一系列受体和受体后变化是药物依赖行为产生的重要条件。

从这种理论来看,现代针灸学在治疗戒断综合征时应以调节中脑边缘系统功能及单胺类递质代

谢为主,以缓解相关戒断症状为辅。但实质上,目前却很难提出哪些穴位能特异性调节中脑边缘系统功能和单胺类递质的代谢。因此,现代针灸学的治疗选穴原则和处方仅参考现代临床和实验研究进行总结。

戒断综合征总的治疗原则是脱毒和康复(包括心理干预)。脱毒就是通过躯体治疗减轻戒断症状,预防由于突然戒断而出现的躯体健康问题的过程。针刺在这一过程有部分替代治疗作用,如研究发现,针刺可促进人体中枢神经系统产生内源性阿片肽。针刺也具有非替代治疗作用,如整体上促进机体的康复、促进食欲;有明显镇痛、镇静作用;针刺也具有一定的心理、情绪调节作用。结合现代研究,总结选穴方法如下:

1. 耳部刺激点　美国国家针刺戒毒学会(NADA)的方案,目前被治疗中心、门诊部、监狱以及许多美国的临床试验所广泛应用。选择双侧 3 到 5 个穴位(神门、交感、肾、肺、肝)。对耳郭的感觉神经支配也有不同的观点,但一般认为,耳甲主要由迷走神经和舌咽神经支配,耳郭的三角窝主要接受颈1~颈3脊神经、三叉神经支配,耳郭外周区域-耳轮与耳舟由颈1~颈3脊神经支配。因此,实质上肾、肺、肝在耳甲(艇、腔)为迷走神经、舌咽神经分布区;神门在三角窝,交感在对耳轮下脚前端部,主要接受颈脊神经、三叉神经支配。因此,这些穴位刺激具有广泛的兴奋脑神经(迷走神经、三叉神经、舌咽神经)和高位颈节段传入神经的作用,进入脑干中枢部位(如三叉神经脊束核)等,发挥复杂的脊髓上中枢整合作用,从而治疗戒断症状。

2. 肢体刺激点　在中国,体穴电针的应用占主导地位。韩济生院士的方案为一侧的合谷-劳宫配对,另一侧的内关-外关配对,用 2 倍阈值的强度刺激 30 min。近年来,中国有学者提出了用于戒烟的"甜美穴",位于列缺与阳溪连线的中点。

3. 迷走神经刺激点　可选颈迷走神经干刺激点、耳郭迷走神经分支。现代研究证实,迷走神经具有调节脑皮质内与情绪反应密切相关区域的功能活动,从而发挥缓解精神紧张,稳定情绪的作用,具有抗抑郁、抗焦虑效果。

4. 头面部三叉神经区　依据三叉神经-脑血管系统,以及三叉神经传入纤维与脑干的复杂联系,调节脑代谢、缓解情志等。可选传统穴百会、印堂、神庭等。

5. 其他选穴方法　国外学者 Patterson 研究了独有的电刺激方式,即将橡胶电极固定在乳突上,并认为不同的药品应使用特定的频率才会有效。在法国,研究者开发了一种用面部穴位(瞳子髎、曲鬓)来治疗戒烟综合征的特殊传统方法,且只使用手针刺激。实质上面部刺激点与三叉神经-迷走神经联系有关。

6. 关于电针刺激参数　韩济生院士团队率先发现针刺镇痛中的内源性阿片机制,并将他们的工作扩展到了阿片类药物戒断的主题。通过应用大鼠模型,他们发现电针在 100 Hz 时减轻大部分戒断症状的效果比 2 Hz 更好,但应用 30 min 的 2/100 Hz 电针组合是最佳的。当一天重复治疗 2~4 次时,治疗效果会累积,经过连续数天治疗的 1 个疗程后,疗效能持续 7 天。100 Hz 的优势作用是脊髓中的强啡肽和 k-受体参与的结果,尽管这种相关性在人类还是未知的。有人提出 100 Hz 对依赖出现的身体方面问题更好,而 2 Hz 对心理方面更优。两种频率都能使 DA 释放量减少多达 35%,如果重复刺激减少的释放会更多。韩院士提出的假说是,100 Hz 的单剂量可以释放强啡肽(和它的前体,前强啡肽原),从而抑制 DA 的释放,反复的刺激剂量可以诱导基因的表达。Han 认为,药物戒断使多巴胺系统敏化,2 Hz TEAS可通过诱导脑啡肽而使其脱敏。因此,2 Hz和100 Hz是通过不同机制来发挥效应的。因此,可考虑电针参数采用2/100 Hz电针组合,每次30 min。

● **推荐处方1(NADA方案)**

主穴:耳部刺激点——神门、交感、肾、肺、肝(刺激迷走神经、舌咽神经、三叉神经等躯体感觉纤维,进入脑干,中枢整合,改善戒断症状)

操作:常规针刺,或耳穴贴压法。在起针前让患者放松30~40 min。原方案中,针刺但不行手法刺激,总体上接受的治疗是根据需求而开放性进行的,如果患者有愿望可以每天治疗1次。本方案可通用于戒毒、戒烟、戒酒。

● **推荐处方2(戒毒)**

主穴:上肢刺激点——合谷-劳宫,另一侧的内关-外关(刺激内源性脑啡肽释放,抑制多巴胺释放,戒毒)

操作:电针刺激,采用疏密波2/100 Hz的刺激,用2倍阈值的强度刺激30 min。

● **推荐处方3(戒烟)**

主穴:头面部——瞳子髎、曲鬓(缓解戒烟症状)

　　　　上肢——甜美穴(缓解戒烟症状)

操作:常规操作,可行电针刺激,采用疏密波2/100 Hz的刺激,每次30 min。

● **推荐处方4(戒毒、戒烟、戒酒)**

主穴:头面部——三叉神经区刺激点(百会、印堂、神庭等)(改善脑循环、脑代谢,调节情志,使精神放松)

　　　　颈耳部——颈迷走神经刺激点、耳迷走神经分支刺激点(兴奋迷走神经,改善戒毒症状)

　　　　上肢——肢体远端刺激点(内关、外关)(刺激内源性阿片肽释放,缓解情志和戒断症状)

操作:常规操作,内关、外关电针刺激,采用疏密波2/100 Hz的刺激,用2倍阈值的强度刺激30 min。

第三节　痴呆与神经发育障碍

一、痴呆

【概述】

痴呆又称重度神经认知障碍(在DSM-5中,重度神经认知障碍对应的状况是DSM-Ⅳ中的痴呆),是一种慢性全面性的精神功能紊乱,以出现智能减退为主要临床特征,包括记忆、思维、理解、判断、计算等功能的减退和不同程度的人格改变,一般没有意识障碍。多见于起病缓慢,病程较长的脑器质性疾病。痴呆的总体患病率随年龄增长而显著上升,其总患病率的估计,在65岁时为1%~2%,在85岁时高达30%,在高收入国家,在60~69岁这个年龄段,它的范围在2%~5%,此后至少为25%。国内研究表明,在≥60岁人口中,痴呆患病率为0.75%~4.69%。荟萃研究的结果显示,男性比女性的痴呆患病率低19%~29%。痴呆的分类较多,一般以血管性痴呆(VD)和阿尔兹海默病

(Alzheimer's disease,AD)为主要类型。阿尔兹海默病是老年期最常见的痴呆类型,占老年期痴呆的50%~70%。血管性痴呆是最常见的非变性病痴呆,占痴呆患者的15%~20%。本节主要介绍此两种类型的痴呆,其余类型可参照本节论治。

血管性神经认知障碍是指由于脑血管病变导致的神经认知障碍,分为轻度和重度,其中重度又被称为血管性痴呆,患病率仅次于AD。VD在65岁以上人群中患病率为1.2%~4.2%。VD的发病与年龄有关,男性多于女性。与AD相比,VD的认知功能受损也很明显,但在一定程度上可以预防,其对治疗的反应也优于AD。VD的自然病程为5年左右,其预期寿命较普通人群甚至AD患者短。美国血管性痴呆的人群患病率,在65~70岁年龄组估计是0.2%,在80岁或更老的个体中是16%。相对于白种人和东亚国家(例如,日本、中国),非洲裔美国人的患病率更高。

阿尔兹海默病是一种常见的神经系统变性疾病,其病理特征为老年斑、神经元纤维缠结、海马锥体细胞颗粒空泡变性及神经元缺失。临床特征为隐匿起病,进行性智能衰退,多伴有人格改变。一般症状持续进展,病程通常为8~10年。常见于65岁以上老年人,患病率随年龄的增长而升高,年龄平均每增长6.1岁,患病率升高1倍,65岁以上患病率约为5%,而85岁以上的老年人中20%~50%患有阿尔兹海默病。美国人口普查数据的估计表明,被诊断患有阿尔兹海默病的个体中,65~74岁约占7%,75~84岁占53%,85岁及以上占40%。本病的病因和发病机制尚不清楚,但目前已发现,遗传因素、β-淀粉样蛋白代谢异常、神经递质障碍因素及脑内异常变化(如弥漫性脑萎缩、轴索及突触异常断裂和血管淀粉样变性等)参与了AD的发生发展。

痴呆属中医学"痴证""呆病"范畴。中医学认为,本病由禀赋不足、痰瘀阻窍、肝肾亏虚等引起。自幼痴呆者多与先天禀赋不足有关,也有由于出生时产伤,损及脑髓,使瘀血阻滞清窍而成痴呆。中老年人多由于五脏皆虚,尤其是肝肾亏虚,精血不足,使髓海空虚,神明失用;或脾虚失运,痰浊内生,上蒙清窍;或脏气虚衰,运血无力,使瘀血阻滞脑络所致。本病病位在脑,涉及五脏,尤与肾、脾、心、肝有关,病变多见虚实夹杂证。

【临床诊断】

1. 血管性痴呆(VD)　美国神经疾病和中风协会神经流行病学分会组织12个国家共同制定的新的诊断标准。

(1) 有可能为血管性痴呆的临床诊断标准　如血管与脑血管病(CVD),无论是否有中风病史,而有神经系统局灶性体征与相应的脑CT或MRI检查的CVD的证据;CVD和痴呆之间的关系明确,在中风后3个月之内出现痴呆症状,认知功能突然恶化,或认识缺陷波动,呈阶梯式加重;经临床检查和神经心理学测试确诊为痴呆,并且日常生活能力有严重障碍。

(2) 符合血管性痴呆诊断的临床特征　痴呆早期即有步态障碍,行走姿势不稳或常发生无诱因的摔倒;或在早期出现与泌尿系疾病无关的尿频、尿急等泌尿系症状;出现假性延髓麻痹,以及抑郁、情感失控、意志缺失、人格与脾气改变等。

(3) 确切的血管性痴呆的诊断标准　符合有可能为血管性痴呆的临床标准;活检和尸检有CVD组织病理学依据;没有超越相应年龄应有的神经元纤维缠结和斑块;没有能够引起痴呆的其他临床症状和病理学改变。

2. 阿尔兹海默病(AD)　美国神经病学、语言障碍和卒中-老年性痴呆和相关疾病学会(NINCDS-ADRDA)的诊断标准。诊断分为很可能和可能。

(1) 很可能 AD 的诊断标准　① 临床检查符合痴呆诊断标准;② 存在 2 种或 2 种以上认知功能障碍;③ 记忆障碍进行性加重;④ 无意识障碍;⑤ 无系统性疾病。

(2) 支持临床很可能 AD 的诊断标准　① 特殊认知功能进行性恶化;② 损害日常生活活动能力;③ 无系统性疾病。

(3) 排除可能 AD 的标准　① 突然脑卒中样起病;② 出现神经系统局灶性症状和体征;③ 出现癫痫或步态异常。

(4) 可能为 AD 的诊断标准　① 符合痴呆的诊断;② 合并全身或脑部损害,但不能将这损害解释为果的病因;③ 单项认知功能进行性损害。

附　美国国立神经疾病和卒中研究所/瑞士神经科学研究国际协会(NINDS-AIREN)标准

一、很可能的血管性痴呆的标准

1. 很可能的血管性痴呆

(1) 痴呆　① 记忆和另外至少 2 种认知域损害(定向、注意、语言、视空间、计算、执行、运动控制、运用、抽象及判断);② 记忆和认知功能损害妨碍患者的日常生活能力;③ 排除意识障碍、谵妄、精神病、严重失语及运动障碍等因素影响智能测查,排除全身性疾病或其他脑部病变(如 AD)等引起的记忆和认知功能障碍;④ 最好由临床或神经心理学检查证实。

(2) 有脑血管病的证据　① 临床有脑血管病引起的局灶性体征,如偏瘫、中枢性面瘫、感觉障碍、病理征、偏身失认及构音障碍等(有或无脑卒中病史);② 神经影像学检查(头 CT 或 IVIRI)有脑血管病的证据,包括多发性脑梗死、重要部位单一的脑梗死、腔隙性脑梗死及广泛性脑室周围缺血性白质损害,或上述病变共存。

(3) 上述两种损害有明显的因果关系,至少有下列一项　① 痴呆发生在明确的脑卒中后 3 个月内;② 突发的认知功能衰退;③ 呈波动样、阶梯样进展的认知功能缺损。

2. 临床支持很可能的血管性痴呆的标准　① 早期的步态异常(小碎步、共济失调步态或帕金森综合征步态等);② 不能用其他原因解释的多次跌倒史;③ 早期出现尿频、尿急和其他尿路症状,且不能用泌尿系统疾病解释;④ 假性延髓麻痹;⑤ 人格及精神改变:意志缺乏、抑郁、情感失禁及其他皮质下功能损害,如精神运动迟缓和执行功能异常。

3. 不支持血管性痴呆的标准　① 早期出现记忆缺损,进行性加重的记忆和其他认知功能损害,如语言(经皮质感觉性失语)、运动技巧(失用)、感知觉(失认),但神经影像学检查无相应局灶性损害;② 除认知功能损害外,没有局灶性神经系统体征;③ 头 CT 或 MRI 上无血管病损害的表现。

二、可能的血管性痴呆的标准

1. 痴呆　① 记忆和另外至少 2 种认知域损害(定向、注意、语言、视空间、计算、执行、运动控制、运用、抽象及判断);② 记忆和认知功能损害妨碍患者的日常生活能力;③ 排除意识障碍、谵妄、精神病、严重失语及运动障碍等影响认知功能评测等因素,排除全身性疾病或其他脑部病变(如 AD)等引起的记忆和认知功能障碍。

2. 与脑血管病的关系不十分确定,具备以下之一　① 临床有局灶性体征,但影像学无脑血管病的证据;② 有脑血管病,但痴呆和脑血管病缺乏时间上的明确关系;③ 有痴呆相关脑血管病的证据,但是痴呆慢性起病,病程处于平台期或好转。

三、肯定的血管性痴呆的标准

1. 临床符合很可能 VD 的标准。

2. 脑活检或尸检发现脑血管病的证据。

3. 神经炎性斑或神经原纤维缠结的数量与年龄相符。

4. 临床或病理无其他可能导致患者痴呆的疾病。

附　2011 年美国国立老化研究所(NIA)和阿尔茨海默病协会(AA)发布的 AD 诊断标准(NIA－AA 标准)

AD 痴呆的诊断分为很可能的 AD 痴呆、可能的 AD 痴呆、伴 AD 病理生理标志物的很可能或可能的 AD 痴呆。前两种适用于几乎所有的医疗机构,第三种适用于开展了 AD 相关生物标志物检查的医学中心,目前主要用于科研。另外,还提到了病理生理学证实的 AD 痴呆。

1. 很可能的 AD 痴呆　符合下述核心临床标准可诊断为很可能的 AD 痴呆:① 符合痴呆的诊断标准;② 起病隐匿,症状在数月至数年内逐渐出现;③ 患者主观报告或知情者观察得到明确的认知损害的病史;④ 病史和查体中,起始和最突出的认知域受损常为记忆障碍,此外还应有一个认知域受损;⑤ 当有脑血管病、路易体痴呆、额颞叶痴呆等其他疾病的证据时,不应诊断很可能的 AD 痴呆。

2. 可能的 AD 痴呆　有以下情况之一时,即诊断为可能的 AD 痴呆:① 病程不典型,符合上述核心临床标准中的①和④,但认知障碍可呈突然发作,或病史不够详细,或客观认知下降的证据不充分;② 病因不确定,满足上述 AD 核心临床标准的①～④条,但具有脑血管病、路易体痴呆等其他疾病的证据。

3. 伴 AD 病理生理标志物的很可能或可能的 AD 痴呆　在上述临床诊断的基础上,引入了脑脊液和影像学标志物。NIA－AA 标准将这些生物标志物分为两类:① 脑 Aβ 沉积的标志物:脑脊液 Aβ42 降低和 PET Aβ 显像。② 神经元损伤的生物标志物:脑脊液 tau 蛋白升高、FDG－PET 显示颞顶叶皮质葡萄糖代谢下降和结构 MRI 显示颞叶基底部、内侧或外侧萎缩,顶叶内侧皮质萎缩。这些生物标志物的结果可以分为 3 类:明确阳性、明确阴性、不确定。

4. 病理生理学证实的 AD 痴呆　如果患者符合前述的 AD 痴呆的临床和认知标准,并用神经病理学检查证明了 AD 病理的存在,即可诊断为病理生理学证实的 AD 痴呆。

【治疗原则及选穴处方】

经典针灸学以健脑益智,补肾填精为基本治疗原则。应结合体育锻炼,语言、智力的训练。根据脑为元神之府,督脉入络脑;心主神明,主血脉;肾主骨生髓;脑为髓海,脑肾相通等理论选取相关穴位。具体选穴原则如下:

1. 选取健脑益智穴位　选督脉百会、水沟、神庭、上星、风府及奇穴印堂、四神聪等;可选心经、心包经神门、大陵、通里、内关等。

2. 辨证选穴　髓海不足选肾俞、关元、风池、天柱、悬钟、太溪等;肝肾亏虚选肝俞、肾俞、三阴交、太溪、照海等;痰浊阻窍选风池、合谷、外关、中脘、丰隆、阴陵泉等;气滞血瘀选膻中、膈俞、内关、血海、三阴交、太冲等。

● **推荐处方 1**

治法:补肾填精,健脑益智。

主穴:头部——百会、四神聪(健脑益智)

　　　肢体——太溪、悬钟(补肾养髓)

　　　　　　足三里(健脾生血)

配穴:髓海不足加风池、天柱、关元;肝肾阴虚加肾俞、肝俞、三阴交;痰浊阻窍加风池、中脘、丰隆;气滞血瘀加膻中、内关、太冲。

操作:四神聪向百会透刺。百会针后加灸(重灸 20 min 以上),使患者感到艾灸热力达到颅内和穴位深层。余穴常规操作。

● **推荐处方 2**

治法:补肝益肾,健脑醒神。

主穴:头部——四神聪、印堂、本神、风池(醒脑益智)

　　　肢体——太溪、三阴交(滋补肝肾)

　　　　　　丰隆(化痰通络)

　　　　　　合谷、太冲(活血通络)

配穴:髓海不足加悬钟、神庭透上星;肝肾不足加肝俞、肾俞;痰浊阻窍加中脘、内关;气滞血瘀加内关、膈俞;流涎加地仓;构音障碍或吞咽困难加廉泉。

操作:诸穴常规操作。

【疗效评估方法】

1. 评估认知功能的量表

(1) 简易精神状态检查法(MMSE)　按疗效指数分为 5 级[疗效指数=(治疗后积分-治疗前积分)/治疗前积分×100%]。① 临床基本控制:疗效指数≥85%;② 显著进步:疗效指数≥50%,<85%;③ 进步:疗效指数≥20%,<50%;④ 无变化:疗效指数<20%;⑤ 恶化:疗效指数<-20%。具体内容见表 11-10。

表 11-10　简易精神状态检查量表(MMSE)

Ⅰ定向	回答	评分(正确 1 分,错误 0 分)
今天是几号	日期	
今年是哪一年	年	
现在是几月份	月	
今天是星期几	星期	
现在是什么季节	季节	
您能告诉我这家医院的名字吗	医院	
我们在第几层	几层	
我们在哪个城市	城市或城镇	
我们在哪个区	区	
我们在哪个国家	国家	

Ⅱ即刻回忆	回答	评分(正确1分,错误0分)
请您重复一遍下列单词,每个单词允许有1 s思考,可测试6次	"球" "旗" "树" 测试次数( )	
Ⅲ注意力和计算力	回答	评分(正确1分,错错误0分)
请您计算从100依次减7,并将每减1个7后的答案告诉我,直到我说"停"为止,共5次,对一系列减7评分	93 86 79 72 65	
Ⅳ延迟回忆	回答	评分(正确1分,错误0分)
您能回忆起我刚才说的单词吗	"球" "旗" "树"	
(出示手表)这是什么 (出示铅笔)这是什么 请跟我说"不,如果,而且或者但是" "请用您的右手拿起这张纸" "将它对折" "放在您的膝盖上" 请跟我念并按它的意思去做 "闭上你的眼睛" 请写一个完整的句子 (出示五角形图案)请照这个样子画图	手表 铅笔 复述 右手 对折 纸在膝盖上 闭眼睛 写出句子 画出五角形	
总分:30分(每项1分)		

注:MMSE满分为30分。划分正常与痴呆的分界值标准与受教程度有关:文盲(未受教育)的分界值为17分;小学程度(受教育年限≤6年)的分界值为20分;中学(包括中专)程度(受教育年限≤12年)的分界值为22分;大学(包括大专)程度(受教育年限>12年)的分界值为23分。

分界值以下(含分界值)提示有认知功能障碍,以上为正常。例如:大学程度者23~18分为轻度痴呆;17~12分为中度痴呆;12分以下为重度痴呆。

(2)临床痴呆评定量表 见表11-11。

表 11-11 临床痴呆评定量表(CDR)

	健康 CDR=0	可疑痴呆 CDR=0.5	轻度痴呆 CDR=1	中度痴呆 CDR=2	重度痴呆 CDR=3
记忆力	无记忆力缺损或只有轻度不恒定的健忘	轻度、持续的健忘、对事物能部分回忆,属"良性"健忘	中度记忆缺损,对近事遗忘突出,有碍日常活动的记忆缺损	严重记忆缺损,能记住过去非常熟悉的事情,新发生的事情则很快遗忘	严重记忆力丧失,仅存片段的记忆
定向力	能完全正确定向	时间定向有些困难,对进行检查的人物和地点能定向,对所处地理可能有失定向	通常对时间不能定向,常有地点失定向	仅有人物定向	

	健康 CDR=0	可疑痴呆 CDR=0.5	轻度痴呆 CDR=1	中度痴呆 CDR=2	重度痴呆 CDR=3
判断力+ 解决问题能力	能很好解决日常问题,能对过去的行为和业绩做出良好的判断	仅在解决问题、辨别事物间的相似点和差异点上有可疑的缺损	在处理复杂的问题方面有中度困难;对社会和社会交往的判断力通常保存	在处理问题、辨别事物的相似点和差异点上有严重损害;对社会和社会交往的判断力通常有损害	不能作出判断或不能解决问题
社会事物	在工作、购物、做志愿者和参加社会团体上能独立进行	在这些方面有轻微损害	不能独立进行这些活动,但在他人帮助下能完成	很显然不能独立进行室外活动	很显然不能独立进行室外活动
家庭+爱好	家庭生活、爱好和需要智力的兴趣均很好保持	家庭生活、爱好和需要智力的兴趣轻微受损	家庭活动轻度障碍是肯定的,放弃难度大的家务,放弃复杂的爱好和兴趣	仅能做简单家务;兴趣非常有限,且不能很好坚持	丧失有意义的室内活动
个人料理	完全有能力自我照料	完全有能力自我照料	需要督促	在穿着、卫生、私人财务保管方面需要帮助	个人料理需要很多帮助;经常二便失禁

注:记忆力为主要项目,其他 5 项为次要项目。只有当损害是由于认知功能缺损引起时,才记为 0.5、1、2、3 分。

(3)蒙特利尔认知评估量表(MoCA) 是一个用来对轻度认知功能异常进行快速筛查的评定工具。它评定了许多不同的认知领域,包括注意与集中、执行功能、记忆、语言、视空间技能、抽象思维、计算和定向力。完成 MoCA 检查大约需要 10 min。本量表总分 30 分,英文原版的测试结果提示划界分>26 分。内容较多,请参见有关文献。

(4)阿尔茨海默病评定量表-认知量表(ADAS-Cog) 参见有关资料。

2. 评估非认知特征的量表 采用 Blessed 行为量表(BBS)。

本评定量表是记录患者在过去 6 个月内生活能力,个人习惯的改变,是在有无变化的比较的基础上进行评定。

(1)生活能力 ① 完成一般家务,如点炉子、泡茶;② 管理小量钱财,买东西算账;③ 记忆几项事情,如买几样东西,吃药,约会时间;④ 在熟悉的街道内独自出门,识路,乘公共汽车;⑤ 辨认环境,如认识所处的地点,辨认周围人物,如亲戚、医务人员的身份;⑥ 回忆近期发生的事件,如亲戚朋友来访,外出度假或看病,在自己家里能识路(或在病房内识路)。上述 6 个条目均分三级并赋分:1 分=完全正常;2 分=有困难,或需人帮助;4 分=完全依赖他人。[最高计分:24 分,评分:(　　)分]

(2)日常习惯 ① 吃饭:1 分=用筷子,且不掉饭,吃得干净;4 分=用筷子,但掉饭菜需他人少量帮助;8 分=只能用勺,或仅能用双手吃固体食物;12 分=需喂饭。② 穿衣:1 分=无需帮助;4 分=有时系错扣子;8 分=经常穿错,或忘穿某一件;12 分=自己完全不会穿。③ 括约肌障碍:1 分=正常;4 分=有时尿床;8 分=经常尿床;12 分=二便均不能控制。[最高计分:36 分,评分:(　　)分]

(3)个性改变 共 10 项,为多选项,每项均按照"无变化 0 分,有变化 1 分"计分。具体:① 顽固、固执;② 自私、自我中心、计较钱财、不顾尊严;③ 不顾他人,如生活上自己方便即可;④ 情感淡漠,对别人的事情不闻不问;⑤ 易怒,易激惹;⑥ 与情景、场合不符的欢乐;⑦ 情感反应减弱;⑧ 放弃

爱好,在社会生活中退缩;⑨ 冷漠,主动性减退,无活动欲望;⑩ 无目的活动,多动。[最高计分:10分。评分:(　　)分]

此表通过询问患者家属,第(1)、(2)项计分之和,正常人为 10 分,>10 分可认为有痴呆;分数愈高则痴呆的程度愈重(最高 60 分);第(3)项为个性(情感人格)改变,本评定量表是以患者在过去 6 个月内个性有无改变为基础进行评定。第(1)项生活能力＋第(2)项日常习惯＋第(3)项个性改变＝50 分者为最严重的痴呆患者。

3. 评估日常生活能力的量表

(1) 日常生活能力(ADL)　参见脑性瘫痪内容。

(2) 日常生活能力量表(ADL)及工具性日常活动能力量表(IADL)　见表 11 - 12。

表 11 - 12　ADL 及 IADL 量表

	项目	评分			
ADL	1. 做饭	1□	2□	3□	4□
	2. 穿脱衣服	1□	2□	3□	4□
	3. 洗漱	1□	2□	3□	4□
	4. 上下床、坐下或站起	1□	2□	3□	4□
	5. 室内走动	1□	2□	3□	4□
	6. 上厕所	1□	2□	3□	4□
	7. 大小便控制	1□	2□	3□	4□
	8. 洗澡	1□	2□	3□	4□

得分 □□分

	项目	评分			
IADL	1. 自己搭乘公共汽车(知道乘哪一路车,并能独自去)	1□	2□	3□	4□
	2. 在住地附近活动	1□	2□	3□	4□
	3. 自己做饭(包括洗菜、切菜、打火/生火、炒菜等)	1□	2□	3□	4□
	4. 吃药(能记住按时服药,并能正确地服用药)	1□	2□	3□	4□
	5. 一般轻家务(扫地,擦桌)	1□	2□	3□	4□
	6. 较重家务(擦地擦窗,搬东西等)	1□	2□	3□	4□
	7. 洗自己的衣服	1□	2□	3□	4□
	8. 剪脚趾甲	1□	2□	3□	4□
	9. 购物	1□	2□	3□	4□
	10. 使用电话(必须会拨号)	1□	2□	3□	4□
	11. 管理个人钱财(指自己能买东西、找零钱、算钱等)	1□	2□	3□	4□
	12. 独自在家(能独自在家待一天)	1□	2□	3□	4□

得分 □□分

评分标准:1 分=自己完全可以做;2 分=有些困难,自己尚能完成;3 分=需要帮助;4 分=根本没法做。当患者从来不做但是能够胜任时评定为 1,从来不做但做起来有困难,不需要别人帮助评定为 2;从来不做但做起来需要帮助评定为 3;从来不做,也无法完成时评定为 4。得分范围为 20~80 分,>23 分为认知功能损害。

【针灸疗效分析】

1. 针灸疗效现状　针灸治疗痴呆的疗效主要以认知功能评分(MMES 量表、临床痴呆评定量表、MoCA 量表、ADAS-Cog 量表等)、生理和精神变化(NPI 量表、BBS 量表等)、临床总体变化(CIBIC 量表、CGIC 量表等)为主要结局指标;以治疗前后脑生物标志物成像检查(正电子发射断层扫描 PET、磁共振成像 MRI)确定的病理变化、日常生活能力评分(ADL、QOL‐AD量表)、抑郁情绪评分等作为次要结局指标。

目前证据显示,针灸治疗痴呆可改善认知功能,提高记忆及学习能力,改善日常生活活动和行为症状,减少行为症状的频率和减轻严重程度;更好地管理抑郁或焦虑情绪。从总体疗效看,针灸治疗痴呆的疗效,总有效率在 80%~88.33%,显效率在 27.27%~50%,尤其以血管性痴呆疗效较好。

2. 影响针灸疗效的因素　① 病因:引起痴呆的病因很多,总体上说,血管性痴呆的针灸疗效优于阿尔兹海默病。血管性痴呆的病情多有波动性,为斑片状智能损害。多发梗死性痴呆和动脉硬化性皮质下脑病早期针灸治疗疗效较好;阿尔兹海默病则顽固而难治。酒精性痴呆的患者如能戒酒同时针灸治疗则能显著地改善痴呆。脑外伤所致痴呆者,一般针灸治疗效果较好。另外,药物中毒、严重感染、脑部可切除的肿瘤、慢性颅内血肿、正常压力脑积水及营养缺乏病等所致的痴呆,经相应的治疗后,针灸治疗效果好,部分患者甚至可恢复到病前水平。② 病情和病程:智能障碍轻、病程短,针灸疗效较好。因此针灸治疗本病以早期出现轻度记忆力、注意力、判断力和计算力减退或性格改变疗效较好,晚期疗效较差。③ 智能康复训练的配合:要提高针灸疗效,一定要配合语言或思维的训练,多看、多想、多说,因而临床治疗时务必要取得患者家属的积极配合。

3. 针灸治疗潜在的可能机制　老年性痴呆的发生、发展是一个非常复杂的病理变化过程,其中包括基因的变异、各种酶和蛋白质的参与调节、多种神经递质和受体的变化,以及突触学说等。研究表明,突触的大量丢失是老年性痴呆最重要的病理改变之一,突触密度下降与认知功能障碍关系最为密切。针灸治疗痴呆的环节和机制可能为:① 提高学习和记忆力。目前已在许多动物实验中发现,针刺可提高记忆力。中国台湾学者发现,针刺大鼠百会可以影响大鼠记忆储存过程。有学者在老年大鼠也观察到,针刺可以显著改善其学习相记忆能力,同时显示脑内 8 种化学元素(B、Ca、Cu、Fe、K、Mg、Na 和 P)含量的提高是该治疗效应的离子基础。有研究发现,针刺对老年痴呆患者海马、皮质电活动有一定程度的兴奋效应,通过激活大脑皮质的海马区、内嗅区、扣带回、颞叶、额叶等与认知、记忆、智能等精神活动关系密切的区域,能增加这些区域内的乙酰胆碱受体数量,提高乙酰胆碱转移酶的活性,从而保护受损的脑细胞。一些研究已经证明,针灸可以增强海马区域之间的功能连接,激活某些认知相关区域,并使用神经影像技术来调节 AD 患者的默认模式网络活动。此外,一些实验表明,针刺可以通过诱导不同脑区的细胞增殖来提高衰老加速小鼠(P8)的学习和记忆能力,上调海马组织中的磷酸丙糖异构酶活性,调节突触与细胞骨架相关的功能和诱导神经递质分泌。② 改善脑代谢。针刺可改善老年性痴呆患者的血液流变学,增加大脑皮质的血液灌注;可以提高脑血管的调节能力,改善患者脑循环。针刺可以提高脑组织的氧分压,提高氧和葡萄糖的利用率;累积的证据表明,针灸可以对葡萄糖代谢摄入率发挥明显的调节作用,因为葡萄糖代谢增强以补偿神经元功能障碍,而神经元呈现短暂的高糖酵解状态。针灸增强脑的能量代谢,提高脑神经元的细胞活性,从而起到一定的治疗作用。③ 清除自由基。针刺可以增强机体清除自由基的能力,对阻止其对脑的损害有积极作用。④ 神经元保护作用。针灸可以保护神经元免于恶化并促进神经退行性疾病(如 AD)的轴突再生;电针可显著改善认知障碍,减少β-淀粉样蛋白1～42的异常过表达,抑制神经细胞凋亡,显著增强APP/PS1小鼠成熟脑源性神经营养因子(BDNF)和pro-BDNF的表达水平。

【预后】

痴呆病情的进展速度变动较大,视病因而定。一般而言,血管性痴呆和其他继发性痴呆预后好于阿尔兹海默病痴呆;痴呆较轻者一般预后良好,病情较重者治疗起来难度较大,预后差。治疗本病取效缓慢,需要长期治疗。目前,现代医学尚缺乏治疗认知功能障碍的特效药物。虽然部分益智药短期内能改善患者接受新事物的能力,延缓痴呆的进一步加重,但其长期疗效仍有待观察。目前尚无法逆转或阻止阿尔兹海默病的病情进展,但早期在支持、对症治疗策略基础上进行针对病因的干预措施,可延缓患者日常的生活质量减退。VD治疗首先要控制血压和其他危险因素(如房颤、颈动脉狭窄、高血脂、糖尿病、吸烟、酗酒和肥胖等),药物如血管舒张剂、长春西汀、脑代谢药、神经保护剂、钙通道阻滞剂、胆碱酯酶抑制剂等,在临床上的疗效都不甚肯定。总之,虽然痴呆是慢性变性脑病的临床表现,具有难以逆转的病理改变,目前也没有有效的治疗方法,但是通过治疗可减轻症状。尤其是一些病因明确、现代方法可治的病因,如解除药物中毒、控制炎症感染、改善营养、清除慢性颅内血肿和可切除肿瘤,积极治疗脑梗死等,可使智能减退停止进展或有所好转。因此,针灸治疗痴呆给临床医师提供了一种有前景和有效的选择,几乎没有副作用或禁忌证。

二、神经发育障碍

神经发育障碍指儿童从胎儿期到18岁心理发展成熟以前,各种有害因素损害神经系统,导致儿童心理发展的各个方面,包括认知、情感、行为等心理活动,以及能力、性格等心理特征,不能遵循儿童心理发展的规律健康地发展,出现迟缓、倒退或偏离正常的现象,即心理发育实际水平不能达到相应年龄阶段的水平。这些发育问题会影响儿童的社会功能,如人际交往困难、学习能力低下等。本节主要介绍精神发育迟滞(智力发育障碍)、心理发育障碍(广泛性发育障碍即自闭症)、行为障碍(注意缺陷多动障碍、抽动障碍)。

(一)精神发育迟滞

【概述】

精神发育迟滞,又称智力障碍、智力发育障碍。美国联邦法律(公共法111-256,Rosa法)用智力障碍一词替换了精神发育迟滞,且研究期刊也使用智力障碍,是指一组精神发育不全或受阻的综合征,特征为智力低下和社会适应困难,起病于发育成熟以前(18岁以前)。智力障碍患病率因国家和地区、调查方法和诊断标准不同而各异。精神发育迟滞在一般人群中总体患病率约为1%,并随年龄而变化,严重精神发育迟滞的患病率约为0.6%。根据发展中国家的人口而估计患病率为1.0%～1.5%,西方国家报道的患病率为1%～3%。智力障碍在美国患病率为1.2%,在欧洲的患病率小于1.0%,其中严重智力障碍患病率为0.3%～0.4%,在亚洲患病率最高的是中国香港地区,为1.0%～1.4%。我国29个省市智力残疾调查显示,智力残疾患病率为1.268%,其中男性为1.315%,女性为1.20%。全国8省市0～14岁智力障碍流行病学调查显示,患病率为1.2%。据我国1987年和2006年的两次全国残疾人抽样调查的数据,智力障碍患病率为0.43%～0.96%。在年龄＜5岁的儿童中,全面发育迟缓的患病率不详。值得注意的是,并非所有全面发育迟缓患儿日后均会发展为智力障碍。男性患病率是女性的 1.5 倍。男性比女性更容易诊断为轻度(男女比率平均为 1.6∶1)和重度(男女比率平均为 1.2∶1)的精神发育迟滞。然而,性别比率在现有的研究中变异很大。

西医认为,从胎儿到 18 岁以前,各种致病因素直接或间接影响到脑,引起脑组织发育功能阻滞或大脑组织结构损害,影响中枢神经系统发育都可能导致智力障碍,主要有遗传因素和环境因素两方面。儿童暴露于有害因素时的年龄、持续时间以及对脑损害的严重程度与儿童智力障碍相关。重度智力发育障碍患者中,约 75% 能确定具体病因,但轻度患者中仅 50% 能发现原因。研究显示,智商 70～80 的儿童中,3/4 都难以发现确切病因。目前本病已明确的病因包括遗传因素(染色体异常、基因异常和先天性颅脑畸形)、围生期有害因素(如感染、药物、毒物、放射线与电磁波、妊娠期疾病和并发症,孕妇妊娠年龄过大与营养不良、抽烟、饮酒、遭受强烈或长期的心理应激产生持续的情绪抑郁、焦虑等,新生儿疾病)、出生后不良因素(脑损伤、听觉或视觉障碍以及家庭和社会环境)。因此,精神发育迟滞病因复杂,一般分为两大类:一类为生物医学因素,约占 90%;一类为社会心理文化因素,约占 10%。

本病属于中医学的"五迟""五软""痴呆""解颅"等范畴。多由父母禀赋不足、年高产子、堕胎不成反成胎等先天因素和产程不顺、护理不当、乳食不足等后天因素,以致五脏不足,气血虚弱,精髓不充,筋骨肌肉失养或痰瘀阻滞心经脑络,心脑神明失主而发病。

【临床诊断】

本病主要临床特征为起病于 18 岁以前;智商低于 70;有不同程度的社会适应困难;可伴有精神症状和躯体疾病。患儿临床表现可分为轻度、中度、重度、极重度 4 型。

1. 轻度精神发育迟滞　① 智商 50～69,心理年龄 9～12 岁;② 学习成绩差(在普通学校中学习时常不及格或留级),或工作能力差(只能完成较简单的手工劳动);③ 生活能自理;无明显言语障碍,但对语言的理解和使用能力有不同程度的延迟;④ 一般无神经系统异常体征和躯体畸形。

2. 中度精神发育迟滞　① 智商 35～49,心理年龄 6～9 岁;② 不能适应普通学校学习,可进行个位数的加、减法计算;③ 可学会自理简单生活,但需督促、帮助;④ 可掌握简单生活用语,但词汇贫乏;⑤ 部分伴神经系统功能障碍和躯体畸形。

3. 重度精神发育迟滞　① 智商 20～34,心理年龄 3～6 岁;② 表现为显著的运动损害或其他相关的缺陷,不能学习和劳动;③ 生活不能自理;④ 言语功能严重受损,不能进行有效的语言交流;⑤ 常伴有神经系统功能障碍和躯体畸形。

4. 极重度精神发育迟滞　① 智商在 20 以下,心理年龄约在 3 岁以下;② 社会功能完全丧失,不会逃避危险;③ 生活完全不能自理,大小便失禁;④ 言语功能丧失;⑤ 显著的神经系统功能障碍和躯体畸形。

附　美国精神病学会制定的《美国精神疾病诊断与统计手册》第 5 版(DSM-5)标准

智力障碍(精神发育迟滞)是在发育阶段发生的障碍,包括智力和适应功能两方面的缺陷,表现在概念、社交和实用的领域中。必须符合下列 3 项诊断标准。

A. 经过临床评估和个体化、标准化的智力测评确认的智力功能的缺陷,如推理、问题解决、计划、抽象思维、判断、学业和从经验中学习。B. 适应功能的缺陷导致未能达到个人的独立性和社会责任方面的发育水平和社会文化标准。在没有持续的、支持的情况下，适应缺陷导致一个或多个日常生活功能受限，如交流、社会和独立生活，且在多个环境中，如家庭、学校、工作和社区。C. 智力和适应缺陷在发育阶段发生。智力障碍的严重程度分级见表 11-13。

表 11-13　智力障碍（智力发育障碍）的严重程度

严重	概念领域	社交领域	实用领域
轻度	对于学龄儿童和成年人，有学习学业技能的困难，包括读、写、计算、时间或金钱，在一个或更多方面需要支持，以达到与年龄相关的预期。对于成年人抽象思维、执行功能（即计划、策略、建立优先序和认知灵活性）和短期记忆，以及学业技能的功能性使用（例如，阅读、财务管理）是受损的。与同龄人相比，对问题和解决方案有一些具体化	与正常发育的同龄人相比，个体在社交方面是不成熟的。例如，在精确地感受同伴的社交线索方面存在困难。与预期的年龄相比，交流、对话和语言是更具体的和更不成熟的。在以与年龄相匹配的方式调节情绪和行为方面可能有困难；在社交情况下，这些困难能够被同伴注意到。对社交情况下的风险理解有限：对其年龄而言，社交判断力是不成熟的，个体有被他人操作（易上当）的风险	个体在自我照料方面，是与年龄相匹配的。与同伴相比，个体在复杂的日常生活任务方面需要一些支持。在成人期，其支持通常涉及食品杂货的购买，交通工具的使用，家务劳动和照顾儿童，营养食物的准备，以及银行业务和财务管理。有与同龄人相似的娱乐技能，尽管在判断娱乐活动的健康性和组织工作方面需要帮助。在成人期，能参与不需要强调概念化技能的有竞争性的工作，个体在做出健康服务和法律方面的决定，以及学会胜任有技能的职业方面，一般需要支持。在养育家庭方面也需要支持
中度	在所有的发育阶段，个体概念化的技能显著落后于同伴。对于学龄前儿童，其语言和学业前技能发育缓慢。对于学龄儿童，其阅读、书写、计算和理解时间和金钱方面，在整个学校教育期间都进展缓慢，与同伴相比明显受限。对于成年人其学业技能的发展通常处于小学生的水平，在工作和个人生活中一切使用学业技能的方面需要支持。完成日常生活中的概念化的任务需要每日、持续的帮助，且可能需要他人完全接管个体的这些责任	与同伴相比，个体在整个发育期，社交和交流行为表现出显著的不同。通常社交的主要工具是口语，但与同伴相比，其口语过于简单。发展关系的能力明显地与家庭和朋友相关联，个体的成人期可能有成功的朋友关系，有时还可能有浪漫的关系。然而，个体可能不能精确地感受或解释社交线索。社会判断和做出决定的能力是有限的，照料者必须在生活决定方面帮助个体。与同伴发展友谊通常受到交流或社交局限的影响。为了更好地工作，需要显著的社交和交流的支持	作为成年人，个体可以照顾自己的需求，涉及吃饭、穿衣、排泄和个人卫生，尽管需要很长的教育和时间，个体才能在这些方面变得独立，并且可能需要提醒。同样，在成人期，可以参与所有的家务活动，但需要长时间的教育，如果要有成年人水准的表现通常需要持续的支持。可以获得那些需要有限的概念化和交流技能的独立的雇佣工作，但需要来自同事、主管和他人的相当多的支持，以应对社会期待、工作的复杂性和附带责任，如排班、使用交通工具、健康福利和金钱管理。个体可以发展出多种不同的娱乐技能。这些通常需要较长时间的额外的支持和学习的机会。在极少数人中，存在不良的适应行为，并引起社会问题
重度	个体只能获得有限的概念化技能。通常几乎不能理解书面语言或涉及数字、数量、时间和金钱的概念。照料者在个体的一生中都要提供大量解决问题的支持	个体的口语在词汇和语法方面十分有限。演讲可能是单字或短语，可能通过辅助性手段来补充。言语和交流聚焦于此时此地和日常事件，语言多用于满足社交需要而非用于阐述。个体理解简单的言语和手势的交流，与家庭成员和熟悉的人的关系是个体获得快乐和帮助的来源	个体日常生活的所有活动都需要支持，包括吃饭、穿衣、洗澡和排泄。个体总是需要指导。个体无法做出负责任的关于自己和他人健康的决定。在成人期，参与家务、娱乐和工作需要持续不断的支持和帮助。所有领域技能的获得都需要长期的教育和持续的支持。极少数个体存在适应不良行为，包括自残

严重	概念领域	社交领域	实用领域
极重度	个体的概念化技能通常涉及具体的世界而不是象征性的过程。个体能够使用一些目标导向的物体,进行自我照顾、工作和娱乐可获得一定的视觉空间技能,如基于物质特征的匹配和分类。然而,同时出现的运动和感觉的损伤可能阻碍这些物体的功能性使用	在言语和手势的象征性交流中,个体的理解非常局限。他或她可能理解一些简单的指示或手势。个体表达他或她自己的欲望或情感,主要是通过非语言、非象征性的交流。自己享受与自己非常了解的家庭成员、照料者和非常熟悉的人的关系,以及通过手势和情感线索启动和应对社交互动,同时出现感觉和躯体的损伤可能阻碍许多社交活动	个体日常的身体照顾、健康和安全的所有方面都依赖于他人,尽管他或她也能参与一些这样的活动。没有严重躯体损伤的个体可能帮助做一些家庭中的日常工作,如把菜端到餐桌上。使用物体的简单行为,可能是在持续的、高度的支持下,从事一些职业活动的基础。娱乐活动可能涉及例如,欣赏音乐,看电影,外出散步或参加水上活动,所有的活动都需要他人的支持。同时出现的躯体和感觉的损伤,常常是参与家务、娱乐和职业活动的障碍(除了观看)。极少数的个体存在适应不良行为

【治疗原则及选穴处方】

经典针灸学以填精益髓,强筋壮骨,健脑益智为基本治疗原则。五迟、五软属于虚证,以补益为主,可兼化痰开窍。根据肾主骨;肝主筋;脾主肌肉;脑为元神之府;脑为髓海等理论进行选穴。具体选穴原则如下:

1. 选用调神益智,益髓健脑穴位　如头部的印堂、百会、四神聪、风池、完骨、天柱以调神醒脑,补益脑髓;选气海、关元、命门、悬钟等培补先天之本;可选夹脊穴、背俞穴调理脏腑气血。

2. 辨证选穴　肝肾亏虚选太溪、三阴交、肾俞、肝俞以滋肾养肝;心脾两虚选心俞、脾俞、足三里、三阴交、神门以健脾养心,益气补血;痰瘀阻滞选中脘、丰隆、血海、膈俞以祛痰化瘀,疏通经络。

3. 头针　选顶颞前斜线、颞前线等。

● 推荐处方 1

治法:补肾益髓,健脑益智。

主穴:头部——百会、四神聪(健脑益智)

　　　躯干——大椎(通督强脊,壮骨)

　　　　　关元、肾俞(培补先天)

　　　　　脾俞(培补后天)

　　　肢体——足三里(培补后天)

配穴:肝肾亏虚加太溪、三阴交、肝俞;心脾两虚加心俞、三阴交、神门;痰瘀阻滞加中脘、丰隆、血海。

操作:头部穴位应用持续捻转补法 1～3 min。余穴常规操作。如果患儿较小,留针困难,可行快针,均不留针,但每个穴位要有足够的刺激量。

● 推荐处方 2

治法:补肾益髓,健脑益智。

主穴:头部——四神聪、印堂(健脑益智)

　　　　　风池、天柱(补益脑髓)

肢体——神门(补益心神)

　　　　足三里、悬钟(健脾益髓)

背腰部——夹脊(强脊壮腰,通调脏腑气血)

操作:头部穴位应用持续捻转补法1~3 min。夹脊穴可在胸椎段选5~6个,腰椎段选2~3个,快针法不留针。余穴常规操作。如果患儿较小,留针困难,可行快针,均不留针,但每个穴位要有足够的刺激量。

【疗效评估方法】

中国—韦氏儿童智力量表(WICS-CR) 包括智力测验和行为评定。

1. 智力测试 0~3岁 格塞尔(Gesell)发展诊断量表;CDCC婴幼儿发育测验;Griffith精神发育量表;贝利婴儿发展量表(BSID);Peabody图片词汇测验(PPVT)。3~6岁:韦氏学龄前儿童智力量表(WPPSI);希内测试;中国比奈智力测验;Peabody图片词汇测验(PPVT);Griffith精神发育量表。>6岁:韦氏学龄儿童智力量表(WISC-R);瑞文渐进模型测验(RPM)。

2. 行为评定 婴儿-初中生社会生活能力量表、文兰适应行为量表(VABS),具体内容请参照有关文献。

【针灸疗效分析】

1. 针灸疗效现状 针灸疗效主要以治疗前后韦氏学龄儿童智力量表评分、格赛尔(Gesell)发育诊断量表评分、CDCC婴幼儿发育测验评分、Griffith精神发育量表以及贝利婴儿发展量表(BSID)评分为主要结局指标;以婴儿-初中生社会生活能力量表评分、文兰适应行为量表(VABS)评分为次要结局指标。目前临床证据显示,针灸在流涎、大小便提示、数字概念及应用、对陌生人反应等临床症状方面具有显著的改善作用,可以有效提高智力障碍儿童的智力水平和社会适应能力(包括独立生活能力、运动能力、作业操作能力、交往能力、参加集体活动和自我管理能力)。从总体疗效看,针灸治疗智力发育障碍的总有效率在46.6%~82.5%,显效率在21.62%~27.5%。

2. 影响针灸疗效的因素 ① 智商结构:对不同年龄层次精神发育迟滞患者智力结构影响的针刺研究结果表明,低龄患者以VIQ(语言智商)提高显著为主,而大龄患者以PIQ(操作智商)变化较大为主,且患者智力提高的幅度是有限的,其智力与正常同龄儿童还存在一定的差距;② 治疗时机:通过对不同年龄的精神发育迟滞儿童进行针刺治疗的观察发现,用同样的治疗方法,年龄越小,治疗效果也越明显。根据有关医学资料分析,人的智力在4岁时已形成50%,到8岁时已形成80%,提高智力的黄金时期是在8岁以前;所以针刺治疗本病越早越好,最迟在8岁以前,8岁以后针灸疗效较差。

3. 针灸治疗潜在的可能机制 精神发育迟滞主要临床表现是患儿智力低下和社会适应困难。针灸治疗可明显地提高患儿的智商、生活自理能力及社会的适应能力。治疗环节和机制包括:① 改善患儿的适应行为。有研究表明,针刺对本病患儿的适应行为商数(ADQ)可平均提高13.9+4.2。ADQ与IQ(智商)之间呈现中、高度相关关系,因此,本病儿童IQ的提高可使ADQ上升。针刺后ADQ的上升,与其智力的提高有一定关系。② 兴奋大脑皮质。针刺头部穴位可刺激大脑皮质,调整脑电活动,加快血流速度,促进大脑皮质的觉醒和恢复,增强对皮质下中枢的控制能力,达到提高智力的效果。③ 促进微量元素摄取和激素释放。研究发现,精神发育迟滞儿童经针刺治疗后,血清钙、磷、锌含量升高,促进皮质醇与生长激素的释放。因此,针刺增智的机制可能是通过调整紊乱的机体系统功能,促进机体的生长发育,选择性调整有关电解质的摄入与再利用等途径实现的。

【预后】

儿童精神发育迟滞的康复治疗是一个长期的过程,将伴随患儿的整个发育期,许多精神发育迟滞儿童最终的预后在很大的程度上取决于家长对儿童的态度,以及对患儿功能障碍及低下的有效处理。康复过程中要重视对因治疗,对病因不明者则重视对症治疗。针刺治疗儿童精神发育迟滞有较好的疗效,能促进患儿大脑细胞的发育和修复,提高患儿的感知能力。患儿、家长、学校等配以积极的教育和训练,可较大程度地提高康复效果。平时要注意促进正常儿童的智力发育,预防因社会、心理因素引起的智力低下。总之,对本病患儿干预越早,坚持的时间越长,效果就越好。

(二)注意缺陷多动障碍

【概述】

注意缺陷多动障碍(ADHD)是起病于儿童期的常见神经发育障碍,以注意力不集中和注意持续时间短暂、活动过多和冲动为主要临床表现,症状会造成患者的学业困难和人际关系不良。$70\%\sim$ 80%的 ADHD 患儿症状可持续至青少年期甚至成年期,易发展为反社会人格、品行障碍、药物或酒精滥用、青少年违法、成年期就业不良,并易发生安全事故(如车祸等),这也引起患儿家长、老师乃至全社会关注。

美国学龄期儿童 ADHD 患病率为 $3\%\sim5\%$,男、女患者性别比为$(4:1)\sim(9:1)$。据美国儿童青少年精神病学会近年的一项流行病学研究结果显示,在小学中,ADHD 患病率男性为 10%,女性为 5%。成人患病率为 2.5%。我国 ADHD 流行病学调查地区很广,次数很多,所得数据的差异也很大,为 $3\%\sim10\%$。本病发病原因和病理机制尚不清楚。ADHD 的病因涉及出生缺陷、遗传、神经心理发育异常、家庭与环境等影响因素,是生物-心理-社会诸因素导致的病症。近年来一系列研究发现,磁共振显示患者额叶发育异常,胼胝体和尾状核体积减小;功能磁共振显示患儿尾状核、额区、前扣带回代谢减少;正电子发射断层成像显示,患者中枢对注意和运动的控制有关的运动前区及额叶皮质灌流量减少,提示代谢率降低。患者脑电图异常率高,慢波活动增加,提示中枢神经系统成熟延迟和大脑皮质的觉醒不足。目前公认的有多巴胺、去甲肾上腺素及 5 - HT 假说,发现患者中枢神经系统前两者神经递质的功能低下,而后者功能亢进。另外,其他危险因素还包括患者的母亲在围生期并发症发生率高;与发病或症状持续有关的危险因素还有家庭破裂、父母教养方式不当、父母性格不良、母亲患抑郁症或分裂障碍、父亲有反社会行为或物质依赖、家庭经济困难、住房拥挤、童年与父母分离、受虐待、学校的教育方式不当等因素。

中医学认为,本病与先天禀赋不足、后天失养、情志不畅、外伤等因素有关。病位在肾,涉及脑府,影响心肝脾,以本虚标实为主。病机关键在于脏腑功能不足,导致阴阳失调,以及髓空失养,神志失聪发为本病。

【临床诊断】

1. 起病于童年期(12 岁以前)。注意障碍、活动过多和冲动症状持续 6 个月以上。

2. 在居家、教室、公共场所等两个以上场合出现明显的临床表现。症状对学业、人际关系、职业等社会功能产生不良影响。

3. 排除精神分裂症及其他精神病性疾病,症状不能用抑郁障碍、双相障碍、焦虑障碍、分离障碍、人格障碍、物质过量或戒断等精神疾病解释。

4. 智力测验能了解患者的智力水平,并观察患者在测验过程中注意缺陷的情况。智力测验结果发现,ADHD 部分患者的智商低于平均值或在边缘智力范围,多数患者言语智商高于操作智商,注意集中分量表得分较低。临床评定量表既有助于诊断,也能评估病情严重程度以及治疗效果。常用 Conners 儿童行为问卷(Conner's child behavioral inventory),包括父母问卷、教师用问卷和简明症状问卷三种形式。

附 DSM-5 中的 ADHD 诊断标准

A. 一个持续的注意缺陷和(或)多动-冲动的模式,干扰了功能或发育,以下列 1 或 2 为特征。

1. 注意障碍 6 项(或更多)的下列症状持续至少 6 个月,且达到了与发育水平不相符的程度,并直接负性地影响了社会和学业/职业活动。

注:这些症状不仅仅是对立行为、违拗、敌意的表现,或不能理解任务或指令。年龄较大(17 岁及以上)的青少年和成人,至少需要下列症状中的 5 项。

a. 经常不能密切关注细节或在作业、工作或其他活动中犯粗心大意的错误(例如,忽视或遗漏细节,工作不精确);b. 在任务或游戏活动中经常难以维持注意力(例如,在听课、对话或长时间的阅读中难以维持注意力);c. 当别人对其直接讲话时,经常看起来没有在听(例如,即使在没有任何明显干扰的情况下,显得心不在焉);d. 经常不遵循指示以致无法完成作业、家务或工作中的职责(例如,可以开始任务但很快就失去注意力,容易分神);e. 经常难以组织任务和活动(例如,难以管理有条理的任务;难以把材料和物品放得整整齐齐;凌乱、工作没头绪;不良的时间管理;不能遵守截止日期);f. 经常回避、厌恶或不情愿从事那些需要精神上持续努力的任务(例如,学校作业或家庭作业;对于年龄较大的青少年和成人,则为准备报告、完成表格或阅读冗长的文章);g. 经常丢失任务或活动所需的物品(例如,学校的资料、铅笔、书、工具、钱包、钥匙、文件、眼镜、手机);h. 经常容易被外界的刺激分神(对于年龄较大的青少年和成人,可能包括不相关的想法);i. 经常在日常活动中忘记事情(例如,做家务、外出办事;对于年龄较大的青少年和成人,则为回电话、付账单、约会)。

2. 多动和冲动 6 项(或更多)的下列症状持续至少 6 个月,且达到了与发育水平不相符的程度,并直接负性地影响了社会和学业/职业活动。

注:这些症状不仅仅是对立行为、违拗、敌意的表现,或不能理解任务或指令。年龄较大(17 岁及以上)的青少年和成人,至少需要下列症状中的 5 项。

a. 经常手脚动个不停或在座位上扭动;b. 当被期待坐在座位上时却经常离座(例如,他/她离开教室、办公室或其他工作的场所,或是在其他情况下需要保持原地的位置);c. 经常在不适当的场合跑来跑去或爬上爬下(注:对于青少年或成人,可以仅限于感到坐立不安);d. 经常无法安静地玩耍或从事休闲活动;e. 经常"忙个不停",好像"被发动机驱动着"(例如,在餐厅、会议中无法长时间保持不动或觉得不舒服;可能被他人感受为坐立不安或难以跟上);f. 经常讲话过多;g. 经常在提问还没有讲完之前就把答案脱口而出(例如,接别人的话;不能等待交谈的顺序);h. 经常难以等待轮到他/她(例如,当排队等待时);i. 经常打断或侵扰他人(例如,插入别人的对话、游戏或活动;没有询问或未经允许就开始使用他人的东西;对于青少年和成人,可能是侵扰或接管他人正在做的事情)。

B. 若干注意障碍或多动-冲动的症状在 12 岁之前就已存在。

C. 若干注意障碍或多动-冲动的症状存在于2个或更多的场合(例如,在家里、学校或工作中;与朋友或亲属互动中;在其他活动中)。

D. 有明确的证据显示,这些症状干扰或降低了社交、学业或职业功能的质量。

E. 这些症状不能仅仅出现在精神分裂症或其他精神病性障碍的病程中,也不能用其他精神障碍来更好地解释(例如,心境障碍、焦虑障碍、分离障碍、人格障碍、物质中毒或戒断)。

附 CCMD-3中多动障碍的诊断标准

1. 注意障碍 至少有下列4项:① 学习时容易分心,听见任何外界声音都要去探望;② 上课很不专心听讲,常东张西望或发呆;③ 做作业拖拉,边做边玩,作业又脏又乱,常少做或做错;④ 不注意细节,在做作业或其他活动中常常出现粗心大意的错误;⑤ 经常丢失或特别不爱惜东西(如常把衣服、书本等弄得很脏很乱);⑥ 难以始终遵守命令,完成家庭作业或家务劳动等;⑦ 做事难以持久,常常一件事没做完,又去干别的事;⑧ 与他说话时,常常心不在焉,似听非听;⑨ 在日常活动中常常丢三落四。

2. 多动 至少有下列4项:① 需要静坐的场合难于静坐,常常动个不停,或在座位上扭来扭去;② 上课时常做小动作或玩东西,与同学讲悄悄话;③ 经常话多,好插嘴,别人问话未完就抢着回答;④ 常常十分喧闹,不能安静地玩耍;⑤ 难以遵守集体活动的秩序和纪律,如游戏时抢着上场,不能等待;⑥ 干扰他人的活动;⑦ 好与小朋友打逗,易与同学发生纠纷,不受同伴欢迎;⑧ 容易兴奋和冲动,有一些过火的行为;⑨ 在不适当的场合奔跑或登高爬低,好冒险,易出事故。

3. 严重标准 对社会功能(如学业成绩、人际关系等)产生不良影响。

4. 病程标准 起病于7岁前(多在3岁左右),符合诊断标准和严重标准至少已6个月。

5. 排除标准 排除精神发育迟滞、广泛发育障碍、情绪障碍。

【治疗原则及选穴处方】

经典针灸学以育阴潜阳,安神定志为基本治疗原则。根据脑为元神之府;心主神明;调养肝、脾、肾以育阴潜阳;补益脑髓以安神定志等理论进行选穴。具体选穴原则如下:

1. 在督脉、头部及相关经脉选穴 选健脑益智,安神定志的穴位,如四神聪、百会、印堂、神庭、风府、神门、心俞等;另外可选水沟醒脑调神。

2. 辨证选穴 肾虚阳亢选肾俞、太溪、三阴交、风池、太冲等;脾虚肝旺选脾俞、三阴交、足三里、太冲、风池、行间、侠溪等。

3. 头针 取顶颞前斜线、额中线、顶中线、顶旁1线、顶旁2线、颞前线。

4. 耳穴 取皮质下、心、肾、神门。

● 推荐处方1

治法:调神定志,益肾养心。

主穴:头部——印堂、百会、四神聪(调神定志,健脑益智)

　　　　　　风池(疏导头部气血)

　　　背部——肾俞、心俞(补益心肾,益髓养脑)

　　　远端——涌泉(激发肾气,以益脑髓)

　　　　　　阳陵泉、太冲、合谷(疏肝理气,活血通络)

操作:四神聪向百会透刺。余穴常规操作。

● **推荐处方 2**

治法:安神定志,育阴潜阳。

主穴:头部——四神聪(健脑益智,安神定志)

肢体——神门、内关(宁心安神)

三阴交、太溪、太冲(育阴潜阳)

配穴:肾虚肝亢加肾俞、行间;脾虚肝旺加脾俞、行间。

操作:诸穴常规操作。

【疗效评估方法】

1. Conners 多动指数(CIH)评分　进行治疗前后比较(表 11-14)。

表 11-14　Conners 多动指数(父母)

	无	稍有	相当多	很多
1. 扭动不停	0	1	2	3
2. 暴怒,不可预料的行为	0	1	2	3
3. 成为问题的易分心或注意力不集中	0	1	2	3
4. 妨碍其他儿童	0	1	2	3
5. 嘟嘴和生气	0	1	2	3
6. 情绪变化迅速剧烈	0	1	2	3
7. 坐立不定或经常"忙碌"	0	1	2	3
8. 容易兴奋冲动	0	1	2	3
9. 做事有始无终	0	1	2	3
10. 努力中易灰心丧气	0	1	2	3
总分				
备注:				

注:CIH 为教师用量表,适合 3～17 岁儿童和少年,应由对儿童情况熟悉的教师评定,一次评定只需 3～5 min。要注意核对有无漏填或重复填写。

2. SNAP-Ⅳ量表　见表 11-15。

表 11-15　SNAP-Ⅳ量表

家长评分		教师评分	评估所根据时间周期从		到	
	对立性(ODD)		从不或者很少 0	有时 1	经常 2	非常常见 3
1	经常发脾气					
2	经常和成人争论、争吵					
3	经常主动地违抗或者拒绝成人的要求或者规则					
4	经常故意地做惹恼其他人的事情					
5	经常因为自己的错误或者失误而责怪他人					

6	经常过分敏感或者很容易被他人惹恼				
7	经常生气或愤怒				
8	经常怀恨在心或者想报复				

注意缺陷(IH)	从不或者很少 0	有时 1	经常 2	非常常见 3
9　学习时不能注意细节或者犯一些粗心大意的错误				
10　在完成任务或活动时难以保持注意				
11　当直接和他/她说话时,似乎没在听				
12　不能始终如一地遵循指令并且不能完成学习任务、家务或者职责				
13　安排和组织任务或活动困难				
14　避免需要持续心理努力的任务(例如:学校作业,家庭作业)				
15　丢失任务或活动中必需的东西(例如:玩具、学校作业、铅笔或者书)				
16　容易分心				
17　在日常活动中健忘				

多动/冲动(HD/IMP)	从不或者很少 0	有时 1	经常 2	非常常见 3
18　手或者脚动个不停或者在椅子上动个不停				
19　在教室或者其他需要坐在椅子上的场合中,离开座位				
20　在不适宜的场合中,到处跑或者过度攀爬				
21　难以安静地玩耍或者参加休闲活动				
22　好像经常"就要走"或者行动像"被马达驱动"似的				
23　说话太多				
24　问题还没有问完,就抢先回答				
25　难以等待轮替				
26　打扰或者闯入他人(的谈话或活动)				

3. 美国康奈尔儿童多动症诊断行为量表　见表 11 - 16。

表 11 - 16　康奈尔儿童多动症诊断量表

主要内容	评分
活动过多,一刻不停	0～3 分
兴奋活动,容易冲动	0～3 分
惹恼其他儿童	0～3 分
做事不能有始有终	0～3 分
坐立不安	0～3 分

主要内容	评分
注意力不集中,容易分散	0～3分
必须立即满足要求,容易灰心丧气	0～3分
经常易哭	0～3分
情绪变化迅速剧烈	0～3分
勃然大怒或出现意料不到的行为	0～3分

注:以上多项活动程度分别填写分数。0分—没有;1分—稍有;2分—较多;3分—很多。总分超过10分有诊断意义。

4. 儿童总体评定量表(CGAS)　见表11-17。

表11-17　儿童总体评定量表

评价儿童的各种社会功能和心理功能(交往、参加各种活动、学习、生活)。
根据儿童最近1个月的表现评定,>70分为正常范围。编码(注:可用中间编码,例如,45,68,72)

91～100	在各方面都有极好的功能(在家庭,学校与伙伴们在一起时),参与广泛的活动并且有兴趣(例如,爱好或参与课外活动,或属于一个有组织的团体,如球队等)。友爱、自信,几乎没有日常忧虑和困扰。在学校表现很好。没有症状
81～90	在各方面功能较好,在家庭,学校与伙伴们在一起时没有危险性。仅有暂时性的困难,或偶有一些日常小问题(例如,重要考试前出现轻度焦虑,与兄弟姐妹、父母或同伴偶尔发生小摩擦)
71～80	在家庭,学校与伙伴们在一起时仅有极轻微的功能损害。可能在应对生活压力时出现一些困扰行为或沮丧情绪(例如,父母离异、死亡或弟妹的出生等),而且这些社会功能和行为的异常很轻微也很短暂。这些孩子只是轻微地干扰到别人,了解他们的人认为那是正常的
61～70	一般功能表现良好,只是在某一方面有些困难(例如,偶尔发生的反社会行为,像偶尔逃学或小额盗窃,在完成学校作业方面出现一贯的小困难,有短暂的情绪变化,出现不会导致完全回避行为的恐惧和焦虑,自我怀疑等)。保持着某些有意义的人际关系。大多数不太了解这个孩子的人们会忽视他/她异常发展的行为,但这些行为足以引起那些比较了解他/她的人们的关注
51～60	在某几个方面的社会活动领域中,并非全部社会领域,出现零散的功能缺陷或症状。这个孩子在心理功能或社会功能失常的方面或事件中会侵扰到周围的人,但在其他尚能表现正常的方面则不会扰及他人
41～50	在大多数社会活动领域中有中度功能障碍,或在某一方面有严重功能损害,例如自杀冲动、沉默、厌学和其他形式的焦虑,强迫仪式性动作,主症变换,经常性的焦虑攻击,贫乏的、不适当的社会技能,经常的挑衅事件或其他反社会行为,但仍然具有一些有意义的社会关系
31～40	在几方面都有重大的功能损害,并且在其中一方面有功能丧失,侵扰家庭、学校和伙伴们,并非由于被教唆而出现的持续的攻击行为,由于情绪或思维障碍引起的显著的退缩和孤立行为,致死性的自杀行为,这样的孩子需要特殊教育和(或)住院收容或退学(但这并不能作为列入此类的充分标准)
21～30	在几乎所有的方面都有功能丧失,例如,整天待在家里、病房或床上,不参加社会活动,或在现实检验中有严重损害,或严重的交流障碍(例如,有时言语不连贯、行为明显不适当)
11～20	需要相当程度的监护以防止伤人或自伤(例如,频繁的暴力,多次企图自杀),不能保持个人卫生,在所有形式的交流中都有严重损害(例如,严重异常的言语和手势沟通,缄默)
1～10	由于严重的自伤或伤人的行为,或在现实检验、沟通、认知、影响或个人卫生中的严重损害,需要24 h不间断的监护

【针灸疗效分析】

1. 针灸疗效现状　针灸治疗本病的疗效,对于ADHD患儿整体功能的评定主要以Conners儿童行为问卷、SNAP-Ⅳ量表、儿童总体评定量表(CGAS)、美国康奈尔儿童多动症诊断行为量表等量表的分支转化成总体疗效为结局指标。此外,智力评定方面多以 CRT 智力测定量表和中国韦氏学龄儿童智力量表(C-WISC)为主要结局指标。实验室指标主要以脑电图指标(脑电图的 θ 波/β 波比值)为主。国内多以总体疗效,而国外主要以各种积分变化为主要结局指标。目前证据显示,针灸治疗 ADHD,可改善患者的核心症状且无中枢神经兴奋剂的毒副作用。从总体疗效看,针灸治疗 ADHD 的总有效率在 77.4%～97.1%,显效率在 30.3%～70.6%。

2. 影响针灸疗效的因素　① 年龄:针刺治疗小儿多动障碍有较好的持续疗效,且针刺疗效与患儿年龄密切相关,年龄较小,疗效较好,年龄在 12 岁以前尤为突出。幼童大脑神经系统发育较迅速,针刺治疗有较强的调节作用。12 岁以后儿童大脑形态发育接近成人水平,因而针刺调节作用有所降低。② ADHD 类型:针刺疗效在不同的 ADHD 类型中差异亦较显著,对多动、冲动或混合型疗效优于注意涣散型。这可能与针刺对运动功能调整作用较强,而对抽象意识功能调整作用较弱有关。③ 疗程:针刺疗效与疗程关系密切,随着疗程延长,疗效有提高的趋势,说明针刺对神经系统功能的调节有一个逐步完善的过程,一般要坚持 3 个月的最短疗程。

3. 针灸治疗潜在的可能机制　ADHD 是中枢神经系统功能失常与环境因素相互作用的多病因结果。神经递质系统的去甲肾上腺素、多巴胺、5-羟色胺在多动障碍的发生中起到重要的作用。针灸治疗本病的环节和机制可能为:① 调节大脑皮质功能。针刺治疗可改善大脑皮质的功能活动,调整大脑皮质的兴奋和抑制状态,其机制可能与调节脑内神经递质的水平有关,从而不同程度地改善了患儿的各种症状。调节中枢神经系统的兴奋与抑制过程,从而有利于改善神经介质代谢,促进神经递质传递,在兴奋中枢神经系统的同时,使抑制趋于集中,从而改善患儿多动症状。② 促进脑神经纤维生长。有研究报道,ADHD 患儿针刺治疗后 P3 波幅升高,意味着针刺治疗可以促进发育迟缓的 ADHD 患儿大脑神经纤维生长和发育,提高大脑皮质突触数量和质量,从而使可供动员的信息加工时的有效资源增加,提高 ADHD 患儿的注意力水平,使其主动注意力水平提高。针刺增加了能激活的神经元数量,增强了大脑皮质对新型的、重要的与可引起兴趣的感觉输入信息的认识过程。

【预后】

目前对 ADHD 的治疗,国外以美国为代表的一些国家主张药物治疗,以英国为代表的一些国家主张心理行为治疗。近 10 年来,我国应用中枢兴奋剂在取得疗效的同时,也伴随着难以避免的各种不良反应,如食欲减退、胃痛、失眠、头痛、好哭、抽动、眩晕、缺乏兴趣、易激动、噩梦等。长期服药,尚有体重身高停止生长的现象。已有很多研究证明,针刺结合小剂量药物治疗本病的优势。经过正规治疗,大部分患儿预后良好。有研究认为,约有 50% 的 ADHD 儿童到成年仍持续保持功能失常的症状,所以应早期发现,早期治疗;积极、持续治疗,争取彻底治愈。

有研究报告,未经治疗的多动症儿童,随年龄增长,无目的性的过度活动水平降低。但有 20% 的人在青春期有犯罪行为、物质滥用、学业低下、冲动和注意力不集中存在。很多有人格障碍的成人有儿童多动症病史,有难以控制的冲动行为障碍,忍受应激的阈值低,情绪不稳和长期的不满情绪。预后良好的相关因素是智商较高,家庭有良好支持系统,人际关系好,被同伴接纳,老师关心和鼓励。相反,智商低于平均值或边缘智力,家庭缺乏良好的支持系统,人际关系差,被同伴排斥,缺乏老师的关心和鼓励,共病各种其他精神障碍,有遗传史,则预后不良。

ADHD 是一个慢性的、较长时间的心理行为障碍过程,其结局取决于其症状、类型、程度、智力和心理社会因素。为了提高疗效,应给予孩子正确的心理行为引导。平时要注意减轻患儿的精神压力。近年来,本病发病率有增高趋势,这与儿童学习时期压力大密切相关,因此家长与教师应相互配合,减少其心理压力,避免责骂惩罚,应多给予耐心的启发鼓励和指导。治疗期间,饮食宜清淡,营养丰富全面,忌辛辣油腻燥热之品,如糖、巧克力或膨化食品等。注意动静结合,劳逸结合,给儿童更多的户外体育活动,使其旺盛的精力有发泄途径,也可通过运动来锻炼儿童的大脑。

(三)抽动障碍

【概述】

抽动障碍(TD)是指身体某部位肌肉或某些肌群突然发生快速而不自主的反复的收缩运动,其病程可为短暂或慢性,甚至持续终身。表现如挤眉、眨眼、口角抽动、肩部及上下肢抽动、不自主发声或骂人说脏话等。国外报道,学龄儿童抽动障碍的患病率为 3%～16%。学龄儿童中曾有短暂性抽动障碍病史者占 5%～24%,慢性抽动障碍患病率为 1%～2%,Tourette 障碍为 0.3%～0.8%,终身患病率为 1%;国内报道,8～12 岁人群中抽动障碍患病率为 2.42%。有研究报告,城市地区 TD 的患病率为 2.6%,农村为 2.2%。多数起病于学龄期,运动抽动常在 7 岁前发病,发声抽动多在 11 岁以前发生,通常在 4～6 岁,平均发病年龄为 6.8 岁,以 5～10 岁最多见,10～12 岁最严重;抽动障碍患病率男性高于女性,男性患病率为 5.9%～18%,女性患病率为 2.9%～11%,男女之比为(3～5):1。男性学龄儿童患病危险性最高,男女性患病之比为(2:1)～(4:1)。本病包括运动和发声 2 种,又可分为简单、复合 2 类。根据临床症状和病程可分为 3 种类型,短暂性抽动障碍(TTD)又称抽动症、习惯性痉挛,是最常见的一类,患病率约为 5%,多起病于 5～7 岁,一般主要为简单运动抽动,也有简单发声抽动,少数可出现复合运动障碍,不影响生活和学习。慢性运动或发声抽动障碍(CTD),患病率为 0.5%至 3%,一般来说,CTD 男性占优势,男女比例至少为 2:1 或更高;可起病于儿童期或成年期,其症状往往持久,刻板不变。发声与多种运动联合抽动障碍,又称为 Tourette syndrome(TS),患病率的范围为 0.3%～0.8%,多起病于 4～12 岁,男孩多见,男女之比为(2～4):1,表现为多发性、复合性的运动抽动和发声抽动,或有秽语,严重者影响生活和学习。部分患儿伴有重复语言和重复动作,模仿语言和模仿动作。40%～60%合并强迫性格和强迫症状,50%～60%合并注意缺陷与多动障碍。西医对本病的发病机制至今未能明确,认为多与遗传基因有关,可能因分娩时的产伤、发育不良或变性使纹状体多巴胺系统中多巴胺活动过度及多巴胺受体超敏所致。

本病归于中医学的"慢惊风""抽搐""筋惕肉瞤""肝风"等范畴。中医学认为,先天不足、后天失养、情志所伤、外感六淫致五志过极、风痰内蕴可引发本病。风、火、痰浊为基本病理因素,病位在肝,与心脾肾关系密切,病机属本虚标实之证,以肝肾阴虚为本,以阳亢风动、风痰鼓动为标。

【临床诊断】

发病于 18 岁前,下述症状不是直接由某些药物(如兴奋剂)或内科疾病(如亨廷顿舞蹈病或病毒感染后脑炎)引起。

1. 短暂性抽动障碍(抽动症)　① 有单个或多个运动抽动或发声抽动症状;② 持续 2 周以上,但不超过 12 个月。

2. 慢性运动或发声抽动障碍　① 不自主运动抽动或发声,可以不同时存在,常 1 日发生多次,可每日或间断出现;② 1 年中没有持续 2 个月以上的缓解期;至少已持续 1 年。

3. Tourette 综合征　① 表现为多种运动抽动和一种或多种发声抽动,两者多同时出现;② 日常生活和社会功能明显受损,患儿感到十分痛苦和烦恼;③ 持续 1 年以上,或间断发生,且 1 年中症状缓解不超过 2 个月。

抽动障碍的诊断目前仍以临床现象学诊断为主。一些客观指标,如神经系统体征、脑电图、神经影像学检查、实验室检查和神经心理测试等,均为非特异性异常,只能作为辅助诊断依据。

附　美国精神病学会制定的 DSM-5 中的诊断标准

1. 短暂性抽动障碍(TTD)　① 1 种或多种运动性和(或)发声性抽动;② 病程短于 1 年;③ 18 岁以前起病;④ 排除某些药物(例如,可卡因)的生理效应或其他躯体疾病(例如,亨廷顿舞蹈病、病毒后脑炎)所致;⑤ 不符合慢性 TD 或 TS 的诊断标准。

2. 慢性运动性或发声性抽动障碍(CTD)　① 1 种或多种运动性抽动或发声性抽动,病程中只有 1 种抽动形式出现;② 首发抽动以来,抽动的频率可以增多或减少,病程在 1 年以上;③ 18 岁以前起病;④ 排除某些药物(例如,可卡因)的生理效应或其他躯体疾病(例如,亨廷顿舞蹈病、病毒后脑炎)所致;⑤ 不符合 TS 的诊断标准。

3. 发声和多种运动联合抽动障碍(TS,又称 Tourette 综合征、多发性抽动症)　① 具有多种运动性抽动及 1 种或多种发声性抽动,但二者不一定同时出现;② 首发抽动后,抽动的频率可以增多或减少,病程在 1 年以上;③ 18 岁以前起病;④ 排除某些药物(例如,可卡因)的生理效应或其他躯体疾病(例如,亨廷顿舞蹈病、病毒后脑炎)所致。

【治疗原则及选穴处方】

经典针灸学以调神疏肝,熄风止抽为基本治疗原则。气郁化火兼清泻肝火;脾虚痰聚兼健脾化痰;阴虚风动兼宜滋阴潜阳,柔肝熄风。在选穴上可根据脑为元神之府,肝主疏泄、主筋,诸风掉眩皆属于肝等理论进行选用。具体选穴原则如下:

1. 选调神定志穴　脑为元神之府故选印堂、百会、四神聪、神庭等;心主神明可选大陵、神门、通里等。

2. 辨证对症选穴　气郁化火选太冲、合谷、支沟、行间、大陵以行气解郁;脾虚痰聚选中脘、丰隆、三阴交以健脾化痰;阴虚风动选风池、太溪、复溜、肾俞、三阴交、太冲以滋阴潜阳。发声障碍严重选廉泉、天突等。

3. 选取特殊穴位　如选筋会阳陵泉,督脉之筋缩等舒筋止抽。

4. 耳针　取皮质下、神门、心、肝、肾。

● **推荐处方 1**

治法:熄风止搐。

主穴:头部——水沟(调神导气)

　　　　　背部——筋缩（柔筋止抽）

　　　　　肢体——阳陵泉（柔筋止抽）

　　　　　　　　太冲、合谷（熄风止抽）

　　配穴：气郁化火加膻中、支沟、行间；脾虚痰聚加脾俞、中脘、丰隆；阴虚风动加风池、太溪、三阴交。发声异常严重加廉泉、天突。

　　操作：水沟用雀啄泻法。余穴常规操作。本方可用于持续抽动或抽动较为剧烈的患者。

● **推荐处方2**

　　治法：补益心肾，益髓止抽。

　　主穴：头部——百会（益脑调神）

　　　　　　　　哑门、廉泉（止异常发声）

　　　　　肢体—神门、复溜（补心益肾）

　　操作：神门、复溜用捻转补法；哑门深刺1.5～2寸，上肢出现触电感即出针；廉泉用雀啄手法，使局部出现酸胀感。

● **推荐处方3**

　　治法：培元熄风。

　　主穴：腹部——中脘、章门（调理脏腑阴阳）

　　　　　　　　气海（培补先天）

　　　　　　　　天枢（通腑化浊）

　　　　　肢体——行间（镇肝熄风）

　　　　　　　　足三里（培补后天）

　　配穴：颈项抽动甚加大椎、身柱；四肢抽动甚加曲池、后溪、阳陵泉、承山。

　　操作：诸穴常规针刺操作。

【疗效评估方法】

　　1. 耶鲁综合抽动严重程度量表（YGTSS）　是目前国际上应用最广泛的抽动障碍诊断与疗效评定工具。

　　（1）运动型抽动检查表（描述过去一周内运动抽动的表现）

　　a. 简单的运动型抽动症（快速、突然、无意义）：眨眼、眼睛动、鼻子动、嘴动、做怪相、甩头/头动、耸肩、臂动、手动、腹部紧张，腿、脚、脚趾动，其他（具体描述）_____。

　　b. 复杂的运动型抽动症（较慢的，似有目的）：眼的表情和转动、嘴动、面部动作或表情、头部姿势或动作、动肩、臂或上肢动、手的姿势或动作、书写样抽动、肌紧张姿态、屈身或扭动、旋动，腿、脚、脚趾动，动作停顿，与抽动相关的强迫行为（触摸、拍打、修饰、仪式动作）、猥亵行为、自虐行为、阵发性抽动（表演性）持续_____s、失控行为（具体说明）、其他（具体说明）_____。

　　（2）发声抽动检查表（描述过去一周内发声抽动情况）

　　a. 简单发声抽动症状（快速、无意义的声音）：声响、喧叫声（咳嗽、清嗓子、抽泣、吹口哨、模仿动物或鸟叫声）；其他（请列出：_____）

b. 复杂的发声症状(语言:单字、短语、陈述):音节(请列出:_____);单字(请列出:_____);秽语(请列出:_____);模仿言语、重复言语、言语停顿;无意义言语(具体说明:_____);失控性言语(具体说明:_____)(＊抽动的记分中不包括失控性)。

(3) 分数表(分别评定运动和发声的抽动)

a. 次数:①0分—无;②1分—抽动1次;③2分—多种不连续的抽动(2～5次);④3分—多种不连续的抽动(5次以上);⑤4分—多种不连续抽动加上至少有1次连续模式或有顺序的复合性抽动,以致难以分清不连续抽动;⑥5分—多种不连续抽动加上至少有2次以上连续模式或有顺序的复合性抽动,以致难以分清不连续抽动。

b. 频率:①0分—无:无抽动行为的迹象;②1分—很少:每周中有抽动行为,不是经常发生,常常不是每天都抽动,如有一阵抽动,常常是短暂的,罕见的;③2分—偶然:抽动经常每天有,但一天当中也有长时间的不抽动,有时发生一阵抽动,但持续时间一次不超过几分钟;④3分—时常发作:每天都抽动,长达3 h的不抽动是常有的,抽动发作是有规律的,但是可能被局限于1个单独的姿势;⑤4分—几乎总在抽动:实际上每天醒着的时候都在抽动,持续抽动是有规律的,抽搐常发作且不局限1个单独的姿势;⑥5分—总在发作:实际上一直在抽,间歇很难看出且间歇时间最多不超过10 min。

c. 强度:①0分—无;②1分—最小强度:抽动看不出也听不见(仅根据患者自己的检验)或者抽动比同样的自主行为更无力,因其强度小,不易被注意到;③2分—轻微强度:抽动不比同样的自主行为或声音更无力,由于强度小,不易被看出来;④3分—中等强度:抽动比同样的自主行为较无力,但不超出同样的自主行为或声音的范围,由于其有力的特点,可引起别人的注意;⑤4分—明显强度:抽动比同样的自主行为和声音较无力并有夸张的特征。因其力量和夸张的特点,这种抽动常常引起别人的注意;⑥5分—严重强度:抽动有力,表情夸张,由于其强烈的表情,这种抽动引起人们的注意并可能导致有身体受伤的危险(意外事故,挑逗或自我伤害)。

d. 复杂性:①0分—无:如果有抽动很明显具有"简单"的抽动特征(突然,短暂,触目的);②1分—边缘:抽动并不明显地具有"简单"的特征;③2分—轻度:抽动有明显的"复杂"性(外表上是有目的的)并有模仿的短暂的"自动"行为,如修饰、发出音节或短暂的"ah huh""hi"的声音,这些可能就是伪装;④3分—中度:抽动更加"复杂"性(外表更有目的性并持续),且可有多种肌群同时抽动,以致难以伪装,但可被认为是合理的或解释为正常行为或正常说话(撕、轻敲、说"当然"或"宝贝"短的模仿言语);⑤4分—明显,抽动有非常"复杂"的特点并趋向于持续的多种肌群同时性抽动,这些是难以伪装,不能轻易合理地认为是正常行为或正常说话,例如有持续性或不正常的、不恰当的、奇怪的猥亵特点(长时间的面部扭曲、抚摸生殖器、模仿)语言,不成句地说话,多次反复地说"你这是什么意思?"或发出"fu"或"sh"的声音;⑥5分—严重:抽动伴有长时间的多种肌群同时抽动或发声,这不可能被掩饰或轻易地合理地解释为正常行为或说话,因为有持续时间长、极不正常、不恰当、奇怪或猥亵特点(长时间的显露或说话,常常是带有猥亵行为、自我辱骂或秽语)。

e. 干扰:①0分—无;②1分—极轻度:抽动时并不中断连贯的行为或说话;③2分—轻度:抽动时有时中断连贯的行为或说话;③3分—中度:抽动时常常中断连贯的行为或说话;④4分—明显:抽动时常常中断连贯的行为或说话,偶尔中断意向性活动或交往;⑤5分—严重:抽动时常常中断意向

795

性活动或交往。

f. 缺损:(运动或发声抽动所致全部缺损率,运动和发声总分):① 0分—无;② 10分—极轻度:抽动在自尊方面、家庭生活、社交、学习或工作上带来一点困难(偶尔的忐忑不安、担心未来,由于抽动,家庭紧张空气有所增加;朋友或熟人有时用一种焦急的方式注视和谈论抽动);③ 20分—轻度:抽动在自尊方面、家庭生活、社交、学习或工作上带来少量的困难;④ 30分—中度:由于抽动,在自尊方面、家庭生活、社交、学习或工作上带来明显困难(焦虑发作、家庭里周期性的苦恼或烦乱,剧变,经常被人耻弄或回避社交,由于抽动,周期性地影响学习或工作);⑤ 40分—明显:由于抽动,在自尊方面、家庭生活、社交、学习或工作上带来相当的困难;⑥ 50分—严重:由于抽动,在自尊方面、家庭生活、社交、学习或工作上带来极大的困难(带有自杀念头的严重抑郁症、家庭破裂、断绝社交——由于在社会上名声不好和回避社交。生活严格限制,离开学校,失去工作)。

(4) 分数单 ① 运动抽动:次数(   );频率(   );强度(   );复杂性(   );干扰(   )。② 发声抽动:次数(   );频率(   );强度(   );复杂性(   );干扰(   )。③ 缺损率总分(   )。

严重程度总分数＝运动＋发声＋缺损

评估标准:YGTSS评分<24分为轻度,25~39分为中度,40~59分为重度,>60分为极重度。以治疗前后量表评分的减分率作为疗效评估标准,用尼莫地平法,疗效指数(减分率)＝(治疗前积分－治疗后积分)/治疗前积分×100%。具体:① 临床治愈。YGTSS减分率在95%以上。② 显效。YGTSS减分率在60%~94%。③ 好转。YGTSS减分率在30%~59%。④ 无效:YGTSS减分率在30%以下。

2. 抽动秽语综合征量表(TSGS) 由Harcherik和他的同事于1984年设计,此量表分为两个部分。

(1) 内容

1) 发生的频率(代码F) ① 1分:≤1次/5 min;② 2分:1次/(2~4.9)min;③ 3分:1次/1.9 min~4次/min;④ 4分:≥5次/min;⑤ 5分:无数次。

2) 能否掩饰(分裂)(代码D) ① 1分—可以被掩饰;② 5分—不能执行其他动作功能。

a. 单纯动作性抽动(SM):没有目的的抽动和(或)运动(F×D＝)。b. 复杂动作性抽动(cm):多组肌群协同运动,动作复杂多样,具有模仿性,抚摩自己、别人或者物体(F×D＝)。c. 单纯发音性抽动(SP):没有目的的哼声、犬声,咳嗽,清喉音(F×D＝)。d. 复杂发音性抽动(CP):有目的的,模仿言语,重复言语和移语,可区分的语言(F×D＝)。

3) 行为(代码B) ① 0分—正常;② 5分—脾气正常,学校和家庭关系有轻微的问题;③ 10分—有些问题,至少某些关系受到影响;④ 15分—很多部分受到影响和损害;⑤ 20分—严重损害影响所有行为;⑥ 25分—不能被接受的行为表现,需要监视其行为。

*学校和学习问题:① 0分—正常;② 5分—分数低;③ 10分—复读,某些学科应该上辅导班;④ 15分—所有的功课均需特殊辅导;⑤ 20分—应该上特殊的专门学校;⑥ 25分—不能上学,需要回家。

4) 坐立不安(代码MR) ① 0分—正常;② 5分—运动,明显,没有问题;③ 10分—坐立不安,有些问题;④ 15分—明显的坐立不安,中等程度的问题;⑤ 20分—大多数时间在运动,但是偶有中断,运动功能受累;⑥ 25 分—不停地运动,没有运动功能。

　　*工作职业问题:① 0 分—正常;② 5 分—工作固定,有些困难;③ 10 分—工作问题严重;④ 15 分—失去很多工作;⑤ 20 分—几乎没有被雇佣过;⑥ 25 分—失业。

　　(SM＋CM/2)＝(SP＋CP)÷2＋(B＋MR＋上学或者工作问题评分)×2/3＝总分

　　(2) 严重程度评分标准

　　1) 抽动　① 没有;② 极少:能够表现正常;③ 轻度:局限某一肌群的抽动;④ 中等程度:局限于身体的某一部位;⑤ 严重:涉及身体的多处;⑥ 很严重:行为复杂。

　　2) 发音　① 正常;② 极少:能够表现正常;③ 轻度:发单个单词或者声音,间隔至少 1 次呼吸或者 4 s;④ 中等程度:连续重复发怪音或者单词 2～3 次,单个秽语,间隔至少 1 次呼吸或者 4 s;⑤ 严重:连续重复发怪音或者单词 4 次以上,连续重复秽语 2～3 次;⑥ 很严重:连续重复秽语 4 次以上。

　　3. 抽动秽语综合征生活质量量表(GTS‑QOL)　分为 4 个部分,共 27 个问题。这 4 个部分是精神心理(共 11 个问题)、日常生活活动能力(共 7 个问题)、强迫观念与行为(共 5 个问题),以及认知功能(共 4 个问题)。每个问题都有 5 种不同选项,代表不同的严重程度,受试者根据自己在过去 4 周的感觉选择不同的严重程度。

　　在过去的 4 周里你的感觉是:① 不能控制你所有的运动;② 日常生活或爱好有困难(比如做饭、写字);③ 因为抽动引起疼痛或因此而受到身体上的伤害;④ 因为不由自主地发声而感到烦恼;⑤ 担心不由自主地说出秽语;⑥ 担心发生一些尴尬的事情(比如粗鲁的手势);⑦ 必须一遍又一遍地重复别人的词语;⑧ 必须重复其他人的说话或行为(复制别人);⑨ 必须用某种特定的方式一遍又一遍地做一些事情(比如不停地检查,不停地触摸);⑩ 一些经历过的不开心的想法或者画面经常浮现在脑海中;⑪ 很难集中注意力;⑫ 记忆障碍;⑬ 重要的东西丢了或者忘记放在哪里(比如钱包、钥匙、手机);⑭ 做一件事情却有始无终;⑮ 担心自己的健康状态;⑯ 经常感到伤心或情绪低落;⑰ 情绪易变;⑱ 缺少自信;⑲ 感到焦虑;⑳ 坐立不安;㉑ 很难控制自己的脾气;㉒ 自己的生活在失控状态;㉓ 挫败感;㉔ 需要更多的帮助和支持;㉕ 很难找到朋友;㉖ 很难参加社会活动(比如出去和大家一起吃饭);㉗ 孤独感。

　　每项问题均按严重程度分为 5 级,即:① 没有困扰;② 轻度困扰;③ 中度困扰;④ 明显困扰;⑤ 极度困扰。

　　最后,请在下面横线上指出目前自己生活的满意程度,0 为最不满意的生活状态,100 为最满意的生活状态。

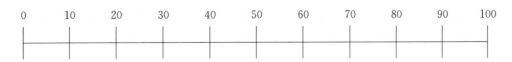

　　注:GTS‑QOL 分为 4 个部分,共 27 个问题,这 4 个部分是精神心理(共 11 个问题),日常生活活动能力(共 7 个问题),强迫观念与行为(共 5 个问题)以及认知功能(共 4 个问题)。每个问题都有 5 种不同选项,每个选项的分值分别为 0～4 分。总分值在 0～108 分,分别代表不同的严重程度,受试者根据自己在过去 4 周的感觉选择不同的严重程度,分值越高代表受试者的生活质量受 GTS 影响越大,分值越低代表受试者的生活质量受 GTS 影响越小。

【针灸疗效分析】

1. 针灸疗效现状　针灸治疗本病的疗效,主要以治疗前后 YGTSS 量表评分的减分率为主要结局指标,以临床总体印象量表(CGI)评分、儿童和青少年生活质量量表(CAQOL)评分为次要结局指标。目前证据显示,针灸可缓解抽动频率和强度,减少耶鲁综合抽动严重程度量表(YGTSS)总评分。从总体疗效看,针灸的总有效率在 82.5%～90%,显效率在 35%～40%,临床控制率或临床治愈率为 5%～25%。

2. 影响针灸疗效的因素　① 类型:针灸治疗本病的疗效为短暂性抽动障碍优于慢性运动或发声抽动障碍,慢性运动或发声抽动障碍疗效优于 Tourette 综合征。② 病程和年龄:患儿年龄大、病程时间长、病情反复,针灸疗效较差;患儿年龄越小、病程越短,针灸疗效越好。提示应早期诊断,早期治疗。③ 疗程:患儿治疗时间长短很大程度上影响病情的转归。在 3 种临床类型抽动症中能坚持治疗的病例在多发性抽动症中比例最高。本病病程缓慢,因此,一定要坚持长期治疗,最少连续治疗不能少于 3 个月,否则影响针灸疗效。④ 精神心理因素:精神心理因素是影响本病针灸疗效的一个重要因素。父母过度保护、期望过高、过度干涉、神经质、动辄斥责等特别容易诱发或加重儿童的抽动症状,从而影响了针灸治疗的效果。因此,在治疗中要多鼓励患儿,减轻其心理负担。

3. 针灸治疗潜在的可能机制　现代医学认为,基底部神经节、额叶大脑皮质、肢体运动中枢是 TS 的主要病变部位,针刺治疗本病的机制可能与调节脑相关区域的功能有关;同时使脑内 DA、5 - HT 等中枢单胺类神经递质浓度升高;纠正患儿神经递质-神经内分泌功能的失衡状态,从而使机体恢复到正常的功能状态。另外,针刺在治疗异常发声时非常有效,与针刺协调咽喉部肌肉的舒缩功能有一定关系。

【预后】

抽动障碍属于发育障碍性疾病,牵涉生物学、家庭和社会问题等多方面因素。既往认为,本病属于终身性疾病。近年来的研究表明,该病有自然完全缓解的可能,预后相对良好。抽动症状可随着时间的推移逐渐减轻或自然缓解。大多数抽动障碍患儿在长大成人后病情向较好的方向发展,能够过上正常人的生活;少数患者症状迁延,可因抽动症状或伴发的行为异常而影响生活质量。有研究资料显示,大约 1/2 的抽动障碍患儿在青春期过后抽动症状自然缓解,1/4 患者抽动症状明显减轻,剩下1/4 患者抽动症状迁延到成年。有研究认为,抽动症状青春期的消失、好转控制率为 73%,早期治疗可明显改善其预后。由于疾病初起,症状轻,伴随症状少,患儿心理状态好,易于配合治疗,因此治疗周期短、见效快,预后好于病程长的患者。但近年研究发现,抽动障碍自愈倾向减低、难治病例增多,所以早期诊断、早期治疗更为重要。在治疗过程中,患者的生活调理对于防止复发有重要意义,如预防呼吸道感染、避免过度疲劳和剧烈运动。学习上要适度要求,减少心理压力,耐心帮助和关爱患者,防止精神过度紧张,避免情绪波动,这对防止该病的复发和加重也有很大帮助。

三、痴呆与神经发育障碍的现代针灸学治疗原则与选穴处方

目前,西医认为,痴呆和神经发育障碍都没有特效的治疗方法,以对症治疗为主。尚无法逆转痴呆或阻止阿尔兹海默病的病情进展,但早期在支持、对症治疗策略基础上进行针对病因的干预治疗,

可延缓患者日常生活质量减退。血管性痴呆则随着脑血管病的恢复,痴呆症状可能会有一定的改善。西医治疗原则包括心理社会治疗、一般支持治疗(扩张脑血管、改善脑血液供应、营养神经和抗氧化等)以及应用胆碱酯酶抑制剂和N-甲基-D-天冬氨脂受体拮抗剂。注意力缺陷多动障碍西医采用中枢兴奋剂;抽动障碍则用镇静剂;同时均强调配合心理治疗。

痴呆和神经发育障碍均属于脑病,现代针灸学的治疗原则是改善脑代谢、脑功能,缓解症状,整体上通过外周刺激以调节人体与精神发育、认知相关的脑部结构神经元的功能活动,并可根据出现的躯体症状进行选穴。

(一)共同的选穴方法

1.头面部三叉神经区刺激点　依据三叉神经-脑血管系统途径,可选择该区域刺激点,舒张脑血管,改善脑代谢。传统穴位,如人中、百会、神庭、印堂等。

2.后头部高位颈髓感觉神经区刺激点　颈1~3感觉神经与三叉神经在高位颈髓后角会聚,并有神经纤维分布于脑血管,选该区域刺激点,可改善脑循环、脑代谢。传统穴位如风池、完骨、天柱、风府等。

3.蝶腭神经节刺激点　为面部脑血管舒张中枢,刺激蝶腭神经节可调节脑血流、改善脑代谢。

4.迷走神经刺激点　迷走神经在解剖上同大脑中情绪调节区域存在联系,因此,通过刺激迷走神经可改善情绪、缓解精神症状。另外,对皮质运动神经元活动有一定的镇静作用。

5.星状神经节刺激点　可整体性调节自主神经功能和细胞代谢,稳定内环境。

(二)不同的特征性选穴方法

1.痴呆　四肢末端感觉神经末梢分布密度最高,而且手和足在大脑皮质的感觉和运动区投影也较大。因此,四肢末端刺激点是实现针刺高效(高强度)感觉刺激以兴奋大脑感觉中枢的体表分野,如传统穴位十宣、井穴等,主要使躯体产生强烈的感觉刺激,调节脑功能、脑代谢,以对认知功能产生调节作用。

2.神经发育障碍　根据具体症状选穴。抽动障碍患者常出现头面部抽动,如眨眼、皱额、张口、摇头、斜颈、耸肩等,可选面神经刺激点(相当于翳风穴)、眼轮匝肌刺激点(鱼腰、承泣)、额肌刺激点(如阳白)、口轮匝肌刺激点、胸锁乳突肌刺激点、肩胛提肌刺激点(肩井)等。上肢抽动选臂丛神经刺激点(颈臂)、下肢抽动选坐骨神经刺激点(环跳)、腓神经刺激点(阳陵泉)。发声抽动是不自主的声带肌肉抽动,支配声带肌肉运动的神经是迷走神经分支-喉返神经和喉上神经。因此,可选在甲状软骨与环状软骨之间正中旁开1 cm左右,或在舌骨大角甲状软骨上角间隙,以刺激喉上神经,以松弛声带。

● **推荐处方1(痴呆与精神发育迟滞)**

主穴:头面部——三叉神经、颈1~3感觉区刺激点(刺激三叉神经-脑血管系统,改善脑循环、脑代谢)

　　　　　蝶腭神经节刺激点(刺激脑血管面部舒张中枢,改善脑循环、脑代谢)

　　颈部——星状神经节刺激点(改善脑循环、脑代谢,整体性调节内环境)

　　颈耳部——迷走神经刺激点(改善情绪中枢神经元活动,稳定情绪)

　　肢体——四肢末端刺激区(强烈刺激大脑皮质感觉区,改善脑功能)

操作:星状神经节刺激点采用快频率连续刺激以抑制其功能。头部穴位可带电针(2 Hz)。

● **推荐处方2(注意力缺陷多动障碍)**

主穴:头面部——三叉神经区刺激点(如百会、印堂、神庭、四神聪)(调节脑代谢)

　　　　　　高位颈髓感觉神经区刺激点(如风池、完骨、风府)(调节脑代谢)

　　　颈、耳部——迷走神经刺激点(调节情绪中枢神经元活动,稳定情绪,并对皮质运动神经元

　　　　　有广泛的镇静作用)

　　　肢体——末端刺激点(如合谷、太冲等)(刺激感觉中枢,发挥中枢整合调节作用)

操作:肢体穴位强刺激,常规操作。

● **推荐处方3(抽动障碍)**

主穴:头面部——三叉神经区刺激点(如百会、印堂、神庭、四神聪)(调节脑代谢)

　　　　　　后头部高位颈髓感觉神经区(如风池、完骨、风府)(调节脑代谢)

　　　颈、耳部——迷走神经(稳定情绪,反射性缓解声带抽动)

配穴:面部抽动加面神经刺激点(翳风)、眼轮匝肌刺激点(鱼腰、承泣)、额肌刺激点(阳白)、口轮

　　　匝肌刺激点,调节肌肉运动;颈肩部抽动加胸锁乳突肌刺激点、肩胛提肌刺激点(肩井),调

　　　节肌肉运动;上肢抽动加臂丛神经刺激点(颈臂),调节肌肉运动;下肢抽动加坐骨神经刺激

　　　点(环跳)、腓神经刺激点(阳陵泉),调节肌肉运动;发声抽动加喉上神经刺激点,缓解声带

　　　抽动。

操作:常规操作。头颈部刺激点可带电针(2 Hz)。

第四节　性功能障碍

　　性功能障碍又称性功能失调,是一组与心理社会因素密切相关的性活动过程中的某些阶段发生的生理功能障碍,是各种原因所导致的性功能异常。性功能障碍临床常见的类型有性欲减退、阳痿、早泄、勃起异常、性高潮缺乏、阴道痉挛、性交疼痛等。根据出现的时间分为:① 终身性性功能障碍。即自个体有性活动时就持续存在,往往与躯体先天解剖结构异常有关或与神经系统原发性损害有关,治疗非常困难。② 获得性性功能障碍。即个体在出现性功能障碍前有一段时间的相对正常性功能。根据是否受特定刺激、情境或伴侣影响分为:① 广泛性性功能障碍;② 情境性性功能障碍,与性环境、性伴侣、性行为时的情绪状况、性的创伤经历等心理社会因素相关。国外流行病学调查发现,女性性功能障碍发病率为20%~50%,男性性功能障碍35岁以下者占1.3%,50岁以下者占6.7%,60岁以下者占18.4%,75岁以下者占55%。据统计,我国男性性功能障碍发病率达10%,性功能障碍患者常合并其他精神障碍,如抑郁症、焦虑症、人格障碍或精神分裂症。

　　西医学认为,性功能障碍可分为大脑皮质功能紊乱、脊髓中枢功能紊乱和器质性病变所致三类。大脑皮质功能紊乱多由强烈的精神刺激,脑力劳动过度,从而抑制大脑皮质功能,使性的兴奋减弱,对性交产生恐惧,是引起阴茎不能勃起的主要因素。脊髓中枢功能紊乱,则以长期性交过度频繁,性兴奋达不到射精阶段,以及性交中断、性交延长、手淫等,造成脊髓中枢负担过重,从兴奋增强转变为功能衰退。器质性病变主要由生殖器官缺陷、生殖器官慢性炎症,以及内分泌系统器质病变,或中枢神经系统肿瘤损伤等引起性功能障碍。非器质性性功能障碍是指一组与心理社会因素密切相关的性功

能障碍,是临床常见的类型,通常由患者的个性特点、生活经历、应激事件、心理社会因素等相互作用所致。如:① 伴侣关系因素,婚姻生活失协造成夫妻感情不和而产生的厌恶、反感的负性情绪,婚外性行为造成的疏离或负罪感等;② 个体因素,不正确的性观念,性虐待史或情感虐待史或长期、负性生活事件及沉重压力造成持续疲劳;③ 文化或宗教因素,如文化和宗教有关的性禁忌等。本节主要论述男性性功能障碍常见的阳痿及早泄。

一、阳痿

【概述】

阳痿又称勃起障碍,指成年男性有性欲,但难以产生或维持满意的性交所需要的阴茎勃起,如性交时阴茎不能勃起或勃起不充分或历时短暂,以致不能插入阴道,常与早泄、遗精、性欲低下或无性欲并见,但在手淫时、睡梦中、早晨醒来时可以勃起。终身性和获得性勃起障碍的患病率尚不清楚,但勃起障碍的患病率和勃起问题的发生率两者都与年龄有相关的显著增长,特别是在 50 岁以后。在 40～80 岁的男性中,有 13％～21％主诉偶发的勃起困难。在年龄小于 50 岁的男性中,约有 2％主诉偶发的勃起困难,而年龄超过 60 岁的男性中,40％可能有显著的勃起困难。在初次性经历时,约 20％的男性担心勃起困难,而约 8％的男性有阻碍插入的勃起困难。各国的流行病学数据显示,全世界阳痿的患病率和发病率很高,其中在美国马萨诸塞州的男性老龄化研究结果中报道,其首府波士顿地区年龄在 40～70 岁的男性患者的总体患病率为 52％;轻度、中度和完全阳痿的特定患病率分别为 17.2％、25.2％和 9.6％。在德国科隆对 30～80 岁男性的研究中,阳痿的患病率为 19.2％,与年龄相关的陡峭增长率从 2.3％增加到 53.4％。在中国的台湾地区,阳痿的患病率为 27％,其中年龄＞40 岁的患者中占 29％。据统计,我国 11 个城市医院门诊就诊的阳痿患者中,30～50 岁的患者占 60％以上,中度和重度的患者占 42.9％和 29.9％。西医学认为,大脑皮质和脊髓中枢功能紊乱是阳痿发生的主要机制。

中医学认为,本病的发生多因房事不节,手淫过度;或过于劳累、疲惫;异常兴奋、激动;高度紧张惊恐伤肾;命门火衰、宗筋不振;或嗜食肥甘、湿热下注、宗筋弛缓而致。本病与肾、肝、心、脾的功能失调密切相关。

【临床诊断】

依据《中国精神障碍分类及诊断标准(CCMD-3)》中阳痿的诊断标准。

1. 非器质性性功能障碍的诊断标准　① 症状标准,成年人不能进行自己所希望的性活动;② 严重标准,对日常生活或社会功能有所影响;③ 病程标准,符合症状标准至少已 3 个月;④ 排除标准,不是由于器质性疾病、药物、酒精及衰老所致的性功能障碍,也不是其他精神障碍症状的一部分。

2. 阳痿的诊断标准

(1) 诊断标准　男性符合非器质性性功能障碍的诊断标准。

(2) 症状　性交时不能产生阴道性交所需的充分阴茎勃起(阳痿),至少有下列 1 项:① 在性生活初期(阴道性交前)可充分勃起,但正要性交时或射精前,勃起消失或减退;② 能部分勃起,但不充分,不足以性交;③ 不产生阴茎的膨胀;④ 从未有过性交所需的充分勃起;⑤ 仅在没有考虑性交时,产生过勃起。

附　几种临床常用的阴茎勃起硬度等测量方法

1. 夜间勃起硬度检测（NTPR）及夜间阴茎勃起测试（NPT）　主要用于鉴别心理性和器质性阳痿。

夜间阴茎勃起是健康男性从婴儿至成年的生理现象，是临床上鉴别心理性和器质性阳痿的重要方法。夜间勃起硬度检测可以使用 Rigi Scan 阴茎硬度测试仪来检测。正常男性夜间阴茎勃起前提是处于深睡眠时期，次数 3~6 次，需连续观察 2~3 个夜晚，阴茎头硬度大于 60%，且持续 10 min 为有效的功能性勃起。

NPT 是一种能够连续记录夜间阴茎胀大程度、硬度、勃起次数及持续时间的方法，并可以在家中监测。NPT 检测有多种方法，如实验电脑检测、邮票实验、断裂式勃起强度测量带、勃起硬度电脑测试仪等，其中邮票实验是最简便易行的方法。邮票实验的方法是准备数张未开的一列邮票，在睡前阴茎松软的状态下将邮票围绕在阴茎根部一圈并贴牢，缠绕松紧要合适，次日醒来时如果发现邮票断裂，表明睡眠中阴茎曾有勃起，如果邮票不是从齿孔处断裂，而是从接口粘贴处脱开，则必须重新试验。为了提高检测的准确性，当晚不应喝酒和进行性活动。正常人夜间 8 h 熟睡时阴茎勃起 3~6 次，每次持续 15 min 以上。勃起硬度＞70% 为正常勃起，40%~70% 为无效勃起，＜40% 为无硬度性勃起。由于该监测方法也受睡眠状态的影响，通常需要连续观察 2~3 个夜晚，以便更准确地了解患者夜间勃起情况。

2. 视频刺激下阴茎硬度测试（VSTR）及视听刺激勃起检测（AVSS）　近年来，有学者应用 VSTR 方法，在诊断记录患者口服 PDE5 抑制剂后阴茎勃起情况，适用于门诊患者快速初步诊断及评价患者对药物治疗的反应情况。视频刺激下阴茎硬度测试可以使用 Rigi Scan 阴茎硬度测试仪来检测。AVSS 是一种清醒状态下、结合视听刺激进行的无创性功能检查方式，其判定可参考 NPTR 的标准。AVSS 仅适合初步筛查，如出现不正常结果，应进一步行夜间勃起功能检测。

附　《精神障碍诊断与统计手册》第 5 版（DSM-5）勃起障碍的诊断标准

A. 在所有或几乎所有情况下（75%~100%）与伴侣的性活动中（在可确认的情况下，或广义而言，在所有情况下），必须出现下列 3 项症状中的至少 1 项：① 性活动时获得勃起存在显著困难；② 维持勃起直到完成性活动存在显著困难；③ 勃起的硬度显著降低。B. 诊断标准 A 的症状持续至少约 6 个月。C. 诊断标准 A 的症状引起个体有临床意义的痛苦。D. 该性功能失调不能用其他非性功能的精神障碍来更好地解释，或作为严重的关系困扰或其他显著应激源的结果，也不能归因于某种物质/药物的效应或其他躯体疾病。

标注是否是：① 终身性，该障碍自个体有性活动起持续存在；② 获得性，该障碍开始于一段时间的相对正常的性功能之后。标注是否是：① 广泛性，不局限于特定类型的刺激、情境或伴侣；② 情境性，仅出现于特定类型的刺激、情境或伴侣。标注目前的严重程度：① 轻度，存在诊断标准 A 中的症状所引起的轻度痛苦的证据；② 中度，存在诊断标准 A 中的症状所引起的中度痛苦的证据；③ 重度，存在诊断标准 A 中的症状所引起的重度或极重度痛苦的证据。

【治疗原则及选穴处方】
....

经典针灸学以益肾壮阳为基本治疗原则。根据肾主生殖、藏精；脾主运化；肝主疏泄及脑为元神

之府;心主神明;以及任脉、督脉、肝经与阴部直接联系等理论选用相关穴位。具体选穴原则如下:

1. 局部与邻近选穴 可选阴部的会阴、长强;少腹部常用曲骨、中极、关元;临近腰臀部可选肾俞、命门、腰阳关、次髎、秩边、会阳等。

2. 选用调神穴位 可选水沟、神庭、上星、百会、四神聪、大陵、通里、劳宫、内关等。

3. 辨证对症选穴 命门火衰选百会、肾俞、命门、腰阳关、关元、气海、神阙等;心脾两虚选心俞、脾俞、神门、劳宫、足三里、三阴交等;湿热下注选中极、阴陵泉、次髎、太冲、行间等。头晕耳鸣、目花加风池。

● 推荐处方

治法:益肾壮阳,调神通络。

主穴:局部——曲骨、会阳(疏通经络)

　　临近——关元、肾俞(补肾壮阳)

　　远端——百会、神门(调神定志)

　　　　三阴交(疏调三阴,调理气血)

配穴:命门火衰加命门、腰阳关;心脾两虚加心俞、脾俞、足三里;湿热下注加中极、次髎、阴陵泉。

操作:曲骨、关元针尖向下斜刺,力求针感向前阴传导。会阳深刺1.5~2寸,提插泻法使针感向前阴传导,不留针。命门、腰阳关采用隔附子饼灸法。余穴常规操作。

【疗效评估方法】

1. 勃起功能国际指数(IIEF~5) 正常值为各项得分相加≥22分,为勃起功能正常;12~21分为轻度阳痿;8~11分为中度阳痿;5~7分为重度阳痿。具体内容见表11-18。

表11-18 勃起功能国际指数评分表

题目/评分标准	0分	1分	2分	3分	4分	5分	得分
1. 您对获得勃起和维持勃起的自信程度如何	无	很低	低	中等	高	很高	
2. 您受到性刺激而有阴茎勃起时,有多少次能够插入	无性活动	几乎没有或完全没有	少数几次(远少于一半时候)	有时(约一半的时候)	大多数时候(远多于一半时候)	几乎总是或总是	
3. 您性交时,阴茎插入后有多少次能够维持勃起状态	没有尝试性交	几乎没有或完全没有	少数几次(远少于一半时候)	有时(约一半的时候)	大多数时候(远多于一半时候)	几乎总是或总是	
4. 您性交时,维持阴茎勃起直至性交完成有多大困难	没有尝试性交	困难极大	困难很大	困难	有点困难	不困难	
5. 您性交时,有多少次感到满足	没有尝试性交	几乎没有或完全没有	少数几次(远少于一半时候)	有时(约一半的时候)	大多数时候(远多于一半时候)	几乎总是或总是	

2. 中国勃起功能指数(CIEF) 见表11-19。

表 11-19　中国勃起功能指数

注:在过去3个月中	评分					得分
	1分	2分	3分	4分	5分	
1. 受性刺激时,阴茎多少次能勃起	几乎没有	少数几次	约一半次数	一半以上次数	几乎总是	
2. 性交时,阴茎有多少次能插入阴道	几乎没有	少数几次	约一半次数	一半以上次数	几乎总是	
3. 性交时,多少次阴茎插入阴道后能够维持勃起至完成性交	几乎没有	少数几次	约一半次数	一半以上次数	几乎总是	
4. 性交时,有多少次得到满足	几乎没有	少数几次	约一半次数	一半以上次数	几乎总是	
5. 您对获得勃起及维持的自信程度如何	很低	低	中等	高	很高	

3. 勃起硬度分级(EHS)　是临床上使用的一种简洁的、自我测试勃起硬度的方法,通过患者的主观感将勃起时的硬度分为4个等级。只有达到4级硬度,才能享受完美性生活。

① Ⅰ级(重度):阴茎充血增大,但不能勃起,无法插入;② Ⅱ级(中度):阴茎有轻微勃起,但还未能达到足以插入的程度;③ Ⅲ级(轻度):阴茎达到足以插入的硬度,但不够坚挺或持久;④ Ⅳ级(正常):完全勃起而且很坚挺,也够持久。

英国著名性爱治疗师莱曼用4种食物,对这4种阴茎勃起硬度状态进行了更为生动的比喻:"豆腐、剥了皮的香蕉、未剥皮的香蕉、黄瓜。"

4. 勃起质量问卷(EQS)　共包括6个条目,每个条目分5级并赋分。

① 你的勃起硬度足以顺利进入女性阴道吗? 总是或几乎都可以(5分);多数性行为可以(4分);约一半性行为可以(3分);少数几次可以(2分);完全或几乎不可以(1分)。② 你对于自己足以完成性交的勃起能力感到满意吗? ③ 从想要从事性行为到实际勃起硬度足以进行性交,你对于自己的勃起时间感到满意吗? ④ 你对自己在性交中能够维持勃起硬度的时间长短感到满意吗? ⑤ 你对自己的勃起硬度感到满意吗? ⑥ 你对自己勃起状况的整体质量感到满意吗? ②～⑥项备选答案分别为:非常满意(5分);还算满意(4分);无意见(3分);有些不满意(2分);非常不满意(1分)。

勃起质量问卷的评分标准:这份勃起质量问卷将以总分作为评量,各项回答的总和将依下列公式被转换为零到一百分的比例,分愈高代表勃起质量愈良好。评分公式＝(未标准化的总分－6)×100/24。

5. 勃起功能障碍治疗满意度量表(EDITS)　此简易量表由针对患者的11项和针对性伴侣的5项心理学问题组成。每个问题的评分为0～4分,0分代表非常不满意,4分代表非常满意。计算每个患者和伴侣的平均满意度评分,再乘以25,将评分转换为百分制(0～100分),0分代表非常不满意,100分代表非常满意。EDITS综合得分超过50分表示满意度较高。

您目前正在使用哪种治疗方法? 问卷中的问题询问的是一个敏感主题,您与妻子或伴侣的性生活以及您对用来帮助勃起问题的治疗方法的态度和期望。请尽可能诚实和坦率地回答问题。如果有任何不清楚的问题或术语,请询问清楚。

11 项问题包括:① 总体而言,您对该治疗的满意度如何?(A. 非常满意　B. 基本满意　C. 一般　D. 有些不满意　E. 非常不满意)。② 在过去的四周中,该治疗在多大程度上达到了您的期望?(A. 完全　B. 相当大部分　C. 中等　D. 有点　E. 完全没有)。③ 您继续使用该疗法的可能性有多大?(A. 很大可能　B. 中等可能　C. 有可能　D. 不太可能　E. 不可能)。④ 在过去的四周中,使用该疗法有多容易?(A. 很容易　B. 适度轻松　C. 一般　D. 不太容易　E. 不容易)。⑤ 在过去的四周中,您对该治疗的起效速度满意吗?(A. 非常满意　B. 有点满意　C. 一般　D. 有些不满意　E. 非常不满意)。⑥ 在过去的四周中,您对该治疗疗效持续时间感到满意吗?(A. 非常满意　B. 基本满意　C. 一般　D. 有些不满意　E. 非常不满意)。⑦ 该治疗使您对自己从事性活动的能力有多自信?(A. 非常自信　B. 有点自信　C. 没有影响　D. 有点不自信　E.信心不足)。⑧ 总体而言,您认为伴侣对该治疗效果满意吗?(A. 非常满意　B. 基本满意　C. 一般　D. 有点不满意　E. 非常不满意)。⑨ 您的伴侣对您继续使用该疗法有何感想?(A. 我的伴侣绝对希望我继续　B. 我的伴侣通常希望我继续　C. 我的伴侣没有意见　D. 我的伴侣通常不希望我继续使用　E. 我的伴侣绝对不希望我继续使用)。⑩ 在过去的四周中,使用该疗法感觉勃起的过程有多自然?(A. 非常自然　B. 基本自然　C. 一般　D. 有点不自然　E. 很不自然)。⑪ 与您之前出现的勃起问题相比,当您在过去的四周内使用该治疗方法时,您如何评价在硬度方面勃起的自然度?(A. 比之前我勃起困难要更坚挺　B. 比之前我勃起困难要坚挺一些　C. 和我之前勃起出现问题的硬度相当　D. 比之前我勃起困难的硬度要弱　E. 比之前我勃起困难的硬度弱得多)。

附　勃起功能障碍治疗满意度量表(患者伴侣版本)

您的丈夫或伴侣目前正在使用哪种治疗方法来解决勃起问题?

问卷中的问题询问的是一个敏感的话题,您与丈夫或伴侣的性生活以及您对勃起问题的治疗态度和经验。请尽可能诚实,坦率地回答问题。如果对任何问题或术语不清楚,请询问清楚。

① 总体而言,您对丈夫或伴侣勃起问题的这种治疗方式满意吗?(A. 很满意　B. 还算满意　C. 一般　D. 有些不满意　E. 非常不满意)。② 在过去的四周中,治疗在多大程度上达到了您的期望?(A. 完全　B. 很大程度　C. 一般程度　D. 有些　E. 一点也不)。③ 在过去的四周中,这种治疗方式对您的性欲有何影响?(A. 这让我觉得性欲更强　B. 这让我感到性欲更高　C. 它对我的性欲没有影响　D. 这让我觉得自己在性欲上不那么理想　E. 这让我感觉不到性欲)。④ 在过去的四周中,您对这种治疗能增强丈夫或伴侣的勃起能力感到满意吗?(A. 很满意　B. 还算满意　C. 一般　D. 有些不满意　E. 非常不满意)。⑤ 您认为您的丈夫或伴侣对继续接受这种治疗有何看法?(A. 我认为他非常想继续使用这种治疗方法　B. 我认为他有些想继续使用这种治疗方法　C. 我认为他对继续使用这种疗法感到中立　D. 我认为他有点想停止使用这种治疗方法　E. 我认为他非常想停止使用这种治疗方法)。

6. 勃起质量量表(EQS)　见表 11 - 20。

表 11 - 20　勃起质量量表

	问题	0分	1分	2分	3分	4分	得分	总分
获得勃起的能力	1. 您怎样对自己获得勃起的能力进行分级	很困难	困难	一般	容易	很容易		
	2. 您很容易就能快速勃起的概率有多少	从来没有	很少	有时	经常	总是		
	3. 您对自己获得勃起的能力的自信心如何	完全不相信	不自信	一般	比较自信	非常自信		
	4. 您对自己获得勃起的满意度如何	完全不满意	不满意	一般	比较满意	非常满意		
勃起的持续时间	5. 您的勃起时间足以完成插入的概率有多少	从来没有	很少	有时	经常	总是		
	6. 您的勃起时间足以完成射精的概率有多少	从来没有	很少	有时	经常	总是		
	7. 您对维持勃起的自信心如何	完全不相信	不自信	一般	比较自信	非常自信		
	8. 您对自己勃起持续时间的满意度如何	完全不满意	不满意	一般	比较满意	非常满意		
勃起硬度	9. 您怎样对自己勃起硬度进行分级	完全不硬	不硬	一般	比较硬	非常硬		
	10. 您的勃起硬度足以插入的概率有多少	从来没有	很少	有时	经常	总是		
	11. 您对自己勃起硬度的满意度如何	完全不满意	不满意	一般	比较满意	非常满意		
受到刺激时的敏感性	12. 您怎样对自己阴茎勃起时感到愉悦的程度进行分级	完全不愉悦	不愉悦	一般	比较愉悦	非常愉悦		
	13. 您对自己阴茎在受刺激时感到愉悦的满意度如何	完全不满意	不满意	一般	比较满意	非常满意		
勃起质量的总体情况和感受	14. 当您尝试性交时您对勃起情况感到担心的概率有多少	从来没有	很少	有时	经常	总是		
	15. 您对自己勃起总体质量的满意度如何	完全不满意	不满意	一般	比较满意	非常满意		

　　勃起质量量表的评分标准:总分为0~60分,分数越高说明勃起质量越好。只有当患者回答了至少10个问题的时候,才进行总分的计算,未回答的问题评分用已回答问题的平均分来替代。例如,如果某个患者只回答了12个问题,有3个问题没有回答,在计算总分时,先计算这12个问题的平均分(总分÷12,例如28.8÷12=2.4),那么未回答的3个问题的得分为2.4×3=7.2,总分为12个问题的实际得分加上未回答问题的估计得分:28.8+7.2=36分。如果患者回答的问题不到10个,则不进行分数统计(问卷无效)。

【针灸疗效分析】

1. 针灸疗效现状　针灸治疗本病的疗效,主要以勃起功能国际指数(IIEF-5)、中国勃起功能指数(CIEF)、勃起硬度评分(EHS)、勃起质量问卷(QEQ)、勃起功能障碍治疗满意度量表(EDITS)、勃起质量量表(EQS)、勃起功能障碍患者及其性伴侣治疗满意度量表(TSS)评分和临床总体疗效为主要结局指标;以夜间勃起硬度检测、夜间阴茎勃起测试、视频刺激下阴茎硬度测试、视听刺激勃起检测、性生活质量调查表(SLQQ)评分、性满意度量表问卷评分为次要结局指标。

目前证据表明,针灸可改善获得勃起的能力、勃起质量、勃起维持时间、勃起硬度等;能提高阳痿患者对勃起功能的满意度、性快感、对性高潮的满意度,改善配偶性生活满意度。从总体疗效上看,针灸治疗阳痿的总有效率为91.6%～93.9%,显效率为20.0%～53.3%,治愈率为23.3%～63.3%。国外一项前瞻性RCT,比较观察了针刺与安慰(针刺穴位没有治疗阳痿的已知作用)对照治疗心因性勃起功能障碍的疗效。结果显示,治疗组有效率为68.4%,部分有效率为21.05%,无效率为10.5%。治疗组IIEF的平均分数显著高于对照组。初步研究结果表明,针灸可以成为三分之二以上心因性勃起功能障碍患者的有效治疗选择。

2. 影响针灸疗效的因素　① 病因:阳痿从病因上分器质性和功能性,其中功能性(精神性)因素占50%～70%,器质性因素占30%～50%。器质性阳痿是指因神经、血管、内分泌、泌尿、生殖系统及器官的器质性病变所致的阳痿。针灸治疗功能性阳痿疗效优于器质性阳痿。有的患者只在特定场合及对特定对象时才发生阳痿,遇到别的场合或对象又能成功交媾,称之为境遇性阳痿,针灸疗效较好。② 类型:根据阳痿表现的程度分为完全性阳痿和不完全性阳痿,前者是指阴茎在任何时候都不能勃起进行性交;后者是指阴茎虽能勃起,但不能维持足够的硬度或勃起后不久即发生萎软,以致不能正常完成性交。因此,阳痿可分为阴茎不能勃起、勃起无力、勃起不能持久3类。针灸治疗不完全性阳痿疗效要优于完全性阳痿,勃起不能持久疗效要好于勃起无力,勃起无力疗效又好于不能勃起。③ 患者的配合:要积极参加体育锻炼,必要时可夫妻分居一段时间,减少性交次数,从心理上进行诱导,避免各种伤害性语言的刺激,配偶要理解并用安慰和鼓励性语言,提高患者信心,这对于提高针灸疗效具有重要意义。

3. 针灸治疗潜在的可能机制　① 调整性激素水平:研究表明,针灸能明显提高动物血浆睾酮水平和增加提肛肌、储精囊及睾丸的重量,对下丘脑-垂体-睾酮的性激素分泌失调有调节作用,提高了血浆睾酮的浓度,使雌二醇、催乳素浓度下降,改善性腺功能紊乱,维持正常的性行为。因此,针刺可改善下丘脑-垂体-睾丸轴的功能,调整血清性激素水平,从而使性功能恢复正常。② 促进海绵体的血液循环:针刺对盆丛神经有调节作用,盆丛交感神经是阴茎海绵丛的主要组成部分,能调节阴茎的勃起,而盆丛副交感神经是形成阴茎勃起的主要神经。因此,针刺可以直接兴奋阴茎神经,改善阴茎血运状况,从而使功能恢复。③ 中枢神经调节:针刺可调节大脑皮质和脊髓中枢功能紊乱。骶神经由脊髓骶段发出,脊髓骶段有勃起神经中枢,脊髓勃起中枢位于胸12～腰1节段,反射性勃起中枢位于骶2～4节段,针刺可直接兴奋该神经,提高勃起中枢兴奋性而恢复其功能。

【预后】

一般而言,原发性阳痿预后较差;绝大多数阳痿属继发性阳痿,若治疗得当,预后较好。如果患者是新婚阳痿,大多因为婚前劳累、新婚过度饮酒或性知识缺乏,多为功能性阳痿,预后较好。仅少数人在婚前即有阴茎不勃起,或阴茎勃起不坚的情况,婚后未有性生活成功,这种情况需进一步明确检查。男性在过度疲劳、饮酒过量,或在不正常、不能适应的环境中进行性交,有时也会发生暂时性的阴茎不能勃起,但只要在事过境迁之后阴茎能正常勃起者,应属于正常范围。阳痿患者要有正确的认识,树立信心,并及时治疗。

二、早泄

【概述】

早泄指持续地发生性交时射精过早,导致性交不满意,或阴茎未插入阴道时即完成射精。多因各种原因使性神经系统长期处于低度兴奋状态,兴奋度提前。一般认为多与心理因素有关,如怀疑自己的性能力、对性生活的错误认识、由于自慰与遗精的心理恐惧如自罪感等;影响性兴奋持续时间的因素也与年龄、性伴侣状态或情境的新异性、性环境及近期性活动的频度、劳累体虚等有关。此外,经常手淫,使中枢神经经常处于不自主兴奋状态,并形成身体惯性;或穿过紧内裤,使阴茎感觉神经不断受到压迫刺激而长时间处于兴奋状态;或精神紧张、焦虑等原因导致性兴奋阈值降低而致。近年来发现,早泄患者还存在阴茎感觉过敏,或由于包皮阴茎头炎、前列腺炎等疾病诱发。

由于早泄发病机制比较复杂,所以对它的定义也一直在改变,而对早泄患病率的估计,根据所使用的定义会有较大差异。早在 2007 年 10 月,国际性医学学会(ISSM)就提出了应该明确一个现代的、以循证医学为基础的早泄定义。2008 年 5 月在美国泌尿外科学会上提出了新的早泄定义,即早泄是射精造成的性功能障碍,指总是或几乎总是发生在插入阴道以前或插入阴道的 1 min 以内,完全或几乎完全缺乏控制射精的能力,并造成自身的不良后果,如苦恼、忧虑、挫折和(或)回避性亲热。一般来说,70% 的男性从阴茎插入阴道直至完成射精的时间在 2～6 min,很少有男性能持续几十分钟。同时,该定义对患者的精神状态也有了明确定义;有些男性虽然从实质性生活开始到射精,可能也就两三分钟的时间,但他和伴侣都能获得满足,自身没有苦恼、忧虑等情况,这样的人是"射精快",不能算为早泄。因此,新定义也能帮人们摆脱错误的认识。

2014 年国际性医学学会(ISSM)制定的早泄诊治指南中定义为:① 射精总是或者几乎总是发生在阴茎插入阴道之前或者插入阴道后约 1 min 内(终身性早泄),或临床上射精潜伏时间显著而令人苦恼地减少,大约或者不足 3 min(获得性早泄);② 在所有或者几乎所有的阴道插入后射精无法延迟/控制;③ 产生消极后果,如苦恼、烦恼、挫折感、避免性接触。

世界卫生组织的《国际疾病分类-10(ICD-10)》将早泄定义为性生活由于不能延迟射精达不到足够满意,表现为在性交开始之前或之后很短的时间(时间限定在性交开始前或之后 15 s 内)即射精或者不具备性交所需足够勃起硬度就射精。第二届国际性与勃起功能障碍专家会议将早泄定义为,患者失去控制射精能力或很少能控制射精,在不希望射精之前,在插入之前或之后不久,受到最小的性刺激即射精,产生烦恼或痛苦。

据美国有关资料显示,年龄在 18～70 岁的男性中,超过 20% 对自己是否会存在快速射精表示担忧。随着使用早泄的新定义(即在阴道插入约 1 min 内发生射精),只有 1%～3% 的男性被诊断有该障碍。早泄的患病率可能随着年龄的增长而增加。美国国家健康和社会生活调查(NHSLS)研究发现,18～59 岁男性患病率最高为 31%,18～29 岁患病率为 30%,30～39 岁为 32%,40～49 岁为 28%,50～59 岁为 55%;早泄的患病率高达 20%～30%,但是基于治疗的男性人数相对较少。根据 Waldinger 等人提出的 4 种早泄亚型,终身早泄患病率为 2.3%,获得性早泄为 3.9%,自然变异早泄为 8.5% 和过早性射精功能障碍为 5.1%。一般人群中获得性和终身早泄的患病率约为 5%,流行病学数据表明,约有 5% 的患者射精潜伏期小于 2 min。早泄可能影响自信心和与伴侣的关系,有时可能导致精神痛苦、焦虑、尴尬和抑郁。

中医学认为,本病常因房事不节或手淫过度,致肾气亏虚、肾阴不足、相火妄动或湿热下注、流于阴器;肝气郁结、疏泄失职;或大病、久病、思虑过度,致心脾两虚、肾失封藏、固摄无权而引起。

【临床诊断】

依据《精神障碍诊断与统计手册》第 5 版(DSM - 5)诊断标准。

A. 与伴侣的性活动中,在插入阴道约 1 min 内,在个体的意愿之前出现的一种持续的或反复的射精模式(注:尽管早泄的诊断可适用于非阴道性活动的个体,但尚未建立针对这些活动的特定的持续时间标准)。B. 诊断标准 A 的症状必须持续至少 6 个月,且必须在所有或几乎所有(75%～100%)的性活动中(在可确认的情况下,或广义而言,在所有的情况下)。C. 诊断标准 A 的症状引起个体有临床意义的痛苦。D. 该性功能失调不能用其他非性功能的精神障碍来更好地解释,或作为严重的关系困扰或其他显著应激源的结果,也不能归因于某种物质/药物的效应或其他躯体疾病。

标注是否是:① 终身性,该障碍自个体有性活动起持续存在;② 获得性,该障碍始于一段时间的相对正常的性功能之后。

标注是否是:① 广泛性,不局限于特定类型的刺激、情境或伴侣;② 情境性,仅出现于特定类型的刺激、情境或伴侣。

标注目前的严重程度:① 轻度,插入阴道后 30 s～1 min 射精;② 中度,插入阴道后 15～30 s 射精;③ 重度,在性活动之前,或在性活动之初,或插入阴道后约 15 s 内射精。

附　中国性学会性医学专业委员会男科学组制定的《早泄诊断治疗指南》中的标准

1. 原发性早泄　更多是由神经生理学原因所致,其临床特征是:① 几乎每次性交都出现射精过早的情况;②(几乎)与任何性伙伴性交时均会出现;③ 大约从首次性生活后一直存在;④ 绝大多数(90%)情况下射精时间在 30～60 s;⑤ 延迟射精控制能力差,在射精即将来临时抑制精液射出的能力低下或缺乏。

2. 继发性早泄　① 患者一生中的某个阶段发生射精过快;② 早泄之前多数情况下射精潜伏期正常;③ 突然或逐步出现;④ 射精控制能力差,在射精即将来临时抑制射精的能力降低或消失;⑤ 射精障碍的出现可能与勃起功能障碍、慢性前列腺炎、甲状腺功能不全等疾病及心理或人际关系问题相关。

3. 自然变异早泄　仅偶然或条件性的发生射精过快,不应该被视为真正的病理性症状。其临床特征是:① 没有规律的射精过快;② 延迟射精能力低下,在射精即将来临时抑制射精的能力降低或消失;③ 在延迟射精能力降低的同时伴有射精潜伏期过短或正常。

4. 早泄样射精功能障碍　是指男性实际经历或主诉早泄,心理和(或)人际关系问题可能是潜在原因,不应被视为病理性症状。其临床特征是:① 性交时主观感受发生射精过快和射精缺乏控制;② 实际阴道内射精潜伏期(IELT)在正常范围;③ 延迟射精能力低下,在射精即将来临时抑制射精的能力降低或消失;④ 对自己射精控制能力的认识并不是其他疾病所引起。

附　CCMD - 3 早泄的诊断标准

1. 符合非器质性性功能障碍的诊断标准。

2. 不能推迟射精以充分享受性生活,并至少有下列 1 项:① 射精发生在进入阴道前或刚刚进入阴道后;② 在阴茎尚未充分勃起进入阴道的情况下射精。

3. 并非因性行为节制,继发阳痿或早泄。

【治疗原则及选穴处方】

经典针灸学以益肾固精为基本治疗原则。根据肾主藏精;肝主疏泄等理论进行选穴。具体选穴原则如下:

1. 局部选穴　腹部常用曲骨、关元、气海;腰部常用肾俞、命门、志室。

2. 辨证对症选穴　肾虚不固选肾俞、脾俞、气海、关元、志室、足三里;心脾两虚选心俞、脾俞、神门、劳宫、足三里、三阴交、公孙、太白等;阴虚火旺选太溪、三阴交、照海、曲池等;肝经湿热选次髎、中极、阴陵泉、行间、太冲、侠溪、足临泣等;肝郁气滞选膻中、期门、太冲、内关、三阴交等;惊恐伤肾选百会、四神聪、神门。

3. 耳穴　选取内生殖器、外生殖器、肾、心等。

● 推荐处方

治法:补肾固精。

主穴:局部——会阴(疏调气血,固摄精宫)

　　　临近——关元、肾俞、志室(益肾固摄)

　　　远端——三阴交(疏调三阴,调理精宫)

配穴:肾虚不固加命门、太溪;心脾两虚加心俞、脾俞;阴虚火旺加太溪、行间;肝经湿热加阴陵泉、行间;肝郁气滞加期门、太冲。

操作:诸穴常规操作。

【疗效评估方法】

1. 中国早泄患者性功能评价表(CIPE)　对早泄患者的性功能进行多维评价。

该评价表涉及问题包括性欲程度、阴茎勃起坚硬程度、勃起维持时间、射精潜伏期、控制射精难易程度、患者性生活满意度、配偶性生活满意度、配偶高潮频度、患者性生活自信度、患者性生活焦虑程度 10 项问题,每项问题依据严重程度由重至轻分为 5 个等级评分点,最重为 1 分,依次为 2、3、4、5 分。患者根据自己性功能情况填写 CIPE 量表,最后计算 10 项问题积分。CIPE 积分分类,早泄患者轻度(>13 分),中度(10~13 分),重度(5~9 分)。

10 项问题内容包括:请根据您过去 6 个月的性生活实际情况回答下列问题:

(1) 您平时的性欲望或性兴趣的程度如何?(① 很低;② 低;③ 一般;④ 较高;⑤ 很高)。

(2) 性生活时阴茎勃起硬度足以插入阴道的频度如何?(① 几乎没有;② 少数几次;③ 一半左右;④ 多数时候;⑤ 几乎总是)。

(3) 性生活时,能够维持阴茎勃起直到完成性生活的频度如何?(① 几乎没有;② 少数几次;③ 一半左右;④ 多数时候;⑤ 几乎总是)。

(4) 性生活时,从阴茎插入阴道直到射精的时间有多久? ① 极短(<30 s);② 很短(1 min);③ 短(2 min);④ 比较短(<3 分);⑤ 不短>3 min(4 min),5 min,10 min,20 min,30 min,40 min。

(5) 性生活时,您试图延长性交时间的困难程度如何?(① 很困难;② 困难;③ 有些困难;④ 一般;⑤ 很自信)。

(6) 总体而言,您对性生活的满意程度如何?(① 很不满意;② 不满意;③ 一般;④ 满意;⑤ 非常满意)。

(7) 总体而言,您的配偶对性生活的满意程度如何?(① 很不满意;② 不满意;③ 一般;④ 满意;⑤ 非常满意)。

(8) 性生活时,您的配偶达到性高潮的频度如何?(① 几乎没有;② 少数几次;③ 一半左右;④ 多数时候;⑤ 几乎总是)。

(9) 您对圆满地完成性生活的自信程度如何?(① 很低;② 低;③ 一般;④ 自信;⑤ 很自信)。

(10) 性生活时,有多少次感到焦虑、紧张或不安感?(① 几乎总是;② 多数时候;③ 一般;④ 少数几次;⑤ 几乎没有)。

2. 阴道内射精潜伏时间(IELT)检测　在早泄的临床试验和观察研究中广泛利用秒表测量IELT,但没有推荐到常规临床使用。秒表测量也存在干扰性愉悦或破坏自然性的缺点。患者和伴侣自我报告的IELT与秒表测量具有很好的相关性,可以替代秒表测量。

3. 早泄诊断工具(PEDT)评分　见表11-21。

表 11-21　早泄诊断工具评分

项目	0分	1分	2分	3分	4分
1. 控制射精对你来说有多大困难	没有困难	有些困难	中等困难	非常困难	极其困难
2.是否在你想射精前就射精了	从来不	少于1/4	约1/2	超过3/4	一直如此
3. 很少的刺激就射精	从来不	少于1/4	约1/2	超过3/4	一直如此
4. 在你想射精前就射精让你感到沮丧吗	几乎不	很少	中等	非常	极其
5.你有多关心性交时间没有使你的伴侣得到性满足	几乎不	很少	中等	非常	极其

4. 早泄指数(IPE)　共10个问题,每个问题有6个备选项,依次为0~5分。以下问题是询问过去4周你的性功能对你性生活的影响。请诚实、清楚地回答以下问题,下面每题选一项。

(1) 你性交时能在多长时间里控制射精? A. 没有性交;B. 几乎一直可以;C. 多于1/2的时间;D. 约1/2的时间;E. 少于1/2的时间;F. 几乎不可以。

(2) 你性交射精时有多大信心? A. 没有性交;B. 很有信心;C. 较大信心;D. 中等信心;E. 较小信心;F. 信心小。

(3) 你性交时,有多少满意的性生活? A. 没有性交;B. 几乎一直满意;C. 多于1/2的时间;D. 约1/2的时间;E. 少于1/2的时间;F. 几乎都不满意。

(4) 你性交时对控制射精的满意程度? A. 没有性交;B. 非常满意;C. 比较满意;D. 一般;E. 比较不满意;F. 非常不满意。

(5) 你性交时,对射精前性交时间满意度? A. 没有性交;B. 非常满意;C. 比较满意;D. 一般;E. 比较不满意;F. 非常不满意。

(6) 你对性生活的整体满意度? A. 没有性交;B. 非常满意;C. 比较满意;D. 一般;E. 比较不满意;F. 非常不满意。

(7) 你和你伴侣性关系的满意度? A. 没有性交;B. 非常满意;C. 比较满意;D. 一般;E. 比较不满意;F. 非常不满意。

(8) 你从性生活中得到多少乐趣? A. 没有性交;B. 很多的乐趣;C. 比较多的乐趣;D. 一般;E. 比较少的乐趣;F. 没有乐趣。

(9) 射精前性交的持续时间给你带来多大的压抑? A. 没有性交;B. 极其压抑;C. 非常压抑;D. 中等压抑;E. 很轻的压抑;F. 没有压抑。

(10) 对射精的控制给你带来多大的压抑? A. 没有性交;B. 极其压抑;C. 非常压抑;D. 中等压抑;E. 很轻的压抑;F. 没有压抑。

5. 阿拉伯早泄指数(AIPE) 沙特阿拉伯研发的 7 项问卷,AIPE 评估了性欲、足够插入的勃起硬度、射精时间、控制度、患者及其伴侣满意度、焦虑或抑郁;每项 5 个选项,依次分值从 1～5 分。30 分截止值(分数范围 7～35)能最好区分早泄诊断。按严重性将早泄分为严重(分数:7～13)、中度(分数:14～19)、轻至中度(分数:20～25)、轻度(分数:26～30)。

(1) 你的性欲如何? □非常低   □很少   □正常   □高   □非常高

(2) 在性刺激下,你多少次能获得完成性活动的坚硬勃起? □几乎从没有   □很少   □有时   □大多数时间   □几乎每次

(3) 从插入到射精共花了多少时间?(使用秒表计算)□小于 30 s   □大约 1 min   □1～2 min   □2～3 min   □大于 3 min

(4) 延长射精时间对你来说困难吗? □几乎每次   □大多数时候   □有时   □很少   □几乎从没有

(5) 你对性活动的情况感到满意吗? □几乎从没有   □很少   □有时   □大多数时候   □几乎每次

(6) 你的伴侣对性活动的情况感到满意吗? □几乎从没有   □很少   □有时   □大多数时候   □几乎每次

(7) 在性活动过程中,你感到焦虑、沮丧或者紧张吗? □几乎每次   □大多数时候   □有时   □很少   □几乎从没有

6. 早泄简表(PEP) 需要在 4 周时间内由男性记录下 4 个具体项目,包括控制射精的控制度、性交满意度、与射精相关的个人痛苦和与射精相关继发的人际交往困难。每个项目有 5 个备选项,依次为 0～4 分,项目得分越高表明状况越好。

(1) 过去的一个月,你在性交时对射精的控制:A. 很差;B. 较差;C. 中等;D. 较好;E. 很好。

(2) 过去一个月,你对性交满意度:A. 很差;B. 差;C. 中等;D. 较好;E. 很好。

(3) 过去一个月,性交时快速射精给你带来多大的压抑:A. 没有;B. 很少;C. 中等;D. 较大;E. 非常大。

(4) 过去一个月,性交时,射精的速度在多大程度上影响了你和伴侣的关系:A. 没有;B. 很少;C. 中等;D. 较大;E. 非常大。

7. 早泄症状检查表(CHEES)　共 5 个问题,每个问题有 5 个备选项,依次得分为 1~5 分,21~25 分强预示达到早泄标准(能将 44% 患者正确识别为早泄,将 1% 对照组错误地识别为早泄)。17~20 分预示早泄(能将 90% 患者正确识别为早泄,将 5% 对照组错误地识别为早泄)。5~16 分预示早泄概率低。

过去 6 个月内:

问题 1:您在过去 6 个月的性生活中控制射精的能力是:① 很好;② 好;③ 一般;④ 差;⑤ 很差。

问题 2:在阴道射精过程中射精快对伴侣关系造成多大障碍? ① 没有;② 很轻;③ 中等;④ 偏重;⑤ 严重。

问题 3:用很小的刺激您就射精吗? ① 几乎没有或没有;② 少于一半时间;③ 大约一半时间;④ 大于一半时间;⑤ 几乎总是或总是。

问题 4:您会因为在想射精之前就射精而有挫败感吗? ① 没有;② 轻度;③ 中度;④ 重度;⑤ 极重度。

问题 5:您和性伴侣阴道射精或射精过程中,平均自阴茎插入到射精的时间有多长?(连续有多次性生活算第一次性生活) ① 通常不射精;② 大于 10 min;③ 5 min 至 10 min;④ 1 min 至 5 min;⑤ 少于 1 min。

【针灸疗效分析】

1. 针灸疗效现状　针灸治疗本病的疗效,主要以中国早泄患者性功能评价表、阿拉伯早泄指数、早泄症状检查表和阴道内射精潜伏时间为主要结局指标,以男性性健康问卷——射精功能障碍评分和早泄患者及其伴侣的满意度为次要结局指标。

目前证据表明,针灸可改善及缓解早泄症状,提高早泄患者延迟和控制射精的能力,能明显延长早泄患者的 IELT,提高配偶性生活满意度。从总体疗效上看,针灸治疗早泄的总有效率为 62.5%~88.9%,显效率为 9.1%~22.2%,治愈率为 25.0%~55.6%。国外一项 RCT 比较了针灸与口服达泊西汀(受试者被指示在从事性交 1~3 h 前服用该药物)及假针刺治疗早泄的疗效,比较阴道内射精潜伏时间(IELT),PE 诊断工具(PEDT)评分和不良事件。4 周后,所有组的基线值相比,IELT 明显更长,但药物组 IELT 和 PEDT 变化显著高于其他组,而针刺组疗效显著高于假针刺组,西药组最常见不良反应是恶心,头晕,腹泻,失眠和头痛,针刺和假针刺组没有副作用,虽然针刺效果不如达泊西汀,但具有显著地射精延迟效果。

2. 影响针灸疗效的因素　① 病因:病因可分为心理性和器质性。心理性如由于犯罪感、不安感而丧失对性交的自信心等。器质性原因如由于阴茎感觉过敏或感觉神经兴奋性增高,射精中枢对阴茎感觉分辨功能失调引起,如包皮炎、龟头炎、前列腺炎、精囊炎、尿道炎;交感神经节损伤;红细胞增多症;毒品戒断综合征等。一般而言,针灸治疗心理性早泄疗效优于器质性。② 类型:关于早泄的类型有多种划分,Shapiro 将早泄分为 2 型:A 型为老年人,早泄伴有勃起障碍;B 型为年轻人,性欲和勃起功能正常而有早泄。相对而言,针灸疗效 B 型优于 A 型。Cooper 将早泄分为 3 种类型:Ⅰ 型为青春期后发生的原发性早泄,不伴有勃起障碍,但有与心理性不安感有关的早泄;Ⅱ 型为勃起障碍与心理性不安有关联,突然发生早泄;Ⅲ型为心理性不安感虽不明显,却伴有性欲减退和勃起障碍而逐渐发生的早泄。相对而言,Ⅱ型针灸疗效最好,其次为Ⅰ型,Ⅲ型最差。Godpodinoff 将早泄分为原发性早泄和继发性早泄 2 种,但目前称为终身性和获得性。前者是指自从首次性生活开始即有早泄;后者早泄是指过去曾有过正常射精功能的男性,以后逐渐出现早泄。显然,针灸的疗效后者优于前者。另外,针刺治疗境遇性早泄优于广泛性。③ 患者的配合:要积极参加各种体育锻炼和健康的活动,戒除手淫,必要时可夫妻分居一段时间,减少性交次数,避免各种阴茎感觉神经不断受到压迫刺激的环境和行为,这对于提高针灸疗效具有重要意义。

3. 针灸治疗潜在的可能机制　① 协调大脑皮质功能:早泄是性兴奋过于敏感所致,其病理过程与大脑皮质等各级的性功能中枢密切相关,射精是神经性的,可能还有内分泌参与调节的反射现象。副交感神经主要参与勃起过程,交感神经主要兴奋刺激副性腺平滑肌收缩驱出精液。因此,大脑皮质对低级中枢的抑制减弱是早泄的基本病理。针刺可调节大脑皮质的功能,增强对低级中枢的调控,增强副交感神经的功能,抑制交感神经的兴奋性,延长勃起时间,延缓射精。② 调节神经-内分泌功能:针灸还具有调节下丘脑-垂体-性腺轴功能的作用,从而增强性功能,有利于早泄的恢复。

【预后】

早泄经过适当的治疗均可改善,预后良好,只是经过治疗后延迟射精的程度有所不同。早泄对生育的影响要看阴茎是否能插入阴道,如能进入女性阴道,则并不影响生育能力。单纯性早泄一般不会发生阳痿,部分患者终身均属快速射精,阴茎勃起良好,只有当早泄伴有勃起功能不全者,才可能发展为阳痿,但并非必然结果。

附　阴茎异常勃起
【概述】

异常勃起是一种病理状态,国外学者认为,其代表阴茎勃起的真正障碍持续超过 4 h 甚至更长时间,或与性兴趣或刺激无关。目前一般认为,勃起超过 6 h 为异常勃起。西医学认为,本病与镰状细胞贫血、海绵体内注射、神经失调、药物、创伤等有关。普通人群阴茎异常勃起的发生率较低(每 10 万人每年阴茎异常勃起占 0.34~1.5 例)。在患有镰状细胞病的男性,不到 18 岁的男性阴茎异常勃起的患病率高达 3.6%;超过 18 岁的男性高达 42%。1990 年 Witt 等通过多普勒超声检查和动脉造影,将阴茎异常勃起分为高流量性(动脉性)和低流量性(静脉性)。高流量性阴茎异常勃起多继发于阴茎、会阴部外伤,使海绵体内动脉撕裂,其动脉血流迅速进入海绵体窦状隙中而产生阴茎异常勃起;但也有部分患者无明显诱因而呈自发性。美国泌尿外科疾病基金会指南认为,高流量性阴茎异常勃起有以下临床特点:① 阴茎呈持续性、无痛性半勃起状态;② 实验室检查发现无调节性动脉血流入海绵体有诊断意义。Hatzichristou 等认为,会阴部加压后阴茎恢复疲软也是高流量性阴茎异常勃起的特异性体征之一。低流量性阴茎异常勃起约占阴茎异常勃起的 95%,通常阴茎硬度较高,疼痛明显,是由于静脉回流受阻导致阴茎内血流缓慢或者停滞,阴茎海绵体缺氧和酸中毒。

异常勃起的发生机制尚不十分清楚,但一般认为是海绵体内神经-动脉机制障碍所致。临床上以低流量性多见,阴茎海绵体造影表明,阴茎异常勃起时,阴茎背静脉阻塞,使阴茎中充血不能迅速回流。当海绵体血液流出受阻或相对受阻时,海绵体内氧张力和血液 pH 下降,新陈代谢加速,血液黏稠度增高,经过一段时间后,可出现血栓,而后血栓机化和纤维化。阴茎静脉回流受阻,血栓形成,小动脉闭塞,这种病理状态长期反复,可引起阴茎海绵体纤维化,最终丧失勃起功能。因此,本病的基本病理为各种因素导致血液瘀滞于海绵体内,

中医学称本病为"阳强""强中",多因肝胆气盛,郁而化火;或妄服补阳之药,耗伤肾阴,相火亢盛无所制;或嗜酒肥甘,蕴湿生热;或忍精不泄,败精瘀阻;或跌仆坠落,伤于会阴,血络受损,瘀阻不通,以致阴茎异常勃起。

【临床诊断】

1. 在无性欲要求的情况下阴茎自动勃起,并持续 6 h 至数日不软。即使性交也无射精或很少射精,且射精后阴茎仍勃起不软。自感阴茎胀大不适,甚至疼痛。

2. 多发生在睡眠时阴茎勃起,也可发生在时间过长的性行为、昆虫叮咬或药物应用之后。典型的异常勃起仅影响阴茎海绵体(很少涉及尿道海绵体)。年轻患者多与镰形细胞病或肿瘤有关,老年患者大多为特发性。

3. 根据异常勃起的血流动力学改变,可分为高流量型异常勃起或低流量型(血液瘀滞)异常勃起两种类型。前者为动脉型,动脉灌注正常,甚至增加,其表现是阴茎疼痛较轻或无痛、较软,呈垂直或半垂直状态,可持续较长时间,皮肤温度、色泽均正常,无明显触痛。低流量型为静脉型,主要由于静脉回流受阻,阴茎硬如木头,无弹性,疼痛剧烈,有明显触痛。

【治疗原则及选穴处方】

经典针灸学以清肝泻火、活血化瘀为基本治疗原则。根据肝主筋;前阴乃宗筋所聚;脾主运化水湿等理论进行选穴。具体选穴原则如下:

1. 局部选穴　选少腹部曲骨、中极、关元和阴部会阴、长强等。

2. 辨经选穴　肝经"循股阴,入毛中,绕阴器,抵小腹",故选取大敦、行间、蠡沟;肝经与胆经相表里,可选侠溪、足临泣、足窍阴泻肝胆之火;可选足三阴经交会穴三阴交,调理前阴部经气,共同作用于宗筋,使宗筋弛缓,阳强得除。

3. 辨证选穴　阴虚阳亢选肾俞、太溪、三阴交、太冲;湿热下注选曲骨、中极、水道、阴陵泉;瘀血内阻选阿是穴、膈俞、内关、合谷、太冲。

● 推荐处方

治法:清肝泻火,活血通络。

主穴:局部——曲骨、会阴(活血通络)

　　　临近——秩边(活血通络)

　　　远端——大敦、行间、蠡沟(清肝泻火)

　　　　　　太溪、三阴交(滋阴降火)

配穴:阴虚阳亢加肾俞、太冲;湿热下注加中极、阴陵泉;瘀血内阻加膈俞、合谷、太冲。

操作:曲骨穴针尖向下斜刺,力求针感向前阴传导。秩边深刺 1.5～2 寸,提插泻法使针感向前阴传导,不留针。瘀血内阻膈俞、太冲用三棱针点刺出血。余穴常规操作。

【现代针灸学治疗原则与选穴处方】

首先要诊断清楚病因,针灸以治疗神经功能失调性异常勃起为主,治疗以调节支配阴茎感觉及海绵体的血流为基本选穴原则,通过神经调节,协调局部血液循环,使海绵体中的瘀血消退。选穴原则如下:

1. 高流量性阴茎异常勃起 以刺激阴茎背动脉(主要供应阴茎海绵体的被膜与皮肤)、阴茎深动脉(供应海绵体的主要动脉)及支配的交感神经为主,促进其收缩,降低灌流量。

(1)选择阴茎背动脉局部 以手触摸阴茎背部,找到搏动的动脉,刺激使其收缩。腹主动脉平对第4腰椎处分为左右髂总动脉,再向下至骶髂关节处分为髂内、外动脉,髂内动脉的分出脏支-阴部内动脉有分支至阴囊、阴茎;其中每侧阴茎背动脉发出1~2支小动脉,在阴茎海绵体脚会合处(或远端)进入同侧阴茎海绵体,此小动脉在阴茎海绵体内纵行并发出小分支。阴茎海绵体是位于阴茎部呈海绵状结构的圆柱体,有2块,位于阴茎背侧,呈两端尖的圆锥体;2块并列紧密相接。前端与尿道海绵体膨大部相接,后端分支为阴茎海绵体角,分别止于每侧耻骨弓。此海绵体因内部结构似海绵状,故充血时阴茎可勃起、胀大,平时可缩小。两侧海绵体发育不等大,勃起后阴茎可向发育不良侧弯曲。

(2)选择支配阴茎动脉的交感神经 交感神经纤维从胸12~腰3经腹神经丛支配阴茎动脉,因此可选择胸12~腰3的夹脊穴,以兴奋交感神经,引起血管收缩。

2. 低流量性阴茎异常勃起 以点刺海绵体放血为主。

(1)选阴茎海绵体或静脉 点刺放出暗红色瘀血。

(2)选择胸12~腰3的夹脊穴 以兴奋交感神经,引起血管收缩,减少灌流量。

(3)依据弥漫性伤害抑制性控制理论在肢体远端选穴 如合谷、三阴交等,强刺激,以痛制痛。

● **推荐处方1(高流量异常勃起)**

主穴:局部——阴茎背动脉、深动脉(使动脉平滑肌收缩,减少灌流量)

　　　临近——胸12~腰3夹脊穴(兴奋交感神经,促进阴茎血管收缩,减少灌流量)

操作:针刺动脉壁不穿透,用弹针柄法,间歇刺激;夹脊穴向脊柱方向斜刺。

● **推荐处方2(低流量异常勃起)**

主穴:局部——阴茎海绵体、静脉(放出瘀血)

　　　临近——胸12~腰3夹脊穴(兴奋交感神经,促进阴茎血管收缩,减少灌流量)

操作:严格消毒后,用针具从侧面点刺海绵体、静脉,放出瘀血,并用手挤压按摩阴茎,直至流出新鲜血液。夹脊穴向脊柱方向斜刺。

【预后】

高流量型异常勃起,预后较好,即使异常勃起的总病程超过半年,仍可能完全恢复。血液瘀滞型异常勃起若不及时治疗,可能导致永久性阳痿,预后差。一般认为,阴茎异常勃起在12 h以内应紧急处理,一般不能超过24 h。治疗原则为早期采取保守治疗,积极治疗原发病,针灸结合局部冷敷、冷水灌肠、前列腺按摩、海绵体抽血及肝素冲洗等。对保守治疗无效者可采取手术疗法,常用的手术方法是阴茎海绵体阴茎头分流术、阴茎背静脉阴茎海绵体分流术、阴茎海绵体尿道海绵体分流术,以及大隐静脉阴茎海绵体分流术等。早期手术一般能保持正常性功能。

三、性功能障碍(阳痿、早泄)的现代针灸学治疗原则与选穴处方

阳痿、早泄,从现代医学理论来看,都涉及到调节性功能的中枢和外周机制。因此,在现代针灸学的治疗原则及选穴处方上有许多共同可遵循的规律。针灸治疗的基本原则为调节心理、调节支配性活动的神经功能。阳痿以调节副交感神经为主,早泄则以调节交感神经和阴部神经为主。

西医学认为,阴茎勃起属于血管性现象,阴茎由三条柱形的海绵体组成。当血管壁扩张,流入阴茎的血液极度增加,血窦即充血而膨胀,阴茎体积增大,从而形成勃起。一般认为,射精是神经性的,可能还有内分泌参与调节的一种反射现象。男性的阴茎勃起中枢多位于大脑的边缘系统。边缘系统是围绕脑干的嗅脑的一部分,包括嗅区、杏仁核、海马回及扣带回。这些神经核又都与丘脑、下丘脑及皮质上组织的许多区明显有相互联系。刺激上述区域可使阴茎产生勃起。当大脑皮质接受性刺激后,输出冲动就会传到脊髓。从下丘脑前部传来的冲动投射到脊髓神经的骶段中枢,从丘脑后部来的冲动则通过中脑被盖投射到脊髓胸腰段中枢。

阴茎受交感和副交感神经的双重支配,副交感神经主要参与勃起过程,交感神经主要调节副性腺平滑肌舒缩而控制射精。交感神经的兴奋刺激副性腺平滑肌收缩驱出精液,与此同时关闭尿道和膀胱括约肌,以防精液逆流至膀胱和尿液进入尿道。总之,副交感神经兴奋产生血管扩张而使阴茎勃起,功能障碍可使阴茎不能勃起或过早疲软。交感神经兴奋性增高,促进肌肉紧张性活动,促进排精,因此,早泄是交感神经功能失调所致。但需要指出的是,勃起尽管是以副交感功能为主,但在缺少副交感功能时,交感神经也能完成勃起。一般认为,勃起由大脑皮质受刺激所引起者称为精神性勃起;由阴茎局部的有效刺激所产生的称反射性勃起。精神性刺激和反射性刺激常协同作用而产生勃起,但也可各自独立发挥作用。研究发现,精神性刺激常可潜意识地抑制及阻碍反射性勃起。胸腰段中枢主要负责精神性勃起,而骶段中枢则对这两种勃起都起反应。因此,在治疗阳痿时要注重选取腰骶部相应的刺激点。早泄归属于交感神经功能失调,并与阴部神经敏感性密切相关,故重点选取交感神经与阴部神经刺激点。具体选穴原则如下:

1. 胸12～腰3节段外刺激点 交感神经传出纤维从胸12至腰3经腹神经丛支配阴茎;传入纤维也到达胸12至腰3,进入脊髓后角。因此,选胸1～10节段区皮肤刺激点,可反射性抑制支配阴茎的交感神经活动。

2. 骶2～4骶后孔或相应皮节刺激点 副交感神经纤维从骶髓段的骶2～4离开脊髓前根经盆神经支配阴茎。可在骶后孔中或相应骶区皮节内选择刺激点,也可选骶2～4相应节段的下肢皮节区刺激点,如大腿与小腿后侧(殷门、承山)及内踝后的太溪等;可兴奋副交感神经。

3. 阴部神经刺激点 阴部神经为躯体神经系统,起于骶髓段的骶2～4,含感觉、运动纤维,并混有节后交感神经纤维,分支为痔下、会阴及阴茎背神经。阴茎背神经进入泌尿生殖膈的后缘,支配球海绵体肌及坐骨海绵体肌,再进入泌尿生殖膈下筋膜后分支,支配阴茎海绵体、尿道海绵体及尿道,再于阴茎悬韧带间向前在阴茎背面分支,支配皮肤、包皮及龟头。阴茎中有丰富的感觉受体,通过阴部神经将冲动传至骶髓,与副交感传出神经联系而引起阴茎勃起发生。另外,为了完成射精,从反射的观点出发,阴部内神经对会阴肌肉支配必须是完整的。阴部神经过度敏感,也是导致早泄的原因之一。因此,可选择阴部神经干(髂后上棘与坐骨结节连线中下1/3内侧12 mm处)或传统穴会阳及会阴神

经分布区(如会阴穴)。

4. 迷走神经刺激点　调节情绪,并可反射性抑制交感神经兴奋。

5. 星状神经节刺激点　整体调节自主神经系统功能与机体代谢,稳定内环境。

● **推荐处方 1(阳痿)**

主穴:骶部——骶 2~4 骶后孔或骶区皮节刺激点(次髎、中髎、下髎)(兴奋副交感神经,促进勃起)

　　　肢体——骶 2~3 皮节区(殷门、承山、太溪)(躯体-内脏反射,兴奋骶副交感神经)

配穴:颈、耳——迷走神经刺激点(调节情绪,并可反射性抑制交感神经兴奋)

操作:骶后区可带电针(2 Hz)。

● **推荐处方 2(早泄)**

主穴:背部——胸 1~10 节段皮节刺激点(异节段可抑制交感神经活动,调节副性腺平滑肌舒缩运动,控制射精)

　　　颈、耳——迷走神经刺激点(调节情绪,反射性抑制交感神经活动)

　　　　　　星状神经节刺激点(整体性调节机体代谢、稳定内环境)

　　　臀部、会阴部——阴部神经刺激点(抑制阴部神经活动和感觉过敏)

操作:背部穴位可带电针(2 Hz)。星状神经节刺激点采用强烈连续刺激以抑制交感神经的活动。

第五节　抑郁症与强迫症

一、抑郁症

【概述】

抑郁症又称抑郁障碍,是一类以情绪或心境低落为主要表现的疾病总称,伴有不同程度的认知和行为改变,可有精神病性症状,如幻觉、妄想。此类疾病常会反复发作,间歇期可完全缓解,部分患者有残留症状。病程迁延常伴有焦虑、躯体不适和睡眠障碍,好发于女性。据 WHO(2012 年)统计,全球约有 3.5 亿抑郁障碍患者,在 17 个国家进行的精神卫生健康调查发现,平均每 20 个人中就有 1 个曾患或目前患有抑郁障碍。抑郁障碍的年患病率为 1.5%,终身患病率为 3.1%。抑郁障碍的发病依国家和地区不同存在差异,以重性抑郁障碍为例,其在美国的年患病率大约为 7%,欧洲为 2%~5%,非洲为 1%~7%,我国约为 2.1%。不同类型的抑郁障碍患病率存在差异。调查显示,心境恶劣障碍的终身患病率为 0.9%,破坏性心境失调障碍的患病率约为 3%,经前期烦躁障碍的患病率为 2%~5%,物质/药物所致抑郁障碍的终身患病率大约为 2.6%。全球疾病负担调查(2010 年)显示,按照伤残调整寿命年(DALY)计算,抑郁障碍在精神疾病负担中的权重最大,约为 40.5%。抑郁障碍患者的自杀率为 10%~15%,其中 15%~25%自杀成功,首次发作后 5 年间自杀率最高。抑郁障碍作为主要的公共卫生问题,为社会带来沉重的经济负担。20 世纪 90 年代,抑郁障碍在美国造成的经济损失高达 440 亿美元/年。据预测,今后抑郁障碍的发病率及经济负担可能会进一步增高。

抑郁障碍的病因及发病机制尚不清楚,可能涉及生物、心理与环境等诸多因素。生物学因素主要包括遗传、神经生化和神经内分泌等方面,可能与 5-HT 神经递质含量减少、下丘脑-垂体-肾上腺轴

(HPA)功能亢进、海马神经元结构可塑性的丧失、中枢和(或)外周的前炎症细胞因子分泌增加有关。抑郁气质等性格特征是与抑郁障碍发生关系密切的心理学特质,成年期遭遇的应激性生活事件是抑郁障碍的触发因素。上述各因素并不是单独发挥作用,遗传与环境的交互作用对抑郁障碍的发生具有十分重要的影响,阳性家族史、人格缺陷、应激等因素的联合作用可显著增加个体发生抑郁障碍的风险。认识抑郁障碍的病因及危险因素有助于疾病的早期诊断和干预。在临床上抑郁症还可分为原发性和继发性,继发性是指在明确的原发病后出现的抑郁,如卒中后抑郁。

本病属于中医学的"郁症"范畴,多由情志所伤而致。发病与脑神及肝的关系最为密切,其次涉及心、脾。肝失调达、脾失健运、心失所养,导致脑神失调、肝失疏泄是本病的主要病机。

【临床诊断】

抑郁障碍的临床表现可分为核心症状、心理症状群与躯体症状群三个方面。

1. 核心症状　①心境低落:患者自我感受或他人观察到的显著而持久的情绪低落和抑郁悲观,终日愁眉苦脸、眉头紧锁、忧心忡忡,严重者甚至痛不欲生、悲观绝望,有轻生念头。患者这种低落的情绪几乎大部分时间都存在,且一般不会随外界环境的改变而变化。②兴趣减退:患者对过去喜爱的活动或事物丧失兴趣或兴趣下降,严重者对任何事物无论好坏都缺乏兴趣,都不愿做。③快感缺失:患者体验快乐的能力下降,不能从日常从事的活动中体验到乐趣,即使勉强去做以前喜欢的事情或工作,也体会不到任何的快感。部分患者勉强自己参加一些活动,表面上看似乎兴趣依然存在,但询问患者会发现其目的是希望能从悲观失望中摆脱出来或消磨时间,根本没有从中获得快感,甚至患者觉得参加活动是一种负担。以上三种症状相互联系,互为因果,在不同患者身上表现并不完全一致,可能同时存在,也可能以一种或两种症状为突出表现。

2. 心理症状群　①思维迟缓:表现为思维联想速度减慢,决断能力降低,变得优柔寡断,甚至对一些日常小事也难以做出决定;临床上常出现患者主动语言减少,语速明显减慢,语音变低,严重者甚至无法正常与他人交流。②认知功能损害:认知功能异常是最常见的主诉之一,如难以忘记过去的糟糕经历,注意力下降,反应时间长,注意事物不能持久,导致学习、工作效率下降。部分患者还表现出抽象概括能力下降、学习能力降低、语言流畅性变差。③负性认知模式:以负性和歪曲的认知模式为特点。无论对自己、对所处的世界,还是未来都存在负性认知,认为自己无价值、有缺陷,不值得人爱;将所处的环境看成是灾难性的,有着许多无法克服的障碍,对未来悲观失望,失去信心。常见的负性认知包括,非此即彼,极端化或对立思维,如认为不成功就是失败;灾难化,消极地预测未来而不考虑其他可能性;贴标签,给自己或他人贴上大标签,不顾实际情况地下结论;选择性关注,不看整体,选择性注意负性一面,仅将注意力集中于消极的细节上。④自责自罪:在悲观失望的基础上,常会产生自责自罪感,认为自己犯下不可饶恕的错误,即使是一些轻微的过失或错误,也要痛加指责。对过去微不足道的不诚实行为等常有负罪感,甚至认为不可饶恕,罪孽深重。⑤自杀观念或行为:常伴有消极自杀观念或行为,感到活着没有意思,甚至开始详细筹划自杀时间、地点和方式。部分患者还会出现"扩大性自杀"行为,认为自己的亲人活着也非常痛苦,帮助亲人解脱,于是选择先杀亲人,后自杀的方式。⑥精神运动性迟滞或激越:前者表现为行为迟缓、生活懒散、被动,独坐一旁,不与人沟通,或整日卧床。精神运动性激越则与之症状相反,表现为行动和言语活动的显著增加,大脑持续处于紧张状态,脑中反复思考一些没有意义、缺乏条理的事情,行为上烦躁不安,紧张,用手指抓握,搓手顿足,坐立不安或来回踱步等。⑦ 焦虑:常与抑郁症状并存,并成为抑郁障碍的主要症状之一。表现为心烦、担心、紧张、无法放松,担心失控或发生意外等,也可表现为易激惹、冲动等。⑧ 精神病性症状:严重的患者可出现幻觉或妄想。⑨ 自知力缺乏:多数患者自知力完整,少数严重的患者会出现自知力缺乏,对自己当前状态缺乏正确认识,甚至完全失去求治愿望。

3. 躯体症状群　① 睡眠障碍:是抑郁障碍最常见的躯体症状之一,入睡困难最多见,而以早醒最具有特征性。不过少数非典型抑郁障碍患者也可出现睡眠过多情况。② 与自主神经功能紊乱相关的症状:焦虑抑郁状态的患者常出现头晕、头痛、心慌、心悸、出汗、皮肤感觉异常(冷热感和发麻感)等。部分患者可出现内脏功能紊乱,如消化道的分泌和蠕动下降,尿频尿急等。③ 进食紊乱:主要表现为食欲下降和体重减轻。少数非典型抑郁障碍患者也可出现食欲亢进和体重增长的情况。④ 精力下降:表现为没精打采、疲乏无力、懒惰等。⑤ 性功能障碍:出现性欲减退乃至完全丧失,部分患者虽勉强维持性行为,但无法从中体验到乐趣。女性患者还可出现月经紊乱、闭经等。

4. 临床分型　ICD - 11 精神与行为障碍(草案)分型

(1)抑郁障碍　以显著而持久的心境低落为主要临床特征,临床表现可从闷闷不乐到悲痛欲绝,多数患者有反复发作倾向,大多数发作可缓解,部分可存在残留症状或转为慢性病程。抑郁发作是最常见的抑郁障碍,表现为单次发作或反复发作,病程迁延,此病具有较高的复发风险,发作间歇期或可能存在不同程度的残留症状。

(2)恶劣心境　曾称为抑郁性神经症,是一种以持久的心境低落状态为主的轻度抑郁,从不出现躁狂或轻躁狂发作。这种慢性心境低落,无论从严重程度还是一次发作的持续时间,均不符合轻度或中度复发性抑郁障碍的标准,但过去(尤其是开始发病时)可以曾符合轻度抑郁发作的标准。病程常持续 2 年以上,期间无长时间的完全缓解,一般不超过 2 个月。患者有求治意愿,生活不受严重影响,通常起病于成年早期,持续数年,与生活事件及个人性格存在密切关系。

(3)混合性抑郁和焦虑障碍　主要表现为焦虑与抑郁症状持续几天,但不足 2 周,分开考虑任何一组症状群的严重程度和(或)持续时间均不足以符合相应的诊断,此时应考虑该诊断。若是严重的焦虑伴以程度较轻的抑郁,则应采用焦虑障碍的诊断,反之应诊断为抑郁障碍。若抑郁与焦虑均存在,且各自足以符合相应的诊断,不应采用这一类别,而应同时给予两个障碍的诊断。该障碍会给患者造成相当程度的主观痛苦和社会功能的受损。

附　CCMD - 3 诊断标准

1. 症状标准　以心境低落为主,并至少有下列 4 项:① 兴趣丧失,无愉快感;② 精力减退或疲乏感;③ 精神运动性迟缓或激越;④ 自我评价过低、自责,或有内疚感;⑤ 联想困难或自觉思维能力下降;⑥ 反复出现想死的念头或有自杀、自伤行为;⑦ 睡眠障碍,如失眠、早醒,或睡眠过多;⑧ 食欲下降或体重明显减轻;⑨ 性欲减退。

2. 严重标准　社会功能受损,给本人造成痛苦或不良后果。

3. 病程标准　① 符合症状标准和严重标准至少已持续 2 周。② 可存在某些分裂性症状,但不符合分裂症的诊断;若同时符合分裂症的症状标准,在分裂症状缓解后,符合抑郁发作标准至少 2 周。

4. 排除标准　排除器质性精神障碍,或精神活性物质和非成瘾物质所致的抑郁。

附　ICD-10抑郁障碍的诊断标准

分为首次发作的抑郁障碍和复发的抑郁障碍两个方面，不包括双相抑郁。用于诊断的临床症状分为典型症状和其他常见症状两个维度：① 典型症状包括心境低落、兴趣和愉快感丧失、精力不济或疲劳感等；② 其他常见症状包括集中注意和注意的能力降低、自我评价降低、自罪观念和无价值感、认为前途暗淡，悲观、自伤或自杀的观念或行为、睡眠障碍、食欲下降。抑郁障碍的病程持续至少2周。

1. 首次发作的抑郁障碍　抑郁发作可根据其严重程度分为轻度、中度和重度三种类型，此外还有重度抑郁发作伴有精神病性症状和其他抑郁发作两种诊断。

（1）轻度抑郁　是指具有至少2条典型症状和至少2条其他症状，且患者的日常工作和社交活动有一定困难，对患者的社会功能有影响。

（2）中度抑郁　是指具有至少2条典型症状和至少3条（最好4条）其他症状，且患者的工作、社交或家务活动有相当困难。

（3）重度抑郁　是指3条典型症状都存在，并且有至少4条其他症状；症状极为严重或起病非常急骤时，不足两周的病程也可作出诊断；除了在极有限的范围内，患者几乎不可能进行社交、工作或家务活动。

（4）重度抑郁发作伴有精神病性症状　是指符合重度抑郁发作的诊断标准，并存在妄想、幻觉或抑郁性木僵等症状。妄想一般涉及自罪、贫穷或灾难迫在眉睫的观念，患者自认为对灾难降临负有责任；幻觉多为听幻觉和嗅幻觉，听幻觉常为诋毁或指责性的声音，嗅幻觉多为污物腐肉的气味；严重的精神运动迟滞可发展为木僵。

（5）其他抑郁发作　是指总的诊断印象表明发作有抑郁性质，但不符合轻到重度的诊断标准。例如，轻重时有变化的抑郁症状（尤其是躯体表现）、躯体抑郁症状与非器质性原因所致的持续性疼痛或疲劳的混合形式等。

2. 复发性抑郁障碍　特点是反复出现抑郁发作，且不存在符合躁狂标准的心境高涨和活动过度的独立发作。其抑郁发作的起病年龄、严重程度、持续时间和发作频率等无固定规律，平均起病年龄为40～49岁，单次发作持续3～12个月。一般可分为以下几种类型：

（1）复发性抑郁障碍（目前为轻度发作）　符合复发性抑郁障碍的标准，目前发作符合轻度抑郁发作的标准；至少有两次发作，每次至少持续两周，且两次发作之间应有几个月无明显心境紊乱。

（2）复发性抑郁障碍（目前为中度发作）　符合复发性抑郁障碍的标准，目前发作符合中度抑郁发作的标准；至少有两次发作，每次至少持续两周，且两次发作之间应有几个月无明显心境紊乱。

（3）复发性抑郁障碍（目前为伴有精神病性症状的重度发作）　符合复发性抑郁障碍的标准，目前发作符合伴有精神病性症状的重度抑郁发作的标准；至少有两次发作，每次至少持续两周，且两次发作之间应有几个月无明显心境紊乱。

（4）复发性抑郁障碍（目前为不伴有精神病性症状的重度发作）　符合复发性抑郁障碍的标准，目前发作符合不伴有精神病性症状的重度抑郁发作的标准；至少有两次发作，每次至少持续两周，且两次发作之间应有几个月无明显心境紊乱。

（5）复发性抑郁障碍（目前为缓解状态）　符合复发性抑郁障碍的标准，目前发作不符合任何程度抑郁发作或其他心境障碍的诊断标准；至少有两次发作，每次至少持续两周，且两次发作之间应有几个月无明显心境紊乱。

【治疗原则及选穴处方】

经典针灸学以疏肝解郁,调神理气或调神疏肝为基本治疗原则。根据具体症候可兼用清泻肝火、补益心脾、滋阴降火、滋养肝肾等。在选穴上可根据脑为元神之府;心主神明;肝主疏泄;脾主运化等理论进行选穴。选穴的基本原则如下:

1. 根据"经脉所过,主治所及"规律从远端取穴　肝经"挟胃属肝络胆,上贯膈,布胁肋,循喉咙",故对胸胁满痛者,哽咽,急躁易怒者可选太冲、中封等,兼有痞满,嘈杂泛酸加足三里、太白。根据肝胆互为表里的规律选阳陵泉、足临泣。三焦经"入缺盆,布膻中,散络心包、下膈、遍属三焦",主气所生病,选支沟、外关,宽胸散瘀。脾经"支者,复从胃别上膈注心中",故选三阴交健脾养心。心经起于心中,选少海、少冲泻心经热。用神门通治各种郁证。

2. 根据"腧穴所在,主治所在"规律从局部取穴　如胸胁部常用天突、膻中、中脘、期门等,背部常用心俞、肝俞、脾俞、肾俞、魄门、膈俞等,头部用百会、风府等。

3. 调神疏肝选穴　选印堂、水沟、百会、风府、神庭、内关、神门、合谷、太冲、肝俞。

4. 辨证选穴　肝气郁结选太冲、支沟、期门、阳陵泉;气郁化火选行间、阳陵泉、内庭;忧郁伤神选三阴交、心俞、膻中;心脾两虚选心俞、脾俞、三阴交、足三里、中脘;阴虚火旺选取三阴交、太溪、心俞、肾俞。

● 推荐处方 1

治法:调神疏肝。

主穴:局部——人中、百会、印堂、风府(调理脑神)

　　　远端——内关、神门(调理心神)

　　　　　　三阴交、太冲(调理肝脾)

配穴:肝气郁结加支沟、期门;气郁化火加行间、内庭;忧郁伤神加心俞、膻中;心脾两虚加心俞、脾俞、足三里;阴虚火旺加太溪、肾俞。

操作:先刺双侧内关,直刺0.5～1寸,施捻转提插结合泻法,施术1～3 min。针刺水沟向鼻中隔斜刺5分,雀啄手法致眼球湿润为度。百会、印堂可用电针,参数选用2 Hz。余穴常规操作。

● 推荐处方 2

治法:疏肝理气,宽胸解郁。

主穴:局部——印堂(调理脑神)

　　　远端——期门、太冲、肝俞(疏肝解郁)

　　　　　　膻中、内关(宽胸理气)

　　　　　　神门(调神安神)

配穴:失眠加百会、四神聪、安眠;头痛头晕加百会、风池、太阳;咽部不舒加廉泉、天突。

操作:诸穴常规操作。

【疗效评估方法】

1. 汉密尔顿抑郁量表(HAMD)　由 Hamilton 于 1960 年编制,是临床上评定抑郁状态时应用得最为普遍的量表。本量表有 17 项、21 项和 24 项等 3 种版本,以下为常用的 24 项版本。

(1) 项目和评分标准　HAMD 大部分项目采用 0～4 分的 5 级评分法。各级的标准为:0 分,无;1 分,轻度;2 分,中度;3 分,重度;4 分,极重度。少数项目采用 0～2 分的 3 级评分法,其分级的标准为:0 分,无;1 分,轻～中度;2 分,重度。主要项目:① 抑郁情绪。1 分,只在问到时才诉述;2 分,在访谈中自发地表达;3 分,不用言语也可以从表情、姿势、声音或欲哭中流露出这种情绪;4 分,患者的自发言语和非语言表达(表情,动作)几乎完全表现为这种情绪。② 有罪感。1 分,责备自己,感到自己已连累他人;2 分,认为自己犯了罪,或反复思考以往的过失和错误;3 分,认为目前的疾病,是对自己错误的惩罚,或有罪恶妄想;4 分,罪恶妄想伴有指责或威胁性幻觉。③ 自杀。1 分,觉得活着没有意义;2 分,希望自己已经死去,或常想到与死有关的事;3 分,消极观念(自杀念头);4 分,有严重自杀行为。④ 入睡困难(初段失眠)。1 分,主诉有入睡困难,上床半小时后仍不能入睡(要注意平时患者入睡的时间);2 分,主诉每晚均有入睡困难。⑤ 睡眠不深(中段失眠)。1 分,睡眠浅,多噩梦;2 分,半夜(晚 12 点钟以前)曾醒来(不包括上厕所)。⑥ 早醒(末段失眠)。1 分,有早醒,比平时早醒 1 h,但能重新入睡(应排除平时的习惯);2 分,早醒后无法重新入睡。⑦ 工作和兴趣。1 分,提问时才诉述;2 分,自发地直接或间接表达对活动、工作或学习失去兴趣,如感到没精打采,犹豫不决,不能坚持或需强迫自己去工作或活动;3 分,活动时间减少或成效下降,住院患者每天参加病房劳动或娱乐不满 3 h;4 分,因目前的疾病而停止工作,住院者不参加任何活动或者没有他人帮助便不能完成病室日常事务(注意不能凡住院就打 4 分)。⑧ 阻滞(指思维和言语缓慢,注意力难以集中,主动性减退)。1 分,精神检查中发现轻度阻滞;2 分,精神检查中发现明显阻滞;3 分,精神检查进行困难;4 分,完全不能回答问题(木僵)。⑨ 激越。1 分,检查时有些心神不定;2 分,明显心神不定或小动作多;3 分,不能静坐,检查中曾起立;4 分,搓手、咬手指、扯头发、咬嘴唇。⑩ 精神性焦虑。1 分,问及时才诉述;2 分,自发地表达;3 分,表情和言谈流露出明显忧虑;4 分,明显惊恐。⑪ 躯体性焦虑(指焦虑的生理症状,包括口干、腹胀、腹泻、打呃、腹绞痛、心悸、头痛、过度换气和叹气,以及尿频和出汗)。1 分,轻度;2 分,中度,有肯定的上述症状;3 分,重度,上述症状严重,影响生活或需要处理;4 分,严重影响生活和活动。⑫ 胃肠道症状。1 分,食欲下降,但不需他人鼓励便自行进食;2 分,进食需他人催促或请求和需要应用泻药或助消化药。⑬ 全身症状。1 分,四肢、背部或颈部沉重感,背痛、头痛、肌肉疼痛,全身乏力或疲倦;2 分,症状明显。⑭ 性症状(指性欲减退,月经紊乱等)。1 分,轻度;2 分,重度;3 分,不能肯定,或该项对被评者不适合(不计入总分)。⑮ 疑病。1 分,对身体过分关注;2 分,反复考虑健康问题;3 分,有疑病妄想;4 分,伴幻觉的疑病妄想。⑯ 体重减轻。按病史评定。1 分,患者诉述可能有体重减轻;2 分,肯定体重减轻。按体重记录评定:1 分,1 周内体重减轻超过 0.5 kg;2 分,1 周内体重减轻超过 1 kg。⑰ 自知力。0 分,知道自己有病,表现为抑郁;1 分,知道自己有病,但归咎伙食太差,环境问题,工作过忙,病毒感染或需要休息;2 分,完全否认有病。⑱ 日夜变化(如果症状在早晨或傍晚加重,先指出是哪一种,然后按其变化程度评分,早上变化评早上,晚上变化评晚上)。1 分,轻度变化:晨 1、晚 1;2 分,重度变化:晨 2、晚 2。⑲ 人格解体或现实解体(指非真实感或虚无妄想)。1 分,问及时才诉述;2 分,自然诉述;3 分,有虚无妄想;4 分,伴幻觉的虚无妄想。⑳ 偏执症状。1 分,有猜疑;2 分,

823

有牵连观念;3分,有关系妄想或被害妄想;4分,伴有幻觉的关系妄想或被害妄想。㉑ 强迫症状(指强迫思维和强迫行为)。1分,问及时才诉述;2分,自发诉述。㉒ 能力减退感。1分,仅于提问时方引出主观体验;2分,患者主动表示有能力减退感;3分,需鼓励、指导和安慰才能完成病室日常事务或个人卫生;4分,穿衣、梳洗、进食、铺床或个人卫生均需他人协助。㉓ 绝望感。1分,有时怀疑"情况是否会好转",但解释后能接受;2分,持续感到"没有希望",但解释后能接受;3分,对未来感到灰心、悲观和失望,解释后不能解除;4分,自动地反复诉述"我的病好不了啦"诸如此类的情况。㉔ 自卑感。1分,仅在询问时诉述有自卑感(我不如他人);2分,自动地诉述有自卑感;3分,患者主动诉述;"我一无是处"或"低人一等",与评2分者只是程度上的差别;4分,自卑感达妄想的程度,例如"我是废物"或类似情况。

(2) 评定注意事项　① 适用于具有抑郁症状的成年患者。② 应由经过培训的两名评定者对患者进行 HAMD 联合检查。③ 一般采用交谈与观察的方式,检查结束后,两名评定者分别独立评分。④ 评定的时间范围:入组时,评定当时或入组前 1 周的情况,治疗后 2～6 周,以同样方式,对入组患者再次评定,比较治疗前后症状和病情的变化。⑤ HAMD 中,第 8、9 及 11 项,依据对患者的观察进行评定;其余各项则根据患者自己的口头叙述评分;其中第 1 项需两者兼顾。另外,第 7 和 22 项,尚需向患者家属或病房工作人员收集资料;而第 16 项最好是根据体重记录,也可依据患者主诉及其家属或病房工作人员所提供的资料评定。

(3) 结果分析　① 总分:能较好地反映病情严重程度的指标,即病情越轻,总分越低;病情愈重,总分愈高。总分是一项十分重要的一般资料。在具体研究中,应把量表总分作为一项入组标准。② 总分变化评估病情演变:结果与临床经验和印象相吻合。③ 因子分:HAMD 可归纳为 7 类因子结构:焦虑/躯体化:由精神性焦虑,躯体性焦虑,胃肠道症状,疑病和自知力等 5 项组成。体重:即体重减轻一项。认识障碍:由自罪感,自杀,激越,人格解体和现实解体,偏执症状和强迫症状等 6 项组成。日夜变化:仅日夜变化一项。阻滞:由抑郁情绪,工作和兴趣,阻滞和性症状等 4 项组成。睡眠障碍:由入睡困难,睡眠不深和早醒等 3 项组成。绝望感:由能力减退感,绝望感和自卑感等 3 项组成。通过因子分析,不仅可以具体反映患者的精神病理学特点,也可反映靶症状群的临床结果。④ 按照 Davis JM 的划界分,总分超过 35 分,可能为严重抑郁;超过 20 分,可能是轻或中等度的抑郁;如小于 8 分,就没有抑郁症状。一般的划界分,HAMD17 项分别为 24 分、17 分和 7 分。

2. 抑郁自评量表(SDS)　是含有 20 个项目,分为 4 级评分的自评量表,原型是 W.K.Zung 编制的抑郁量表(1965)。其特点是使用简便,并能相当直观地反映抑郁患者的主观感受及其在治疗中的变化。主要适用于具有抑郁症状的成年人,包括门诊及住院患者。只是对严重迟缓症状的抑郁,评定有困难。同时,SDS 对于文化程度较低或智力水平稍差的人使用效果不佳。参见偏头痛。

【针灸疗效分析】

1. 针灸疗效现状　针灸疗效主要以 HAMD 量表、SDS 量表评分为主要结局指标,以生活质量、睡眠指数及日常生活活动能力量表(ADL,Barthel 指数- BI)及副反应量表(TESS)为次要结局指标。目前证据显示,针刺可明显降低 HAMD 及 SDS 评分,减少抑郁发作的时间、频率,有较好的远期疗效。针灸对原发性与继发性抑郁障碍均有一定疗效,并且在改善患者的抑郁症状的同时,可明显改善患者的睡眠质量,促进神经精神功能恢复。

一项高质量 RCT 研究显示,针药结合治疗中风后抑郁的总有效率达 97.0%。针灸治疗原发性抑郁的总有效率在 90% 以上,对重度抑郁症的有效率也可达 69.8%。

2. 影响针灸疗效的因素 ① 抑郁程度:是影响针灸疗效的关键因素,轻度抑郁针灸疗效最好;中度疗效次之;重度抑郁针灸疗效最差,常需要配合抗抑郁药治疗。② 疗程:针灸治疗抑郁发作需要一定的疗程,且擅长于改善患者的躯体化症状、人际关系和精神病性等方面。治疗 2 周后通过抑郁量表观察各项分数明显改善,其余各项因子评分多在治疗 4 周后才有显著变化,改善幅度会继续增加至治疗 6 周后。③ 电针刺激参数:在不同频率电针对模型大鼠抗抑郁效应的比较研究表明,2 Hz 使用频率的抗抑郁效果强于 100 Hz。有实验表明,电针治疗组血清 CORT、ACTH 含量降低幅度大于手针治疗组,但差别不具有显著性。④ 治疗时机:针灸治疗抑郁障碍,病程越短疗效越好,对于初发而且病程短者疗效好,对于病程长反复加重者针灸疗效较差。⑤ 病因:一般而言,轻中度的原发性抑郁障碍针灸疗效较好,继发性抑郁症需在治疗原发性疾病的基础上进行针灸治疗。

3. 针灸治疗潜在的可能机制 目前认为,机体面对应激刺激时,下丘脑-垂体-肾上腺轴(HPA)兴奋性提高,应激使分布于丘脑下部的室旁核内侧的小型神经细胞促肾上腺皮质激素释放因子(CRF)产生量增多。合成的 CRF 经垂体门静脉系统运送到垂体前叶,使促肾上腺皮质细胞产生促肾上腺皮质激素(ACTH),并随血液到达肾上腺皮质,合成糖皮质激素。正常生理状态下,肾上腺分泌的糖皮质激素对下丘脑-垂体-肾上腺轴有负反馈抑制作用,但在慢性应激条件下,过量的 CRF 进一步导致垂体 ACTH 的分泌增多,最终造成糖皮质激素分泌过多,致使 HPA 轴的负反馈机制失调,表现为 HPA 轴持续亢进,引起机体出现神经、免疫、内分泌等多系统的功能紊乱而出现抑郁障碍的各种症状。针刺治疗本病的环节和机制可概括为:① 调节 HPA 轴功能。研究表明,针刺可降低慢性应激大鼠下丘脑 CRF、肾上腺 CORT 的过度分泌,从行为学上表现为增加慢性应激模型大鼠的活动度,增加大鼠探究活动,改善慢性应激导致的快感缺乏。针刺可通过降低 5-羟色胺的代谢来相对增加 5-羟色胺的含量,提高 5-羟色胺能神经活性、协调去甲肾上腺素(NE)与 5-羟色胺之间的关系,调整中枢及外周单胺类递质水平达到抗抑郁的作用。上述的针刺的协同作用改善了 HPA 轴亢进状态。临床研究也表明,针刺可使抑郁障碍患者升高的 ACTH 和 CORT 水平降低,并使血浆促肾上腺皮质激素和皮质醇的含量减低。② 调节其他神经内分泌。研究表明,针刺可有效地升高下丘脑生长抑素和降低血清胃泌素含量,纠正异常分泌。调节脑肠肽类激素的释放,改善大鼠抑郁状态下的消化功能;针刺可以改善大鼠抑郁状态下性行为,可能通过调节性激素 T 波而发挥作用。③ 脑功能及可塑性的调节。头针治疗抑郁障碍的机制与其提高脑区葡萄糖代谢有关。电针可参与海马 CA3 区神经元突触可塑性的调节,并对抑郁症症状改善起到促进作用。电针可以改善慢性应激引起的大鼠海马神经元损伤,这可能是针刺缓解学习记忆能力的下降,治疗抑郁症的作用机制之一。针刺与埋线治疗抑郁障碍的作用机制具有相似性,均可通过调节中枢单胺类神经递质而发挥治疗作用。针刺能明显改善脑卒中后抑郁大鼠行为学变化,其机制可能与调节大鼠脑皮质 5-HT、NE 及海马、中缝核、蓝斑核、5-HT 转运体(5-HTT)、5-HT1A 受体(5-HT1AR)、去甲肾上腺素 α_2 受体(NEα_2R)mRNA 表达有关。针刺治疗可能通过抑制海马炎性反应信号通路中核转录因子 kappa B(NF-κB)信号通路,下调炎性反应因子表达而发挥抗炎作用,从而治疗抑郁障碍。

【预后】

抑郁可发生在任何年龄,其病程可以从轻度病例的 4～30 周到重度的持续 1 年,平均病程为 6 个月。10%～20% 的患者为慢性病程,症状可能持续 2 年以上。大部分患者经历一次抑郁可能在日后的生活中再次复发,复发的病程较短(4～16 周),缓解后有残留症状的患者则更易复发。严重抑郁障碍患者可导致死亡,死亡原因多是自杀、酒精、心脏及甲状腺疾患,其中自杀率甚至可高达 13%。急性起病、内源性抑郁、早发患者一般预后较为良好。隐袭起病、神经症抑郁、老年、残留症状,共患病者一般预后不良。本病预后两极分化较大,较多患者预后较好,而非精神病性抑郁障碍,虽然总的都在逐渐恢复之中,但很少有十分理想的效果。有研究提示,抑郁性神经症一般趋向于慢性病程。

研究显示,诸多因素可能会影响抑郁障碍患者复发的概率。目前较为常见的复发危险因素大致分为患者相关因素、疾病相关因素、药物相关因素和社会心理因素等,如患者年龄、性别、慢性躯体疾病、阳性家族史、复发季节、复发次数、残留症状、双重抑郁、服药依从性、药物疗效、维持用药时间、生活事件或持续生活在应激环境中、社会适应不良以及缺乏社会和家庭支持等。其中患者服药依从性对其复发概率影响较大,依从性好的患者复发率低,自行减药、断药或间断服药者容易复发。在怀孕期间停药的孕妇,抑郁障碍复发率为 79%,停药时间越早,复发越快。有家庭不睦、经济困难、婚姻不美满、本人及家庭成员文化水平偏低等问题的患者容易复发。

预防抑郁障碍复发应有效利用心理治疗和社会支持系统,帮助患者解决生活和工作中的实际困难,增强其应对能力,尽可能解除或减轻患者的心理压力,并积极创造良好的社会环境。具有住院时间短或抑郁发作时间短、家庭功能良好以及抑郁发作不伴有精神病性症状等特征的患者,预后较好;伴有精神病性症状、合并物质滥用、发病年龄小、首次确诊前发作持续时间长以及抑郁发作严重需要住院治疗等,都预示着患者的预后可能较差。

目前西医治疗抑郁障碍主要分为药物治疗和非药物治疗。常用的抗抑郁药包括选择性 5 -羟色胺再摄取抑制剂(SSRIs)、5 -羟色胺和去甲肾上腺素再摄取抑制剂(SNRIs)、去甲肾上腺素和特异性 5 -羟色胺能抗抑郁药(NaSSAS)以及三环类及四环类抗抑郁药物、单胺氧化酶抑制剂(MAOIs)、阿戈美拉汀等。非药物治疗包括电抽搐治疗(ECT)、重复经颅磁刺激治疗(rTMS)、深部脑刺激(DBS)及心理治疗等,可根据患者的病情采取相应的治疗方案。同时,预防复发也是抑郁障碍防治工作的重要环节。

二、强迫症

【概述】

强迫症是以强迫症状为主要临床相的一类神经症。其特点是有意识地自我强迫和反强迫并存,两者强烈冲突使患者感到焦虑和痛苦;患者体验到观念和冲动来源于自我,但违反自己的意愿,需极力抵抗,但无法控制;患者也意识到强迫症状的异常性,但无法摆脱。病程迁延者可表现仪式动作为主而精神痛苦减轻,但社会功能严重受损。此病平均发病年龄为 20 岁左右,我国患病率为 0.3‰,国外有资料显示,估计普通人群患病率为 0.5‰。男女患病率相近。世界范围内报告的强迫症终身患病率为 0.8%～3.0%,精神科门诊患者患病率约为 10%,平均发病年龄 20 岁,男性(19 岁)稍早于女性(22 岁)。约 2/3 的患者症状起病于 25 岁以前,不到 15% 的起病于 35 岁以后。女性患病率稍高于男性(1.2∶1)。一项跨国研究报告,男女患病率之比为1.0∶(1.2～1.8)。各年龄组患病率比较,16～34岁组最高,随年龄增长,患病率有所降低。在美国,强迫症12个月的患病率为1.2%,国际患病率接近1.1%～1.8%。在成人期,女性患病率略高于男性;在儿童期,男性更易受影响。在美国,强迫症平均起病年龄是19.5岁,25%的患者在14岁前起病。35岁之后起病并不常见,但是仍有发生。男性起病比女性早,约25%的男性在10岁前起病。美国国立精神卫生院流行病学区域调查数据显示,46.5%的患者伴恐惧症,31.7%的患者伴重度抑郁障碍,24.1%的患者伴物质滥用。

强迫症的病因比较复杂,除受个体身体素质、健康状况及个性特征的影响外,环境因素也是导致强迫症产生的重要原因。研究发现,强迫症患者的平均患病年龄为20岁,其中30%～50%的患者于中学时期开始发病,这说明强迫症的产生可能与青少年的心理发育和家庭环境有关。强迫症的产生还与社会环境有关,其中学校是影响青少年成长很重要的因素。学生中最常见的是考试强迫症,该症状会严重影响学生在考试中的正常发挥,打击学生自信心,造成学生更大的心理压力,使强迫症状加重。工作环境是引发成年人强迫症产生的重要因素。此外,强迫症的产生还与个人受教育程度、智力水平、种族和文化等因素有着密切的联系。目前认为,强迫症发生的生物学机制包括:① 5-羟色胺假说。研究显示,强迫症患者脑部的5-羟色胺减少,因而5-羟色胺功能下降,导致强迫症发生。5-HT与强迫症之间的关系已经被广泛研究,相对来说比较成熟,并形成了假说。5-羟色胺再摄取抑制剂(SSRIs)对治疗强迫症有一定的效果,说明5-羟色胺合成及代谢等过程中的异常都可能导致强迫症发生。有研究发现,5-羟色胺受体基因5-HT(1Dβ)的多态性与强迫症之间存在一定的关联性。② 多巴胺假说。研究表明,强迫症患者体内多巴胺(DA)比正常人要多。多年的研究发现,多巴胺D4受体 (Dopamine D4,DRD4)基因与强迫症的发生有关。③ 谷氨酸通路障碍。近年来对强迫症谷氨酸通路中基因的研究发现,该通路中基因变异产生的强迫症多见于男性并伴有谱系障碍。当谷氨酸通路发生异常时,谷氨酸的超量释放会引起兴奋性毒性作用,大脑纹状体内 Glu 蓄积,进而引起强迫症。④ 白介素10。有研究发现,强迫症的发病可能与免疫系统有关,例如强迫症患者体内的血浆细胞因子浓度出现了变化,其中白介素10在炎症反应和细胞介导的免疫反应中发挥着重要的作用。

本病多归属于中医学"郁症"范畴,一般虚证较多,可兼有实证。中医学认为,强迫症的产生主要是因为禀赋不足,素体虚弱或久病失养,劳欲过度,气血虚弱,心失所养,以及平素心虚胆怯,突遇惊恐,逆犯心神所致,病位主要涉及心、肝、脾三脏。

【临床诊断】

1.临床基本症状　包括强迫观念和强迫行为,或二者皆有,严重程度差异很大。强迫观念系指反复闯入患者意识领域的、持续存在的思想、观念、表象、情绪、冲动或意向,对患者来说没有现实意义,非己所欲,违反了个人意愿;患者明知没有必要,试图忽略、压抑或用其他思想、动作来抵抗它,但无法摆脱,因而苦恼和焦虑。强迫观念包括强迫思维、强迫穷思竭虑、强迫怀疑、强迫对立观念、强迫联想、强迫回忆、强迫意向以及自知力下降等。强迫行为是指患者通过反复的行为或动作以阻止或降低强迫观念所致焦虑和痛苦的一种行为或仪式化动作,常继发于强迫观念。强迫行为并不是为了获得快感,但可以使焦虑或痛苦暂时缓解。强迫行为包括强迫检查、强迫洗涤、强迫询问、强迫计数、强迫性仪式动作。

2. 回避行为　患者通常采用回避行为、中和或随意的形式以减轻焦虑,故患者通常回避会诱发强迫思维和强迫行为的人、地点及事物。

3. 其他　当面对诱发强迫思维和强迫行为的情景时,患者会经历很大的情绪波动,包括明显焦虑和(或)惊恐发作、强烈的厌恶感和(或)对"不完美"感到痛苦或不安。患者常有不良的人际关系,要求他人容忍其症状,或与家属产生敌对关系。

4. 强迫症状　必须占据一定时间(如每天 1 h 或以上)。强迫症状引起患者明显的痛苦,或导致患者生活、家庭、社交、教育、职业等方面的损害。

5. 强迫症患者的自知力水平　可分为:① 良好,患者能够意识到强迫观念可能不是真的,或可以接受它们不是真的;② 较差:患者意识到强迫观念可能是真的;③ 缺乏:在大部分或全部时间内,患者完全确信强迫观念是真的。

6. 鉴别　排除其他精神障碍的继发性强迫症状,如抑郁症和精神分裂症等。

附　ICD-10 诊断标准

必须在连续 2 周的大多数日子里存在强迫症状或者强迫动作,或两者并存。这些症状引起痛苦或妨碍活动。强迫症状应具备以下特点:① 必须被看作是患者自己的思维或冲动;② 必须至少有一种思想或动作仍被患者徒劳地加以抵制,即使患者不再对其他症状加以抵制;③ 实施动作的想法本身应该是令人不愉快的(单纯为缓解紧张或焦虑不视为这种意义上的愉快);④ 想法、表象或冲动必须是令人不快地一再出现。

附　美国精神病学会的 DSM-5 中的诊断标准

A. 具有强迫思维、强迫行为,或两者皆有。强迫思维被定义为以下①和②:① 在该障碍的某些时间段内,感受到反复的、持续性的、侵入性的和不必要的想法、冲动或表象,大多数个体会引起显著的焦虑或痛苦。② 个体试图忽略或压抑此类想法、冲动或表象,或用其他一些想法或行为来中和它们(例如,通过某种强迫行为)。强迫行为被定义为以下①和②:① 重复行为(例如,洗手、排序、核对)或精神活动(例如,祈祷、计数、反复默诵字词)。个体感到重复行为或精神活动是作为应对强迫思维或根据必须严格执行的规则而被迫执行的。② 重复行为或精神活动的目的是防止或减少焦虑或痛苦,或防止某些可怕的事件或情况;然而,这些重复行为或精神活动与所设计的中和或预防的事件或情况缺乏现实的连接,或者明显是过度的。注:幼儿可能不能明确地表达这些重复行为或精神活动的目的。

B. 强迫思维或强迫行为是耗时的(例如,每天消耗 1 h 以上)或这些症状引起具有临床意义的痛苦,或导致社交、职业或其他重要功能方面的损害。

C. 此强迫症状不能归因于某种物质(例如,滥用的毒品、药物)的生理效应或其他躯体疾病。

D. 该障碍不能用其他精神障碍的症状来更好地解释[例如,广泛性焦虑障碍中的过度担心,躯体变形障碍中的外貌先占观念,囤积障碍中的难以丢弃或放弃物品,拔毛癖(拔毛障碍)中的拔毛发,抓痕(皮肤搔抓)障碍中的皮肤搔抓,刻板运动障碍中的刻板行为,进食障碍中的仪式化进食行为,物质相关及成瘾障碍中物质或赌博的先占观念,疾病焦虑障碍中患有某种疾病的先占观念,性欲倒错障碍中的性冲动或性幻想,破坏性、冲动控制及品行障碍中的冲动,重性抑郁障碍中的内疚性思维反刍,精神分裂症谱系及其他精神病性障碍中的思维插入或妄想性的先占观念,或孤独症(自闭症)谱系障碍中的重复性行为模式]。

标注如果是:伴良好或一般的自知力:个体意识到强迫症的观念肯定或很可能不是真的,或者它们可以是或可以不是真的。伴差的自知力:个体意识到强迫症的观念可能是真的。缺乏自知力/妄想观念:个体完全确信强迫症的观念是真的。

标注如果是与抽动症相关:个体目前有或过去有抽动障碍史。

【治疗原则及选穴处方】

经典针灸学以安神定志,畅达神机为基本治疗原则。本病特点为标实本虚,虚实夹杂。初期多以邪实为主,治当理气解郁,降火豁痰,化瘀通窍为主;后期以正虚为主,当补益心脾,滋阴养血,调整阴阳。根据心主神明;脑为元神之府;肝主情志等理论选穴,再根据具体情况配穴。具体选穴原则如下:

1. 选择调理心神、脑神穴位 如选人中、印堂、百会、风府、神庭、神门、大陵、通里、劳宫、心俞、肝俞、神堂、胆俞等。

2. 根据病机选穴 脾为生痰之源,本病发生与痰有关,可选脾之背俞穴脾俞、胃之络穴丰隆健脾胃、化痰湿以治其本。痰气郁结选膻中、丰隆、足三里等;气虚痰结选气海、脾俞、足三里、丰隆、中脘等;心脾两虚选心俞、脾俞、神门、足三里等;阴虚火旺选三阴交、太溪、曲池、内庭、行间等。

● 推荐处方1

治法:安神定志,健脾化痰。

主穴:头部——百会、神庭(安神定志)

　　　背部——胆俞、心俞、脾俞(调养心脾,定惊安神)

　　　肢体——神门(定惊安神)

　　　　　　　丰隆(健脾化痰)

操作:所有腧穴常规针刺。背俞穴注意针刺的方向、角度和深度,以防伤及内脏。

● 推荐处方2

治法:通督调神,安神定志。

主穴:头部——百会、风府、印堂(通督调神)

　　　　　　　太阳、安眠(清利头目,安神利眠)

　　　肢体——大陵、神门(清泻除烦,安神)

配穴:痰气郁结加膻中、中脘、太冲;气虚痰凝加气海、足三里、中脘;心脾两虚加心俞、脾俞、足三里、三阴交;阴虚火旺加肾俞、太溪、三阴交、少冲。

操作:印堂穴针尖从下向上沿皮平刺0.5寸。百会穴向后枕部平刺0.5~1.0寸。太阳穴向后平刺0.5寸。印堂、百会可带电针。余穴常规操作。

【疗效评估方法】

1. 耶鲁-布朗强迫症量表(Y-BOCS) 是由Goodman编制的针对强迫障碍各种症状表现和严重性的临床评估、半结构化、他评量表。有10个条目,包括症状检查表和严重性量表2个部分。严重性量表中,强迫思维(5项)和强迫行为(5项)的严重性通过痛苦、频率、冲突、抵抗等维度来评估。每个条目都是0到4分,所有的条目合成总分(范围为0~40)。症状检查表包括62种强迫思维和强迫行为,患者根据目前存在的症状进行选择。

① 轻度:6～15分(单纯的强迫思维或强迫行为,仅需要 6～9 分);其症状已经对患者的生活、学习或职业开始造成一定程度的影响。② 中度:16～25分(单纯的强迫思维或强迫行为,仅需要 10～14分):表示症状的频率或程度已经对生活、学习或工作造成显著影响,导致患者可能无法有效完成原本的角色功能。③ 重度:25分以上(单纯的强迫思维或强迫行为,仅需要 15分以上):症状非常严重,患者完全无法完成原有的角色功能,甚至无法胜任生活自理。

治疗有效的定义是比基线的 Y－BOCS 评分至少减少 25％～35％,治疗痊愈是 Y－BOCS 量表评分 8 分及以下。采用四等级评定。临床疗效按照 Y－BOCS 的减分率进行判断,痊愈:减分率≥75％;显效:50％～74％;有效:25％～49％;无效:<25％。耶鲁-布朗强迫症严重程度量表内容见附录。

2. 强迫症症状分类量表(修订版)(OCI－R) 是一个有 18 个项目的有关强迫症状的自陈式问卷。该问卷具有 6 个维度,每个维度上有三个问题。6 个维度分别为"清洗""强迫观念""囤积""排序""检查""精神中和"。问卷是对强迫症状发生的频率和引起的痛苦程度,均是从程度最轻"0"到最重的"4"的 5 个程度评估。

以下描述的是很多人日常生活中的经历,圈出在过去一个月里对您造成干扰程度最严重的数字。0＝完全没有;1＝轻微;2＝中等;3＝非常多;4＝很严重。

18 项问题包括:① 我囤积了很多东西;② 不管有没有需要我都经常重复检查;③ 如果事情没有安排好我会心烦意乱;④ 我做事情的时候会强迫自己去数数;⑤ 如果我知道一样东西被陌生人或谁碰过我就很难接受让自己再去碰;⑥ 我很难控制自己的思想;⑦ 我收集我不需要的东西;⑧ 我反复检查门、窗、抽屉等;⑨ 如果别人改变了我计划好的事情我会觉得心烦意乱;⑩ 我强迫自己重复些数字;⑪ 我有的时候强迫自己洗澡或清洗我自己,因为我觉得脏;⑫ 当有和我意愿相反的想法时我会觉得心烦意乱;⑬ 我不乱扔东西,因为我怕以后会用到;⑭ 关掉后我还会反复确认煤气、水龙头、电灯开关;⑮ 我需要事情按照特定的顺序安排;⑯ 我觉得有好的和坏的数字;⑰ 我比一般情况下洗手次数更多,洗手时间更长;⑱ 我经常会有龌龊的想法然后无法摆脱。

3. 简明精神病量表(SPRS) 见表 11－22。

表 11－22 简明精神病量表(SPRS)

项目	依据	轻(2～3分)	中(4～5分)	重(6～7)分	备注
1. 关心健康	口头	主诉较多	疑病观念	疑病妄想	
2. 焦虑	口头	询问出焦虑	主诉焦虑	惊恐	焦虑的精神表现,主诉的主观体验
3. 情感交流障碍	观察	稍有难以深入交流感	明显	严重	与检查者及检查情况的情绪交流
4. 形象思维障碍	口头	思维轻度涣散	肯定思维散漫	思维不连贯,破裂	
5. 罪恶妄想	口头	悔恨懊恼	自责	自罪或罪恶妄想	
6. 紧张	观察	烦躁不安、不自然	刻板,动作多	静坐不宁、发抖出汗、抽动	与焦虑有关的躯体运动表现

项目	依据	轻(2～3分)	中(4～5分)	重(6～7)分	备注
7. 奇特行为与姿势	观察	姿势不自然	刻板重复动作偶出现,偶做怪脸	模仿、刻板重复动作常出现	指端的变化,包括刻板重复动作等
8. 夸大	口头	自我评价增多	夸大观念	夸大妄想	
9. 心境抑郁	口头	被询问时不开心	主诉不开心	消极观念或有过一次消极行为	
10. 敌对性	口头	询问出对他人的仇恨	主动暴露对他人的仇恨	有报复行为	对他人(不是交谈者)的仇恨
11. 猜疑	口头	被问出疑心	稍有牵连观念	被害妄想或广泛的关系观念	
12. 幻觉	口头	可疑	肯定	信以为真且有行为	考虑幻觉的质和量
13. 运动障碍	观察	反应慢	明显动作减少,音调变低	缄默木僵	运动表现缓慢
14. 不合作	观察	检查时需花费点力气	情绪明显对立,轻度抗拒	严重违拗,无法检查	与交谈者的对抗情况
15. 逻辑障碍	口头	内容有点离题,但尚可接受	明显不合逻辑的思维,如象征思维	思维内容不可理解,脱离现实,内容奇怪	根据患者本人口头报告的结果后评定
16. 情感平淡	观察	表情不自然,不真实	明显缺乏情感反应,无动于衷	木僵,完全丧失情感反应	情感基调降低,反应能力减退
17. 兴奋	观察	言语、动作稍增多	明显增多,易激动	极度增多,发脾气	
18. 定向障碍	口头	花力气尚能定向,错了1项尚能纠正	有错误,且不能纠正	明显错误,不能定向	时间、地点、人物

　　BPRS的统计指标有:总分(18～126分)、单项分(0～7分)、因子分(0～7分)和廓图。总分反映疾病严重性,总分越高,病情越重。单项症状的评分及其出现频率反映不同疾病的症状分布。症状群的评分反映疾病的临床特点,并可据此画出症状廓图。治疗前后总分值的变化反映疗效的好坏,差值越大疗效越好。治疗前后各症状或症状群的评分变化可反映治疗的靶症状。因BPRS为分级量表,所以能够比较细致地反映疗效。BPRS的结果可按单项、因子分和总分进行分析,尤以后2项的分析最为常用。其因子分一般归纳为5类:① 焦虑忧郁。包括1、2、5、9等4项。② 缺乏活力。包括3、13、16、18等4项。③ 思维障碍。包括4、8、12、15等4项。④ 激活性。由6、7、17等3项组成。⑤ 敌对猜疑。由10、11、14等项组成。

【针灸疗效分析】

　　1. 针灸疗效现状　针灸治疗强迫症的疗效以耶鲁-布朗强迫症量表(Y-BOCS)评分及其减分率为主要结局指标,脑内5-HT和DA的功率值变化(脑涨落图仪检测)等为次要结局指标。临床证据显示,针灸可减少症状的发作频率和降低严重程度,更好地管理焦虑或抑郁状态,改善患者的社会功能和生活质量。从总体疗效上看,针灸的总有效率为64.3%～90%,显效率为19.0%～50%,治愈率为5%～23.8%。

　　2. 影响针灸疗效的因素　① 年龄、病程等个体差异:研究发现,本病的疗效与性别、婚姻状况、初期抑郁程度无关,发病年龄早、病程长、伴有精神分裂症人格障碍及强迫行为占优势的患者疗效较差,以强迫观念为主的患者治疗效果较好。针灸对于以强迫观念为主者疗效优于以强迫行为为主者;强迫症状轻疗效优于重度者,重度患者应结合药物治疗;发病年龄小、病程长、伴人格障碍者针灸疗效差。② 心理治疗:强迫症患者呈现出一种自相矛盾的心理状态,在治疗上要注意心理学方面,帮助他们建立健康的、成熟的认知方式。认知上的变化连带改善了思维、情绪、态度和行为,因此在治疗上须兼顾。针刺治疗只能缓解症状,无助于心理障碍的修正,但针刺结合认知疗法既能消除患者的强迫症状,又能帮助患者建立成熟和健康的认知功能,所以配合认知心理治疗可有效提高针灸疗效。

3. 针灸治疗潜在的可能机制　本病病因至今不明,过去认为与精神因素和人格缺陷有关。现在研究表明,强迫症发生的机制可能是脑内 5-羟色胺功能低下。最近分子遗传学的研究进展也支持这一假说,明确提出 5-羟色胺系统异常是强迫症的主导性病因。环境因素对强迫症的形成有着不可忽视的重要性。良好的成长环境与心理应激控制可以避免或减少强迫症的发病。根据以上强迫症的发生机制,针刺治疗本病的环节和机制可概括为以下:① 调节神经内分泌。针刺可对神经内分泌产生良性调节作用,可促进脑内 5-羟色胺神经元的功能,促进 5-羟色胺的合成、释放,从而改善患者的强迫症状。② 调节自主神经功能。青春期由于内分泌系统特别是性腺发育逐渐成熟,自主神经系统不稳定、情绪波动、过度强化教育以及强烈生活事件的应激反应均易导致强迫症。针灸可通过协调自主神经功能而达到改善症状的目的。③ 中枢协调作用。针刺可对大脑皮质的兴奋和抑制过程产生协调作用,从而起到安神镇静的作用。

【预后】

大多数患者起病缓慢,常无明显诱因,或诱因微不足道。多数患者在疾病初期由于对疾病认识不足,羞于外露,致使患者就诊年龄超过发病年龄 10 年。强迫症患者在整个漫长的病程中,症状呈明显的波动性,应激或情绪不良时加重。半数以上患者病情缓慢发展,逐渐加重渐趋向慢性;约 1/4 的患者病情有波动,11%～14%的病例有完全的缓解间歇期,有些患者进入 40～50 岁后,病情有自动缓解倾向。多数研究提示,患者预后良好的指标有:病前人格较为健全,发病有一定的诱发因素,社会功能保持良好,症状呈发作性,病程短。预后不良的指标有:病前有明显的人格障碍,发病于童年,症状弥散严重。

西医治疗强迫症主要有药物治疗、心理治疗和物理治疗。强迫症的发病和病前性格、自幼生活经历、社会心理因素及精神创伤等密切相关,单靠药物治疗往往很难达到令人满意的效果,因而需要辅以适当形式的心理治疗,暴露和反应预防是治疗强迫障碍有效的行为治疗方法。目前可供选择的物理治疗方法有:经颅磁刺激(TMS)、改良电抽搐治疗(mECT)、深部脑刺激(DBS)、迷走神经刺激(VNS)等,但疗效有待肯定。研究发现,药物治疗结合心理干预、物理治疗,治疗效果会更佳。单纯的药物治疗法不再是治疗强迫症的良方,我们需要探索更有效、更安全的方法来帮助患者摆脱疾病带来的困扰。经颅磁刺激采用磁场治疗仪,治疗师手握探头(圆形线圈),正对联合治疗组患者头颅右额叶前部背外侧治疗区域(DLPFC),调整治疗参数,采用频率 10 Hz,刺激强度 80%MT(运动域值),刺激间隔 20 s,刺激时间 1 s,治疗 20 min。

三、抑郁症与强迫症的现代针灸学治疗原则与选穴处方

抑郁症与强迫症尽管临床表现上以及发生机制中的相关脑结构有一定差异,如抑郁症涉及下丘

脑-垂体-肾上腺轴功能异常,以杏仁核和内侧前额叶皮质为中心的内隐情绪调节环路(受5－HT调节)与以腹侧纹状体/伏隔核、内侧前额叶皮质为中心的奖赏环路的功能异常;而强迫症与皮质-纹状体-丘脑-皮质环路异常有关。但整体上都与脑功能失调有关,尤其是均与中枢神经系统的5－HT和DA神经元功能及神经递质异常有关。

抑郁症和强迫症的治疗,目前西医主要采用抗抑郁类药物,并强调心理干预的参与和一些物理治疗方法的应用。从现代针灸学来看,抑郁症与强迫症的治疗有共同的规律,主要以调节脑代谢、稳定情绪为基本原则。在选穴上主要以迷走神经和头面部刺激点为基础。至于哪些部位刺激对二者具有特异性区别,目前尚不清楚。相对而言,针刺治疗抑郁症的研究较为深入。现代针灸学的选穴原则如下:

1. 迷走神经刺激点　迷走神经在解剖上同大脑中的情绪调节区域存在联系。迷走神经刺激于2005年被美国FDA批准为治疗难治性抑郁的一种方法。当初人们在临床上观察到接受迷走神经刺激治疗的癫痫患者可有情绪改变,因此,迷走神经刺激被开发应用于抑郁障碍的治疗。最近研究迷走神经刺激治疗难治性抑郁的成果主要包括:① 可改善癫痫患者的情绪;② PET技术研究发现,可影响重要边缘结构的代谢和功能;③ 可改变动物及人脑内的单胺浓度。有学者认为,迷走神经刺激通过孤束核的神经支配起作用,通过与边缘系统和皮质组织的二级突触联系参与心境调节,其中包括5－HT能的脊核和NE能的蓝斑及连接到前脑的核周体等脑干区域。Park等(2007)认为,动物和人体的相关神经化学和神经影像学的研究均表明,迷走神经刺激影响边缘系统和更高的皮质脑牵涉心境障碍的区域。有研究认为,迷走神经刺激能干预负性信息的记忆,可能与抗抑郁作用有关。这些都为该方法治疗心理疾病提供了依据。因此,可选颈部迷走神经干或耳部迷走神经分支刺激点。

2. 头面部三叉神经区刺激点　依据三叉神经-脑血管系统途径,以及三叉神经与迷走神经传入在有关中枢的重叠,可选择头面部三叉神经区域刺激点,改善脑循环、脑代谢,并有助于调节迷走神经的功能,可选该区域的传统穴位,如百会、神庭、印堂、人中等。

3. 头颈部高位颈髓感觉神经支配区刺激点　颈1～3感觉神经与三叉神经在高位颈髓后角会聚,可选该区域刺激点,有助于加强三叉神经传入,并可改善脑循环、脑代谢。可选该区域的传统穴位,如风池、完骨、天柱、风府等。

4. 星状神经节刺激点　可调节下丘脑-神经-内分泌,对机体代谢具有整体性影响,稳定内环境,协调自主神经系统功能。

● **推荐处方1(抑郁症)**

主穴:颈、耳部——迷走神经刺激点(兴奋迷走神经,影响边缘系统功能,调节情绪)

操作:颈部提插刺激,不留针。耳甲内可选两个刺激点,电针(2 Hz)轻中度刺激,每次20 min。

● **推荐处方2(抑郁症)**

主穴:头面部——三叉神经区刺激点(百会、神庭、印堂)(改善脑代谢、兴奋迷走神经)

　　　　　头颈部颈1～3节段刺激点(风池、完骨、天柱、风府)(改善脑代谢、促进睡眠、改善情绪)

　　颈部——星状神经节刺激点(调节下丘脑-神经-内分泌,稳定内环境)

操作:常规操作,星状神经节刺激点采用强度持续刺激,以抑制交感神经为宜。头部穴可带电针。

● **推荐处方 3**（强迫症）

主穴：头面部——三叉神经区刺激点（百会、神庭、印堂）（改善脑代谢、兴奋迷走神经，改善情绪）

头颈部颈 1～3 节段刺激点（风池、完骨、天柱、风府）（改善脑代谢、促进睡眠、改善情绪）

耳部——迷走神经刺激点（兴奋迷走神经，调节情绪）

操作：常规操作。头部穴可带电针。

第六节　精神分裂症与分离障碍（癔症）

一、精神分裂症

【概述】

精神分裂症是一组病因未明的重性精神障碍,具有认知、思维、情感、行为等多方面精神活动的显著异常,并导致明显的职业和社会功能损害。多起病于成年早期(16～25 岁),女性约 25 岁。多缓慢起病,病程迁延呈慢性化和精神衰退的倾向。患病时通常意识清晰,临床上主要表现为妄想、幻觉、思维(言语)紊乱、动作与行为紊乱异常、阴性症状这五大症状的一种或多种,阴性症状主要是情感淡漠与动力缺乏。大多数患者缺乏对疾病的自知力,否认自己的精神症状是一种病态。导致精神分裂症的确切病因及发病机制仍不清楚,目前认为,本病发病主要与遗传因素、神经病理学及大脑结构异常(影像学可显示全脑容积与前额叶、颞叶灰质的减少)、神经生化因素(多巴胺假说、氨基酸类神经递质假说、5-羟色胺假说)、神经发育不良、子宫内感染与产伤、社会心理等因素有关。精神分裂症在成年人群中的终身患病率在 1％ 左右(0.5％～1.6％),年患病率为 0.26％～0.45％,男女发病率相似,但男性患者有更多的阴性症状与病程延长(两者与预防不良关系密切)。国内 2003～2014 年 9 项关于精神分裂症的流调数据显示,终身患病率为 0.37％～1.37％,现(时点)患率为 0.33％～0.96％。5％～6％ 的精神分裂症患者死于自杀,约 20％ 的患者有 1 次以上的自杀企图,有自杀想法的比例更高,这是导致精神分裂症患者死亡率比常人高 8 倍的部分原因。据估算,我国目前有 700 万左右的精神分裂症患者。

本病属于中医学的"癫病""狂病",多由七情内伤,致使气滞、痰结、血瘀或先天遗传致虚与脑神异常所致,以精神失常为其各证候的共有特征。一般认为,以脏气不平,阴阳失调,神机逆乱为病机关键,其病位在心脑,与肝脾肾关系密切。

【临床诊断】

1. 症状标准　至少有下列 2 项,并非继发于意识障碍、智能障碍、情感高涨或低落(单纯型分裂症另有规定)：① 反复出现的言语性幻听;② 明显的思维松弛、思维破裂、言语不连贯,或思维贫乏或思维内容贫乏;③ 思想被插入、被撤走、被播散、思维中断,或强制性思维;④ 被动、被控制,或被洞悉体验;⑤ 原发性妄想(包括幻想知觉,幻想心境)或其他荒谬的妄想;⑥ 思维逻辑倒错、病理性象征性思维,或语词新作;⑦ 情感倒错,或明显的情感淡漠;⑧ 紧张综合征、怪异行为或愚蠢行为;⑨ 明显的意识减退或缺乏。

2. **严重标准** 自知力障碍,并有社会功能严重受损或无法进行有效交谈。

3. **病程标准** ① 符合症状标准和严重标准至少已持续 1 个月,单纯型另有规定;② 若同时符合分裂症和情感性精神障碍的症状标准,当情感症状减轻到不能满足情感性精神障碍症状标准时,分裂症状需继续满足分裂症的症状标准至少 2 周以上,方可诊断为分裂症。

4. **排除标准** 排除器质性精神障碍及精神活性物质和非成瘾物质所致精神障碍。尚未缓解的分裂症患者,若又罹患本项中前述 2 类疾病,应并列诊断。

5. **单纯型分裂症** ① 以思维贫乏、情感淡漠,或意识减退等阴性症状为主,从无明显的阳性症状;② 社会功能严重受损,趋向精神衰退;③ 起病隐匿,缓慢发展,病程至少 2 年,常在青少年期起病。

附 DSM-5 的精神分裂症诊断标准

A. 2 项(或更多)下列症状,每一项症状均在 1 个月中有相当显著的一段时间里存在(如经成功治疗,则时间可以更短),至少其中 1 项必须是①、②或③:① 妄想;② 幻觉;③ 言语紊乱(例如,频繁地离题或不连贯);④ 明显紊乱的或紧张症的行为;⑤ 阴性症状(即情绪表达减少或动力缺乏)。

B. 自障碍发生以来的明显时间段内,1 个或更多的重要方面的功能水平,如工作、人际关系或自我照顾,明显低于障碍发生前具有的水平(或当障碍发生于儿童或青少年时,则人际关系、学业或职业功能未能达到预期的发展水平)

C. 这种障碍至少持续 6 个月。此 6 个月应包括至少 1 个月(如经成功治疗,则时间可以更短)符合诊断标准 A 的症状(即活动期症状),可包括前驱期或残留期症状。在前驱期或残留期中,该障碍可表现为仅有阴性症状或有轻微的诊断标准 A 所列的 2 项或更多的症状(例如,奇特的信念,不寻常的知觉体验)。

D. 分裂情感性障碍和抑郁或双相障碍伴精神病性特征已经被排除,因为:① 没有与活动期症状同时出现的重型抑郁或躁狂发作;或② 如果心境发作出现在症状活动期,则它们只存在于此疾病的活动期和残留期整个病程的小部分时间内。

E. 这种障碍不能归因于某种物质(例如,滥用的毒品、药物)的生理效应或其他躯体疾病。

F. 如果有孤独症(自闭症)谱系障碍或儿童期发生的交流障碍的病史,除了精神分裂症的其他症状外,还需有显著的妄想或幻觉,且存在至少 1 个月(如经成功治疗,则时间可以更短)才能作出精神分裂症的额外诊断。

【治疗原则及选穴处方】

经典针灸学将本病分为癫病和狂病两类。癫病以理气解郁,养心安神为其基本治疗原则。狂病以豁痰开窍,镇静安神为基本治疗原则。要针对患者的具体情况进行心理治疗,并接受精神康复方面的治疗和训练。根据脑为元神之府;心主神明,调理脏腑气机等理论进行选穴。选穴的基本原则如下:

1. **癫病** 理气解郁为基本治法,在此基础上可化痰,补养气血,调理阴阳。因为心主神明,在取穴上不论何种证型,均可选用心经原穴神门、心包经络穴内关、心及心包之背俞穴以开心窍。因为脑为元神之府,治癫之时,又常选百会、风府、四神聪、神庭、本神等开窍调神。再根据病机配穴,如痰气郁阻而虚象不显著者,重在理气解郁,化痰开窍,选肝俞、太冲、合谷、阳陵泉以疏肝解郁,选脾俞、丰隆以健脾化痰。本病日久,正气耗伤,则出现气虚、血虚或阴虚火旺的表现,气虚者配脾俞、足三里,健脾益气;血虚者配三阴交、脾俞、足三里,有益气养血之功;阴虚火旺者取肾俞、太溪以滋肾阴,选大陵以降心火,使水火既济。

2.狂病　治疗以豁痰开窍为基本治法,其次为审因论治。以水沟、劳宫、太冲、合谷开窍醒神为基本选穴,并随症配穴。实证中肝火暴亢,痰火壅盛选支沟、内关、丰隆、上脘以清热、疏肝、涤痰;气血瘀滞选膈俞、血海以化瘀通络。还可选十二井穴,三棱针点刺出血,或用四神聪泻热安神。虚证配三阴交、大钟滋阴降火。另外,孙思邈创立的十三鬼穴治疗本病疗效肯定,临证可选用。

● **推荐处方1(癫病)**

治法:涤痰开窍,养心安神。

主穴:头部——水沟、印堂(醒脑开窍)

　　　背部——脾俞、心俞(健脾养心)

　　　　　　丰隆(化痰开窍)

　　　　　　神门(养心安神)

配穴:痰气郁结加中脘、太冲;气虚痰凝加足三里、中脘;心脾两虚加阴郄、足三里;阴虚火旺加太溪、三阴交。

操作:诸穴常规针刺。背俞穴注意针刺的方向、角度和深度,以防伤及内脏。

● **推荐处方2(狂病)**

治法:清心降火,醒脑定志。

主穴:头部——水沟(醒脑开窍)

　　　　　　风池(清泻火邪)

　　　背部——大椎(清泻火邪)

　　　肢体——劳宫、大陵(清心除烦)

　　　　　　丰隆(化痰开窍)

配穴:痰火扰神加中脘、神门;火盛伤阴加神门、三阴交;气血瘀滞加合谷、太冲、血海、膈俞。

操作:每穴均应强刺激,以获得强烈的针感。患者狂躁不安,可不留针。

● **推荐处方3**

治法:开窍醒神。

主穴:头部——水沟(醒脑开窍)

　　　肢体——合谷、太冲、十二井(开关启闭)

配穴:痰气郁结加膻中、脾俞、丰隆;气虚痰结加脾俞、足三里、丰隆;心脾两虚加心俞、脾俞、神门、足三里;阴虚火旺加太溪、大陵、三阴交;痰火扰神加劳宫、丰隆、内庭;火盛伤阴加内庭、曲池、三阴交、太溪;气血瘀滞加膻中、血海。

操作:十二井用点刺放血法,但不必全用,每次选用2~3穴即可,每个点的出血量不应少于5滴。余穴常规操作。

● **推荐处方4**

治法:清心通窍,豁痰降浊。

主穴:① 头部——神庭(醒神开窍)

　　　　　　　风池(通阳开窍)

　　　躯干部——大椎(通阳开窍)

　　　　　　　鸠尾透上脘(清心通窍)

　　　　　　　间使透支沟(清心通窍)

　　　　　　　丰隆(化痰开窍)

　　② 头部——哑门、百会透四神聪、印堂(醒脑开窍)

　　　腹部——建里(健脾化痰)

　　　肢体——三阴交(调脾胃,化痰湿)

　　　　　　　内关、通里(通心窍,安神定志)

配穴:狂病配神堂、劳宫、少商、合谷、太冲、安眠等。癫病配大钟、阳陵泉、蠡沟、神门等。如幻听加听宫、翳风;幻视加睛明等。

操作:狂证取①组穴;癫证取②组穴。穴位常规操作。

【疗效评估方法】

1. 阳性症状和阴性症状量表(PANSS)　每项均分为 7 个等级并赋分,1＝无;2＝很轻;3＝轻度;4＝中度;5＝偏重;6＝重度;7＝极重。

(1) 阳性量表分　包括 7 项内容,即:P1. 妄想;P2. 联想散漫;P3. 幻觉行为;P4. 兴奋;P5. 夸大;P6. 猜疑/被害;P7. 敌对性。

(2) 阴性量表分　包括 7 项内容,即:N1. 情感迟钝;N2. 情绪退缩;N3. 情感交流障碍;N4. 被动/淡漠/社交退缩;N5. 抽象思维困难;N6. 交谈缺乏自发性和流畅性;N7. 刻板思维。

(3) 一般精神病理量表分　包括 16 项内容,即:G1. 关注身体健康;G2. 焦虑;G3. 自罪感;G4. 紧张;G5. 装相和作态;G6. 抑郁;G7. 动作迟缓;G8. 不合作;G9. 不寻常思维内容;G10. 定向障碍;G11. 注意障碍;G12. 判断和自知力缺乏;G13. 意志障碍;G14. 冲动控制缺乏;G15. 先占观念;G16. 主动回避社交。

(4) 补充(评定攻击危险性)　S1. 愤怒;S2. 延迟满足困难;S3. 情绪不稳。

① 阳性量表分:组成阳性量表的 7 项得分总和,可能得分范围 7～49 分。② 阴性量表分:组成阴性量表的 7 项得分总和,可能得分范围 7～49 分。③ 一般精神病理量表分:组成一般精神病理量表的 16 项得分总和,可能得分范围是 16～112 分。④ 复合量表分:阳性量表分减去阴性量表分,可能得分范围从－41 到＋42 分。⑤ 总分:30 项得分总和。3 个补充项目一般不计入总分。⑥ 治疗前后,积分对比。⑦ 症状群分:为组成症状群的项目得分之和。量表作者归纳了有 6 组症状群:反应缺乏,由 N1,N2,G7,G10 组成;思维障碍,由 P2,P3,P5,G9 组成;激活性,由 P4,G4,G5 组成;偏执,由 P6,P7,G8 组成;抑郁,由 G1,G2,G3,G6 组成;补充(攻击性),由 P4,P7,G6,S1,S2,S3 组成。⑧ 因子分:为组成各因子项目的得分之和。因各常模的因子分析结果不尽相同,各因子的组成和计算也有所不同。其中常用的指标为阳性量表分,阴性量表分,一般精神病理量表分和总分。

2. 精神分裂症患者生活质量量表(SQLS)　共包括 30 项条目,每项条目回答记分方式按照轻重程度分 5 级,即① 0 分(从来没有);② 1 分(偶尔);③ 2 分(有时);④ 3 分(经常);⑤ 4 分(总是如此)。

30 项条目内容为(在过去 1 周里):① 我缺乏精力去做事情;② 我为身体颤抖烦恼;③ 我觉得走路不稳;④ 我感到生气;⑤ 我为口干烦恼;⑥ 我什么都不想做;⑦ 我担心自己的将来;⑧ 我觉得孤单;⑨ 我感到绝望;⑩ 我的肌肉僵硬;⑪ 我觉得非常紧张和急躁;⑫ 我能够从事日常活动;⑬ 我参加自己喜欢的活动;⑭ 我误会别人说的话;⑮ 我喜欢为将来打算;⑯ 我觉得难以集中精神;⑰ 我倾向于待在家里;⑱ 我觉得难以和别人相处;⑲ 我觉得情绪低落和沮丧;⑳ 我觉得自己能应付事情;㉑ 我的视觉模糊;㉒ 我感觉非常混乱,对自己没有把握;㉓ 我睡得不好;㉔ 我的情绪起伏不定;㉕ 我的肌肉抽动;㉖ 我担心自己好不起来了;㉗ 我对一些事情担心;㉘ 我觉得别人避开我;㉙ 我回想起从前就伤心;㉚ 我有阵阵头晕。

注:该问卷原始得分经换算,最后标准分为 0～100 分,其中分数越低,表明主观生活质量越好。

【针灸疗效分析】

1. 针灸疗效现状　针灸疗效主要以精神分裂症患者生活质量量表(SQLS)、阳性症状和阴性症状量表(PANSS)、简明精神症状量表(BPRS)评分为主要结局指标,以副反应量表(TESS)、睡眠指数、抑郁、焦虑量表等为次要结局指标。临床证据显示,针灸在药物治疗的基础上作为一种辅助疗法可更有效地改善精神分裂症患者焦虑、抑郁、睡眠障碍等精神症状。针灸结合药物的总有效率在 84%～96.7%,显效率在 16.1%～32%,临床控制率或临床治愈率为 30%～71.0%。

2. 影响针灸疗效的因素　① 发病形式和病程:以急性形式起病患者的针灸疗效优于起病缓慢者;病程较短的患者的针灸疗效好于病程较长的患者;初次发病者针灸疗效好于反复发作者。② 情感症状:针灸治疗抑郁、焦虑等症状明显者优于情感平淡者;从亚型来看,偏执型、紧张型针灸疗效较好,单纯型针灸疗效最差。③ 发病年龄和个体因素:据报道,年龄越小针灸疗效越差,老年期的精神分裂症针灸疗效较好。在接受治疗方面,有良好的依从性者针灸疗效优于依从性差者。病前人格相对完好者针灸疗效优于病前人格有明显缺陷者。从婚姻状况而言,已婚者疗效优于未婚者。④ 电针:据研究报道,在综合治疗中使用电针具有控制病情快(一般治疗 15 日便可见患者精神症状明显缓解),明显改善患者治疗过程中的不适症状,对患者近期治疗有良好的辅助作用,同时可以有巩固远期治疗的作用。电针休克疗法尤其是对拒食、拒药、敌对情绪、违拗、木僵、兴奋攻击等精神科最为棘手的症状也能迅速缓解,给配合药物治疗创造了条件。电针疗法的副反应主要表现为头昏、头痛、血压一过性波动及心率波动,但均为短暂性出现,在每次治疗结束 30 min 后都能自行恢复正常。

3. 针灸治疗潜在的可能机制　有关精神分裂症的生化假说颇多,较多研究证明,精神分裂症和脑部单胺递质、氨基酸类神经递质、神经肽有关。多巴胺假说认为,该病是由于多巴胺在脑部活动过度所致。γ-氨基丁酸(GABA)是一类具有抑制作用的中枢神经介质,其在脑内的含量比儿茶酚胺类介质要高出 10～20 倍。GABA 能神经元功能不足,或其脑内代谢障碍可导致精神分裂症。精神分裂症患者体内存在的氧自由基的生成及清除平衡失调,从而导致体内活性氧增多,引起细胞脂质过氧化,损伤 DNA 分子或调节细胞相关基因而诱导细胞损害,造成神经细胞的某一回路受损,引起精神疾病。Ⅰ型精神分裂症阳性症状与 D2 受体有关,Ⅱ型精神分裂症阴性症状与 5-羟色胺受体有关。根据以上的精神分裂症生化机制,针刺治疗本病的环节和机制可概括为:① 中枢机制。针刺头部穴位,具有影响脑内不同区域中单胺类神经递质的代谢,而提高脑内 5-羟色胺及多巴胺(DA)能神经元的活性,调整 5-羟色胺受体的数量和功能,并协调 NE 和 5-羟色胺之间的平衡作用,使其阴性症状得以改善。研究认为,针灸头部穴位对中枢胆碱能神经系统有良性的调整作用,激发已经低下的中枢胆碱能神经系统的功能,使其合成、分泌乙酰胆碱,从而改善记忆等认知功能。② 整体治疗机制。实验证明针灸有调节自由基代谢的作用,针刺可使血中多巴胺(DA)下降。也有研究表明,DA 可以通过自身氧化或单胺氧化酶代谢生成氧自由基,DA 功能亢进和代谢增强,可导致氧自由基生成增多,所以针灸可能会通过调节自由基代谢来治疗精神分裂症。

【预后】

精神分裂症是一种慢性进展性、预后不良的疾病,其主要症状表现为阳性症状,如妄想、幻觉和思维形式障碍及瓦解症状。而阴性症状常常贯穿整个疾病,表现最明显的是情感淡漠、意志缺乏、动机缺乏、疲乏和快感缺乏。患者病程主要表现为持续进展和间断发作 2 种,前者病程是随着疾病不断发展,精神症状日益加重,后期可出现精神衰退。间断发作者可以在精神症状急剧出现一段时间后,间隔出现缓解期,缓解期精神活动基本正常。

从影响预后因素来看,以急性形式起病患者的预后明显好于起病缓慢者;病程较短患者的预后好于病程较长的患者;初次发病者预后好于反复发作者;情感症状,如抑郁、焦虑等症状明显者预后好于情感平淡者。从亚型来看,偏执型、紧张型预后较好,单纯型预后最差;发病年龄越小预后越差,老年期的精神分裂症预后最好。在接受治疗方面,有良好的依从性者预后优于治疗不合作者;病前人格相对完好者预后好于病前人格有明显缺陷者。

精神病患者的生活质量的康复受诸多因素的影响,除了疾病本身包括疾病的类型、病情严重程度、病期长短外,患者的社会环境与家庭支持系统也明显影响患者的生活质量的康复。精神分裂症的病因还不清楚,应该注意早期发现和早期治疗,同时应该注意预防复发和加强康复工作,尽量保持患者的社会功能,防止患者出现精神衰退。有研究显示,大约 2/3 的精神分裂症患者长期存在慢性精神病性症状,社会功能损害明显,精神残疾率高。全国残疾人流调数据显示,精神分裂症约占精神残疾人数的 70%,是导致精神残疾的最主要疾病。精神分裂症在初次发病缓解后可有不同的病程变化,大约 15% 的患者可获临床痊愈和良好的预后。大部分患者病程为渐进性发展,在反复发作后可出现人格改变、社会功能下降,临床上呈现为不同程度的精神残疾状态,每次发作都造成人格的进一步衰退和瓦解。病情的不断加重最终导致患者长期住院或反复入院治疗。有利于预后的一些因素是:起病年龄较晚,急性起病,明显的情感症状,病前人格正常,病前社交与适应能力良好,病情发作与社会心理应激关系密切。通常女性的预后要好于男性。精神分裂症阴性症状对患者的功能预后和生活质量的影响较阳性症状更大。此外,阴性症状患者的照顾者的精神负担水平较高。阴性症状通常比阳性症状持续时间长,更难治疗及社会功能更差。针对精神分裂症阴性症状的治疗可能会有显著的功能改善。

二、分离障碍(癔症)

【概述】

分离障碍这一诊断术语源于"歇斯底里",由于歇斯底里在非医学领域使用时是描述无理行为的贬义词,故中文译为癔症。从 ICD-10 开始,癔症的概念已被废弃,取而代之的是分离(转换)障碍,在

ICD-11中改称为分离障碍。在正常情况下,人的意识、知觉、记忆、身份是一个有机的统一体。分离障碍是一类复杂的心理-生理紊乱过程,患者非自主地、间断地丧失部分或全部心理-生理功能的整合能力,在感知觉、记忆、情感、行为、自我(身份)意识及环境意识等方面的失整合,即所谓的分离状态,如自我身份不连续、不能用病理生理性解释的记忆丧失、躯体功能障碍而相应生理无改变等。这种整合能力丧失的程度、持续时间表现不一。总之,分离障碍是由精神因素如重大生活事件、强烈内心冲突或情绪激动、暗示或自我暗示等在易感个体导致的精神障碍。主要表现为意识范围缩窄、选择性遗忘或情感暴发等精神症状,常伴各种躯体症状,但查不到作为其病理基础的相应器质性损害,患者发病可能与病前的性格特征有关。本病的临床表现复杂多样,临床可分为分离型、转换型、躯体化障碍及其他形式的癔症。患者初次起病通常在儿童晚期至成年早期。10岁以前和35岁以后起病者较少见,中年或晚年初次起病者应首先考虑神经系统及其他躯体疾病。本病可表现为发作性和持续性两种病程,分离性神游症、木僵状态、恍惚状态、附体状态、情感暴发及转换性痉挛等常为发作性病程;分离性遗忘症、身份障碍、转换性运动障碍和感觉障碍等往往呈现持续性病程。分离障碍可导致患者的家庭、社会、教育、职业或其他重要功能明显损害。在ICD-11中,将分离障碍的临床类型分为分离性神经症状障碍、分离性遗忘、人格解体/现实解体障碍、恍惚障碍、附体性恍惚障碍、复杂分离性侵入障碍、分离性身份障碍以及其他特定或未特定的分离障碍8类。本节主要介绍临床常见的前三种类型以及分离性身份障碍。分离性神经症状障碍,既往称为分离性运动和感觉障碍,是"转换"障碍的主要症状群,其最重要的临床特征是临床症状类似神经系统损伤,但查无实据,症状和体征不符合神经系统解剖学的生理特征,在临床上十分常见;在农村、低教育人群或低社会经济发展水平区域容易发生;在学生中可有群体性发作;心理社会因素导致的应激是发作最重要的诱因,战争中的士兵也是高发人群。分离性遗忘的主要特征是患者不能回忆重要的个人信息,通常是创伤性的或应激性的事件,遗忘内容广泛,甚至包括个体身份。分离性遗忘无法用正常的遗忘来解释,且不是由精神活性物质或神经系统及其他疾病的直接生理作用导致的。有研究显示,分离性遗忘的患者占总人口的2%~6%,女性患病率略高,主要在青春期后期和成年期发作。患者常经历了心理社会因素相关的巨大打击,如被强奸、自杀或暴力打击等,患者常体验了无法忍受的羞辱、内疚、愤怒、失望和绝望。临床按照是否伴有分离性神游分为两类。人格-现实解体障碍是持续或反复出现人格解体或(和)现实解体的分离性障碍。人格解体是指患者感受到完整的自我有分离的体验,或感到自己就像一个旁观者从外部来审视自我。现实解体是患者感知的环境知觉出现分离的体验,仿佛自己就像一个外部观察者,在观察自我周围的环境,或者对现实的感知有不真实感、朦胧感、恍若隔世。人格-现实解体障碍好发于青春期后期或成年早期,女性患病率比男性高2~4倍,但短暂的人格-现实解体体验在健康人群和临床中亦可见到。据有关调查显示,在一般人群中的年发生率为19%。分离性身份障碍既往被称为多重人格障碍,在患者的生活中至少有两种分离的身份能够发挥作用,并反复对个人的意识和心理进行控制,所有其他的分离性症状都可出现在患者身上,如遗忘、神游、人格解体、现实解体等。本病的患病率约为2%,女性多见。有报道,85%~97%的患者发病与个体经历严重童年创伤密切相关,身体虐待和性虐待最为常见。

总体的流行病学研究显示,癔症发病年龄多在16~35岁,少数患者可在40岁以上首次发病。国外有关统计资料显示,在一般人群中癔症患病率女性为3%~6%,男性较为罕见。1982年我国12个地区精神疾病流行病学调查显示,在15～59岁人口中,癔症患病率为3.55％,占全部神经症病例的16％,居神经症的第二位,仅次于神经衰弱。农村人口的患病率(5.00％)明显高于城市(2.09％)。天津市区(1981～1982)的调查显示,癔症患病率为1.95％,占全部神经症的14.5％,居第二位;女性患病率(3.62％)显著高于男性(0.24％)。2015年的关于中国儿童青少年流行性癔症特征循证分析中显示,在中国流行性癔症的发生率多在0～20.00％,好发于经济水平比较落后的地区,女性儿童青少年的发生率高于男性,首发病例女性的癔症发生起数和发生率要高于首发病例男性,这些与国外相关研究报道基本相符。

目前研究显示,本病病因可能与遗传因素、心理因素(如应激事件、幼年期创伤、人格特征)以及社会文化因素等有关,具有暗示性、情绪化、自我中心、表演性、幻想性特征的个体是分离障碍发生的重要人格基础。近年研究也发现,分离障碍患者海马及杏仁核体积缩小、前额叶功能下降等,但这种改变尚缺乏特异性,需进一步研究。发病机制尚不完全清楚,Jannet的神经生理学理论认为,在应激状态下,大脑皮质对传入的刺激抑制增强,可能导致对感知整合失调,出现分离症状。精神分析理论从潜意识的防御机制解释则认为,个体将意识中无法调和的冲突阻抑到潜意识中,然后在潜意识中将冲突分离,通过分离障碍的不同症状表现出来,这样避免了个体主观的苦恼,这是分离症状所谓的"原发获益"的效果。行为主义则认为,患者将分离症状与环境因素相关,形成条件联系,然后再形成自动化反应,使症状持续存在,即环境对症状起到诱发和强化作用,甚至使患者在其疾病角色中、症状的出现或持续中获益,如获得赔偿、减少责任等,形成所谓"继发获益",从而使症状持续存在。总之,有关本病的发生机制较有影响的观点大致可归纳为两种,第一种观点认为,癔症是一种原始的应激现象,所谓原始反应即人类在危急状态下所表现出的各种本能反应。Jannet和巴甫洛夫高级神经活动学说属此观点。第二种观点认为,癔症是一种有目的的反应。临床实践发现癔症常常发端于困境之中或危难之时,而且癔症的发作往往能导致脱离这种环境或免除某些义务。

分离障碍可归属于中医学"脏躁""郁证""气厥""奔豚气"等范畴。其病因病机总与情志所伤,脏气郁结,气机紊乱,阴阳失调,心失所主,五脏失和相关。

【临床诊断】

1. 临床特征　① 多起病于青少年期,常常急性起病,症状复杂多样;但就同一患者而言,症状相对单一、反复发作的患者主要症状基本相同;② 起病与明显的心理社会因素相关,可由直接的压力、刺激、他人暗示或自我暗示诱发,反复发作者可通过回忆、联想、面临相似处境等方式所诱发;③ 部分患者具有表演型人格特征,或可诊断表演型人格障碍;④ 患者对疾病常常缺乏自知力,不主动求治,对"症状"泰然漠视,更关注他人对其疾病的态度,常有"继发获益"的可能;⑤ 共病现象突出,常常与边缘型人格障碍、表演型人格障碍、抑郁症、焦虑障碍、双相情感障碍、酒精依赖等共病。

2. 临床分类

(1) 分离性神经症状障碍常见的类型　① 抽搐和痉挛,类似于癫痫发作的状态,称假性癫痫发作,没有相应的脑电图改变。常在情绪激动或受到暗示时突然发病,但发作时缓慢倒地或卧于床上,如有跌倒也会避开危险,且无咬破舌头或大小便失禁;大多历时数十分钟缓解,发作后没有神情呆滞、睡眠,但可呈木僵或意识状态改变,在有人围观的情况下发作更为严重。② 虚弱和瘫痪,表现为部分或全部失去躯体随意运动的能力,或不能进行协调运动;如出现肢体瘫痪可表现为单瘫、截瘫、偏瘫,伴有肌张力增高或降低。肌张力增高常固定于某种姿势,被动活动时出现明显抵抗。检查不能发现相应的神经系统损害证据。③ 运动障碍,表现为震颤、肌阵挛、舞蹈病样运动、肌张力障碍、运动不能等,运动障碍可表现为非故意的不规则运动,而这些运动障碍与所知的神经系统功能改变所致的临床表现不一致,检查不能发现相应的神经系统受损的生物学证据如肌电图改变。④ 步态障碍,表现为类似于共济失调步态、怪异步态、没有帮助不能站稳等症状,但患者几乎不会跌倒或跌伤。这些症状不能用神经系统病变或其他与健康相关因素来解释。⑤ 吞咽症状,咽喉部异物感、梗阻感,或喉部肌肉挛缩感,导致患者感到吞咽困难,并怀疑自己是否患有咽喉部占位性病变,为此焦虑不安,既往称其为"癔球症"。⑥ 失声症,患者因感到自己无法言语而表现缄默;或想说话,但发出的声音让别人听不懂,构音不清;或只能用耳语或嘶哑的声音交谈,表现出发声困难,甚至无法发音,即失声。检查神经系统和发音器官无器质性病变,也无神经系统损害的证据。⑦ 感觉改变,表现为躯体感觉的增加、减弱,或与既往的触觉、痛觉体验不一致,或本体感觉异常。患者感觉改变的区域接近患者对于躯体疾病的理解,而与神经解剖支配不同,也与客观检查不符。⑧ 视觉和听觉症状,可表现为弱视、失明、管窥、视野缩小、单眼复视、视物变形或幻视。常突然发生,也可经过治疗突然恢复正常。患者虽有视觉丧失的主诉,但却惊人地保留着完好的活动能力。患者视觉诱发电位正常可作为视觉正常的标准。听觉症状表现为突然丧失,但电测听和听觉诱发电位检查正常。⑨ 意识改变,表现为恍惚、昏睡和其他意识改变状态。⑩ 认知症状,表现为在记忆、言语及其他认知领域的认知功能下降或改变,但没有神经系统受损的证据,其临床表现没有分离性身份障碍的特征。如患者表现出"童样痴呆",给人的感觉是整个认知活动及人格均退回到童年;有些患者对简单的问题不能回答,给人"痴呆感",但有时对于相对复杂的问题却有正常的认知能力,故称为"假痴呆"。有的患者对提问做出"近似回答",即总是接近正确答案的回答,好像故意回避正确答案。患者出现上述神经系统症状,并同时满足以下条件可作出诊断:① 患者在起病前常常有明确的心理社会因素。② 出现的神经系统症状相对稳定,如持久的肢体瘫痪或失明、失声。③ 症状的矛盾性,如步态障碍时可以跑步,失明者行走时可以绕开障碍等。④ 神经系统检查体征与患者症状表现不匹配,体征常常按照患者对神经系统的理解呈现,如认为左侧头部受伤会出现左侧肢体瘫痪;失明者直接对光反射正常,失声者声带运动正常等。⑤ 对神经系统症状相关的神经电生理、神经影像检查无异常发现。

(2) 分离性遗忘　① 患者病前无器质性遗忘的病程,也无认知功能减退的临床表现;② 遗忘出现迅速,有症状开始的相对明确时间点或遗忘发生与特定环境、特定事件相关;③ 患者遗忘的内容或时间段内发生的事件与患者有明确关联,并可能导致患者处于应激状态;④ 患者对遗忘内容之外的其他记忆保持相对完整;⑤ 临床表现不能用神经系统疾病或物质使用来解释。

(3) 人格-现实解体障碍　人格解体的临床表现包括:① 对身体完整性的感知分离,如患者说:"我行走时感到身体不能跟上我的腿,好像分开一样。"② 自己置身于自我之外看自己,好像"我"分成两个人,此时人格具有了双重性。③ 与自己的情感分离,自己体验不到自己的情感,或者体验到的情感是假的。有时患者很难表达自己的感受,试图用平凡的词语表达自己的主观痛苦,如"我觉得我死了""我感受不到喜怒哀乐""我站在自己外面"。现实解体的表现为患者常感觉自己生活在另一个世界,感到眼前的环境不真实,自己站在异度空间来观察周围环境。如患者称:"我好像生活在阴间,但一直不清楚为什么阴间有太阳、汽车,还有那么多人",他为此十分痛苦,并感到前来医院探望的亲朋好友"看上去都是假的,但与真的一样";或者感到与他人疏远,无法与别人进行良好沟通,像中间有一层隔膜,患者的感受"一切都不真实,有虚幻感"。患者在清醒状态下出现以下情况可考虑诊断该病:① 持续或反复发作的人格解体、现实解体或二者皆存在的状态。② 人格解体状态被患者体验为一种自我整体的分离,如一个"自我"置身于自我身体之外观察自我的精神活动、身体或行为;身体完整性的分离;身体与精神活动的分离等。③ 现实解体状态被患者体验为自我对外界感知陌生、不真实,就像自我置身于异度空间,观察自我周围环境。

(4)分离性身份障碍临床表现 ① 记忆分离:患者有一段时间记忆缺失,这种缺失不是遗忘,因为当患者进入到另一种身份时可能回忆起在其他身份中缺失的记忆片段;由于这种缺失不完整,当患者进入一种身份时可能会受到另一种身份相关片段记忆的干扰,患者为此感到非常困惑。② 分离性身份的改变:患者常常在不同的时间体验不同的精神活动,有两种或两种以上相对独立的人格特征及行为,不同时间的不同人格特征彼此独立,没有联系,常交替出现。③ 其他症状:患者常伴有抑郁心境,大多数分离性身份障碍患者符合抑郁症的诊断标准。患者常有频繁、快速的情绪波动,但常由创伤后和分离症状所引起,与双相障碍中抑郁躁狂交替发作不一致。有些患者可出现焦虑、睡眠障碍、烦躁不安、心境障碍等。出现上述症状,并满足以下条件可诊断本病:① 患者存在两种或两种以上不同身份或人格状态,每一种有自己相对持久的感知、思维及与环境作用和自身的行为方式;② 至少有两种身份或人格状态反复控制着患者的行为;③ 不能回忆某些重要的个人信息,其程度通常无法用健忘来解释;④ 这些障碍不是由于物质直接的生理作用所致或医学情况所致。

附 CCMD-3癔症诊断标准

(1)有心理社会因素作为诱因,并至少有下列1项综合征:① 癔症性遗忘;② 癔症性漫游;③ 癔症性多重人格;④ 癔症性精神病;⑤ 癔症性运动和感觉障碍;⑥ 其他癔症形式。

(2)没有可解释上述症状的躯体疾病。

(3)社会功能受损。

(4)起病与应激事件之间有明确联系,病程多反复迁延。

(5)排除器质性精神障碍(如癫痫所致精神障碍)、诈病。

说明:① 癫痫可合并有癔症表现,此时应并列诊断;② 癔症性症状可见于分裂症和情感性精神障碍,假如有分裂症状或情感症状存在,应分别作出后两者的相应诊断。

【治疗原则及选穴处方】

经典针灸学以理气解郁、养心安神为基本治疗原则。注意积极消除心理因素及社会因素等病因。在治疗中精神暗示法非常重要。根据心主神明;肝主疏泄;脑为元神之府等理论进行选穴。选穴的基本原则如下:

1.根据病机选穴 本病以肝失疏泄,心神、脑神失调为基本特点。因此,可选太冲、行间、肝俞、期门、膻中等疏肝理气;选内关、神门、大陵、通里、劳宫、心俞、厥阴俞调理心神;选水沟、印堂、神庭、百会、四神聪、风府等醒脑调神。

2. 辨证对症选穴　肝气郁结选太冲、行间、肝俞疏肝理气解郁;气郁化火加行间、内庭、支沟清泻肝火、解郁和胃;心脾两虚加脾俞、三阴交、足三里、中脘健脾益气、养心安神;阴虚火旺加三阴交、太溪、肾俞滋阴降火、养心安神。梅核气选天突、列缺、照海清利咽喉;失明选太阳、四白、光明开窍复明;失听选耳门、听宫开窍助听;失语选廉泉、风池通利舌窍;肢体瘫痪选曲池、足三里、阳陵泉疏经通络;意识障碍选水沟、百会醒神开窍。

3. 耳穴　选心、枕、脑点、肝、内分泌、神门等。

● **推荐处方 1**

治法:宽胸解郁,醒神开窍。

主穴:头部——印堂(调理脑神)

躯干部——心俞、期门(调理心神、疏肝解郁)

肢体——神门、大陵、内关(醒心神开窍)

合谷、太冲(疏肝理气)

配穴:癔球症加天突、列缺、照海;失明加太阳、四白、光明;失听加耳门、听宫;失语加廉泉、风池;肢体瘫痪加曲池、足三里、阳陵泉;意识障碍加水沟、百会。

操作:期门穴针刺宜平刺或斜刺,不可直刺过深,防止导致气胸或伤及肝脏。余穴常规操作。

● **推荐处方 2**

治法:调神疏肝。

主穴:头部——水沟(调理脑神)

肢体——内关、神门(调理心神)

太冲、三阴交(健脾疏肝)

配穴:肝气郁结加曲泉、膻中、期门;气郁化火加行间、侠溪、外关;痰气郁结加丰隆、阴陵泉、天突、廉泉;心脾两虚加心俞、脾俞、足三里;肝肾亏虚加太溪、肝俞、肾俞。

操作:水沟用雀啄泻法,以眼球湿润为佳。余穴常规操作。

【疗效评估方法】

1. 临床疗效总评量表(CGI)　本量表共分病情严重程度(SI)、疗效总评(GI)和疗效指数(EI)三项。

(1) 项目和评定标准　分 SI、GI 和 EI 三项分述于下。

1) 病情严重程度(SI)　采用 0~7 分的 8 级记分法,根据患者的具体病情与同一研究的其他同类患者比较,作出评定:无病(0 分);基本无病(1 分);极轻(2 分);轻度(3 分);中度(4 分);偏重(5 分);重度(6 分);极重(7 分)。

2) 疗效总评(GI)　采用 0~7 分的 8 级记分法。根据被评者目前病情与入组时相比,作出评定。未评(0 分);显著进步(1 分);进步(2 分);稍进步(3 分);无变化(4 分);稍恶化(5 分);恶化(6 分);严重恶化(7 分)。

3)疗效指数(EI) 需综合治疗效果和治疗引起的副反应等,给予评定。这里仅指所研究的治疗本身所产生的疗效和副反应。疗效分4级:"显效",指症状完全或基本消失(4分);"有效",指症状有肯定进步或部分症状消失(3分);"稍有效",指症状略有减轻(2分);"无变化"或"恶化",是指症状毫无减轻或恶化(1分)。

副反应也分4级:(1分)"无",指没有副反应;(2分)"轻",指有些副反应,但并不影响患者的功能;(3分)"中",指副反应明显影响患者功能;(4分)"重",指发生了严重的甚至危及患者安全的副反应。疗效指数(EI)=疗效分/副反应分。亦可根据患者的疗效和副反应,先在表11-23相应格子中,圈出相应的编码,然后再根据表11-24折合成相应的疗效指数。

表 11-23 疗效和副反应编码表

疗效	副反应			
	无(1分)	轻(2分)	中(3分)	重(4分)
显效(4分)	01	02	03	04
有效(3分)	05	06	07	08
稍有效(2分)	09	10	11	12
无效或恶化(1分)	13	14	15	16

表 11-24 编码和疗效指数对照表

编码	疗效指数	编码	疗效指数
01	4.00	09	2.00
02	2.00	10	1.00
03	1.33	11	0.67
04	1.00	12	0.50
05	3.00	13	1.00
06	1.50	14	0.50
07	1.00	15	0.33
08	0.75	16	0.25

(2)评定注意事项

1)需注意,SI要根据上次评定后的情况直接评定;GI及EI则要将评定时间范围内的情况与入组时相比,然后做出评定。

2)评定时间一般为2~4周。

3)SI的评定在WHO设计的老版本中,不分病种,不论研究对象的病情特征,而根据评定者的印象,把研究对象与一般精神病患者类比,作出判断。现介绍的版本,则根据和同类患者相比较,加以评定。例如,研究对象是神经症性抑郁,则与神经症性抑郁相比较;研究对象为急性精神分裂症,则与急性精神分裂症者相比较,评定具体患者的严重程度。

4)GI是疗效总评,而EI也有疗效评定部分,两者有两点区别:第一,GI评定疗效时,不论效果是否为研究的治疗所产生,一概包括在内;而EI只评定所研究的治疗之疗效。第二,GI中疗效分8级;

而 EI 中仅分 4 级。二者不要混淆。

5）副反应的有无和轻重，对 EI 的影响极大。在评定副反应时，只评该治疗所引起者，而且标准从严掌握。

（3）统计指标　① 单项分 SI(0～7)，GI(0～7)；② 疗效指数 EI(0～4.00)。在药理学研究中，疗效指数 1.0 以上者所研究的药物方有价值。

2. 简明精神症状量表(BPRS)　主要评定最近一周内患者的精神症状及现场交谈情况，分为 7 级评分，根据症状强度、频度、持续时间和影响有关功能的程度，选择出最适合患者的答案（① 无症状；② 很轻；③ 轻度；④ 中度；⑤ 偏重；⑥ 重度；⑦ 极重），并依次赋分(1、2、3、4、5、6、7 分)。

量表共包括 18 项内容，分别为：① 关心身体健康（依据口头叙述）。指对自身健康的过分关心，不考虑其主诉有无客观基础。② 焦虑（依据口头叙述）。指精神性焦虑，即对当前及未来情况的担心，恐惧或过分关注。③ 情感交流障碍（依据检测观察）。指与检查者之间如同存在无形隔膜，无法实现正常的情感交流。④ 概念紊乱（依据口头叙述）。指联想散漫，零乱和解体的程度。⑤ 罪恶观念（依据口头叙述）。指对以往言行的过分关心内疚和悔恨。⑥ 紧张（依据检测观察）。指焦虑性运动表现。⑦ 装相作态（依据检测观察）。指不寻常的或不自然的运动性行为。⑧ 夸大（依据口头叙述）。即过分自负，确信具有不寻常的才能和权力等。⑨ 心境抑郁（依据口头叙述）。即心境不佳，悲伤，沮丧或情绪低落的程度。⑩ 敌对性（依据口头叙述）。指对他人（不包括检查者）的仇恨，敌对和蔑视。⑪ 猜疑（依据口头叙述）。指检查当时认为有人正在或曾经恶意地对待他。⑫ 幻觉（依据口头叙述）。指没有相应外界刺激的感知。⑬ 运动迟缓（依据检测观察）。指言语，动作和行为的减少和缓慢。⑭ 不合作（依据检测观察）。指会谈时对检查者的对立，不友好，不满意或不合作。⑮ 不寻常思维内容（依据口头叙述）。即荒谬古怪的思维内容。⑯ 情感平淡（依据检测观察）。指情感基调低，明显缺乏相应的正常情感反应。⑰ 兴奋（依据检测观察）。指情感基调增高，激动，对外界反应增强。⑱ 定向障碍（依据口头叙述）。指对人物，地点或时间分辨不清。

3. 症状自评量表(SCL-90)　使用本量表的目的是从感觉、情感、思维、意识、行为直到生活习惯、人际关系、饮食睡眠等多种角度，评定一个人是否有某种心理症状及其严重程度。它对有心理症状（即有可能处于心理障碍或心理障碍边缘）的人有良好的区分能力。适用于测查某人群中哪些人可能有心理障碍、某人可能有何种心理障碍及其严重程度。不适合于躁狂症和精神分裂症。可用于临床上检查是否存在身心疾病，各大医院大都要使用本量表诊断患者的心理和精神问题。本量表不仅可以自我评定，也可以对他人（如其行为异常，有患精神或心理疾病的可能）进行测查，假如发现得分较高，则表明急需治疗。由于内容较多，请参照有关文献。

【针灸疗效分析】

1. 针灸疗效现状　针灸治疗癔症的疗效以症状缓解情况、平均症状消失时间、整体疗效及 SCL-90 量表、BPRS 量表、CGI 量表评分为主要结局指标，以 1 年后复发情况、不良事件和副反应(TESS 量表)评分等为次要结局指标。

目前初步研究结果显示，针灸治疗可有效缩短症状消失时间、提高症状缓解程度，并且副反应明显小于精神类药物。从总体疗效看，针灸的总有效率在 69.4%～100.0%，显效率在 10.0%～51.2%，临床控制率或临床治愈率为 $50.0\% \sim 90.0\%$。

2. 影响针灸疗效的因素 ① 心理暗示:心理暗示在针灸治疗过程中具有较大的实用性和有效性。临床所见,不少患者有疑虑心理,加之多是在久治不愈或其他疗法效果不显著的情况下接受针灸治疗,故心理上应多予暗示,抓住时机鼓励患者,可以提高针灸疗效。② 个体因素:有研究报道,癔症患者在生理领域、心理领域、独立领域、环境领域有显著差异性,不同程度上影响着患者的生活质量和治疗效果,积极消除心理因素带来的影响是至关重要的。一般而言,平素患者心理因素较轻,针灸疗效好;平素心理因素较重,针灸也有很好疗效,但需要治疗多次,刺激量大。③ 类型:针灸对分离性神经症状障碍疗效较好,而对于分离性遗忘、人格-现实解体障碍、分离性身份障碍等相对前者较差。

3. 针灸治疗潜在的可能机制 癔症的发病机制尚不十分明了。巴甫洛夫神经学说认为,癔症的发病与高级神经活动第1信号系统之间,大脑皮质和皮质下部之间功能失调有关。癔症患者的大脑皮质和第1信号系统活动是弱的,受其调节、控制的第1信号系统和皮质下系统活动相对增强。癔症患者的行为多数没有受大脑皮质的控制,而直接出自皮质下部的联系。由此可推测癔症发作时,皮质下兴奋起主导作用,而皮质的兴奋性相对只有局部的或次要作用,即相对抑制状态。或认为,癔症发病时是受皮质下统率,而不是由皮质引导。因此,针刺治疗本病的环节和可能机制:① 针刺可较强烈地兴奋大脑皮质,使皮质的兴奋性处于绝对优势,从而控制皮质下部的兴奋灶,通过改变精神动力学的防御机制,或纠正神经递质失衡及内分泌紊乱,达到治疗目的;② Beck 的认知理论认为,不良的行为是歪曲的认知方式所产生,而电刺激可以保护海马神经元结构,从而恢复 HPA 轴的负反馈机制,并改善认知功能和情感失调,故电针疗法可能对人体起多层次、多靶点的整体调节作用。

【预后】

一般认为,癔症预后良好,有 $60\% \sim 80\%$ 的患者可在 1 年内再发,经过及时治疗可以取得戏剧性的变化,立即好转,症状消失,但易于反复。每次发作时症状较为相似,发作后不留后遗症。平时应积极做好心理治疗,必要时联合药物治疗。在综合性医院急诊室就诊的初发的癔症患者通常恢复迅速,病程超过 1 年者,约半数患者 10 年后仍有症状。Lewis(1996)对英国 Maudsley 医院 98 例癔症患者追踪 $7 \sim 12$ 年的结果显示,正在工作的健康者 54 例,无变化 12 例,恶化 10 例,死亡 7 例。在死亡的 7 例中,3 例死于与精神疾病无关的原因,3 例死于神经系统器质性疾病,1 例自杀;大多数未恢复的病例都有人格障碍和社会适应困难。存活的 91 例最后诊断改变者为 11 例:8 例诊断为抑郁症,2 例为精神分裂症,1 例摔倒后出现痴呆。由此可见,这类患者的预后取决于多种因素。

病因明确且能及时合理地针对病因进行干预性治疗的患者,以及病程短、治疗及时、病前无明显人格缺陷及复发次数少者一般预后良好。由于患癔症后心理冲突得以缓和,不再出现焦虑症状给患者带来的好处称为原发性获益;而疾病使患者又从外界环境得到更多好处,如受到亲友的关怀与照顾、免除繁重工作负担和责任等,属于继发性获益。这两种"获益"尽管给予患者眼前的利益,但却不利于症状的消除,经久难愈,病程迁延。少数治疗不及时或有持续存在的心理社会因素的患者则预后不佳。

目前,西医对本病的治疗强调对患者的症状要积极关注,在整个治疗过程中给予支持性心理治疗,寻找诱发、维持、强化患者症状的心理社会因素,并在治疗过程中将心理社会因素与患者的症状进行"分离"。心理治疗的重点在于引导患者进行正常生活,增强应对生活事件的能力;分离症状的治疗可使用催眠、暗示、家庭或团体心理治疗等,抑郁、焦虑等精神症状应对症使用相应的精神药物治疗。医护人员与患者家属要形成医疗联盟,达成共识,共同帮助患者在治疗过程中获得成长。

附 梅核气

【概述】

梅核气是中医病名,以咽中似有梅核阻塞、咯之不出、咽之不下、时发时止为主要临床表现,类似于西医的咽异感症、癔球症或癔症球、咽神经官能症。患者咽部无明显器质性病变而自觉咽喉部有异物、堵塞、痰黏着感或不适等异常感觉,曾被认为是胃肠神经官能症的一种。目前认为,本病很可能与咽肌或上食管括约肌的功能失调有关,多见于绝经期的女性,患者在发病中多有精神因素,性格上有强迫观念,经常做吞咽动作以求解除症状。目前,比较统一的认识是将梅核气归于分离性神经症状障碍里的吞咽症状。

国外文献报道,该疾病发生率可达 46%,但就诊人数不到总发患者数的 1/3,以中年人多见,男女发病率相似,但女性更易因此症状而就诊。我国目前尚缺乏较大数据的流行病学调查。广州地区癔球症发病学研究显示,癔球症的患病率约为 21.46%,伴有焦虑、抑郁、睡眠障碍的比例分别为40.41%、32.12%、27.46%,伴有焦虑抑郁状态及睡眠障碍者城市发病率高于农村。夏秋季多发,35~54 岁为发病高峰年龄。

目前许多研究提示,上食管括约肌(UES)功能异常导致癔球症的发生可能与环咽肌痉挛有关,其发病机制可能是由于环咽肌痉挛,引起 UES 静息压及残余压明显升高,进一步刺激迷走神经兴奋,从而导致皮质感觉中枢兴奋,并可以反射性地使咽部产生异物感。尽管上食管括约肌功能异常被认为是引起癔球症的病因之一,但是一些研究已经产生了相互矛盾的结果,也有学者认为,癔球症患者的食管运动功能是正常的,UES 的功能状况可能与癔球症的发生无关。尽管目前癔球症的病因及发病机制尚不清楚,且研究结果呈现出多样性,但结合既往的研究结果,大部分研究仍表明,癔球症的发生与食管括约肌的异常有着显著的关系。精神心理因素在癔球症发病中所起的作用,可能主要包括以下方面:① 脑肠轴机制,精神心理因素可通过中枢神经系统与肠神经系统的神经反射、脑肠肽等相互作用引起患者的胃肠症状;② 身心疾病中心身互动及心理因素的主导作用。近年来大量的研究表明,癔球症患者均存在不同程度的精神心理异常。Phillips 等应用功能性磁共振成像(FMRI)技术研究情感因素影响内脏感觉的机制,为精神心理因素在癔球症发病过程中的影响提供了证据。

中医学认为,本病多因情志内伤,肝失条达,气机郁结,循经上逆结于咽喉;或因肝气乘脾,致脾运失司,津液不得输布,积聚成痰,痰气互结于咽喉而发病。

【临床诊断】

① 咽中如有炙脔,吞之不下,吐之不出;② 精神抑郁,情绪不宁,胸胁胀满,嗳气纳差;③ 有情志刺激史,诸症随情绪波动而变化。

附 罗马Ⅲ诊断标准

必须符合以下所有条件:① 持续或间断发作的咽喉部非疼痛性团块感或异物感;② 感觉发生于两餐之间;③ 无吞咽困难或吞咽疼痛;④ 没有胃食管反流(GER)引起症状的证据;⑤ 没有伴组织病

理学异常的食管动力障碍。诊断前症状至少出现6个月,近3个月症状符合以上标准。

附 国家中医药管理局制定的《中医病证诊断疗效标准》中梅核气诊断标准

① 临床症状:以咽中似有梅核或炙脔,或其他异物梗死感,并随情志波动而发作为主要症状; ② 一般见于成人,多见于女性;③ 咽喉、食管及其他有关器官检查,均无器质性病变。

【治疗原则及选穴处方】

经典针灸学以疏肝理气,通关利咽为基本治疗原则。梅核气主要由于情志所伤,要配合解除患者思想顾虑,给予心理疏导。根据肝主疏泄、调情志;脑为元神之府;心主神理论和经脉循行过咽喉等理论选穴。具体选穴原则如下:

1. 根据"经脉所过,主治所及"规律辨经选穴 肺经、任脉、胃经、心经、脾经、小肠经均循行通过咽喉部,故常选上述经穴。太冲为足厥阴肝经之输、原穴,泻之以疏肝解郁,理气通滞;内关为手厥阴心包经络穴、交会穴,能开胸膈之郁结;照海通于阴跷脉,"阴跷照海膈喉咙",此穴治疗咽喉部的病变有独特的疗效,可清利咽喉。丰隆为足阳明胃经之络穴,可健脾化湿,清有形、无形之痰;三阴交为肝、脾、肾三经交会穴,肝经"循喉咙之后",脾经"挟咽",肾经"循喉咙"。

2. 局部选穴 天突为任脉与阴维之会,善于降逆化痰,理气利咽,又天突位于胸骨上窝正中,靠近咽喉部,深部为气管,针刺下去患者立刻会感觉咽部清爽润滑,主要是因为针刺该穴能降低气道阻力,针刺后无论吸气或呼气阶段的气道阻力,都能从增高状态明显下降,从而起到调畅气机的作用。针刺天突穴要严格掌握进针的深度和角度,以防刺伤肺脏和有关动、静脉。另外,廉泉、咽后壁阿是穴也常应用。

3. 辨证选穴 肝气郁结选肝俞、期门、膻中、太冲等;气郁化火选曲池、少商、行间等;心脾两虚选心俞、脾俞、足三里、神门等;阴虚火旺选照海、太溪、三阴交等;痰瘀互结选中脘、丰隆、血海、膈俞等。

● **推荐处方 1**

治法:理气解郁,利咽开关。

主穴:局部——天突(局部作用,理气利咽)

　　　远端——劳宫(开胸顺气)

　　　　　　列缺、照海(利咽开关)

配穴:肝气郁结加内关、太冲;有痰加丰隆、阴陵泉;心脾两虚加脾俞、心俞、三阴交。

操作:针刺捻转同时嘱患者吞咽唾液或饮水。诸穴常规操作。

● **推荐处方 2**

治法:调神理气,通窍利咽。

主穴:局部——咽后壁阿是穴(通窍利咽)

　　　临近——百会、风府(调神导气)

　　　远端——太冲、肝俞(疏肝解郁,调理气机)

操作:先刺百会,针尖向前平刺0.5~0.8寸,风府直刺0.5~1寸,用捻转平补平泻手法1~3 min,令局部有较强的酸胀感或向督脉传导。咽后壁阿是穴用1.5~2寸毫针在局部点刺3~5针。背俞穴注意针刺的方向、角度和深度,以防伤及内脏。余穴常规操作。

● **推荐处方 3**

治法:清心利窍。

主穴:局部——天突、上廉泉(通窍利咽)

   远端——间使(清心利咽)

     三间(清泻阳明,加强清心作用)

配穴:为加强疏通咽部经络的作用可加通里、膻中。

操作:常规操作。

【疗效评估方法】

1. 格拉斯哥爱丁堡咽喉症状评分量表(GETS) 即癔球症症状量表,用于评估癔球症症状,该问卷包括癔球症症状程度及症状对患者影响程度两个部分,第一部分有 10 个条目,每个条目均以 0~7 分记,0 分代表无,7 分代表无法忍受,最高分 70 分,分数越高表示症状越严重。

症状评分:无=0;偶尔(不影响生活工作)=1;有时(偶影响生活工作)=2;经常(明显影响生活工作并有就医行为)=3;总是(几乎无法工作且影响生活质量需反复就医)=4。

2. 症状积分 包括咽部不适、急躁易怒、食少纳呆。

评分包括 0、2、4、6 分。评分具体标准如下:① 咽部不适,以患者无咽部不适为 0 分,以偶尔咽部胀满、受压,且能够于 30 min 内自行缓解为 2 分,以每日咽部不适持续 2 h 以上为 4 分,以持续咽部不适,需服药缓解为 6 分。② 急躁易怒,以患者无急躁易怒为 0 分,以偶尔急躁易怒为 2 分,以急躁易怒频率≤2 次/天为 4 分,以持续急躁易怒,难以控制或缓解为 6 分。③ 食少纳呆,以患者无食少纳呆为 0 分,以纳差为 2 分,以食量较平时减少 1/3 以下为 4 分,以食量较平时减少 1/2 以上为 6 分。

3. 汉密尔顿抑郁量表(HAMD)和抑郁自评量表(SDS) 参见抑郁症。

4. 焦虑自评量表(SAS) 参见偏头痛。

5. 整体疗效评估 分 3 级。① 治愈:咽部异物感等症状消除;② 好转:咽部异物感等症状减轻;③ 未愈:咽部异物感无明显变化。

【针灸疗效分析】

1. 针灸疗效现状 针灸的疗效主要以临床症状积分、总体疗效、格拉斯哥爱丁堡咽喉症状评分量表(GETS)为主要结局指标,以焦虑量表、抑郁量表以及匹兹堡睡眠质量指数量表(PSQI)评分为次要结局指标。

目前证据表明,针灸可明显降低癔球症症状评分,减少发作次数及降低严重程度,缓解梅核气患者的焦虑及抑郁状态,改善睡眠症状等。从总体疗效上看,针灸治疗梅核气的总有效率为 87.5%~100%,临床治愈率为 45%~80%。

2. 影响针灸疗效的因素 ① 心理治疗:临床中发现,本病的发生、发展、转归均与情志因素密切相关,不同的患者在针灸治疗的同时进行心理疏导,分别运用相应的心理治疗,则见效更快,疗效更好。在治疗时,应用语言暗示患者,如述其针刺后可立即见效等,可提高针灸疗效。② 刺法:从临床看本病在治疗时,以咽部有明显的针感疗效好,尤其是咽后壁的点刺常可起到及时效果,这与患者的精神因素密切相关。③ 个体状况:如果患者有较重的抑郁症、强迫症,神经质较重,针灸疗效较差,应配合药物治疗。

3. 针灸治疗潜在的可能机制 ① 局部治疗作用:目前认为本病很可能与咽肌或上食管括约肌的功能失调有关,针刺上廉泉、天突等局部腧穴,可促进咽部的微循环,同时对咽肌或上食管括约肌的功能失调有直接的刺激和调节作用,有利于症状的消除。② 整体治疗机制:针刺协调中枢神经的兴奋和抑制过程,调节自主神经功能,提高免疫,调节神经-内分泌的失调等,从而达到整体治疗本病的目的。

【预后】

本病对人体健康影响不大,经过治疗预后良好。一般初起疾病轻浅、情志因素不重者,针刺治疗易于奏效,预后较好;而病程较长、反复发作、情志因素复杂者,属于顽固性病例,多较难治,给以耐心的心理治疗,必要时要配合抗抑郁药物治疗,才能收效。在治疗的同时,应注意开导患者,耐心听其诉说,经治疗病情好转后要继续治疗一段时间,防止复发。西医常用的治疗手段有言语和放松治疗,认知-行为治疗和抗抑郁药物治疗。然而,还有必要进一步研究这些治疗技术是否真的有效,或者症状的改善仅仅是因为对患者的关注和安慰起到了作用。

三、精神分裂症与分离障碍及梅核气的现代针灸学治疗原则与选穴处方

(一)精神分裂症与分离障碍

针刺治疗精神分裂症,通常是以抗精神病药为基础的辅助治疗,如有研究认为,针刺在精力、睡眠、体重、抗精神病药的成瘾性和副作用方面有所改善。有学者认为,针刺能够调节边缘-旁边缘系统的神经皮质网络-调节情感、认知和记忆处理的中枢引起内源性阿片类物质和5-羟色胺的释放;存在着能引起大脑细胞再生的作用。边缘系统的调节可能是改善精神分裂症相关症状的关键。针刺可调节和引起大脑的杏仁核、下丘脑和脑干区域中内源性阿片类物质的释放。这可能转变了自主神经系统的平衡,因此,缓解了压力。目前,现代针刺治疗精神分裂症的研究还不够深入,尚没有特异性选穴规律。

分离障碍临床表现复杂,但基本机制为大脑的失整合作用,是复杂的心理-生理紊乱过程。因此,在针刺治疗上以兴奋大脑皮质,恢复其整合功能为基本原则。治疗上强调心理暗示,并可依据具体出现的症状、体征进行配穴。尽管这两种疾病发病机制和症状不同,但在针灸治疗上也有一些共同的选穴规律。结合目前研究状况,其治疗的基本原则为调节脑功能,协调边缘系统。精神分裂症与分离障碍现代针灸学的选穴方法如下:

1. 面部或四肢末端刺激点 因面部和四肢末端的感觉神经末梢密度高,尤其是手足在大脑皮质的投影区较大,刺激这些部位,可强烈刺激大脑皮质活动,强化其整合作用。可选面部的人中、素髎,四肢末端的井穴或合谷、太冲等。

2. 迷走神经分支刺激点 迷走神经在解剖上同大脑中情绪调节区域存在联系,因此,通过刺激迷走神经可改善患者的情绪。

3. 头部三叉神经区刺激点 依据三叉神经-脑血管系统途径,以及三叉神经与迷走神经传入在有关中枢的重叠,可选择头部三叉神经支配穴刺激点,改善脑循环、调节脑代谢,并有助于迷走神经刺激,稳定情绪。可选该区域的传统穴位如百会、神庭、头维等。

4. 头颈部高位颈节感觉神经刺激点　颈 1～3 感觉神经与三叉神经在高位颈髓后角会聚,可选该区域刺激点,既有助于加强三叉神经传入,也可改善脑循环、脑代谢。可选该区域的传统穴位如风池、完骨、天柱、风府等。

5. 根据具体症状选择刺激点　① 分离障碍症状、体征较复杂,肢体抽搐、痉挛或瘫痪等运动障碍,上肢选臂丛神经刺激点(颈臂)、下肢选坐骨神经刺激点(环跳)、腓神经刺激点(阳陵泉)。② 失声选支配声带肌肉运动的神经,即迷走神经分支-喉返神经和喉上神经。因此,可选迷走神经刺激点。或在甲状软骨与环状软骨之间正中旁开 1 cm 左右,或在舌骨大角甲状软骨上角间隙,刺激喉上神经,以松弛声带。③ 感觉障碍根据患者叙述的部分,选择节段性刺激区域。④ 视觉症状选眼周刺激点,如球后、睛明等。⑤ 听觉症状选耳局部刺激点。⑥ 吞咽障碍选舌咽神经刺激点,在颈前中线舌骨与甲状软骨之间,或沿两侧甲状软骨后缘选刺激点;迷走神经刺激点也有助于缓解咽部症状。并可参照梅核气的选穴。

- **推荐处方 1**(精神分裂症)

主穴:颈耳部——迷走神经刺激点(兴奋迷走神经,干预边缘系统,改善情绪)

头面部——三叉神经区刺激点(百会、神庭、印堂)(改善脑代谢、脑功能)

头颈部颈 1～3 感觉神经区刺激点(风池、完骨、天柱)(改善脑代谢)

肢体——四肢远端刺激点(合谷、太冲)(反射性调节脑功能)

操作:常规操作。

- **推荐处方 2**(分离障碍)

主穴:面部或四肢(末端)刺激点——井穴、人中、合谷、太冲、十宣等(强烈刺激大脑皮质,强化其整合作用)

颈耳部——迷走神经刺激点(调节边缘系统,改善情绪)

配穴:肢体运动障碍加颈臂、坐骨神经刺激点(环跳)、腓神经刺激点(阳陵泉);失声加喉上神经刺激点;感觉障碍选局部刺激点;视觉症状加睛明、球后;听觉症状选耳局部刺激点;吞咽障碍选舌咽神经刺激点。

操作:操作前要给予患者暗示性语言,如可选针感强烈的臂丛神经刺激点、腓神经刺激点,给予患者强烈的暗示效果,对恢复脑功能的整合作用非常有效。耳部可带电针(2 Hz),以兴奋迷走神经为佳;面部、肢体末端刺激点强刺激。

(二) 梅核气

梅核气是一种吞咽症状,可出现在分离障碍中,称为癔球症。本病主要是咽部感觉异常,又称异咽感。对于其发病机制也有不同观点,如有人认为,本病可能与上食管括约肌或咽肌功能失调(主要是痉挛性)有关。上食管括约肌(UES)是由环咽肌、下咽缩肌和食管上端环状纤维所共同组成的括约肌群,其运动主要受迷走神经支配。因此,梅核气的治疗既可以按照分离障碍进行选穴,也可以调节咽部肌肉运动及支配的神经功能为主。

舌咽神经、迷走神经和颈交感干(颈上神经节)神经分别发出咽支,于咽后壁组成咽丛,支配咽壁的感觉和有关肌的运动。咽部运动神经包括舌咽神经咽支支配茎突咽肌,迷走神经咽支,副神经加入迷走神经而支配大部分咽肌,三叉神经的下颌支支配腭帆张肌。感觉神经由三叉神经的上颌支(分布于咽上壁)、舌咽神经、迷走神经和颈上神经节的感觉分支-咽支(于咽丛中)组成,分布于咽下壁。根据以上神经机制,梅核气的现代针灸治疗原则为改善咽部感觉神经功能和舒张上食管平滑肌、咽肌。根据以上神经分布规律,选穴原则如下:

1. 迷走神经刺激点 调节咽部感觉、舒解有关肌肉的痉挛,并有稳定情绪,缓解精神紧张的作用。

2. 舌咽神经刺激点 调节咽部感觉和肌肉运动。

3. 喉上神经刺激点 调节咽部感觉和肌肉运动。

4. 咽后壁刺激点 直接在咽后壁选择刺激点可刺激咽丛神经,调节咽部感觉和肌肉运动。

● **推荐处方**

主穴:颈耳部——迷走神经刺激点(调节咽部感觉、缓解咽肌、上食管平滑肌痉挛)

舌咽神经、喉上神经刺激点(调节咽部感觉、缓解咽肌痉挛)

咽部——咽后壁刺激点(调节咽丛神经,改善咽部感觉及相关肌肉运动状态)

操作:常规操作,咽后壁用长针点刺不留针。

第七节 常见的综合征

一、竞技综合征

【概述】

竞技综合征又称"考试焦虑症""考试综合征""考前综合征""考前紧张综合征""考场堵塞综合征"等,是指在竞技(考试、比赛)前或竞技中因精神过度紧张,大脑皮质兴奋与抑制过程失调,自主神经功能紊乱所出现的涉及神经、消化、心血管系统的一系列症状,如心悸、头晕、烦躁、失眠、胃痛等症状,主要见于运动员和学生。本病各年龄段皆可发病,但多见于大中小学生,一般女生多于男生。有调查显示,56%以上的考生均存在头疼、头晕、记忆力下降、焦虑、紧张等考前综合征。一项研究表明,考试焦虑水平较高的大学生超过了20%。一项对上海市某区3723名学生进行的调查发现,中学生考试综合征的患病率较高,总检出率为21.9%。有学者认为,本病的发生受个人的认知、评价、个性及特点的影响,可分为考前紧张、临考紧张及考后紧张,属广泛性焦虑范畴,其主要机制为个人心理压力和社会环境影响等多种因素的刺激,使心理失衡,情绪变化,并通过自主神经、内分泌系统的作用而引起一系列的功能性生理异常反应。国外心理学家多数赞同詹尼斯、马克和托德的看法,认为考试焦虑有2个成分:担忧(认知的成分)和情绪(生理的成分);而国内学者多认为,考试焦虑应由认知反应、生理唤醒、行为表现三个方面组成。目前研究发现,考试焦虑的影响因素非常多且影响形式复杂,一般可以将其分为内部因素及外部因素。内部因素主要指个体自身的因素,包括生理、心理等因素,外部因素主要指个体自身以外的因素,包括家庭环境、学校环境及社会环境。考试焦虑是内部因素与外部因素交互作用的结果。情绪和情感反应在考前紧张综合征的患者中扮演着重要角色,而调整情感和情绪反应与大脑中的边缘系统密切相关;下丘脑对情绪变化、睡眠、内脏活动有广泛的调节。因此,西医认为,本病与边缘系统、下丘脑等密切相关。

本病的症状归属于中医学"心悸""不寐""晕厥"等范畴。中医学认为,七情内伤,情志偏胜,忧思恐惧太过,从而引起脏腑功能失调而发本病。

【临床诊断】

以下症状发生在竞技性活动或学习之前或之中:① 烦躁不安,精神紧张、头痛、头昏、头胀;② 可出现腹痛、纳差、泄泻,出冷汗,手抖动,尿频,甚至晕厥等;③ 自感颈部酸重,伴有心悸;④ 焦虑、失眠多梦,集中力差,健忘明显,对考试或竞技失去信心。

【治疗原则及选穴处方】

经典针灸学以镇静安神为基本治疗原则。根据心主神,脑为元神之府等理论进行选穴,再根据具体症候进行配穴。基本选穴原则如下:

1. 根据病机选穴 心主神明,脑为元神之府,故该病的发生与心、脑功能失调关系最为密切。因此可选心经的神门、灵道、阴郄、通里等,及心包经的劳宫、内关、大陵、间使,调理心经经气,宁心安神;选督脉百会、神庭、风府及与督脉密切相关的奇穴四神聪、印堂等,调神安神。

2. 辨证对症选穴 头痛头晕选太阳、风池;失眠健忘选百会、神门、照海、安眠等。心虚胆怯选心俞、胆俞、神堂等;心脾两虚选心俞、脾俞、三阴交、巨阙、足三里;阴虚火旺选太溪、三阴交、内庭、曲池、侠溪等;心阳虚弱选心俞、巨阙、命门、关元等。

3. 耳穴 选神门、心、皮质下、丘脑、交感、额、枕。配穴:心脾两虚加脾、胃;心肾不交加肾;肝郁化火加肝、胆。考前1个月开始施术,辨证选穴,常规消毒,将附有王不留行籽的 0.5 cm² 的胶布贴压于穴位,每日自行按压 3~5 次,每次 3 min,以耳郭微发热为宜。

● **推荐处方**

治法:补益心脾、疏肝理气、调神安神。

主穴:头部——百会、四神聪(调神健脑,安神定志)

　　　肢体——神门、内关、三阴交(补益心血,健脾疏肝)

配穴:头痛、头晕加印堂、太阳;烦躁、手抖加水沟、合谷;肌肉震颤加太冲、阳陵泉;书写困难、视力模糊加刺风池;血压升高加刺大椎、人迎;晕厥时可刺素髎、水沟。

操作:百会朝四神聪方向沿皮透刺,或四神聪由前、后、左、右向百会沿皮刺。余穴常规操作。

【疗效评估方法】

1. 考试焦虑测验(TAT) 本量表共有33道题目,内容均涉及考试前和考试中被测验者的心理和生理状况。

如果你想了解自己是否有考试焦虑,以及这种焦虑的程度如何,是否已严重到了影响自己考试成绩和神经功能的地步,请你做一下下面这个测验。测验时间最好能安排在一次较重要的考试刚结束之后。

说明:下面有33道题,每道题都有4个备选答案(A、B、C、D),请根据自己的实际情况,在题目后面标出相应字母,每题只能选择一个答案。A—很符合自己的情况(3分);B—比较符合自己的情况(2分);C—较不符合自己的情况(1分);D—很不符合自己的情况(0分)。

33 道题目内容包括:① 在重要的考试前几天,我就坐立不安了。② 临近考试时,我就泻肚子了。③ 一想到考试即将来临身体就会发僵。④ 在考试前,我总感到苦恼。⑤ 在考试前,我感到烦躁,脾气变坏。⑥ 在紧张的温课期间,常会想到"这次考试要是得到个坏分数怎么办?"⑦ 越临近考试,我的注意力越难集中。⑧ 一想到马上就要考试了,参加任何文娱活动都感到没劲。⑨ 考试前,我总感到这次考试将要考坏。⑩ 在考试前,我常做关于考试的梦。⑪ 到了考试那天,我就不安起来了。⑫ 当听到开始考试的铃声响了,我的心马上急跳起来。⑬ 遇到重要的考试,我的脑子就变得比平时迟钝。⑭ 看到考试题目越多,越难,我越感到不安。⑮ 在考试时,我的手会变得冰凉。⑯ 在考试时,我感到十分紧张。⑰ 一遇到很难的考试,我就担心自己会不及格。⑱ 在紧张的考试中,我却会想写与考试无关的事情,注意力集中不起来。⑲ 在考试时,我会紧张得连平时滚瓜烂熟的知识一点也回忆不起来。⑳ 在考试中,我会沉浸在空想之中,一时忘了自己是在考试。㉑ 考试中,我想上厕所的次数比平时多些。㉒ 考试时,即使不热,我也会浑身出汗。㉓ 在考试时,我紧张得手发僵,写字不流畅。㉔ 考试时,我经常会看错题目。㉕ 在进行重要的考试时,我的头就会痛起来。㉖ 发现剩下的时间来不及做完全部考题,我就急得手足无措、浑身大汗。㉗ 如果我考了个坏分数,家长或教师会严厉地指责我。㉘ 在考试后,发现自己懂得的题没有答对时,就十分生自己的气。㉙ 有几次在重要的考试之后,我腹泻了。㉚ 我对考试十分厌烦。㉛ 只要考试不记成绩,我就会喜欢考试。㉜ 考试不应当像现在这样的紧张状态下进行。㉝ 不进行考试,我能学到更多的知识。

考试焦虑量表使用说明:统计你所圈各个字母的次数,每圈一个 A 得 3 分、B 得 2 分、C 得 1 分、D 得 0 分。用下列公式可以算出你的总得分:总得分＝3×圈 A 的次数＋2×圈 B 的次数＋1×圈 C 的次数。

0~24 分:属"镇定",说明该学生一般来说能以较轻松的态度对待考试,若分值很低,说明其对考试毫不在乎。25~49 分:属"轻度焦虑",说明该生面临考试有点惶恐不安,但这是正常现象。轻度焦虑会有助于考试成绩的提高。50~74 分:属"中度焦虑",说明该生面临考试心情过于激动,焦虑感过高,难以考出实际水平,并会对心身健康有损害。75~99 分:属"重度焦虑",反映该生患有"考试焦虑症",每逢考试来临便会不由自主地产生莫名其妙的恐惧感。考试时,往往会发生"怯场",严重影响学习水平的正常发挥。

2. Sarason 考试焦虑量表(TAS) 共 37 个项目,涉及个体对于考试的态度及个体在考试前后的种种感受及身体紧张等。

考试焦虑量表<12 分以下表示考试焦虑处于较低水平,12~20 分属于中等水平,20 分以上属于较高水平。TAS 评分:受试者根据治疗前后,用 TAS 量表进行计量评分。TAS 绝对差＝治疗前 TAS 评分－治疗后 TAS 评分;TAS 相对差＝TAS 绝对差÷治疗前 TAS 评分×100%。量表评估时,TAS 绝对差和 TAS 相对差的差值越大,表示治疗后症状改善越明显。

此量表用于测定初中以上学生在考试期间的焦虑水平。下列 37 个句子描述人们对参加考试的感受,请你阅读每一个句子,然后根据你的实际情况(感受),在每一题号后( )内回答是或否,答案没有对错、好坏之分,只求按实际情况填写,尽可能快些作答,但切勿遗漏。各项目均按 1 或 0 评分,评分时,"是"记 1 分,"否"记 0 分,但其中第 3,15,26,27,29,33 题 5 个项目为反向记分,即"是"记 0 分,"否"记 1 分。

37 项内容包括:① 当一次重大考试就要来临时,我总是在想别人比我聪明得多;② 如果我将要做一次智能测试,在做之前我会非常焦虑;③ 如果我知道将会有一次智能测试,在此之前我感到很自信很轻松;④ 参加重大考试时,我会出很多汗;⑤ 考试期间,我发现自己总是在想一些和考试内容无关的事;⑥ 当一次突然袭击式的考试来到时,我感到很怕;⑦ 考试期间我经常想到会失败;⑧ 重大考试后我经常感到紧张,以致胃不舒服;⑨ 我对智能考试和期末考试之类的事总感到发怵;⑩ 在一次考试中取得好成绩似乎并不能增加我在第二次考试中的信心;⑪ 在重大考试期间我有时感到心跳很快;⑫ 考试结束后我总是觉得可以比实际上做得更好;⑬ 考试完毕后我总是感到很抑郁;⑭ 每次期末考试之前,我总有一种紧张不安的感觉;⑮ 考试时,我的情绪反应不会干扰我考试;⑯ 考试期间我经常很紧张,以至本来知道的东西也忘了;⑰ 复习重要的考试对我来说似乎是一个很大的挑战;⑱ 对某一门考试,我越努力复习越感到困惑;⑲ 某门考试一结束,我试图停止有关担忧,但做不到;⑳ 考试期间我有时会想我是否能完成大学学业;㉑ 我宁愿写一篇论文,而不是参加一次考试,作为某门课程的成绩;㉒ 我真希望考试不要那么烦人;㉓ 我相信如果我单独参加考试而且没有时间限制的话,我会考得更好;㉔ 想着我在考试中能得多少分,影响了我的复习和考试;㉕ 如果考试能废除的话,我想我能学得更好;㉖ 我对考试抱这样的态度,虽然我现在不懂,但我并不担心;㉗ 我真不明白为什么有些人对考试那么紧张;㉘ 我很差劲的想法会干扰我在考试中的表现;㉙ 我复习期末考试并不比复习平时考试更卖力;㉚ 尽管我对某门考试复习很好,但我仍然感到焦虑;㉛ 在重大考试前,我吃不香;㉜ 在重大考试前我发现我的手臂会颤抖;㉝ 在考试前我很少有"临时抱佛脚"的需要;㉞ 校方应认识到有些学生对考试较为焦虑,而这会影响他们的考试成绩;㉟ 我认为考试期间似乎不应该搞得那么紧张;㊱ 一接触到发下的试卷,我就觉得很不自在;㊲ 我讨厌老师喜欢搞"突然袭击"式考试的课程。

3. Spielberger 考试焦虑量表(TAI)　共 20 个项目,忧虑性和情绪性两个分量表各包含 8 个项目,采用 Likert4 点量表形式。

下面的每一个句子是说你可能有的或曾出现过的一般感受与体验。请认真阅读每一个句子。这里的答案无正确、错误之分,回答每一个问题时不必用太多时间去思考,但回答必须是最符合你通常感受的情况。每一个问题都要回答。1=从不;2=有时;3=经常;4=总是。

20 项问题内容包括:① 在进行考试时,我有信心,并且感到轻松;② 在考试时,我感到心烦意乱;③ 考试时,老想到考试的分数,妨碍了我答题;④ 遇到重要的考试时,我会发呆、愣住;⑤ 考试时,我发觉自己老想着我能否学成毕业;⑥ 我越尽力想如何答题,我越是慌乱;⑦ 怕考得不好的顾虑,使我不能把注意力集中于考试;⑧ 当参加重要的考试时我感到异常心神不定,神经过敏;⑨ 即使对考试有了充分准备,我还是感到神经非常紧张;⑩ 在临交考卷之前,我开始感到极为不安;⑪ 在考试中,我感到非常紧张;⑫ 我希望考试不要如此厉害地烦扰我;⑬ 在重要的考试中我紧张得连胃也不舒适了;⑭ 当进行重要的考试时,我似乎被自己击倒了;⑮ 当我参加重要的考试时,感到非常恐慌;⑯ 在参加重要的考试之前,我非常担忧;⑰ 在考试中,我发觉自己总想着失败的结果;⑱ 在重要的考试中,我感到自己的心跳得特别快;⑲ 在考试之后,我试图不再担忧它,但我做不到;⑳ 在考试中,我是那样紧张,甚至把知道的内容也忘记了。

注:对第 2～20 题则根据测验表的每一题右边所印的符号数打分即 1～4。"从不"表示考试焦虑低,打分为"1",其余依次为"2,3,4"。但对第 1 题"在进行考试时,我有信心,并且感到轻松","从不"表示高焦虑,"总是"表示低焦虑,因此,这一题的打分与测验量表上的符号数①②③④正好相反,依次

打分为 4,3,2,1。用所有 20 道题的得分之和来确定考试焦虑量表的总分(T)。因为每一题的反映可以是 1～4 分,所以焦虑测验表总分的最低分为 20 分,最高分为 80 分。

4. 考试焦虑自我检查表(来源与表现测验)　共 50 个问题,内容参见有关资料。

5. 焦虑自评量表(SAS)　该量表是精神科常用量表之一,由 20 个项目组成,采用 4 级计分制,反映受试者最近 1 周的自我体验,SAS 标准分的分界值 50 分,轻度焦虑为 50～59 分,中度焦虑为 60～69 分,重度焦虑为 70 分以上。参见偏头痛。

6. 自主神经功能检查(卧立试验)　自主神经功能检查(卧立试验),于平卧位计数 1 min 脉搏,然后起立后再计 1 min 脉搏。由卧位到立位脉搏增加 10～20 次为交感神经兴奋性增强,记录为(＋)。由卧位到立位若减少 10～20 次为副交感神经兴奋性增强,记录为(－)。正常者记录为(0)。

7. 整体疗效评估　分 3 级。① 治愈:治疗后在竞技或考试中反应灵敏,思维快捷,发挥正常;② 有效:考试中出现轻微的心悸、汗出、头晕,但经过治疗症状缓解,对竞技或考试影响不大;③ 未愈:治疗后竞技或考试中症状无改善者。

【针灸疗效分析】

1. 针灸疗效现状　针灸治疗本病的疗效主要以考试焦虑测验(TAT)、Sarason 考试焦虑量表(TAS)、Spielberger 考试焦虑量表(TAI)、FRIEBEN 考试焦虑量表(FTA)、考试焦虑自我检查量表(SRTA)、考试焦虑行为量表(TABS)等评分为主要结局指标,以学生或运动员的成绩、自主神经功能检查(卧立试验)结果为次要结局指标。也有以考试焦虑相关量表值转换成总体疗效为主要结局指标,国内多以总体疗效,而国外主要以量表评分变化为主要结局指标。

目前证据表明,针灸治疗竞技综合征可以减少学生或运动员面对考试或比赛时的压力,提高学生或运动员的成绩,更好地管理焦虑抑郁情绪,提高患者的生活质量。从总体疗效上看,针灸的总有效率为 83.3%～93.5%,有效率为 35.82%～52.6%,显效率为 16.1%～33.3%,治愈率为 3.3%～62.9%。

2. 影响针灸疗效的因素　① 个体素质:有研究报道,该病与神经衰弱具有密切的关系。神经衰弱是竞技综合征重要的诱发因素之一,其机制可能是长时间衰弱的机体功能状态,在外界因素的干扰下(竞技的紧张气氛、突发的恐惧心理等)促发自主神经功能紊乱导致。因此,针灸对有明显神经衰弱者需要较长的时间治疗,尤其是在竞技前预防性治疗可提高疗效。一般而言,体质状况好者针灸疗效优于体质差者。② 配合心理治疗:本病与心理、情绪有密切关系。《素问·移情精变气论》曰:"精神进,意志治,故病可愈。"患者的情绪好坏直接影响针灸治疗效果,良好的心境有利于疾病的早日痊愈。在临床治疗过程中,医师要多与患者沟通,以解除患者的思想顾虑,积极配合治疗,可提高针灸疗效。

3. 针灸治疗潜在的可能机制　① 中枢作用:针灸可协调大脑皮质的兴奋和抑制功能,使大脑发挥正常的协调功能,对异常的兴奋灶产生抑制,从而对竞技紧张综合征患者起到镇静安神作用。② 协调自主神经功能:针刺可对自主神经功能起到调节作用,竞技综合征患者以交感神经兴奋性增高,或副交感神经功能减弱,失去对交感神经的抑制作用,或者交感神经、副交感神经功能紊乱,出现一系列心血管、神经、消化系统的异常反应,针灸可纠正自主神经功能紊乱,达到治疗本病的目的。

【预后】

本病主要发生于心理素质太差,特别是性格内向、拘谨、胆小的患者。从生理机制方面看,过于紧张的心情和情绪波动之所以能起干扰作用,是大脑皮质的神经活动过程形成一个惰性"兴奋灶",达到一定强度时,产生了"负诱导"。通过"负诱导"作用,抑制了周围的神经活动,引起自主神经功能失调,出现相关的系列症状,使保持知识相关联的大脑皮质相关部位出现抑制,导致知识障碍,降低应试时的注意力、记忆力。"怯场"现象正是大脑皮质神经活动规律受到"负诱导"干扰的表现。因此,本病重在预防,要为患者减轻压力,进行心理辅导,平时家长要培养孩子的自信心和对失败的正确认识。竞技前要劳逸结合、睡眠充足。一般经过针灸治疗,心理辅导和家长的配合,本病预后良好。

二、慢性疲劳综合征

【概述】

慢性疲劳综合征(CFS)是一种以原因不明的疲劳为主要表现的症候群,常伴咽痛、头痛、肌肉关节痛等躯体不适及注意力不集中、记忆力减退、睡眠障碍等神经、精神症状,而且体格及实验室检查常无异常表现。

根据流行病学调查,CFS 的全球患病率为 0.8%~3.5%,发病率为 0.4%~1%;一份来自美国国家科学院的报告显示,CFS 影响美国多达 250 万人,每年直接和间接的费用多达 17 亿~240 亿美元。在我国部分地区小样本调查也显示,CFS 的发病率有逐年上升之势。西医学认为,CFS 的发病可能与病毒感染、心理社会应激因素及体质等多种因素相互影响、相互作用导致免疫系统功能紊乱,神经、内分泌系统的改变有关,进而发生 CFS。

本病症状可见于中医学的"头痛""心悸""郁证""眩晕""虚劳"等病症中。中医学认为,本病与肝、脾、肾的病变有关。其病理机制主要在于劳役过度、情志内伤等,致肝、脾、肾功能失调所致。肝主疏泄、藏血、主筋,人之运动由乎筋力,筋赖血之濡养,因此,肝与疲劳密切相关;脾主肌肉四肢,脾虚则运化失常,精微不布,筋肉失养而易于疲劳;肾藏精、主骨生髓,肾精不足则筋骨无力,髓海空虚,易疲劳。

【临床诊断】

1. 患者具有临床评定的、不能解释的、持续的或反复发作的慢性疲劳,该疲劳是新的或有明确的开始(如非终身的),不是持续劳力的结果,休息后不能充分地缓解,并已导致工作、教育、社会或个人活动水平较以前有明显的下降。

2. 下述的症状中同时出现 4 项或 4 项以上,且这些症状已经持续存在或反复发作 6 个月或更长的时间,但不应该早于疲劳:① 劳力后的不适(全身性的不舒服或不安的感觉,一种非特异性感觉,往往是感染或其他疾病的先驱症状)超过 24 h;② 不能解乏的睡眠;③ 严重的短期记忆或集中注意力障碍;④ 一种新的类型、模式或严重程度的头痛;⑤ 肌肉痛;⑥ 无关节红肿的多关节疼痛;⑦ 咽喉痛;⑧ 颈淋巴结或腋淋巴结触痛。

【治疗原则及选穴处方】

经典针灸学以调理肝脾,益髓养神为基本治疗原则。在选穴上可根据肝藏血、主筋,脾主肌肉四肢和肾主骨生髓,脑为髓海等理论进行选穴。具体选穴原则如下:

1. 选择与肝、脾、肾三脏相关的穴位　如选择肝俞、太冲、脾俞、三阴交、足三里、肾俞、悬钟等穴位。

2. 在头部选择有关腧穴　如百会、四神聪、印堂、风池等健脑调神穴位。

3. 辨证选穴　气虚选气海、脾俞、关元等;血虚选血海、膈俞、足三里等;肝脾不调选太冲、太白、足三里;脾肾阳虚选脾俞、肾俞、命门、神阙等。

4. 耳穴　选心、肾、肝、脾、脑、皮质下、神门、交感。

● **推荐处方 1**

治法:调理肝脾,健脑养神。

主穴:头部——百会、印堂(健脑养神)

　　　肢体——神门(益心养神)

　　　　　　太溪(补益髓海)

　　　　　　太冲、三阴交、足三里(健脾疏肝)

配穴:失眠、多梦易醒加安眠、内关、四神聪;心悸、焦虑加内关、神庭;注意力不集中加四神聪、悬钟;气虚加关元、气海。

操作:诸穴常规操作。失眠严重者,四神聪可留针过夜。

● **推荐处方 2**

治法:调理脏腑,协调气血。

主穴:头部——四神聪(健脑养神)

　　　背部——夹脊穴(调理脏腑,协调气血)

　　　肢体——合谷、足三里(健脾胃,调气血)

　　　　　　阳陵泉、悬钟(强筋益髓)

配穴:气虚加气海、脾俞;血虚加膈俞、三阴交;肝脾不调加太冲、太白;脾肾阳虚加脾俞、肾俞、命门、神阙。

操作:轻叩背部夹脊穴,以局部潮红为度。余穴常规操作。

【疗效评估方法】

1. 疲劳评定量表(FAI)　是由美国精神行为科学研究室的 Joseph E. Schwartz 及神经学研究室的 Lina Jandorf 等人于 1993 年制定的。用于评定以疲劳为主要表现的疾病患者及健康者的疲劳特征、程度等,其评定时间跨度为最近 2 周。

疲劳评定表(FAI)由 29 个陈述句以及相应答案选项组成,每 1 个条目都是与疲劳有关的描述,分 7 个等级,受试者仔细阅读完每一个条目后,根据自己的实际情况选择。完全同意选择"7",完全不同意选择"1",介于两者之间选择"4",偏于不同意选择"2""3",偏于同意选择"5""6"。

29 项问题内容包括:① 当我疲劳时,我感觉到昏昏欲睡;② 当我疲劳时,我缺乏耐心;③ 当我疲劳时,我做事的欲望下降;④ 当我疲劳时,我集中注意力有困难;⑤ 运动使我疲劳;⑥ 闷热的环境可导致我疲劳;⑦ 长时间的懒散使我疲劳;⑧ 精神压力导致我疲劳;⑨ 情绪低落使我疲劳;⑩ 工作导致我疲劳;⑪ 我的疲劳在下午加重;⑫ 我的疲劳在晨起加重;⑬ 进行常规的日常活动增加我的疲劳;

⑭ 休息可减轻我的疲劳;⑮ 睡眠减轻我的疲劳;⑯ 处于凉快的环境时,可减轻我的疲劳;⑰ 进行快乐、有意义的事情可减轻我的疲劳;⑱ 我比以往容易疲劳;⑲ 疲劳影响我的体力活动;⑳ 疲劳使我的身体经常出毛病;㉑ 疲劳使我不能进行持续性体力活动;㉒ 疲劳对我胜任一定的职责与任务有影响;㉓ 疲劳先于我的其他症状出现;㉔ 疲劳是我最严重的症状;㉕ 疲劳属于我最严重的 3 个症状之一;㉖ 疲劳影响我的工作、家庭或生活;㉗ 疲劳使我的其他症状加重;㉘ 我现在所具有的疲劳在性质或严重程度方面与我以前所出现过的疲劳不一样;㉙ 我运动后出现的疲劳不容易消失。

注:量表主要包括 4 个因子,即 4 个亚量表。因子 1 为疲劳严重程度表(global fatigue severity subscale,简称 GFSS),以定量地测定疲劳的严重程度;因子 2 为环境特异性疲劳量表(situation-specific fatigue subscale,简称 SFS),用以测定疲劳对特异性环境(寒、热、精神紧张等)的敏感性,评价该疲劳是否具有情境的特异性;因子 3 为疲劳的心理后果量表(fatigue consequence subsacle,简称 FCS),用以测定疲劳可能导致的心理后果,如缺乏耐心,欲望降低,不能集中注意力等,因子 4 为疲劳对休息或睡眠的反应量表(responsiveness to rest/sleep,简称 RR/S)。4 个因子均通过其所含条目分值的简单相加,然后取其算术平均值,便可算出 4 个分值,这 4 个分值在正常人以及与疲劳相关的疾病中表现特点不同。Joseph.E 等通过将正常人与各种和疲劳有关的疾病患者比较,发现 FAI 不仅可将正常人的疲劳与患者的疲劳区分开来(以分值 4 为界,常人的因子 1 分值<4),而且不同的疾病疲劳程度特点也不同,尤其是因子 1、因子 2,其分辨能力更强。

2. 疲劳量表-14(FS-14)　是英国 King's College Hospital 心理医学研究室的 Trudie Chalder 及 Queen Mary's University Hospital 的 G.Berelowitz 等许多专家于 1992 年共同编制的。用来测定疲劳症状的严重性,评估疗效,以及在流行病学研究中筛选疲劳病例。

疲劳量表 FS-14 由 14 个条目组成,每个条目都是 1 个与疲劳相关的问题,请受试者仔细阅读每一条目或检查者逐一提问,根据最适合受试者的情况圈出"是"或"否",除了第 10、13、14 条 3 个条目为反向计分,即回答"是"记为"0"分,回答"否"记为"1"分,其他 11 个条目都为正向计分,即回答"是"计"1"分,回答"否"计"0"分。14 个条目分为 2 类:一是反映躯体疲劳(physical fatigue),包括 1~8 共 8 条目;一类是反映脑力疲劳(mental fatigue),包括第 9~14 共 6 个条目。将第 1~8 条 8 个条目的分值相加即得躯体疲劳分值,将第 9~14 条 6 个条目的分值相加即得脑力疲劳分值,而疲劳总分值为躯体及脑力疲劳分值之和。躯体疲劳分值最高为 8 分,脑力疲劳分值最高为 6 分,总分值最后为 14 分,分值越高,反映疲劳越严重。

(1)躯体疲劳　① 你有过被疲劳困扰的经历吗?(是/否)。② 你是否需要更多的休息?(是/否)。③ 你感觉到犯困或昏昏欲睡吗?(是/否)。④ 你在着手做事情时是否感到费力?(是/否)。⑤ 你在着手做事情时并不感到费力(是/否),但当你继续进行时是否感到力不从心?(是/否)。⑥ 你感觉到体力不够吗?(是/否)。⑦ 你感觉到你的肌肉力量比以前减小了吗?(是/否)。⑧ 你感觉到虚弱吗?(是/否)。

(2)脑力疲劳　⑨ 你集中注意力有困难吗?(是/否)。⑩ 你在思考问题时头脑像往常一样清晰、敏捷吗?(是/否)。⑪ 你在讲话时出现口头不利落吗?(是/否)。⑫ 讲话时,你发现找到一个合适的字眼很困难吗?(是/否)。⑬ 你现在的记忆力像往常一样吗?(是/否)。⑭ 你还喜欢做过去习惯做的事情吗?(是/否)。

【针灸疗效分析】

1. 针灸疗效现状　　针灸疗效以临床症状、疲劳量表(FAI)、疲劳量表 FS-14 评分为主要结局指标,以躯体和心理健康报告(SPHERE)评分及 PSQI 评分等为次要结局指标。目前证据显示,针灸可改善疲劳症状。针灸总有效率达 90％以上,但总体缺乏高质量的临床证据。

2. 影响针灸疗效的因素　　① 年龄:针灸对于儿童、青少年缓解症状好;相对而言,针灸对于成年人的疗效不及前者,成年人功能损害常持续存在,完全恢复的病例相对较少。② 病情:针灸疗效与发病状态、症状程度、躯体功能、情绪状态等密切相关。有研究表明,无明显的思维不清晰、躯体症状少、睡眠中不易被惊醒、睡眠时间较少和已婚者等出现疲劳针灸改善较为明显。

3. 针灸治疗潜在的可能机制　　① 对下丘脑-垂体-肾上腺轴的调节:研究表明,针刺对患者机体内分泌系统具有良性调节作用,对肾上腺皮质、肾上腺髓质和下丘脑-垂体系统的功能均能产生调节作用。有实验结果显示,针刺可下调血清 ACTH、CORT 和 CRH 的浓度,提示针刺治疗对下丘脑-垂体-肾上腺轴功能有调节作用,有利于本病的康复。② 免疫调节:有学者认为,人体长期处于高度紧张、劳累,大脑中枢系统功能失调和免疫功能异常,导致机体各系统、多脏腑功能衰退是疲劳综合征的发生机制。免疫学检查体液免疫 C3、C4 治疗前水平升高,治疗后 C3、C4 含量下降,治疗前后比较差异显著,提示针刺治疗对异常的补体水平有纠正作用。细胞免疫水平治疗前表现为失衡状态,治疗后 CD4 水平下降,CD8 水平升高,CD4/CD8 比值下降,与治疗前后差异显著。提示针刺疗法对细胞免疫系统有调节作用。针刺提高机体免疫力,可使巨噬细胞的吞噬活性增强。③ 多系统调节:针刺合谷等穴有明显的抗组胺作用;针刺阳陵泉可增强胆囊运动,促进胆汁分泌;针刺头部穴位可使脑血流量增加,脑血管阻力下降;针刺悬钟穴可促进红细胞生成等;针刺可整体地调整机体各系统的功能。针刺可以反射性地引起中枢神经向应激态转变,起到调节和改善疲劳症状的作用。因此,针灸治疗 CFS 具有多方面协同作用。

【预后】

目前对 CFS 预后转归影响的观察结论不一。研究结果显示,完全恢复正常的病例极少,一部分人的症状得到改善,但也有一些病例病情未出现变化。但对 CFS 患者出现这种预后转归情况短期的观察(多为 12 周以内)表明,儿童、青少年 CFS 患者自然病程的预后较满意,大多数儿童及青少年症状缓解,持续功能受限的情况较少。成年人的预后多不良,完全恢复的病例很少,且其预后转归情况与调查开始时患者的发病状态、患者年龄、症状程度、躯体功能、社会功能、情绪状态有关。成年人 CFS 的症状随着时间的推移有所改善,且症状的改善有相关性,但功能损害持续存在,随着时间的推移尽管有显著的改善但却不能消除。高龄、复合症状表现是预后不好的危险因素。有以下特征者,疲劳程度有更明显的改善,包括无明显的思维不清晰、躯体症状少、睡眠中不经常被惊醒、睡眠时间较少、已婚等。不清晰的思维、抑郁、肌肉疼痛、入睡困难的改善与疲劳改善密切相关。与疲劳同时改变的一些症状可能与疲劳有一定的关系。针灸可以较好地缓解躯体疲劳的自觉症状,能调节患者的情绪和睡眠,一定程度上改善患者体质虚弱的状况。保持情绪乐观,避免精神刺激,日常生活要有规律,勿过于劳累,参加适当的体育锻炼和各种娱乐活动,有助于本病的康复。

三、脑震荡综合征

脑震荡综合征（PCS）也称为脑震荡后障碍、脑震荡后神经征，是由脑震荡引起的后遗精神症状，指颅脑外伤急性期后3个月以上仍有某些自觉症状，而神经系统检查无器质性损害，临床以头痛、头昏、心悸耳鸣、失眠多梦、记忆力减退、注意力不集中等神经官能症为主要表现。重者悲观失望，烦躁易怒，疲乏无力，甚至出现癔症样症状。创伤性脑损伤（TBI）是现代创伤中发病率、致残率和死亡率最高的疾病之一。2002~2006年，美国TBI的年平均发病率估计为170万，其中有70%~90%为脑震荡。大多数研究报告表明，约15%有单次脑震荡史的人会出现与损伤相关的持续症状，这些症状可能会在头部受伤后持续超过3个月。应用不同的诊断标准及调查方法，脑震荡综合征的发生率相差较大，其患病率为11%~64%。1年持续症状的患病率尚不清楚，但估计为5%。关于儿童PCS的患病率和发病率的信息有限。研究发现，在Hawassa大学综合性专科医院中，头部受伤和急诊科患者的PCS总体患病率为41.5%。

脑震荡可导致患者心理障碍的产生，而后遗症状的发生率和心理因素显著相关。脑震荡患者伤后遗忘时间与脑震荡综合征出现症状类型和症状出现时间有着密切的关系，伤后遗忘时间越短的患者在出院一年半以后脑震荡综合征出现概率越小。脑震荡后综合征的发病机制仍未阐明，主要有以下几种学说：器质性学说认为，是在头颅创伤累及脑组织的基础上产生的，已经病理学研究证实；心因性学说认为，社会心理因素的影响更大；多因素学说则认为，其本质上是一种器质性疾病，但在此基础上，又有社会心理因素的影响。

脑震荡综合征症状复杂，可见于中医学"头痛""眩晕""失眠""郁证"等，中医学又称为"脑震伤"或"脑气震动"等。因跌倒撞击、闪挫等直接或间接暴力冲击头部而致损伤髓海，瘀血内停，脉络不通而形成。常有头痛、头晕、耳鸣、失眠、记忆力减退等后遗症。病机为脑海震伤，元神失养，经络瘀阻，致脑部的阴阳失调。

【临床诊断】

1. 症状标准

（1）符合脑外伤所致精神障碍的诊断标准。

（2）有脑外伤导致不同程度的意识障碍病史。

（3）目前的症状与脑外伤相关，并至少有下列3项：① 头痛、眩晕、内感性不适，或疲乏；② 情绪改变，如易激惹、抑郁，或焦虑；③ 主诉集中注意困难、思考效率低，或记忆损害，但是缺乏客观证据（如心理测验正常）；④ 失眠；⑤ 对酒的耐受性降低；⑥ 过分担心上述症状，一定程度的疑病性超价观念和采取患者角色。

（4）中枢神经系统和脑CT检查，不能发现弥漫性或局灶性损害征象。

2. 严重标准　社会功能受损。

3. 病程标准　符合症状标准和严重标准至少已3个月。

4. 排除标准　排除脑挫裂伤后综合征、分裂症、情感性精神障碍，或创伤后应激障碍。

附 美国精神病学会(APA)制定的《精神障碍诊断与统计手册》第四版诊断标准

(1) 符合脑外伤所致精神障碍的诊断标准。

(2) 有脑外伤导致不同程度的意识障碍史。

(3) 目前的症状与脑外伤有关,并至少含有下列6项中的3项:① 头痛、眩晕、内感性不适或疲乏;② 情绪改变,如易激惹、抑郁或焦虑;③ 自述集中注意力困难、思考效率低或记忆损害,但缺乏客观证据如心理学测试正常;④ 失眠;⑤ 对酒精的耐受性降低;⑥ 过分担心上述症状,一定程度的疑病性超价观念和采取患者角色。

(4) 中枢神经系统检查和脑检查,不能发现弥漫性或局灶性损伤征象。

(5) 脑震荡综合征的严重症状是社会功能受损。其病程至少已有3个月,并应排除脑挫裂伤综合征、分裂症、情感性精神障碍,方可明确诊断。

【治疗原则及选穴处方】

经典针灸学以调神通络、健脑益智为基本治疗原则。根据"头为诸阳之会";督脉入络脑;肝主疏泄、调情志等理论进行选穴,结合具体证候和症状选穴。具体选穴原则如下:

1. 局部、辨经选穴 在头部选百会、四神聪、印堂、水沟、神庭、头维、风池、风府、完骨、天柱等。按患病部位循经取穴,头顶部选百会、风池、太冲、合谷、涌泉;前额部选合谷、内庭、印堂、解溪、上星;颞部选率谷、太阳、风池、外关、足临泣;后头部选天柱、风池、风府、束骨、昆仑、后溪。

2. 辨证选穴 肝气郁滞选太冲、内关、肝俞、期门等;气血不足选气海、膈俞、足三里、脾俞、肝俞等;髓海空虚选百会、悬钟、肾俞、关元、三阴交等;瘀血阻络选阿是穴、太阳、风池、内关、合谷、膈俞等。

3. 对症选穴 失眠选神门、申脉、照海、四神聪、安眠等;健忘选内关、神门、四神聪、神庭、大陵等。

● 推荐处方

治法:活血祛瘀,疏通脑络。

主穴:头部——百会、头维、四神聪、风池(疏通脑络,活血化瘀)

　　　肢体——合谷、足三里(活血通络,扶助正气)

配穴:肝气郁滞加太冲、肝俞;气血不足加气海、脾俞;髓海空虚加悬钟、肾俞;瘀血阻络选阿是穴、太阳、内关、膈俞。失眠多梦加三阴交、神门;恶心呕吐加内关、中脘;心悸加心俞、神门;耳鸣耳聋加翳风、听会;烦躁易怒加肝俞、神门;神志异常、癔症样症状加水沟、涌泉。

操作:常规操作。

【疗效评估方法】

1. Rivermead脑震荡综合征问卷(RPQ) 是常用的评估工具。

问卷共16个问题,每个问题均按轻重程度分5个等级,即无,0分;轻微,1分;轻度,2分;中度,3分;重度,4分。0~7分为优,8~15分为良,16~23分为可,≥24分为差。

16项问题包括:与伤前相比较,最近24 h内是否存在以下症状,选择最真实的答案。具体:① 头痛;② 头晕;③ 恶心或呕吐;④ 对声音敏感(怕声);⑤ 睡眠障碍;⑥ 容易疲劳;⑦ 容易生气;⑧ 心情不好或悲伤;⑨ 感觉失落或烦躁;⑩ 健忘;⑪ 注意力不集中;⑫ 思考问题较慢;⑬ 视物模糊;⑭ 对光敏感(怕光);⑮ 复视;⑯ 不安。

2. Rivermead 脑损伤随访问卷评分(RHFUQ)　共包括 10 项内容,每项均按照轻重程度分为 5 级,0＝无、1＝轻微、2＝轻度、3＝中度、4＝重度。

10 项内容为:① 和一个人交谈的能力下降;② 和 2 个或以上的人交谈的能力下降;③ 日常家庭活动困难;④ 不能坚持伤前的爱好;⑤ 睡眠障碍;⑥ 感觉工作枯燥无味;⑦ 和老朋友的关系恶化;⑧ 和自己的伴侣关系恶化;⑨ 不能应付家庭的需要;⑩ 是否有其他问题。请列举并加评估。

3. 精神创伤影响评定问卷(PTIQ)　本问卷为他评版。

指导语:下面的问题,可能是您创伤后出现的各种不适和问题,请您如实告诉我们您现在和最近 1 个月内的真实感受。如果您谈论这些内容有困难,也请及时告诉我们。

简单描述您最近遭遇到的创伤性事件:这一些经历是否使您受到惊吓? 是,否。

圈出最适合受试情况的分数(注:1＝无、2＝轻度、3＝中度、4＝严重)。

问卷共设 62 个问题:① 您是否对声音变得敏感,精神紧张,很容易受惊吓? ② 您是否觉得没有安全感,总是感到危机四伏? ③ 您是否变得警觉性很高,处处提防,变得草木皆兵? ④ 进入房间时,您是否总要对周围进行仔细检查? ⑤ 您是否不敢入睡? ⑥ 您是否非常害怕或惊恐? ⑦ 您是否无缘无故地感到害怕? ⑧ 您是否感到喉咙中有异物感或吞咽困难? ⑨ 您是否经常感到全身肌肉发紧酸痛,双手颤抖? ⑩ 您是否小便次数增多或有时便秘,有时腹泻? ⑪ 您是否经常感到脸红发热? ⑫ 您是否感到心跳厉害,胸部憋闷,呼吸困难? ⑬ 您是否手心常出汗发凉? ⑭ 您是否感到无助或情绪低落? ⑮ 您是否经常责备自己,感到自己已连累他人? ⑯ 您是否觉得活着没有意义,有轻生念头? ⑰ 您的体重是否明显减轻? ⑱ 您是否认为无论做什么,都无济于事? ⑲ 您是否对未来感到灰心、悲观和失望? ⑳ 您是否感觉任何方面都比不上他人? ㉑ 您是否感到自己现在对任何人都不存在什么指望? ㉒ 您是否不由自主地回想受打击的经历,包括画面,想法或感觉? ㉓ 您是否经常出现带有创伤性内容的噩梦? ㉔ 您是否感到创伤性体验重演或创伤性事件似乎正再一次发生? ㉕ 当有人提及创伤性事件时,您是否感到心情不舒服(如恐惧、愤怒,悲伤、内疚等)? ㉖ 与那件事有关的事是会使您产生一些身体反应,如流汗、呼吸困难、作呕及强烈心跳? ㉗ 是否任何有关的事物或情景都会勾起您对那件事的痛苦回忆? ㉘ 您是否无意中就会想到那件事? ㉙ 是否您对那件事的强烈感觉一阵一阵地涌现出来? ㉚ 您是否努力打消对事件的回忆,或尽量不去谈论它? ㉛ 您是否拒绝参加勾起痛苦回忆的活动? ㉜ 您是否感觉麻木,很难体会到幸福或愉快感? ㉝ 您是否喜欢独处,与周围人疏远或减少接触? ㉞ 您是否对以前喜欢的活动不再感兴趣或很少参加? ㉟ 您是否变得得过且过,不管自己的将来会怎样? ㊱ 您是否感到对周围发生的任何事情都没有兴趣? ㊲ 您是否感到自己生活在梦里,对周围环境很陌生? ㊳ 您是否对创伤时的重要内容回忆不起来? ㊴ 那件事发生时您是否控制不住自己的情绪,哭笑无常? ㊵ 您是否感觉当时自己的行为变得机械自动,事后才意识到并不是自己主动想去做的? ㊶ 您是否感觉精神恍惚,不知道自己在做什么? ㊷ 您是否感到迷惑,有短时间的不能确定自己在哪里或当时是什么时间的感觉? ㊸ 您是否经常出现胃部饱胀感,没有食欲? ㊹ 您是否进食后恶心或呕吐? ㊺ 您经常因为胃痛和消化不良而苦恼吗? ㊻ 您是否吃东西没有味道,味同嚼蜡? ㊼ 您是否睡眠变浅,容易惊醒? ㊽ 您是否睡眠中做梦很多,且多是噩梦? ㊾ 您是否感到醒后也不能解除疲劳,感到很累? ⑩ 您是否对性生活没有要求,或对异性也缺少往日的兴趣? ⑪ 您自己是否能上街购物,打电话,乘坐公交车? ⑫ 您是否能管理好自己的钱物? ⑬ 您是否能做好家务劳动,如洗衣,做饭,搞卫生? ⑭ 您是否关心孩子的教育或老人的赡养? ⑮ 工作中您是否与同事合作困难,做事独来独往,无法相互协作? ⑯ 您的工作效率是否明显下降,或常因工作问题受到领导批评? ⑰ 与家人相互往来,有问题时能交换意见。⑱ 您是否经常与同学、朋友、亲戚、邻居保持联系,比如电子邮件或电话、书信? ⑲ 您是否独自外出参加社会活动或走亲访友? ⑳ 您是否记得重要的约定,比如他人的生日等? ㉑ 您做事是否有责任心和计划性,并很好地完成? ㉒ 您是否感到对现实不能应付,无所适从?

4. 症状自评量表(SCL‐90)　参见分离障碍。

5. 整体疗效评估　分3级。① 治愈:临床症状及体征全部消失,随访3个月未复发;② 显效:临床症状及体征明显改善,部分症状消失;③ 无效:临床症状及体征无改善或加重。

【针灸疗效分析】

1. 针灸疗效现状　针灸疗效主要以临床总体疗效、Rivermead 脑震荡综合征问卷评分和 Rivermead 脑损伤随访问卷评分为主要结局指标,以症状自评量表(SCL‐90)、焦虑抑郁的心理量表和睡眠相关量表评分为次要结局指标。

目前证据表明,针灸可明显缓解脑震荡遗留的头晕、头痛;起到改善和提高学习记忆及智力作用,对健忘有确切疗效;可改善入睡难、易惊醒等症状,改善睡眠质量;减轻焦虑抑郁症状,改善负性情绪,促进患者回归正常生活。从总体疗效上看,针灸的总有效率为 90.6%～100%,显效率为 25%～41.7%,治愈率为 43.7%～83.3%。但总体缺乏高质量的临床证据。

2. 影响针灸疗效的因素　① 病情:针灸的疗效首先取决于脑震荡的程度,如脑震荡程度较轻则针灸疗效较好;若患者主要以神经症样症状为主,如出现头晕、头痛、注意力不集中、记忆力减退、睡眠障碍、情绪不稳等,针灸疗效好;如果出现认知障碍、人格改变,重者悲观失望,烦躁易怒,疲乏无力,甚至出现癔症样症状等,表明脑震荡较重,针灸疗效不及前者。② 病程及治疗时机:病程越短疗效越好,脑损伤在病后3个月到半年内是恢复的最佳时机,1年以上病理形态基本固定。针灸一定要抓住治疗时机,在半年内针灸疗效较好;超过1年针灸疗效相对较差。在脑震荡发生后,尤其在意识障碍时的复苏期及时用针刺治疗,对脑损伤促醒及预后有重要意义。③ 患者的心理状况:具有神经质特性的患者,症状较多,常伴有严重的神经精神症状,疗效不及具有正常心理的患者。

3. 针灸治疗潜在的可能机制　现代医学认为,本病的发生原因主要包括:脑震荡可引起自主神经功能失调,导致脑血管运动功能和血脑屏障功能紊乱,部分患者出现脑外伤后产生心理障碍。针灸治疗本病的环节和机制可能是针刺能够调节脑血管的舒缩运动功能,使其紊乱的功能恢复正常,同时对血液成分进行调整,促进血液循环;调节自主神经的功能紊乱,协调大脑皮质、皮质下的兴奋过程和抑制过程,从而维持了机体内在环境的平衡。

【预后】

脑震荡综合征通过治疗,大部分患者预后良好,本病对健康影响不大,但严重影响工作和生活质量。目前,对于造成脑震荡综合征的发病机制究竟为器质性损害还是心因性因素的认识仍存在分歧,可能是脑部器质性病变和精神因素共同作用的结果,而两者在不同个体中所占的比例与产生的效果不同。因此,该病的治疗尚无特效方法,临床上多主张以心理治疗为主,另外,给予自主神经功能调节药物、脑代谢激活药物,并予对症治疗,如给予抗焦虑、抗抑郁、镇静、镇痛等药物,但疗效往往不尽如人意。患者一旦表现为脑震荡综合征,病情常致迁延不愈,给患者及其家庭均造成极大的痛苦。研究表明,采用针刺方法其效果明显优于药物治疗,针刺治疗避免了患者长期口服药物带来的不良作用,无论近期疗效和远期疗效都较满意。因此,在脑震荡综合征的治疗过程中,应首选针刺治疗方法,并配合心理治疗,鼓励患者进行运动锻炼,增强体质。

四、常见的综合征的现代针灸学治疗原则与选穴处方

本节主要讨论常见的精神和行为障碍中的考试综合征、慢性疲劳综合征和脑震荡综合征。这 3 种综合征临床表现各有特点和侧重,但总体上都有情绪上的焦虑不安以及自主神经功能失调的一些表现。现代针灸学的治疗原则是改善脑代谢,调节心理情绪,协调自主神经功能;再根据具体症状对症治疗。选穴原则如下:

1. 迷走神经刺激点　调节情绪,改善睡眠。

2. 星状神经节刺激点　整体性调节下丘脑-垂体-内分泌及免疫,调节机体代谢,稳定内环境。

3. 头面部三叉神经区刺激点　改善脑循环、脑代谢,调整脑功能。可选该区域的传统穴位如印堂、百会、太阳、神庭等。

4. 颈项部颈 1～3 感觉神经区刺激点　改善脑循环,脑代谢,增强迷走神经的功能,稳定情绪。可选该区域的传统穴如风池、完骨、风府、颈夹脊。

5. 根据具体症状选择刺激点　如头痛可选头部压痛点、激痛点。腹痛选下肢刺激点,如足三里、太冲,依据弥散性伤害抑制性机制,以痛制痛。尿频选胸 11～腰 2 节段刺激点,兴奋支配膀胱的交感神经,促进储尿。咽喉痛加咽后部刺激点。肌肉痛可选疼痛区或激痛点。

● **推荐处方 1**(考试综合征)

主穴:颈耳部——迷走神经刺激点(兴奋副交感神经,稳定情绪,反射性抑制交感神经活动,改善睡眠)

　　　头面部——三叉神经区刺激点(百会、神庭、印堂)(改善脑循环,协调脑功能)

配穴:腹痛加下肢刺激点(如足三里);尿频症状加胸 11～腰 2 节段刺激点。

操作:常规操作。

● **推荐处方 2**(慢性疲劳综合征)

主穴:头面部——三叉神经区刺激点(百会、神庭、印堂)(改善脑循环,协调脑功能)

　　　颈项部——颈 1～3 感觉神经区刺激点(风池、完骨、风府、颈夹脊)(改善脑循环,协调脑功能)

　　　　　　　星状神经节刺激点(整体调节下丘脑-垂体-内分泌及免疫,减轻疲劳感)

　　　耳部——迷走神经刺激点(改善情绪)

配穴:头痛加局部刺激点(太阳)、头部激痛点;咽喉痛加咽后壁刺激点;肌肉痛选局部刺激点或激痛点。

操作:星状神经节刺激点采用高频率持续强刺激以抑制其活动为宜。头部或耳部刺激点可带电针(2 Hz)。

● **推荐处方 3**(脑震荡综合征)

主穴:头面部——头项部颈 1~3 感觉神经区刺激点(风池、完骨、风府、颈夹脊)(改善脑循环,协调脑功能)

　　　　　　三叉神经区刺激点(百会、神庭、印堂)(改善脑循环,协调脑功能)

　　　耳部——迷走神经刺激点(改善情绪)

配穴:头痛加局部痛点、压痛点或头部激痛点。可参见头痛内容。

操作:常规操作。

第十二章　整体性病症

　　整体性病症主要是指病变发生的部位和表现很难用局限于某个器官和组织来描述,而是表现出多个方面或全身性症状的一类病症。这类病症最突出的特点是在针灸治疗上无法按照神经节段性支配来进行针对而较为精准的治疗,而是要用多种方法综合考虑或整体性调节来进行较为广泛化的治疗,这是本类疾病与体表及体内器官、组织病症最大的不同点。这类病症针灸治疗的现代方法并不成熟,是否具有特异性效应并不清楚,因此,在治疗上更具有探索性;对症治疗减轻症状是目前针灸治疗的现状。

第一节　物理与化学因素所致病症

　　在人类的社会生活环境中,许多物理因素在某些情况下就成为对身体健康有害的因素。本节主要讨论物理因素导致的较为复杂的整体性表现病症,如中暑、晕动病。另外,临床上所应用的放疗和化疗(化学因素)也常造成机体的损伤,如常出现白细胞减少症等严重副作用。

一、中暑

【概述】

　　中暑常发生在高温和湿度较大的环境中,是以体温调节中枢障碍、汗腺功能衰竭和水电解质丢失过多为特征的急性疾病。对高温环境的适应能力不足是致病的主要原因。在美国运动员中,热(日)射病是继脑脊髓和心脏骤停后第三位死亡原因。大气温度升高($>32℃$)、湿度较大($>60\%$)、对高热环境不能充分适应及工作时间长、剧烈运动或军事训练,又无充分防暑降温措施时极易发生中暑。此外,在室温较高而无空调时,肥胖、营养不良、年老体弱和慢性疾病患者更易发生中暑。促使中暑的原因包括环境温度过高、产热增加、散热障碍和汗腺功能障碍。正常人腋窝温度在 $36\sim37.4℃$,下丘脑体温调节中枢能控制产热和散热,以维持正常体温的相对恒定。中暑损伤主要是体温过高(大于$42℃$)对于细胞的直接毒性作用,引起广泛性器官功能障碍。据统计,心肌梗死、脑血管意外等疾病可使中暑发生率增加 10 倍。中暑患者年龄分布广泛,且男性发病率高于女性,$6\sim8$ 月份为全年发病高峰期。中暑分为热痉挛、热衰竭、热射病 3 类,其中热射病是最严重的中暑类型,占中暑的 $8.6\%\sim18.0\%$。热痉挛的症状出现可能与严重体钠缺失(大量出汗和饮用低张液体)和过度通气有关。热衰竭是在严重热应激情况时,由于体液和体钠丢失过多、补充不足所致,可以是热痉挛和热射病的中间过程,如不治疗可发展为热射病。热射病是一种致命性急症,又分为经典型热射病和劳力型热射病。经典型热射病主要由于被动暴露于热环境引起机体产热与散热失衡(内源性产热过多)而发病,常见于年幼者、孕妇和年老体衰者,或者有慢性基础疾病或免疫功能受损的个体。根据国外有限的调查资料,经典型热射病在夏季热浪期间人群发病率为$(17.6\sim26.5)/10$ 万,住院病死率为$14\%\sim65\%$,ICU 患者病死率$>60\%$。劳力型热射病(EHS)主要由于高强度体力活动引起机体产热与散热失衡(散热减少)而发病,常见于夏季剧烈运动的健康青年人,如在夏季参训的官兵、运动员、消防员、建筑工人等。EHS是中暑最严重的一种类型,其特点为发病急,病情进展快,如得不到及时有效的救治,病死率高达50%以上。25%~30%的劳力型热射病患者和5%的经典型热射病患者出现急性少尿型肾衰竭。

本病古称"中热",俗称"发痧",多因年老体弱,或睡眠不足、劳倦过度等正气亏虚之时,复感暑热或暑湿秽浊之气,邪热郁蒸,湿浊留于中焦而发。轻者郁于肌表,阻遏气机;甚者则清窍被蒙,经络之气厥逆不通,而出现神昏痉厥,如津气耗散过度,往往气阴两虚而致虚脱。根据不同的临床症状,有不同的命名,如见头晕、头痛、呕恶者称"伤暑";猝然昏倒者称"暑厥";抽搐者称"暑风""暑痫"。

【临床诊断】

1. **热痉挛**　在高温环境下进行剧烈运动,大量出汗后出现肌肉痉挛,主要累及骨骼肌,伴有收缩痛,多见于四肢肌肉、咀嚼肌及腹肌,尤以腓肠肌为著,呈对称性,常在活动停止后发生,持续约3 min后缓解。无明显体温升高。可为热射病的早期表现。

2. **热衰竭**　常发生于老年人、儿童和慢性疾病患者,表现为疲乏、无力、眩晕、恶心、呕吐、头痛。可有明显脱水征:心动过速、低血压、少尿、直立性晕厥。呼吸增快、肌痉挛、多汗。体温可轻度升高,但不超过40℃。无明显中枢神经系统损害表现。根据病情轻重不同,实验室检查可见血细胞比容增高、高钠血症、轻度氮质血症或肝功能异常。

3. **热射病**　表现为高热和神志障碍,体温高达40℃及以上。分为两型:① 劳力型,多发生于高温环境、湿度大和无风天气中进行重体力劳动或剧烈体育运动时。患者多为平素健康的年轻人,在劳动数小时后发病,约50%患者持续出汗,心率可达160~180次/min,脉压差增大。此种患者可发生横纹肌溶解、急性肾衰竭、急性肝衰竭、DIC、多器官衰竭,甚至死亡。② 非劳力型(或典型),在高温环境下,多见于居住拥挤、通风不良的城市老年居民,以及精神分裂症、慢性酒精中毒、偏瘫、截瘫等高危人群。表现为皮肤干热、发红,84%~100%病例无汗,直肠温度常在41℃以上,最高可达46.5℃。病初可有各种行为异常或癫痫发作,继而可谵妄、昏迷、瞳孔对称缩小,终末期散大。严重者可出现低血压、休克、心律失常及心力衰竭、肺水肿、脑水肿,约5%病例发生急性肾衰竭,可有轻中度DIC,常在发病后24 h左右死亡。

【治疗原则及选穴处方】

经典针灸学以解表清暑、和中化湿为基本治疗原则。一定要将中暑患者及时搬离高温环境,转移到阴凉通风之处,再行针刺急救或其他急救方法。可根据暑邪乃火热之气所化,耗气伤津,可直传心包;又多夹湿,易阻于中焦等特性选取相应穴位,多选用督脉、脾、胃、心包经穴组合而成,其选穴的基本原则如下:

1. **根据病机选穴**　督脉总督一身之阳,为阳脉之海,故可选大椎、陶道泻热,百会宁心安志,水沟醒脑开窍。暑湿之邪侵犯肺卫,选用手太阴肺经或相表里的手阳明大肠经的穴位,如少商、鱼际、尺泽、曲池、合谷、商阳等;若挟湿阻于中焦,则选用足阳明胃经、足太阴脾经穴,如足三里、丰隆、阴陵泉等。肝主筋,抽搐加太冲、阳陵泉。

2. **对症选穴**　头痛头晕加太阳、头维等;恶心呕吐加中脘、内关、足三里穴;身热、汗出不畅加曲池、风池等;昏迷、抽搐加阳陵泉、太冲等;汗出肢冷、脉微欲绝加关元、太渊等。

3. 耳穴　选神门、皮质下、交感、心、肾上腺、枕、耳尖等。毫针强刺激，捻转 5 min 后，留针 30 min，耳尖针刺放血。

● **推荐处方 1**

治法：解表清暑，和中化湿。

主穴：头背部——百会、大椎（解表泻热，清利头目）

　　　上肢——合谷、内关（和中化湿）

　　　　　　曲泽（清泻暑热）

配穴：头痛头晕加太阳、头维、印堂；呕吐加中脘、公孙；中暑阴证加足三里、关元、气海；中暑阳证加内庭、陷谷；中暑重症加曲池、委中；神志昏迷加水沟、十宣；手足抽搐加阳陵泉、太冲；汗出肢冷、脉微欲绝加关元、气海、太渊。

操作：大椎、太阳、印堂、十宣、委中可用三棱针刺络出血；其他腧穴常规针刺。中暑阴症足三里、关元、气海、百会用灸法或用温针灸。

● **推荐处方 2**

治法：清泻暑热。

主穴：轻度中暑：头部——攒竹、太阳（清泻暑热，清利头目）

　　　　　　　　　上肢——少商、商阳、中冲、合谷、曲泽（清热凉血，祛暑醒神）

　　　重症中暑：头部——百会、水沟（醒脑开窍）

　　　　　　　　　肢体——劳宫、十宣、涌泉（泻热开窍，醒脑）

操作：以上穴位除合谷毫针重刺留针外，余皆以三棱针刺血，每穴放出紫黑色血液 0.5～1 ml，并以温开水频服。

【疗效评估方法】

1. 整体症状评估　分 3 级。① 治愈：症状及体征消失，精神恢复；② 好转：症状及体征基本消失，体力未能完全恢复；③ 未愈：症状无改善或恶化。

2. 急性生理学评分（APS）　分值越高病情越重（表 12-1）。

表 12-1　急性生理评分（APS）

生理学变量	+4	+3	+2	+1	0	+1	+2	+3	+4	得分
体温（腋下）（℃）	≥41	39～40.9		38.5～38.9	36～38.4	34～35.9	32～33.9	30～31.9	≤29.9	
平均血压（mmHg）	≥160	130～159	110～129		70～109		50～69		≤49	
心率（次/min）	≥180	140～179	110～139		70～109		55～69	40～54	≤39	
呼吸频率（次/min）（RR）	≥50	35～49		25～34	12～24	10～11	6～9		≤5	
PaO_2（mmHg）（FiO_2<50%）A-aDO_2（FiO_2>50%）	≥500	350～499	200～349		>70<200	61～70		55～60	≤55	

生理学变量	+4	+3	+2	+1	0	+1	+2	+3	+4	得分
动脉血 pH	≥7.7	7.6～7.69		7.5～7.59	7.33～7.49		7.25～7.32	7.15～7.24	<7.15	
血清 HCO₃(mmol/L),无血气时用	≥52	41～51.9		32～40.9	23～31.9		18～21.9	15～17.9	<15	
血清钠(mmol/L)	≥180	160～179	155～159	150～154	130～149		120～129	111～119	≤110	
血清钾(mmol/L)	≥7	6～6.9		5.5～5.9	3.5～5.4	3～3.4	2.5～2.9		<2.5	
血清肌酐(mg/dl)(μmol/L)	≥3.5 ≥305	2～3.4 172～304	1.5～1.9 128～171		0.6～1.4 53～127		<0.6 <53			
血球压积(%)	≥60		50～59.9	46～49.9	30～45.9		20～29.9		<20	
WBC(×1000)	≥40		20～39.9	15～19.9	3～14.9		1～2.9		<1	

格拉斯哥评分(GCS)睁眼反应语言反应运动反应	6	5	4	3	2	1
	按吩咐动作	回答切题刺疼能定位	自动睁眼回答不切题刺疼能躲避	呼唤睁眼答非所问刺疼肢体屈曲	刺疼睁眼只能发音刺疼肢体伸展	不能睁眼不能言语不能活动

注:① 如果某项指标未测定,按 0 分计算;② RR 不考虑是否机械通气治疗;③ $PaO_2 = (FiO_2 \times 713 - PaCO_2/R - PaO_2)$,R(呼吸商)=0.8;④ 如无动脉血气分析,动脉血 pH 值由静脉血 HCO_3 代替;⑤ 急性肾衰竭时,肌酐分值加倍,最高 8 分;⑥ 如果使用镇静药物,不能对神经系统功能判断,应以镇静前为标准,如果没有可信镇静前资料,则视为正常。

【针灸疗效分析】

1. 针灸疗效现状　针灸治疗本病疗效以临床症状、生命体征、临床总体疗效等为主要结局指标。临床证据显示,针灸治疗中暑疗效显著,可明显改善患者的症状,具有退热作用,可改善中暑后头痛、乏力、胸闷、恶心等临床症状及相应实验室指标。同时提高免疫力,促进中暑的恢复。从总体疗效看,针灸治疗本病的总有效率在 98.0%～100.0%。但总体缺乏高质量的临床证据。

2. 影响针灸疗效的因素　① 病情与分型:中暑轻症者针灸可起速效,常常针刺后即可好转,稍事休息即可恢复,如热痉挛、热衰竭的轻症和初期;对于中暑重症患者,如严重的热衰竭和热射病,多采用中西医综合治疗,针灸只作为辅助治疗。② 刺灸法:本病急性发作期无论体质强弱首先针刺,要用泻法或刺络放血法,急则治其标,以祛邪为主;恢复期则要根据患者体质及病情发展,选择补泻,或灸法,以扶正祛邪。③ 患者的机体状态:体质强壮者,针灸可迅速提高其自身的正气奋起抗邪,恢复较快;体质虚弱者,有基础疾病者,无力抗邪,感邪亦较深较重,针灸可逐步改善其体质,起效较慢,恢复期较长。年老或年幼者体质较弱,恢复较慢;年轻者体质较好,恢复较快。

3. 针灸治疗潜在的可能机制　① 调节体温:针灸可通过对外周感受器、大脑皮质、下丘脑体温调节中枢及自主神经系统的刺激,从而产生退热作用,促进体温恢复正常;② 促进机体修复功能:针刺可促进白细胞和单核巨噬细胞的吞噬能力,从而提高人体免疫功能和自身修复功能,提高机体的抗病能力,有利于中暑的恢复。

【预后】

中暑发病急骤,变化快,需及时救治,降温速度决定患者预后,通常应在 1 h 内使直肠温度降至

37.8～38.9℃。一般中暑急症如能及时诊治,处理适当,均可恢复正常。针灸治疗本病疗效肯定,方法简便,可作为急救的首要措施。对于危重患者应采取中西医综合治疗,严格观察生命体征及病情变化,一般预后较好。但中暑高热,尤其是昏迷时间较长或年老体弱,伴有慢性基础性疾病者,预后较差。有深度黄疸、充血性心力衰竭、弥散性血管内凝血或急性肾功能衰竭者,预后更差。据有关资料显示,中暑的病死率在20%～70%,50岁以上患者高达80%。体温升高的程度及持续时间与病死率直接相关。影响预后的因素主要与神经系统、肝、肾和肌肉损伤程度及血乳酸浓度有关,昏迷超过6 h或出现弥散性血管内凝血者预后恶劣。当体温恢复正常后,神经系统通常也很快恢复,但有些患者可遗留轻度神经功能紊乱。轻或中度肝、肾衰竭患者可完全恢复。严重肌肉损伤者,中度肌无力可持续数月。中暑恢复后数周内,应避免室外剧烈活动和暴露于阳光。

另外,本病应未病先防,夏暑季节,要注意防暑降温,备用清凉饮料,保持室内通风,注意劳逸结合。有慢性心血管、肝肾疾病和年老体弱者不应从事高温作业。

二、晕动病

【概述】

晕动病也称运动病,是一种生理性眩晕症,指人体暴露在主、客观运动状态或环境下,感受非生理性或不习惯运动刺激所诱发的综合征。根据运输工具不同,可分别称为晕车病、晕船病、晕机病及宇宙晕动病等。临床表现在加速运动后数分钟至数小时内,患者先有疲乏感、瞌睡、困倦、头晕或眩晕,同时可发生恶心、上腹不适、呕吐、唾液分泌增加、吞咽次数增多,此外,部分患者可伴有视物模糊及前额部剧痛、面色苍白、全身冷汗、眼球震颤、血压下降等症状,停止运动后,上述症状可缓解。

国外资料显示,发达国家高达90%的人在一生中至少发生过1次晕动病。晕动病的发生与性别和年龄相关,晕动病罕见于年龄<2岁的幼儿,而年龄在3～12岁的儿童达到高峰,女性的发病率略高于男性(1.7:1),尤其在月经期及孕期发病率更高。随着年龄的增长,略有降低的趋势。

晕动病发病机制极其复杂,涉及前庭器官受到的刺激,又与视觉刺激、外周本体感受器等传入刺激有关,同时也受各种环境的影响。在高温高湿环境下,以同样的加速度条件刺激前庭,则更易诱发晕动病;而湿热环境下的训练可改善晕动病的发病情况。表明高温高湿环境虽不是晕动病的直接病因,却是增加其发病率及严重程度的重要因素,也是加重不适的重要诱因。通风不良、不悦气味、情绪因素(惊恐和忧郁)、睡眠不足、过度劳累、饥饿或饱餐等也能促使发病。

本病归属中医学的眩晕类,眩晕在古医籍中称为"掉眩""头眩""眩冒"等,其病因病机有"诸风掉眩,皆属于肝""无虚不作眩""无痰不作眩""无瘀不作眩"及"髓海不足,则脑转耳鸣"之说。结合晕动病的症状特点,归纳其病因病机以肝风内动,肾精不足,气血亏虚及痰瘀内阻等为内因,旋转、摇摆、颠簸等为外因,内外因交互作用,而致气机逆乱,清阳不升,浊阴不降;虚者则脑髓失养;实者则痰浊上逆而发病,以头晕目眩,视物运转,如坐舟船,恶心呕吐为主要表现。

【临床诊断】

1. 症状　与个体易感性和加速度作用的大小有关,精神情绪不稳定或自主神经功能紊乱可增加个体敏感性。

2. 分型

(1) 轻型　头晕,头痛,咽部不适,唾液增多,恶心,倦怠思睡,面色苍白。

(2) 中型　头晕头痛较重,恶心,呕吐,面色苍白,出冷汗。

(3) 重型　上述症状加重,呕吐不止,心慌,胸闷,面色苍白,四肢冰冷,表情淡漠,衰竭无力,有脱水现象。

3. 检查　利用转椅刺激半规管,或升降机、四柱秋千刺激耳内器官,都能引起晕动病。前庭功能检查:旋转试验可诱发眼震。

附　《耳科学》中晕动病的诊断

① 乘坐交通工具前精神状态正常。② 乘坐交通工具时,患者一般先有疲乏感,然后出现头晕目眩、嗜睡、唾液增多、恶心、甚则呕吐、精神萎靡等症状;部分患者有视物模糊、前额疼痛;严重者可伴面色苍白、全身冷汗、眼球震颤、血压下降、脉搏时数时缓等症状。③ 离开交通工具后,以上诸症逐渐缓解或消失。④ 既往乘坐交通工具时有反复发作的类似病史。

【治疗原则及选穴处方】

经典针灸学以和胃降逆,安神止呕为基本治疗原则。在选穴上主要以和胃降逆、安神等穴位为主,可根据证型、症状选穴。基本选穴原则如下:

1. 辨证选穴　不论何种证型,晕动病均可选内关、扶突、神门、百会等为基本穴位,肝阳上亢加行间、太冲、太溪滋水涵木、平肝潜阳;痰浊中阻加中脘、丰隆健脾和中、除湿化痰;气血不足加气海、血海、足三里补益气血、调理脾胃。

2. 随症选穴　头晕、头痛者取百会、四神聪等;咽部不适选天突等;恶心、呕吐选中脘、阴陵泉等;倦怠思睡选足三里、丰隆等;面色苍白、四肢冰冷选神阙、关元,用灸法;心慌、胸闷加内关等。

3. 耳穴　选胃、脑点(枕)、神门、交感。可用耳针进行预防性治疗,于乘舟、车前半小时应用,两耳同时取穴,75%酒精消毒耳郭皮肤后,将贴有100 CS定向磁粒的0.5 cm×0.5 cm的方形胶布对准穴位,适当用力按压,以加强刺激,并嘱其在旅途中经常按压耳穴,每次按压1~2 min,以耳部感觉疼、胀、热为度。

● 推荐处方

治法:和胃降逆,安神止呕。

主穴:头部——百会、风池、太阳(疏调头部气血)

上肢——内关、神门(安神止呕)

配穴:肝阳上亢加太冲、太溪;痰浊中阻加中脘、丰隆;气血不足加气海、足三里。

操作:针刺风池穴应正确把握进针的方向、角度和深浅;余穴常规针刺。

【疗效评估方法】

1. 晕动病程度分级及格瑞比尔评分法　依据晕动病症状进行分级以及评分。

(1) 症状等级　① 轻度症状表现为上腹不适、脸部发热、手掌和前额湿润有冷汗、头部沉重有胀感、稍有头晕及困倦、偶打哈欠、多涎或口干;② 中度症状表现为恶心、颊部苍白、额部有冷汗珠、明显头晕、头痛但可忍受、常打哈欠、四肢发软;③ 重度症状表现为干呕或呕吐、脸色苍白、汗极多、明显头晕、严重头痛、不能集中精力、呼吸困难或视物模糊。根据评价标准,出现不同程度症状的一种或以上则视为发生相应程度的晕动病。

(2) 格瑞比尔评分标准　① 无不适(N):0 分;② 轻度不适(Ⅰ):1～2 分;③ 中度不适 B 级(ⅡB):3～4 分;④ 中度不适 A 级(ⅡA):5～7 分;⑤ 重度不适(Ⅲ):8～15 分;⑥ 严重不适(F):16 分及以上。

2. 参考国家中医药管理局制定的《中医病证诊断疗效标准》中内耳眩晕病症疗效标准制定　分 3 级。① 治愈:乘车时恶心呕吐、眩晕、面色苍白等症状消失;② 好转:乘车时恶心呕吐、眩晕、面色苍白等症状明显减轻;③ 无效:乘车时症状无明显减轻。

【针灸疗效分析】

1. 针灸疗效现状　针灸疗效以晕动症状的评分和临床总体疗效为主要结局指标,以其他临床症状、胃异常活动情况、呕吐等为次要结局指标。临床证据显示,针灸治疗晕动病疗效显著,可明显止吐、控制唾液分泌、减轻晕动症状。从总体疗效看,针灸的总有效率在 90.0%～98.0%。但总体缺乏高质量的临床证据。

2. 影响针灸疗效的因素　① 体质状态:患者如体质较虚弱,或因疲劳、饥饿导致晕动病的发生,则治疗前应先休息或稍进食水后,进行针灸治疗,疗效较好。② 体位:如有条件,针刺时尽量让患者仰卧位,深呼吸,平稳心情,此时针灸起效快,可迅速缓解症状;相对比而言,坐位针刺时患者如坐舟车感较强,且此时患者体质往往处于虚脱状态,伴有紧张情绪,容易晕针,针刺后仍可诱发其恶心欲呕等症,不易起效。针刺时,使患者尽量处于静止状态;如无法停止运动,也应使运动处于相对平稳状态,此时针刺疗效较好。③ 刺激手法:治疗本病,针灸手法宜轻,以免加重患者的紧张情绪,刺激机体反应加剧。④ 治疗时机:本病可未病先防,预防在先,出行前,根据其体质特点,进行相应的针灸治疗,可有效预防或缓解即将因为运动而导致的一系列症状。

3. 针灸治疗潜在的可能机制　一般认为,晕动病与中枢神经系统密切相关,前庭系统、脑干网状结构、小脑及呕吐中枢等结构均参与本病的发生。其中前庭系统占有重要地位,而乙酰胆碱为前庭传入神经与前庭外侧核之间,以及前庭系统与网状结构之间的神经传递介质,前庭系统的兴奋活动可通过网状结构内乙酰胆碱能神经元作用于呕吐中枢,前庭受刺激后,还可影响脑干网状结构,引起胆碱能神经元兴奋,引起血压下降与呕吐。本病由多种因素综合引起,而加速运动刺激前庭器是一个重要因素。根据以上晕动病的发生机制,针刺治疗本病的环节和机制可概括为:① 中枢作用。针刺可改善前庭通路等神经系统功能障碍,提高前庭器官的调节功能,抑制乙酰胆碱的兴奋作用,并改善椎基底动脉供血,从而增加脑组织微循环功能,抑制交通工具运行后大脑皮质因功能紊乱所致的亢进状态,有效防治临床症状。② 止吐作用。针刺可作用于胃肠组织,改善胃肠道在加速运动后因颠簸、摇摆、旋转等导致的功能失调状态,舒张上消化道平滑肌,抑制逆蠕动,从而起到止呕、控制唾液分泌的作用。③ 整体调节作用。本病发生本质上是机体一种失衡状态的体现,通过针灸治疗可激发机体的调节系统,当机体原有功能状态亢进时产生抑制,功能低下则产生兴奋,这种整体调节作用可防治晕动病,促使机体向正常状态转化。

【预后】

　　晕动病患者在生理上并无缺陷,在运动过程中发生症状较轻时,如能立即停止运动,平躺静休片刻,可以很快恢复正常。在运动中,一旦患者出现头晕、恶心、乏力等症,则应立即引起注意,运动速度最好能适当减慢,力争平稳前进,同时保持环境的空气要流通、新鲜。如果条件允许应仰卧,心情放松,用湿毛巾放到前额可适当缓解症状,如症状加重,应立即停止运动,及时治疗。如无法停止运动,以致症状较重时,可通过通风,转移注意力,必要时药物治疗,以防症状继续加重。

　　晕动病是可以预防与治疗的,最好的方法是经常进行体育锻炼和旅行锻炼,以提高平衡器官和神经系统对不规则运动的适应能力。对有晕动病史的患者,每次出行前应多做运动训练或适应性锻炼,并且充分休息,保持情绪稳定;在运动前可进行针刺或耳针等方法进行预防性治疗,可在旅行中有效缓解症状。另外,旅行中尽量选择乘坐较平稳的车、船,选择较平稳的座位,尽可能缩短旅行时间,当同行人患有此病时,应彼此远离,以免相互影响,并及时清除呕吐物,减少不良刺激,防止加重病情。如出现重症脱水现象,应及时对症治疗。

三、白细胞减少症

【概述】

　　白细胞减少症是指循环血液中的白细胞计数持续低于 $4.0 \times 10^9/L$,常继发于多种全身性疾病,也可由于患者白细胞分布异常导致。多由感染、化学因素、物理因素、免疫因素、药物以及其他一些相关疾病,通过人体变态反应和对造血细胞的直接毒性作用,或抑制骨髓的造血功能,或破坏周围血液的白细胞而引起。可分为原发性和继发性 2 类,前者指无明确原因的白细胞减少,后者指由原发病或明确原因(如药物、放化疗等)所致的白细胞减少。

　　本病属于中医学中"虚劳""虚损"的范畴,多因脾胃气虚,气血生化无源,不能化血生精,益肾生髓,致使精血不足,导致本病。

【临床诊断】

　　1. 起病缓慢,少数患者可无症状,检查血象时才被发现。多数患者可有头晕、乏力疲困、食欲减退及低热等表现。有的患者可出现反复感染,如口腔炎、上呼吸道感染、支气管炎、肺炎、中耳炎或皮肤感染等;但有的患者却并无反复感染的表现。

　　2. 外周血液中白细胞计数。成人低于 $4.0 \times 10^9/L$。儿童≥10 岁,低于 $4.5 \times 10^9/L$,<10 岁,低于 $5.0 \times 10^9/L$。

　　3. 可伴有不同程度中性粒细胞减少,粒细胞胞浆内常有中毒性颗粒和空泡,单核细胞呈代偿性增多。

　　4. 骨髓象除粒系可有左移或核分叶过多外,其余多无变化。

　　附　世界卫生组织对白细胞减少症的分度标准

　　0 度:白细胞计数 $<4.0 \times 10^9/L$,粒细胞计数 $<2.0 \times 10^9/L$。Ⅰ度:白细胞计数 $<(3.0 \sim 3.9) \times 10^9/L$,粒细胞计数 $<(1.5 \sim 1.9) \times 10^9/L$。Ⅱ度:白细胞计数 $<(2.0 \sim 2.9) \times 10^9/L$,粒细胞计数 $<$

$(1.0\sim1.4)\times10^9/L$。Ⅲ度:白细胞计数$<(1.0\sim1.9)\times10^9/L$,粒细胞计数$<(0.5\sim1.0)\times10^9/L$。Ⅳ度:白细胞计数$<1.0\times10^9/L$,粒细胞计数$<0.5\times10^9/L$。

【治疗原则及选穴处方】

经典针灸学以补肾健脾,益气生血为基本治疗原则。根据脾统血,为气血生化之源;脾胃相表里;肾生髓,为一身阴阳之本;肝藏血等理论进行选穴。由于本病属虚证,因此可选补益作用较强的穴位。具体选穴原则如下:

1. 选择具有补气生血的穴位　如关元、气海、胃俞、脾俞、肝俞、足三里、悬钟、肾俞、命门、膏肓等穴。

2. 辨证选穴　心脾两虚选心俞、脾俞、足三里、三阴交、神门等;气阴两虚选气海、关元、三阴交、太溪等;肝肾阴虚选肝俞、肾俞、曲泉、太溪、水泉、照海、三阴交等;脾肾阳虚选脾俞、肾俞、气海、命门、膏肓、足三里、神阙等。

● **推荐处方1**

治法:健脾益气,温肾固本。

主穴:腹部——气海(益气固本)

　　　背部——肾俞、脾俞、膏肓(补肾填精,益髓生血)

　　　　　　　大椎(温补阳气)

　　　下肢——足三里(健脾生血)

配穴:心脾两虚加心俞、胃俞、神门;气阴两虚加关元、三阴交、太溪;肝肾阴虚加肝俞、悬钟、三阴交;脾肾阳虚加关元、命门。

操作:膏肓、大椎每次重灸30 min以上。余穴常规操作。

● **推荐处方2**

治法:温补阳气,健脾生血。

主穴:背部——大椎、命门(温补阳气)

　　　下肢——足三里、三阴交(健脾生血)

操作:大椎、命门重灸,每次灸20~30 min。余穴常规操作。

【疗效评估方法】

1. 白细胞计数及临床症状评估　分4级。① 治愈:白细胞计数$>4.0\times10^9/L$,中性粒细胞绝对值$>1.8\times10^9/L$,并持续2周以上;② 好转:停止治疗后白细胞计数又下降,但较原来水平有上升;③ 有效:临床症状改善,白细胞计数较治疗前上升$0.5\times10^9/L$以上,但仍在$4.0\times10^9/L$以下;④ 无效:临床症状改善不多,白细胞计数变化$<0.5\times10^9/L$。

2. 单纯白细胞计数评估　分3级。① 显效:1个疗程后血白细胞值恢复至正常值$4.0\times10^9/L$;② 有效:1个疗程后白细胞值虽未恢复正常,但较前提高$(0.5\sim1.0)\times10^9/L$;③ 无效:治疗1个疗程后白细胞值无明显升高。

3. KPS(体力状况)评分 由 Karnofsky(卡氏)提出(表12-2),采用百分制对功能状态进行评价,得分越高,健康状况越好,越能忍受治疗给身体带来的副作用,因而也就有可能接受彻底的治疗。得分越低,健康状况越差,若低于60分,许多有效的抗肿瘤治疗就无法实施。常用于肿瘤患者的评价。本方法多用于肿瘤患者合并白细胞减少症的功能状态评价。

表 12 - 2 KPS 评分标准

体力状况	评分
正常,无症状和体征	100
能进行正常活动,有轻微症状和体征	90
勉强可进行正常活动,有一些症状或体征	80
生活可自理,但不能维持正常生活工作	70
生活能大部分自理,但偶尔需要别人帮助	60
常需人照料	50
生活不能自理,需要特别照顾和帮助	40
生活严重不能自理	30
病重,需要住院和积极的支持治疗	20
重危,临近死亡	10
死亡	0

【针灸疗效分析】

1. 针灸疗效现状 针灸疗效以整体临床疗效、白细胞计数为主要结局指标,以 KPS 评分、中医症状评分等为次要结局指标。目前临床证据显示,针灸显效率为 53.33%~70.73%,有效率为 26.83%~33.33%,无效率为 2.44%~13.33%。

2. 影响针灸疗效的因素 ① 病因:白细胞减少症可分为原发性和继发性,一般而言,针灸对原发性疗效优于继发性。对于继发性白细胞减少症,药物引起者停药后针灸疗效最佳,包括放化疗所致,停止放化疗后针灸升白细胞的疗效较好;感染因素所致者针灸也有较好疗效;某些疾病所引起者,如脾功能亢进、全身性红斑狼疮等所致者针灸疗效差。另外,单纯性白细胞减少症不伴有粒细胞减少者,针灸疗效优于伴有粒细胞减少。② 患者的自身状态:对针灸作用比较敏感者,针灸升白细胞作用比较好;另外临床发现,白细胞减少症患者,针灸对免疫指标与正常值相差较大者疗效更为明显。研究认为,白细胞在 $2.0×10^9/L$ 以下时针灸的疗效不及在此水平以上者。③ 刺灸法:研究认为,艾灸的升白细胞作用明显优于针刺,这可能与艾灸调节免疫功能较强有关。每天针刺2次的效果优于1次;1次重剂量施灸的效果优于间断性弱灸的效果。

3. 针灸治疗潜在的可能机制 针刺可能通过神经-体液调节,增强机体自身的生理性防御免疫水平,可促进分泌血管活性物质,调节骨髓内压力,增加骨髓血流量,促进白细胞生成、释放和分布。针灸可增加外周血的白细胞的数量,且以中性白细胞数增加较明显,可能与减轻白细胞的破坏有关。

【预后】

患者预后多与原发疾病密切相关。对于存在原发病的患者应积极治疗原发病,不存在原发病的多数患者白细胞轻度减少无须治疗,对于存在明显症状的患者,治疗可以改善头晕、乏力等症状。继发性白细胞减少如能及时发现,去除病因,采用适当措施,多能恢复。原因不明慢性白细胞减少症,病性也多为良性,但应认真检查,排除其他疾病。循环池内白细胞减少者对机体亦无影响。再生障碍性贫血、低增生性白血病、肿瘤化疗等原因导致的骨髓造血功能受抑者,预后与原发病的治疗有关。由于白细胞减少症患者免疫功能低下,因此要注意气候的变化,及时增减衣被,防止感受外邪而发病。平时慎重接触可能引起骨髓抑制的各种理化因素,如放射线、烷化剂等。要合理安排工作和休息时间,注意劳逸结合,避免过度紧张与劳累,保持环境安静、舒适,减少不良刺激和心理压力。应选择合适的锻炼方式,提高机体抵抗力。应进食高蛋白、营养丰富食物,注意饮食卫生,应做好口腔、皮肤黏膜的清洁,做好日常卫生,防止继发性感染。要增加患者对疾病的了解,树立信心,以平和的心态应对疾病,自觉地配合治疗。宜定期复查血常规,注意白细胞变化趋势。必要时,可服用升白细胞的药物。

四、物理与化学因素所致病症的现代针灸学治疗原则与选穴处方

(一)中暑与晕动病

中暑与晕动病均属于物理因素所致的病症,但二者的发病机制和临床表现截然不同,在现代针灸治疗的选穴上既有共同的规律,也存在不同之处。中暑有轻重之别,针刺治疗主要针对轻症,以缓解症状、散热调节体温为主。晕动病应分为预防性和症状治疗两个方面,预防时以稳定情绪为主,即以抑制交感神经过度活动为要。当出现症状时则以抑制迷走神经活动过度为主,因此,应以抑制迷走神经活动为主要原则。

1. 共同的选穴方法

(1)头面部三叉神经区刺激点 如中暑出现的神志障碍,刺激三叉神经区刺激点,可兴奋大脑皮质感觉中枢,并舒张脑血管,改善脑循环、脑代谢,使神志复苏。如选区域内的传统穴位水沟、印堂、神庭、百会等。晕动病发作时,选该区刺激点,可兴奋三叉神经-脑血管系统,改善脑循环,增加脑(包括前庭系统)血液供应,提高对前庭刺激的耐受能力以发挥其抗眩晕作用。

(2)星状神经节刺激点 晕动病发作时可选颈部星状神经节刺激点,以兴奋交感神经,抑制迷走神经过度活动。中暑时选星状神经节刺激点,可调整下丘脑-体温调节中枢的功能,促进散热,稳定内环境。

(3)内关穴刺激点 中暑和晕动病均可出现呕吐,可选内关。现代研究治疗呕吐最常用的穴位就是内关。研究显示,在诱发性晕动病研究中,电刺激内关穴降低了胃因性心动过速,并通过胃电图观察到提高了规律性慢波的百分比。电针内关、足三里能同时降低胃电图的周期主频:单独刺激内关能降低 EGG 的周期主功率,而单独刺激足三里能提高周期主功率。清醒状态的犬用加压素诱导呕吐,电针内关而不是对照穴点能抑制逆行蠕动性收缩和减少呕吐发作。由于这种作用会被纳洛酮抑制,作者认为,这涉及到中枢性阿片样物质途径。实验研究已表明,针刺能影响内源性阿片样物质系统(Han and Terenius,1982),并通过激活 5 - 羟色胺能和去甲肾上腺素能纤维影响 5 - 羟色胺的传递(Mao et al.,1980;Takeshige et al.,1992)。这些神经递质被认为主要参与了疼痛处理,但也影响恶心与呕吐。有人认为,刺激躯体交感反射会引起胃松弛,在这一途径中,腹外侧髓质神经元可能起重要作用。针刺内关可能会影响小脑前庭神经元。在一项 fMRI 研究中发现,针刺内关会选择性激活左

上额叶回、前扣带回和丘脑背内侧核,而假针刺或触觉刺激没有这种作用。

2. 不同的特征性选穴方法

(1) 中暑　① 肢体末端刺激点:当中暑出现神志障碍时,可选肢体末端刺激点,以对上行激活系统产生强烈的激活作用,有助于神志改善和复苏。如可选传统穴位井穴、十宣等。② 耳尖、耳后静脉等刺激点:在这些部位放血,包括指端(井穴和十宣)等。现代研究显示,既有改善神志作用,也具有一定的调节体温中枢、散热,恢复正常体温的作用。③ 根据症状选刺激点:中暑出现上肢肌肉痛可局部选择刺激点,如曲池、合谷;下肢肌肉痛选腓肠肌刺激点,如承山等。

(2) 晕动病　迷走神经刺激点主要用于晕动病预防,选择耳甲迷走神经分支区刺激点。预防时主要通过迷走神经刺激,影响边缘系统及皮质牵扯到心境障碍的区域,起到抗焦虑、稳定情绪作用。理论上当晕动病发作时,也可以选迷走神经刺激点,但应以抑制性刺激方法,抑制迷走神经过度活动引起的胃逆行蠕动(呕吐)及心动过缓、血压下降等症状。但一般以兴奋交感神经抑制迷走神经过度活动为常用方法。

● **推荐处方 1(中暑)**

主穴:颈部——星状神经节刺激点(调节体温中枢,稳定内环境)

　　　耳尖、手指、颞部(太阳)刺激点(散热降温、反射性调节体温中枢)

配穴:意识障碍加面部三叉神经区刺激点(水沟、印堂、百会)及肢体末端井穴;头痛加局部刺激点(太阳),恶心呕吐加内关,下肢肌肉痛加承山,上肢痛加曲池、合谷。

操作:星状神经节刺激点以持续强刺激抑制效应为宜。耳尖、手指、太阳穴均采用放血法。

● **推荐处方 2(晕动病预防)**

主穴:耳部——迷走神经刺激点(刺激迷走神经传入纤维,通过中枢调整,稳定情绪)

　　　上肢——内关(中枢性调节,抑制呕吐中枢活动,并具有心理调节,稳定情绪作用)

操作:耳甲迷走神经刺激点针刺后用贴压法。内关中轻度刺激以抑制交感神经活动。

● **推荐处方 3(晕动病发作时)**

主穴:颈部——星状神经节刺激点(兴奋交感神经,抑制迷走神经过度活动)

　　　头面部——三叉神经区刺激点(百会、印堂、神庭)(舒张脑血管,增加脑包括前庭系统血液供应,提高对前庭刺激的耐受能力)

　　　上肢——内关(反射性抑制迷走神经,抑制胃逆行性蠕动,并抑制呕吐中枢活动)

操作:星状神经节刺激点以轻刺激兴奋活动为宜,内关应持续手针刺激以恶心呕吐减轻为度。

(二) 白细胞减少症

现代针灸学治疗白细胞减少症的基本原则是刺激骨髓的白细胞生成,提高免疫,同时应促进人体的消化吸收,为白细胞的生成提供必要的物质基础。但是,人体是否存在特异性的促进白细胞生成刺激区和穴位,目前并不清楚。从现代研究看,灸法多用于提高白细胞生成和提高免疫。由于皮脑轴具有广泛的调节人体神经-免疫-内分泌作用,体表的各种刺激如机械、温度、化学、辐射及生物刺激,特别是可以引发皮肤应激反应的各种应激原都可激活这一系统,发挥一系列的生物调控功能。研究者

认为,灸法主要刺激了体表的皮肤,可能具有广泛的整体免疫调节。分析目前研究的结果,参照传统选穴,初步提出选穴方法如下:

1. 星状神经节刺激点　主要是整体性调节人体免疫和代谢,稳定内环境,反射性提高白细胞数量。

2. 参照传统选穴　下肢刺激点一般多选足三里、悬钟;背部刺激点多选大椎、心俞、膈俞等;腹部刺激点多选神阙、关元、气海等。体表刺激皮脑轴,提高免疫功能,反射性增加白细胞数量。

3. 迷走神经刺激点　调节情绪,促进胃肠蠕动和消化与吸收,为白细胞生成提供必要的物质。

● 推荐处方

主穴:颈部——星状神经节刺激点(整体性调节免疫,稳定内环境,反射性调节白细胞数量)

　　　耳部——迷走神经节刺激点(稳定情绪,促进胃肠蠕动和消化与吸收)

　　　肢体、背部、腹部刺激点——足三里、大椎、膈俞、神阙、关元(体表刺激皮脑轴,提高免疫功能,反射性提高白细胞数量)

操作:星状神经节刺激点采用持续高频率提插刺激,以产生抑制效应为宜。传统选穴均以灸法为主。

第二节　内分泌与营养代谢障碍

一、甲状腺功能亢进

【概述】

甲状腺功能亢进症,简称甲亢,系指由多种病因导致血循环中甲状腺激素(TH)过多所致的临床综合征,是甲状腺呈现高功能状态的一种疾病。其共同特征为甲状腺激素分泌增加而导致的高代谢和基础代谢增加,以及交感神经系统的兴奋性增加,病因不同者各有其不同的临床表现,甲状腺功能亢进患者多伴有不同程度的弥漫性甲状腺肿。我国临床甲亢的患病率为0.8%,其中80%以上是由Graves病引起的。Graves病多见于女性,男女之比数为$(1:4) \sim (1:6)$,各年龄组均可发病,以$20 \sim 40$岁最多见;多缓慢起病,少数在精神创伤或感染等应激后急性起病。

本病为自身免疫性甲状腺疾病的一种特殊类型,但与其他类型自身免疫性甲状腺病,如特发性黏液性水肿等有较密切的联系;有一定的家族倾向;发病与甲状腺兴奋性自身抗体的关系十分密切。浸润性眼突主要与细胞免疫有关。

本病属于中医学"气瘿""心悸"等范畴。中医学认为,本病与情志、内伤及遗传等因素有关。若长期情志不畅,肝郁气滞,津液凝聚成痰,痰气郁结日久,气滞血瘀,痰瘀交阻于颈,遂致瘿肿;肝郁化火,肝火犯胃,出现胃热消谷而善饥;肝旺犯脾,脾失健运,出现便溏;肝火扰心,心神不宁,出现心悸、多汗及烦躁不安;肝肾不足,水不涵木,肝阳化风,出现两手颤抖等。本病临床症状、体征复杂,与多个脏腑及经络等有关,脏腑功能失调及局部的经络气滞痰瘀是其总的发病机制。

【临床诊断】

本病临床表现不一,典型表现有高代谢症状群、甲状腺肿及眼征。

1. 甲状腺激素分泌过多症状群

(1) 高代谢症状群　由于 T_3、T_4 分泌过多和交感神经兴奋性增高,促进物质代谢,氧化加速使产热、散热明显增多。患者表现为疲乏无力、怕热多汗、皮肤温暖潮湿、体重锐减和低热,危象时可有高热。

(2) 神经、精神系统　神经过敏、多言好动、紧张忧虑、焦急易怒、失眠不安、思想不集中、记忆力减退。有时有幻想,甚至表现为亚躁狂症或精神分裂症。偶尔表现为寡言抑郁、神情淡漠,也可有手、眼睑和(或)舌震颤、腱反射亢进。

(3) 心血管系统　可有心悸、胸闷、气短,严重者可发生甲亢性心脏病,出现心房颤动等心律失常,甚至心脏扩大和心力衰竭,收缩压上升、舒张压下降、脉压差增大等。

(4) 消化系统　常有食欲亢进、多食消瘦。老年患者可有食欲减退、厌食。肠蠕动加快,消化不良而排便次数增多,含较多不消化食物。

(5) 肌肉骨骼系统　部分患者可有甲亢性肌病、肌无力及肌萎缩,多见于肩胛与骨盆带肌群。周期性瘫痪多见于青年男性,发作时血钾降低。重症肌无力可发生在甲亢前、后,或同时病病。可致骨质疏松,亦可发生增生性骨膜下骨炎。

(6) 生殖系统　女性常有月经减少或闭经。男性有阳痿、偶有乳房发育,血催乳素及雌激素增高。性腺激素代谢加快,性激素结合球蛋白增高。

(7) 内分泌系统　早期促肾上腺皮质激素及 24 h 尿 17-羟皮质类固醇升高,继而受过高 T_3、T_4 抑制而下降。皮质醇半衰期缩短。

(8) 造血系统　周围淋巴细胞绝对值和百分比及单核细胞增多,但白细胞总数偏低。血容量增大,可伴紫癜或贫血,血小板寿命缩短。

2. 甲状腺体征　常呈弥漫型,对称性肿大,质地呈轻度或中度硬,无压痛,有时可触及震颤,可闻及血管杂音。少数患者甲状腺肿大不明显。甲状腺肿大程度与甲亢轻重无明显关系。

3. 眼征　Graves 病可伴浸润性或非浸润性突眼,浸润性者可见畏光、流泪、复视、眼球明显突出、眼睑和球结膜充血、水肿、眼球活动障碍、角膜溃疡、失明等;非浸润性突眼者仅有交感神经兴奋所致的上眼睑挛缩、眼裂增宽、瞬目减少、惊恐眼神等。

4. 实验室检查　血清促甲状腺激素(TSH)降低,血清总甲状腺素(TT_4)、总三碘甲腺原氨酸(TT_3)、血清游离三碘甲腺原氨酸(FT_3)和血清游离甲状腺素(FT_4)均可增高,Graves 病的诊断即可成立。甲状腺刺激抗体(TS-Ab)阳性或 TSH 受体抗体(TR-Ab)阳性,可进一步证实本病为自身免疫性甲状腺亢进症(Graves 病)。因 Graves 病是自身免疫性甲状腺病的一种,所以也可同时出现甲状腺过氧化物酶抗体(TPO-Ab)阳性、甲状腺球蛋白抗体(TG-Ab)阳性。

少数患者 TSH 降低,FT_4 正常,但是血清游离三碘甲腺原氨酸(FT_3)增高,可以诊断为 T_3 型甲亢。总甲状腺素(TT_4)和总三碘甲腺原氨酸(TT_3)由于受到甲状腺激素结合球蛋白水平的影响,在诊断甲亢中的意义次于 FT_4 和 FT_3。24 h^{131}碘摄取率增加,摄取高峰提前。

另外,根据临床特殊表现也有多种类型,包括甲状腺危象、甲状腺功能亢进性心脏病、淡漠型甲状腺功能亢进症、T_3 型和 T_4 型甲状腺功能亢进症、亚临床型甲状腺功能亢进症、妊娠期甲状腺功能亢进症、胫前黏液性水肿、甲状腺功能"正常"的 Graves 眼病及甲状腺功能亢进症性周期性瘫痪。可参考《内科学》。

附 《内科学》诊断依据

1. 甲亢的诊断 ① 高代谢症状和体征；② 甲状腺肿大；③ 血清甲状腺激素水平增高、TSH 降低。具备以上 3 项时诊断即可成立。应当注意的是，淡漠型甲亢的高代谢症状不明显，仅表现为明显消瘦或心房颤动，尤其在老年患者；少数患者无甲状腺肿大；T_3 型甲亢仅有血清 TT_3 增高。T_4 型甲亢仅有血清 TT_4 增高。

2. 毒性弥漫性甲状腺肿(GD)的诊断 ① 甲亢诊断确立；② 甲状腺弥漫性肿大(触诊和 B 超证实)，少数病例可以无甲状腺肿大；③ 眼球突出和其他浸润性眼征；④ 胫前黏液性水肿；⑤ TRAb、TPOAb 阳性。以上标准中，①②项为诊断必备条件，③④⑤项为诊断辅助条件。

附 Graves 病眼征的分级标准(美国甲状腺学会)及病情严重度评估标准(Graves 眼病欧洲研究组)

具体内容见表 12-3、表 12-4。

表 12-3　Graves 病眼征的分级标准(美国甲状腺学会,1977)

级别	眼部表现
0	无症状和体征
1	无症状,体征有上睑挛缩、Stellwag 征、von Graefe 征等
2	有症状和体征,软组织受累
3	突眼(>18 mm)
4	眼外肌受累
5	角膜受累
6	视力丧失(视神经受累)

表 12-4　Graves 眼病病情严重度评估标准(Graves 眼病欧洲研究组,2006)

级别	突眼度(mm)	复视	视神经受累
轻度	19～20	间歇性发生	视神经诱发电位或其他检测异常,视力＞9/10
中度	21～23	非持续性存在	视力 8/10～5/10
重度	＞23	持续性存在	视力＜5/10

注：间歇性复视：在劳累或行走时发生；非持续性存在复视：眨眼时发生复视；持续存在的复视：阅读时发生复视；严重的 Graves 眼病：至少一种重度表现，或两种中度，或一种中度和两种轻度表现。

【治疗原则及选穴处方】

经典针灸学以疏肝理气，滋阴降火，通络化痰为基本治疗原则。选颈部局部穴位结合辨证配穴。具体选穴原则如下：

1. 局部选穴 颈部主要选水突、扶突、天突、天鼎、天容、阿是穴等。头部可选风池、翳风、天柱等。

2. 辨证选穴 肝经火旺选肝俞、胆俞、太冲、行间、侠溪；心肝阴虚选心俞、肝俞、肾俞、太溪、三阴交、内关、神门等；心肾阴虚选心俞、肾俞、太溪、三阴交、照海、水泉；阴虚阳亢选风池、太溪、太冲、三阴交等；气滞痰凝选膻中、天突、丰隆、太冲等；气阴两虚选脾俞、气海、足三里、三阴交、照海等。

3.耳穴 选神门、内分泌、皮质下、交感、颈。每次选2~3穴,毫针浅刺,留针30 min;也可埋针或用王不留行籽贴压。

● **推荐处方**

治法:理气散结,滋阴安神。

主穴:局部——水突、扶突、阿是穴(通络散结)

临近——平瘿穴、臑会(散结化瘀)

远端——足三里、三阴交(健脾化痰)

神门、内关(安神除烦)

太冲(疏肝理气)

太溪(滋阴降火)

配穴:肝经火旺加行间、侠溪;心肝阴虚加心俞、肝俞;心肾阴虚加心俞、肾俞;气滞痰凝加天突、合谷、丰隆;阴虚阳亢加风池、行间、曲池、内庭;气阴两虚加气海、阴郄、肝俞、照海;汗出较多加合谷、复溜。

操作:水突穴针刺避开血管刺入0.5寸;平瘿穴位于颈3~5夹脊,正中线旁开0.5寸处,针刺0.8~1寸,要求针感达前颈喉结下。阿是穴刺肿块局部,选取1~2个穴位,针从外侧斜刺入肿块内至基底部,做小幅度的捻转、提插。余穴常规操作。

【疗效评估方法】

依据《中药新药临床研究指导原则》制定的评估方法 分4级。① 临床控制:体重减轻、脉率过快、甲状腺区震颤及血管杂音等主要症状基本消失及甲状腺肿和(或)突眼征减轻,FT_3、FT_4、TSH恢复正常;② 显效:体重减轻、脉率过快、甲状腺区震颤及血管杂音等主要症状明显好转,甲状腺肿和(或)突眼征有所减轻,FT_3、FT_4、TSH基本恢复正常;③ 有效:体重减轻、脉率过快、甲状腺区震颤及血管杂音等主要症状部分好转,甲状腺肿和(或)突眼征稍有减轻,FT_3、FT_4、TSH有所改善;④ 无效:症状与体征及甲状腺功能化检查指标均无改善。

【针灸疗效分析】

1.针灸疗效现状 本病以西药治疗、放射性碘治疗和手术治疗为主,针灸主要起辅助作用,临床证据显示,针灸可提高疗效、缓解症状、减轻副作用,减少复发率。

据一些RCT研究显示,针药结合治疗本病的总有效率可达90%以上,并可改善眼部的症状、体征,提高患者生活质量。

2.影响针灸疗效的因素 ① 病因:西医学认为,本病的发生主要集中在3个方面,即情志刺激、免疫异常、遗传因素。对于情志所致者疗效良好,免疫异常者疗效次之,遗传因素所致者针灸疗效差。② 病情:对于甲亢初期,病情轻者针灸疗效好;甲状腺轻度肿大者针刺效果较好,甲亢如伴有突眼者针刺疗效差,突眼难以恢复。③ 刺法:针刺治疗甲亢,局部取穴必须注意针刺自肿块边缘进针斜入肿块2/3,并结合局部"傍针刺""齐刺"和"合谷刺"等刺法,才能使局部肿块逐渐缩小,并有利于提高治疗甲亢的临床疗效。

3.针灸治疗潜在的可能机制 ① 调节甲状腺功能:针刺对甲亢患者的垂体-甲状腺-性腺轴有调整作用。研究显示,对甲亢患者针刺前后血清TSH结合抑制免疫球蛋白(TBH)的活性测定,观察了针刺前后血清中 TBH 的活性、血清中 T_3、T_4 含量,结果表明,针刺通过降低 TBH 活性,减轻其对甲状腺细胞的病理性刺激,从而降低血清甲状腺激素含量,促使甲状腺功能恢复正常。② 改善循环:研究发现,针刺对甲亢患者的心血管功能紊乱有良好的调整作用,可改善心功能,稳定心率,减轻心悸等症状。针刺对甲状腺功能亢进性突眼征的改善作用主要与改善眼眶区血液循环有关,针刺以后患者血管波幅和灌流指数较针刺前有非常显著的改善,提示眶区微血管变得通畅,血液灌流量和排放量均有明显增加,静脉回流加快。

【预后】

甲亢症目前尚无针对病因和发病机制的根治方案,对症治疗主要是控制高代谢症状,促进器官特异性自身免疫的消退,通过治疗可明显改善症状,但其复发可能性大。针灸治疗甲亢有一定疗效,不仅可用于初发病者,而且对因应用抗甲亢药物有不良反应或停药后复发者也可起到一定的治疗效果。本病的复发程度可能与以下因素有关:年龄越小复发可能性越大;甲状腺 Ⅱ 度以上大小,复发率明显增高;FT_3/FT_4 比值 > 1/3 复发的可能性增大;有家族史的患者,复发的可能性增大;TSH 受体抗体滴度高易复发。甲亢对人体多系统造成影响,常累及神经、心血管、消化、血液和造血、运动、生殖、内分泌系统等,因此,应及时控制。甲亢如出现甲状腺危象、甲状腺肿大明显且压迫气管者常危及患者生命。

二、糖尿病

【概述】

糖尿病是与遗传、自身免疫及环境因素相关,以慢性高血糖为特征的代谢紊乱性临床综合症候群。临床表现复杂,轻症可无任何症状,仅有血糖升高;部分患者可仅有皮肤瘙痒、视力模糊、易感染、肢端感觉异常等并发症或伴发其他病;中、重症可出现典型的"三多一少",即多饮、多尿、多食和体重减轻症状。根据病因、发病机制和临床表现可分为 1 型糖尿病、2 型糖尿病、其他特殊类型糖尿病以及妊娠期糖尿病四大类型。1 型糖尿病多因易感者体内胰腺 β 细胞发生自身免疫反应性损伤而引起,有酮症倾向,占糖尿病患者 5% 左右。2 型糖尿病常因胰岛素抵抗和(或)胰岛素分泌缺陷所致,与遗传、环境因素相关,患者往往伴有肥胖或腹部、内脏脂肪分布增加,很少发生酮症酸中毒,多见成年人,占糖尿病 90% 以上。糖尿病严重的并发症可遍及全身各系统,主要有血管、神经障碍,代谢障碍和血液成分改变。

目前,在世界范围内,糖尿病患病率、发病率急剧上升。据国际糖尿病联盟(IDF)统计:2015 年全球糖尿病患者数已达 4.15 亿,较 2014 年的 3.87 亿增加近 7.2%;预计到 2040 年全球糖尿病患病总人数将达到 6.42 亿;2015 年全球因糖尿病死亡人数达 500 万。近 30 年来,随着我国经济的高速发展、生活方式西方化和人口老龄化,肥胖率上升,我国糖尿病患病率也呈快速增长趋势:1980 年我国成人糖尿病患病率为 0.67%,2007 年达 9.7%,2013 年更高达 10.9%。糖尿病前期的比例更高。更为严重的是我国约有 60% 的糖尿病患者未被诊断,而已接受治疗者,糖尿病控制状况也很不理想。另外,儿童和青少年 2 型糖尿病的患病率显著增加,目前已成为超重和肥胖儿童的关键健康问题。

糖尿病属于中医学"消渴"范畴。中医学认为,本病以阴虚为本,燥热为标。燥热在肺,肺燥伤津,则口渴多饮;热郁于胃,消灼胃液,则消谷善饥;虚火在肾,肾虚精亏,封藏失职,则尿多稠浑。燥热盛则阴愈虚,阴愈虚则燥热更甚,形成恶性循环。如病久不愈,阴损及阳,则可见气阴两伤、阴阳俱虚之候。本病日久,又可表现为多脏器病变,特别是肾虚为本,往往涉及其他脏腑病症,产生变证,如肾阴不足可导致肝阴不足,使精血不能上承于目,可并发白内障,甚至失明;燥热内结,营阴被灼,络脉瘀阻,变生中风偏瘫;或可见脾肾两虚,阳虚水泛,发为水肿;病变后期阴液极度耗损,导致阴竭阳亡,阴阳离决而见四肢厥冷,神志昏迷,脉微欲绝等危候。

【临床诊断】

1. 临床表现

(1) 1型糖尿病　通常起病急,有明显的多饮、多尿、多食、消瘦("三多一少")及乏力症状。可伴有视力模糊、皮肤感觉异常和麻木,女性患者可伴有外阴瘙痒。

(2) 2型糖尿病　一部分亦可出现典型的"三多一少"症状,在体重减轻前常先有肥胖史。发病早期或糖尿病前期,可出现午餐或晚餐前低血糖症状。但不少患者可长期无明显症状,仅于体检或因其他疾病检查始发现血糖升高,或因并发症就诊才诊断为糖尿病。

2. 实验室检查

(1) 随时血糖≥11.1 mmol/L(200 mg/dl)。

(2) 或空腹血糖≥7.0 mmol/L(126 mg/dl)。

(3) 或口服75 g葡萄糖耐量试验(OGTT)2 h血糖值≥11.1 mmol/L。

以上各条诊断标准均应另日重新核实。

注:随时血糖指一日之中任何时间采血,不考虑与前餐的时间关系;空腹血糖指进食8 h以上采血;OGTT 2 h血糖7.8～11.1 mmol/L为糖耐量减低,小于7.8 mmol/L为正常。

附　WHO糖尿病专家委员会制定的糖代谢状态分类

具体内容见表12-5。

表12-5　WHO糖尿病专家委员会报告(1999年)

糖代谢分类	静脉血浆葡萄糖(mmo/L)	
	空腹血糖(FPG)	糖负荷后2 h血糖(2 hPPG)
正常血糖(NGR)	<6.1	<7.8
空腹血糖受损(IFG)	6.1～<7.0	<7.8
糖耐量减低(IGT)	<7.0	7.8～<11.1
糖尿病(DM)	≥7.0	≥11.1

注:2003年11月WHO糖尿病专家委员会建议将IFG的界限值修订为5.6～6.9 mmol/L。

【治疗原则及选穴处方】

经典针灸学以滋阴降火为基本治疗原则。可根据具体情况,如上消清热润肺、生津止渴;中消清胃泻火,和中养阴;下消滋阴益肾、培元固本;阴阳两虚益肾固肾、阴阳双补。在选穴上主要以肺、胃、肾相关经穴和背俞穴为主,并结合辨证和症状配穴。具体选穴原则如下:

1. 背部腧穴　常选的背部穴位有肺俞、胃俞、脾俞、肝俞、肾俞、膈俞、胰俞、命门等,尤其是胰俞为治疗糖尿病的经验穴。

2. 在相关经脉上选穴　肺经常选太渊、尺泽；肾经选太溪、照海、水泉；脾经选三阴交、太白、阴陵泉。阳明经多血多气，因此常选手阳明经合谷、曲池，足阳明经内庭、足三里等。

3. 随症配穴　根据具体症状选穴，如口渴选金津、玉液、承浆、上廉泉；合并视物模糊选光明、头维、攒竹；头晕加上星、风池；上肢疼痛或麻木选肩髃、曲池、合谷；下肢疼痛或麻木选风市、阴市、阳陵泉、解溪；皮肤瘙痒选风池、大椎、曲池、血海、三阴交等。

4. 耳针　选胰、胆、内分泌、肾、三焦、神门、心、肝、肺、胃、膀胱等。

● **推荐处方 1**

治法：清热润肺，益肾健脾。

主穴：背部——肺俞、肾俞（益肾润肺，生津止渴，灸可补益肾阳）

　　　　　　　脾俞（健脾益气，生津，灸可温补脾阳）

　　　　　　　胰俞、膈俞（活血生津）

　　　上肢——尺泽（清泻肺热）

　　　下肢——足三里（健脾生津）

　　　　　　　三阴交、太溪（滋阴降火）

　　　　　　　内庭（清泻胃火）

配穴：上消加太渊、少府；中消加胃俞、曲池；下消加肝俞、太冲。多食善饥加合谷、上巨虚、丰隆、中脘；便秘加天枢、腹结、支沟；多尿、盗汗加复溜、关元；阴虚及阳，阴阳两虚加关元、命门。

操作：胰俞为经外奇穴（第8胸椎棘突下旁开1.5寸），是治疗糖尿病的效穴，治疗时为重点穴先刺，斜向脊柱针刺0.5～0.8寸，行捻转泻法1～3 min，以局部出现强烈的酸胀感为度，留针期间间歇行针。脾俞、肾俞在阳虚时可应用灸法。余穴位常规操作。

● **推荐处方 2**

治法：清泻肺胃，滋补肝肾。

主穴：背部——胰俞（活血生津）

　　　　　　　肺俞、胃俞（清肺胃热）

　　　　　　　肝俞、肾俞（滋补肝肾）

　　　下肢——足三里、三阴交、太溪（健脾益气，滋阴降火）

配穴：上消加太渊、劳宫；中消加中脘、内庭；下消加太冲、照海；阴阳两虚加太溪、命门；心悸加内关、心俞；不寐加神门、百会；视物模糊加太冲、光明；肌肤瘙痒加风市、血海、蠡沟；手足麻木加八邪、八风。

操作：背部腧穴不可直刺、深刺，应向脊柱方向斜刺0.5～0.8寸，以免伤及内脏；胰俞为治疗时重点穴先刺，斜向脊柱针刺0.5～0.8寸，行捻转泻法1～3 min，以局部出现强烈的酸胀感为度，留针期间间歇行针。因糖尿病患者抵抗力较弱，皮肤容易化脓感染，故艾灸时尽量用小艾炷，不可灼伤皮肤。针刺时必须注意严格消毒。余穴常规操作。

【疗效评估方法】

1. 血糖值评估法　国内外有一定差异（表12-6）。

表 12 - 6　国内、外糖尿病(血糖值)疗效标准

血糖(mmol/L)		国内疗效标准	亚太地区 2 型糖尿病政策组(1999)
空腹	理想	≤7.0	4.4~6.1
	一般	<8.0	≤7.0
	差	>8.0	>7.0
非空腹	理想	<8.0	4.4~8.0
	一般	<11.0	≤10.0
	差	>11.0	>10.0
糖化血红蛋白	理想	<6.5	<6.2
	一般	<7.5	6.2~8.0
	差	>7.5	>8.0

2. 血糖尿糖控制标准、临床治愈标准和好转标准

(1) 血糖、尿糖控制标准　① 理想控制:空腹血糖<6.1 mmol/L;餐后 2 h 血糖<7.2 mmol/L;24 h 尿糖总量<5 g。② 较好控制:空腹血糖<7.2 mmol/L;餐后 2 h 血糖<8.3 mmol/L;24 h 尿糖总量<10 g。③ 一般控制:空腹血糖<8.3 mmol/L;餐后 2 h 血糖<10 mmol/L;24 h 尿糖总量<15 g。④ 控制差:血尿糖达不到上述标准者。

(2) 临床治愈标准　① 糖尿病症状基本消失。② 空腹血糖、餐后 2 h 血糖均正常。③ 24 h 尿糖:1 型糖尿病<10~25 g;2 型糖尿病微量~10 g。④ 妊娠糖尿病:空腹血糖正常,餐后 2 h 小于 8.9 mmol/L(160 mg/dl)。

(3) 好转标准　① 糖尿病症状大多消失或减轻。② 空腹血糖、餐后 2 h 血糖下降,但仍高于正常。③ 24 h 尿糖减少,1 型糖尿病仍>25 g;2 型糖尿病>10 g。

3. 美国的糖尿病患者自我行为管理量表(summary of diabetes self care activities,SDSCA)　共包括 11 项问题,每项问题的答案均为天数:0、1、2、3、4、5、6、7 天,并相应赋予相同的分值。

11 项内容包括:① 在过去 7 天中,您有多少天按照健康的饮食计划来进食? ② 近 1 个月您平均每周有多少天按糖尿病饮食要求合理安排饮食? ③ 在过去 7 天中,您有多少天一天所吃的蔬菜水果加起来超过 5 份[如:吃蔬菜 3 碟、水果 2 个(水果一份约橘子 1 个,木瓜 1/3 个等;蔬菜 1 份100 g,约 1 碟)]? ④ 在过去 7 天中,您有多少天吃油脂多的食物(如:油炸食物、肥肉、鸡皮等)? ⑤ 在过去 7 天中,您有多少天,有做 30 min 以上的活动(指身体持续活动超过 30 min,包括:走路、做家事)? ⑥ 在过去 7 天中,除了工作及做家事以外,您有多少天有另外拨时间去做运动(如:慢跑、爬山、打太极拳、跳土风舞等)? ⑦ 在过去 7 天中,您有多少天在家自己(或家人帮忙)测量血糖? ⑧ 在过去 7 天中,您有多少天依照医师指示的血糖测量标准次数(例如 1 天测量血糖两次)在家按时自己(或家人帮忙)测量血糖? ⑨ 在过去 7 天中,您有多少天检查您的双脚(包括脚趾、脚板与脚底)? ⑩ 在过去 7 天中,您有多少天在穿鞋之前有先检查鞋内的情形(如:鞋内有无小石头,是否平整、有无破损或潮湿等)? ⑪ 在过去 7 天中,您有多少天按照医师指示定时定量服用降血糖的药或注射胰岛素?

【针灸疗效分析】

1. 针灸疗效现状　糖尿病的疗效以空腹血糖、餐后 2 h 血糖、糖化血红蛋白为主要结局指标,以临床症状、并发症改善情况以及生活质量为次要结局指标。针灸对治疗糖尿病主要起辅助作用,尽管有一定程度的降糖作用,但临床多针药结合,以治疗 2 型糖尿病为主。临床证据显示,针灸可降低血糖水平、改善其并发症,延缓疾病进展,提高患者生活质量。

一些 RCT 研究显示,针药结合的总有效率为 $92\% \sim 95\%$,临床控制率 85% 。

2. 影响针灸疗效的因素　① 类型:针灸治疗糖尿病是一种辅助疗法,应配合西药治疗,其意义在于整体的调节作用,或与药物的协同作用,减轻药物的副作用,尤其是糖尿病并发的神经炎有一定的防治作用。针灸治疗糖尿病主要针对 2 型糖尿病及其并发症。对胰岛素依赖型患者则效果差。针灸对于预防与治疗糖尿病的神经、血管并发症有一定作用,以治疗并发膀胱病变和神经病变效果较好,对并发的视网膜病变、心血管病变、肾病、高脂血症、湿疹、皮癣等也有一定效果。② 病情:针刺的降糖效应,在各类糖尿病患者中,以非胰岛素依赖型糖尿病之轻、中型患者较为显著。③ 患者的配合:针灸治疗期间,患者要控制饮食,限制糖的摄入量,多食粗粮和蔬菜,节制肥甘厚味和面食,适当参加体育锻炼,这些都可提高针灸的疗效。

3. 针灸治疗潜在的可能机制　西医治疗本病主要包括饮食与运动、口服降糖药及胰岛素治疗。降糖药可分为促胰岛素分泌剂、胰岛素增敏剂和 α 糖苷酶抑制剂三大类。针灸作为辅助疗法有一定作用,其治疗的机制可能包括:① 调节神经内分泌。针灸可使糖尿病患者自主神经的紧张度下降,因而对糖尿病内分泌失调和代谢紊乱有良好的调整作用,有利于本病的康复。② 改善微循环。针灸可通过神经反射等途径,对糖尿病患者的微循环障碍起到调节作用,可改善末梢循环,防治并发症。③ 刺激胰岛素分泌。针灸可刺激胰岛 β 细胞受体对葡萄糖的敏感性增强,促进胰岛素分泌,加快了对葡萄糖的利用和转化,从而起到降低血糖的作用。有文献报道,针刺可提高 2 型糖尿病胰岛 β 细胞胰岛素表达水平,有效改善胰岛 β 细胞分泌功能;针灸可有效抑制 2 型糖尿病胰岛 β 细胞凋亡,且电针能促进胰岛 β 细胞的修复、增生。

【预后】

本病是全身性、慢性、进展性疾病,其预后与有无急、慢性并发症密切相关,其并发症多,危害严重。本病需终身治疗,早期开始进行有效治疗预后良好,死亡原因主要为心血管、脑和肾并发症。60岁以后发现的患者预后较差。在急性并发症中以高渗性非酮症糖尿病昏迷死亡率最高,酮症酸中毒次之。伴有慢性并发症,尤其以肾功能不全、心肌梗死、脑血管意外、肢体坏疽、严重性自主神经病变者,预后不良。由于对本病的病因和发病机制未充分了解,故尚缺乏针对病因治疗的有效手段。目前强调早期治疗、长期治疗、综合治疗和治疗措施个体化原则。治疗的目的是使血糖达到或接近正常水平,纠正代谢紊乱,消除糖尿病症状,防止或延缓并发症,维持良好的健康和劳动(学习)能力,保障儿童生长发育,延长寿命,降低病死率。具体措施以饮食治疗、合适的体育锻炼为基础,根据不同病情给予药物(口服降糖药、注射胰岛素)治疗。对于 1 型糖尿病患者应在合适的总热量、食物成分、规则的餐次安排等措施基础上,配合胰岛素治疗。2 型糖尿病患者,尤其是肥胖者控制饮食有利于减轻体重,改善高血糖、脂代谢紊乱和高血压,以及减少降糖药的剂量。提倡食用绿叶蔬菜、豆类、块根类、粗谷物、含糖成分低的水果等,戒烟、少饮酒、少吃盐。

三、肥胖症

【概述】

肥胖症是一种常见的代谢性疾病,当人体进食热量多于消耗热量时,多余热量以脂肪形式储存于体内,体重超过标准体重的 20%以上时即称为肥胖症。随年龄增长,体脂所占比例相应增加,肥胖症的实质是体内脂肪绝对量增加。肥胖症分为单纯性和继发性 2 类,前者不伴有明显的神经或内分泌系统功能异常变化,临床上最为常见;后者常继发于神经、内分泌和代谢疾病,或与遗传、药物有关。

全球疾病负担研究显示,截至 2015 年,全球范围内共有约 6.037 亿成人(≥20 岁)为肥胖,总体患病率为 12.0%。我国流行病学调查显示,截至 2014 年,针对我国 20～69 岁人群,超重率和肥胖率分别为 34.26%、10.98%,而在体重正常者中,中心性肥胖检出率为 22.46%～33.53%。近 30 年,我国居民超重和肥胖人数均有明显上升趋势,呈现出城市高于农村,东、中、西部地区依次降低的特征。肥胖症患者患其他疾病,如脑血管疾病、高血压病等的危险性比正常人大为增高。

肥胖症的病因尚未完全明确,有各种不同的病因,同一患者可有几种因素同时存在。总体而言,若能量的摄入超过人体的消耗,即无论摄入过多,或消耗减少,或两者兼有,均可引起肥胖。目前认为,肥胖的发生与遗传易感性、中枢神经系统、内分泌系统、代谢因素和其他因素等有关。研究显示,单纯性肥胖可呈现一定的家族倾向,但遗传基础不明,也不能排除其共同生活方式因素(如对食物的偏好、体力活动减少等)。近年来,肥胖基因(又称瘦素基因)成为研究热点,瘦素是一种由脂肪分泌的蛋白质激素,其生理作用广泛,通过调节能量代谢平衡维持体脂量相对恒定。当摄食增多,脂肪贮存增加时,瘦素分泌增加,通过下丘脑使机体出现一系列反应,如食欲降低,耗能增加,交感神经兴奋性增高等,使脂肪分解,合成减少,限制体重增加过多。当机体处于饥饿时,瘦素分泌减少,也通过下丘脑使机体出现一系列保护性反应,如食欲增加,体温降低,耗能减少,副交感神经兴奋性增加,使体重不致减轻太多,以维持体重相对稳定。另外,瘦素也广泛分布于中枢外器官。但是,对大多数肥胖症患者而言,究竟存在瘦素相对不足还是瘦素抵抗(即瘦素受体对其不敏感),以及发生机制并不清楚。中枢神经系统可调节食欲和营养物质的消化和吸收,食欲也受精神因素的影响。肥胖患者若有内分泌功能改变,如出现血中胰岛素升高,提示高胰岛素血症可引起多食,形成肥胖。一些神经肽和激素也参与对进食的影响;另外,肥胖以女性为多,提示可能与雌激素有关。肥胖和非肥胖者之间,可能存在着代谢差异,如肥胖者可能存在营养物质较易进入脂肪生成途径,贮存的甘油三酯动员受阻等问题。其他因素如营养因素,摄入过高热量、脂肪合成增加等。肥胖症还与棕色脂肪功能(与产热有关)异常有关;肥胖症也与生长因素相关,脂肪组织块的肥大可由于脂肪细胞数量增多(增生型),脂肪细胞体积增大(肥大型),或脂肪细胞同时增多、增大(增生肥大型)而引起。近来有一种观点认为,每个人的脂肪含量、体重受一定的固有控制系统所规定和调节,这种调节水平称为调定点,肥胖症患者调定点较高。这似乎可以解释肥胖者难于减轻体重,或即使体重减轻也难以保持的情况,但调定点起作用的具体环节仍不清楚。

中医古籍中的"肥贵人""肌肤甚"等记载可能与肥胖症有关。中医学认为,脾胃俱旺,过食而少作;或脾胃气虚,劳倦伤气,饮食不节,脾胃受损,湿聚成疾,痰湿流注肌肤;或先天禀赋不足,真气虚弱不能使物质气化为功能而消耗等，均可导致肥胖。

【临床诊断】

① 肥胖症可见于任何年龄，女性较多见。多有进食过多和（或）运动不足病史，常有肥胖家族史。② 轻度肥胖多无症状，中、重度肥胖症可引起气急、关节痛、肌肉酸痛、体力活动减少以及焦虑、忧郁等。③ 对继发性肥胖及并发症、伴发病需进行相应检查与管制。临床上肥胖、血脂异常、高血压、冠心病、糖耐量异常或糖尿病等疾病常同时发生，并伴有高胰岛素血症，认为均与胰岛素抵抗有关，称为代谢综合征。肥胖症还可伴随或并发睡眠呼吸暂停、胆囊疾病、高尿酸、痛风、骨关节炎、生殖功能下降，以及某些癌肿（乳腺癌、子宫内膜癌、结肠癌等）发病率增高等。④ 可通过测量身体的肥胖程度和体内脂肪分布来诊断。

体重指数（body mass index，BMI）：测量身体的肥胖程度。

$$BMI(kg/m^2)=体重(kg)/[身长(m)]^2$$

理想体重（ideal body weight，IBW）：测量身体的肥胖程度。

$$IBW=身高(cm)-105$$

$$或\ IBW=[身高(cm)-100]×0.9(男性)或×0.85(女性)$$

腰围或腰/臀比（waist/hip ratio W/H）：反映体内脂肪分布。患者取直立体位，腰围在腰部肋下缘与髂骨上缘间中点水平测量，臀围于耻骨联合水平测量臀部最大周径。

CT 或 MRI：估计或计算皮下脂肪厚度或内脏脂肪量，是评估体内脂肪分布最准确的方法，但不作为常规检查项目。

其他：身体密度测量法、生物电阻抗测量法、双能 X 线（DEXA）吸收法测定体脂总量等。

中国肥胖问题工作组于 2002 年对我国成年超重和肥胖界限建议：我国成人 BMI 18.5～23.9 为正常范围，<18.5 为体重过低，≥24 为超重，≥28 为肥胖；男性腰围≥85 cm、女性腰围≥80 为腹部脂肪积聚。

附　WHO1999 年制定亚太地区肥胖及意义的重新定义

具体内容见表 12-7。

表 12-7　亚太地区肥胖的定义

分类	BMI(kg/m²)	发病危险
体重过低	<18.5	高（非肥胖相关疾病）
正常范围	18.5～22.9	平均水平
超重	≥23	
肥胖前期	23～24.9	增加
Ⅰ期肥胖	25 29.9	中等
Ⅱ期肥胖	≥30	严重

附　《内科学》肥胖症评估标准

肥胖程度评估最常采用人体测量学指标（体重指数、腰围等）。目前尚无关于肥胖症的统一诊断标准，有以下指标可供参考：

1. 体重指数（body mass index，BMI）　测量身体肥胖程度，$BMI(kg/m^2)=体重(kg)/[身高$

(m)]²。BMI 18.5～23.9 为正常,24.0～27.9 为超重,≥28.0 为肥胖。BMI 不能准确地描述体内脂肪的分布情况,不能区分脂肪和肌肉的含量,肌肉发达的人往往容易被误判。

2. 理想体重　理想体重(kg)＝身高(cm)－105 或 IBW(kg)＝[身高(cm)－100]×0.9(男性)或×0.85(女性)。理想体重±10%为正常,超过理想体重 10.0%～19.9%为超重,超过理想体重 20.0%以上为肥胖。

3. 腰围　受试者站立位,双足分开 25～30 cm,使体重均匀分配;腰围测量髂前上棘和第 12 肋下缘连线的中点水平。男性腰围≥85 cm,女性腰围≥80 m 作为中心性肥胖的切点。腰围是衡量脂肪在腹部蓄积(即中心性肥胖)程度的简单、常用指标,是 WHO 推荐的用于评价中心性肥胖的首选指标,与 CT 测量的内脏脂肪含量有显著相关性。

4. 腰/臀比(waist/hip ratio,WHR)　臀围测量环绕臀部的骨盆最突出点的周径。WHO 建议 WHR 男性＞0.9,女性＞0.85 诊断为中心性肥胖。但腰/臀比相近的个体体重可以相差很大,该指标和腹部内脏脂肪堆积的相关性低于腰围。

5. CT 或 MRI　计算皮下脂肪厚度或内脏脂肪量,是评估体内脂肪分布最准确的方法,但不作为常规检查。

6. 其他方法　身体密度测量法、生物电阻抗测定法、双能 X 线(DEXA)吸收法测定体脂总量等。

附　不同人群 BMI 切点的比较《成人超重与肥胖管理指南》,美国肥胖学会和美国国家心、肺和血液研究所(2013)

具体内容见表 12－8。

表 12－8　不同人群 BMI 切点的比较

分级	BMI(kg/m²)切点		
	欧美人群 a	亚洲人群 b	中国人群 c
正常	18.5～24.9	18.5～22.9	18.5～23.9
超重	25～29.9	23～27.4	24～27.9
肥胖Ⅰ	30～34.9	27.5～32.4	≥28
肥胖Ⅱ	35～39.9	32.5～37.4	
肥胖Ⅲ	≥40	≥37.5	

【治疗原则及选穴处方】

经典针灸学以除湿化痰为基本治疗原则。患者应注意控制饮食,尤其是碳水化合物及脂肪的摄入,积极参加体育锻炼。根据脾主运化,胃主受纳理论,以脾胃两经穴为主,再结合辨证结果配穴。具体选穴原则如下:

1. 腹部选穴　肥胖患者主要以腹部脂肪堆积为主,因此常选腹部的滑肉门、天枢、外陵、大巨、水道、归来、大横、腹结、中脘、下脘、气海、中极等。

2. 辨证选穴　胃火旺盛选胃俞、内庭、曲池、二间等;痰湿内盛选足三里、支沟、丰隆、阴陵泉等;脾虚不运选脾俞、足三里、太白等;脾肾阳虚选脾俞、肾俞、命门、关元等。

3. **耳穴** 如选胃、脾、内分泌、神门、口等,或在耳区选取最明显的几个反应点。针刺、埋针或压丸。嘱患者有饥饿感时或饭前自行按压埋针处数十秒钟。

● **推荐处方 1**

治法:调理胃肠,除湿化痰。

主穴:腹部——天枢、中脘、大横(调整胃道,泻肠道积热)

上肢——曲池、支沟(清泻阳明,通利三焦)

下肢——丰隆、上巨虚、阴陵泉、内庭(清泻阳明,健脾利湿化痰)

配穴:胃肠腑热加胃俞、大肠俞、合谷;脾胃虚弱加脾俞、胃俞、足三里;脾肾阳虚脾俞、肾俞、关元;嗜睡加百会、照海、申脉。

操作:诸穴常规操作。腹部穴位可用电针。

● **推荐处方 2**

治法:调神利气,健脾化湿。

主穴:头部——百会、印堂(调理脑神,神动气行,气可化湿)

腹部——天枢、水道、腹结(疏通腑气,除湿化浊)

下肢——足三里、三阴交(健脾化湿)

配穴:胃热盛加内庭、曲池;脾胃虚弱加脾俞、胃俞;便秘加支沟、丰隆;脾肾阳虚加脾俞、肾俞、神阙。

操作:诸穴常规操作。腹部穴位可用电针。脾胃虚弱或脾肾阳虚可加灸,神阙只灸不针。

【疗效评估方法】

1. **体重与脂肪百分率疗效评估** 分 5 级。① 痊愈:随访 1 年以上,维持原有疗效者;② 近期临床痊愈:疗程结束时体重减轻达到 5 kg,并已达到标准体重或未达超重范围之内;③ 显效:体脂下降 1 度或脂肪百分率下降 5% 以上,或体重减轻 5 kg 以上;④ 有效:体重减轻 2 kg 以上,或脂肪百分率下降 1%;⑤ 无效:体重减轻不足 2 kg,或脂肪百分率下降不足 1%,或体重无明显变化。

2. **单纯性肥胖疗效评估方法** 分 4 级(表 12-9)。

表 12-9 单纯性肥胖病疗效评定标准

疗效	临床症状	体重减轻	F%	体重指数
临床痊愈	消失或基本消失	>80%	男性接近 26 女性接近 30	接近 26~27
显效	大部分消失或基本消失	30%~70%	下降≥5	下降≥4
有效	明显减轻	25%~30%	下降 3~<5	下降≥2~<4
无效	无明显改善	未达 25%	下降未达到 3	下降未达到 2

注:体重减轻:以疗程结束时体重减轻数值占实际体重与标准体重之差的百分值为准。

【针灸疗效分析】

1. **针灸疗效现状** 针灸疗效以体重、体质量指数(BMI)、体脂百分率(F%)、肥胖度(A)、腰臀围变化等为主要结局指标;以血清甘油三酯、总胆固醇、低密度脂蛋白胆固醇、高密度脂蛋白胆固醇等为次要结局指标。临床证据显示,针灸的治愈率为 3.3%～15%,显效率为 35%～53.3%,有效率为 33.3%～37.5%,无效 10%～12.5%。

国外一项高质量 RCT,比较了电针耳穴(饥饿点、胃、结肠,以每 3 s 1 Hz 的双相恒流脉冲,2 mA,穴位电刺激,刺激 3 h 后暂停 3 h,以避免产生耐受性,每次共刺激 6 h,4 次/周,治疗 6 周)与安慰组(仅贴片,不通电流)治疗女性肥胖症的疗效,以治疗期间体重的相对变化为主要结局指标;随访期间的体重相对变化、体重指数的相对变化、身体脂肪的相对变化为次要结局指标。结果显示,治疗组的体重变化和 BMI 变化与对照组相比有显著差异,且没有与针灸相关的副作用报道。

2. 影响针灸疗效的因素　① 病因和类型:针灸治疗过食性的肥胖效果好,内分泌功能紊乱或产后肥胖者针刺亦有效。针灸减肥以治疗单纯性肥胖为主,应与水潴留性肥胖症、继发性肥胖症、下丘脑性肥胖、皮质醇增多症和多囊卵巢综合征等相鉴别。继发性肥胖是由多种神经内分泌疾病、某些药物以及激素等引起,针灸治疗难以取得良好疗效,应在治疗原发病的基础上进行减肥。幼年起病者多为增生型或增生肥大型,肥胖程度较重,且不易控制,针灸疗效相对较差;成年起病者多为肥大型,针灸疗效相对较好。② 病情:轻、中度肥胖针灸治疗比较有效,重度肥胖及伴肺泡低换气综合征、心血管系统综合征、内分泌代谢紊乱、消化系统综合征等,出现并发症时针灸治疗效果不理想。③ 病程:针灸治疗要坚持多个疗程,长时间治疗,疗效比较稳定。针灸减肥一定要分阶段进行,如目前体重欲减 10 kg 以上的,即以先减 5 kg 为最初目标,经过治疗达到目标;然后让其稳定在这个体重 1～2 个月,再进行第 2 阶段减肥,达到目标后,再让其稳定 3～6 个月,这样逐步使体重减轻,才能巩固疗效,否则体重很容易回升。④ 患者的配合:针灸减肥期间,患者应控制饮食,尤其是碳水化合物及脂肪的摄入;配合体育锻炼,增加活动量,可提高疗效。

3. 针灸治疗潜在的可能机制　关于针刺减肥的机制,目前已有许多研究。针灸能够调节肥胖患者的神经和内分泌功能,其作用机制包括:① 刺激饱中枢。通过动物实验发现,针刺减肥主要是通过位于下丘脑腹内侧核(VMH)的饱中枢与下丘脑外侧区(LHA)摄食中枢的调节作用实现的,耳针的刺激作用不是降低食欲,而多与饱感觉的形成与存储有关。② 调节神经-内分泌。单纯性肥胖患者常出现交感-肾上腺系统和下丘脑-垂体-肾上腺系统功能低下,针刺可调节和增强这两个系统的功能。另外,针刺还可通过神经-体液调节,改善肥胖患者的水、盐代谢。③ 调节脂肪代谢。研究发现,针刺有一定的促进脂肪代谢作用,可降低血中胆固醇等,这将有利于肥胖患者堆积脂肪的消除。

【预后】

肥胖症已成为威胁人体健康的重要因素,大部分患者经过控制饮食,加强锻炼,可获得良好的预后,尤其是单纯性肥胖。对于继发性肥胖应积极治疗原发病。肥胖症的治疗要在不损害身体健康的条件下达到长期的效果,因此,提倡以控制饮食和增加体力活动为主;西医药物治疗主要是食物抑制剂、脂肪吸收阻滞剂、代谢刺激剂,但副作用大,易于反弹。预防肥胖较治疗易奏效且重要。肥胖症不仅给人们带来生活不便,还会大大增加心脑血管疾病、胆囊炎、胆石症、胰腺炎及多种癌症的发生风险,患者最终往往因伴发疾病而致死、致残。

四、产后缺乳

产后乳汁甚少,或逐渐减少,或全无,不能满足哺乳的需要,称为产后缺乳。产后缺乳多发生在产后数天至半个月内,也可发生在整个哺乳期。临床上以新产后的缺乳最为常见。产后缺乳的发病率占产妇的 20%～30%,且有上升趋势。西医认为,垂体功能低下,或孕期胎盘功能不全,造成促性腺激素、促肾上腺皮质激素、生长激素以及雌、孕激素分泌不足,阻碍乳腺的发育,影响产后分泌乳汁。此外,乳汁开始分泌后,如发生营养不良、精神恐惧或抑郁,均可直接影响丘脑下部,致使垂体前叶催乳素分泌减少而缺乳。哺乳不当,如哺乳次数太少,或乳汁不能排空,造成乳汁淤积,转而抑制乳汁的分泌。

产后缺乳,中医学亦称"乳汁不行""乳汁不足"等。中医学认为,乳少因气血不足,不能生乳,或肝郁气滞,乳络壅塞,导致在哺乳期乳汁甚少或全无。哺乳中期(月经复潮后)乳汁减少,属正常现象。因产妇不按时哺乳,或不适当的休息(如久坐、少动等)而乳汁不足,经纠正其不良习惯,乳汁自然充足者,亦不能作病态论。本病主要与气血虚弱和肝气郁结、经络不畅有关。

【临床诊断】

1. **诊断依据**　① 产后排出的乳汁量少,甚或全无,不够喂养婴儿。② 乳房检查松软,不胀不痛,挤压乳汁点滴而出,质稀。或乳房丰满乳腺成块,挤压乳汁疼痛难出,质稠。③ 排除因乳头凹陷和乳头皲裂造成的乳汁壅积不通,哺乳困难。

2. **产后乳汁过少的病情轻重分级**　① 轻度:满足婴儿需要量的 2/3;② 中度:满足婴儿需要量的 1/3;③ 重度:几乎没有乳汁,不能喂养婴儿。

【治疗原则及选穴处方】

经典针灸学以益气补血,疏肝解郁,通络下乳为基本治疗原则。治疗的同时多服滋阴生津,富有营养之食品等,以增化乳之源。并应做产妇思想工作,鼓励让婴儿吸吮乳头,定时哺乳。根据中医学理论与经脉循行和患者具体情况而选穴。乳汁为气血所化,气血来源于脾胃吸收的水谷精微;肝藏血,调节人体各部分血量,肝主疏泄,性喜条达,肝血充足,肝气条达则经脉通畅,载血上行化为乳汁。中医学有乳房属胃,乳头属肝的理论,因此,主要以肝胃经选穴为主。具体选穴原则如下:

1. **经验选穴**　根据临床经验,无论何型均以少泽为主穴,本穴为通乳的经验穴。

2. **根据"腧穴所在,主治所在"规律从局部选穴**　胸部选气会穴膻中,近选胃经的乳根、屋翳,用于调气通络而催乳;背部脾俞、胃俞、肝俞、心俞等用于调补相关脏腑功能。

3. **辨证选穴**　气血亏虚选气海、血海、膈俞、脾俞、足三里、三阴交等;肝气郁滞选肝俞、膻中、期门、支沟、内关、太冲等。

● **推荐处方**

治法:疏肝理气,健脾生血,通络下乳。

主穴:局部——膻中、乳根(疏通乳络)

　　　远端——内关、太冲(疏肝理气,宽胸理气)

少泽(通乳效穴,行气催乳)

足三里(健脾生乳)

配穴:气滞、胸胁胀满加期门、肝俞;胃脘痞满加中脘、太白;气血不足加膈俞、气海、脾俞。

操作:针刺乳根时针尖向上横刺1寸,膻中向两侧乳房横刺0.5～1寸,使针感扩散到乳房或使乳房有麻胀感。余穴常规操作。

【疗效评估方法】

1. 症状积分　从泌乳量、乳房充盈度、乳汁黏稠度、乳汁淤积程度进行评估。

(1)泌乳量　0分(正常):完全满足婴儿需要量,每天可有效哺乳8～10次,哺乳时乳房有胀满感,婴儿吮吸时可听到吞奶声,2次哺乳之间婴儿睡眠安静,哺乳前母亲乳房充盈,哺乳时有下乳感,哺乳后乳房柔软;2分(轻度):满足婴儿需要量的2/3,每天可有效哺乳6～7次,婴儿吮吸时听到吞奶声,2次哺乳之间婴儿睡眠比较安静,哺乳前母亲乳房充盈,哺乳时有下乳感,哺乳后乳房柔软;4分(中度):满足婴儿需要量的1/3,哺乳时未听到婴儿吞奶声,2次哺乳之间婴儿哭闹,主要使用代乳品,哺乳前母亲乳房无充盈感,哺乳时无明显下乳感;6分(重度):几乎没有乳汁,不能喂养婴儿,完全依靠代乳品,乳房空虚。

(2)乳房充盈度　0分(正常):乳房饱满,有轻度胀痛感,乳汁自溢;2分(轻度):乳房明显充盈,乳汁轻用力挤压即出;4分(中度):乳房充盈但不胀满,乳汁需用力挤压方出;6分(重度):乳房无明显充盈或胀满感,挤压无乳汁外溢。

(3)乳汁黏稠度　0分:乳汁浓稠;1分:乳汁清稀;2分:无奶水。

(4)乳汁淤积程度　0分(正常):无;2分(轻度):有胀奶感,哺乳后仍无缓解;4分(中度):乳房触痛;6分(重度):有泌乳感,但无乳汁排出,乳房持续疼痛。

2. 整体疗效判定　分3级。① 痊愈:乳汁分泌完全满足婴儿需要,可以正常哺乳,新生儿完全由母乳喂养,哺乳后不哭不闹,安静入睡;② 好转:乳汁分泌增多,或乳汁分泌正常,能满足婴儿需要量的2/3,哺乳后新生儿偶见哭闹,需额外添加奶粉,每次量不超过20 ml;③ 无效:乳汁分泌无改变,完全不能满足新生儿的喂养需求,完全依靠奶粉喂养。

3. 新生儿饥饿程度分级　分3级评分。① Ⅰ级(6分):新生儿满足感,拒绝再次吸吮,安然入睡;② Ⅱ级(4分):停止哺乳后依然吃手、咂嘴唇,新生儿接受再次哺乳;③ Ⅲ级(2分):烦躁、哭闹、来回转头寻找乳房、吃手、咂嘴唇、伸舌。

4. 血清泌乳素(PRL)测定　治疗开始之前与研究疗程结束后分别对每个产妇进行采血,对其血清泌乳素进行测定。

【针灸疗效分析】

1. 针灸疗效现状　针灸治疗本病的疗效,主要以泌乳量、乳房充盈度、乳汁黏稠度、乳汁淤积程度、临床疗效为主要结局指标,以血清泌乳素、补授乳量为次要结局指标,也有以新生儿饥饿程度、产妇中医症候评分为主要结局指标。目前证据表明,针灸治疗产后缺乳疗效显著,从总体疗效看,痊愈率在26.7%～70.2%,总有效率为90%～96.4%。针灸治疗本病能有效促进乳汁分泌。

2. 影响针灸疗效的因素　① 治疗时机：产后缺乳的产妇治疗越早，疗效越好。应积极早期治疗，在乳少发生最迟不超过1周，及时进行针灸治疗可获得良好疗效。② 缺乳的类型：如果患者缺乳是由于营养不良、精神因素，直接影响丘脑下部，致使垂体前叶催乳素分泌减少，或喂养不当，乳汁淤积而产生回乳者，针灸可取得良好疗效；如果患者本身乳房、乳腺发育不良，针灸难以取效。③ 患者的配合：在针灸治疗期间，产妇应按照正确的授乳方法进行哺乳，即定时哺乳，每次授乳要尽量排空乳腺管内的乳汁。还应加强产后营养，尤其是富含蛋白质的食物以及充足的汤水。其次，要保持情志舒畅，保证充足睡眠，切忌抑郁。这些因素都对针灸治疗的疗效具有重要影响。

3. 针灸治疗潜在的可能机制　现代医学认为，在胎盘娩出子宫后，孕激素、雌激素水平突然下降，产妇开始泌乳。泌乳素是泌乳的基础，同时乳腺的发育，产妇的营养、健康状况及情绪均与泌乳有密切的关系。缺乳最主要的原因是垂体泌乳素缺少，乳汁分泌受多种激素的调节，主要有缩宫素、孕激素、催乳素等。针灸具有良好的催乳效果，其作用机制主要是通过对下丘脑-垂体轴功能的良性双向调节，使缩宫素、催乳素分泌增多，有利于乳汁的分泌。同时，针刺通过调节雌激素及孕激素的分泌，使之相应减少，以降低该激素所产生的抑制乳汁分泌的作用。实验研究表明，针刺对垂体分泌及生殖内分泌功能的影响，主要是通过针刺激活脑内多巴胺系统，调整脑-垂体的自身功能，使其适应机体的各种功能状态来实现泌乳效用。

【预后】

产后缺乳早期治疗，患者积极配合，饮食上给予高蛋白流质食物，可多食猪蹄汤、鲫鱼汤等增强营养，同时应掌握正确的哺乳方法；患者应保持精神舒畅，切忌暴怒或忧思，保证睡眠充足，劳逸结合等。民间用木梳背刮运乳房或用热敷等方法均有助于乳少的调治。通过治疗调养，一般都能取得满意的效果，预后良好；但若身体虚弱，虽经治疗乳汁无明显增加或先天乳腺发育不良，则预后较差；若乳汁壅滞，经治疗乳汁仍然排出不畅可转化为乳腺炎。

五、内分泌与营养代谢障碍的现代针灸学治疗原则与选穴处方

甲亢、糖尿病、肥胖症和产后缺乳是最常见的内分泌与营养代谢障碍类病症，尤其是糖尿病与肥胖症常密切相关，它们的发病机制不同，临床表现也各异，现代针灸治疗上既有相同的选穴规律，也有各自特点；共同点是均以针刺调节自主神经系统以影响内分泌功能为主；但产后缺乳情况比较特殊，分述如下。

（一）甲亢、糖尿病及肥胖症

1. 共同的选穴方法

（1）星状神经节刺激点　整体性调节交感神经，影响下丘脑-垂体-内分泌功能，稳定内环境。甲亢、糖尿病和肥胖症常会出现交感神经系统的功能失调，产后缺乳常出现催乳素的分泌障碍。甲亢患者常见交感神经活动过度，因此，可采用星状神经节刺激，以抑制交感神经活动。人体的白色脂肪存储能量，而棕色脂肪消耗能量，交感神经兴奋作用于棕色脂肪组织，通过β肾上腺素能受体引起脂肪分解产生热量，因此，兴奋交感神经有利于减肥。交感神经活动则抑制胰岛分泌胰岛素，因此，抑制交感神经活动又可促进其分泌。

(2)迷走神经刺激点　可反射性抑制交感神经过度活动,也可稳定情绪,并对胃肠功能具有调节作用。甲亢患者常有交感神经活动过度的表现,选择迷走神经刺激点主要是反射性抑制交感神经活动过度。研究也显示,经耳迷走神经刺激能够激活葡萄糖敏感和胰岛素敏感神经元,并且以葡萄糖抑制反应的细胞为主,继而升高胰岛素,降低血糖。低频电针可促进胰岛素分泌,并对胰岛素敏感度有明显的改善(可能与电针对全身或局部肌肉细胞内信号转导通路调节有关)。在应用电针治疗糖尿病时,研究显示,低频(10 Hz)电针优于高频(100 Hz)电针;研究还发现,针刺可增强降糖药和外源性胰岛素的降糖作用。因此,糖尿病选迷走神经刺激点是非常重要的。对于肥胖而言,迷走神经作为影响下丘脑食欲中枢的重要传入信号;迷走神经的传出信号能诱导肾上腺髓质释放多巴胺,从而激活 D1 型多巴胺能受体,抑制全身炎症反应;近年来认为,肥胖是一种低度的炎症反应,因此,迷走神经通过胆碱能途径发挥调节免疫抗炎作用,对于肥胖症的治疗意义重大;迷走神经还能调节胰岛素的分泌,影响糖代谢。通过刺激迷走神经对于肥胖症患者可能有以下几种作用:① 通过迷走神经的躯体感觉传入抑制内脏感觉的信息传入,从而抑制食欲中枢;② 通过迷走神经躯体传入纤维,促进迷走神经活动,产生广泛的抗炎症效应,以抑制肥胖症血清炎症因子的升高;③ 通过迷走神经躯体传入刺激胰岛素分泌,影响糖代谢。对于产后缺乳,迷走神经可促进胃肠蠕动和分泌,促进营养吸收,为乳汁生成提供物质基础,也可缓解产妇的精神紧张状态。

2. 不同的特征性选穴方法

(1)甲状腺功能亢进选穴　本病主要是下丘脑-垂体-甲状腺轴功能紊乱所致。现代针灸学治疗甲状腺功能亢进症主要通过自主神经调节以缓解症状为主。甲状腺的支配神经来自交感神经和副交感神经,前者发自颈交感神经节,后者发自迷走神经,交感神经纤维在甲状腺上、下动脉周围形成神经网,随血管进入腺体,调节血管收缩,通过调节血液供应间接影响腺泡分泌。迷走神经通过喉上神经、喉返神经分支进入甲状腺,并随着血管分布到甲状腺组织。喉上神经起自迷走神经的结状神经节,经颈内动脉后方斜向内下,在接近喉的地方分成内外两支。内支与甲状腺上动脉的喉支伴行,穿过甲状舌骨膜入喉支配声带以上黏膜感觉。外支与甲状腺上动脉及其分支伴行至环甲肌,支配该肌运行。除选用上述的星状神经节、迷走神经刺激点进行整体性调节以外,在选穴上还要根据甲状腺的神经支配及局部来选择刺激点。① 胸1～2节段外刺激点:甲状腺的交感神经支配为胸1～2,主要支配甲状腺的血管,兴奋可促进血管收缩,并间接影响腺体的分泌。甲状腺滤泡受交感神经支配,电刺激交感神经可使甲状腺激素合成增加。甲亢患者出现的高代谢症候群以交感神经兴奋性增高为主;因此,可选胸4～12节段的刺激点,以抑制胸1～2交感神经活动。② 甲状腺局部刺激点:甲状软骨内侧部,局部刺激可反射性调节甲状腺功能。

(2)糖尿病选穴　现代针灸学治疗糖尿病主要是通过影响肝糖原生成和胰腺分泌功能的自主神经达到降糖作用。神经系统对胰岛素分泌有一定的调节作用,迷走神经活动促进其分泌,交感神经活动则抑制其分泌。迷走神经刺激还可直接加速肝糖原生成,降低血糖浓度,在选穴上主要包括降糖和改善并发症。近年来,大量的研究显示,中枢的胰岛素敏感的控糖区域就是通过迷走神经来调控肝糖原生成和消耗过程的。血糖水平增高会导致胰腺迷走分支活性增强,内脏感觉神经活性减弱,反之亦然。正常情况下,肝脏的血糖敏感传入神经启动了整个血糖浓度的调控反射,当血液中葡萄糖浓度降低时,信号传入中枢系统,经过调节,支配肝脏的副交感神经就会兴奋,使神经末梢分泌更多的去甲肾上腺素,引起血糖的迅速升高;反之,当血液中葡萄糖浓度升高时,信号传入中枢,使支配肝、胰腺的迷走神经兴奋,促使胰腺分泌更多的胰岛素,使肝糖原合成增加,从而稳定血糖水平。除上述选穴外,还应根据胰腺的神经节段性支配、具体症状等来选穴。① 胸7~11节段外刺激点:肝的交感性传入纤维进入胸(7)8~11,胰腺为胸8(左),交感性传出纤维分别源自胸7~9、胸6~10节段。理论上而言,选择这些区域的刺激点可兴奋交感神经,而选择胸7~10节段外刺激点可抑制其节段内的交感神经活动,促进胰岛分泌和肝糖原合成。实质上,近年来提出的胰俞穴(第8胸椎棘突下旁开1.5寸)就是选择胰腺的交感传入神经节段。但是,刺激参数的规律目前还没有完全掌握,从一般的躯体-交感-内脏反射研究规律看,激活Ⅱ、Ⅲ类和Ⅳ类躯体传入纤维是必要的,低频(10 Hz)以下的轻中度刺激,一般引发交感性抑制,而高频率(100 Hz)往往引发交感性兴奋,但具体情况很复杂。由于体表刺激区与相同节段神经支配的内脏器官在交感神经控制下组成一个相对紧密联系的结构-功能性单元(体节),围绕这种结构-功能性单元的异节段神经支配区域刺激点,形成一个可能通过副交感神经通路发挥相悖效应的功能性集元。因此,副交感神经活动偏亢应选单元穴位,交感神经偏亢应选集元穴位,故可选此节段以外的穴位以抑制交感神经活动,兴奋副交感活动,可选胸1~4、胸12等刺激点。如果选择节段内刺激点,要考虑刺激参数,以抑制节段内交感神经活动为宜。② 头面部三叉神经区域刺激点:三叉神经与迷走神经传入信息在中枢有会聚,可反射性刺激迷走神经活动。③ 根据并发症出现的具体情况选择刺激点:如糖尿病出现神经病变,选相应的神经刺激点,可参见有关章节内容。

(3)肥胖症选穴　肥胖症是体内脂肪过度蓄积。现代针灸学的治疗原则是抑制下丘脑食欲中枢和提高交感神经的活动或肌肉活动,以促进脂肪代谢。现代研究认为,影响下丘脑食欲中枢的信号包括传入神经信号(以迷走神经为主,传入来自内脏的信息)、激素信号(如瘦素、胰岛素、各种肠肽等)以及代谢产物(如葡萄糖)等。上述信号经过整合后通过神经-体液途径传出信号到靶器官,调节胃酸分泌、维持胃肠排空速率和产热等。选穴除上述整体调节自主神经方法外,还可选用腹部肌肉刺激点。近年研究发现,运动过程中,肌肉活动能使鸢尾素释放进入血液循环,或许电针也可能产生同样的效果。鸢尾素可驱动白色脂肪细胞向亮细胞转化,即白色脂肪细胞具有一种类似于棕色脂肪细胞的表型。这已通过对白色脂肪组织中解耦联蛋白1的标记所证明,研究发现,该蛋白的表达增加。血浆中鸢尾素的水平升高会引起体重减轻,还能改善机体代谢的内在平衡,这提示鸢尾素可作为针刺治疗肥胖效果的一个标志。因此,选择腹部肌肉刺激点,用电针使其产生抽动运动,可刺激肌细胞分泌鸢尾素,促进脂肪代谢。

● 推荐处方1(甲状腺功能亢进症)

主穴:颈耳部——迷走神经刺激点(兴奋迷走神经、抑制交感神经过度活动)

星状神经节刺激点(整体性调节神经-内分泌,稳定内环境)

甲状腺局部刺激点(刺激甲状腺,调节循环,调节其代谢及功能状态)

背部——胸4~12节段内刺激点(抑制支配甲状腺的交感神经活动)

操作:星状神经节刺激点采用高频率持续刺激,以抑制其功能活动。胸4~12节段内刺激点,可带电针(2 Hz)。

● **推荐处方 2(肥胖症)**

主穴:颈部——星状神经节刺激点(兴奋交感神经,促进脂肪代谢,稳定内环境)

颈耳部——迷走神经刺激点(抑制食欲中枢,抑制炎症反应,促进胰岛素分泌)

腹部——肌肉刺激点(如天枢、归来等)(刺激肌肉活动,释放鸢尾素,促进脂肪代谢)

操作:星状神经节刺激点间断性轻刺激以兴奋为宜。腹部接电针,以肌肉抽动为度。耳迷走神经可用贴压法,每日自行按压数次。

● **推荐处方 3(糖尿病)**

主穴:颈耳部——迷走神经刺激点(兴奋迷走神经,促进肝糖原合成和胰岛素分泌,降糖)

头面部——三叉神经区刺激点(如印堂、百会、神庭等)(刺激三叉神经,经中枢整合,反射性加强迷走神经兴奋)

操作:耳迷走神经刺激点可带电针(10 Hz)轻中度刺激。

● **推荐处方 4(糖尿病)**

主穴:背部——胸 8 或胸 6~10 节段内刺激点(抑制肝、胰交感神经,反射性提高迷走神经活动)

或胸 1~4、胸 12 节段内刺激点(异位节段性刺激,抑制肝、胰交感活动,反射性兴奋迷走神经活动)

颈部——星状神经节刺激点(整体性调节内分泌,稳定内环境)

操作:胸 8 或胸 6~10 节段内刺激点以高频(100 Hz)强刺激,引发交感抑制。星状神经节刺激点采用持续高频率刺激,以产生抑制效应为宜;胸 1~4、胸 12 节段内刺激点以低频(10 Hz)刺激为宜。

(二) 产后缺乳

产后缺乳是各种原因引起的垂体前叶催乳素分泌减少所致,因此,治疗上应以调节下丘脑-垂体-内分泌功能为主,但目前尚没有特异性选穴方法。选穴上主要结合乳腺的神经支配和整体性自主神经调节以影响内分泌。乳房受躯体神经和内脏神经(交感神经)支配,有许多激素参与,其中最重要的是脑垂体前叶分泌产生的催乳素,促肾上腺皮质激素、生长素等共同作用下,乳腺组织分泌乳汁。

乳房的躯体神经由颈丛 3~4 支(锁骨上神经)和第 2~6 肋间神经的皮支组成,前者支配乳房的上部皮肤感觉,肋间神经内侧支和外侧支分别支配乳房内侧、外侧皮肤感觉,第四肋间神经外侧皮支支配乳头的皮肤,主管乳房皮肤的各种主观感觉,如温度觉、触觉、痛觉等。乳房的交感神经中枢位于第 2~6 胸段脊髓的灰质侧角内,节前纤维通过脊神经根和白交通支进入相应的椎旁交感干神经节,换元后通过肋间神经的皮支分布至乳房。部分沿胸外侧动脉和肋间动脉进入乳房,分布于血管、乳头、乳晕的平滑肌与乳腺组织,支配腺体分泌和平滑肌收缩。吸吮刺激乳头和乳晕区丰富的感觉神经末梢,将刺激冲动传至脑下垂体后叶,使之分泌催产素。该激素随血循环作用于乳腺管周围的肌上皮细胞,使之收缩而将乳汁排出,形成排乳反射。吸吮刺激引起另一部分神经冲动直接传到脑下垂体前叶,使之分泌泌乳素,刺激腺泡继续分泌乳汁。结合以上解剖学和生理学理论,除前述的共同可选的星状神经节和迷走神经刺激点外,具体选穴方法如下:

1. 胸 2~6 交感神经节或节段内刺激点　乳腺是由许多腺小叶构成的,其基本结构包括腺泡和导管,腺泡由一层分泌上皮构成;它分泌的乳汁首先进入腺泡腔,当腺泡周围肌上皮细胞收缩时,就挤压乳汁使其沿着与腺泡相连的小导管流出。许多邻近的小导管形成大导管,最后形成输乳管,开口于乳头顶部。因此,腺叶和乳管的主要功能是分泌和储藏乳汁。刺激支配乳房的交感神经,可促进乳腺分泌,并促进肌上皮细胞收缩,以助排乳。可选该节段内的传统穴位,如风门(胸2)、肺俞(胸3)、厥阴俞(胸4)、心俞(胸5)、督俞(胸6)。

2. 乳房局部及邻近刺激点　① 锁骨上神经刺激点:该神经源自颈3~4,在锁骨上窝处,如传统穴位肩井、缺盆;② 乳房局部(上下左右)选刺激点:如选传统穴位屋翳、乳根,以及邻近的膻中。主要作用为刺激乳房躯体感觉神经传入,反射性引发中枢性整合,促进垂体分泌泌乳素。另外,乳房的局部刺激也具有调节乳房局部循环,刺激局部平滑肌舒缩运动等作用。

3. 胃肠交感神经的异节段下肢刺激点　如足三里、上巨虚等。现代研究显示,胃肠异节段区域及下肢刺激点可反射性兴奋副交感神经,促进胃肠蠕动。

● **推荐处方1**

主穴:胸部——乳房局部(上下左右)刺激点(如屋翳、乳根、膻中等)(刺激乳房感觉神经,信息传入,中枢整合,促进泌乳素分泌)

锁骨上窝部——锁骨上神经刺激点(如肩井、缺盆)(中枢整合,促进泌乳素分泌)

颈部——星状神经节刺激点(整体性调节内分泌,稳定内环境)

耳部——迷走神经刺激点(调节边缘系统及情绪中枢,稳定情绪;促进胃肠蠕动,增加消化吸收,为乳汁生成提供营养物质)

操作:星状神经节刺激点采用高频持续提插刺激,以抑制性效应为宜。余穴常规操作。

● **推荐处方2**

主穴:背部——胸2~6交感神经或节段内刺激点(如风门、肺俞、厥阴俞、心俞、督俞)(刺激支配乳房的交感神经,促进乳汁分布及排出)

局部及临近——乳房局部(屋翳、乳根)及锁骨上神经刺激点(肩井)(刺激乳房感觉神经,信息传入,中枢整合,促进泌乳素分泌)

下肢——胃肠交感神经异位节段下肢刺激点(足三里)(促进胃肠蠕动,为乳汁生成提供营养物质)

操作:常规操作。

第三节　疟疾与发热

一、疟疾

【概述】

疟疾是由人体感染疟原虫后所致的以寒战壮热,汗后热退,休作有时为主症的传染病。疟疾患者或带疟原虫者是疟疾的主要传染源,传播媒介为雄性按蚊,经叮咬人体传播,多发病在夏秋季。少数病例可因输入带有疟原虫的血液或经母婴传播。西医学将本病分为间日疟、三日疟、卵圆疟、恶性疟,认为是疟原虫寄生人体引起的疾病,由蚊虫叮咬或输入带疟原虫血液而感染,导致其在肝细胞和红细胞内寄生增殖,红细胞周期性大量破坏而发病。

在我国最重要的疟疾传播媒介是中华按蚊,是平原地区间日疟的主要传播媒介。不同种族、性别、年龄和职业的人,除具有某些遗传特征的人群外,对 4 种人体疟原虫普遍易感。感染后可获得一定的免疫力,但不持久。再次感染同种疟原虫,临床症状较轻,甚至可无症状。当来自非疟疾流行区的人员感染疟原虫时,临床表现常较为严重。疟疾主要流行于热带和亚热带,其次为温带。间日疟的流行区最广,恶性疟疾主要流行于热带,三日疟和卵圆疟相对较少见。我国云南和海南两省为间日疟及恶性疟混合流行区,其余地区主要以间日疟流行为主。热带地区全年均可发病,其他地区发病以夏秋季较多。我国亚热带地区主要传播季节在 5~10 月。各年龄组均可发病,通常以青壮年发病为多。男、女发病无明显差异。全球疟疾主要分布在非洲、加勒比海地区、中美、南美、东亚、东南亚、中东、印度次大陆、南太平洋地区和东欧等。我国云南、海南等 24 个省(自治区、直辖市)具备疟疾传播条件。疟疾在全球致死性寄生虫病中居第一位。目前全球约 93 个国家 27 亿人居住在疟疾流行区,每年新发的疟疾为 1.4 亿~2.9 亿例,病死 21 万~63 万例,死亡病例中约 2/3 为 5 岁以下的幼儿。超过 85% 的死亡病例发生在撒哈拉沙漠以南的非洲地区。随着我国出境旅游和对外人员交流的增多,出现不少在境外疟疾流行区感染的输入性病例。

Lancet 一篇文献报道,2000 年至 2010 年,消除疟疾国家在减轻疟疾负担方面取得了显著成效。然而这些地区的疟疾流行病学却更加复杂。由撒哈拉以南非洲以外地区间日疟原虫引起的疟疾输入病例越来越多,往往聚集在小地理区域或集成亚群,主要是成年男性,具有共同的社会、行为和地理风险特征。此时,疟疾高危人群的变化对消除疟疾国家来说是新问题,传统的控制措施可能效果较差,必须采用新的战略和方法,了解消除疟疾国家中疟疾流行病学的变化趋势来应对这些问题。

疟疾俗称"打摆子""冷热病"。中医学认为,本病是感受"疟邪"所致,可兼受风寒、暑湿等邪气。邪伏于少阳半表半里,出入于营卫之间,邪正交争而发病。少阳为枢,疟邪入于阴,与之相争则寒,邪出于阳,与之相争则热,疟邪伏藏则寒热休止,故可见寒热交作,起伏有时。由于发病的诱因和体质的差异,临床症状亦有不同。若感受暑邪或素体阴虚者,发作时热多寒少或但热不寒;若感受风寒或平素阳虚者,发作时则寒多热少或但寒不热。若感受的疟邪深重,正不敌邪,或内陷心包,引动肝风,则出现神昏、谵语、痉厥等危重症候。若久疟不愈,则可耗伤气血,邪阻气机,津液凝聚成痰,郁结少阳之络,形成胁下痞块,发为疟母。中医学根据休作时间分每日疟、间日疟、三日疟;据证候分温疟、瘅疟、牝疟、疫疟等。疟邪客于半表半里之间,发作时邪正交争,阴阳相移是其主要病机。疟疾是人类一种古老的疾病。我国早在 3000 多年前的殷商时代就已有疟疾流行的记载。中国研究团队在中医古籍的启发下,从植物中提取高效抗疟药青蒿素和双氢青蒿素,为此做出突出贡献的科学家屠呦呦获得 2015 年诺贝尔生理学或医学奖。

【临床诊断】

1. **潜伏期**　患者多有曾于疟疾传播季节在疟疾流行区住宿,或有输血史。间日疟和卵圆疟的潜伏期为 13~15 天,三日疟为 24~30 天,恶性疟为 7~12 天。

2. **典型症状**　① 突发寒战、高热和大量出汗。寒战常持续 20 min~1 h。随后体温迅速上升,通常可达 40℃以上,伴头痛、全身酸痛、疲乏,但神志清楚。发热常持续 2~6 h。随后开始大量出汗,体温骤降、持续时间为 30 min～1 h。此时,患者自觉明显好转,但常感乏力、口干。② 各种疟疾的两次发作之间都有一定的间歇期。病程早期的间歇期可不规律,发作数次后即逐渐变得规律。间日疟和卵圆疟的间歇期约为 48 h,三日疟约为 72 h。恶性疟为 36～48 h。反复发作,造成大量红细胞破坏,可使患者出现不同程度的贫血和脾大。③ 脑型疟主要是恶性疟的严重临床类型,亦偶见于重度感染的间日疟。主要的临床表现为发热、剧烈头痛、呕吐、抽搐,常出现不同程度的意识障碍。脑型疟的病情凶险,如未获及时诊治,病情可迅速发展,病死率较高。④ 恶性疟患者于短期内发生大量被疟原虫感染的红细胞破坏,大量血红蛋白尿可导致肾损害,甚至引起急性肾衰竭。⑤ 输血后疟疾的潜伏期多为 7～10 天。国内主要为间日疟,临床表现与蚊传播疟疾相同。经母婴传播的疟疾常于婴儿出生后 1 周左右发病。⑥ 再燃是由血液中残存的疟原虫引起的,4 种疟疾都有发生再燃的可能性。多见于病愈后的 1～4 周,可多次出现。⑦ 复发是由寄生于肝细胞内的迟发型子孢子引起的,只见于间日疟和卵形疟。复发多见于病愈后的 3～6 个月。

3. 实验室检查 ① 血液的厚、薄涂片见疟原虫;② 吖啶橙荧光染色阳性;③ 酶联免疫吸附实验抗体阳性。

附 《中华人民共和国卫生行业标准 WS259－2015》中疟疾的诊断

1. 临床表现 ① 潜伏期:间日疟有长短潜伏期,短者一般为 12～30 天,长者可达 1 年左右;卵圆疟与间日疟相仿;恶性疟一般为 11～16 天,三日疟一般为 18～40 天。② 前驱期:初发患者发作前 3～4 天常有疲乏、头痛、不适、畏寒和低热等。③ 发作期:典型的疟疾发作先后出现寒战、发热、出汗退热的周期性症状。但初发患者临床发作常不典型。多次发作后可见贫血、脾大。恶性疟多起病急,寒战、出汗不明显,热型不规则,持续高热,可达 20 h 以上,前后两次发作的间歇较短。④ 发作周期:间日疟和卵圆疟的发作周期为隔天一次,但间日疟初发病例的前 2～3 次发作周期常不典型,呈每日一次;其后可呈典型的隔天发作。恶性疟一般间隔 24～48 h 发作一次,在前后两次发作的间歇期,患者体温可不恢复正常。三日疟隔 2 日发作一次,且较规律。疟疾的发作多始于中午前后至晚 9 点以前,偶见于深夜。⑤ 重症疟疾:重症疟疾患者可出现以下一项或多项临床表现或实验室指征:昏迷、重度贫血(血红蛋白<5 g/dl、红细胞压积<15％)、急性肾功能衰竭(血清肌酐>265 μmol/L)、肺水肿或急性呼吸窘迫综合征、低血糖症(血糖<2.2 mmol/L 或<40 mg/dl)、循环衰竭或休克(成人收缩压<70 mmHg,儿童收缩压<50 mmHg)、代谢性酸中毒(血浆碳酸氢盐<15 mmol/L)等。

2. 特殊类型的疟疾 ① 孕妇疟疾:症状一般较重,特别是感染恶性疟原虫时,易于发为重症疟疾,且往往造成早产或死胎;② 婴幼儿疟疾:见于 5 岁以下的婴幼儿,起病多呈渐进性,常表现为不宁、厌食、呕吐,热型不规则、易发展成重症疟疾;③ 输血性疟疾:由输入含有疟原虫的血液引起,具有潜伏期短和无复发的特点;④ 先天性疟疾:含有疟原虫的母体血经受损的胎盘或胎儿通过产道时皮肤受损而进入胎儿,在出生后 7 天内发病。症状与婴幼儿疟疾相似。

3. 诊断依据

(1) 流行病学史 疟疾传播季节在疟疾流行区有夜间停留史或近 2 周内输血史。

(2) 临床表现 ① 典型临床表现:呈周期性发作,每天或隔天或隔两天发作一次。发作时有寒战、发热、出汗等症状。发作多次后可出现脾大和贫血。② 不典型临床表现:具有发冷、发热、出汗等症状,但热型和发作周期不规律。③ 重症临床表现:重症患者可出现昏迷、重度贫血、急性肾功能衰竭、肺水肿或急性呼吸窘迫综合征、低血糖症、循环衰竭或休克、代谢性酸中毒等。

（3）实验室检查　①显微镜检查血涂片查见疟原虫；②疟原虫抗原检测阳性；③疟原虫核酸检测阳性。

4.诊断原则　根据流行病学史、临床表现以及实验室检查结果等，予以诊断。

5.临床诊断

（1）无症状感染者　符合下列一项可诊断：①无临床表现，同时符合3(3)①；②无临床表现，同时符合3(3)②；③无临床表现，同时符合3(3)③。

（2）临床诊断病例　符合下列一项可诊断：①有流行病学史，同时符合3(2)①；②有流行病学史，同时符合3(2)②。

（3）确诊病例　符合下列一项可诊断：①临床诊断病例，同时符合3(3)①；②临床诊断病例，同时符合3(3)②；③临床诊断病例，同时符合3(3)③。

（4）重症病例　确诊病例，同时符合3(2)③。

附　《中华人民共和国传染病防治法》及《中华人民共和国传染病防治法实施办法》制定的疟疾诊断标准及处理原则GB15989－1995中的临床分类

①感冒型（非周期性发热寒战，多数伴发咽部疼痛或不适感）；②非典型型（以头痛为主，兼见全身疼痛）；③胃肠型（以恶心、呕吐、腹痛、腹泻为主要症状）；④脑型（出现高热、呕吐，伴意识障碍、烦躁、嗜睡、昏迷、抽搐等症状）。

【治疗原则及选穴处方】

经典针灸学以和解少阳，祛邪截疟为基本治疗原则。根据督脉主一身之阳；膀胱为巨阳；少阳主半表半里等理论在督脉、膀胱和少阳经选穴，可根据辨证选穴和选取经验特效穴。具体选穴原则如下：

1.在督脉和少阳经上选穴　常选督脉大椎、陶道、至阳等振奋阳气，为截疟要穴和经验特效穴；因疟邪客居少阳，常选中渚、支沟等和解少阳。另外，由于后溪通督脉，常选后溪。

2.辨证选穴　邪郁少阳选间使、中渚、支沟、足临泣、足窍阴、侠溪、后溪等；暑热内郁选曲池、委中、二间、尺泽、少商、商阳等；暑湿内蕴选阴陵泉、足三里、丰隆、曲池、间使等；疫毒侵袭选水沟，劳宫、中冲、气海、关元、足三里等；正虚邪恋选脾俞、章门、痞根、足三里等。

● **推荐处方1**

治法：和解少阳，祛邪截疟。

主穴：背部——大椎（通阳泻热，截疟）

　　　上肢——后溪、间使（和解少阳，泻热截疟）

配穴：温疟加曲池、外关、陶道、商阳；寒疟加至阳、期门；疟母加章门、痞根、太冲；呕吐加内关、公孙；高热加十宣、委中；汗出不畅加合谷；腹痛腹泻加天枢、气海、足三里；神昏谵语加水沟、中冲、劳宫、涌泉；烦热盗汗加太溪、复溜；倦怠自汗加关元、气海；唇甲色白加膈俞、脾俞、三阴交。

操作：针刺在疟疾发作2h之前施行。商阳、十宣、委中、中冲等用三棱针点刺出血。

● **推荐处方2**

治法:通阳泻热,截疟。

主穴:① 背部——大椎、胸3~12夹脊(疏导督脉,通阳泻热)

　　　　肢体——曲池、间使、后溪(泻热截疟)

　　　　　　　阴陵泉(清化湿热)

　　　② 背部——陶道、胸3~12夹脊(疏导督脉,通阳泻热)

　　　　肢体——内关、血海(活血清热)

　　　　　　　三阴交、复溜(利湿清热)

配穴:正疟加液门、疟门穴;温疟加陶道、委中;寒疟加复溜先针后灸;疟母加章门、痞根、肝俞、肾俞。热甚刺井穴出血;脾肿大加章门、痞根、太冲、丰隆;头重痛加风池、太阳;痉厥加内关、水沟。

操作:发作时间用处方① 组穴位,间歇期用处方② 组穴位。一般在发作前2 h针刺,强刺激,不留针,或留针15~30 min,间歇运针,连续3~6 日。发作前可在大椎和陶道穴刺络拔罐。疟门穴(位于中指与无名指歧骨间的凹陷部,即第4、5掌指关节前陷中。)刺8分深,徐徐刺入,捻转有强烈酸胀感时,留针20~30 min,留针期每隔5 min捻针1次,以持续保持酸胀感。

- - -

【疗效评估方法】

1.《中华人民共和国传染病防治法》制定的疗效标准　分3级。① 痊愈:症状和体征基本消失,血涂片检查疟原虫转为阴性;② 好转:症状和体征明显减轻,血涂片检查疟原虫数量明显减少;③ 无效:症状和体征无明显好转,血涂片检查疟原虫数量无明显变化。

2. 国家中医药管理局颁布的《中医病证诊断疗效标准》中的标准　分3级。① 治愈:症状消失,血涂片未见疟原虫;② 好转:症状控制或减轻,血涂片可见或未见疟原虫;③ 未愈:症状无改善或恶化。

【针灸疗效分析】

1. 针灸疗效现状　目前针灸治疗疟疾以临床症状好转情况、实验室指标、整体临床疗效等为主要结局指标,包括临床症状好转时间(如退热时间、血疟原虫转阴时间)、疟原虫数量密度、血红蛋白定量、红细胞计数等;以并发症或后遗症好转情况、疟疾复发情况、治疗副作用为次要结局指标。目前临床证据表明,针灸能明显改善患者的症状,缩短疟疾患者退热时间和24 h体温正常率,缩短血疟原虫转阴时间,减轻疼痛,刺激机体造血功能,改善贫血状态,促进肝脾肿大的恢复,提高疟疾的临床治愈率,降低脑型疟患者的死亡率;还可治疗疟疾导致的各种后遗症;针刺治疗以间日疟更为适宜。从总体疗效看,针灸治疗本病的总有效率在70.0%~100.0%。

2. 影响针灸疗效的因素　① 时机:掌握针灸治疗时机在治疗疟疾时非常重要。一般而言,在症状发作前2 h给予针灸最为有效,因为此时疟原虫将要开始活跃,机体的阴阳动态平衡将受侵扰,这时针灸治疗可使机体免遭疟原虫的致病刺激,所以不但临床的冷热发作被制止了,血中的疟原虫也很快被扑灭掉。② 病程与类型:病程越短,症状越轻,针刺疗效往往越好。疟疾分多种类型,研究表明,单纯针刺治疗疟疾宜以轻型和发作型为适应证,不仅可以有效控制症状,而且能够使疟原虫转阴,尤其是针刺对间日疟疗效较好。重型疟疾应采取以药物治疗为主,针灸治疗为辅的方法。

3. 针灸治疗潜在的可能机制 ① 促进体内疟原虫的消灭:针刺可反射性地调动机体各种生理功能,加强免疫防卫系统功能,提高机体抗病和适应能力,增强机体的保护性抑制作用,从而增强机体免疫力和细胞对病原体的吞噬能力。② 整体调节作用:目前认为,条件反射建立过程中的暂时联系不是简单地发生在大脑皮质 2 个兴奋灶之间,而与脑内各级中枢的活动都有关系,甚至在没有大脑皮质的低等动物也可建立暂时性联系的条件反射。针灸也具有一些非特异性的作用,故针灸治疟与治疗其他疾病的机制具有共性,是以针灸刺激通过穴位综合感受器去激发机体多方面、多环节、多水平、多途径的综合调节作用,发挥整体的治疗作用。

【预后】

大部分患者预后良好。疟疾单纯针刺治疗以轻型和规律发作型为适应证,如间日疟不仅能控制症状,而且能使疟原虫阴转。患者如属疟疾轻型,体内感染疟原虫数量少,在机体免疫力强的情况下,可自然而愈,但自愈的病程需 2 个月以上。针刺治疗后,可缩短病程,1~2 周即可治愈,且无任何不良反应。恶性疟疾病情危重者,非单纯针刺所能控制,应采取综合治疗措施。

二、发热

【概述】

发热也称发烧,是指致热原直接作用于体温调节中枢、体温中枢功能紊乱或各种原因引起的产热过多、散热减少,导致体温升高超过正常范围的情形。每个人的正常体温略有不同,而且受时间、季节、环境、月经等因素的影响。

正常情况下,人体腋下温度在 36~37℃,舌下温度在 36.3~37.2℃,24 h 之内体温的波动不超过 1℃。如果体温超过 37℃或舌下温度超过 37.3℃,就是发热。按发热的急缓和热期长短可分为急性发热、慢性长期发热和持续低热。体温上升达 37.4~38℃(舌下测温)并除外生理性原因者称为微热;微热持续一个月以上者称为慢性微热。一般认为,口腔温度为 37.4~38℃且持续 2 周以上者称为持续低热。发热持续 2 周以上,体温在 38.5℃以上者称为长期发热。

发热是临床上常见的症状之一,原因非常复杂,但总体上分为感染性和非感染性发热,感染性又分为全身性和局部感染。西医学的急性感染、急性传染病,以及中暑、风湿热、结核病、恶性肿瘤等病中可见高热。功能性发热属于非感染性发热中的一种类型,全身情况一般良好,可参加正常工作,但易疲劳,有皮肤灼热感,试用抗感染、抗风湿或抗结核治疗均无效;低热常伴有自主神经功能紊乱表现,如疲劳、多汗、多虑、多梦、失眠等;低热的发生有规律性或季节性,低热症状每年可在一定时间内出现,又可在一定时间内自然消失;低热对身体的一般影响,经反复详细检查以及长达 2 年以上的观察仍找不到病因。功能性低热可能是机体体质异常或体温调节中枢功能障碍所致。

外源性致热源是导致发热的最常见原因,其引起发热的机制,总体上可概括为外源性致热源(病原体及其产物、免疫复合物、异性蛋白、大分子化合物或药物等)进入人体后,激活单核-巨噬细胞、内皮细胞和 B 淋巴细胞等,使后者释放内源性致热源,如白介素 1、TNF、IL-6 和干扰素等。内源性致热源通过血液循环刺激体温调节中枢,释放前列腺素 E2,后者把恒温点调高,使产热超过散热而引起体温上升。

发热及高热是体温性症状,中医学称为"身热""寒热往来""壮热""实热""日晡潮热"等,而"壮热"

"实热""日晡潮热"均属于高热的范畴。中医学认为,发热是正邪交争或阴阳失调的结果,根据其病因病机可分为外感和内伤发热。外感发热是感受六淫之邪或温热疫毒之气,导致营卫失和、脏腑阴阳失调,常多见高热、发热恶寒等,多以实证为主,主要见于各种感染性疾病。内伤发热是各种因素导致的脏腑气血阴阳失调,热势不一,但常以阴虚低热、五心烦热等多见,主要见于神经功能失调、病愈后低热等功能性发热。

【临床诊断】

1. 发热作为一种症状,并不是独立的疾病,因此,应查清导致发热的原因和疾病。当体温超过37℃时则为发热;依据体温上升的程度可分为低热(38℃以内),中等度热(38~39℃),高热(39~40.5℃)和超高热(40.5℃以上)。感染性疾病一般有明确的局部和全身性感染;非感染性疾病发热者常见于风湿性疾病、血液系统疾病、恶性肿瘤、内分泌疾病、中枢神经性疾病、外科手术后吸收热、出血后或组织坏死发热、药物和化学因素以及体液失衡等。

2. 功能性发热在排除器质性低热后再考虑功能性低热。功能性低热包括:① 神经功能性低热。多见于青年女性,体温多在37.5~38℃,发热的体温夏季较高,冬季较低,但多不能恢复到正常水平。在清晨或卧床休息时体温正常,活动或精神紧张时出现低热,持续低热可长达数年。如部分学生考前低热、工人上夜班低热,个别人到医院测体温表现出低热等。② 感染治愈后低热。在病原微生物感染后,原有病变基本治愈,仍持续一段时间的低热,此种发热系体温调节中枢功能尚未恢复正常之故。但必须除外原发病尚未治愈,又出现潜在病灶所致的发热。③ 月经前及妊娠期低热。发热随着月经周期体温发生变化,是生理现象。妊娠初期由于新陈代谢率增高或孕酮的致热作用可有发热,直至妊娠黄体由胎盘所代替后体温才下降,低热一般要持续4~5个月。④ 夏季热。以女性居多,多于夏季出现低热,伴有一些症状,不经治疗可自愈,可能与机体散热功能障碍有关。

【治疗原则及选穴处方】

经典针灸学分外感和内伤发热,外感发热以疏风清热为主,内伤发热以调理脏腑气血为主。选穴上根据肺主皮毛,督脉主一身之阳气,膀胱为人体之藩篱,阳维为病苦寒热等理论,以手太阴肺经、手阳明大肠经、督脉、膀胱经、阳维脉穴为主。具体选穴原则如下:

1. 辨经选穴　主要选肺经及相表里的大肠经以及膀胱经、肾经和督脉穴。如肺经列缺、尺泽、鱼际、少商;督脉大椎;膀胱经风门、肺俞。另外,可选通于阳维脉的外关和胆经与阳维脉交会穴风池。合谷配合复溜具有发汗泻热作用。

2. 井穴　耳尖、十宣、井穴为阴阳经脉交接之处,可调节阴阳,泻热解毒,醒神。十宣、耳尖放血,可清热解毒、凉血。

3. 辨证选穴　外感发热,暑湿袭表型加阴陵泉、委中;肺卫热盛加尺泽、鱼际、外关;气分热盛加支沟、内庭;热入营血加内关、血海。抽搐加太冲、合谷、阳陵泉;神昏加水沟、内关。内伤发热常选肾俞、心俞、肺俞、肝俞、太溪、三阴交等。

● 推荐处方1(外感发热)

治法:清泻热邪,调和营卫。

主穴:背部——大椎(总督一身之阳,可宣散全身阳热之邪)

　　　肢体——曲池、合谷(清泻阳明,泻热)

　　　　　十二井或十宣(调节阴阳,清热凉血)

　　头面部——耳尖、太阳(清热解毒,凉血退热)

操作:大椎、耳尖、太阳穴点刺放血,大椎加拔火罐。

● **推荐处方 2(内伤发热)**

治法:调节脏腑,补阴纳阳。

主穴:背部——心俞、肺俞、肾俞、肝俞(滋阴纳阳,调节脏腑气血)

　　　肢体——三阴交、太溪

操作:常规操作。

【疗效评估方法】

主要以退热情况、时间为指标,参见普通感冒。

【针灸疗效分析】

1. 针灸疗效现状　针灸治疗发热的报道主要见于感冒等疾病的退热效果,临床结果显示,针刺尤其是点刺放血具有一定的退热效果,并认为与体温调节中枢功能有关,亦可发挥抗炎效应。

2. 影响针灸疗效的因素　① 疾病性质:对于普通感冒及较轻的感染性发热,针刺具有良好的退热效果。严重的感染,应以治疗原发病为主,针刺仅起到缓解症状的作用,而且效果远不如前者。相对而言,针灸治疗功能性发热是其优势,通过神经调节机制发挥调节体温的效应。② 刺灸法:在治疗外感发热时,必须应用放血疗法才能获得较好效果。对于出现恶寒发热症状,还应配合灸法以发汗解表。

3. 针灸治疗潜在的可能机制　针灸治疗发热可能通过调节体温中枢、促进散热(如促进体表皮肤血液循环),以及整体性免疫调节、抗炎而起到治疗发热的作用。

【预后】

发热一般随原发病的痊愈而会自然消退,因此,预后良好。但高热持续过长常会出现不良后果,如小儿高热常引发惊厥,应尽快采取物理降温等多种方法。功能性发热对人体的健康影响不大,但通常会使人的体力下降,容易出现疲劳、多汗等,并可能引起心理负担,出现失眠、抑郁、焦虑等继发症状,因此,积极治疗也具有重要意义。总之,针灸退热有很好的效果,但在针刺治疗的同时,须查明原因,明确诊断,并配以相应的基础治疗。

三、疟疾与发热的现代针灸学治疗原则与选穴处方

现代针灸治疗学认为,针灸治疗疟疾与发热以调节人体免疫功能与体温调节为基本治疗原则,在选穴上尚没有掌握特异性的规律。因此,仅根据现代对针灸治病整体性调节作用进行归纳,并参照传统选穴。

1. 星状神经节刺激点　整体性调节免疫、抗炎;调节下丘脑体温调节中枢,稳定内环境。

2. 参照传统选穴方法　选择整体性调节免疫的穴位与刺激方法:① 实质上针刺整体性调节免疫

功能,理论上是一个局部的刺激反应和中枢反应性调节的复杂过程;是机体对外源性刺激的自身本能性反应;针灸调节免疫作用主要包括对免疫分子、免疫细胞和免疫应答等的调节。在调节人体免疫上现代研究最多的就是足三里,但总体上很难提出对调节免疫功能有特异性的穴位。在这种情况下,治疗疟疾的选穴有两种思路,一者参照经典针灸学的选穴方法,如大椎、间使、后溪等;二者可在人体躯干、肢体部位各选一些刺激点,如上肢选曲池、合谷,下肢选足三里、三阴交,背部选大椎等。② 刺激方法:由于皮脑轴存在着人体神经-内分泌-免疫网络,皮肤的灸法对免疫调节有一定优势。因此,疟疾可选择灸法。机体免疫力的提高,有助于杀灭疟原虫。一般认为,在疟疾发作前2h针灸治疗效果较好。

3. 调节体温的穴位与刺激方法　目前研究显示,大椎、耳尖、指尖点刺放血具有退热效应,研究者认为,放血疗法具有调节体温中枢、促进散热的作用,而且具有整体性调节免疫和抗炎作用。

4. 迷走神经刺激点　主要对于感染性发热,可通过胆碱能途径发挥抗炎效应。并可抑制交感神经活动,整体协调自主神经系统功能。

5. 面部与肢体末端刺激点　由于面部和肢体末端感觉神经分布密度最高,因此,对于高热时出现的神志障碍可选这些刺激点以强烈兴奋上行激活系统,有利于神志的恢复。如可选传统穴位面部人中、手足指的井穴和十宣穴等。

- **推荐处方 1(疟疾)**

主穴:颈部——星状神经节刺激点(整体性调节免疫,稳定内环境,增强杀灭疟原虫功能)

　　　肢体与背部——传统穴位(后溪、间使、足三里、三阴交、大椎)(通过皮脑轴,提高免疫,增强杀灭疟原虫功能)

　　　耳部与指尖——耳尖、十宣穴(调节体温中枢)

操作:星状神经节刺激点以持续高频率提插法,以产生抑制效应为宜。传统选位可针灸并用。耳部、指尖穴位点刺出血。

- **推荐处方 2(感染性发热)**

主穴:颈耳部——星状神经节刺激点(整体性调节免疫、抗炎、稳定内环境)

　　　　　　　迷走神经刺激点(整体性调节免疫抗炎)

　　　　　　　耳尖或耳后静脉(调节体温中枢、散热)

　　　背部——大椎(调节体温中枢、散热)

　　　肢体——十宣、井穴(调节体温中枢、散热)

配穴:高热神昏加面部刺激点(人中)(兴奋上行激活系统)。

操作:星状神经节刺激点持续强刺激以抑制其活动为宜。耳部、背部、肢体穴可放血,背部加拔火罐。

- **推荐处方 3(功能性发热)**

主穴:颈耳部——星状神经节刺激点(整体性调节自主神经系统功能、调节体温调节中枢,稳定内环境)

　　　　　　　迷走神经刺激点(兴奋副交感神经,抑制交感神经过度活动,协调自主神经系统功能)

操作:星状神经节刺激点持续强刺激以抑制其活动为宜。

第四节　血压异常

一、高血压

【概述】

高血压是以体循环动脉压增高为主要表现的临床综合征,是最常见的心血管疾病,可分为原发性及继发性两大类。在绝大多数患者中,高血压的病因不明,称之为原发高血压,占总高血压患者的95%以上;在不足5%的患者中,血压升高是某些疾病的一种临床表现,本身有明确而独立的病因,称为继发性高血压。高血压是多种心、脑血管疾病的重要病因和危险因素,常引起重要脏器如心、脑、肾和血管等器官功能性或器质性改变。血压主要根据诊室测量的血压值,应用经核准的汞柱式或电子血压计,测量安静休息坐位时上臂肱动脉部位血压。

高血压患病率和发病率在不同国家、地区或种族之间有差别,工业化国家较发展中国家高,美国黑种人约为白种人的2倍。高血压患病率、发病率及血压水平随年龄增长而升高。高血压在老年人较为常见,尤以单纯收缩期高血压为多。我国自20世纪50年代以来进行了4次(1959年、1979年、1991年、2002年)较大规模的成人血压普查,高血压患病率分别为5.11%、7.73%、13.58%和18.80%,总体呈明显上升趋势。然而依据2002年的调查,我国人群高血压知晓率、治疗率和控制率分别为30.2%、24.7%和6.1%,依然很低。我国高血压患病率和流行存在地区、城乡和民族差别,随年龄增长而升高。北方高于南方,华北和东北属于高发区;沿海高于内地;城市高于农村;高原少数民族地区患病率较高。男、女性高血压总体患病率差别不大,青年期男性略高于女性,中年后女性稍高于男性。《全国居民营养与健康状况调查2002综合报告》显示,2002年我国≥60岁人群高血压的患病率为49.1%。《中国居民营养与慢性病状况报告(2015年)》发布的数据显示,2012年我国≥60岁人群高血压的患病率上升至58.9%,10年间上升幅度接近20%。2012年我国高血压的知晓率、治疗率、控制率分别为53.7%、48.8%、16.1%,但与西方发达国家相比仍有很大差距。美国2011~2012年≥60岁人群高血压知晓率、治疗率、控制率分别为86.1%、82.2%和50.5%。

原发性高血压的发病原因尚不清楚。目前认为,是在一定的遗传背景下,由于多种后天环境因素作用使正常血压调节机制失代偿所致。血压的调节影响因素众多,主要取决于心排出量及体循环的周围血管阻力。平均动脉压=心排出量×总外周阻力。心排出量随体液容量的增加、心率的增快及心肌收缩力的增强而增加。总外周阻力与众多因素有关:① 阻力小动脉结构改变;② 血管顺应性降低,使收缩压升高、舒张压降低;③ 血管的舒缩状态。此外,血液的黏稠度也使阻力增加。原发性高血压有群集于某些家族倾向,提示其有遗传学基础或伴有遗传生化异常。组织中肾素-血管紧张素自成系统,在高血压的形成中可能具有更大作用。食盐摄入量也与高血压的发生密切相关。精神神经学说认为,人在长期的精神紧张、压力、焦虑或长期的环境噪音、视觉刺激下也可引起高血压,这可能与大脑皮质兴奋、抑制平衡失调,以致交感神经活动增强,儿茶酚胺类介质的释放使小动脉收缩并继发引起血管平滑肌增殖肥大有关;交感神经兴奋还可促进肾素的释放增多。另外,血管内皮功能异常、胰岛素抵抗以及肥胖、吸烟、过量饮酒、低钙、低镁、低钾也与高血压形成有关。

中医学无"高血压"病名,但可归属于"眩晕""头痛""肝风"等范畴。中医学认为,本病的病因病机主要是情志失调、饮食失节和内伤虚损等导致肝肾阴阳失调。其病位在肝肾,病本为阴阳失调,病标为内生风、痰、瘀,又可互为标本。本节主要介绍临床上最常见的原发性高血压,继发性高血压以治疗原发病为主,可参照本节进行针灸治疗。

【临床诊断】

1. 症状与体征 原发性高血压本身往往没有特异性症状。在血压急剧升高时可有头痛、头晕、面部潮红的症状。长期高血压可以导致记忆力减退、体力活动能力减退、视力障碍等。除血压升高外,一般没有特殊体征。合并高血压性心脏病时出现心界扩大。

2. 分类标准 一般采用世界卫生组织(WHO)和国际高血压联盟(ISH)制定的分类标准,见表 12-10。此外,还可以根据靶器官损害程度进行高血压分级,见表 12-11。

表 12-10 WHO/ISH 血压水平分类(18 岁以上成人)

分类	收缩压(mmHg)	舒张压(mmHg)
理想血压	<120	<80
正常血压	<130	<85
正常高限	130~139	85~89
高血压 Ⅰ 级(轻度)	140~159	90~99
亚组:临界高血压	140~149	90~94
高血压 Ⅱ 级(中度)	160~179	100~109
高血压 Ⅲ 级(重度)	≥180	≥110
单纯收缩期高血压	≥140	<90
亚组:临界收缩期高血压	140~149	<90

表 12-11 按器官损害程度的高血压分级

分期	主要表现
Ⅰ 期	无器质性改变的客观体征
Ⅱ 期	至少存在下列器官受累体征之一:左室肥厚(X线、心电图、超声心动图证实);视网膜动脉普遍或局限性狭窄;微量蛋白尿、蛋白尿和(或)血浆肌酐浓度轻度升高(106~177 μmol/L,或 1.2~2.0 mg/dl);超声或 X 线检查发现动脉粥样硬化斑块的证据(主动脉、颈动脉、髂动脉或股动脉)
Ⅲ 期	器官损害的症状和体征均已经显露;心脏:心绞痛,心肌梗死,心力衰竭;脑:脑血管意外,高血压性脑病,血管性痴呆;眼底:视网膜出血和渗出,伴或不伴视神经乳头水肿;肾:血肌酐浓度大于 177 μmol/L(20 mg/dl),肾衰竭;血管:动脉瘤破裂,症状性动脉闭塞性疾病

注:2017 年 11 月 13 日,在美国心脏病学年会上,美国心脏病学学会(American College of Cardiology,ACC)、美国心脏协会(Heart Association,AHA)等多家组织联合发布了美国成人高血压预防、检测、评估和管理指南(美国高血压新指南):高血压定义修改为血压 ≥130/80 mmHg(1 mmHg=0.133 kPa)。

附 《中国高血压防治指南(第 3 版)》以及 JNC-7 制定的高血压的诊断标准

在未使用降压药物的情况下,非同日 3 次测量血压,收缩压(SBP)≥140 mmHg 和(或)舒张压(DBP)≥90 mmHg。患者既往有高血压病史,目前正在使用降压药物,血压虽然低于 140/90 mmHg,也诊断为高血压。

【治疗原则及选穴处方】

经典针灸学以平肝熄风、调理气血、清利头目为基本治疗原则。根据肝主疏泄,"诸风掉眩皆属于肝""无痰不作眩"等理论,结合辨证分型选穴。具体选穴原则如下:

1. 辨经选穴　头为诸阳之会,手足三阳经皆循头面,厥阴经上会于巅顶,因此常选肝经太冲疏肝理气,平降肝阳;阳明经多血多气,常选曲池、合谷、内庭清泻阳明,调理气血。

2. 辨证选穴　肝火亢盛选风池、行间、侠溪、太冲等;阴虚阳亢选百会、风池、三阴交、太溪、照海;痰湿壅盛选中脘、水道、阴陵泉、丰隆等;气虚血瘀选脾俞、气海、血海、内关、三阴交;阴阳两虚选肾俞、肝俞、三阴交、太溪、命门、神阙等。

3. 耳穴　常选降压沟、耳尖。

● 推荐处方

治法:平肝潜阳,清利头面。

主穴:头部——风池(清泻肝胆,平降肝火,清利头面)

　　　肢体——曲池、合谷(清泻阳明,理气降压)

　　　　　　太冲(疏肝理气,平降肝阳)

　　　　　　三阴交(调补脾肝肾)

配穴:肝火亢盛加侠溪、行间;阴虚阳亢加太溪、肝俞;痰湿壅盛加丰隆、足三里;气虚血瘀加血海、膈俞;阴阳两虚加关元、肾俞;头晕头重加百会、太阳;心悸怔忡加内关、神门。

操作:太冲应朝涌泉方向透刺,以潜阳之力。余穴常规操作。

【疗效评估方法】

1. 世界卫生组织/国际高血压联盟关于高血压治疗指南中的疗效标准　分4级。① 临床治愈:血压降至正常范围,收缩压<140 mmHg,舒张压<90 mmHg;② 显效:舒张压下降10 mmHg以上至正常范围,或舒张压虽未降至正常范围但下降20 mmHg以上;③ 有效:舒张压下降不到10 mmHg,但已降至正常或舒张压下降10～20 mmHg,收缩压下降30 mmHg以上;④ 无效:血压下降未达到以上标准。

2. 卫生部制定的《中药新药临床研究指导原则》评定标准　分3级。① 显效:舒张压下降＞10 mmHg,且降至正常范围或下降20 mmHg以上;② 有效:舒张压下降在10 mmHg以内,但已下降至正常范围或下降10～19 mmHg;③ 无效:血压下降未达到上述标准。

【针灸疗效分析】

1. 针灸疗效现状　针灸治疗本病,主要以舒张压的下降幅度、24 h平均收缩压及舒张压值为主要结局指标,以日间和夜间平均血压为次要结局指标。目前证据表明,针灸治疗高血压病,可辅助药物对血压进行控制。从总体疗效看,针灸治疗高血压的总有效率在80％～90％。

2. 影响针灸疗效的因素　① 个体反应性:患者对针刺反应的个体差异对降低血压有重要影响,部分患者对针灸的反应敏感,因此,针灸降压疗效较明显。部分患者在针刺后出现有即刻的降压效果,这部分人群很可能是针灸降压的适宜人群。如果针刺后即刻血压变化不大,经过10次左右的针刺治疗,仍未见血压有变化,针刺取效的可能性就不大。② 高血压的严重程度:针灸对于高血压的初期或一期高血压效果较好,对于二期高血压病也有一定的辅助作用,可改善症状,三期高血压针灸常难以起效。不论高血压情况如何,针灸只能是一种辅助手段,必要时应配合降压药物治疗,合适时机可逐渐减少药量,但必须动态观察血压情况,以保证安全。高血压危象时慎用针灸。另外,针刺治疗颈源性高血压治愈率高,疗效显著。由一些难治性疾病引起的继发性高血压针灸效果不佳。交感神经组织的恶性病变,因原发病难以根治,高血压也难以降低。

3. 针灸治疗潜在的可能机制　① 降低血管紧张性:针刺可通过调节自主神经系统的功能,舒张末梢血管,使血压下降。研究发现,针刺能降低血浆中血管紧张素Ⅱ水平,抑制醛固酮分泌,减少水钠潴留,达到降压目的。针刺可使迷走神经兴奋,使血液中的乙酰胆碱含量增加,儿茶酚胺含量下降,引起小血管扩张,起到对高血压病的降压作用。② 中枢机制:针刺在神经调节中对神经递质、体液调节、排钠关系及血流的改变均有影响,通过对针刺后大鼠延髓、脑桥和中脑内 5 -羟色胺含量的监测表明,针刺后中脑、脑桥、延髓等部位细胞内 5 -羟色胺含量增加,对交感中枢的紧张性抑制作用是血压降低的因素之一。另外针刺后,中枢内啡肽、氨基丁酸含量的增加也均为降压的机制。③ 对相关因素的影响:针刺能降低血管紧张性,减少血小板聚集,恢复血管内环境稳定,增加前列环素(6-Keto-PGF1)的含量及它与血栓素(TXB2)的比值,以达到持续而稳定的降压效果。L -精氨酸(L-arginine,L-Arg)是血管内皮细胞合成 NO 的前体,它在 NO 合酶(NO synthetase,NOS)作用下合成内源性 NO。后者通过激活鸟苷酸环化酶使 cGMP 生成增多,导致血管平滑肌松弛以舒张血管,调节外周阻力。许多研究证实,在针刺降压的同时,血浆 cAMP/cGMP 比值也同时降低,提示针刺降压的机制有可能是或部分是通过 L-Arg-NO 途径增加内源性 NO 的合成,致使血管平滑肌细胞内鸟苷酸环化酶被激活、cGMP 水平上升而舒张血管。

【预后】

一般来说,血压愈高,预后愈差;年龄愈大,预后愈差。一期或二期高血压如能及时治疗,可获得痊愈或控制住病情发展,心、脑、肾等并发症也不易发生,几乎能与正常血压者享有同等寿命,并且不影响生活质量。有高血压合并脑卒中、心肌梗死或猝死家族史者,其严重并发症出现早,发病率高,较没有家族史者预后差。经治疗的急进型恶性高血压,多数在半年内死亡,一年生存率仅为 2% 以下,高血压合并脑卒中者预后较差,及时抢救后仍有相当高的病残率。高血压合并冠心病者,易发生急性心肌梗死,或因急性冠状动脉供血不足而发生猝死。高血压合并左室肥厚者,虽然可在许多年内保持正常生活,但一旦发生左心功能不全,病情常急转恶化,尽管给予治疗,5 年后仍有半数死亡。高血压引起的肾功能损害,一般出现较晚,对患者预后影响较小。

高血压病重在预防和平素的调护,合理膳食,限制钠盐摄入,减少膳食脂肪,补充蛋白质,多吃蔬菜和水果,摄入足量钾、镁、钙;戒酒或严格限制饮酒,戒烟;减轻体重至不超过标准体重的 10% 左右;养成良好的运动习惯和坚持的运动度,增加机体的代谢;保持健康的心理状态、减少精神压力和抑郁。

二、低血压

【概述】

低血压是指体循环动脉压力低于正常的状态。一般认为,成年人上肢动脉血压低于 90/

60 mmHg 即为低血压。根据病因,低血压可分为:① 生理性低血压状态,指部分健康人群中,其血压测量值已达到低血压标准,但无任何自觉症状。经长期随访,除血压偏低外,人体各系统器官无缺血和缺氧等异常情况,也不影响寿命。② 病理性低血压病,除血压降低外,常伴有不同程度的症状以及某些疾病。包括原发性、继发性低血压病和直立性低血压,后者又包括特发性直立性低血压、继发性低血压和仰卧位低血压综合征。原发性低血压病指无明显原因的低血压状态,多见于体质瘦弱的老人、女性,可有家族遗传倾向,又称为体质性低血压。继发性低血压病指人体某一器官或系统的疾病或药物所引起的血压降低,这种低血压可在短期内迅速发生,如大出血、急性心肌梗死、严重创伤、感染、过敏,服用降压药或抗抑郁药等原因所致血压急剧降低。但大多数情况下,低血压为缓慢发生,可逐渐加重,如继发于严重的肺结核、恶性肿瘤、营养不良、恶病质等的低血压。直立性低血压是患者长时间站或从卧位到坐位、站立位时,因血压调节不良,突然出现血压下降,并伴有相应症状。也有临床上依据低血压表现分为 5 种类型,普通型低血压、直立性低血压(体位性)、特发性低血压、继发性低血压和 Muirhead 综合征。

在我国,成人低血压患病率为 1.9%,男性与女性人群患病率分别为 1.1% 和 2.6%。东、中、西部人群低血压患病率依次为 1.8%、1.7% 和 2.3%,西部地区高于东、中部地区。身体质量指数(BMI)的高低程度与低血压的罹患率呈负相关,有高达 4.7% 的低血压患者体重过轻。体位性低血压的存在与未来充血性心衰发展的风险显著增加有关。据报道,30~69 岁男性原发性低血压患病率为 1.8%,女性为 5.8%。

本病属中医学"眩晕""虚劳""晕厥"等范畴。多由于气虚阳微,或气阴两虚导致心脉鼓动无力,气机升降失调,清阳不升,或血虚不能充盈血脉,导致心脑失养,脑髓空虚而发头晕,眼花,甚则晕厥。

【临床诊断】

成人上肢动脉血压低于 90/60 mmHg。临床分为以下类型:

1. 普通型低血压　患者无器质性疾病表现,但多次测量血压均符合低血压标准。患者通常无自觉症状,也可偶有头晕、乏力。常见于瘦长体形或体质较弱的女性,预后良好。

2. 直立性低血压　当站立时,由于静脉回心血流量减少,心输出量下降,血压降低,此时患者常出现头晕、心悸、虚弱、面色苍白、出冷汗,平卧后症状能迅速缓解或消失。这种情况多见于女性,常发生在饥饿、疲劳或炎热环境时,也可见于利尿剂、交感抑制剂使用时。

3. 特发性低血压　患者平卧时血压正常,但站立时血压立刻下降,收缩压和舒张压下降达 30 mmHg 和 20 mmHg 以上,而心率无改变。严重者可引起晕厥。

4. 继发性低血压　可见于脊髓结核、糖尿病性神经病变、脑部肿瘤、卟啉病、肾上腺皮质功能低下、心肌淀粉样变等。

5. Muirhead 综合征　是见于严重肾功能不全患者的一种新的综合征,表现为严重且持久的低血压,患者神志清晰,但虚弱明显。其发生与肾髓质的间质细胞分泌的一种中性脂质(肾髓质素)有关。肾髓质素经肝脏转化后具有利尿排钠、扩血管的作用。

附　美国自主神经科学学会和美国神经病学会 1996 年制定的直立性低血压标准

即从卧位转为立位的 3 min 以内,收缩压下降≥20 mmg 或(和)舒张压下降≥10 mmHg,伴或不伴各种低灌注症状的临床综合征。

【治疗原则及选穴处方】

经典针灸学以补益气血,温阳化气为主要治疗原则。根据心主血脉;脾统血;阳明多血多气等理论选择有关穴位,可根据具体辨证情况选穴。具体选穴原则如下:

1. 选用急救穴位　常在督脉上选水沟、素髎、涌泉等醒神导气。

2. 辨证选穴　心阳不振选心俞、膻中、厥阴俞、内关;中气不足选气海、足三里、中脘、胃俞、脾俞;心肾阳虚选心俞、肾俞、命门、太溪;阳气虚脱灸神阙、关元;四肢不温灸大椎、命门。

3. 耳穴　选心、皮质下、神门、交感、肾上腺、内分泌、心、肾、脾等。用皮肤针针刺或用王不留行籽压贴于双侧耳穴相应部位。

● **推荐处方 1**

治法:补益心脾、益气升阳。

主穴:头部——百会(益气升阳)

　　　背部——心俞、脾俞、肾俞(健脾益肾,补益心气)

　　　腹部——气海(补益元气)

　　　下肢——足三里(温补中气,扶助正气)

配穴:心阳不振加厥阴俞;中气不足加中脘、胃俞;心肾阳虚加命门、太溪;阳气虚脱加灸神阙、关元;四肢不温加大椎、命门;危急情况下可加水沟、素髎。

操作:百会重灸 20 min,足三里可每日坚持自灸。余穴常规操作。

● **推荐处方 2**

治法:温补元气,益气升阳。

主穴:头部——百会(益气升阳)

　　　腹部——神阙、关元(温补元气)

　　　肢体——内关(补益心气)

　　　　　　足三里(温补中气,扶助正气)

操作:百会、足三里同推荐处方1,神阙只灸不针。余穴常规操作。

● **推荐处方 3**

治法:调督通阳,益气补血。

主穴:头部——百会(补气升阳)

　　　　　　水沟(调理督脉,振奋阳气)

　　　腹部——关元、气海(培补元气)

　　　下肢——足三里(扶助正气)

　　　　　　涌泉(激发肾气)

操作:常规操作。

【疗效评估方法】

1. 观察血压疗效　分4级。① 痊愈:收缩压与舒张压均恢复正常,≥90/60 mmHg;② 显效:收缩压或舒张压平均升高 10～20 mmHg;③ 有效:收缩压或舒张压平均升高 5～10 mmHg;④ 无效:收缩压与舒张压平均升高<5 mmHg。

参照《中国高血压防治指南 2010》进行血压测量:选用台式水银血压计测量血压。测血压前,受试者至少坐位安静休息 5 min,30 min 内禁止吸烟,饮咖啡、茶,并且排空膀胱。听取柯氏音第 1、第 5 音分别为收缩压和舒张压。间隔 1～2 min 重复测量,取 2 次测量平均值做记录。

2. 特发性及直立性低血压疗效评估　分 2 级。① 痊愈:特发性低血压患者由卧位转为站立位时收缩压下降<30 mmHg,舒张压下降<20 mmHg;直立性低血压患者由卧位转为站立位时收缩压下降<20 mmHg,舒张压下降<10 mmHg,无明显症状,不伴晕厥。② 无效:患者卧位转为站立位时收缩压或舒张压下降无变化,症状改善不明显。

【针灸疗效分析】

1. 针灸疗效现状　针灸治疗本病以血压及相关症状改善情况为结局指标。目前针灸治疗本病主要以动物实验和病例系列观察为主,尚无较高质量的随机对照实验。临床证据显示,针灸升高血压和缓解症状,总有效率为 94.7～98%。

2. 影响针灸疗效的因素　① 病因:一般而言,针灸对于原发性低血压的治疗效果要优于继发性,继发性要积极治疗原发病,针刺可作为辅助治疗方法。② 治疗时机:本病病程短、症状较轻者,可自愈,针灸可较快地发挥疗效,而且疗效好。如果临床症状较重者,病程长,针灸及时介入治疗,也可使临床症状缓解,但疗效不及前者,而且往往需要较长时间的治疗。③ 患者的机体状态:长期卧床休息、病后初愈、体质瘦弱、更年期女性、老年患者,体质较差,或易受外界因素影响,针刺治疗短期疗效较好,但如果其体质不能得到改善,则很难根治。长期使用抗抑郁药、多巴胺、降压药、血液透析治疗的患者出现低血压症状,针刺治疗只能以及时改善症状治其标为目的,应针对病因采取措施。

3. 针灸治疗潜在的可能机制　引起低血压的病因有多种,一般认为与下列因素有关:自主神经功能紊乱;长期卧床,贫血、脱水、电解质平衡失调以及动脉的老化、硬化或窦房结功能减退、心肌老化、心脏应激反应能力下降等机体功能的衰竭;或肾小球动脉明显透明样变,维持血压的代谢机制发生障碍;或服用某些药物导致低血压,从而使血液循环缓慢,远端毛细血管缺血,以致影响组织细胞氧气和营养的供应,二氧化碳及代谢废物的排泄。长期如此使机体功能大大下降。根据以上的发生机制,针刺治疗本病的环节和机制可概括为:① 整体调节。针刺刺激通过轴突反射、脊髓反射和全身反射等各种神经反射途径,对相应器官或组织的功能发挥及时的调整作用,以及对内分泌系统、体液因素、大脑皮质功能的调节,可促进机体功能的平衡,从而改善体质,增强免疫力,从根本上升血压。② 调节自主神经功能。有研究显示,原发性低血压患者的自主神经交感系统兴奋性减弱,而相对呈现副交感神经系统兴奋性增高的机体代偿反应。因此,针灸治疗低血压,关键是提高交感神经的活动。针灸可使颈动脉窦及主动脉弓的压力感受器产生兴奋,通过对心脏及其他内脏功能的调节,增强心脏收缩强度,增加有效循环血容量,引起心搏增强,也对自主神经系统和压力感受器反射予以调节,以维持有效血容量及血压的稳定。

【预后】

针灸对本病有较好的升压作用,但因低血压多伴有或继发于相关疾病,因此应明确诊断,积极治疗相关疾病,血压过低,病情危急时,应作急救处理。老年低血压患者,平时行动不可过快过猛,从卧位或坐位起立时,动作宜缓。患者应积极参加体育锻炼,改善体质,增加营养,多饮水,多吃汤类食品,每日食盐量略多于常人。避免劳累,但是应适当活动,饮食营养丰富,调畅情志,保证睡眠。老年人伴有慢性疾病者,应积极治疗原发病,对扩血管药物、镇静降压药应慎用。

三、血压异常的现代针灸学治疗原则与选穴处方

相对于其他整体性病症而言,由于血压受自主神经调节很明确,因此,其选穴规律相对较确切。治疗原则就是调节自主神经系统功能以调整血压。选穴方法主要以耳、颈部和肢体选穴为主。

1. 星状神经节刺激点　为交感神经刺激点,可兴奋交感神经而升压。

2. 胸1~5交感神经节及相应节段体表刺激点　兴奋心交感神经,引起升压效应。

3. 迷走神经刺激点　提高迷走神经紧张性,抑制交感神经的过度兴奋可降血压。

4. 颈动脉窦刺激点　因颈动脉窦为压力感受器,对高血压具有调节作用,针刺颈动脉窦刺激点可引起降压效果。颈动脉窦为颈总动脉和颈内动脉交界处的膨大部分,左右两边各一,外形似黄豆大小,其体表定位在颈部外侧的中部,相当于甲状软骨上缘的水平,在颈动脉搏动最明显的地方。

5. 肢体部刺激点　针刺调整血压的选穴,除了上述刺激点明确外,其余部位(尤其肢体)选穴上尚没有发现特异性规律,然而研究显示,刺激强度和针刺的目标组织对于针刺影响血压更为重要。如Ionescu-Tirgoviste(1978)在临床上观察到,无论选上肢的神门、大陵,还是选下肢的然谷、足三里、三阴交等,针刺10~20 min都能有效地治疗原发性高血压。这种效应在许多动物实验中都得到证实。选足三里降压的动物实验中,研究者发现,切断坐骨神经和股神经,这种效应即消失。认为针刺后肢引起平均动脉压降低是一种反射活动,其传入通路为后肢的肌肉传入神经,传出通路为交感神经缩血管神经(被抑制)。Johansson(1962)的研究显示,反复电刺激肌肉的Ⅲ类传入纤维能产生降压效应,这些纤维主要在5~20 Hz的低频电刺激时被激活,如果采用激活肌肉中的Ⅳ类纤维的高强度、高频率刺激则引起升压效应。反复刺激皮肤中Ⅲ类传入纤维一般不产生或产生小的降压作用,在刺激强度足以激活Ⅳ类纤维时,无论用什么频率的刺激,均可引发升压反应。有研究显示,肌肉节律性收缩(3 Hz刺激激发)引起动脉血压和心率降低,而强直性收缩(100 Hz刺激激发)则引起升压和心率增加。一般而言,强刺激常以引起交感性整体反应为主。

血管平滑肌细胞有 α 和 β 两类肾上腺素能受体,当交感神经释放的去甲肾上腺素与前者结合时,引起血管收缩,与后者结合时则引起舒张。其体内几乎所有的血管都受交感缩血管纤维支配,但不同部位的血管中缩血管纤维分布的密度不同。皮肤血管中缩血管纤维分布最密,骨骼肌和内脏的血管次之,冠状血管和脑血管中分布较疏。因此,有人认为,从结构上而言,皮肤的交感传出神经主要是缩血管作用,而骨骼肌中主要是舒血管作用。这就是说,针刺对血压的调节刺皮肤与刺肌肉可能反应有差异。尽管许多试验的结果有差异,甚至有矛盾(可能与刺激、实验条件等有关),但总体的基本规律是:① 降压时以刺激肌肉为主,选择低频适度刺激(3~10 Hz);② 升压时以刺激肌肉为主,但也可选择皮肤,均应选择高频(100 Hz)、强刺激。

● **推荐处方 1(高血压)**

主穴:颈耳部——迷走神经刺激点(提高迷走神经紧张性,抑制交感神经的过度兴奋)

颈动脉窦刺激点(抑制交感神经,降压)

肢体——任选刺激点(如合谷、足三里、曲池、上巨虚等)(反射性抑制交感神经紧张性)

操作:肢体穴位电刺激,参数为低频(10 Hz)以内,轻中度刺激量(使肌肉有轻度收缩反应)每次刺激 30 min。

● **推荐处方 2(低血压)**

主穴:颈部——星状神经节刺激点(兴奋交感神经,升压)

胸部——胸 1~5 交感神经节或节段内刺激点(兴奋心交感神经,引起升压效应)

肢体——曲池、合谷、足三里、上巨虚(反射性兴奋交感神经)

操作:颈动脉窦刺激法,患者取仰卧位,头略向后,先找到颈动脉,颈动脉位于下颌角下方,喉部甲状软骨外侧和胸锁乳突肌内侧之间,摸到搏动的颈动脉后,然后把手指移到甲状软骨上缘,以此为颈内动脉和颈外动脉的分叉处,即为颈动脉窦的位置,用细毫针提插法,术中应密切观察患者反应。肢体穴位电刺激,参数为高频(100 Hz),强度刺激量(使肌肉强直收缩反应),每次刺激 30 min。

附 录

颈部疼痛调查问卷(NPQ)

我们设计本问卷的目的,是了解您所患的疾病如何影响您应付日常生活的能力,请回答每一个部分的问题,并在适用的方格内用"√"标示答案。您也许会发现在同一个部分内有两种描述都适应于您,但请您只选一个方格,而这答案必须最贴切地描述您的问题。请记住:您只需要在每一个部分标示一个方格。

(1)现在颈痛的程度 □没有颈痛。□温和。□中等。□很厉害。□简直不可想象。

(2)颈痛与睡眠 □颈痛从不干扰我睡眠。□颈痛有时会干扰我睡眠。□颈痛会经常干扰我睡眠。□颈痛会使我每晚的睡眠时间少于 5 h。□颈痛会使我每晚的睡眠时间少于 2 h。

(3)手臂在夜晚感到发麻或针刺般的情况 □我在夜晚并不感到手臂发麻或针刺般的感觉。□我起床时会觉得颈部和手臂有不适的症状,但不超过 1 h。□颈部和手臂不适的症状时有时无,总共持续1~4 h。□颈部和手臂不适的症状时有时无,总共持续超过 4 h。□颈部和手臂不适的症状持续不断,整天都有。

(4)每天症状持续的时间 □我的颈部和手臂整天都觉得正常。□我起床时会觉得颈部和手臂有不适的症状,但不超过 1 h。□颈部和手臂不适的症状时有时无,总共持续 1~4 h。□颈部和手臂不适的症状时有时无,总共持续超过 4 h。□颈部和手臂不适的症状持续不断,整天都有。

(5)携带物件 □我可携带重物(5 kg 或以上)而不感到额外的痛楚。□我可携带重物(5 kg 或以上),但这令我感到额外的痛楚。□痛楚令我不能携带重物,但若物件的重量中等(2~3 kg),我便可以应付。□我只可以拿起轻的物件(2 kg 以下)。□我什么东西都拿不起来。

(6)阅读及看电视 □多久都可以,没有任何困难。□如果我的姿势适当,多久都可以。□多久都可以,但会产生额外的痛楚。□痛楚使我不得不提早结束这些活动。□痛楚使我根本无法阅读及看电视。

(7)工作、家务 □我可做平时的工作而不感到额外的痛楚。□我可做平时的工作,但这使我感到额外的痛楚。□痛楚使我只能做平时工作量的一半或以下。□痛楚使我只能做平时工作量的四分之一或以下。□痛楚使我根本无法工作。

(8)社交活动 □我的社交生活正常,并不导致额外的痛楚。□我的社交生活正常,但会增加痛的程度。□颈痛规限了我的社交生活,但我仍可外出活动。□颈痛使我的社交生活只能限于居所之内。□颈痛使我没有社交生活。

(9)驾驶(如果你连健康时也不驾驶的话,不必回答本题) □我有需要便可以驾驶,不会感到不适。□我有需要便可以驾驶,但会感到不适。□颈部的痛楚或僵直情况存在时会限制我驾驶。□颈部的痛楚或僵直情况经常限制我驾驶。□颈痛症状使我根本无法驾驶。

注:每一个题各项按从前到后得分依次为 0、1、2、3、4 分。如果受试者不曾有驾驶经历,则第 9 题

不必回答,即使回答了亦不纳入记分中。如果9题全部回答,则NPQ百分比为9题总得分/36×100%。

二、斜颈疗效评估方法

西多伦多痉挛性斜颈评分量表(TWSTRS量表)

Ⅰ.斜颈严重程度评分(最大值=35)

A.最大偏移　1.旋转(向左或向右):0=没有(0°);1=轻微的(1°~22°);2=轻度(23°~45°);3=中等的(46°~67°);4=严重的(60°~90°)。2.侧屈(倾斜:左或右,除外肩部上抬所致):0=没有(0°);1=轻度的(1°~15°);2=中等的(16°~35°);3=严重的(大于35°)。3.颈前屈/颈后倾(a或b):a.颈前倾:0=没有;1=轻度的下颌下倾;2=中等度的下倾(达到可动范围1/2);3=重度(下颌接近胸部)。b.颈后倾:0=没有;1=轻度的颈后仰、下颌轻度上抬;2=中等度的向后仰(接近1/2范围);3=重度(完全后仰至全部可动范围)。4.侧向偏移(左或右):0=无,1=有。5.矢状移位(向前或向后):0=无,1=有。

B.持续时间因素(加权×2)　0=无;1=偶尔发作(<25%的时间,大多是小于最大角度);2=偶尔发作(<25%的时间,经常是最大角度)或者间歇的发作(25%~50%的时间,大多是小于最大角度);3=间歇发作(25%~50%的时间,经常是最大角度)或者频繁的发作(50%~75%的时间,大多是小于最大角度);4=频繁的发作(50%~75%的时间,经常是最大角度)或者恒定的发作(>75%的时间,大多是小于最大角度);5=持续的发作(>75%的时间,经常是最大角度)。

C.感觉诡计的影响(感觉诡计是指可以短暂减轻异常姿势或不自主在运动严重程度的不自在运动)　0=由一个或更多的感觉诡计可以完全缓解;1=部分或有限的缓解;2=很少或没有效果。

D.肩的抬举或向前移动　0=没有;1=轻度(<1/3的可能的范围内,间歇或持续);2=中度(1/3~2/3的范围和持续,>75%的时间),或重度(>2/3的范围和间歇性);3=严重并持续出现。

E.运动范围(不借助感觉诡计)　0=能够移动到相反的位置;1=能够移动头部至中线位置,但不能完全至相反的位置;2=能够勉强移动头部至中线位置;3=能够将头转向,但不能至中线位置;4=勉强移动头部超出异常姿势。

F.时间(最多60 s)患者能够不借助感觉诡计保持头不偏离中线10°(平均两次尝试)　0≥60 s;1=46~60 s;2=31~45 s;3=16~30 s;4≤15 s。

Ⅱ.残疾量表(最大值=30)

A.工作(工作或家务/家庭管理)　0=无难度;1=正常工作,但斜颈会有一些干扰;2=大多数活动没有限制,虽然一些活动有困难,但还是有可能满意地完成;3=工作比平常职业水平低,大多数活动有妨碍,但在某些事物上仍能满意完成;4=无法工作,但能满意地做某些家务;5=最低限度的或没有能力做家务。

B.日常生活能力(如吃饭、穿衣或者洗衣、剃须、化妆等)　0=没有任何困难;1=活动没有限制,但斜颈会有一定影响;2=多数活动无限制,一些活动有困难,但通过感觉诡计可以满意地完成;3=大多数活动受阻或费力,但还是有可能通过极端的感觉诡计完成;4=所有活动受妨碍,一些活动不能完成或要求帮助;5=在生活自理上依赖他人。

C.驾驶　0=没有困难或从没有驾驶过;1=无限制,但斜颈会有一些干扰;2=驾驶没有影响,但需要技巧控制斜颈(包括触摸或托住面部,头靠在头枕上);3＝只能驾驶短的路程;4＝大多数情况下不能驾驶;5＝不能驾驶或者不能长时间乘坐汽车。

D. 阅读　1＝正常的坐姿无限制,但斜颈有干扰;2＝正常的坐姿无限制,但需要技巧控制斜颈;3＝阅读无限制,但需要较多的技巧控制斜颈或不能坐立(例如,躺着);4＝因为斜颈,尽管采取了技巧,阅读能力有限;5＝因为斜颈不能阅读长句。

E. 看电视　0＝无难度;1＝无限看电视的能力,在正常坐姿看电视,但斜颈会有影响;2＝无限看电视的能力,在正常坐姿看电视,但需要使用技巧来控制斜颈;3＝无限看电视的能力,但需要很多措施以控制斜颈或只能在非坐位的姿势(例如,躺着);4＝因为斜颈,看电视的能力有限;5＝因为斜颈,无法看电视超过几分钟。

F. 户外活动(例如购物、散步、看电影、餐饮等休闲活动)　0＝无难度;1＝无限的活动,但斜颈会有影响;2＝无限的活动,但需要简单的技巧来完成;3＝只能在别人的帮助下完成活动;4＝完成有限的家庭以外的活动,某些特定的活动无法完成;5＝很少从事家庭以外的活动。

Ⅲ. 疼痛评分(最大值＝20)

A. 疼痛的程度　在最近的一周,由于痉挛性斜颈导致严重的颈部疼痛的比率,0 表示没有疼痛,10 代表难以忍受的疼痛。

计算公式为:[最坏＋最好＋(2×平时)]/4 的分数;最好＝;最差＝;平时＝

B. 疼痛的持续时间　0＝没有;1＝出现在少于 10% 的时间;2＝出现在 10%～25% 的时间;3＝出现在 26%～50% 的时间;4＝出现在 51%～75% 的时间;5＝出现在大于 75% 的时间。

C. 疼痛相关功能障碍　0＝疼痛没有影响;1＝疼痛有困扰,但不引起功能障碍;2＝疼痛干扰部分活动,但不是引起功能障碍的主要原因;3＝疼痛导致部分功能障碍(小于 1/2 比重);4＝疼痛是活动困难的一个主要原因,除此之外,头颈扭转也是功能障碍的部分原因(小于 1/2 比重);5＝疼痛是活动困难的主要原因,尽管头颈扭转,如果没有疼痛,大多数受限的活动可以满意地完成。

三、肩手综合征疗效评估方法

上肢 Fugl-Meyer 运动功能量表(FMA)

评分	0分	1分	2分
1. 有无反射活动			
(1) 肱二头肌	不引起反射活动		能引起反射活动
(2) 肱三头肌	不引起反射活动		能引起反射活动
2. 屈肌协同运动			
(3) 肩上提	完全不能进行	部分完成	无停顿地充分完成
(4) 肩后缩	同上	同上	同上
(5) 肩外展≥90°	同上	同上	同上
(6) 肩外旋	同上	同上	同上
(7) 肘屈曲	同上	同上	同上

评分	0分	1分	2分
(8) 前臂旋后	同上	同上	同上
3. 伸肌协同作用			
(9) 肩内收、内旋	同上	同上	同上
(10) 肘伸展	同上	同上	同上
(11) 前臂旋前	同上	同上	同上
4. 伴有协同运动的活动			
(12) 手触腰椎	没有明显活动	手仅可向后越过髂前上棘	能顺利进行
(13) 肩关节屈曲90°,肘关节伸直	开始时手臂立即外展或肘关节屈曲	在接近规定位置时肩关节外展或肘关节屈曲	能顺利充分完成
(14) 肩0°,肘屈90°,前臂旋前、旋后	不能屈肘或前臂不能旋前	肩、肘位正确,基本上能旋前、旋后	顺利完成
5. 分离运动			
(15) 肩关节外展90°,肘伸直,前臂中立位	开始时肘就屈曲,前臂偏离方向,不能旋前	可部分完成此动作或在活动时肘关节屈曲或前臂不能旋前	顺利完成
(16) 肩关节前屈举臂过头,肘伸直,前臂中立位	开始时肘关节屈曲或肩关节发生外展	肩屈曲中途、肘关节屈曲、肩关节外展	顺利完成
(17) 肩屈曲30°~90°,肘伸直,前臂旋前旋后	前臂旋前旋后完全不能进行或肩肘位不正确	肩、肘位置正确,基本上能完成旋前旋后	顺利完成
6. 反射亢进			
(18) 检查肱二头肌、肱三头肌和指屈肌三种反射	至少2~3个反射明显亢进	一个反射明显亢进或至少两个反射活跃	反射活跃≤1个,且无反射亢进
7. 腕稳定性			
(19) 肩0°,屈肘90°时,腕背屈	不能背屈腕关节达15°	可完成腕背屈,但不能抗拒阻力	施加轻微阻力仍可保持腕背屈
(20) 肩0°,屈肘90°时,腕屈伸	不能随意屈伸	不能在全关节范围内主动活动腕关节	能平滑地不停顿地进行
8. 肘伸直,肩前屈30°时			
(21) 腕背屈	不能背屈腕关节达15°	可完成腕背屈,但不能抗拒阻力	施加轻微阻力仍可保持腕背屈
(22) 腕屈伸	不能随意屈伸	不能在全关节范围内主动活动腕关节	能平滑地不停顿地进行
(23) 腕环形运动	不能进行	活动费力或不完全	正常完成
9. 手指			
(24) 集团屈曲	不能屈曲	能屈曲但不能充分	能完全主动屈曲
(25) 集团伸展	不能伸展	能放松主动屈曲的手指	能完全主动伸展
(26) 钩状抓握	不能保持要求位置	握力微弱	能够抵抗相当大的阻力

评分	0分	1分	2分
(27) 侧捏	不能进行	能用拇指捏住一张纸,但不能抵抗拉力	可牢牢捏住纸
(28) 对捏(拇食指可挟住一根铅笔)	完全不能	捏力微弱	能抵抗相当的阻力
(29) 圆柱状抓握	同26	同26	同26
(30) 球形抓握	同26	同26	同26
10. 协调能力与速度(手指指鼻试验连续5次)			
(31) 震颤	明显震颤	轻度震颤	无震颤
(32) 辨距障碍	明显的或不规则的辨距障碍	轻度的或规矩的辨距障碍	无辨距障碍
(33) 速度	较健侧长6 s	较健侧长2~5 s	两侧差别<2 s

四、慢性腰痛(腰椎退行性病变)疗效评估方法

Oswestry 功能障碍指数问卷表

1. 疼痛的程度(腰背痛或腿痛)　□无任何疼痛。□有很轻微的痛。□较明显的痛(中度)。□明显的痛(相当严重)。□严重的痛(非常严重)。□痛得不能做任何事。

2. 日常生活自理能力(洗漱、穿脱衣服等活动)　□日常生活完全能自理,一点也不伴腰背痛或腿痛。□日常生活完全能自理,但引起腰背痛或腰痛加重。□日常生活虽能自理,但由于活动时腰背或腿痛加重,以致动作小心、缓慢。□多数日常活动可自理,有的需他人帮助。□绝大多数的日常活动需要他人帮助。□穿脱衣服、洗漱困难,只能躺在床上。

3. 提物　□提重物时并不引起腰背或腿痛加重。□能提重物时,腰背或腿痛加重。□由于腰背或腿痛,以致不能将地面上较轻的物体拿起,但能拿起放在合适位置上的较轻物品,例如放在桌子上。□只能拿一点轻的东西。□任何东西都提不起来或拿不动。

4. 行走　□腰背或腿痛,但一点也不妨碍走多远。□由于腰背或腿痛,最多只能走1000 m。□由于腰背或腿痛,最多只能走500 m。□由于腰背或腿痛,最多只能走100 m。□只能借助拐杖或手杖行走。□不得不躺在床上,排便也只能用便盆。

5. 坐　□随便多高的椅子,想坐多久,就坐多久。□只要椅子高矮合适,想坐多久,就坐多久。□由于疼痛加重,最多只能坐1 h。□由于疼痛加重,最多只能坐30 min。□由于疼痛加重,最多只能坐10 min。□由于疼痛加重,一点也不敢坐。

6. 站立　□想站多久,就站多久,疼痛不会加重。□想站多久,就站多久,但疼痛有些加重。□由于疼痛加重,最多只能站1 h。□由于疼痛加重,最多只能站30 min。□由于疼痛加重,最多只能站10 min。□由于疼痛加重,一点也不敢站。

7. 睡眠　□半夜不会痛醒。□有时晚上会被痛醒。□由于疼痛,最多只能睡6 h。□由于疼痛,最多只能睡4 h。□由于疼痛,最多只能睡2 h。□由于疼痛,根本无法入睡。

8. 性生活　□性生活完全正常,决不会导致疼痛加重。□性生活完全正常,但会加重疼痛。□性生活基本正常,但会很痛。□由于疼痛,性生活严重受限。□由于疼痛,基本没有性生活。□由于疼痛,根本没有性生活。

9. 社会活动　□社会活动完全正常,不会因此疼痛加重。□社会活动完全正常,但会加重疼痛。□疼痛限制剧烈活动,如运动,但对其他社会活动无明显影响。□疼痛限制正常的社会活动,不能参加某些经常性活动。□疼痛限制参加社会活动,只能在家从事。□只能借助拐杖或手杖行走,参加一些社会活动。□由于疼痛,根本无法从事任何社会活动。

10. 旅行(郊游)　□能到任何地方去旅行,腰部或腿不会痛。□能到任何地方去旅行,但疼痛会加重。□由于疼痛,外出郊游不超过 2 h。□由于疼痛,外出郊游不超过 1 h。□由于疼痛,外出郊游不超过 30 min。□由于疼痛,除了到医院,根本无法外出。

五、消化不良的尼平消化不良指数(NDI)

尼平消化不良指数量表

1. 症状指数(NDSI)　请在下表中填写数字,以表示您在过去 14 天内胃部疾患的发生频率、程度及对您的影响。

在过去的 14 天内,您是否出现以下某些胃部问题?	症状出现的频率 0＝没有出现 1＝1～4 天 2＝5～8 天 3＝9～12 天 4＝每天或者几乎每天	如果您有这些问题,通常其严重程度如何? 0＝没有出现 1＝非常轻微 2＝轻微 3＝中度 4＝严重 5＝非常严重	如果您有这些问题,其对您的生活影响程度如何? 0＝没有影响 1＝略有影响 2＝有中度影响 3＝有较大影响 4＝有极大影响
上腹部疼痛			
上腹部不适			
上腹部烧灼感			
胸部烧灼感(烧心)			
上腹部痉挛性疼痛			
胸部疼痛			
不能按规律进餐			
口中或喉中反酸或反苦			
餐后胀满或消化缓慢			
上腹部压迫感			
上腹部胀气			
恶心			
嗳气			
呕吐			
口臭			

2. 生活质量指数(NDLQI)

(1) 在过去的 14 天里,您的胃部问题(请注意,这里指的是疼痛、不适或者其他的一些上腹部症状)影响到您的日常活动了吗?(   )

① 胃部问题不影响我的日常活动;② 胃部问题分散了我在日常活动中的注意力;③ 胃部问题妨碍了我的日常活动;④ 胃部问题使我必须卧床休息。

(2) 在过去的 14 天里,您因为胃部问题得不到控制或治愈而感到不安或烦恼吗?(   )

① 根本没有(我的症状被完全控制或治愈);② 有点不安或烦恼;③ 比较不安或烦恼;④ 相当不安或烦恼;⑤ 非常不安或烦恼。

(3) 在过去的 14 天里,您因为不知道是什么原因引起您的胃部问题而感到不安或烦恼吗?(   )

① 根本没有(我知道引起胃部问题的原因);② 有点不安或烦恼;③ 比较不安或烦恼;④ 相当不安或烦恼;⑤ 非常不安或烦恼。

下面的问题中,饮料包括了非酒精性饮料(如软饮料、果汁、牛奶、水、茶、咖啡等)和酒精性饮料(如葡萄酒、啤酒、白酒等),请您回答问题时把这些饮料都考虑在内。

(4) 在过去的 14 天里,胃部问题影响了您的饮食(包括时间、种类及数量)吗?(   )

① 根本没有影响;② 有点影响;③ 有中度影响;④ 有较大影响;⑤ 有极大影响。

(5) 在过去的 14 天里,胃部问题改变了您的饮食吗?(   )

① 没有改变;② 有点改变;③ 中度改变;④ 改变很大;⑤ 改变极大。

(6) 在过去的 14 天里,胃部问题影响了您饮食的乐趣(包括胃口和饮食后的感觉)吗?(   )

① 根本没有影响;② 有点影响;③ 有中度影响;④ 有较大影响;⑤ 有极大影响。

(7) 在过去的 14 天里,胃部问题影响了您的睡眠吗?(   )

① 根本没有影响;② 有点影响;③ 有中度影响;④ 有较大影响;⑤ 有极大影响。

(8) 在过去的 14 天里,胃部问题影响了您的睡眠质量吗?(   )

① 根本没有影响;② 有点影响;③ 有中度影响;④ 有较大影响;⑤ 有极大影响。

(9) 在过去的 14 天里,胃部问题影响了您的工作或学习能力吗?(   )

① 根本没有影响;② 有点影响;③ 有中度影响;④ 有较大影响;⑤ 有极大影响。

(10) 在过去的 14 天里,胃部问题影响了您工作和学习的乐趣吗?(   )

① 根本没有影响;② 有点影响;③ 有中度影响;④ 有较大影响;⑤ 有极大影响。

(11) 在过去的 14 天里,除工作和学习之外,胃部问题影响到了您完成日常活动(如家务劳动、庭院工作或者其他必须的日常活动)的能力吗?(   )

① 根本没有影响;② 有点影响;③ 有中度影响;④ 有较大影响;⑤ 有极大影响。

(12) 在过去的 14 天里,胃部问题影响到了您对工作和学习之外的日常活动(如家务劳动、庭院工作或者其他必须的日常活动)的兴趣吗?(   )

① 根本没有影响;② 有点影响;③ 有中度影响;④ 有较大影响;⑤ 有极大影响。

(13) 在过去的 14 天里,胃部问题影响了您参加社交或朋友聚会时的乐趣吗?(   )

① 根本没有影响;② 有点影响;③ 有中度影响;④ 有较大影响;⑤ 有极大影响。

(14) 在过去的 14 天里,胃部问题影响您参加日常休闲活动(如文娱活动、外出、业余爱好、体育运

动)吗?(　　)

①根本没有影响;②有点影响;③有中度影响;④有较大影响;⑤有极大影响。

(15)在过去的14天里,胃部问题影响您参加日常休闲活动(如娱乐活动、外出、业余爱好、体育运动)的乐趣吗?(　　)

①根本没有影响;②有点影响;③有中度影响;④有较大影响;⑤有极大影响。

(16)在过去的14天里,胃部问题影响您的情绪吗?(　　)

①根本没有影响;②有点影响;③有中度影响;④有较大影响;⑤有极大影响。

(17)在过去的14天里,胃部问题使您感到焦虑、神经质或担忧吗?(　　)

①没有焦虑、神经质或担忧;②有点焦虑、神经质或担忧;③有中度焦虑、神经质或担忧;④有重度焦虑、神经质或担忧;⑤有极度焦虑、神经质或担忧。

(18)在过去的14天里,胃部问题使您感到抑郁、沮丧或悲伤吗?(　　)

①没有抑郁、沮丧或悲伤;②有点抑郁、沮丧或悲伤;③有中度抑郁、沮丧或悲伤;④有重度抑郁、沮丧或悲伤;⑤有极度抑郁、沮丧或悲伤。

(19)在过去的14天里,胃部问题使您感到急躁、紧张、失落吗?(　　)

①没有急躁、紧张、失落;②有点急躁、紧张、失落;③有中度急躁、紧张、失落;④有重度急躁、紧张、失落;⑤有极度抑郁、沮丧或失落。

(20)在过去的14天里,胃部问题使您感到无助、缺乏激情或动力吗?(　　)

①没有无助、缺乏激情或动力;②有点无助、缺乏激情或动力;③有中度无助、缺乏激情或动力;④有重度无助、缺乏激情或动力;⑤有极度无助、缺乏激情或动力。

(21)在过去的14天里,胃部问题使您难以思考或集中注意力吗?(　　)

①完全没有;②有点儿;③中度;④相当;⑤极大。

(22)在过去的14天里,您担心过胃部问题可能是由一种非常严重的疾病(如癌症、心脏病)引起的吗?(　　)

①从来没有担心过;②很少有这样的担心;③有时候有这样的担心;④经常有这样的担心;⑤总是有这样的担心。

(23)在过去的14天里,您担心过胃部问题可能会一直存在吗?(　　)

①从来没有担心过;②很少有这样的担心;③有时候有这样的担心;④经常有这样的担心;⑤总是有这样的担心。

(24)在过去的14天里,您感到疲倦、虚弱或精力不足吗?(　　)

①没有疲倦、虚弱或精力不足;②有点疲倦、虚弱或精力不足;③有中度疲倦、虚弱或精力不足;④有重度疲倦、虚弱或精力不足;⑤有极度疲倦、虚弱或精力不足。

(25)在过去的14天里,胃部问题影响到了您的整体健康水平吗?(　　)

①根本没有影响;②有点影响;③有中度影响;④有较大影响;⑤有极大影响。

NDI结果:分治疗前、1个疗程后、2个疗程后及治疗后1个月进行评分。

评分指南:本部分共25个条目,分成4个领域,其中第1,9,10,11,12,13,14,15,16,19,20,21,25共13个条目代表干扰领域,第2,3,17,18,22,23,24共7个条目代表控制领域,第4,5,6共3个条目代表食物饮料领域,第7,8共2个条目代表睡眠打扰领域。

得分转换:首先将各个条目的原始分相加S,减去总的最小分M(每个条目最小可能得分的总和),除以R(总的得分的最大范围)。则转换后的总得分=100-{[(S-M)/R]×100}。也可按此法算出各个维度的得分,例如在睡眠打扰领域即第7、8个条目得分分别为4,4,则转换后的睡眠打扰领域得分为100-{[(4+4-2)/10]×100}=40。

六、震颤麻痹采用的统一帕金森病评分量表(UPDRS)

帕金森病评分量表

Ⅰ.精神、行为和情绪

1. 智力损害　0=无;1=轻微智力损害,持续健忘,能部分回忆过去的事件,无其他困难;2=中等记忆损害,有定向障碍,解决复杂问题有中等程度的困难,在家中生活功能有轻度但肯定的损害,有时需要鼓励;3=严重记忆损害伴时间及(经常有)地点定向障碍,解决问题有严重困难;4=严重记忆损害,仅保留人、物定向,不能作出判断或解决问题,生活需要更多的他人帮助。

2. 思维障碍(痴呆或药物中毒)　0=无;1=生动的梦境;2="良性"幻觉,自知力良好;3=偶然或经常的幻觉或妄想,无自知力,可能影响日常活动;4=持续的幻觉、妄想或富于色彩的精神病,不能自我照料。

3. 抑郁　0=无;1=悲观和内疚时间比正常多,持续时间不超过1周;2=持续抑郁(1周或以上);3=持续抑郁伴自主神经症状(失眠、食欲减退、体重减轻、兴趣降低);4=持续抑郁伴自主神经症状和自杀念头或意愿。

4. 动力或始动力　0=正常;1=比通常缺少决断力(assertive),较被动;2=对选择性(非常规)活动无兴趣或动力;3=对每天的(常规)活动无兴趣或动力;4=退缩,完全无动力。

Ⅱ.日常生活活动("关"和"开"期)

5. 言语(接受)　0=正常;1=轻微受影响,无听懂困难;2=中度受影响,有时要求重复才听懂;3=严重受影响,经常要求重复才听懂;4=经常不能理解。

6. 唾液分泌　0=正常;1=口腔内唾液分泌轻微但肯定增多,可能有夜间流涎;2=中等程度的唾液分泌过多,可能有轻微流涎;3=明显过多的唾液伴流涎;4=明显流涎,需持续用纸巾或手帕擦拭。

7. 吞咽　0=正常;1=极少呛咳;2=偶然呛咳;3=需进软食;4=需要鼻饲或胃造瘘进食。

8. 书写　0=正常;1=轻微缓慢或字变小;2=中度缓慢或字变小,所有字迹均清楚;3=严重受影响,不是所有字迹均清楚;4=大多数字迹不清楚。

9. 切割食物和使用餐具　0=正常;1=稍慢和笨拙,但不需要帮助;2=尽管慢和笨拙,但能切割多数食物,需要某种程度的帮助;3=需他人帮助切割食物,但能自己缓慢进食;4=需要喂食。

10. 穿衣　0=正常;1=略慢,不需帮助;2=偶尔需要帮助扣纽扣及将手臂放进袖里;3=需要相当多的帮助,但还能独立做某些事情;4=完全需要帮助。

11. 个人卫生　0=正常;1=稍慢,但不需要帮助;2=需要帮助淋浴或盆浴,或做个人卫生很慢;3=洗脸、刷牙、梳头及洗澡均需帮助;4=保留导尿或其他机械帮助。

12. 床上翻身和盖被褥　0＝正常;1＝稍慢且笨拙,但无需帮助;2＝能独立翻身或整理床单,但很困难;3＝能起始,但不能完成翻身或整理床单;4＝完全需要帮助。

13. 跌倒(与僵住无关)　0＝无;1＝偶有;2＝有时有,少于每天1次;3＝平均每天1次;4＝多于每天1次。

14. 行走中被僵住　0＝无;1＝少见,可有启动困难;2＝有时有冻结;3＝经常有,偶有因冻结跌倒;4＝经常因冻结跌倒。

15. 步行　0＝正常;1＝轻微困难,可能上肢不摆动或倾向于拖步;2＝中度困难,但稍需或不需帮助;3＝严重行走困难,需要帮助;4＝即使给予帮助也不能行走。

16. 震颤(身体任何部位的震颤)　0＝无;1＝轻微,不常有;2＝中度,感觉烦恼;3＝严重,许多活动受影响;4＝明显,大多数活动受影响。

17. 与帕金森病有关的感觉主诉　0＝无;1＝偶然有麻木、麻刺感或轻微疼痛;2＝经常有麻木、麻刺感或轻微疼痛,不痛苦;3＝经常的痛苦感;4＝极度的痛苦感。

Ⅲ. 运动检查

18. 言语(表达)　0＝正常;1＝表达、理解和(或)音量轻度下降;2＝单音调,含糊但可听懂,中度受损;3＝明显损害,难以听懂;4＝无法听懂。

19. 面部表情　0＝正常;1＝略呆板,可能是正常的"面无表情";2＝轻度但肯定是面部表情差;3＝中度表情呆板,有时张口;4＝面具脸,几乎完全没有表情,口张开在1/4英寸(0.6 cm)或以上。

20. 静止性震颤(面部、嘴唇、下颌、右上肢、左上肢、右下肢及左下肢分别评定)　0＝无;1＝轻度,有时出现;2＝幅度小而持续,或中等幅度间断出现;3＝幅度中等,多数时间出现;4＝幅度大,多数时间出现。

21. 手部动作性或姿势性震颤(右上肢、左上肢分别评定)　0＝无;1＝轻度,活动时出现;2＝幅度中等,活动时出现;3＝幅度中等,持物或活动时出现;4＝幅度大,影响进食。

22. 强直(患者取坐位,放松,以大关节的被动活动来判断,可以忽略"齿轮样感觉";颈、右上肢、左上肢、右下肢及左下肢分别评定)　0＝无;1＝轻度,或仅在镜像运动及加强试验时可查出;2＝轻到中度;3＝明显,但活动范围不受限;4＝严重,活动范围受限。

23. 手指拍打试验(拇食指尽可能大幅度、快速地做连续对掌动作;右手、左手分别评定)　0＝正常(≥15次/5 s);1＝轻度减慢和(或)幅度减小(11～14次/5 s);2＝中等障碍,有肯定的早期疲劳现象,运动中可以有偶尔的停顿(7～10次/s);3＝严重障碍,动作起始困难或运动中有停顿(3～6次/5 s);4＝几乎不能执行动作(0～2次/5 s)。

24. 手运动(尽可能大幅度地做快速连续的伸掌握拳动作,两手分别做,分别评定)　0＝正常;1＝轻度减慢或幅度减小;2＝中度障碍,有肯定的早期疲劳现象,运动中可以有偶尔的停顿;3＝严重障碍,动作起始时经常犹豫或运动中有停顿;4＝几乎不能执行动作。

25. 轮替动作(两手垂直或水平做最大幅度的旋前和旋后动作,双手同时动作,分别评定)　0＝正常;1＝轻度减慢或幅度减小;2＝中度障碍,有肯定的早期疲劳现象,偶在运动中出现停顿;3＝严重障碍,动作起始时经常犹豫或运动中有停顿;4＝几乎不能执行动作。

26. 腿部灵活性(连续快速地脚后跟踏地,腿完全抬高,幅度约为3英寸,分别评定)　0＝正常;1＝轻度减慢或幅度减小;2＝中度障碍,有肯定的早期疲劳现象,偶在运动中出现停顿;3＝严重障碍,动作起始时经常犹豫或运动中有停顿;4＝几乎不能执行动作。

27. 坐椅起立(双手交叉抱在胸前,从靠背椅中起立)　0＝正常;1＝缓慢,或可能需要试1次以上;2＝需扶扶手站起;3＝向后倒的倾向,必须试几次才能站起,但不需帮助;4＝没有帮助不能站起。

28. 姿势　0＝正常直立;1＝不很直,轻度前倾,可能是正常老年人的姿势;2＝中度前倾,肯定是不正常,可能有轻度的向一侧倾斜;3＝严重前倾伴脊柱后突,可能有中度的向一侧倾斜;4＝显著屈曲,姿势极度异常。

29. 步态　0＝正常;1＝行走缓慢,可有曳步,步距小,但无慌张步态或前冲步态;2＝行走困难,但还不需要帮助,可有某种程度的慌张步态、小步或前冲;3＝严重异常步态,行走需帮助;4＝即使给予帮助也不能行走。

30. 姿势平衡(突然向后拉双肩时所引起姿势反应,患者应睁眼直立,双脚略分开并做好准备)0＝正常;1＝后倾,无需帮助可自行恢复;2＝无姿势反应,如果不扶可能摔倒;3＝非常不稳,有自发的失去平衡现象;4＝不借助外界帮助不能站立。

31. 躯体少动(梳头缓慢,手臂摆动减少,幅度减小,整体活动减少)　0＝无;1＝略慢,似乎是故意的,在某些人可能是正常的,幅度可能减小;2＝运动呈轻度缓慢和减少,肯定不正常,或幅度减小;3＝中度缓慢,运动缺乏或幅度小;4＝明显缓慢,运动缺乏或幅度小。

Ⅳ. 治疗的并发症(记录过去1周情况)

A. 异动症

32. 持续时间(异动症存在时间所占1天觉醒状态时间的比例-病史信息)　0＝无;1＝1％～25％;2＝26％～50％;3＝51％～75％;4＝76％～100％。

33. 残疾(异动症所致残疾的程度-病史信息,可经诊室检查修正)　0＝无残疾;1＝轻度残疾;2＝中度残疾;3＝严重残疾;4＝完全残疾。

34. 痛性异动症所致疼痛的程度　0＝无痛性异动症;1＝轻微;2＝中度;3＝严重;4＝极度。

35. 清晨肌张力障碍　0＝无;1＝有。

B. 临床波动

36. "关"是否能根据服药时间预测　0＝不能;1＝能。

37. "关"是否不能根据服药时间预测　0＝不是;1＝是。

38. "关"是否会突然出现(几秒钟内)　0＝不会;1＝会。

39. "关"平均所占每天觉醒状态时间的比例　0＝无;1＝1％～25％;2＝26％～50％;3＝51％～75％;4＝76％～100％。

C. 其他并发症

40. 患者有无食欲减退、恶心或呕吐　0＝无;1＝有。

41. 患者是否有睡眠障碍(如失眠或睡眠过多)　0＝无;1＝有。

42. 站立时是否有低血压或感觉头晕？0＝无;1＝有。

七、耶鲁-布朗强迫症严重程度量表

强迫症评分量表

指导语:1~5题是强迫思维,6~10题是强迫行为,请依照您主要的强迫症状作答,并在题目上圈选适当的数目。

（一）主诉的强迫思维

1. 您每天花多少时间在强迫思维上？每天强迫思维出现的频率有多高？

0＝完全无强迫思维(回答此项,则第2、3、4、5、题也会选0所以请直接作答第六题)。1＝轻微(少于1 h),或偶尔有(一天不超过8次);2＝中度(1至3 h),或常常有(一天超过8次,但一天大部分时间没有强迫思维);3＝重度(多于3 h但不超过8 h),或频率非常高(一天超过8次,且一天大部分时间有强迫思维);4＝极重(多于8 h),或几乎无时无刻都有(次数多到无法计算,且1 h内很少没有多种强迫思维)。

2. 您的强迫思维对社交、学业成就或工作能力有多大妨碍？(假如目前没有工作,则强迫思维对每天日常活动的妨碍有多大？回答此题时,请想想是否有任何事情因为强迫思维而不去做或较少做)

0＝不受妨碍。1＝轻微(稍微妨碍社交或工作活动,但整体表现并无大碍)。2＝中度(确实妨碍社交或工作活动,但仍可应付)。3＝重度(导致社交或工作表现的障碍)。4＝极度(无能力应付社交或工作)。

3. 您的强迫思维给您带来多大的苦恼或困扰？

0＝没有。1＝轻微(不会太烦人)。2＝中度(觉得很烦,但尚可应付)。3＝重度(非常烦人)。4＝极重(几乎一直持续且令人丧志的苦恼)。

4. 您有多少努力对抗强迫思维？你是否尝试转移注意力或不去想它呢？(重点不在于是否成功转移,而在于您有多努力对抗或尝试频率有多高)

0＝一直不断地努力与之对抗(或症状很轻微,不需要积极地对抗)。1＝大部分时间都试图与之对抗(超过一半的时间我都试图与之对抗)。2＝用些许努力去对抗。3＝屈服于所有的强迫思维,未试图控制,但仍有些不甘心。4＝完全愿意屈服于强迫思维。

5. 您控制强迫思维的能力有多少？您停止或转移强迫思维的效果如何？(不包括通过强迫行为来停止强迫思维)

0＝完全控制(我可以完全控制)。1＝大多能控制(只要花些力气与注意力,即能停止或转移强迫思维)。2＝中等程度控制("有时"能停止或转移强迫思维)。3＝控制力弱(很少能成功地停止或消除强迫思维,只能转移)。4＝无法控制(完全不能自主,连转移一下强迫思维的能力都没有)。

（二）主诉的强迫行为

6. 您每天花多少时间在强迫行为上？每天做出强迫行为的频率有多高？

0＝完全无强迫行为(回答此项,则第7、8、9、10题也会选0)。1＝轻微(少于1 h),或偶尔有(一天不超过8次)。2＝中度(1~3 h),或常常有(一天超过8次,但一天大部分时间没有强迫行为)。3＝重度(多于 3 h 但不超过 8 h),或频率非常高(一天超过 8 次,且一天大部分时间有强迫行为)。4＝极重(多于 8 h),或几乎无时无刻都有(次数多到无法计算,且 1 h 内很少没有多种强迫思维)。

7. 您的强迫行为对社交、学业成就或工作能力有多大妨碍?(假如目前没有工作,则强迫行为对每天日常活动的妨碍有多大?)

0＝不受妨碍。1＝轻微(稍微妨碍社交或工作活动,但整体表现并无大碍)。2＝中度(确实妨碍社交或工作活动,但仍可应付)。3＝重度(导致社交或工作表现的障碍)。4＝极度(无能力应付社交或工作)。

8. 假如被制止从事强迫行为时,您有什么感觉?您会多焦虑?

0＝没有焦虑。1＝轻微(假如强迫行为被阻止,只是稍微焦虑)。2＝中度(假如强迫行为被阻止,会有中等程度的焦虑,但是仍可以应付)。3＝严重(假如强迫行为被阻止,会明显且困扰地增加焦虑)。4＝极度(假如有任何需要改变强迫行为的处置时,会导致极度的焦虑)。

9. 您有多努力去对抗强迫行为?或尝试停止强迫行为的频率是多少?(仅评估您有多努力对抗强迫行为或尝试频率有多高,而不在于评估您停止强迫行为的效果有多好)

0＝一直不断地努力与之对抗(或症状很轻微,不需要积极地对抗)。1＝大部分时间都试图与之对抗(超过一半的时间我都试图与之对抗)。2＝用些许努力去对抗。3＝屈服于所有的强迫行为,未试图控制,但仍有些不甘心。4＝完全愿意屈服于强迫行为。

10. 您控制强迫行为的能力如何?您停止强迫(仪式)行为的效果如何?(假如您很少去对抗,那就回想那些少数对抗的情境,以便回答此题)

0＝完全控制(我可以完全控制)。1＝大多能控制(只要花些力气与注意力,即能停止强迫行为)。2＝中等程度控制("有时"控制强迫行为,有些困难)。3＝控制力弱(只能忍耐耽搁一下时间,但最终还是必须完成强迫行为)。4＝完全无法控制(连耽搁一下的能力都没有)。

主要参考书目

[1] 吴江,贾建平.神经病学[M].3 版.北京:人民卫生出版社,2015.

[2] 贾建平,陈生弟.神经病学[M].8 版.北京:人民卫生出版社,2018.

[3] 郑筱萸.中药新药临床研究指导原则(试行)[M].北京:中国医药科技出版社,2002.

[4] Jacqueline Filshie, Adrian White, Mike Cummings. Medical Acupuncture[M]. Second Edition. Elsevier Ltd,2016(Printed in China).

[5] David G.Simons,Janet G.Travell,Lois S.Simons.肌筋膜疼痛与功能障碍——激痛点手册(第一卷):上半身[M].2 版.赵冲,田阳春,译.北京:人民军医出版社,2014.

[6] 李仲廉.临床疼痛治疗学[M].天津:天津科学技术出版社,1994.

[7] 王维治.神经病学[M].2 版.北京:人民卫生出版社,2013.

[8] Wall PD,Melzack R.疼痛学[M].3 版.赵宝昌,崔秀云,译.沈阳:辽宁教育出版社,2000.

[9] Peter Duus.神经系统疾病定位诊断学[M].刘宗惠,译.北京:海军出版社,1995.

[10] 张志愿,俞光岩.口腔科学[M].8 版.北京:人民卫生出版社,2013.

[11] 张学军,郑捷.皮肤性病学[M].9 版.北京:人民卫生出版社,2018.

[12] 胡维铭,王维治.神经内科主治医师 700 问[M].2 版.北京:中国协和医科大学出版社,2000.

[13] 吴在德,吴肇汉.外科学[M].7 版.北京:人民卫生出版社,2010.

[14] 中华医学会.临床诊疗指南:物理医学与康复分册[M].北京:人民卫生出版社,2005.

[15] 陈孝平,汪建平,赵继宗.外科学[M].9 版.北京:人民卫生出版社,2018.

[16] ChristopherBulstrode, Wilson-MacDonald James, Eastwood Deborah, et al. Oxford Textbook of Trauma and Orthopaedics [M].北京:北京大学医学出版社,2015.

[17] 杜元灏.针灸临床证据[M].北京:人民卫生出版社,2011.

[18] 谭冠先.疼痛诊疗学[M].北京:人民卫生出版社,2000.

[19] David G.Simons,M.D,Janet G.Travell,M.D,Losi S.Simons,P.T. Myofascial Pain and Dysfunction-The Trigger Point Maunal Volume 1.Upper Half of Bady[M].Version 2.赵冲,译.北京:人民军医出版社,2014.

[20] 叶任高.内科学[M].5 版,北京:人民卫生出版社,2003.

[21] 王辰,王建安.内科学[M].3 版.北京:人民卫生出版社,2015.

[22] 中华医学会.临床诊疗指南:骨科分册[M].北京:人民卫生出版社,2009.

[23] 杜元灏.循证针灸治疗学[M].北京:人民卫生出版社,2014.

[24] 杜元灏,董勤.针灸治疗学[M].2 版.北京:人民卫生出版社,2016.

[25] 杜元灏.现代针灸病谱[M].北京:人民卫生出版社,2009.

[26] 葛均波,徐永健,王辰.内科学[M].9 版.北京:人民卫生出版社,2018.

[27] 李明,孙建方.皮肤科结缔组织病诊治[M].北京大学医学出版社,北京:2017.

[28] 孙传兴.临床疾病诊断依据治愈好转标准[S].北京:人民军医出版社,2002.

[29] 吴少祯.常见疾病的诊断与疗效标准[M].北京:中国中医药出版社,2001.

[30] 国家中医药管理局.中医病证诊断疗效标准[S].南京:南京大学出版社,1994.

[31] 杨培增,范先群.眼科学[M].9版.北京:人民卫生出版社,2018.

[32] 孔维佳,周梁.耳鼻咽喉头颈外科学[M].3版.北京:人民卫生出版社,2015.

[33] 孙虹,张罗.耳鼻咽喉头颈外科学[M].9版.北京:人民卫生出版社,2018.

[34] 田勇泉.耳鼻咽喉头颈外科学[M].7版.北京:人民卫生出版社,2008.

[35] 杜元灏.中国针灸交流通鉴临床卷[M].西安:西安交通大学出版社,2012.

[36] 张志愿,俞光岩.口腔科学.[M].8版.北京:人民卫生出版社,2013.

[37] 李兰娟,任红.传染病学[M].9版.北京:人民卫生出版社,2018

[38] 葛均波,徐永健.内科学[M].8版.北京:人民卫生出版社,2015.

[39] 中华医学会.临床诊疗指南(内分泌及代谢性疾病分册)[M].北京:人民卫生出版社,2005.

[40] 吴阶平,裘法祖.黄家驷外科学[M].6版.北京:人民卫生出版社,2000.

[41] 中华医学会.临床诊疗指南呼吸病学分册[M].北京:人民卫生出版社,2009.

[42] 谢幸,孔北华,段涛.妇产科学[M].9版.北京:人民卫生出版社,2018.

[43] 郝伟,陆林.精神病学[M].8版.北京:人民卫生出版社,2018.

[44] 沈晓明,王卫平.儿科学[M].7版.北京:人民卫生出版社,2010.

[45] 郭政,王国年.疼痛诊疗学[M].4版.北京:人民卫生出版社,2016.

[46] [美]史蒂文·沃尔德曼.常见疼痛综合征[M].卢光,倪兵,舒伟,译.北京:清华大学出版社,2019.

[47] 张绍祥,张雅芳.局部解剖学[M].3版.北京:人民卫生出版社,2015.

[48] 丁文龙,刘学政.系统解剖学[M].9版.北京:人民卫生出版社,2018.

[49] 王庭槐.生理学[M].9版.北京:人民卫生出版社,2018.

[50] 朱兵.系统针灸学[M].北京:人民卫生出版社,2015.

[51] 中华医学会.临床技术操作规范:疼痛学分册[M].北京:人民军医出版社,2004.

[52] 南登崑.康复医学[M].4版.北京:人民卫生出版社,2010.

[53] 王华,杜元灏.针灸学[M].3版.北京:中国中医药出版社,2012.